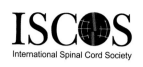

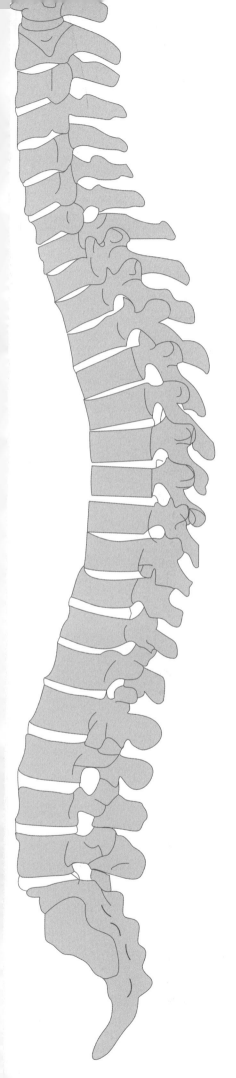

国际脊髓学会
脊髓医学教科书

Textbook on Comprehensive Management of Spinal Cord Injuries

主　编　**Harvinder Singh Chhabra**

主　译　周谋望　周　方

副主译　刘　楠　杨延砚

译　者（按姓氏拼音排序）

崔智勇	杜虎荣	冯　辉	高　山	高哲辰	谷　莉
郭　琰	郝有亮	侯国进	黄梦洁	姬洪全	李　芳
李宏波	李明真	李鹏飞	李　涛	李筱雯	刘冰川
刘京宇	刘　璐	刘　楠	刘小爕	吕　扬	祁文静
田　耘	佟　帅	王剑雄	王梦媛	王文婷	吴晓亮
邢华医	邢　剑	杨延砚	杨钟纬	姚卜文	叶楷锋
袁　亮	曾　红	张　娜	张铁超	张心培	张雅文
张元鸣飞	张之良	张志山	张稚琪	周　方	周谋望

人民卫生出版社

·北　京·

版权所有，侵权必究！

本书提供了药物的适应证、副作用和剂量疗程，可能根据实际情况进行调整。读者须阅读药品包括盒内的使用说明书，并遵照医嘱使用。本书的作者、编辑、出版者或发行者对因使用本书信息所造成的错误、疏忽或任何后果不承担责任，对出版物的内容不做明示的或隐含的保证。作者、编辑、出版者或发行者对由本书引起的任何人身伤害或财产损害不承担任何责任。

图书在版编目（CIP）数据

国际脊髓学会脊髓医学教科书 /（印）哈文德·辛格·查布拉主编；周谋望，周方主译 . —北京：人民卫生出版社，2022.4

ISBN 978-7-117-32442-7

Ⅰ. ①国… Ⅱ. ①哈… ②周… ③周… Ⅲ. ①脊髓疾病–诊疗 Ⅳ. ①R744

中国版本图书馆 CIP 数据核字（2021）第 235365 号

人卫智网	www.ipmph.com	医学教育、学术、考试、健康，购书智慧智能综合服务平台
人卫官网	www.pmph.com	人卫官方资讯发布平台

图字：01-2016-9302 号

国际脊髓学会脊髓医学教科书
Guoji Jisui Xuehui Jisui Yixue Jiaokeshu

主　　译：周谋望　周　方
出版发行：人民卫生出版社（中继线 010-59780011）
地　　址：北京市朝阳区潘家园南里 19 号
邮　　编：100021
E - mail：pmph @ pmph.com
购书热线：010-59787592　010-59787584　010-65264830
印　　刷：北京顶佳世纪印刷有限公司
经　　销：新华书店
开　　本：889×1194　1/16　印张：67
字　　数：2120 千字
版　　次：2022 年 4 月第 1 版
印　　次：2022 年 4 月第 1 次印刷
标准书号：ISBN 978-7-117-32442-7
定　　价：348.00 元

打击盗版举报电话：**010-59787491**　**E-mail: WQ @ pmph.com**
质量问题联系电话：**010-59787234**　**E-mail: zhiliang @ pmph.com**

脊髓损伤瘫痪不是生命的终结，而是一个全新的开始。

——Ludwig Guttmann 爵士

献　　词

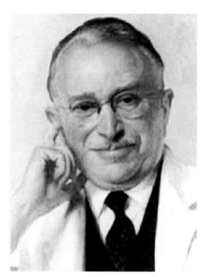

Ludwig Guttmann 爵士
（1899—1980）

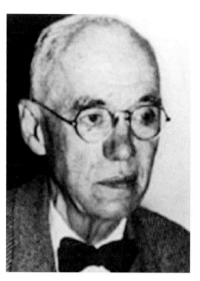

Donald Munro 博士
（1889—1973）

《国际脊髓学会脊髓医学教科书》的出版在探索脊髓损伤患者治疗和护理的道路上留下了精彩的一笔。Ludwig Guttmann 爵士和 Donald Munro 博士通过制定脊髓损伤治疗和康复的基本原则，彻底革新了脊髓损伤治疗的理念。他们希望所有人，不论残疾与否，都能够平等地生活在一个人道的世界——不存在特殊照顾，每个人的需求都会得到理解。本书饱含着他们欲对脊髓损伤患者报以平等、尊严与尊重的愿景，同时也是这两位传奇人物精神的综合与延伸。此外，在两位前人所奠定的基础上，本书还纳入了脊髓损伤患者治疗领域中最新的重要循证医学证据。

我们把这本书献给这个领域的奠基者们，以及所有帮助脊髓损伤患者迈出重要一步的人们。通过这本书，我们也向所有饱受脊髓损伤折磨的患者和他们的家人致敬，致敬他们在日常生活中所展示出的坚定不移的决心和希望。

序

国际脊髓学会（the International Spinal Cord Society, ISCoS）致力于在世界范围内为不同年龄和性别的脊髓损伤患者提供最好的治疗和照护。通过其专业的医学及多学科团队，ISCoS 专注于培养教学、研究和临床方面的优秀人才。来自世界各地的众多临床医生和科学家们汇集于此，并在这里发挥着重要作用。过去的 54 年中，每年的年度学术会议在不同国家举行，学会成员的知识储备都在不断地更新。ISCoS 也正在不断扩大规模、拓宽视野。

《国际脊髓学会脊髓医学教科书》是国际脊髓学会最新的重大成果。它包含了脊髓损伤治疗中所涉及的各个方面的信息。

在 Chhabra 博士和编写委员会的指导下，来自世界各地的专家在撰写不同章节时密切合作，促成了这项杰作的诞生。

经过近年来 ISCoS 开展的其他尝试，如在线课程和 *Spinal Cord* 杂志的更新，这本教科书引领着该领域的所有参与者们在面向全球的正确道路上更进一步，并为脊髓损伤患者提供了有效的帮助。通过传播知识、提供数据获取渠道、解答该领域中的主要问题，对于将致力于该领域研究的个人和机构而言，它无疑将成为一项重要的、不可或缺的财富。

我们相信，它将在未来所有脊髓损伤的治疗中发挥重要作用。

Jean Jacques Wyndaele
国际脊髓协会前任主席

前　言

出于在脊髓损伤治疗方面对综合资源和团队合作的需求,国际脊髓学会(ISCoS)组织编撰了这本《国际脊髓学会脊髓医学教科书》。编撰本书的想法是在编译脊髓损伤综合治疗的网络资源 elearnSCI.org 时萌生的。当下现有教科书的不完整性愈发明显,不论是对脊髓损伤的治疗团队,还是对参与脊髓损伤治疗的各学科专家而言均是如此。除此之外,目前的教科书均由世界某一地区的作者编撰,因而可能无法代表全球情况,特别是难以涵盖那些正在迅速发展的国家;而且患者群体的观点也尚未被纳入其中。

为克服这些问题,一个由 25 名专家组成的编写委员会因而成立。这些专家来自世界各地且代表不同的卫生专业领域,包括脊髓损伤治疗专家和患者群体。精心挑选的来自 25 个不同国家的 184 名特约作者和合著者确保了本书能够代表全球情况。书中添加了单独一章《欠发达国家脊髓损伤综合管理面临的挑战》,以突出资源较少国家所面临的困难以及克服这些困难的解决办法。患者也是编者委员会的一员,本书不仅一章有单独讨论患者观点,还讨论了确保患者群体利益的相关问题。

本书是一本综合性的指南,包含了脊髓损伤治疗所涉及的相关学科(医生、护士、物理治疗师、作业治疗师、矫形师、辅助技师、职业顾问、心理学家、社会工作者和朋辈咨询员)的信息,并为医生提供了许多附加信息。

本书涵盖了许多尚未在其他教材中涉及的新专题,包括辅助技术、出院计划、营养管理、结局评定、欠发达国家和不发达国家在脊髓损伤治疗中面临的挑战、漏诊的脊髓损伤、转化研究、女性特殊问题、残疾人相关权益、立法和权利、职业康复、复杂急症中的脊髓损伤、老年脊髓损伤、主动康复、创伤性脊髓损伤和创伤性脑损伤的合并诊断、合并损伤及多发伤。每一章都以高度结构化的形式讲述了上述主题相关的各方面信息。"椎体骨折的处理"是与 AO 知识论坛合作撰写的,来自该论坛的四名专家作为本书作者、两名作为编者参与了这项工作。

本书共有 82 章,分为十篇。ISCoS 采取了如下众多措施以确保本书内容恰当。该学会的成员以及其他对本教科书有贡献者,均为使脊髓损伤的治疗和管理取得了众多进展的研究者。本书的内容经历了编辑层层审查,并根据专业知识来确定每个篇目的编者人选,以进一步改进本书内容。编辑们不仅在网上提出评论意见,还参加了在伊斯坦布尔(2013 年 10 月)和马斯特里赫特(2014 年 8 月—9 月)举行的 ISCoS 年度学术会议上的面对面会议,为期 4 个工作日。为了帮助所有学科的学者轻松地学习知识,我们使用了简单易懂的表述。恰当的示意图和图片进一步保证了内容的通俗易懂。

所有章节都以"学习目标"开始,这些目标是读者在读完章节后应该掌握的知识。"记忆要点"总结了该部分所包含的重要事实和概念。同样,每章最后的"本章重点"部分是对本章节进行的总结。这些总结可帮助读者快速复习,并帮助想快速浏览的读者迅速了解本章要点。

我曾多次被问及教科书是否必要,特别是自 ISCoS 推出网络资源 elearnSCI.org 以来,书籍和其他印刷教材正在迅速成为历史。在编译 elearnSCI.org 时,我们意识到,电子学习资源很明显不能取代传统教学,而只能对其进行补充。可能是由于我们更善于处理印刷版的信息,也可能是我们的习惯爱好和对书桌、图书馆中伸手可得且定时更新的信息来源的需要,教科书仍一如既往地受到欢迎。作为这两种资源(elearnSCI. org 和教科书)的主编,我已注意确保两者能够相辅相成。在线教材的实用性将会进一步帮助读者,因为两种资源彼此交互,使得索引、搜索和掌握整个专题将容易得多。

本书代表了 ISCoS 的不断期望——期望弥合参与脊髓损伤管理的医学专业人员职业发展机会的差距。它有望能够满足读者的需求。

Harvinder Singh Chhabra

主编

国际脊髓学会主席兼预防委员会主席

致　　谢

任何大项目的成功都依赖于团队的凝聚和投入。《国际脊髓学会脊髓医学教科书》正是团队合作的完美典范。事实上，多学科团队合作正是脊髓损伤治疗的一个关键原则，团队中所有成员的共同努力促进了该项目的及时和成功完成。

首先，我要感谢 ISCoS 执行委员会一直以来的指导和支持，以及感谢 ISCoS 总机构和理事会对整个项目的支持。自从我提出编撰教科书的想法以来，他们为我们提供了坚定的支持，并鼓舞了所有项目参与者。

与其他教科书一样，作者与合著者的贡献对于确保内容的全面和适当至关重要。我非常感谢本书的 186 位作者和合著者自愿作出的宝贵贡献。除了要完成"汇集一个大主题下的所有最新文献"这一艰巨的任务之外，他们还必须忍受我们的"命令"、"哄骗"，有时甚至被逼迫在非常严格和短的时间内完成任务。他们中有人总结道："祝贺你完成了这个艰巨的项目，并让我参与其中。虽然我很期待看到最终的作品，但我还是会想念几乎每天都会收到提醒邮件的日子。我现在已经开始感到有点寂寞了……"

常言道"没有我们的参与，就不要作关于我们的决定！"认识到这句话的重要性后，我们让患者参与到了该项目的每个步骤中：规划设计、编写部分章节，并作为编辑委员会的代表来审查所有章节。我们感谢所有为该项目贡献力量的患者。在编辑委员会中，Jane Horsewell 就是他们出色的代表。脊髓学会患者网络（印度分会）也全力支持了该项目。

编写委员会的贡献对于产出高质量的作品同样是不可或缺的。作为章节编辑或整本教材的编辑，专家们把大量宝贵的时间花在了互联网上、在伊斯坦布尔和马斯特里赫特的面对面会议上，以及在提交给出版社之前，对章节进行的全面、广泛的同行评审工作上。所有的投入和付出都是值得尊敬的，而其中最值得一提的是 Fin Biering Sorensen 博士、Lawrence Vogel 博士、ApichanaKovindha 博士、Douglas Brown 博士、Ruth Marshall 博士、Sergio Aito 博士、Stanley Ducharme 博士、MJ Mulcahey 博士、JJ Wyndaele 博士、Patrick Kluger 博士、Susan Charlifue 博士和 Martin McClelland 博士所作出的贡献。

来自印度脊柱损伤中心的工作小组对本书的编撰亦有重大贡献。若没有脊柱顾问小组和研究员的全力支持，我不可能成功履行我的职责。计划和执行项目的每一个步骤都有他们的参与。我们共同进行了无数次的讨论和审查会议。另外需要特别提及的是脊柱研究员们。除了要完成已然繁重的临床任务外，他们还满怀热情地奋战至深夜，以完成对本书的郑重承诺。基础研究和临床研究部门也对该项目给予了积极支持。我特别要感谢我的同事 Gaurav Sachdeva 博士的慷慨支持和贡献，他的勤奋和高效一直是整个项目的支柱。

我要感谢 Sangeetha 女士、Vandana Mittal 博士、NayanGogoi 先生以及 MS Mani 先生领导的 Wolters Kluwer India 的其他人，感谢他们如此专业地将本书整合并顺利出版。在他们的热情和不懈努力下，这项时间紧张的任务得以保质保量地按时完成。

没有幕后人士的奉献，就没有本书的出版。每位编写委员会成员及撰稿人都有行政助理，他们积极支持这一项目，并确保项目能够按时完成。我们要感谢他们对该项目的贡献。在此，我要特别感谢 Shashi Rautela 女士，她不仅帮助我处理了整个办公室的信函，还帮助组织和管理了整个项目。她的任务十分艰巨,但她高效地、微笑着承担了全部职责。我也非常感谢 Meenakshi Mohan 女士,感谢她帮助我审阅了整本书的参考文献。感谢 Sunita Khosla 和 VeenuPasricha 帮助我们编译了本书的有声书,这将有助于提高人们对本书的认识。

最后,我要感谢所有参与者的家属们,感谢他们在额外的时间里为推广脊髓损伤治疗相关知识而作出的努力。在此,我要特别感谢我的家人,包括我的妻子 Maninder,我的母亲 Sushil Kaur 和我的儿子 Kabir,

感谢他们对我的理解和精神上的支持。没有他们,我肯定无法完成这个项目。我已故父亲 Shri Harcharan Singh 的祝福也在一直伴随着我,不断引领着我完成这个项目。

Harvinder Singh Chhabra

主编

国际脊髓学会主席兼预防委员会主席

（张心培　译　刘楠　审）

编写委员会

EDITOR-IN-CHIEF

Harvinder Singh Chhabra MBBS, MS Orthopedics
Chief of Spine Service and Medical Director
Indian Spinal Injuries Centre, Sector C, Vasant Kunj, New Delhi, India
President Elect & Chair of Prevention Committee: ISCoS
Email: drhschhabra@isiconline.org

EDITORIAL TEAM

Alexander R Vaccaro MD, PhD
Professor
Department of Orthopedics and Neurological Surgery,
Jefferson Medical College, Thomas Jefferson University,
Philadelphia, PA 19107, USA
E-mail: Alexvaccaro3@aol.com

Andrei Krassioukov MD, PhD, FRCPC
Associate Director and Scientist
International Collaboration on Repair Discoveries
(ICORD), Division of Physical Medicine and
Rehabilitation, Faculty of Medicine,
University of British Columbia, Vancouver, BC, Canada

Apichana Kovindha MD
Associate Professor
Department of Rehabilitation Medicine,
Faculty of Medicine, Chiangmai University,
Chiangmai, Thailand
E-mail: apichana.k@cmu.ac.th

Claire Weeks PhD, MD, FRCP(C)
Retired
Division of Rehabilitation Medicine,
University of British Columbia, Vancouver, Canada

Douglas J Brown FRACP, FAFRM
Associate Professor, Executive Director, The Spinal
Research Institute, Victoria, Australia
Honorary Consultant, The Victorian Spinal Injuries
Service, Austin Health, Victoria, Australia

Eric Weerts
Technical Advisor
Handicap International, Gewijde, Boomstraat,
B-1050 Brussels, Belgium
Tel: +32 (0)2 233 01 00
Tel: +32 (0) 489164401
E-mail: eric.weerts@handicap.be

F Cumhur Oner MD, PhD
University Medical Center Utrecht, the Netherlands

Fin Biering-Sørensen MD, DMSc
Clinical Professor, Consultant
Clinic for Spinal Cord Injuries, Rigshospitalet,
University of Copenhagen, Copenhagen, Denmark

Gaurav Sachdev MBBS, DPMR
Assistant Consultant
Indian Spinal Injuries Centre, Sector C, Vasant Kunj,
New Delhi, India

Giorgio Scivoletto MD, PhD
Coordinator of the Spinal Cord Unit and Head of the
Spinal Rehabilitation (SpiRe) Lab, Spinal Cord Unit,
IRCCS Fondazione S. Lucia via Ardeatina 306, 00179,
Rome, Italy
Tel: +390651501604
Fax: +390651501679
E-mail: g.scivoletto@hsantalucia.it

Jane Horsewell MSc
President
The European Spinal Cord Injury Federation
Kantonsstrasse, 40CH-6207 Nottwil,
Switzerland
www.escif.org

Jean Jacques Wyndaele MD, DSci, PhD
President ISCOS
University Hospital Antwerpen and University Antwerp,
Bredabaan 32 2930, Brasschaat, Belgium
E-mail: Wyndaelejj@skynet.be

Lawrence C Vogel MD
Professor of Pediatrics Shriners Hospitals for Children,
Rush Medical College, Chicago, IL, USA;
Rush University, Chicago, IL, USA

13

Indian Spinal Injuries Centre, Sector C, Vasant Kunj,
New Delhi, India

Kanchan Sarda PhD
Incharge Basic Research
Indian Spinal Injuries Centre, Sector C, Vasant Kunj,
New Delhi, India

Kedar Phadke MBBS, DNB, Dip. Orthopedics,
Dip. SICOT, ASSI Spine Fellow
Indian Spinal Injuries Centre, Sector C, Vasant Kunj,
New Delhi, India

ML Bansal MS Orthopedics,
Spine Fellow Associate Consultant
Indian Spinal Injuries Centre, Sector C, Vasant Kunj,
New Delhi, India

Nishit Patel MS Orthopedics, DNB Orthopedics,
FNB Spine Surgery
Assistant Spine Consultant
Indian Spinal Injuries Centre, Sector C, Vasant Kunj,
New Delhi, India

Pallav Bhatia MS Orthopedics, ASSI Spine Fellow,
IASA Spine Fellow Consultant Spine Surgeon
Lokmanya Group of Hospitals,
Pune, India

Raghavendra V MBBS, MS, DNB Orthopedics,
Spine Fellow
Indian Spinal Injuries Centre, Sector C, Vasant Kunj,
New Delhi, India

Rahul Kaul MBBS, MS Orthopedics,
Assistant Professor
Department of Orthopedics,
School of Medical Sciences & Research,
Sharda University, Greater Noida,
Uttar Pradesh, India

Rajat Mahajan MBBS, MS Orthopedics,
DNB Orthopedics, FNB Spine Surgery
Assistant Consultant
Indian Spinal Injuries Centre, Sector C, Vasant Kunj,
New Delhi, India

Sahil Batra MBBS, MS Orthopedics, DNB,
FNB Spine Surgery
Spine Fellow
Indian Spinal Injuries Centre,
Sector C, Vasant Kunj, New Delhi, India

Saurabh Verma MS (Orthopedics),
DNB (Orthopedics), FNB (Spine Surgery)
Spine Fellow
Indian Spinal Injuries Centre, Sector C, Vasant Kunj
New Delhi, India

Srinivasa N Moolya MBBS, MS Orthopedics,
FNB Spine Surgery
Spine Fellow
Indian Spinal Injuries Centre, Sector C, Vasant Kunj,
New Delhi, India

Tarsem Motten MBBS, MS Orthopedics,
FNB Spine Surgery
Spine Fellow
Indian Spinal Injuries Centre, Sector C, Vasant Kunj,
New Delhi, India

Vedant Vaksha MBBS, MS Orthopedics,
Fellow Spine Surgery (Rochester,
NY and Cleveland Clinic, OH)
Assistant Consultant Spine Services
Indian Spinal Injuries Centre,
Sector C, Vasant Kunj, New Delhi, India

Vijyanth Kanagaraju MBBS, MS Orthopedics,
DNB Orthopedics, FNB Spine Surgery
Assistant Professor and Consulting Spine Surgeon
Department of Orthopedics, PSG Institute of Medical
Sciences and Research, Peelamedu, Coimbatore,
Tamil Nadu, India

Vikas Tandon MBBS, DNB Orthopedics,
FNB Spine Surgery, Deformity Correction Fellowship
USA, Minimally Invasive Surgery (Germany)
Consultant Spine Surgeon
Indian Spinal Injuries Centre, Sector C, Vasant Kunj,
New Delhi, India

撰 稿 者

Abigail Rude OTS
Thomas Jefferson University, Jefferson School of Health
Professionals, Thomas Jefferson University,
Philadelphia, PA 19107, USA
Tel: 215-503-2888
E-mail: Abigal.rude@jefferson.edu

Aishah Ahmad Fauzi
Department of Rehabilitation Medicine,
Faculty of Medicine, University of Malaya,
Kuala Lumpur, Malaysia

Ajoy Prasad Shetty MS, DNB
Senior Consultant Spine Surgeon
Division of Orthopaedics, Trauma and Spine Surgery,
Ganga Hospital, Coimbatore, India

Akmal Hafizah Zamli
Department of Rehabilitation Medicine,
Hospital Sungai Buloh, Selangor,
Malaysia

Alberto Rodriguez Velez MD
Chief Department
Department of Teaching & Research of Instituto de
Rehabilitacion Psicofisica (IREP) of Buenos Aires,
Argentina

Alexander R Vaccaro MD, PhD
Professor
Department of Orthopedics and Neurological Surgery,
Jefferson Medical College, Thomas Jefferson University,
Philadelphia, PA 19107, USA
E-mail: Alexvaccaro3@aol.com

Alexandre Fogaça Cristante MD, PhD
Assistant Physician
Spine Surgery Division, Orthopaedics
and Traumatology Institute,
Hospital das Clínicas, Faculdade de Medicina da
Universidade de São Paulo, São Paulo (SP), Brazil
E-mail: aacristante@uol.com.br

Alice J Hughes MD
Thomas Jefferson University, Sidney Kimmel Medical
College, Philadelphia, PA, USA

Alireza K Anissipour DO
Acting Instructor
Department of Orthopaedics, University of Washington

School of Medicine, Harborview Medical Center,
Seattle, WA 98104, USA
Tel: 206-744-3466
Fax: 206-744-3227
E-mail: aanissi@uw.edu

Allan Hiroshi de Araújo Ono MD
Assistant Physician
Spine Surgery Division, Orthopaedics and Traumatology
Institute, Hospital das Clínicas, Faculdade de Medicina
da Universidade de São Paulo, São Paulo (SP), Brazil

Amanda Horley MSOT
Shriners Hospitals for Children, Philadelphia, PA, USA
E-mail: ahorley@shrinenet.org

Andrei Krassioukov MD, PhD, FRCPC
Professor, Chair, Associate Director, Scientist,
International Collaboration on Repair
Discoveries (ICORD),
Division of Physical Medicine and Rehabilitation,
Faculty of Medicine, University of British Columbia,
Vancouver, BC, Canada

Anke Scheel-Sailer Dr Med.
Medical Program Leader
RQM Research Swiss Paraplegic Centre,
16207 Nottwil, Switzerland
Tel: +41 41 939 5249
Fax: +41 41 939 5249
E-mail: anke.scheel@paraplegie.ch

Ankur Nanda MBBS, MS
Fellowship in Deformity and Degenerative Spine Surgery
Spine Consultant
Indian Spinal Injuries Centre, Sector C, Vasant Kunj,
New Delhi, India

Anne Bryden OTR/L
Research Manager
Case Western Reserve University, The Cleveland FES
Center, MetroHealth Medical Center,
Cleveland, OH 44109, USA
Tel: 216-957-3594
E-mail: amb31@case.edu

Apichana Kovindha MD
Associate Professor
Department of Rehabilitation Medicine,
Faculty of Medicine, Chiangmai University,

Chiangmai, Thailand
E-mail: apichana.k@cmu.ac.th

Areena D'Souza MBBS, MS Ortho
Spine Fellow
Indian Spinal Injuries Centre, Sector C, Vasant Kunj,
New Delhi, India

Arndt P Schulz MD, PhD, MRCS
BG Trauma Hospital Hamburg, Department of Trauma,
Orthopaedics & Sports Medicine, Hamburg, Germany
E-mail: schulz@biomechatronics.de

Avi Ohry MD
Professor and Chairman
Section of Rehabilitation Medicine, Reuth Medical
Center, Tel Aviv, Israel; Sackler Faculty of Medicine,
Tel Aviv University, Israel

B Ramachandran DPMR
Former Chief Medical Officer
Department of Rehabilitation, Vardhman Mahavir
Medical College and Safdarjung Hospital,
New Delhi, India
Past Secretary, Indian Association of Physical
Medicine and Rehabilitation.

Barrett Boody MD
Department of Orthopaedic Surgery, Northwestern
University Feinberg School of Medicine,
Chicago, IL, USA

Binit Sureka MBBS, MD, DNB, MNAMS
Assistant Professor
Department of Diagnostic and Interventional Radiology,
Institute of Liver and Biliary Sciences, New Delhi, India

Bonsan Bonne Lee
Spinal Medicine Department, Prince of Wales Hospital,
Sydney, New South Wales, Australia

Brian Gardner MA (Oxon), BM, BCH, FRCS, FRCP
(Lon. and Edin.)
Emeritus Consultant in Spinal Cord Injury
Stoke Mandeville Hospital, Aylesbury,
Buckinghamshire HP21 8AL, UK

Bryan McCormick MS
Office of Vocational Rehabilitation,
Pittsburgh, PA 15222, USA

Carlo Bellabarba MD
Professor, Acting Chief of Orthopaedics
Departments of Orthopaedic and Neurological Surgery,
University of Washington School of Medicine,
Seattle, WA 98105, USA; Harborview Medical Center,
Seattle, WA 98104, USA
Tel: 206.744.3466
Fax: 206.744.3227
E-mail: cbella@uw.edu

Carlotte Kiekens MD
Physical and Rehabilitation Medicine,
University Hospitals Leuven, Belgium

Charles Tator MD, PhD, FRCSC
Professor and Senior Scientist
Toronto Western Hospital Research Institute
and Krembil Neuroscience Center (ECT),
University of Toronto, Toronto, ON, Canada

Cherylene Camps HCPC Para, HEMS Para, MSc
Associate Lecturer Paramedic Practice,
Clinical Team Mentor
East Midlands Ambulance Service NHS Trust,
Nottingham, Nottinghamshire, NG8 6PY, UK

Christie WL Chan BSc
Division of Physical Medicine and Rehabilitation,
University of British Columbia, Vancouver, BC, Canada

Christina Calhoun MSPT
Jefferson School of Health Professions,
Thomas Jefferson University, Philadelphia,
PA 19107, USA
Tel: 215-503-6834
Tel: 215-503-6841 (office)
E-mail: Christina.Calhoun@jefferson.edu

Christina-Anastasia Rapidi
Rehabilitation Department, General Hospital
"G.Gennimatas", Athens, Greece

Claes Hultling MD, PhD, FRCPC
Associate Professor
Spinalis SCI Unit, Karolinska Institutet,
SE-169 89, Stockholm, Sweden
Tel: +46 8 555 44 250
Tel: +46 70 730 8640 (cell)
E-mail: claes@spinalis.se

Debbie Green BA(Hons), DMS, RN
Lead Nurse for Outreach Services National Spinal
Injuries Centre, Stoke Mandeville Hospital, Aylesbury,
HP21 8AL Buckinghamshire, UK

Divya Parashar PhD
Rehabilitation Psychologist
Indian Spinal Injuries Centre,
Sector C, Vasant Kunj, New Delhi, India

Douglas J Brown FRACP, FAFRM
Associate Professor, Executive Director,
The Spinal Research Institute, Victoria,
Australia Honorary Consultant,
The Victorian Spinal Injuries Service,
Austin Health, Victoria, Australia

Eliana Chaves Ferretti PhD
Universidade Federal de São Paulo Campus Baixada
Santista, Human Movement Science,
São Paulo, Brazil

Elif Yalçın MD
Associate Professor
Department of Physical Medicine and Rehabilitation,
Ankara Physical Medicine & Rehabilitation Training
and Research Hospital of the Ministry of Health,
Ankara, Turkey

Ellen Merete Hagen MD, PhD
Consultant Neurologist, Post Doc,
and Associate Professor
Spinal Cord Injury Centre of Western Denmark,
Department of Neurology, Regional Hospital of Viborg,
Denmark; Department of Clinical Medicine,
University of Bergen, Norway;
Department of Clinical Medicine,
Aarhus University, Denmark

Ellen Roels MD
Physical and Rehabilitation Medicine,
University Hospitals Leuven, Belgium

Emma Louise Harrington MSPS, EdM
Director
Injury Prevention and Education Services,
Shepherd Center, Atlanta, GA 30309, USA
Tel: 404-350-7559 (office)
E-mail: emma_harrington@shepherd.org

Eric Weerts Technical Advisor
Handicap International, Gewijde, Boomstraat,
B-1050 Brussels, Belgium
Tel: +32 (0)2 233 01 00
Tel: +32 (0) 489164401
E-mail: eric.weerts@handicap.be

Erik Wilde MD
Associated Specialist
Department of Plastic & Hand Surgery,
BG Trauma Hospital Hamburg,
Germany
E-mail: erik.wilde@uksh.de

F Cumhur Oner MD, PhD
University Medical Center Utrecht,
The Netherlands

Federico Montero MD
Medical Director
National Rehabilitation Center (CCSS),
San José, Costa Rica

Fin Biering-Sørensen MD, DMSc
Clinic for Spinal Cord Injuries, Rigshospitalet,
University of Copenhagen, Copenhagen, Denmark

Fumihiro Tajima MD, PhD
Deputy Director, Professor, and Director
Department of Rehabilitation Medicine,
Wakayama Medical University,
School of Medicine 811-1 Kimiidera,
Wakayama, Japan
Tel: +81-73-441-0664

E-mail: fumi@wakayama-med.ac.jp

G Scivoletto MD, PhD
Coordinator of the Spinal Cord Unit
and Head of the Spinal Rehabilitation (SpiRe)
Lab Spinal Cord Unit, IRCCS Fondazione S. Lucia,
via Ardeatina 306, 00179 Rome, Italy;
Spinal Rehabilitation Lab, IRCCS Fondazione S. Lucia,
via Ardeatina 306, 00179 Rome, Italy
Tel: +390651501604
Fax: +390651501679
E-mail: g.scivoletto@hsantalucia.it

Gabriella Stiefbold OT, ATP
OT Clinical Specialist/Assistive Technology Professional
Outpatient Occupational Therapy,
Kessler Institute for Rehabilitation,
West Orange, NJ 07052, USA
Tel: 973-731-3900 ext.2338
Fax: 973-324-3616
E-mail: gstiefbold@kessler-rehab.com

Gaurav Sachdev MBBS, DPMR
Assistant Consultant
Indian Spinal Injuries Centre,
Sector C, Vasant Kunj, New Delhi, India

Géraldine Jacquemin MD, FRCPC, MPH
Associate Professor
Department of Physical Medicine & Rehabilitation,
Institut de Réadaptation Gingras-Lindsay de Montréal,
Université de Montréal, QC, Canada

Giulio Del Popolo MD
Neuro-Urology Department,
Careggi University Hospital, Florence, Italy
E-mail: Delpopolog@aou-careggi-toscana.it

Gordana Savic MD, MSc
Clinical Scientist
National Spinal Injuries Centre,
Stoke Mandeville Hospital,
Buckinghamshire Healthcare NHS Trust,
Aylesbury, Bucks HP21 8AL, UK
Tel: + 44 (0)1296 315831
E-mail: Gordana.Savic@buckshealthcare.nhs.uk

Gururaj M Sangondimath MBBS, MS,
FNB Spine Surgery
Spine Consultant
Indian Spinal Injuries Centre, Sector C, Vasant Kunj,
New Delhi, India

H Herndon Murray MD
Chief of Orthopedic Service,
Director Adolescent SCI Service
Shepherd Center, Atlanta, GA 30309, USA

Harvinder Singh Chhabra MBBS, MS Ortho
Chief of Spine Service and Medical Director
Indian Spinal Injuries Centre,
Sector C, Vasant Kunj, New Delhi, India

drhschhabra@isiconline.org

JJ Verlaan MD, PhD
Department of Orthopaedics,
University Medical Center Utrecht,
The Netherlands

Jackie Mabweijano MBBS
Consultant Surgeon
Department of Surgery, Accident and Emergency,
Mulago Hospital and Makerere University
College of Health Sciences,
Kampala, Uganda

James W Middleton MBBS, PhD, Grad Dip ExSpSci,
FAFRM(RACP), FACRM
Director and Associate Professor
State Spinal Cord Injury Service,
NSW Agency for Clinical Innovation,
Chatswood 2067, NSW, Australia;
John Walsh Centre for Rehabilitation Research,
Sydney Medical School-Northern, The University of
Sydney, Kolling Institute of Medical Research,
St Leonards 2065, NSW, Australia

Janice J Eng PhD, PT/OT
Professor
International Collaboration on Repair Discoveries,
Department of Physical Therapy,
University of British Columbia,
Vancouver, BC, Canada

Jason Mark Barnes MBA
Matriculating Student, Class of 2019
Wake Forest School of Medicine,
Shepherd Center, Atlanta, GA 30309, USA

Jason Savage MD
Assistant Professor
Department of Orthopaedic Surgery,
Northwestern University Feinberg School of Medicine,
Chicago, IL, USA

Jean Gabriel Previnaire MD
Head Consultant
Spinal Cord Injury Rehabilitation Department,
Fondation Hopale, Centre Calve, Berck, France

Jean Jacques Wyndaele Md DSci PhD
President ISCoS
University Hospital Antwerpen and University Antwerp,
Bredabaan 32 2930 Brasschaat, Belgium
E-mail: Wyndaelejj@skynet.be

Jennifer Mankowski MS
Jill Wecht
James J. Peters, Veterans Affairs Medical Center,
Bronx, NY, USA

Joanne Odenkirchen MPH
Clinical Research Project Manager National Institute of
Neurological Disorders and Stroke, National Institutes

of Health, Bethesda, MD, USA
John Coltellaro MS Center for Assistive Technology,
Pittsburgh, PA 15213, USA

John D Koerner MD
Department of Orthopedic Surgery,
Thomas Jefferson University and The Rothman Institute,
Philadelphia, PA, USA

John LK Kramer PhD
Assistant Professor
International Collaboration on Research Discoveries,
Blusson Spinal Cord Centre, University of British
Columbia and Vancouver General Hospital,
Vancouver, BC, Canada

John Steeves PhD
Professor International Collaboration On Repair
Discoveries, University of British Columbia and
Vancouver Coastal Health,
C/O Blusson Spinal Cord Centre,
Vancouver General Hospita,
Vancouver, V5Z 1M9, Canada

John Street MD, PhD, FRCSI, FRCS(Tr & Orth)
Spine Surgeon
Division of Spine, Department of Orthopaedics,
Vancouver General Hospital, University of British
Columbia, Vancouver, BC, Canada

Julia Patrick Engkasan
Department of Rehabilitation Medicine,
Faculty of Medicine, University of Malaya,
Kuala Lumpur, Malaysia

Jürgen Pannek
Neuro-Urology, Swiss Paraplegic Center,
Nottwil, Switzerland
E-mail: Juergen.pannek@paraplegie.ch

JV Glinsky
BAppSc (Physiotherapy), MHlthSc (Neurological
Physiotherapy), PhD Dr, Honorary Associate
John Walsh Centre for Rehabilitation Research,
Sydney Medical School/Northern,
University of Sydney, Australia

Kamala Shankar MD
Clinical Associate Professor
PM&R Physician Palo Alto Veterans Administration
Health Care Systems, Department of Orthopedic
Surgery, Stanford University School of Medicine,
Palo Alto, CA, USA

Kamil Yazicioglu
Department of Physical Medicine and Rehabilitation,
Gulhane Military Medical Academy,
TAF Rehabilitation Center, Ankara, Turkey

Kanchan Sarda PhD
Incharge Basic Research
Indian Spinal Injuries Centre,
Sector C, Vasant Kunj, New Delhi, India

Kathy Zebracki PhD
Clinical Associate Professor of Psychology
Rosalind Franklin University of Medicine and Science,
North Chicago, ILs, USA; Thomas Jefferson University,
Philadelphia, PA, USA
Tel: +773-385-5832
E-mail: kzebracki@shrinenet.org

Kazunari Furusawa MD, PhD
Deputy Director
Department of Rehabilitation Medicine, Kibikogen
Rehabilitation Center for Employment Injuries,
7511 Yoshikawa, Kibichuo-cho, Kaga-gun, Okayama,
716-1241, Japan
Tel: +81-866-56-7141
E-mail: furusawa@kibirihah.rofuku.go.jp

Kee D Kim MD
Professor and Vice Chair
Department of Neurological Surgery,
University of California, Davis Medical Center,
Sacramento, CA 95817, USA
E-mail: kdkim@ucdavis.edu

Komal Kamra PhD
Associate Professor
Department of Zoology, SGTB Khalsa College,
University of Delhi, Delhi 110007 India
Tel: +91 9871771417
E-mail: komalkamra@gmail.com

Kumaran Ramakrishnan
John Walsh Centre for Rehabilitation Research,
The University of Sydney, Australia

L Laurenza MD
Physician
Spinal Cord Unit, IRCCS Fondazione S. Lucia,
via Ardeatina 306, 00179 Rome, Italy
Tel: +390651501604
Fax: +390651501679
E-mail: l.laurenza@hsantalucia.it

Lawrence C Vogel MD
Professor
Department of Pediatrics, Shriners Hospitals
for Children, Rush Medical College, Chicago,
IL, USA; Rush University, Chicago, IL, USA
Tel: +773.385.5528
E-mail: lvogel@shrinenet.org

Lisa A Harvey BAppSc, Grad, Dip AppSc(ExSpSc):
MAppSc, PhD
Associate Professor
John Walsh Centre for Rehabilitation Research,
Sydney Medical School/Northern,
University of Sydney, Australia

Lukas Szczerba MD
Orthopedic Surgeon, Senior Staff Member
Klinik für Querschnittgelähmte, Orthopädie und
Rheumatologie, Klinik Hohe Warte, Klinikum Bayreuth,
GmbH, Bayreuth, Germany

M Molinari MD, PhD
Head of the Neurorehabilitation
Unit and Head of the NeuroRobot Lab
Spinal Cord Unit, IRCCS Fondazione S. Lucia,
via Ardeatina 306, 00179 Rome,
Italy Neuro Robot Lab, IRCCS Fondazione S. Lucia,
via Ardeatina 306, 00179 Rome, Italy
Tel: +390651501600
Fax: +390651501679
E-mail: m.molinari@hsantalucia.

M Torre MD
Physician Spinal Cord Unit, IRCCS Fondazione S. Lucia,
via Ardeatina 306, 00179, Rome, Italy
Tel: +390651501604
Fax: +390651501679
E-mail: m.torre@hsantalucia.it

Mallory Koch OTS
Jefferson School of Health Professionals,
Thomas Jefferson University, Philadelphia,
PA 19107, USA
Tel: 215-503-2888
E-mail: Mallory.koch@jefferson.edu

Marcalee Sipski Alexander MD
Birmingham Veterans Affairs Medical Center,
Birmingham, AL, USA

Marcel WM Post
Department of Rehabilitation Medicine,
Center for Rehabilitation, University of Groningen,
University Medical Center Groningen, Groningen,
The Netherlands;
Brain Center Rudolf Magnus and Center of Excellence
in Rehabilitation Medicine,
University Medical Center Utrecht and De Hoogstraat,
Utrecht, The Netherlands

Maria Aparecida Ferreira de Mello
Brazilian Association of the Industry of Products and
Services for Persons with Disabilities,
São Paulo, Brazil

Maria Cristina Pagliacci
Spinal Cord Injury Unit, Perugia University Hospital,
Perugia, Italy

Maria Luisa Toro Hernandez MS
VA Pittsburgh Healthcare System, Pittsburgh,
PA 15206, USA

Mary Schmidt-Read DPT
Magee Rehabilitation Hospital,
Philadelphia, PA, USA
Tel: 215-503-2888
E-mail: mschmidt@mageerehab.org

Maureen Coggrave PhD, MSc, RN
Senior Lecturer
Buckinghamshire New University, Uxbridge,
UB8 1NA Buckinghamshire, UK

Maurizio D'Andrea MD
Former Chief of Outpatient Clinic
Spinal Unit, Careggi University Hospital,
Florence, Italy

Maximilian Keil MD
Orthopedic Surgeon and Assistant Medical Director
Klinik für Querschnittgelähmte, Orthopädie und
Rheumatologie, Klinik Hohe Warte,
Klinikum Bayreuth, GmbH, Bayreuth,
Germany

Mélissa Nadeau MD, MHSc, FRCSC
Orthopaedic Spine Surgeon
Division of Spine, Department of Orthopaedics,
Vancouver General Hospital, University of British
Columbia, Vancouver, BC, Canada

MF Somers BA(Psych), MS(PhysTher), DPT (PhysTher)
Assistant Professor
Department of Physical Therapy,
Rangos School of Health Sciences,
Duquesne University,
Pittsburgh, PA, USA

Michael Fitzharris BA, BSc(Hons)(Psych), PhD
Associate Professor and Associate Director
(Regulation and In-depth Crash Investigation)
Accident Research Centre, Monash Injury Research
Institute, Monash University, Melbourne,
Victoria, Australia
Tel: +61 3 9905 1257
Tel: + 61 428 522 784 (Cell)
Fax: +61 3 9905 4363
E-mail: Michael.Fitzharris@monash.edu

Michael Haak MD, FACS
Associate Professor
Department of Orthopaedic Surgery,
Geisinger Health System,
Danville, PA, USA

Michael Lipnick MD
Clinical Fellow
Department of Anesthesia and Perioperative Care,
Division of Critical Care Medicine, University of
California at San Francisco,
San Francisco, CA 94143, USA

Michael Rutter MD
Orthopaedic Surgery Resident
Department of Orthopaedic Surgery,
Geisinger Health System,
Danville, PA, USA

MJ Mulcahey PhD, OTR
Professor
Jefferson School of Health Professionals, Thomas
Jefferson University, Philadelphia, PA 19107, USA
Tel: 215-503-2888
E-mail: maryjane.mulcahey@jefferson.edu

Mohit Arora BPT, COMT, PD (Clinical Research), PhD
Honorary Research Associate
Kolling Institute of Medical Research,
Royal North Shore Hospital, Sydney Medical
School-Northern, The University of Sydney,
Sydney, Australia

Mouwang Zhou MD
Department of Rehabilitation Medicine,
Peking University Third Hospital, Beijing, China

Müfit Akyüz MD
Professor
Department of Physical Medicine and Rehabilitation,
Ankara Physical Medicine & Rehabilitation Training
and Research Hospital of the Ministry of Health,
Ankara, Turkey

Nan Liu MD
Department of Rehabilitation Medicine,
Peking University Third Hospital,
Beijing, China

Nazirah Hasnan
MBBS, MRehabMed, PhD
Associate Professor and Consultant Rehabilitation
Physician
Department of Rehabilitation Medicine, University
Malaya Medical Centre,
Kuala Lumpur 59100, Malaysia

Nekram Upadhyay MS
Head
Department of Assistive Technology,
Indian Spinal Injuries Centre, Sector C, Vasant Kunj,
New Delhi, India

Niobra M Keah MA, MS
Drexel University College of Medicine,
Philadelphia, PA, USA

Nishit Patel MS Ortho, DNB Ortho, FNB Spine Surgery
Assistant Spine Consultant
Indian Spinal Injuries Centre,
Sector C, Vasant Kunj, New Delhi, India

Nishith Kumar MBBS, MD, DNB
Senior Resident
Department of Diagnostic Radiology and Imaging,
Vardhman Mahavir Medical College and Safdarjung
Hospital, New Delhi, India

Nitin Goyal MBA
Finance Member, Governing Board,
The Spinal Foundation and Member,
Consumer Committee Spinal Cord Society
Indian Spinal Injuries Centre, Sector C, Vasant Kunj,
New Delhi, India

Nori Sato MD
Assistant Professor
Department of Rehabilitation Medicine,

Tokushima University Hospital, Tokushima, Japan

Ohnmar Htwe
Rehabilitation Unit, Department of Orthopaedics and Traumatology, University Kebangsaan Malaysia Medical Centre, Kuala Lumpur 56000, Malaysia

Pamela Talero-Cabrejo OTD
Occupational Therapy Instructor
Jefferson School of Health Professionals, Thomas Jefferson University, Philadelphia, PA 19107, USA
Tel: 215-503-2888
E-mail: Pamela.Talero@jefferson.edu

Parveen Gulati MBBS, MD
Chairman, Diagnostic Imaging and Honorary Professor
Pushpanjali Crosslay Hospital and Dr Gulati Imaging Institute, New Delhi, India; Singhania University, Rajasthan, India

Patrick Kluger MD, PhD
SCI-Specialist,
Spine Surgeon (retired) Erbach, Germany
E-mail: patrick.kluger@t-online.de

Paul Kennedy
Professor
Oxford Institute of Clinical Psychology Training, Isis Education Centre, Warneford Hospital, Oxford OX3 7JX, UK
Tel: 0044 (0) 1865 226305
Tel: 0044 (0) 1865 226364
E-mail: Paul.kennedy@hmc.ox.ac.uk

Peter New MBBS, M Clin Epi, FAFRM(RACP)
Clinical Lead
Spinal Rehabilitation Service,
Caulfield Hospital (Alfred Health), Caulfield, Victoria, Australia;
Epworth-Monash Rehabilitation Medicine Unit, Southern Medical School, Monash University, Melbourne, Victoria, Australia

Philip J Siddall
MBBS, MM(Pain Mgt), PhD, FFPMANZCA
Director and Professor
Pain Management Service, Greenwich Hospital, HammondCare, Greenwich NSW 2065, Australia; Sydney Medical School-Northern, The University of Sydney, NSW 2006, Australia
Tel: + 61 2 8788 3941
Fax: + 61 2 9437 4829
E-mail: psiddall@hammond.com.au

Pradeep Thumbikat
MBBS, MS, FRCS(Glasg)
Consultant in Spinal Injuries;
Honorary Senior Lecturer

Princess Royal Spinal Injuries Centre,
Sheffield Teaching Hospitals NHS Foundation Trust,

Sheffield, UK
Tel: +441142266762
Fax: +441142715649
E-mail: Pradeep Thumbikat@sth.nhs.uk

Priyanka R Kumar BA
Rothman Institute, Department of Orthopedic Research, Philadelphia, PA, USA

Raghavendra V MBBS, MS, DNB Ortho
Spine Fellow
Indian Spinal Injuries Centre, Sector C, Vasant Kunj, New Delhi, India

Rainer Abel MD, PD
Orthopedic Surgeon and Medical Director
Klinik für Querschnittgelähmte,
Orthopädie und Rheumatologie,
Klinik Hohe Warte,
Klinikum Bayreuth, GmbH,
Bayreuth, Germany

Rajesh Sharawat MPT
Senior Clinical Research Associate
Indian Spinal Injuries Centre, Sector C, Vasant Kunj, New Delhi, India

Ramaswamy Hariharan MBBS, DNB
Consultant in Spinal Injuries and Honorary Senior Lecturer Princess Royal Spinal Injuries Centre, Sheffield Teaching Hospitals NHS Foundation Trust, Sheffield, UK,
Tel: +441142266762,
Fax: +441142715649
E-mail: ram.hariharan@sth.nhs.uk

Randal R Betz MD
Pediatric Orthopedic Spine Surgeon
Institute for Spine and Scoliosis,
Lawrenceville,
NJ 08648, USA
Tel: 609 912 1500 (office)
Fax: 609-912-1601

Raphael Martus Marcon MD, PhD
Assistant Physician Spine Surgery Division, Orthopaedics and Traumatology Institute, Hospital das Clínicas, Faculdade de Medicina da Universidade de São Paulo, São Paulo (SP), Brazil
E-mail: marconrm@me.com

Raymond Cripps
School of Medicine at Flinders University, Adelaide, South Australia, Australia

Renée E Maschke Dr Med.
Director
Spinal Cord Injury Unit, Ospedale S. Maria della Misericordia, S. Andrea delle Fratte, 06156 Perugia (PG), Italy
Tel: +39 075 5783415

Fax: +39 075 5783618
E-mail: renee.maschke@ospedale. perugia.it

Richard J Bransford MD
Associate Professor
Departments of Orthopaedic and Neurological
Surgery, University of Washington School of Medicine,
Harborview Medical Center, Seattle, WA 98104, USA
Tel: 206-744-3466
Fax: 206-744-3227
E-mail: rbransfo@uw.edu

Rikke Middelhede Hansen MD
Clinical Director Spinal Cord Injury Centre of Western
Denmark, Department of Neurology,
Regional Hospital of Viborg, Denmark

Ripul R Panchal DO
Assistant Professor
Department of Neurological Surgery,
University of California, Davis Medical Center,
School of Medicine, Sacramento, CA 95817, USA
E-mail: ripulpanchal@gmail.com

Rishi M Kanna MS, MRCS, FNB Spine Surgery
Associate Consultant Spine Surgeon
Division of Orthopaedics, Trauma and Spine Surgery,
Ganga Hospital, Coimbatore, India

Robert Mankowski MS
Department of Rehabilitation Science and Technology,
University of Pittsburgh, Pittsburgh,
PA 15213, USA; UPMC Center for Assistive Technology,
Pittsburgh, PA 15213, USA

Roland Thietje MD, PhD
Head of Centre for Spinal Injuries
Trauma Hospital Hamburg,
21033 Hamburg, Germany
E-mail: r.thietje@buk-hamburg.de

Ronald Reeves MD
Department of Physical Medicine & Rehabilitation,
Mayo Clinic College of Medicine, Rochester, MN, USA

Rory A Cooper PhD
VA Pittsburgh Healthcare System, Pittsburgh,
PA 15206, USA; Department of Rehabilitation Science
and Technology; University of Pittsburgh, Pittsburgh,
PA 15260, USA

Rosemarie Cooper MPT, ATP
Center for Assistive Technology, Pittsburgh,
PA 15213, USA

Ruth Marshall MBBS, DPRM, FACRM, FAFRM(RACP)
Medical Director and Consultant Rehabilitation
Physician South Australian Spinal Cord Injury Service,
Hampstead Rehabilitation Centre and Royal Adelaide
Hospital, Central Adelaide Local Health Network,
SA Health, South Australia, Australia; Discipline of
Orthopaedics and Trauma, School of Medicine,

Faculty of Health Science, University of Adelaide,
Adelaide, South Australia, Australia

S Rajasekaran PhD
Director and Head
Division of Orthopaedics, Trauma and Spine Surgery,
Ganga Hospital, Coimbatore, India

Samford Wong MSc (Med Sci), PhD, RD
National Spinal Injuries Centre, Stoke Mandeville
Hospital, Aylesbury, Bucks, UK; Centre of Health
Services Research, University College of London,
London, UK; Institute of Liver and Digestive Health,
University College London, UK
E-mail: Samford.Wong@ucl.ac.uk

Sara Liu B Biomed Sci, Grad Dip(Psych),
PostGradDip(Psych)
Research Fellow Monash University Accident Research
Centre, Monash Injury Research Institute,
Monash University,
Victoria, Australia

Sarah Leighton MCSP, HPC
Clinical Specialist Physiotherapist Spinal Injuries
Sheffield Teaching Hospital NHS Trust, UK

Sergio Aito MD
Former Director of Spinal
Unit and Member of Scientific Committee and Education
Committee of ISCoS
Careggi University Hospital, Florence, Italy
Member of Scientific Committee and Education
Committee of ISCoS

Shashank S Kale
Professor
Department of Neurosurgery,
All India Institute of Medical Sciences,
New Delhi 110029, India

Shashi Bhushan Kumar MD
Consultant and Psychiatrist
Indian Spinal Injuries Centre, Sector C,
Vasant Kunj, New Delhi, India

Shinsuke Katoh MD, PhD
Professor
Department of Rehabilitation Medicine,
Tokushima University Hospital, Tokushima, Japan

Shivjeet Raghav BSc
Senior Peer Counselor
Indian Spinal Injuries Centre,
Sector C, Vasant Kunj, New Delhi, India

Shruti Sharma MPT
Clinical Research Associate
Indian Spinal Injuries Centre, Sector C,
Vasant Kunj, New Delhi, India

Stacy Elliott MD
Clinical Professor

Departments of Psychiatry and Urologic Sciences,
University of British Columbia
Vancouver General Hospital,
International Collaboration on Repair Discoveries,
Vancouver, British Columbia, Canada

Stanley Ducharme PhD
Rehabilitation Psychologist and Professor of
Rehabilitation Medicine
Boston Medical Center and Boston University
School of Medicine, Boston, MA, USA

Stephen Kern PhD, OTR
Assistant Professor
Jefferson School of Health Professionals,
Thomas Jefferson University, Philadelphia,
PA 19107, USA Tel: 215-503-2888
E-mail: Stephen.kern@jefferson.edu

Stephen Muldoon MSc
Registered General Nurse and Assistant Director
International and Complex Care Development,
Livability, Co Fermanagh, N Ireland

Sujanie Peiris BSc(Hons), BE(Biomed, Hons)
Research Fellow
Monash University Accident Research Centre,
Monash Injury Research Institute, Monash University,
Victoria, Australia

Sumit Sinha
Additional Professor
Department of Neurosurgery,
All India Institute of Medical Sciences,
New Delhi 110029, India

Susan Charlifue PhD, FISCoS, FACRM
Senior Principal Investigator Craig Hospital,
Englewood, CO 80113, USA
Tel: 303/789-8306
E-mail: Susie@craighospital.org

Sven Hirschfeld MD, PhD
Consultant
Centre for Spinal Cord Injuries,
Trauma Hospital Hamburg, Germany
21033 Hamburg, Germany
E-mail: s.hirschfeld@buk-hamburg.de

Tarcísio Eloy Pessoa Barros Filho MD, PhD
Chief Professor
Spine Surgery Division, Orthopaedics and Traumatology
Institute, Hospital das Clínicas,
Faculdade de Medicina da Universidade de São Paulo,
São Paulo (SP), Brazil
E-mail: pebarros@netpoint.com.br

Tarsem Motten MBBS, MS Ortho,
FNB Spine Surgery Spine Fellow
Indian Spinal Injuries Centre, Sector C,
Vasant Kunj, New Delhi, India

Tasia Bobish
PT, PhD, ATP, SMS

UPMC Center for Assistive Technology,
Pittsburgh, PA 15213, USA

Tetsuya Enishi MD, PhD
Assistant Professor
Department of Rehabilitation Medicine,
Tokushima University Hospital, Tokushima, Japan

Theresa Marie Crytzer DPT, ATP
Department of Rehabilitation Science and Technology,
University of Pittsburgh,
Pittsburgh, PA 15206, USA

Theresa M Chase MA, ND, RN
Assistant Professor
Nursing-Mental Health, Colorado Mesa University,
Grand Junction, CO 81501, USA

Thomas Kessler
Zurich Balgrist, Switzerland
E-mail: tkessler@gmx.ch

U Singh MBBS, DPMR, DNB, PMR
Professor and Head
Department of Physical Medicine and Rehabilitation,
AIIMS, New Delhi, India
E-mail: usinghaiims@gmail.com

Srikumar V MBBS, MD(PMR)
Assistant Professor
Department of Physical Medicine and Rehabilitation,
All India Institute of Medical Sciences,
New Delhi, India
E-mail: vsri21@yahoo.co.in

Vanessa Noonan PT, PhD
Director, Research and Best Practice Implementation
Division of Spine, University of British Columbia and
Rick Hansen Institute, Vancouver, Canada

W El Masri FRCS Ed, FRCP
Emeritus Consultant Surgeon in Spinal Injuries and
Clinical Professor of Spinal Injuries
Institute of Orthopaedics, The RJ & AH Orthopaedic
Hospital, Oswestry SY10 7AG, UK

William Lavelle
Assistant Professor
Adult and Pediatric Spine and Scoliosis Surgery,
Upstate Orthopedics, SUNY Upstate Medical University,
Syracuse, NY 13210, USA

Wöllner Jens
Neuro-Urology, Swiss Paraplegic Center,
Nottwil, Switzerland

Xiaoliang Wu
Department of Spinal Surgery, Nanfang,
Hospital, Southern Medical University,
Guangzhou, China

Xiaowen Li MD
Department of Rehabilitation Medicine,
Peking University Third Hospital, Beijing, China

Yatish Agarwal MBBS, MD, DSc
Professor
Department of Diagnostic Radiology and Imaging,
Vardhman Mahavir Medical College and Safdarjung
Hospital, New Delhi, India
E-mail: dryatishagarwal@gmail.com

Yusniza Mohd Yusof
Ministry of Health, Kuala Lumpur, Malaysia

Yuying Chen
National Spinal Cord Injury Statistical Center,
University of Alabama at Birmingham,
Birmingham, AL, USA

Zhiwei Hu MD
Department of Rehabilitation Medicine,
Peking University Third Hospital,
Beijing, China

目　　录

第一篇　概论

第1章　脊髓损伤治疗的历史回顾

Avi Ohry，W El Masri，Harvinder Singh Chhabra

学习目标

本章学习完成后,你将能够:

- 回顾脊髓损伤的时间轴;
- 举例说明涉及脊髓的临床检查和综合征;
- 准备一份知名脊髓损伤人物名单;
- 认识脊髓损伤治疗的创始者们;
- 解释说明 ISCoS 及其宗旨和成就。

引言

多年来,有关脊髓损伤的历史已经发表在许多综合性的综述文章中[1-17]。本章将重点讲述一些重要的历史方面及从古至今的发展历程。尽管很难详细叙述所有的历史事件,并且很难向所有对这些发展贡献力量的人们致敬,本章的作者仍竭力讲述一些主要的贡献者以及知名脊髓损伤人物的故事,并讲述为创伤性脊髓损伤患者和非创伤性脊髓损伤患者现代治疗方法开辟道路的近代贡献者。本章作者尽其努力确保相关内容的准确性和本章的有趣性及可读性。

脊髓损伤的时间轴

自从有历史记录以来,人类就被脊髓损伤所困扰,并努力寻找有效的治疗方法。在 Edwin Smith(古埃及)外科纸草书(约公元前 1500 年)的病例 31 中[18]我们可以读到:

"如果你检查到患者存在颈部脱位,你应该可以发现其双上肢和双下肢因此而失去知觉,其阴茎因此而勃起,以及尿液在其不知道的情况下从身体滴出,他的身体呼吸困难。他的双眼充满血丝。这是延伸至脊柱的颈部椎骨脱位导致的其双上肢失去知觉……你应该密切关注他……这是一种不治之症。"

Samuel I,V:18(约公元前 600 年):

"当他(信使)到来的时候,他提及上帝的方舟以及 Eli Ha-Cohen 从门旁的座椅上向后跌落,颈部折断而死亡,Eli Ha-Cohen 统治了以色列 40 年。"

Mephibosheth 可能遭受了脊髓损伤。

在荷马史诗奥德赛第 10 章中,奥德修斯的助手之一 Elpenor 醉酒后爬到屋顶上,并在第二天早上从屋顶跌落。他的颈部折断,"灵魂到了地狱"。

西医学之父希波克拉底(公元前 460—前 377)创造了截瘫一词。他对脊柱的骨折 / 脱位和瘫痪进行了描述。他还描述了截瘫之后的便秘、排尿困难、褥疮和瘫痪下肢的静脉瘀滞。

希波克拉底在其第一本著作 *De Morbis Popularibus* 中记述了冬季寒冷和潮湿的影响。"随后,许多人遭受了截瘫,一些人在截瘫后不久就去世了"。希波克拉底提出使用其"长凳法(scamnum)"复位及撑开 / 拉伸脊柱骨折。

公元前 1 世纪,Aulus Cornelius Celsus 也将导致截瘫归咎于潮湿的天气。他第 1 个记录了颈脊髓损伤后即刻死亡的病例,并且根据脊髓损伤平面记录了不同的瘫痪类型(依据 John Cooke)[19]。

有意思的是,即使在随后的几个世纪里,我们仍可以读到临床医生支持古罗马医生对非创伤性脊髓损伤原因的认识:Hollerius(1498—1562)或 Houllier Jacques Jacobus 撰写的 *De materia chirurgica*(1544)、Friedrich Hoffmann(1660—1742)和 John Huxham(1692—1768)均赞成这些假说。

Aretaeus of Cappadocia(公元 81—138)第 1 个对

神经系统疾病和精神疾病进行了区分。他还对不同节段的脊髓损伤进行了区分。他观察到有些脊髓损伤导致损伤同侧的运动 / 感觉障碍。

Galenus（Aelius Galenus，Claudius Galenus 或 Galen of Pergamon；公元 129—200/216）也将非创伤性截瘫的致病因素归咎于寒冷的天气。他还论证了不同功能丧失与不同节段脊髓损伤之间的关系。Galen 可能是第 1 个著述椎板减压切除术治疗脊髓损伤的人。他还可能是第 1 个使用脊柱后凸、脊柱侧凸和脊柱前凸这些术语的人。

Oribasius（约公元 324—400）是一位希腊医生，并且是罗马皇帝 Julian the Apostate 的私人医生。他在加入 Julian 的队伍前师从 Zeno of Cyprus 医生在亚历山大港学习。他在希波格拉底的长凳法（scamnum）上增加了一个拉杆，用于治疗脊髓损伤和脊柱畸形。

Paulus of Aegina（公元 625—690）将 1000 年的医学知识总结于 7 卷著作中。他是已知第 1 个记载椎板切除术的人。他还为截瘫患者设计了专门的矫形器。

Aetius（公元 5~6 世纪）撰写了"医学的 16 部著作"。尽管其包含原始的著述，在当时的主要价值是作为医学知识的汇编。他引用 Archigenes 的著述："我应该毫不迟疑地在颈背部做一个焦痂，此处脊髓从两边膨胀……如果溃疡继续出脓一段时间，我不应怀疑会有完全的恢复。"[20]

Alexander of Tralles，也被称为 Alexander Trallianus（约公元 525—605）的观点为"如果瘫痪仅累及肢体，而视觉、听觉或言语能力未出现障碍，那么疾病累及的部位必然在脊髓"。

Paulus Aegineta 所处的时代以后，医学和手术的实践经历了非常迅速的下滑，历经 5 个世纪没有取得什么进展。

17 世纪以前，Avicenna（公元 981—1037）的《医学准则》被认为是教科书。他对脊柱的生物力学进行了讨论，并使用了和希波克拉底一样的复位方法。

伟大的犹太医学思想家 Maimonides（R. Moses Ben Maimon 或 the "Rambam" in Hebrew）于 1135 年生于西班牙的科尔多瓦，1204 年逝于埃及福斯塔特。他对脊髓瘫痪进行了一些临床描述。他的医学教科书出版于 1199 年，其中描述了"僵直"（可能是痉挛）、瘫痪、感觉异常和阵挛。

在 Maimonides 所处的时代，Roland of Parma 不再使用希波克拉底的长凳法（scamnum），而是主张激进的手法复位方法。

Lanfranc of Milan（约公元 1250—1306）是一名外科医生，并且是 Guglielmo da Saliceto 的学生，他第 1 个描述了周围神经缝合技术。他的著述中记录脊柱脱位患者的预后危重。

在 *Chiurgica de Theodoric* 一书中，Theodoric of Bologna 记述了如何对颈椎损伤患者进行检查以判断损伤是"可被治疗的"还是"应被放弃的"。在没有影像学检查设备的情况下，他的诊断是基于神经系统体格检查和脊柱畸形的外观体征：驼背（脊柱后凸）或非驼背（脊柱前凸）。鉴别诊断仅限于部分或完全性脊髓损伤和脊椎骨折或脱位。Theodoric 在他的手稿中陈述存在瘫痪、瘫痪的完全程度和脊髓损伤平面是并发症发生率和死亡率重要的预示因素。这些因素对决定脊髓损伤患者是否应该被治疗至关重要。"……检查患者的双手是否为弛缓、麻木和无感觉；并且如果患者不能活动双手，也不能屈曲双手；并且如果在按压双手时没有感觉，那么你应该知道发生了可怕的事情。但是，如果患者可以活动双手，并且感觉到你手指的压力，那么你应该知道脊髓是安全的。""有时颈椎不在其本身的位置，颈部关节脱位，如果医生不能迅速留意这一情况，很快就会发生死亡。""如果为完全性颈椎脱位，或一般而言如果为接近完全性脱位，是致命的……"[21]。Rhazes（约公元 900）在 *Kitab al-Hawi Fi Al Tibb*（医学爱好者之书）中描述了 7 对脑神经和 31 对脊神经。

其他中世纪的医生，如 Albucasis of Andalusia，也被称为 Abu al-Qasim Khalafibn al-Abbas Al-Zahrawi（936—1013）对脊髓损伤患者有类似的经验。他的大量经验可见于 *Kitab al-Tasrif*，一部 30 个分册的医学实践百科全书。

法国外科医生 Guy de Chauliac（1300—1368）以拉丁文撰写了一篇名为 *Chirurgia Magna* 的冗长而有影响力的外科论文，他同样陈述了古埃及外科医生之前所进行过的描述："医生不应该费力去治疗脊髓损伤所致的瘫痪。"

意大利外科医生 Pietro d'Argelata 或 Petrus de l'Argelata，逝于 1423 年，他是 de Chauliac 的学生。在其外科学论文中描述了通过在最大成角位置施加应力进行颈椎骨折脱位复位的方法。

伟大的法国解剖学家 - 理发师 - 外科医生 Ambroise Paré（1510—1590）在其 *Dix-Livres de Chirurgie*（1564）一文中记述了其对脊柱骨折脱位积极的治疗方式，与希波克拉底的拉伸方法略有不同。

"德国外科之父"Fabricius Hildanus，也被称为

Fabricius von Hilden（1560—1634）著有 20 本医学书籍，建议如果保守治疗方式（牵引）无效，应进行手术治疗。英国的 R. James（1945）、德国解剖学家/外科医生/植物学家 Lorenz Heister（1683—1758）和法国解剖学家/外科医生 Pierre-Joseph Desault（1738—1795）均赞成手术治疗脊椎损伤和脊髓损伤[22]。

Geraud（在 1753 年）和 Louis Antrin（在 1762 年）成功取出了位于脊髓上的子弹。

1793 年，德国外科医生 Semmering 介绍了脊柱外科手术的高级方法。

1814 年，Henri Cline 进行了椎板切除术，但患者在 9 天后死亡。

1829 年，美国肯塔基州丹维尔市的 Alban Gilpin Smith（金匠，1795—1861）首次为创伤性损伤患者成功进行了腰椎椎板切除术[23]。

18 世纪和 19 世纪见证了手术治疗脊髓损伤有效性和必要性争论的开端。

Sir Astley Cooper（1768—1841）在治疗脊髓损伤时相对保守治疗更倾向于脊柱外科手术。Jean Francois Calot（1861—1944）在脊柱骨折中使用手法操作。他因描述了 Pott 病脊柱侧弯的治疗而最负盛名。他还描述了治疗结核性脓肿的方法，并定义了 Calot 三角。

Sir Charles Bell（1774—1842）是一位苏格兰外科医生、解剖学家、神经病学家和哲学神学家，他在 1811 年讨论了脊髓背侧和腹侧神经根的功能差异。1824 年，他在著述中写道：“将患者俯卧位，通过切口暴露脊柱骨骼，打开骨骼暴露脊髓，超过所有的信念。”

1827 年，工作于伦敦 St. Thomas 医院的 Frederick Tyrell（1793—1843）、首位苏格兰学术型外科医生 Benjamin Bell（1749—1806）和 Thomas H Wright（1828，来自巴尔的摩）均报告了脊髓损伤患者手术治疗后的负面结果。因此，一般趋向于采用保守治疗。

19 世纪同样见证了对脊髓神经组织结构和功能认识以及一些技术发展的爆发。

- Sir Samuel Wilkes，第一位准男爵（1824—1911），来自英国 Guy 医院的医生和传记作者，记述了酒精性截瘫[24,25]、重症肌无力和三期梅毒患者的内脏器官受累。
- 1821 年，Francois Magendie 进一步讨论了脊髓背侧和腹侧神经根之间的功能差异。
- 1842 年，Benedikt Stilling 第一次在连续切片中对脊髓进行研究。
- 1850 年，Marshall Hall 创造了“脊髓休克”一词。

- 1851 年，Jacob Augustus Lockhart Clarke 描述了胸核，为脊髓灰质中间带内的区域。
- 1852 年，Kolliker 描述了运动神经如何起自脊髓前角的神经元。
- 1878 年，W. R. Gowers 发表了“脊髓单侧枪击伤”一文。
- 1887 年，著名英国外科医生 Victor Horsley（1857—1916），首次成功切除脊髓肿瘤。
- 1891 年，Heinrich Quinke 开发了腰椎穿刺（脊髓穿刺）。
- 法国外科医生 Auguste Nélaton（1807—1873）发明了软橡胶制成的软导管。

涉及脊髓的临床检查和综合征

大多数现在知道涉及脊髓的综合征和许多目前使用的临床检查均被记述于 19 世纪，少部分被记述于 20 世纪初期[24]。考虑到那时的临床医生不能利用我们现在使用的先进诊断工具，我们必须谦恭的叙述他们所取得的成就。我们决不能不认可他们的临床技能、努力尝试、敏锐的观察力和他们的奉献精神。

- Oppenheim 综合征：与脑垂体肿瘤相关的脊髓硬化。
- Oppenheim 病：罕见的先天性、非遗传性疾病，但有时为家族性疾病，特征为双下肢首先受累的肌肉发育丧失，肌张力降低和过度柔韧性。
- Oppenheim 步态：头部、身体和肢体普遍摆动的步态，是多发性硬化症中所见步态的变种。
- Oppenheim 反射：锥体束征。在锥体束疾病中，向下用力捋过或其他刺激胫骨内侧可引起踇趾背屈。这一反射往往出现于存在 Babinski 反射的患者中，意义相同。
- Razdolskii 综合征：发生于腰穿后的髓外肿瘤（最常见为神经鞘瘤）所致的脊髓受压。Ivan Yakovlievich Razdolskii 是俄国/苏联神经病理学家（1880—1962）。
- Joseph Elias Milgram 试验：通常用于确定脊髓髓鞘内或髓鞘外病变的检查。患者仰卧位，双下肢伸直，足跟抬离检查床面约 50~75mm（2~3 英寸），持续至少 30 秒。检查增加蛛网膜下腔压力，当患者不能在无痛状态下保持这一姿势 30 秒则为阳性，表明脊髓髓鞘内或髓鞘外病变，如椎间盘突出。
- 脊髓血管畸形自发栓塞症（Foix-Alajouanine 病）由法国神经病学家 Théophile A J Alajouanine（1890—1980）和法国内科医生及神经病学家 Charles Foix（1882—

1927 ）共同描述。这是一种罕见的脊髓疾病，特征为灰质软化，为脊髓提供血液供应的小血管闭塞硬化及大血管壁增厚。病变尤其好发于脊膜、脊髓和神经根的静脉。该病引起双下肢痉挛、感觉改变，有时丧失括约肌控制。20~40 岁的人群在常见，发病 1~2 年内死亡。Foix 和 Alajouanine 在 1926 年首先将其描述为"亚急性坏死性脊髓炎。随后记述有该病的急性形式。

- Bastian-Bruns 定律或 Bastian-Bruns 征
  - Henry Charlton Bastian（1837—1915），英国生理学家和神经病学家，1868 年成为皇家学会会员。Ludwig Bruns（1858—1916），德国神经病学家。Bastian 和 Bruns 观察到在脊髓上部完全性横断后，损伤平面以下的所有反射和肌张力均丧失。
  - Bruns-Garland 综合征：发生于一些糖尿病患者的脊髓损害，引起上肢和下肢肌肉无力和萎缩。Hugh Gregory Garland 是英国神经病学家（1903—1967）。

- Adamkiewicz 动脉：Albert Wojciech Adamkiewicz（1850—1921）是波兰裔犹太病理学家。Adamkiewicz 引起对中枢神经系统的病理学检查而被人铭记。他对脊髓血管供应各异性的研究，被现代临床血管外科视为重要的因素。他因描述主要的前侧脊髓节段动脉而获得赞誉，现在称之为 Adamkiewicz 动脉。

- Brown-Séquard 综合征：也被称为 Brown-Séquard 偏瘫或 Brown-Séquard 瘫痪，由 Charles-Édouard Brown-Séquard（1817—1894）记述。这位法国医生和生理学家观察到脊髓半切导致的下列神经系统改变：①损伤同侧瘫痪，伴随位置觉和振动觉丧失及共济失调；②损伤对侧痛觉丧失（痛觉缺失）和温度觉丧失。

- Pott 截瘫：英国外科医生 Percivall Pott（1714—1788）在 1782 年描述了结核性脊椎炎（Pott 病）脊髓受压和脓肿所致的截瘫。

- Minor 病：俄国裔犹太神经病学家 Lazar Salomowitch Minor（1855—1942）描述的综合征，特征为出血进入脊髓内，突发背痛，伴有下身轻瘫或截瘫。

- Flatau 定律：关于脊髓长束离心位置的定律，被描述为脊髓内长度越长的纤维，其在脊髓内的位置越靠近外周。这由德国裔犹太神经外科医生 Siegmund Auerbach（1860—1923）和波兰裔犹太神经病学家 Edward Flatau（1869—1932）提出。Edward Flatau 是波兰神经病学的创始人。

- Naffziger 试验
  - Naffziger-Jones 试验
    - 按压颈静脉，导致脑脊液压力增加，并可能在存在椎间盘突出的情况下引起疼痛。
    - 在颈底部按压前斜角肌，在前斜角肌综合征患者导致手部麻刺感。Ottiwell Wood Jones，1897—1987，美国神经外科医生，Howard Christian 的助手。Naffziger（1884—1961）工作于加利福尼亚大学。

- Riddoch 综合征 II
  - George Riddoch（1888—1947），苏格兰神经病学家，描述了一种由脊髓完全性横断部位以下的伤害性刺激引发的复杂的反射现象。特征为双下肢屈曲痉挛，非随意的排尿及排便和损伤部位远端神经支配部位以下的出汗倾向。

- Head-Riddoch 综合征
  - Sir Henry Head，英国神经病学家（1861—1940），他和 Georges Riddoch 共同描述了一种综合征，特征为四肢瘫患者出现心动过缓、高血压、瞳孔散大、出汗、潮红、毛发运动、鼻塞、视物模糊和头痛。

- Minor-Oppenheim 综合征，也被称为 Minor 综合征或 Minor 病，以俄国神经病学家 Lazar Salomowitch Minor（1855—1942）命名。一些妇女在难产过程中由于出血进入脊髓或在其周围而经历突发的背痛和瘫痪。

- Friedreich 共济失调或 Friedreich 病：Nikolaus Friedreich（1825—1882），德国神经病学家，描述了一种遗传性、慢性、进行性的退行性疾病，表现为脊髓背柱和侧柱硬化。其临床表现为共济失调、言语障碍、脊柱侧凸、奇特的摇摆步态和不规则运动，伴肌肉瘫痪，特别是双下肢肌肉。可能出现多种骨骼畸形（Friedreich 足），心脏受累（30%~50%）是潜在的致命并发症。高达 90% 的患者存在心肌病相关的 ECG 异常。在童年或青春期早期发病，发病年龄很少超过 20 岁。通常为常染色体隐性遗传常染色体显性遗传，但也观察到散发病例。

- Hall 反射作用理论：Marshall Hall（1790—1857），英国生理学家。他提出的理论指出脊髓由一系列单位构成，每个单位作为独立的反射弧，每个反射弧的功能源自感觉和运动神经及发出这些神经的脊髓节段的活动。这些反射弧与脊髓节段连接，反射弧之间相互连接并与大脑连接，以产生协调性的运动。

- Lhermitte 征：Jacques Jean Lhermitte（1877—1959），法国神经精神病学家，描述了所谓的理发师椅现象。屈曲颈部产生向下延伸至脊柱并放射至肢体的电击样感觉。可由颈脊髓损伤、多发性硬化、颈脊髓肿瘤、颈椎病或维生素 B$_{12}$ 缺乏引起。

- Heine-Medin 病，急性脊髓灰质炎：德国骨科医生 Jakob von Heine（1800—1879），和瑞典儿科医生 Karl Oskar Medin（1847—1927）共同描述了由任何脊髓灰质炎病毒属（小核糖核酸病毒科肠道 RNA 病毒）所致的急性病毒感染。Jakob Heine 在 1840 年最早撰写了有关脊髓灰质炎的报告。1875 年，在弗莱堡进行的 Versammlung der deutschen Naturforscher und Ärzte（德国自然科学工作者学会年会）上，Heine 报告了儿童惊厥后可能发生瘫痪。1885 年，德国神经病学家 Ernst Adolf Gustav Gottfried von Strümpell（1853—1925）描述了大脑形式的脊髓灰质炎，被称为 Strümpell 病 II 型。1890 年，瑞典医生 Oskar Karl Medin（1847—1928）首先仔细的研究了脊髓灰质炎的传染性，并首先提出应注意疾病的传染特征。Medin 的学生 Ivar Wickman 经历了 1905 年发生在瑞典的大流行，首先表达了人际传播是疾病传播方式的正确结论。1909 年，出生于奥地利的美国免疫学家和病理学家 Karl Landsteiner（1868—1943），随后在维也纳 Royal-Imperial Wilhelminen 医院做解剖研究员。他和德国病理学家 Erwin Popper（1879—1955）使用从脊髓灰质炎死亡患儿脑部和脊髓提取的匀浆液，在罗猴身上能够产生与脊髓灰质炎相似的瘫痪体征。Jonas Edward Salk（1914—1995）和 Albert Bruce Sabin（1906—1993）将这项工作达到顶峰。

- Charles Davison 偏身感觉缺失及偏瘫（脊髓前动脉综合征），也称为 Karl Beck 综合征，描述了脊髓前动脉闭塞的影响。如果脊髓前动脉节段性闭塞位于脊髓上端，将导致四肢瘫。如果脊髓前动脉闭塞位于下端，将导致双下肢弛缓性瘫痪，振动觉和位置觉保留，分离性感觉丧失（皮肤冰冷）。

- Strümpell-Lorrain 病 或 Strümpell 家族性截瘫或 Strümpell-Lorrain 家族性痉挛性截瘫：Lorrain 和 Strümpell 共同描述的家族型截瘫，特征为最初主要累及双下肢的痉挛 - 肌张力增高和肌肉无力 - 活动受限。随后累及双上肢、构音困难和吞咽困难。脊髓锥体束和薄束的退化是主要的组织学特征。眼部并发症可包括斜视、瞳孔缺损、黄斑变性和视神经萎缩。男女均可发病，但年轻男性更常见。此病非常罕见，发病率约为 1/30 000，最常见于北欧国家。此病为常染色体隐性遗传（通常情况）或性连锁遗传。
  - 法国医生 Maurice Lorrain（1867—1931）于 1898 年发表了他的描述[26]；Ernst Adolf Gustav Gottfried von Strümpell（1853—1925）是德国神经病学家[27]。

- Queckenstedt 现象：德国神经病学家 Hans Heinrich Georg Queckenstedt（1876—1918）和美国神经外科医生 Byron Polk Stookey（1887—1966）共同描述了判断脑脊液在椎管内流动是否出现阻塞的试验。试验通过腰椎穿刺过程中在颈静脉（颈内静脉）两侧施加压力进行。正常情况下在 10~12 秒内腰部脑脊液压力急剧升高，随后压力缓解后再急剧下降。如果脑脊液压力没有升高，为蛛网膜下腔通路阻塞的征象。
  - 1863 年英国外科医生和解剖学家 John Hilton（1804—1878）也在尸体解剖的基础上描述了 Queckenstedt 现象。

- Babinski 征 I 型（其他名称：Babinski 反射、Babinski 试验）
  - 病理反射，当用力划过足底时，蹈趾朝向足尖部伸展和屈曲，其他足趾分开。正常情况下，足部放松情况下划过足底时蹈趾屈曲。儿童至 2 岁左右出现 Babinski 反射是正常的情况。其后仍存在 Babinski 反射是皮质脊髓束损害的征象。因为皮质脊髓束分为左右两束，可一侧或双侧出现 Babinski 反射。Babinski 反射异常可为暂时性或永久性。对 Babinski 征的检查称为 Babinski 试验，是使用锐利的工具沿足外侧缘向上划动并在跖骨垫表面跨越至足底内侧。"Babinski 征"一词也指表明脊髓损害的前臂反射。巴黎 Hôpital de Salpêtrière 的神经病理学家 Félix Alfred Vulpian，在 Babinski 之前的半个世纪观察到脑损伤患者出现某种类型的蹈趾伸展。Ernst Julius Remak（1849—1911）在 Babinski 之前 3 年也报告了这一体征，但是 Babinski 是首先理解其诊断意义的人。1896 年，在 Société de Biologie 会议上 Babinski 首先报告了他的发现。正常的足底反射包含的是足趾的跖反射，而锥体束损伤将显示孤立的蹈趾背屈。1903 年，他在另一篇文章中描述了其他足趾的分开，从而完成了报告（www.whonamedit.com）。

- Babinski 征 II 型或称 Babinski 耳部现象

用于单侧听力障碍的流电试验。当平流电试验从一侧耳传递至另一侧时,头部将转向损伤侧。

- Spiller 综合征
  - 法国神经病学家 Jean-Martin Charcot（1825—1893）、法国医生和神经精神病学家 Alexis Joffroy（1844—1908）和美国医生 William Gibson Spiller（1863—1940）共同描述的综合征,特征为背部、胸部或双下肢局限性或弥散性疼痛及感觉障碍,随后可能出现双膝关节周围症状性肌肉无力和横贯性脊髓炎。感觉症状包括双下肢或躯干麻木,往往伴有不同严重程度的感觉过敏。可能出现血管收缩和肌肉萎缩改变及括约肌障碍。这是由亚急性和慢性硬脑脊膜炎情况下脊髓脊膜静脉血栓性静脉炎所致。Spiller 在 1911 年首先报告了 2 例病例。1937 年, Temple Fay 记述了 3 例病例,并在 1 年后报告了另外 28 例病例。来自费城的 Dr. Frazier（1870—1936）实际上和 Dr. Harvey Cushing 一样在神经外科领域做出了开拓性的贡献, Dr. Harvey Cushing 来自巴尔的摩,随后在波士顿工作。Dr. Frazier 不仅负责在宾夕法尼亚大学创建了神经外科,还创建了神经外科"费城学院",学员包括 Francis Grant、Temple Fay、Robert Groff、Frederick Murtagh、R. Michael Scott、Henry Shenkin 和 Thomas Langfitt[28,29]。

- 瑞士及法国神经病理学家 Gustave Roussy（1874—1948）撰写了关于战争所致精神病的书籍,并与 Jacques Jean Lhermitte（1877—1959）共同撰写了战争所致的脊髓和马尾损伤及其他精神神经症的书籍。

- Sir Charles Scott Sherrington（1857—1952）,英国顶级神经生理学家,做出了许多贡献。
  - Liddell-Sherrington 反射:肌肉为适应被拉伸而出现的紧张性收缩。当肌肉长度超过特定值时,肌肉牵张反射引起其紧绷,并试图将肌肉缩短。这就是在牵伸练习中所感受到的张力。"肌肉牵张反射"一词由 Sir William Richard Gowers（1845—1915）在 19 世纪 80 年代创造。Edward George Tandy Liddell 是英国神经生理学家（1895—1981）。
  - Schiff-Sherrington 反射:这在动物中是一个严重的征象,表现为脊柱损伤后前肢刚性伸展。可能伴有反常呼吸:肋间肌瘫痪、胸廓通过膈肌被动收缩和扩张。Moritz Schiff 是德国裔犹太生理学家,1823 年生于法兰克福,1896 年逝于日内瓦[30,31]。

  - Sherrington 定律 I:每个脊神经后根支配特定的皮肤区域,与相邻皮节有一定程度的重叠。
  - Sherrington 定律 II:交互支配定律。当刺激肌肉收缩时,对其拮抗剂同时产生抑制作用。这对协调的运动是必不可少的。
  - 法国神经病学家 Edmé Félix Alfred Vulpian（1826—1887）、德国生理学家及组织学家 Rudolf Peter Heinrich Heidenhain（1834—1897）和 Sherrington 共同对下列现象的阐述做出了贡献:"通过刺激自主神经胆碱能纤维支配的骨骼肌血管,引起失神经支配骨骼肌的缓慢收缩"。

- Bell-Magendie 定律:Sir Charles Bell（1774—1842）是苏格兰解剖学家、外科医生和生理学家。François Magendie（1783—1855）是法国生理学家。脊神经前根仅含有运动神经纤维,后根仅含有感觉神经纤维。Bell 发现的定律主要基于解剖学证据,Magendie 在活体动物身上进行了验证。然而,确凿的证据应归功于 Johannes Peter Müller（1801—1858）,他于 1831 年进行了青蛙动物实验。

- Morvan 病 II
  - Augustin Marie Morvan（1819—1897）是法国医生。他观察和记录到实际上是脊髓空洞症综合征[32]。脊髓空洞症是特征为脊髓中空洞的慢性疾病。空洞通常位于中央部位,并往往延伸至延髓（延髓空洞症）,或位于胸部及腰部脊髓的下方。此综合征在 10~30 岁隐袭起病,表现包括:四肢对称性周围性感觉过敏,伴随以溃疡愈合缓慢为表现的营养改变,骨骼萎缩和指甲改变。本病常与其他先天性畸形相关,如 Klippel-Feil 综合征和脊柱裂。本病常发生于年轻人,男女均可发病。Morvan 在 1883 年首先描述了这一罕见的临床现象。

- 德国病理学家和政治家 Rudolph Carl Virchow（1821—1902）及法国生物学家和组织学家 Charles-Philippe Robin（1821—1885）共同描述了 Robin 间隙,即大脑和脊髓中的血管周围间隙。脊髓空洞症的空腔可能因脑脊液在压力作用下沿血管周围（Virchow-Robin）间隙从蛛网膜下腔进入脊髓所致。

- Guillain Barre 综合征（Guillain Barre' syndrome, GBS）:此综合征由三位法国神经病学家 Georges Charles Guillain（1876—1961）、Jean-Alexandre Barre（1880—1967）和 Andre Strohl（1887—1977）在 1916 年共同描述,他们在两位士兵中发现急性瘫痪伴反射消失,随后恢复。这一人名名词用于一组不同种类的免疫

介导的周围神经病。GBS 通常表现为对称性运动性麻痹，伴或不伴感觉和自主神经障碍。脑神经受累可影响维持气道通畅、面部肌肉、眼球运动和吞咽。患者应住院观察。疼痛是 GBS 另一个常见的特征，可见于大约一半的患者，有时被描述为严重疼痛，甚至在最轻微的活动时也会出现。肩带、背部和大腿后侧疼痛更严重。功能恢复预期在 6~12 个月内。但是，有些患者会出现持续性轻度肌肉无力、反射消失和感觉异常。大约 7%~15% 的患者出现永久性神经系统后遗症。

- Dejerine-Klumpke 综合征：一种罕见的疾病，较低部位的脊柱损伤导致前臂和手部肌肉瘫痪，以及眼部问题。损伤可发生于分娩过程中，或可能由感染、肿瘤或创伤引起。Augusta Marie Dejerine-Klumpke（1859—1927）是法国神经病学家。

- Gustaw Bikeles（1861—1918），波兰裔犹太神经生理学家和利沃夫 Jan Kazimierz 大学教授。他和波兰脑电图学先驱 Adolf Beck（1863—1942）合作，着手分析切除运动皮质和脊髓横断对脊髓远端部分反射的影响。在 1911—1912 年间，他们对上肢和下肢在皮质中的敏感表象进行了定位。

- 德国神经外科医生和植物学家 Wilhelm Wagner（1848—1900），他是脊柱损伤治疗的先驱。Wilhelm Wagner 第一个成功报告了对脊柱损伤的处理。他的整个职业生涯是作为普通外科医生，工作于上西里西亚 Konigshtte 医院这一小型工伤医院。他第一个著述了成功治疗脊柱损伤的报告，并例证了应该如何治疗患者。他和从前的学生 Paul Stolper（1865—1906）共同撰写了关于脊柱和脊髓损伤的书籍[10]。这本书涉及了这一主题的各个方面[7]。

- 中央索综合征由美国神经外科医生 Richard C Schneider（1913—1986）所描述。尽管 18 世纪和 19 世纪直至第二次世界大战对脊髓损伤的认识有了很大的改善，但是自远古时代以来绝大多数脊髓损伤患者的命运仍未能发生改变。医学治疗的普遍态度和成就始终如 Dr. Francois Rabelais（1494—1553）所描述的："不能治愈的疾病必然是持续性的。""在骨骼破裂的情况下，脊髓很难不遭受损伤，脊髓损伤通常的性质为严重的挫伤。较轻的损伤，如震荡或挤压，是罕见的事件。如果发生延髓挫伤，将出现明确的运动和感觉障碍的体征，即双下肢瘫痪、直肠和膀胱瘫痪、肛门和会阴区域局部感觉消失，有时出现阴茎异常勃起。在严重的病例，呼吸

困难和体温升高可能会参与构成这一严重疾病的症状群。尽管在震荡或挤压损伤中（在某些情况下由血液外渗引起），仅有轻度的局部瘫痪，并在数日内消失；但在挫伤损伤中瘫痪症状保持不变。脊髓炎的发展具有上升性倾向，瘫痪的进展呈向心性方向。膀胱瘫痪引起膀胱炎和肾盂肾炎。瘫痪肢体的感觉消失，骨盆及双下肢骨突部位易患褥疮。因此，存在这些情况均可能产生脓毒症。骨折发生的部位越高，预后越差。还应该重视损伤近端负责生命体征的器官。如果第 1 和第 2 颈椎在骨折情况下因较大的移位而使脊髓受压，几乎在损伤同时会导致死亡。如果移位程度很轻微，患者可能会存活一段时间。"

- Silver 综合征，由英国脊髓损伤中心名誉顾问 John Russell Silver（伦敦，1931 年）记述。此综合征属于一组遗传性疾病，被称为遗传性痉挛性截瘫。这些疾病的特征为进行性肌强直（痉挛），并往往出现双下肢瘫痪（截瘫）。遗传性痉挛性截瘫分为两种类型：单纯型和复杂型。两种类型均累及双下肢，复杂型还可能累及双上肢，但程度较轻。此外，复杂型可能会累及大脑及涉及肌肉运动和感觉的部分神经系统。Silver 综合征为复杂型遗传性痉挛性截瘫。

20世纪

20 世纪见证了对脊髓、对脊髓损伤影响领域认识的飞速发展，也见证了对脊髓损伤患者治疗改善的飞速发展。

到 1914 年，Jules Dejerine 教授和他的妻子 Augusta Dejerine-Klumpke 已经设法通过临床观察和尸体解剖描绘多个肌节和皮节的脊髓支配区，并将研究结果发表在 "Semiologie des affections du systeme nerveux" 中。

1917 年，Head 和 Riddoch 首先共同系统地研究了脊髓损伤的本质。Sir Henry Head，FRS（1861—1940），英国神经病学家。他在躯体感觉系统和感觉神经方面进行了开拓性的工作。这项工作大多是与精神病学家 W H R Rivers 一起在 Sir Henry Head 本人身上进行的。Rivers 在爱丁堡 Craiglockhart 医院治疗过患炮弹休克的士兵。通过切断和重新连接感觉神经，他们描绘了随时间推移感觉如何恢复的情况。Head-Holmes 综合征和 Head-Riddoch 综合征均以其命名。

George Riddoch（1888—1947）是苏格兰神经病学家，工作于伦敦。他在第一次世界大战期间与 Head 合作进行研究。在第二次世界大战期间他也发挥了积极

的作用。

在大战期间,对神经源性膀胱的管理包括持续性导尿、间歇性导尿、膀胱造口术(由 Sir John William Thomson-Walker 提出,1871—1937)、潮汐式引流尿液(由 Francis Seymour Kidd 提出,1878—1931)和 Credé 手法[33]。

Carl Siegmund Franz Credé(1819—1892)是德国妇产科医生。他因为提出在第三产程进行操作加速胎盘娩出而获得赞誉。随后,他提出了这一排空膀胱的方法:在耻骨联合上方使用轻柔的手法压迫定时排尿,这种方法适用于排空弛缓性膀胱[34]。

在第一次世界大战期间,Sir Eric William Riches,Kt, MC, MS, FRCS 再次提出了间歇导尿。1955 年,他描述了一种新型膀胱镜,试图使英国的设备标准化。在开发 Hopkins 镜头系统之前,Riches 膀胱镜及其各种配件一直是受到广泛使用的设备[35]。

Francis Seymour Kidd(1878)工作于剑桥 Winchester 和 Trinity 学院,随后工作于伦敦医院。1913 年,他在伦敦创建了泌尿生殖科。Frank Kidd 的名字与"Kidd 球"有关,Kidd 球是用于通过膀胱镜用电气烧灼膀胱肿瘤的透热球[36]。

尽管自第一次世界大战以来直至第二次世界大战对瘫痪的治疗获得了进展,但是对脊柱损伤患者的治疗通常仍是不系统的。在大多数病例中仅限于治疗脊柱损伤或脊髓损伤瘫痪所致的某些特定后遗症。

一般来说,在第一次世界大战前,内科医生和外科医生认为并相信以下观点:膀胱神经支配障碍通常是不可逆的,肾盂肾炎和膀胱炎是脊髓损伤不可避免的并发症,脊髓损伤后痉挛性膀胱罕见,仅有很少脊髓损伤患者能够获得神经系统和功能上的改善。

马萨诸塞州波士顿神经外科医生 Donald Munro 和泌尿外科医生 Herbert S. Talbot、纽约内科医生 Howard Rusk 和英国神经外科医生 Sir Ludwig Guttmann 共同提出了对患者进行综合治疗的概念和实践。

患脊髓损伤的知名人物

在如今这一动荡的时代以前,非创伤性脊髓损伤更常见,主要为感染性疾病(结核性、梅毒性和脊髓灰质炎)、退行性疾病(多发性硬化)或先天性疾病(脊柱裂)。金钱和权势并不能总是保护人们免受脊髓损伤所致的瘫痪。本节我们将仅提及一部分遭受脊髓损伤所致瘫痪的知名患者。分析这些确诊或可能存在脊髓损伤知名人物的历史,教导我们这些人是如何成功克服残疾的:Herimannus Augiensis 或 Herman von Reichenau(1013—1054)Hermannus Contractus("瘸子 Herman")是一名学者、作家和音乐理论家。他在幼年时期感染了一种瘫痪性疾病[37]。

Georges Couthon(1755—1794)是一位受人尊敬的律师,随后在法国大革命期间成为法庭庭长(雅各宾激进派)。他遭受的瘫痪可能是由于"浪漫事件"中跌落的创伤所致,也可能是由于某种非进行性脊髓炎所致。1794 年,他帮助 Robespierre 和 Saint-Just 打倒他们的对手 Hebert 和 Danton,并且开始作为血腥恐怖统治的工具。1794 年 7 月,Robespierre 及其兄弟,Saint-Just 和 Couthon 被处死[38]。

在 Lord Horatio Nelson(1758—1805)的漫长一生中,他遭受了额叶损伤、失去了一只手臂和一只眼睛,并最终在 Trafalgar 战役中由于背部枪击伤导致截瘫而遭受致命性创伤[39]。

1881 年 7 月 2 日,Charles Julius Guiteau 从右边枪击 James Abram Garfield 总统,损坏了第 1 腰椎和脊髓圆锥,直至尸检才获得确诊。James Abram Garfield(1831—1881)是任期最短的美国总统[40]。他仅任职了 4 个月,从 1881 年 3 月 4 日至 1881 年 9 月 19 日[40]。

在白宫任期最长的是极具领袖魅力的 Franklin Delano Roosevelt 总统(1882—1945),他在康复医学的发展中发挥了重要的作用。作为脊髓灰质炎的成年患者,Roosevelt 总统一直在寻找新的治疗方法,并享有积极的生活。

第二次世界大战的英雄人物之一,George S. Patton Jr 将军(1885—1945)死于 1945 年在德国因汽车碰撞所致的四肢瘫。病因为 C_3 脊椎骨折及 C_4 在 C_5 上向后脱位。他的死因最可能为肺栓塞。

当代纽约画家 / 摄影家 Chuck Thomas Close(1940)因其"由多个小几何图形构成大的面部肖像"而知名。Close 在 1998 年遭受了颈部椎动脉破裂,使其四肢部分瘫痪,但是仍能够精神旺盛的进行绘画[41]。

Jill Kinmont Boothe(1936—2012)生于加利福尼亚州洛杉矶市,她在内华达山脉的猛犸山学习滑雪。1955 年,她在障碍滑雪赛中获得全国冠军,并且非常有望在 1956 年冬奥会上获得奖牌。然而,1955 年 1 月 30 日在犹他州阿尔塔进行的冰雪杯大回转障碍滑雪赛中,她遭受了急性创伤性四肢瘫。滑雪事故瘫痪后她生存了 57 年。

美国演员、导演、制片人、编剧家和作家 Christopher

D'Olier Reeve（1952—2004）因其表演成就而成为明星，包括虚构的角色超人。1995 年 5 月 27 日，在弗吉尼亚州的骑马竞赛中被马抛出而遭受高位四肢瘫。他需要永久使用电动轮椅和呼吸机。他创建了"Christopher Reeve 基金会"和"Reeve-Irvine 研究中心"。

George Corley Wallace Jr（1919—1998）是阿拉巴马州第 45 任州长，任职了 4 个任期：1963—1967、1971—1979 和 1983—1987。他 4 次竞选美国总统，1972 年的一次刺杀未遂事件使其遭受截瘫。

Richard Marvin Hansen, CC, OBC（1957）是加拿大残奥会运动员，也是一名脊髓损伤患者和慈善家。Hansen 在 15 岁时因道路交通事故遭受脊髓损伤。他最出名的是他进行的 Man in Motion 世界之旅。他是 2010 年冬奥会最后几位火炬手之一，并在开幕式上进行了发言。

John Charles Hockenberry（1956）是美国新闻记者和作家。他在 19 岁时因汽车碰撞而遭受脊髓损伤。Hockenberry 从 1980 年开始工作于传媒领域，4 次获得艾美奖，3 次获得 Peabody 奖，他所进行的报道遍布世界各地。他是残疾人权利运动的杰出倡导者。

Dr. Charles Krauthammer 是一位杰出的新闻记者。他于 1950 年生于纽约市，但在加拿大长大。他毕业于 McGill 大学（BA），后学习于牛津大学和哈佛大学（MD）。在他仍是医学生时因潜水事故使其遭受四肢瘫。他做了 3 年执业精神科医师。随后将职业转为政治新闻记者。1987 年，他因为在华盛顿邮报的报道而获得了普利策奖。

创始者们

Wilhelm Wagner（1848—1900），德国神经外科医生和植物学家，是治疗脊柱损伤的先驱。

Theodor Kocher（1841—1917），伯尔尼外科学教授，同样对治疗脊柱损伤感兴趣。他开展了广泛的研究，但是他的工作主要以解剖学和生理学为基础。从他的著述中无法判断他治疗了多少脊柱损伤患者，也无法判断这些患者是否成功地出院回家。

美国神经外科医生 Harvey Cushing（1869—1939）报告了他在第一次世界大战期间获得的经验：80% 的截瘫患者在最初几周死亡。

Charles Frazier（1870—1936）Abraham Myerson（1881—1948）和 Stanley Cobb（1887—1968）加入了 Cushing 的神经外科团队。

美国泌尿外科医生 Frederic Eugene Basil Foley

（1891—1966）设计了 Foley 导尿管。

Sir John William Thomson-Walker（1871—1937）在 1914 年撰写了《泌尿生殖器官外科疾病及损伤》教科书。在第一次世界大战期间，他对"脊髓损伤膀胱"产生兴趣并提倡进行膀胱造口术作为首选的治疗。这使死亡率从 80% 下降至 20%。

Frank H. Krusen, MD（1898—1973）是美国康复医学科医生。他被视为物理医学和康复医学领域的"创始人"。Dr. Krusen 是 1936 年在 Mayo Clinic 创建物理医学系背后的推动力。他在 1941—1942 年是美国物理医学与康复学会（American Academy of PM and Rehab, AAPM&R）主席。他著述和编辑了第一部《物理医学和康复医学手册》（主编为 Frank H Krusen，副主编为 Frederic J Kottke 和 Paul M Ellwood）。

Alfred Reginald Allen（1876—1918）

他首先讨论了脊髓的向心与离心血液供应，随后详细介绍了临床病史及体格检查和组织学检查结果[42,43]。他的结论支持不同形式脊柱感染的血管源性理论，包括下列众所周知的疾病：脊髓灰质炎、Friedreich 共济失调、弥漫性硬化、震颤麻痹和脊髓痨[42]。

Georges Marinesco（1863—1938），罗马尼亚神经病学家，Charcot 和 Babinski 在巴黎的学生。他在一位 45 岁男性患者发现与 Flechsig 束后柱变性相关的广泛存在的细胞核内、细胞核旁嗜酸性微粒，被称为 Marinesco 小体。患者姐姐（51 岁）的神经系统体格检查表明她患有同样的疾病。病例可能属于脊髓小脑变性或 Friedreich 共济失调的主要为脊髓受累型。这一病例报告包括有电镜检查结果，认为出现 Marinesco 小体具有病理学意义[44]。

Sir Ludwig Guttmann（1899—1980）（图 1.1）

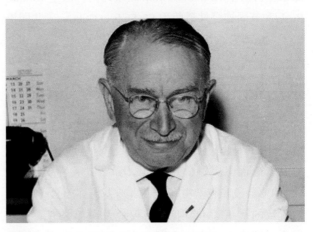

图 1.1 Sir Ludwig Guttmann（1899—1980）

他被许多人视为现代脊髓损伤治疗的创始者。尽管在 Guttmann 之前许多人曾尝试治疗脊髓损伤的某一方面，其中一些获得了成功，少数患者得以存活。但是，在 Guttmann 之前没有人尝试过在同一个地点同时对大量脊髓损伤患者提供内科治疗和康复治疗，因此从未有人在如此广泛的规模上取得成功。他所建立的医疗服务提供模式在经过修改后被复制到不同的国家，以适应当地卫生服务机构的要求。他通过国际截瘫医学会（International Medical Society of Paraplegia, IMSOP）创立了"截瘫"杂志，他是首任主编。Guttmann 确信将会有越来越多的临床医生对脊髓损伤患者的医疗护理感兴趣，并不断努力改善对脊髓损伤患者的治疗。Guttmann 还确信体育运动具有治疗能力，并将体育运动引入患者的治疗之中。他很快就将脊髓损伤的结局由多数患者必定死亡逆转为最小程度的预期寿命丧失。

当 Guttmann 在 1944 年 2 月前往 Stoke Mandeville 医院建立脊髓单元时，他已经具备了关于脊髓生理学、神经外科技术和康复治疗的完善的知识、技术和观念。尽管没有帮手，他仍坚持进行了 3 个阶段的研究，以继续其在排汗方面的研究工作。Guttmann 早已在周围神经损伤领域进行了大量的工作。

Guttmann 是在脊髓损伤患者的治疗中创建运动和心理康复的先驱，并且将体育运动和朋辈支持纳入了治疗过程之中。无论如何，他首先认识到了躯体康复仅是医疗护理的一个方面，并且不能脱离患者的医疗管理而单独进行。

Guttmann 在医疗服务准备和服务提供的过程中指出了一些实践基本原则。Guttmann 的哲学和尝试是在同一个地点由一名经过全面培训的专职会诊医生与专门的脊柱损伤多学科团队一起工作，提供整体医疗服务，这种模式在 20 世纪 90 年代以前在英国非常成功。

Guttmann 经过细致的观察，在同行评议杂志和他的书籍中发表了有关瘫痪各个方面及其影响的多篇文章。他的书籍的两个版本目前可在 SPIRIT 网站上获得，SPIRIT 是赞助脊髓损伤医疗卫生专业人员教育和培训的慈善团体，并且赞助了这一书籍的数字化工作。

Guttmann 游说并强烈支持由英国皇家学院进行脊柱损伤方面的专门培训和正式认证，以吸引优秀的临床医生，使临床医生能够处理患者每天大量的内科、外科、躯体和心理社会问题，协助科学研究，并在需要时寻求来自多学科团队专家的帮助。英国皇家外科医师学会和英国皇家内科医师学会将脊柱损伤认可为专科，也使临床医生能够顺利地在"医疗丛林"的角落中战斗。另一方面，Guttmann 创建了全新的未来主义的医疗服务提供模式，多数人在 20 世纪 80 年代早期以前尚不清楚。本章的几位作者均是在这一环境中接受的培训。脊髓损伤领域培训的首个正式认证在 1982 年被授予 W S El Masri，随后在 20 世纪 90 年代中期以前陆续授予其他人。

Guttmann 还创建了出版《截瘫》杂志的 IMSOP。

我们相信，当 Sir Ludwig 在 Stoke Mandeville 医院不朽工作刚开始的时候，他的观念被大多数同事和上级所认为是稀奇古怪的、没有价值的、过于理想主义的和没有希望的。可能他会对自己说出如 Robert Walpole［首任牛津伯爵、KG、KB、PC（1676—1745）］在数百年前所言的："他们现在正在自鸣得意，但很快他们将会不知所措"。

Donald Munro（1898—1978）

这位来自马萨诸塞州波士顿的神经外科医生被一些人称为"截瘫之父"。他将内科与外科治疗方式相结合，并于 1936 年在波士顿市立医院创立了美国第一个脊髓损伤单元。Munro 与其同时代的医生不同，他拒绝接受对脊髓损伤患者失败主义的态度。尽管这种观点在当时广泛流行，因为那时完全性脊髓损伤后无法避免死亡。他还认识到应该对脊髓损伤患者进行整体治疗，因为这些患者多器官系统受累，包括神经系统、骨关节、泌尿系统、皮肤、心理和社会功能。正是因为他，美军在其军队医院创建了脊髓损伤中心，包括在马萨诸塞州 Oxford-Wingate 建立的中心。由其推广的"潮汐引流"是成功用于预防泌尿系感染的方法之一。

Howard Rusk（1901—1989）

如他所言：

"我开始考虑关于开设特别空军康复中心的可能性。对情况的一些核查显示在纽约的跛行和残疾中心建立于第一次世界大战期间，资金来自名叫 Jeremiah Milbank 的慈善家。其主要目标是为残疾人提供职业训练。我来到纽约并与 Dr. Deaver 见面。我问他：'你认为你可以建立这样的计划吗？' Deaver 微笑地对我说：'我们已经向军队提供了这样的计划。我们还向退伍军人管理局提供了这样的计划。他们都说他们不需要这样的计划。''在空军我们需要这一计划，'我说。他回答道'我们很乐意为您进行这一计划。'1951 年 1 月 25 日，我们开设了永久性的中心。这是大纽约大学医学中心地区首家中心,现在距离第一大道数个街区。每年有超过 250 000 名美国人在这里获得优异的治疗。但任何认为我们应该欢呼的人都应该暂停片刻,并应该考虑至少仍有 1000 万名没有获得康复治疗的美国残疾人需要进行康复治疗。在我们能使每一位残疾人都拥有康复治疗的权利之前,就像我们现在能使每一位上肢骨折的患者都能复位和夹板固定一样,我们没有理由欢呼。"[44]

Gingras Gustave(1918—1996)

Gustave Gingras CC(1918—1996)是加拿大医生,并且是 1949 年蒙特利尔康复中心的创始人。他生于魁北克省蒙特利尔市,在完成魁北克省 College Bourget in Rigaud 的 BA 学位后,他在蒙特利尔大学学习医学。1942 年,他加入了加拿大皇家陆军医疗队,并在第二次世界大战期间在海外服役。服兵役期间,他在英国 Basingstoke 的加拿大神经外科和整形外科医院作为实习医师学习神经外科。回到加拿大后,他受到蒙特利尔神经外科医生 Dr. Wilder Penfield 的启发,专注于帮助截瘫和四肢瘫痪的退伍军人。作为残疾康复领域的专家,他担任世界卫生组织(World Health Organization,WHO)、联合国、加拿大红十字会和加拿大国籍发展署的顾问。1972—1973 年,他担任加拿大医学会主席。1974—1982 年,他担任爱德华王子岛大学校长[45]。

Sir George Bedbrook(1921—1991)

Sir George Bedbrook,OBE,来自澳大利亚西部的珀斯,他是澳大利亚医学博士和外科医生,1954 年负责建立珀斯首家脊髓单元。他是创建澳大利亚残疾人奥运会运动和英联邦截瘫比赛的驱动力,并且帮助建立了 FESPIC 比赛。作为学术和医学专家,他发表了117 篇科学论文和著作,并撰写了两部书籍《脊髓损伤的医疗护理和处理》及《截瘫患者的终生医疗护理》。Bedbrook 曾是 IMSOP 主席。

他的荣誉包括 1972 年澳大利亚骨科学会授予的 Betts 奖章和 1978 年 IMSOP 授予的荣誉奖章[46]。他为澳大利亚的脊髓损伤管理奠定了基础。

捷克裔犹太人 Ernest HJ Bors(1900—1990),以及 Estin Comarr(1915—1996)

他们一起在长滩的加利福尼亚州退伍军人署(Veterans Administration,VA)医院和加利福尼亚州 Downey 的 Rancho Los Amigos 医院对截瘫患者的现代医疗护理做出了重要的贡献,主要是神经泌尿学方面。Comarr 在 1954 年创建了美国截瘫学会(American Paraplegia Society,APS)。

Alain Rossier(1930—2006)

这位瑞士医生在日内瓦做医学生期间遭受了胸脊髓损伤。他在游泳池游泳时,有人跳到了他的后背上。他成为 IMSOP/ 国际脊髓学会(International Spinal Cord Society,ISCoS)中非常有影响力的人物。他深受 Guttmann 的影响,并在其影响下建立了瑞士脊髓损伤单元。他用了11 年工作于美国 MA 的 West Roxbury VA 医院。

Dr. Albin Theophile Jousse(1910—1993)

他是加拿大多伦多 Lyndhurst Lodge 脊髓损伤中心的首任主任,现在中心称为 Lyndhurst 脊髓损伤中心。他在瘫痪康复领域成为了世界级的领导者。

Dr. E Harry Botterell

在 20 世纪 30~40 年代期间,Botterell 率先倡导对脊髓损伤军人和平民进行适当的医疗护理和康复治疗。他和 Jousse 一起创建了多伦多 Lyndhurst Lodge。他开发了新式手术技术,但更主要的是脊髓损伤患者现代医疗护理的先驱之一。

William G Crutchfield(1900—1972)

美国神经外科医生发明了"Crutchfield 钳"。将 Crutchfield 钳在颅骨两侧外板钻孔,对颈椎骨折患者提供头颈部的牵引,使脊柱重新对线和固定。

Geoffrey Newton(1930—2012)

这位来自 Derby 的外科医生开发了一个新式的"halo 支架"及吊带,用于治疗颈椎骨折患者,使其可以摆脱牵引。他还在 Derby 医院引入了新的支具用于治疗下肢骨折,允许骨折愈合过程中膝关节和踝关节的活动。他还引进了石膏的替代物,比石膏更结实并且更防水。

Sir Geoffrey Jefferson(1886—1961)

他使用平衡棒进行牵引。

Sir Reginald Watson-Jones(1902—1972)

他将患者俯卧位置于两张桌子之间,使脊柱重新对线。

Vernon Nickel（1918—1993），加利福尼亚

他和同事也应用了骨牵引的原理，称为"halo 牵引背心"。

Dr. Arthur S Abramson

Dr. Arthur S Abramson, Albert Einstein 医科大学康复医学科创始人和科主任，治疗躯体残疾领域的全国知名人物。1982 年 11 月 4 日因心脏病发作逝于 White Plains 医院。Dr. Abramson 于 1956—1969 年在总统躯体伤残人士就业委员会任职，1959—1966 年在 Gov. Nelson A. Rockefeller 康复理事会任职。

他在 1956 年获得了总统年度伤残人士奖，1948 年获得了纽约市年度残疾人奖，1966 年获得了美国康复医学会议金钥匙奖，1980 年获得了美国物理医学与康复学会 Krusen 奖[47,48]。

1977 年，Dr. Abramson 成为首位 Samuel Belkin Memorial 医学系主任，被命名为 Yeshiva 大学首任名誉校长，Einstein 医科大学成为其组成部分[48]。

Hans Ludwig Frankel

Hans Ludwig Frankel 是 Sir Ludwig Guttmann 的首席助理，并且是许多出版物的共同作者。他的主要贡献之一是制定和发表了可以被称为医学史上首个基于人口的结果评价标准。这成为了众所周知的 Frankel 分级，用于在对损伤的脊柱进行治疗前、后或在没有任何干预、手术或其他治疗的情况下记录不同组患者的神经系统情况。他将在 Stoke Mandeville 医院脊髓中心治疗的患者根据不同的脊髓损伤平面和程度进行分组。迄今为止，他提出的分级仍然是临床和科研中最可靠的分级。他所发表的患者病例系列仍然是在同一个中心（Stoke Mandeville 医院）接受治疗患者中最大的病例系列。迄今为止，在保护生物力学和生理学上不稳定的受损脊髓的情况下，没有 I 级证据表明任何临床或试验性干预措施可为恢复的自然病程增添价值。

1992 年，Frankel 分级修订成为美国脊柱损伤协会（American Spinal Injury Association，ASIA）分级，增加了对最初和随后运动能力和感觉丧失进行记录的数值维度。修订后的 Frankel 分级称为 ASIA 损伤分级（ASIA Impairment Scale，AIS）。

Hans L Frankel 先后担任 ISCoS（之前为 IMSOP）财务官、秘书长和主席。多年来他同时担任 Stoke Mandeville 国际运动会，后来成为残奥会的医疗主管。

Hans Frankel 在科研、教学和培训中发表的出版物多年来已获得广泛的认可。他的工作可能是在医学文献中被引用最多的作品。他是 IMSOP 的创始人之一，后来更名为 ISCoS。

Stoke Mandeville年度运动会和残奥会

Guttmann 相信体育运动对治疗脊髓损伤患者具有巨大的好处。他将体育运动引入，作为躯体和心理治疗的方式，积极鼓励患者之间的言语和身体进行相互影响。体育运动是一种转换注意力的治疗工具，其可恢复患者的信心、促进竞争精神的形成、提高患者重返社会和促进患者融入社区，这些均对患者及照护患者的人有巨大的医疗、躯体和心理获益。Guttmann 最初提出的 Stoke Mandeville 运动会很快就在 1948 年发展为全国运动会，并在 1952 发展为国际运动会。1960 年，Stoke Mandeville 国际运动会在罗马举行，并在后来被称为第一届残奥会。Guttmann 退休后，仍不知疲倦地工作以在 Stoke Mandeville 建立残奥村。其余的都是现代的历史了！

国际脊髓学会

Stoke Mandeville 还被称为 IMSOP 的发源地，IMSOP 从 2001 年起更名为 ISCoS。在学会创立之前的年度国际运动会期间，陪同的医生常常非正式的会面，讨论和交换他们观察到的情况和经验。多年来，愈发明显的共识是：付出大量专业时间服务脊髓损伤患者的临床医生需要一个公认的论坛，供其交换经验、不同治疗方式的结果和讨论所需的研究领域。IMSOP 于 1961 年成立于 Stoke Mandeville 国际运动会上。

IMSOP 成立后不久，会员们逐渐认识到需要一个载体来刊登在会议上呈现的会议记录和材料。在学会诞生后 2 年内的 1963 年 4 月，学会出版了"截瘫"杂志第 1 期，随后在 1996 年更名为"脊髓"杂志。

阅读"截瘫"杂志总是令人振奋和鼓舞人心，不仅是因为其中的一些内容与今天仍非常相关，还因为有时临床医生之间激烈的讨论也会在这本杂志上记载和刊登。在 SPIRIT（促进脊髓损伤医疗卫生专业人员教育的慈善团体）的支持下，"截瘫"杂志已完成了数字化工作，并且可以在 ISCoS 网站上对会员和非会员提供免费阅读。强烈建议读者浏览 ISCoS 网站上的杂志。

Guttmann 是杂志的首任主编，随后的接任者分别

为:Dr. Philip Harris、Dr. Lee Illis 和 Professor Jean Jacques Wyndaele。Dr. Philip Harris 是一名受人尊敬的神经外科医生,Dr. Lee Illis 是一位杰出的神经病学家,Professor Jean Jacques Wyndaele 是目前的 ISCoS 主席,他的声望蜚声国际!

1975 年,IMSOP 会员决定接受 Mr. Crosbie Ross 的建议,应该由学会为在脊髓损伤预防和治疗领域或脊髓损伤相关研究领域做出卓越贡献的人授予年度奖章,即"学会奖章"。首枚年度奖章于 1976 年 8 月 5 日晚间在多伦多 The Inn on the Park 召开的晚宴上被授予 Sir Ludwig Guttmann 和 Dr. Ernest Bors。E Bors 未能出席晚宴,Dr. David Cheshire 代表他接受了奖章。

尽管会员人数最初相对较少,会员资格真正意义上做到了国际化,并且包括各个学科的临床医生。

学会的会员规模经过数年已逐渐增多。

第一代临床医生积极招募会员。在 20 年前将策略改为通过邀请更多相关专业的临床医生以增加会员,吸引了许多该领域第二代和第三代的临床医生。

IMSOP/ISCoS 始终为非政治性的非营利性组织,有其章程、执行委员会、理事会和行政机构。

IMSOP/ISCoS 的宗旨是在全世界男性、女性和儿童脊髓损伤的治疗中促进最高水平的医疗护理实践。通过其教育、预防和学术委员会中的医疗和多学科团队专家,ISCoS 致力于在全世界培育教育、研究和临床方面的卓越人才。ISCoS 推动了"脊髓损伤及其医疗和非医疗效应的一体化整体管理"。自从进入 21 世纪以来,ISCoS 开始在脊髓损伤的预防方面起积极的作用。由全体会员支持的预防委员会花费了大量的时间和精力,用于研究不同国家脊柱损伤的原因,并推动预防工作。

ISCoS 会员为来自 87 个国家的超过 1000 名临床医生和科学家。他们定期在不同国家召开的年度学术会议上更新知识并招募新的会员。在可能的情况下,会议每年在不同的国家召开。ISCoS 一直在不断扩展新的视野。

ISCoS 在努力提高所有人的良好的医疗护理水平的过程中,已经接受并经常纳入不同地区和国家的学会作为附属机构,以便因地制宜地推动脊髓损伤患者医疗服务。迄今为止,共有 17 个附属学会作为 ISCoS 的附属机构(有关详细信息,请访问 http://www.iscos.org.uk/)。尽管这些学会的会员并不都是 ISCoS 会员,他们中的绝大多数接受并推动着 ISCoS 的宗旨,提供"因地制宜的整体化循证医疗服务"。

WHO 对学会的认可始终是对学会至关重要的。IMSOP 与 WHO 具有长期的关系。1987 年 1 月 23 日,IMSOP 被认可为与 WHO 具有官方关系的专业性非政府组织(non-governmental organization, NGO)。然而,这一认可在 2001 年 10 月学会更名为 ISCoS 时废止。

2005 年,ISCoS 执委会进一步向 WHO 提案并开始磋商以重新获得认可,同时强调这将进一步使两个组织的使命获得成功。W S El Masri 代表 ISCoS, Dr. Federrico Montero 代表 WHO。

W S El Masri 提交了关于 ISCoS 历史、宗旨、章程、管理机构和架构,以及各种活动的报告。报告于 2007 年 2 月 8 日提交至 WHO。报告提交后,在瑞士截瘫基金会和瑞士截瘫协会的支持下,两个组织共同发起了一项倡议。这项合作工作的成果是在 2013 年出版的"国际脊髓损伤展望"(International Perspectives on Spinal Cord Injury, IPSCI)。许多 ISCoS 会员为该著作的顾问委员会成员。向全世界范围感兴趣的临床医生、卫生保健专业人员、卫生保健决策者和卫生保健捐助者强烈推荐该出版物,可在 ISCoS 网站免费获得。

在过去的 7 年中,在 Dr. Fin Biering Sorensen 和许多 ISCoS 和 / 或附属机构成员的支持下,ISCoS 通过开发网络学习计划,进一步拓展其教育活动。感谢 Dr. Harvinder Chhabra 及其团队的积极的奉献精神。这一资源也可在 ISCoS 网站上免费获得,其获得了许多发达国家和发展中国家人士的珍视和称赞。

ISCoS 在全世界范围内非常积极地支持国家级和区域性研讨会和学习班。

《脊髓》杂志是 ISCoS 每月出版的医学刊物。ISCoS 会员可以订阅,非会员可以从出版公司 Nature Publishing Group 获得。在线注册可每月获得每期《脊髓》杂志内容概述的提醒,http://www.nature.com/nams/svc/myaccount/save/ealert？list_id=54。

有关详细信息,请访问 http://www.iscos.org.uk/。

ISCoS 近期获得的成就

WHO 在 2013 年出版了 IPSCI 报告(http://www.iscos.org.uk/sitefiles/WHO%20international%20perspectives%20on%20SCI. pdf)。

IPSCI

2008 年 11 月 13 日至 14 日,瑞士截瘫研究所在瑞士 Nottwil 召开了第一次 IPSCI 编辑委员会会议。

IPSCI 是 WHO 和 ISCoS 的联合项目,旨在为脊髓损伤人群的干预措施、服务、健康系统和政策提供整体概览。IPSCI 的范围是脊髓损伤后的全部生活经历,从创伤和急性医疗护理至康复治疗,再到完全参与家庭和社区生活、教育和就业。关于脊髓损伤的病因和预防的章节及关于辅助技术和支持环境的章节,构成了全世界范围脊髓损伤患者生存状况的完整图景。IPSCI 是与全世界范围的专业组织和脊髓损伤患者组织共同合作产生的。

elearnSCI.org

因为认识到有必要传播有关脊髓损伤综合治疗的信息,ISCoS 提出了开发基于互联网的教学和教育资源 elearnSCI.org 的倡议。elearnSCI.org 专门用于解决由于目前参与脊髓损伤治疗的医疗和医疗相关专业人员获得最新的脊髓损伤相关培训和学习材料/资源的机会有限,因而缺乏专业发展机会的问题。elearnSCI.org 的内容由全世界范围的 332 名顶尖脊髓损伤专家和教育学家共同制定,并且反映了高、低两个资源环境中的现实情况。内容包括最新的脊髓损伤研究,因此适用于新接触脊髓损伤领域的学生以及世界各地的脊髓损伤医师。亚洲脊髓损伤协作网(Asian Spinal Cord Network,ASCoN)、印度脊髓损伤中心和生存和终身护理支持计划(Livability and the Lifetime Care and Support Scheme)与 ISCoS 合作共同开发了这一资源,医疗保健之路(Access to Health Care)提供了财政支持。

2012 年 9 月 4 日,在伦敦召开的第 51 届 ISCoS 年度学术会议上推出了 elearnSCI.org。读者可访问 www.elearnsci.org 网站。

国际脊髓损伤数据集(International SCI Core Data Set)

国际脊髓损伤数据集的目的是规范化有关脊髓损伤数据的采集。2002 年 5 月 2 日,在加拿大不列颠哥伦比亚省温哥华市举行的第 1 次 ASIA 和 ISCoS 联席会议前进行了为期 1 天的会前学习班,48 位选定的脊髓损伤数据采集和分析领域的国际专家召开会议后启动了这一进程。与会专家代表澳大利亚、加拿大、丹麦、印度、以色列、意大利、日本、荷兰、瑞典、瑞士、英国和美国。

成立的国际工作组用于选择和界定需要纳入国际脊髓损伤数据集的数据要素。工作组首先从识别最小限度的描述性特征方面开展工作,因为这对任何进行

研究的脊髓损伤人群都是值得了解的。核心数据集记录是否存在脊柱损伤。而开发国际脊髓损伤脊柱损伤基本数据集,可通过采集描述脊柱损伤的最小量数据对核心数据集进行补充。

有关详细信息,请参阅第 81 章及美国国家神经疾病和脑卒中研究院通用数据要素计划。

IDAPP

ISCoS 数据库:ASCoN 试点项目(The ISCoS Database: ASCoN Pilot Project,IDAPP)ISCoS 执委会、理事会和全委会一致同意需要开发一些工具/资源用于采集脊髓损伤相关数据。因此,ISCoS 数据库被设计作为对临床医生和研究人员有帮助工具/资源,以便更好地理解脊髓损伤。经过讨论,极少或没有数据采集的国家可能更容易参与,并且应成为首选目标。因此,决定最初启动一个试点项目,为选定的 ASCoN 会员创建数据库。ASCoN 是 ISCoS 的附属学会,目前有来自亚洲 18 个国家的 75 家会员机构。

ISCoS 数据库:ASCoN 试点项目(IDAPP)被提出作为长期化国际脊髓损伤数据库的初始步骤,此后将逐渐纳入更多不同国家迄今尚未努力进行这种尝试的中心。还将寻求与其他此类现有数据库和登记系统的合作,以努力达到全球性的视角。

IDAPP 为期 1 年,研究目的是获得脊髓损伤患者的人口统计学、损伤和治疗数据,这些将知道预防策略的制定。随后,本研究将进一步详细说明数据采集过程中的局限性,以及克服这些局限性的可能步骤或过程。

脊髓损伤综合治疗学习班模块

因为认识到在许多新兴国家可能没有足够数量精通脊髓损伤治疗基本原则的专业人员,ISCoS 教育委员会开发了脊髓损伤综合治疗学习班模块,其目的是培训学员脊髓损伤治疗的基本原则。

团队由从各个中心邀请参加学习班的医生、护士、物理治疗师、作业治疗师、社会工作者、心理学家、营养学家、社区卫生工作者和卫生保健管理者构成。据预计,许多中心可能不具备全部上述工作人员可供使用。尤其存在困难的为作业治疗师、社会工作者和心理学家。因此,在某些地区现有的辅助医疗专业人员可能必须接受交叉培训。其目的是培训和培养这些专业人员,再使其成为该国各个领域的主要培训人员。

由于学习班的目的是培训整个团队,因此需要组

织多个学习班。然而,因为全体团队成员都需要对脊髓损伤治疗的基本知识进行培训,可先对整个团队举行一个学习班,然后再举行各个学科特定的学习班。

各个学习班的内容如下:

- 整个团队进行脊髓损伤治疗的基础学习班
- 医生基础学习班
- 脊髓损伤康复治疗基础学习班
- 脊髓损伤护理管理基础学习班
- 心理学家、社区工作者和社会工作者学习班
- 卫生保健管理人员学习班

视听预防教材

因为认识到社会对脊髓损伤预防的巨大需求,预防委员会已开发有如下视听教材短片:

- 10 分钟的脊髓损伤总体预防视听教材
- 30~40 秒的视听教材短片,关于下列情况的预防:
  - 道路交通事故
  - 跌倒 / 跌落
  - 潜水事故
  - 运动损伤
  - 暴力损伤

在会议、研讨会、集会、嘉年华会和其他聚会时,可使用 10 分钟的视听教材引起与会者的认识。还可将其用于学校 / 学院 / 大学的学生中和不同机构的雇员中以引起他们的认识。

30~40 秒的视听教材可用于媒体活动。此外,还可将其用于演讲中,以传递这些具有公共重要性的信息。

在视听教材开发完成后,ISCoS 会将其发布于网站上,因此会员及事实上世界各地的任何人都可使用这些视听教材来引起对预防的认识。

国际脊髓学会脊髓医学教科书

因为认识到对涉及团队模式综合治疗脊髓损伤资源的需要,ISCoS 编辑了本版《国际脊髓学会脊髓医学教科书》。本教科书拟作为综合指南,为参与脊髓损伤治疗的各个学科(医生、物理治疗师、作业治疗师、护士、职业咨询人员、心理学家、辅助技术人员、矫正器修配人员和社会工作者)提供信息,并为医生提供额外的信息。本书英文版由 Lippincott Williams & Wilkins 出版,人民卫生出版社引进中文翻译版。

现有的教科书可适合参与脊髓损伤治疗的卫生专业人员。这在 ISCoS 编写脊髓损伤综合治疗的网络资源 elearnSCI. org 时就已显而易见了。

教科书旨在为整个团队呈现脊髓损伤的整体治疗模式。深入浅出的呈现方式将帮助各个学科轻松地吸收知识。书中还包括插图和图示,使文本对读者友好。

尽管 elearnSCI. org 与其他网络学习资源一样,是信息传播的重要工具;但是其并不能替代传统的教学和教科书。两种资源将相辅相成,共同为脊髓损伤的综合治疗提供知识。

ISCoS 观察员

ISCoS 观察员的目的,是通过为合格的和有才华的医务人员和辅助医疗专业人员提供机会,考察脊髓损伤综合治疗领域或其组成部分已确立的临床实践经验,以交换知识和接受培训。

ISCoS 推动各个适合的中心作为观察员项目的候选单位,提供脊髓损伤综合治疗或其组成部分的标准化培训。

脊髓损伤治疗的标准化培训,意味着提供培训以使学员精通有关脊髓损伤治疗领域 / 组成部分已确立的和公认的治疗原则。

观察员时间为 3 周至 3 个月不等。

ISCoS未来的机遇和挑战

机遇

ISCoS 在改善脊髓损伤患者生活方面提高其影响力的机遇是前景广阔的。在 WHO 的支持和会员的努力下,ISCoS 应该能够与全世界各个发展中国家和发达国家的卫生部、卫生保健决策和卫生保健资金管理机构建立联系。由熟悉患者不同生理功能的多学科临床医生团队对患者进行整体治疗,ISCoS 在减少患者的花费和痛苦方面有可能证实患者的治疗获益。卫生保健经济学领域的多项研究比较了不系统的非专业医疗服务和由本领域专家提供的整体医疗服务之间的成本效益,这将在很大程度上提高 ISCoS 成功达成其宗旨的可能性。ISCoS 有可能推动其"脊髓"杂志成为参与脊髓损伤患者治疗的各个相关专业领域临床医生的参考杂志。

通过宣传其在全球范围推广良好医疗实践和教育的使命,ISCoS 应该能够吸引慈善资助,以支持、提高和维护其各种教育活动,包括召开学习班进行实践培

训和教学的能力。这些资助还将帮助支持《脊髓》杂志从各个相关学科吸引更高质量的投稿,并吸引更多的读者。

ISCoS 有可能评估不同服务提供模式,并对特定的环境和情况建议采取适当的模式。

挑战

ISCoS 也同样面临着多项挑战。生活在医院服务社区中的脊髓损伤患者相对较少,与其他疾病的患者相比就更少。在英国服务 250 000 人口的医院每年接受的脊髓损伤患者可能不会超过 3~4 个。这一相对少的数目,以及疾病的复杂程度,使得当地的临床医生和卫生保健专业人员难以获得并保持专业知识,难以为脊髓损伤患者提供充分的、适当的、整体化的、以患者为导向的、量身定制的医疗服务。ISCoS 在网络学习方面进行的努力和教科书可能在某些方面有助于减少这一影响。然而,在对患者进行医疗护理时,工作人员可能不太可能及时达到获得实践经验和有能力将理论知识转化为实践的水平。脊柱损伤中心可为患者提供从损伤直至死亡的整体模式治疗,其主要优势之一是新发损伤患者可以从瘫痪多年但成功接受治疗后有尊严、有意义、有乐趣、有成就生活,并经常参与竞技比赛的患者中获得"朋辈支持"。在信息技术时代,ISCoS 也许可以推进建立区域性、国家性和 / 或国际性的电子"伙伴系统",希望这可以在某种程度上帮助新发损伤的患者。

资金来源分散,以及脊髓损伤和神经系统损伤患者人数较少,可以解释为何法定机构对开展脊柱损伤医疗服务相对缺乏兴趣,而这一医疗服务本身是以患者为导向并且量身定制的。除了极少数例外情况,在全球几乎所有地区都令人遗憾地缺乏此种医疗服务。

不幸的是,缺乏能够很容易地证明"整体医疗服务模式"在财政成本效益上的卫生经济学研究,更不用说高质量的结果。这导致人们长期认为整体医疗服务模式昂贵,并阻碍了其发展。同样,ISCoS 有义务挑战和确定各项干预措施的实际成本效益或损失,并申明与传统循证医学脊柱损伤治疗及其效果的证据相比,干预措施在结果方面的优越性。

ISCoS 已经面临并且将越来越多地面临的重大挑战之一,是一系列关于几乎已经发现脊柱损伤治疗方法的主张。再生研究领域的各种方法和各研究机构和研究人员的有力主张,对患者和临床医生均造成了困惑。现在正是时候由 ISCoS 发挥积极作用对这些干预措施的结果进行独立评估,并通过发表定期报告造福患者和该领域的临床医生。

在资源日益匮乏的时代,ISCoS 必须积极主动的评估其所有活动的成本效益。

吸引和留住具备充分知识和经验的高素质的临床医生和卫生保健专业人员,使其能够把很大一部分工作时间用于支持 ISCoS 的活动,这在未来的几年里可能会越来越具有挑战性。然而,令人振奋的是,绝大多数现任 ISCoS 会员均已被证明是有献身精神、有爱心和有同情心的人,他们帮助 ISCoS 继续完成其使命。通过这些会员招募具备同样博爱精神的年轻会员是至关重要的。

ISCoS 在过去半个世纪里建立起来并保持下来,这是因为其会员的奉献精神、其对循证医学实践的推动和其人道使命的透明度。只要 ISCoS 会员保持其非政治性和献身精神,只要 ISCoS 继续推动循证医学实践,只要其"宗旨"保持人道主义和透明度,ISCoS 将继续茁壮成长并扩大其影响力,ISCoS 会员将在其实践领域中赢得最高尊重。

本章重点

- 希波格拉底创造了"截瘫"一词,并记述了脊柱骨折 / 脱位、瘫痪和伴随的并发症。

- Sir Ludwig Guttmann 被许多人认为是现代脊柱脊髓损伤治疗的创立者。

- 20 世纪见证了对脊髓、对脊髓损伤影响领域认识的飞速发展,也见证了对脊髓损伤患者治疗改善的飞速发展。

- Hans Ludwig Frankel 描述了医学史上首个基于人口的结果评价标准:Frankel 分级。Frankel 分级记录了脊髓损伤患者的神经系统情况。

- Stoke Mandeville 是国际截瘫医学会的发源地,自 2001 年起更名为国际脊髓学会。

- 1963 年 4 月,国际截瘫医学会出版了《截瘫》杂志第 1 期,随后在 1996 年更名为《脊髓》杂志。

- 国际脊髓学会的宗旨是在全世界男性、女性和儿童脊髓损伤的治疗中促进最高水平的医疗护理实践。

- 国际脊髓学会开展了多项教育活动,其中最重要的是 elearnSCI. org,这是涉及脊髓损伤综合治疗的网络教学和教育资源。

(刘楠　译　周谋望　校)

参考文献

1. Guttmann L. Spinal cord injuries-comprehensive management and research. Chapter 1: historical background. 2nd ed. Oxford, London, Edinburgh, Melbourne: Blackwell Scientific Publication; 1976. p. 1-8.

2. El-Torai IM, The history of spinal cord medicine. In: Lin VW, Cardenas DD, Cutter NC, et al, editors. Spinal cord medicine: principles and practice. New York: Demos Medical Publishing; 2003, pp. 3–14 Available from: http://www.ncbi.nlm.nih.gov/books/NBK8969/

3. Ohry A, Ohry-Kossoy K. Spinal cord injuries in the nineteenth century – background, research and treatment. Edinburgh: Churchill-Livingstone;1989. p. 39.

4. Ohry A. Historical perspectives of medical rehabilitation. *Korot* 1981;8(1–2):57-60.

5. Ohry A. The historical background of the treatment of spinal cord injury and of the neurogenic bladder. Korot (a bulletin devoted to the history of medicine and science in Hebrew and English) 1978;7:561-8.

6. Silver JR. History of the treatment of spinal injuries. *Postgrad Med J* 2005;81:108-14.

7. Silver JR. History of the treatment of spinal injuries. NYC, London: Kluwer Academic/Plenum; 2003. p. 297.

8. Brazier MAB. Development of ideas about spinal cord in the 18th and 19th centuries. Chapter 1. In: Windle WF, editors. The spinal cord and its reaction to traumatic injury. NYC and Baselp. Marcel Dekker; 1980. p. 1-17.

9. Tator CH, Benzel EC, editors. Contemporary management of spinal cord injury: from impact to rehabilitation. *Am Assoc Neurosurg* 2000.

10. Vikhanski L. In search of the lost cord. Washington DC: Joseph Henry Press; 2001. p. 269.

11. Dohrmann GJ. Experimental spinal cord trauma. A historical review. *Arch Neurol* 1972;27(6):468-73.

12. Anon. History of treatment of spinal cord injuries. *Md State Med J* 1970;19(1):109-12.

13. Wilkins RH. Neurosurgical classics—XXXI. *J Neurosurg* 1965;22:294-308.

14. Lifshutz J, Colohan A. Traumatic spinal cord injury. *Neurosurg Focus* 2004;16(1):E5.

15. Bucy JG, Boyarsky S. A historical perspective of neurogenic bladder care. *Proc Veterans Adm Spinal Cord Inj Conf* 1971;18:111-4.

16. Frankel HL. Development of the method of intermittent catheterization in the treatment of the bladder in acute paraplegia. *Proc Veterans Adm Spinal Cord Inj Conf* 1971;18:132-9.

17. Kamenetz HL. The wheelchair book: mobility for the disabled (Illinois, 1969), chapter 1, which also appeared as 'A brief history of the wheelchair'. *J Hist Med Allied Sci* 1969;24(2):205-10.

18. Hughes JT. The Edwin Smith Papyrus: an analysis of the first case reports of spinal cord injuries. *Paraplegia* 1988;26:71-82.

19. Cooke J. Treatise on nervous diseases. Boston: *Wells & Lilly*, 1824.

20. Elliott JS. Outlines of Greek and Roman medicine; 1914, Boston (MA): Milford House Inc. (published in 1971).

21. Deshaies EM, Dirisio D, Popp AJ. Medieval management of spinal injuries: parallels between theodoric of bologna and contemporary spine. Neurosurg Focus 2004;16(1). Available from: http://www.medscape.com/viewarticle/468454_2. Cited: April 14, 2014.

22. Markham JW. Surgery of the spinal cord and vertebral column. In: Walker AE, editor. A history of neurological surgery. New York: Hafner; 1967, p. 364-92.

23. Patchell RA, Tibbs PA, Young AB, Clark DB. Alban G. Smith and the beginnings of spinal surgery. *Neurology* 1987;37(10):1683-4.

24. Sir Samuel Wilks. *Br Med J* 1897 Oct 9;2(1919):1022. www.whonamedit.com

25. Davison C. Syndrome of the anterior spinal artery of the medulla oblongata. *J Neuropathol Exp Neurol* 1944; 3:73-80.

26. Lorrain M, Contribution à l'étude de la paraplégiespasmodiquefamiliale. Thesis de Paris 1898. Steinheil G. University of Paris.

27. von Strümpell AGG. BeiträgezurPathologie des Rückenmarks. Arch Psychiatr Nervenkr, *Berlin* 1880;10:676-717.

28. John A. Boockvar, MD. http://www.pennmedicine.org/neurosurgery/about-us/history.html

29. Fay T, Smith GW. Observations on reflex responses during prolonged periods of human refrigeration. *Arch Neur Psych* 1941;45(2):215-22.

30. Ohry A. Professor Max Askanazy (1865–1940): from Konigsberg (Prussia) to Geneva. *J Med Biogr* 2011;19(2):70-2.

31. Ohry-Kossoy K, Ohry A. When grandfather studied Medicine in Geneva. Foreign students and teachers from 1876 onwards. *Vesalius* 2006;12(2):64-8.

32. Morvan A. De la parésie analgésique à panaris des extrémités supérieures ou paréso-analgésie des extrémités supérieures. Gazette hebdomadaire de médecine et de chirurgie, 2nd series, 1883, 20(35): 580-3, 590-4, 624-6, 721.

33. Carslaw J. A case of syringomyelia. *Br Med J* 189831;2(1983): 1923-5.

34. Carl Credé SF. Available at: http://en.wikipedia.org/wiki/Carl_Siegmund_Franz_Cred%C3%A9. Cited April 14, 2014.

35. Sir Eric Riches. *Br J Urol* 1988;61(2):173-4.

36. Kidd SF. Available from: http://www.baus.org.uk/Sections/history/famous_urologists/frank_kidd. Cited April 14, 2014.

37. Ohry A. People with disabilities before the days of modern rehabilitation medicine: did they pave the way? *Disabil Rehabil* 2004;26(9):546-8.

38. Ohry A, Ohry-Kossoy K. Georges Couthon: a paralysed lawyer and leader of the French Revolution. *Paraplegia* 1989;27(5):382-4.

39. Wang D, El-Masry WS, et al. Admiral Lord Nelson's death: known and unknown—a historical review of the anatomy. *Spinal Cord* 2005;43:573-6.

40. Eltorai IM. Fatal spinal cord injury of the 20th president of the United States: day-by-day review of his clinical course, with comments. *J Spinal Cord Med* 2004;27(4):330-41.

41. Ravin JG, Odell PM. Pixels and painting: chuck close and the fragmented image. *Arch Ophthalmol* 2008;126(8):1148-51.

42. Major Alfred Reginald Allen, U.S.A. 1876–1918. Charles K. Mills. *Arch NeurPsych* 1919;1(1):115-23.

43. Janota I. Widespread intranuclear neuronal corpuscles (Marinesco bodies) associated with a familial spinal degeneration with cranial and peripheral nerve involvement. *Neuropathol Appl Neurobiol* 1979;5(4):311-7.

44. Rusk H. A world to care for. Am J Public Health 2008;98(2):254-7.

45. http://en.wikipedia.org/wiki/Gustave_Gingras

46. http://en.wikipedia.org/wiki/George_Bedbrook

47. Obituary. Available from:http://www.nytimes.com/1982/11/04/obituaries/dr-arthur-s-abramson-70-fostered-rehabilitation-field.html.Cited: April 14, 2014.

48. Abramson AS. Advances in the management of the neurogenic bladder. *Arch Phys Med Rehabil* 1971;52(4):143-8.

第 2 章 脊髓损伤的病理生理学

John D Steeves, Xiaoliang Wu

学习目标

本章学习完成后,你将能够:

- 列出脊髓损伤后脊髓组织和细胞的基本病理过程;
- 描述出各类病理机制如何影响伤后神经功能;
- 阐明急性和慢性脊髓损伤后病理生理机制;
- 清楚目前仍缺乏逆转原发性损伤的有效办法,虽然未来有可能通过细胞移植替代受损的神经组织,但该理论仍停留在实验阶段;
- 掌握在原发性机械损伤后幸存的脊髓细胞可受到继发性损伤的损害,导致神经功能的进一步恶化;对幸存脊髓组织的保护具有重要的临床意义。然而,目前仍缺乏确切有效的终止继发性损伤和促进细胞存活的方法。

引言

掌握脊髓损伤(spinal cord injury, SCI)后的病生理过程对学习现有的治疗措施及未来可能出现的新方法具有重要意义[1]。创伤性 SCI 的病理生理包括两个过程,即原发性损伤和继发性病理生理改变。

原发性损伤是创伤的即刻,错位的骨性结构或椎间盘组织对脊髓造成的直接性机械压迫。造成脊髓损伤的病因以脊柱骨折脱位或爆裂性骨折多见[2]。原发性损伤过后紧接发生继发性损害,1911 年,Allen 在狗的脊髓损伤模型中发现,损伤后清除脊髓的血肿可提高伤后的神经功能,由此提出继发性损伤的理论[3]。Allen 认为,在伤后的血肿内存在有害的"生物化学因素",这些因素使脊髓组织的功能在原发性损伤的基础上进一步受损。Allen 的这一理论逐渐被后人所认可。目前已证实在原发性损伤后,脊髓组织将发生一系列相互作用的生物化学及分子水平的反应。现今,基础科研工作者和临床医生已一致认为,SCI 后神经功能的损害是原发性损伤和继发性损伤共同作用的结果。

伤后脊髓可发生即刻的病灶内出血和急速的细胞死亡,此后紧接着的一系列继发性生物化学反应,并可引起:

- 血管损伤,进而导致组织缺血缺氧;
- 神经兴奋性毒性,可能与谷氨酸盐及钙离子的蓄积有关;
- 毒性活性氧自由基的形成;
- 炎症反应及免疫系统应答,包括中枢神经内的小胶质细胞及外周系统的单核细胞;
- 星形细胞反应和脱髓鞘反应;
- 神经细胞及胶质细胞凋亡[1, 4-8]。

原发性损伤绝大多数情况下无法预测,而且在伤后的数小时,常常无法得到及时救治。因此,原发性损伤及即刻、直接神经损害目前仍无法逆转。随着医学技术的发展,或许可能通过细胞移植取代即刻受损的神经细胞,然而细胞移植目前仅限于实验水平,尚不足以应用于临床实践。

虽然原发性损伤无法逆转,但通过减少继发损伤,为原发性病灶周围的神经组织提供神经保护措施以促进神经细胞的存活仍是可行的临床治疗目标(图 2.1)。因此,掌握继发性损伤中的病理生理过程是研发各类神经保护治疗策略,包括减少病灶范围、促进细胞存活和改善功能康复的关键之一[8]。

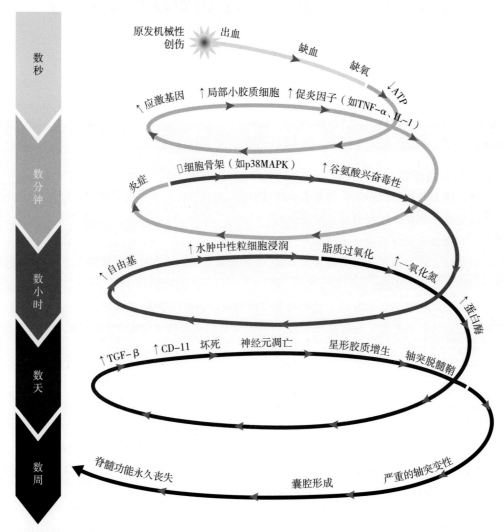

数秒

数分钟

数小时

数天

数周

原发机械性创伤　出血
缺血
缺氧
↓ATP
↑应激基因　↑局部小胶质细胞　↑促炎因子（如TNF-α、IL-1）
细胞骨架（如p38MAPK）　↑谷氨酸兴奋毒性
炎症
↑自由基　↑水肿中性粒细胞浸润　脂质过氧化　↑一氧化氮
↑蛋白酶
↑TGF-β　↑CD-11　坏死　神经元凋亡　星形胶质增生　轴突脱髓鞘
脊髓功能永久丧失　囊腔形成　严重的轴突变性

图2.1　脊髓损伤（SCI）的"死亡旋涡"。图表展示了损伤后随着时间顺序发生（由上到下）的各种病生理改变，图中还强调了部分重要的分子和细胞改变，以及这些改变的发生如何导致神经损害及功能的丢失

创伤性脊髓损伤（急性期）

血管反应

对脊髓组织的机械打击首先造成局部血管的损伤。1914年，Allen在狗的脊髓损伤模型上展示了伤后脊髓组织的出血和水肿[9]。原发性损伤引起血管组织的即刻破坏，尤其以微血管组织的损伤为重，微血管出血后病灶中心可出现瘀斑[10]。伤后1小时的超急性期，出血主要局限于中央管周围和灰质的毛细血管区。至伤后2小时，出血范围可扩散到病灶周围的白质[11]。虽然血管损伤引起的缺血可导致神经细胞的死亡，早期的直接损伤和细胞死亡主要发生在血管内皮细胞[12]，由此引起的离子失衡可进一步引发内皮和神经组织的损伤[13]。

伤后的前24小时内，具有活性的血管密度持续下降直至病灶内基本没有完整的毛细血管。新血管的形成包括近端血管的长入和血管再生，通常在伤后的3~5天发生[14]。脊髓组织缺血和神经细胞缺氧的程度主要取决于血管损害的严重程度，而缺血缺氧可诱发一系列的病理反应及不可逆的生物化学级联反应。虽然在伤后的数周内有大量的血管再生，然而这些新生的血管无法与星形细胞的终足紧密连接而产生正常生理功能[11,14]。

此外，由于低血容量或神经性休克引起的血管调节功能丧失和系统性低血压可进一步加重脊髓组织的低灌注状态[15,16]。由于毛细血管主要供应灰质结构，当脊髓组织灌注减少时，首先导致神经细胞的损伤和死亡[17]。此外，与胶质细胞相比，神经元所需的葡萄糖（能量）更多（活跃状态下大约高出5倍），而且神经元细胞没有储存葡萄糖的能力[18]，因此，缺血可以迅速导致神经元细胞的死亡。

微血管损伤还可引起血脊髓屏障（Blood-spinalcordbarrier, BSCB；即血 - 脑脊液屏障在脊髓的延续）的破坏。解剖上，中枢神经系统的血 - 脑脊液屏障由星形细胞的终足与毛细血管壁的数种结构构成，包括内皮细胞、周细胞和细胞外基质（ECM）。BSCB 的功能包括保持内环境的离子平衡、调节营养物质的输送以及限制外周细菌和 / 或炎症细胞进入中枢神经系统[11]。BSCB 的存在，保护了中枢神经系统免于遭受外周系统的各种炎症或免疫反应[19]。脊髓损伤后，BSCB 的通透性发生损害[20]，导致外周循环中的细胞毒性物质得以进入脊髓病灶，包括钙离子、兴奋性氨基酸盐、自由基、单核细胞及外周免疫细胞；这些毒性颗粒可进一步加重 SCI 后的继发性损害[5,11]。

低灌注缺血后期可伴随充血反应和脊髓再灌注。脊髓再灌注可形成氧化自由基和其他毒性产物，可能进一步加重脊髓的继发性损害[21]。氧自由基（包括过氧化物、羟自由基、一氧化氮及其他高能氧化剂，如过氧亚硝基）在缺氧期形成，并在再灌注的早期迅速增长[22]。这些活性氧化物可引起氧化应激，后者通过与细胞膜上的多不饱和脂肪酸反应，破坏正常细胞膜或细胞内磷脂结构进而引起细胞损伤[23]。

可以说，脊髓损伤后引发的是一场极其紊乱的细胞"风暴"，其涉及了多个生物化学及免疫炎症通路，虽然多个过程在某种程度上有所关联，但彼此之间又相对独立。因此单一的治疗手段不太可能完全抑制如此广泛的细胞破坏。

记忆要点

- 脊髓组织局部的血管破坏可以引发广泛的组织和细胞病理改变，其中涉及多个生物化学及炎症途径。
- 引起原发性损伤后残存脊髓组织继发性损害的关键是血脊髓屏障（类似血 - 脑脊液屏障）的损害。
- 继发性损伤中的多个病理途径是独立调节的，因此，单独一种治疗手段难以抑制如此广泛的继发性细胞损伤。
- 虽然缺血脊髓组织的再灌注可以增加局部的血流，但其本身产生的自由基可导致进一步的病理改变。

神经胶质细胞反应

中枢神经系统中的胶质细胞起着维持内环境平衡、保护神经元和形成髓鞘的作用[24]。多种类型的胶质细胞，包括星形胶质细胞、小胶质细胞等，通过增殖和 / 或肥大，参与继发性损伤后的胶质细胞反应。胶质细胞反应涉及一系列的细胞和分子机制，并在伤后的数小时内即出现。外周血中的巨噬细胞通过破坏的 BSCB 进入病灶是胶质细胞反应的开始，巨噬细胞与中枢系统中的小胶质细胞的活化统称为小胶质细胞反应。然而，胶质细胞反应的主要成分是星形细胞，将在下文介绍。此外，我们还将在炎症反应部分中进一步讨论小胶质细胞反应。

健康神经组织中，星形细胞在许多功能上扮演着重要的角色，包括提供能量、调节血流、保持离子平衡和转运、调节突触功能及突触的重建[25]。SCI 后，星形细胞经历一系列显著的细胞、分子和功能的改变，同时其基因表达也发生重大的变化。这一系列的反应称之为星形细胞反应，包括细胞的肥大，增殖及一系列蛋白的上调，例如：中间丝状体、胶质纤维酸性蛋白（GFAP）、波形蛋白及巢蛋白[26]。胶质细胞反应可释放一系列促炎或抗炎的细胞因子，例如：转化生长因子 -β（TGF-β）、肿瘤坏死因子 -α（TNF-α）、干扰素 -γ（IFN-γ）和白介素（IL-1 和 IL-6），这些因子共同调节炎症和继发性损伤[27]。反应性星形细胞还改变细胞外基质的成分，包括硫酸软骨素蛋白多糖（CSPG），后者因对神经修复和轴突再生的抑制作用而受到广泛的研究[28,29]；关于中枢神经系统受伤后细胞外基质改变的更多内容，推荐阅读 Kwok 和 Fawcett 的综述[30]。

需要强调的是，星形细胞反应并非全或无（all-or-none）反应，也不是一致性的病理生理过程。它是一系列经过精密调控并循序渐进的过程，包括基因的表达和细胞形态学的改变；反应的程度取决于损伤的严重性和星形细胞与损伤中心的距离。在轻到中度的星形细胞反应中，可有不同程度的 GFAP 和其他基因的上调，但仅有少数或没有星形细胞的增生。这种情况通常发生在距离病灶中心较远的组织上。轻中度的星形细胞反应的病理生理结果目前仍不清楚[25]。而在病变的中心，通常存在强烈弥漫的星形细胞反应，其特点包括 GFAP 的上调，显著的细胞体积及细胞突的肥大以及星形细胞增殖。星形细胞的肥大和增生最终导致脊髓结构的永久性改变,即病变区胶质瘢痕的形成。

严重的胶质细胞反应和胶质瘢痕形成阻碍轴突再生,被广泛认为是脊髓损伤潜在的治疗靶点之一[31,32]。反应性胶质细胞可促进抑制性细胞外基质成分的释放,例如:CSPG、腱生蛋白(tenascins)和胶原蛋白。这些细胞外基质成分和星形细胞一同构成了胶质瘢痕,形成阻碍轴突再生的物理和化学屏障[29,31]。我们将在 SCI 慢性期的相关章节中继续讨论胶原瘢痕。

多年以来,人们一直认为星形细胞反应对 SCI 后的功能恢复是有害的。然而,近期的研究发现星形细胞反应对脊髓损伤的修复可能具有保护作用[27,33]。人们观察到,星形细胞具有能够:

- 修复受损的血脊髓屏障,进而控制脊髓组织的血供并限制外周单核细胞的侵入;
- 摄取细胞外过多的谷氨酸盐以减少其对神经元及少突胶质细胞的兴奋性毒性;
- 产生抗氧化剂,减少自由基和氧化应激损伤[26,34-36]。

星形细胞反应对脊髓损伤的保护作用也在转基因动物模型中得到验证,通过基因敲除消除反应性星形细胞后,损伤部位的血-脑脊液屏障无法修复,进而出现大量的炎症细胞浸润,神经元和少突胶质细胞数量也明显减少[37-39]。

记忆要点

- 中枢神经系统的胶质细胞(小胶质细胞,星形细胞和少突胶质细胞)对维持正常脊髓组织功能必不可少。
- 胶质细胞损伤可以破坏:①血脊髓屏障(BSCB);②细胞外体液内平衡;③突触活动性的调节。
- 胶质细胞反应对炎症及胶质瘢痕形成有重要的影响。
- 损伤能够触发星形细胞产生一些列反应以重建正常脊髓功能,并保护神经元避免二次损伤;但由于起保护作用常常被其他病理反应所掩盖。

炎症反应

SCI 可诱发强烈的炎症反应及免疫应答,其特点是各种细胞因子、趋化因子的合成以及外周单核细胞的浸润[40-42]。炎症/免疫反应包括先天性免疫系统和获得性免疫系统(图 2.2)。在本章节中,我们将重点介绍急性期时先天性免疫系统应答,包括巨噬细胞和中性粒细胞以及它们所释放的细胞因子。

SCI 以后,中枢神经系统(CNS)的小胶质细胞和内皮细胞首先对损伤做出应答,释放各种细胞因子并触发炎症反应[43]。它们上调了促炎细胞因子的合成和释放,例如:IL-1β 和 TNF-α[42]。通过啮齿类动物的 SCI 模型研究发现,IL-1β mRNA 主要在小胶质细胞和星形细胞中表达,并在伤后 12 小时达到高峰。TNF-α mRNA 在伤后 1 小时达到第一个高峰,并在 CNS 中的各类细胞均有表达;此后,在伤后 14~28 天之间达到第二个高峰,主要表达于小胶质细胞/巨噬细胞[44]。通过对 11 例合并 SCI 的交通事故遇难者遗体的尸检,Yang 和他的同事发现 IL-1β 在伤后 30 分钟即开始升高,而在伤后 1~3 小时即可在神经元和小胶质细胞检测到升高的 TNF-α[45]。IL-1β 和 TNF-α 浓度的升高可以激发炎症反应,下调细胞营养因子的分泌,导致神经元和少突胶质细胞的死亡。在 SCI,创伤性脑损伤(TBI)及脑卒中的动物模型中观察到,阻断 IL-1β 和 TNF-α 可能具有神经保护作用[5]。

动物实验及人体实验均提示,小胶质细胞在损伤后的数分钟内即开始反应;同时,外周循环的中性粒细胞通过受损的 BSCB 进入脊髓病灶,并在伤后 24 小时达到高峰,但于第 3 天出现显著下降[17,45-47]。伤后 12 小时,中性粒细胞占病灶中浸润炎症细胞总数的 90%[48]。外周循环中的巨噬细胞在伤后的 3~4 天开始进入病灶,并在 7~10 天达到高峰,此后的数周到数月中一直存在于病灶中[5]。通过细胞形态或抗原表达很难区分外周进入的巨噬细胞和内源性活化的小胶质细胞,因此文献中常常将它们统称为小胶质/巨噬细胞。伤后第 4 天,小胶质/巨噬细胞占 CD45 阳性细胞总数的 70% 以上[48]。

中性粒细胞和小胶质/巨噬细胞在急性 SCI 损伤后的炎症应答中,可释放自由基、类花生酸和蛋白酶等,对神经元和胶质细胞造成损伤。在实验动物的 SCI 模型中观察到,通过剔除中性粒细胞和巨噬细胞,或中和其功能,可增强神经保护(增加细胞存活)和改善功能恢复[5]。

但是,我们应当认识到,细胞和组织的损伤只是炎

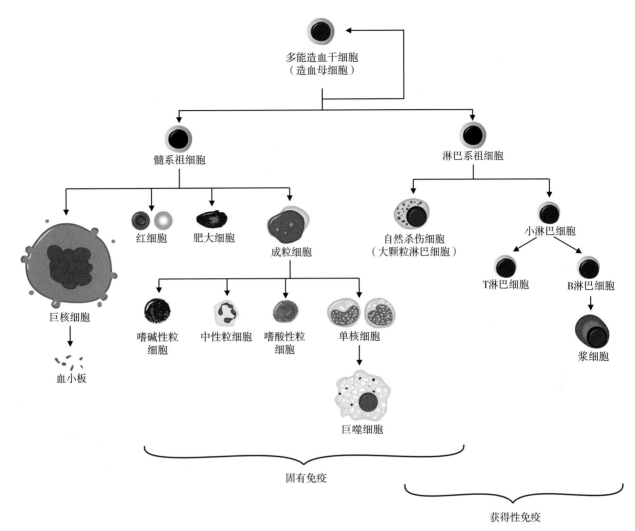

图 2.2 先天性免疫系统细胞和获得性免疫系统细胞在脊髓损伤后病生理中发挥重要作用

症反应的一个副作用。炎症反应的主要生物功能是清除细胞碎片和促进伤口愈合。因此,炎症反应在 SCI 中同样可能具有神经保护和促进神经修复的作用。目前,该领域研究最为深入的例子应当是巨噬细胞的双刃剑作用[49]。

研究提示,利用外周神经碎片在体外激活巨噬细胞后再移植到不同损伤部位的中枢神经系统,如脊髓组织后,其具有神经保护作用并促进神经功能恢复[43]。巨噬细胞的不同功能可能由其不同的极化状态所决定。当巨噬细胞极化为 M1 亚型时,可促进炎症并具有神经毒性,而当其向 M2 方向极化时,则具有抗炎和神经保护作用[49]。SCI 后,M1 和 M2 巨噬细胞同时存在病灶中,但在伤后的第一周,M1/M2 的比例增大,M1 占多数[50]。目前,仍需要更多的研究来支持巨噬细胞的双刃作用,而通过调节巨噬细胞分化,以降低 SCI 炎症是未来研究 SCI 治疗方法的方向之一。

> **记忆要点**
>
> - 强烈的炎症反应是脊髓损伤后特征性的病生理变化。
> - 首先对损伤产生应答的是中枢神经系统内源性小胶质细胞,以及外周循环中侵入的中性粒细胞。
> - 活化的小胶质细胞和外周单核细胞在清除病灶中的受损组织时,可能对脊髓病灶造成二次损伤。

继发性细胞死亡的机制

SCI 病生理变化最显著的特点之一就是细胞死亡。由于原发性损伤和上述继发性损伤的共同作用,在 SCI 后的数天到数周内,有大量的细胞发生死亡。细胞死亡主要有两种形式,一种是细胞坏死(necrosis),另一种是细胞的程序性灭亡,后者包括细胞凋亡(apoptosis)和自噬(autophagy)[51,52]。

虽然 SCI 后细胞坏死和细胞凋亡同时存在,但两者在形态表象和内在机制具有显著不同(图 2.3)。细胞坏死时,细胞体发生水肿(肥大),进而细胞器出现破坏,细胞膜溶解,细胞内容物被排放到细胞外间隙中。由此引起的细胞外间隙中谷氨酸盐和钙离子浓度的升高可对周围细胞形成兴奋性毒性。此外,坏死细胞还可释放细胞因子引发局部细胞的炎症反应[53]。

与此相反,细胞凋亡时细胞体收缩,分裂成较小的凋亡小体,后者可被巨噬细胞吞噬;因此凋亡细胞不释放其细胞内容物,不会引发炎症反应[54]。细胞坏死多数是由原发性损伤造成的,剧烈的机械打击严重破坏了细胞的内环境稳态,导致细胞膜和细胞器破坏,三磷酸腺苷(ATP)合成失败,细胞水肿等最终引起整个胞体的破坏。细胞坏死是完全被动,不依赖能量(ATP)的过程。而细胞凋亡是细胞本身的主动参与(需要消耗 ATP 和进行细胞呼吸)并涉及一系列细胞内的级联反应通路。这些途径最终共同激活细胞凋亡蛋白酶(Caspases),后者作用于各类细胞结构蛋白和细胞核蛋白,使细胞结构有序性的解体;因此,细胞凋亡具有程序计划性,有时也被称为细胞“自杀”[55](更多细胞凋亡蛋白酶和细胞凋亡的内容,可参考 McBride 等[56]的相关综述)。

多种继发性反应可促成 SCI 后细胞死亡。严重的血管损伤可引起组织缺血,并继发氧化应激反应,而神经元和少突胶质细胞对着缺血和氧化应激非常敏感,

容易受到损害[17,57]。活动性氧和活性氮的水平也会显著提高,两者均可氧化蛋白质、脂类及细胞核成分而对细胞造成损害。由此引起的脂质过氧化和蛋白氧化可引起少突胶质细胞[58]和神经元[59]的死亡。因此细胞死亡的另一个主要原因是谷氨酸盐的兴奋性毒性和/或兴奋性钙离子的超载[60]。由坏死细胞和巨噬细胞释放的促炎因子,TNF-α, IL-1β, IL-2 和 IFN-γ 同样可诱导细胞死亡[61-63]。

虽然 SCI 后脊髓组织内同时存在细胞坏死和细胞凋亡,但由于细胞坏死是不依赖能量的完全被动过程,阻止细胞坏死难以实现,因此学术界更注重对细胞凋亡的研究。目前,有许多学者致力于探索逆转细胞凋亡的潜在治疗策略。细胞凋亡可发生于伤后数周[51,52-56],提示 SCI 后存在一定的时间窗口以阻止细胞凋亡。细胞凋亡的级联反应可在多种神经细胞中激活,包括神经元、少突胶质细胞、小胶质细胞和星形细胞[59]。现有研究显示,少突胶质细胞最易发生细胞凋亡,伤后亚急性期的细胞凋亡多数发生在少突胶质细胞中;目前,已有很多针对少突胶质细胞凋亡的研究,以期通过减少其凋亡而重建神经功能[51,52,64,65,83]。

细胞自噬是一种生理分解代谢过程,其主要是通过溶酶体选择性降解细胞内多余或功能失调的细胞成分。在细胞应激期(如:饥饿、能量缺乏和/或细胞损伤),细胞自噬有助于维持细胞成活。在 SCI 中,细胞自噬被认为是提升神经细胞存活概率的自适应反应[66]。然而,细胞自噬有一定的限度,而一旦超过这个限度后即可发展成细胞凋亡(表 2.1)

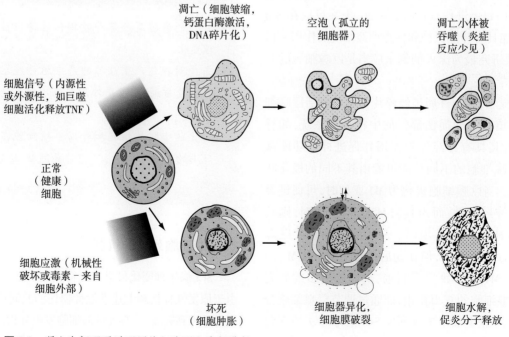

图 2.3　凋亡和坏死通过不同的细胞死亡途径进行

表 2.1　凋亡、坏死和自噬的特征

特征	细胞死亡类型		
	凋亡	坏死	自噬
诱发原因	内源性"应激"信号 外部因子（TNF）	直接细胞损伤 病毒、细菌、化学毒物	细胞应激（营养缺乏、低氧、缺血） 生存机制
初始	细胞收缩	细胞肿胀	细胞收缩
细胞器	线粒体功能受损	大部分细胞器肿胀，受破坏	选择性溶酶体溶解高尔基体，线粒体，ER
能量需求？	主动过程 ATP 依赖	被动过程 无需能量	主动过程 ATP 依赖
生物化学及染色质变化	凋亡蛋白酶级联反应 AIF（凋亡诱导因子） 早期 DNA 分裂	内环境平衡丧失 后期 DNA 分裂	非凋亡蛋白酶依赖？ 无 DNA 分裂
特异性和非特异性损伤	接受信号的特异性细胞（通常情况下）	病灶周围细胞非特异性损伤	特异性
最终结局	细胞小泡、凋亡小体、吞噬作用	细胞溶解、吞噬作用	可发展为细胞凋亡？
免疫应答	极少或无应答	强烈应答	某些免疫应答的效应器

记忆要点

- 细胞死亡有两种主要形式：细胞凋亡和细胞坏死。
- 细胞坏死无法终止，但细胞凋亡有可能被干预。由于细胞坏死的被动性质，进展不需要 ATP 提供能量，无法通过外界干预终止，并可引发非特异性炎症。
- 细胞凋亡需要能量支持，通常情况下不会引起大规模的炎症反应。细胞凋亡时，细胞试图在自我清除的同时，不干扰和损伤组织内的其他细胞，故也被称为"细胞自杀"。
- 细胞死亡的机制涵盖多种自由基和促炎细胞因子。
- 理论上通过适当的生物化学阻滞剂可阻断凋亡进展，然而由于存在多条平行的信号通道，目前无论在临床还是基础实验中仍难以满意阻断凋亡。

创伤性SCI（亚急性-慢性期）

急性期过后，SCI 进入亚急性期和慢性期，此时其

病生理过程包括获得性免疫应答，白质脱髓鞘和再髓鞘化，结缔组织沉积和反应性胶质化引起的胶质瘢痕形成。胶质瘢痕形成一道物理化学性屏障，阻碍轴突再生。如前文所述，胶质瘢痕的成分主要为反应性星形细胞，小胶质/巨噬细胞，细胞外基质颗粒，尤其是 CSPG。

获得性免疫应答

获得性免疫系统主要的效应细胞是 T 和 B 淋巴细胞（B 细胞）。淋巴细胞的活化需要经由细胞表面的特异性受体对特定抗原的识别，其有别于先天性免疫系统中的巨噬细胞和中性粒细胞的非特异性活化[67]。SCI 后，T 细胞开始侵入病灶组织内，大鼠模型中，在伤后 3~9 天 T 细胞的聚集形成高峰[68,69]。啮齿类[68]和人体研究[69]均提示 T 细胞一旦进入后，将长期存在于病灶中。有研究在小鼠的 SCI 后的脊髓组织中可发现生产抗原的 B 细胞，其在伤后缓慢聚集并在 42 天达到高峰[70]。

关于淋巴细胞对于 SCI 病生理过程是否起到促进还是抑制作用目前仍未完全清楚。有研究提示淋巴细胞促进 SCI 的病理变化。通过基因敲除去除小鼠体内的 T 细胞[71]或 T 细胞和 B 细胞[72]，可改善 SCI 后的神经功能。Popovich 等的研究发现，B 细胞敲除小

鼠（BCKO）伤后的神经功能明显改善且其病灶体积较小；而这些 BCKO 小鼠的 T 细胞是正常的[73]。

SCI 后淋巴细胞活化的机制仍未完全清楚。理论上，SCI 引起的创伤和血管破坏超出了外周免疫耐受后可触发急性期的淋巴细胞活化。其活化可能是发生在神经抗原被呈递给外周循环系统后。抗原呈递细胞，如树突细胞等将神经抗原呈递给脾脏或淋巴结内的 B 细胞，并将后者激活并产生抗体[73]。

目前现有的研究认为获得性免疫应答对 SCI 起负面影响。然而，活化 T 细胞和 B 细胞的确切功能，尤其在 SCI 的亚急性和慢性期仍不清楚；关于淋巴细胞应答和慢性炎症反应的更多详细内容，可参阅近期的相关综述[67,74,76]。

记忆要点

- 脊髓损伤引发先天性免疫系统应答后，获得性免疫系统也将参与到炎症反应中。
- 获得性免疫系统应答包括 B 细胞和 T 细胞的活化。B 细胞产生的抗原可选择性攻击损伤脊髓组织内的特定抗原。
- 基础实验提示，获得性免疫应答在脊髓损伤后起负面影响，加重继发性损伤。然而，活化 T 细胞和 B 细胞的确切功能，尤其在 SCI 的亚急性和慢性期仍不清楚。
- 有观点认为，虽然中枢神经系统是人体内最复杂的器官，但免疫系统同样错综复杂，其复杂性并不亚于中枢神经系统。

脱髓鞘改变

脱髓鞘（髓鞘脱失）被认为是包括 SCI 在内的 CNS 病变后神经功能缺损的重要因素之一。关于脱髓鞘现象的报道起于 1973 年，当时发现 SCI 后的第一天即出现脱髓鞘，其程度可逐渐加重并延续至伤后数周[75]。

存活轴突的脱髓鞘现象主要是由于少突胶质细胞的死亡造成的，后者诱发和加剧的因素包括细胞凋亡、自由基、炎症和兴奋性毒性[58,64,76]。失去髓鞘保护后，轴突将直接暴露于各种有害因素下，如氧自由基和炎性细胞因子，可导致轴突退化及神经元的凋亡和/或坏死[77]。脱髓鞘可延缓和/或阻断动作电位在存活轴突中的传导，导致大脑与 SCI 平面以下的脊髓组织无

法有效通讯[78]。

由于脱髓鞘在 SCI 后广泛存在，髓鞘再生一直被认为是重建脊柱功能的一种潜在有效策略。随着对调控髓鞘再生各种因素的逐渐了解，已有一些促髓鞘再生的治疗方法开始被尝试应用；获取更多关于脱髓鞘和髓鞘再生的详尽内容，可参考相关综述[58,79,80]。

虽然目前已证实髓鞘再生可保护轴突使之免于脱髓鞘相关性轴突变性[7]，但人们也在很早之前便认识到髓鞘可以表达蛋白，抑制轴突在成人受损 CNS 中的生长[81]。至今，已经发现了数种该类抑制蛋白，它们分别是 Nogo-A，髓鞘相关糖蛋白（MAG）和少突胶质细胞髓磷脂糖蛋白（OMgp）[82,84,85]。

Nogo-A 是 200-kDa 的膜蛋白，主要表达于少突胶质细胞、运动神经元和感觉神经节神经元[86]。目前已经有相当数量的研究提示抑制 Nogo 可促进 SCI 后轴突的再生和生长（Schwab 等的综述）[80,87]。现已公认 Nogo-A 是 CNS 中的关键性稳定剂和生长抑制性调节因素。如今，一项将 Nogo-A 抗体（ATI-355；诺华制药）用于急性 SCI 患者的临床试验正在进行中（ClinicalTrials.gov: NCT00406016）。1994 年，两个独立的实验室分别发现了 MAG[88,89]；MAG 具有双重功能，一方面其可增强幼稚神经元轴突的生长，另一方面它又对老年神经元具有显著抑制作用（Chaudhry 和 Filbin[90] 的综述）。OMgp 在 CNS 的髓鞘中高度表达，研究表明其可导致生长锥塌陷，抑制轴突生长[91]。值得关注的是，所有这三个髓鞘相关抑制蛋白均通过与同一个受体复合体结合发挥抑制作用，未来研究方向有望通过阻断这些抑制剂与受体的结合而研发新的治疗方法[90]。

记忆要点

- 少突胶质细胞的死亡可导致轴突的脱髓鞘，目前认为脱髓鞘可延缓动作电位的传导，使脊髓损伤后神经功能缺失进一步恶化。
- 促进髓鞘再生是目前 SCI 治疗的目标之一。该目标的实现，不但可以促进 SCI 功能康复，对治疗多发性硬化也有重要意义。

慢性胶质瘢痕

如前文所述，SCI 可触发星形细胞反应，其反应程度取决于损伤的性质及严重性，可以仅是细胞分子表

达异常,或细胞肥大,或最终的慢性瘢痕形成。

慢性期的胶质瘢痕主要包含两种成分,反应性星形细胞和 ECM。瘢痕的持续形成有赖于星形细胞的增殖。目前已证实能够触发星形细胞增殖的分子包括表皮生长因子、成纤维细胞生长因子、内皮素 1 和 ATP[92,93]。"形成瘢痕"的星形细胞的确切来源目前仍未完全清楚,但研究提示成熟星形细胞可重新进入细胞循环并增殖[26]。星形细胞活化后可释放一系列 ECM,包括纤维连接蛋白、层粘连蛋白、腱生蛋白 -C 和 CSPG。当轴突生长接触胶质瘢痕后,轴突末端形成营养不良性神经瘤并回缩,实验研究中通过软骨素酶 ABC(ChABC)降解 CSPG,可促进轴突再生进入胶质瘢痕[28-31]。

虽然一直以来瘢痕形成被认为是伤后轴突再生的主要抑制因素之一,目前越来越多的研究发现瘢痕形成对损伤的修复有一定作用。当利用转基因技术清除形成瘢痕的活化星形细胞后,SCI 引发的炎症反应范围更为广泛,且炎症细胞持续存在,BBB 无法有效修复,神经功能进一步受损[38]。

> **记忆要点**
> - 脊髓损伤后形成的瘢痕是神经修复中一道显著的物理和化学屏障。
> - 包括星形细胞在内的多种神经细胞可分泌硫酸软骨素蛋白聚糖(CSPGs),后者是目前公认胶质瘢痕中主要的抑制性分子。

囊腔形成

脊髓组织内的囊肿和管腔(脊髓空洞症)往往形成于 SCI 的晚期阶段,可为单方或多发。囊腔的周围包裹薄层的星形细胞,代表了 SCI 后的"稳定"期。这些囊腔中填充着脑脊液(CSF),通常还含有巨噬细胞、少量的结缔组织和血管[17]。

据报道在 25% 的 SCI 患者中,胶质瘢痕包裹的囊腔将逐渐增大发展成为脊髓空洞症(脊髓空洞指在脊髓组织中形成的囊肿)[41]。空洞是由于原发囊肿内的压力增大而形成的继发性空腔,其表面的胶质细胞层更厚。目前,脊髓空洞形成的机制尚未明确,其可能与脊髓组织拴系导致腔内脑脊液的清除障碍有关[17]。增大的空洞可以压迫邻近的脊髓组织,使神经功能进一步恶化。

> **记忆要点**
> - 单个或多个小囊肿,或较大的脊髓空洞的形成是某些脊髓损伤后慢性期的特征性表现。
> - 囊肿或空洞内填充着脑脊液,目前认为其可干扰正常的脑脊液循环。

非创伤性SCI

非创伤性脊髓损伤(NTSCI)是指由机械性损伤以外的各种因素引起的脊髓功能异常或脊髓组织受损。流行性调查提示,NTSCI 的发病患者群年纪较大,而且女性多见[94]。

NTSCI 的病因可以分为以下 5 种:

- 炎症性(感染)
- 新生物性(肿瘤)
- 血管性
- 退变性
- 其他:包括神经系统疾病、先天性疾病、代谢性疾病、中毒或药物性。

NTSCI 的发病原因地区差异较大。发达国家中,多数的 NTSCI 为退变性或肿瘤性。相比较而言,发展中国家则主要为感染性,尤其以结核和 HIV 多见[95]。不同类型 NTSCI 的内在病理变化各不相同,受篇幅限制,本书中将不进行详述。关于 NTSCI,PeterNew 及其同事所发表的系列文章可供参考[95-98]。

> **记忆要点**
> - 非创伤性脊髓损伤是指由机械性损伤以外的各种因素引起的脊髓功能异常或脊髓组织受损。其致病因素较多,但多发生在老年人群体。
> - 创伤性脊髓损伤后的多个病理变化同样存在于非创伤性脊髓损伤中。

本章重点

- 急性 SCI 的病生理包括原发性和继发性损伤。
- 继发性损伤机制包含一系列的病生理进程。此外,这些机制之间存在联系并相互促进,形成持续进展的"恶性"循环。某种病理机制可能触发其他机制,形成一套有害的病生理系统。

● 有趣的是,大多数这些病理过程活化后有其有益的一面。例如:星形细胞增生活化的目的是限制和控制小范围的 CNS 损伤,但活化的星形细胞显然无法对抗巨大的打击,如创伤性 SCI。

● 显然,目前仍需要大量的基础研究。虽然目前我们的认识仅限于部分病理生理过程,但是关于继发性细胞死亡的研究框架已经得到确立。新型的治疗策略应侧重的神经保护靶点和方向也已经初步确立。

（吴晓亮 译 周谋望 校）

参考文献

1. Silva NA, Sousa N, Reis RL, et al. From basics to clinical: a comprehensive review on spinal cord injury. *Prog Neurobiol* 2014;114:25-57.
2. Sekhon LH, Fehlings MG. Epidemiology, demographics, and pathophysiology of acute spinal cord injury. *Spine* 2001;26:S2-12.
3. Allen, A. Surgery of experimental lesion of spinal cord equivalent to crush injury of fracture dislocation of spinal column: A preliminary report. JAMA, 1911; LVII,[11] 878-80.
4. Bramlett HM, Dietrich WD. Progressive damage after brain and spinal cord injury: pathomechanisms and treatment strategies. *Prog Brain Res* 2007;161:125-41.
5. Donnelly DJ, Popovich PG. Inflammation and its role in neuroprotection, axonal regeneration and functional recovery after spinal cord injury. *Exp Neurol* 2008;209:378-88.
6. Hagg T, Oudega M. Degenerative and spontaneous regenerative processes after spinal cord injury. *J Neurotrauma* 2006;23:264-80.
7. Profyris, C., Cheema, S. S., Zang, D., et al. Degenerative and regenerative mechanisms governing spinal cord injury. *Neurobio Dis* 2004;15:415-36.
8. Thuret, S., Moon, L. D., et al. Therapeutic interventions after spinal cord injury. *Nature Reviews: Neurosci* 2006;7:628-43.
9. Allen, A. Remarks on the histopathological changes in the spinal cord due to impact. An experimental study. *J Nerv Ment Dis* 1914; 41:141-47.
10. Dray, C., Rougon, G., Debarbieux, F. Quantitative analysis by in vivo imaging of the dynamics of vascular and axonal networks in injured mouse spinal cord. *Proc Natl Acad Sci* 2009;106:9459-64.
11. Ng, M. T. L., Stammers, A. T., Kwon, B. K. Vascular Disruption and the Role of Angiogenic Proteins After Spinal Cord Injury. *Transl Stroke Res* 2011;2:474-91.
12. Casella, G. T. B., Bunge, M. B., Wood, P. M. Endothelial cell loss is not a major cause of neuronal and glial cell death following contusion injury of the spinal cord. *Exp Neurol* 2006;202:8-20.
13. Simard, J. M., Tsymbalyuk, O., Ivanov, A., et al. Endothelial sulfonylurea receptor 1-regulated NC Ca-ATP channels mediate progressive hemorrhagic necrosis following spinal cord injury. *JCI* 2007;117:2105-13.
14. Casella, G. T. B., Marcillo, A., Bunge, M. B., et al. New Vascular Tissue Rapidly Replaces Neural Parenchyma and Vessels Destroyed by a Contusion Injury to the Rat Spinal Cord. *Experimental Neurology* 2002;173:63-76.
15. Tator, C. H., Fehlings, M. G. Review of the secondary injury theory of acute spinal cord trauma with emphasis on vascular mechanisms. *J Neurosurg* 1991;75:15-26.
16. Tator, C. H., Koyanagi, I. Vascular mechanisms in the pathophysiology of human spinal cord injury. *J Neurosurg* 1997; 86:483-92.
17. Norenberg, M. D., Smith, J., Marcillo, A. The pathology of human spinal cord injury: defining the problems. *Neurotrauma* 2004;21:429-40.
18. Attwell, D., Laughlin, S. B. An energy budget for signaling in the grey matter of the brain. J. Cereb. *Blood Flow Metab* 2001; 21:1133-45.
19. Andersson, P. B., Perry, V. H., Gordon, S. The acute inflammatory response to lipopolysaccharide in CNS parenchyma differs from that in other body tissues. *Neuroscience* 1992;48:169-86.
20. Noble, L. J., Wrathall, J. R. Distribution and time course of protein extravasation in the rat spinal cord after contusive injury. *Brain Res* 1989;482:57-66.
21. Cuzzocrea, S., Riley, D. P., Caputi, A. P., et al. Antioxidant therapy: a new pharmacological approach in shock, inflammation, and ischemia/reperfusion injury. *Pharmacol Rev* 2001;53:135-59.
22. Dumont, R. J., Okonkwo, D. O., Verma, S., et al. Acute spinal cord injury, part I: pathophysiologic mechanisms. *Clin Neuropharmacol* 2001;24:254-64.
23. Jia, Z., Zhu, H., Li, J., et al. Oxidative stress in spinal cord injury and antioxidant-based intervention. *Spinal Cord* 2012;50:264-74.
24. Jessen, K. R., Mirsky, R. Glial cells in the enteric nervous system contain glial fibrillary acidic protein. *Nature* 1980;286:736-37.
25. Sofroniew, M. V., Vinters, H. V. Astrocytes: biology and pathology. *Acta Neuropathologica* 2010;19:7-35.
26. Sofroniew, M. V. Molecular dissection of reactive astrogliosis and glial scar formation. *Trends Neurosci* 2009;32:638-47.
27. Karimi-Abdolrezaee, S., Billakanti, R. Reactive astrogliosis after spinal cord injury-beneficial and detrimental effects. *Mol Neurobiol* 2012;46:251-64.
28. Bradbury, E. J., Moon, L. D. F., Popat, R. J., et al. Chondroitinase ABC promotes functional recovery after spinal cord injury. *Nature* 2002;416:636-40.
29. Busch, S. A., Silver, J. The role of extracellular matrix in CNS regeneration. *Curr Opi Neurobiol* 2007;17:120-7.
30. Kwok, J. C., Yang, S., Fawcett, J. W. Neural ECM in regeneration and rehabilitation. *Prog Brain Res* 2014;214:179-92.
31. Silver, J., Miller, J. H. Regeneration beyond the glial scar. *Nature Rev: Neurosci* 2004;5:146-56.
32. McGraw, J., Hiebert, G. W., Steeves, J. D. Modulating astrogliosis after neurotrauma. *J Neurosci Res* 2001;63:109-15.
33. Rolls, A., Shechter, R., Schwartz, M. The bright side of the glial scar in CNS repair. *Nature Rev: Neurosci* 2009;10:235-41.
34. Mulligan, S. J., MacVicar, B. A. Calcium transients in astrocyte endfeet cause cerebrovascular constrictions. *Nature* 2004; 431:195-9.
35. Vermeiren, C., Najimi, M., Vanhoutte, N., et al. Acute up-regulation of glutamate uptake mediated by mGluR5a in reactive astrocytes. *J Neurochem* 2005;94:405-16.
36. Yuan, Y. M., He, C. The glial scar in spinal cord injury and repair. *Neuroscience Bulletin* 2013;29:421-35.
37. Bush, T. G., Puvanachandra, N., Horner, C. H., et al. Leukocyte Infiltration, Neuronal Degeneration, and Neurite Outgrowth after Ablation of Scar-Forming, Reactive Astrocytes in Adult Transgenic Mice. *Neuron* 1999;23:297-308.
38. Faulkner, J. R., Herrmann, J. E., Woo, M. J., et al. Reactive astrocytes protect tissue and preserve function after spinal cord

injury. *J Neurosci* 2004;24:2143-55.

39. Okada, S., Nakamura, M., Katoh, H., et al. Conditional ablation of Stat3 or Socs3 discloses a dual role for reactive astrocytes after spinal cord injury. *Nature Medicine* 2006;12:829-34.

40. Hausmann, O. N. Post-traumatic inflammation following spinal cord injury. *Spinal Cord* 2003;41:369-78.

41. Popovich, P. G., Wei, P., Stokes, B. T. Cellular inflammatory response after spinal cord injury in Sprague-Dawley and Lewis rats. *J Comp Neurol* 1997;377:443-64.

42. Schnell, L., Fearn, S., Klassen, H., et al. Acute inflammatory responses to mechanical lesions in the CNS: differences between brain and spinal cord. *Eur J Neurosci* 1999;11:3648-58.

43. David, S., Zarruk, J. G., Ghasemlou, N. Inflammatory pathways in spinal cord injury. *Int Rev Neurobio* 2012;106:127-52.

44. Pineau, I., Lacroix, S. Proinflammatory cytokine synthesis in the injured mouse spinal cord: multiphasic expression pattern and identification of the cell types involved. *J comp neurol* 2007;500: 267-85.

45. Yang, L., Blumbergs, P. C., Jones, N. R., et al. Early expression and cellular localization of proinflammatory cytokines interleukin-1beta, interleukin-6, and tumor necrosis factor-alpha in human traumatic spinal cord injury. *Spine (Phila Pa 1976)* 2004;29: 966-71.

46. Ankeny, D. P., Popovich, P. G. Mechanisms and implications of adaptive immune responses after traumatic spinal cord injury. *Neuroscience* 2009;158:1112-21.

47. Fleming, J. C., Norenberg, M. D., Ramsay, D. A., Dekaban, G. A., et al. The cellular inflammatory response in human spinal cords after injury. *Brain* 2006;129:3249-69.

48. Stirling, D. P., Yong, V. W. Dynamics of the inflammatory response after murine spinal cord injury revealed by flow cytometry. *J Neurosci Res* 2008;86:1944-58.

49. David, S., Kroner, A. Repertoire of microglial and macrophage responses after spinal cord injury. Nature Reviews: *Neurosci* 2011;12:388-99.

50. Kigerl, K. A., Gensel, J. C., Ankeny, D. P., et al. Identification of two distinct macrophage subsets with divergent effects causing either neurotoxicity or regeneration in the injured mouse spinal cord. *Journal of Neuroscience* 2009;29:13435-44.

51. Emery, E., Aldana, P., Bunge, M. B., et al. Apoptosis after traumatic human spinal cord injury. *J Neurosurg* 1998;89:911-20.

52. Liu X. Z., Xu X. M., Hu R., et al. Neuronal and glial apoptosis after traumatic spinal cord injury. *Journal of Neuroscience* 1997; 17:5395-406.

53. Kroemer, G., Galluzzi, L., Vandenabeele, P., et al. Classification of cell death: recommendations of the Nomenclature Committee on Cell Death 2009. *Cell Death and Differentiation* 2009;16:3-11.

54. Kwon, B. K., Tetzlaff, W., Grauer, J. N, et al. Pathophysiology and pharmacologic treatment of acute spinal cord injury. *Spine J* 2004; 4:451-64.

55. Elmore, S. Apoptosis: A Review of Programmed Cell Death. *Toxicol Pathol* 2007;35:495-516.

56. McBride, C. B., McPhail, L. T., Steeves, J. D. Emerging therapeutic targets in caspase-dependent disease. *Expert Opin Ther Targets* 1999;3:391-411.

57. Husain, J., Juurlink, B. H. J. Oligodendroglial precursor cell susceptibility to hypoxia is related to poor ability to cope with reactive oxygen species. *Brain Research* 1955;698:86-94.

58. Plemel, J. R., Keough, M. B., Duncan, G. J., et al. Remyelination after spinal cord injury: is it a target for repair? *Prog Neurobio* 2014;117:54-72.

59. Beattie, M. S., Farooqui, A. A., Bresnahan, J. C. Review of current evidence for apoptosis after spinal cord injury. *Journal of Neurotrauma* 2000;17:915-25.

60. Zipfel, G. J., Babcock, D. J., Lee, J. M., et al. Neuronal apoptosis after CNS injury: the roles of glutamate and calcium. *J* Neurotrauma 2000;17:857-69.

61. Beattie, M. S. Inflammation and apoptosis: linked therapeutic targets in spinal cord injury. *Trends in Molecular Medicine* 2004;10:580-83.

62. Sherwin, C., Fern, R. Acute Lipopolysaccharide-Mediated Injury in Neonatal White Matter Glia: Role of TNF- , IL-1, and Calcium. *The Journal of Immunology* 2005;175:155-61.

63. Li, J., Ramenaden, E. R., Peng, J., Koito, H., et al. Tumor necrosis factor alpha mediates lipopolysaccharide-induced microglial toxicity to developing oligodendrocytes when astrocytes are present. *J Neurosci* 2008;28:5321-30.

64. Casha, S., Yu, W. R., Fehlings, M. G. Oligodendroglial apoptosis occurs along degenerating axons and is associated with Fas and p75 expression following spinal cord injury in the rat. *Neuroscience* 2001;103:203-18.

65. McBride, C. B., McPhail, L. T., Vanderluit, J. L., et al. Caspase inhibition attenuates transection-induced oligodendrocyte apoptosis in the developing chick spinal cord. *Mol Cel Neurosci* 2003;23:383-97.

66. Hou H, Zhang L,Zhang L, et al. Acute spinal cord injury could cause activation of autophagy in dorsal root ganglia. *Spinal Cord* 2013;51:679-82

67. Jones, T. B. Lymphocytes and autoimmunity after spinal cord injury. *Exp Neurol* 2014;258:78-90.

68. Beck, K. D., Nguyen, H. X., Galvan, M. D., et al. Quantitative analysis of cellular inflammation after traumatic spinal cord injury: evidence for a multiphasic inflammatory response in the acute to chronic environment. *Brain* 2010;133:433-47.

69. Sroga, J. M., Jones, T. B., Kigerl, K. A., et al. Rats and mice exhibit distinct inflammatory reactions after spinal cord injury. *J Comp Neurol* 2003;462:223-40.

70. Ankeny, D. P., Lucin, K. M., Sanders, V. M., et al. Spinal cord injury triggers systemic autoimmunity: evidence for chronic B lymphocyte activation and lupus-like autoantibody synthesis. *J Neurochem* 2006;99:1073-87.

71. Potas, J. R., Zheng, Y., Moussa, C., et al. Augmented locomotor recovery after spinal cord injury in the athymic nude rat. *J Neurotrauma* 2006;23:660-73.

72. Wu, B., Matic, D., Djogo, N., et al. Improved regeneration after spinal cord injury in mice lacking functional T- and B-lymphocytes. *Exp Neurol* 2012;237:274-85.

73. Ankeny, D. P., Guan, Z., Popovich, P. G. B cells produce pathogenic antibodies and impair recovery after spinal cord injury in mice. *Journal of Clinical Investigation* 2009;119:2990-99.

74. Schwab, J. M., Zhang, Y., Kopp, M. A., et al. The paradox of chronic neuroinflammation, systemic immune suppression, autoimmunity after traumatic chronic spinal cord injury. *Exp Neurol* 2014;258:121-29.

75. Gledhill R.F., Harrison, B. M., McDonald, W. I. Demyelination and remyelination after acute spinal cord compression. *Exp Neurol* 1973;38:472-87.

76. Plemel, J. R., Wee Yong, V., Stirling, D. P. Immune modulatory therapies for spinal cord injury--past, present and future. *Exp Neurol* 2014;258:91-104.

77. Irvine, K. A., Blakemore, W. F. Remyelination protects axons from demyelination-associated axon degeneration. *Brain* 2008; 131:1464-77.

78. Waxman SG. Demyelination in spinal cord injury *Journal of the Neurological Sciences* 1989 91:1-2 (1-14).

79. Steeves, J.D., Keirstead H.S., Ethell D.W., et al. Permissive and restictive periods for brainstem-spinal regeenration in the chick. *Prog Brain Res* 1994;103:243-62.

80. Schwab, M.E. Rpairing the injured spinal cord. *Science* 2001;295:1029-31.

81. Caroni, P., Schwab, M. E. Two membrane protein fractions from rat central myelin with inhibitory properties for neurite growth and

fibroblast spreading. *J Cell Bio* 1988;106:1281-88.

82. Chen, M. S., Huber, A. B., van der Haar, et al. Nogo-A is a myelin-associated neurite outgrowth inhibitor and an antigen for monoclonal antibody IN-1. *Nature* 2000;403:434-39.

83. Crowe, M. J., Bresnahan, J. C., Shuman, S. L., et al. Apoptosis and delayed degeneration after spinal cord injury in rats and monkeys. *Nature Medicine* 1997;3:73-76.

84. GrandPre, T., Nakamura, F., Vartanian, T., et al. Identification of the Nogo inhibitor of axon regeneration as a Reticulon protein. *Nature* 2000;403:439-44.

85. Prinjha, R., Moore, S. E., Vinson, M., et al. Inhibitor of neurite outgrowth in humans. *Nature* 2000;403:383-84.

86. Pernet, V., Schwab, M. E. The role of Nogo-A in axonal plasticity, regrowth and repair. *Cell Tissue Res* 2012;349:97-104.

87. Schwab, M. E. Functions of Nogo proteins and their receptors in the nervous system. *Nature Reviews: Neurosci* 2010;11:799-811.

88. McKerracher, L., David, S., Jackson, D. L., et al. Identification of myelin-associated glycoprotein as a major myelin-derived inhibitor of neurite growth. *Neuron* 1994;13:805-11.

89. Mukhopadhyay, G., Doherty, P., Walsh, F. S., et al. A novel role for myelin-associated glycoprotein as an inhibitor of axonal regeneration. *Neuron* 1994;13:757-67.

90. Chaudhry, N., Filbin, M. T. Myelin-associated inhibitory signaling and strategies to overcome inhibition. *J Cereb Blood Flow Metab* 2007;27:1096-107.

91. Wang, K. C., Kim, J. A., Sivasankaran, R., et al. P75 interacts with the Nogo receptor as a co-receptor for Nogo, MAG and OMgp. *Nature* 2002;420:74-8.

92. Gadea, A., Schinelli, S., Gallo, V. Endothelin-1 regulates astrocyte proliferation and reactive gliosis via a JNK/c-Jun signaling pathway. *J Neurosci* 2008;28:2394-408.

93. Levison, S. W., Jiang, F. J., Stoltzfus, O. K., et al. IL-6-type cytokines enhance epidermal growth factor-stimulated astrocyte proliferation. *Glia* 2000;32:328-37.

94. New, P. W., Simmonds, F., Stevermuer, T. A population-based study comparing traumatic spinal cord injury and non-traumatic spinal cord injury using a national rehabilitation database. *Spinal Cord* 2011;49:397-403.

95. New, P. W., Marshall, R. International Spinal Cord Injury Data Sets for non-traumatic spinal cord injury. *Spinal Cord* 2014;52:123-32.

96. New, P. W., Delafosse, V. What to call spinal cord damage not due to trauma? Implications for literature searching. *J Spinal Cord Med* 2012;35:89-95.

97. New, P. W., Farry, A., Baxter, D., et al. Prevalence of non-traumatic spinal cord injury in Victoria, Australia. *Spinal Cord* 2013;51: 99-102.

98. New, P. W., Cripps, R. A., Bonne Lee, B. Global maps of non-traumatic spinal cord injury epidemiology: towards a living data repository. *Spinal Cord* 2014;52:97-109.

第3章 脊髓损伤的人口统计学概况

Bonsan Bonne Lee, Raymond Cripps, Peter New, Michael Fitzharris, Vanessa Noonan, Ellen Merete Hagen, Yuying Chen, Maria Cristina Pagliacci, Harvinder Singh Chhabra

学习目标

本章学习完成后,你将能够:

- 确定你所在地区创伤性脊髓损伤和非创伤性脊髓损伤的可能原因;
- 确定其他可能与你所在地区发病率和病因相似的地区;
- 说明通过数据收集、伙伴关系和可能的推断,在你所在地区如何更可靠地采集这些信息;
- 分析如何使用这些信息帮助你所在地区的损伤预防。

脊髓损伤由什么构成?

脊髓损伤(spinal cord injury, SCI)是由于创伤性或非创伤性原因对脊髓造成的损伤。没有脊髓/马尾损伤的脊柱损伤不被认为是脊髓损伤。

近来,世界卫生组织(World Health Organization, WHO)国际脊髓损伤展望(International Perspectives on Spinal Cord Injury, IPSCI)报告将创伤性脊髓损伤(traumatic spinal cord injury, TSCI)定义为任何由外力引起的创伤或损伤所致的脊髓损伤[1]。国际脊髓学会(The International Spinal Cord Society, ISCoS)目前正在评估WHO认可的损伤外因国际分类(International Classification of External Causes of Injuries, ICECI)为创伤性脊髓损伤编码。ICECI专门为预防损伤而设计,是WHO国际分类家族的组成部分,并映射至国际疾病分类[2]。

在医学文献中,对于非创伤所致的脊髓损伤没有公认的术语。用于指代这些疾病的术语包括医学上的截瘫和最近使用的非创伤性脊髓损伤(nontraumatic spinal cord injury, NTSCI)。然而,对这些术语的使用存在一些顾虑[3,4],包括"损伤"这一名词的使用,这被认为与外伤有关。并且这些术语均不是医学主题词表(Medline)或Emtree(EMBASE)检索引擎指定的检索术语。主要的利益相关者(包括ISCoS、ASIA和发表脊髓损伤康复相关文章的主要杂志的编者)已经启动了同意接受NTSCI疾病作为术语的进程。作为这一最新进程的结果,ISCoS已经同意保留NTSCI用于非创伤性脊髓损伤。在本章中,我们将使用NTSCI来指代这些疾病。在ISCoS的分类中,将NTSCI的病因分为3大类:先天性、遗传性和后天获得性异常,并将具体的疾病定义在5个可用的不同的层级[1]。

一个突出的争议点是将医疗过程中对脊髓造成的损伤指定为创伤性损伤。医源性(医疗护理所致的)脊髓损伤并不少见,并且存在医学法律意义[5]。应该对这些病例(医源性脊髓损伤)进行编码,以表明在病因学过程中存在这一因素。NTSCI分类建议使用ICECI作为整体指导框架,但是由临床医生最终决定其认为脊髓损伤为创伤性或非创伤性。建议当医源性成分为直接原因时,如涉及外科手术过程中无意切开、穿刺或穿孔[2],应该将病例考虑为创伤性脊髓损伤。如果医源性成分涉及药物或仅为已经确诊的NTSCI临床病例的因素之一时,应该将这些病例分类为带有医源性成分的NTSCI。

由ISCoS预防委员会开发的脊髓损伤数据库软件,使创伤性脊髓损伤(包括ICECI)和获得接受的ISCoS NTSCI分类可在单个独立的软件包内进行编码。

---

① http://www.iscos.org.uk/sitefiles/International%20NTSCI%20dataset%20endorsed.pdf

② ICECI 20.4- http://www.rivm.nl/who-fic/ICECI/ICECI_1-2_2004July.pdf

其包括可在线访问的培训和病例登记软件,以及亚洲地区特定的软件①。

- WHO 将创伤性脊髓损伤定义为任何由外力引起的创伤或损伤所致的脊髓损伤。
- 损伤外因国际分类(International Classification of External Causes of Injuries, ICECI)专门为预防损伤而设计。

收入分类

脊髓损伤统计一般分为低收入、中等收入和高收入国家、转型经济体,以及年龄和性别。根据世界银行的定义[6],2004 年低收入国家类别按 2004 年人均 / 年国民总收入(Gross National Income, GNI)收入组别进行划分,即:低收入(825 美元或以下)、中低收入(826~3 255 美元)、中高收入(3 256~10 065 美元)和高收入(10 066 美元或以上)。以这种方式收集的数据可以在社会经济学背景下有意义地描述各个国家的脊髓损伤统计情况。在收入状况的范围内,可观察到不同的趋势,反映的变量包括年龄、交通运输方式和机械化程度、基础设施情况及立法进程的效力[7-14]。

- 世界银行将国家按人均 GNI 分为低收入(825 美元或以下)、中低收入(826~3 255 美元)、中高收入(3 256~10 065 美元)和高收入(10 066 美元或以上)四个类别。
- 以收入为基础的数据采集可以在社会经济学背景下有意义地描述各个国家的脊髓损伤统计情况。

年龄和人口趋势

全球老龄化的趋势包括一组老龄人口比例高的

高收入发达国家(西欧、北美、亚洲高收入国家和澳大利亚)。一项从 1935 年至 2008 年的北美前瞻性队列研究(N=45 442)发现受伤时年龄超过 60 岁的患者数目增加(20 世纪 70 年代为 4.6%,2005~2008 年增加至 13.2%),这与根本上的人口老龄化是一致的。随之,出院至养老院的患者人数增加,在同一时间范围内增加超过 1 倍,至 10.8%。老年人跌倒导致四肢瘫发生增加,以及生存率的改善,还导致同一时间范围内呼吸机依赖的患者比例增加。预计北美地区的这些趋势将随着人口老龄化的持续而不断升级[15]。发达国家,例如:奥地利、意大利、捷克、希腊、西班牙和日本通常有大约 1/5 或更多的人口超过 60 岁,到 2050 年预计将翻番。这些数字与全球区域中最贫穷的非洲形成鲜明对比,其中 5% 的人口超过 60 岁,预计到 2050 年将增长至 10%[16]。并非所有高收入地区都有高比例的老龄人口,例如:卡塔尔和沙特阿拉伯等国家拥有高 GNI 和相对年轻的人口[6]。

- 发达国家有大约 1/5 或更多的人口超过 60 岁。
- 在全球区域中最贫穷的非洲,仅有 5% 的人口超过 60 岁,到 2050 年可能将增长至 10%。
- 老年人跌倒导致四肢瘫发生增加,以及生存率的改善,导致呼吸机依赖的患者比例增加。

TSCI和NTSCI的患病率谱

患病率是指在某一特定时间(点患病率)或所述期间(期间患病率)人口中有多少人患有脊髓损伤。其对判断管理脊髓损伤患者健康所需的资源(包括花费)以及衡量伤后治疗对生存的影响很有帮助。

全球已报告的创伤性脊髓损伤患病率为 236~4187/1 000 000[8],并已在线报告了每个国家 / 地区的患病率数据②(表 3.1)。

---

① http://www.iscos.org.uk/international-sci-data-sets
② http://www.iscos.org.uk/sitefiles/Table%202%20TSCI%20Prevalence.pdf

表 3.1　全球不同区域的 TSCI 和 NTSCI 患病率

全球区域	每百万人口 TSCI 患病率	观察期	每百万人口 NTSCI 患病率	观察期
南亚	236	1986	2 310	1986
东南亚	464	2006—2007	—	—
澳洲	540	1987—1998	364	2010
西欧	298	1973—2002	—	—
北非 / 中东	440	2008	—	—
北美,高收入国家	2 743*	2008—2010	1 120	2010

* 为美国和加拿大 TSCI 平均患病率,其中二者分别为 4187 和 1298[23]。

目前仍然存在缺少主要人群患病率数据的情况。亚洲各国的数据不足,并且可能低估了该地区的患病率。也缺乏公开的数据和如何对患病率统计进行估算的统一性[17]。特别缺乏 NTSCI 患病率的数据,仅可获得 3 个地区的数据:印度(克什米尔)、加拿大和澳大利亚(维多利亚)。可在下方的网址获得这一数据①。印度的患病率数据为 2 310/1 000 000,来自克什米尔地区[18]。加拿大估计的患病率为 1 120/1 000 000,这是从许多研究中得来的[19]。New 等人报告了澳大利亚的估计值(从维多利亚州推算),转换为人口患病率为 364/1 000 000(表 3.1)[20]。随着许多地区的人口老龄化,预计 NTSCI 患病率在未来数十年将会大幅增长。区分儿童、非创伤性和创伤性病因将帮助各国确定所需提供的资源,以改善脊髓损伤患者的健康和社区服务[21]。

由于缺乏直接测量的患病率数据,有必要跨地区,甚至从其他人口统计数据相似的地区(例如:来自维多利亚州的澳大利亚数据用于加拿大)推断数据,并使用计算机模型通过发病率和生存数据估算患病率。例如:通过使用来自加拿大的北美高收入国家数据[19]和近期澳大利亚创伤性脊髓损伤的估计值,估算的患病率为 490~886 例 /1 000 000(加拿大的估计值最初基于一项澳大利亚的研究)[22]。这些技术虽然有用,但是不能代替在确定地区人口的国家或地区内进行的可靠的直接测量。然而,必须承认的是在产生准确的患病率数据的过程中存在巨大的财务和实际障碍。“金标准”方法学应包括在确定的地区进行所有住户的人口随机抽样,并通过病例回顾确诊病例,包括相关的影像学和在理想状态下由经过培训的专业医务人员进行的神经系统体格检查。由于这些原因,建模为直接测量提供了重要的替代方法。提高各个区域发病率和生存数据的准确性更可行,并且将可计算出更准确的患病率估计值。

> **记忆要点**
>
> - 患病率对判断管理脊髓损伤患者健康所需的资源(包括花费)很有帮助。
> - 随着在许多地区的人口老龄化,NTSCI 的患病率预期会增加。
> - 全球 TSCI 的患病率为 236~4 187/1 000 000。
> - 亚洲各国的数据不足,并且可能低估了脊髓损伤患病率。

TSCI和NTSCI的发病率谱

发病率是指在一段时间出现的新发脊髓损伤人数,用于为预防方案提供信息并进行评估。与 NTSCI 相比,对 TSCI 有更多的可用信息。但是,在国际上[21]和国内[19,20]使用外推统计模型对 TSCI 和 NTSCI 进行的估计均不足。表 3.2 中提供了 TSCI 和 NTSCI 的发病率估计值。

最近的 WHO IPSCI 估计全球脊髓损伤的发病率为每年每百万人口新发 40~80 例(全部原因)。报告估计每年 250 000 至 500 000 人出现脊髓损伤(TSCI 和 NTSCI 总计)。Fitzharris 等人[21]估计 2007 年全球发病率(仅 TSCI)为 23/1 000 000,并且将会有 13.3 万至 22.6 万例 TSCI 事件源于事故和自残 / 暴力。使用 IPSCI 的估计,40/1 000 000 相当于 25 万例(假定 20/1 000 000 相当于 12.5 万人),Fitzharris 对 TSCI 的统计模型点

---

① http://www.iscos.org.uk/sci-global-mapping

表 3.2　全球不同区域的 TSCI 和 NTSCI 发病率

全球区域	每百万人口 TSCI 发病率	观察期	每百万人口 NTSCI 发病率	观察期
亚太地区, 高收入国家	34.4	1988—1992	20.4	1988—1989
东亚	60.6	2000—2008	—	—
南亚	5.1	1995—1999	—	—
东南亚	13.9	1985—2007	—	—
澳洲	15.0	1988—2008	26	2004—2005
中欧	28.5	1975—1992		
东欧	29.7	1989—2007		
西欧	16.2	1959—2008	6.2	1962—2000
拉丁美洲, 热带	17.3	1986—2007		
北非 / 中东	16.9	1987—2008		
北美, 高收入国家	38.4	1973—2010	73.5	1971—2010
撒哈拉以南东部非洲	—		77	1972—1975
撒哈拉以南南部非洲	30.1	1988—1994		
撒哈拉以南西部非洲	—		—	

估计值为每年 179 312 例。该数值似乎是相称的, 但根据全球 NTSCI 的实际比率其将位于估计值的下线。不幸的是, 全球 NTSCI 的发病率更不为人所知。然而, 从少数国家发病率比较的估计值表明 NTSCI 发生率在脊髓损伤总发生率中至少占相当大的比例。New 等人进行的澳大利亚 NTSCI 估计值为 26/1 000 000[24, 37], 高于 (直接测量的) 创伤性损伤发病率每年 15/1 000 000[25]。加拿大是另一个对创伤性脊髓损伤和 NTSCI 进行比较估算的地区, 创伤性损伤为 53/1 000 000, NTSCI 为 68/1 000 000[23]。

损伤的人口统计学和病因

全球年龄相关的 TSCI 呈现两个峰值 (双峰)。一个为 TSCI 时年龄范围在 18~32 岁, 大部分为男性。随后的第二个峰值为 65 岁及 65 岁以上, 女性数量增加[8]。年轻的队列主要涉及高收入国家及低收入国家的道路交通损伤, 特别是快速机械化而基础设施不足以应对这些变化的国家 (转型经济体)。道路交通损伤在全球导致最多的 TSCI, 随后为跌落 / 跌倒。年轻队列的高处跌落 (往往为工作相关) 主要导致截瘫, 是低收入地区的特征之一。高收入国家人口老龄化导致 TSCI

第二个峰值 (>65 岁) 的扩大, 并且主要与低能量跌倒所致的高损伤平面 (四肢瘫) 相关。因为高收入国家人口的年龄, 相对于年龄较小的创伤性损伤年龄队列, 很可能出现更多的年龄较大的高位四肢瘫脊髓损伤病例。日本已发生这种情况, 75% 的脊髓损伤患者为四肢瘫, 并且主要为老年人[7, 26]。与之相比, 北美和澳大利亚为 47%, 西欧为 51%[8]。随着发达国家的人口老龄化, 四肢瘫的生存率可能会开始下降, 因为相对于其他原因所致的 TSCI, 低能量跌倒遭受四肢瘫的老年人比例增加[8]。

这些存在人口老龄化的高收入地区将经历人口统计数据的改变, 更多的老年四肢瘫患者将在急性脊髓损伤病房接受治疗。这一队列具有更多的并发症、出院时对独立性的预期降低, 并且整体长期生存率有可能降低。低收入地区随着机械化和工业化的步伐超过了对基础设施、安全工作实践和支持性立法的投入, 将会出现更多的交通事故相关损伤和工作相关高处坠落。此外, 对现有立法的执行和遵守往往存在不足。有意思的是, 在中东地区高收入国家 (沙特阿拉伯和卡塔尔) 有一组年轻患者队列[6]表现为不相称的交通事故相关损伤的高发比例 (全世界最高)[27, 28]。

其他低收入国家的区域性特征包括亚洲和大洋洲部分地区从屋顶和树上高处坠落（63%，巴基斯坦[29]；57%，中国天津，跌落[30]；斐济，39%[31]），以及继发于头顶搬运重物坠落的损伤，如孟加拉国[32]。

暴力损伤，特别是涉及枪伤和自残行为相关的 TSCI 似乎跨越了收入的鸿沟。暴力损伤所致 TSCI 的地区可从格陵兰（37%）[33]跨越至北美（美国，16%）[10]和南美（巴西，16%）[34]、非洲南部（南非，61%）[35]、中东（约旦，28%）[36]和巴基斯坦（7%）（http://www.iscos.org.uk/sitefiles/TSCI%20MAP%202%202011.pdf）[29]。在西欧地区，格陵兰报告的由于自杀未遂所致的 TSCI 比率最高（26%），主要是因为跳楼，意外火器伤所致的 TSCI 比例也较高（15%）[33]。

> **记忆要点**
> - 全球年龄相关的 TSCI 呈双峰。第一个峰值为 18~32 岁，大部分为男性。第二个峰值为 65 岁及 65 岁以上，女性数量增加。
> - 在高收入及低收入国家，年轻队列主要涉及道路交通事故损伤。
> - 全球创伤性脊髓损伤最常见的原因为道路交通事故，其次为跌倒/坠落。
> - 低收入国家，交通事故相关损伤和工作相关高处坠落占主导地位。

非创伤性脊髓损伤

NTSCI 发病率在高收入国家和发展中国家均较显著，并且可能比 TSCI 的发病率更高。在高收入国家，随着人口老龄化，NTSCI 的发病率将会增加。在许多发展中国家，NTSCI 可能已经是脊髓损伤的主要原因。预计由于人口老龄化，NTSCI 的发病率将会在未来数十年显著增加[23,37]。NTSCI 的预计增长对于医疗机构和对患者提供的医疗护理均具有重要的意义。这尤其适用于下述领域：急性期医疗护理、专科住院康复、亚急性期门诊医疗、社区医疗服务、护理支持和居家照护[37]。

高收入国家往往退行性疾病和肿瘤所致的 NTSCI 占较大比例，而低收入国家由于感染性疾病（结核和 HIV）所致的 NTSCI 占较大比例。NTSCI 还更可能造成截瘫，而不是四肢瘫[38]。

> **记忆要点**
> - NTSCI 发病率在高收入国家和低收入国家均较显著。
> - 随着人口老龄化，NTSCI 的发病率将会在未来数十年显著增加。
> - 高收入国家 NTSCI 是由退行性疾病和肿瘤所致。
> - 低收入国家 NTSCI 主要是由于感染性疾病（结核和 HIV）所致。

总体情况（TSCI及NTSCI）

人口老龄化的高收入国家往往具备主要为满足年轻人创伤后需求而设计的脊髓损伤医疗服务。这些国家将不得不改变以适应老年人口的需求，因为这些患者还已经存在合并疾病，并且低处跌倒所致的创伤性四肢瘫病例和非创伤性原因所致的截瘫病例均增加。

随着人口老龄化，这些地区各种原因所致的脊髓损伤比率均可能会增加，其中非创伤性病例增加较多，而治疗效果更差[39]。在某些地区 NTSCI 的比例增加，但患者可能未能在专门的脊柱专业病房进行治疗，这增加了这些病例未被报告，并且未能获得最佳治疗的可能性。

亚洲、中东、南美和非洲正在经历快速的机械化和城镇化，但基础设施落后和缺乏有效实施的安全法规将持续推动这些地区道路交通事故所致损伤的增长。在亚洲，仍会持续出现主要导致截瘫的工作相关的高处坠落，以及在有些国家特有的低能量跌倒（头顶搬运重物的人群）。

与其他高收入工业化国家相比，中东高收入国家非老年人群存在不相称地交通事故相关损伤的高发比例[27,28]。

生存率

可通过一些生存统计反映全社会对脊髓损伤患者进行医疗护理的能力，如损伤后 1 年和 10 年的生存率及与正常人群标准化死亡率比值（standardized mortality ratio，SMR）进行比较的预期寿命（SMR 高表示死亡风险增加）。这些统计值非常重要，但是获得这些数值需要大量资源。

发展中国家的 1 年死亡率最高（特别是在撒哈拉以南非洲）[35,40,41]。

仅在已创建脊髓损伤登记系统的国家可提供长期纵向数据，包括美国全国[42]18.2%，加拿大马尼托巴地区[43]10.7% 和澳大利亚[44]14.3%。全球地区和国家的生存率数据见表 3.3。

表 3.3　全球不同地区和国家脊髓损伤生存率（1 年和 10 年死亡率）

全球地区	国家/地区	观察期	生存率		注释
			1 年死亡率	10 年死亡率	
东亚					
	中国天津	2004—2008	1.4%（n=12）		所有的死亡病例均发生于创伤性颈脊髓损伤患者的住院治疗期间。在 12 例患者中，42%（n=5）为 60 岁或以上，10 例为男性，11 例死于呼吸衰竭
	中国台湾	1992—1996	6%（n=73）		在住院期间死亡患者中，40 例死于呼吸衰竭，22 例死于合并损伤，7 例死于并发症（肾衰竭、压疮、胃肠道出血），3 例死于自杀
	中国台湾	1992—1996	11%（n=33）		在 33 例住院期间死亡的老年患者中，17 例死于呼吸衰竭、12 例死于并发症、3 例死于自杀
	中国台湾	1977—1989	5.8%（n=94）	—	在死亡患者中，26.5% 为颈段完全性损伤，3.4% 为不完全性损伤。3% 为完全性截瘫，1.5% 为不完全性截瘫
	中国台湾（花莲县）	1986—1990	10.1%（n=10）	—	9 例为四肢瘫，其中 6 例死于紧急医护过程中的呼吸衰竭。截瘫患者于伤后 8 个月死于压疮相关的败血症
南亚					
	孟加拉国	1994—1995	7%（n=18）	—	主要死亡原因为呼吸系统并发症，死亡发生于入院后早期
	印度（哈里亚纳邦）	2000—2001	4%（n=21）	—	死亡病例中 16 例为完全性颈脊髓损伤
	巴基斯坦	2003—2007	10.7%（n=23）	—	住院治疗期间死亡
东南亚					
	泰国（清迈）	1985—1991	8%（n=31）	—	死亡病例中的 4 例为高位四肢瘫拒绝进行治疗的患者。23 例死于急性期，4 例死于入院 6 周后
	泰国（曼谷）	1989—1994	16%（n=35 死于紧急医护医院）	—	呼吸系统并发症占全部死亡病例的 89%（n=219）。死亡患者中的 68% 为完全性颈脊髓损伤

续表

全球地区	国家 / 地区	观察期	生存率		注释
			1 年死亡率	10 年死亡率	
澳洲					
	澳大利亚	1986—1998	5.7%	14.3%	110 例在最初 2 个月内死亡
	澳大利亚（新南威尔士州）	1955—1994	—	SMR 2.3	总死亡数 195 例,预计死亡数 85 例。研究队列为 335 例死亡脊髓损伤患者。主要死亡原因为肺炎和流感(n=27)及败血症(n=25)
	澳大利亚（新南威尔士州）	1955—1994	—	9%(n=132 死于 18 个月内;12% 为四肢瘫,5% 为截瘫)	全部 1 453 例脊髓损伤患者,55% 为颈脊髓损伤,45% 为胸 / 腰髓损伤。14%(n=197)于 18 个月后死亡,死亡患者中 60% 为颈脊髓损伤,40% 为胸 / 腰髓损伤
	澳大利亚（维多利亚）	1959—1966	6.1%(n=20)	6.1%(n=20)	脊髓损伤后急性期死亡为事故发生后 <60 天,慢性期死亡为事故发生后 >60 天。急性呼吸系统疾病所致死亡占脊髓损伤所致死亡的 70%
东欧					
	俄罗斯（诺沃西比尔斯克）	1989—1993	17%(总死亡率, n=33)及 14%(术后,n=27)	—	大多数死亡患者(85%)为 C_4 或 C_4 节段以上的颈椎损伤
西欧					
	丹麦	1953—1971 及 1972—1990	—	14.5%(n=52 总数为 359;在第一个纳入期出现脊髓损伤,死于 1973 年)16.4 %(n=87, 总数为 529;在第二个纳入期出现脊髓损伤,死于 1992 年)	最常见的死亡原因为肺部疾病(如:肺炎)、自杀和缺血性心脏病。四肢瘫患者中,76% 的患者死于肺部疾病和肺炎
	希腊（塞萨洛尼基）	2006—2007	18.8%(n=12),与之相比斯德哥尔摩为 0%		在塞萨洛尼基,主要死亡原因为肺炎合并或不合并败血症(50%),其次为泌尿系感染和心律失常
	以色列	1959—1992	4.8%(n=12)	19%(n=47)	—
	以色列	1948		50%(n=10)在 50 年后死亡,平均死亡年龄为 60 岁	脊髓损伤患者发病于 1948 年以色列独立战争中(20 例,男性 19 例,女性 1 例)。伤后最初 20 年未进行定期随访。没有患者为完全性四肢瘫。13 例 AIS A 级截瘫患者,4 例 AIS C 级和 D 级截瘫患者,1 例 AIS C 级四肢瘫患者

续表

全球地区	国家/地区	观察期	生存率		注释
			1年死亡率	10年死亡率	
	以色列	1962—2004		7.1%（n=10）	143例因交通事故所致脊髓损伤患者。损伤时平均年龄为37.8岁。43%为颈髓损伤,49.3%为胸腰髓损伤。41%康复住院时为完全性损伤（Frankel A级）。伤后最长生存时间为43.3年
	意大利	1997—1999		出院后16%（n=82）;平均时间为3.8年。7%（n=36）在调查前已死亡	对7家脊柱病房和17家康复病房的608例首次入院的脊髓损伤患者进行调查,其中511例在1997—1999年间出院
	挪威	1961—1982	—	36.7%（n=142）	观察期内387例创伤性脊髓损伤患者中的142例死亡。主要死亡原因为肺炎/流感（16%）、缺血性心脏病（13%）和泌尿生殖系统疾病（13%）。高死亡率的住院危险因素为:损伤时年龄大、四肢瘫和功能性完全性脊髓损伤
	葡萄牙（科英布拉）	1989—1992	56%（n=223）	—	1998—1992年共出现新发脊髓损伤病例398例。其中,64例（16%）到达医院时已死亡,159例（40%）在急性期医疗护理过程中死亡,13例数月后死亡
	瑞典（斯德哥尔摩）	2006—2007	斯德哥尔摩死亡0%,与之相比希腊为18.8%（n=12）		在塞萨洛尼基,主要死亡原因为肺炎合并或不合并败血症（50%）,其次为泌尿系感染和心律失常
拉丁美洲,热带					
	巴西	1986—1995	10.9%（n=18）	—	164例创伤性脊髓损伤者,其中18例死亡（100例颈脊髓损伤患者中15例,27例胸脊髓损伤中2例,37例胸腰髓损伤患者中1例）。完全性颈脊髓损伤患者死亡率最高
	巴西	2001—2005	26.2%在紧急医护过程中死亡		84例颈脊髓损伤患者,完全性颈脊髓损伤患者中的26%（n=28）住院期间死亡,除外明显脑损伤或血流动力学不稳定的病例后,死亡数字下降至5.2%
	巴西（圣保罗）	1982—1987	21%（n=90）		住院期间死亡主要原因为呼吸衰竭

续表

全球地区	国家 / 地区	观察期	生存率		注释
			1 年死亡率	10 年死亡率	
北美，高收入国家					
	加拿大（安大略）	2007	8%（n=37）	—	脊髓损伤后急性期和慢性期绝大多数死亡原因为心律失常（37.8%）、呼吸系统并发症（37.8%）和凝血相关并发症（10.8%）
	加拿大（安大略）	2003—2007	12%（n=109）		在 109 例住院期间死亡的患者中，92 例（84%）为 60 岁或 60 岁以上，79 例为男性（72.5%），77 例（70.6%）为跌落 / 跌倒损伤，91 例（83.5%）为颈脊髓损伤，55 例（50.5%）Charlson 并发症指数为 0 分
	加拿大（多伦多）	1996—2007	4%（注意：包括 272 例无脊髓损伤的患者）	—*	急性脊柱创伤患者 569 例（平均年龄 50 岁）。包括 269 例 AIS E 级病例和 4 例 AIS 分级不详病例
	加拿大（安大略）	1997—2001	院内死亡率为 8%（n=12）		60 岁以上患者的死亡率为 18%。与之相比，60 岁以下患者的死亡率为 5%。脊髓损伤为 9 例患者的直接死亡原因，患者均为 C_1~C_2 或 C_2~C_3 骨折脱位所致的损伤
	加拿大（艾伯塔）	1975—1988	—	3%（n=6）	在 174 例儿童病例中，6 例死亡（5 例为完全性脊髓损伤）
	加拿大（马尼托巴）	1981—1984	—*	10.7%（n=13）	对 122 例神经损伤患者进行回顾性横断面研究。死亡率随损伤时年龄增加而增加
	美国	1973—2003	61%（n=491）	—	研究组：810 例损伤时年龄为 20 岁及 20 岁以上的患者，康复治疗出院时呼吸机依赖。319 例患者第 1 年存活。在已知死亡原因组中（69%），31% 的死亡是由肺炎和其他呼吸系统疾病所致
	美国	1982—1989	17%（伴有其他损伤脊髓损伤所致的急性期死亡）；6.9% 仅脊髓损伤所致的急性期死亡）	—	基于 2 946 例进入重大创伤结局研究（Major Trauma Outcome Study，MTOS）数据库的患者
	美国	1940—1987	—	15%	创伤性脊髓损伤退伍军人群体（n=13 519）
	美国	1984	—	14%	基于全国数据库（10 000 例以上）不完全性截瘫患者的生存率最高，随后为完全性截瘫、不完全性四肢瘫和完全性四肢瘫。主要死亡原因为肺炎、败血症和肺栓塞

全球地区	国家 / 地区	观察期	生存率		注释
			1 年死亡率	10 年死亡率	
	美国（东南部）	1997—2005	—	16.2%（n=225）	参与者：1 389 例在 1997 年后半年和 1998 年前半年发生创伤性脊髓损伤，在研究开始前损伤至少 1 年的患者
	美国（加利福尼亚州南部）	1981—1998	44%（n=1894）	—	在 4 353 例脊髓损伤患者中，40% 在损伤以后立刻或很快死亡。在 2 779 例住院患者中，5.5% 在住院期间死亡颅脑损伤及 1 项或多项合并损伤是早期与死亡率最相关的变量。住院期间，遭受颈脊髓损伤、AIS 评分高（>4）和完全性神经损伤均增加死亡率
	美国（东南部）	1997—1998		14.8%（n=179）	参与者：1 209 例患者，损伤时平均年龄为 32 岁，损伤后时间平均为 9 年，54% 为颈脊髓损伤
	美国（加利福尼亚州）	1996	—	16%（n=52）	1985 年的 330 例脊髓损伤患者中 278 例存活至 1996 年
	美国（俄克拉何马州）	1988—1990	8%（n=30）	—	376 例脊髓损伤住院患者。其中，30 例在住院或康复治疗期间死亡
	美国（马里兰州）	1950—1972	37%（n=67）	—	180 例颈脊髓损伤患者，113 例存活至少 1 年。其中 86 例患者随访观察 2~16 年
	美国（加利福尼亚州）	1970—1971	48.3%（n=299 共 619 例患者）	—	从损伤日期至住院出院期间发生的死亡。79% 的病例在到达医院时死亡，其余 21.4% 在病房死亡
	美国（加利福尼亚州）	1970—1971	—	53.9%	脊髓损伤后 5~6 年，320 例患者中的 35 例（或全部 619 例患者中 334 例）死亡。35 例患者的死亡原因主要为心肺或肾脏并发症
撒哈拉以南东部非洲					
	马拉维（布兰太尔）	1972—1973	12%	—	—
撒哈拉以南南部非洲					
	津巴布韦	1988—1994	49%（n=67）	—	136 创伤性脊髓损伤患者被送往康复中心。10 例由于压疮所致的败血症在康复中心死亡。另外 57 例患者在 1 年内死亡。死亡患者中的 2/3 为四肢瘫

续表

全球地区	国家/地区	观察期	生存率		注释
			1年死亡率	10年死亡率	
	南非(开普省)	1963—1967	13%(38,共300例脊髓损伤患者院内死亡)	—	住院期间死亡患者中63%为四肢瘫患者。另外3%(n=9)的患者出院后死亡,主要原因为褥疮(败血症)和肺炎

撒哈拉以南西部非洲

全球地区	国家/地区	观察期	1年死亡率	10年死亡率	注释
	尼日利亚	1974—1977	84%(n=64)	—	76例脊髓损伤患者中12例存活 C_4~C_8:28.2(出院后平均存活天数) T_1~T_6:62.7(出院后平均存活天数) T_7~T_{12}:68.9(出院后平均存活天数) L_1~S_5:190.7(出院后平均存活天数)
	尼日利亚(埃努古)	1996—2000	11%(n=8,共74例患者)	—	均为完全性四肢瘫患者,住院1周内死于呼吸功能不全
	尼日利亚(埃努古)	1996—2001	34.3%(n=36,共104例患者)	—	死亡患者中89%为颈脊髓损伤,主要死于呼吸衰竭
	尼日利亚(拉各斯)	1992—2006	18%(n=82)	—	死亡病例中的39%(n=32)是由呼吸衰竭所致。合并脑损伤占死亡病例的29%(n=24)。大多数死亡(72%)患者为颈椎损伤
	尼日利亚(伊洛林)	1995—1999	26%(n=10,共39例患者)	—	死亡患者中70%为颈脊髓损伤,均于12天内死亡
	尼日利亚(高原州)	1984—1997	26%(n=18)	—	68例脊髓损伤患者进行治疗。损伤后30天,18例患者死亡。67%为颈脊髓损伤,33%为胸腰髓损伤。总共5例患者死于血栓栓塞性疾病,2例四肢瘫患者死于急性上升性脊髓水肿,11例死于褥疮所致的败血症
	尼日利亚(扎里亚)	1973—1982	25%(n=12)	—	48例患者中的25%死于住院后10周内。在6例住院的四肢瘫患者中,仅有1例存活。12例死亡患者中的10例在死亡时存在褥疮。所有死亡患者均存在泌尿系感染
	塞拉利昂	2002—2004	29%(n=7,共24例患者院内死亡)	83%	24例脊髓损伤患者住院治疗。7例在住院期间死亡,另外13例在出院10~28个月死亡(24例患者中有4例失访)

* 未报告

发达国家的生存数据由 Middleton 等人提供,他们通过新南威尔士(澳大利亚)的数据预测的估计预期寿命(25~65 岁,平均预期寿命百分比)"对于 C_1~C_4 AIS A 至 C 级、C_5~C_8 AIS A 至 C 级、T_1~S_5 AIS A 至 C 级和 AIS D 级损伤的范围分别为 64%~69%、74%~65%、88%~91% 和 97%~98%"。四肢瘫的总体 SMR 为 2.2(95% CI:1.9~2.4),截瘫为 1.7(95% CI:1.4~1.9)[45]。

来自 Hagen 等人的挪威数据显示四肢瘫的 SMR 为 6.70,截瘫为 3.07[46]。完全性损伤患者(SMR:4.23)生存时间较不完全性损伤(SMR:1.25)短。有意思的是,女性的生存时间更短(2.88 比 1.72)。高收入国家已经通过降低脊髓损伤特异性的并发症(如:泌尿系感染和压疮相关的败血症及肾衰竭),以设法改善脊髓损伤后的生存情况。脊髓损伤后第 1 年内短期死亡是由呼吸系统并发症所致,而长期的死亡原因逐渐与身体健全的人群相似。

NTSCI 的生存数据主要来自以色列对 1 085 例患者(1962—2000)进行的研究,报告生存时间中位数为 24 年[47]。生存情况明显受到损伤病因、年龄、性别、损伤严重程度、损伤发病时间的影响,并且通常高位损伤后的生存时间较短。椎间盘突出、椎管狭窄和良性肿瘤(大多数肿瘤)患者的死亡风险低于脊髓炎或多发性硬化患者。第 1 年的累积死亡率为 0.6%,5 年为 6%,10 年后为 16%。生存率高可能反映的是多发性硬化患者所占比例较高。对于 NTSCI,报告不同病因的生存情况非常重要。

近来,已有生存研究报告澳大利亚肿瘤和梗死所致 NTSCI 患者的生存情况,其中肿瘤所致占 NTSCI 的 26%~45%。毫不奇怪的是,梗死患者存活时间更长。Tan 和 New 报告了因肿瘤至脊髓损伤康复病房住院治疗患者(90% 为截瘫,年龄中位数 61 岁)的情况:原发性肿瘤的生存时间中位数为 9.5 个月(IQR:2.8~34.4),转移性肿瘤为 2.8 个月(IQR:1.2~9.0)[48]。相反,尽管梗死患者的年龄中位数更大,为 72 岁,但生存时间中位数为 56 个月(IQR:28~85)[49]。

记忆要点

- 不同国家脊髓损伤患者的生存统计数据可反映其对脊髓损伤患者进行医疗护理的能力。
- 低收入国家的 1 年死亡率最高。
- 从建立脊髓损伤登记系统的国家可获得长期纵向数据。
- 脊髓损伤后第 1 年的死亡原因为呼吸系统并发症。

脊髓损伤的花费

2008 年,维多利亚神经创伤计划(Victorian Neuro-trauma Initiative, VNI)进行了 TSCI 相关花费的回顾,显示偏瘫患者的终生花费为 500 万澳元,四肢瘫患者为 950 万澳元[50]。这一花费包括卫生系统花费、辅助/装备和长期护理范畴。在澳大利亚,估计 40% 的花费是由患者及其家庭承担的(在没有全民医疗保险的国家可能会更高)。

在美国,估计的终生花费各异,有别于损伤的严重程度和损伤时的年龄。对于损伤时年龄为 25 岁的四肢瘫患者,终生花费大约为 400 万美元,截瘫患者大约为 200 万美元。对于损伤时年龄为 50 岁的患者,这些数字将会下降,四肢瘫患者大约为 200 万美元,截瘫患者大约为 130 万美元。这些估计的终生花费不包括间接费用,如:工资的损失、额外的福利和生产率,这些都是非常可观的[51]。

仅有一项关于 NTSCI 相关花费的研究。这项澳大利亚的研究比较了 TSCI 和 NTSCI 患者急性期的住院花费,报告 TSCI 的花费更高。影响花费的主要因素是 TSCI 队列患者更多的使用气管插管和重症监护病房[52]。

记忆要点

- 维多利亚神经创伤计划(Victorian Neuro-trauma Initiative, VNI)估计偏瘫患者的终生花费为 500 万澳元,四肢瘫患者为 950 万澳元。
- 在美国,估计的终生花费各异,有别于损伤的严重程度和损伤时的年龄。
- 与 NTSCI 相比,TSCI 的花费更高。影响花费的主要因素是 TSCI 患者更多的使用气管插管和在重症监护病房进行治疗。

有效收集数据的建议

根据目前许多关于基线和扩展数据建议(国际脊髓损伤核心数据集、ICECI 和国际脊髓损伤非创伤性脊髓损伤数据集)推荐的功能完备的登记系统已可供使用[2,3,53]。ISCoS 预防委员会承认没有在所有地区进行完整登记系统采集的能力,并且不是所有的医院都有专门的资源/人员供收集所需的信息(图 3.1)。

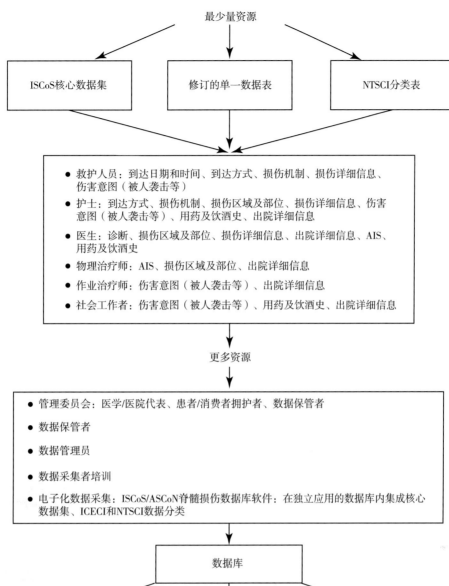

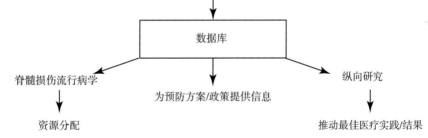

图 3.1　适合的数据采集系统

统计问题

随着计算机技术的进步,有机会使用建模来生成由于实际原因而无法随时获得的发病率和患病率的估计值[54]。建模更比完整的人口普查更具成本效益。随着可利用更精确的基线估计值(特别是健康登记系统的数据)和可使混杂偏倚得以调整的变量,建模的精确度将得到改进[21]。建模的重要要求之一是应该对所有的假设进行清楚地描述。

为将来的流行病学研究收集更好数据的路线图

ISCoS 数据库:ASCoN 试点项目(The ISCoS Database: ASCoN Pilot Project, IDAPP)已被设想为建立国际脊髓损伤数据库的第一步。在起始阶段,作出的决定是让缺乏脊髓损伤数据的国家参与其中。这些国家包括 ASCoN 所属的国家,也就是孟加拉国、印度、马来西亚、尼泊尔、斯里兰卡、泰国和越南。IDAPP 项目计划持续 1 年。如果试点项目获得成功,已提议将逐步纳入更多的国家和中心。项目的主要目标是获取在选定

ASCoN 中心住院脊髓损伤患者的人口统计学和损伤 / 安全性数据,以期制定有效的预防策略。次要目标是评估数据库变量和采集过程,以为大规模的全球数据库项目提供指导。

本章重点

- 脊髓损伤是由于创伤性或非创伤性原因对脊髓造成的损伤。
- 以收入为基础的数据采集可以在社会经济学背景下有意义地描述各个国家的脊髓损伤统计情况。
- 高收入国家大约 1/5 或更多的人口超过 60 岁,而低收入国家往往人口较年轻。
- 预计许多地区 NTSCI 的患病率将随着人口老龄化而增长。
- 全球 TSCI 的分布呈双峰。第一个峰值为 18~32 岁,大部分为男性。第二个峰值为 65 岁及 65 岁以上,女性数量增加。
- 高收入国家 NTSCI 由退行性疾病和肿瘤所致,而低收入国家主要由感染性疾病所致。
- 低收入国家的 1 年死亡率最高。脊髓损伤后第 1 年内的主要死亡原因为呼吸系统并发症。
- 与 NTSCI 相比,TSCI 的花费更高。影响花费的主要因素是更多的使用气管插管和重症监护病房。

（刘楠 译 周谋望 校）

参考文献

1. World Health Organization. International perspectives on spinal cord injury (IPSCI). In: Bickenbach J, Bodine C, Brown D, et al. (eds.). Geneva, 2013. p. 1-231.

2. ICECI Coordination and Maintenance Group. International Classification of External Causes of Injuries (ICECI) version 1.2. in *ANSI and AIHW NISU Adelaide, Australia* (2004).

3. New P, Marshall R. International Spinal Cord Injury Data Sets for NTSCI. *Spinal Cord* 2014;52:123-132.

4. New PW, Delafosse V. What to call spinal cord damage not due to trauma? Implications for literature searching. *The J Spinal Cord Med* 2012;35:89-95.

5. Alcanyis-Alberola M, Giner-Pascual M, Salinas-Huertas S, Gutierrez-Degado M. Iatrogenic spinal cord injury: an observational study. *Spinal Cord* 2011;49:1188-1192.

6. World Bank. World development report 2004: Equity and development. (Washington, DC, 2006).

7. Shingu H, Ohama M, Ikata T, Katoh S, Akatsu T. A nationwide epidemiological survey of spinal cord injuries in Japan from January 1990 to December 1992. *Paraplegia* 1995;33:183-188.

8. Lee B, Cripps R, Fitzharris M, Wing P. The global map for traumatic spinal cord injury epidemiology: update 2011, global incidence rate. *Spinal Cord* 2014;52:110-116.

9. Norton L. Spinal cord injury, Australia 2007-08. (Injury research and statistics series no. 52. Cat. no. INJCAT 128. Canberra: AIHW, 2010).

10. National Spinal Cord Injury Statistical Centre Birmingham Alabama. Spinal Cord Injury Facts and Figures at a Glance. (Alabama, USA, 2008).

11. Divanoglou A, Levi R. Incidence of traumatic spinal cord injury in Thessaloniki, Greece and Stockholm, Sweden: a prospective population-based study. *Spinal Cord* 2009;47:1-6.

12. Weerts E. Final reporting of project outcomes Spinal Cord Injury care and Orthopedic workshop. 1-3 (Hanoi, Vietnam 2009).

13. Kovindha A. A retrospective study of spinal cord injuries at Maharaj Nakorn Chiang Mai Hospital, during 1985-1991. *Chiang Mai Med Bull* 1993;32:85-92.

14. Pajareya K. Traumatic spinal cord injuries in Thailand; an epidemiologic study in Siriraj Hospital, 1989-1994. *Spinal Cord* 1996;34:608-610.

15. De Vivo M, Chen Y. Trends in new injuries, prevalent cases, and aging with spinal cord injury. *Arch Phys Med Rehabil* 2011;92:332-338.

16. United Nations: Department of Economic and Social Affairs, P.D. World population ageing: 1950-2050. (United Nations New York, 2001).

17. Wyndaele M, Wyndaele JJ. Incidence, prevalence and epidemiology of spinal cord injury: what learns a worldwide literature survey? *Spinal Cord* 2006;44:523-529.

18. Razdan S, Kaul RL, Motta A, Kaul S, Bhatt RK. Prevalence and pattern of major neurological disorders in rural Kashmir (India) in 1986. *Neuroepidemiology* 1994;13:113-119.

19. Farry A, Baxter D. The Incidence and Prevalence of Spinal Cord Injury in Canada: *Overview and estimates based on current evidence.* (Rick Hansen Institute and Urban Futures Institute, December 2010).

20. New P, Farry A, Baxter D, Noonan V. Prevalence of NTSCI in Victoria, Australia. *Spinal Cord* 2013;51:99-102.

21. Fitzharris M, Cripps RA, Lee BB. Estimating the global burden of traumatic spinal cord injury. *Spinal Cord* 2014;52:117-122.

22. New PW, Baxter D, Farry A, Noonan V. Estimating the incidence and prevalence of traumatic spinal cord injury (TSCI) in Australia. *Arch Phys Med Rehabil* 2015;96:76-83.

23. Noonan V, et al. Incidence and prevalence of spinal cord injury in Canada: A national perspective. *Neuroepidemiology* 2012;38:219-226.

24. New PW, Simmonds F, Stevermuer T. A population-based study comparing traumatic spinal cord injury and non-traumatic spinal cord injury using a national rehabilitation database. *Spinal Cord* 2011;49:397-403.

25. Cripps R et al. A global map for TSCI epidemiology: towards a living data repository for injury prevention. *Spinal Cord* 2011;49:493-501.

26. Inamasu J, Guiot B, Sachs D. Ossification of the posterior longitudinal ligament: an update on its biology, epidemiology, and natural history. *Neurosurgery* 2006;58:1027-1039.

27. Alshahri S, Cripps RA, Lee BB. TSCI in Saudi Arabia: An epidemiological estimate from Riyadh. *Spinal Cord* 2012;50:882-884.

28. Quinones M, Nassal M, Al Bader KI, Al Muraikhi AE, Al Kahlout SR. Traumatic spinal cord in Qatar: An epidemiological study. *Middle East J Emergency Med* 2002;2:1-5.

29. Raja IA, Viohra AH, Ahmed M. Neurotrauma in Pakistan. *World J. Surg* 2001;25:1230-1237.

30. Li J et al. The epidemiological survey of acute traumatic spinal cord injury (ATSCI) of 2002 in Beijing municipality. *Spinal Cord* 2011;49: 777-782.

31. Maharaj JC. Epidemiology of spinal cord paralysis in Fiji: 1985-1994. *Spinal Cord* 1996;34:549-559.

32. Hoque MF, Hasan Z, Razzak A, Hela S. Cervical spinal cord injury due to fall while carrying heavy load on head: a problem in Bangladesh. *Spinal Cord* 2012;50:275-277.

33. Pedersen V, Muller PG, Biering-Sorensen F. TSCI in Greenland 1965-1986. *Paraplegia* 1989;27:345-349.

34. Campos da Paz A et al. Traumatic injury to the spinal cord. Prevalence in Brazilian hospitals. *Paraplegia* 1992;30:636-640.

35. Key AG, Retief PJM. Spinal Cord Injuries: An Analysis of 300 New Lesions. in IMSP. ASM 243-249 (Paraplegia, Tel-Aviv, 1968).

36. Otom AS, Doughan AM, Kawar JS, Hattar EZ. Traumatic spinal cord injuries in Jordanan epidemiological study. *Spinal Cord* 1997;35:253-255.

37. New PW, Sundararajan V. Incidence of NTSCI in Victoria, Australia: a population-based study and literature review. *Spinal Cord* 2008;46:406-411.

38. New PW, Cripps R, Lee BB. A global map for NTSCI epidemiology: towards a living data repository. *Spinal Cord* 2014;52:97-109.

39. New P. A multidisciplinary consultation team to address the unmet needs of hospitalized patients with spinal cord injury. *Arch Neurol* 2010;67:1074-1076.

40. Nwadinigwe CU, Iloabuchi TC, Nwabude IA. TSCI (SCI): A Study of 104 Cases. *Niger J Med* 2004;13:161-165.

41. Levy LF, et al. Problems, struggles and some success with spinal cord injury in Zimbabwe. *Spinal Cord* 1998;36:213-218.

42. NSCISC. Complete Public Version of the 2013 Annual Statistical Report for the SCIMS. (Birmingham, Alabama, 2013).

43. Hu R, Mustard CA, Burns C. Epidemiology of incident spinal fracture in a complete population. *Spine* 1996;21:492-499.

44. O'Connor PJ. Survival after SCI in Australia. *Arch Phys Med Rehabil* 2005;86:37-47.

45. Middleton JW, et al. Life Expectancy after Spinal Cord Injury: A 50-year study. *Spinal Cord* 2012;50:803-811.

46. Hagen EM, Eide GE, Rekand T, Gilhus NE, Gronning M. A 50-year follow-up of the incidence of TSCI in Western Norway. *Spinal Cord* 2010;48:313-318.

47. Ronen J et al. Survival after nontraumatic spinal cord lesions in Israel. *Arch Phys Med Rehabil* 2004;85:1499-1502.

48. Tan M, New PW. Survival after rehabilitation for spinal cord injury due to tumor: a 12-year retrospective study. *J Neurooncol* 2011;104:233-238.

49. New PW, McFarlane C. Survival following spinal cord infarction. *Spinal Cord* 2013;51:453-456.

50. Access Economics. The economic cost of spinal cord injury and traumatic brain injury in Australia. (Report for the VNI, Melbourne, Victoria, 2009).

51. Devivo M, Chen Y, Mennemeyer S, Deutsch A. Costs of care following spinal cord injury. *Top Spinal Cord Inj Rehabil* 2011;16:1-9.

52. New P, Jackson T. The costs and adverse events associated with hospitalization of patients with SCI in Victoria, Australia. *Spine* 2010;35:796-802.

53. DeVivo M, Biering-Sørensen F, Charlifue S, et al. International Spinal Cord Injury Core Data Set. *Spinal Cord* 2006;44:535-540.

54. Lasfargues JE, Custis D, Morrone F, Carswell J, Nguyen T. A model for estimating spinal cord injury prevalence in the United States. *Paraplegia* 1995;33:62-68.

第二篇　急性期处理

A 院前处理和急救

第4章 可疑急性创伤性脊髓损伤的院前处理

Cherylene Camps, Michael Lipnick, Jackie Mabweijano, Brian Gardner

学习目标

本章学习完成后,你将能够:

- 从以下几个方面概述对可疑的急性脊髓损伤患者适合的院前处理:
  - 事故当场的急救及其他处理;
  - 识别需要制动的患者并了解制动的方法;
  - 解救患者的方式;
  - 如何疏散患者及转运至医疗机构。
- 认识到在资源受限的国家里进行院前处理面对的挑战和制动的替代方法。

引言

本章叙述了对急性创伤性脊髓损伤患者在院前处理中制动所能带来的神经功能上益处的正反两方面的临床证据。概述了在受伤现场对伤员初步评估和治疗的方法。描述了在高收入国家里对可疑急性创伤性脊髓损伤患者制动的过程,包括如何识别需要被制动的患者、如何制动、如何解救并疏散可疑急性创伤性脊髓损伤患者、如何将患者转运至医疗机构及其该前往哪些医疗机构。本章也讨论了对可疑急性创伤性脊髓损伤患者在中等收入和低收入国家中的院前处理。本章还概述了院前急救和处理的方式,这被认为是降低脊髓损伤患病率和死亡率的有效方式。

支持有效的院前处理有益的临床证据

在脊髓损伤的急性期,急性创伤性脊髓损伤会导致一些进展性的、有潜在危害性的病理过程[1]。虽然并非没有异议,但避免在脊髓损伤的地点无保护的搬运、足量吸氧、和足够的灌注仍被广泛地认为可以最小化继发的负面效应。遵守院前处理的简要原则,通常被认为可以最大程度的减少对脊髓的二次损伤。

出于两点原因,部分医生认为对急性创伤性脊髓损伤患者进行院前制动能带来显著的神经功能恢复仍缺乏足够的临床证据。第一点是没有随机对照实验的结论支持[2],第二点是在一项由马来亚大学进行的对120位急性创伤性脊髓损伤患者的长达5年的回顾性分析研究中,虽然没有一位患者进行了院前的制动,但也没有一位患者在住院前有神经功能损害的证据[3]。

出于另外三点原因,部分医生认为院前的制动可以在很大程度上阻止神经功能的恶化。第一点是一项对恒河猴的动物实验[4],第二点是在英格兰[5]和澳大利亚[6]的许多未制动的急性创伤性脊髓损伤患者中都观察到了神经功能的恶化,第三点是美国的临床研究表明,在制动了的脊髓损伤患者中自发性的神经功能恶化的比例仅有 1%~5%[7,8]。

对于院前急救和处理能在伤后降低患者的死亡率和发病率这一点,证据是足够支持其有效性的。然而其应用却受基础条件的限制,尤其是在高收入国家和中低收入国家之间。在可能的条件下,应给予最高级别的救治支持[9,10]。

记忆要点

- 对急性创伤性脊髓损伤患者院前急救的主要目标是降低额外的死亡率和发病率。
- 对急性创伤性脊髓损伤患者来说,满意的固定可以改善神经功能的结局。
- 有效的院前急救和处理可降低脊髓损伤患者的死亡率和患病率。

发达国家的院前处理

受伤现场第一救援者的角色

在受伤现场,第一位施救者扮演着重要的角色。

像其他创伤一样,对脊髓损伤的治疗按照如下的顺序进行:气道管理和稳定颈椎(airway management and cervical spine stabilization)、呼吸(breathing)、循环(circulation)、残疾评估(disability)和暴露(exposure)(可按 ABCDE 记忆)(知识框 4.1)。

首要是对受伤现场的评估。对受伤现场的评估包括确认其对施救者的安全性。也通常能提供对受伤方式确认的信息。

对受伤现场的评估完成后,应寻找和处理任何急性的或潜在的灾难性大出血。当上述项目都完成后,必须被快速进行 ABCDE 初步评估后的剩余项目。当初始评估都完成后,剩下的步骤是判断可能的受伤机制是否会导致脊髓损伤(知识框 4.2)。

知识框 4.1　灾难性大出血的 ABCDE 记忆法

必须找到灾难性出血并进行管理

A——气道管理和颈椎固定

- 患者的气道是否通畅?
- 是否有阻塞的危险?
- 如果气道受损,首先采用创伤时仰额或下颚推挤操作
- 清除上呼吸道中的任何血液和身体组织

B——呼吸

- 通气速度和深度是否足够
- 快速暴露、观察和触诊胸部
- 观察是否有膈肌或腹式呼吸,因为这可能提示高位颈椎高度受伤
- 必须避免缺氧。提供 15L 氧气
- 检查 $EtCO_2$。异常高或有所升高可能表明即将出现通气失败
- 如果出现呼吸缓慢,则辅助呼吸或使用袋瓣面罩通气接管患者呼吸

C——循环

- 脉搏是否存在,其速率、质量和规律性
- 检查伴有心动过缓的低血压。必须纠正低血压
- 肤色、温度、水分、毛细血管充盈时间
- 即使患者血压低,仍要检查外周血管颜色和血管扩张情况
- 收缩压应保持在 90mmHg 以上

D——残疾

- 使用首字母缩略词 AVPU(附录 4.1)描述患者的意识水平
- 使用格拉斯哥昏迷量表(Glasgow Coma Scale)(附录 4.2)评估患者
- 确保进行简短的神经系统检查
- 男性患者如果阴茎持续勃起,称为阴茎异常勃起,可能是脊髓损伤的另一个迹象

E——暴露 / 环境

- 脱掉所有衣服来暴露患者,这一点对于发现所有损伤至关重要
- 脊髓损伤患者失去体温调节能力,因此必须注意保暖

知识框 4.2　可疑的受伤机制

车祸

- 伴随加速、翻滚和/或快速减速的中到高速的车祸
- 中到高速车祸中有未系安全带的乘客
- 高速车祸中机动车有严重的损伤
- 同一机动车内有乘客死亡
- 摩托车车祸中骑手与摩托车分离
- 机动车之间或机动车与行人之间的车祸

运动损伤

- 潜水事故
- 骑马
- 橄榄球
- 包括蹦床在内的体操

摔伤

- 老年及体弱者摔倒
- 自三倍于自己身高的高度摔下

被袭击

- 严重的头外伤（不清醒的患者）
- 靠近脊柱的穿刺伤

知识框 4.3　对有可疑的受伤机制的患者暂不行制动前需满足的标准

- ABCDE 结果均满意
- 评估时意识清醒
- 脊柱无疼痛肿胀
- 无神经功能障碍主诉或临床表现
- 无牵拉伤的证据
- 既往无脊柱相关病史或手术史
- 无服用药物（处方或非法）（包括止痛药）或中毒的证据
- 男性患者若出现阴茎勃起，提示脊髓损伤
- 颈部可以向左或右水平旋转 45° 而不出现疼痛

如果有可能的受伤机制导致损伤，则需要评估患者是否需要对脊椎进行固定。NEXUS[11] 和加拿大 C-Spine 准则[12] 都可以协助我们作出决策。

在临床上，除非患者满足知识框 4.3 中的所有条件，有受伤可能的患者都应该制动。

神经损伤症状包括针刺痛、麻痛感、麻木、烧灼感、在躯干和肢体上的电击感和无力感。神经功能检查应包括肌肉力量的评估和根据皮节分布的感觉平面的判断。

如何制动？

如果满足指征，全脊柱都应被制动（图 4.1~4.6、图 4.4~4.13）。

人工的同轴稳定包括头和颈部保持在一个姿势，从而最小化对脊髓的损伤。在患者头端的医师决定患者的移动方向。

颈围领（颈托）的方法及应用

只有经受专业训练的人员才能安装颈围领，因为不正确的应用会导致进一步的损伤（图 4.1a~g；知识框 4.4~4.6）。

基于制造商的说明书安装颈围领。首先得确保其安装正确，因为尺寸太大的围领可能会使颈椎过伸，而尺寸太小的围领可能无法提供足够的保护。

人工的同轴稳定是颈围领的一项适合的替代品，并在特定患者中可能会起到更好的效果，尤其是在气道受损或颅内压增高的患者，以及反应激烈的患者及患儿。

特殊情况下颈围领的应用

一些老年患者，及伴有例如强直性脊柱炎的颈部疾病的患者，可能无法在戴颈围领平躺的时候顺畅呼吸[13]。在这种情况下，应采用其他替代措施。包括毛毯和枕头之类的物品都可以为患者的头、颈及背部提供支持。确保在患者膝盖和/或腰椎下的空间都有垫子。在制动的过程中，不应使颈部脱离中立位。

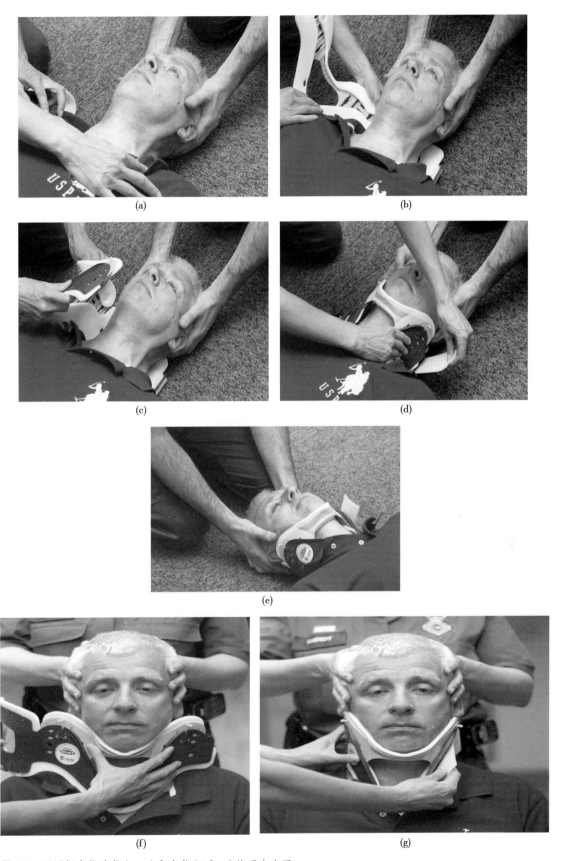

图 4.1　颈围领在仰卧位（a~e）和坐位（f 和 g）的逐步应用

知识框 4.4 为仰卧位的患者行脊柱制动的步骤（图 4.1a~e）

- 跪在患者头侧，用示指和中指撑住下颌，用双手掌扶住头两侧，注意不要捂住耳朵
- 如果患者清醒而头和颈部不在中立位，鼓励患者缓慢自行移动至中立位
- 如果患者不清醒，被动的移动患者头部至中立位
- 通过将鼻子、胸骨中心和耻骨中心对齐至一直线从而达成脊柱中立位
- 如果感到有抵抗，或在清醒的患者感到疼痛加剧，那么将不再尝试进一步移动颈部，并固定患者与其被发现的位置
- 不过度的旋转、屈曲、或伸直头或颈部。不使用牵引
- 不移开放在患者头部的手，直到患者被固定在骨科铲式担架上并且头部被固定牢靠之后

知识框 4.5 为仰卧位患者佩戴颈围领的步骤（图 4.1a~e）

- 向患者解释你将要完成的步骤及其缘由
- 去除患者所有首饰
- 通过临床医师靠手提供的同轴稳定，用手指测量患者在下颌和肩膀之间颈部的距离
- 通过比较下巴的尺寸来匹配围领尺寸，一旦调整到位，锁住围领
- 在患者颈后滑动后面板
- 在下巴处放置下巴托，如果需要其他尺寸的围领，移除老围领，重新测量围领尺寸，重新安装围领
- 拉围领的背部使其贴紧颈部，然后收紧围领
- 围领安装完毕后，再次评估气道

知识框 4.6 为坐位患者安置颈围领的步骤（图 4.1f, g）

- 在患者坐位时，先托住下颌
- 再拉住围领背部
- 在适当的握住前部的同时，拉紧围领
- 若颈部没有适当人工同轴固定，不要移除围领

骨科铲式担架

骨科铲式担架能在患者在最终治疗前为患者提供脊柱的制动（图 4.2a~f；知识框 4.7）。骨科铲式担架最主要的优点是在提供一个最小的倾角时，可以允许两片叶片从患者背部插入[14]。患者固定在铲上时应保证铲对皮肤的接触。患者的衣物应被除去，以减少局部压迫所致的损伤[15]。

蜘蛛带制动

应用骨科铲式担架的最佳做法是使用蜘蛛带（图 4.3a~c；知识框 4.8）。当骨科铲式担架被直接放在真空垫上时，这些带子可以被忽略。

头块、固定带及头部胶带

保证头部安全的前提是确保蜘蛛带已经牢靠地固定了患者（图 4.4a, b；知识框 4.9）。如果头部在躯干被骨科铲式担架固定前被固定，颈部会成为身体其余部分的旋转点，造成颈椎的移动[16]。

真空气垫

真空气垫能为患者提供最舒服的固定方式。他们能将组织压伤的可能降到最低（图 4.5a, b；知识框 4.10）[17]。

在患者通过骨科铲式担架固定并转运的时间超过 45 分钟时，应考虑应用真空气垫[18]。

当患者在真空气垫上被固定时，铲式担架可被除去。

应用真空气垫的其他优点包括允许移动患者上下台阶及长距离搬运患者。

道路交通事故

在到达事故现场时，所有患者都应被视为有脊髓损伤的可能（图 4.6；知识框 4.11）。在诊断明确前，考虑应用人工共轴固定。

在患者被困在机动车内时，一开始就应呼叫消防队及危险区域应急队（HART）。

长脊柱板

长脊柱板仅仅是一项救援工具（图 4.6）。不应用其作为转运有可疑脊髓损伤患者至医院的工具[19]。在患者被解救出之后，应被立即安置到骨科铲式担架上。

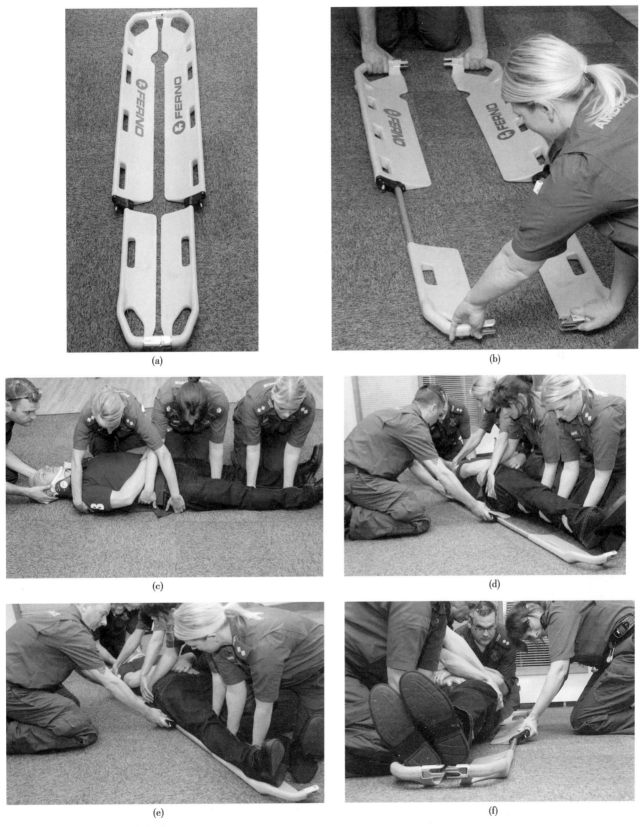

(a)

(b)

(c)

(d)

(e)

(f)

图 4.2　运用骨科铲式担架的步骤

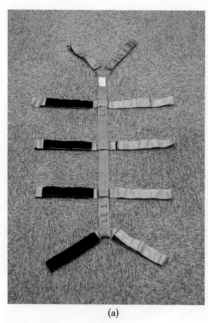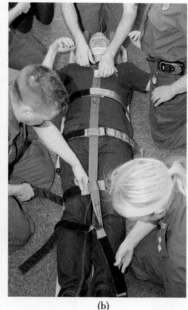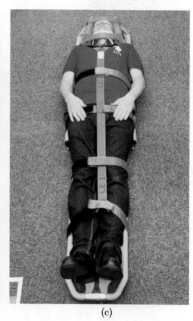

(a)   (b)   (c)

图 4.3 使用蜘蛛带固定的步骤

知识框 4.7　应用骨科铲式担架的步骤

- 为了使患者更好的配合,临床医师向患者解释每一步的操作
- 一名受过培训的临床医师指导患者进行人工同轴固定的每一步动作
- 将骨科铲式担架调整至患者体长的长度
- 将铲式担架分开,分别放于患者左右边
- 在临床医师的指导下(发出准备、托住、倾斜),由 5 个人(尽可能保证 5 人)保护脊柱同时倾斜脊柱左或右至 10°
- 在头端和尾端将两半铲式担架片插入并对合
- 保证患者躺在担架的中心
- 直到患者被牢靠固定在骨科铲式担架上、头也被固定之前,不要移开大家对患者的同轴固定

知识框 4.8　蜘蛛带制动的步骤(图 4.3b,c)

- 拿住在患者胸前的折叠带和在底部的指向患者脚的带环
- 解开将整个带子拴住的定位扣
- 用双手在中间分开带子,使其自然落下
- 用在中部的指向患者脚的袋子和患者胸部的 V 型的带子放在患者胸上
- 将顶部交叉带(脚带)拉向患者脚的方向。一条固定彩带应能在患者中心被见到。如果有其他的彩带穿过了中心,那么这个带子颠倒
- 在每处交叉带的地方解开钩子和带子,再穿过铲式担架的洞中在穿回交叉带处再拉紧
- 检查并调整带子以保证整个身体被舒适的固定且不会在移动骨科铲式担架或转运过程中滑落

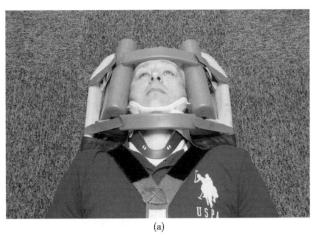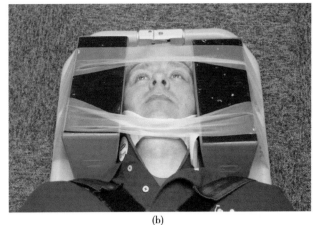

图 4.4 （a，b）头块、固定带及头部胶带的应用步骤

知识框 4.9　头块、固定带及头部胶带的应用步骤

- 将头块放在患者头部的两边
- 通过双侧的头部固定带在前额交叉固定及位置刚好在下巴的颈围领确保头块的稳固，或在头两侧倒插头块及在同样的位置应用头部胶带来固定
- 保持气道的通畅并避免气道问题，避免将固定带放在喉咙或下巴上

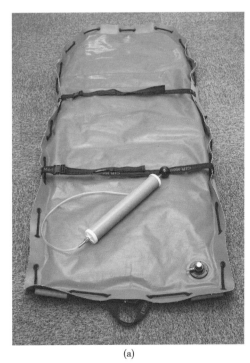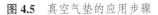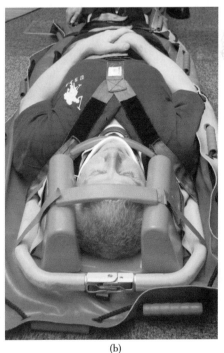

图 4.5　真空气垫的应用步骤

知识框 4.10　真空气垫的应用步骤（图 4.5a，b）

- 将真空气垫放在一个平面上,保证其是平的
- 将骨科铲式担架放在真空气垫上
- 将真空气垫的壁围着铲式担架放上
- 另一人打开阀门,接上气泵再为真空气垫充气,直到真空气垫床的壁在患者和担架间立起
- 确保袋子绑在真空气垫上
- 如果患者已从担架上被移除并转运至真空气垫上,保证人工同轴固定一直存在直到真空气垫被充满,保护带被系上
- 运用保护带缠在真空气垫上以搬运患者
- 若要将患者移下真空气垫,解开袋子再按下阀门,让真空气垫缓缓放气
- 真空气垫不用于救援,因为其易受损

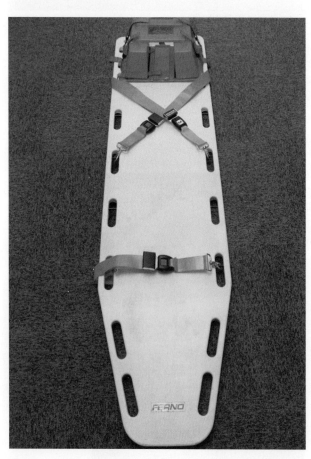

图 4.6　长脊柱板

知识框 4.11　解救在机动车中患者的步骤

- 向患者解释救援流程以便于配合
- 由另一位受过训练的医师坐在患者后面或另一边扶住患者的头
- 自始至终评估 ABCDE 流程
- 移除患者顶部及脚下的障碍以方便接近患者
- 将长脊柱板自上方滑入患者背部,此时患者保持半卧位
- 由受过训练的院前急救医师护住患者的头及颈部
- 由在患者一侧的救援人员发号施令(准备、抱、滑),一起将患者滑至长脊柱板上,整个过程中保证患者双腿伸直
- 在滑动过程中,将长脊柱板逐渐移至垂直
- 将患者移出机动车,并放在两片担架之间
- 如果应用颈围领,其大小应由专业人员调至适合。颈围领在患者在机动车中或救援后都应佩戴若无颈围领可应用,由人工同轴固定过渡至有头块及头部胶带固定也是可接受的
- 上述流程中也可以应用骨科铲式担架、蜘蛛带及头块或头部胶带
- 维持患者体温并注意保护患者隐私

自机动车中救援

未被困住的警觉的和能配合的患者应被要求自行离开机动车并躺在担架上以方便评估及进一步的脊柱固定。允许患者迈出机动车并不等于脊髓"没问题了"[18]。

救援患者的方法有很多种(知识框 4.11)。

有限空间中的患者

可应用前述的原则。但若在有限的空间里,想同时进去 5 个人做出一个稳定可控的斜度以将担架放在患者下面,这还是有些困难的(知识框 4.12)。

- 有专业资质的医师保护头和颈部
- 在患者被固定制动且头被固定之前,保持人工同轴固定
- 在患者倾斜角度最小的情况下将固定装置置入身下
- 必要时呼叫有专业装备的 HART 或消防队

水中的患者

患者可被应用前述的原则(知识框 4.13)。

在患者被救出水之前就应完成脊柱固定。只有受训过的救援者在安全的前提下才能进行这项工作。

HART 或专业于水中救援的消防队都可进行这项工作。当处于环境极端及救援者数量有限时,在保证脊柱固定的同时进行患者搬运可能是不现实的。

可能有头外伤或不配合的患者

伴有头外伤患者应用颈围领后并约束后,可能会增加颅内压。可能这些患者需要选用最好的救治方法。

如果在应用了适合的措施后但患者仍不配合,则需要调整固定方式。患者挣扎时会更可能造成损伤,

知识框 4.13　对水中的患者施救的步骤

- 如果患者是趴着的,从头顶接近患者。一只胳膊放在患者身下以同时以手支撑患者胸部以上臂支持患者头部
- 用另一只手跨过伤者头部并扶住背部,用胳膊夹住头和颈部
- 轻柔地将患者转至仰卧位,通常需要两位救援者
- 总是将患者上身当做一个整体来旋转
- 评估 ABCDE
- 在患者身下放置长脊柱板以保护头和身躯
- 用长脊柱板将患者救出水面
- 去除患者的湿衣服以保证体温

所以应在可能的情况下平衡固定和允许活动的情况[20]。

不清醒的患者

改良 H. A. IN. E. S. 康复位置(High Arm IN Endangered Spine,应用于有损伤可能的脊髓的高级装备)可提供一种对不清醒的且可能有脊髓损伤患者的保护。其能保护气道,并且减少了头部和颈部侧方移动(侧方屈曲)的量[21]。

患者该如何被转运至医院

通常采用救护车转运伤员脱离现场。在转运过程中必须保持脊柱的序列。大多数救护车信托医院都有直升机救援服务(HEMS)。但只有少部分能提供夜间飞行服务。

患者应被送至何种医院

在英格兰,怀疑有脊柱不稳定或同时伴有脊髓损伤的患者应被送至可在 45 分钟内达到的大型创伤中心,并跳过其他医院。

如果患者需要特别紧急的治疗,可先行前往最近的创伤医院稳定病情后再转运至大型创伤中心。

从事专业的院前脊柱损伤救治的人员应受到何种专业训练

应受的训练有:制动的基本原则、熟练的运用固定装置进行救援和转运脊髓损伤患者的方法(知识框 4.14)。

知识框 4.14　院前救助胜任力所需技能

- 评估 ABCDE 并能正确应对
- 全面采集患者的病史
- 完成神经系统损伤程度的评估
- 理解对患者进行固定的适应证及禁忌证
- 知道何时用何时不用救援装备
- 理解对患者进行最小人为干预及皮肤与担架解除的概念
- 了解最合适患者医院的位置

发展中国家和最不发达国家的院前救援

在欠发达国家中，随着道路交通事故逐渐增加，神经系统的损伤患者数量也将逐渐增加[22]。

在资源有效的国家中对创伤患者的管理在理论上应遵循前文讨论过的原则。而在临床实践中，由于某些救援方法既无法达成也无法适应当地的硬件条件，需要对这些执行起来有困难的原则作出调整。我们面对的困难有器械的缺乏（颈围领、后板及手套），缺乏正式的院前急救系统且转运至最近医院时间过长。在这些环境中其他的障碍包括对施救者的不信任及对传染病的恐惧。我们对于有可疑的急性创伤性脊髓损伤患者的院前急救，应关注最大可能地改善临床结局。

在资源有限的国家，没有统一的管理脊髓损伤患者的临床路径或培训流程。但有一些课程及手册涉及这一问题，通常供给外行一线救援人员使用[23-28]。

对可疑的脊髓损伤患者进行最理想的院前急救耗资巨大且通常不易达成。需要在资源有限的国家中搜集关于急性脊髓损伤患者的包括评估固定作用、当地环境允许的救援技术，以及神经系统功能恢复结局的数据。这些证据应被用于调整培训项目、资源分配及对提高对救援的认识。

世界卫生组织提供了不同级别的院前急救[28]。

固定应如何实施

在资源有限的国家里，对可疑有急性创伤性脊髓损伤患者的治疗应关注于减少进一步的损伤，优先进行 ABCDE 流程及尽快地转运至医疗中心。广泛认可的原则包括：保护颈部避免弯曲，保护并保持颈部中立

位位置（除非患者颈部有抵抗、有持续性疼痛或神经系统损伤体征），号召旁观者参与搬运病患，采用容易获得的工具如将卷紧的衣服或卷起来的毛巾放在头部两边（"马颈轭"技术）来提供转运过程中的保护[25,29]。当可能时，在本章前面讨论的特殊装备能提供更好的帮助，虽然在低收入国家，这些装备不一定容易得到。

患者如何被转运至医院

在资源有限的国家里，转运伤员前往医疗机构中面对的最主要障碍是缺乏健全的院前急救系统（图 4.7~4.9）。在许多中低收入国家，患者通常由家庭成员、朋友、路人或地方官员（警察或政府官员）通过任何可达成的方式转运至医疗结构。考虑到在转运前可能存在长时间的延迟，也包括到医疗机构的漫长距离，因而很难强调尽快地转运伤员。

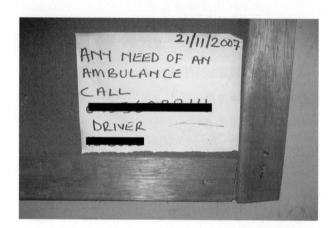

图 4.7　乌干达坎帕拉地区的救护车广告，当地没有官方的院前急救系统

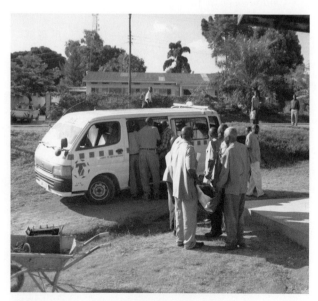

图 4.8　乌干达坎帕拉地区的非专业人员院前创伤救护训练，图示出租车司机用防水布（油布）运送伤员

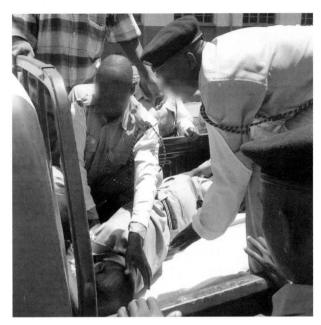

图 4.9　坎帕拉当地警方的训练,在没有专用设备的情况下,保持伤员处于康复位置下进行运送

除外长时间的转运,缺乏合适的保护气道装置、保护颈椎装置及监护装置使现在的气道管理及脊柱固定在资源有限的环境里较为困难。在这种没有例如背板这些专业的转运装备的环境下,运用毯子或油布是一种合理的替代物(图 4.8)[29]。当气道装备有限而需要转运不清醒的患者时,运用康复姿势来保证气道通畅是可取的,因为保持气道通畅在这一阶段优先于固定脊柱[23]。

在资源有限的环境中应如何受训

Callese 及同事和 WHO 为外行探索出了受训计划[27, 28]。

患者应前往何种医院

在许多中低收入国家中,用以管理创伤及急性创伤性脊髓损伤的设施还是缺乏的。脊髓损伤的患者常常需要支持治疗(补液、吸氧、单人健康护理),必要时亦需要外科介入。复苏治疗需要的资源通常是缺乏的,特别是在农村地区。另外,全球性的外科和麻醉相关资源短缺在中低收入国家中显得尤为突出,特别是在外科疾病负担较重的地区。

如果一位患者距离最近的高级别创伤中心有着一段相当的距离,患者应被转运至最近的能完成 ABCDE 流程及复苏治疗的医疗机构,直到患者情况稳定后再行下一步转运。

> **记忆要点**
>
> - 在中低收入国家,神经系统损伤是一项严重的负担。
> - 对有可疑脊髓损伤患者的院前急救应视当地环境而量身定制,并运用当地可支配的资源,再根据具体环境提供适合的资源。
> - 在资源有限的环境中对可疑脊髓损伤患者的救治应关注于减少额外的伤害,贯彻 ABCDE 流程并保证其尽快被转运至相关医疗机构。

结语

好的院前急救和护理对减低急性创伤性脊髓损伤患者的死亡率和致残率是不可或缺的。在资源允许的条件下,合适的脊柱固定应被运用于所有可疑有损伤的患者。

本章重点

在对所有的可疑脊髓损伤的患者的院前急救中,若条件允许,应用以下原则:

- ABCDE 流程应第一时间应用于受伤现场。
- 在环境允许下,应予以最好的急救治疗。
- 除非满足标准,所有怀疑有脊髓损伤的患者都应在现场被固定。
- 如果有固定指征,那么全脊柱都应被固定。
- 固定的方式应根据情境和个体而制定最合适的方式。
- 在患者到达医院之前,都应保持固定。
- 应选择有能力的医院进行治疗。
- 当资源有限时,对可疑有脊髓损伤患者的院前急救应视当地硬件条件而定。

在资源有限的环境中对可疑脊髓损伤患者的救治应关注于减少额外伤害,贯彻 ABCDE 流程,并保证其尽快被转运至相关医疗机构。

（高哲辰　译　吕扬　校）

附录 4.1: AVPU 评分

AVPU 是一个简要的评估清醒程度及检测意识情况的评分。

- Alert: 警觉
- responds to Voice: 对声音有反应
- responds to Pain: 对疼痛有反应
- Unresponsive: 无反应

附录 4.2: 格拉斯哥昏迷评分

这是一个对清醒程度的客观评分。对同一患者多次评分可评估昏迷程度的加重或减轻。下面是评分的三部分:

睁眼(最高 4 分)

4　自行睁眼

3　听到声音能睁眼

2　疼痛刺激时能睁眼

1　不能睁眼

对语言的最好反应(最高 5 分)

5　对答自如,定位清楚

4　能对答但定位错误

3　胡言乱语无法对话

2　只能发出无意义的声响(呻吟等)

1　不能发声

对动作的最好反应(最高 6 分)

6　能听从指令活动(例:举手)

5　对疼痛能定位(能举手指向疼痛的部位)

4　感到疼痛时肢体回收(疼痛刺激时肢体会回缩)

3　疼痛时身体不正常的屈曲(去皮质强直)

2　疼痛时身体不正常的伸展(去大脑强直)

1　无反应

(高哲辰　译　吕扬　校)

参考文献

1. Tator C, Fehlings M. Review of the secondary injury theory of acute spinal cord trauma with emphasis on vascular mechanisms. *J Neurosurg* 1991;191(75):15-26.

2. Kwan I, Bunn F, Roberts IG. Spinal immobilisation for trauma patients. Cochrane Database Syst. Rev. 2001;(2). Art. No.: CD002803.

3. Hauswald M, Ong G, Tandberg D, Omar Z. Out-of-hospital spinal immobilization: its effect on neurologic injury. *Acad Emerg Med* 1998;5(3):214-9.

4. Ducker T, Salcman M, Daniell H. Experimental spinal cord trauma, therapeutic effect of immobilization and pharmacologic agents. *Surg Neurol* 1978;10(1):71-III:6.

5. Poonnoose P, Ravichandran G, McClelland M. Missed and mismanaged injuries of the spinal cord. *J Trauma* 2002;53(2):314-20.

6. Toscano J. Prevention of neurological deterioration before admission to a spinal cord injury unit. *Paraplegia* 1988;26:143-50.

7. Bracken M, Shepard M, Holford T, et al. Methylprednisolone or tirilazad mesylate administration after acute spinal cord injury: 1-year follow up. Results of the third national acute spinal cord injury randomized controlled trial. *J Neurosurg* 1998; 89:699-706.

8. Marshall L, Knowlton S, Garfin S, et al. Deterioration following spinal cord injury. A multicenter study. *J Neurosurg* 1987;66:400-4.

9. Van de Velde S, Broos P, Van Bouwelen M, et al. European first aid guidelines. *Resuscitation* 2007;72(2):240-51.

10. Van de Velde S, De Buck E, Vandekerckhove P, Volmink J. Evidence-based African first aid guidelines and training materials. *PLoS Med* 2011;8(7):e1001059.

11. Hoffman J, Wolfson A, Todd K, et al. Nexus selective cervical spine radiography in blunt trauma: methodology of the National Emergency X-Radiography Utilization Study (NEXUS). *Ann Emerg Med* 1998;32(4):461-9.

12. Stiell IG, Wells GA, Vandemheen K, et al. The Canadian CT head rule for patients with minor head injury. *Lancet* 2001;357:1391-96. Available from: www. health.vic.gov.au/vscc/downloads/canadianc-spinerule.pdf

13. Benger J, Blackham J. Why do we put cervical collars on conscious trauma patients? *Scand J Trauma Resusc Emerg Med* 2009;17:44.

14. Krell J, McCoy M, Sparto P, et al. Comparison of the Ferno Scoop Stretcher with the long backboard for spinal immobilization. *Prehosp Emerg Care* 2006;10:46-51.

15. Moss R, Porter K, Greaves I. Minimal patient handling: a faculty of prehospital care consensus statement. *Emerg Med J* 2013;30:1065-6.

16. Hann A. World-wide pre-hospital spinal management research summary. Ambulance UK: 1991;6 (Suppl.).

17. Keller B, Lubbert P, Keller E, Leenen L. Tissue-interface pressures on three different support-surfaces for trauma patients. *Injury* 2005;36:946-8.

18. Connor D, Greaves I, Porter K, et al. Pre-hospital spinal immobilization: an initial consensus statement. *Emerg Med J* 2013;30:1067-9.

19. UK Ambulance Services Clinical Practice Guidelines 2013. Reference Edition Class Publishing Ltd, London.

20. Harrison P. Managing spinal cord injury: the first 48 hours. Milton Keynes: Spinal Injuries Association. 2007.

21. Gunn B, Eizenberg N, Silberstein M, et al. How should an unconscious person with a suspected neck injury be positioned? *Prehosp Disaster Med* 1995;10(4):239-44.

22. Murray C, Vos T, Lozano R, et al. Disability-adjusted life years

(DALYs) for 291 diseases and injuries in 21 regions, 1990–2010: a systematic analysis for the Global Burden of Disease Study 2010. *Lancet* 2012;380:2197-223.

23. Tiska M, Adu-Ampofo M, Boakye G, Tuuli L, Mock C. A model of prehospital trauma training for lay persons devised in Africa. *Emerg Med J* 2004;21:237-9.

24. Jayaraman S, Mabweijano J, Lipnick M, et al. Current patterns of prehospital trauma care in Kampala, Uganda and the feasibility of a lay-first-responder training program. *World J Surg* 2009;33:2512-21.

25. Werner D. Where there is no doctor: a village health care handbook. Hesperian; 2013 (Revised). Available at: http://thevictoryreport.org/wp-content/uploads/2013/01/03/When-There-is-No-Doctor.pdf

26. Primary Trauma Care Foundation. Primary Trauma Care Manual: a manual for trauma management in district and remote locations. 2010. Available at: http://www.primarytraumacare.org/wp-content/uploads/2011/09/PTC-Manual_For-PTC-China_-June-2010-Edition.pdf

27. Callese TE, Richards CT, Shaw P, et al. Lay person trauma training in low and middle-income countries: a review. *J Surg Res* 2014;190(1):104-10.

28. Sasser S, Varghese M, Kellermann A, Lormand J. Prehospital trauma care systems. Geneva: World Health Organization; 2005.

29. Auerbach P. Chapter 23, Improvised medicine in the wilderness. In: Wilderness medicine. 6th ed. Elsevier; 2011. p. 457-8.

第5章　脊髓损伤的临床评估

Sergio Aito Maurizio D'Andrea

学习目标

本章学习完成后,你将能够:

- 认识到对脊髓损伤患者在急诊室内以及损伤急性期初发几小时 / 天内进行临床评估的重要性;
- 描述患者总体的临床症状和神经损伤程度,并根据最新神经损伤分级标准进行分级;
- 运用临床评估后所得信息使用适当的影像学检查确定损伤累及的区域;
- 概述对患者进行系统性评估以确认相关损伤和为了早期发现并处理急性脊髓损伤相关并发症的重要性。

在急性脊髓损伤最初的几天,每一个与患者接触的医生、护士或者医学相关人员都承担着重大职责。

——Tator, 1982

脊髓损伤最后的治疗效果取决于在伤后几小时内初次处理、诊断,以及治疗的速度、精确度、妥善性。

——Tator, 1990

引言

本章的学习目标是给予读者对急性脊髓损伤(spinal cord injury, SCI)患者在送入急诊室过程中,包括创伤出现时及随后的几小时 / 几天（急性期）进行临床评估时确认关键问题的方法。

读者将学习如何分析脊髓损伤患者总体临床状态,如何评估神经损伤程度以及如何根据最新的神经损伤分类标准（"金标准"）对神经损伤进行分类。同时读者也能够识别危及急性脊髓损伤患者生命最常见的危险情况并且能够评估多发创伤患者最常见的合并伤。

在本章中将会以图片的方式展示最常用的临床及器械诊断方法,读者将会有一个全面的视角接近甚至完全了解脊髓损伤患者综合评价方法。

本章将涉及一小部分内科及手术治疗内容,这些内容将会在第二部分和第三部分中详细描述。

脊髓损伤患者的最初评估目标:

- 排除任何危及生命的损伤。
- 根据脊髓损伤神经学分类国际标准(International

Standard of Neurological Classification of Spinal Cord Injuries, ISNCSCI)对神经损伤进行评估。

- 对脊柱创伤进行影像学评价。

所有已诊断或怀疑创伤性脊髓损伤的患者都必须视为危重患者,这是因为脊髓损伤后神经传递中断可造成严重的改变和发生相关并发症的高危险性。

有三个因素可能影响急性脊髓损伤患者的总体临床情况:

- 神经损伤,包括神经损伤平面（损伤平面越高,患者状态越差）和损伤特征,例如:是完全损伤还是不完全损伤。这些概念稍后将会在本章的神经系统检查和根据 ISNCSCI 分类的小节中详述。
- 存在合并伤。创伤性的脊髓损伤常是多发创伤的一部分,大多数合并有头部和 / 或胸部和 / 或腹部创伤和 / 或骨折。
- 年龄和 / 或任何之前存在的病理状态。

急性期的临床评估

在脊髓损伤急性期,并发症常为临床症状的一部

分,包括:

- 循环系统衰竭
- 呼吸系统衰竭
- 代谢障碍(糖尿病、酸中毒、碱中毒)
- 电解质紊乱
- 体温调节障碍
- 凝血因子变化
- 胃肠道功能紊乱
- 泌尿系统、膀胱功能改变
- 感染
- 疼痛
- 心理障碍

在本节,我们将主要关注在急救部门和脊髓损伤早期(急性期)进行的临床评估。治疗相关的内容将会在第 7 章中讨论。

观察与检查

当 SCI 患者到达急诊室,都应被视为危重患者,需要立刻采取措施以清楚掌握全部临床情况。给予患者治疗以最大化其存活概率,同时建立内环境稳态以最小化神经系统功能和全身状态恶化的可能。

对患者进行准确的视诊是十分重要的,这能够让我们更好地了解:

- 躯体的形状和结构;
- 体位姿势和因损伤而出现的任何减缓疼痛的姿势;
- 发现任何骨畸形 / 损伤;
- 呼吸的方法(包括可能出现缺氧,呼吸急促,反常呼吸,短促呼吸等);
- 皮肤状态(包括任何苍白、面红、发绀)。

为了保证患者脊柱的稳定,必须小心去除患者衣服。可使用剪刀剪去衣物,检查过程中至少有三个人保证脊柱固定。在去除衣物后,一个人应仔细观察整个躯干以发现皮肤缺损、武器造成的伤口、擦伤、出血、肢体畸形或任何创伤导致的变化。

视诊和触诊后部脊柱时需借助木棍进行,发现触痛、肿胀、畸形将会被视为后韧带复合体被破坏。在四肢瘫痪的患者中,胸腰段脊髓痛觉的消失可能掩盖触痛的发现。

临床病史

参与治疗的所有专业医护人员都有收集患者所有相关治疗记录的责任,包括病情的进展和相关的治疗措施,既往病史及相关的治疗。了解患者是否有过敏史或药物禁忌是十分重要的,同时必须了解患者是否有发病前的既有疾病,特别注意以下疾病:

- 心血管系统疾病:包括高血压、心肌梗死、心律失常、心肌炎和接受任何心血管药物治疗史。
- 呼吸系统疾病:包括哮喘、支气管肺炎、肺结核和目前使用的呼吸系统药物治疗。
- 骨骼肌疾病:包括脊柱强直[弥漫性特发性骨肥厚症(diffuse idiopathic skeletal hyperostosis, DISH)、强直性脊柱炎(ankylosing spondylitis, AS)]、既往骨折、脊柱侧弯畸形、脊柱后凸畸形。
- 神经系统疾病:包括脑性麻痹、脑血管疾病、大脑退化、神经系统炎症性疾病和 / 或药物治疗史。
- 既往接受的手术治疗和是否存在假体。

收集关于使用或滥用酒精、药物、影响神经系统的药物的信息是十分重要的。

同时,收集关于他 / 她日常生活习惯(工作、体育活动、爱好)的信息和他 / 她的社会地位或者存在的心理或精神问题也是十分重要的。家庭和亲密的社会关系可以完成整个信息采集。

全部信息都需记录在患者的病历中。

同时,收集创伤事件发生的信息也十分重要,不仅要向患者本人收集(他 / 她能够直接提供的信息是可靠的),也要向创伤发生时在患者周围的人收集,例如:家庭成员、朋友或者任何目击者。这种调查必须注意要明确,且尽可能详细,包括创伤的类型(高速、低速)和受伤的机制(脊柱压缩、弯曲、屈曲牵张、旋转、移位),这是为了更好地了解脊柱受伤的位置和机制,以及随后发生神经系统的损伤。

车祸伤中,医生应该考虑到胸部创伤(肋骨骨折、气胸、连枷胸、血胸、主动脉破裂)和 / 或腹部创伤(肝脏和脾脏破裂)的存在。由于下肢遭受碰撞,车祸也可导致股骨骨折、髋关节脱位骨折、骨盆损伤和膝关节损伤。当汽车侧翻,尤其是发生从车中甩出的情况时,经常以骨折和多椎体损伤为特点,特别是没有系好安全带的患者。

摩托车车祸导致的脊髓损伤,最常见伤及胸椎水平(8% 左右)[1]。这是由于骑车者从手把上飞出,随后撞击在周围的阻碍物(人行道、树、护栏等等)上导致的屈曲压缩机制的结果[2,3]。佩戴头盔会大幅度降低头部损伤的可能,但是不能降低脊髓损伤的可能[4,5]。

当行人被汽车撞击,最先影响的是下肢,经常伴随其他部位的骨折[6]。这些事故导致椎体骨折的概率随年龄的增加而增加,在儿童中为 0.4%,在老年人中为 8.5%[7]。

从高处坠落可能是蓄意也可能是无意。在蓄意跌落中(试图自杀等),经常最先影响足部,并发胸腰段脊柱、骨盆周围骨、腿部和/或踝部损伤[8,9]。高处坠落导致胸腰段骨折的概率是 83%,导致颈部骨折的概率是 17%[10,11]。

娱乐和体育项目导致的损伤根据活动类型的不同而不同,同时受受伤环境因素的影响。在急性脊髓损伤(SCI)患者中,由于在浅水区跳水导致的神经损伤发病率为 1%~21%[12,13],平均年龄为 20 岁[12,14]。最常见的损伤节段为颈椎(C_5~C_6),同时超过 50% 的病例中神经是完整的[12]。常合并头颅损伤。

冬季运动相关损伤主要为滑雪和滑板导致,主要原因是跌倒、与树木相撞和与其他滑雪者相撞。其中大多数涉及胸腰段[15-20]。

骑马事故常累及胸部和腰部脊柱,纵马是相关风险最高的活动[21,22]。

足球和橄榄球导致的病变主要位于颈椎水平,根据 *American Football* 的病例报告,在所有的运动员中受伤比例达到 10%~15%,同时业余和专业运动员之间存在巨大差异[23]。幸运的是,通常神经系统障碍是暂时的(脊柱震荡或神经性疼痛)[24]。

在枪伤中,10% 的病例出现脊柱损伤[25]。椎体的稳定性取决于累及椎骨的结构和子弹释放的动能。当认为发生颈椎损伤时,应该始终假定脊柱发生不稳定,必须迅速采取固定措施[25,26]。

刺伤通常不导致椎体不稳定。

记忆要点

- 收集患者病史的所有信息十分重要,包括病情进展及相关治疗措施,既往病史和相关治疗。
- 关于创伤事件和损伤模式的信息有助于确定椎体/脊柱损伤的水平和类型。

急救部门的放射学评估

当多发创伤患者到达急救部门时通常已固定脊椎,佩戴颈托。若拆除颈托以及进行可能伤害不稳定颈椎(cervical spine, CS)的动作,都应在已排除颈椎损伤(CS clearing)后进行。

评估颈椎损伤的影像学指南

使用 X 线、CT 扫描和 MRI 及其他评估脊柱损伤的方法将在第 6 章中详细说明。在本章,我们只提供一些基本实用的信息。

据报道,在所有创伤中颈椎损伤的发生率在 1%~3% 之间,在严重头部创伤的情况下可上升至 10%[27]。

应该持续保证颈椎固定,直到所有脊髓或椎体损伤被临床和/或放射检查排除[28]。

损伤的漏诊可导致严重后果,如延误治疗,进一步加剧脊柱不稳定,最终导致神经症状恶化。

目前已经提出了多种不同的指南,以避免神经损伤或加剧已经存在的神经损伤,并减少不必要且昂贵的检查。这些方案旨在更好区分真正需要接受影像学诊断(X 线,CT,MRI)的患者和那些没有必要进行进一步调查的患者。这里将讨论最常见的指南。

NEXUS 标准

美国国家紧急 X 线应用研究组(National Emergency X-Radiography Utilization Study, NEXUS)标准包括五项:

- 无颈后正中线压痛;
- 无明显的临床中毒症状;
- 无意识障碍;
- 无局部神经功能障碍;
- 无疼痛牵拉伤。

NEXUS 研究于 2000 年进行,前瞻性地包括了 34 069 名患者。其结果十分可靠,灵敏度为 99.6%,阴性预测值为 99.8%,特异度为 12.9%。满足上面列出的五项标准的患者,被定义为低风险的患者,不需要任何 X 线检查同时可以排除颈椎损伤的存在。如果不满足上述情况的任何一条,说明临床症状提示颈椎损伤的概率增加,因此需要 X 线检查[29]。

加拿大颈椎规则

于 2001 年提出的加拿大颈椎规则(Canadian C-spine rule, CCR)中建议,对怀疑不稳定的患者(图 5.1)进行影像学检查,将以下条件纳入考虑范围[30]:

- 创伤机制;
- 由于创伤事件导致的特定患者的风险因素;
- 患者主动旋转脖子的能力。

加拿大颈椎规则的灵敏度为 99.4%,阴性预测值为 100%,特异度 42.5%。该研究纳入了 6 185 个患者[31]。根据不同的研究结果,在有意识和稳定的颈椎

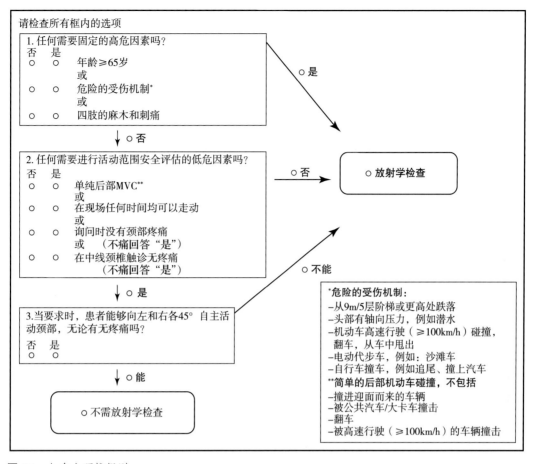

请检查所有框内的选项

1. 任何需要固定的高危因素吗?
否 是
○ ○ 年龄≥65岁
或
○ ○ 危险的受伤机制*
或
○ ○ 四肢的麻木和刺痛

↓○否

2. 任何需要进行活动范围安全评估的低危因素吗?
否 是
○ ○ 单纯后部MVC**
或
○ ○ 在现场任何时间均可以走动
或
○ ○ 询问时没有颈部疼痛
或 (不痛回答"是")
○ ○ 在中线颈椎触诊无疼痛
(不痛回答"是")

↓○是

3. 当要求时,患者能够向左和右各45°自主活动颈部,无论有无疼痛吗?
否 是
○ ○

↓○能

○ 不需放射学检查

○是 →

○否 → ○ 放射学检查

○不能 →

*危险的受伤机制:
–从9m/5层阶梯或更高处跌落
–头部有轴向压力,例如潜水
–机动车高速行驶(≥100km/h)碰撞,翻车,从车中甩出
–电动代步车,例如:沙滩车
–自行车撞车,例如追尾、撞上汽车
**简单的后部机动车碰撞,不包括
–撞进迎面而来的车辆
–被公共汽车/大卡车撞击
–翻车
–被高速行驶(≥100km/h)的车辆撞击

图 5.1 加拿大颈椎规则

损伤患者中,根据这些条件进行筛选,进行影像学检查的数量大大减少。

现在还提出了一些其他指南,但是他们尚未达到上面提及的两个指南普及。

ATLS 推荐

ATLS 推荐(Advanced Trauma Life Support recommendations,2008 年)[32]由数个关于如何在整个诊断和治疗过程中保护颈椎,特别是脊柱固定的措施方面的指南组成。

ATLS 推荐,用于排除颈椎损伤,包括:

- 存在截瘫或四肢瘫痪是推定脊柱不稳定的证据。
- 有意识、有知觉、清醒的、神经功能完整的,以及没有疼痛或颈后中线压痛的患者几乎不可能存在急性颈椎损伤或不稳定。仰卧位的患者,如果没有明显的压痛,必须要求他/她从一侧到另一侧主动移动自己的颈部。患者不应该被动地移动颈部。如果没有痛苦而且患者主动地弯曲和伸展了他/她的颈部,则不必行颈椎的放射检查。
- 当有意识、知觉,神经功能完整,且合作的患者出现

颈部疼痛或颈后中线压痛,如果在平片中不能充分分辨,应该对全部可疑区域和/或较低位置的颈椎进行更长节段的三视影像学检查(横向位、前后位、张口位)与轴向 CT 检查。如果这些影像学结果显示无异常,则可以去除颈托。在专业医生保护的情况下,让患者主动弯曲和伸直颈部,并对颈椎进行弯曲和伸直位下的横向 X 线检查(所谓的动态 X 线)。如果结果显示没有半脱位,然后可以移除颈托。然而,如果任何这些影像学结果不清楚或怀疑受伤时,需要更换颈托并向脊柱专家咨询。

- 所有那些意识等级改变或不能描述他们症状的患者,应进行横向位,前后位和张口位 X 线检查同时对可疑受伤区域和在平面 X 线中不可见节段(例如:颈胸段)进行 CT 补充检查。一旦完成整个颈椎的影像学检查并发现结果无异常时,可在专业的脊柱损伤管理医生的评估后取下颈托。当进行其他必要的复苏操作并且需要移动患者时(例如:气管插管),排除颈椎损伤是特别重要的。

- 如果有任何的怀疑,请保留颈托。

- 所有存在或怀疑脊柱损伤的患者,都需要向专业评

估和管理脊柱损伤患者的医生咨询。

- 存在神经功能障碍的患者(半身不遂或四肢瘫)应该评估病情,并尽快从运送板上转移,因为一个瘫痪的患者若躺在硬板上超过 2 小时,将提高出现严重褥疮的风险。

- 紧急情况:对需要紧急手术的多发创伤患者应该非常小心地转移,并假设其存在不稳定脊柱损伤的情况。颈托必须保留,患者用滚动方式转移。

东部指南

东部指南[Eastern Association for the Surgery of Trauma(EAST)Guidelines](EAST 指南)于 1997 年提出并在 2009 年更新,由以下建议组成:

- 颈托应该在创伤发生后立即去除。

- 当患者存在脑部贯穿伤时,除非弹道暗示存在颈椎直接损伤,否则颈托固定是不必要的。

- 在清醒、有知觉的创伤患者中,若无神经功能障碍,无因颈部疼痛而未注意到的损伤,且全颈椎活动度(range of motion, ROM)良好,影像学检查是不必要的,且颈托应该去除。

- 所有怀疑颈部损伤的患者必须进行影像学评估。这适用于存在疼痛、麻木的患者,存在神经功能障碍的患者,精神状态改变的患者,以及存在牵扯痛的患者。
  - 主要的检查方式为轴向 CT 扫描从枕骨到 T_1,并进行矢状位和冠状位重建。
  - 平片 X 线由于不提供任何额外信息,不需要进行。
  - 如果颈椎 CT 结果显示存在任何形式损伤,需要紧急向脊柱损伤专家咨询。
  - 如果神经功能障碍的原因发现或怀疑是由于颈椎损伤造成,需要紧急向脊柱损伤专家咨询,并进行脊柱的 MRI 检查。
  - 对于神经功能完整,清醒且有知觉的患者抱怨颈部疼痛,而 CT 结果阴性时,可采取以下建议:
    - 继续使用颈托;
    - 若 MRI 结果阴性可去除颈托;
    - 若准确的 X 线显示阴性结果,颈托可去除。
  - 对于 CT 结果呈阴性且四肢大体运动功能存在的患者:
    - 不需要执行弯曲 / 伸直位影像学检查。
    - 在 CT 检查的基础上进行 MRI 检查所获得的风险 / 收益比例是不清楚的,在不同机构进行 MRI 检查必须个体化。参考以下选项:

- 继续颈托固定直到可以进行临床检查;
- 只有在进行 CT 检查的基础上去除颈托;
- 进行 MRI 检查。

如果 MRI 显示无异常,颈圈可能安全地去除[33]。

结语

必须强调的是,上述方案的主要目的不是鉴别颈椎损伤与否而是试图排除它。这些方案不包括穿透伤害的治疗标准(枪伤、刺伤)。

加拿大颈椎规则中包含了大量的临床变量,因此它的复杂性影响了变量内及变量间评分的可靠性,而 NEXUS 标准尽管其特异性较低,但更易于管理。

ATLS 推荐和 EAST 指南还没有科学的验证。

脊柱损伤可能发生的各种临床病症和推荐使用影像学诊断方法如下所述:

- 有意识且神经系统无症状的患者。

如上所述,不存在症状是应用 NEXUS 标准的关键条件。用 NEXUS 标准来判断患者无症状包括如下:
  - 患者神经功能正常。
    - Glasgow 昏迷量表(GCS)结果等于 15。
    - 患者可以分辨时间和空间。
    - 患者有能力在 5 分钟内记住三个对象。
    - 患者能对外部刺激作出及时、适当地反应。
    - 在运动和感觉检查中没有任何障碍。
  - 患者无酒精或药物摄入史;近期无有毒物质摄入史,无药物使用的临床症状,实验室检查阴性包括血液酒精含量小于 0.8mg/dl。
  - 患者在沿棘突从枕骨到第一颈椎直接指压触诊过程中没有压痛。
  - 患者没有其他疼痛干扰的损伤,包括以下内容:
    - 长骨骨折
    - 内脏损伤
    - 大伤口,挤压伤,脱套伤
    - 严重烧伤
    - 任何类型的伤害,但有急性的功能缺损[34, 35]

如果所有这些标准同时满足,则脊髓损伤可以仅通过临床检查合理地排除,患者不需要进一步影像学诊断[36-38]。然而,采纳加拿大颈椎规则(Canadian C-spine rule)评估创伤的机构增加了其特异性[39]。

- 有意识且有神经系统症状的患者。

有意识且可分别时间 / 空间的患者,他们常有如颈部疼痛、颈部触痛、神经功能障碍,以及体格检查中活动功能降低等症状,他们必须进行进一步进行影像学检查。影像学检查至少包括颈椎三个方向的 X 线或 CT 扫描或 MRI 扫描。近年来，随着 CT 技术的发展，仅使用 CT 对疑似颈椎损伤患者进行筛选的选择越来越流行。显然，这只发生在那些可用如多重检测 CT 扫描（MDCT）这种技术的机构。由 Mathen 等人[40] 的研究发现使用常规放射学检查脊椎损伤的灵敏度为 45%，特异度为 97.4%，而使用 CT 的灵敏度为 100%，特异度为 99.5%。这些研究中的证据等级是非常高的，故毫无疑问 CT 扫描椎体创伤比 X 线更可靠[41-44]。

Antevil 等人[45] 比较了仅使用 CT 检查与使用传统 X 线除了 CT 检查患者，结果显示在急诊室中，第一个方案节省了 1~2 小时的时间。

如果在执行上述诊断程序后，患者仍诉颈部疼痛或出现任何神经系统障碍，可进行 MRI 扫描以验证是否发生脊髓损伤或任何椎间盘病变。虽然目前尚没有标准说明通过 MRI 检查可明确韧带损伤，但是 MRI 检查是非常有用的。最后，NEXUS 组织关于在急性期使用动态影像学检查给出了风险 / 益处比，如果症状持续，建议至少延迟两个星期再检查[29]。

● 无意识的患者

这些患者通常存在严重的头部创伤或者中毒症状。鉴于通常无法收集到完整的病史和 / 或执行完整的临床神经学评价，我们期望通过进行影像学检查来获得可靠信息。有三种方法来检测和 / 或排除重要的损伤（例如：单纯的韧带损伤伴随可能的不稳定）：

– 被动体位的动态侧位造影必须被排除，因为在技术上和逻辑上它难以执行。它很难准确地发现颈胸段的损伤，并且有进一步使神经功能恶化的风险。此外，它不能检测出 CT 检查未发现的不稳定病变，并且相比于 CT 它没有附加任何有用的信息[46-49]。

– MDCT 是十分可靠的，虽然它对于发现韧带脱位损伤的能力尚不能绝对确定，但它能够显示出 99.3% 的颈椎骨折。然而，一些研究报道关于韧带病变 CT 具有阴性预测力，在不稳定的韧带损伤患者中有 98.9% 和 100% 的准确度[50-52]。

– MRI 检查无疑是直接显示神经结构的"金标准"，软组织和血管的损伤、无影像学异常脊髓损伤（spinal cord injury without radiographic abnormality，SCIWORA）、无影像学创伤证据脊髓损伤（spinal cordinjury without radiographic evidence of trauma，SCIWORET）和椎管内出血性损伤[53]。

Muchow 等人[54] 在 2008 年发表了一篇包含 5

个一级数据等级的 meta 分析，结果发现 X 线或 CT 扫描中未发现异常的情况下，MRI 检查上能多发现 20.9% 异常。MRI 检查显示出 97.2% 的灵敏度和 98.5% 的特异度，阴性预测率为 100%。他们得出结论，MRI 检查阴性是确定反应迟钝的患者颈椎正常的"金标准"[54]。

MRI 的主要缺点如下：

■ 微小的骨损伤难以发现；
■ 检查执行时间长；
■ 临床状态不稳定的患者难以进行；
■ 在检查部位或在身体的其他部位有金属装置的患者；
■ 幽闭恐惧症患者。

因此，我们得出以下结论：

● 对于创伤后无意识患者，排除颈椎损伤仍然是一个有争议的问题。

● 不同的影像学评估可能有所不同：
  – 单纯执行 CT 检查；
  – 执行 CT 和 MRI；
  – 执行 CT 检查，对颈椎持续固定直到可以进行正常的神经系统临床检查。

MRI 在识别软组织病变方面比 CT 更敏感的。MRI 检查对于确定骨质的损害不是十分可靠，仅应用于已经过 CT 检查排除骨性异常的患者以排除颈椎损伤[55,56]。

虽然现在还不能对 CT 扫描阴性的患者是否需要进行 MRI 检查给出最终的建议，但考虑到误诊对患者造成的潜在损害，还是强烈建议对无意识的患者进行 CT 和 MRI 联合检查。这个建议与《美国放射学院关于怀疑脊柱创伤患者的适用标准》中的相关内容一致[57]。此外，排除颈椎损伤必须尽快进行，以便于迅速去除颈托和减少枕部的褥疮式溃疡。

根据在 2011 年发布的法国循证医学回顾性研究报告[53]，用于对多发创伤损伤患者排除颈椎损伤有以下建议：

● 当不需要 X 线检查时，强烈推荐使用 NEXUS 规则和 / 或加拿大颈椎标准以排除颈椎损伤。

● 去除 X 线筛查的必要，强烈建议使用 MDCT 扫描对所有多发创伤患者进行初始评价。

● 对于不能进行可靠临床检查的迟缓患者，强烈建议使用 MRI 扫描以辅助 CTMDCT 检查。

胸椎和腰椎的影像学评估指南

胸椎和腰椎骨折在多发创伤患者中十分常见。在所有椎体骨折中，大约 50% 为胸腰椎骨折，占所有转移到 1 级创伤中心的骨折患者的 4%~5%[58],这些患者中 19%~50% 存在神经系统损伤。若误诊,神经功能恶化的风险将增加 8 倍[59,60]。

急性脊髓损伤的患者常伴随其他明显的损伤,根据国家脊髓损伤数据中心的数据库 1986—1992 年的数据,其中骨性损伤(占 29.3%)、胸部损伤(血/气胸,占 17.8%)和脑部损伤(占 11.5%)是最为常见的伴发伤[61]。

当发现一个单独的脊椎骨折时,必须排除其他脊椎发生骨折的可能,因为根据不同的研究报告,其发生率在 1.6%~23.85%。因此当发生颈椎损伤时需要评估胸部和腰部的脊椎,同样的当胸部和腰部脊椎损伤时也需要检查颈椎[62-65]。

胸椎骨折发生漏诊或者误诊的概率为 16.5%[66-68]。

CT 扫描可用来检查包括胸部脊椎在内更广的身体范围(胸部、腹部、骨盆),因此 CT 技术更适合用来判断胸椎的损伤。Adam 等人在 2006 年报道[69],对存在神经功能障碍的胸、腰椎损伤患者进行胸部、腹部和骨盆 CT 扫描检查,敏感度和特异度均为 100%,阴性预测值为 100%。France 等人[70]建议对胸部、腹部和脑部进行 CT 扫描用来筛查脊柱创伤,每层图像的厚度最大为 2~3mm。虽然其他研究人员利用 5mm 层厚的相同 CT 技术进行研究,报道其准确率为 99%,敏感度为 97%,但是这仍然比传统影像学诊断方法有着更高的可靠性[71]。

在绝大部分创伤中心,利用 MDCT 扫描脑部、脊椎、胸部、腹部和骨盆损伤已经成为了现在的标准。2011 年发布的《美国放射学会脊柱 CT 扫描实践指南》建议评估胸部脊柱损伤的 CT 层厚不应该超过 3mm[72]。

强烈建议进行 MRI 检查,以更好的识别胸椎韧带断裂处和后部的腰椎韧带复合体状况,特别是存在对神经功能障碍的患者[73]。

通常颈胸椎联合部位的损伤很难被发现。根据 Rethnam 等人的研究[74],传统的 X 线检查只适用于 55% 的病例。Amin 和 Saifuddin 报道[75],在颈胸段损伤的患者中有 43% 被误诊。更重要的是,这个部位损伤发生神经功能障碍的概率被报道为 59%[76]。文献强调并支持对发生高速创伤且影像学中颈胸段不能充分可见以及存在神经功能障碍的患者进行 CT 和 MRI 扫描[77]。

对合并强直性脊柱炎(AS)和弥漫性骨质增生(DISH)导致脊柱僵硬的患者应特别注意。在这些患者中,椎骨骨折的发生率是普通人的 4~8 倍,主要累及颈胸段[78-80]。存在 AS 或 DISH 的脊柱创伤患者发

生非邻近椎骨骨折的概率大约为 10%[81]。伴随急性脊髓损伤的发生率为正常人的 11.4 倍[82]。硬膜外血肿十分常见,其伴随神经损伤的发生率为 88%[83]。发病率和死亡率分别为 50% 和 20%~30%[80,84,85]。误诊十分常见,可达到 20%[81,83],同时在 65% 的病例中出现不稳定的脊柱骨折[86,87]。这些误诊的患者中 19%~100% 伴随有神经系统并发症[88,89]。这些病例研究需要完整的脊柱 CT 和 MRI 检查,但由于严重的驼背畸形和伴随的临床并发症,这在实际情况下可能较难进行。

因此,关于在钝挫伤中发生胸腰部脊椎损伤的患者,是否发生颈椎损伤进行评估的建议如下:

- MDCT 扫描应该被认为是"金标准",同时应了解平片 X 线检查并不是十分可靠,其敏感度为 22%~75%,相比之下 MDCT 的敏感度 95%~100%[90]。
- 所有存在神经系统症状、精神状态改变、存在其他干扰损伤或者导致创伤机制严重的患者应该接受 MDCT 扫描以评估胸部和腰部脊椎[91]。
- 对临床检查正常且可靠、精神状态未改变、无内科中毒症状以及导致创伤机制不严重的患者不需要接受影像学检查。
- 钝挫伤后需要完善 MRI 扫描的指征如下:
  - 存在神经系统功能障碍;
  - MDCT 扫描提示损伤累及神经系统;
  - 在临床评估中发现神经功能障碍,而在影像学检查中未发现异常(SCIWORET)[92-95]。

记忆要点

- 已经有各类指南以预防神经系统损伤,防止已经存在的神经功能损伤恶化,减少同一时间内不必要的、花费高的研究,以及区别真正需要接受影像学诊断的患者。
- 这些指南包括 NEXUS 标准、加拿大颈椎规则、ATLS 推荐、EAST 指南。
- 急性脊髓损伤的患者应该接受整个脊柱的扫描,同时必须特别注意颈胸段脊椎。
- 当颈胸段脊椎出现神经损伤,应该进行 MRI 检查。
- 当患者合并 AS 和 DISH 时必须特别注意,尤其是颈胸段脊椎。
- 应该了解的是,即使没有骨性韧带损伤(SCIWORA),也可出现急性脊髓损伤。

神经系统评估

病史

急性脊髓损伤由于其临床可变性,故神经系统评估是十分复杂的,应根据以下:

- 损伤的严重性(从震荡层面上升到所有层面);
- 累及的脊柱区域(颈椎、胸椎、腰椎);
- 累及的结果(脊柱、神经根、马尾);
- 发展的节段(SS 等)。

在初次就诊时,对一个脊髓损伤的患者进行适当且准确的神经系统检查是十分基础和必要的,这是所有后续评价的基础。

近年来,人们一直在努力建立一个标准化分类、评价方法,以及可由专业机构进行持续修订的标准。

第一个急性脊髓损伤分类系统是由 Frankel 等人于 1969 年报道的[96]。这个分类在接下来的多年内已被多次修改,目的是为了提高其预测神经系统功能表现能力。

1978 年,Bracken 等人[97]提出了一个新的脊髓损伤分类,紧接着在 1979 年,Lucas 和 Ducker[98]在完全基于 14 个肌肉组的神经功能检查的基础上又提出了新的分型。

1980 年,来自美国佛罗里达州迈阿密大学的研究人员和临床医生基于定量分析提出了一个非常详细的脊髓功能分级系统[99]。基于此分级,还产生了一些其他的分级方法,如耶鲁量表(Yale Scale,1981)[100]。

1984 年,美国脊髓损伤协会(American Spinal Injury Association, ASIA)在先前 Frankel 评分的基础上,发布了其第一个神经系统分级系统[101]。这个标准在 1989 年被重新评估和发表,并加入了对于感觉系统详细的评价和分类方法[102]。

在 1992 年,ASIA 标准被国际截瘫医学机构(International Medical Society of Paraplegia, IMSoP;后更名为 International Spinal Cord Society, ISCoS,即国际脊髓学会)采用[103]。此后,ASIA 组织为《脊髓损伤神经学分类国际标准》(International Standards for Neurological Classification of Spinal Cord Injury, ISNCSCI)重新评估了 ASIA 标准,包括更多最新的专业术语,以及分析和采纳来自专业机构、临床医生和研究人员的建议。最新版本已于 2013 年发布[104]。

临床评价

在完成了对患者的身体检查和收集关于她/他的病史和创伤事件的信息后,临床神经系统功能评估应在她/他转移至放射科进行影像学检查之前进行。

神经系统功能评价必须遵循 ISNCSCI 指示对患者的神经系统功能进行分级。

需要的临床检查应该根据于 2011 年修订并由 ASIA 发布的标准进行[105]。

对于急性脊髓损伤患者首先要进行细致的神经学评估[106]。

神经系统功能评估的目的:

- 确定神经功能损伤的等级;
- 确定神经损伤是否为完全损伤;
- 确定神经损伤的严重程度;
- 确定疾病的进展。

神经系统功能评估和评价过程

第一步:确定左右两侧感觉平面

感觉功能的检查是通过对 28 个皮节进行轻触和针刺,评价两个不同的脊髓感觉通路:脊髓背侧束和脊髓丘脑束。对左右两侧均进行感觉平面评估是十分重要的。

轻触是在患者闭眼情况下,利用棉签轻划 1cm 长的皮肤(图 5.2)。

针刺检查(尖钝区别)是分别利用大头针的尖端和钝端进行检查(图 5.3)。

感觉功能使用 0~2 的数字量表进行评估:

0= 感觉缺失;

1= 感觉存在,但是有不正常的特点;

2= 正常或完整的感觉功能;

NT= 不可测试(存在投掷伤、烧伤和截肢的情况,或患者不能通过表情明确表达感觉——这些是正常感觉的参考点)。

每一个感觉功能评估都需检测两侧全部 112 个点,56 个皮节。每一个皮节都有一个特定推荐的检测点(图 5.4)。

感觉功能平面定义为在针刺检查和轻触检查中感觉功能完整的最末端皮节。是指在第一个损伤皮节之上或在轻触检查和针刺检查中损伤或感觉消失的(得分分别为 1 或 0)皮节之上的第一个完整皮节水平为感觉功能平面。检测感觉功能平面应该从两侧分别进

根据对急性脊髓损伤神经功能分型的ASIS-ISCoS标准定义的专业术语

- 四肢瘫（tetraplegia）：是一种发生在颈椎部位脊髓的损伤或使行动功能和／或感觉功能丧失。不包括臂丛神经病变或任何椎管外的外周神经的损伤。导致上肢、手、躯干、骨盆器官和腿部功能损伤。

- 截瘫（paraplegia）：是一种发生在胸椎，腰椎或骶椎部位脊髓的损伤或使行动功能和／或感觉功能的丧失。不包括腰骶丛神经损伤或任何椎管外的外周神经的损伤。上肢会保留完整的功能，躯干和下肢以及盆腔器官功能受到的影响将取决于病变的程度。

- 皮节（dermatome）：是指被一个来源于特定脊髓节段中特定的感觉轴突所支配的一部分皮肤。

- 肌节（myotome）：是指被一个来源于特定脊髓节段中运动轴突所支配的肌肉纤维。

- 神经系统功能感觉水平（neurological sensory level）：是指最末段正常神经支配皮节的水平，包括身体的左右两侧。

- 神经系统功能运动水平（neurological motor level）：是指最末段正常神经支配肌节的水平，包括身体的左右两侧。

- 神经损伤平面（neurological level of injury，NLI）：是指有完整的感觉和抗重力肌肉功能强度（运动评分3分或更多）的最尾端脊髓节段，并有正常（完整）的感觉和运动功能。感觉和运动需左右两侧确定，所以有右侧感觉功能平面、左侧感觉功能平面、右侧运动功能平面、左侧运动功能平面。神经损伤平面是这四个平面最上的平面。

- 不完全损伤（incomplete）被定义为在低于神经损伤平面包括最低的骶椎S₄~S₅（存在骶部存留）有任何感觉和／或运动功能存在。骶部存留的感觉功能包括在肛门皮肤黏膜接合处两侧存在感觉存留，不论是轻触、针刺或深部肛管压力（DAP）都可。骶部存留的运动功能包括肛诊中肛门外括约肌的自主收缩。完全的损伤被定义为不存在骶部存留。

- 局部存留区域（zone of partial preservation，ZPP）：只存在于完全损伤中，是指那些低于感觉和运动水平期皮节和肌节存在局部存留的神经连接。这必须进行分析并记载在患者的病历中。

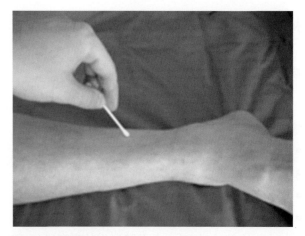

图 5.2　轻触检查

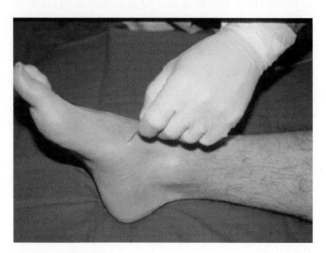

图 5.3　针刺检查

行检测。如果在C₂平面感觉异常，那么感觉功能平面应该被定义为C₁。如果从身体的一侧进行轻触检查和针刺感觉发现从C₂到S₄~S₅所有的皮节感觉功能是完整的，这一侧的检查应该记录为INT，表示完整，而不是记录为S₅。

可选的感觉功能检查：检查其他类型的感觉功能，例如本体感觉和深压力感觉是可选的：

- 关节移动的分辨功能和位置功能（本体感觉）：

  同样使用0~2评分：

  0= 消失：患者不能够分辨关节的移动；

  1= 损伤：患者能够答对10个关于关节移动的问题中的8个，但是不能够持续答对小于10°的小范围关节活动的相关问题；

  2= 患者能够察觉小于10°的小范围关节移动；

  关节检查应该在拇指的指间关节、小指的近端指间关节、手腕、脚趾的趾间关节、踝关节和膝关节进行。

INTERNATIONAL STANDARDS FOR NEUROLOGICAL CLASSIFICATION OF SPINAL CORD INJURY (ISNCSCI)

ASIA — American Spinal Injury Association
ISCoS — International Spinal Cord Society

Patient Name _____ Date/Time of Exam _____

Examiner Name _____ Signature _____

RIGHT — MOTOR KEY MUSCLES | SENSORY KEY SENSORY POINTS Light Touch (LT) Pin Prick (PP)

C2
C3
C4

UER (Upper Extremity Right)
Elbow flexors C5
Wrist extensors C6
Elbow extensors C7
Finger flexors C8
Finger abductors (little finger) T1

Comments (Non-key Muscle? Reason for NT? Pain?):

T2
T3
T4
T5
T6
T7
T8
T9
T10
T11
T12
L1

LER (Lower Extremity Right)
Hip flexors L2
Knee extensors L3
Ankle dorsiflexors L4
Long toe extensors L5
Ankle plantar flexors S1

S2
S3
S4-5

(VAC) Voluntary anal contraction (Yes/No)

RIGHT TOTALS (MAXIMUM) (50) (56) (56)

LEFT — SENSORY KEY SENSORY POINTS Light Touch (LT) Pin Prick (PP) | MOTOR KEY MUSCLES

C2
C3
C4
C5 Elbow flexors
C6 Wrist extensors
C7 Elbow extensors
C8 Finger flexors
T1 Finger abductors (little finger)

UEL (Upper Extremity Left)

MOTOR (SCORING ON REVERSE SIDE)
0 = total paralysis
1 = palpable or visible contraction
2 = active movement, gravity eliminated
3 = active movement, against gravity
4 = active movement, against some resistance
5 = active movement, against full resistance
5* = normal corrected for pain/disuse
NT = not testable

SENSORY (SCORING ON REVERSE SIDE)
0 = absent   2 = normal
1 = altered   NT = not testable

• Key Sensory Points
Palm
Dorsum

T2
T3
T4
T5
T6
T7
T8
T9
T10
T11
T12
L1

L2 Hip flexors
L3 Knee extensors
L4 Ankle dorsiflexors
L5 Long toe extensors
S1 Ankle plantar flexors

LEL (Lower Extremity Left)

S2
S3
S4-5

(DAP) Deep anal pressure (Yes/No)

LEFT TOTALS (MAXIMUM) (56) (56) (50)

MOTOR SUBSCORES
UER ___ + UEL ___ = UEMS TOTAL ___   LER ___ + LEL ___ = LEMS TOTAL ___
MAX (25) (25)   (50)   MAX (25) (25)   (50)

SENSORY SUBSCORES
RLT ___ + LLT ___ = LT TOTAL ___   RPP ___ + LPP ___ = PP TOTAL ___
MAX (56) (56)   (112)   MAX (56) (56)   (112)

NEUROLOGICAL LEVELS (Steps 1-5 for classification as on reverse)
R L
1. SENSORY
2. MOTOR
3. NEUROLOGICAL LEVEL OF INJURY (NLI)
4. COMPLETE OR INCOMPLETE? Incomplete = Any sensory or motor function in S4-5
5. ASIA IMPAIRMENT SCALE (AIS)

ZONE OF PARTIAL PRESERVATION (Incomplete injuries only) Most caudal level with any innervation
R L
SENSORY
MOTOR

This form may be copied freely but should not be altered without permission from the American Spinal Injury Association.   REV 02/13

图 5.4 ASIA-ISCoS 神经功能分级表（感觉评分记在加粗框线内）。C_2，枕骨和颈部的顶端部位；C_3，颈部下部延伸至锁骨；C_4，锁骨下方的区域；C_5，手臂两侧；C_6，前臂和手的径向侧包括拇指；C_7，中指；C_8，手的外侧包括小指；T_1，前臂内侧；$T_2 \sim T_{12}$，从腋窝区域到腹股沟韧带中点的区域；L_1，臀带和腹股沟；$L_2 \sim L_3$，大腿前部；$L_4 \sim L_5$ = 下肢的内侧和外侧部分；S_1，脚后跟和后腿；S_2，大腿后侧；S_3，坐骨结节；$S_4 \sim S_5$，肛周区域

● 深压力感觉：当轻触检查和针刺检查得分为 0 时，进行检查。

为了完成检查，需要在手腕、手指、脚踝和脚趾的皮肤上施加 3~5 秒的压力。

评估方法包括一个从 0（消失）到 1（存在）的数字评分（图 5.5）。

第二步：运动功能检查

运动功能检查必须评估包括上下肢的移动功能。我们应该对四肢的 5 项主要运动功能进行分析。每一项运动都是一块肌肉或一组肌肉被神经激动的结果，这些神经的细胞核主要存在于特定的脊髓节段。

我们需要检查上肢 5 项重要的移动功能，这个分别对应从 $C_5 \sim T_1$ 的五个脊髓节段，同样对下肢进

Muscle Function Grading

0 = total paralysis

1 = palpable or visible contraction

2 = active movement, full range of motion (ROM) with gravity eliminated

3 = active movement, full ROM against gravity

4 = active movement, full ROM against gravity and moderate resistance in a muscle specific position

5 = (normal) active movement, full ROM against gravity and full resistance in a functional muscle position expected from an otherwise unimpaired person

5* = (normal) active movement, full ROM against gravity and sufficient resistance to be considered normal if identified inhibiting factors (i.e. pain, disuse) were not present

NT = not testable (i.e. due to immobilization, severe pain such that the patient cannot be graded, amputation of limb, or contracture of > 50% of the normal range of motion)

Sensory Grading

0 = Absent

1 = Altered, either decreased/impaired sensation or hypersensitivity

2 = Normal

NT = Not testable

Non Key Muscle Functions (optional)

May be used to assign a motor level to differentiate AIS B vs. C

Movement	Root level
Shoulder: Flexion, extension, abduction, adduction, internal and external rotation **Elbow:** Supination	C5
Elbow: Pronation **Wrist:** Flexion	C6
Finger: Flexion at proximal joint, extension. **Thumb:** Flexion, extension and abduction in plane of thumb	C7
Finger: Flexion at MCP joint **Thumb:** Opposition, adduction and abduction perpendicular to palm	C8
Finger: Abduction of the index finger	T1
Hip: Adduction	L2
Hip: External rotation	L3
Hip: Extension, abduction, internal rotation **Knee:** Flexion **Ankle:** Inversion and eversion **Toe:** MP and IP extension	L4
Hallux and Toe: DIP and PIP flexion and abduction	L5
Hallux: Adduction	S1

ASIA Impairment Scale (AIS)

A = Complete No sensory or motor function is preserved in the sacral segments S4-5

B = Sensory Incomplete Sensory but not motor function is preserved below the neurological level and includes the sacral segments S4-5 (light touch or pin prick at S4-5 or deep anal pressure) AND no motor function is preserved more than three levels below the motor level on either side of the body

C = Motor Incomplete Motor function is preserved below the neurological level**, and more than half of key muscle functions below the neurological level of injury (NLI) have a muscle grade less than 3 (Grades 0-2)

D = Motor Incomplete Motor function is preserved below the neurological level**, and at least half (half or more) of key muscle functions below the NLI have a muscle grade ≥ 3

E = Normal If sensation and motor function as tested with the ISNCSCI are graded as normal in all segments, and the patient had prior deficits, then the AIS grade is E. Someone without an initial SCI does not receive an AIS grade

** For an individual to receive a grade of C or D, i.e. motor incomplete status, they must have either (1) voluntary anal sphincter contraction or (2) sacral sensory sparing with sparing of motor furntion more than three levels below the motor level for that side of the body. The International Standards at this time allows even non-key muscle function more than 3 levels below the motor level to be used in determining motor incomplete status (AIS B versus C).

NOTE: When assessing the extent of motor sparing below the level for distinguishing between AIS B and C, the *motor level* on each side is used; whereas to differentiate between AIS C and D (based on proportion of key muscle functions with strength grade 3 or greater) the *neurological level of injury* is used

Steps in Classification

The following order is recommended for determining the classification of individuals with SCI

1. Determine sensory levels for right and left sides.
The sensory level is the most caudal, intact dermatome for both pin prick and light touch sensation

2. Determine motor levels for right and left sides.
Defined by the lowest key muscle function that has a grade of at least 3 (on supine testing), providing the key muscle functions represented by segments above that level are judged to be intact (graded as a 5)
Note: In regions where there is no myotome to test, the motor level is presumed to be the same as the sensory level, if testable motor function above that level is also normal

3. Determine the neurological level of injury (NLI)
This refers to the most caudal segment of the cord with intact sensation and antigravity (3 or more) muscle function strength, provided that there is normal (intact) sensory and motor function rostrally respectively
The NLI is the most cephalad of the sensory and motor levels determined in steps 1 and 2

4. Determine whether the injury is Complete or Incomplete.
(i.e. absence or presence of sacral sparing)
If voluntary anal contraction = No AND all S4-5 sensory scores = 0 AND deep anal pressure = No, then injury is Complete.
Otherwise, injury is Incomplete

5. Determine ASIA Impairment Scale (AIS) Grade:

Is injury Complete? If YES, AIS=A and can record ZPP (lowest dermatome or myotome on each side with some preservation)

NO ↓

Is injury Motor Complete? If YES, AIS=B

NO ↓ (No=voluntary anal contraction OR motor function more than three levels below the motor level on a given side, if the patient has sensory incomplete classification)

Are at least half (half or more) of the key muscles below the neurological level of injury graded 3 or better?

NO → AIS=C   YES → AIS=D

If sensation and motor function is normal in all segments, AIS=E
Note: AIS E is used in follow-up testing when an individual with a documented SCI has recovered normal function. If at initial testing no deficits are found, the individual is neurologically intact; the ASIA Impairment Scale does not apply

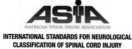

AMERICAN SPINAL INJURY ASSOCIATION
INTERNATIONAL STANDARDS FOR NEUROLOGICAL CLASSIFICATION OF SPINAL CORD INJURY

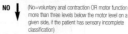
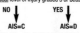

ISCOS
INTERNATIONAL SPINAL CORD SOCIETY

图 5.5　ASIA-ISCoS 神经功能分级表（第二部分）

行 5 项重要移动功能检查,分别对应于 L_2~S_1 的节段（图 5.6）。

运动功能检查运用 0 到 5 的数字评分进行评价重要肌肉的力量。需要对左右两侧分别进行评分。

评分方法如下：

0= 完全瘫痪

1= 明显或可见的肌肉收缩

2= 在重力限制下进行最大范围活动

3= 可以抵抗重力进行最大范围活动

4= 可以抵抗重力进行最大范围（full ROM）活动,而且可以维持肌肉在一个特殊的位置

5=（正常）主动活动,抵抗重力进行最大范围活动,而且可以和正常人一样在肌肉功能位置完全抵抗外力。

5+=（正常）可以抵抗重力进行有效范围活动,如果不存在确定的抑制因素（即疼痛、失用）,则充分抵抗外力被认为是正常的。

NT= 无法检测（Not Testable）,由于制动,检查时患者出现严重的疼痛,四肢截肢,挛缩超过其最大范围的 50%。

每一个肢体可达到最高 25 分。

每一个脊髓节段运动功能检查和评估方法如下：

C_5= 肘关节弯曲功能（评估肱二头肌功能,1 分）

C_6= 腕关节伸展功能（桡侧腕伸肌和尺侧腕伸肌）

C_7= 肘关节伸展功能（评估肱三头肌功能,1 分）

C_8= 手指弯曲功能:中指的第三节指骨伸展功能

T_1= 小拇指的外展功能

L_2= 髋关节弯曲功能（腰肌功能）

L_3= 膝关节伸展功能（评估股四头肌功能,1 分）

L_4= 踝关节背屈功能（评估胫前肌功能,1 分）

L_5= 脚趾伸展功能（评估趾长伸肌功能,1 分）

S_1= 踝关节跖屈功能（评估腓肠肌功能,1 分）

ASIA-ISCoS 和 ISNCSCI 并没有考虑从 C_1~C_4,从 T_2~L_1 以及从 S_2~S_5 这些节段的运动功能 / 肌肉功能。在这些情况下,运动功能平面则认为与感觉功能平面相同。

运动功能应以从上向下的方向进行检查。

在 2013 年于芝加哥举行的 ASIA 大会对标准进行了最新的修订:评估可选的运动功能 / 肌肉功能已被编入,命名非关键肌肉功能检查（图 5.5）。

当出现肌肉敏感性,没有检测到肌肉关键的活动但其他运动存在,或是其他部位存在肌肉收缩时可以进行非关键肌肉功能检查。在这些情况下,这些检查

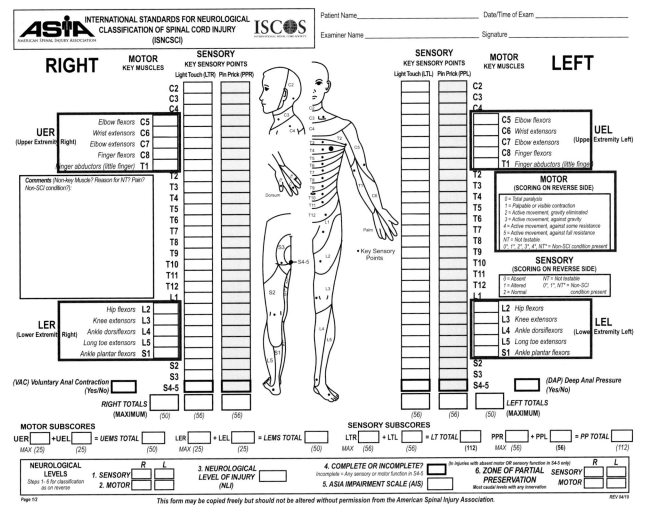

图 5.6　ASIA-ISCoS 神经功能分级表（运动评分记在加粗框线内）

可以用于区分 AIS B 和 AIS C。注意不建议每次检查均进行评估。

通过对关键肌肉的 10 个肌节进行检查确定运动功能平面，由评分最低的关键肌肉平面定义，其等级至少为 3，同时在此平面之上的节段的关键肌肉功能完整。如果运动功能评级身体的左右两侧不同，一个单侧的运动功能等级将会比两侧的更加靠上。

第三步：确定 NLI

这涉及脊髓最末部存在完整感觉功能和能够抗重力的运动功能（运动功能评分 3 或以上）的节段，如果有正常（完整）的感觉功能和运动功能。NIL 是在第 1 步和第 2 步中评价感觉功能和运动功能等级最为靠近头端的部位。在感觉功能和运动功能等级应从左右两侧进行确定。所以我们将会有右侧的感觉功能等级，左侧的感觉功能等级，右侧的运动功能等级，左侧的运动功能等级。NLI 是这四个等级中最为头端的。

第四步：确定损伤是否为完全损伤

神经系统的完整性是根据骶段残存的消失 / 存在而定义。骶部残存是指最末端骶部节段存在感觉或运动功能。

骶部区域的神经功能评价应该：

● 确定 S_4~S_5 节段皮节存在轻触和针刺觉。

● 评估深度肛管压力（DAP）。DAP 检查是通过检查者食指深入患者肛门，轻压肛门壁，此处受阴部神经（S_4~S_5）所支配。任何触觉或伤害感受（疼痛）将根据存在或消失进行分级，这提示患者存在感觉功能不完全损伤。

● 评估自主肛门收缩能力（VAC）。VAC 检测通过检查者将食指深入患者肛门，然后患者被要求挤压检查者的手指，如果他 / 她能够抑制肠管的运动。这个动作评估的是肛管外侧括约肌运动能力，这是受阴部神经（S_2~S_4）所支配。如果 VAC 存在，那么患者有运动功能不完全损伤。通过 Valsalva 动作分辨

VAC 和肛管收缩反射是十分重要的,否则收缩的是患者的附属肌肉而不是肛管外括约肌。

在这些检查和评估的基础上,如果在骶部 S_4~S_5 节段,骶部残存感觉功能和运动功能消失,此为完全性损伤;如果我们发现骶部残存存在,即在 S_4~S_5 平面有任何的感觉功能和 / 或运动功能的存在,我们认为该损伤为不完全损伤。

局部存留区域 (zone of partial preservation, ZPP) ZPP 指的是由于部分残留的神经支配而存在一些被限制运动和感觉功能平面的最末部的皮节和肌节。最末端节段部分被神经支配提示感觉或运动功能的 ZPP 范围,并且必须在量表上记录右侧和左侧的感觉和运动功能。

ZPP 仅适用于完全损伤病例。在不完全损伤中,必须记录为 NA (不适用)。

第五步 : 确定 ASIS 损伤评分 : AIS 分级

创伤性急性脊髓损伤 (SCI) 按照 AIS (图 5.5) 分为 5 种 :

AISA : S_4~S_5 节段骶椎平面不存在感觉和运动功能。

AISB : 感觉功能不完全。感觉功能而不是运动功能存在低于神经功能平面,包括骶椎 S_4~S_5 节段,并且在低于任意一侧身体的运动功能评级的层面无运动功能评分超过 3 级。

AISC : 运动功能不完全。低于神经功能平面存在运动功能,同时低于单独损伤的神经功能平面存在超过一半的关键运动,评分低于 3 分。

AISD : 运动功能不完全。低于有神经功能平面存在运动功能,低于单独神经功能平面存在最少一半 (一半或更多) 关键运动,评分等级大于等于 3 分。

AISE : 正常。未发现神经功能缺失。

反射检查和评估

反射是神经 - 运动综合中最为简单的方式。肌张力,灵敏度和肌牵张反射的强度主要是通过肌梭 -1a

纤维和肌梭运动纤维形成。

脑干通过运动兴奋性和抑制性下行通路调节它们的功能[107]。

反射评估不需要依靠 ASIA-ISCoS 分级。事实上,除了球海绵体肌 (bulbocavernosus, BC) 反射和延迟的跖反射 (delayed plantar reflex, DPR),在高度怀疑损伤的患者中它不提供任何额外的临床神经功能相关信息。在不能配合的患者中,如无意识的患者、癔症患者、儿童或感觉中枢病变患者是十分重要的。它可以提供一些有用的信息。

临床可检查的反射通常可以分为深部肌腱反射 (deep tendon reflex, DTR) 和皮肤反射[108]。

DTR 是单突触反射,他们有自己的单节段脊髓中心。皮肤反射是多突触并具有多节段脊柱中心。在 SS 期间不存在 DTR,同时在损伤更低运动神经元的情况下可导致神经反射的中断。

腹部、睾丸、跖和骶骨反射是主要的皮肤反应。皮肤反应如下 :

- 腹部反射通过对腹部脐周 (围绕肚脐) 皮肤轻划诱导。反应包括相应的肌肉收缩,及脐部 (肚脐) 的移位。有时在少年中可以消失,尤其是肥胖的患者。

- 提睾反射是通过刺激大腿内侧皮肤上区触发,然后引起提睾肌收缩,导致同侧睾丸的上升。反射弧是由 L_1 和 L_2 节段脊髓经髂腹股沟和生殖股神经控制的。提睾反射可在精索静脉曲张患者,老年患者,或在一些泌尿疾病的患者中消失。

- 跖反射是一种多突触的皮肤反射。他们是由着地的足侧面对 S_1 皮节区产生的刺激引发的。这种反射可能会正常、延迟或表现为 Babinski 反射 (图 5.7)。
  - 正常的刺激反应会导致足趾的快速弯曲。
  - DPR 是一种病理反射。它表现为受刺激后跖的弯曲反应,但与正常的速度相比慢且延迟,然后延迟约半秒 / 1 秒之后放松。与即使轻微刺激就能引发的正常的跖反射相比,足底刺激应使用钝物和更大的强度。

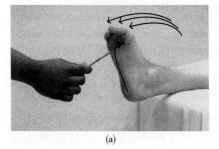 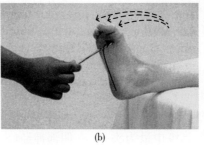 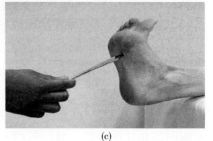

(a)　　　　　　　　　(b)　　　　　　　　　(c)

图 5.7 跖反射。(a) 正常的跖反射。(b) 延迟的跖反射。(c) Babinski 反射

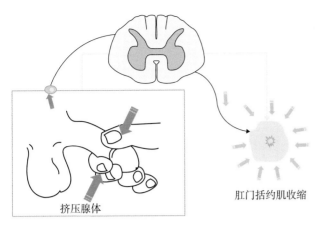

图 5.8 球海绵体肌反射

挤压腺体

肛门括约肌收缩

表 5.1 主要反射及其神经支配

反射	神经支配
肱二头肌（DTR）	C_6
肱三头肌（DTR）	C_7
肱桡肌（DTR）	$C_5 \sim C_6$
髌骨（DTR）	$L_2 \sim L_4$
跟腱（DTR）	$S_1 \sim S_2$
上腹部（皮肤）	$T_6 \sim T_9$
下腹部（皮肤）	$T_{10} \sim T_{12}$
提睾肌（皮肤）	$L_1 \sim L_2$
BC（皮肤）	$S_2 \sim S_4$
肛门（皮肤）	$S_2 \sim S_4$

– Babinski 反射是一种涉及 $L_5 \sim S_1$ 节段的病理反射，发生在上运动神经元损伤的僵直阶段。虽然它是一个伴随伸展运动的明显反射，但它被认为是一个屈曲反射，因为在胚胎发育过程中腿旋转，随后臀部肌肉从后面移至前面。钝物尖部沿足底外缘滑动时诱发 Babinski 反射。如果对内侧缘进行刺激，可能会产生假阴性反应，而如果脚趾的屈肌受到刺激，则可能产生假阳性反应。它的特点是大脚趾缓慢伸长，可能与脚趾之间空隙扩大有关。Babinski 反射是由足底刺激以及其他症状引起的，会产生类似的反应（Chaddok，Oppenheim，Gordon，Gonda，Shaeffer）。需要提醒的是，Babinski 反射持续存在直至 1 岁，甚至可能还会持续存在（约 4% 的病例），甚至会出现在未受神经损害或有特殊生理需求的患者身上[109]。

- BC 反射是一种刺激受 $S_2 \sim S_4$ 控制的结构诱发的皮肤反射[110-112]。对阴茎头施加疼痛刺激或强烈的压迫，同时通过肛门指检，可以检测外部肛门括约肌的反射收缩。它是由阴部神经刺激介导的（图 5.8）。在女性，它可以通过压迫阴蒂或牵引膀胱导管作用；这种做法持续刺激膀胱及尿道黏膜。通常它在 70% 以上的人中发生，当使用肌电图进行评估时，它会达到 80%。如果神经病变侧脊髓圆锥的 BC 反射消失，患者可能是在 SS 的状态下。

- 肛门反射是一种生理性的多突触皮肤反射（$S_2 \sim S_4$），由轻微刺激肛周皮肤引发的肛门外括约肌的收缩构成。

  一些主要的反射及其神经支配如表 5.1 所示。

对 ASIA-ISCoS 神经学分类标准正确性的思考

ASIA-ISCoS 神经学分类标准显然是目前分类中最可靠的，但是关于儿童的部分仍有明显的不足。评估

某些部分的评分标准可信度不足。对于 1992 年版的 ASIA 标准，Jonsson 等人[113]证实分类的评分标准可信度很低，除此以外，1998 年 Cohen 等人[114]提出评分标准的准确性应该通过进一步的修改得以提高。2006 年，Graves 等人[115]提出对上下肢分别进行运动评估以获得更精准的评估。2007 年，Savic 等人[116]报告 ASIA 标准在对 SCI 患者的评估中有卓越的正确性和可靠性。

脊髓休克

在 1750 年，Robert Whytt 描述了一种特征为在急性 SCI 后无兴奋或低兴奋脊髓反射的瞬态现象，伴随随意运动和反射全部消失（弛缓性瘫痪、肌张力低下、反射消失），以及表达功能和自主神经功能灵敏度的全部消失（膀胱和肠麻痹、血管运动神经麻痹、无汗等）。1841 年，Hall[117]定义这种现象为"脊髓休克"（spinal shock，SS）。在 1906 年这已被 Sherrington 的著名实验证实[118]。

这个 SS 的经典定义还没有被普遍接受，也因为其发病机制、演变和时间都不清楚。SS 是 SCI 一种具体的表现，而不适用于其他神经系统病变。事实上，在脑桥以上实验性神经病变的情况下，大脑切除会导致强直[117,118]。

SS 不应该与神经源性休克（neurogenic shock，NS）或失血性休克混淆，然而，它们可以在创伤发生的情况下有关联。

病理生理学

如上面提到的，SS 的病因和发病机制并不完全

清楚:有假说认为休克与抑制脊柱上或脊髓固有的血供有关。然而,其他病理生理机制可以解释它,如原发性轴突功能障碍、由钠/钾通道平衡的改变引起的离子传导阻滞、超极化和随后的神经肌肉纤维的功能改变[119-121]。

　　无论其发病机制是什么,SS 导致神经病变区域以下反射活动丧失。尽管 SCI 后损伤的神经通路结构完整,系统在急性期不能立即恢复反射(病变以下的神经麻痹),导致弛缓性肌肉瘫痪,这些肌肉都受自主神经系统支配。

持续时间

　　关于 SS 的持续时间还未有定论。过去的一些作者,将在创伤后的几小时/几天内 BC 反射的恢复定义为这种临床状态的终止,但有些人认为它是大约在病变后 2 周 DTTR 的恢复,其他医生认为 SS 的结束是一些反射性膀胱逼尿肌活动的恢复,这通常发生在几个星期之后。根据 Stauffer 的看法,SS 的终止在 99% 的病例中是在病变后 24 小时之内[123]。根据反射活动的再现,它的持续时间基本上不应超过 20~60 分钟[124]。然而,如果 SS 是根据 DTR 和其他包括有关的自主神经系统反射活动的恢复来判断,那么它能持续几个星期[119]。

　　Ko 等人[122] 和 Ditunno 等人[119] 提出了一种 4 阶段模式(表 5.2)来描述 SS 的演变(图 5.9)。

- 第一阶段:反射消失或减弱(通常在早期的 24 小时):极端的肌肉松弛,DTR 完全消失,部分皮肤多突触反射恢复(BC、肛门、提睾肌),在这之前有病理反射的出现(DPR)。其发病机制可能是由于这一阶段发生脊髓正常兴奋输入的丧失(前庭脊髓和网状脊髓通路),由于下行兴奋传导通路的丧失,造成运动神经元和中间神经元超极化。

表 5.2　脊髓休克的阶段

阶段	反射活动	发病机制
第一阶段(0~1 天)	无反射/反射减退	下行传导的缺失
第二阶段(1~3 天)	反射的最初恢复	去神经过敏性
第三阶段(1~4 周)	最初的反射亢进	轴突支持的突触生长
第四阶段(1~12 月)	最终反射亢进	躯体支持的突触生长

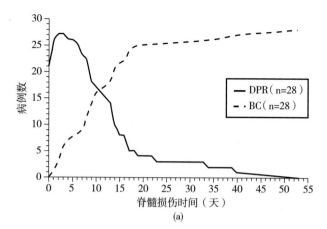

(a)

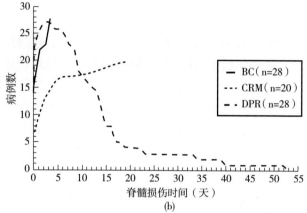

(b)

图 5.9 (a)28 例神经功能 ASIA A 级患者的延迟的跖应答的恢复(DPR)与 Babinski 征的恢复比较。(b)神经功能 ASIA A 级患者的球海绵体肌的恢复(BC;28 例)、延迟的跖应答的恢复(DPR;28 例)和提睾肌反射的恢复(CRM;20 名男性患者)

- 第二阶段:反射活动的初始恢复(1~3 天):在这个阶段,皮肤的反应更为明显,DTR 依然缺失。在老年人和儿童中,DTR 和 Babinski 反射可能已经存在,因为他们先前已经存在,例如:在老年人中作为一个有亚临床型的标志(颈椎管狭窄病),以及在儿童中脊髓通路欠发达。在这个阶段中,发病机制可能与无神经支配导致的神经递质过敏有关,导致与上调相关的神经元活动的增加。
- 第三阶段:早期反射亢进(4~30 天):在这个阶段,大多数腱反射和 Babinski 反射开始出现。多突触反射皮肤都存在。只有 10% 的可能,DPR 会持续 1 个月以上。无论如何,变异仍然非常广泛。脊髓中间神经元新突触的生长为这个阶段的特征。
- 第四阶段:痉挛、反射亢进(1~12 个月):在这个阶段,皮肤反射、腱反射、Babinski 变得非常兴奋。DPR 通常消失。从神经生理学的角度来看,轴突生长特别是初级传入纤维发生(Ia 型)。

总之,SS 的初始阶段可能是因为由下行通路介导的神经兴奋性传递的突然丧失。几小时或几天之后,神经受体将开始尝试恢复,这将引起反射活动的调节,最有可能的是,在不完全损伤下的第一次自主活动。然后,几周或几个月后,剩下的运动下行通路将促进新突触的生长,造成反射亢进和生长,在不完全损伤下,可以发生全部运动的恢复。反射亢进会导致肌张力过高、痉挛、膀胱、逼尿肌反射亢进(尿失禁)。

最近,根据 Weinstein 等人[125]的研究,有人建议,为了有利于行走恢复长期预后,脊髓反射的整体变化似乎比创伤后是否存在这样的反射更加重要。根据作者的观点,在实践中表述如下:

- 即使在创伤后的最初 3~4 小时内进行检查,在创伤后的最初 24 小时内,很少出现损伤后反射完全消失(只有 8% 的病例)。
- 一般来说,在这一时期,存在两个或两个以上的皮肤反射(多突触反射)。
- 反射活动恢复的时间顺序并不一定是按照 Guttman 在 1952 年提出的向头末端发展。
- DPR 的出现,是出现的第一个反射。它的存在和持续时间与上运动神经元损伤的严重程度相关。当它持续超过 48 小时,在神经系统的改善/恢复方面会有不佳的预后价值。
- 反射演变有逐渐演变发展轻度亢进的表现(3~30 天),伴随 Babinski 反射的早期出现(和 DPR 演变相反)并最终出现伴随明显高渗作用的反射亢进(1~6 个月)。
- 在 SS 很早期时,病变完整性的评估并非完全可靠。
- 如果在创伤后至少 72 小时后内进行,针对判断预后的神经系统的评估更加可靠。

神经源性休克

NS 发生在近 T5 的 SCI,其临床特征为低血压、心动过缓、低体温[126]。

由于非常大的身体区域交感神经系统失去功能性神经支配,这种疾病继发于血管肌肉瘫痪。血管收缩的下行通路始于延髓腹外侧,并与 Rexed 板层Ⅶ的中间外侧柱细胞连接(T₁~L₂ 脊髓节段)。他们处于脊髓上中心的影响下(边缘皮层、杏仁核、腹侧纹状体、下丘脑、丘脑、背内侧核和中脑导水管周围灰质)。当交感神经的节前神经元损伤后中断,会导致下列四种现象:

- 初级交感神经活动减退;
- 节前神经元功能的改变;
- 塑性变化(出现);
- 交感神经血管传递运输的变化。

Guly 等人[127]报道说 NS 的发病率在颈髓损伤为 19.3%,胸椎脊髓损伤为 7%,腰椎损伤为 3%。

需要注意的是,基于动物的实验研究,在脊髓横断以后,立即以交感神经系统参与反应,将出现持续约 2~15 分钟的高血压和心动过速,随后将出现上述具有 NS 特征的现象(低血压和心动过缓)(表 5.3)[128]。

表 5.3　神经源性休克和低血容量休克的区别

	神经源性	低血容量性
病因学	交感神经缺失	失血
血压	低血压	低血压
心率	心动过缓	心动过速
皮温	暖	冷
尿量	正常	低

SCI综合征

ASIA-ISCoS 对 SCI 的国际分类包括下列 SCI 综合征的临床定义,已被全世界的医生和神经专家接受:

- 脊髓中央综合征(CCS);
- Brown-Sèquard 综合征(BSS);
- 脊髓前角综合征;
- 脊髓后角综合征;
- 马尾综合征。

脊髓中央综合征

脊髓中央综合征(central cord syndrome,CCS)是一种神经系统临床不完全综合征,其特征是运动障碍(主要累及上肢多于下肢)、括约肌功能障碍和低于病变程度的感官损伤。1954 年 Schneider 等人[129]描述了这个疾病。CCS 是由颈椎管的神经性病变引起的(图 5.10)。这种病常见于由脊髓条件造成脊椎管严重狭窄的老年人,但是也可能发生于患先天性和/或后天性椎管狭窄的个体的任何年龄段,小孩的发病是 SCIWORA 的神经系统结果[130,131]。它也可能没有诱发因素,在可能会造成脊柱的创伤(例如体育活动,如

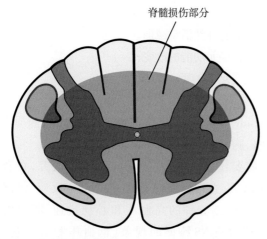

图 5.10　脊髓中央综合征

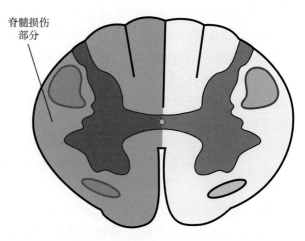

图 5.11　Brown-Sèquard 综合征

橄榄球、足球、冰球等等）[132]。它也在创伤性盘突出时期发生[133]，是脊柱手术的一种并发症[134]，或由于在麻醉和／或重症监护医学气管插管期间发生过伸运动造成[135,136]。最后，CCS 的发生可能与骨折，脱位和各种类型的脊柱不稳定有关。

根据传统理论，损伤发生在灰质和相邻的白质水平，由于存在退化或椎间盘狭窄的情况下发生过伸或反射亢进创伤造成，常见于老年人。Schneider 等人在 1954 年发表的历史研究中支持这样一个假设：一个中央软化损伤破坏了支配位于内侧的上肢纤维的皮质脊髓束[137]。到目前为止，这种解释面临一些临床医生／研究者的挑战，他们认为 CCS 与皮质脊髓束的白质损害与直接以突触支配手部肌肉的 α 运动神经元有关（节段 C_7，C_8，T_1）。Collignon 等人[138]在研究了 MRI 调查的基础上，支持这一假说。Jimenez 等人[139]认为急性创伤性 CCS 的手部功能障碍源于涉及大纤维的皮质脊髓侧束大纤维的皮质脊髓侧束的原发性损伤，可能在没有供应手部的运动神经元的损伤下发生。

临床上有上肢和下肢的部分的运动型弛缓损伤，大多是高渗和痉挛性运动障碍。

感官损伤有很多种，它们主要影响上肢（烧灼痛、感觉异常、针刺敏感性的变化），可能是由于脊髓丘脑束的拓扑组织。至少在早期阶段，自主神经系统几乎总是受到损害。

Brown-Sèquard 综合征

Brown-Sèquard 综合征（Brown-Sèquard syndrome, BSS）是脊髓损伤的临床表现，由 Charles Edouard Brown-Sèquard 命名（图 5.11），他发现并定义了脊髓感觉通路并在 1949 年证明了 BSS 可能是各种病因的结果[140]。外伤性 BBS 被证明和记录主要表现在穿透性创伤（刀伤、火器）。其他原因有大的椎间盘突出或硬膜外血肿、肿瘤、动静脉畸形及放射性脊髓病[141,142]。罕见的情况下，损伤是由于脊柱手术中操纵脊柱或钩放置带来的加压造成的[143,144]。病变部位通常位于胸部水平。

据悉，BSS 代表约 2%~4% 的创伤性 SCI[145]。它很少单独出现，而是很容易发现具有 CCS 特征。当 SCI 带来的神经功能障碍显示患病的一面时，虽然它没有 BSS 的经典特征，但它被称为 BSS+[146]。

BBS 的发病原因是脊髓或脊髓半节受压。在神经解剖学中，它被解释为是脊髓丘脑束交叉，与皮质和背柱相对，在脑干交叉。

临床上，在它单独存在时，有同侧肌肉弛缓麻痹，后转为痉挛性瘫痪，特征是肌张力增高、阵挛和反射亢进。在同侧，虽然经常有本体感觉障碍，但轻触觉一般可以保存下来。在对侧区有热性痛觉消失。此外，同侧侧柱损伤可导致自主神经失调（无汗）。在较低的 CS 病变同侧出现伯纳德 -Horner 综合征（瞳孔缩小、眼睑下垂，可能会出现眼球内陷）。

在所有不完全损伤中，BSS 的功能和神经功能预后最佳[147]。

脊髓前角综合征

这种病理状态的特征是脊髓前部结构的神经损伤（图 5.12），导致几乎完全的运动麻痹，损伤水平以下痛温觉消失，伴随轻触觉和本体感觉的保存。它在 1955 年由 Schneider 描述，并被命名为 Schneider 综合征[148]。

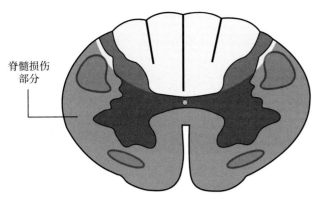

脊髓损伤部分

图 5.12　脊髓前角综合征

它是罕见的临床综合征。最常见的部位是颈椎。它一般包括椎体损伤（泪滴状骨折），导致脊柱的前部压缩，是椎管内椎间盘后移或骨碎片的后果。在病理生理学中，它是由脊髓前动脉供应区域脊髓缺血造成的（脊髓前三分之二）[149]。它是不完全 SCI 第二常见的原因。

脊髓后角综合征

由于脊髓后动脉中断，这是一种非常罕见的病理状态。临床上，患者有完整的运动功能但本体感觉和振动感觉改变或消失。由于敏感性的改变（所谓的共济失调），患者不能正常行走。这种疾病通常出现在非创伤性或脱髓鞘性脊髓病变。

脊髓圆锥综合征

脊髓圆锥是脊髓的端部，包括 S_2~S_5 段，这里的神经中枢控制膀胱、肠和性功能。一般的圆锥在第一和第二腰椎间终止。因此，它主要在 L_1 爆裂骨折受伤时发生。然而，由于生物学变异，其终端可以位于 T_{12}~L_2 或 L_3 的任何地方。在椎管内脊髓圆锥的高度，最终也有马尾神经根出现[150]。出于这个原因，在此水平的创伤从理论上可导致，神经损伤的变量组合，如：

- 保留根部的根孤立性病变（根部逃逸）；
- 锥体根部损伤；
- 圆锥和根部全部部分。

临床上可显示以下图片：

- 鞍麻；
- 下肢感觉丧失；
- 神经性内脏异常；
- 不同程度下肢肌肉功能损伤。

最初是内脏功能完全受损，导致尿潴留，其次是溢出性尿失禁、直肠失禁、缺乏 BC 反射。

膀胱逼尿肌麻痹源于交感神经节前纤维病变。在男性，由于副交感中枢功能障碍，缺乏勃起功能。通常保留射精能力是可能的，因为输精管和精囊导管运动纤维由交感神经支配。

影响脊髓圆锥段病变（上锥）交叉神经 L_4~S_1 段的病变，通常是 T_{10}~T_{12} 椎体创伤的后果，可以导致不同的临床症状，在神经稳定阶段，有如下表现：

- 由于下运动神经元瘫痪和高渗的肌肉病变水平以下的损伤，这样病变程度的伴随腘绳腱和跟腱反射亢进的弛缓性麻痹。
- 膀胱功能紊乱，单独的圆锥综合征，在肛门和 BC 反射的存在下会反射亢进（骶上）。

在任何情况下，临床表现变化极大，有时很难区分它和马尾综合征[151]。

马尾综合征

马尾综合征发生在腰椎骨折和骶骨骨折造成的部分或全部腰骶神经根病变（L_1 以下）。完整的马尾病变是罕见的，鉴于在这个水平的椎管相对较大。神经功能缺损程度将取决于所涉及的神经根数量和损伤程度（神经失用征、轴突断裂、神经断裂）。

运动功能障碍源于下运动神经元病变导致的无力、低渗运动功能障碍和无反射运动功能障碍和下肢萎缩，该区域的支配节段 L_2~S_2。感觉功能障碍通常是局部的。肠和膀胱将软弱和无反射，男性患者会有勃起障碍[152, 153]。

腰骶骨骨折时必须进行骶神经节区的检查与评估，因为可能会出现涉及 S_4~S_5 区域的神经损伤，伴随肛门括约肌的功能损伤和／或 S_4~S_5 皮节区的敏感性改变，但无下肢运动功能障碍。

> **记忆要点**
>
> - 神经功能评估必须遵循 ISNCSCI 对患者神经功能状态的分类。
> - 检查包括感觉和运动评估，ASIA 损伤量表（ASIA Impairment Scale, AIS）分级和反射测试。
> - 脊髓休克的特点是急性 SCI 后无兴奋或低兴奋性的脊髓反射的暂态。
> - 要留意 SCI 综合征。

呼吸系统评估

管理相关的内容将在第 30 章详细讲述。

在人体生理学中,空气流通被定义为空气和肺之间通过吸气和呼气进行的空气流动,这只是更复杂的"呼吸"运动中的一个机械部分。

通过吸气,氧气被肺捕捉并输入动脉血,二氧化碳被血送回肺在呼气时被排出。呼吸肌的运动保证了这种持续有节律的空气流通模式。

呼吸被认为是引起人体细胞和环境间气体(氧气和二氧化碳)交换的一组现象。它包括 肺和血管(动静脉)提供的肺与血液、组织细胞与血液间的气体交换(血液在肺循环中富集氧气,并将从组织细胞中捕捉的二氧化碳送入肺以排出体外)。

参与气体交换的肌肉

呼吸肌的协同作用产生胸腔容量有节奏的扩张和收缩。这些肌肉的部分或完全瘫痪会导致呼吸衰竭,程度可从轻微损伤到呼吸系统瘫痪,后者危及生命。

呼吸肌是唯一生存必不可少的骨骼肌。呼吸肌在人的一生中都要进行有节律的收缩,因此它们也是最常用的肌肉。它们分为随意和非随意肌,且受弹力和电阻负载的影响,不像其他大部分肌肉只受惯性和重力作用。

呼吸肌有以下这些:

- 膈
- 肋间肌
- 辅助呼吸肌
- 腹肌

膈是主角:它是休眠时主要的活跃肌,正常人 65% 的肺活量靠它补充[154, 155]。

膈肌收缩下降,从圆拱形变为平台。这种运动通过下压腹内容物增大胸廓。

呼吸肌的神经控制

呼吸肌受脊髓不同节段的运动神经控制。

- 膈由 C_4 发出的膈神经控制,也受 C_3 和 C_5 的前角细胞和极少 C_6 神经控制[156];
- 由 T_1~T_{11} 发出的节段性肋间神经控制肋间肌[157];
- 斜方肌和胸锁乳突肌受 C_1~C_4 脊椎发出的神经控制,斜角肌接受 C_4~C_8 的纤维;
- 胸段及 L_1 神经控制进行呼吸运动的腹肌,大部分神经从 T_6~T_{12} 发出。

延髓的呼吸中枢控制呼吸的深度和节律,它们经脊髓下行通路到达前角细胞,并由此到达主要的呼吸肌。

延髓中枢接受大脑皮质对激活呼吸的随意调节和控制说话时呼吸的输入。

伴随 SCI 的呼吸功能紊乱是呼吸肌退化或瘫痪导致的气体交换功能紊乱的结果[158]。

对急性 SCI 患者的呼吸运动的临床评估包括观察,听诊,叩诊和仪器检查。在急诊室观察到患者的反常呼吸会引起对颈 SCI 的怀疑[159]。

检查呼吸系统的临床和仪器检查包括呼吸量测定、外周血氧饱和度、血气分析、胸部超声、胸片、胸部 CT(本章末尾列出的项目),将在第 30 章详细介绍。

记忆要点

- 需留意呼吸急促/过缓和浅呼吸,或者胸腹壁的反常运动。
- 合适的临床和仪器评估对于排查呼吸系统并发症非常重要。
- 相关的损伤存在于创伤性胸 SCI(比如肋骨骨折、血胸、气胸、肺挫伤),并可能恶化潜在的呼吸衰竭。

心循环评估

在 SCI 中,心循环系统主要被交感和副交感神经系统的变化影响,从而导致心脏和血管张力控制的变化。

在外伤后四肢瘫的急性期,可能会出现下列并发症:

- 低血压,由于血管扩张引发的血容量过低[160];
- 心律不齐(心动过缓有时会导致窦性停搏)[161];
- 神经性肺水肿通常由于医源性输液过量[162]。

检测心血管参数,进行持续的身体检查发现下肢水肿,评估液体平衡是预防检测心血管并发症最常用的手段。拟交感药物和类似下肢弹力袜的物理手段是几种防治此类疾病基本的治疗性干预。

血压应用外袖检测,或将浅动脉插管连于传感器,再连于特殊的监视器,可获得逐次心跳的血压值。同样的插管也可用于获得血气分析的样本,以避免反复动脉穿刺。连于动脉插管的监视器也可以持续显示脉搏率。

CVP 是重要的心血管参数,它反映含水量的和血管床填充的整体情况。它反映右心房压力,正常值为 $2\sim6cmH_2O$。在大量血管扩张和 / 或内出血或大量脱水的情况下,CVP 会下降,而 CVP 的升高则是体液过剩、心排出量不足、心力衰竭的标志。

通过中央静脉插管可监测 CVP(锁骨下静、颈静脉、股静脉),导管末梢可达上下腔静脉(右侧位置须用胸片检查)。这些数据可由连于和监测血压的相同传感器获得。缺少电子仪器的时候可以使用较简易的仪器,但在神经性低血压的情况下,通过肺毛细血管楔压检查体液含量和心血管功能是最准确的诊断程序。通过肺动脉插管(Swan-Ganz 插管)可以提供 CVP,毛细血管楔压和心排出量的信息,指示最合适的体液量,并指导我们进行体液输出评估(尿液、胃液等)[163]。

心律应通过心电图持续监测,可以觉察过低或过高的值。心率也可以通过脉搏血氧计监测。

液体平衡必须评估,要监测摄入量,包括静脉输入、口服和鼻饲管,以及排出量,包括尿液、胃管收集的胃液、汗液和其他体液(如内出血)流失。

在早期阶段,通过血气分析检测乳酸水平和动脉血碱缺失很有必要,以设置可以通过输液管纠正休克的严重程度。

肌张力减退、麻痹和后续下肢静脉肌肉功能衰竭,会导致心血管并发症,例如 DVT 和肺栓塞,是急性期死亡的常见诱因[164]。

Virchow 最先在 1856 年描述了下列三联表现可能会导致 DVT:

- 血管内皮细胞损伤;
- 淤血;
- 凝血功能的改变因素。

这些因素都存在于急性 SCI 患者身上,主要是血管张力减退和下肢肌肉活动丧失可导致 DVT 的风险升高。

一份预防 DVT 的安全方案包括分子肝素、下肢弹力袜、至少一天两次的下肢被动活动和每日 3 小时的下肢间歇充气加压。

下肢血管的超声在患者入住后即可进行,然后 30~60 天和 / 或有发生 DVT 的征兆时再次进行[165, 166]。

每天观察下肢很有必要,可以发现水肿、升温的皮肤区域、腿围的增加,这些都是 DVT 的征兆,甚至有时无症状,尤其是当凝块在膝盖以下的静脉时。

基本的心率、动脉血压、ECG 和体温须持续监测,

必须有 24 小时警报能随时告知医务人员。检测重要生命体征参数(图 5.13)的现代仪器包括模块测量,并可见以下部分:

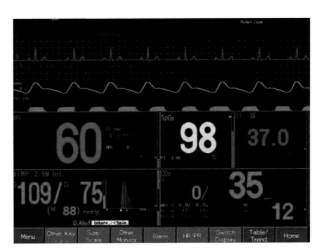

图 5.13 重要生命体征参数监测

- 通过外周静脉(更准确)侵入性动脉血压(心脏收缩、心脏舒张、平均值);
- 通过手臂周围的外袖非侵入性动脉血压(心脏收缩、心脏舒张、平均值);
- CVP 和 / 或肺毛细血管楔压;
- 心电图;
- 心率;
- 外周血氧饱和度;
- 脉搏;
- 体温;
- 呼吸率。

记忆要点

- 心血管系统主要被交感和副交感神经系统的变化影响。
- 血压过低,心律不齐和神经性肺水肿可能会发生(包括可导致窦性停搏的心动过缓)。
- 检测心血管参数,包括下肢水肿和体液平衡,可以更好地预防和检查心血管并发症。
- 拟交感药物和类似下肢弹力袜的物理手段是防治此类疾病基本的治疗性干预。

胃肠道/营养评估

急性 SCI 患者中,存在以下临床表现:

- 胃扩张和肠麻痹。这些症状在急性期通常会持续数天,四肢残缺的患者胃肠运动会受影响[167,168]。
- 胃炎和/或应激性溃疡,可能是创伤后应激和/或高剂量甲强龙或皮质类固醇的使用导致的,这些药物用于避免神经系统的继发性损害。

因此在急诊部需要使用胃管以持续排空胃内容物(液体、固体、气体)。胃排空有利于减小胃容量,可避免胃扩张造成的呕吐和对呼吸运动的不良影响。胃内排出的液体量应被记录在体液平衡评估的结果中,此外,腹部的超声和吞咽功能评估也可以更好的明确胃运动的重新开始。这项评估有助于渐渐恢复进食(口腔或胃)。

从药理方面用静脉导入的质子泵抑制剂对预防胃液过多症也至关重要(例如奥美拉唑)。

肠麻痹(梗阻)和扩张会引起排泄不完全,导致恶心呕吐、高度胃残留、畏食、肺扩张不足、静脉回流不足[169]。因此,必须每天通过腹腔超声和直肠检查来检测肠运动。

患者的营养状况需要通过人体测量学和生化手段来检测。

人体测量评估中,在住院期间检查并记录体重和皮肤情况非常有用。创伤后的初始时期,由于压力的存在,加上脂肪和肌肉的减少,会出现异化状态的特征。这样的异化时期通常会在一周之内结束,但也取决于临床症状的严重程度。

有必要检测一些等离子体营养参数,如红细胞计数、白细胞计数、血浆总蛋白、蛋白质分析、前白蛋白、转铁蛋白和铁。

蛋白质丢失也可通过24小时采集尿液检测含氮量以评估氮平衡而检测出。SCI急性阶段的其他代谢参数也应检测,如压力和高剂量可的松给药带来的血糖。

> **记忆要点**
>
> - 肠麻痹、胃炎或褥疮、胃扩张都是急性SCI的常见并发症。
> - 治疗包括鼻胃管吸出和适量的质子泵抑制剂。必须监测营养参数,包括皮肤和体重。

泌尿系统评估

更多详细内容参考第29章。

在SCI的急性期,至少在SS阶段,膀胱通常会变松弛。在反射消失的SS阶段,逼尿肌的收缩通常是最不易恢复的平滑肌运动。由于尿潴留,急性期的患者无法将膀胱内容物排空,因此需安置导尿管导尿。排尿量需定期记录在专门的表格上,以检测肾功能和体液平衡。另外,应进行对尿量的持续人工监测,并报告所有异常,如尿血、尿色加深。

并发症可源于下列因素:

- 医源性尿道损伤:患者在插导尿管时不会感到疼痛,而这一过程会造成损伤。
- 延长导尿管插入造成的膀胱壁改变。
- 感染(膀胱感染、附睾炎等)、膀胱结石、尿道侵蚀。

耻骨弓上的导尿管插入已被证实可减少附睾炎和尿道狭窄的风险[170]。导尿管需保留至心循环足够稳定且人工管理的体液极少为止。

移除导尿管之前,需进行膀胱和肾脏的超声以及其他泌尿系统相关疾病的检查(PSA水平、尿道膀胱造影等)。这时需立即开始间歇插入导尿管的膀胱排泄管理,以避免由延时的导尿管插入引发的并发症[171,172]。

> **记忆要点**
>
> - 在急性期,需检测膀胱排量。要留意并发症,如医源性尿道损伤、导尿管引起的膀胱壁改变、感染。
> - 应尽早开始膀胱管理以避免由导尿管插入引发的并发症。

皮肤系统评估

褥疮(pressure ulcers,PU)是一种严重的SCI并发症,由于脆弱的皮肤在持续性压力下极其易伤,所以在急性期有40%的患者会发生褥疮,70%的褥疮发生在住院的前两周[173-177]。在对49个患者创伤后的即时研究中,Curry和Casady[178]发现固定患者位置超过6小时就有极大的风险发生褥疮。Linares等[179]的报告显示患褥疮的患者到医院的路程更长、影像学评估的时间更长、在专用中心内的后续转移更久。意大利的研究显示早期入住脊柱科可以降低住院过程中营养性皮肤病的发生率[180]。

有完全神经病变的SCI患者的褥疮发生率比没有

完整神经病变的患者高[181, 182]。适当的护理可以避免褥疮的发生。

使用标准化量表如 Braden 量表（数值范围为 6~23）、Norton 量表[183]有助于评估入院风险。完全瘫痪的患者风险更高（≤12 分），需要预防性使用特殊面料（详见第 48 章）。

就医途中最重要的问题之一就是快速固定，同时小心保持脊柱稳定：担架很坚硬，并不适合人体的解剖结构，所以必须在 2 小时内移开，因为皮肤并发症的出现与持续的中轴麻痹显著相关。此外，固定并不舒服，如果长时间保持可能会导致疼痛。

颈圈必须尽早移除。研究显示，枕骨的皮肤损伤与颈圈佩戴的时间有关[184]。同时，许多研究显示合并颅脑损伤的患者在使用颈圈后颅内压会升高[185-187]。

无论使用何种床垫面料，患者都需每 2 小时翻身一次以防褥疮的发生[188]。每次复位都要进行皮肤检查，尤其是在骨头突出处，例如枕骨、肩胛骨、骶骨 / 尾骨、股骨转子、踝、脚后跟。

除了内皮应力以外，以下因素也将给 PU 的发生带来负面影响：

- 贫血
- 发热
- 吸烟
- 高龄
- 大小便失禁
- 糖尿病
- 脓毒性状态
- 周围血管疾病

实验室检查有助于明确生疮的风险以及营养不良的表现，如检测血清总蛋白、白蛋白、前白蛋白、血红蛋白和淋巴细胞计数，并且必须在规定的时间间隔内反复监测。

总之，急性期褥疮的最佳治疗方案就是预防。必须尽早强制将患者安置在特殊的床具上以预防褥疮的发生。再者，为了减轻压力，每 2 小时变换体位足矣（仰卧和侧卧不得超过 30°）。至少每 6 个小时进行一次皮肤检查，以检查危险的皮肤区域（变红、褪色）、体温、湿度。在发觉皮肤的变化时，如果没有特殊的床具，可以简单地将患者安置于有特制软垫的床上以缓解骨头突出处的皮肤问题。

患者病历里必须有皮肤检查的部分以确保其得到有规律的检查。

记忆要点

- 在急性期有 40% 的患者会发生褥疮，因此需持续监测以及早发现并治疗。
- 初步护理时移除固定装置对避免皮肤并发症至关重要。
- 需利用标准化规模如 Braden 量表或 Norton 量表评估患褥疮的风险。

疼痛评估

有关疼痛的复杂问题在第 55 章中有详细讨论。

SCI 急性期的疼痛可能源于：

- 创伤（骨折，擦伤）：这种情况下主要是伤害性疼痛；
- 外周或中枢神经病变引起神经痛，主要表现为感觉迟钝、痛觉过敏[189]。

SCI 患者的疼痛发生率很高，表示其中一种并发症干扰了康复过程而后影响患者的生活质量[190-193]。疼痛往往开始于疾病早期，因此查明疼痛性质（骨关节、内脏、神经）非常重要，这就是我们采取特殊检查以尽早实施正确的镇痛治疗的原因。

疼痛须由医疗人员评估，须牢记应记录评估疼痛的确切时间、确切部位、性质（患者如何描述）、特点[持续的、异常（间歇的）、伴随移动的、在特定条件或时间等情况下加剧的]。

应用专门的表格评估疼痛并按 ISCoS 疼痛数据集准备表格。疼痛一经评估，须立刻采取适当的药物治疗、物理治疗，并持续监测。

记忆要点

- 疼痛是 SCI 最常见的并发症之一，它干扰了患者的康复和生活质量。
- 疼痛的确切时间、确切部位、性质（患者如何描述）和特点应参照 ISCoS 的数据集以记录。

心理评估

心理疾病往往是急性 SCI 临床表现的一部分[194-196]。

在下列情况中可能发现：

- 老年人，65 岁以上；

- 有先存精神病的患者；
- 有伴随头部外伤的患者；
- 精神药物的使用（药物滥用）；
- 存在无法忍受的疼痛。

精神药物必须在最高照护等级下配给。剂量、与各类药物的关联、一些药物潜在的逆反效果都必须慎重考虑。

为了获得最正确的评估，制定最佳的治疗方案，避免进一步的难以管理的、可能会对整体管理产生负面影响的心理障碍，往往需请求专家会诊。

心理评估和支持是对 SCI 进行综合学科研究法的重要工具。

记忆要点

- 心理评估和支持是对急性 SCI 进行综合学科研究法的重要工具。
- 在 65 岁以上患者中有先存精神病、随头部外伤、药物滥用史或无法忍受的疼痛的患者尤为重要。

社会评估

应该收集有关患者经济条件的信息，特别注意其获取卫生机构帮助的能力、家庭状况，以及在后续护理流程中的负责人。患者的经济条件将极大地影响其重返社会和并发症风险这两方面的最终结果。因此，在设计多元个人护理方案时必须慎重考虑这一因素。

记忆要点

- 应该收集有关患者经济条件的信息，特别注意其获取卫生机构帮助的能力、家庭状况，以及后续联系人。

本章重点

- SCI 患者被认为是危重患者，必须立即采取措施以明确全部临床状况。
- 临床病史在评估中非常重要，因为创伤的方式与机制有助于判断损伤水平和类型。
- 神经系统评估必须遵从 ISNCSCI 的指示以给患者

的神经系统疾病分类。

- 各类指南如 NEXUS 标准、加拿大颈椎规则、ATLS 推荐、EAST 指南已经提出要通过区分真正需要接受影像诊断程序的患者以避免加重损害已经存在神经损伤的患者的神经功能，因此可以减少不必要且昂贵的检查项目。
- 早期的临床评估有助于提供适当的管理，以尽可能减少神经系统和普通的临床病情恶化的可能性。
- 下面简要介绍几种临床评估：
  - 神经和脊椎评估：
    - GCS
    - 根据 ASIA-ISCoS 对脊髓损伤神经学分类标准的临床评估
    - ISNCSCI
    - 反射评估（SS 分期）
    - 脊椎 X 线
    - 脊椎 CT（MDCT）
    - 脊椎 MRI
  - 呼吸评估：
    - 检查：呼吸率、反常呼吸、缺氧、浅呼吸
    - 胸部听诊
    - 胸部叩诊
    - 呼吸率监测
    - 呼吸量测定：潮气量、VC
    - 血气分析：pH、PaO_2、$PaCO_2$、HCO_3
    - 外围血氧饱和度
    - 胸透
    - 胸部超声
    - 胸部 CT
  - 心血管循环评估：
    - 心率
    - ECG
    - 血压（非侵入，外周动脉介入）
    - CVP（通过锁骨下静脉、颈静脉或股静脉）
    - 下肢彩超
    - 心脏超声
    - 血浆凝血因子
    - 下肢围
    - 水肿
  - 泌尿系统：
    - 留置尿管（尿道或耻骨弓处）
    - 24 小时多尿和每小时多尿
    - 体液平衡（进出）

- ■ 尿样分析
- ■ 尿培养和抗菌谱
- – 其他
  - ■ 胃肠道（通过鼻胃管获得胃液成分、经腹部听诊判断肠麻痹）
  - ■ 营养参数（总蛋白质、红白细胞、白蛋白、前白蛋白、转铁蛋白、铁蛋白、体重、皮肤褶皱）

- ■ 皮肤（体表观察和数字检查）
- ■ 体温
- ■ 疼痛
- ■ 心理状况
- ■ 社会经济状况
- ■ 血常规：氮、血糖、血肌酐、电解质、血细胞计数、血小板、肝酶、肌酐磷酸激酶、凝血因子等。

（高山 译 吕扬 校）

参考文献

1. Robertson A, Giannoudis PV, Branfoot T, Barlow I, Matthews SJ, Smith RM. Spinal injuries in motorcycle crashes: patterns and outcomes. *J Trauma* 2002;53(1):5-8.

2. Kupfershmid JP, Weaever ML, Raves JJ, Diamond DL. Thoracic spine injuries in victims of motorcycle accidents. *J Trauma* 1989;29(5):593-6.

3. Shrosbree RD. Spinal cord injuries as result of motorcycle accidents. *Paraplegia* 1978;16(1):102-12.

4. Van Camp LA, Van Der Shott PM, Sabbe MB, Delooz HH, Goffin J, Broos PL. The effect of helmets on the incidence and severity of head and cervical spine injuries in motorcycle and moped accidents victims: a prospective analysis based on emergency department and trauma centre data. *Eur J Emerg Med* 1998;5(2):207-11.

5. Orsay EM, Muelleman RL, Peterson TD, Jurisich DH, Kosasih JB, Lewy P. Motorcycle helmets and spinal injuries: di spelling the myth. *Ann Emerg Med* 1994;23(4):802-6.

6. Derlet RW, Silva J, Holcroft J. Pedestrian accidents: adult and paediatric injuries. *J Emerg Med* 1989;7:5-8.

7. Demetriades D, Murray J, Martin M, et al. Pedestrians injured by automobiles: relationship of age to injury type and severity. *J Am Coll Surg* 2004;199(3):382-7.

8. Teh J, Firth M, Sharma A, Wilson A, Redsnek R, Chan O. Jumpers and fallers: a comparison of the distribution of skeletal injury. *Clin Radiol* 2003;58(6):482-6.

9. Aufmkolk M, Voggenreitr G, Majetschak M, Neudeck F, Schmit-Neuerburg KP, Obertacke U. Injures due to falls from a great high. A comparative analysis of injuries and their outcome following suicide-related and accidental falls. *Unfallchirurg* 1999;102(7):525-30.

10. Richter D, Hahn MP, Ostermann PA, Ekkernkamp A, Muhr G. Vertical deceleration injuries: a comparative study of the injury patters of 101 patients after accidental and intentional high falls. *Injury* 1996;27(9):655-9.

11. Hahn MP, Richter D, Ostermann PA, Muhr G. Injury pattern after fall from great high. An analysis of 101 cases. *Unfallchirurg* 1995;98(12):609-13.

12. Aito S, D'Andrea M, Werhagen L. Spinal cord injuries due to diving accidents. *Spinal Cord* 2005;43(2):109-16.

13. Korres DS, Benetos IS, Themistocleous GS, Mavrogenis AF, Nikolakakos L, Liantis PT. Diving injuries of the cervical spine in amateur divers. *Spine J* 2006;6(1):44-9.

14. Bailes JE, Herman JM, Quigley MR, Cerullo LJ, Meyer PR, Jr. Diving injuries of the cervical spine. *Surg Neurol* 1990;34(3):155-8.

15. Sacco DE, Sartorelli DH, Vane DW. Evaluation of alpine skiing and snowboarding injury in North-Eastern State. *J Trauma* 1998;44(4):654-9.

16. Yamakawa H, Murase S, Sakai H, et al. Spinal injuries in snowboarding: risk of jumping as an integral part of snowboarding. *J Trauma* 2001;50(6):1101-5.

17. Tarazi F, Dvorak MF, Wing PC. Spinal injuries in skiers as snowboarders. *Am J Sports Med* 1999;27(2):177-80.

18. Chissell HR, Feagan YA, Jr, Warme WY, Lambert KL, King P, Johnson L. Trends in ski and snowboard injury. *Sports Med* 1996;22:141-5.

19. Prall YA, Winston KR, Brennan R. Spine and spinal cord injuries in downhill skiers. *J Trauma* 1995;39(6):1115-8.

20. Myles ST, Mohtadi NG, Schnittker Y. Injuries to the nervous system and spine in downhill skiing: *Can J Surg* 1992;35(6):643-8.

21. Silver YR. Spinal injuries resulting from horse riding accidents. *Spinal Cord* 2002;40(6):264-71.

22. Fineschi G, Logroscino CA, Paliotta VF. Traumi del rachide cervicale e dorso-lombari negli sport equestri. *I J Sport Traumatol* 1986;8:3-7.

23. Thomas BE, Mc Cullen GM, Yuan HA. Cervical spine injuries in football players. *J Am Acad Orthop Surg* 1999;7(5):338-47.

24. Banerjee R, Palumbo MA, Fadale PD. Cathastrophic cervicam spine injuries in collision sport athlete, part 1: epidemiology, functional anatomy and diagnosis. *Am J Sport Med* 2004;32(4):1077-87.

25. Klein Y, Cohn SN, Soffer D, Lynn M, Shaw CN, Hasharoni A. Spine injuries are common among asymptomatic patients after gunshot wounds. *J Trauma* 2005;58(4):833-6.

26. Apfelbaum JD, Cantrill SW, Waldman N. Unstable cervical spine without spinal cord injury in penetrating neck trauma. *Am J Emerg* Med 2000;18(1):55-7.

27. Ajani A, Cooper D, Scheinkestel C. Optimal assessment of cervical spine trauma in critically ill patients: a prospective evaluation. *J Trauma* 1998;26:487-91.

28. Hadley MN, Waltyers BC, Grabb PA, et al. Guidelines for the management of acute cervical spine and spinal cord injuries. *Clin Neurosurg* 2002;49:407-98.

29. Hoffmann JR, Mower WR, Wolfson AB, et al. Validity of a set of clinical criteria to rule out injury to the cervical spine in patients with blunt trauma. National Emergency X-Radiography Utilization Study Group. *N Engl J Med* 2000;343(2):94-9.

30. Stiell IG, Wells GA, Vandemheen KL, et al. The Canadian C-spine rule for radiography in alert and stable trauma patients. *JAMA* 2001;286(15):1841-8.

31. Stiell IG, Clement CM, McKnight RD. The Canadian C-spine rule vs the NEXUS low-risk criteria in patients with trauma. *N Engl J Med* 2003;349:2510-8.

32. American College of Surgeons Committee on Trauma. Spine and spinal cord trauma. In: Advanced trauma life support for doctors. ATLS student course manual: 8th ed. Chicago: American College of Surgeons; 2008. p. 157-73. Available at: https://www.facs.org/

33. Marion DW, Domeier R, Dunham CM, et al. EAST practice management guidelines for identifying cervical spine injuries following trauma. 2000 [cited 2014 Nov 18]. Available from: http://www.east.org/resources/treatment-guidelines/cervical-spine-injuries-following-trauma

34. Hoffmann JR, Wolfson AB, Todd K, Mower WR. Selective cervical spine radiography in blunt trauma: methodology of the National Emergency X-radiography Utilization Study (NEXUS). *Ann Emerg Med* 1988;32:461-9.

35. Chang CH, Holmes JF, Mower WR, Panacek EA. Distracting injuries in patients with vertebral injuries. *J Emerg Med* 2005;28(2):147-52.

36. Lindsey RW, Diliberti TC, Doherty BJ, et al. Efficacy of radiographic evaluation of the cervical spine in emergency situations. *South Med J* 1993;86:1253-5.

37. Fischer RP. Cervical radiographic evaluation of alert patients following blunt trauma. *Ann Emerg Med* 1984;13:905-7.

38. Bachulis BL, Long WB, Hynes GD, et al. Clinical indications for cervical spine radiographs in the traumatized patient. *Am J Surg* 1987;153:473-78.

39. Bandiera G, Stiell IG, Wells GA, et al. Canadian C-Spine and CT Head Study Group. The Canadian C-spine rule performs better than unstructured physician judgment. *Ann Emerg Med* 2003;42(3):395-402.

40. Mathen R, Inaba K, Munera F, et al. Prospective evaluation of multislice computed tomography vs. plain radiographic cervical spine clearance in trauma patients. *J Trauma* 2007;62:1427-31.

41. Holmes JF, Akkinepalli R. Computed tomography vs. plain radiography to screen for cervical spine injury: a meta-analysis. *J Trauma* 2005;58:902-5.

42. Barba CA, Taggert J, Morgan AS, et al. A new cervical spine clearance protocol using computed tomography. *J Trauma* 2001;51:652-7.

43. Daffner RH. Cervical radiography for trauma patients: a time effective technique? *Am J Roentgen* 2000;175:1309-11.

44. Blackmore CC, Ramsey SD, Mann FA, Deyo RA. Cervical spine screening with CT in trauma patients: a cost-effectiveness analysis. *Radiology* 1999;212:117-25.

45. Antevil JL, Sise MJ, Sack DI, Kidder B, Hopper A, Brown CV. Spiral computed tomography for the initial evaluation of spine trauma: a new standard of care? *J Trauma* 2006;61:382-7.

46. Padayachee L, Cooper DJ, Irons S, et al. Cervical spine clearance in the unconscious traumatic brain injury patients: dynamic flexion-extension fluoroscopy vs. computed tomography with 3D reconstruction. *J Trauma* 2006;60:341-5.

47. Spiteri V, Kotnis R, Singh P, et al. Cervical dynamic screening in spinal clearance: now redundant. *J Trauma* 2006;61:1171-7, discussion 1177.

48. Anglen J, Metzler M, Bunn P, Griffiths H. Flexion and extension views are not cost-effective in a cervical spine clearance protocol for obtunded trauma patients. *J Trauma* 2002;52:54-9.

49. Freedman I, van Gelderen D, Cooper DJ, et al. Cervical spine assessment in the unconscious trauma patients: a major trauma service's experience with passive flexion-extension radiography. *J Trauma* 2005;58:1183-8.

50. Brown CV, Antevil JL, Sise MJ, et al. Spiral computed tomography for the diagnosis of cervical, thoracic and lumbar spine fractures: its time has come. *J Trauma* 2005;58:890-5.

51. Como JJ, Thompson MA, Anderson JS, et al. Is magnetic resonance imaging essential in clearing the cervical spine in obtunded patients with blunt trauma? *J Trauma* 2007;63:544-9.

52. Schuster R, Waxman K, Sanchez B, et al. Magnetic resonance imaging is not needed to clear cervical spines in blunt trauma patients with normal computed tomography results and no motor deficits. *Arch Surg* 2005;140:762-6.

53. France JC. Clearing the cervical spine in the trauma patient: a systematic review. In: Vaccaro AR, Fehlings MG, Dvorak MF, editors. Spine and spinal cord trauma, evidence-based management. New York: Thieme; 2010. p. 109-16.

54. Muchow RD, Resnick DK, Abdel MP, et al. Magnetic resonance imaging (MRI) in the clearance of the cervical spine in blunt trauma: a meta-analysis. *J Trauma* 2008;64:179-89.

55. Stassen NA, Williams VA, Gestring ML, Cheng JD, Bankey PE. Magnetic resonance imaging in combination with helical computed tomography provides a safe and efficient method of cervical spine clearance in the obtunded trauma patient. *J Trauma* 2006;60:171-7.

56. Hogan GJ, Mirvis SE, Shanmuganathan K, Scale TN. Exclusion of unstable cervical spine injury in obtunded patients with blunt trauma: is MR imaging needed when multi-detector row CT findings are normal? *Radiology* 2005;237:106-13.

57. Daffner RH, Hackney DB. ACR appropriateness criteria on suspected spine trauma. *J Am Coll Radiol* 2007;4:762-75.

58. Cooper C, Dunham DC, Rodrigues A. Falls and major injuries are risk factors for thoracolumbar injuries: cognitive impairment and multiple injuries impede the detection of back pain and tenderness. *J Trauma* 1995;38:692-5.

59. Poonnoose PM, Ravichandran G, McClelland RM. Missed and mismanaged injuries of the spinal cord. *J Trauma* 2002;53:314-20.

60. Levi AD, Hurlbert RJ, Anderson P, et al. Neurological deterioration secondary to unrecognised spinal instability following trauma – a multicentre study. *Spine* 2006;35:451-8.

61. Go BK, DeVivo MJ, Richards JS. The epidemiology of spinal cord injury. In: Stover SL, DeLisa JA, Whgiteneck GC, editors. Spinal cord injury: clinical outcomes from the model system. Gaithersburg (MD): Aspen; 1995. p. 21-55.

62. Kewalramani LS, Taylor RG. Multiple non-contiguous injuries to the spine. *Acta Orthop Scand* 1976;47(1):52-8.

63. Henderson RL, Reid DC, Saboe LA. Multiple non-contiguous spine fractures. *Spine* 1991;16:128-31.

64. Dai LJ, Jia LS. Multiple non-contiguous injuries of the spine. *Injury* 1996;27(8):573-5.

65. Jorgensen DR, Joseph JRJ. Multiple non-contiguous spine fractures at four levels in a neurologically intact patient. *J Trauma* 1996;41:750-3.

66. Reid DC, Henderson R, Saboe L, Miller JD. Aetiology and clinical course of missed spine fractures. *J Trauma* 1987;27:980-6.

67. Chan RN, Ainscow D, Sikorski JM. Diagnostic failures in the multiple injured. *J Trauma* 1980;20:684-7.

68. Meldon SW, Moettus LN. Thoracolumbar spine fractures: clinical presentation and the effect of altered sensorium and major injury. *J Trauma* 1995;39:1110-4.

69. Adams JM, Cockburn MI, Difazio LT, Carcia FA, Siegel BK, Bilaniuk JW. Spinal clearance in the difficult trauma patient: a role for screening MRI of the spine. *Am Surg* 2006;72:101-5.

70. France JC, Bono CN, Vaccaro AR. Initial radiographic evaluation of the spine after trauma: when, what, where, and how to image the acutely traumatised spine. *J Orthop Trauma* 2005;19:640-9.

71. Hauser CJ, Visvikis G, Hinrichs C, et al. Prospective validation of computed tomographic screening of the thoracolumbar spine in trauma. *J Trauma* 2003;55:228-34, discussion 234-5.

72. http://www.acr.org/guidelines. Accessed May 21, 2014.

73. Schunemann HJ, Jaeschke R, Cook DJ, et al. ATS Documents Development and Implementation Committee. An official ATS statement: graving the quality of evidence and strength of recommendations in ATS guidelines and recommendations. *Am J Respir Crit Care Med* 2006;174:605-14.

74. Rethnam U, Yesupalan RS, Bastawrous SS. The swimmer's view: does it really show what it is supposed to show? A retrospective study. *BMC Med Imaging* 2008;8:2.

75. Amin A, Saifuddin A. Fractures and dislocations of the cervico thoracic junction. *J Spinal Disord Tech* 2005;18:499-505.

76. Nichols CG, Young DH, Schiller WR. Evaluation of cervico thoracic junction injury. *Ann Emerg Med* 1987;16:640-2.

77. Shaffrey CI, Smith JS. Management of cervical thoracic junctional injuries. In: Vaccaro AR, Fehling MG, Dvorak MF, editors. Spine and spinal cord trauma: evidence-based management. New York:

Thieme; 2010. p. 337-41.

78. Westerveld LA, Verlaan JJ, Oner FC. Spinal fractures in patients with ankylosing spinal disorders: a systematic review of the literature on treatment, neurological status and complications. *Eur Spine J* 2008;18:146-56.

79. Cooper C, Carbone L, Michet CJ, Atkinson EJ, O'Fallon WM, Melton LJ III. Fracture risk in patients with ankylosing spondylitis: a population based study. *J Rheumatol* 1994;21:1877-82.

80. Apple DF, Jr, Anson C. Spinal cord injury occurring in patients with ankylosing spondylitis: a multicenter study. *Orthopedics* 1995;18:1005-11.

81. Altenberned J, Bitu S, Lenburg S, et al. Vertebral fractures in patients with ankylosing spondylitis: a retrospective analysis of 66 patients (in German). *Rofo* 2009;181:45-53.

82. Bernini PM, Floman Y, Marvel JP, Jr, Rothman RH. Multiple thoracic spine fracture complicating ankylosing hyperostosis of the spine. *J Trauma* 1981;21:811-4.

83. Alaranta H, Luoto S, Konttinen YT. Traumatic spinal cord injury as a complication to ankylosing spondylitis: an extended report. *Clin Exp Rheumatol* 2002;20:66-8.

84. Caron T, Bransford R, Nguyen Q, Agen J, Chapman JR, Bellabarba C. Spine fracture in patients with ankylosing disorders. *Spine* 2010;35(11):458-64.

85. Colterjhon NR, Bednar DA. Identifiable risk factors for secondary neurologic deterioration in the cervical spine-injured patients. *Spine* 1995;20:2293-7.

86. Einsiedel T, Kleimann M, Nothofer W, Neugebauer R. Special considerations in therapy of injuries of the cervical spine in ankylosing spondylitis (Bechterew disease) in German. *Unfallchirurg* 2001;104(12):1129-33.

87. Graham B, Van Peteghem PK. Fractures of the spine in ankylosing spondylitis: diagnosis, treatment, and complications. *Spine* 1989;14:803-7.

88. Hendrix RW, Melany M, Miller F, Rogers LF. Fracture of the spine in patients with ankylosis due to diffuse skeletal hyperostosis: clinical and imaging findings. *Am J Roentgenol* 1994;162:899-904.

89. Heyde CE, Fakler JK, Haselnboehler E, et al. Pittfalls and complications in the treatment of cervical spine fractures in patients with ankylosing spondylitis. *Patient Saf Surg* 2008;2:15.

90. Sixta S, Moore FO, Ditillo MF, et al. Screening for thoracolumbar spinal injuries in blunt trauma: an Eastern Association for the Surgery of Trauma practice management guideline. *J Trauma Acute Care Surg* 2012; 73(5 Suppl 4):S326-32.

91. http://www.acr.org/guidelines, accessed May 21, 2014

92. Saboe LA, Reid DC, Davis LA, et al. Spine trauma and associated injuries. *J Trauma* 1991;31:43-8.

93. Reid DC, Henderson R, Saboe L, et al. Aetiology and clinical course of missed spine fractures. *J Trauma* 1987;27:980-6.

94. McMillan M, Stauffer ES. Transient neurologic deficit associated with thoracic and lumbar spine trauma without fractures or dislocation. *Spine* 1990;15:466-9.

95. Riggins RS, Kraus JF. The risk of neurologic damage with fractures of the vertebrae. *J Trauma* 1977;17:126-33.

96. Frankel HL, Hancock DO, Hyslop G, et al. The value of postural reduction in the initial management of closed injuries if the spine with paraplegia and tetraplegia: I. *Paraplegia* 1969;7(3):179-92.

97. Bracken MB, Webb SB, Jr, Wagner FC. Classification of the severity of acute spinal cord injury: implications for management. *Paraplegia* 1978;15(4):319-26.

98. Lucas JT, Ducker TB. Motor classification of spinal cord injuries with mobility, morbidity and recovery indices. *Am Surg* 1979;45(3):151-8.

99. Klose KJ, Green BA, Smith RS, Adkins RH, McDonald AM. University of Miami Neuro-Spinal Index (UMNI): a quantitative method for determining spinal cord function. *Paraplegia* 1980;18(5):331-6.

100. Chehrazi B, Wagner FC, Jr, Collins WF, Jr, Freeman DH, Jr. A scale for evaluation of spinal cord injury. *J Neurosurg* 1981;54(3):310-5.

101. ASIA. Standard for neurological classification of spinal injury patients. Chicago: American Spinal Injury Association; 1984.

102. ASIA. Standard for neurological classification of spinal injury patients. Chicago: American Spinal Injury Association; 1989.

103. American Spinal Injury Association, International Medical Society of Paraplegia. Standard for neurological and functional classification of spinal injury. Chicago: American Spinal Injury Association/International Medical Society of Paraplegia; 1992.

104. ASIA. Standard for neurological classification of spinal injury patients. Chicago: American Spinal Injury Association; 1996.

105. American Spinal Injury Association. International standards for the neurological classification of spinal cord injury revised 2011 (Booklet). Atlanta (GA): American Spinal Injury Association; 2011. http://www.asia-spinalinjury.org/elearning/elearning.php. Accessed on May 21, 2014.

106. www.asia-spinalinjury.org/elearning/elearning.php, and InSTeP http://lms3.learnshare.com/home.aspx

107. Ghez C, Gordon J. Spinal reflexes. In: Kandel ER, Schwartz JH, Jessell TM, editors. Essentials of neural science and behavior. Norwalk (CT): Appleton & Lange; 1995. p. 515-27.

108. Ghez C, Gordon J. Muscles and muscle receptors. In: Kandel ER, Schwartz JH, Jessell TM, editors. Essentials of neural science and behavior. Norwalk (CT): Appleton & Lange; 1995. p. 501-13.

109. Savitski N, Madonick MJ. Statistical control studies in neurology: Babinski sign. *Arch Neurol Osych* 1943;49:272-6.

110. Bors E, Blinn KA. Bulbo cavernosus reflex. *J Urol* 1959;82:128.

111. Rodi Z, Voduek DB. Intraoperative monitoring of the bulbocavernosus reflex: the method and its problems. *Clin Neurophysiol* 2001;112:879-83.

112. Ertekin C, Reel F, Mutlu R, Kerkuklu I. Bulbocavernosus reflex in patients with conus medullaris and cauda equina lesions. *J Neurol Sci* 1979;41(2):175-81.

113. Jonsson M, Tollbaeck A, Gonzales H, Borg J. Inter-rater reliability of the 1992 international standards for neurological and functional classification of incomplete spinal cord injury. *Spinal Cord* 2000;38:675-9.

114. Cohen ME, Ditunno JF, Jr, Donovan WH, Maynard FM, Jr. A test of the 1992 international standards for neurological and functional classification of spinal cord injury. *Spinal Cord* 1998;36:554-60.

115. Graves DE, Frankiewicz RG, Donovan WH. Construct validity and dimensional structure of the ASIA motor scale. *J Spinal Cord Med* 2006;29:39-45.

116. Savic G, Bergstroem EM, Frankel HL, Jamous PW. Inter-rater reliability of motor and sensory examinations performed according to American Spinal Injury Association standards. 2007;45:444-51.

117. Hall M. On the diseases and derangements of the nervous system. In: Their primary forms and in their modifications by age, sex, constitution, hereditary, disposition, excesses, general disorder, and organic disease. London: H. Bailliere; 1841. 256.

118. Sherrington CS. The integrative action of the nervous system. London: Constable & Company Ltd; 1906.

119. Ditunno JF, Little JW, Tessler A, Burns AS. Spinal shock revisited: a four phase model. *Spinal Cord* 2004;42:383-95.

120. Atkinson PP, Atkinson JL. Spinal shock. *Mayo Clin Proc* 1996;71:384-9.

121. Ashby P, Verrier M, Lightfoot E. Segmental reflex pathways in spinal shock and spinal spasticity in man. *J Neurosurg Psychiatry* 1974;37:1352-60.

122. Ko HY, Ditunno JF, Jr, Graziani V, Little JW. The pattern of reflex recovery during spinal shock. *Spinal Cord* 1999;37(6):402-9.

123. Stauffer ES. Diagnosis and prognosis of acute cervical spinal cord injury. *Clin Orthop Relat Res* 1975;112:9-15.

124. Holdsworth FW. Neurological diagnosis and the indications for treatment of paraplegia and tetraplegia, associated with fractures of the spine. *Manit Med Rev* 1968;48(1):16-8.

125. Weinstein DE, Ko HY, Graziani V, Ditunno JF, Jr. Prognostic significance of the delayed plantar reflex following spinal cord injury. *J Spinal Cord Med* 1997;20(2):207-11.

126. Meister R, Pasquier M, Clerc D, Carrow PN. Neurogenic shock: *Rev Med Swisse* 2014;13:10.

127. Guly HR, Bouamra O, Lecky FE, Trauma Audit and Research Network. The incidence of neurogenic shock in patients with isolated spinal cord injury in the emergency department. *Resuscitation* 2008;76:57-62.

128. Piepmeier JM, Lehmann KB, Lane JG. Cardiovascular instability following acute cervical spinal cord trauma. *Cent Nerv Syst Trauma* 1985;2:153-60.

129. Schneider RC, Cherry G, Pantek H. The syndrome of acute central cervical spinal cord injury: with special reference to the mechanisms involved in hyperextension injuries of cervical spine. *J Neurosurg* 1954;1:546-77.

130. Saleh J, Raycroft JF. Hyperflexion injury of cervical spine and central cord syndrome in a child. *Spine* 1992;17(2):234-7.

131. Murakami H, Tomita K, Baba H, Yamada Y, Morikawa S, Horii T. Central cord syndrome secondary to hyperflexion injury of the cervical spine in a child. *J Spinal Disord* 1995;8(6):494-8.

132. Finnoff JT, Mildenberger D, Cassidy CD. Central cord syndrome in a football player with congenital spinal stenosis: a case report. *Am J Sports Med* 2004;32(2):516-21.

133. Dai L, Jia L. Central cord injury complicating acute cervical disc herniation in trauma. *Spine* 2000;25(3):331-5.

134. Guest J, Eleraky MA, Apostildes PJ, Dickman CA, Sonntag VK. Traumatic central cord syndrome: results of surgical management. *J Neurosurg* 2002;97(1 Suppl.):25-32.

135. Ryan M. Central cord syndrome following assault and subsequent resuscitation. *Emerg Med (Fremantle)* 2003;15(1): 89-91.

136. Yan K, Diggan MF. A case of central cord syndrome caused by intubation: a case report. *J Spinal Cord Med* 1997;20(2):230-2.

137. Foerster O. Symptomatologie der Erkraungkunger des Ruckenmarks und seiner Wunzeln. *Handb Neurol* 1936;5:1-403.

138. Collignon F, Martin D, Lenelle J, Stevenaert A. Acute traumatic central cord syndrome: magnetic resonance imaging and clinical observations. *J Neurosurg* 2002;96 (1 Suppl.):29-33.

139. Jimenez O, Marcillo A, Levi AD. A histopathological analysis of the human cervical spinal cord in patients with acute traumatic central cord syndrome. *Spinal Cord* 2000;38(9):532-7.

140. Brown-Sequard CE. De la trasmission des impressions sensitives par la moelle epiniere. *C R Soc Biol* 1849;1:1192-4.

141. Sayer FT, Vitali AM, Low HL, Paquette S, Honey CR. Brown-Sequard syndrome produced by C3–C4 cervical disc herniation: a case report and review of the literature. *Spine* 2008;33(9):E279-82.

142. Groen RJ, Middel B, Meilof JF, et al. Operative treatment of anterior thoracic spinal cord herniation: three new cases and an individual patient data meta-analysis of 126 case reports. *Neurosurgery* 2009;64(3 Suppl.):145-9, discussion 159-60.

143. Lipper MH, Goldstein JH, Do HM. Brown-Sequard syndrome of the cervical spinal cord after chiropractic manipulation. *Am J Neuroradiol* 1998;19(7):1349-52.

144. Van Orman CB, Dqarwish HZ. Harrington rod instrumentation: a cause of Brown-Sequard syndrome. *Can J Neurol Sci* 1988;15:44-6.

145. Mc Carron MO, Flynn PA, Pang KA, Hawkins SA. Traumatic Brown-Sequard-plus syndrome. *Arch Neurol* 2001;58(9):1470-2.

146. Taylor RG, Gleave JRW. Incomplete spinal cord injuries with Brown-Sequard phenomena. *J Bone Joint Surg Br* 1957;39:438-50.

147. Mc Kinley W, Santos K, Meade M, Brooke K. Incidence and outcome of spinal cord injury clinical syndromes. *J Spinal Cord Med* 2007;30(3):215-24.

148. Schneider RC. The syndrome of acute anterior spinal cord injury. *J Neurosurg* 1955;12:95-122.

149. Schaefer DM, Flanders AE, Osterholm JL, Northrup BE. Prognostic significance of magnetic resonance imaging in the acute phase of cervical spine injury. *J Neurosurg* 1992;76(2):218-23.

150. Saifuddin A, Burnett SJ, White J. The variation of position of the conus medullaris in an adult population: a magnetic resonance imaging study. *Spine* 1998;23:1452-6.

151. Kirschblum S, Donovan WH. Neurologic assessment and classification of traumatic spinal cord injury. In: Kirschblum S, Campagnolo DI, DeLisa JE, editors. Spinal cord medicine. Philadelphia, PA: Lippincott Williams & Wilkins; 2002. p. 82-95.

152. Shapiro S. Cauda equina syndrome secondary to lumbar disc herniation. *Neuosurgery* 1993;32(5):743-6, discussion 746-7.

153. O'Laoire SA, Crockard HA, Thomas DG. Prognosis for sphincter recovery after operation for cauda equina compression owing to lumbar disc prolapse. *Br Med J Clin* 1981;282(6279):1852-4n Res Ed.

154. Gunterberg B. Effects of major resection of the sacrum. *Acta Orthop Scand* 1976;162(Suppl.):1-38.

155. Derenne J, Macklem PT, Roussos CH. The respiratory muscles: mechanism, control and pathophysiology. *Am Rev Respir Dis* 1978;118:119-33, 373-90, 581-601.

156. Sharp JT. Respiratory muscles: a review of older and newer concepts. *Lung* 1980;157:185-99.

157. Williams PL, Warwick R, Dyson M, et al. Grey's Anatomy. 37th ed. Edinburgh: Churchill Livingstone; 1989, p.1128.

158. De Troyer A, Heilporn A. Respiratory mechanics in quadriplegia: the respiratory function of the intercostal muscles. *Am Rev Respir Dis* 1980;122:591-600.

159. Lanig IS, Peterson WP. The respiratory system in spinal cord injury. *Phys Med Rehabil Clin N Am* 2000;11(1):29-43.

160. Petty TL. Intensive and rehabilitation respiratory care. Philadelphia: Lea & Febiger; 1971.

161. Piepmeier JM, Lehmann KB, Lane JG. Cardiovascular instability following acute cervical spinal cord trauma. *Cent Nerv Syst Trauma* 1985;2:153-60.

162. Lehmann KG, Lane JG, Piepmeier JM, et al. Cardiovascular abnormalities accompanying acute spinal cord injury in humans: incidence, time course and severity. *J Am Coll Cardiol* 1987;10:45-52.

163. Gilbert J. Critical care management of patient with acute spinal cord injury. *Crit Care Clin* 1987;3:549-67.

164. Bernard GR, Sopko G, Cerra F, et al. Pulmonary artery catheterization and clinical outcomes. *JAMA* 2000;283:2568-72.

165. Consortium for Spinal Cord Medicine. Prevention of thromboembolism in spinal cord injury. *J Spin Cord Med* 1977;20:259-83.

166. Aito S, Pieri A, D'Andrea M, et al. Primary prevention of deep venous thrombosis and pulmonary embolism in acute spinal cord injured patients. *Spinal Cord* 2002;40(6):300-3.

167. Merli G, Crabbe S, Doyle L, et al. Mechanical plus pharmacological prophylaxis for deep vein thrombosis in acute spinal cord injury. *Paraplegia* 1992;30:558-62.

168. Chen D, Nussbaum S. The gastrointestinal system following spinal cord injury and bowel management. In: Hammond M, editor. Physical medicine and rehabilitation clinics of North America: spinal cord injury. Philadelphia: VB Saunders; 2000. p. 45-56.

169. Fealey RD, Szurszewski JH, Merritt JL, et al. Effect of traumatic spinal cord transection on human upper gastrointestinal motility and gastric emptying. *Gastroenterology* 1984;87:69-75.

170. Steins SA, Bergmann SB, Goetz LL. Neurogenic bowel dysfunction after spinal cord injury: clinical evaluation and rehabilitative management. *Arch Phys Med Rehabil* 1997;78:S86-100.

171. Weld KJ, Dmochowski RR. Effect of bladder management on urological complications in spinal cord injured patients. *J Urol* 2000;163:768-72.

172. Donnelan SM, Boulton DM. The impact of contemporary bladder

management techniques on struvite calculi associated with spinal cord injury. *Br J Urol Int* 1999;84:280-5.

173. McGuire EJ, Savastano JA. Comparative urological outcome in women with spinal cord injury. *J Urol* 1986;135:730-1.

174. Gunnewicht BR. Pressure sores in patients with acute spinal cord injury. *J Wound Care* 1995;4:452-4.

175. Young JS, Burns PE. Pressure sores and the spinal cord injured. SCI Digest 1981;3:9-25.

176. Norton D, McLaren R, Exton-Smith AN. An investigation on geriatric nursing problems in hospital. Edinburgh: *Churchill Livingstone*; 1975. p. 193-236.

177. Bluestine D, Javaheri A. Pressure ulcers: prevention, evacuation and management. *Am Fam Physician* 2008;78(10):1186-94.

178. Curry K, Casady L. The relationship between extended periods of immobility and decubitus ulcer formation in the acutely spinal cord-injured individual. *J Neurosci Nurs* 1992;24(4):185-9.

179. Linares HA, Mawson AR, Suarez E, Biundo JJ. Association between pressure sores and immobilization in the immediate post-injury period. *Orthopedics* 1987;10(4):571-3.

180. Aito S, Gruppo Italiano Studio Epidemiologico Mielolesioni GISEM Group. Complications during the acute phase of traumatic spinal cord lesions. *Spinal Cord* 2003;41(11):629-35.

181. Richardson RR, Meyer PR, Jr. Prevalence and incidence of pressure sores in acute spinal cord injuries. *Paraplegia* 1981;19(4):235-47.

182. Scheel-Sailer A, Wyss A, Boldt C, Post MW, Lay V. Prevalence, location, grade of pressure ulcers and association with specific patient characteristics in adult spinal cord injury patients during the hospital stay: a prospective cohort study. *Spinal Cord* 2013;51(11):828-33.

183. Rochon PA, Beaudet MP, et al. Risk assessment for pressure ulcers: an adaptation of the National Pressure Ulcer Advisory Panel risk factors to spinal cord injured patients. *J Am Paraplegia* Soc 1993;16:169-77.

184. Blaylock B. Solving the problem of pressure ulcers resulting from cervical collars. *Ostomy Wound Manage* 1996;42:26-33.

185. Davies G, Deakin C, Wilson A. The effect of a rigid collar on intracranial pressure. *Injury* 1996;27:647-9.

186. Plaisier B, Gabram SG, Schwartz RJ, Jacobs LM. Prospective evaluation of craniofacial pressure in four different cervical orthosis. *J Trauma* 1994;37:714-20.

187. Kolb JC, Summers RL, Galli RL. Cervical collar induced changes intracranial pressure. *Am J Emerg Med* 1999;14:135-7.

188. Henzel KM, Bogle KM, Gulham M, Ho CH. Pressure ulcer management and research priorities for patients with spinal cord injury: consensus opinion from SCI QUERI Expert Panel on pressure ulcer research implementation — *Editorial. J Rehabil Res Dev* 2011;48(3):11-32.

189. Siddall PJ, Taylor DA, Cousins MJ. Classification of pain following spinal cord injury. *Spinal Cord* 1997;35:69-75.

190. Ataoğlu E, Tiftik T, Kara M, et al. Effects of chronic pain on quality of life and depression in patients with spinal cord injury. *Spinal Cord* 2013;51(1):23-6.

191. Wollaars MM, Post MW, van Asbeck FW, Brand N. Spinal cord injury pain: the influence of psychological factors and impact on quality of life. *Clin J Pain* 2007;23(5):383-91.

192. Vall J, Batista-Braga VA, Almeida PC. Central neuropathic pain and its relation to the quality of life of a person with a traumatic spinal cord injury. *Rev Neurol* 2006;42(9):525-9.

193. Ullrich PM, Lincoln RK, Tackett MJ, Miskevics S, Smith BM, Weaver FM. Pain, depression, and health care utilization over time after spinal cord injury. *Rehabil Psychol* 2013;58(2):158-65.

194. Bombardier CH, Kalpakjian CZ, Graves DE, Dyer JR, Tate DG, Fann JR. Validity of the patient health questionnaire-9 in assessing major depressive disorder during inpatient spinal cord injury rehabilitation. *Arch Phys Med Rehabil* 2012;93(10):1838-45.

195. Mohta M, Sethi AK, Tyagi A, Mohta A. Psychological care in trauma patients. *Injury* 2003;34(1):17-25.

196. Bracken MB, Shepard MJ, Webb SB, Jr. Psychological response to acute spinal cord injury: an epidemiological study. *Paraplegia* 1981;19(5):271-83.

第6章　脊柱创伤的影像学检查

Yatish Agarwal, Parveen Gulati, Binit Sureka, Nishith Kumar

学习目标

本章学习完成后,你将能够:

- 概述创伤患者脊柱成像的适应证;
- 列出脊柱创伤影像学检查的目标;
- 讨论脊柱创伤中的成像算法和值得关注的特殊考虑;
- 说明不同影像学成像方式的优缺点;
- 概述阅读和解释影像学检查的方法;
- 解释脊柱创伤中的关键成像标志和脊髓损伤的成像特征;
- 描述影像学标记如何用于预测脊髓损伤;
- 总结脊柱创伤成像中的注意事项。

引言

影像学检查自诞生一个多世纪以来一直是脊柱创伤诊断的主要支柱。直到 20 世纪的前四分之三,脊柱创伤的诊断仍然主要依赖于常规的 X 射线平片。标准的前后位、侧位、开口位视图是初步检查评估的重中之重。

随着新技术的到来,脊柱创伤成像中的“标准流程”已经发生了模式转变。横断面成像 - 多层螺旋计算机断层扫描（computed tomography, CT）和磁共振（magnetic resonance, MR）成像已经改变了诊断模式。因能够制作三维结构和功能评估,螺旋 CT 和磁共振成像（magnetic resonance imaging, MRI）已成为可疑脊柱创伤评估的支柱。

放射成像的适应证

每个钝性创伤受害者都有脊柱损伤的风险。如果要实现“零漏诊率”的目标,则需要进行系统评估。脊柱评估的需要完整的临床病史,以评估高风险事件和重大危险因素,还需要系统的体格检查,用以查明脊柱损伤和 / 或神经功能缺损。完善这两个项目,有助于影像学检查的合理利用。

颈椎

清醒和稳定的患者

约 2%~4.6% 的钝性创伤患者有颈椎损伤[1]。风险量与个体患者特征、损伤情况及临床表现有关。根据大量临床患者样本经验,在制定明确的伤害预测规则方面已经有迹可循。影像学检查的使用大多数基于这些规则。

在清醒和稳定的患者中,两个伤害预测规则效果显著:美国国家紧急 X 线应用研究（National Emergency X-Radiography Utilization Study, NEXUS）标准[2]（知识框6.1）和加拿大颈椎规则（Canadian C-spine rule, CCR）[3]（知识框 6.2）。两者都得到了验证并具有明显的优势。NEXUS 标准简单、灵敏度高,“无假阴性”的估计基于34 069 例患者的样本库。相反,加拿大颈椎损伤预测规则具有更好的灵敏度和特异性,在更大程度上减少不必要的成像,但应用更复杂[2-8]。

知识框 6.1 NEXUS 标准[2,8]

- 无局限神经功能缺损
- 无后路中线颈椎压痛
- 正常的警觉级别
- 没有酒精中毒证据
- 无额外的疼痛

NEXUS 标准 应用 NEXUS 标准（知识框 6.1）很简单。如果患者清醒，不醉酒，身体检查没有颈部压痛，有单一钝性创伤，并且没有额外的疼痛，那么就不认为影像学检查是必要的。这些标准基于在已经诊断出骨折的患者的数据分析中。每个诊断出骨折的患者至少有以下四个特征之一：中线颈部压痛，酒精中毒证据，异常警惕程度，或其他地方发生多次疼痛。缺乏这些临床发现表明没有脊柱骨折，但并没有明确排除伤害。

加拿大颈椎规则 加拿大颈椎规则从 8 924 例患者的结果中总结而来，更全面（知识框 6.2），具有较高的可靠性，但较难应用。

反应迟钝或精神状态改变患者

精神状态改变的患者可能难以识别颈椎损伤。在无意识的患者中，即使没有确切的创伤史，也应考虑这种损伤。未经查出的脊髓损伤（spinal cord injury，SCI）的临床表现，如颈部损伤的神经功能缺损，可能被误解为中风。在现场发现无反应的患者中，SCI 可能会以内科急症为首要表现，如出现低血压、肾衰竭或尿潴留。急诊重点关注症状评估，可能忽略了潜在的 SCI。

SCI 不伴随相关的颈椎骨折或脱位、高龄、异常或变化的神经系统缺陷、酒精中毒和精神问题，这些都会造成临床误诊和漏诊颈部骨折。这些患者的神经系统问题可能归因于癔症、酒精中毒或其他疾病。

胸腰椎

在是否应用影像学检查上与颈椎流程相似。精神状态清楚、无背痛、无其他重大损伤的患者不需要影像学检查排除脊柱骨折。这些患者的胸腰椎（thoracolumbar，TL）脊柱可以通过体格检查来安全排

知识框 6.2 加拿大颈椎规则[3,4]

- 强制要求放射照相的高危因素
  - 年龄≥65 岁
  - 危险的伤害
    - 高度≥3 米或 5 级楼梯
    - 对头部的轴向载荷,例如:潜水
    - 高速 >100km/h 的汽车事故
    - 有翻车或弹射的汽车事故
    - 涉及电动休闲车的碰撞
    - 自行车碰撞
  - 四肢感觉异常
    - 允许安全评估运动的低危因素；并且不需要成像
  - 简单的后端机动车碰撞,不包括
    - 被高速车击中
    - 被公共汽车或大型卡车撞上
    - 翻转
    - 被推进交通车辆中
  - 可以维持坐姿
    - 随时行走
    - 延迟（不是立即）颈部疼痛发作
    - 没有中线颈椎压痛
    - 可左右旋转颈部 45°

除。然而,如果受到高能量撞击造成的伤害,例如:机动车辆速度在 56km/h 以上的撞击事故,高空坠落超过 5 米,车辆撞击距离超过 3 米（10 英尺）的行人,被殴打至无意识状态,这些都存在 TL 脊柱骨折的重大风险。目前的文献推荐 TL 脊柱放射成像,如果存在以下任何一种[9]。

- 背痛或中线压痛
- 胸腰段损伤的局部表现
- 异常神经反射
- 颈椎骨折
- GCS <15
- 多发伤害
- 酒精或药物中毒

如果在脊柱的一个水平面上发现骨折,则其他水平的脊柱骨折风险增加。因此,确定脊柱骨折可能意味着需要关注该脊柱的其余节段。

影像学检查目标

接受创伤救治的患者不应该因为骨折漏诊而病情恶化。漏诊骨折的患者可能发生神经系统恶化。除非仔细的临床病史和彻底的体格检查排除了脊柱损伤的可能性，否则必须进行影像学检查才能做出明确的诊断。影像学检查的目标包括：

- 使用影像学检查工具，对患者造成的风险尽可能低，遵守"不伤害患者"的基本原则。
- 采取足够的保障措施，防止影像学检查过程中的任何进一步伤害。
- 确保放射线照相和横断面成像研究的质量，以促进确定决策。
- 准确和立即确定脊柱损伤的单一或多个征象。
- 对损伤/伤害进行详细的解剖描述，说明伤害程度，脊柱的稳定性是否受到影响，以及对伤害严重程度的分级。

成像工具

在多种成像方式中，常规平片、螺旋 CT 和 MRI，目前常用于脊柱创伤诊断，选择是基于许多因素：可用性、相对优势、相关风险、成本、患者的临床状况，以及患者对特殊处理的要求。主治医师在选择成像工具时必须权衡这些考虑，并且应该选择适合于个体患者需求的定制成像工具（图 6.1）。

颈椎

在大多数创伤救治中心，除了胸部和骨盆前后位 X 线平片之外，侧位颈部 X 线平片是所有多发性创伤患者初始评估方案的重要组成部分。这种简单的检查对于检测颈椎损伤有效率高达 52%[10]。

然而，在紧急情况下获得的侧位颈部 X 线平片未能显示近 43% 患者的颈胸部连接处。但该解剖区域在高度冲击性损伤中仍需要高度怀疑，所以快速序列螺旋颈椎 CT，如果可用的话，不失为初始筛选工具的更好选择[10,11]，结合头部 CT，对检测骨折具有很高的灵敏度，不仅可以进行出色的评估颈部交界处，也可评估枕骨结合处，这是在平片 X 线平片中难以呈现的区域[12,13]，在常规放射照片上确定的大约一半的损伤中，使用 CT 成像增加了显著的诊断信息[14]。

在平片摄影作为初始筛选工具的医疗机构中，标准的颈椎放射位置包括侧位、前后（AP）位、张口位和斜位。然而，其实用性主要限于可视化椎板或关节的骨折过程。直到几年前，临床还曾采取过伸过屈位以确定隐匿性颈椎韧带损伤，特别是在颈部压痛和正常 X 线平片患者。但是，这种位置充满风险。已知在具有隐匿性韧带损伤的患者中，强力屈曲会加重神经损伤。随着 MRI 设备的普及，这个功能已经转移至 MRI，其对韧带损伤更敏感。如果没有 MRI 设施，而又需要过伸过屈位片时，必须让可疑的患者在医师监督下拍摄，并由患者自主定位。

在有不完全 SCI 迹象的患者中，他们的 X 线平片和 CT 不显示脊柱损伤，难以解释神经症状，而 MRI 检查可以识别脊髓损伤[15]。在某些情况下，神经功能损害是进行性的，在有条件时必须进行紧急的 MRI 成像。尽管如此，必须牢记一些注意事项：①与颈椎骨折和脱位相关的创伤性椎间盘突出症并不会对神经功能产生不利影响[16]；②在与颈椎骨折脱位相关的 SCI 患者中，按照首次挽救生命的措施，最紧迫的优先事项是进行机械减压脊髓。通过减压最快速和有效地实现救

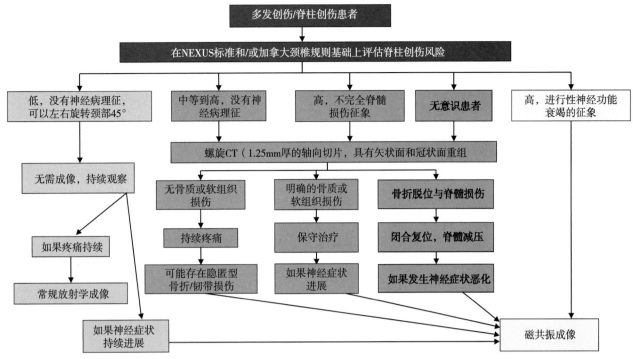

图 6.1　根据估计的风险和演变的临床特征定制影像学检查

治目的[16]。等待 MRI 不应成为耽误减压的原因。然而，如果出现神经系统恶化，或者如果要计划明确的手术方法，则可以先进行 MRI 检查[17]。

对于颈椎脱位神经完整性遭受破坏的患者也应考虑 MRI。这些患者没有时间紧迫性的 SCI，他们经常在脱位水平上有异常的椎间盘[18]。

MRI 或骨扫描也有利于隐匿性损伤的诊断。尽管疼痛患者的影像学检查正常，但也必须牢记隐匿性骨折或韧带损伤的可能性。同样，在患有严重退行性疾病、骨质疏松症或脊柱强直症的患者中，骨折可能很难看出来。这些患者可能会受益于 MRI 检查。

胸腰椎

如果存在胸腰段损伤的可能性，多排螺旋 CT 断层扫描（MDCT）是目前成像工具的首选。如果已经执行了躯干扫描，则可以将所获取的图像重建以获得 TL 脊柱的图像。这些都足以评估脊柱创伤。当 CT 显示 TL 脊柱正常时，不稳定韧带损伤的可能性极少。因此，没有继续使用 MRI 筛查 TL 脊柱以检测韧带破裂的必要。然而，正如颈部区域一样，脊髓病变需要用 MRI 对脊柱和脊髓的水平进行成像。如果横断面成像设备不存在，AP 和侧位 TL 射线照相术可以达到相同效果。拥有足够训练和经验的医生可以进行脊柱和神经系统检查，并仔细阅读高质量的 X 线平片。

特别注意事项

儿童脊柱创伤

儿童脊柱损伤是罕见的，仅占儿童创伤的 2%~5%[19]，由于儿童颈椎的解剖生理学特征，大部分受伤发生在高位颈部区域。C_1~C_2 组合位于的头部脊柱运动的高支点处，使幼儿易患枕骨损伤[20,21]。由于颈部松弛，它们也易发生"无影像异常脊髓损伤"（spinal cord injury without radiographic abnormality，SCIWORA），这是因为脊柱韧带的松弛[22]。在这个年龄段的影像学评估因为多骨化中心而更具挑战性，并且存在许多解剖变异，如齿突前间隙扩大和 C_2~C_3 的假半脱位可能会对骨折判断造成困惑。儿童时期的辐射敏感性也应考虑。相较于成人，辐射诱发的恶性肿瘤的风险更高[23,24]。由于脊髓损伤的风险很小，辐射的潜在风险很大，所以首选的成像模式是平片摄影。CT 和 MR 用于识别异常的情况。当使用 CT 时，应减小管电流，增加机架和机架旋转速度。

老年人脊柱创伤

老年患者的发病机制、损伤机制和颈椎损伤类型与年轻患者的不同之处在于骨量减少，退行性变化和低速摔倒引起的损伤[25]。C_2 骨折在老年人中更为常见[26]。由于骨质疏松症，胸腰椎骨折在老年患者中也更常见。

特定姿势的脊柱成像对老年人造成了一定的困难。骨质减退、退行性变化和难以定位患者头部使得颈椎成像变得更困难[25]。当存在显著的损伤时，MR成像是适当的，因为预先存在的血管狭窄增加了SCI的可能性。

记忆要点

- 儿童颈椎的解剖和生理学特征于使得高位颈部区域有较高的损伤发生率。
- 由于颈椎韧带松弛，儿童人群易于发生无影像学异常脊髓损伤（SCIWORA）。
- 解剖变异，如扩大的齿突前间隙和 $C_2 \sim C_3$ 的伪二尖体，可能会被误读为骨折。
- 非对称颈椎 CT 是颈椎骨折的"金标准"。
- X 线平片和 CT 不显示脊柱损伤的情况下，MRI可以确定脊髓损伤的来源。
- 平片摄影是儿科患者首选的筛查方式。
- MR 在老年患者中优先。

病理性与非病理性脊柱骨折：影像鉴别关键

椎体压缩性骨折具有多种病因，可能由创伤、骨质疏松症或肿瘤等病因引起。虽然创伤性压迫性骨折容易被诊断，但确定骨折是良性还是病理性的是报告放射科医师面临的一个问题。有关于指示脊柱骨折良性的成像特征，包括以下内容：

- 病变限于下腰椎；
- 椎骨的后部没有受影响；
- 定义明确的断裂线，保留后皮质或再刺激骨碎片的非凸面；
- 在塌陷的椎骨或有限的椎旁/硬膜外软组织成分的中心缺乏软组织块；
- 保留至少一部分椎体中正常的骨髓信号强度，以及良好的低信号强度断裂线；
- 在 MR 成像（T1 上的低信号，T2W/STIR 序列上的高信号）上，流体信号强度在水平高信号线性/三角形区域，在折叠的扩散性椎体高度背景下的"流体标志"具有正常外观，相邻的椎骨/肋骨具有骨髓信号强度。

对比增强 MRI 在压缩性骨折中的作用主要与分辨硬膜外创伤后椎间盘突出症/血肿转移有关。最近，作为确定椎体塌陷原因的解决工具，进一步提供了扩散加权 MRI 形式的先进 MR 成像。转移性椎体压缩骨折显示在 DWI 图像上显示明亮的扩散受限，并且在表观扩散系数上显示低信号强度。

在确定压缩性骨折的病理性质方面，单一特征的重要性在文献中有不同的争议。因此，病理和非病理性骨折之间的影像学分辨是基于对前面提到的一系列特征的组合的详细评估。

记忆要点

- NEXUS 标准或加拿大颈椎规则的低风险标准患者无需影像学检查。
- 具有 NEXUS 标准或加拿大颈椎规则高危险标准的成人患者需要 MDCT 进行矢状面和冠状面重建以筛查脊柱。
- 如果患者出现脊柱外骨折，则由于非连续多发性损伤的发生率高，整个脊柱应进行扫描。
- 从腹部-腹部-盆腔检查的重建图像得出的胸部和腰部 CT 检查是足够的。它们可以作为脊柱成像的替代物。
- 平片是在 ≤14 岁的儿童中选择的成像首选。然而，放射摄影在成人方面的使用受到限制，主要用于解决由运动伪影导致的非诊断性 CT 研究。
- 过屈过伸影像学检查被放弃，应用 MRI 以确定脊柱韧带损伤。因为肌肉痉挛，急性损伤期平片无效。
- MRI 是评估患有疑似 SCI 或脊髓压迫的患者的首选成像方法，也用于确定脊髓韧带的完整性，特别是在痴呆患者中。

影像学检查方法的优点和局限性

常规放射成像

三视图颈椎 X 线摄影（前后位、侧位和张口位）

- 优点
  - 成本低
  - 易于使用
  - 辐射危险度低

– 由于患者运动而出现问题时依旧有效

- 局限
  – 检测颈部脊柱损伤的灵敏度低（36%~52%）
  – 检测不稳定脊柱受伤的灵敏度低（51.7%）

多排螺旋计算机断层扫描

　　轴向切片 1.25mm 厚,矢状面和冠状面多平面重建

- 优点
  – 比放射成像更快;
  – 技术故障比放射检查更少;
  – 具有高敏感度（98%~99.9%）、高特异度（98.8%~99.9%）和高阴性预测值（99.7%）,用于骨折、骨折和骨碎片置换、半脱位的鉴别和诊断;
  – 可以明确椎管的宽度,明确神经孔隙或血管是否狭窄;
  – 可以识别韧带损伤和不稳定性。
- 局限
  – 成本高;
  – 辐射危险性较高;
  – 小城镇和村庄的设备供应不足;
  – 患者运动可能产生伪影并导致误诊;
  – 识别韧带损伤时比 MRI 敏感度低;
  – 微小的不对称关节突间隙和椎间盘突出难以在轴向图像上进行评估。

磁共振成像

- 优点
  – 没有辐射的风险;
  – 提供软组织的优异成像;对识别韧带、椎间盘、软骨终板、关节突、关节囊和后棘突间组织具有高灵敏度;
  – 可以识别不稳定的韧带损伤,效率远远高于过屈过伸位射线照相术（由于其固有的风险,基本被放弃）;
  – 可以概述 SCI 患者脊髓的病因特征;
  – 可以测量急性脊髓损伤的严重程度,包括髓内出血的程度、水肿的程度和脊髓的横切程度;
  – 可以通过突出的椎间盘、骨碎片和血肿来证明脊髓压缩;
  – 可以在亚急性和慢性阶段确定 SCI 的程度;
  – 可以诊断可治疗的病因,例如:患有晚期恶化患者的髓内腔发生或扩大;
  – 对椎动脉血流进行非侵入性评估;

– 可用于指导外科手术。

- 局限
  – 成本高;
  – 供应不足;
  – 不便利;
  – 由于预先存在的铁磁植入物和其他不相容因素如幽闭恐惧症,某些患者的适应性不足。

> **记忆要点**
>
> - 多排螺旋计算机断层扫描具有高灵敏度（98%~99.9%）,高特异度（98.8%~99.9%）和高阴性预测值（99.7%）,用于骨折、骨折和骨碎片位移、半脱位的鉴别和诊断。
> - 磁共振成像没有辐射的风险,并提供软组织的优异成像;可以识别韧带、椎间盘、软骨终板、关节突、关节囊和后棘突间组织的高度敏感性的损伤。

影像学检查的阅读方法

常规放射成像

颈椎

侧位视图

- 评估 X 线平片对于诊断是否合格。放射照片必须清楚地显示从枕骨延伸到第一胸椎的脊柱椎骨图像。
- 测量椎前间隙。C_2~C_3 椎前间隙 >7mm,C_6~C_7 椎前间隙厚度 >21mm 为异常（图 6.2）,可能表示血肿[27]。
- 检查椎骨。检查椎体、椎弓根、椎板、关节突和棘突是否存在骨折线。
- 检查椎体形状和高度。C_2 以下的椎骨具有相当均匀的正方形或矩形形状。前后椎体高度应相同。椎体前后高度的丢失会损害前柱的轴向稳定性。
- 检查椎体排列。检查三个弧形线:前椎体线、后椎体线和椎板线。这些线应该是平滑和不间断的曲线。其中,椎板线是最有用的,因为它通常不受椎间盘变化的影响。在经典的侧视图上,小关节应显示为堆叠平行四边形（图 6.2）。
- 检查椎间盘间隙。他们应该是统一的。

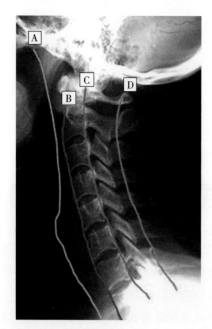

图 6.2 侧位颈椎 X 线平片上的放射线、标志和测量值。在（A）C_2~C_3 和 C_6~C_7 椎间盘空间处测量椎前软组织阴影。C_2~C_3 超过 7mm，C_6~C_7 椎前间隙大于 21mm，强烈提示有脊柱损伤。前椎体线（B）、后椎体线（C）、椎板线（D）大多数通常是平滑且不间断的曲线。在完美的侧视图中，小关节应显示为堆叠的平行四边形

- 计算 Powers 比（Powers ratio）[28]。比值 >1 表示寰枕关节脱位（图 6.3）。
- 测量颅底点 - 后轴线间隔（BAI）和颅底点齿 - 突尖端间隔（BDI），即哈里斯（Harris）测量，可用于鉴定寰枕脱位（图 6.4）。这两者的值都应小于 12mm，即所谓"十二"规则。
- 测量齿突前间隙（ADI）。这个距离应该在成年人 ≤3mm，儿童 ≤5mm（知识框 6.3，图 6.5）。ADI 的扩大表明对翼状韧带和 / 或横韧带有损伤。
- 测量齿突后间隙（PADI）。该距离（图 6.5）表示 C_1 水平的椎管的前后直径。PADI <13mm 代表椎管的狭窄。
- 评估棘突间距离。该距离应在每个水平进行测量和比较。在一个水平上显著扩大表明后纵韧带（PLC）的破坏。
- 排除节段性脊柱后凸。这可以通过（Cobb）角测量（图 6.6）。脊柱后凸 >11° 强烈地暗示后纵韧带损伤和潜在的不稳定性。
- 排除前后脱位。沿着两个连续椎骨的后椎体边缘，做垂直线。在脱位损害中，两条后椎体线不匹配。在相应椎间盘水平的两个后椎体线之间的矢状距离可以作为前后脱位的度量。如果这些距离 ≥3.5mm，这是不稳定的征兆（知识框 6.4）[25]。

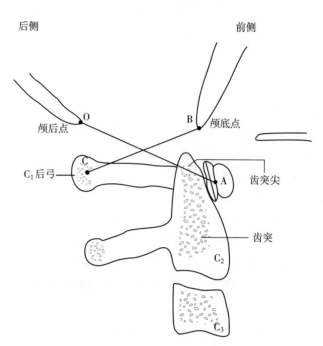

图 6.3 通过绘制从（B）点到（C）点的线和从（O）点到（A）点的两条线来确定 Powers 比。线 BC 的长度除以线 OA 的长度，大于 1 可诊断寰枕关节前脱位，小于 0.55 可诊断后脱位

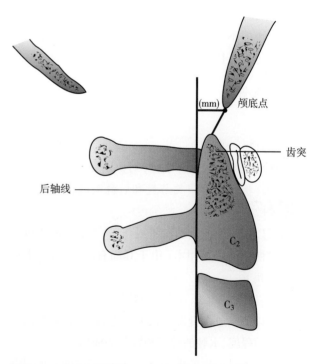

图 6.4 哈里斯测量[29]。BAI 是测量基底与相对于 C_2 的后椎体切线相对应的垂直线之间的距离。BDI 是测量基底和尖端之间的距离

知识框 6.3　颈椎正常测量

- 侧位寰枢椎偏移（开口视图）：2mm
- 齿突前间隙：3mm 成人，5mm 小孩
- C_6 椎体前间隙：22mm 成人，14mm 小孩
- 扫描厚度：2mm
- C_2 椎前间隙：7mm
- （除外特殊因素：ET/NG 管，存在炎症/哭闹的患儿）

知识框 6.4　颈椎不稳定性的放射成像

- 后椎体线之间的矢状距离 >3.5mm
- Cobb 角 >11°
- 椎体压缩 >25%
- 棘突间距 >2mm
- 扩大的关节突关节 >2mm
- 缩小/扩大的椎间盘
- 参与椎体≥2 节段

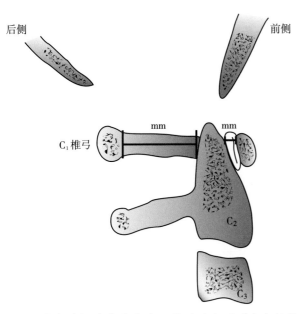

图 6.5　齿突前间隙是从前路 C_1 前弓后表面到齿突的前表面（窝点）。齿突后间隙是从齿突后表面到后 C_1 后弓前部

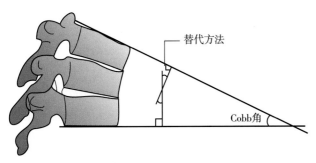

图 6.6　Cobb 角测量[30]。沿上部相邻未受伤椎体的上端板绘制一条线，沿下部相邻未受伤椎体的下端板绘制第二条线，然后测量两者之间的角度

前后位视图

- 检查棘突是否为直线。如果它们不一致，并且棘突移位到一侧，则考虑旋转损伤的可能性，例如：单侧关节突脱位、小关节骨折或椎弓根骨折。

- 检查相邻棘突之间的距离大致相等。距离异常扩大（比上下节段多 50%）是颈椎前脱位的诊断。

开口位视图

- 检查齿突的完整性。
- 评估齿状突两侧的间隙。C_1 爆裂骨折（Jefferson 骨折）时这一空间扩大。
- 评估 C_1 Jefferson 骨折的稳定性。横韧带的完整性可以通过测量骨折片的侧位位移来推断。为了确定这一点，测量 C_1 侧向位置相对于 C_2 侧向位置的突出。大于 8.1mm 的位移意味着侧位韧带的破坏。
- 检查枢椎齿状突与枢椎侧块之间的间隙。评估间隙是否不对称或增加。

胸腰椎

侧位视图

- 评估视图范围是否充足。
- 检查椎骨。检查椎体、椎弓根、椎板、小关节和棘突。
- 检查椎间间隙。它们应该是统一的。
- 检查椎体形状和高度。记住每个椎体的后缘稍微凹进。
- 检查椎体排列。检查三个弧形线：前椎体线、后椎体线和椎板线。这些线应该是平滑和不间断的曲线。两条或更多条的中断表示不稳定的脊柱损伤。

前后位视图

- 检查背侧左侧脊柱旁线，它由椎旁软组织和肺实质之间的界面形成。在腰部区域，脊柱旁线不存在。
- 检查椎间距。在腰椎部位，从 L_1 到 L_5 椎骨逐渐增加。
- 检查棘突。它们应该在一条直线上。

螺旋计算机断层扫描

颈椎

横断面图像

- 检查每个椎骨：检查椎体、椎弓根、关节突、椎板和棘突以排除骨折。
- 检查椎体间的旋转排列。
- 检查颈部软组织。
- 检查椎管直径。
- 检查椎孔是否通畅。

矢状面图像

- 评估椎前软组织。
- 检查椎骨排列：检查前椎体线、后椎体线和椎板线。它们应该是连续的，与棘突间距离应均匀。
- 检查齿突前间距。成年人应该 <3mm。
- 检查 $C_1 \sim C_2$ 棘突间距离。在椎板线测量，应为 <7.8mm。
- 测量椎管直径。中线矢状面图像对椎管狭窄效果最好。

副矢状面图像

- 检查枕骨髁是否完整。
- 检查寰枢椎和寰枢椎关节。它们应该是一致的，关节突应该是正常对齐的，并且上部椎体的下关节面应该位于下部椎体的上部关节面上。

冠状面图像

- 检查枕骨髁和 C_1 和 C_2 椎骨的完整性和排列。
- 评估密度。C_1 椎骨中央密度最高。

胸腰椎

- 检查脊柱的曲度和排列。寻找异常的角度。
- 检查每个椎骨的椎体、椎板、椎弓根、关节突和棘突。如果存在脊椎损伤，则鉴定是压缩、爆裂、旋转还是过伸过屈。如果椎体受伤，筛查可能的二次伤害。
- 检查关节突并测量椎间距。大面积关节或棘突间间隙的扩大提示后纵韧带损伤的可能性。
- 检查椎管直径。如果骨折片侵入椎管，请评估可能的脊髓损伤。如果有椎管狭窄，请量化其百分比。

磁共振成像

- 检查脊柱的曲度和排列。
- 评估每个椎骨，特别注意椎体高度、椎弓根、关节突、椎板和棘突。椎体骨折将显示为低信号骨折线。微骨折可能表现为微水肿。

- 评估前纵、后纵、棘上和棘突间韧带（ISP）和黄韧带（LF）的完整性。
- 评估关节突。关节间隙或关节囊可能会显示出特定的受伤迹象。
- 考虑椎间盘的高度，形态和信号强度。注意均匀性，关注任何凸出/挤压的圆盘形状。

上颈部损伤

- 评估椎旁肌肉和相邻的软组织。寻找指示水肿，出血或血肿形成的信号变化和体征。
- 椎管评估。硬膜囊的消失提示椎管狭窄。排除硬膜外血肿/突出的椎间盘/骨碎片。
- 检查脊髓的直径，形态和信号强度。评估是否存在神经根的压迫，或者假性突起的神经根撕裂。

记忆要点

- 在侧位颈椎 X 线平片中，$C_2 \sim C_3$ 椎间盘间隙的椎前间隙大于 7mm，$C_6 \sim C_7$ 椎前间隙大于 21mm 为异常。
- 侧颈椎 X 线平片中的三条弧线－前椎体线，后椎体线和椎板线－有助于评估颈椎是否对齐。
- 大于 1 的 Powers 比和大于 12 的哈里斯测量值表示寰枕关节脱位。
- 成人超过 3mm，儿童超过 5mm 的齿突前间隙表明横韧带损伤。

脊柱创伤的放射学征象

脊柱损伤的放射学征象一般与特定的解剖结构有关，并强调损伤机制。大多数脊柱损伤发生在交界处：颅颈、颈胸和胸腰。这些伤害的位置分布在不同年龄人群之间差异很大。许多研究报道，所有脊柱损伤中胸腰段骨折最常见。然而，一项大型流行病学研究发现颈椎受伤最常见（55%），其次是胸椎受伤（15%）、腰椎（15%）和腰骶椎（15%）[31,32]。为了更容易理解，我们会在以下方面详细介绍放射学标志：

- 颈椎受伤。
- 胸腰椎受伤。
- 脊柱韧带、关节囊和椎间盘损伤。
- 硬膜外血肿和血管损伤。

● 脊髓损伤。

颈椎受伤

分布

大多数颈椎损伤发生在颈椎的上端或下端（表6.1）。由于其独特的解剖结构，一般将 C_1 和 C_2 椎骨和 C_3~C_7 椎骨结合在一起，将这些损伤分类为：

● 上颈部损伤：当枕骨髁、寰枢椎和寰枢椎关节或 C_1 和 C_2 椎骨受伤。

● 下颈部损伤：C_3 和 C_7 之间的椎骨受伤时。

表 6.1　颈椎骨折分布[33,34]

解剖位置	骨折发生率（占颈椎骨折的百分比）
C_1 椎骨（椎弓）	10%
C_2 椎骨（椎体）	33%
齿状突	15%
C_6 和 C_7 椎骨	50%

上颈部损伤

这些严重伤害的发生是由于高能牵张力，从而扰乱枕骨和 C_1 之间韧带稳定。儿童因头部大小不成比例而更加频繁，主要由于脑干过伸损伤而致死。这些严重伤害根据 Traynelis 分类分为三种类型[35]：

● Ⅰ型：枕骨相对于 C_1 椎弓的前位移。

● Ⅱ型：
  – 枕颈交界处的轴向分离（ⅡA）；
  – 通过寰枢关节的轴向牵引（ⅡB）。

● Ⅲ型：枕骨后位移。

基于在颅底中点和齿状突之间的距离增加的基础上，确定寰枕关节脱位的诊断。这在矢状面 CT 部分可视化效果最好。CT 冠状面和矢状面重建将展示枕骨髁和 C_1 侧块之间距离增加（图6.7）。矢状面中的 MR 成像是显示韧带损伤的最佳方式[36]，次级放射照相标志包括软组织肿胀或蛛网膜下腔／颅颈结合／后颅窝出血。

枕骨髁骨折（C_0） 枕髁骨折很少见。稳定的枕髁损伤多是由头部轴向冲击造成的，不稳定伤害的发生是由于韧带断裂头部偏离脊柱时。平片很难诊断枕髁骨折，最好用颅底 CT 诊断（图6.8），而附带韧带损伤最好用 MRI 评估。

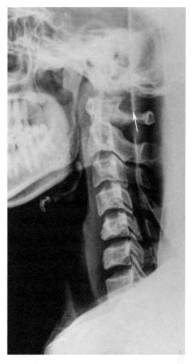

图 6.7　寰枕脱位。侧位颈椎 X 线平片显示枕骨和 C_1 椎骨之间的距离增加（箭头）

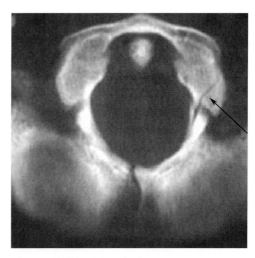

图 6.8　枕骨髁骨折。颅底 CT 显示通过左枕骨髁的线性断裂（箭头）

根据安德森分类，枕骨髁骨折分为三种类型[37]：

● Ⅰ型：枕骨髁粉碎性骨折；

● Ⅱ型：延伸至枕骨髁的基底颅骨骨折；

● Ⅲ型：枕骨髁内侧撕脱骨折。

三类之中Ⅲ型是最常见的；这是与翼状韧带破裂相关的不稳定性损伤。

寰椎骨折（C_1） 寰椎骨折可能由不同类型的损伤发生。过度伸张损伤可以破坏寰椎后环，轴向载荷导致爆裂骨折（Jefferson 骨折）。这些损伤通常不伤及脊髓，因为与脊髓直径相比，该区域的椎管相当宽。

分离的前或后弓骨折比较简单（图 6.9）。它们总是稳定的，因此更容易治疗。

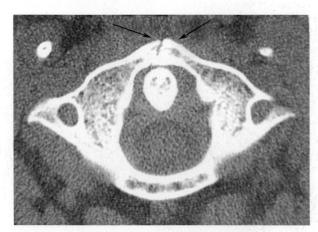

图 6.9　寰椎前弓的骨折。轴向 CT 图像，显示寰椎前弓的分离骨折（箭头）

然而，爆裂性骨折可能不稳定。这些骨折发生在侧方骨块与寰椎前后环的交界处，导致关节块的侧位位移（图 6.10）。这种位移可以在开口位视图上确定。Jefferson 骨折的稳定性取决于横韧带。如果损伤破坏韧带，则骨折变得不稳定。这导致断裂碎片的侧位位移，并产生相对于 C_2 侧方骨块 >8.1mm 的突出端。

寰枢椎脱位（C_1~C_2）　急性寰枢椎脱位是一种罕见的损伤，其中与外伤直接相关外侧寰枢关节部分或完全脱位。这种情况的特征在于由骨骼或韧带损伤引起的 C_1 和 C_2 之间的过度运动。三种类型的机械力，即屈伸、牵引和旋转可能是其因果关系的根源。寰枢椎分离可能与某些先天性疾病有关，例如：唐氏综合征、成骨不全、神经纤维瘤病、莫奇综合征、先天性脊柱

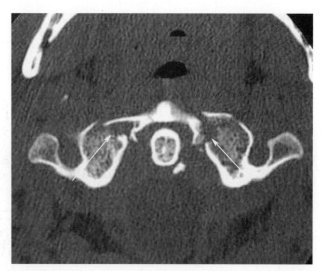

图 6.10　Jefferson 骨折。颅颈交界部位轴向 CT 剖面显示 C_1 前弓与其侧块（箭头）的双侧骨折

发育不良和点状软骨发育不良。

Fielding 和 Hawkins 分类将寰枢椎不稳定性分为四种类型[38]：
- I 型：旋转固定，无前位移的寰椎（C_1）（图 6.11）；
- II 型：旋转固定，寰椎 3~5mm 前位移（C_1）；
- III 型：旋转固定，寰椎 >5mm 的前位移（C_1）；
- IV 型：旋转固定，寰椎相对于枢椎后移位。

每个伤害均可能与骨折，神经功能缺损或椎动脉损伤有关。

齿突骨折（C_2）　尸体研究表明，侧向和延伸力的组合可能是齿突骨折的根本原因。这些裂缝在 Anderson 和 D'Alonzo 分类下分为三种类型（图 6.12）[39]：
- I 型：齿突撕脱伤；
- II 型：齿状突与椎体交界的骨折；
- III 型：延伸到椎体的骨折。

无移位齿状突骨折在平片上易漏诊。显示为透明

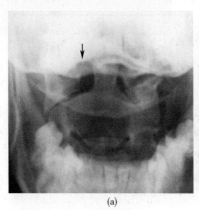
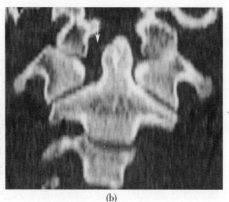

(a)　　　　　　　(b)

图 6.11　右侧寰枢关节旋转半脱位。（a）开口齿状突视图显示齿状突与右侧 C_1 侧块（黑色箭头）之间的距离增加。（b）在颅颈交界处的冠状面 CT 重建上证实了这一发现（白色箭头）

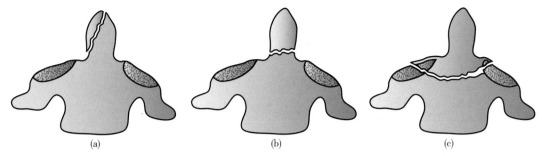

图 6.12　齿突骨折（Anderson 和 D'Alonzo 分类）。（a）Ⅰ型：齿突撕脱伤。（b）Ⅱ型：齿状突与锥体交界的骨折；（c）Ⅲ型：延伸到椎体的骨折

线性断裂线，不易识别。必须谨慎行事，以确定是否存在游离齿突。这是一个齿突上方的一个皮质完好的副骨，可能伪装成Ⅰ型骨折（图 6.13）。然而，某些放射学特征可以帮助区分（表 6.2）。

　　在三种齿突骨折中，Ⅱ型骨折是最常见的并且易于发生骨不连（图 6.14）。

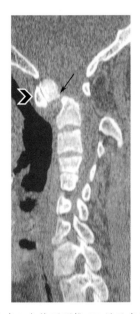

图 6.13　游离齿突。矢状面颈椎 CT 显示出发育不良的齿突（箭头）前方皮质完好的硬化副骨。不要混淆这个骨折！继发性肥大存在于寰椎前弓（无尾箭头）

表 6.2　游离齿突和骨折齿突的比较特征

放射学特征	游离齿突	齿状骨折
分离区	宽	狭窄
骨质疏松的方向	垂直	经常倾斜
前结节大小或密度	增加	正常

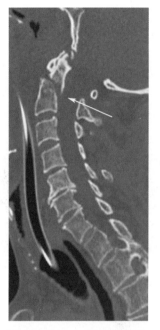

图 6.14　齿突骨折（Ⅱ型）。插管患者颈椎 CT 的矢状面重建，显示 C_2（箭头）的齿突和椎体部的交界处有骨折

Hangman 骨折　Hangman 骨折包括两侧背弓骨折。它的发生是由于过度伸展和牵拉损伤，并且通常与 C_3 上的 C_2 的前滑脱相关（图 6.15）[40]。这种损伤大多发生在高速机动车辆事故，而不是日常生活中，属于危及生命的损伤类型。严格来说，应该更正确地称为"hangee"骨折[41]①。

　　Levine 和 Edwards 分类将这种骨折分为三种类型[42]。

- Ⅰ型：C_2 峡部稳定性骨折，水平位移 <3mm，无成角，C_2~C_3 椎间盘完整；
- Ⅱ型：C_2 峡部不稳定性骨折，水平位移 >3mm，角度 >15°，垂直骨折线，C_2~C_3 椎间盘断裂；

---

①　中译本注：此命名来源于其为绞刑的常见死因，可理解为"绞刑骨折"。但绞刑执行者（hangman）并不会发生这种骨折，而是被执行者（hangee）才会有这一骨折，故医生们对于常见的"hangman"这一命名有着不同意见。

- IIA 型：具有 >15° 角度，没有水平位移和垂直骨折线，C_2 峡部不稳定性骨折；
- III 型：I 型骨折，双侧 C_2~C_3 关节突脱位。

这些骨折在轴向和矢状面 CT 图像上易于诊断（图 6.16）。当骨折延伸到椎间孔横断面时，应进行神经血管 CT、血管造影或 MR 血管造影（MR angiography，MRA）以排除椎动脉夹层的可能性。

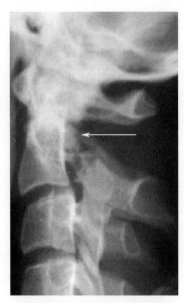

图 6.15　Hangman 骨折。侧位颈椎 X 线平片显示了 C_2 椎弓根骨折（箭头）

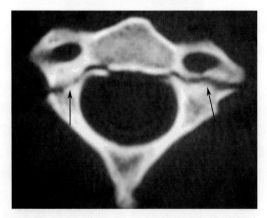

图 6.16　Hangman 骨折。轴向 CT 图像显示 C_2 椎骨双侧峡部骨折（箭头）

下颈部损伤（C_3~C_7）

根据损伤机制对下颈椎损伤进行分类。它们可能是由于过度弯曲引起的；过度弯曲合并旋转；过度伸展，过伸合并旋转；垂直压缩或复合力（表 6.3），并可能损伤韧带，椎骨或两者。

表 6.3　颈椎损伤的机械分类

过屈伤	
稳定	前半脱位
	前椎体压迫
	铲刀骨折
不稳定	前路半脱位（延迟不稳）
	双侧关节突脱位
	过屈泪滴骨折
屈曲合并旋转受伤	
稳定	单侧关节突脱位
过伸伤	
稳定	寰椎后弓的断裂
	寰椎前弓的断裂
	椎板断裂
不稳定	过伸的泪珠骨折
	Hangman 骨折
	过伸脱位
	骨折脱位
过伸合并旋转受伤	
稳定	关节突骨折
垂直压迫伤	
稳定 / 不稳定	Jefferson 骨折
	C_3~C_7 爆裂骨折
复杂或未知机制受伤	
不稳定	寰枢椎脱位
	齿状骨折

过度屈曲受伤

屈曲韧带损伤

- **前半脱位**：下颈椎过屈损伤会破坏后纵韧带。后纵韧带（PLL）、小关节囊、黄韧带、上棘韧带受伤；但前纵韧带（ALL）保持完整。这产生了颈椎的前半脱位。没有相关的骨损伤，并且关节突可能是半脱位的。对于这种损伤，放射学平片诊断可能是困难的，但检测是重要的，因为据报道韧带愈合失败的发生率高达 20%~50%，易导致颈椎不稳定（图 6.17）[43]。

屈曲椎体受伤

- **椎体压缩**：超屈曲损伤可导致楔形压缩性骨折，前椎体高度和前缘皮质的丧失（图 6.18）。它是一种与局灶性皮质嵌插成角相关的稳定性骨折。然而，这些骨折中约 5% 随后被证明在屈曲后不稳定，这是由于椎骨上方的后韧带复合体的破坏。

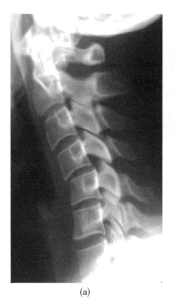
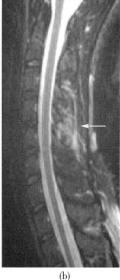

图 6.17　类似挥鞭的过度屈曲扭伤。(a) 侧位颈椎 X 线平片显示局部脊柱后凸伴随轻微前滑脱和椎间盘间隙扩大。(b) 同一患者的矢状面 MR STIR 序列显示棘突间和棘突上韧带内的高信号强度 (箭头)，表明棘突间和棘突上韧带受伤

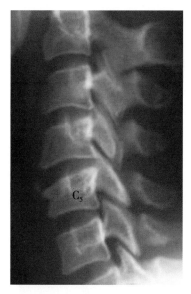

图 6.18　楔形(压缩性)骨折。侧位颈椎 X 线平片显示 C₅ 椎体稳定的前楔形骨折与破裂压缩的上终板

- 铲土者骨折：铲土者骨折是突出棘突的断裂，通常为 C₇，但有时为 C₆ 或 T₁ (图 6.19)[44]。这种骨折以持续这种伤害动作的劳动者的名义命名，当进行涉及发力的活动时，手臂伸展，例如将前面的土、瓦砾或雪铲过头后方。这种骨折由于肌肉牵拉而发生；斜方肌，半棘肌和椎间肌肌肉附着于棘突。它是相当稳定的骨折。

- 双侧关节突脱位：高度不稳定的损伤，较常见于下颈椎，双侧关节突脱位是一种极端的屈曲损伤，发生在严重的头颈部弯曲力的作用下，引起脊柱的显著前移位及韧带在受伤害的水平的破裂。

- 来自一个椎体的两个下关节面都脱离到下一个椎骨的上面，这意味着前、中、后柱的主要支撑韧带破裂 (图 6.20)。关节面可以是半脱落的、稳定的或交锁的。这些损伤常常与损伤水平的下椎骨和 / 或椎间盘突出的压迫性骨折相关[45]。

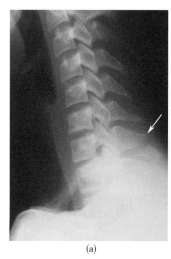
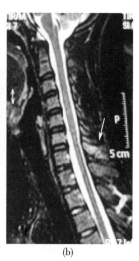

图 6.19　铲土者骨折。(a) 侧位颈椎 X 线平片显示 C₇ 棘突撕脱断裂移位 (箭头)。(b) 矢状面 MR 成像描绘了 C₇ 椎骨棘突内改变的信号强度 (箭头)

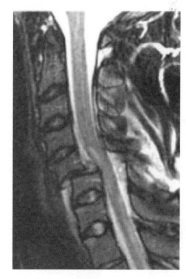

图 6.20　双侧关节突脱位软组织和 SCI。矢状面 T₂ 加权颈椎 MRI 显示 C₅ 上 C₆ 的前后变化，棘突间距离增加，以及撞击颈椎的小骨折片

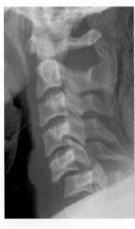
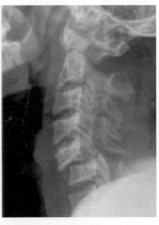

图 6.21 双椎体标志伴双侧关节突脱位。侧位颈椎 X 线平片显示 C$_5$ 相对于 C$_6$ 前滑脱 >50%

- 在侧位 X 线平片或矢状面 CT 上,上椎体的向前位移至少为其 AP 直径的一半,产生所谓的双重椎体标志(图 6.21)。AP 投影显示相邻棘突之间的宽敞的间隙。损伤使脊柱严重不稳定,因为只有剩余的韧带防止进一步向前移位。
- 屈曲泪滴骨折:最严重的颈椎损伤。屈曲泪滴性骨折是由严重屈曲力引起的,导致颈椎骨折脱位,最常见于 C$_5$。这种骨折是破坏性损伤,在损伤水平的所有软组织完全破裂,包括前纵韧带,椎间盘和后纵韧带。存在显著的轴向力分量,其导致上颈椎的前缘的典型大三角形碎片的分裂,产生所谓的泪滴片段(图 6.22)[46]。
- 后移椎体后缘皮质压迫硬脊膜及脊髓,造成对脊髓的伤害(图 6.23)[46]。这些患者出现"急性前索综合征",四肢瘫,感觉和痛觉丧失。病变水平后柱位置和核磁信号保持不变。

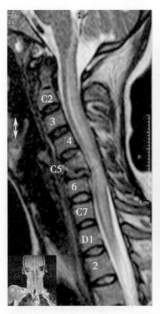
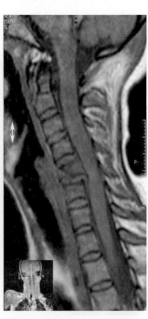

图 6.23 与屈曲泪滴骨折相关的 SCI。矢状面 T1 和 T2 加权的颈椎图像(在同一患者中)表现出脊髓受压,脊髓边缘高信号暗示脊髓水肿

屈曲合并旋转受伤

单侧关节脱位 单侧关节脱位表示伴有屈曲的旋转,使得在一个平面上一侧关节脱位,远离旋转方向的一侧上关节更易脱位。上关节面被锁定在上一个椎骨下关节面前部(图 6.24、6.25)。损伤发生在后韧带复合体以及前韧带和后纵韧带的纤维上;椎间盘也会丧失其完整性[47]。在脱位过程中,可能发生关节边缘骨折;这通常损伤很小,不会造成重大伤害。与双侧脱位不同,这是一个稳定的损伤。

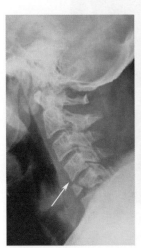
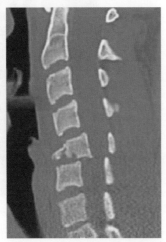

图 6.22 屈曲泪滴骨折。平片 X 线平片和矢状面 CT 颈椎重建显示 C$_5$ 椎骨前缘的三角泪珠骨折(箭头)。椎体后移而损害椎管内脊髓

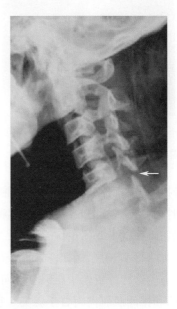

图 6.24 单侧关节脱位。侧位颈椎 X 线平片显示 C$_5$ 的前移位及关节脱位(箭头)

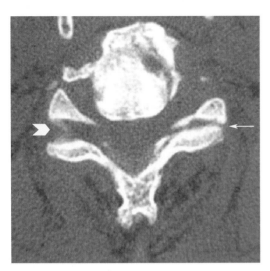

图 6.25 倒置汉堡包征。轴向 CT 显示右侧关节突关节脱位中的"倒置汉堡标志"（无尾箭头）。将其与正常的左侧面关节（带尾箭头）进行比较

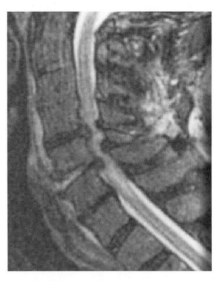

图 6.26 过伸伤图示。矢状面 MR 成像显示前纵韧带和前椎间盘的高信号，在预先存在的颈椎病的患者中，扩大的椎间盘空间产生椎管狭窄

在放射学上，侧位颈部 X 线平片显示椎骨的位移不到其前后位平片距离直径的一半。旋转因素导致无法获得整个颈椎的良好的重叠侧面，使得在水平的一侧上显示真实的侧面并且在另一侧上示出不完整的倾斜。这可能导致观测对侧关节，出现所谓的领结外观。在前后位平片中，旋转取代了正常中心的棘突，使得连接上突起的线和另一个连接下突起的线不会重合，而是产生几毫米的清晰的"间隔"。

过伸性损伤 当头部或上颈椎有强烈的后仰时，通常从面部或下颌骨的创伤和 / 或仪表板损伤中的突然减速而发生过伸性损伤。这些损伤通常影响下颈椎，除了过伸泪液骨折之外，通常影响 C₂ 椎体。由于先前存在的强直性脊柱炎、弥漫性特发性骨质增生症（DISH）或先天性或获得性脊柱狭窄等疾病，具有僵硬脊柱的个体更容易遭受这些损伤[48]。

韧带过伸损伤

- 过伸脱位：如果受试者在椎体过伸时遇到轴向暴力，使其头颈部处于过伸位置，则通常会导致过伸脱位。这会导致前纵韧带或其附件的破坏。随后，椎间盘或椎骨终板损伤后韧带复合体。
- 当后纵韧带撕裂时，水平位置依赖于后韧带复合体，使得黄韧带扣紧并侵入椎管，压缩脊髓的后部（图 6.26）。
- 放射学上，这可能表现为椎间肿胀，过伸泪滴骨折或椎板的分离（图 6.27）。可见椎间间距的扩大。

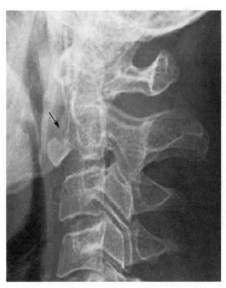

图 6.27 过伸性泪滴骨折。侧位颈椎 X 线平片显示 C₂ 椎体前缘的经典泪珠骨折。与下颈椎常见的屈曲泪滴不同，过伸性泪液骨折易发生在高位颈椎

过伸性椎体损伤

- 过伸性骨折脱位：老年患者更常发生过度伸张性骨折脱位，图 6.28 示关节突、后椎体、椎板、棘突或椎弓根破裂[49]。强直性脊柱炎或 DISH 患者特别容易发生这类骨折，因为韧带复合体和椎间盘间隙的骨化而失去灵活性。这些患者容易发生病理性钙化，骨折线易于倾斜地穿过椎间盘延伸到下面的椎体内或者通过椎间盘间隙（图 6.29）[48]。

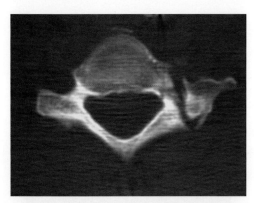

图 6.28　与过伸损伤相关的侧块骨折。轴向 CT 图像显示左侧侧块骨折

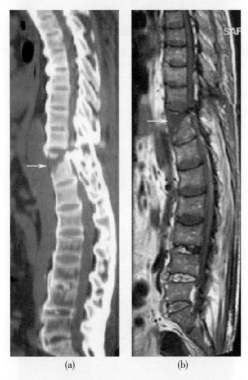

(a) (b)

图 6.29　强直性脊柱炎患者的过伸性骨折脱位。(a) 矢状面 CT 重建在经典的"竹节柱外观"中表现出椎体，前纵韧带，后纵韧带和棘突间韧带的钙化。通过 D10~D11 的钙化前纵韧带和棘突间韧带可以看到过伸性骨折，扩大的 D10~D11 椎间盘间隙（箭头）。(b) 矢状面 T1 加权快速自旋回波 MR 成像确认发现（箭头），显示脊髓压迫

- 过伸泪滴骨折：过度伸展力可能会导致 C_2 的前后角的撕裂性骨折。影像学特征是，撕裂部位的垂直高度大于水平宽度（图 6.27）。这些骨折仅涉及前柱，因此屈曲型稳定，过伸型不稳定[50]。
- 椎板骨折：单纯椎板骨折是罕见的，通常是由于过伸损伤造成的（图 6.30）[51]。

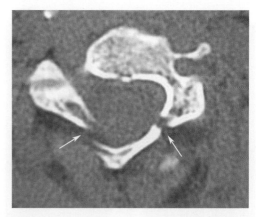

图 6.30　椎板骨折。轴向 CT 显示 C_5（箭头）双侧椎板骨折

过伸合并旋转损伤

关节突骨折　关节突骨折是由过伸和旋转损伤期间，由关节上的侧方骨块撞击引起的骨折。这种骨折通常延伸到横突或椎板，是一个稳定的骨折[52]。

孤立的关节关节突骨折可以同时发生通过椎板和同侧椎弓根的骨折。

垂直压缩　在理论上，是颈椎处于直立位遭受垂直应力打击所致，例如：高空坠物或高台跳水。

C_3~C_7 **爆裂骨折**　CT 出现之前，这些骨折被认为局限于椎体，但 CT 证实后弓几乎总是骨折。施加到颈椎间盘的轴向压迫力使液体髓核通过椎骨端板进入椎体中心，并将骨碎片拉伸到椎管内，这可能导致脊髓损伤（图 6.31a 和 b）。这种情况通常导致椎体中的矢状和冠状分裂以消散轴向打击力量[53]。

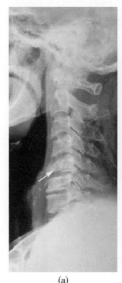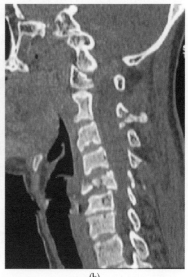

(a) (b)

图 6.31　爆裂断裂。(a) 侧位颈椎 X 线平片和 (b) 矢状面 CT 重建表明 C_5（箭头）的典型爆裂骨折具有粉碎的碎片和椎体后移到椎管内

记忆要点

- 寰枕关节脱位和分离是致命的,易损伤脑干。
- Jefferson 骨折是典型的爆裂性骨折,并且通常神经系统稳定,因为与脊髓直径相比,该区域的椎管相当宽。
- Jefferson 骨折的稳定性取决于横韧带的完整性。
- Ⅱ 型齿突骨折是最常见的并且易于发生骨不连。
- Hangman 骨折是一种累及两侧椎体峡部的骨折(C_2)。
- 铲土者骨折是棘突的倾斜撕脱骨折,属稳定性骨折,通常发生在 C_7,但有时为 C_6 或 T_1。
- 侧位 X 线平片或矢状面 CT 在颈部脱位的情况下显示"双重椎体标志"。
- 轴向 CT 显示单侧脱位中的"倒置汉堡包"征。

知识框 6.5　胸腰段脊柱损伤的机制分型

- 屈损伤
  - 前缘压缩骨折
  - 屈曲 - 分离骨折
- 伸损伤
  - 椎弓根、椎板或椎弓峡部骨折
- 垂直压缩损伤
  - 爆裂骨折
- 牵拉损伤
  - 过屈损伤
  - Chance 骨折
- 脱位
  - 骨折脱位
- 旋转和剪切损伤
  - 关节突交锁

胸腰椎损伤

许多研究报道胸腰椎脊柱骨折比颈椎骨折更常见[47,53,54],大约 90% 的胸腰椎骨折发生在胸腰段,T_{11} 和 L_4 之间(表 6.4)。这个区域由于位于腰椎生理弧度交汇部,易于发生骨折[55]。

表 6.4　胸腰脊柱骨折的分布情况[55-57]

解剖位置	骨折发生率(TL 脊柱骨折的 %)
L_1 椎骨	16.2
L_2 椎骨	14.6
L_3 椎骨	11.1
T_{12} 椎骨	10.4

根据损伤机制描述胸腰段脊柱损伤的主要类型(知识框 6.5)。压缩性骨折(52%)是胸椎最常见的损伤,而横突骨折(48%)是腰椎最常见的损伤[56]。

楔形骨折

近 50% 的胸腰段骨折均为楔形压缩骨折。损伤的机制是轴向载荷有或没有屈曲分量。经典的影像特征是椎体前皮层楔形压缩,保留中间柱和后柱。这些骨折可能发生在多个椎体水平。平片 X 线平片通常表现为椎体前端的皮质层屈曲伴局灶性脊柱后凸畸形,形成楔形椎体(图 6.32)。然而,在平片上可能难以看出确切的椎体高度的损失量和骨折线。最好通过 CT 来评估,CT 描绘了平片 X 线平片的特征,并且证明没有后皮质或中柱参与。损伤会在 CT 轴位图像不易观察,但因为成像平面平行于骨折线,在矢状面图像具有很好的表现。磁共振成像可显示相关软组织损伤,骨髓水肿是骨折的次要指标。

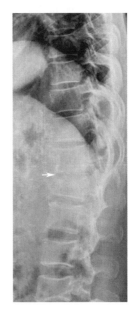

图 6.32　楔形压缩骨折。侧位胸腰椎 X 线平片显示 L_1(箭头)的楔形畸形,出现线性强化区,与急性骨折特征一致

这些骨折在年轻和老年人均可发生。在年轻患者中多发生重大创伤，而在老年人，多见骨质疏松症患者发生不全骨折。在外伤性和退行性不全骨折中，椎体上终板通常受累。相比之下，涉及椎体下椎板需要怀疑病理性骨折。由于 20% 的椎体压缩性骨折是多发损伤的，所以如果发现骨折，最好对整个脊柱进行筛查[47,58]。

横向压缩骨折

横向压缩骨折最常见于胸腰段，其次是 T6~T7 处的胸中部区域。其影像特征为椎体的侧向楔形变形。AP 位射线照片可能适合显示骨折侧位延伸的诊断。CT 通过显示完整的后椎体侧壁并且没有骨碎片后退来证实诊断。其主要的危险因素是骨质疏松症，许多患者抱怨严重和长期的疼痛[47]。

爆裂骨折

爆裂骨折最常见于胸腰段。它们通常由单纯的轴向力打击产生，并且发生椎体的粉碎性骨折且延伸穿过上下椎骨端板，与楔形压缩性骨折区分开来。

损伤的机制通常是垂直作用力，例如从高处跳下或坠落。因此，爆裂骨折通常与双侧跟骨骨折相关，即所谓的跳跃骨折。常伴随骶骨、骨盆骨折。平片通常显示一个楔形椎体伴随加宽的椎弓根。不同程度的旋转可能会发生断裂碎片。爆裂损伤的必要成像特征是椎体后部（即中间柱）后退到椎管内或椎体后缘凸起。CT 在评估爆裂骨折方面具有优越性，轴向视图上容易看到的碎裂的椎体。CT 显示后缘后凸程度和后移位的骨碎片进入椎管（图 6.33）[47,59-62]。

由于爆裂性骨折最常见于 T12 和 L1，因此骨折片的后移位会引起严重的神经系统损害（图 6.34）。在轻微创伤引起爆裂性骨折的患者中，应考虑骨质疏松症或恶性肿瘤等原因。

Chance 骨折

Chance 骨折最常见于 L1~L3。它产生前柱的压缩和中间柱和后柱的分离。术语"分离"是指在水平方向上骨碎片完全分离。这是一种急性不稳定的损伤，骨折同时腹部内脏损伤的发生率高[63,64]。

经典 Chance 骨折是通过棘突、椎板、椎弓根、椎体，以及后纵、棘上和棘突间切韧带的水平骨折。前纵韧

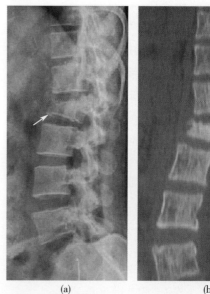
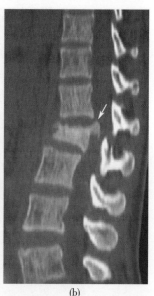

(a)　　　　　　(b)

图 6.33　爆裂骨折。（a）侧位放射线胸腰椎显示 L2（箭头）的爆裂性骨折；（b）脊柱的矢状面重建 CT 图像显示突出到椎管的后移位的骨折碎片（箭头）

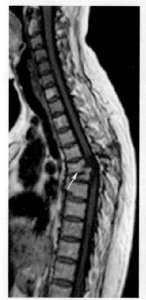
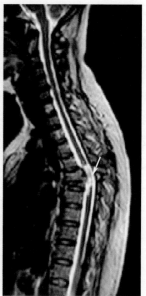

图 6.34　脊柱横断爆裂骨折。矢状面 T1 加权 MR 成像显示 T6 的破裂性骨折，椎管中有一个向后移位的骨折片段（左图箭头）。矢状面 T2 加权 MR 成像显示了同一水平的脊髓损伤（右图箭头）

带通常是完整的，但在严重的伤害中可能会中断。在影像学上改变轻微，包括前椎体的楔入和椎间距的增加，椎间盘扩大和 / 或通过椎骨的水平骨折。CT 更敏感，矢状重建图像描绘了一种水平走向的骨折，穿过椎体并延续到椎体后部，后部分离片段更多。软组织破裂程度广泛，脊髓损伤、神经损伤程度不等（图 6.35）[65]。

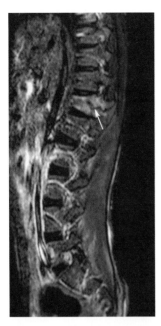

图 6.35 Chance 骨折。矢状面 MR STIR 序列成像显示在 T12 体内具有骨髓水肿的低信号骨折线（箭头）。骨折延伸到椎骨的后部

骨折脱位

由于剪切力和弯曲力的组合，可以发生胸腰椎的各种骨折脱位。伴有严重的过度弯曲损伤时，脱位发生在前面。伴有屈曲合并旋转损伤时，可能发生关节突脱位、外伤性脊柱滑脱。由于严重的过伸损伤，通常伴随后部创伤，以及棘突、椎板或关节突的骨折。前韧带损伤引起的不稳定脱位，伴随椎前间隙扩大和腰椎后滑脱，常发生急性脊髓损伤[65,66]。

横突和棘突骨折

胸腰椎横突骨折。骨折在平片上不易识别，CT 检测更敏感。横突骨折的存在增加了其他横突骨折、椎骨骨折和 / 或腹部脏器损伤等损伤的可能性[67]。胸腰椎可能发生的其他骨折包括棘突骨折或峡部骨折。

记忆要点

- 胸腰椎骨折约 90% 发生在胸腰段。
- 楔形压缩性骨折（52%）是胸椎最常见的损伤。
- 爆裂骨折最常见于胸腰段，并常与双侧跟骨骨折和骶骨骨盆骨折相关。
- 经典 chance 骨折是通过棘突、椎板、椎弓根、椎间盘间隙以及后纵、棘上和棘突间韧带的水平骨折。

脊柱韧带、关节囊和椎间盘损伤

韧带和小关节囊损伤

目前，MRI 是唯一可以直观显示韧带并鉴定创伤可能引起的变化的成像方式。脊柱的常规矢状面 MR 成像可以容易地识别前纵韧带、后纵韧带、黄韧带和棘突间韧带。

正常影像特征 韧带是由纤维弹性组织组成的相对无血管结构。因此，在所有 MR 成像上，它们对比其他结构看起来信号相对较低。

韧带断裂的外观 当由于损伤而破裂时，韧带可能显示出断裂图像，而周围组织可能表现为 T2 加权或梯度回波（GE）图像的信号强度增加，因为细胞外液和 / 或相邻部位出血导致游离水含量增加。

纵向韧带 纵向韧带是从颅底延伸到骶骨单独的，连续的纤维弹性组织条带。它们的主要功能是保持椎体序列，并在屈曲、伸展和旋转过程中提供弹性支撑。在任何脊柱水平的纵向韧带破裂都会导致脊柱不稳定。

前纵韧带 在 MR 成像上，前纵韧带是一个薄而连续的低信号强度带，位于脊椎椎体前缘。前纵韧带是前柱的关键组成部分，前柱包括前半部分椎体和纤维环。

前纵韧带可能由于过伸损伤而撕裂。在所有 MR 成像可以看出，附着于椎体的腹侧局部连续性中断的低信号带（图 6.26）。这一表现可能与椎体终板的撕脱和 / 或椎间肌肉组织中的出血有关。出血和液体在椎间间隙的积累在 T2 加权或 GE 序列上被看作是以损伤韧带部分为中心的高信号强度的新月形图形[69]。

后纵韧带 后纵韧带的宽度变化很大。在椎间盘水平上最宽，越过椎体后逐渐变窄。因此，在矢状面 MR 成像上通常不连续。在 MR 上，后纵韧带显示为介于硬膜囊腹侧与椎体后缘椎间盘之间的薄的低信号带。T2 加权矢状面图像上可视化效果最好。后纵韧带是中间柱的主要韧带，中柱包括后半部椎体和纤维环。后纵韧带的撕裂被识别为不连续的高信号区。通常，后纵韧带的撕裂发生在过度弯曲和过伸型损伤。

黄韧带和椎间韧带 黄韧带和椎间韧带形成连续的纤维弹性组织条，桥接相邻的椎体。与棘突间韧带一起，它们作为支撑韧带，以抵抗后柱移位并保持脊柱对齐。它们是后柱的主要韧带。通常，黄韧带是平行于相邻椎体的附属结构。黄韧带和椎间韧带断裂通常与后柱的骨折有关。在损伤的椎弓根进入椎管内，扭

曲了硬膜囊后外侧时,损伤的黄韧带变得更容易观察。在矢状面和轴向图像上效果最佳。矢状位观察棘突间韧带的中断最为理想(图6.36)。扩大的棘突之间的受伤韧带表现出高信号强度[68]。

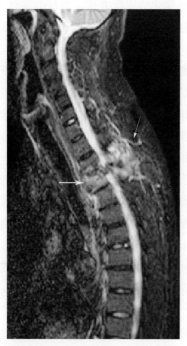

图6.36 椎间韧带损伤。矢状面 STIR MR 成像显示棘突间韧带(黑框线箭头)和 T2 和 T3(白色箭头)的楔形压缩性骨折信号强度增加

小关节囊损伤 在矢状面和轴向图像上,特别是在颈部和腰部区域中容易识别关节突关节复合体,因为其结构较大并且关节平面在矢状方向上。在胸椎中,关节突关节小,且关节平面在冠状平面上。即使在平片 X 线平片和 CT 上更易于识别小关节骨折,但 MR 识别滑膜和关节软骨表面的微小损伤最好,以中心矢状面图像的最左侧和右侧损伤最为明显。关节内空间扩大和液体集聚表明损伤。

椎间盘损伤

外伤性椎间盘损伤的诊断对于确定手术减压和稳定的时机和类型十分重要[70,71]。虽然外伤后椎间盘突出程度与相关的损伤程度或神经系统伤害程度相关性不大,但漏诊的椎间盘突出是神经系统继续恶化的原因。

正常外观 通常,良好水合的椎间盘 T1 加权图像上相对于骨髓为低信号,在 T2 加权 FSE 图像上为中间信号。未退化的椎间盘高度均匀且对称,纤维环的周围纤维与纵韧带在图像上通常不可分,水合良好的

椎间盘相对于骨髓为低信号。

脊柱创伤的变化 创伤后可以在椎间盘中观察到两种类型的变化:①椎间盘损伤;②椎间盘突出。

椎间盘损伤 受损椎间盘可能在矢状面图像上显示为不对称变窄或加宽的椎间盘,并显示 T2 加权序列上的局灶性高信号。它通常具有比 T2 加权 / STIR 图像上的相邻椎间盘更高的信号强度,与同水平的其他组织的损伤相关(图6.37)。椎间盘中的这些变化可能是由于在过度屈曲、过度伸展或半脱位期间椎间盘的撕裂引起的[72,73]。

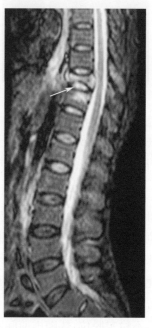

图6.37 椎间盘损伤。矢状面 STIR MR 成像显示 T_{10}-T_{11} 椎间盘信号强度增加(箭头)。椎间盘损伤伴有 T_{10} 的楔形压缩性骨折和 T_{11} 椎体水肿

椎间盘突出

- 常见部位:创伤后椎间盘突出在颈部和胸部区域很常见[74]。它们经常发生,在多达54%的颈部和50%的胸部损伤中存在。在颈部区域,它们在 C_4~C_7 水平上最常见。

- 造成伤害和关联:屈曲 - 牵拉和屈曲压迫型损伤在造成椎间盘突出方面最为常见。80%的双侧关节突错位、60%的过伸损伤、47%的中心脊髓损伤和100%的前索综合征都伴随椎间盘突出[75]。22%的椎间盘突出患者不伴随任何神经系统的表现(表6.5)。

- 成像特征:急性创伤后椎间盘突出的 MRI 外观与非创伤性椎间盘突出大致相同。髓核被迫在压力下挤破到外周纤维环,并且某些情况下延伸超出外环到硬膜外腔。突出可以是正中的或偏心的,并且可与

表 6.5　脊髓损伤相关经典神经综合征：机制、相关伤害、神经系统途径损伤和缺陷模式

神经解剖学	基本机制	常见的相关伤害	神经通路损伤程度	神经缺陷的特征模式
前路综合征	前路椎动脉闭塞	椎体变形压缩脊髓	前三分之二的脊髓（皮质脊髓和外侧脊髓灰质细胞，后柱相对保留）	运动功能丧失，疼痛和温度感觉中断低于病变水平
中枢综合征	在背侧椎体与屈曲的黄韧带之间夹住脊髓	过伸性损伤椎间盘突出症	颈部中央灰质的挫伤、出血和／或坏死	保留骶感觉
布朗综合征	横向单侧病变高于中腰椎	穿透性损伤，例如：脊髓刺伤；旋转伤害	双侧皮质脊髓束和后柱；并穿过脊髓丘脑束	伤侧损伤平面 1~2 个节段以下的对侧半躯体的痛、温觉减退或丧失，但触觉存在
脊髓圆锥综合征	胸腰椎椎管损伤	屈曲-牵伸伤、爆裂骨折、穿透伤	最远端脊髓	无反射膀胱、大便失禁、鞍麻
马尾综合征	伤害低于骶骨段的水平	侧位骶骨骨折或骶骨不全骨折	腰骶神经根	运动：肠、膀胱和腿松弛性麻痹。感觉：失去所有形式的感官输入

或不与椎体骨折相关。在矢状面 MRI 图像中，突出的椎间盘与相邻椎间盘等信号。一个小的突出的椎间盘经常表现为超过后皮质边缘边界的环性扩张的高信号区域。偶有髓核可通过纤维环裂口进入硬膜外腔。在轴向图像上，突出的椎间盘产生腹侧的局部变形。

- 创伤后椎间盘突出可以根据以下成像结果与退行性椎间盘突出症进行区分：同一水平椎间盘信号产生改变，椎间盘间隙的不对称宽度，半脱位和相关的损伤在相同的水平（图 6.27、6.32）。
- 临床意义：造成脊髓压迫的创伤后椎间盘突出与没有脊髓压迫的椎间盘突出相比，神经损伤更严重。这种压迫性损伤的程度取决于突出片段的大小，损伤水平的椎管宽度以及脊髓的直径。在胸部区域的小椎间盘突出可能导致比在腰椎或颈部区域相同片段引起的神经损伤更为严重[76]。对于外科医生，椎间盘突出物是否产生硬膜囊压迫，对是否需要在手术稳定时执行椎间盘切除术是一个重要考量。

硬膜外血肿和血管损伤

硬膜外血肿

脊髓硬膜外血肿是由于硬膜外静脉丛的一部分

记忆要点

- 前纵韧带可能由于过伸损伤而破裂，并且在所有脉冲序列上均可看作是低信号带的不连续高信号。
- 后纵韧带的断裂发生在过屈和过伸型损伤中，并被确定为低信号带不连续的高信号区域。
- 椎间盘损伤通常比 T2 加权／STIR 图像上的相邻椎间盘具有更高的信号强度。
- 造成脊髓压迫的创伤后椎间盘突出与没有脊髓压迫的椎间盘突出相比，神经损伤更严重。

撕裂而导致的硬膜外血肿渗入硬膜外腔的结果。它们可能无症状发生，41% 的脊柱损伤伴随硬膜外血肿[77]。

成像特点　硬膜外血肿的成像特征是多变的。它们受血液的氧化状态和凝血块收缩的影响[78,79]。在急性期，硬膜外血肿与 T1 加权图像上的脊髓实质是等信号的，在中等和 T2 加权序列上与脑脊液等信号（图 6.38a）。硬膜外血肿可能难以与蛛网膜下腔中相邻的脑脊液区分开来。通常可以通过由低密度的硬脑膜，将二者分开（图 6.38b）。

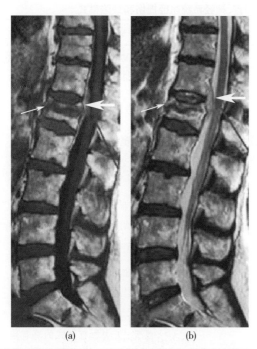

(a)   (b)

图 6.38 硬膜外血肿。(a)矢状面 T1 加权 MR 成像显示 L_1 的爆裂性骨折(小箭头)与高信号的外周硬膜外血肿(大箭头)。(b)矢状面 T2 加权 MR 成像显示硬脑膜下面的血肿与脑脊液同信号(箭头)

血管损伤

椎动脉和颈动脉可能由于颈椎损伤而遭受创伤后断裂或血栓形成。在颈椎半脱位/脱位后,高达 40% 的患者在血管造影中发现椎动脉损伤[80]。在骨折/脱位中,椎动脉的损伤比颈动脉损伤更为频繁,因为颈动脉的一部分是包含在横突孔内。延伸穿过椎间孔的骨折可压迫同侧椎动脉。因为动脉固定在孔内时,颈椎半脱位时可能受到严重拉伸和扭转作用(图 6.39a)[81,82]。

成像方法和具体特点 由于椎动脉血栓形成可能产生神经功能缺损,有几项研究建议了将血管造影和 MRA 评估作为颈椎损伤常规评估的一部分。常规血管造影在颈部创伤患者中不宜采用,因为在临床上仅有少部分患者有明显的创伤后血管损伤;然而,MRA 是一个适当的筛选方式。它可以识别患者中谁可能受益于后续导管造影,二维飞时序列结合饱和脉冲抑制静脉流入,对于颅外血管闭塞的筛查有一定效果(图 6.39b)。该技术足以评估血管闭塞或显著缩窄;然而,分辨率限制了检测与解剖相关的微小内膜损伤的有效性[82,83]。

轴向 GE 图像可用于检测椎动脉闭塞。低血糖凝块(脱氧血红蛋白)相对于椎孔内正常血流表现出增强信号。与正常动脉中的正常流动血液相比,急性血块在常规 T2 加权横截面图像上显示高信号。为了提

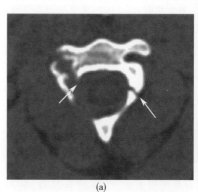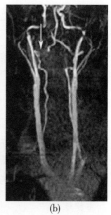

(a)   (b)

图 6.39 椎动脉损伤。(a)轴向 CT 图像显示 C_2 右侧椎间孔和左侧椎板(箭头)的骨折。(b)二维飞时序列 MR 血管造影显示在相同水平的右侧椎动脉中的信号丢失(垂直箭头)

高内膜下夹层有无遮挡检测,还使用黑血技术。这种技术通过使用多个空间和化学饱和脉冲来抑制血液和周围组织信号流动,这些脉冲使流动的血液呈现低信号而内膜下血栓则是高信号。

临床意义 椎动脉损伤有可能产生明显的神经系统并发症和永久性神经损伤。因此早期发现很重要。早期进行抗凝治疗、栓塞或手术结扎,可预防继发性神经损伤[84]。

> **记忆要点**
>
> - 硬膜外血肿的成像特征是多变的。它们取决于出血的氧化状态和凝块收缩的影响。
> - 延伸穿过椎间孔的骨折可压迫同侧椎动脉,当动脉固定在孔内时,也可能受到颈椎半脱位的严重拉伸和扭转作用。

脊髓损伤

10%~14% 的脊柱骨折和脱位都会发生脊髓损伤。其中,颈部受伤是最多见。在大约 40% 的颈椎骨折病例中发生脊髓损伤,在 10% 的胸椎骨折病例中发生脊髓损伤,在 4% 的胸腰段骨折病例中发生神经损伤[85,86]。颈部、胸部和腰部区域的结构和生物力学以及损伤机制决定了脊髓损伤的类型和严重程度。如果存在椎管狭窄、退行性脊椎关节病或强直性脊柱炎,脊柱的弹性会降低,脊髓的损伤风险更大[87,88]。

当椎骨损伤严重,骨折发生在椎体和椎弓,SCI 的风险较高。相反,在脊髓损伤患者中,10% 没有发现相关的脊柱骨折。脊髓损伤的最佳特征见于 MRI,没

有其他成像方法比 MR 成像能更好地显示脊髓的内部结构和细节特征。

急性脊髓损伤

急性脊髓损伤有三种表现：脊髓肿胀、脊髓水肿和脊髓出血[89]。

脊髓肿胀　脊髓肿胀是以损伤程度为中心的脊髓周径的局部增加。在成像时，信号没有变化。在 T1 加权矢状面图上显示了直径的增加是最明显的表现（图 6.32、6.33）。有时，脊髓实质可能信号稍低。

如果脊髓肿胀与急性压迫性损伤或椎管狭窄存在同一水平，则这种改变是难以观察的。在这两种情况下，蛛网膜下腔被消除，掩盖肿胀的上下边界。

脊髓水肿　脊髓水肿反映了细胞内和间质液体在损伤反应中的局灶性积累。它表现为 T2 加权图像上异常高信号强度的高信号区域（图 6.32、6.40），并且总是伴随一定程度的脊髓肿胀。外伤后脊髓内单纯水肿可能是挫伤或出血性挫伤的结果，如果在 MR 成像上鉴定出血液存在[89,90]。受水肿影响的脊髓长度与神经功能缺损程度成正比[90]。

外伤后脊髓出血总是伴随着脊髓水肿；然而，反过来并非总是如此：单纯无出血的脊髓水肿可能会发生，预后优于伴随出血的脊髓水肿[89]。

脊髓出血　创伤后脊髓出血表现为脊髓内的离散

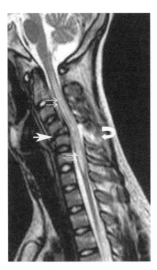

图 6.40　过屈损伤导致的脊髓损伤。矢状面 T2 加权的颈椎 MR 成像显示局灶性脊柱后凸畸形，C_4 相对于 C_5（箭头）前滑脱，椎间盘突出后纵韧带引起局灶性椎管狭窄。由于脊髓水肿（双箭头），直径扩大，实质信号为 C_2 和 $C_6 \sim C_7$ 之间的高信号。棘间韧带内的高信号暗示有损伤（弯曲的箭头）

高信号。最常见的位置是在中心的灰质中，以机械冲击为中心。病变本质上是脊髓出血性坏死，很少有真正的脊髓出血[90]。

在急性期，由于脱氧血红蛋白的存在，出血性挫伤在 T1 加权和 GE 图像上表现为低信号的离散区域（图 6.41）。转化为细胞内高铁血红蛋白发生在约 8 天时。这种在挫伤脊髓中脱氧血红蛋白降解的延迟可能是由于局部缺氧引起的。相比之下，在大脑中，出血后高铁血红蛋白显现得更快[78]。

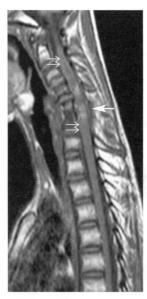

图 6.41　脊髓出血肿胀。矢状面 T1 加权 MR 成像显示从 C_2 到 $C_6 \sim C_7$（双箭头）的脊髓宽度增加，并且在脊髓内出现显示脊髓出血的 T1 信号（箭头）。$C_5 \sim C_6$ 可见颈椎病变与低密度骨髓信号的改变，提示骨质损伤

临床意义　损伤后脊髓出血说明临床情况严重。发现脊髓中出现较大的出血信号，测量纵向长度 >10mm，提示完全性神经损伤[91]。出血的解剖位置与神经损伤程度密切相关，持续出血的存在意味着神经恢复的预后很差[92,93]。

记忆要点

- 急性脊髓损伤有三种表现形式：脊髓肿胀、脊髓水肿和脊髓出血。
- 无影像学异常脊髓损伤（SCIWORA）的发生是由于颈部过伸继发脊髓拉伸。
- MRI 在这种类型的损伤中具有明确的诊断价值，因为它可以识别椎间盘出血、椎间盘环的破裂、前纵韧带的破裂，以及实质性脊髓损伤。

无影像学异常脊髓损伤

有脊髓损伤的患者,有时候平片和断层摄影检查正常,但在急性期存在持续的神经功能缺损。该综合征被描述为"无影像学异常脊髓损伤"(SCIWORA)。这种损伤可由机动车后部碰撞颅面直接受伤而导致颈部过伸或脱位引起脊髓牵拉。在老年人中可能与严重的颈椎病相关[94]。这种类型的损伤可能源于硬膜囊的短暂压迫,脊髓可能受到背侧移位的椎体或椎间盘及韧带的挤压[94,95]。

当检查时,X线照片可能显示微小的变化,包括椎间肿胀、椎间盘间隙的局灶性前变宽,或椎体终板的一小部分撕裂。MRI在这种损伤中具有明确的诊断价值,因为它可以识别椎前出血、椎间盘纤维环破裂、前纵韧带撕裂和脊髓实质的损伤(图6.42)[94,95]。

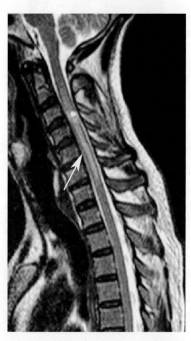

图6.42 无影像学异常脊髓损伤。矢状面T_2加权磁共振成像显示了从C_3到C_6~C_7脊髓实质(箭头)的信号强度增加,没有任何骨损伤证据

脊髓损伤与神经损害程度的相关性

损伤严重程度的影像学标志 许多临床研究发现脊髓损伤的MRI表现与神经功能缺损有关[96]。损伤表型、损伤部分的长度、损伤的中心位置、椎管直径以及随时间变化的损伤信号,是与神经损伤的严重程度、预后直接相关的五个主要因素。

不良预后的标志[96-99]
- 损伤表型
  - 出血性脊髓损伤(T2加权为高信号,T1加权为低信号或高信号)
- 损伤部分的长度
  - 出血纵向长度 >4mm
  - 水肿跨越多个椎骨段
- 损伤中心位置
  - 颈部区域
  - 胸部区域
- 脊柱
  - 原发性狭窄(发育性或先天性狭窄)
  - 严重的脊髓压缩(脊髓直径减少2/3):30%在受伤时运动完全缺陷;90%没有恢复
- 伤害信号的变化
  - 脊髓后续持续信号异常

良好预后的标志物
- 伤害模式
  - 正常脊髓信号
  - 髓内水肿(T2加权为高信号)
- 受伤部分的长度
  - 长度不到一个椎体段(72%恢复)
- 损伤中心位置
  - 腰骶区
- 脊柱
  - 宽管径
  - 轻度脊髓压迫(脊髓直径减少少于1/3)
- 伤害信号变化
  - 脊髓异常信号消失

SCI 的慢性变化

随着时间的推移,患有SCI的患者可能发生各种慢性变化,具有临床和放射学表现;这些变化可能包括以下内容:

- 创伤后骨髓软化(PTMM):在亚急性期后期(一般在损伤后2个月)最多见,表现为临床稳定数周后SCI患者自发性神经系统恶化。它可能是由于正常透明细胞脑脊液移动的破坏引起的。最常见的临床表现是脊髓病与神经系统损害。

  成像结果:脊髓萎缩、脊髓空洞症、残留或复发性脊髓压迫、脊髓软化、局部缺血和蛛网膜下粘连都是PTTM[98]中常见的表现。这些改变本质上代表了损伤

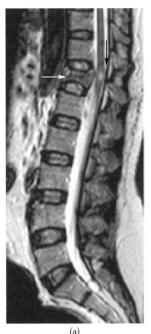
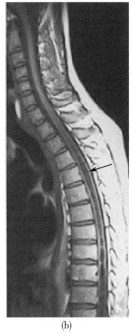

(a)　　　　　　　　　　(b)

图 6.43　创伤后囊肿和脊髓空洞症。C_5、C_6 和 C_7 的椎体显示受伤。(a) 矢状面 T2 加权 MR 成像显示 D12 楔形压缩性骨折(白色箭头)与同一水平的小创伤后囊肿(黑色箭头)。(b) 矢状面 T1 加权图像显示具有内部分隔的脊髓空洞症(黑色箭头)

后持续数年的连续的脊髓修复过程。

- 脊髓空洞症:脊髓空洞症是在脊髓内形成充满液体的囊肿(syrinx)。病理过程在最初的损伤后不久就开始。首先,在出血性坏死期间,微囊肿出现。随后,机械移位的组织碎片失去血供和空洞化。外伤性椎管狭窄、椎管内畸形、蛛网膜炎患者发生空洞的可能性大。≤5mm 的囊肿称为髓内囊肿(图 6.43a),而囊肿≥5mm 被认为是真正的空洞(图 6.43b)。

　　成像结果:MR 上易于识别,一个空洞腔是一个边界清楚的病灶,T1 加权图像上与脑脊液的等信号,T2 加权图像上的高信号,并且与脊髓肿胀相关。

- 脊髓软化:与神经元损失、微囊的形成、胶质增生相对应,软化(脊髓萎缩)是脊髓在损伤水平的最后阶段。它的发生是由于脊髓震荡、缺血,并释放血管活性物质和细胞酶。

　　影像学表现:边界不清,在 T1 加权图像显示不清,并且在 T2 加权图像软化部位相对于脊髓实质呈高信号。它与脊髓萎缩有关,导致脊髓变细(图 6.44)。颈部区域的 A-P 直径减小至≤7mm,而在胸部区域,其直径减小至≤6mm。

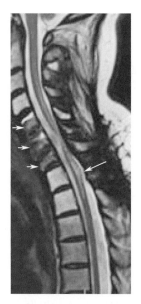

图 6.44　创伤后脊髓软化。矢状面 T2 加权 MR 成像显示创伤后脊髓软化、脊髓萎缩和脊髓间质变化(箭头),范围为 C_4~T_2。C_5、C_6 和 C_7 椎体受伤

脊柱创伤成像中的注意事项

- X线平片可造成44%的脊柱损伤漏诊，因此最好不要妥协接受质量较差的X线平片或影像学检查。它们会导致误诊和临床决策失误。
- 必须采取保障措施，以防止在放射学评估过程中加重现有伤害或造成二次伤害。虽然过伸过屈X线成像可以识别隐藏性颈椎韧带损伤，但在急诊室，它们无助于诊断而且不安全。当患者处于急性疼痛时也很难获得，因为肌肉痉挛限制活动，抑制颈椎运动。患有隐匿性韧带损伤的患者，无医生监督时进行过度屈曲可能会导致神经损伤。
- 尽管插管、麻醉、腹部或胸部手术等紧急救生措施必须优先，但是在损伤早期CT或MRI等放射学检查应尽早实行。早期及时减压，可抓住脊髓恢复的最佳时机。
- 从正确诊断的角度来看，临床资料至关重要。必须关注患者受伤方式。一个屈曲拉伤损伤患者腰部常有汽车安全带的、印迹和腹部损伤，双侧跟骨骨折可能与腰椎爆裂性骨折有关，胸椎骨折脱位可能与血管损伤有关，在强直性脊柱炎患者中颈椎骨折可能与食管损伤相关。这些临床细节对于放射科医师在决定何种影像学检查方面非常重要，临床医生必须对其进行描述。
- 当体格检查的神经系统损伤水平与损伤的影像学水平之间存在差异时，必须仔细检查。这可能是由于在另一椎体水平的二次脊柱损伤。系统评估是实现不漏诊目标的必要条件。约15%的患者有多个不连续节段的脊柱损伤。
- 如果患者精神状态异常，脊柱损伤可能难以识别。颈部SCI的神经功能缺损可能被误解为卒中。在无反应性的患者中，SCI可以内科急症为首要表现，如

心动过缓伴低血压、急性肾衰竭或尿潴留。

- SCI不伴随相关的颈椎骨折或脱位、精神状态异常或改变、神经功能缺损、中毒、高龄、精神疾病，这些都容易干扰临床诊断，漏诊颈椎骨折。这些患者的神经系统问题可能归因于中毒、歇斯底里或其他疾病。
- 椎前软组织厚度增宽应引起重视。但口咽插管的患者要另做评判。颈部软组织水肿可发生无骨损伤，同样，骨损伤可发生无明显软组织肿胀的情况。
- 薄切片螺旋CT在观察骨质损伤方面远远优于平片和MRI；然而，定位于侧位平面的损伤（例如：齿突的骨折）易在轴向CT图像上错过。同样，微小的、不对称的小关节间隙和椎间间隙分离在轴向图像也难以评估。
- MRI在确定韧带损伤方面远胜于一般放射学和CT检查。然而，前纵韧带的不连续性不一定意味着中断。这是非创伤性颈椎的常见发现。
- 在脊柱枪伤中使用MRI是有争议的。如果磁力使组织内的子弹移动，受伤者可能会进一步受伤；然而一些研究认为，在这种情况下，这种方式是安全的。尽管如此，请注意子弹碎片的金属伪影，可能会对图像的质量产生不利影响。

本章重点

- MRI是评估疑似脊髓损伤或脊髓压迫患者的首选成像方法，也可用于确定脊髓韧带的完整性，特别是针对痴呆患者。
- 系统评估是实现不漏诊目标的必要条件。约15%的患者具有多个不连续节段的脊柱损伤。
- 儿童颈椎的解剖生理学特征决定了其易在高颈部区域发生损伤。
- 成人的寰齿前间隙超过3mm，儿童的寰齿间隙超过5mm，提示翼状和/或横韧带损伤。
- Ⅱ型齿突骨折是最常见的，并且易发生骨不连。
- 侧位X线平片或矢状面CT在颈部脱位的情况下显示"双重椎体征"。
- 轴向CT显示单侧关节突错位中的"倒置汉堡包"征象。
- 爆裂骨折最常见于胸腰段，并常与双侧跟骨骨折和骶骨骨盆骨折相关。
- 椎间盘损伤通常比T2加权/STIR图像上的相邻椎间盘具有更高的信号强度。
- 无影像学异常脊髓损伤（SCIWORA）的发生是由于继发于颈部过度伸张的后的脊髓拉伸。

（张雅文　译　吕扬　校）

参考文献

1. Chan RN, Ainscow D, Sikorski JM. Diagnostic failures in the multiple injured. *J Trauma* 1980;20(8):684-7.
2. Hoffman JR, Mower WR, Wolfson AB, Todd KH, Zucker MI. Validity of a set of clinical criteria to rule out injury to the cervical spine in patients with blunt trauma. National Emergency X-Radiography Utilization Study Group. *N Engl J Med* 2000;343(2):94-9.
3. Stiell IG, Wells GA, Vandemheen KL, et al. The Canadian C-spine rule for radiography in alert and stable trauma patients. *JAMA* 2001;286(15):1841-8.
4. Stiell IG, Clement CM, McKnight RD, et al. The Canadian C-spine rule versus the NEXUS low-risk criteria in patients with trauma. *N Engl J Med* 2003;349(26):2510-18.
5. Hoffman JR, Mower WR. National Emergency X-radiography Utilization Study: doing what's right for your patients. *Emerg Med Australas* 2005;17(4):406-7.
6. Hoffman JR, Mower WR. Re: clinical decision rules and cervical spine injury. *J Emerg Med* 2008;34(1):99; author reply 100.
7. Hoffman JR, Mower WR, Wolfson AB, Todd KH. Picking a winner among decision aids. *Ann Emerg Med* 2004;43(6):789-90; author reply 790-1.
8. Hoffman JR, Schriger DL, Mower W, Luo JS, Zucker M. Low-risk criteria for cervical-spine radiography in blunt trauma: a prospective study. *Ann Emerg Med* 1992;21(12):1454-60.
9. Salim A, Sangthong B, Martin M, Brown C, Plurad D, Demetriades D. Whole body imaging in blunt multisystem trauma patients without obvious signs of injury: results of a prospective study. *Arch Surg* 2006;141(5):468-73.
10. American College of Surgeons. Advanced trauma life support student manual. Chicago: American College of Surgeons; 1989.
11. American Spinal Injury Association. International standards for neurological classification of spinal injury. Atlanta, GA: American Spinal Injury Association; 2008.
12. Gastel JA, Palumbo MA, Hulstyn MJ, Fadale PD, Lucas P. Emergency removal of football equipment: a cadaveric cervical spine injury model. *Ann Emerg Med* 1998;32(4):411-17.
13. Woodring JH, Lee C. The role and limitations of computed tomographic scanning in the evaluation of cervical trauma. *J Trauma* 1992;33:698-708.
14. Lin JT, Lee JL, Lee ST. Evaluation of occult cervical spine fractures on radiographs and CT. *Emerg Radiol* 2003;10:128-34.
15. Vaccaro AR, Madigan L, Bauerle WB, Blescia A, Cotler JM. Early halo immobilization of displaced traumatic spondylolisthesis of the axis. *Spine* 2002;27:2229-33.
16. Grauer JN, Shafi B, Hilibrand AS, et al. Proposal of a modified, treatment-oriented classification of odontoid fractures. *Spine J* 2005;5:123-9.
17. Verheggen R, Jansen J. Fractures of the odontoid process: analysis of the functional results after surgery. *Eur Spine J* 1994;3:146-50.
18. Doran SE, Papadopoulos SM, Ducker TB, Lillehei KO. Magnetic resonance imaging documentation of coexistent traumatic locked facets of the cervical spine and disc herniation. *J Neurosurg* 1993;79(3):341-5.
19. Booth TN. Cervical spine evaluation in pediatric trauma. *AJR* 2012;198:W417-25.
20. Hamilton MG, Myles ST. Pediatric spinal injury: review of 174 hospital admissions. *J Neurosurg* 1992;77:700-4.
21. Brown RL, Brunn MA, Garcia VF. Cervical spine injuries in children: a review of 103 patients treated consecutively at a level pediatric trauma center. *J Pediatr Surg* 2001;36:1107-14.
22. Lustrin ES, Karakas SP, Ortiz AO, et al. Pediatric cervical spine: normal anatomy, variants, and trauma. *RadioGraphics* 2003;23:539-60.
23. Hernandez JA, Chupik C, Swischuk LE. Cervical spine trauma in children under 5 years: productivity of CT. *Emerg Radiol* 2004;10:176-8.
24. Kalra MK, Mahar MM, Rizzo S, et al. Radiation exposure and projected risks with multidetector row computed tomographic scanning: clinical strategies and technologic developments for dose reduction. *J Comput Assist Tomogr* 2004;28(1):S46-9.
25. White AA, Panjabi MM. Clinical biomechanics of the spine, 2nd ed. Philadelphia: Lippincott; 1990:97-119.
26. Regenbogen VS, Rogers LF, Atlas SW, Kim KS. Cervical spinal cord injuries in patients with cervical spondylosis. *AJR* 1986;146:277-84.
27. Keats TE, Sistrom C. Atlas of radiologic measurement, 7th ed. St. Louis: Mosby; 2001.
28. Powers B, Miller MD, Kramer RS, Martinez S, Gehweiler JA Jr. Traumatic anterior atlanto-occipital dislocation. *Neurosurgery* 1979;4:12-17.
29. Harris JH Jr, Carson GC, Wagner LK. Radiologic diagnosis of traumatic occipitovertebral dissociation: Comparison of three methods of detecting occipitovertebral relationships on lateral radiographs of supine subjects. *AJR Am J Roentgenol* 1994;162:887-92.
30. Bono CM, Vaccaro AR, Fehlings M, et al. Measurement techniques for lower cervical spine injuries. *Spine* 2006;31(5):603-9.
31. Goldberg W1, Mueller C, Panacek E, Tigges S, Hoffman JR, Mower WR; NEXUS Group. Distribution and patterns of blunt traumatic cervical spine injury. *Ann Emerg Med* 2001;38(1):17-21.
32. Sekhon LH, Fehlings MG. Epidemiology, demographics, and pathophysiology of acute spinal cord injury. *Spine* 2001;26(Suppl 24):S2-12.
33. Foster MR. C1 Fractures. In: JF. Kellam, et al. editor. eMedicine, 19 Dec 2003. Medscape 22 Dec 2008.
34. Boyarsky I, Godorov G. C2 Fractures. In: JF Kellam, et al., editors. eMedicine. 30 Jun 2003. Medscape 11 Oct 2004.
35. Traynelis VC, Marano GD, Dunker RO, Kaufman HH. Traumatic atlanto-occipital dislocation. Case Report. *J Neurosurg* 1986;65:863-70.
36. Fisher CG, Sun JC, Divorak M. Recognition and management of atlanto-occipital dislocation: improving survival from an often fatal condition. *Can J Surg* 2001;44:412-20.
37. Knopp R, Parker J, Tashjian J, Ganz W. Defining radiographic criteria for flexion extension studies of the cervical spine. *Ann Emerg Med* 2001;38:31-5.
38. Fielding JW, Hawkins RJ. Atlantoaxial rotatory fixation. *J Bone Joint Surg Am* 1977;59:37-44.
39. Anderson LD, D'Alonzo RT. Fractures of the odontoid process of the axis. *J Bone Joint Surg Am* 1974;56:1663-74.
40. Lachman E. Anatomy of the judicial hanging. Res Staff Phys 1972;46:54.
41. Niijima K. Hangman's fracture vs. hanged-man's fracture. *J Neurosurg* 1991;75:669.
42. Levine AM, Edwards CC. The management of traumatic spondylo-listhesis of the axis. *J Bone Joint Surg Am* 1985;67:217-26.
43. Bohlman HH. Acute fractures and dislocations of the cervical spine-an analysis of 300 hospitalized patients and a review of the literature. *J Bone Joint Surg Am* 1979;61:1119-42.
44. Cancelmo JJ Jr. Clay-shoveller's fracture. A helpful diagnostic sign. *Am J Roentgenol Radium Ther Nucl Med* 1972;115(3):540-3.
45. Doran SE, Papadopoulos SM, Ducker TB, Lillehei KO. Magnetic resonant imaging documentation of coexistent traumatic locked facets of the cervical spine. *J Neurosurg* 1993;79(3):341-5.
46. Kim KS1, Chen HH, Russell EJ, Rogers LF. Flexion teardrop fracture of the cervical spine: radiographic characteristics. *AJR Am*

J Roentgenol 1989;152(2):319-26.

47. Schwartz ED, Flanders AE. Spinal trauma: imaging, diagnosis and management. Philadelphia: Lippincott Williams &Wilkins; 2007.

48. Murray GC, Persellin RH. Cervical fracture complicating ankylosing spondylitis: a report of eight cases and a review of the literature. Am J Med 1981;70(5):1033-41.

49. Scher AT. Hyperextension trauma in the elderly: an easily overlooked spinal injury. J Trauma 1983;23(12):1066-8.

50. Korres DS, Zoubos AB, Kavadias K, Babis GC, Balalis K.The "tear drop" or avulsed fracture of the anterior inferior angle of the axis. Eur Spine J 1994;3(3):151-4.

51. Cimmino CV, Scott DW. Laminar avulsion in a cervical vertebra. AJR Am J Roentgenol 1977;129(1):57-60.

52. Shanmuganathan K, Mirvis SE, Dowe M, Levine AM. Traumatic isolation of the cervical articular pillar: imaging observations in 21 patients. AJR Am J Roentgenol 1996;166(4):897-902.

53. Bensch FV, Koivikko MP, Kiuru MJ, Koskinen SK. The incidence and distribution of burst fractures. Emerg Radiol 2006;12(3):124-9.

54. Krause JS, Kewman D, DeVivo MJ, et al. Employment after spinal cord injury: an analysis of cases from the model spinal cord injury systems. Arch Phys Med Rehabl 1999;80:1492-500.

55. Nadalo LA, Moody JA. Bruno MA, et al, eds. Thoracic spine, trauma. In: eMedicine. 23 March 2009. Medscape. 11 Nov 2008.

56. Khurana B, Sheehan SE, Sodickson A, Bono CM, Harris MB. Traumatic Thoracolumbar Spine Injuries: What the Spine Surgeon Wants to Know. RadioGraphics 2013;33:2031-2046.

57. Holmes JF, Miller PQ, Panacek EA, Lin S, Horne NS, Mower WR. Epidemiology of thoracolumbar spine injury in blunt trauma. Acad Emerg Med 2001;8(9):866-72.

58. Campbell SE, Phillips CD, Dubrovsky E, Cail WS, Omary RA. The value of CT in determining potential instability of simple wedge compression fractures of the lumbar spine. AJNR Am J Neuroradiol 1995;16:1385-92.

59. Angtuaco EJ, Binet EF. Radiology of thoracic and lumbar fractures. Clin Orthop Relat Res 1984;189:43-57.

60. Petersilge CA, Emery SE. Thoracolumbar burst fracture: evaluating stability. Semin Ultrasound CT MR 1996;17:105-13.

61. Petersilge CA, Pathria MN, Emery SE, et al. Thoracolumbar burst fractures: evaluation with MR imaging. Radiology 1995;194:49-54.

62. Wilcox RK, Boerger TO, Allen DJ, et al. A dynamic study of thoracolumbar burst fractures. J Bone Joint Surg Am 2003;85(11):2184-9.

63. Liu YJ, Chang MC, Wang ST, et al. Flexion distraction injury of the thoracolumbar spine. Injury 2003;34:920-3.

64. Tyroch AH, McGuire EL, McLean SF, et al. The association between chance fractures and intraabdominal injuries revisited: a multicenter review. Am Surg 2005;71(5):434-8.

65. Ball ST, Vaccaro AR, Albert TJ, Cotler JM. Injuries of the thoracolumbar spine associated with restraint use in head on motor vehicle accidents. J Spinal Cord Med 2004;27:269-72.

66. Denis F, Burkus JK. Shear fracture dislocations of the thoracic and lumbar spine associated with forceful hyperextension (lumberjack paraplegia). Spine (Phila Pa 1976) 1992;17(2):156-61.

67. Miller CD, Blyth P, Civil ID. Lumbar transverse process fractures — a sentinel marker of abdominal organ injuries. Injury 2000;31:773-6.

68. Wagner A, Albeck MJ, Madsen FF. Diagnostic imaging in fracture of lumbar vertebral ring apophyses. Acta Radiol 1992;33(1):72-5.

69. Klein GR, Vaccaro AR, Albert TJ, et al. Efficacy of magnetic resonance imaging in the evaluation of posterior cervical spine fractures. Spine 1999;24(8):771-4.

70. Dai L, Jia L. Central cord injury complicating acute cervical disc herniation in trauma. Spine 2000;25(3):331-5; discussion, 336.

71. Pratt ES, Green DA, Spengler DM. Herniated intervertebral discs associated with unstable spinal injuries. Spine 1990;15(7):6626.

72. Flanders AE, Schaefer DM, Doan HT, Mishkin MM, Gonzalez CF, Northrup BE. Acute cervical spine trauma: correlation of MR imaging findings with degree of neurologic deficit. Radiology 1990;177(1):25-33.

73. Flanders AE, Tartaglino LM, Friedman DP, Aquilone LF. Magnetic resonance imaging in acute spinal injury. Semin Roentgenol 1992;27(4):271-98.

74. Levitt MA, Flanders AE. Diagnostic capabilities of magnetic resonance imaging and computed tomography in acute cervical spinal column injury. Am J Emerg Med 1991;9(2):131-5.

75. Tarr RW, Drolshagen LF, Kerner TC, Allen JH, Partain CL, James AE Jr. MR imaging of recent spinal trauma. J Comput Assist Tomogr 1987;11(3):412-17.

76. Biffl WL, Moore EE, Offner PJ, Burch JM. Blunt carotid and vertebral arterial injuries. World J Surg 2001;25(8):1036-43.

77. Kerslake RW, Jaspan T,Worthington BS. Magnetic resonance imaging of spinal trauma. Br J Radiol 1991;64(761):386-402.

78. Hackney DB, Asato R, Joseph PM, et al. Hemorrhage and edema in acute spinal cord compression: demonstration by MR imaging. Radiology 1986;161(2):387-90.

79. Kulkarni MV, Narayana PA, McArdle CB, Yeakley JW, Campagna NF, Wehrli FW. Cervical spine MR imaging using multislice gradient echo imaging: comparison with cardiac gated spin echo. Magn Reson Imaging 1988;6(5):517-25.

80. Greiner FG, Orrison W, King JN, et al. Vertebral artery injury association with cervical spine fractures. Presented at the American Society of Neuroradiology, Washington, DC, 1991.

81. Friedman D, Flanders A, Thomas C, Millar W. Vertebral artery injury after acute cervical spine trauma: rate of occurrence as detected by MR angiography and assessment of clinical consequences. AJR Am J Roentgenol 1995;164(2):443-7; Discussion, 448-9.

82. Friedman DP, Flanders AE. Unusual dissection of the proximal vertebral artery: description of three cases. AJNR Am J Neuroradiol 1992;13(1):283-6.

83. Torina PJ, Flanders AE, Carrino JA, et al. Incidence of vertebral artery thrombosis in cervical spine trauma: correlation with severity of spinal cord injury. AJNR Am J Neuroradiol 2005;26(10):2645-51.

84. Hagedorn JC 2nd, Emery SE, France JC, Daffner SD. Does CT angiography matter for patients with cervical spine injuries? J Bone Joint Surg Am 2014;96(11):951-5.

85. Riggins RS, Kraus JF. The risk of neurological damage with fractures of the vertebrae. J Trauma 1977;17:126.

86. Castellano V, Bococoni FL. Injuries of the cervical spine with spinal cord involvement (myelic fractures): statistical considerations. Bull Hosp Joint Dis 1970;31:188.

87. Matsuura P, Waters RL, Adkins RH, Rothman S, Gurbani N, Sie I. Comparison of computerized tomography parameters of the cervical spine in normal control subjects and spinal cord–injured patients. J Bone Joint Surg Am 1989;71(2):183-8.

88. Tico N, Ramon S, Garcia-Ortun F, et al. Traumatic spinal cord injury complicating ankylosing spondylitis. Spinal Cord 1998;36(5):349-52.

89. Ramon S, Domínguez R, Ramírez L, et al. Clinical and magnetic resonance imaging correlation in acute spinal cord injury. Spinal Cord 1997;35(10):664-73.

90. Cotler HB, Kulkarni MV, Bondurant FJ. Magnetic resonance imaging of acute spinal cord trauma: preliminary report. J Orthop Trauma 1988;2(1):1-4.

91. Schaefer DM, Flanders A, Northrup BE, Doan HT, Osterholm JL. Magnetic resonance imaging of acute cervical spine trauma. Correlation with severity of neurologic injury. Spine 1989;14(10):1090-5.

92. Harrington JF, Likavec MJ, Smith AS. Disc herniation in cervical fracture subluxation. Neurosurgery 1991;29(3):374-9.

93. Silberstein M, Tress BM, Hennessy O. Prediction of neurologic outcome in acute spinal cord injury: the role of CT and MR. AJNR *Am J Neuroradiol* 1992;13(6):1597-608.

94. Yucesoy K, Yuksel KZ. SCIWORA in MRI era. *Clin Neurol Neurosurg* 2008;110(5):429-33.

95. St. John JR, Rand CW. Stab wounds of the spinal cord. *Bull Los Angeles Neurol Soc* 1953;18(1):1-24.

96. Marciello MA, Flanders AE, Herbison GJ, Schaefer DM, Friedman DP, Lane JI. Magnetic resonance imaging related to neurologic outcome in cervical spinal cord injury. *Arch Phys Med Rehabil* 1993;74(9):940-6.

97. Schaefer DM, Flanders AE, Osterholm JL, Northrup BE. Prognostic significance of magnetic resonance imaging in the acute phase of cervical spine injury. *J Neurosurg* 1992;76(2):218-23.

98. Yamashita Y, Takahashi M, Matsuno Y, et al. Acute spinal cord injury: magnetic resonance imaging correlated with myelopathy. *Br J Radiol* 1991;64(759):201-9.

99. Yamashita Y, Takahashi M, Matsuno Y, et al. Chronic injuries of the spinal cord: assessment with MR imaging. *Radiology* 1990;175(3):849-54.

第7章　脊髓损伤的急救处理

Melissa Nadeau，John Street

学习目标

本章学习完成后,你将能够:

- 描述评估和固定创伤患者的方法,尤其是当怀疑有脊髓损伤时,应给予特殊的重视;
- 了解脊髓损伤患者常见的并发症;
- 掌握充分评估脊髓损伤患者的知识,以便在急性和亚急性期救治中早期发现并及时治疗并发症;
- 掌握能够保护神经功能的策略,能向脊柱损伤伴 / 不伴脊髓损伤的患者解释手术治疗和非手术治疗的方法。

紧急评估和处理

对创伤性脊髓损伤患者最初的紧急处理应遵循美国外科医师协会制定的高级生命支持(Advanced Trauma Life Support, ATLS)原则,ATLS 原则中描述了系统性快速评估和处理伴有危及生命或肢体的急性外伤患者的方法。第一步必须评估的内容包括:评估气道、呼吸和循环(即 A-B-C),然后是评估功能障碍和暴露(D 和 E)[1]。在按照 ATLS 原则处理患者时,医护人员不能忽略可能伴发的脊柱和 / 或脊髓损伤。本章重点讲述脊髓损伤患者的特殊处理。对于急性创伤患者的最初评估和处理可参考第 4 章的内容。

气道

急性创伤患者的气道管理尤为重要。如果颈部脊柱外伤的患者未得到正确的制动处理,在进行 ATLS 评估患者的过程中出现神经损伤的发生率为2%~12%[2-6],因为 C 型脊柱外伤中有 14% 是不稳定的[7,8]。因此,在最初评估气道和插管的过程中应假定患者存在脊柱外伤。

首先应确保气道通畅,如患者能以正常声音应答,则认为该患者气道通畅;而如果不能正常发声,应检查是否存在异物造成气道梗阻,此时应用手指或吸引器取出异物[9]。如果患者存在喘鸣、鼾声或呼吸困难,很可能存在部分气道梗阻[9]。如果患者存在意识障碍,舌后坠压向咽后壁、软腭、会厌可能造成上呼吸道梗阻,此时可以通过举头仰颏的方法缓解(图 7.1a)。怀疑颈椎外伤的患者施行此操作时需小心谨慎。操作时需颈部过伸使下颌线与地面的夹角达到 90°,但颈椎外伤的患者应避免该操作。怀疑颈椎外伤的患者可采

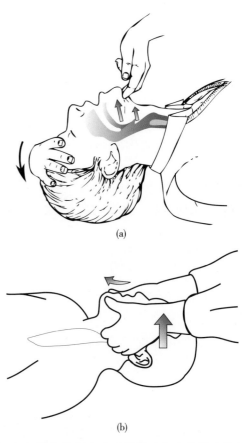

图 7.1（a）举头仰颏有助于缓解舌和会厌所致的气道梗阻。（b）下颚推挤法

用下颌推挤法,进行此操作时双手在两侧抓住下颌角将下颌骨向前抬起(图7.1b),此时会厌被抬起而增大咽喉腔的入口而开放上呼吸道;如果患者牙关紧闭,可以使用双侧拇指挤压下唇。医务人员可站在患者的头侧或尾侧进行操作[9]。在需要使用纤维支气管镜插管时,该操作更为方便。

如果发现没有气流或气道完全梗阻,对于有意识的患者可施行"五次拍背-五次腹部冲击"交替的方法施救,直至梗阻缓解;而对无意识的患者应即刻开始心肺复苏。所有危重患者应给予15L/min的高流量湿化氧气,最好通过面罩给氧[1,9]。

如果在最初评估患者气道时,患者有自我保护动作,需常规再次评估气道。面部创伤造成的进行性肿胀,随着时间进展也可造成气道梗阻。如果存在体征(如:Battle 征、乳突淤青或"熊猫眼")或影像学检查怀疑面部骨折时,可以请整形外科或者口腔外科会诊[1]。

呼吸

合并颈脊髓损伤的患者很容易出现呼吸困难,应警惕呼吸衰竭,并密切监护[10]一项病例报道的研究表明脊髓损伤患者气管插管的3个独立危险因素包括:①损伤严重程度评分 SSI>16;②脊髓损伤节段在 C_5 以上;③完全性脊髓损伤[10]。总体上讲,74%的颈脊髓损伤患者需要气管插管[10-12]。Jackson 和 Groomers[13] 对 ASIA 分级 A、B、C 级的脊髓损伤患者的一项多中心研究表明,84% 的 C_1~C_4 损伤的患者和60%的 C_5~C_8 损伤的患者会出现呼吸系统并发症;而65%的 T_1~T_{12} 损伤的患者会出现严重的呼吸系统并发症,而这常常由于胸部外伤引起。

不同损伤节段的患者呼吸系统并发症的发生率也不同。C_1~C_4 损伤的患者,肺炎的发生率最高,为63%,其次是呼吸衰竭和肺不张,发生率均为40%;而 C_5~C_8 损伤的患者,最常见的是肺不张,发生率为34%,其次是肺炎(28%)和呼吸衰竭(23%)[13]。T_1~T_{12} 损伤的患者中,65% 会发生肺不张。其他肺部并发症的相关因素包括:年龄、既往身体状况(尤其是肺部)、合并的创伤[13,14]。吸烟史也和肺部并发症相关。合并肺部疾病或创伤的患者在最初5天病情加重的可能性极高[15]。

脊髓损伤患者的呼吸系统病生理变化

高位脊髓损伤的患者通气功能和呼吸生理发生了较大的变化[16]吸气时,胸腔的扩张通过膈肌和肋间内肌的收缩实现。膈神经支配膈肌运动,其由 C_3~C_5 节段的颈神经组成;胸段脊髓支配肋间内肌。还要一些在深呼吸时辅助通气的肌肉,主要是胸锁乳突肌(C_1~C_2 支配)和斜角肌(C_4~C_8 支配)[16]。由于受 C_3~C_5 支配的膈肌是主要的呼吸肌,高于 C_3 水平的脊髓损伤常造成呼吸功能不全和急性呼吸骤停。这种损伤常是致命性的,除非能够紧急气管插管,机械通气[17]。C_3~T_1 水平的脊髓损伤可部分影响膈肌和肋间内肌的功能,对患者的呼吸功能影响稍小,呼吸衰竭发生延迟[18]。这些患者会出现下位颈脊髓和胸脊髓支配的辅助呼吸肌的迟缓性瘫痪,如果这些辅助固定胸壁的肌群失去功能,吸气时膈肌的收缩将会造成胸腔的收缩而非扩张。这种异常的呼吸常见于脊髓损伤的患者,称为反常性腹式呼吸,导致肺容量下降[19],这将造成通气功能下降,呼吸做功增加,并降低70%的呼吸肌的力量[20,21]。另外,腹部肌肉迟缓性瘫痪会在站立位时造成腹腔脏器下移而导致膈肌的机械力量下降,因此这些患者仰卧位时呼吸功能可稍有改善[16]。

患者评估

除了前一节提及的脊髓损伤患者的特殊评估,也需要考虑其他可能的肺部创伤,包括:张力性气胸、血胸、肋骨骨折、连枷胸,这些也需要排除并依照 ATLS 流程进行处理[1]。无论是伤前摄入还是伤后镇痛使用,阿片类药物也会影响呼吸功能。阿片类药物会引起呼吸抑制,如果怀疑是阿片类药物所致的通气功能减弱,可以使用纳洛酮作为拮抗剂[22]。

如果最初评估患者的通气功能尚可,应重视患者的基础肺功能,可以测量患者的肺活量,潮气量和最大吸气负压。对上述指标应进行常规复查,以尽早发现呼吸功能减退。如果考虑存在呼吸功能受损,应请 ICU 医师和/或麻醉科医师会诊。脊髓损伤患者呼吸功能受损,最初是通过增加呼吸频率代偿。失代偿的体征包括:呼吸急促、CO_2 分压增高、进行性氧饱和度下降、最大吸气负压小于 $-20cm H_2O$ 和进行性肺活量下降(小于 10~$15mL/kg$)[11,23]。如果发现上述呼吸失代偿的指标,在可控情况下气管插管要优于危急状况下紧急插管,因为这可能加重神经损害[11]。颈脊髓损伤的患者应在转运前行气管插管来保持呼吸道通畅,并进行呼吸支持。

气管插管

无论气管插管多么紧急,都不可忽视操作中可能加重颈脊髓损伤。一些研究表明经验丰富的医师，在颈部中立位固定时，使用喉镜经口插管是安全的[24,25]。在插管前建议密闭的面罩下进行 3min 的高流量给氧充分氧合。如果怀疑高位脊髓损伤，建议使用静脉快速诱导时加用抗胆碱药物，其可以对抗迷走反射造成的心脏停搏。可以使用琥珀酰胆碱进行神经肌肉的阻滞，但在脊髓损伤 48 小时后应谨慎使用，因为其可能造成高钾血症而危及生命[2]，气管插管可诱发血流动力学不稳定，应持续监测患者的 ECG、血压和心率。低血压可以通过静脉快速补液、强心药物或收缩血管药物纠正。喉镜操作时可造成血压升高，此时可以使用增加诱导药物、使用短效阿片药物（如：丙泊酚，常用于插管时维持麻醉）纠正[15]。

一项系统综述[25]对怀疑颈脊髓损伤患者紧急气管插管操作过程中保持气道通畅进行了最佳推荐。这些推荐（Level B）的内容包括：①快速诱导下气管插管是最佳选择。②插管过程中使用手动保持颈部稳定（manual in-line stabilization, MILS）方法（图 7.2）固定颈椎，MILS 操作者在患者的一侧，牢固的固定其颈部与中线一致，并将头部固定在硬板上，目的是避免颈部在插管过程中出现任何的屈伸或旋转，同时应对抗插管造成的颈部活动，还应避免颈部牵拉，因为枕颈不稳定时可能会加重脊髓损伤。③使用 MILS 方法固定颈椎时，可以将围领去除或者将前半部分去掉，以便张口和按压环状软骨，避免胃内容物反流和误吸[26-29]。按压时的压力应以按压鼻梁时感到不舒服的力量为宜。插管时气管插管导丝应放在手边[30]。④应准备不同尺寸和形状的喉镜片。插管时可以尝试 4 次，而每种

尺寸的喉镜片不能尝试超过 2 次[31]。⑤喉罩也可作为临时通气使用，喉罩使用之前需要进行专业训练。其操作时可能造成患者误吸[32,33]。如果有经过专业训练的人员，纤维气管镜辅助插管也是一种不错的选择。当考虑存在困难插管时，可尽早尝试纤维气管镜辅助插管，其优势在于无需颈部发生任何活动。如果纤维气管镜辅助插管也失败，那就需要建立外科气道（气管切开）[2]。

持续监护

脊髓损伤的患者呼吸功能需要持续监护，而不仅限于急诊评估和心肺复苏时。急性四肢瘫的患者在最初 5 天内，其呼吸系统并发症的发生率逐渐增加，呼吸衰竭最常见于伤后 3~4.5 天，这继发于脊髓损伤后的病理生理变化（知识框 7.1）[13,34]。高位脊髓损伤的患者伤后 1 周需严密的监测呼吸功能。建议在最初几天内每 12 小时测量一次患者的肺活量。C_5/C_6 节段脊髓损伤的患者最初 1 周内肺活量可以下降 30%~50%[20,35,36]。当出现一些提示呼吸肌疲劳的指标时需要进行气管插管。肺活量小于（10~15mL/kg 标准体重）是气管插管的指标之一。最初 5~6 天内每 6 小时查动脉血气分析，动脉氧分压是监测肺不张的敏感指标，而动脉 CO_2 分压评估通气功能[37]。胸片用于评估肺不张、肺水肿（见于 50% 的急性四肢瘫患者）和误吸[23]。其他插管的相关因素包括肺不张，指氧饱和度下降，合并疾病（肥胖、贫血、肺部疾病、吸烟史、肺部创伤）和大量分泌物。

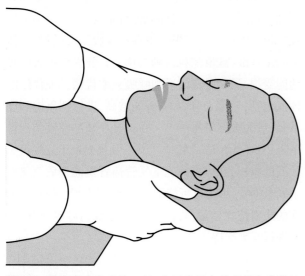

图 7.2 操作者在患者的一侧，牢固的固定其颈部与中线一致，并将头部固定在硬板上

知识框 7.1 脊髓损伤患者导致肺部并发症的生理变化

- 吸气能力受损
  - 肺不张
  - 呼吸肌力量下降
  - 由于胸壁反常活动导致呼吸做功增加
- 自主神经系统功能不全
  - 分泌物增加
  - 支气管痉挛
  - 肺水肿
- 分泌物集聚和黏液栓
  - 分泌物增加
  - 由于咳痰无力导致清除分泌物能力下降

治疗和预防

文献指出增加肺的清除功能有助于改善预后,因此早期发现、治疗肺不张和肺部分泌物增加至关重要[34,36,38]。条件允许的话,呼吸治疗师应尽早介入。呼吸护理包括膨肺避免肺不张和及时稀释、排除分泌物避免形成黏液栓。膨肺可以通过间歇性正压通气(IPPB)实现,压力最初设定为 $10cmH_2O$,逐渐增加至 $40cmH_2O$[13,39]。其他膨肺的方法包括扩张气囊和调整呼吸机参数[13]。机械通气的患者增加潮气量(>30mL/kg)能减少肺不张[40]。自主呼吸的患者,双向气道正压通气有助于预防肺不张和膈肌瘫痪。吸气、呼气正压均可设定,临床推荐采用 $8cmH_2O$ 的吸气正压,以及 $3cmH_2O$ 的呼气正压,呼吸频率 15 次 /min[23]。当脊髓损伤继发自主神经调节改变而出现支气管痉挛时,每 4 小时可使用支气管扩张剂[15]。肺内正压通气造成的震动能够稀释分泌物、水化黏液栓而减少分泌物。温暖湿化的空气、支气管扩张剂和溶黏痰剂也有助于减少分泌物[39]。对于咳嗽无力的患者,辅助咳嗽也能有部分效果。辅助性咳嗽称为徒手震动咳嗽,操作时配合患者的呼吸在腹部或胸壁进行挤压;而患者脊柱不稳定、腹腔脏器损伤、胸部外伤、下腔静脉滤器置入术后为该操作的禁忌。也可以使用咳嗽辅助器械,常规需要进行吸痰。

亚急性期

脊髓损伤几周后,患者的呼吸功能会逐渐得到改善,是由于肋间肌从迟缓性瘫痪转向痉挛性瘫痪而使胸壁的强度得到重建。机械通气的持续时间根据脊髓损伤的节段和程度而不同。C_1~C_4 节段的损伤,平均通气时间为 65 天,C_4~C_8 节段损伤的患者平均通气时间为 22 天,而胸脊髓损伤的患者平均通气时间为 12 天。当患者用力肺活量增加或每分钟机械通气 <10L 时,可以考虑停止呼吸机支持[19]。停止呼吸机的标准见知识框 7.2。

胸脊髓损伤伴发胸部创伤

交通事故造成的脊髓损伤患者常伴发胸部钝性创伤[36]。呼吸系统并发症发病率较高的为胸膜腔渗出和血气胸,可能原因为肺部创伤合并胸椎外伤[13]。常见的胸部外伤还包括:肋骨骨折合并连枷胸、肺挫伤或撕裂伤、支气管撕裂、膈肌破裂、心包积血。很显然,大气道的撕裂或食管破裂需要紧急外科手术

知识框 7.2　停止机械通气的标准

- 临床指标
  - 所有的生命体征稳定 >24 小时
  - 呼吸功能稳定时间≥24 小时
  - 分泌物量得到控制
  - 胸部 X 线提示肺纹理清晰
  - 患者心理状态能够配合
- 呼吸功能指标
  - VC≥15mL/kg 理想体重
  - 吸气压力 >−24 cmH_2O
  - 无需 PEEP 支持
- 血气分析指标
  - FiO_2 ≤25%
  - PaO_2>75
  - $PaCO_2$ 35~45
  - pH 7.35~7.45

干预。创伤性气胸或血胸需要胸腔闭式引流。初次评估中 X 线表现正常和血气分析正常并不能完全除外上述损伤,因此应高度警惕患者可能的合并损伤[36]。

Cotton 等[41]研究表明 T_1~T_6 脊髓损伤的患者呼吸系统并发症发生率为 51.1%,而 T_7~T_{12} 节段脊髓损伤的患者发生率为 34.5%,并且 T_1~T_6 节段脊髓损伤的患者肺炎的发生率和死亡率明显更高。T_1~T_6 节段脊髓损伤的患者呼吸系统并发症发生率较高是因为交感神经对支气管张力的控制下降和腹部肌肉力量降低[41]。

循环

循环状态的评估包括血压和心率,目的在于尽早发现和治疗休克。低血压意味着失代偿性休克,定义为收缩压 <90~110mmHg[42,43]。心率是预测低灌注更敏感的指标。然而,有时心率也具有欺骗性,可能由于疼痛、焦虑等出现心率增快;也可能受口服药物(如:β 受体阻滞剂)影响而相对降低。

创伤的患者出现低血压,应首先考虑出血所致的低容量性休克,直至证明其他原因所致的休克。初始治疗为建立两条大的静脉通路进行积极的液体复苏。同时应寻找失血的部位,其中胸腔(血胸)、腹腔(肝或脾的撕裂伤)和盆腔是最常见的出血部位。腹主动

脉破裂也可见于胸腰段（T_{12}~L_3）的屈曲-牵张性损伤[44]。并可导致大量血液急剧丢失。当脊髓损伤患者损伤节段以下感觉丧失时，体格检查可能不可靠，此时应进行影像学检查以除外上述原因所致的血液丢失[45]。其他低血压的原因包括：心包填塞所致的梗阻性休克，张力性气胸，肺栓塞[42]；心脏挫伤所致的心源性休克；败血症（如：脏器穿孔）所致的分布性休克。

神经源性休克

如果没有找到明确的出血部位，也排除了上述其他原因所致的休克，且患者心动过缓，此时应考虑神经源性休克。神经源性休克通常见于 T_6 节段以上的脊髓损伤，在颈脊髓损伤的患者发生率接近 20%~25%[16,46,47]。心脏不稳定的程度和脊髓损伤的程度相关[48]。神经源性休克的病生理基础是交感神经受损而致外周血管和心脏张力下降，出现低血压和心动过缓。神经源性休克常定义为：收缩压 <100mmHg，心率 <50 次/min，并除外其他原因所致的休克[49]。它与出血性休克（最常见于创伤患者）最明显的区别是心动过缓，而非心动过速；浅表血管不收缩是另一区别特征，浅表血管收缩常见于出血性休克[1]。

治疗 无论低血压的病因是什么，都应积极治疗以减轻低血压对脊髓所致的缺血性损伤。如果患者血压对输注晶体液无反应，推荐输注 O 型、Rh（-）血提升血压，直至找到合适配型的血制品。对脊髓损伤的患者早期输血具有重要的意义，它能增加血液的携氧能力，减轻缺血和低氧所致的脊髓损伤[50]。对于脊髓损伤的患者，液体复苏能够缓解血管张力下降所致的分布性低血压，因为它能暂时增加静脉回流。但是交感神经失能引起心脏收缩力下降、心率减慢会导致心输出量下降。此时可以考虑使用血管加压药，当输入 1~2L 液体而患者血压无明显变化时应尽早使用[16]。推荐使用同时具备 α 和 β 肾上腺素能效应的血管收缩药物（如多巴胺和去甲肾上腺素），因为它既能增加血管张力，又具有正性心力的作用。对急性神经源性休克的患者应避免使用去氧肾上腺素，因其可引起反射性心率下降。在治疗期间需评估复苏的效果，包括监测血压、心率和尿量。动脉压和中心静脉监测对指导治疗具有重要意义。超声心动也有助于评估心脏的充盈和输出[16]。

持续监测 当患者血容量正常，推荐维持患者平均动脉压 >95mmHg 5~7 天[51-55]。这对于脊髓损伤的患者尤为重要，其能减轻原发脊髓损伤后全身和局部级联反应所致的脊髓相对缺血，上述级联反应会造成脊髓的继发损伤，这将在后面的章节详细讲述。尽管推荐上述平均动脉压值的临床推荐证据相对较弱，但普遍一致认为低血压会加重脊髓的继发损伤[52-55]。持续性低血压可以通过使用多巴胺、去甲肾上腺素或去氧肾上腺素纠正，这些药物的 α 肾上腺素效应可以增加全身的血管张力。逐渐可口服 α 受体激动剂（米多君），并在数周血流动力学稳定后停药。持续性心动过缓所致的低心输出量可使用阿托品，顽固的心动过缓可以放置临时起搏器[52]。

脊髓损伤患者心血管并发症发生率也可能增加，相关内容可参考本书的第 31 章。

功能障碍评估

评估患者的意识状况通常使用 Glasgow 昏迷评分。GCS 15 分为正常，而评分 ≤8 分意味着昏迷，是气管插管的指征之一[1]。需检测患者的血糖水平，因为低血糖也是意识障碍的常见原因。检查瞳孔的对光反射时，需注意是否存在双侧瞳孔不对称，瞳孔固定或散大。如果存在上述情况，很可能是闭合性颅脑外伤（严重的创伤性颅脑外伤、动脉瘤性蛛网膜下腔出血、颅内出血）导致颅内压增高的早期表现[56]。当发现瞳孔异常时应进行相应的影像学检查，并请神经外科医师会诊。

椎动脉损伤

创伤患者中椎动脉损伤（vertebral artery injuries, VAI）的发生率接近 0.5%，而这其中 70% 的患者合并颈椎骨折[57,58]。而所有的颈椎骨折的患者中，33%~39% 的患者合并椎动脉损伤[58,59]。常见的合并椎动脉损伤的骨折类型有横突孔骨折、颈椎半脱位（横断损伤）和累及 C_1~C_3 的上颈椎骨折[60-63]。另外，椎动脉损伤更常见于完全性脊髓损伤的患者。文献中指出完全性脊髓损伤患者椎动脉损伤的发生率为 50%，而不完全性脊髓损伤的患者椎动脉损伤发生率为 12%[64]，可能原因是完全性脊髓损伤时外伤暴力更大。

椎动脉损伤的临床表现很多样，可为无症状性、造成大脑后循环脑卒中甚至死亡；文献中描述的无症状和有症状的发生率差异很大[57,58,65-69]。椎动脉损伤造成神经损害的表现也有多种：①椎动脉闭塞后引起大脑后循环供血不足（椎基底动脉供血不足）；②动脉壁损伤的不稳形成血栓而其远端形成梗死；③小脑后动脉供血不足和延髓外侧梗死；④脊髓前动脉受损引起脊髓缺血损伤[63]。

椎基底动脉供血不足的症状包括：眩晕、视觉改变、不平衡、共济失调或意识障碍[63]。在侧支循环建立较差的患者，还可出现严重的脑干和后脑半球的缺血。文献中报道后循环脑卒中的发生率为 0~24%，其中 1/3 的病例是致死性的[58,59,61,69,70]。椎动脉损伤的动脉栓子常影响脑干、小脑、后脑半球、下丘脑，更常见于非闭塞性血管损伤（撕裂或假性动脉瘤）。[71]小脑后动脉闭塞可造成延髓背外侧综合征，又称 Wallenburg 综合征，表现为吞咽困难、声音嘶哑、眩晕、恶心、呕吐、眼球震颤、本体感觉减退、步态不协调、同侧的 Horner 综合征、同侧面部麻木和对侧躯干及肢体的麻木[72]。需要重视的是大部分患者最初均为无症状的，逐渐进展至神经损害[73]。Biffl 等关于 38 例椎动脉损伤患者的病例报道指出无症状的患者中，最初未接受抗凝治疗的患者比接受抗凝治疗的患者更容易出现脑卒中。这种症状性和脑卒中的延迟被认为继发于动脉损伤后进行性脑血管阻塞[74]。

椎动脉损伤诊断的"金标准"是脑血管造影，其并发症的发生率接近 4%，医源性脑卒中是并发症之一[74-76]。MRA 或 CTA 是无创性检查，尽管敏感性稍低，但 16 排的多层 CTA 被认为和脑血管造影效果相当[77-80]。对于钝性颈部外伤的患者是否常规进行椎动脉损伤的筛查存在争议。用于评估钝性脑血管（包括颈动脉和椎动脉）损伤的改良的 Denver 筛查标准（知识框 7.3）能够有助于指导哪些患者需要进行进一步的影像学检查，颈椎骨折是该筛查标准之一[81,82]。近期一项系统综述更新了一些关于钝性颈椎外伤后椎动脉损伤诊断和治疗的推荐，该综述推荐复合改良 Denver 筛查标准的患者进行 CTA 检查（Level Ⅲ），而完全性脊髓损伤或颈椎半脱位的患者进行 MRA 检查[82]。

一旦经影像学证实，椎动脉损伤分为 5 个等级（表 7.1 和图 7.3）。Biffl 等[83]证明隔 7~10 天再次进行血管造影对于Ⅰ、Ⅱ、Ⅲ级的椎动脉损伤患者具有价值，因其治疗策略可能发生变化。Biffl 等研究的 97 例患者中，57% 的Ⅰ级和 8% 的Ⅱ级椎动脉损伤患者在再次血管造影中发现损伤愈合，而无需继续使用抗凝药物；也发现 8% 的Ⅰ级和 43% 的Ⅱ级椎动脉损伤患进

展形成假性动脉瘤而需变更治疗策略[83]。很多的病例报道均证实椎动脉损伤的患者可能发生病情进展或变化，因此支持在最初损伤后的 7~10 天再次行影像学检查[58,59,70,84,85]。

知识框 7.3　钝性脑血管损伤的改良 Denver 筛查标准

- 临床依据：
  - 头颅 CT 无法解释的背外侧神经损害
  - 大量鼻出血
  - 瞳孔不等大或 Horner 综合征
  - GCS 评分 <8 分而 CT 扫描未见明显异常
  - 锁骨以上安全带压痕
  - 颈部血管杂音或震颤
- 影像学依据：
  - 颈椎骨折；
  - 头颅基底骨折；
  - 严重的面部骨折（LeForte Ⅱ或Ⅲ）；
  - 颈部血肿；
  - CT 扫面见颅梗死脑梗死灶

存在上述发现的患者应进行 CTA 检查除外脑血管损伤。

表 7.1　钝性脑血管损伤的 Denver 分级[65]

分级	描述
Ⅰ级	• 血管壁不规整 • 血管壁撕裂或腔内血肿致管腔狭窄 >25%
Ⅱ级	• 血管腔内栓子形成 • 内膜瓣隆起 • 血管壁撕裂或腔内血肿致管腔狭窄 ≤25%
Ⅲ级	• 假性动脉瘤
Ⅳ级	• 血管闭塞
Ⅴ级	• 血管断裂 • 影响血流动力学的动静脉瘘

椎动脉损伤的治疗包括：观察，抗血小板、抗凝和血管内介入治疗。目前并没有关于指导治疗方案的Ⅰ或Ⅱ级证据。Harrigan 等[82]的一项综述推荐根据患者椎动脉损伤的分级、合并损伤和出血风险对患者进行个体化治疗。对于多发创伤的患者，无论椎动脉损伤

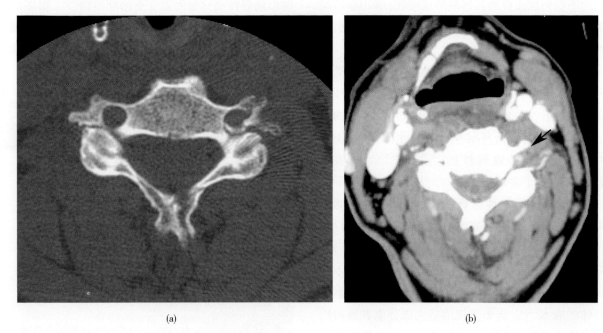

(a)　　　　　　　　(b)

图 7.3　58 岁的女性患者,骑马摔伤。临床表现为脊髓中央综合征,影像学仅发现左侧横突孔骨折(a);该患者应进一步行 CTA 检查(b);发现 >25% 的椎动脉堵塞(箭头),诊断为Ⅱ级椎动脉损伤。该患者并未出现椎动脉损伤的症状,预防性使用阿司匹林,并未出现并发症

是否出现症状,由于抗凝治疗会增减出血风险,因此对这部分患者推荐抗血小板治疗(最常用阿司匹林)。创伤性假性动脉瘤、撕裂、动静脉瘘或横断的患者推荐使用血管内介入治疗(支架或弹簧圈)[66,78];然而,介入治疗后需要双抗血小板治疗,这种治疗不适合于多发创伤的患者;另外,介入治疗的价值有待进一步研究[82]。而对于有症状的椎动脉损伤患者的治疗应咨询脑卒中专家或神经外科专家。

充分暴露

在完成 ABC(气道、呼吸、循环)操作并确定危及生命的损伤后,需要对患者进行充分的暴露以寻找创伤的体征,如皮擦伤和 / 或出血、皮肤过敏反应(皮疹)和针扎痕迹(第 25 章)。

体温调节

测量患者的体温,需要重视的是脊髓损伤的患者体温调节功能可能受损。自主调节机制,如血管舒缩调节、出汗、发抖和无发抖产热、立毛肌热调节功能对人类很重要。体温调节功能障碍最常见于 T_6 水平以上的完全性脊髓损伤,因为发抖只能发生于受损节段以上,并且损伤平面以下下丘脑

控制交感神经所致的血管舒缩功能和出汗功能受损。因此,脊髓损伤患者伤口容易出现低体温,仔细监测体温在急性护理中很重要[85]。体温调节功能不全需要在伤后长时间关注,一些研究指出交感性体温调节反射会在伤后 4~18 个月恢复,因此随着时间的延长,体温调节不再需要关注[86,87]。此外,酒精中毒(即使中度的)导致患者的体温调节功能下降,这可以进一步使患者容易出现严重的低体温[88]。

骨盆检查

骨盆检查的同时还应全面检查患者明确合并的肢体畸形。必须检查骨盆是否存在不稳定,因为不稳定可能是失血的主要原因,应进行紧急骨盆固定和 / 或盆腔栓塞来止血[89]。操作时,检查者用双手轻柔的向髂嵴施加向下的压力,如果出现“开放”的感觉或缺乏对抗,则提示存在骨盆不稳定。骨盆前 - 后位 X 线片中耻骨分离 >2.5cm 提示骨盆不稳定,如果存在不稳定,可以使用骨盆带缩小固定容积,然后填塞潜在的出血。并应请骨科医师急会诊。全面的神经系统查体也应该在骨盆检查同时完成(第 5 章神经系统查体)。

轴性翻身

轴性翻身（log roll）对患者进行脊柱的视诊和触诊对发现潜在的损伤至关重要。如果查体发现压痛、肿胀和畸形，则需要进一步影像学检查[90]。检查应个体化进行。例如：影像学检查发现患者存在颈椎不稳定，在进行颈椎触诊时不应取下患者的围领。同样，合并胸腰段脊柱损伤的完全性颈脊髓损伤的患者，在胸腰段受伤的部位可能没有压痛或疼痛，因此在这种情况下应进行全脊柱影像学检查以除外非相邻部位的外伤。

另一个需要注意的是，强直性脊柱炎患者脊柱存在广泛的后凸畸形，他们在低能量损伤时就有隐匿性脊柱骨折的风险，而如果最初没有发现，则患者活动后可能出现骨折的移位和神经损伤。对强直性脊柱炎的患者建议进行全脊柱的三维 CT 检查除外隐匿性骨折[91]。另外，对强脊的患者固定的位置应该依据后凸畸形的位置而定，常需要在背部、颈椎和头部放置枕头和衬垫来维持患者矢状面上的畸形对位（图 7.4）。如果不按上述处理，而将其放置在平板上，可能造成骨折移位和神经损伤。

还有一项重要的检查是肛门指诊，这对于脊髓损伤的患者来说是最重要的神经系统查体之一。肛周和肛门的感觉、肛门的张力和肛门自主收缩和球海绵体反射都应做记录。如果球海绵体反射未恢复，则意味着仍处于脊髓休克期，此时真正的神经损伤程度可能评估不充分。球海绵体反射恢复意味着脊髓休克期结束（通常为 48~72 小时），脊髓休克期结束后才能做出"完全性脊髓损伤"的诊断。

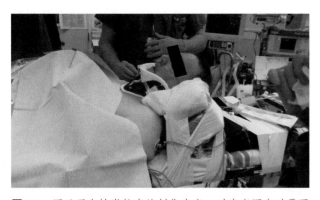

图 7.4 图示强直性脊柱炎的创伤患者。对患者固定时需要在胸椎后凸的上背部放置衬垫来支撑脊柱，因为这是其解剖结构的基线。强行将患者固定在平板床上会对脊柱施加应力，因而存在上胸椎牵张性骨折移位的风险

记忆要点

- 成人创伤患者中 2%~12% 合并颈椎外伤，处理时需假定存在颈椎外伤，直至检查完全排除。

- 当怀疑或存在颈椎外伤时，在处理气道时需警惕颈椎外伤，推荐使用特殊的技巧降低在气道评估和插管过程中加重或引起脊髓损伤。

- 颈脊髓损伤可以影响患者的呼吸功能。
  - C_3 以上节段的脊髓损伤需要紧急气管插管和机械通气；
  - C_3~T_1 节段的脊髓损伤患者可能最初不出现呼吸功能损害，但需严密监护，警惕迟发的呼吸功能障碍；
  - 所有颈椎外伤患者处理时均需要请 ICU 或麻醉科医师评估，完善肺功能检查。在患者治疗的过程中还需要呼吸治疗师的配合；
  - 在伤后第一周内呼吸功能监测至关重要，因为急性四肢瘫的患者最初 5 天呼吸系统并发症的发生率会增加。

- 胸脊髓损伤对呼吸肌的影响不如颈脊髓损伤严重，然而，T_6 节段以上的脊髓损伤可造成支气管交感性张力下降，如果合并胸部外伤，也可以出现呼吸系统并发症（第 30 章）。

- 对于没有明确出血部位的低血压患者应怀疑神经源性休克，常表现为对液体复苏不敏感，心率正常或心动过缓。

- T_6 节段以上的脊髓损伤可导致神经源性休克，应积极治疗以免出现脊髓的继发性缺血损伤，此时应输血液制品或者 α 和 β 肾上腺素受体激动剂（例如：多巴胺和去甲肾上腺素）。

- 脊髓损伤的患者在伤后 5~7 天应维持平均动脉压 >85mmHg，以减轻脊髓缺血和继发性损伤。

- 所有的创伤患者均应进行 GCS 评分，而当患者的意识障碍时应除外头颅外伤，因为脊髓外伤的患者合并创伤性颅脑外伤的概率很大。

- 颈椎骨折的患者中 33%~48% 的可能合并椎动脉损伤，如果患者合并特殊的骨折类型或出现临床症状，可进行三维血管造影明确诊断，治疗策略包括：观察、抗血小板治疗、抗凝治疗和血管内介入治疗。

- 对所有创伤的患者进行检查时应保持轴向翻身，直肠指诊是查体的一部分，并应记录肛门感觉、张力和球海绵体反射情况。

急性处理中的其他相关问题

固定器械

需要认识到的是脊柱外伤患者的急救治疗方案也有其潜在的缺陷。然而，所有的创伤患者佩戴围领和/或躺平板也会造成一些严重的后果。颈部围领可能会增加颅内压或脑脊液压力[92-95]。可能造成皮肤压疮[96]，增加老年患者误吸的发生[96,97]。由于上诉并发症的存在，应对患者进行合理的临床和影像学检查以除外脊柱外伤而允许患者去除围领。如果证实存在不稳定的颈椎外伤，将患者硬质的围领或费城围领（通常用于急救现场）更换为对毛细血管压力较低的外固定（如 Miami-J 或 Aspen 围领）能降低皮肤压疮的发生[98,99]。同样，让患者长时间平卧于脊柱平板上也有弊端：影响患者的呼吸功能[100,101]，导致骶尾部和枕部的皮肤坏死和压疮。这更常见于丧失保护性感觉的脊髓损伤患者[102-104]，脊柱平板仅用于急救现场和转运，一旦到医院后应尽快停止使用。

压疮

急性期和慢性期的脊髓损伤的患者在移除硬板和硬围领后仍存在压疮的风险，主要是由于脊髓损伤平面以下血管调节功能受损，再加上出汗异常，使皮肤对压力更敏感。

了解压疮的形成机制有助于预防其发生。最初是由于骨性隆起部位（骶骨、坐骨结节和脚跟等）长时间受压所致。这些部位的软组织受压导致缺血，最终出现组织坏死。此时皮肤的变化并不是发生的唯一变化：肌肉纤维对压力性缺血更敏感，因此皮肤压疮仅是"冰山一角"[105]。患者溃疡形成的相关危险因素包括：制动、完全性损伤、腹泻、尿失禁、感觉丧失、肌肉萎缩、营养状况差、吸烟和低体重[105-107]。每年压疮的发生率为 20%~31%[105,106]，而用于压疮的花费接近脊髓损伤患者总花费的 1/4。压疮会导致患者残疾进一步加重，而需要手术干预、截肢和致命性感染[108]。早期预防和患者宣教至关重要。

长期预防压疮的建议包括每天皮肤检查、早期发现，当佩戴颈部围领、Halo 架、其他支具或夹板时，应间断拆除以便皮肤检查。患者卧床或坐轮椅时应定时（每 2~4 小时）变化体位，重新分配受力面[109]；保持皮肤干燥、清洁；定制带有缓冲压力衬垫的或电动倾斜的个性化轮椅；改善上诉的危险因素（改善营养状况、戒烟）[110]。患者也是早期预防治疗的一部分，应充分交代预防的重要性，并早期发现溃疡及时治疗。治疗策略包括去除压力，保持清洁，避免过度潮湿，及时清除坏死组织。一些研究表明：电刺激和/或超声波/紫外线联合标准的伤口治疗效果更好[110]。

静脉血栓

脊髓损伤患者的静脉血栓发生率增加，文献报道未行预防措施的患者发生率为 67%~100%[111-115]。下肢深静脉血栓形成后，可能发生肺栓塞，肺栓塞是脊髓损伤患者第三大最常见的死亡原因。患者血栓形成发生率增加的可能原因为：自主神经功能失调导致止血和纤溶系统功能异常。

脊髓损伤患者在完成下肢体格检查后应尽快使用机械性挤压装置，这有助于增加静脉回流，减少静脉淤滞（血栓形成的 Virchow 三联征之一，另外两项为高凝状态和血管内皮损伤）[116]。尽管已经证实该装置单独使用时能降低血栓的发生率[117,118]，但系统综述指出，当预防使用药物抗凝时，下肢血运仪没有额外的作用[119]。对于伤后 72 小时仍没有采用挤压装置和抗凝药物的脊髓损伤患者在使用血运仪之前应行下肢静脉 B 超检查除外血栓形成，因为血运仪可能导致血栓脱落。

一旦患者除外出血风险后应尽早使用药物抗凝，这需要结合患者的合并损伤个性化考虑。抗凝的禁忌证包括：颅内出血、脊髓周围血肿和血胸。最近的系统综述指出低分子肝素（如依诺肝素）能够有效预防严重创伤和脊髓损伤患者血栓形成，并且比普通肝素预防 DVT 的效果更好，出血风险降低[120]；然而二者预防肺栓塞的效果相当[119]。抗凝药物根据其半衰期，应在手术之前数小时停药，并在术后 24 小时止血确切后恢复使用。抗凝药物的使用时间至少为 2 周，对于运动功能完全丧失的患者可使用 3 个月[121]，而对既往有血栓形成病史的患者应使用 6~12 个月[122]。

对于伤后 72 小时仍有活动性出血风险的患者应考虑放置下腔静脉滤器（IVC）[123,124]。但滤网也有很多缺陷：滤网是人工辅助咳嗽（常用于脊髓损伤患者帮助排除分泌物）的禁忌，因为可能发生滤网脱落；永久性滤器在长期随访中发现其 DVT 的发生率达 26%~36%[125,126]。使用临时滤器并在取出后使用药物预防抗凝能预防上述并发症，因此更为可取。

膀胱管理

脊髓损伤患者的膀胱功能常失去神经控制,尿潴留常见于完全性和不完全性脊髓损伤的患者。膀胱容量过大可导致逼尿肌过度扩张,一次逼尿肌的过度扩张就可能造成膀胱壁的萎缩,而在膀胱排空后排便功能可能无法恢复[127]。因此脊髓损伤的患者应长期放置尿管。这也有助于液体复苏时监测患者出量。放置尿管的禁忌证包括:尿道损伤,尤其是合并骨盆骨折患者怀疑尿道出血,以及尿道周围的穿通伤。上诉情况应请泌尿外科医师会诊,放置耻骨上膀胱造瘘。

尿管应留置至患者血流动力学稳定、无需监测液体出入量时。脊髓损伤患者液体复苏和液体第三间隙流失后少尿仍常见,因此留置尿管对患者和护理人员均重要。对于慢性神经源性膀胱不采用长期留置尿管,此时如果患者手和上肢功能完善、认知功能完全,且尿道正常、膀胱容量 >200mL,更常使用间歇性导尿。应充分向患者宣教间歇性导尿的并发症:泌尿系感染,膀胱过度扩张,尿失禁,尿道损伤或狭窄,自主反射失调(T$_6$ 水平以上损伤的患者)。当液体摄入正常时,应保持患者的膀胱容量小于 500mL,制定导尿计划以避免逼尿肌过度扩张和相关并发症。当患者反复发作症状性泌尿系感染时,应进行无菌操作的导尿。对于不合适间歇性导尿的患者仍应考虑长期留置尿管;而对于心理异常的患者耻骨上膀胱造瘘是另一种选择。所有的患者均应常规泌尿外科随访,以确保合理的膀胱护理和各种不同技术并发症的充分宣教[128]。更多相关内容请参考本书的第 29 章。

自主反射功能失调

T$_6$ 水平和以上节段的脊髓损伤,尤其是完全性脊髓损伤可造成自主反射功能失调(autonomic dysreflexia, AD)。AD 常发生于脊髓休克期之后至脊髓损伤后 1 年。自主反射失调的发生机制是通过损伤平面以下传入有害的刺激激发脊髓反射,引起损伤平面以下广泛的交感神经反射出现脏器和周围血管收缩导致血压升高,这常见于 T$_6$ 水平和以上节段的脊髓损伤患者[129]。没有脊髓损伤的患者可以通过中枢抑制(副交感神经反射)调节交感反射而避免血压升高;而脊髓损伤时上诉传出抑制通路受伤,而损伤平面以上,副交感神经过度传出而出现临床上典型的 AD:周血管扩张、双侧头痛、头面部潮红和出汗、鼻塞;而下肢出现立毛肌收缩、苍白和皮温降低;基础血压

升高 20~40mmHg(儿童和青少年增加 15mmHg)和颈动脉压力感受器引起迷走神经兴奋导致反射性心动过缓[130]。

一旦发现患者出现 AD 的表现应及时治疗,以免血压过高引起严重的并发症。为了保证患者四肢供血,患者应坐直,并去除所有过紧的衣服和装置。此时还应重视发现引起 AD 的有害的刺激因素,膀胱过度扩张是常见的罪魁祸首,此时应强制进行间歇性导尿或更换长期留置的尿管。其他引起 AD 的原因见表 7.2,这有助于指导进行查体直至找到病因。此时应积极治疗高血压,对血压进行持续监测,并警惕出现反跳性低血压[131]。

表 7.2　引起自主反射功能失调的因素[131]

器官	有害刺激因素
泌尿系	泌尿系感染、膀胱 / 尿道过度扩张、肾结石
胃肠道	胃肠道梗阻 / 扩张、胃 - 食管反流、溃疡、感染或炎症、痔疮、肛裂
皮肤	压疮、嵌甲症
骨骼	异位骨化、骨折 / 关节脱位
生殖系统	生产、月经、睾丸扭转、性交
血液系统	深静脉血栓、肺栓塞
中枢神经系统	脊髓空洞
药物	鼻血管收缩药、拟交感神经药物、米索前列醇

记忆要点

- 固定器械在急性转运过程中安全有效,但当无需长期佩戴或找到更适合长期使用或对皮肤安全的器械时应及时去除。
- 对脊髓损伤的患者应予以特殊治疗,并预防压疮、血栓形成、肠道和膀胱功能障碍及 AD(详见第 54 章)。

治疗

治疗可以分为手术和非手术治疗;另外推荐使用一些药物来减轻脊髓的继发损伤。接下来将会讨论这些药物,并讲述手术和非手术治疗,更多的内容请参考

第二篇 B "椎体骨折的处理"（第 8~17 章）。

急性脊髓损伤后的神经保护

创伤性脊髓外伤的患者脊髓会经历两种打击,包括原发性和继发性损伤。原发性损伤即最初的外伤和脊髓压迫。继发性损伤是由原发创伤后局部和全身释放的因子所致的级联反应。这些因子导致炎症,自身调节功能丧失、缺血、氧自由基形成,细胞膜通透性增加继发病理性离子转移,上述反应会极大地改变原始机械损伤的严重程度[132]。这些级联反应发生于伤后数分钟至数周,这期间为神经保护和治疗干预的时间窗[132,133]。对继发性损伤的病理基础研究有助于开发一些理论上能够干预级联反应的药物,其中最主要的几种药物将在以下部分进行讲解。

甲泼尼龙

研究最多的神经保护药物为静脉注射大剂量甲泼尼龙琥珀酸钠（MPSS）冲击。很多动物实验显示其作用机制包括:抑制脂质过氧化,改善脊髓血供,减轻炎症反应[134-138]。急性损伤患者使用大剂量 MPSS 在 3 项多中心随机、双盲的前瞻性研究中得到验证,这三项研究即为 NASCIS 研究Ⅰ、Ⅱ、Ⅲ[139-141]。第一项研究指出 MPSS 没有任何神经功能改善的作用;导致这一结果的原因是研究中所使用的剂量比治疗剂量低。第二项研究增加了药物剂量（30mg/kg 输入后 24 小时内给予 5.4mg/kg 的剂量持续输注）,该研究的最初结果仍是阴性,但后期的分析发现损伤 8 小时内给予 MPSS 的患者运动和感觉功能有明显的改善。这样的研究结论在中等和高等影响因子的杂志中广泛的报道,因此 MPSS 很快被认为是 SCI 的标准治疗。第三项研究表明伤后 3~8 小时开始使用 MPSS 并延长使用至伤后 48 小时的 SCI 患者运动和功能改善更明显。然而延长 MPSS 使用时间也增加了严重败血症和肺炎的风险。同时 CRASH 的试验研究表明对合并颅脑外伤的患者使用 MPSS 会增加死亡率[142];这一研究使得新出版的 SCI 治疗指南中降低了 MPSS 使用的推荐力度[143]。

NASCIS 试验中使用的方法学随后被严厉批评;随机不充分（研究中神经损伤的严重程度差异较大）、统计学分析不足（后期分析武断的把 8 小时定为治疗的时间窗）、临床治疗终点定义缺陷（运动功能改善的评分与临床不相关）,上诉因素导致研究的真实性和准确性受到质疑[144-147]。很多的研究重复了 NASCIS 的

研究和其他的研究指出 MPSS 不应该是脊髓损伤治疗的标准治疗方法,而只是一种治疗的选择[148-150]。大部分加拿大的外科医生不再使用 MPSS 治疗 SCI;美国使用 MPSS 治疗 SCI 的数量在下降,但仍然存在,这很大程度上是由于受法医界的思潮影响和对诉讼的恐惧[151]。

米诺环素

米诺环素（minocycline）是一种使用了多年的四环素类抗生素,临床证实其对人类是安全的。研究表明米诺环素可增加 IL-10、降低 TNF-α 的表达来减轻神经炎症反应、抑制凋亡,这将预防创伤性脊髓损伤患者继发性损伤的加重[152,153]。其他可能的机制包括抑制兴奋性毒性、过氧化、凋亡通路和活化的小胶质细胞释放的炎症介质[153]。上诉作用机制在动物试验中得到验证,能有效地改善神经系统功能和组织学变化[154]。动物试验中减轻损伤部位的组织损伤、减小病变范围、抑制凋亡与功能改善相关[152,155]。

最近一项Ⅱ期安慰剂对照的随机试验表明急性创伤性 SCI 的患者使用米诺环素是安全的,并且在部分类型的患者能够改善神经功能,尤其是不完全性颈脊髓损伤的患者[156]。一项多中心的Ⅱ期临床试验已经在加拿大开展,其目标是希望发现急性 TSCI 患者使用药物后神经系统和功能改善的统计学差异。

利鲁唑

利鲁唑（Riluzole）是一种目前 FDA 批准的用于肌萎缩脊髓侧索硬化患者治疗的具有神经保护作用的抗惊厥药物。它是一种钠离子通道阻滞剂,能减少细胞内钠离子浓度和抑制突触前钙依赖的谷氨酸释放[157,158]。动物实验表明其能保护脊髓灰质,改善运动功能[157,159]。Grossman 等近期发表的一项由北美临床试验网络（NACTN）开展的前瞻性多中心Ⅰ期临床试验表明该药物具有神经功能改善的效果,尤其是颈脊髓损伤的患者[160]。另一项多中心的前瞻性试验也正在开始实施[161]。

促红细胞生成素

促红细胞生成素（erythropoietin, EPO）是一种具有造血作用的糖蛋白激素,因此其能够在缺氧环境中增加红细胞、具有组织保护作用。其也具有抗炎、抗氧化和抗凋亡作用[162]。动物试验中静脉注射和皮下注射 EPO 显示其具有组织保护作用,且改善动物的运动

功能[163-167]。一项鼠脊髓挫伤的 SCI 模型研究中显示伤后立即单剂量给予 EPO 能改善运动功能恢复，降低损失的严重程度，增加神经元再生[168]。2008 年开展了一项完全性创伤性脊髓损伤患者 EPO 和甲泼尼龙治疗的多中心对照研究，但是在本书的编写期间该研究的对象招募工作已被终止[169]。

镁

镁离子是一种门冬氨酸受体拮抗剂，通过抑制氧自由基的形成、谷氨酸的释放和抑制凋亡来减轻 SCI 患者的继发性损伤[170]。鼠脊髓损伤模型中使用大剂量的镁剂，大鼠的神经功能明显改善，凋亡和脂质过氧化明显减少[171]。脊髓损伤患者镁和聚乙二醇联合使用可以降低使用剂量[172]。一项Ⅰ期临床试验中对健康志愿者联合使用镁和聚乙二醇没有任何不良反应。2013 年开始了一项镁剂治疗颈脊髓损伤患者的Ⅱ期临床试验，但是在本书撰写时该研究并未发表。

Nogo-A 抗体

Nogo-A 抗体是针对 Nogo-A 的，Nogo-A 是髓鞘的组成成分，它能阻碍轴突的再生和 / 或生长。瑞士在 ASIA A 级的胸脊髓和颈脊髓损伤的患者中开展过一项非随机、多中心的临床研究，治疗时间在伤后 7~14 天，抗体通过持续性椎管内注射数周或间断的椎管内注射。一项非随机研究针对于该药物的急性安全、耐受性、可行性和 6 剂量方案的药物代谢动力学始于 2006 年，结束于 2011 年，但直至本书完稿时其结果仍未发表[173]。

上诉药物仍有许多需要研究的地方，目前的试验均处于早期阶段。数年内仍无法得出其在人群中使用效果的结论性数据。

手术治疗

一旦患者病情稳定，通过全面查体和检查诊断脊髓损伤后，应制定确定性的治疗计划。治疗需要综合考虑很多因素：患者因素、脊柱骨折情况、神经功能和医院的资源。患者因素包括：合并疾病、合并损伤、总体预后、精神状态和患者对治疗和康复计划的依从性。骨折因素与脊柱的稳定性相关，稳定性定义为生理状态下限制椎体移位以避免神经压迫、畸形和疼痛的能力[174]。创伤后评估患者脊柱稳定性的方法将在第 8 章讲述。神经因素需要评估是否存在神经损害，而对于明确存在脊髓损害的患者应评估神经损害能够通过

手术减压（如存在压迫神经的因素）或手术固定脊柱（如存在脊柱不稳定）得到改善。医院相关因素主要是能够使用的医疗团队和设备。当上诉因素评估完善后，应制定一套能够优化患者风险率、合理、可行的治疗方案。如果决定进行手术治疗，应尽早请麻醉科和 ICU 医生会诊，以优化患者术前、术中和术后的治疗，旨在降低患者围术期并发症的发生率。

手术减压的时机

理解创伤性脊髓损伤继发损伤的病生理过程后，便会直觉地认为早期对神经进行减压是有效的神经保护策略。确实，很多的动物研究表明早期手术减压能减少继发损伤的范围，改善神经功能预后[175-178]。然而一些研究也指出患者的预后和损伤到减压的时间呈反相关；[178-179]。但这些研究模型存在缺陷，主要的缺陷是其使用低速损伤机制构建模型，这与人类创伤时典型高速神经挫伤相反。临床研究也无法显示早期减压后神经功能会有明显的改善，解释这样的结果也较为困难。首先，人类的脊髓损伤发生相对于模拟动物损伤模型更高能的损伤，因此人类原发的脊髓损伤可能更严重，残留能对手术减压有效反应的组织较少。其次，早期手术减压的概念并未得到共识，目前对于损伤到手术的时间仍有较大差异。最后，很难设计和实施决定手术时机的临床研究，因为医生不愿意将患者随机到晚期减压组，而如果采用非随机的方法，其他因素（例如：患者因素、骨折类型、神经损害程度等）将会使研究人群变得差异很大，这样单独分析手术时机的效果变得很困难。一项国际性对脊柱外科医生的调查发现超过 80% 的医生会选择在伤后 24 小时对患者进行手术减压；而对于不完全损伤的患者，72.9% 的医生认为应在伤后 6 小时内手术减压；甚至 46.2% 的医生认为即使完全性脊髓损伤的患者也应在伤后 6 小时内减压[180]。

急性脊髓损伤手术时机的研究结果（STASCIS）于 2012 年发表[181]，其据于一项大规模的前瞻性、多中心病例对照研究，对比了颈脊髓损伤患者接受早期减压（<24 小时）或晚期（>24 小时）减压后的神经功能。该研究中的 313 例患者并不是随机分配，而是由手术医生和患者个体情况（转运至医院的时间，得到充分影像学评估的时间和参与治疗的脊柱外科医师的判断力）进行分组。19.8% 的早期减压组患者神经功能改善 2 个等级（ASIA 分级）以上，而晚期减压组仅有 8.8% 的患者神经功能改善 2 个等级以上。多因素分

析两组患者术前的神经功能和是否使用类固醇激素，发现早期减压组神经功能改善 2 个等级以上的可能性为晚期减压组的 2.8 倍。两组患者住院期间术后并发症和死亡率的发生也有差异：早期减压组为 24.2%，而晚期减压组为 30.5%。进一步分析并发症的数据发现，早期减压组内固定失败需要翻修的发生率为 6.3%，而晚期减压组仅为 2%，可能原因是早期减压手术时缺乏专业的设备和经验丰富的医师。两组均有 1 例伤后 30 天死亡的患者。需要注意的是该 STASCIS 研究的患者除外了严重合并创伤，且仅局限于颈椎外伤患者[181]。

最近的一项系统综述和 Meta 分析指出创伤性脊髓损伤手术时机应在伤后 24~72 小时内进行，且在此时间段手术的患者运动功能评分比晚期手术（>72 小时）的患者提高 6 分；该文献还指出晚期手术患者住院时间会延长。但该研究的作者指出其结论并不严谨，因为研究涉及的文献异质性太大，因此，此结论需要谨慎对待[182]。

手术治疗外的备选方案

在特定的情况中，由于设备、资源、患者的整体状态、合并损伤等因素，手术治疗并非明智的选择，此时可选择非手术治疗作为暂时甚至最终的治疗。

颈椎半脱位的闭合复位

如果急性创伤性颈椎半脱位患者神经损伤进行性加重且存在脊髓压迫，但无法进行及时手术减压和复位时，可以考虑实施闭合复位。过去 20 年间文献对于闭合复位颈椎半脱位的安全性争议不断。如果成功对颈椎脱位或半脱位进行了复位能够增加受损节段的椎管直径，并对脊髓进行减压。需要注意的是该操作有时会引起或加重间盘突出，从而可能加重脊髓压迫程度，并造成进一步的神经损伤[183]。一些大宗的病例报道指出闭合复位颈椎骨折和关节突半脱位的良好效果，但也有闭合复位加重神经损害的报道。Vaccaro 等[184]对 9 例患者进行了复位前、后的 MRI 检查发现：2 例患者复位前存在间盘突出，其中 1 例在复位后间盘突出增大，而另一例无变化；还发现其中 5 例患者复位后出现新的间盘突出；但所有患者在复位时和复位后均未出现神经损害加重。Grant 等成功的对 80 例急性颈椎外伤的患者进行闭合复位，复位后 MRI 检查发现间盘突出的发生率为 22%，仅有 1 例患者出现神经功能恶化，其发生于复位后 6 小时，因此加重的原因并

不清楚；复位后间盘突出的发生率与神经功能改善并不相关[183]。颈椎创伤性脱位行闭合复位后间盘突出的发生率为 9%~77%[184]，然而通常这种间盘突出并不加重神经损害。Darsaut 等[185]发表了一份 17 例患者的病例报道指出其中 4 例伤后存在间盘突出，但牵引后所有 4 例患者间盘均复位（返回椎间隙），并通过复位前、后的 MRI 检查证实。

2013 年[186]一篇综述试图根据临床证据对闭合复位制定一些推荐和指南，虽然结果发现这些证据并不充分，然而却提供了一些指导建议：早期对颈椎骨折脱位的患者在清醒状态下通过颅骨牵引进行闭合复位以恢复正常的解剖对位，并且接近 80% 的患者可以通过上诉方法获得复位。该文献指出出现永久性神经损害的并发症发生率约 1%，而 2%~4% 的患者可出现一过性的神经损害。文献不建议对合并颅脑损伤的患者进行闭合复位，而对无法进行神经系统查体的患者进行 MRI 检查，椎间盘突出是闭合复位的相对禁忌，此时建议开放手术行间盘切除、对脊髓腹侧减压后再复位。该文献还对复位前 MRI 检查的价值提出质疑，因为合并关节突半脱位的患者中约 1/3~1/2 会出现间盘突出或损伤，但该发现并不能对清醒患者的预后进行预测。当闭合复位失败时，可能存在如骨折块或间盘等因素阻碍复位，此时在开放手术之前应行 MRI 检查明确。合并上颈椎损伤（如枕颈不稳定）是闭合复位的禁忌[186]。

技巧

清醒状态下逐渐增加牵引重量进行复位是最安全的闭合复位方法。牵引被认为能够避免间盘损伤进一步加重，并降低间盘突出至椎管压迫脊髓的风险[184]。建议使用 Gardner-Well 牵引弓，初始牵引重量为 4.5kg（10 磅），每 5~20 分钟增加牵引 2.3~4.5kg（5~10 磅）的牵引重量直至完全复位，在增加牵引重量之前需要 X 线检查评估复位的情况，并在增加牵引重量之后对患者的四肢进行运动和感觉功能查体[184]。牵引重量不应超过患者理想体重的 80%。肌松肌能够帮助复位，但应谨慎使用。在牵引过程中如果发现椎间高度增加到正常椎间高度的 1~1.5 倍或者患者出现神经损害加重或严重的疼痛应终止牵引[185]。

非手术治疗

保守治疗也是创伤性脊柱骨折的一种治疗选择，将在治疗章节进一步讲述。当不稳定的脊柱骨折因其

他因素（患者身体条件或医院资源等）影响而采用非手术治疗时，建议卧床直至影像学检查提示骨折愈合以防骨折移位出现神经损害加重。长期卧床也会增加其他并发症的风险。可能出现呼吸系统（通气功能下降、肺不张、肺炎）、肌肉骨骼系统（肌肉无力、萎缩、关节挛缩、失用性骨质疏松）、心血管系统（心率增加、心脏储备功能降低、静脉血栓形成）、内分泌和肾脏系统（糖耐量下降、细胞外液增加、肾结石）、胃肠道系统（恶心、便秘）和皮肤系统（压疮）等并发症，应密切看护并尽可能避免，还应充分和患者及家属沟通[187,188]。

> **记忆要点**
>
> - 目前正在研究一些旨在减少创伤性脊髓损伤后继发性损伤的保护策略，但是所有这些都没有足够令人信服的结果，目前也没有形成标准的治疗方案（第 70~72 章）。
> - 甲泼尼龙是最常使用的神经保护性药物，曾经一度被认为是标准的治疗方案。然而 NASCIS 的试验被质疑，并且其改善神经功能效果的结论不可复制。甲泼尼龙目前只是一种治疗选择，可能会造成其他的并发症，如败血症和肺炎。
> - 脊柱和脊髓损伤手术或保守治疗的选择应考虑一下因素：患者因素、脊柱骨折类型、神经损伤程度和医院资源 [详细参考第二篇 B "椎体骨折的处理"（第 8~17 章）和第二篇 D "椎体骨折的处理：特殊考虑"（第 21~24 章）]。

与患者和家属的沟通

创伤性脊柱外伤和其所致的残疾，尤其是合并脊髓损伤时，对于患者和其家庭是灾难性的。在这段艰难的时期，作为医务人员，与他们建立和保持良好的关系和沟通至关重要。需要及时的向患者和家属解释诊断、治疗方案和预后的相关问题，此时应考虑到患者个人的喜好，需要把握的是他们准备接受信息的程度。

签署手术知情同意书是手术治疗的重要环节。知情同意书需要充分的告知手术本身细节、预期疗效、涉及的危险因素和其他治疗的选择。签署知情同意书由手术的操作者实施[189]。通常脊柱手术的风险包括：麻醉意外、感染、神经损伤、血管损伤（大量出血和输血可能）、硬膜撕裂、内固定物位置不良或失败、血栓形成，但并不仅限于此。Street 等近期发表了一篇关于脊柱手术患者不良事件的前瞻性病例报道，文献指出创伤性脊柱损伤患者（n=226）术中并发症发生率约 9.3%（4% 内固定位置不良，5% 硬膜撕裂，6% 失血超过 2L，6% 麻醉相关并发症）。签署同意书时，应允许患者和家属提问，并应详细回答[190]。

随着在脊髓损伤领域研究的进展，脊髓损伤的患者常被招募参与一些研究。这些研究通常比较紧急，在创伤现场或急诊室进行，因为这些研究涉及的治疗或干预应在脊髓损伤后尽早实施。参与研究的知情同意也应和上述手术知情同意书一样签署。应避免任何建议或强制要求，由患者自主决定是否参与研究，并且患者的意愿不应影响其治疗的质量，这些是在研究协议之外的内容。

> **记忆要点**
>
> - 脊髓损伤可能会改变患者的生活，造成其极大的不安。治疗开始后早期与患者和家属建立安慰和支持的关系是非常重要的。

本章重点

- 创伤的患者应怀疑可能存在的脊柱和脊髓损伤，急救时应保持警惕，直至完全排除。
- 对于怀疑脊柱或脊髓损伤的患者，运用 ATLS 原则对患者进行评估和稳定病情时应特殊考虑脊柱的相关问题。
- 脊髓损伤的患者容易出现一些并发症，应密切看护，预防这些并发症，而一旦发生并发症应给予及时治疗。
- 目前正在研究一些神经保护性的药物，旨在减少急性创伤后的继发脊髓损伤，然而，迄今为止并未找到一种能够明显改善脊髓损伤患者神经功能的药物。
- 脊柱和脊髓损伤的患者可采用手术和保守治疗。在治疗这种将改变患者生活的疾病时，应尽早充分向患者和家属交代诊断、预后和治疗计划，以减少患者的焦虑、改善其社会心理状态。

（侯国进　译　周　方　校）

参考文献

1. American College of Surgeons Trauma Committee. Advanced trauma life support for doctors: ATLS student course manual. 8th ed. Chicago, IL: American College of Surgeons; 2008.

2. Cranshaw J, Nolan J. Airway management after major trauma. *Contin Educ Anaesth Crit Care Pain* 2006;6(3)124-7.

3. Goldberg W, Mueller C, Panacek E, et al. Distribution and patterns of blunt traumatic cervical spine injury. *Ann Emerg Med* 2001;38:17-21.

4. Grossman MD, Reilly PM, Gillett D. National survey of the incidence of cervical spine injury and approach to cervical spine clearance in US trauma centers. *J Trauma* 1999;47:684-90.

5. Lowery DW, Wald MM, Browne BJ, et al. Epidemiology of cervical spine injury victims. *Ann Emerg Med* 2001;38:12-6.

6. Chiu WC, Haan JM, Cushing BM, et al. Ligamentous injuries of the cervical spine in unreliable blunt trauma patients: incidence, evaluation, and outcome. *J Trauma* 2001;50:457-64.

7. Ajani AE, Cooper DJ, Scheinkestel CD, et al. Optimal assessment of cervical spine trauma in critically ill patients: a prospective evaluation. *Anaesth Intens Care* 1998;26:487-91.

8. Berne JD, Velmahos GC, El-Tawil Q, et al. Value of complete cervical helical computed tomographic scanning in identifying cervical spine injury in the unevaluable blunt trauma patient with multiple injuries: a prospective study. *J Trauma* 1999;47:896-902.

9. Troels T, Krarup NH, Grove EL, Rohde CV, and Løfgren B. Initial assessment and treatment with the Airway, Breathing, Circulation, Disability, Exposure (ABCDE) approach. *Int J Gen Med* 2011;5: 117-21.

10. Velmahos GC, Toutouzas K, Chan L, et al. Intubation after cervical spinal cord injury: to be done selectively or routinely? *Am Surg* 2003;69(10):891-4.

11. Hassid VJ, Schinco MA, Tepas JJ, et al. Definitive establishment of airway control is critical for optimal outcome in lower cervical spinal cord injury. *J Trauma* 2008;65(6):1328-32.

12. Como JJ, Sutton ERH, McCunn M, et al. Characterizing the need for mechanical ventilation following cervical spinal cord injury with neurologic deficit. *J Trauma* 2005;59:912-6.

13. Jackson AB, Groomers TE. Incidence of respiratory complications following SCI. *Arch Phys Med Rehabil* 1994;75:270-5.

14. Lemons VR, Wagner FC Jr. Respiratory complications after cervical spinal cord injury. *Spine* 1994;19:2315-20.

15. Berlly M, Shem K. Respiratory management during the first five days after spinal cord injury. *J Spinal Cord Med* 2007;30(4): 309-18.

16. Evans LT, Lollis SS, Ball PA. Management of acute spinal cord injury in the neurocritical care unit. *Neurosurg Clin N Am* 2013 Jul;24(3):339-47.

17. Mansel JK, Norman JR. Respiratory complications and management of spinal cord injuries. *Chest* 1990;97:1446-52.

18. Lu K, Lee T, Liang C, et al. Delayed apnea in patients with mid- to lower cervical spinal cord injury. *Spine* 2000;25:1332-8.

19. Ball PA. Critical care of spinal cord injury. *Spine* 2001;26(Suppl 24): S27-30.

20. Ledsome JR, Sharp JM. Pulmonary function in acute cervical cord injury. *Am Rev Respir Dis* 1981;124(1):41-4.

21. McMichan JC, Michel L, Westbrook PR. Pulmonary dysfunction following traumatic quadriplegia. Recognition, prevention, and treatment. *JAMA* 1980;243(6):528-31.

22. Shook JE1, Watkins WD, Camporesi EM. Differential roles of opioid receptors in respiration, respiratory disease, and opiate-induced respiratory depression. *Am Rev Respir Dis* 1990;142(4):895-909.

23. Lanig IS, Peterson WP. The respiratory system in spinal cord injury. *Phys Med Rehabil Clin North Am* 2000;11:29-43.

24. Manoach S, Paladino L. Manual in-line stabilization for acute airway management of suspected cervical spine injury: historical review and current questions. *Ann Emerg Med* 2007;50(3):236-45.

25. Ollerton JE, Parr MJ, Harrison K, et al. Potential cervical spine injury and difficult airway management for emergency intubation of trauma adults in the emergency department: a systematic review. *Emerg Med J* 2006;23:3-11

26. Criswell JC, Parr MJA, Nolan JP. Emergency airway management in patients with cervical spine injuries. *Anaesthesia* 1994;49:900-3.

27. Ford P, Nolan J. Cervical spine injury and airway management. *Curr Opin Anaesthesiol* 2002;15:193-201.

28. Gerling MC, Davis DP, Hamilton RS, et al. Effects of cervical spine immobilization technique and laryngoscopy blade selection on an unstable cervical spine in a cadaver model of intubation. *Ann Emerg Med* 2000;36:293-300.

29. Lennarson PJ, Smith DW, Sawin PD, et al. Cervical spine motion during intubation: efficacy of stabilization manoeuvres in the setting of complete segmental instability. *J Neurosurg* 2001;94:265-70.

30. Combes X, Le Roux B, Suen P, et al. Unanticipated difficult airway in anesthetized patients: prospective validation of a management algorithm. *Anesthesiol* 2004;100:1146-50.

31. Henderson JJ, Popat MT, Latto IP, Pearce AC. Difficult Airway Society guidelines for the management of the unanticipated difficult intubation. *Anaesthesia* 2004;59:675-94.

32. Brimacombe JR, Berry A. The incidence of aspiration associated with the laryngeal mask airway: a meta-analysis of published literature. *J Clin Anesth* 1995;7:297-305.

33. Waltl B, Melischek M, Schuschnig C, et al. Tracheal intubation and cervical spine excursion: direct laryngoscopy vs intubating laryngeal mask. *Anaesth* 2001;56:221-6.

34. Claxton R, Wong D, Chung F, Fehlings M. Predictors of hospital mortality and mechanical ventilation in patients with cervical spinal cord injury. *Can J Anaesth* 1998;45:144-9.

35. Forner JV, Llombart RL, Valledor MC. The flow-volume loop in tetraplegics. *Paraplegia* 1977;15:245-51.

36. Slack RS, Shucart W. Respiratory dysfunction associated with traumatic injury to the central nervous system. *Clin Chest Med* 1994;15:739-49.

37. McBride DQ, Rodts GE. Intensive care of patients with spinal trauma. *Neursurg Intens Care* 1994;5:755-66.

38. Wallbom A, Naran B, Thomas E. Acute ventilator management and weaning in individuals with high tetraplegia. *Topics Spinal Inj Rehabil* 2005;10:3:1-7.

39. Consortium for Spinal Cord Medicine. Respiratory management following spinal cord injury: a clinical practice guideline for health-care professionals. *J Spinal Cord Med* 2005;28:259-93.

40. Peterson WP, Barbalata L, Brooks CA, Gerhart KA, Mellick DC, Whiteneck GG. The effect of tidal volumes on the time to wean persons with high tetraplegia from ventilators. *Spinal Cord* 1999;37:284-8.

41. Cotton BA, Pryor JP, Chinwilla I, et al. Respiratory complications and mortality risk associated with thoracic spine injury. *J Trauma* 2005;59:1400-9.

42. Cocchi MN, Kimlin E, Walsh M, Donnino MW. Identification and resuscitation of the trauma patient in shock. *Emerg Med Clin North Am* 2007;25(3):623-42, vii.

43. Edelman DA, White MT, Tyburski JG, et al. Post-traumatic hypotension: should systolic blood pressure of 90–109 mm Hg be included? *Shock* 2007;27(2):134-8.

44. Domenicucci M, Ramieri A, Landi A et al. Blunt abdominal aortic disruption (BAAD) in shear fracture of the adult thoraco-lumbar spine: case report and literature review. *Eur Spine J* 2011;20 (Suppl 2): S314-9.

45. Consortium for Spinal Cord Medicine. Early Acute Management in Adults with Spinal Cord Injury: a clinical practice guideline for health-care professionals. *J Spinal Cord Med* 2008;31(4):408-79.

46. Guly HR, Bouamra O, Lecky FE, Trauma Audit and Research Network: The incidence of neurogenic shock in patients with isolated spinal cord injury in the emergency department. *Resuscitation* 2008;76(1):57-62.

47. Mallek JT, Inaba K, Branco BC, et al. The incidence of neurogenic shock after spinal cord injury in patients admitted to a high-volume level I trauma center. *Am Surg* 2012;78(5):623-6.

48. Furlan JC, Fehlings MG, Shannon P, et al. Descending vasomotor pathways in humans: correlation between axonal preservation and cardiovascular dysfunction after spinal cord injury. *J Neurotrauma* 2003;20(12):1351-63.

49. Bilello JF, Davis JW, Cunningham MA, et al. Cervical spinal cord injury and the need for cardiovascular intervention. *Arch Surg* 2003;138:1127-9.

50. Harris MB, Sethi RK. The initial assessment and management of the multiple-trauma patient with an associated spine injury. *Spine* 2006;31(11):S9-15.

51. Westerveld LA, Verlaan JJ, Oner FC. Spinal fractures in patients with ankylosing spinal disorders: a systematic review of the literature on treatment, neurological status and complications. *Eur J Spine* 2009;18(2):145-56.

52. Markandaya M, Stein DM, Menaker J. Acute treatment options for spinal cord injury. *Curr Treat Options Neurol* 2012;14:175-87.

53. Casha S, Christie S. A systematic review of intensive cardiopulmonary management after spinal cord injury. *J Neurotrauma* 2011;28:1479-95.

54. Levi L, Wolf A, Belzberg H. Hemodynamic parameters in patients with acute cervical cord trauma: description, intervention, and prediction of outcome. *Neurosurgery* 1993;33:1007-16.

55. Kong CY, Hosseini AM, Belanger LM, Ronco JJ, Paquette SJ, Boyd MC, Kwon BK. A prospective evaluation of hemodynamic management in acute spinal cord injury patients. *Spinal Cord* 51(6), 466-71.

56. Chen JW, Gombart ZJ, Rogers S, Gardiner SK, Cecil S, Bullock RM. Pupillary reactivity as an early indicator of increased intracranial pressure: the introduction of the Neurological Pupil index. *Surg Neurol Int* 2011;2:82.

57. Miller PR, Fabian TC, Bee TK, et al. Blunt cerebrovascular injuries: diagnosis and treatment. *J Trauma* 2001;51:279-86.

58. Biffl WL, Moore EE, Elliot JP, et al. The devastating potential of blunt vertebral artery injuries. *Am J Surg* 2000;231:672-81.

59. Miller PR, Fabian TC, Croce MA, et al. Prospective screening for blunt cerebrovascular injuries: analysis of diagnostic modalities and outcomes. *Ann Surg* 2002;236:386-95.

60. Carpenter S. Injury of neck as cause of vertebral artery thrombosis. *J Neurosurg* 1961;18:849-53.

61. Cothren CC, Moore EE, Biffl WL, et al. Cervical spine fracture patterns predictive of blunt vertebral artery injury. *J Trauma* 2003; 55:811-3.

62. Woodring JH, Lee C, Duncan V. Transverse process fractures of the cervical vertebrae: are they insignificant? *J Trauma* 1993;34: 797-802.

63. Fassett DR, Dailey AT, Vaccaro AR. Vertebral artery injuries associated with cervical spine injuries: a review of the literature. *J Spinal Cord Disord Tech* 2008;21(4):252-8.

64. Friedman D, Flanders A, Thomas C, Millar W. Vertebral artery injury after acute cervical spine trauma: rate of occurrence as detected by MR angiography and assessment of clinical consequences. *AJR Am J Roentgenol* 1995;164(2):443-7; discussion 448-9.

65. Schneider RC, Crosby EC, Russo RH, Gosch HH. Traumatic spinal cord syndromes and their management. *Clin Neurosurg* 1973;20:424-92.

66. Gurdjian ES, Hardy WG, Lindner DW, Thomas LM. Closed cervical cranial trauma associated with involvement of carotid and vertebral arteries. *J Neurosurg* 1963;20:418-27.

67. Schwarz N, Buchinger W, Gaudernak T, Russe F, Zechner W. Injuries to the cervical spine causing vertebral artery trauma: case reports. *J Trauma* 1991;31(1):127-33.

68. Willis BK, Greiner F, Orrison WW, Benzel EC. The incidence of vertebral artery injury after midcervical spine fracture or subluxation. *Neurosurgery* 1994;34(3):435-41; discussion 441-2.

69. Cothren CC, Moore EE. Blunt cerebrovascular injuries. *Clinics* 2005;60:489-96.

70. Dill-Macky MJ, Khangure M, Song S. Traumatic cervical distraction complicated by delayed reduction due to traumatic vertebral artery pseudo-aneurysm. *Australas Radiol* 1999;43:372-7.

71. McCormick MT, Robinson HK, Bone I, et al. Blunt cervical spine trauma as a cause of spinal cord injury and delayed cortical blindness. *Spinal Cord* 2007;45(10):687-9.

72. National Institutes of Health. NINDS Wallenberg's syndrome information page. Bethesda, MD: NIH; 2007 [cited 2015 Feb 2] Available from: http://www.ninds.nih.gov/disorders/wallenbergs/wallenbergs.htm

73. Six EG, Stringer WL, Cowley AR, et al. Posttraumatic bilateral vertebral artery occlusion: case report. *J Neurosurg* 1981;54:814-17.

74. Biffl WL, Ray CE Jr, Moore EE, et al. Noninvasive diagnosis of blunt cerebrovascular injuries: a preliminary report. *J Trauma* 2002;53:850-6.

75. Citron SJ, Wallace RC, Lewis CA, et al. Quality improvement guidelines for adult diagnostic neuroangiography: cooperative study between ASITN, ASNR, and SIR. *J Vasc Interv Radiol* 2003;14:S257-62.

76. Rommel O, Niedeggen A, Tegenthoff M, et al. Carotid and vertebral artery injury following severe head or cervical spine trauma. *Cerebrovasc Dis* 1999;9:202-9.

77. Utter GH, Hollingworth W, Hallam DK, et al. Sixteen-slice CT angiography in patients with suspected blunt carotid and vertebral artery injuries. *J Am Coll Surg* 2006;203:838-48.

78. Berne JD, Reuland KS, Villarreal DH, et al. Sixteen-slice multi-detector computed tomographic angiography improves the accuracy of screening for blunt cerebrovascular injury. *J Trauma* 2006;60:1204-10.

79. Biffl WL, Egglin T, Benedetto B, et al. Sixteen-slice computed tomographic angiography is a reliable noninvasive screening test for clinically significant blunt cerebrovascular injuries. *J Trauma* 2006;60:745-52.

80. Eastman AL, Chason DP, Perez CL, et al. Computed tomographic angiography for the diagnosis of blunt cervical vascular injury: is it ready for primetime? *J Trauma* 2006;60:925-9.

81. Biffl WL, Moore EE, Offner PJ, et al. Blunt carotid arterial injuries: implications of a new grading scale. *J Trauma* 1999;47:845-53.

82. Harrigan MR, Hadley MN, Dhall SS, et al. Management of vertebral artery injuries following non-penetrating cervical trauma. *Neurosurgery* 2013;72(Suppl 2):234-43.

83. Biffl WL, Ray CE Jr, Moore EE, et al. Treatment-related outcomes from blunt cerebrovascular injuries: importance of routine follow-up arteriography. *Ann Surg* 2002;235:699-706.

84. Vaccaro AR, Klein GR, Flanders AE, et al. Long-term evaluation of vertebral artery injuries following cervical spine trauma using magnetic resonance angiography. *Spine* 1998;23:789-95.

85. Downey JA, Chiodi HP, Darling RC. Central temperature regulation in the spinal man. *J Appl Physiol* 1967;22(1):91-4.

86. Tsai SH, Shih CJ, Shyy TT, Liu JC. Recovery of vasomotor response in human spinal cord transection. *J Neurosurg* 1980;52:808-11.

87. Wallin BG, Stjernberg L. Sympathetic activity in man after spinal cord injury. Outflow to skin below the lesion. *Brain* 1984;107(Pt 1):183-98.

88. Yoda T, Crawshaw LI, Saito K, Nakamura M, Nagashima K,

Kanosue K. Effects of alcohol on autonomic responses and thermal sensation during cold exposure in humans. *Alcohol* 2008;42(3):207-12.

89. Harris MB, Sethi RK. The initial assessment and management of the multiple-traumapatient with an associated spine injury. *Spine* (Phila Pa 1976) 2006;31(11 Suppl):S9-15; discussion S36.

90. Vaccaro AR, Lehman RA, Jr., Hurlbert RJ et al. A new classification of thoracolumbar injuries: the importance of injury morphology, the integrity of the posterior ligamentous complex, and neurologic status. *Spine* 2005;30:2325-33.

91. Finkelstein J, Chapman JR, Mirza S. Occult vertebral fractures in ankylosing spondylitis. *Spinal Cord* 1999;376:444-7.

92. Davies G, Deakin C, and Wilson A. The effect of a rigid collar on intracranial pressure. *Injury* 1996;27:647-9.

93. Hunt K, Hallworth S, Smith M. The effects of rigid collar placement on intracranial and cerebral perfusion pressures. *Anaesthesia* 2001;56:511-3.

94. Kolb JC, Summers RL, Galli RL. Cervical collar-induced changes in intracranial pressure. *Am J Emerg Med* 1999;17:135-7.

95. Raphael JH, Chotai R. Effects of the cervical collar on cerebrospinal fluid pressure. *Anaesthesia* 1994;49:437-9.

96. Stambolis V, Brady S, Klos D, et al. The effects of cervical bracing upon swallowing in young, normal, healthy volunteers. *Dysphagia* 2003;18:39-45

97. Butman A, Schelble DT, Vomacka RW. The relevance of the occult cervical spine controversy and mechanism of injury to prehospital protocols: a review of the issues and literature. *Prehospital Disaster Medicine* 1996;11:228-33.

98. Plaisier B, Gabram SG, Schwartz RJ, et al. Prospective evaluation of craniofacial pressure in four different cervical orthoses. *J Trauma* 1994;37:714-20.

99. Powers J. A multidisciplinary approach to occipital pressure ulcers related to cervical collars. *J Nurs Care Qual* 1997;12(1):46-52.

100. Bauer D, Kowalski R. Effect of spinal immobilization devices on pulmonary function in the healthy, nonsmoking man. *Ann Emerg Med* 1988;17:915-8.

101. Totten VY, Sugarman DB. Respiratory effects of spinal immobilization. *Prehosp Emerg Care* 1999;3:347-52.

102. Chan D, Goldberg RM, Mason J. et al. Backboard versus mattress splint immobilization: a comparison of symptoms generated. *J Emerg Med* 1996;14:293-8.

103. Hauswald M, Hsu M, Stockoff C. Maximizing comfort and minimizing ischemia: a comparison of four methods of spinal immobilization. *Prehosp Emerg Care* 2000;4:2502.

104. Sheerin F, de Frein R. The occipital and sacral pressures experienced by healthy volunteers under spinal immobilization: a trial of three surfaces. *J Emerg Nurs* 2007;33:447-50.

105. DeLisa JA, Mikulic MA. Pressure ulcers. What do we do if preventive management fails. *Postgrad Med* 1985;77:209-12.

106. Salzberg CA, Byrne DW, Cayten CG, van Niewerburgh P, Murphy JG, Viehbeck M. A new pressure ulcer risk assessment scale for individuals with spinal cord injury. *Am J Phys Med Rehabil* 1996;75:96-104.

107. Krause JS, Vines CL, Farley TL, Sniezek J, Coker J. An exploratory study of pressure ulcers after spinal cord injury: relationship to protective behaviors and risk factors. *Arch Phys Med Rehabil* 2001;82:107-13.

108. Krause JS. Skin sores after spinal cord injury: relationship to life adjustment. *Spinal Cord* 1998;36:51-6.

109. Krapfl LA1, Gray M. Does regular repositioning prevent pressure ulcers? *J Wound Ostomy Continence Nurs* 2008;35(6):571-7.

110. Consortium for Spinal Cord Medicine. Pressure ulcer prevention and treatment following spinal cord injury: a clinical practice guideline for health care professionals. Washington, DC: Paralyzed Veterans of America; 2000. pp. 1-77.

111. Brach BB, Moser KM, Cedar L, Minteer M, Convery R. Venous thrombosis in acute spinal cord paralysis. *J Trauma* 1977;17:289-92.

112. Geerts WH, Code KI, Jay RM, Chen E, Szalai JP. A prospective study of venous thromboembolism after major trauma. *N Engl J Med* 1994;331:1601-6.

113. Myllynen P, Kammonen M, Rokkanen P, Böstman O, Lalla M, Laasonen E. Deep venous thrombosis and pulmonary embolism in patients with acute spinal cord injury: a comparison with nonparalyzed patients immobilized due to spinal fractures. *J Trauma* 1985;25:541-3.

114. Peta J, Myllynen P, Rokkanen P, Nokelainen M. Fibrinolysis and spinal injury. Relationship to post-traumatic deep vein thrombosis. *Acta Chir Scand* 1989;155:241-6.

115. Rossi EC, Green D, Rosen JS, Spies SM, Jao JS. Sequential changes in factor VIII and platelets preceding deep vein thrombosis in patients with spinal cord injury. *Br J Haematol* 1980;45:143-51.

116. Mammen EF. Pathogenesis of venous thrombosis. *Chest* 1992;102(Suppl):640S-4S.

117. Green D, Rossi EC, Yao JS, Flinn WR, Spies SM. Deep vein thrombosis in spinal cord injury: effect of prophylaxis with calf compression, aspirin, and dipyridamole. *Paraplegia* 1982;20:227-34.

118. Turpie AG, Bauer KA, Eriksson BI, Lassen MR. Fondaparinux vs enoxaparin for the prevention of venous thromboembolism in major orthopedic surgery: a meta-analysis of 4 randomized double-blind studies. *Arch Intern Med* 2002;162:1833-40.

119. Ploumis A, Ponnappan RK, Maltenfort MG, et al. Thromboprophylaxis in patients with acute spinal injuries: an evidence-based analysis. *J Bone Joint Surg Am* 2009;91(11):2568-76.

120. Geerts W, Ray JG, Colwell CW, et al. Prevention of venous thromboembolism. *Chest* 2005;128:3775-6.

121. Consortium for Spinal Cord Medicine. Prevention of thromboembolism in spinal cord injury. *J Spinal Cord Med* 1997;20:259-83.

122. Perkash A. Experience with the management of deep vein thrombosis in patients with spinal cord injury. Part II: a critical evaluation of the anticoagulant therapy. *Paraplegia* 1980;18:2-14.

123. Rogers FB, Cipolle MD, Velmahos G, et al. Practice management guidelines for the prevention of venous thromboembolism in trauma patients: The EAST practice management guidelines work group. *J Trauma* 53(1)(2002):142-64.

124. Wilson JT, Rogers FB, Wald SL. Prophylactic vena cava filter insertion in patients with traumatic spinal cord injury: Preliminary results. *Neurosurgery* 1994; 35(2):234-39; discussion 239.

125. Duperier T, Mosenthal A, Swan KG, Kaul S. Acute complications associated with greenfield filter insertion in high-risk trauma patients. *J Trauma* 2003;54(3):545-9.

126. PREPIC Study Group. Eight-year follow-up of patients with permanent vena cava filters in the prevention of pulmonary embolism: The PREPIC (Prevention du Risque d'Embolie Pulmonaire par Interruption Cave) randomized study. *Circulation* 2005;112(3):416-22.

127. Pertek JP1, Haberer JP. Effects of anesthesia on postoperative micturition and urinary retention. *Ann Fr Anesth Reanim* 1995;14(4):340-51.

128. Consortium for Spinal Cord Medicine. Bladder management following spinal cord injury: A Clinical Practice Guideline for Health-Care Providers. *J Spinal Cord Med* 2006;29(5):527-73.

129. Karlsson AK, Friberg P, Lonnroth P, et al. Regional sympathetic function in high spinal cord injury during mental stress and autonomic dysreflexia. *Brain* 1998;121:1711-9.

130. Blackmer J. Rehabilitation medicine: 1. Autonomic dysreflexia. *CMAJ* 2003;169(9):931-5.

131. Kirshblum SC, Priebe MM, Ho CH, et al. Spinal cord injury medicine: rehabilitation phase after acute spinal cord injury. *Arch Phys Med Rehabil* 2007;88(S1):S62-70.

132. Amar PA, Levy ML. Pathogenesis and pharmacological strategies for mitigating secondary damage in acute spinal cord injury. *Neurosurgery* 1999;44:1027-40.

133. Gupta R, Bathen ME, Smith JS, Levi AD, Bhatia NN, Steward O. Advances in the management of spinal cord injury. *J Am Acad Orthop Surg* 2010;18:210-22.

134. Tator CH. Experimental and clinical studies of the pathophysiology and management of acute spinal cord injury. *J Spinal Cord Med* 1996;19:206-14.

135. Tator CH. Biology of neurological recovery and functional restoration after spinal cord injury. *Neurosurgery* 1998;42:696-708.

136. Young W, Bracken MB. The Second National Acute Spinal Cord Injury Study. *J Neurotrauma* 1992;9(S1):S397-405.

137. Hall ED. The neuroprotective pharmacology of methylprednisolone. *J Neurosurg* 1992;76(1):13-22.

138. Zeidman SM, Ling GS, Ducker TB, et al. Clinical applications of pharmacologic therapies for spinal cord injury. *J Spinal Disord* 1996;9:367-80.

139. Bracken MB, Collins WF, Freeman DF, et al. Efficacy of methylprednisolone in acute spinal cord injury. *JAMA* 1984;251:45-52.

140. Bracken MB, Shepard MJ, Collins WF et al. A randomized, controlled trial of methylprednisolone or naloxone in the treatment of acute spinal-cord injury. Results of the Second National Acute Spinal Cord Injury Study. *N Engl J Med* 1990;322:1405-11.

141. Bracken MB, Shepard MJ, Holford TR et al. Administration of methylprednisolone for 24 or 48 hours or tirilazad mesylate for 48 hours in the treatment of acute spinal cord injury. Results of the Third National Acute Spinal Cord Injury Randomized Controlled Trial - National Acute Spinal Cord Injury Study. *JAMA* 1997;277:1597-604.

142. Roberts I, Yates D, Sandercock P, et al. Effect of intravenous corticosteroids on death within 14 days in 10008 adults with clinically significant head injury (MRC CRASH trial): randomised placebo-controlled trial. *Lancet* 2004,364:1321-8.

143. Hurlbert RJ. Methylprednisolone for acute spinal cord injury: an inappropriate standard of car. *J Neurosurg* 2000;93(S1):1-7.

144. Coleman WP, Benzel E, Cahill DW, et al. A critical appraisal of the reporting of the National Acute Spinal Cord Injury Studies (II and III) of methylprednisolone in acute spinal cord injury. *J Spinal Disord* 2000;13(3);185-99.

145. Nesathurai S. Steroids and spinal cord injury: revisiting the NASCIS 2 and NASCIS 3 trials. *J Trauma* 1998;45(6):1088-93.

146. Short D. Is the role of steroids in acute spinal cord injury now resolved? *Curr Opin Neurol* 2001;14:759-63.

147. Sayer FT, Kronvall E, Nilsson OG. Methylprednisolone treatment in acute spinal cord injury: the myth challenged through a structured analysis of published literature. *Spine J* 2006;6(3):335-43.

148. Hugenholtz H, Cass DE, Dvorak MF, et al. High-dose methylprednisolone for acute closed spinal cord injury: only a treatment option. *Can J Neurol Sci* 2002;29:227-35.

149. Hadley MN, Walters BC, Grabb PA, et al. Pharmacological therapy after acute spinal cord injury. *Neurosurgery* 2002;50:S63-72.

150. Bledsoe BE, Wesley AK, Salomone P. High-dose steroids for acute spinal cord injury in emergency medical services. *Prehosp Emerg Care* 2004;8(3):313-6.

151. Eck JC, Nachtigall D, Humphreys SC, et al. Questionnaire survey of spine surgeons on the use of methylprednisolone for acute spinal cord injury. *Spine* 2006;31(9):E250-3.

152. Stirling DP, Khodarahmi K, Liu J, et al. Minocycline treatment reduces delayed oligodendrocyte death, attenuates axonal dieback, and improves functional outcome after spinal cord injury. *J Neurosci* 2004;24:2182-90.

153. Stirling DP, Koochesfahani KM, Steeves JD, et al. Minocycline as a neuroprotective agent. *Neuroscientist* 2005;11:308-22.

154. Yong VW, Wells J, Giuliani F, et al. The promise of minocycline in neurology. *Lancet Neurol* 2004;3:744-51.

155. Wells JE, Hurlbert RJ, Fehlings MG, et al. Neuroprotection by minocycline facilitates significant recovery from spinal cord injury in mice. *Brain* 2003;126:1628-37.

156. Casha S, Zygun D, McGowan MD, et al. Results of a phase II placebo-controlled randomized trial of minocycline in acute spinal cord injury. *Brain* 2012;135(Pt 4):1224-36.

157. Schwartz G, Fehlings MG. Evaluation of the neuroprotective effects of sodium channel blockers after spinal cord injury: improved behavioral and neuroanatomical recovery with riluzole. *J Neurosurg* 2001;94:245-56.

158. Wang SJ, Wang KY, Wang WC. Mechanisms underlying the riluzole inhibition of glutamate release from rat cerebral cortex nerve terminals (synaptosomes). *Neuroscience* 2004;125:191-201.

159. Stutzmann JM, Pratt J, Boraud T, et al. The effect of riluzole on post-traumatic spinal cord injury in the rat. *Neuroreport* 1996;7:387-92.

160. Grossman RG1, Fehlings MG, Frankowski RF, et al. A prospective, multicenter, phase I matched-comparison group trial of safety, pharmacokinetics, and preliminary efficacy of riluzole in patients with traumatic spinal cord injury. *J Neurotrauma* 2014;31(3):239-55.

161. Wilson JR, Fehlings MG. Riluzole for acute traumatic spinal cord injury: a promising neuroprotective treatment strategy. *World Neurosurg* 2014;81(5-6):825-9.

162. Brines M, Cerami A. Emerging biological roles for erythropoietin in the nervous system. *Nat Rev Neurosci* 2005;6:484-94.

163. Gorio A, Gokmen N, Erbayraktar S, et al. Recombinant human erythropoietin counteracts secondary injury and markedly enhances neurological recovery from experimental spinal cord trauma. *Proc Natl Acad Sci* 2002;99:9450-5.

164. Gorio A, Madaschi L, Di SB, et al. Methylprednisolone neutralizes the beneficial effects of erythropoietin in experimental spinal cord injury. *Proc Natl Acad Sci* 2005;102:16379-84.

165. Kontogeorgakos VA, Voulgaris S, Korompilias AV, et al. The efficacy of erythropoietin on acute spinal cord injury. An experimental study on a rat model. *Arch Orthop Trauma Surg* 2009;129:189-94.

166. Matis GK, Birbilis TA. Erythropoietin in spinal cord injury. *Eur Spine J* 2009;18:314-23.

167. Vitellaro-Zuccarello L, Mazzetti S, Madaschi L, et al. Erythropoietin-mediated preservation of the white matter in rat spinal cord injury. *Neuroscience* 2007;144:865-77.

168. Huang H, Fan S, Ji X, et al. Recombinant human erythropoietin protects against experimental spinal cord trauma injury by regulating expression of the proteins MKP-1 and p-ERK. *J Int Med Res* 2009;37(2):511-9.

169. Evaluation of Tolerability and Efficacy of Erythropoietin (EPO) Treatment in Spinal Shock: Comparative Study Versus Methylprednisolone (MP). Available from http://www.clinicaltrials.gov/ct2/show/study/NCT00561067

170. Lee JS, Han YM, Yoo DS, et al. A molecular basis for the efficacy of magnesium treatment following traumatic brain injury in rats. *J Neurotrauma* 2004;21:549-61.

171. Süzer T, Coskun E, Islekel H, Tahta K. Neuroprotective effect of magnesium on lipid peroxidation and axonal function after experimental spinal cord injury. *Spinal Cord* 1999;37:480-4.

172. Caroni P, Schwab ME. Two membrane protein fractions from rat central myelin with inhibitory properties for neurite growth and fibroblast spreading. *J Cell Biol* 1988;106:1281-8.

173. Acute Safety, Tolerability, Feasibility and Pharmacokinetics of Intrath. Administered ATI355 in Patients with Acute SCI. Available

from: http://clinicaltrials.gov/ct2/show/record/NCT00406016

174. Bernhardt M, White A, Panjabi MM. Biomechanical consideration of spinal stability. In: Herkowittz HN, editor. The Spine. Philadelphia: WB Saunders; 1999. p 1071-96.

175. Dimar Jr 2nd, Glassman SD, Raque GH, Zhang YP, Shields CB. The influence of spinal canal narrowing and timing of decompression on neurologic recovery after spinal cord contusion in a rat model. *Spine* 1999; 24:1623-33.

176. Delamarter R, Sherman J, Carr J. Pathophysiology of spinal cord injury. Recovery after immediate and delayed decompression. *J Bone Joint Surg Am* 1995;77:1042-9.

177. Nystrom B, Berglund J. Spinal cord restitution following compression injuries in rats. *Acta Neurol Scand* 1988;78:467-72.

178. Guha A, Tator C, Endrenyi L. Decompression of the spinal cord improves recovery after acute experimental spinal cord compression injury. *Paraplegia* 1987;25:324-39.

179. Carlson G, Minato Y, Okada A, et al. Early time-dependent decompression for spinal cord injury: vascular mechanisms of recovery. *J Neurotrauma* 1997;14(1):951-62.

180. Fehlings M, Rabin D, Sears W, et al. Current practice in the timing of surgical intervention in spinal cord injury. *Spine* 2010;35:166-73.

181. Fehlings MG, Vaccaro A, Wilson JR, et al. Early versus delayed decompression for traumatic cervical spinal cord injury: results of the Surgical Timing in Acute Spinal Cord Injury Study (STASCIS). *PLoS One* 2012;7(2):e320-37.

182. Van Middendorp JJ1, Hosman AJ, Doi SA. The effects of the timing of spinal surgery after traumatic spinal cord injury: a systematic review and meta-analysis. *J Neurotrauma* 2013 Nov 1;30(21):1781-94.

183. Grant GA, Mirza SK, Chapman JR, et al. Risk of early closed reduction in cervical spine subluxation injuries. *J Neurosurg* 1999;90(1 Suppl):13-8.

184. Vaccaro AR, Falatyn SP, Flanders AE, Balderston RA, Northrup BE, Cotler JM. Magnetic resonance evaluation of the intervertebral disc, spinal ligaments, and spinal cord before and after closed traction reduction of cervical spine dislocations. *Spine* (Phila Pa 1976) 1999;24(12):1210-17.

185. Darsaut TE, Ashforth R, Bhargava R, et al. A pilot study of magnetic resonance imaging-guided closed reduction of cervical spine fractures. *Spine* 2006;31(18):2085-90.

186. Gelb DE, Hadley MN, Aarabi B, et al. Initial closed reduction of cervical spinal fracture-dislocation injuries. *Neurosurgery* 2013; 72(Suppl 2):73-83.

187. Dittmer DK, Teasell R. Complications of immobilization and bed rest. Part 1: musculoskeletal and cardiovascular complications. *Can Fam Physician* 1993;39:1428.

188. Teasell R, Dittmer DK. Complications of immobilization and bed rest. Part 2: Other complications. *Can Fam Physician* 1993;39:1440.

189. Evans KG. Consent, A guide for Canadian physicians. 4th ed. Ottawa: Canadian Medical Protective Association 2006. Available from: https://oplfrpd5.cmpa-acpm.ca/documents/10179/24897/com_consent-e.pdf

190. Street J, Lenehan BJ, DiPaola CP, et al. Morbidity and mortality of major adult spinal surgery. A prostective cohort analysos of 942 consecutive patients. *Spine* 2011;12:22-34.

B 椎体骨折的处理

第8章 脊髓损伤伴椎体骨折的处理原则

Patrick Kluger, Rainer Abel

学习目标

本章学习完成后,你将能够:

- 讲述脊柱骨折治疗原则的演变;
- 解释新鲜脊髓损伤患者生理不稳定的概念;
- 选择完全性或不完全性脊髓损伤的手术时机;
- 理解脊柱骨折患者治疗过程中早期活动、保留运动节段和椎管减压的重要性;
- 总结脊髓损伤治疗中心所需的基础设施和设备,以为患者提供适当的治疗;
- 证明脊髓损伤的治疗是创伤中心的一部分,应具有常规的基础设施。

创伤性横断损伤会影响患者的两个器官系统,并且颠覆其生命的概念及今后面对的社会环境。患者伤后多久获得专业照护,直接决定了其最终结果。

因此,脊柱损伤是与脊髓损伤伴发的。

V Paeslack, Heidelberg［（†1998）, 1984］

引言

本章将会讲述为何脊髓损伤的教材必须包括脊柱骨折治疗的章节,以及为何此时仅参考一般的创伤治疗书籍是不够的。脊柱骨折的治疗是全面、整体治疗脊髓损伤患者的一部分。

历史

有着超过30年历史的 Paeslack 的声明仍然是正确的。然而,治疗脊柱外伤造成的脊髓损伤远没有边际,并且关于治疗方法选择的争论仍在进行中。医生自19世纪40年代开始对脊髓损伤的患者进行专业的、全面的治疗,其争论变得更加激烈。争论的首要问题是:手术治疗脊柱外伤是否能改善患者的神经功能? 这个问题可能永远无法得到确定性的回答。然而,术后神经功能无法改善对外科医生和患者本人而言都是很难信服的,因为手术干预是基于改善神经功能而实施的。

既往排斥手术治疗的原因

如果不能证明外科手术治疗具有更好的疗效，关于手术治疗的批判就变得更加重要。长期以来椎板切除减压已经被废弃了，仅用于没有脊柱结构损伤的椎管内血肿的治疗[1]。虽然20世纪60年代出现了新的胸腰椎固定方法，但很快就表现出缺陷；Harrington棒、Wisconsin套袖、改良的Luque棒，以及Roy Camille、Louis、Wolter、Steffee等设计的钉板系统并不能改善创伤所致的脊柱畸形，上述器械最初的稳定性并不能允许患者早期不佩戴支具的活动。这些器械一个重要的缺点是：为了固定损伤的脊柱运动节段需要同时固定5~6个正常的运动节段。然而，成功的保守治疗仅出现受伤的节段的融合。大多数研究者不能接受多节段固定正常的脊柱节段，特别是对于瘫痪的患者，因为瘫痪的患者比没瘫痪者更需要脊柱的活动度以实现最大限度的独立性，以进行日常活动。

目前接受手术治疗的原因

1978年瑞士的Fritz Margerl将四肢外固定手术的力学原理运用于脊柱固定，开启了脊柱外科手术治疗的新前景。经椎弓根植入的Schanz螺钉能够三维矫正创伤所致的椎体移位，且由于其角稳定性和旋转稳定性，固定融合可局限于受伤的运动节段。20世纪80年代，Dick和Kluger运用相同的力学原理设计了完全植入的内固定物之后，反对急性脊髓损伤患者脊柱手术治疗的声音越来越少。需要指出的是Dick的器械是和瑞士巴塞尔的脊髓损伤中心合作设计的，而Kluger的固定器械是在德国巴特维尔东根的创伤中心设计的。随后根据类似的原理设计出了很多器械，外科医生也逐渐了解了何时需要手术重建脊柱前柱以及如何实施该手术操作。以此同时，麻醉技术也进步了。随后，手术治疗得到推广，目前全世界每年有数千例的脊柱外伤患者接受手术治疗。幸运的是仅有3%的脊柱外伤患者合并神经损害，然而这部分合并脊髓损害的患者是否能够通过手术获益仍有争议。基于上述事实，在大多数国家，患者的治疗由选择的治疗机构决定，主要有两个方面值得

关注：

- 事故发生至患者被转运至脊髓损伤中心的时间间隔。随着时间延长，患者出现脊髓损伤（spinal cord injury，SCI）相关并发症的风险越大。大多数这些并发症更值得重视，因为他们对脊髓损伤患者长期生活质量和功能的危害比手术可能的收益更大。因此，脊柱外科医生在进行干预时（不仅仅是处理创伤，因为脊髓可能在早期脊柱手术时发生损伤）应学会如何处理急性脊髓损伤，如何避免SCI相关并发症，直至患者被转移到专业的治疗中心。
- 大部分被转运至SCI中心的新发脊髓损伤患者都已经接受了手术治疗。目前存在一种对早期手术干预的误解，另外还有一种不可取的想法是认为已瘫痪的患者是年轻外科医生的训练对象。每个SCI中心都有大量失败的和错误的脊柱手术的影像学资料。因此，SCI协会应该支持并参与外科教育和临床手术培训。

记忆要点

- 脊柱骨折首选的治疗方案仍存在争议。"外科手术治疗脊柱创伤是否能改善患者的神经功能？"这一问题可能永远无法得到确切的回答。
- 长期以来椎板切除减压已经被废弃了，仅用于没有脊柱结构损伤的椎管内血肿的治疗。
- 为了固定受损伤的脊柱运动节段，以往曾需要固定5~6个正常的脊柱节段；而成功的保守治疗仅出现受伤的运动节段的融合。
- 瘫痪的患者较非瘫痪患者更需要脊柱的活动度以实现最大限度的独立性，以进行日常活动。
- 瑞士的Fritz Margerl将四肢外固定手术的力学原理运用于脊柱固定，开启了脊柱外科手术治疗的新前景。
- 从事故发生到患者被转运至脊髓损伤中心的时间间隔越长，患者出现SCI相关并发症的风险越大。

手术时机

无论神经损伤的严重程度,脊柱骨折的治疗都是全面治疗脊髓损伤患者的一部分。在保守治疗为主导的数十年间,胸腰段脊柱创伤的体位复位和创伤性颈椎畸形的颅骨牵引是主要的治疗策略。上述治疗的目的和如今手术治疗的目的相同:尽可能地使脊柱骨折的节段在正常解剖位固定。当患者从受伤现场救出后应尽早对患者按照保守治疗的原则进行处理。

大多数情况下,接受好的手术治疗比保守治疗更能有效地实现相同目的(尽可能地使脊柱骨折的节段在正常解剖位固定),因此,如今关于手术时机的争议似乎有些不必要。

1972—2008 年共有 19 项研究使用动物模型评估手术时机和神经功能改善的关系[2];另外,1991—2009 年有 22 项基于临床资料的文献报道,结果不尽相同。1991 年,Levi 等[3]一项大样本病例报道的研究表明早期治疗的神经功能与晚期治疗组没有明显差异[3];Krengel 等[4]一项 14 例的小型研究也显示早期治疗组和对照组之间神经功能无明显差异[4];Duh 等[5]一项 487 例患者的研究也没有发现神经功能改善与手术时机间的联系[5];上述的结论也被 Campagnolo 和 Vaccaro 证实[6]。Mirza 等[7] 在 1999 年一项 30 例患者的报道指出早期手术治疗的患者运动功能改善更明显,然而 Frankel 分级没有明显改善[7];Guest 等[8]研究也表明早期手术组和晚期手术组运动功能的 ASIA 评分没有明显差异[8];另外,2001 年 Croce 等一项 291 例的大样本研究也没有证实神经改善和手术时机的关系[9];McKinley 的研究结论也类似[10]。文献中关于手术治疗的时机差异很大,从数小时到数天不等。然而,Cengiz 等 2008 年的一项 27 例患者的研究表明早期手术治疗组 ASIA 评分比晚期手术组改善明显[11];而 2009 年 Chen 等的研究表明两组患者随访中 ASIA 评分均有改善[12]。早期手术治疗的时机介于伤后 8 小时至 4 天[2]。然而,2011 年 Furlan 的研究表明,大多数在伤后 3 天内早期手术的文献中患者的神经功能大致相同[2]。La Rosa 等的一篇 Meta 分析表明伤后 24 小时内早期手术的患者神经功能较伤后 24 小时手术或保守治疗组改善明显[13]。Felings 等 2012 年的研究表明伤后 24 小时内行手术固定和减压操作更容易,并且能改善患者的神经功能[14]。

进行性神经功能障碍

一项公认的应立即手术的原因是:可手术治疗的因素(如椎管内侵占或脊髓牵拉)造成进行性神经功能障碍[15]。这种情况见于骨折脱位或颈椎外伤性闭合复位后间盘突出至椎管压迫神经或椎管内血肿形成压迫脊髓。毋庸置疑的是上述情况下需要对患者进行立即手术,但是新鲜脊髓损伤患者的生理状态不稳定可能导致患者恢复受影响。

对于临床完全性和不完全脊髓损伤的患者紧迫性是否存在差异?

如果一个患者最初的评估提示不完全性的脊髓横断损伤,很明显创伤并没有造成脊髓结构的完全性损害;而如果完全性脊髓损伤的患者最初的评估没有发现任何残留的神经功能,这也不是脊髓结构完全损伤的证据。患者在事故现场自主的活动下肢的情况很常见,另外,很多 C_3 水平以上的横断性损伤也能被转运至医院而没有出现颅脑的缺氧性损伤。所有对神经功能恢复状况的深入研究均发现最初为完全性瘫痪的患者中有一小部分神经功能有一定的恢复[16,17]。因此,可以推断部分受伤当时为不完全损伤的患者可能由于继发性脊髓损伤在就诊时变成完全性脊髓损伤,这可能是文献报道中后期随访发现神经功能恢复的那部分患者。目前实验室研究支持 SCI 后减压手术能够减轻继发性损伤,进而改善神经功能[16-19]。因此,对不完全性脊髓横断损伤的患者常规进行急诊手术的证据值得质疑,而完全性脊髓损伤的患者可以晚期手术被广泛的接受。

因此,所有急性创伤的患者如果手术治疗比保守治疗能更好地恢复脊柱正常的解剖,都应在患者身体状况允许、设备及技术条件成熟时行手术治疗,为脊髓功能恢复创造条件。

对于神经功能处于快速恢复期的患者建议推迟恢复脊柱正常解剖的手术时机,待患者脊髓功能恢复平台期或恢复速度减慢后行手术,以免手术并发症而影响神经功能恢复[20]。但是对于胸椎外伤合并肺挫伤的患者,由于进展为进行呼吸窘迫综合征的风险较大,应早期手术;此时,应在创伤后 2~3 天对脊柱进行固定,以便患者能够通过体位治疗 ARDS,这种情况下脊柱固定具有拯救生命的意义。

保守治疗和手术治疗脊柱骨折的优缺点详见表 8.1。

表 8.1　保守治疗和手术治疗的优缺点

	保守治疗	手术治疗
神经功能恶化的可能性	+/-	+
并发症	++	++
良好团队合作的必要性	++	+
病理生理学知识	++	++
技术技能要求	+	++
脊柱运动节段丢失	+	++
远期畸形	++	++
疼痛	?	?
脊髓空洞症	?	?
花费	取决于住院时间	取决于器械和 ICU

?,没有确定性证据;++,高效;+,有效;+/-,可能有效。

记忆要点

- 临床前期的研究确定了脊髓损伤患者手术时机和早期减压的效果,然而临床研究结果对上述话题却存在争议。
- 公认的手术指征是神经功能损害进行性加重,即使在严格保守治疗的情况下也如此。
- 对不完全性脊髓横断损伤的患者常规进行急诊手术的证据值得质疑,而完全性脊髓损伤的患者可以晚期手术被广泛的接受。

影像学未见明显异常但合并椎管狭窄的 SCI 患者——何时进行减压?

无影像学异常脊髓损伤(SCIWORA)最早在儿童中被报道[22],将 MRI 检查作为脊柱创伤的基础检查后,那些 MRI 检查未见明显异常的情况都被诊断为 SCIWORA,这些患者也被称为无神经影像异常脊髓损伤(SCIWNA)[23]。老年患者轻度创伤后也常出现 SCIWORA,最常见于颈椎;这部分患者大都能自行恢复(神经功能快速恢复期不应进行手术治疗),也有少部分无法自行恢复[22]。如果影像学检查排除脊柱的结构损伤,但患者颈椎椎管相对较

窄,且在四肢瘫后 1~2 天内就表现为痉挛性瘫痪,则说明患者在外伤之前就存在亚临床的脊髓病。对于这部分患者手术减压的最佳时机仍不明确。如果过早手术,由于脊髓创伤后生理状态不稳定可能对神经恢复产生不良影响。要回答上述问题需要进行对照研究。因此我们选择在伤后 4 周左右进行手术,这一时机的选择是根据直觉而非循证医学证据。

何时允许患者开始活动?

手术治疗比保守治疗有一个很大的优势:保守治疗的患者需要卧床对创伤后不稳定的脊柱进行制动直至骨折愈合。在保守治疗的 4~8 周,需要专业的护理人员通过体位摆放预防压疮,自行导尿也是不可行的,而物理和作业治疗也仅限于患者躺着能进行的项目。相比之下,手术仅需固定受伤的脊柱节段,对患者的体位和转运要求更低。但是术后何时可以让患者由卧位转变为站立位需要根据患者的神经功能而定。在脊髓休克期,特别是 T_4 水平以上的脊髓横断损伤,收缩压很容易出现体位性降低,这可能会危及脊髓的血液供应[24];可能出现迟发型神经损害;这部分患者坐起需要逐渐过渡,并应持续监测患者血压[25,26];然后可以将患者移至站立台,逐渐增加角度和时间直至垂直站立,此时也应持续监测。可以使用弹力袜和加压腹带。上述康复计划在术后第一天开始,但对高位脊髓损伤、营养不良的患者需要 1 周以上才能逐步转移至轮椅上。另外保守治疗时,患者卧床 1 周,需要逐渐让患者坐起、下地,以免出现血压下降,尽管此时新鲜脊髓损伤患者生理状态不稳定已趋于稳定[25,26]。

何时开始早期活动对术后的患者至关重要,尽管保守治疗也能重建脊柱的解剖对位,但很多学者仍坚持选择手术治疗。术前谈话签字时需要充分交代手术固有的风险。

脊柱骨折即使保守治疗也能达到重建正常脊柱解剖的同等效果,考虑到其固有风险,手术治疗仅在具有特殊意义时才被推荐。这些特殊情况包括:合并肺挫伤具有较高风险发展为急性呼吸窘迫综合征(acute respiratory distress syndrome, ARDS),患者由于心理疾病或药物滥用而不能配合保守治疗,多发伤患者脊柱不稳定时无法进行合并损伤的处理(如肩部外伤需要沙滩椅位进行手术治疗)[21,27]。

恢复脊柱正常解剖对位的要求

严重的脊柱创伤后畸形可引起压疮，妨碍患者的功能，如坐位平衡和平卧时翻身等活动；轻度的畸形也会引起一些问题。为了实现脊柱的矢状面平衡，骨折附近的脊柱运动节段需要进行代偿。这会将脊柱的负荷集中在脊柱的移行区域，主要是颈胸段和腰骶段。颈椎或胸椎完全性脊髓横断损伤时，尾端的继发的退行性变可引发疼痛和自主神经反射性异常[28]。对于特定患者其能够耐受什么程度的创伤后畸形，需要多长时间代偿都无从知道，也很难预测。其他因素如先前存在的畸形（青少年残余的后凸畸形），参与代偿的脊柱运动节段减少（如多节段固定，或年龄相关的不稳定，如峡部裂）等都会使患者代偿创伤后畸形的能力下降。应当考虑上述因素，避免参考常见的节段性畸形的阈值：超过 0° 的颈椎后凸，超过 30° 的胸椎后凸，T_{10}~L_2 大于 15° 的后凸，L_2 尾端大于 0° 的后凸都不容易代偿。也应纠正持续的旋转和平移畸形；侧方超过 10° 的畸形也不能接受。

等待、观察不是一种好的选择，因为没有其他手术时机比伤后最初 2 周内更容易重建正常的脊柱解剖，

并且并发症发生率较少。

受伤脊柱运动节段的骨性融合是长期保持最初手术实现的脊柱对位的前提。通常，创伤性脊柱畸形复位后前柱会出现一定的间隙。而如果爆散骨折或骨折脱位时出现 1 个或多个间盘撕裂，间盘将不能承担负荷，随后会出现塌陷而造成复位的丢失。如果椎体的松质骨由于创伤压缩或复位时骨块间隙增大而没有对间隙进行填充，长期随访中将会出现一半的复位丢失[29]。同样的法则适用于所有的松质骨压缩骨折，例如：桡骨远端骨折。

将含撕裂间盘的椎间角度加上 1/2（复位前后角度差），该结果可以准确的推算需要重建脊柱前柱的程度[30-32]。

脊柱的重建可以在初次手术进行，如胸椎通过微创肋横突切除治疗胸腰段骨折，或腰椎经脊柱的截骨。为了使急性期的手术时间缩短，前柱的重建也可在二期进行，尤其是胸椎骨折时可以避免肺挫伤的基础上行前路手术造成的并发症[27]。

保留脊柱的运动节段

部分脊柱外伤仅影响椎体，而不会造成关节突、韧带和间盘的损伤。很多 Jefferson 骨折、枢椎骨折、1 度 hangman 骨折，或一些胸腰段的 Chance 骨折都可以保守治疗[33]。上述骨折愈合后脊柱的运动节段不会丢失；同样，如果对上述骨折进行手术治疗，无论出于何种原因，都不能牺牲脊柱的运动节段。寰椎的夹具固定、枢椎的 Boehler 螺钉固定和 hangman 骨折时使用 Judet 螺钉经椎弓根固定断裂的椎弓根都能避免运动节段丢失。胸腰段 Chance 骨折可以在解剖位置通过相邻节段的固定对骨折实现加压固定，而在骨折愈合后取出螺钉不会出现运动节段的丢失。

常见的上方爆裂性骨折（AO 分型 A3.2.1）中仅出现上方椎间盘的完全性损伤，而下方的椎间盘和关节突完好，因此治疗时需要在解剖位置对伤椎的上、下方椎体进行固定，并对上方的运动节段进行融合、破坏，一旦达到骨性融合后可以取出内固定物，这样下方的运动节段仍可以保留。

不同区域脊柱骨折的治疗见图 8.1~8.4。

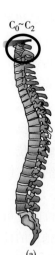

C₀~C₂

骨折	治疗
C₀~C₁脱位 儿童 成人	急性期：低重量牵引 非手术治疗：中立位，Minerva 手术治疗：后路C₀~C₂融合
C₁骨折	急性期：牵引 非手术治疗：牵引，Halo架外固定 手术治疗：夹具固定 晚期并发症：后方C₀~C₁/C₁~C₂/ 　　C₀~C₂融合
C₁₋₂脱位	（Fielding Ⅱ和Ⅲ）：后路C₁~C₂固定融合
C₂骨折	急性期：牵引 　关节突交锁：切开复位 非手术治疗：齿突处于中立位， 　椎体+hangman移位 手术治疗：Anderson Ⅱ：齿突螺钉 Effendi Ⅱ，Ⅲ：前路C₂~C₃固定

(a)　　　　　　　　(b)

图 8.1　C₀~C₂节段的脊柱骨折。（a）骨折累及的区域。（b）治疗措施

C₃~T₂

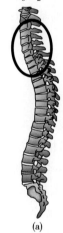

C₃~T₂ 骨折脱位	治疗
急性期	尝试在伤后48小时内在清醒状况下闭合复位（Halo架，crutchfield外架）
复位成功	前路间盘切除/椎体次全切除，前方或后方固定融合（张力带固定、椎板钩，或钉棒系统）
关节突交锁	后路切开复位，张力带固定；同期行前方间盘切除/椎体次全切除+固定融合
骨折脱位	通过钢丝或钉棒系统（椎弓根螺钉或侧块螺钉）对移位的节段性前路融合固定或后路融合固定

(a)　　　　　　　　(b)

图 8.2　C₃~T₂节段的脊柱骨折。（a）骨折累及的区域。（b）治疗措施

T₃~T₁₀

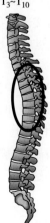

切开或闭合复位
切开，后路经椎弓根固定
减压（肋横突切除）
限制性，短节段固定
必要时可以通过以下手段重建脊柱前柱： •肋横突切除（T₃~T₅） •前路或胸腔镜（一期手术/二期手术） <35°的后凸畸形可以耐受

(a)　　　　　　　　(b)

图 8.3　T₃~T₁₀节段的脊柱骨折。（a）骨折累及的区域。（b）治疗措施

T₁₁~S₁

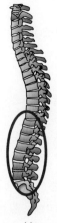

切开或闭合复位
后路经椎弓根固定
通过椎板切除减压
角度稳定；短节段固定
重建脊柱前柱： •完全或部分经椎管（L₁/L₂） •前路或微创（一期手术或分期手术） >15°（T₁₂）的后凸和>0°（L₅）的后凸不能很好地耐受

(a)　　　　　　　　(b)

图 8.4　T₁₁~S₁节段的脊柱骨折。（a）骨折累及的区域。（b）治疗措施

记忆要点

- 严重的脊柱创伤后畸形可引起压疮，妨碍患者的功能如坐位平衡和平卧时翻身等活动。
- 对于特定患者其能够耐受什么程度的创伤后畸形，需要多长时间代偿都无从知道，也很难预测。
- 超过0°的颈椎后凸，超过30°的胸椎后凸，T₁₀~L₂大于15°的后凸，L₂尾端大于0°的后凸，持续的旋转和平移畸形都应避免；侧方超过10°的畸形也不能接受。
- 受伤脊柱运动节段的骨性融合是长期保持最初手术实现的脊柱对位的前提。
- 部分特殊的创伤类型需要重建脊柱前柱，如果存在合并损伤，可以在二期进行重建。

避免继发破坏（Charcot 关节）

Charcot 关节最初用于描述脊髓痨的并发症，而如今它被用于描述所有的神经源性关节病。这些患者由于感觉缺失、保护性疼痛反射消失，患者会出现关节的过度活动，最终造成关节的完全破坏[28]。SCI 患者的脊柱在感觉平面以下的运动节段也会出现上述类似病理变化，尤其是应力集中的区域，如多节段固定的尾端、先前存在峡部裂等结构薄弱的部位，逐渐可以进展为 Charcot 关节。Charcot 关节通常在出现关节活动的异响、痉挛性瘫痪变成迟缓性瘫痪或自主神经反射失调等晚期表现时才会被认识到[34,35]。应尽量避免多节段固定，并在随访时行影像学检查以便早期发现 Charcot 关节。腰骶椎手术时，延长固定节段至骶骨或髂骨能减少固定远端继发 Charcot 关节的风险，并能降低内固定失败的风险[36,37]。

创伤性 SCI 患者如果近端存在非相邻节段的骨折，神经损伤平面头端可以发生类似 Charcot 关节改变的破坏性假关节形成。作者的意见是对这种合并的骨折进行手术固定，即使这种骨折类型适合保守治疗。存在保护性疼痛反射是这种骨折保守治疗的前提，但患者常出现骨折远端的感觉缺失。

清除侵占椎管的骨块

SCI 患者脊柱骨折保守治疗和手术治疗的目标都是尽可能的重建脊柱的解剖结构的同时，尽可能少牺牲正常的运动节段，并重建椎管的宽度。由于影像学检查不是在创伤发生即刻进行的，观察到的椎管侵占和神经损害程度间并没有明确的相关性，但是关于这一话题的研究都是徒劳的。目前已有文献指出进行性神经损害加重的患者手术清除侵占椎管的骨块并不一定会出现神经功能改善，但所有人都希望出现好的结局。然而有足够的证据表明椎管内骨块造成椎管持续性狭窄会增加脊髓病和创伤后脊髓空洞症发生的风险[38-43]。作者的看法是有足够的证据支持在初次手术时清除椎管内的骨块，并且此时操作比其他时机都简单，且能降低严重并发症的风险。

很多的研究也发现胸腰段爆裂性骨折后会出现椎管内骨块的吸收和椎管重塑，进而逐渐解除椎管狭窄[44-46]；然而，在颈椎和胸椎很少出现自发性椎管重塑，并且重塑需要的时间很长。腰椎骨折后椎管重塑更常见，且不会出现脊髓病和继发的脊髓空洞。

目前需要寻找其他腰椎骨折后需要在急性期清除侵占椎管的骨块的证据。目前大量的努力和经费投入该研究，目的在于通过治疗改善患者的脊髓功能；尝试了很多种不同的方法，并且部分已经在临床中运用，所有这些治疗方法中，恢复正常的椎管宽度是必需的条件。

记忆要点

- Charcot 关节通常在出现关节活动的异响、痉挛性瘫痪变成迟缓性瘫痪，或自主神经反射失调等晚期表现时才会被认识到。

- 创伤性 SCI 患者如果近端存在非相邻节段的骨折，神经损伤平面头端可以发生类似 Charcot 关节改变的破坏性假关节形成。即使这种合并的骨折类型适合保守治疗，也建议进行手术治疗。

- SCI 患者脊柱骨折保守治疗和手术治疗的目标都是尽可能在重建脊柱的解剖结构的同时，少牺牲正常的运动节段。

- 目前并没有清除椎管内侵占的骨块会出现神经功能改善的证据。

- 有足够的证据表明椎管内骨块造成椎管持续性狭窄会增加脊髓病和创伤后脊髓空洞症发生的风险。

- 在颈椎和胸椎很少出现自发性椎管重塑，并且重塑需要的时间很长。腰椎骨折后椎管重塑更常见，且不会出现脊髓病的继发的脊髓空洞。

治疗机构的基础设施要求

前面已经讲述了 SCI 患者神经功能处于快速恢复期时应推迟手术治疗椎体骨折时机至恢复平台期的原因。完全性和不完全性脊髓损伤的手术时机是否紧急也存在争议，但目前的共识是如果脊柱骨折具有手术指征，且充分和患者沟通签署同意书后，应在身体状况允许手术时尽早手术，尽管急性 SCI 术后不能立即恢复。治疗效果一方面和手术方法相关，另一方面和治疗机构的医师技能和基础设施相关。治疗急性 SCI 患者的手术方法应该具有较低的并发症发生率，不幸的是所谓的微创手术并不适用于这部分患者。胸腰椎经皮钉棒系统只能有效的纠正后方分离的脊柱畸形，并且需要承载负荷的椎体后壁作为支点。为了恢复椎管的宽度，应尽量避免选择前路手术，尤其是存在大量腹膜后血肿或合并肺挫伤的胸椎骨折时。因此，前路手术仅适用于 Chance 骨折和部分后方分离而无侧方移位或旋转的间盘韧带损伤。

然而，对于那些急性期固定非常重要的创伤性不稳定患者和那些不能耐受大手术的患者,微创手术虽然不能精确的纠正畸形,但仍有很大的价值。上述情况诸如:合并严重的胸外伤、多发伤、依从性差,以及全身状况差(常见于老年人)[47]。

服务和设施

为了满足那些适合并愿意接受合理手术的新鲜脊髓损伤患者的治疗需求,治疗机构必须能够随时提供一些必要的设施,包括:麻醉、具有术后呼吸支持设备的 ICU 病房、血库、临床实验室、对不稳定脊柱骨折处理和体位摆放很有经验的手术室人员,以及受过训练的能够护理术后 SCI 患者的病房护士。

影像学诊断需要随时能够进行超声和 CT 扫描,但是对 MRI 的必要性存在争议。

MRI 检查相对耗时,并且需要特殊的准备和设备(如患者需要机械通气时);而很多机构在患者达到急诊室后就能即刻进行 CT 扫描。CT 扫描的图像能够对大多数的脊柱损伤的患者进行评估和制定手术方案,尤其是对胸腰段骨折需要进行急诊后路切开复位、减压和固定的患者。对于压缩性损伤的患者如果医生考虑进行前路减压、固定,则需要进行 MRI 检查排除后方韧带损伤,而这种损伤 CT 扫描常无法发现[48,49]。CT 扫描存在不能显示韧带损伤缺陷的同时,也不能评估颈椎外伤的挫伤程度。另外,CT 扫描的放射剂量较大,有时需要避免,尤其是对青少年患者,然而儿童进行 MRI 检查也存在一些挑战。

总之,除了 CT 扫描以外,也需要随时能提供 MRI检查,至少能够做到随叫随到。

脊柱外科医师

需要一个至少 4 人的外科医师团队,这些人都接受过专业训练,并能进行下列操作:

- 能够进行颅骨牵引,以重建枕颈交界区的对位和椎管宽度;对下颈椎脱位进行闭合复位。
- 当闭合复位失败时,能对下颈椎脱位进行后路手术切开复位。
- C_2~T_1 节段能进行前路的间盘切除、椎体次全切除,钢板固定融合。
- 对 T_1~S_1 节段能进行切开或闭合的椎弓根螺钉固定,以三维的固定和矫正创伤后畸形,能通过椎板间,椎板切除或微创肋横突切除术对椎管进行减压,并能缝合撕裂的硬膜。

满足了上述要求,便可对所有急诊需要重建脊柱对位和清除椎管内侵占的患者进行手术操作。而对于那些需要枕颈交界区复杂固定或前路减压、重建脊柱前柱手术的患者需要在后期由专业的医师进行。

SCI 中心位置和结构的影响

即使大型的 SCI 中心每年急性脊髓损伤患者也不超过 80 例,其中仅一部分需要进行急诊脊柱手术,这一数字由于脊柱手术的普及还会下降。如果包括需要二期手术重建脊柱前柱、对前期手术进行翻修,纠正慢性畸形,治疗 Charcot 关节,治疗脊髓空洞症或神经源性脊柱侧弯等晚期并发症,大的 SCI 中心每年可能会有 150 例的脊柱手术。很明显这个数量不能够保证4 名医生工作繁忙,且得到良好培训。同时 SCI 中心需要 1 名常驻医生来保证手术患者的正确护理和随访。因此,SCI 中心常被作为创伤中心的一个部门,能够使用其基础设备;或者附属于一个能够开展脊柱手术并且具有急诊设备的机构。

随着手术治疗脊柱骨折变成 SCI 患者整体、全面治疗的一部分,SCI 中心的位置、结构和基础设施均需要配套调整。

从某种意义上讲,脊柱骨折手术治疗的进展对SCI 患者的治疗具有更大的影响,也超出了 Paeslack的预见。

> ### 记忆要点
>
> - 脊柱骨折的手术治疗如果可以推迟,常推迟至神经功能恢复的平台期。
> - 为了满足那些适合并愿意接受合理手术的新鲜脊髓损伤患者的治疗需求,治疗机构必须随时能够提供一些必要的设施。
> - 需要一个至少 4 人的外科医师团队轮流值班,这些人都接受过专业训练,并能进行常规的脊柱手术操作。
> - SCI 中心常被作为创伤中心的一个部门,能够使用其基础设备;或者附属于一个能够开展脊柱手术并且具有急诊设备的机构。

结语

实验研究得出了早期减压手术能改善 SCI 后神经功能的生理学证据,但是在人群中的手术时机仍不明确。SCI 患者手术减压和保守治疗仅得到Ⅲ级或有限的Ⅱ级临床证据支持。所有患者均应被告知保守治疗和手术治疗的相关信息,包括可能的预后、各种治疗的局限性和并发症。患者出现进行性神经功能损害加重是公认的手术指征。对于多发伤患者、合并基础疾病长期卧床增加并发症风险,或依从性差(合并精神疾病、年龄因素、药物成瘾等)的患者,保守治疗更困难,因而推荐手术治疗。

本章重点

- 脊柱骨折的首选治疗方法仍存在争议。
- 随着事故发生至患者被转运至专业 SCI 中心的时间增加,SCI 相关并发症发生量也会增加。
- 对完全性和不完全性脊髓损伤患者的手术时机和减压手术的意义仍存在争议。
- 进行性神经损害加重的患者建议进行早期手术减压。
- 常推荐将重建脊柱正常解剖的手术推迟至神经功能快速恢复期之后,除非患者合并胸外伤和肺挫伤,早

期手术能预防 ARDS 的发生。

- SCIWORA 最早在儿童中被报道,老年患者轻度创伤后也可出现 SCIWORA,最常见于颈椎。
- 如果完全性胸脊髓或颈脊髓横断性损伤远端的正常解剖结构没得到恢复,可能由于退变导致疼痛和自主神经发生失调。
- 由于神经损伤平面以下感觉缺失,骨折部位过度的活动可导致脊柱 Charcot 关节病。
- 有足够的证据表明清除椎管内占位能较少胸椎和颈椎损伤患者脊髓病和创伤后脊髓空洞症发生的风险;然而在腰椎却缺少类似的证据,腰椎骨折后少一部分患者能出现自发性椎管重塑。
- 为了满足那些适合并愿意接受合理手术的新发脊髓损伤患者的治疗需求,治疗机构必须随时能够提供一些必要的设施。
- 需要一个至少 4 人的外科医师团队轮流值班,这些人都接受过专业训练,并能进行常规的脊柱手术操作。
- SCI 中心常被作为创伤中心的一个部门,能够使用其基础设备;或者附属于一个能够开展脊柱手术并且具有急诊设备的机构。

(侯国进　译　周方　校)

参考文献

1. Herkowitz HN, Garfin SR, Eismont FJ, Bell GR, Balderston RA. Rothman-Simeone The Spine: Expert Consult. Philadelphia: Elsevier Health Sciences; 2011.

2. Furlan JC, Noonan V, Cadotte DW, Fehlings MG. Timing of decompressive surgery of spinal cord after traumatic spinal cord injury: an evidence-based examination of pre-clinical and clinical studies. *J Neurotrauma* 2011;28(8):1371-99.

3. Levi L, Wolf A, Rigamonti D, Ragheb J, Mirvis S, Robinson WL. Anterior decompression in cervical spine trauma: does the timing of surgery affect the outcome? *Neurosurgery* 1991;29(2):216-22.

4. Krengel WF, Anderson PA, Henley MB. Early stabilization and decompression for incomplete paraplegia due to a thoracic-level spinal cord injury. *Spine* 1993;18(14):2080-7.

5. Duh MS, Shepard MJ, Wilberger JE, Bracken MB. The effectiveness of surgery on the treatment of acute spinal cord injury and its relation to pharmacological treatment. *Neurosurgery* 1994;35(2):240-8.

6. Vaccaro AR, Daugherty RJ, Sheehan TP, et al. Neurologic outcome of early versus late surgery for cervical spinal cord injury. *Spine* 1997;22(22):2609-13.

7. Mirza SK, Krengel WF, 3rd, Chapman JR, et al. Early versus delayed surgery for acute cervical spinal cord injury. *Clin Orthop Rel Res* 1999(359):104-14.

8. Guest J, Eleraky MA, Apostolides PJ, Dickman CA, Sonntag VK. Traumatic central cord syndrome: results of surgical management. *J Neurosurg* 2002;97(Suppl. 1):S25-32.

9. Croce MA, Bee TK, Pritchard E, Miller PR, Fabian TC. Does optimal timing for spine fracture fixation exist? *Ann Surg* 2001;233(6):851-8.

10. McKinley W, Meade MA, Kirshblum S, Barnard B. Outcomes of early surgical management versus late or no surgical intervention after acute spinal cord injury. *Arch Phys Med Rehabil* 2004;85(11):1818-25.

11. Cengiz SL, Kalkan E, Bayir A, Ilik K, Basefer A. Timing of thoracolumbar spine stabilization in trauma patients; impact on neurological outcome and clinical course. A real prospective (rct) randomized controlled study. *Arch Orthop Trauma Surg* 2008;128(9):959-66.

12. Chen L, Yang H, Yang T, Xu Y, Bao Z, Tang T. Effectiveness of surgical treatment for traumatic central cord syndrome. *J Neurosurg Spine* 2009;10(1):3-8.

13. La Rosa G, Conti A, Cardali S, Cacciola F, Tomasello F. Does early decompression improve neurological outcome of spinal cord injured patients? Appraisal of the literature using a meta analytical approach. *Spinal Cord* 2004;42(9):503-12.

14. Fehlings MG, Vaccaro A, Wilson JR, et al. Early versus delayed decompression for traumatic cervical spinal cord injury: results of the Surgical Timing in Acute Spinal Cord Injury Study (STASCIS). *PloS One* 2012;7(2):e32037.

15. Rajasekaran S, Kanna RM, Shetty AP. Management of thoracolumbar spine trauma—an overview. *Indian J Orthop* 2015;49:72-82.

16. Brodkey J, Richards D, Blasingame J, Nulsen F. Reversible spinal cord trauma in cats. Additive effects of direct pressure and ischemia. *J Neurosurg* 1972;37: 591-3.

17. Carlson G, Minato Y, Okada A, Gorden C, Warden K, et al. Early time dependent decompression for spinal cord injury: vascular mechanisms of recovery. *J Neurotrauma* 1997;14: 951-62.

18. Delamarter R, Sherman J, Carr J. Pathophysiology of spinal cord

injury. Recovery after immediate and delayed decompression. *J Bone Joint Surg Am* 1995;77:1042-9.

19. Dimar J, Glassman S, Raque G, Zhang Y, Shields C. The influence of spinal canal narrowing and timing of decompression on neurologic recovery after spinal cord contusion in a rat model. *Spine* 1999;24:1623-33.

20. Raslan AM, Nemecek AN. Controversies in surgical management of spinal cord injuries. *Neurol Res Int* 2012;Article ID 417834:6 p. doi:10.1155/2012/417834.

21. Bream-Rouwenhorst HR, Beltz EA, Ross MB, Moores KG. Recent developments in the management of acute respiratory distress syndrome in adults. *Am J Health Syst Pharm* 2008;65(1):29-36.

22. Kolja C, Lechler P. Spinal cord injury without radiologic abnormalities in adults: a systematic review. *J Trauma Acute Care Surg* 2013;75(2):320-30.

23. Yucesoy K, Yuksel KZ. SCIWORA in MRI era. *Clin Neurol Neurosurg* 2008;110:429-33.

24. Oyinbo CA. Secondary injury mechanisms in traumatic spinal cord injury: a nugget of this multiply cascade. *Acta Neurobiol Exp* 2011;71:281-99.

25. Claydon VE, Steeves JD. Orthostatic hypotension following spinal cord injury: understanding clinical pathophysiology. *Spinal Cord* 2006;44:341-51.

26. McMahon D, Tutt M, Cook AM. Pharmacological management of hemodynamic complications following spinal cord injury. *Orthopedics* 2009;32(5):331-35.

27. Stahel PF, Smith WR. Advocating *"spine damage control"* as a safe and effective treatment modality for unstable thoracolumbar fractures in polytrauma patients: a hypothesis. *J Trauma Manage Outcomes* 2009; 3:6.

28. Barrey C, Massourides H, Cotton F, et al. Charcot spine: two new case reports and a systematic review of 109 clinical cases from the literature. *Ann Phys Rehabil Med* 2010;53:200-20.

29. Wilke HJ, Kemmerich V, Claes LE, Arand M. Combined anteroposterior spinal fixation provides superior stabilisation to a single anterior or posterior procedure. *J Bone Joint Surg Br* 2001;83:609-17.

30. Lazennec JY, Neves N, Rousseau MA, et al. Wedge osteotomy for treating post-traumatic kyphosis at the thoracolumbar and lumbar levels. *J Spinal Disord Tech* 2006;19(33):487-94.

31. Kuklo TR, Polly DW, Owens BD, et al. Measurement of thoracic and lumbar fracture kyphosis: evaluation of intraobserver, interobserver, and technique variability. *Spine* 2001;26(34):61-5.

32. Polly DW, Klemme WR, Shawen S. Measurement options for the treatment of posttraumatic thoracic kyphosis. *Semin Spine Surg* 2000;12(35):112-6.

33. Ryken TC, Aarabi B. Management of isolated fractures of the atlas in adults. *Neurosurgery* 2013;72:127-31.

34. Morita M, Iwasaki M, Okuda S, et al. Autonomic dysreflexia associated with Charcot spine following spinal cord injury: a case report and literature review. *Eur Spine J* 2010;19(38 Suppl. 2):S179-82.

35. Selmi F, Frankel HL, Kumaraguru AP, Apostopoulos V. Charcot joint of the spine, a cause of autonomic dysreflexia in spinal cord injured patients. *Spinal Cord* 2002;40(39):481-3.

36. Haus BM, Hsu AR, Yim ES, et al. Long-term follow-up of the surgical management of neuropathic arthropathy of the spine. *Spine J* 2010;10(40):e6-16.

37. Kasten MD, Rao LA, Priest B. Long-term results of iliac wing fixation below extensive fusions in ambulatory adult patients with spinal disorders. *J Spinal Disord Tech* 2010;23(41):e37-42.

38. Schurch B, Wichmann W, Rossier AB. Post-traumatic syringomyelia (cystic myelopathy): a prospective study of 449 patients with spinal cord injury. *J Neurol Neurosurg Psychiatry* 1996;60:61-7.

39. Perrouin-Verbe B, Lenne-Aurier K, Robert R, et al. Post-traumatic syringomyelia and post-traumatic spinal canal stenosis: a direct relationship: review of 75 patients with a spinal cord injury. *Spinal Cord* 1998;36:137-43.

40. Abel R, Gerner HJ, Smit C, Meiners T. Residual deformity of the spinal canal in patients with traumatic paraplegia and secondary changes of the spinal cord. *Spinal Cord* 1999;37:14-9.

41. Wang D, Bodley R, Sett P, Gardner B, Frankel H. A clinical magnetic resonance imaging study of the traumatised spinal cord more than 20 years following injury. *Paraplegia* 1996;34:65-81.

42. Perrouin-Verbe B, Robert R, Lefort M, Agakhani N, Tadie M, Mathe JF. Post-traumatic syringomyelia. *Neurochirurgie* 1999;45(Suppl. 1):S58-66.

43. Williams B, Terry AF, Jones F, McSweeney T. Syringomyelia as a sequel to traumatic paraplegia. *Paraplegia* 1981;19:67-80.

44. De Klerk LW, Fontijine WP, Stijinen T, et al. Spinal canal remodeling in burst fractures of the thoracolumbar spine: a computerized tomographic comparison between operative and non-operative treatment. *J Spinal Disord* 1996;9:409-13.

45. Fidler MW. Remodelling of the spinal canal after burst fracture. A prospective study of two cases. *J Bone Joint Surg Br* 1988;70:730-2.

46. Johnsson R, Herrlin K, Hagglund G, Stromqvist B. Spinal canal remodeling after thoracolumbar fractures with intraspinal bone fragments. 17 cases followed 1–4 years. *Acta Orthop Scand* 1991;62:125-7.

47. Zdeblick TA, Sasso RC, Vaccaro AR, Chapman JR, Harris MB. Surgical treatment of thoracolumbar fractures. *Instr Course Lect* 2009;58:639-44.

48. Klein GR, Vaccaro AR, Albert TJ, et al. Efficacy of magnetic resonance imaging in the evaluation of posterior cervical spine fractures. *Spine* 1999; 24(8):771-4.

49. Kerslake RW, JaspanT, Worthington BS. Magnetic resonance imaging of spinal trauma. *Br J Radiol* 1991; 64(761):386-402.

第 9 章　上颈椎骨折的分型

Ripul R. Panchal, Kee D. Kim, Alexander R. Vaccaro

学习目标

本章学习完成后，你将能够：

- 认识上颈椎的解剖结构及其损伤的患病率；
- 在临床评估中能够识别上颈椎损伤；
- 根据损伤形态和现行分类系统对上颈椎损伤进行分类；
- 能够分析各个分类系统的优势和不足。

引言

上颈椎或颅颈交界（craniocervical junction，CCJ）由颅底、寰椎（C_1）、枢椎（C_2）和相关的韧带结构组成[1]。上颈椎损伤（upper cervical injuries，UCI）具有双峰分布特点，主要涉及幼儿和老年人，最多的受伤原因是机动车事故和跌倒[2,3]。超过 50% 的 UCI 和儿科患者会伴随头部受伤，死亡率特别高（41%）[4]。

独特的骨性结构和韧带附着允许上颈椎完成复杂的运动而不会影响主要的神经和血管结构。CCJ 的稳定性取决于骨骼（枕骨、寰椎、枢椎）的完整性、滑膜关节（寰枕关节和寰枢关节）及其相关的韧带结构（图 9.1）。寰枕关节是一种“杯形”关节，可允许颈椎完成大部分屈伸活动（23° ~27.1°）和微小的侧向和轴向旋转以及前后平移活动[5-7]。寰枢关节的主要运动是轴向旋转（23.3° ~38.9°），任何进一步的旋转可能导

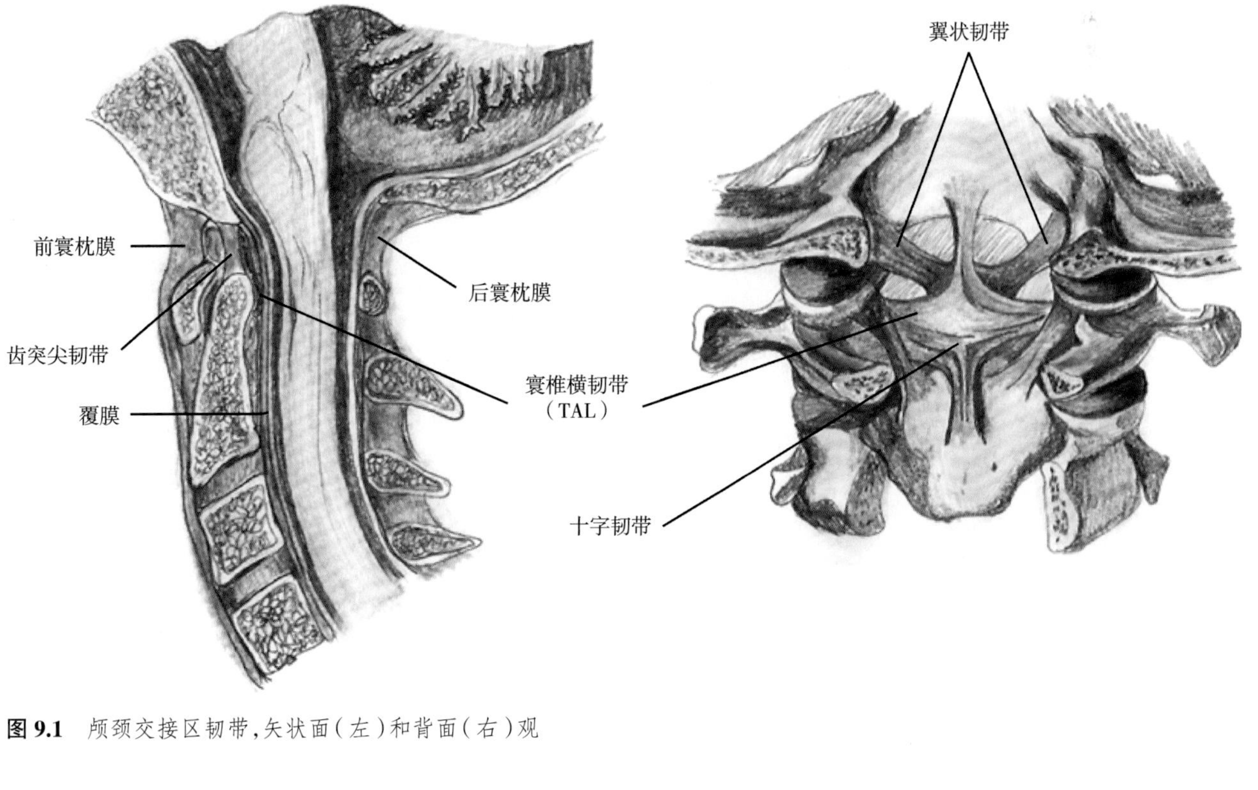
前寰枕膜
齿突尖韧带
覆膜
后寰枕膜
寰椎横韧带
（TAL）
翼状韧带
十字韧带

图 9.1　颅颈交接区韧带，矢状面（左）和背面（右）观

致椎动脉（vertebral artery，VA）阻塞，一对 VA 通常从 C_6 横突孔向上经各节颈椎横突孔延伸，出枢椎（C_2）横突孔以后稍微向外侧迂回然后进入寰椎，然后走行于 C_1 神经根的腹侧，沿寰椎上面的椎动脉沟向后内侧迂曲走行，进入枕骨大孔（图 9.2）[8]。局部的骨韧带复合体既维持了 CCJ 的稳定性，又不影响神经血管结构的完整性。

计算机断层扫描（computed tomography，CT）及冠状位、矢状位图像重建是评估骨性损伤的理想选择，磁共振成像（magnetic resonance imaging，MRI）是评估脑干或脊髓损伤、韧带损伤和关节损伤等软组织损伤的理想选择[9]，另外若要评估局部血管系统的完整性应考虑 CT 或 MRI 血管造影。

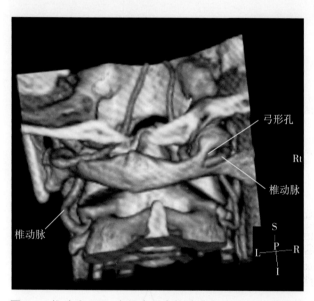

图 9.2　椎动脉 CTA，左侧为正常椎动脉走行，而右侧椎动脉穿过弓形孔走行

孤立性上颈椎骨折

枕骨髁骨折

枕骨髁骨折（occipital condyle fractures，OCF）由贝尔于 1817 年首次描述，由钝性颅颈外伤造成[10-12]。创伤患者 OCF 的发生率约为 0.4%[13]，这些患者可能因脑外伤而导致意识障碍、颅神经异常或其他神经功能障碍。OCF 通常有 CCJ 区压痛、活动范围减小、咽后软组织肿胀。多平面 CT 图像重建（图 9.3）可以诊断 OCF。Anderson 和 Montesano[14] 将 OCF 分为三种类型：I 型，粉碎性骨折；II 型，颅骨基底的线性骨折；III 型，撕脱骨折（表 9.1）。而 Tuli 等[15] 学者根据骨折块的移位情况将 OCF 分为两大类，根据枕 - 寰 - 枢关节复合体稳定性在影像学上的表现又将移位骨折进一步分为两组。Jeanneret 分类系统[16] 将 OCF 分为四种类型：I 型，颅底线型骨折；II 型，颅底环型骨折；III 型，枕骨髁骨折合并孤立性压缩性损伤；IV 型，枕骨髁撕脱或剪切骨折合并翼状韧带损伤。Saternus[17] 开发了一个更具描述性的分类系统，将 OCF 分为六组：I 型，轴向压缩暴力，Jefferson 型，枕骨髁压缩骨折；II 型，轴向牵引暴力，hangman 骨折，枕骨髁牵拉性损伤；III 型，轴向旋转暴力损伤；IV 型，斜向压缩暴力，台基冲击型，枕骨髁冠状骨折；V 型，斜向牵引暴力，水平推挤型，对侧枕骨髁水平骨折；VI 型，横向推挤暴力，颅底纵向骨折，枕骨髁撕脱骨折。

Maserati 等[13] 回顾研究了 106 例 OCF 病人后得出结论，除了 CT 可见的颅颈移位（寰枕间隙 >2mm）以外，从治疗的角度看，OCF 分类是不必要的，但对

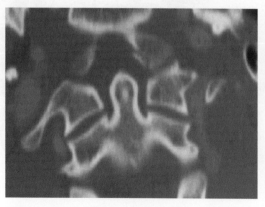
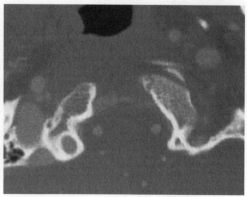

图 9.3　CT 冠状位和轴位图像显示 III 型枕骨髁骨折，可见撕脱骨折块

OCF 进行分类有利于医生或研究人员之间的沟通和交流,目前脊柱外科医生常用 Anderson-Montesano 分类系统对 OCF 进行分类。

寰椎骨折

寰椎骨折首先由 Astley Cooper 于 1822 年描述,孤立性寰椎骨折很少有神经功能障碍[18],寰椎骨折占脊柱骨折的 1%~2% 和颈椎骨折的 2%~13%[19-21]。1920年,英国神经外科医生 Geoffrey Jefferson 认为寰椎骨折是由于轴向负荷造成的[22]。学者们根据损伤的形态特征开发了许多分类系统,但都没有描述骨折的严重程度(表 9.2)。脊柱外科医生普遍使用 Landells-Van Peteghem 分类系统[23]。这里寰椎损伤被分为三种类型:Ⅰ型,前弓或后弓骨折;Ⅱ型,前后弓同时骨

表 9.1　枕骨髁骨折分型[14]

类型	特点描述	机制	翼状韧带	图解
Ⅰ	粉碎性骨折	轴向负荷	完整	
Ⅱ	颅骨基底的线性骨折	低于颅骨的旋转暴力合并侧方弯曲暴力	完整	
Ⅲ	撕脱骨折(不稳定)	牵引	断裂	

表 9.2　基于骨折形态的寰椎骨折分型[20, 22, 23, 67]

骨折	Jefferson	Gehweiler 等(修正的 Jefferson)	Landells 和 Van Peteghem	Levine 和 Edwards	图解
前弓	Ⅰ	Ⅱ	Ⅰ(单侧)	Ⅳ,Ⅵ	
后弓	Ⅰ	Ⅲ	Ⅰ(单侧)	Ⅰ	
前后弓	Ⅱ	Ⅰ	Ⅱ	Ⅲ	
侧块	Ⅲ	Ⅳ	Ⅲ	Ⅱ,Ⅶ	
横突	Ⅲ	Ⅴ		Ⅴ	

折,经典的 Jefferson 骨折或爆裂骨折;Ⅲ型,寰椎侧块骨折。爆裂性骨折通常涉及寰椎的前后弓,通常又被称为 Jefferson 骨折。机械稳定性取决于寰椎横韧带(transverse atlantal ligament, TAL)的完整性[18]。根据 Spence 规则,在开口位 X 线片上,寰椎侧块移位寰枢间隙 >6.9mm 时要怀疑有横韧带断裂[24]。此外 Dickman 等[25]学者将 TAL 损伤分为 Ⅰ型(中部实质损伤)和Ⅱ型(撕脱损伤)两种类型,以指导治疗(表 9.3)。他们回顾了 39 例 TAL 损伤病人,发现根据 Spence 规则漏诊了 61% 的病例,因而认为 MRI 在评估 TAL 的完整性方面更有价值。此外, Bransford 等[26]学者也描述了一类不稳定骨折形态,寰椎只是单侧矢状劈裂骨折,可能需要手术治疗(图 9.4)。

枢椎骨折

枢椎骨折是最常见的上颈椎损伤(20%)[27],它们可能被细分为齿突骨折、创伤性脊椎滑脱(hangman 骨折)以及其他骨折[28],大多数枢椎骨折的患者神经功能是完整的[29],这些骨折可以在侧位片和开口位片上被识别出来,但是 CT 扫描矢状位和冠状位图像重建能更好地表现骨折形态[30]。

齿突骨折

齿突骨折占颈椎损伤的 10%~15%[31],它们是由屈曲型和伸展型损伤机制引起的,Anderson 和 D'Alonzo 将其分为三种类型(表 9.4)[32],该分类系统后来被 Hadley 等进一步改进,并将齿突基部三部分骨折块的粉碎骨折细分为ⅡA 型。Roy-Camille 等[33]则将Ⅱ型骨折分成了四种类型。前三种类型是根据骨折线的角度来划分的,Ⅰ型和Ⅱ型是斜行线性骨折,分别向前倾斜(齿突向前移位)和向后倾斜(齿突向后移位),Ⅲ型骨折线为水平方向,Ⅳ型被描述为"英国警察帽"骨折,类似于Ⅲ型骨折,伴有齿突的旋转。Grauer[34]却将Ⅱ型齿突骨折分为三组:轻微移位,无粉碎(a);有移位,骨折线从前上向后下走行(b);骨折移位,骨折线从前下向后上走行(c)。

表 9.3 寰椎横韧带损伤分型,Ⅰ型比Ⅱ型更不稳定[25]

类型	A	B
Ⅰ		
Ⅱ		

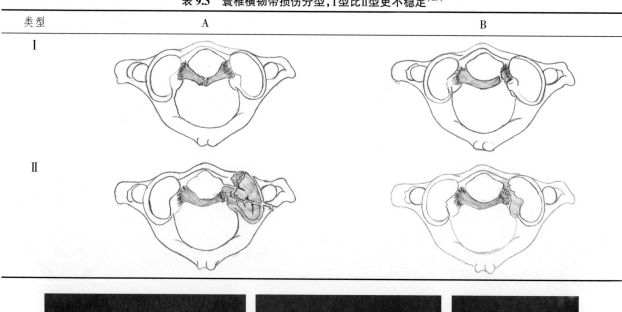

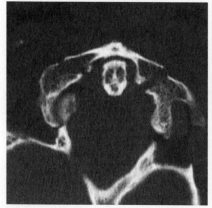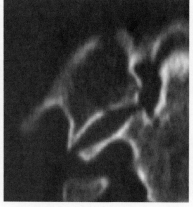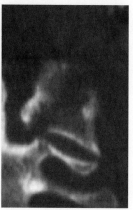

图 9.4 轴位(左)和冠状位(中、右)CT 图像显示寰椎双侧劈裂骨折

表 9.4　齿突骨折分型[19,32]

类型	特点描述	图解
I	齿突尖撕脱骨折	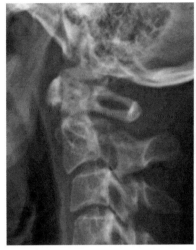
II	齿突基部骨折	
IIA	齿突底部骨折伴有碎骨块	
III	骨折延伸到椎体	

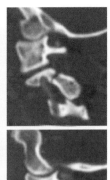
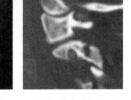

图 9.5　侧位 X 片和矢状位 CT 图像显示创伤性枢椎滑脱，伴右侧椎弓根和左侧峡部骨折

创伤性枢椎滑脱

创伤性枢椎滑脱，也称为 hangman 骨折，与颈椎过屈、过伸、牵引和轴向负荷的高能量创伤有关。Hangman 骨折涉及双侧椎弓根或峡部（图 9.5）。最常用的分类方法是 Levine-Edwards 分型[35]，这是在Effendi 分型[36] 和 Francis 分型[29] 基础上发展而来的分型方法（表 9.5）。该分类系统参考了枢椎相对于 C_3 向前移位的程度，并且考量了枢椎和 C_3 椎体下终板之间的夹角或者枢椎与 C_3 椎体后壁夹角的角度。Francis II、III、IV 级分别与 Levine IIA、II、III 型类似。最常见的损伤类型是 Francis I 级或 Levine I 型[37]，即使有这么多分类系统，某些特定的骨折类型，比如枢椎滑脱合并枢椎体背侧面骨折，也难以准确分类[38]。

枢椎体骨折

孤立性枢椎体骨折是罕见的，并且解剖形态各异。Benzel 等[39] 试图根据骨折形态对其进行分类：冠状骨折（I 型）、矢状骨折（II 型）和横行骨折（III 型）。然而就像图 9.6 所示的粉碎性枢椎骨折同时累及矢状和冠状骨折无法用 Benzel 分类系统进行分类。Fujimura 分类系统[40] 将枢椎体骨折分为四种：撕脱骨折（I 型），横行骨折（II 型），爆裂骨折（III 型）和矢状骨折（IV 型）。

> **记忆要点**
>
> - OCF——Anderson and Montesano 分型[14]。
> - 寰椎骨折——Landells and Van Peteghem 分型[23]。
> - 枢椎骨折
>   - 齿突骨折——Anderson and D'Alonzo 分型[32]；
>   - 创伤性枢椎滑脱——Levine and Edwards 分型[35]；
>   - 枢椎体骨折——Benzel 分型[36]。

表 9.5　创伤性枢椎滑脱分型[9,35,36]

分型	Effendi 等（分 3 型）	Francis 等（分 5 级）		Levine and Edwards（分 3 型）
		成角（°）	移位（mm）	
I	微小移位的裂缝骨折	<11	<3.5	无成角，移位 <3mm
II	伴有间盘损伤的向前移位	>11	<3.5	IIA：严重成角（>11°）微小移位（<3mm）严重成角（>11°），移位（>3mm），间盘损伤
III	伴有关节突骨折的向前移位	<11	>3.5	单侧或双侧 $C_2 \sim C_3$ 小关节脱位
IV		>11	>3.5	
V			间盘损伤	

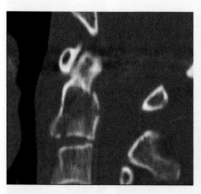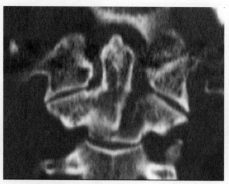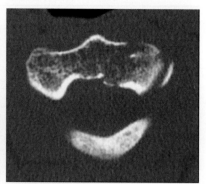

图 9.6　矢状位（左）、冠状位（中）、轴位（右）CT 图像显示枢椎骨折，矢状面和冠状面都存在粉碎骨块

复杂上颈椎骨折

寰枕关节脱位

寰枕关节脱位（atlanto-occipital dislocation, AOD）或半脱位被认为是罕见但致死性的损伤，在尸检的致死性颈椎损伤中占 8%~19%[41,42]。12 岁以下的儿童，由于寰枢关节发育不完善且他们具有更大的头 / 体重量比，因而他们更容易出现 AOD。AOD 的幸存者可能会出现神经功能障碍：下位颅神经损伤、无力或呼吸功能障碍。头部 CT 可能显示蛛网膜下腔出血，放射学检查可能显示椎前软组织肿胀。Traynelis 等[43]根据枕骨相对于寰椎的位置将 AOD 分为三种类型（表 9.6）。Harborview 分类系统[44]则根据损伤的严重程度将 ADO 分为三个级别：不完全性（1 级），隐匿性（2 级），位移大于 2mm 的明显 AOD（3 级）。

表 9.6　寰枕关节脱位分型[43]

类型	脱位方向	图解
I	向前	
II	纵向	
III	向后	

Theodore 等[45]学者认为根据初始侧位 X 线片诊断 AOD 很有挑战性（其敏感度仅为 0.505），有近 20% 的患者神经系统检查可能会表现正常。有学者指出，用侧位 X 光片诊断 AOD 都没有良好的灵敏度[46-51]。而用 CT 上的寰枕间隙来诊断 AOD 具有最高的灵敏度和特异性：成年人正常值 <1.4mm，儿童正常值 <2.5mm（图 9.7）[52-55]。其他诊断手段还有 MRI 和牵引试验，高度 AOD 时也可考虑应用[56,57]。

寰枢关节半脱位或脱位

寰枢关节旋转性半脱位或脱位（atlanto-axial rotatory subluxation or dislocation, AAD）可能是由创伤、类风湿性关节炎、先天性齿突异常等造成，也可能与上呼吸道感染（Grisel 综合征）有关[58-60]。患者头部向脱位的同侧倾斜，向脱位的对侧旋转，造成"雄鸡"样外貌。AAD 在儿童人群中比在成年人群中更常见，神经功能障碍比较是罕见。CT 和 / 或 MRI 可能有助于准确描述这种损伤，Fielding 和 Hawkins 将其描述为四种类型（表 9.7）[29,58]。III 型和 IV 型被认为是非常不稳定的损伤（图 9.8），然而，由于在这个水平椎管比较宽大，神经功能障碍比较罕见。

C₁~C₂ 联合损伤

由于具有枢椎齿突突入到由韧带稳定的寰椎环内这一独特的形态特征，并且允许 CCJ 比下颈椎拥有更大的活动度（图 9.9）[61]，寰枢椎联合损伤常常发生。这类骨折形态各异，并且可能意味着比单独寰椎或枢椎损伤更重的结构破坏和神经损伤[62-64]。Dickman 等[65]报道了对 860 例急性颈椎骨折病人的研究结果，发现寰枢椎联合骨折发生率为 3%，神经功能损伤发生率为 12%。寰椎骨折合并齿突骨折

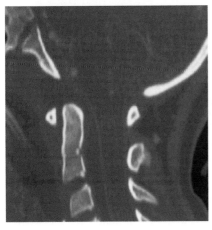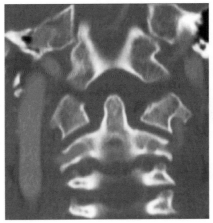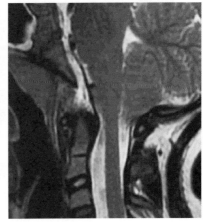

图 9.7　遭遇机动车事故的 10 岁的女性病人矢状位（左）、冠状位（中）CT 图像和矢状位（右）MRI 图像提示寰枕间隙大于 2.5mm，寰枕关节脱位，覆膜撕裂

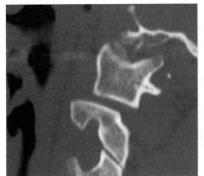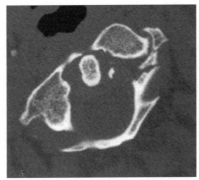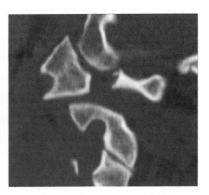

图 9.8　矢状位（左、右）和轴位（中）CT 图像显示寰枢关节旋转性脱位（Ⅲ型）伴双侧小关节骨折

表 9.7　寰枢关节半脱位分型[58]

类型	特点描述				图解
	旋转中心	横韧带损伤	小关节损伤	寰齿间隙	
Ⅰ	齿突	完整	双侧	<3mm	
Ⅱ	对侧小关节	轻度损伤	单侧	3~5mm	
Ⅲ	无，向前半脱位	完全断裂	双侧	>5mm	
Ⅳ	无，向后半脱位	齿突缺如或发育不全			

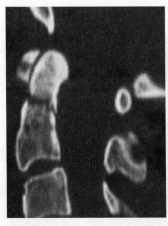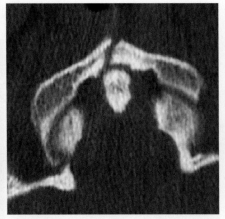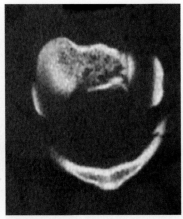

图9.9 矢状位（左）和轴位（中、右）CT图像显示齿突骨折（Ⅲ型）伴随寰椎前弓和后弓左侧骨折

的发生率为5%~53%[61]，寰椎骨折合并创伤性枢椎滑脱（hangman骨折）的发生率为6%~26%。Gleizes等[66]在14年内评估了784例颈椎外伤病人，发现在寰枢椎联合损伤中，涉及寰椎骨折的有70%，涉及齿突骨折的有30%，涉及hangman骨折的有30%。常见的类型是齿突骨折（Anderson-D'Alonzo Ⅱ型和Ⅲ型）合并寰椎后弓骨折，以及齿突骨折（Anderson-D'Alonzo Ⅱ型和Ⅲ型）合并Effendi Ⅰ型双椎弓根骨折。寰齿间隙（从寰椎前弓后缘到齿突前缘测量）超过5mm或C_2/C_3成角>11°的寰枢椎联合损伤被认为是不稳定的损伤。

> **记忆要点**
>
> ● 复杂上颈椎损伤常用分类系统：
> - AOD——Traynelis分型[43]；
> - AAD——Fielding-Hawkins分型[58]；
> - C_1~C_2联合损伤——尚无分型。

结语

CCJ和UCI的多样性使得这些损伤的分类非常具有挑战性，到目前为止仍没有一个全面合理的分类系统。任何有用的分类系统不仅应为医生提供"共同语言"，而且还应有助于治疗。

致谢

感谢Avani R Panchal为本章内容提供所有插图。

本章重点

CCJ的组成部分包括颅底、寰椎（C_1）和枢椎（C_2），以及相关的韧带和血管结构。

UCI的临床评估包括薄层CT扫描加上冠状位和矢状位图像重建。其他手段还有用MRI评估软组织损伤，用MRI/CT血管造影评估血管损伤。

（袁亮 译 杨钟纬 校）

参考文献

1. Menezes AH, Traynelis VC. Anatomy and biomechanics of normal craniovertebral junction (a) and biomechanics of stabilization (b). Child's Nerv Syst: *Off J Int Soc Pediatric Neurosurg* 2008;24(10):1091-100.

2. Spivak JM, Weiss MA, Cotler JM, Call M. Cervical spine injuries in patients 65 and older. *Spine* 1994;19(20):2302-6.

3. Katzberg RW, Benedetti PF, Drake CM, et al. Acute cervical spine injuries: prospective MR imaging assessment at a level 1 trauma center. *Radiology* 1999;213(1):203-12.

4. Givens TG, Polley KA, Smith GF, Hardin WD Jr. Pediatric cervical spine injury: a three-year experience. *J Trauma* 1996;41(2):310-4.

5. Herkowitz HN, Garfin SR, Eismont FJ, Bell GR, Balderston RA. Rothman-Simeone, the spine. 6th ed. Philadelphia: *Saunders Elsevier*; 2011.

6. Panjabi M, Dvorak J, Crisco J, 3rd, Oda T, Hilibrand A, Grob D. Flexion, extension, and lateral bending of the upper cervical spine in response to alar ligament transections. *J Spinal Disord* 1991;4(2):157-67.

7. Steinmetz MP, Mroz TE, Benzel EC. Craniovertebral junction: biomechanical considerations. *Neurosurgery* 2010;66(3 Suppl.):7-12.

8. Lyness SS, Simeone FA. Vascular complications of upper cervical spine injuries. *Orthop Clin North Am* 1978;9(4):1029-38.

9. Joaquim AF, Ghizoni E, Tedeschi H, et al. Upper cervical injuries—a rational approach to guide surgical management. *J Spinal Cord Med* 2014;37(2):139-51.

10. Leone A, Cerase A, Colosimo C, Lauro L, Puca A, Marano P. Occipital condylar fractures: a review. *Radiology* 2000;216(3):635-44.

11. Noble ER, Smoker WR. The forgotten condyle: the appearance,

morphology, and classification of occipital condyle fractures. *Am J Neuroradiol* 1996;17(3):507-13.

12. Bell CL. Surgical observations. *Middlesex Hosp J* 1817;4:469.

13. Maserati MB, Stephens B, Zohny Z, et al. Occipital condyle fractures: clinical decision rule and surgical management. *J Neurosurg Spine* 2009;11(4):388-95.

14. Anderson PA, Montesano PX. Morphology and treatment of occipital condyle fractures. *Spine* 1988;13(7):731-6.

15. Tuli S, Tator CH, Fehlings MG, Mackay M. Occipital condyle fractures. *Neurosurgery* 1997;41(2):368-76; discussion 376-67.

16. Jeanneret B. Verletzungen der Wirbelsaule/ObereHalswirbelsaule: Verlaufsformen und Therapie. Vol Band V/2: Stuttgart-New York: Georg Thieme Verlag; 1993.

17. Saternus KS. Forms of fractures of the occipital condyles. *Z Rechtsmed J Legal Med* 1987;99(2):95-108.

18. Ryken TC, Aarabi B, Dhall SS, et al. Management of isolated fractures of the atlas in adults. *Neurosurgery* 2013;72(Suppl. 2):127-31.

19. Hadley MN, Dickman CA, Browner CM, Sonntag VK. Acute traumatic atlas fractures: management and long term outcome. *Neurosurgery* 1988;23(1):31-5.

20. Levine AM, Edwards CC. Fractures of the atlas. *J Bone Joint Surg Am* 1991;73(5):680-91.

21. Sherk HH, Nicholson JT. Fractures of the atlas. *J Bone Joint Surg Am* 1970;52(5):1017-24.

22. Jefferson G. Fractures of the atlas vertebra: report of four cases and a review of those previously recorded. *Br J Surg* 1920;7:407-22.

23. Landells CD, Van Peteghem PK. Fractures of the atlas: classification, treatment and morbidity. *Spine* 1988;13(5):450-2.

24. Spence KF Jr, Decker S, Sell KW. Bursting atlantal fracture associated with rupture of the transverse ligament. *J Bone Joint Surg Am* 1970;52(3):543-9.

25. Dickman CA, Greene KA, Sonntag VK. Injuries involving the transverse atlantal ligament: classification and treatment guidelines based upon experience with 39 injuries. *Neurosurgery* 1996;38(1):44-50.

26. Bransford R, Falicov A, Nguyen Q, Chapman J. Unilateral C-1 lateral mass sagittal split fracture: an unstable Jefferson fracture variant. *J Neurosurg Spine* 2009;10(5):466-73.

27. Greenberg MS. Handbook of neurosurgery. 7th ed. Tampa, Fl: Greenberg Graphics; 2010.

28. Ryken TC, Hadley MN, Aarabi B, et al. Management of isolated fractures of the axis in adults. *Neurosurgery* 2013;72(Suppl. 2):132-50.

29. Francis WR, Fielding JW, Hawkins RJ, Pepin J, Hensinger R. Traumatic spondylolisthesis of the axis. *J Bone Joint Surg Br* 1981;63-B(3):313-8.

30. Joaquim AF, Patel AA. Craniocervical traumatic injuries: evaluation and surgical decision making. *Global Spine J* 2011;1(1):37-42.

31. Husby J, Sorensen KH. Fracture of the odontoid process of the axis. *Acta Orthop Scand* 1974;45(2):182-92.

32. Anderson LD, D'Alonzo RT. Fractures of the odontoid process of the axis. *J Bone Joint Surg Am* 1974;56(8):1663-74.

33. Roy-Camille R, Saillant G, Judet T, de Botton G, Michel G. Factors of severity in the fractures of the odontoid process (author's transl). *Rev Chir Orthop Reparatrice Appar Mot* 1980;66(3):183-6.

34. Grauer JN, Shafi B, Hilibrand AS, et al. Proposal of a modified, treatment-oriented classification of odontoid fractures. *Spine J:Off J North Am Spine Soc* 2005;5(2):123-9.

35. Levine AM, Edwards CC. The management of traumatic spondylolisthesis of the axis. *J Bone Joint Surg Am* 1985;67(2):217-26.

36. Effendi B, Roy D, Cornish B, Dussault RG, Laurin CA. Fractures of the ring of the axis. A classification based on the analysis of 131 cases. *J Bone Joint Surg Br* 1981;63-B(3):319-27.

37. Greene KA, Dickman CA, Marciano FF, Drabier JB, Hadley MN, Sonntag VK. Acute axis fractures. Analysis of management and outcome in 340 consecutive cases. *Spine* 1997;22(16):1843-52.

38. Burke JT, Harris JH Jr. Acute injuries of the axis vertebra. *Skeletal Radiol* 1989;18(5):335-46.

39. Benzel EC, Hart BL, Ball PA, Baldwin NG, Orrison WW, Espinosa M. Fractures of the C-2 vertebral body. *J Neurosurg* 1994;81(2):206-12.

40. Fujimura Y, Nishi Y, Kobayashi K. Classification and treatment of axis body fractures. *J Orthop Trauma* 1996;10(8):536-40.

41. Alker GJ Jr, Oh YS, Leslie EV. High cervical spine and craniocervical junction injuries in fatal traffic accidents: a radiological study. *Orthop Clin North Am* 1978;9(4):1003-10.

42. Bucholz RW, Burkhead WZ, Graham W, Petty C. Occult cervical spine injuries in fatal traffic accidents. *J Trauma* 1979;19(10):768-71.

43. Traynelis VC, Marano GD, Dunker RO, Kaufman HH. Traumatic atlanto-occipital dislocation. Case report. *J Neurosurg* 1986;65(6):863-70.

44. Chapman JR, Bellabarba C, Newelll DW, Kuntz IV C, West AG, Mirza SK. Craniocervical injuries: atlanto-occipital dissociation and occipital condyle fractures. *Semin Spine Surg* 2001;13(2):90-105.

45. Theodore N, Aarabi B, Dhall SS, et al. The diagnosis and management of traumatic atlanto-occipital dislocation injuries. *Neurosurgery* 2013;72(Suppl. 2):114-26.

46. Wholey MH, Bruwer AJ, Baker HL Jr. The lateral roentgenogram of the neck; with comments on the atlanto-odontoid-basion relationship. *Radiology* 1958;71(3):350-6.

47. Powers B, Miller MD, Kramer RS, Martinez S, Gehweiler JA Jr. Traumatic anterior atlanto-occipital dislocation. *Neurosurgery* 1979;4(1):12-7.

48. Dublin AB, Marks WM, Weinstock D, Newton TH. Traumatic dislocation of the atlanto-occipital articulation (AOA) with short-term survival. With a radiographic method of measuring the AOA. *J Neurosurg* 1980;52(4):541-6.

49. Lee C, Woodring JH, Goldstein SJ, Daniel TL, Young AB, Tibbs PA. Evaluation of traumatic atlantooccipital dislocations. *Am J Neuroradiol* 1987;8(1):19-26.

50. Harris JH Jr, Carson GC, Wagner LK, Kerr N. Radiologic diagnosis of traumatic occipitovertebral dissociation: 2. Comparison of three methods of detecting occipitovertebral relationships on lateral radiographs of supine subjects. *Am J Roentgenol* 1994;162(4):887-92.

51. Harris JH Jr, Carson GC, Wagner LK. Radiologic diagnosis of traumatic occipitovertebral dissociation: 1. Normal occipito-vertebral relationships on lateral radiographs of supine subjects. *Am J Roentgenol* 1994;162(4):881-6.

52. Pang D, Nemzek WR, Zovickian J. Atlanto-occipital dislocation—part 2: the clinical use of (occipital) condyle-C1 interval, comparison with other diagnostic methods, and the manifestation, management, and outcome of atlanto-occipital dislocation in children. *Neurosurgery* 2007;61(5):995-1015; discussion 1015.

53. Pang D, Nemzek WR, Zovickian J. Atlanto-occipital dislocation: part 1—normal occipital condyle-C1 interval in 89 children. *Neurosurgery* 2007;61(3):514-21; discussion 521.

54. Rojas CA, Bertozzi JC, Martinez CR, Whitlow J. Reassessment of the craniocervical junction: normal values on CT. *Am J Neuroradiol* 2007;28(9):1819-23.

55. Bertozzi JC, Rojas CA, Martinez CR. Evaluation of the pediatric craniocervical junction on MDCT. *Am J Roentgenol* 2009;192(1):26-31.

56. Babbitz JD, Kim KD. Imaging corner: unknown case. Diagnosis and discussion: atlanto-occipital dislocation. *Spine* 2001;26(12):1401-2.

57. Babbitz JD, Kim KD. Imaging corner. Unknown case. Spinal MRI

after head-on collision. *Spine* 2001;26(11):1298.

58. Fielding JW, Hawkins RJ. Atlanto-axial rotatory fixation. (Fixed rotatory subluxation of the atlanto-axial joint). *J Bone Joint Surg Am* 1977;59(1):37-44.

59. Lourie H, Stewart WA. Spontaneous atlantoaxial dislocation. A complication of rheumatoid disease. *N Engl J Med* 1961;265:677-81.

60. Wetzel FT, La Rocca H. Grisel's syndrome. *Clin Orthop Relat Res* 1989(240):141-52.

61. Ryken TC, Hadley MN, Aarabi B, et al. Management of acute combination fractures of the atlas and axis in adults. *Neurosurgery* 2013;72(Suppl. 2):151-8.

62. Zavanone M, Guerra P, Rampini P, Crotti F, Vaccari U. Traumatic fractures of the craniovertebral junction. Management of 23 cases. *J Neurosurg Sci* 1991;35(1):17-22.

63. Fowler JL, Sandhu A, Fraser RD. A review of fractures of the atlas vertebra. *J Spinal Disord* 1990;3(1):19-24.

64. Fujimura Y, Nishi Y, Chiba K, Kobayashi K. Prognosis of neurological deficits associated with upper cervical spine injuries. *Paraplegia* 1995;33(4):195-202.

65. Dickman CA, Hadley MN, Browner C, Sonntag VK. Neurosurgical management of acute atlas-axis combination fractures. A review of 25 cases. *J Neurosurg* 1989;70(1):45-9.

66. Gleizes V, Jacquot FP, Signoret F, Feron JM. Combined injuries in the upper cervical spine: clinical and epidemiological data over a 14-year period. Eur Spine J: Off Publ Eur Spine Soc Eur Spinal Deformity Soc Eur Section Cervical Spine Res Soc 2000;9(5):386-92.

67. Gehweiler J, John A, Duff D, Martinez S, Miller M, Clark W. Fractures of the Atlas Vertebra. *Skeletal Radiol* 1976;1:97-102.

第 10 章　上颈椎骨折的处理

Sumit Sinha Shashank S Kale

学习目标

本章学习完成后,你将能够:

- 概述在颈椎外伤中去除颈托的推荐意见;
- 总结上颈椎外伤的各种分类系统;
- 阐述常见的上颈椎损伤的影像学检查建议和治疗原则;
- 掌握各种类型上颈椎骨折的手术适应证和手术技术。

引言

脊柱和脊髓的急性损伤是创伤患者死亡和残疾的最常见原因[1-4]。脊柱和脊髓损伤的管理需要按照创伤整体治疗的原则整合综合系统的路径。所有表现为严重创伤的患者都应考虑存在脊柱损伤,除非有证据排除。近年来,由于院前救护的改善、创伤救治体系建设、手术稳定技术的进步、专业康复中心的建设,颈脊髓损伤的治疗效果有改善的趋势,特别是在发达国家。尽管有了这样的进步,预防这些毁灭性损伤,预防脊髓损伤的二次打击仍将对总体治疗结果产生巨大影响。损伤的早期诊断、脊髓功能的保护和脊柱稳定性的恢复是成功处理这些损伤的基础。

上颈椎被定义为枕骨和 C_2/C_3 运动节段之间的区域,由枕骨髁、寰椎、枢椎以及这些脊椎之间的运动节段组成。上颈椎损伤常发生在道路交通事故中,行人和摩托车驾驶员的发生率最高[5-7]。约三分之一的脊柱骨折位于上颈椎,而颈脊髓损伤占脊髓损伤的一半以上[8]。患者年龄与颈椎损伤位置有很强的相关性,9 岁以下的颈椎外伤患者受伤节段主要在上颈椎[9]。

流行病学

颈椎外伤在现代化建设和机动车数量激增的时期是非常普遍的问题。据估计,仅在美国每年有 100 万以上的急性脊柱损伤,其中一半是脊柱骨折,约有 1 万人发生脊髓损伤。35%~45% 的脊髓损伤是由机动车事故造成的[10,11]。颈椎是脊柱损伤最常见的部位,特别是在不系安全带的情况下。跌倒是老年人颈椎损伤最常见的原因,它造成了这个年龄组 70% 以上的病例。

记忆要点

- 所有脊柱骨折的三分之一都位于上颈椎。
- 颈椎是脊椎最常受损的部分。
- 患者年龄和颈椎损伤部位有很强的相关性(9 岁以下主要损伤上颈椎)。

评估

对脊髓损伤患者的评估包括正确地获取病史,进行详细的神经系统体格检查并获得合适的影像学检查资料。创伤后存在颈部疼痛的患者都应怀疑颈椎损伤。在没有意识的患者中,除非另有证据予以排除,否则都应假定存在脊柱损伤。多发伤患者的初始治疗都应基于高级创伤生命支持(advanced trauma life support, ATLS)指南,优先考虑颈部固定和气道管理,随后进行呼吸和循环支持。用于气道管理的传统抬颌法可能使容纳已经受损脊髓的可用空间进一步减小,因此应该避免。

脊柱损伤患者的体格检查应在首次查看时完成,并且要从头到脚全面检查。颈后部任何有压痛、皮肤颜色改变、血肿、肿胀或台阶畸形的部位都要小心仔细触诊,禁忌运动范围检查,并应立即用费城围领保护颈椎。已经有各种评分系统被开发用于记录和重复评估神经系统功能状态,判断恢复过程和评估预后。最早的评分系统由 Frankel 等学者开发,他们将脊柱损伤患者分为以下五类:①无功能;②仅存感觉功能;③存在部分感觉和运动功能;④存在有用的运动功能;⑤正常[12]。美国脊髓损伤协会(American spinal injury association, ASIA)制定了脊髓损伤分类指南,使用 ASIA 指南可进行详细的评估,并且可以评估神经系统功能状态随时间的变化[13](图 10.1)。

> **记忆要点**
>
> - 没有意识的患者,除非另有证据予以排除,否则都应假定存在脊柱损伤。
> - 气道管理应避免使用抬颌法。
> - 禁忌运动范围检查,并立即用费城围领保护颈椎。

影像学检查

急诊外伤后神经功能完好的患者,骨折或脊柱损伤的发生率不足 1%,然而,漏诊颈椎外伤的后果是很严重的,因此临床医生经常使用影像学检查来诊断辅助诊断,尤其是在没有完善的颈椎影像学检查指南可参考的情况下更是如此。加拿大的颈椎规则(C-Spine)正是为可能存在颈椎损伤的清醒患者影像学检查而制定的指南[14](图 10.2)。急诊 X 线检查国家标准去掉了对躯体中线无压痛、无醉酒、无神经功能障碍、无牵引疼痛的清醒患者进行颈椎 X 线检查的规定,但还需要进一步研究这样做是否合理[15]。

在疑似颈椎损伤的患者中,前后位、侧位和开口位 X 片一直被常规用于颈椎骨折的诊断,现在可以被薄层 CT 扫描矢状位和冠状位图像重建代替。对于任何骨性结构损伤的诊断 CT 都是非常优越的,尤其适用于 X 片难以显示微小骨折的枕颈交界区和颈胸交界区。使用 MRI 检查颈椎损伤还存在争议,但它对于昏迷患者的评估是非常有用的。

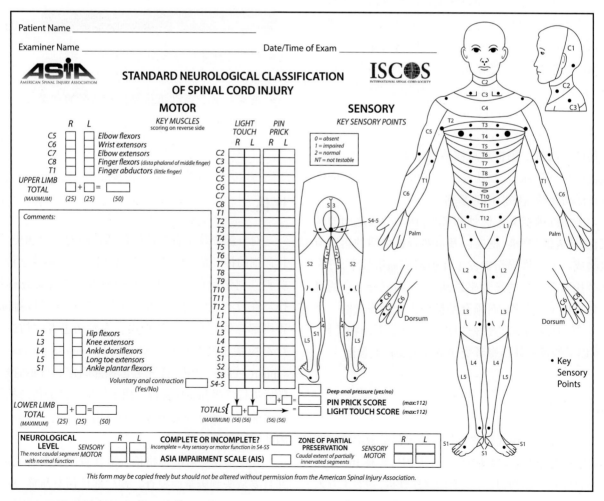

图 10.1 ASIA 脊髓损伤评分表[13]

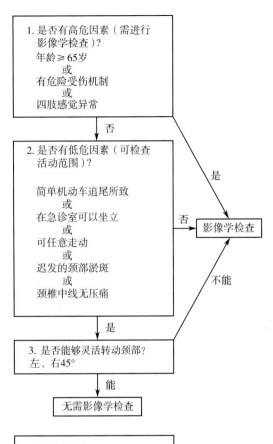

1. 是否有高危因素（需进行影像学检查）？
   年龄≥65岁
   或
   有危险受伤机制
   或
   四肢感觉异常

↓否

2. 是否有低危因素（可检查活动范围）？
   简单机动车追尾所致
   或
   在急诊室可以坐立
   或
   可任意走动
   或
   迟发的颈部淤斑
   或
   颈椎中线无压痛

是 → 影像学检查
否 →
不能 →

↓是

3. 是否能够灵活转动颈部？
   左、右45°

↓能

无需影像学检查

* 危险受伤机制：
- 从1m或5级台阶以上高度跌倒
- 头部轴向加压，比如潜水
- 机动车相撞，速度大于100km/h、翻车、甩出
- 代步车
- 自行车相撞

† 简单机动车追尾不包括：
- 被挤入对侧车流
- 被大卡车/公交车撞击
- 翻车
- 被高速行驶的机动车撞击

‡ 延迟

图 10.2　加拿大颈椎规则，可能存在颈椎损伤的患者影像学检查评估流程[14]

美国东部创伤外科协会（the eastern association for the surgery of trauma, EAST）制定的指南是许多颈椎固定操作指南的基础[16]。EAST 指南建议不再使用 X 线平片，改用 CT 检查，扫描范围从枕骨到 T_1 水平，MRI 可用于存在颈部疼痛的清醒患者或 CT 显示正常的昏迷患者，但在不同的医疗机构应该具体问题具体对待。

记忆要点

- 外伤后神经功能完好的患者，骨折或脊柱损伤的发生率虽然较低，但漏诊颈椎外伤的后果是很严重的。
- 疑似颈椎损伤的患者，推荐查前后位、侧位和开口位 X 片。
- 对于任何骨性结构损伤的诊断 CT 都是非常优越的，尤其适用于枕颈交界区和颈胸交界区。

枕颈关节损伤

枕骨髁是突出于枕骨下方的一对半月形结构，与双侧对应的寰椎侧块相关节。寰枕关节通过坚强的韧带结构来维持稳定，例如寰枕膜、十字韧带、翼状韧带和齿突尖韧带。枕骨交界处区损伤主要由三个方向的暴力导致：牵引暴力、压缩暴力和横向旋转暴力。

枕骨髁骨折

没有意识的患者枕骨髁骨折通常由头部 CT 扫描发现，而清醒患者可能会主诉枕骨下疼痛或枕部疼痛[17]，患者通常不会有神经功能障碍，尽管有轻度脊髓损伤和低位颅神经损伤的可能。可根据 CT 上骨折形态对枕骨髁骨折进行分型[17,18]（图 10.3，表 10.1）。

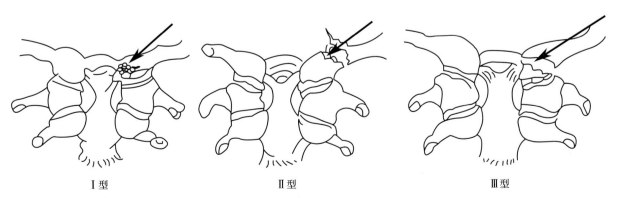

Ⅰ 型　　　　　　Ⅱ 型　　　　　　Ⅲ 型

图 10.3　枕骨髁骨折分型

表 10.1　枕骨髁骨折分型和治疗

类型	定义	稳定性	治疗
Ⅰ型	C_1 侧块撞击导致枕骨髁粉碎骨折	稳定	硬围领或 Halo 架固定 6~8 周
Ⅱ型	颅底骨折延伸到一侧枕骨髁	稳定	硬围领或 Halo 架固定 6~8 周
Ⅲ型	翼状韧带附着点撕脱骨折,超过 50% 是双侧,伴随寰枕关节脱位	不稳定	手术,后路枕颈固定

记忆要点

- 枕骨髁骨折患者通常不会有神经功能障碍。
- 少数患者可能会有轻度脊髓损伤或颅神经损伤的表现。
- 多数枕骨髁骨折患者可以保守治疗。

寰枕关节脱位

　　寰枕关节脱位(atlanto-occipital dissociations,AOD)相对比较罕见,是由高能量冲击引起颈部过度屈曲和分离导致韧带损伤的结果,是一种非常不稳定、致命性的损伤类型。这些损伤具有高死亡率是因为在脱位时脑干、上段颈脊髓、椎动脉损伤等结构的损伤。尽管这种损伤的幸存病例很少有报道[19,20],但从这些病例来看,幸存者可能表现为神经功能完好状态或者有脑干损伤、脊髓或颅神经损伤。"三等分原则"提示在 C_1 水平椎管直径的三分之一容纳齿突,三分之一容纳脊髓,另外三分之一容纳脑脊液[21]。如果合并脑外伤的话,患者的临床表现会更加复杂。

　　除非位移非常明显,否则在 X 线平片上很难识别这些损伤。X 线平片上的表现可能会非常轻,可能包括前椎间软组织异常突出、咽后壁血肿、咽后壁气肿,或 C_1 和 C_2 后方结构之间的间隙增加[8,11,22-26],通常需要用高分辨率 CT 扫描来评估这些损伤。有学者研究了用颈椎 X 线侧位片诊断 AOD 的测量方案[4,27-33](图 10.4),也可以用 Harris 线来判断齿突与枕骨斜坡顶端的关系[34](图 10.5)。Pang 等学者则描述了诊断 AOD 的新标准,作者将枕骨髁到 C_1 的间隙作为诊断 AOD 的参数,灵敏度和特异性均可达 100%[35]。

　　根据损伤形式和移位方向,Traynelis 等学者将 AOD 分成了四种类型,未考虑损伤的严重程度[36](图 10.6),Ⅰ型损伤是最常见的,枕骨髁相对于寰椎侧块向前半脱位,Ⅱ型损伤是枕骨髁位移超过正常范围 2mm 的垂直分离性损伤,Ⅲ型损伤非常罕见,是枕骨髁后脱位,Ⅳ型损伤是上述类型的复合损伤。然而,这种分类方案可能用处并不大,因为很多患者脱位非常明显且严重不稳定,以至于颅底相对于寰椎的位置关系会随着体位而发生变化。Harborview 分类法可能是一个更好的方案,它将 AOD 分为三种类型,且强调了损伤的严重程度[37]。

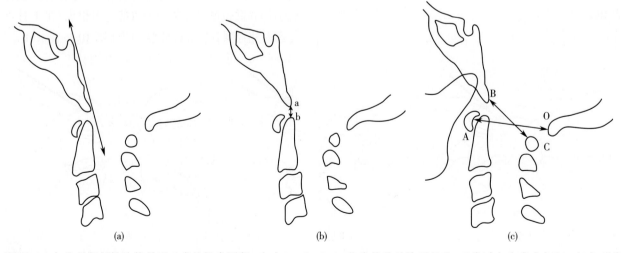

　　(a)　　　　　　　　　　(b)　　　　　　　　　　(c)

图 10.4　各种判断颅椎连接是否正常的标准图解。(a)Wackenheim 线为枕骨斜坡延长线,正常时与齿突尖相切。(b)正常齿突 - 颅底间隙在成人不超过 5mm,在儿童不超过 10mm。(c)Power 比为枕骨斜坡与 C_1 后弓距离(BC)除以枕骨后顶点与 C_1 前弓的距离(OA)的值,正常为 0.77,超过 1.0 考虑为病理性改变

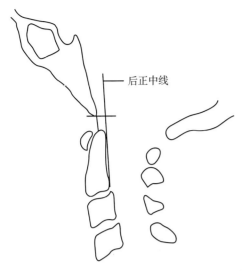

图 10.5　Harris 线，即枕骨斜坡顶端到后正中线距离和枕骨斜坡顶端到齿突尖的距离，两者都 <12mm，表示颅椎连接正常

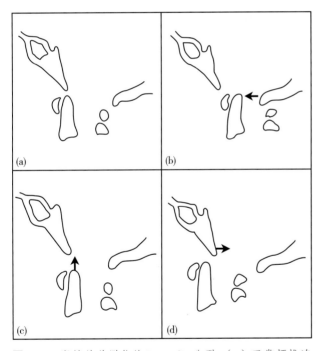

图 10.6　寰枕关节脱位的 Traynelis 分型。（a）正常颅椎连接。（b）前脱位。（c）纵向脱位。（d）后脱位

治疗这些损伤要十分谨慎，使用牵引是有争议的，有些学者认为，不应该使用牵引，因为这些损伤是高度不稳定的[3,23,33,38]。脱位的类型可对牵引治疗提供一定指导，Ⅰ型和Ⅲ型可以考虑使用，Ⅱ型严禁使用。AOD 主要是韧带损伤导致的高度不稳定损伤，不适合保守治疗，优先考虑至少从枕骨到 C_2 的后路枕颈固定术，使用围领和 Halo 架是很危险的，因为它可能导致分离，会进一步加重损伤。

寰椎横韧带创伤性功能不全

寰椎横韧带（transverse atlantal ligament, TAL）的断裂或功能不全可能发生于颈部过屈损伤，是不稳定损伤，可导致上段颈脊髓损伤。X 线侧位片上寰齿间隙（atlantodental interval, ADI），成人大于 3mm，儿童大于 5mm 表明有 TAL 断裂。在开口位 X 线片上，寰枢侧块间隙大于 6.9mm 也可确认有 TAL 断裂（Spence 规则）[39]。考虑到放射检查时的放大效应，Heller 等学者发现存在 18% 的放大误差，因此他们认为寰枢侧块间隙可以放宽到 8.1mm[40]。CT 可能表现为 C_1 侧块的横韧带止点撕脱骨折。MRI 可能显示横韧带损伤[41]。根据 CT 和 MRI 检查可以对 TAL 损伤进行分类（图 10.7）。

Dickman、Greene 和 Sonntag 将 TAL 损伤或止点撕脱骨折分为两种类型，可根据分型进行治疗。Ⅰ型损伤是单纯韧带损伤，可选择后路 C_1~C_2 融合内固定术。Ⅱ型损伤用 Halo 架外固定即可愈合，如果经过长时间（>3 个月）固定后仍然不愈合，可考虑手术治疗[42]。初期治疗可进行颅骨牵引固定，然后用 Gallie 融合法固定 C_1~C_2。如果采用骨性固定技术，比如 Brooks 和 Jenkins 融合法，C_1 环可能向前再移位。如果 C_1 后弓骨折，应先使用 Halo 架固定 8~12 周让 C_1 后弓愈合，然后再进行标准的后路 C_1~C_2 融合术。

Levine 和 Edwards[43]发现采用骨性固定技术，术后可能出现平均 4mm 的复位丢失，而采用 Gallie 法可能出现平均 1mm 的复位丢失。

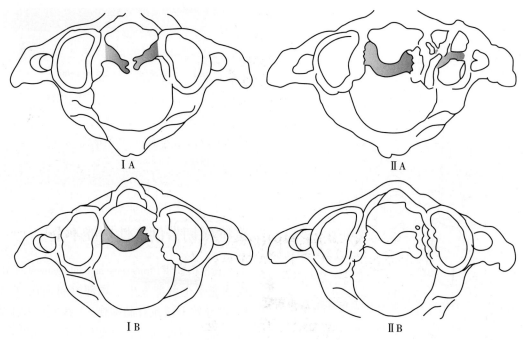

图 10.7　横韧带损伤分型,Ⅰ型为横韧带中部断裂(ⅠA)或后方的止点断裂(ⅠB);Ⅱ型为横韧带损伤伴随侧块骨折,可以是粉碎骨折(ⅡA)或撕脱骨折(ⅡB)

旋转性寰枢关节半脱位

寰枢关节是身体活动性最大的关节之一,估计每小时会活动大约 600 次。寰枢关节这种大范围、高频率的活动性是以牺牲其稳定性为代价的,从而使寰枢关节比较容易受伤[44]。$C_1\sim C_2$ 的小关节几乎是水平的,以允许寰枢关节完成整个颈椎 60% 的正常旋转活动度。$C_1\sim C_2$ 关节的稳定性主要由 TAL 和翼状韧带来维系,翼状韧带更多地限制 C_1 在 C_2 上的旋转活动。寰枢关节半脱位在成人中不常见,几乎完全是由创伤所致,而主要见于儿童,多是由于炎症(Grisel 综合征)或先天性横韧带松弛所致。

寰枢关节旋转半脱位(atlantoaxial rotatory subluxation, AARS)呈现“鹅颈”样畸形,头偏向一侧,并向对侧旋转,颈部微微过伸。患者可能因 C_2 神经根压迫而出现枕部疼痛,或出现颅后窝症状和颅神经功能障碍,这些症状成人比儿童要更为常见。寰枢关节旋转半脱位需要跟良性斜颈鉴别,良性斜颈患者头部旋转对侧的胸锁乳突肌存在挛缩。寰枢关节旋转半脱位患者,开口位 X 线片可能表现为 C_1 侧块相对于中线不对称。CT 对诊断寰枢关节旋转半脱位至关重要,并能够显示 C_1 在 C_2 上旋转的位置。Dvorak 等人使用功能性 CT 扫描来诊断寰枢关节的旋转不稳定,并建议当旋转角度 $C_0\sim C_1 > 8°$, $C_1\sim C_2 > 56°$,两侧差异 $C_0\sim C_1 > 5°$ 和 $C_1\sim C_2 > 8°$ 可判定寰枢关节存在不稳定[45]。

WARS 的分类需要根据影像学上表现的半脱位方向和程度来划分[46,47](表 10.2,图 10.8)。

表 10.2　AARS 分型和治疗

White-Panjabi 分型	Fielding-Hawkins 分型	特点	治疗
双侧向前	Ⅱ型,移位 3~5mm Ⅲ型,移位 >5mm	C_1 相对于 C_2 向前移位,一侧可能充当旋转中心,通常有横韧带断裂	如果移位轻可能是稳定的,可尝试牵引,若有神经症状可 $C_1\sim C_2$ 融合固定
双侧向后	Ⅳ型	C_1 相对于 C_2 后移位,累及齿突	不稳定,$C_1\sim C_2$ 融合固定
单侧向前	Ⅱ型,移位 3~5mm Ⅲ型,移位 >5mm	C_1 相对于 C_2 向前移位,一侧可能充当旋转中心,通常有横韧带断裂	如果移位轻可能是稳定的,可尝试牵引,若有神经症状可 $C_1\sim C_2$ 融合固定
单侧向后	Ⅰ型	C_1 相对于 C_2 无向前移位,齿突和横韧带通常完整,双侧翼状韧带断裂	可能是稳定的,可尝试牵引,若有神经症状可 $C_1\sim C_2$ 融合固定
一侧向前 一侧向后	Ⅰ型		可尝试牵引,若有神经症状可 $C_1\sim C_2$ 融合固定

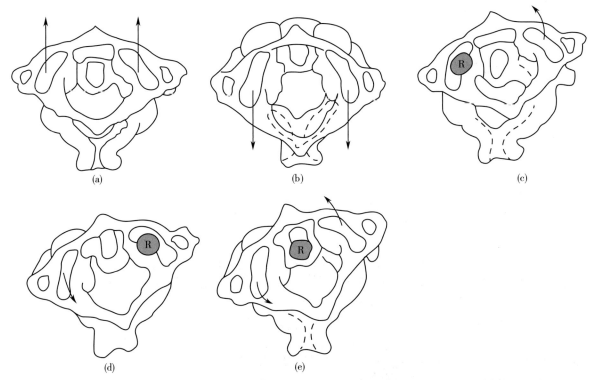

图 10.8 AARS 的 White-Panjabi 分型。（a）双侧向前脱位。（b）双侧向后脱位。（c）单侧向前脱位。（d）单侧向后脱位。（e）一侧向后脱位，一侧向前脱位。图中 "R" 表示旋转轴

AARS 的通常可采用非手术治疗，可以通过轴向牵引来复位，但难以复位或复发性半脱位以及横韧带损伤则需要手术复位固定。

不同病程的寰枢关节半脱位儿童患者治疗计划

病程 <1 周：软围领固定，镇痛，卧床休息 1 周，如果没有自动复位，则住院牵引治疗。

病程 >1 周，<1 个月：住院头套牵引治疗，围领固定 4~6 周。

病程 >1 个月：住院颅骨牵引治疗，围领固定 4~6 周[48]。

只有放射学检查显示无明显向前移位或不稳定时，才采用非手术治疗。

记忆要点

- 寰枢关节半脱位在成人中不常见，几乎完全是由创伤所致。
- 寰枢关节半脱位在儿童更常见，多是由于炎症（Grisel 综合征）或先天性横韧带松弛所致。
- CT 对诊断寰枢关节半脱位是必需的。
- 寰枢关节半脱位主要采用非手术治疗。

寰椎骨折

单独 C_1 骨折占全部颈椎损伤的 5%~10%[43,49]，常见于伴或不伴侧方弯曲暴力的轴向暴力损伤，寰椎骨折常和枕骨髁和枢椎骨折同时发生。寰椎骨折可累及前后弓以及侧块的任何部分。

Levine 和 Edwards 描述了一种四部分分类系统，将寰椎骨折分为[50]：①由过伸暴力引起的后弓骨折，属于稳定损伤；②由旋转或侧向屈曲暴力引起的侧块骨折，属于不稳定损伤；③由过度伸暴力引起的前弓骨折，可进一步分为微小移位骨折、粉碎骨折和不稳定的损伤；④轴向暴力引起的爆裂骨折，这类骨折虽然不会引起神经症状，但是属于不稳定的，特别是当侧块移位明显导致 TAL 断裂时（Spence 规则）[39]（图 10.9）。

X 线平片会表现为 C_1~C_3 的咽后壁软组织肿胀，但这需要受伤 6 个小时后才能出现。在 I 型骨折，开口位 X 片可能正常，Jefferson 骨折可能表现为寰椎侧块向侧方移位。CT 扫描图像重建是评估骨折形态和对位情况的最佳手段。

C_1 骨折的治疗方法取决于横韧带的完整性，如果 TAL 完整，单独 C_1 骨折是稳定的，可以用外固定器治

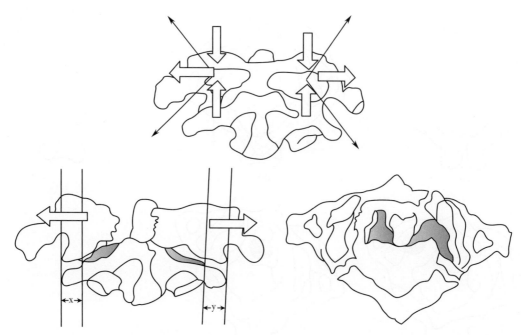

图 10.9　Jefferson 骨折的受伤机制,轴向压缩暴力导致 C₁ 侧块向两侧分离,横韧带断裂提示侧块分离（x+y）大于 6.9cm

疗,直到骨折愈合。若 TAL 断裂,建议使用 C₁~C₂ 手术固定。然而,发生 Jefferson 骨折时,TAL 的重要性似乎被高估了,垂直压缩冲击导致骨折,但翼状韧带是完好的,只要通过复位骨折恢复了寰椎的高度,就能够提供足够的枕骨稳定性。忽视 C₁~C₂ 不稳定是不可取的,特别是四肢瘫的患者,这是十分重要的。Harms 等[51] 报告了 6 例 Jefferson 骨折伴横韧带断裂患者采用经口入路手术治疗的情况,直接复位骨折,然后是固定前环和侧块。

没有患者术后出现 C₁~C₂ 不稳的症状,因此他们认为这种技术既可以维持 C₁~C₂ 关节的旋转活动度又能恢复寰枕关节和寰枢关节的对位关系（表 10.3）。

表 10.3　寰椎骨折分型和治疗[52,53]

分型	特点	治疗
稳定	后弓骨折	硬围领固定
	前弓撕脱骨折	硬围领固定
	C₁ 环骨折与侧块之间移位 <7mm	硬围领或 Halo 架固定
	C₁ 环骨折与侧块之间移位≥7mm	Halo 架固定牵引或 C₁~C₂ 手术固定融合
不稳定	前弓骨折相对于齿突向后移位（犁骨折）	Halo 架固定或 C₁~C₂ 手术固定融合

记忆要点

- 寰椎骨折常伴随枕骨髁骨折、枢椎骨折。
- Ⅲ型骨折（Jefferson 骨折）是累及前后弓的三部分或三部分以上的粉碎性骨折。

枢椎骨折

枢椎骨折占所有颈椎骨折的 20%,最常见的是Ⅱ型齿突骨折,通常分为齿突骨折、侧块骨折、峡部根骨折（创伤性枢椎滑脱或 hangman 骨折）,以及复合骨折。

齿突骨折

齿突骨折占所有颈椎骨折的 7%~14%,枢椎骨折的 60%,这些骨折最常出现于过伸损伤。齿突骨折主要是由跌倒或机动车事故导致,年龄呈双峰分布,多发生于老年人和儿童[54-57]。年龄 >70 岁的患者中,齿突骨折是颈椎损伤最常见的形式。在年轻患者中,齿突骨折多是高能量损伤的结果,而在老年患者中,却通常是由跌倒这种低能量损伤所致。Anderson 和 D'Alonzo 根据骨折线的位置将齿突骨折分为三种类型:Ⅰ型为齿突尖骨折,Ⅱ型为齿突基部骨折,Ⅲ型为累及枢椎体的齿突骨折[54]（图 10.10,表 10.4）。

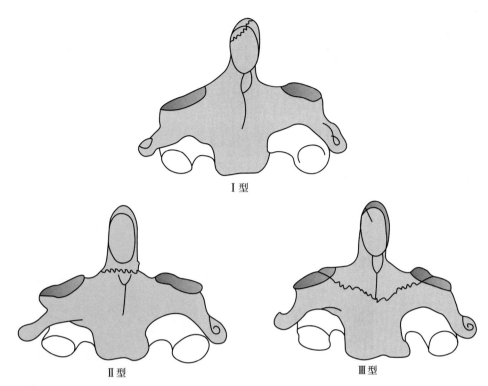

I型

II型

III型

图 10.10　齿突骨折 Anderson-D'Alonzo 分型

表 10.4　齿突骨折分型和治疗

骨折分型	特点	治疗
I型	最少见,稳定,齿突尖撕脱骨折	围领或 Halo 架固定
II型	最常见,不稳定,不易愈合,轴向或斜行延伸的齿突骨折,C_2 椎体无受累	Halo 架固定或手术固定
IIA型	齿突基部粉碎性骨折,有游离骨块,不稳定	手术固定
III型	骨折累及 C_2 椎体	围领或 Halo 架固定,高度不稳定或与愈合风险高的患者可手术固定

I型齿突骨折比较罕见,是稳定骨折,骨折线通常在横韧带水平以上,不会影响横韧带的完整性,容易和齿突小骨混淆,齿突小骨是先天性齿突不连,齿突尖和齿突之间由软骨紧密连接[58,59]。

II型齿突骨折具有较高的不愈合倾向,因为骨折部位没有骨膜和松质骨。采用 Halo 架进行非手术治疗不愈合率较高(25%~63%)[60-64]。II型齿突骨折的

非手术治疗包括 Halo 架或硬围领固定,Halo 架可限制上颈部约 75% 的活动,而硬围领只能限制 45%。非手术治疗的缺点包括钉道感染、皮肤撕脱、颅骨穿孔较高的不愈合率。经颈前路手术可以在骨折部位直接固定骨折,从而提高愈合率,同时可保持寰枢关节的旋转活动能力[65](图 10.11)。近年来经颈前路齿突螺钉固定更为流行,并且手术技术也有所改进,该术式的骨折愈合率在 79%~100%[66-69]。齿突骨折究竟该采用颈前路齿突螺钉固定还是采用颈后路固定仍存在争议。有几种情形不适合颈前路齿突螺钉固定,包括胸椎后凸、桶状胸、齿突前方的斜行骨折、骨折累及寰枢关节、Jefferson 骨折、明显移位的齿突骨折、TAL 断裂、超过 6 个月的陈旧骨折、严重骨质疏松或骨量减少的老年人等,在这些情况下,推荐采用颈后路寰枢关节融合术。

颈后路寰枢关节融合有多种术式,例如:Gallie 术(后正中植骨加钢缆固定)[70]、J Brooks-Jenkins 术(双侧植骨加分层钢缆固定)[71] 和 Sonntag 术(棘突间植骨加钢缆固定)[44](图 10.12~10.14)。这些技术都建立了张力带结构,但对抗伸展和旋转仍不够坚强。因此,为了克服这些缺点,Magerl 和 Seemann 发明了 C_1~C_2 经关节固定术[72](图 10.15)。在 C_1~C_2 经关节螺钉固定术中,患者处于俯卧、颈部中立位,头部相对于颈部屈曲,这样有利于恢复 C_1~C_2 的对位关系,同时确保经 C_1~C_2 关节螺钉能放置在正确的位置。在切

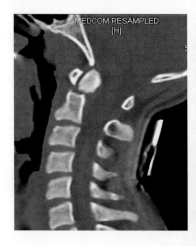
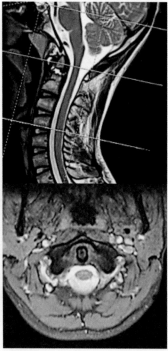
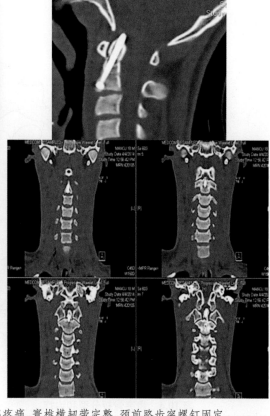

图 10.11 患者 25 岁，Ⅱ型齿突骨折，脊髓功能 ASIA E 级，仅表现为颈部疼痛，寰椎横韧带完整，颈前路齿突螺钉固定

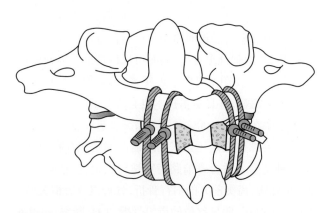

图 10.12 Brooks-Jenkins 法

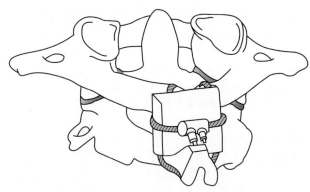

图 10.13 Gallie 法

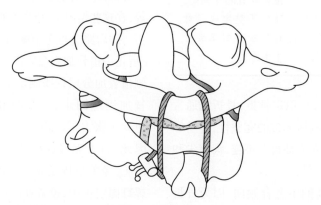

图 10.14 Dickman-Sonntag 法

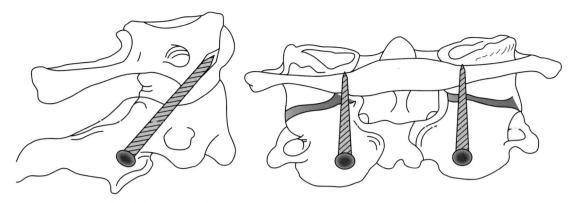

图 10.15　$C_1 \sim C_2$ 经关节螺钉入点和钉道方向

皮之前,最好透视颈椎侧位相或者使用术中导来确定穿刺点(通常在 T_1 棘突外侧约 2cm 处),螺钉需穿过 $C_1 \sim C_2$ 侧块关节到达 C_1 前弓。一般采用后正中切口暴露 $C_1 \sim C_2$ 后方结构,暴露好 C_2 椎弓根上内侧,注意勿伤 C_2 神经根和硬膜外静脉丛。带芯导向器经皮穿刺一直进到 $C_1 \sim C_3$ 的手术切口内,C_2 的进钉点在 C_2 椎弓内下角前方大约 3~4mm,外侧约 3~4mm,进钉方向内倾 15°,螺钉指向 C_1 前结节。

用 C_1 侧块螺钉和 C_2 椎弓根螺钉固定融合 $C_1 \sim C_2$ 的技术是由 Goel 和 Laheri[73](图 10.16)发明的,随后被一些学者改进[74,75],患者用头夹固定,俯卧位,从枕部到 C_3 沿正中线切开皮肤,暴露 $C_2 \sim C_3$ 双侧小关节和 C_1 后弓。从下方拉开 C_2 神经根,即可暴露出 C_1 侧块。C_1 侧块螺钉的入点在 C_1 侧块中点或 C_1 侧块中线与 C_1 后弓下缘的交点,用钻头沿着内倾 15° 的方向钻孔,侧位透视图像上钉道方向指向 C_1 前弓。

C_2 螺钉可以置于 C_2 椎弓根或峡部,峡部是指上下关节突之间的部分。C_2 峡部螺钉的钉道与 $C_1 \sim C_2$ 经关节螺钉相似,只不过要短得多,切入点为 C_2 椎弓内下面前方 3mm,外侧 3mm,螺钉内倾 10°,头倾 40° 平行于 C_2 峡部,螺钉长度为约 16mm,不要突破横突孔。

C_2 椎弓根是连接椎体与后方附件的部分,C_2 椎弓根钉的切入点位于峡部椎板上缘稍偏外,通常为 C_2 峡部螺钉进钉点偏内上 2mm 的位置,钉道头倾 20°,内倾 15° ~25°。

Ⅱ型骨折不愈合的危险因素有,年龄偏大(>65 岁),齿突移位 >6mm,骨折复位丢失,成角畸形,并发症多,齿突向后移位。因此,有学者建议具备这些因素的患者要早期手术[76,77]。Ⅱ型齿突骨折其他手术适应证包括难以复位或无法复位、有明显神经功能损害、不愈合的陈旧骨折以及无法用 Halo 架的患者。明显移位的Ⅱ型骨折可通过牵引力复位,然后根据具体情况选择固定方式。

Ⅲ型骨折累及 C_2 椎体,为齿突尾部和双侧峡部腹侧的骨折,可分为冠状、矢状和横行骨折。高分辨率 CT 可很好地显示骨折情况,并且能清楚地显示横突孔是否受累,提示椎动脉受累的可能性。由于有良好的血供,这类骨折通常采用 Halo 架固定 12 周,大部分患者即可愈合(图 10.17)。

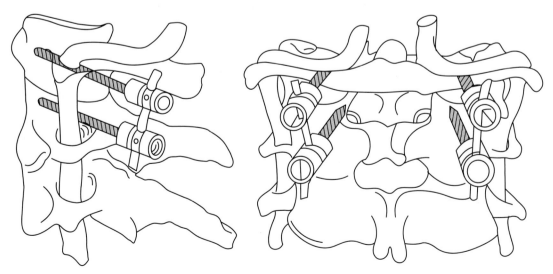

图 10.16　C_1 侧块螺钉入点和钉道方向,以及 C_2 椎弓根钉技术

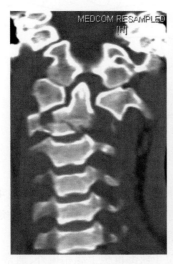
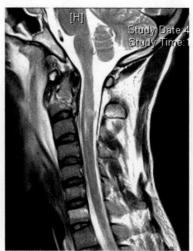
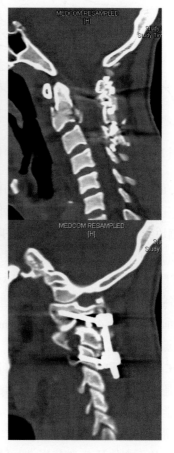

图 10.17   65 岁Ⅲ型齿突骨折,采用了后路 C_1~ C_3 融合固定术

创伤性枢椎滑脱

创伤性枢椎滑脱是双侧峡部或椎弓根骨折,可能伴随韧带损伤而影响稳定性,而稳定性是选择治疗方式的决定性因素。这种损伤的机制与最初的 Hangman 骨折大有不同,而是突然减速时头部前屈,并存在轴向加压,随后头部过伸。由于这种损伤会导致椎管扩大,因此不足 10% 的患者会出现神经症状。其实绞刑与 Hangman 骨折并没有多大关系,似乎更容易导致垂直型寰枢椎脱位。

Hangman 骨折分类采用 Levine-Edward 改良分型[78](表 10.5)。Ⅱ型、Ⅲ型骨折以及不愈合的骨折需要手术治疗,手术方式可以选择颈后路或颈前路手术。有些学者推荐采用颈后路术式[79-81](图 10.18),但由于这些方法可能无法很好地纠正成角移位,有可能使已遭破坏的椎管容积变小。也有学者采用颈前路 C_2~C_3 手术固定的方法,有许多研究还报道了使用导航技术辅助螺钉置入,以提高置入螺钉的准确性。其中有一个研究比较了不固定 C_1 以保留 C_1~C_2 关节活动度的治疗效果[82]。

表 10.5　Hangman 骨折的分型和治疗

骨折分型	特点	治疗
I 型	骨折通过椎弓,在椎体后面椎弓根部,移位 <3mm,无成角移位,由过伸和轴向负荷导致	颈部固定 3 个月
II 型	移位 >3mm,成角 >11°,由先伸后屈暴力导致	伸直位 Halo 架牵引固定,复位失败可予手术治疗,前路或后路 $C_2 \sim C_3$ 融合固定
IIA 型	后上向前下的斜行骨折,严重成角但没有平行移位,椎间盘损伤,不稳定,由屈曲分离暴力所致	轴向牵引矫正成角,Halo 架伸直位牵引固定 3 个月
III 型	I 型骨折伴单侧或双侧 $C_2 \sim C_3$ 小关节脱位,C_2 椎弓游离,严重成角和移位,不稳定	手术固定
IV 型	伴双侧椎板骨折,高度不稳定	手术固定
V 型	伴双侧 C_2 下关节突骨折,高度不稳定	手术固定

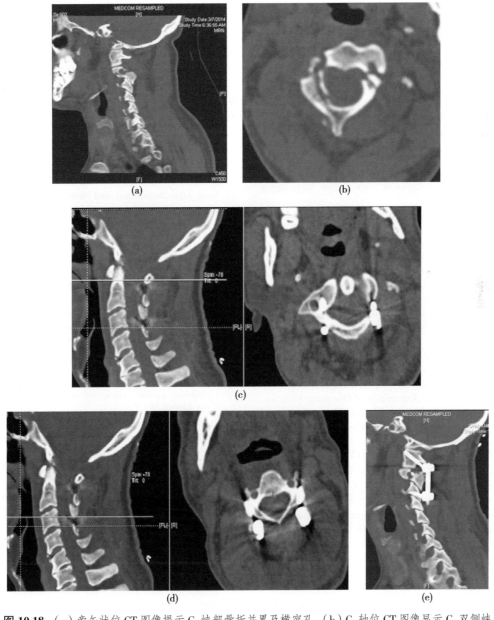

图 10.18　(a) 旁矢状位 CT 图像提示 C_2 峡部骨折并累及横突孔。(b) C_2 轴位 CT 图像显示 C_2 双侧峡部骨折。(c) 旁矢状位和 C_1 轴位 CT 图像显示 C_1 侧块固定。(d) 旁矢状位和 C_3 轴位 CT 图像显示 C_3 侧块固定。(e) 旁矢状位 CT 图像显示 C_1 和 C_3 侧块固定

记忆要点

- 创伤性枢椎滑脱的受伤机制是头部前屈、轴向加压、头部过伸的组合暴力损伤。
- 只有不到 10% 的创伤性枢椎滑脱患者存在神经症状。
- Ⅱ型、Ⅲ型骨折以及不愈合的骨折需要手术治疗。

本章重点

- 上颈椎损伤是可能导致神经损害的灾难性损伤。
- 寰枢关节的解剖复杂性以及局部神经、血管结构的分布使得上颈椎手术十分具有挑战性。
- 提高警惕、及时识别颈椎损伤、预防继发损伤、颈椎损伤救治体系建设在颈椎外伤的治疗中是十分重要的。
- 椎管减压、脊椎的解剖复位、坚强内固定是颈椎损伤治疗的要点。

（袁亮　译　杨钟纬　校）

参考文献

1. Bohlman H. Complications of treatment of fractures and dislocations of the cervical spine. In: Epps C, editor. Complications of orthopedic surgery. Philadelphia: JB Lippincott; 1985. p. 897-918.
2. Bohlman H, Ducker T, Lucas J. Spine and spinal cord injuries. In: Rothman R, Simeone F, editors. The spine. Philadelphia: W.B. Saunders; 1982. p. 661-757.
3. Bohlman HH. Acute fractures and dislocations of the cervical spine: an analysis of three hundred hospitalized patients and review of the literature. *J Bone Joint Surg Am* 1979;61:1119-42.
4. Bolesta M, Bohlman H. Late complications of cervical fractures and dislocations and their surgical treatment. In: Frymoyer J, editor. The adult spine: principles of practice. New York: Raven Press; 1991. p. 1107-26.
5. Tepper SL, Fligner CL, Reay DT. Atlanto-occipital disarticulation: accident characteristics. *Am J Forensic Med Pathol* 1990;11:193-7.
6. Davis JW, Phreaner DL, Hoyt DB, Mackersie RC. The etiology of missed cervical spine injuries. *J Trauma* 1993;34:342-6.
7. Zivot U, Di Maio VJ. Motor vehicle – pedestrian accidents in adults: relationship between impact speed, injuries, and distance thrown. *Am J Forensic Med Pathol* 1993;14:185-6.
8. Hu R, Mustard CA, Burns C. Epidemiology of incident spinal fracture in a complete population. *Spine* 1996;21:492-9.
9. Hill SA, Miller CA, Kosnik EJ, Hunt WE. Pediatric neck injuries: a clinical study. *J Neurosurg* 1984;60:700-6.
10. Fabio A, Weiss H, Forjoh S, et al. Head and spinal cord injuries in Pennsylvania 1995-1998. Pennsylvania: Pittsburgh Center for Violence and Injury Control, Department of Emergency Medicine, Allegheny University of the Health Sciences; 1998.
11. National Spinal Cord Injury Statistical Center. Spinal cord: facts and figures at a glance. Survey of Model Systems Spinal Cord Injury Rehabilitation Centers. Birmingham (AL): NSCIC; 2000.
12. Frankel HL, Hancock DO, Hyslop G, et al. The value of postural reduction in the in the initial management of closed injuries of the spine with paraplegia and tetraplegia. *Paraplegia* 1969;7:197-2.
13. American Spinal Injury Association: International Standards for Neurological Classification of Spinal Cord Injury, revised 2013; Atlanta, GA. Reprinted 2013.
14. Steill IG, Wells GA, Vandemheen KL, et al. The Canadian C-spine rule for radiography in alert and stable trauma patients. *JAMA* 2001;286:1841-8.
15. Hoffman JR, Mower WR, Wolfson AB, Todd KH, Zucker MI, National Emergency X-Radiography Utilization study Group. Validity of a set of clinical criteria to rule out injury to cervical spine in patients with blunt trauma. *N Engl J Med* 2000;343:94-9.
16. Pasquale M, Fabian TC. Practice management guidelines for trauma from the Eastern Association for Surgery of trauma. *J Trauma* 1998;44:941-56, discussion 956-7.
17. Anderson PA, Montesano PX. Morphology and treatment of occipital condylar fractures. *Spine* 1988;13:731-6.
18. Wackenheim A. Roentgen diagnosis of craniovertebral region. Berlin: Springer-Verlag; 1974.
19. Dibenedetto T, Lee CK. Traumatic atlanto-occipital instability: a case report with follow up and a new diagnostic technique. *Spine* 1990;15:595-7.
20. Evarts CM. Traumatic occipito-atlantal dislocation: report of a case with survival. *J Bone Joint Surg Am* 1970;52:1653-60.
21. Steel HH. Anatomical and mechanical considerations of the atlanto-axial articulations. *J Bone Joint Surg Am* 1968;50:1481-7
22. Ajani AE, Cooper DJ, Scheinkestrel CD, Laidlaw J, Tuxen DV. Optimal assessment of cervical spine trauma in critically ill patients: a prospective evaluation. *Anaesth Intensive Care* 1998;26:487-91.
23. Demetriades D, Charalambides BS, Chahwan S, et al. Non-skeletal cervical spine injuries: epidemiology and diagnostic pitfalls. *J Trauma* 2000;48:724-7.
24. Scheinarts PJ, Diaz J, Kaiser C, Carrillo Y, Eddy V, Morris JA Jr. Prospective comparison of admission computed tomographic scan and plain films of the upper cervical spine in trauma patients with altered mental status. *J Trauma* 2001;51:663-9.
25. Pasquale M, Fabian TC. Practice management guidelines for trauma: EAST Ad Hoc Committee on Guideline Development—identifying cervical spine instability after trauma. *J Trauma* 1998;44:941-56.
26. DeVivo MJ, Fine PR, Maetz HM, Stover SL. Prevalence of spinal cord injury: a re-estimation employing life table techniques. *Arch Neurol* 1980;37:707-8.
27. Ersmark H, Lowenheilm P. Factors influencing the outcome of cervical spine injuries. *J Trauma* 1988;28:407-10.
28. Huelke DF, Mendelsohn RA, States JD, Melvin JW. Cervical fractures and fracture-dislocations sustained without head impact. *J Trauma* 1978;18:533-8.
29. Piatt JH. Detected and overlooked cervical spine injury in comatose victims of trauma: report from the Pennsylvania Trauma Outcomes Study. *J Neurosurg Spine* 2006;5:210-6.
30. Cooper DJ, Ackland HM. Clearing the cervical spine in unconscious head injured patients—the evidence. *Crit Care Resusc* 2005;7:181-4.
31. Wang MC, Pintar F, Yoganandan N, Maiman DJ. The continued burden of spine fractures after motor vehicle crashes. Clinical article. *J Neurosurg Spine* 2009;10:86-92.
32. Fassett DR, Harrop JS, Maltenfort M, et al. Mortality rates in

geriatric patients with spinal cord injuries. *J Neurosurg Spine* 2007;7:277-81.

33. Lomoschitz FM, Blackmore CC, Mirza SK, Mann FA. Cervical spine injuries in patients 65 years old and older: epidemiologic analysis regarding the effects of age and injury mechanism on distribution, type and stability of injuries. *Am J Roentgenol* 2002;178:573-7.

34. Shamoun JM, Riddick L, Powell RW. Atlanto-occipital subluxation/dislocation: a "survivable" injury in children. *Am Surg* 1999;65:317-20.

35. Pang D, Nemzek WR, Zovickian J. Atlanto-occipital dislocation: part 1—normal occipital condyle-C1 interval in 89 children. *Neurosurgery* 2007;61:514-21.

36. Traynelis VC, Marano GD, Dunker RO, Kaufman HH. Traumatic atlanto-occipital dislocation: case report. *J Neurosurgery* 1986;65:863-70.

37. Chapman JR, Bellabarba C, Newell DW, Kuntz C, IV, West AG, Mirza SK. Craniocervical injuries: atlanto-occipital dissociation and occipital condyle fractures. *Semin Spine Surg* 2001;13:90-105.

38. Milby AH, Halpern CH, Guo W, Stein SC. Prevalence of cervical spine injury in trauma. *Neurosurgical Focus* 2008;25(5):E10.

39. Spence KF, Jr, Decker S, Sell KW. Bursting atlantal fracture associated with rupture of transverse ligament. *J Bone Joint Surg Am* 1970;52:543-9.

40. Heller JG, Viroslav S, Hudson T. Jefferson fractures: the role of magnification artifact in assessing transverse ligament integrity. *J Spinal Disord* 1993;6:392-6.

41. Dickman CA, Mamourian A, Sontag VK, Drayer BP. Magnetic resonance imaging of the transverse atlantal ligament for the evaluation of atlantoaxial instability. *J Neurosurgery* 1991;75:221-7.

42. Dickman CA, Greene KA, Sonntag VKH. Injuries involving the transverse atlantal ligament: classification and treatment guidelines based upon experience with 39 injuries. *Neurosurgery* 1996;38:44-50.

43. Levine AM, Edwards CC. Fractures of the atlas. *J Bone Joint Surg Am* 1991;73:680-91.

44. Dickman CA, Sonntag VK, Papadopoulos SM, Hadley MN. The interspinous method of posterior atlantoaxial arthrodesis. *J Neurosurg* 1991;74:190-8.

45. Dvorak J, Hayek J, Zehnder R. CT functional diagnostics of the rotatory instability of the upper cervical spine, II: an evaluation on healthy adults and patients with suspected instability. *Spine* 1987;12:726-731.

46. White AA, Panjabi MM. Clinical biomechanics of the spine. Philadelphia: J.B. Lippincott; 1978.

47. Fielding JW, Hawkins RJ. Atlanto-axial rotatory fixation (fixed rotatory subluxation of the atlanto-axial joint). *J Bone Joint Surg Am* 1977;59:37-44.

48. Phillips WA, Hensinger RN. The management of rotatory atlanto-axial subluxation in children. *J Bone Joint Surg* 1989;71A:664.

49. Hadley MN, Dickman CA, Browner C, Sonntag VK. Acute axis fractures: a review of 229 cases. *J Neurosurg* 1989;71:642-7.

50. Levine AM, Edwards CC. Fractures of the atlas. *J Bone Joint Surg Am* 1991;73:680-91.

51. Ruf M, Melcher R, Harms J. Transoral reduction and osteosynthesis C1 as a function-preserving option in the treatment of unstable Jefferson fractures. *Spine (Phila Pa 1976)* 2004;29(7):823-7.

52. Mohit AA, Schuster JA, Mirza SK, Mann FA. "Plough" fracture: shear fracture of the anterior arch of the atlas. *Am J Roentgenol* 2003;181:770.

53. Kesterson L, Benzel E, Orrison W, Coleman J. Evaluation and treatment of atlas burst fractures (Jefferson fractures). *J Neurosurg* 1991;75:213-20.

54. Anderson LD, D'Alonzo RT. Fractures of the odontoid process of the axis. *J Bone Joint Surg Am* 1974;56:1663-74.

55. Maak TG, Grauer JN. The contemporary treatment of odontoid injuries. *Spine (Phila Pa 1976)* 2006;31(11, Supp.):S53-60, discussion S61.

56. Greene KA, Dickman CA, Marciano FF, Drabier JB, Hadley MN, Sonntag VK. Acute axis frcatures: analysis of management and outcome in 340 consecutive cases. *Spine (Phila Pa 1976)* 1997;22:1843-52.

57. Julien TD, Frankel B, Traynelis VC, Ryken TC. Evidence-based analysis of odontoid fracture management. Neurosurg Focus 2000;8:1.

59. Liang CL, Lui CC, Lu K, Lee TC, Chen HJ. Atlantoaxial stability in ossiculum terminale. Case report. *J Neurosurg* 2001;95(Suppl. 1): 119-21.

59. Strohm PC, Muller CA, Bley TA, Kstler W, Sdkamp NP. Differential diagnose einer Dens fraktur vom Typ Anderson I [Ossiculum terminale (Bergmann)]. *Unfallchirurg* 2003;106:1054-56.

60. Ekong CE, Schwartz ML, Tator CH, Rowed DW, Edmonds VE. Odontoid fracture: management with early mobilization using the halo device. *Neurosurgery* 1981;9:631-7.

61. Platzer P, Thalhammer G, Sarahrudi K, et al. Nonoperative management of odontoid fractures using a halothoracic vest. *Neurosurgery* 2007;61:522-9 discussion 529-30.

62. Platzer P, Thalhammer G, Ostermann R, Wieland T, Vécsei V, Gaebler C. Anterior screw fixation of odontoid fractures comparing younger and elderly patients. *Spine* 2007;32:1714-20.

63. Frangen TM, Zilkens C, Muhr G, Schinkel C. Odontoid fractures in the elderly: dorsal C1/C2 fusion is superior to halo-vest immobilization. *J Trauma* 2007;63:83-9.

64. Lee SH, Sung JK. Anterior odontoid fixation using a 4.5-mm Herbert screw: the first report of 20 consecutive cases with odontoid fracture. *Surg Neurol* 2006;66:361-6 discussion 366.

65. Subach BR, Monroe MA, Haid RW, McLaughlin MR, Rodts GR, Comey CH. Management of acute odontoid fractures with single-screw anterior fixation. *Neurosurgery* 1999;45:812-19 discussion 819-20.

66. Aydinli U, Kara GK, Ozturk C, Serifoglu R. Surgical treatment of odontoid fractures with C1 hook and C2 pedicle screw construct. *Acta Orthop Belg* 2008;74:276-81.

67. Platzer P, Thalhammer G, Oberleitner G, Schuster R, Vécsei V, Gaebler C. Surgical treatment of dens fractures in elderly patients. *J Bone Joint Surg Am* 2007;89:1716-22.

68. Song KJ, Lee KB, Kim KN. Treatment of odontoid fractures with single anterior screw fixation. *J Clin Neurosci* 2007;14:824-30.

69. Etter C, Coscia M, Jaberg H, Aebi M. Direct anterior fixation of dens fractures with a cannulated screw system. *Spine* 1991;16 (3 Suppl.):S25-32.

70. Gallie WE. Fractures and dislocation of cervical spine. *Am J Surg* 1939;46:495-9.

71. Brooks AL, Jenkins EB. Atlantoaxial arthrodesis by wedge compression method. *J Bone Joint Surg Am* 1978;60A:279-84.

72. Magerl F, Seemann PS. Stable posterior fusion of the atlas and axis by trans articular screw fixation. In: Kehr P, Weidner A, editors. Cervical spine I. New York: Springer; 1986. p. 322-7.

73. Goel A, Laheri V. Plate and screw fixation for atlantoaxial subluxation. *Acta Neurochir (Wien)* 1994;129:47-53.

74. Harms J, Melcher RP. Posterior C1-C2 fusion with polyaxial screw and rod fixation. *Spine* 2001;26:2467-71.

75. Fiore AJ, Mummaneni PV, Haid RW, Rodts GE, Sasso RC. C1 lateral mass screws–Surgical nuances. *Tech Orthop* 2002;17:1-6.

76. Greene KA, Dickman CA, Marciano FF, Drabier JB, Hadley MN, Sonntag VK. Acute axis fractures: analysis of management and outcomes in 340 consecutive cases. *Spine* 1997;22:1843-52.

77. Dunn ME, Seljeskog EL. Experience in the management of

odontoid process injuries: an analysis of 128 cases. *Neurosurgery* 1986;18:306-10.

78. Levine AM, Edwards CC. The management of traumatic spondylolisthesis of the axis. *J Bone Joint Surg Am* 1985;67:217-26.

79. Duggal N, Chamberlain RH, Perez-Garza LE, Espinoza-Larios A, Sonntag VK, Crawford NR. Hangman's fracture: a biomechanical comparison of stabilization techniques. *Spine* 2007;32:182-7.

80. Hakalo J, Wronski J. Operative treatment of hangman's fractures

of C2. Posterior direct pars screw repair or anterior plate-cage stabilization? *Neurol Neurochir Pol* 2008;42:28-36.

81. Tuite GF, Papadopoulos SM, Sonntag VK. Caspar plate fixation for the treatment of complex hangman's fractures. *Neurosurgery* 1992;30:761-4. discussion 764-5.

82. Kumar G, Singh P, Garg K, et al. CT-guided C2 pedicle screw placement for treatment of unstable Hangman's fractures. Spine (Phila Pa 1976) 2014. [Epub ahead of print].

第11章　下颈椎骨折的分型

Michael Rutter, **Jason W Savage**, **Michael Haak**

学习目标

本章学习完成后,你将能够:

- 了解下颈椎分型系统的内容和目标;
- 了解最重要的分型系统的概念和实际应用;
- 比较研究过的分型系统的信度和效度。

引言

下颈椎损伤的分型系统被用来描述损伤的解剖形态、损伤机制、临床表现及神经功能受损情况。

分型系统的作用是提供统一的标准来描述损伤情况,便于学术交流及沟通病情。早期分型系统利用临床表现和影像学检查来评估,随着技术的进步,更精确的影像学检查、神经功能评估被纳入分型标准,对损伤的描述也更为细致。国际上,各国对于颈椎外伤的诊疗水平并不一致,X线片和CT检查是相对常规的,而核磁检查在部分国家并非常规应用。因此需要利用高级影像学检查进行损伤分型的分型标准,并未被所有国家接受,一些国家因国情限制仍需要利用X线片即可分型的准则。

颈椎外伤首先分为上颈椎和下颈椎损伤两大类。C_2损伤是最常见的单节段上颈椎损伤;颈椎外伤大多数发生在下颈椎(65%的颈椎骨折和75%的颈椎脱位),C_5~C_6和C_6~C_7是最常见的受累节段[1,2]。正常结构和生物稳定性受损程度、神经功能受损情况与损伤暴力强度相关,但也不完全一样。微小和看似不重的损伤也有潜在神经功能损伤风险,而明显不稳定的骨折脱位也有可能表现为神经功能完好。患者的神经功能状态可能在临床决策中发挥主要作用,甚至直接决定是否要进行手术减压融合,但早期分型系统存在一些缺陷,最近研究者也正在探索尝试创建新的分型系统,以助提供更细节的判断方法,指导治疗决策。

首先回顾一下历代分型系统,分型系统的首要目标是根据解剖结构的受损程度进行损伤的全面描述和标准分型。颈椎分为前柱和后柱,影响脊柱稳定性的

结构如图(图11.1、11.2)。最早期的分型系统,利用平片和摄片来评估骨折及脱位类型。CT的发展使得医生对损伤的评估更精确,这些检查手段的进步使得对损伤的分型也更加细致。虽然早期分型系统尝试纳入韧带和软组织的损伤,但实际上只有核磁才能评估软组织损伤病情,早期核磁技术尚未成熟时,分型系统是无法准确评估软组织损伤的。应用何种分型系统,也与一个地区的经济发展水平有关,在不具备先进影像学检查技术的医院,纠于细节的分型是不切实际的。

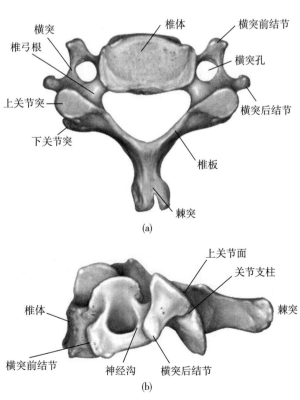

图11.1　下颈椎骨骼结构。(a)上面观。(b)侧面观

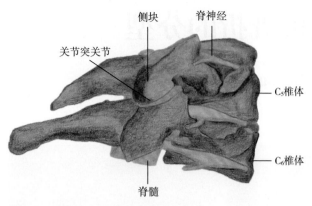

侧块　脊神经

关节突关节

C₅椎体

C₆椎体

脊髓

图 11.2　脊神经与骨骼解剖结构的关系

制定分型系统的第二个目的是便于学术交流,统一进行下颈椎外伤临床表现和诊疗的研究。同一个患者在不同医疗机构就诊或需要医疗机构之间转诊时,一个分型系统能否简洁、准确且详尽地描述病情,就体现出这个分型系统的应用价值。随着我们对于人体解剖结构和神经功能的理解愈发深入,颈椎外伤的分型系统也逐步发展。大多数分型系统是根据损伤机制来分型的,但同一个骨折可能涉及多个损伤机制,可能带来误差。

分型系统的第三个目的是指导治疗决策。如前文所述,任何神经功能有损伤或有渐进加重趋势的患者,都提示可能需要手术干预,无论其损伤机制如何。虽然分型系统试图将受伤暴力强度和骨折及韧带的损伤程度纳入考虑,但目前还不能利用这些判断进一步损伤风险。相关临床研究中的治疗决策反映了分型创建时可用的治疗方式。目前可用的减压和固定技术仍然需要根据颈椎节段失去其内在稳定性的程度作出决定。在过去几十年的临床工作中,各种手术技术的进步都提高了我们重建这种稳定性的能力。目前被关注的分型系统,如下颈椎损伤评估量表(Subaxial Cervical Spine Injury Classification System, SLIC)和 AO 协作组最新改进的分型(Arbeitsgemeinschaft fur Osteosynthesefragen AO)都试图使治疗决策变得更为容易。

> **记忆要点**
>
> - 分型系统的作用是能够采用统一的标准来描述损伤情况,便于学术交流及沟通病情。
> - 颈椎外伤首先分为上颈椎和下颈椎损伤两大类。
> - 颈椎外伤大多数发生在下颈椎——65% 的颈椎骨折和 75% 的颈椎脱位。
> - C₅~C₆ 和 C₆~C₇ 是最常见的受累节段。

分型系统

首个脊柱损伤分型系统是由 Sheffield 脊柱损伤中心的 Frank Holdsworth 医生基于自己的工作提出的。他回顾了 1 000 名在 Sheffield 脊柱损伤中心诊疗的患者病例[3],确定了 5 种分型;他的分型并不是仅针对下颈椎,他对稳定骨折与不稳定骨折的定义和他选择的治疗方式反映了 20 世纪 50 年代和 60 年代的认知和技术。他将损伤机制分为:①单纯屈曲型;②屈曲旋转型;③伸展型;④椎体压缩型(VC);⑤剪力型。典型分型见图 11.3。

单纯屈曲型损伤会导致楔形骨折,这种类型骨折被认为是相对稳定、可保守治疗的。屈曲旋转型损伤需要颅骨牵引治疗直至脊柱可维持稳定,患者可以直立活动。牵张脱位损伤可分为两种类型,即可自发复位与无法自发复位。自发复位的患者可佩戴略加屈曲的支具来治疗;无法自发复位患者,可通过 4 周持续的颅骨牵引来达到复位。如果出现自发融合者可以进一步颅骨牵引 4~6 周,接着支具固定和活动。如果未出现自发融合患者需行前路融合并继续颅骨牵引 8 周。爆裂类型的骨折患者(椎体压缩)需颅骨牵引 6 周后佩戴矫形支具活动。Holdsworth 认为,除非出现明显的位移,否则剪力伤是稳定的;虽然他所有的患者都有完全的神经损伤,但只有少数人接受了手术治疗,大概是为了获得更好的骨性结构恢复和稳定性。

在现在看来,Holdsworth 的分型可能只具有历史参考意义。这种分型由他多年对整个脊柱损伤的诊治经验总结而来,并没有具体到某一个节段。分型仅基于平片而来,并没有根据损伤的严重程度在同一分型内分层或分组。随着更先进的成像(如 CT 和 MRI)的出现,那个年代无法获得的骨和韧带损伤的更多细节得以体现,使得骨科医师可以依据患者的损伤严重程度和不稳定程度分级。

1982 年,基于 1960—1974 年治疗的 165 例下颈椎骨折或脱位患者病例,Allen 等[4]人发表了一个下颈椎损伤分型。这是第一个针对下颈椎的分型系统,用损伤机制解释了损伤后的解剖结构改变。分型强调确定"损伤向量",即识别造成组织破坏和骨折或脱位的力量的方向。

造成初始损伤的向量是主要的损伤向量,在不同方向上产生额外组织损伤的其他相关力量被认为是次要损伤向量。虽然知道扭转或旋转力量可能在损伤中扮演了重要角色,分型将其作为侧方应力并归入了六

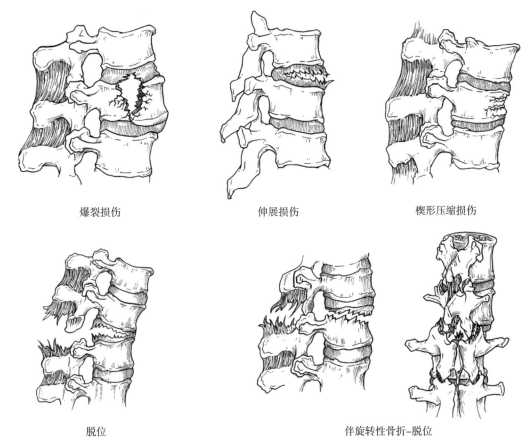

爆裂损伤 　　　　　　伸展损伤 　　　　　　楔形压缩损伤

脱位 　　　　　　　　伴旋转性骨折−脱位

图 11.3 Holdsworth 等所述损伤分型

种标准损伤类型中。力作为损伤中传递能量的媒介,其大小被当做不同分型中分度的基础。第 1 度是破坏和伤害的最低水平,越高的分度代表越广泛的损伤和越高程度的骨和韧带结构破坏。

分类和分度将在下文中描述。

记忆要点

- Holdsworth 将损伤机制分为:①单纯屈曲型;②屈曲旋转型;③伸展型;④椎体压缩型(VC);⑤剪力型。
- 基于造成解剖结构改变的损伤机制,Allen 发表了下颈椎损伤的分型系统。

屈曲压缩损伤

屈曲压缩损伤(compressive flexion,CF)1 度:椎体前上缘的轻微变钝,具有完整的后韧带复合体。

屈曲压缩损伤(CF)2 度:包括 1 度表现,其中前部或中部椎体高度减少。还有可能包括下终板弯曲和 / 或穿过椎体中心的骨折线。

屈曲压缩损伤(CF)3 度:包括 2 度表现,斜行骨折线延伸穿过下端板。前下唇可能会断裂。

屈曲压缩损伤(CF)4 度:包括 3 度表现,椎体向椎管内移位 <3mm。

屈曲压缩损伤(CF)5 度:包括 4 度表现,有骨韧带的显著损伤、小关节的移位、棘突的裂开以及椎体显著向椎管移位。

垂直压缩损伤

- 垂直压缩损伤(vertebral compression,VC)1 度:上部或下部终板的中央骨折,没有韧带损伤的证据。
- 垂直压缩损伤(VC)2 度:上下终板的骨折,骨折线穿过椎体中央,骨折块的位移最小。
- 垂直压缩损伤(VC)3 度:包括 2 度表现,伴有椎体的广泛骨折、向外爆散及向后移位。继发的后屈 / 伸展导致后方结构的完整 / 不完整;屈曲保留后方骨性结构但削弱了后方韧带结构,而伸展导致后弓和小关节的骨折。

屈曲分离损伤

- 屈曲分离损伤(distractive flexion,DF)1 度:后韧带损伤,广泛的棘突移位和小关节半脱位;椎体前方到中心的高度可能有一定损失。

- 屈曲分离损伤（DF）2度：损伤包括单侧小关节移位（半脱位、对顶或脱位）。不同程度的韧带损伤可能存在以允许上述小关节不同程度移位的发生，并且小关节面可能存在小的骨折。
- 屈曲分离损伤（DF）3度：双侧小关节对顶或完全脱位，伴后方小关节囊的损伤和椎间韧带结构的破坏以允许上述程度关节移位的发生。根据屈曲程度，可能看到前上椎体的凹陷。
- 屈曲分离损伤（DF）4度：韧带结构的完全破坏，具有分离（"浮动椎骨"）或上椎体前移位（"脊椎前移"）。小关节存在小骨折，任何程度的屈曲分离损伤都可能造成单侧或双侧骨折。

伸展压缩损伤

- 伸展压缩损伤（compressive extension, CE）1度：椎弓根、小关节或椎板的单侧骨折，可能的旋转位移小于25%（小于单侧小关节脱位）。
- 伸展压缩损伤（CE）2度：双侧骨折，其余的骨韧带结构完整。
- 伸展压缩损伤（CE）3度：理论上损伤更严重，临床表现未加重。双层和小关节/椎弓根骨折，没有椎体移位。
- 伸展压缩损伤（CE）4度：包括3度表现，椎体部分前脱位（小于椎体宽度）。
- 伸展压缩损伤（CE）5度：椎体完全向前移位及后弓的保留，需要小关节脱位及椎间盘韧带与下椎骨完全破坏。

伸展分离损伤

- 伸展分离损伤（distractive extension, DE）1度：通过前纵韧带和椎间盘的前方韧带结构损伤。影像学看到椎间盘间隙的扩大或椎体的高度增加。椎体没有后移位。
- 伸展分离损伤（DE）2度：包括1度表现以及后韧带损伤的证据，上椎体的后半脱位。

侧方屈曲损伤

- 侧方屈曲损伤（lateral flexion, LF）1度：单侧椎体的不对称压缩骨折，同时具有同侧后部骨折没有移位。可能存在椎体中央骨折。
- 侧方屈曲损伤（LF）2度：包括1度表现，伴随正位像椎弓移位，对侧的骨韧带结构的破坏（对侧小关节分离）（表11.1）。

表 11.1　Allen-Ferguson 下颈椎骨折分类

分型	分度	典型骨折
屈曲压缩损伤	1	前椎上缘变钝
	2	前椎体高度丢失的喙椎骨
	3	泪滴骨折
	4	椎体后位移进入椎管 <3mm
	5	后移 >3mm，完全 PLC 中断
垂直压缩损伤	1	终板"杯状"骨折（上或下）
	2	终板"杯状"骨折（上和下）
	3	爆裂骨折伴或不伴 PLC 的中断
屈曲分离损伤	1	小关节半脱位伴棘突发散
	2	单侧小关节脱位伴 PLC 损伤
	3	双侧小关节脱位
	4	浮椎
伸展压缩损伤	1	浮动侧块
	2	双层骨折
	3	双侧椎弓骨折
	4	椎弓骨折伴椎体平移
	5	双侧后弓骨折伴椎体完全前移位
伸展分离损伤	1	椎间盘空间扩大
	2	椎间盘空间扩大伴后滑脱
侧方屈曲损伤	1	同侧后弓压缩性骨折
	2	同侧椎体后压缩性骨折伴椎体平移

尽管在 CT 和 MRI 广泛应用之前就已经发表，但 Allen 等人的分型仍然在脊柱创伤文献和世界各地的临床实践中得到应用。越高的分度代表越多的骨韧带损伤和越小的节段及脊柱稳定性。虽然这种分型是在有限的临床病例中创建的，某些分度仅是理论存在，临床上并没有观察到，但其在脊柱外科医生的使用中通常具有良好的可靠性。与其他一些较新的分类系统相比，它有着更大的观察者间一致性和观察者内一致性。

在颈椎创伤中，任何基于损伤机制的分型系统的都有一个显而易见的缺点，即很难能够描述所有真实而完整的机制。生物力学和尸体损伤研究已经证明，一些损伤模式可能来自几种不同的组合机制或顺序的力的矢量，它们共同作用产生了最终的损伤模式。Allen 分型并未为治疗提供建议，同样，相比于 Allen 分型和接下来要提到的分型系统提出的年代，当前可用的治疗方式也要多得多。

1986 年，Harris 等人提出了一个适用于所有颈椎损伤的分型系统[5]。通过对生物力学和分型文献的回顾，Harris 修改了 Allen 等人提出的某些下颈椎损伤亚型。旋转向量叠加在屈曲和伸展力上,替代了 Allen 分型中的分离损伤向量。新的分型共六种损伤机制,每种机制包括多种亚型,将上颈椎损伤[C₁ 环骨折(Jefferson 骨折)、前寰椎撕脱骨折,轴泪滴骨折,寰椎后弓骨折、hangman 骨折、齿状突骨折和寰枕骨折及分离]也包含在内。这里介绍其对下颈椎损伤的机制描述,包括屈曲、屈曲和旋转、过度伸展和旋转、垂直压缩、伸展、侧屈等。

屈曲

- 前方半脱位:后方韧带损伤,脊柱后凸,前方半脱位。
- 双侧关节脱位:所有韧带结构损伤,双侧小关节前脱位,椎骨前移位。
- 单纯楔形骨折:后方韧带损伤,椎体前部骨折,高度丢失。
- Clay-shoveler 骨折(铲土者骨折):棘突撕脱骨折。
- 屈曲泪滴骨折:前下椎体骨折,椎间盘和所有后方韧带结构完全损伤,小关节脱位。
- 屈曲旋转:单侧小关节脱位伴单侧后方韧带损伤,椎间盘 / 前方韧带损伤可能。
- 伸展旋转:由于压迫上椎骨关节结构而导致的单侧椎弓根 / 关节柱的垂直骨折。
- 垂直压缩:椎体的垂直压缩,包括单纯压缩和“爆裂”两种类型,椎体后移进入椎管,伴或不伴后方骨折。

过伸

- 过伸脱位:后方韧带破坏,椎间盘完全破坏或通过下终板的部分撕脱骨折。
- 层状骨折:关节面后方椎板和棘突底部骨折。
- 过伸骨折 - 脱位:包括椎体前移,伴双侧侧块骨折或单侧侧块骨折和对侧小关节脱位。
- 侧屈:单侧椎体骨折,可能有钩突骨折和同侧后方结构损伤。这可能导致头部 / 颈部的侧向倾斜。

目前应用 Harris 分型的效果都是与 Allen 分型比较。Harris 分型不是基于临床病例的分型,而是通过文献分析了导致不同颈椎损伤及骨折模式的力的机制得到的。它识别由相似力的组合引起的损伤并分型,但由于缺少对力大小的分析,并没有按损伤程度由轻到重分级。下颈椎损伤的稳定程度是拟定治疗计划和影响预后的重要因素,Harris 分型并没有给出评估方法。目前尚没有对此分型有效性及一致性的评价结果。

Moore 等人发表了第一个没有基于损伤机制的分型系统,用数学算法中量化骨和韧带损伤的程度并试图指导治疗方案[6]。“颈椎损伤严重程度评分”(Cervical Spine Injury Severity Score, CSISS)在 2006 年

提出,方法是结合标准化 CT 扫描获得的骨和韧带形态学数据,分别评估脊柱解剖确定的四个“柱”中骨韧带移位的严重程度并评分,最终计算得出数值。

将颈椎分为以下几柱,包括相关结构:

- 前柱:包括椎体、前纵韧带和后纵韧带、椎间盘、钩突和横突。
- 后柱:包括椎板、黄韧带、棘突和后方韧带复合体(棘上和棘间韧带)。
- 左侧及右侧侧柱:包括侧块、椎弓根、上下关节面和小关节囊。

借用 Bohlman 的脊柱分类系统[7],许多已命名和已知的颈椎损伤被分类某一柱或某几柱孤立或复杂的骨和韧带损伤(知识框 11.1)。

知识框 11.1　下颈椎骨折的形态学描述

- 前柱损伤
  - 单一损伤
    - 压缩骨折
    - 横行骨折
    - 创伤性间盘突出
  - 复合损伤
    - 爆裂骨折
    - 间盘突出伴或不伴撕脱骨折
    - 轴向骨折
- 侧柱损伤
  - 单一损伤
    - 小关节上关节突骨折
    - 小关节下关节突骨折
    - 侧块骨折
  - 复合损伤
    - 侧块分离
    - 单侧小关节脱位,伴或不伴骨折
    - 双侧小关节脱位,伴或不伴骨折
- 后柱损伤
  - 单一损伤
    - 棘突骨折
    - 椎板骨折
  - 复合损伤
    - 后纵韧带复合体损伤,伴或不伴骨折
    - 特殊情况
    - 双侧椎弓根骨折,椎体滑脱移位
    - 影像上未见结构异常的脊髓损伤
    - 脊柱强直伴骨折

根据图中展示的位移程度,在0~5模拟量表上对患者CT扫描形态学数据进行评分。对所有"柱"进行单独评分,并将损伤评分相加以最终量化产生损伤的不稳定性。该评分用于手术与非手术治疗的决策。得分大于或等于7需手术治疗;然而,4名分数低于7的患者也接受了手术(图11.4)。

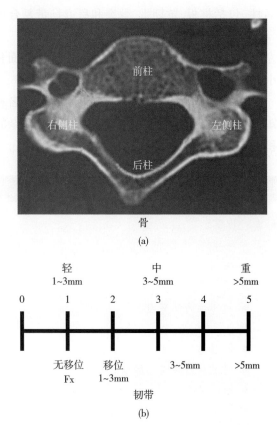

骨

(a)

```
轻              中              重
1~3mm          3~5mm           >5mm

0    1    2    3    4    5

无移位  移位        3~5mm   >5mm
Fx    1~3mm

韧带
```

(b)

图11.4 (a)分析CSISS中描述的四个解剖学的"柱"。(b)基于位移程度的模拟量表,以确定手术与非手术治疗

在该分类中,利用一系列不同的病例在不同水平的观察者中测试了观察者内和观察者间的可靠性。使用未标记的重复案例测试了观察者内部的可靠性;类间相关系数为0.97~0.99。35例病例的观察者间可靠性为0.75~0.98,平均值为0.88[6,8]。在变异性最高的病例中,CT扫描未明显显示的韧带损伤可能是混淆因素。利用MRI扫描更好地定义和显示的韧带损伤可能会提高可靠性。

虽然它作为第一个可量化的分型具有一定的吸引力,但CSISS在最近的颈椎创伤研究中似乎没有被大幅利用。因其基于CT扫描得到的信息,其对于用平片和MRI诊断的患者损伤的适用程度尚不清楚。在CT扫描受限或不可用的地区,其适用性也受限。虽然有限的研究案例中损伤分数大于7者建议手术,但此

分型系统无助于确定手术的方式。分数低于7的四个手术治疗病例的意义尚不明确。

2007年,在脊柱创伤研究协作组(Spine Trauma Study Group)的支持下,Vaccaro等人发表了SLIC[9]。该系统也不是基于损伤的机制,而是通过评分系统结合包括形态学和临床在内的三个部分来量化损伤程度并建议手术或非手术治疗。这三个组成部分是损伤形态、间盘韧带复合体(discoligamentous complex, DLC)和神经功能情况。每个部分都要经过评价得出相应分数,以反映损伤的严重程度(知识框11.2)。

损伤形态学上分为三组,压缩、分离和旋转-平移。压缩模式涉及传统的损伤模式,例如:单纯压缩和爆裂性骨折,也包括伴有后部骨折或韧带断裂的损伤类型。分离形态包括那些在椎体纵轴上间盘韧带复合体中断的损伤;如果克服前纵韧带、椎间盘和小关节/关节囊的生物力学限制,则损伤在形态学上表现的更为严重。分数最高、损伤最大的是平移-旋转形态,在多方向位移的损伤中,这种损伤组织损伤和不稳定性程度最大。形态学损伤可以通过CT或MRI来确定;显然,更先进的成像将给出损伤最佳和最准确的信息。

椎间盘、前纵韧带和后纵韧带、棘上和棘间韧带以及小关节囊韧带共同构成DLC。这些结构中的一部分

也在损伤形态评分中,这意味着可以将损伤的韧带稳定性为两类。小关节脱位(单侧或双侧)或椎间盘韧带的破坏表现为椎间隙扩大(分离、浮椎、前或后间隙扩大)提示明确的破坏。单独的棘间韧带扩大或 MRI T2 加权相高信号而没有移位,DLC 完整,可评为 2 分。

在评估损伤严重程度和提供治疗建议的分型中,SLIC 分型是第一个加入对患者的神经功能状态评估的。神经功能可能是影响手术选择的最重要因素,在这一项中,分为完好、根部损伤、完全性脊髓损伤和不完全性脊髓损伤,神经功能受损伴持续脊髓受压可在评估时作为矫正项,分数为 +1 分。

SLIC 量表的作者已经意识到患者的个人情况很大程度上影响了手术的选择,但并未将这一项写入量表。强直性脊柱炎或弥漫性特发性骨骼肥厚症(diffuse idiopathic skeletal hyperostosis, DISH)、骨质疏松症或骨质减少、既往减压或固定手术将都将对损伤产生影响,并可能直接决定手术的实施与否。

根据 SLIC 系统以逐项核对的方式对损伤进行分型:

- 脊柱受损节段
- 外伤节段的形态与得分
- 骨伤描述
- DLC 的分数状态
- 神经病学评分
- 其他情况

计算损伤程度的总分;3 分或以下可以选择保守治疗,而 5 分或以上意味着损伤达到一定程度,需要进行椎体重新排列或减压,以及固定和融合。额外的损伤评估是单独进行的;每一项均需根据干预阈值进行判断。

在构建过程中,曾对 SLIC 分型的不同组成部分进行了有效性和可靠性测试。对于神经功能状态,评估者内和评估者间的可靠性最大,而形态学和 DLC 状态两部分则较小。经过两轮标准化病例分析,总 SLIC 评分的评估者间相关系数为 0.71,评估者内相关系数为 0.83。本研究利用 Allen 等[4]和 Harris 等[5]的分类(为进行比较,在形态学方面进行了修改)对相同的病例进行了评分,SLIC 分型一致性评分略好于 Harris 分型,略低于 Allen 分型。在进一步研究 SLIC 分型系统时,Patel 等[10]提出在日常临床实践中熟悉该系统可能会提高评分一致性。作为 SLIC 工作的延伸,根据 11 项已发表的比较下颈椎损伤中前后路手术及其稳定性的工作,Dvorak[11]创建了一个基于证据的算法,用于推荐不同形态下颈椎损伤的外科手术入路。

当前,SLIC 分型是北美临床实践中使用最广泛的分型,并与 Allen 分型[4]进行了多次比较研究。不同分型在各个中心的使用可能受到外科医生年龄和经验的影响(年长的外科医生在年轻时被训练使用 Allen 分型,当前的年轻医生则被训练使用 SLIC 分型)。由于该分型系统利用先进的成像技术(CT 和 MRI)来描述其损伤形态和 DLC,因此其适用性与 CT 及 MRI 是否可用直接相关。虽然损伤形态类别比其他历史上的分型系统少,但分型系统可能以渐进的方式评估解剖学破坏和不稳定的程度,识别过程中不太可能低估误损伤的严重程度。多发伤对治疗决策的影响尚不清楚;无论手术与否,这些病症都可能对结果和晚期并发症产生额外的影响。

AO 脊柱分型小组更新和修改了 AO Magerl 脊柱分型[11,12],并于 2013 年在达沃斯脊柱课程中,由 Aebi 和 Nazarian 提出了下颈椎的分型系统[13]。分型系统将颈椎分为前柱(骨性椎体和椎间盘)和后部(脊椎关节、小关节韧带和棘间韧带)。损伤分型概述如下。

A 型损伤主要发生在前柱,如下所示:
- A1:单独或主要是骨性损伤
- A1.1:均匀压缩
- A1.2:无韧带损伤的边缘椎体骨折
- A1.3:楔形椎体骨折伴韧带损伤
- A2:骨韧带损伤
- A2.1:椎体骨折,上端板受损,一个椎间盘损伤
- A2.2:A2.1+ 两个椎间盘损伤
- A2.3:椎体骨折,后壁脱位小于 3mm,后部完整
- A3:单纯或主要是韧带损伤
- A3.1:前纵韧带和椎间盘破裂
- A3.2:创伤性椎间盘破裂

B 型损伤主要发生在后部结构,如下所示:
- B1:单独或主要是骨性损伤
- B1.1:后部结构的孤立性骨折
  - 棘突
  - 椎弓
  - 两者
- B1.2:小关节骨折脱位
  - 单边
  - 双边
- B1.3:B1.1 和 B1.2 的结合
  - 棘突
  - 椎弓
  - 两者

- B2: 骨韧带损伤
- B2.1: 后部骨折伴半脱位
  - 棘突
  - 椎弓
  - 两者
- B2.2: 小关节骨折伴有相邻小关节半脱位
  - 单边
  - 双边
- B2.3: 关节侧块断裂（椎弓根和椎弓骨折）
  - 单边
  - 双边
- B.3: 单纯或主要是韧带损伤
- B3.1: 椎体关节半脱位,后方韧带复合体损伤（双侧）
- B3.2: 椎体关节半脱位,后方韧带复合体损伤（单侧）

  C型损伤影响前柱和后部结构,如下所示:

- C1: 单独或主要是骨性损伤
- C1.1: 椎体爆裂性骨折,后方结构爆裂性骨折
  - 椎弓,棘突
- C1.2: 椎体水平骨折,后部骨折爆裂（椎弓,棘突）
- C2: 骨韧带损伤
- C2.1: 椎体骨折半脱位伴有后部骨折
  - 椎弓和/或棘突
  - 小关节骨折
  - 1+2 组合
- C2.2: 椎体楔形骨折,后方韧带复合体破裂
  - 骨韧带损伤
  - 仅限韧带
- C2.3: 椎体骨折（前上部骨折,后部骨折脱位进入椎管 >3mm）（泪滴骨折）
  - 骨韧带损伤
  - 仅限韧带
- C3: 单纯或主要是韧带损伤
- C3.1: 仅半脱位,单侧钩住
- C3.2: 仅半脱位,双侧钩住
- C3.3: 椎间盘破裂和后方半脱位伴后方韧带复合体损伤

　　新的分型中,可以明显看出破坏模式逐级严重、不稳定性逐级递增,这也是其他肌肉骨骼损伤的 AO 分型的特征。它比大多数其他分型系统更详细;但它尚未显示出与治疗方法或临床预后的关联。因提出较晚,该分型系统的临床应用尚未普及。鉴于 AO 组织强大的实力,该分型可能会进行进一步修改和大范围的一致性测试。基于 AO 分型对肌肉骨骼创伤的历史

影响,有理由相信其颈椎分型系统的最终版本可能会起到重要的临床作用。

结语

　　本章介绍了建立损伤分型系统的主要目标: 损伤描述的标准化、临床和研究通信的便利,以及指导临床治疗。分型系统的历史进展以时间顺序大致呈现,从不同损伤类型的集合,到依据损伤机制的分型,再到试图帮助识别损伤并指导治疗的评分系统。

　　新近的分型系统试图衡量评估者内和评估者间的一致性;这将促进实现损伤描述标准化的目标,也更容易在临床环境中传达损伤的特点。在统计学评价上表现最好的分型临床利用率有限[14]。最新的分型系统虽然最为详细地描述了损伤类型,但尚未证明其在临床实践中的统计有效性。一些针对较老的分型系统的研究表明,它们具有良好的分型能力[5,7]。在提交给 ISCoS 脊柱研究组研讨会的一项研究中,Chhabra 等人利用利用国际脊柱外科医生的标准化病例,比较了 Allen-Ferguson 分型系统和 SLIC 分型系统。SLIC 分型的评估者间和评估者内一致性均低于其创立者提供的数字,并且证明了历史更悠久的 Allen-Ferguson 分型系统比 SLIC 分型系统具有更好的组内相关系数和 kappa 评分[14]。最早的分型系统并非用来指导治疗,但随着手术技术的发展,分型系统需要准确预测不稳定性损伤,并应当应用于预测手术固定的稳定性和可靠性。没有任何分型系统能满足所有需求,但随着临床要求的提高和成像技术的发展,临床医生会不懈追求更适合他们病患的分类系统。

本章重点

- 分型系统试图以标准化描述的方式描述损伤,促进临床和研究中的交流,并帮助临床医生进行治疗决策。
- 颈椎外伤首先分为上颈椎和下颈椎损伤两大类。
- 颈椎外伤大多数发生在下颈椎——65% 的颈椎骨折和 75% 的颈椎脱位。
- $C_5 \sim C_6$ 和 $C_6 \sim C_7$ 是最常见的受累节段。
- Holdsworth 将损伤机制分为:①单纯屈曲型;②屈曲旋转型;③伸展型;④椎体压缩型（VC）;⑤剪力型。
- 基于造成解剖结构改变的损伤机制,Allen 发表了下颈椎损伤的分型系统。

- "颈椎损伤严重程度评分"（CSISS）结合标准化 CT 扫描的骨和韧带形态学数据，计算脊柱解剖学中确定的四个标准化"柱"中的骨韧带移位程度予以评分，并计算总分。

- SLIC 通过评分系统将形态学和临床因素结合起来，以量化损伤程度，并提供手术或非手术治疗的建议。

- AO 脊柱分型比大多数分型系统更为详细，但与治疗选择和预后无关。

（李鹏飞　译　周方　校）

参考文献

1. Watson-Jones R. The results of postural reduction of fractures of the spine. *J Bone Joint Surg Am* 1938;20(3):567-86.

2. Goldberg W, Mueller C, Panacek E, et al. Distribution and patterns of blunt traumatic cervical spine injury. *Ann Emerg Med* 2001;38(1):17-21.

3. Holdsworth F. Fractures, dislocations, and fracture-dislocations of the spine. *J Bone Joint Surg Am* 1970;52(8):1534-51.

4. Allen BL Jr, Ferguson RL, Lehmann TR, O'Brien RP. A mechanistic classification of closed, indirect fractures and dislocations of the lower cervical spine. *Spine* 1982;7(1):1-27.

5. Harris JH, Edeiken-Monroe B, Kopaniky DR. A practical classification of acute cervical spine injuries. *Orthop Clin N Am* 1986;17(1):15-30.

6. Moore TA, Vaccaro AR, Anderson PA. Classification of lower cervical spine injuries. *Spine* 2006;31(11S):S37-43.

7. Bohlman HH. Treatment of fractures and dislocations of the thoracic and lumbar spine. *J Bone Joint Surg Am* 1985;67(1):165-9.

8. Anderson PA, Moore TA, Davis KW, et al. Cervical spine injury severity score. Assessment of reliability. *J Bone Joint Surg Am* 2007;89(5):1057-65.

9. Vaccaro AR, Hulbert RJ, Patel AA, et al. The subaxial cervical spine injury classification system: a novel approach to recognize the importance of morphology, neurology, and integrity of the disco-ligamentous complex. *Spine* 2007;32(21):2365-74.

10. Patel AA, Hurlbert RJ, Bono CM, et al. Classification and surgical decision making in acute subaxial cervical spine trauma. *Spine* 2010;35(21S):S228-34.

11. Dvorak MF, Fisher CG, Fehlings MG, et al. The surgical approach to subaxial cervical spine injuries: an evidence-based algorithm based on the SLIC classification system. *Spine* 2007;32(23):2620-9.

12. Magerl F, Aebi M, Gertzbein SD, et al. A comprehensive classification of thoracic and lumbar injuries. *Eur Spine J* 1994;3(4):184-201.

13. Aebi M, Nazarian S. Classification of injuries of the cervical spine. *Orthopade* 1987;16(1):27-36.

14. ISCoS Spine Symposium Presentation. Annual Meeting 2013.

第12章　下颈椎骨折的处理

Barrett Boody, Michael Haak, Jason W Savage

学习目标

本章学习完成后,你将能够:

- 熟悉下颈椎损伤的临床表现和影像学评估方法;
- 复习下颈椎创伤常用分类体系;
- 熟悉各类下颈椎骨折的保守治疗及手术治疗方法。

引言

钝挫伤患者中颈椎损伤的发生率约为 2%~4%,颈椎损伤潜在的不稳定性很可能造成灾难性的神经功能损伤,早期识别和准确管理对于患者预后至关重要[1,2]。钝挫伤所致的脊柱损伤中,约 17% 累及颈椎部分[3]。鉴于颈椎损伤的高发生率和早期识别的重要性,医护人员有必要熟悉下颈椎骨折的临床表现及治疗原则。本章旨在提供以证据为基础的下颈椎骨折诊疗建议。

临床评估

临床医生需要格外重视颈椎损伤的全面评估,漏诊或评估不完全很可能进一步加重神经功能损伤,Tosanco 等人的经验教训提示外伤后应常规对脊柱进行保护,以防潜在损伤加重[4],约 26% 的患者在初次受伤后会出现神经功能衰退。在被有经验的临床医生详细评估病情之前,严格进行颈部围领固定等脊柱保护措施是必须的。目前存在以研究证据为基础的诊疗流程,以指导医务人员准确评估伤情[5]。

凡是疑似颈椎损伤的患者,其体格检查应以高级创伤生命支持协会(Advanced Trauma Life Support,ATLS)所述的标准创伤复苏为基准进行[2]。对于疑似脊髓损伤者(spinal cord injury, SCI),低血压和低氧可能会导致继发性神经功能损伤,应注意避免[6]。如果患者明确存在脊髓损伤,需要利用标准化的神经学评估表进行评估,如脊髓损伤神经学分类国际标准(International Standards for Neurological Classification of Spinal Cord Injury, ISNCSCI),以便客观描述病情。鉴于首次查体的重要性以及颈椎外伤后脊髓损伤的高发性,对于医护人员进行神经系统查体训练是很有价值的[7]。

记忆要点

- 在有经验的临床医生详细评估病情之前,严格进行颈部围领固定等脊柱保护措施是必须的。
- 凡是疑似颈椎损伤的患者,其体格检查应以高级创伤生命支持(ATLS)所述的标准创伤复苏为基准进行。
- 如果患者确定存在脊髓损伤,则应利用标准化的神经功能评价表进行评估,如脊髓损伤神经学分类国际标准,以便医师之间准确沟通。

影像学评估

影像学评估需要基于患者的病史和体格检查,精神状态正常、神经系统查体没有异常、可通过临床表现排除颈椎损伤的患者,可以暂不行影像学检查。最近,有系统性综述研究表明,NEXUS 标准和加拿大颈椎规则(Canadian Cervical Spine criteria)可以用于评估低危病人,加拿大颈椎规则的诊断精确度更高[8]。如果患者存在颈部疼痛和/或神经功能损伤,应尽快进行适当的影像学检查。有研究指出平片在发现颈椎损伤方面敏感性较差[9,10],鉴于颈胸段损伤(C_7~T_1)X 线评估本身存在缺陷,CT 检查更精确,现在许多一级创伤中心均常规采用 CT 评估有潜在颈椎损伤风险的钝性伤患者。

磁共振成像（magnetic resonance imaging, MRI）在辨别后方韧带复合体是否受到损伤方面敏感性较高、特异性较低[11]，可以用于指导制定后续治疗方案，但对于其能否用来作为常规筛查手段，目前还存在争议。不同于应用于感觉迟钝的患者，磁共振对于筛查钝性伤是否存在明显颈椎损伤意义不大。如果患者存在神经功能损伤和 / 或患者计划手术治疗，那么应该常规行磁共振检查。Pourtaheri 回顾了 99 例利用 MRI 进行评估过的颈椎骨折患者，MRI 所示的进一步损伤的危险因素包括：年龄 >60 岁、多发伤、颈椎退行性疾病、神经功能受损、昏迷，以及存在暂时不可评估因素[12]。

> **记忆要点**
> - 如果患者存在颈部疼痛和 / 或神经功能损伤，应尽快进行适当的影像学检查。
> - CT 是识别颈椎骨折最准确的手段。
> - 存在神经功能缺陷的病人应行 MRI 检查，以便明确后方韧带复合体的完整性，并确定有无椎间盘突出。

分类系统

下颈椎损伤的分类系统重点关注的是颈椎稳定性以及受伤机制。1982 年 Allen 和 Ferguson 基于 165 例患者的回顾性分析所提出的分类体系已被广泛接受。该分类体系根据损伤部位和损伤部位的受力向量，将损伤分为六类，其中屈曲牵张型损伤（distraction-flexion）是最常见的类型（37%），其次为垂直压缩型（vertical compression, VC）和屈曲压缩型（flexion-compression）[13]。Allen 首次提出了通过后纵韧带是否损伤进一步分型，进而将神经功能是否受损纳入考虑。Nakashima 等也通过回顾性研究证实了手术患者最初损伤类型与神经功能恢复情况是相关的[14]。

Vaccaro 等提出了一种可以评估是否需要手术的分类方式。脊髓创伤学组（the Spine Trauma Study Group, STSG）进一步制定了下颈椎损伤评估量表（the Subaxial Injury Classification Scale, SLIC），该量表将损伤形态、是否伴有间盘韧带复合体损伤，以及神经功能作为进一步治疗的决定因素和预测预后的指

标[15]（见第 11 章表 11.2）。评分 >5 分建议手术治疗，评分 <4 分建议保守治疗，评分 =4 分者需要根据个体情况进行权衡。早年，包含 48 例病例的前瞻性研究提示利用 SLIC 评估方法进行分类后，所有患者均未出现神经功能损伤加重，13 例不完全性脊髓损伤患者中有 8 例术后神经功能改善[16]。

> **记忆要点**
> - 1982 年 Allen 和 Ferguson 提出的下颈椎损伤分类体系是目前被广泛接受的分类方式。
> - 六种损伤类型分别为：屈曲压缩型、伸展压缩型、垂直压缩型、屈曲分离型、伸展分离型、侧方屈曲型。
> - 下颈椎损伤评估量表（SLIC）注重损伤形态、是否伴有间盘韧带复合体损伤以及患者神经功能。
> - SLIC 评估量表评分 >5 分建议手术治疗，评分 <4 分建议保守治疗，评分 =4 分者需要根据个体情况进行权衡。

垂直压缩型损伤（爆裂骨折）

根据 Allen-Ferguson 分类系统，因骨折畸形程度及受伤暴力强度不同，垂直压缩型骨折又被分为三个度。这类损伤是颈部处于中立位时受到轴向负荷所致。1 度是指上终板或下终板骨折，侧位片可见 cupping 畸形。2 度指 cupping 畸形累及上下终板，无论是否合并微小移位的椎体垂直向骨折。3 度指多发椎体骨折并移位，椎体高度丢失。典型损伤椎弓受累但后方结构保持完整，但也可能累及椎板或后柱结构骨折。

治疗方式依据影像学结果及神经功能评估。如果脊柱后凸畸形不大于 11°，没有椎体滑脱移位或其他不稳定征象（如小关节脱位或半脱位），稳定型压缩性骨折（1 度及 2 度）可行颈托固定。

爆裂骨折（3 度）需要评估患者骨折稳定性及神经功能后制定治疗方案；手术指征包括：脊柱不稳定、严重的后凸畸形、小关节脱位或半脱位，以及椎体高度丢失超过 40%。如果神经功能受损，可先行椎管牵引减压脊髓，部分恢复颈椎序列。

爆裂骨折无论是否合并神经功能损伤，手术治时应采取前路手术，进行直接减压。前路减压、椎体切除、复为固定、植骨融合术是目前的主流术式，研究提示该术式可以改善术后神经功能。如果需要行多阶段椎

体切除,则推荐联合后路固定增强稳定性,注意有无 PLC 的完全性损伤。垂直压缩型骨折的诊疗流程见图 12.1。

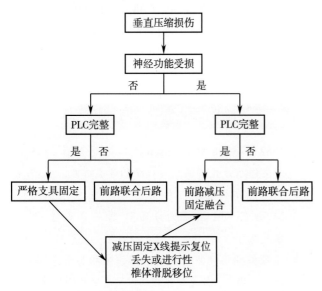

图 12.1　脊柱创伤学组(Spine Trauma Study Group,STSG)的颈椎垂直压缩骨折诊疗流程

Luszczyk 等发现约 9.1% 颈椎骨折会合并硬脑膜撕裂,常合并完全性脊髓损伤(约 48.7%);82% 的硬脑膜撕裂可手术修补,仅约 2.1% 硬脑膜撕裂会直接导致并发症[17]。

记忆要点

- 如果脊柱后凸畸形不大于 11°,没有椎体滑脱移位或其他不稳定征象(如小关节脱位或半脱位),稳定型压缩性骨折(1 度及 2 度)可行颈托固定。
- 爆裂骨折(3 度)需要评估患者骨折稳定性及神经功能后制定治疗方案;手术指征包括:脊柱不稳定、严重的后凸畸形、小关节脱位或半脱位,以及椎体高度丢失超过 40%。
- 前路减压、椎体切除、复为固定、植骨融合术是目前的主流术式。
- 如果需要行多阶段椎体切除,则推荐联合后路固定增强稳定性。

屈曲压缩型损伤

当前柱受到压缩暴力、后柱受到牵张拉力时产生的损伤,称为屈曲压缩型损伤,此时后方韧带复合体损伤,会丧失张力。此类骨折常见于高能量损伤,脊柱常呈现高度不稳定,神经功能损伤风险较高,因此通过损

伤机制辨识损伤类型非常重要,典型受伤机制是潜水时的头部撞击伤。这类骨折可否维持稳定,依赖于后纵韧带复合体的完整性。

Allen 和 Ferguson 根据暴力的传导方向将屈曲压缩型损伤进一步分为 5 度。1 度是指椎体前上缘受损;2 度是指前柱高度丢失,椎体出现鸟嘴征(a "beaking" of the vertebral body);3 度是指出现前上至后下的骨折线,骨折无移位,出现撕脱的骨折片;4 度是指可能合并后纵韧带损伤,椎体向后移位压迫椎管(<3mm);5 度是指后纵韧带复合体严重受损,椎体滑脱压迫脊髓,小关节毁损(图 12.2)。

治疗屈曲压缩型损伤的第一步是早期识别。初始影像学结果可能不准确,因为病人仰卧,颈椎处于后伸位时,椎体后移和骨折移位程度常常被掩盖。评估时,需要额外关注脊柱滑脱程度和骨折块大小。如果病人处于仰卧位时,椎体仍有滑脱,则应通过 Gardner-Wells 牵引促进复位,注意不要过度牵引,过度牵拉骨折处会加重后纵韧带复合体的损伤。CT 和 MRI 有助于识别后纵韧带复合体的损伤。小关节脱位、侧块骨折及椎板骨折提示椎体高度不稳定,需要更详细的进行影像学评估。

稳定的屈曲压缩型损伤(1 度和 2 度)可以利用颈托固定保守治疗,保守治疗需要通过影像学随访严密监测是否出现椎体不稳定表现,直至确定骨折愈合。颈托固定的时间还需后续研究证实,目前认为大约需要 3 个月。

不稳定型骨折以及有神经功能损伤者需要手术治疗。如果存在神经功能缺陷,推荐进行前路减压,这也是手术最根本的目的,术中植骨(髂骨、腓骨或桡骨)有利于稳定重建的脊柱序列[18]。前路、后路、前后路联合手术的手术技术均相对成熟,对于有神经功能损害的不稳定型骨折,目前推荐的是行前路椎间盘切除、植骨融合内固定;如果患者同时合并小关节骨折,或者前路手术后椎体仍有滑脱移位、小关节对位不良或脊柱存在后凸畸形,则建议前路联合后路手术;5 度骨折,通常需要前后路联合固定。屈曲压缩型骨折的诊疗流程如图 12.3。

Romanelli 统计发现利用 halo 支架稳定 4 度和 5 度骨折的失败率为 9%,强烈建议 4 度和 5 度的骨折行手术治疗[19]。Fisher 等比较了利用 halo 支架稳定与利用前路钢板固定治疗不稳定型下颈椎屈曲压缩型损伤的效果分析,发现 halo 支架稳定的骨折后凸畸形更严重(halo 支架稳定组 11.4°,对比手术治疗组 3.5°),halo 支架组共 24 位患者中有 4 位需要后期手术治疗,然而两组患者的功能评分相似,无显著差异[20]。

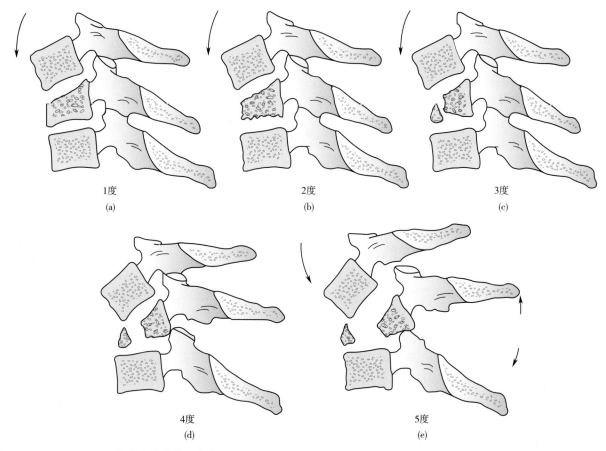

1度
(a)

2度
(b)

3度
(c)

4度
(d)

5度
(e)

图 12.2　Allen-Ferguson 屈曲压缩型损伤分期

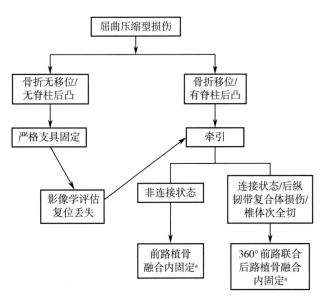

a 不完全性颈脊髓损伤需要减压

图 12.3　脊柱创伤学组（Spine Trauma Study Group, STSG）对于颈椎屈曲压缩骨折的诊疗流程

屈曲牵张型损伤（小关节脱位）

　　小关节脱位是相对常见的导致脊髓损伤的颈椎外伤[21-23]。据统计超过 37% 的单侧小关节脱位和超过 90% 的双侧小关节脱位在初始诊断时即有脊髓损伤表

> **记忆要点**
>
> - 当前柱受到压缩暴力、后柱受到牵张拉力时产生的损伤,称为屈曲压缩型损伤,可能伤及后方韧带复合体,导致软组织失去张力。
> - 脊柱常呈现高度不稳定,神经功能损伤风险较高,因此通过损伤机制辨识损伤类型非常重要。
> - 不稳定型骨折以及有神经功能损伤者需要手术治疗。
> - 如果存在神经功能缺陷,推荐进行前路减压,这也是手术最根本的目的。
> - 术中植骨(髂骨、腓骨或桡骨)利于稳定重建的脊柱序列。

现[21]。典型颈椎小关节脱位是在颈椎处于极度屈曲状态下受到外力所产生的,下位椎体的关节突向前脱出,导致单侧或双侧小关节脱位[21,24],后纵韧带复合体进行性损伤涉及关节囊、黄韧带、后纤维环、后纵韧带、前纵韧带,这也是屈曲牵张型损伤的特点[13]。小关节脱位可能合并小关节、侧块、椎板及终板的骨折,但脊柱的稳定性常由韧带的损伤程度决定。韧带和关节囊的损伤是闭合复位非手术治疗失败的主要原因[25-29]。

复位有利于恢复脊柱序列及间接减压脊髓,复位的时机对于能否恢复受损的神经功能也更为重要[30,31]。复位方式可以采用闭合复位或手术复位,复位后要严格固定。可以在透视下利用 Gardner-Wells 钳牵引完成闭合复位。最初牵引时(10lb,约4.5kg),注意拍摄侧位片,确保颅颈交界处不存在牵张拉力;逐渐增加牵引力(10~15 lb,约4.5~6.8kg),同时评估神经功能;当影像学提示完成复位后,可将牵引力降低至20lb(约9kg),保持颈部牵张力以维持复位。单侧小关节脱位常常需要手法复位来解除交锁。首先旋转头部远离脱位侧,轻度牵引,再将头部朝相反方向旋转(向脱位方向)。

闭合复位的风险主要是疝出的椎间盘可能压迫脊髓,进一步可产生致命性损伤[32]。近期研究认为,如果患者处于清醒状态,可以与术者正常沟通,则闭合复位中椎间盘进一步疝出导致神经功能受损加重的可能很小[33,34]。总体来说目前普遍对于清醒可配合操作的患者,闭合复位是安全的;如果患者精神状态异常、处于醉酒状态或者无法配合准确进行神经系统查体,复位前应进行 MRI 检查。不过 MRI 检查应该在复位前还是复位后进行,这点也还存在争议[33]。

创伤性下颈椎小关节脱位的手术方式多样[35,36],术式的选择也受到术者经验、所接受的手术培训影响[36]。无论采取哪种手术方式,手术的目的都是重建脊柱序列、减压脊髓、有效固定。有些外科医生认为减压脊髓优先于复位,即采用前路手术摘除椎间盘[34,36,37];也有人倾向于闭合复位内固定。没有创伤性椎间盘突出的患者,行前路椎间盘切除植骨融合(anterior cervical discectomy and fusion, ACDF)与后路融合均可。Brodke 等比较了前路手术和后路手术对于伴有神经损伤的颈椎外伤疗效,结果提示前路与后路手术均安全有效[38]。有研究提示双侧小关节脱位患者行单纯前路手术后复位丢失率较高[39,40]。若出现上椎体终板压缩骨折或伴有小关节骨折,单纯前路 ACDF 手术固定后失败的风险较高,推荐行前路联合后路手术;颈胸段脱位也建议行前路联合后路手术来增强稳定性。

Nassr 等总结了既往研究,依据是否存在创伤性椎间盘突出、单侧或双侧脱位及是否成功闭合复位[36],拟定了颈椎小关节脱位的诊疗流程。如果怀疑间盘突出,建议行前路手术(图 12.4a~h);如果闭合复位或前路复位失败,则需要后路复位固定;如果存在双侧小关节脱位,提示高能量损伤,可考虑行前路联合后路手术,单纯只行前路手术有失败风险。屈曲牵张型损伤的诊疗流程见图 12.5。

总体来说,颈椎小关节脱位是由屈曲牵张暴力所致,常导致后纵韧带复合体损伤,并伴随急性脊髓损伤。伤后应尽早进行闭合复位,对于清醒可配合的病人,在行磁共振检查前进行闭合复位也是安全的。术前进行磁共振或 CT 检查评估有无创伤性间盘突出是必要的,并依据是否存在创伤性椎间盘突出、单侧或双侧脱位以及是否成功闭合复位来选择手术方式。

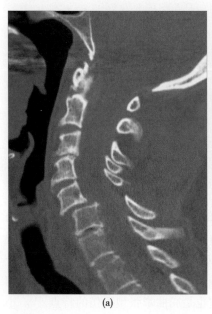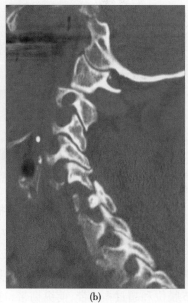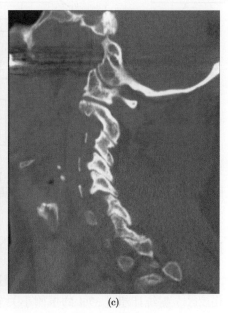

(a)　　　　　　　　(b)　　　　　　　　(c)

图 12.4 患者 79 岁女性,10 层楼梯处摔下,主诉颈部疼痛、右上肢无力;CT 提示右侧 C5~C6 单侧小关节脱位(a~c)

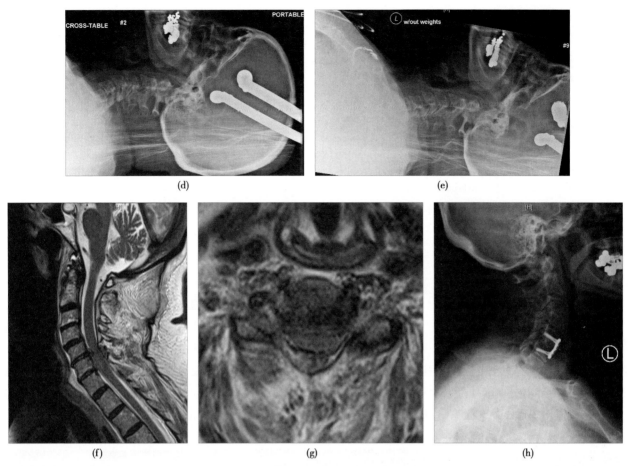

图 12.4（续）　急诊在清醒状态下行牵引治疗（d~e），复位 MRI 检查（f~g）显示存在椎间盘突出压迫脊髓，因而随即行 C$_5$~C$_6$ 节段的 ACDF（h），术后恢复良好，右手无力症状缓解

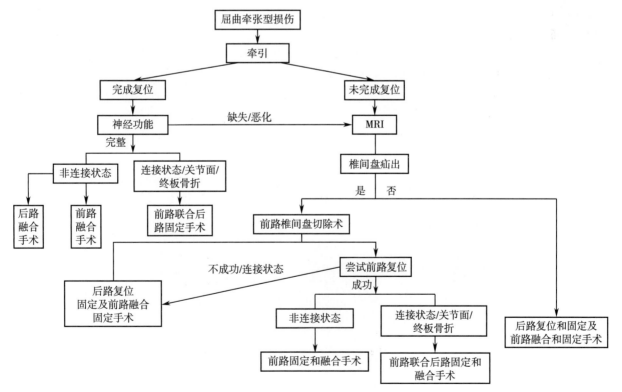

图 12.5　脊柱创伤学组（STSG）对于颈椎屈曲牵张型骨折的诊疗流程

记忆要点

- 据统计,超过37%的单侧小关节脱位和超过90%的双侧小关节脱位在初始诊断时即有脊髓损伤表现。
- 总体来说目前普遍对于清醒可配合操作的患者,闭合复位是安全的;如果患者精神状态异常、处于醉酒状态或无法配合准确进行神经系统查体,复位前应进行MRI检查。
- 手术的目的都是重建脊柱序列、减压脊髓、有效固定。
- 没有创伤性椎间盘突出的患者,行前路椎间盘切除植骨融合与后路融合均可。

小关节及侧块骨折

典型小关节及侧块骨折是当脊柱处于过伸状态时遭到旋转外力和向外侧的屈曲暴力所致。根据Allen分型,这些损伤属于压缩牵张型。单侧小关节骨折是最容易漏诊的颈椎外伤[41],常规应用CT检查可显著减少漏诊[42],如果患者表现出持续疼痛、渐进性的移位和延迟性根性症状,需要注意是否存在这类损伤[41]。

如果无神经功能损伤,大多数单侧小关节骨折和侧块骨折可以通过支具固定治疗,不必采取手术,骨折完全愈合前需要定期复查,进行影像学评估来保证复位位置。颈托固定一般需要8~12周,拆除支具前,需要屈曲-伸展位X线检查来评估有无颈椎不稳。单侧小关节骨折侧块高度受累>40%或>1cm,会增加非手术治疗失败的风险[41]。如果患者存在小关节半脱位或者持续的根性症状,提示需要手术干预。保守治疗失败的患者可以二期行单节段ACDF或后路手术。

对侧椎板及椎弓根骨折,即所谓的侧块漂浮或分离型骨折属于不稳定型骨折。Levine等研究提示,侧块骨折分离时,骨折层面椎体向前滑移比率较高(79%)[43]。需要复查正侧位X线片评估患者是否有不稳定性因素(如旋转、后凸畸形、椎体滑移),尤其是骨折平面及头侧。这类损伤常需要固定两个节段,前路或后路固定都可以(图12.6a~e)。如果存在持续的

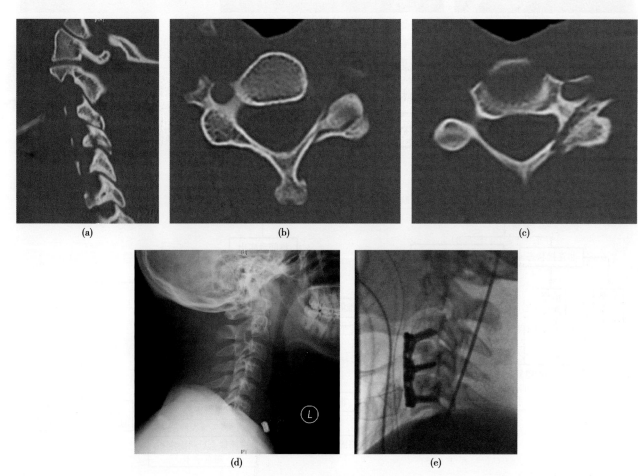

(a)　　　　(b)　　　　(c)

(d)　　　　(e)

图12.6　17岁男性,车祸伤,查体可见神经功能完好;术前CT提示左侧C₃小关节骨折,C₄"浮空侧块"骨折(a~c),侧位X线可见C₃、C₄椎体前移(d),行C₃~C₅ACDF(e)

根性症状,倾向于行后路手术充分减压,移除椎间孔内的骨折块。

伸展分离型

伸展分离型常见于高龄并伴随颈椎退变、伴强直性脊柱炎(ankylosing spondylitis, AS)或伴弥漫性先天性骨肥大(diffuse idiopathic skeletal hyperostosis, DISH)的患者。根据 Allen 分型,伸展分离型损伤包括两个分期[13],1 度是前纵韧带和椎间盘破损,典型影像学表现是椎体前上缘撕脱骨折。2 度是指严重脊柱损伤,常常累及后纵韧带复合体和小关节关节囊,表现为头端椎体向后滑移。

既往颈椎管狭窄的病人受伤后更容易出现神经功能缺陷,尤其是中央脊髓综合征;伴有强直性脊柱炎和弥漫性先天性骨肥大的患者更易出现脊髓损伤,硬膜外血肿的风险也较高。早期判断损伤类型及是否伴有神经功能损伤十分重要。重建脊柱序列是至关重要的,可间接减压脊髓,维持颈椎轻度屈曲状态,可牵引或不牵引,如果牵引注意不要过度。

伸展分离型损伤(1 度和 2 度)是典型的不稳定型损伤,由于伴有间盘韧带复合体受损,这类损伤不容易愈合,因此常需要手术干预;如果闭合复位充分,脊柱序列整齐,1 度和 2 度的损伤可行前路手术固定,重建前方张力带并通过融合前路维持稳定性;如果脊柱序列严重不稳,则需要后路手术复位固定加前路手术切除椎间盘、植骨融合[44]。伸展分离型骨折的诊疗流程如图 12.7。

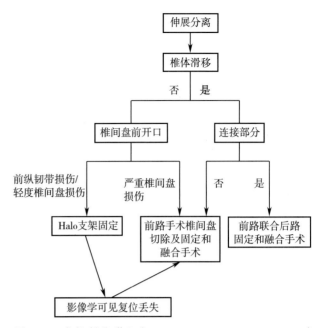

图 12.7　脊柱创伤学组(Spine Trauma Study Group, STSG)对于颈椎伸展分离型骨折的诊疗流程

如果患者合并强直性脊柱炎或 DISH,需要后路手术多节段固定来维持复位,如果有硬膜外血肿,这类患者也可能需要后路减压。

结语

颈椎外伤是相对常见的脊柱外伤,伤后颈椎的潜在不稳定性可能产生致命性并发症,所以早期识别并进行影像学评估十分重要。恢复脊柱序列和充分减压神经是治疗最重要的目的。稳定型骨折可以非手术治疗、颈托固定,不稳定型骨折和有神经功能受损的患者需要尽早手术治疗。手术的目的是:①重建脊柱序列;②减压;③稳定脊柱,防止神经功能损伤加重。

本章重点

● 颈椎外伤后,患者首先要支具固定保护颈部,直至准确评估病情并制定后续诊疗方案。

- 不稳定型骨折和有神经功能损伤是手术指征。

- 手术的目的是：①重建脊柱序列；②减压；③稳定脊柱，防止神经功能损伤加重。

（张稚琪　译　郭琰　校）

参考文献

1. Lowery DW, Wald MM, Browne BJ, et al. Epidemiology of cervical spine injury victims. *Ann Emerg Med* 2001;38(1):12-6.

2. Kwon BK, Vaccaro AR, Grauer JN, Fisher CG, Dvorak MF. Subaxial cervical spine trauma. *J Am Acad Orthop Surg* 2006;14(2):78-89.

3. Liu P, Yao Y, Liu MY, et al. Spinal trauma in mainland China from 2001 to 2007: an epidemiological study based on a nationwide database. *Spine* 2012;37(15):1310-5.

4. Toscano J. Prevention of neurological deterioration before admission to a spinal cord injury unit. *Paraplegia* 1988;26(3):143-50.

5. Anderson PA, Gugala Z, Lindsey RW, Schoenfeld AJ, Harris MB. Clearing the cervical spine in the blunt trauma patient. *J Am Acad Orthop Surg* 2010;18(3):149-59.

6. Gupta R, Bathen ME, Smith JS, Levi AD, Bhatia NN, Steward O. Advances in the management of spinal cord injury. *J Am Acad Orthop Surg* 2010;18(4):210-22.

7. Schuld C, Wiese J, Franz S, et al. Effect of formal training in scaling, scoring and classification of the International Standards for Neurological Classification of Spinal Cord Injury. *Spinal Cord* 2013;51(4):282-8.

8. Michaleff ZA, Maher CG, Verhagen AP, Rebbeck T, Lin CW. Accuracy of the Canadian C-spine rule and NEXUS to screen for clinically important cervical spine injury in patients following blunt trauma: a systematic review. *Can Med Assoc J* 2012;184(16):E867-76.

9. Bailitz J, Starr F, Beecroft M, et al. CT should replace three-view radiographs as the initial screening test in patients at high, moderate, and low risk for blunt cervical spine injury: a prospective comparison. *J Trauma* 2009;66(6):1605-9.

10. Mathen R, Inaba K, Munera F, et al. Prospective evaluation of multislice computed tomography versus plain radiographic cervical spine clearance in trauma patients. *J Trauma* 2007;62(6):1427-31.

11. Vaccaro AR, Lee JY, Schweitzer KM Jr, et al. Assessment of injury to the posterior ligamentous complex in thoracolumbar spine trauma. *Spine J: Off J North Am Spine Soc* 2006;6(5):524-8.

12. Pourtaheri S, Emami A, Sinha K, et al. *Spine J* 2014;14(11):2546-53.

13. Allen BL Jr, Ferguson RL, Lehmann TR, O'Brien RP. A mechanistic classification of closed, indirect fractures and dislocations of the lower cervical spine. *Spine* 1982;7(1):1-27.

14. Nakashima H, Yukawa Y, Ito K, Machino M, Kato F. Mechanical patterns of cervical injury influence postoperative neurological outcome: a verification of the Allen system. *Spine* 2011;36(6):E441-6.

15. Vaccaro AR, Hulbert RJ, Patel AA, et al. The subaxial cervical spine injury classification system: a novel approach to recognize the importance of morphology, neurology, and integrity of the disco-ligamentous complex. *Spine* 2007;32(21):2365-74.

16. Joaquim AF, Ghizoni E, Tedeschi H, da Cruz HY, Patel AA. Clinical results of patients with subaxial cervical spine trauma treated according to the SLIC score. *J Spinal Cord Med* 2014;37(4):420-24.

17. Luszczyk MJ, Blaisdell GY, Wiater BP, et al. Traumatic dural tears: what do we know and are they a problem? *Spine J: Off J North Am Spine Soc* 2014;14(1):49-56.

18. Traynelis VC, Donaher PA, Roach RM, Kojimoto H, Goel VK. Biomechanical comparison of anterior Caspar plate and three-level posterior fixation techniques in a human cadaveric model. *J Neurosurg* 1993;79(1):96-103.

19. Romanelli DA, Dickman CA, Porter RW, Haynes RJ. Comparison of initial injury features in cervical spine trauma of C3–C7: predictive outcome with halo-vest management. *J Spinal Disord* 1996;9(2):146-9.

20. Fisher CG, Dvorak MF, Leith J, Wing PC. Comparison of outcomes for unstable lower cervical flexion teardrop fractures managed with halo thoracic vest versus anterior corpectomy and plating. *Spine* 2002;27(2):160-6.

21. Wilson JR, Vaccaro A, Harrop JS, et al. The impact of facet dislocation on clinical outcomes after cervical spinal cord injury: results of a multicenter North American prospective cohort study. *Spine* 2013;38(2):97-103.

22. Dvorak MF, Fisher CG, Aarabi B, et al. Clinical outcomes of 90 isolated unilateral facet fractures, subluxations, and dislocations treated surgically and nonoperatively. *Spine* 2007;32(26):3007-13.

23. Scher AT. Unilateral locked facet in cervical spine injuries. *Am J Roentgenol* 1977;129(1):45-8.

24. Sonntag VK. Management of bilateral locked facets of the cervical spine. *Neurosurgery* 1981;8(2):150-2.

25. Bucci MN, Dauser RC, Maynard FA, Hoff JT. Management of post-traumatic cervical spine instability: operative fusion versus halo vest immobilization. Analysis of 49 cases. *J Trauma* 1988;28(7):1001-6.

26. Beyer CA, Cabanela ME, Berquist TH. Unilateral facet dislocations and fracture-dislocations of the cervical spine. *J Bone Joint Surg Br* 1991;73(6):977-81.

27. Bucholz RD, Cheung KC. Halo vest versus spinal fusion for cervical injury: evidence from an outcome study. *J Neurosurg* 1989;70(6):884-92.

28. Sears W, Fazl M. Prediction of stability of cervical spine fracture managed in the halo vest and indications for surgical intervention. *J Neurosurg* 1990;72(3):426-32.

29. Whitehill R, Richman JA, Glaser JA. Failure of immobilization of the cervical spine by the halo vest. A report of five cases. *J Bone Joint Surg Am* 1986;68(3):326-32.

30. Fehlings MG, Vaccaro A, Wilson JR, et al. Early versus delayed decompression for traumatic cervical spinal cord injury: results of the Surgical Timing in Acute Spinal Cord Injury Study (STASCIS). *PloS One* 2012;7(2):e32037.

31. Newton D, England M, Doll H, Gardner BP. The case for early treatment of dislocations of the cervical spine with cord involvement sustained playing rugby. *J Bone Joint Surg Br* 2011;93(12):1646-52.

32. Eismont FJ, Arena MJ, Green BA. Extrusion of an intervertebral disc associated with traumatic subluxation or dislocation of cervical facets. Case report. *J Bone Joint Surg Am* 1991;73(10):1555-60.

33. Grauer JN, Vaccaro AR, Lee JY, et al. The timing and influence of MRI on the management of patients with cervical facet dislocations remains highly variable: a survey of members of the Spine Trauma Study Group. *J Spinal Disord Tech* 2009;22(2):96-9.

34. Vaccaro AR, Falatyn SP, Flanders AE, Balderston RA, Northrup BE, Cotler JM. Magnetic resonance evaluation of the intervertebral disc, spinal ligaments, and spinal cord before and after closed traction reduction of cervical spine dislocations. *Spine* 1999;24(12):1210-7.

35. Glaser JA, Jaworski BA, Cuddy BG, et al. Variation in surgical opinion regarding management of selected cervical

spine injuries. A preliminary study. *Spine* 1998;23(9):975-82; discussion 983.

36. Nassr A, Lee JY, Dvorak MF, et al. Variations in surgical treatment of cervical facet dislocations. *Spine* 2008;33(7):E188-93.

37. Harrington JF, Likavec MJ, Smith AS. Disc herniation in cervical fracture subluxation. *Neurosurgery* 1991;29(3):374-9.

38. Brodke DS, Anderson PA, Newell DW, Grady MS, Chapman JR. Comparison of anterior and posterior approaches in cervical spinal cord injuries. *J Spinal Disord Tech* 2003;16(3):229-35.

39. Johnson MG, Fisher CG, Boyd M, Pitzen T, Oxland TR, Dvorak MF. The radiographic failure of single segment anterior cervical plate fixation in traumatic cervical flexion distraction injuries. *Spine* 2004;29(24):2815-20.

40. Reindl R, Ouellet J, Harvey EJ, Berry G, Arlet V. Anterior reduction for cervical spine dislocation. *Spine* 2006;31(6):648-52.

41. Spector LR, Kim DH, Affonso J, Albert TJ, Hilibrand AS, Vaccaro AR. Use of computed tomography to predict failure of nonoperative treatment of unilateral facet fractures of the cervical spine. *Spine* 2006;31(24):2827-35.

42. Woodring JH, Lee C. Limitations of cervical radiography in the evaluation of acute cervical trauma. *J Trauma* 1993;34(1):32-9.

43. Levine AM, Mazel C, Roy-Camille R. Management of fracture separations of the articular mass using posterior cervical plating. *Spine* 1992;17(10 Suppl.):S447-54.

44. Vaccaro AR, Klein GR, Thaller JB, Rushton SA, Cotler JM, Albert TJ. Distraction extension injuries of the cervical spine. *J Spinal Disord* 2001;14(3):193-200.

第13章 胸椎及腰椎骨折的分型

F Cumhur Oner Alexander R. Vaccaro

学习目标

本章学习完成后,你将能够:
- 评价创伤性胸腰椎骨折的不同分型系统;
- 分析各种分型系统的优势和不足。

引言

创伤学应用不同系统对创伤进行分类。大多数外科医生把创伤分类当作诊断和治疗所必需的概念性工具。这些系统也可作为创伤相对严重性以及不同治疗方案预后的交流系统。一个临床相关的分型系统必须考虑到创伤形式的自然史,并且可以预测预后。理想化的系统可以应用通用语言描述创伤并且指导临床决策。分类系统必须易于记忆以及在临床中应用,并且应当为前瞻性研究提供平台。系统必须能够进行创伤严重性分层并且提示预后。

从最初的脊柱骨折 Bohler 系统分类和 Nicoll 分型(骨折是否稳定)至今,创伤性脊柱外伤分型有了长足的进步。从那时起稳定性就是一个关键理念,但是通常很难进行定义,而且其标准也不一致。因此,不同医生对于稳定性有不同的理解。White 和 Panjabi 在 20 世纪70 年代提出了最可靠且可重复的脊柱稳定性概念:

临床不稳定是指:脊柱丧失在生理负重下保持椎体间关系的能力同时不存在脊髓或神经根损伤或继发刺激。此外,不存在因结构改变而引起的失能性畸形或疼痛。

这就意味着一个实用的分型系统应使外科医生能够对以下三种稳定性进行有根据的推测:
- 即刻的机械稳定;
- 神经系统稳定;
- 长期稳定。

在过去的半个世纪里,人们提出并且应用了不同的方案,这些方案都强调创伤机制或应用建筑学概念,如“圆柱”,但是这些方案都没有得到广泛接受。了解旧的分型系统综述,可参阅 Oner 学术论文[1]。

在过去的 20 年里,两种系统性分类方法受到欢迎:Magerl/AO 分型和胸腰椎损伤分类及严重程度评分(Thoracic and Lumbar Injury Classification and Severity,TLICS)。在接下来的部分中,我们将讨论这两种流行的系统。最近,AO Spine 提出了改良 AO 分型,这一分型被认为是 Magerl 和 TLICS 系统的综合。我们会在“AO Spine 胸腰椎损伤分型系统”部分中对其进行介绍。

记忆要点

- 分类系统是评估创伤严重性的概念性工具。
- 分类系统有利于交流而且可能指导治疗。

Magerl/AO分型

Magerl 在 20 世纪早期结合一项由 AO 创伤医师小组十年的研究结果提出了 Magerl 分型系统[2]。这一系统最初基于创伤的形态学特点,以起重机的机械模型为基础。结合通用损伤模型形成了三种主要分型(图 13.1):
- A 型:椎体压缩;
- B 型:牵张性双柱损伤;
- C 型:旋转性双柱损伤。

A 型损伤源于压缩暴力,B 型源于牵张暴力,而 C 型源于轴向旋转暴力或剪切暴力。有关进一步的亚型,作者采用了通用的 AO 3-3-3 网格结构。

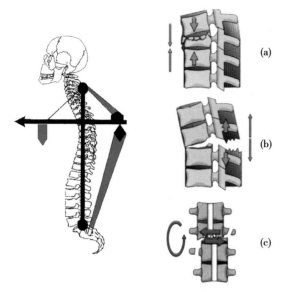

图 13.1　Magerl 分型的基本类型基于起重机模型。(a) A 型指压缩。(b) B 型指牵张。(c) C 型指旋转

A 型损伤

损伤主要由轴向压缩暴力所致,主要引起前柱损伤,包括椎体和椎间盘。而对于起张力带作用的后柱几乎没有明显损伤。A 型的亚分型如下:

- A1:压缩性骨折:椎体的变形是由于松质骨的压缩而非碎裂。
  - A1.1:终板楔形压缩小于 5°;
  - A1.2:楔形压缩致椎体前方高度丢失导致成角大于 5°;
  - A1.3:椎体塌陷。椎体高度均匀性的丢失,如骨质疏松性脊柱并不引起骨折块的突出。
- A2:劈裂性骨折:椎体在冠状面或矢状面上的劈裂损伤伴有骨折块的移位和间盘组织对缺损的填充。
  - A2.1:矢状面劈裂骨折;
  - A2.2:冠状面劈裂骨折;
  - A2.3:钳夹样骨折,即椎体的中央部分破碎并被间盘组织填充。
- A3:爆裂性骨折:终板骨折伴后壁骨折块脱入椎管内。
  - A3.1:不完全性爆裂骨折。椎体上半部或下半部发生爆裂骨折;
  - A3.2:爆裂 - 劈裂性骨折。椎体一半发生爆裂骨折另一半发生劈裂骨折;
  - A3.3:完全性爆裂骨折。整个椎体发生爆裂骨折。

B 型损伤

主要标准是单柱或双柱的横向分离导致张力带损伤。B 型的亚分型如下:

- B1:韧带结构为主的后方损伤。
  - B1.1:伴有椎间盘的横贯损伤;
  - B1.2:伴有 A 型椎体骨折;
- B2:骨性结构为主的后方损伤。
  - B2.1:双柱横向骨折;
  - B2.2:骨性结构为主的后方分离损伤伴椎间盘的横向损伤;
  - B2.3:骨性结构为主的后方分离损伤伴 A 型椎体骨折。
- B3:经椎间盘的前方损伤。
  - B3.1:过伸 - 半脱位;
  - B3.2:过伸 - 峡部裂;
  - B3.3:后方脱位。

C 型损伤

前方及后方结构旋转和 / 或移位性损伤。C 型的亚分型如下:

- C1:A 型损伤伴旋转。
  - C1.1:楔形旋转骨折;
  - C1.2:劈裂旋转骨折;
  - C1.3:旋转爆裂骨折。
- C2:B 型损伤伴旋转。
  - C2.1:B1 损伤伴有旋转;
  - C2.2:B2 损伤伴有旋转;
  - C2.3:B3 损伤伴有旋转。
- C3:旋转剪切损伤。
  - C3.1:切片状骨折(slice fracture);
  - C3.2:旋转 - 脱位。

这一分类系统包含了对骨折解剖的全面描述,是一种层次化和系统化的方法,分级的增加意味着骨折的严重性和不稳定性增加。然而,因其太过复杂、缺乏预后价值、无法解释是否存在神经系统损害而遭到了一些批评。其可重复性是良或差。此外,Magerl 分类系统在其可靠性和临床适用性上既没有得到系统的验证也没有得到改良。尽管该分类系统在一些欧洲国家非常流行,但它还没有被全世界所接受。

> **记忆要点**
>
> - Magerl 或 AO 分型是第一种基于简单机械模型的系统分型系统。
> - 这一系统是当前所有分型系统的基础。
> - 尽管该分型很全面,但其太过详细且复杂,而且并没有被世界广为接受。

胸腰椎损伤分类及严重程度评分（TLICS）

创伤分类方法已经形成了模式识别系统,但是我们并没有探讨这些模式是否可以重复或者是否有意义。这些创伤的诊断性影像学和外科治疗的同步进展促使外科医生严格评估这些实践,以找到科学可行的方法来改进这些患者的治疗。为此,在 21 世纪前 10 年,脊柱创伤研究会召集了一组国际外科医生为之努力。他们的工作促进了胸腰椎骨折损伤严重程度评分（Thoracic and Lumbar Injury Severity Score, TLISS）的形成,该评分后来发展成了 TLICS[3]。随之出现了一个有关下颈椎骨折评分系统（SLIC）。

基于分类系统的最终目标应当是指导临床这一设想,研究会提出了一个系统,在这个系统中,根据创伤的感知严重程度对已知会影响最终预后的指标赋予分数。在这一系统中,三项独立因素是决定创伤严重性的关键指标:

- 模型或形态:这与 Magerl 分型的类型等级相似。三种主要损伤类型包括:压缩、牵张和旋转/位移。
- 后方韧带复合体的完整性:诸多不同研究显示,后方韧带复合体的张力带作用十分重要,而且是一项独立预后因素。将后方韧带复合体损伤从损伤模型中分离出来同样重要,因为它是 Magerl 分型可重复性的主要问题所在,例如:明显的骨折 - 脱位会和伴有后方韧带复合体损伤的压缩骨折类型分到同一组。
- 神经损害:由于神经损害通常被视为临床决策的关键因素之一,因此也应将其纳入严重程度评分。这里通常使用美国脊柱损伤协会损伤分级（ASIA A~E）。

其基本思路是针对以上三项的不同损伤严重程度赋予分值,最终得到一个总的损伤严重程度评分,治疗建议就基于这个总分。一组经验丰富的脊柱创伤专家制定了这些因子的权重。分配 1~4 分（1 分——最轻; 4 分——最严重/紧急）来反映损伤严重程度以及对机械或神经系统稳定性的潜在影响。当多发连续或非连续损伤同时存在时,仅针对最严重的水平进行评分。

这些分数的总和形成了一个最终的胸腰椎损伤严重程度评分（知识框 13.1）。

建议采用如下治疗方法规则:

- TLICS 评分 1~3 分:保守治疗;
- TLICS 评分 4 分:手术或保守治疗;
- TLICS 评分大于等于 5 分:手术治疗。

诸如多发伤、脊柱硬化或畸形的程度等临床改变均会增加基础 TLICS 评分,从而决定保守还是手术治疗。

记忆要点

- TLICS 系统的发明对指导治疗非常实用。
- 基于骨折形态、后方韧带复合体的损伤以及神经系统状况建立了一个评分体系。
- 根据 TLICS 评分系统,医生可以作出手术或非手术治疗的决定。

知识框 13.1　胸腰椎损伤严重程度评分

- 模型或形态
  - 压缩　　　　　　　　　　　　　　1 分
  - 爆裂　　　　　　　　　　　　　　2 分
  - 旋转/位移　　　　　　　　　　　3 分
  - 牵张　　　　　　　　　　　　　　4 分
- 后方韧带复合体
  - 完整　　　　　　　　　　　　　　0 分
  - 疑似损伤或不确定　　　　　　　　2 分
  - 破坏　　　　　　　　　　　　　　3 分
- 神经系统
  - 完整　　　　　　　　　　　　　　0 分
  - 神经根损伤　　　　　　　　　　　2 分
  - 脊髓/圆锥损伤
    - 完全（ASIA A）　　　　　　　　2 分
    - 不完全（ASIA B~D）　　　　　　3 分
  - 马尾　　　　　　　　　　　　　　3 分

AO Spine 胸腰椎损伤分型系统

尽管 TLICS 系统凭借其简明性和实用性广受欢迎,但它在一些方面还是存在缺陷[4]。TLICS 建议的治疗公式被认为经过了北美洲实践的确认,但缺乏批判性分析和进展。形态学和后方韧带复合体分类的可信性和可重复性同样令人担忧。在诸多 TLICS 的可重复性研究中,仅仅由于神经系统评分占有压倒性的权重才使得最终治疗建议呈现高可重复性。而形态学和后方韧带复合体方面的可重复性较差。AO 下属的名为"AO 脊柱创伤分型小组"（"AO Spine Trauma Classification Group, AOSCG）的工作组,对 Magerl 和 TLICS 分型进行了系统地重新评价,其应用一个大的医学数字影像及通信数据库（DISCOM）,调取其中的脊柱骨折 CT 影像来建立一种简单且可重复的分型系统[5]。此后 AO 脊柱论坛 SCI 与脊柱创伤小组（AO Spine Knowledge Forum SCI and Spinal Trauma）对这一系统进行了小幅度改良,并在最近作为 AO Spine 官方的分型系统提出（图 13.2）[6]。这一系统由两部分组成:形态学和神经功能状态。此外,确定了两处改进。

形态学

形态学来源于 Magerl 系统。仅包含了那些经过严格反复评估流程证实具有相关性和可重复性的参数。同时该系统更多采用示意图而非文字描述,以确保全球认可和可重复性。共确立了三种基本类型（图 13.3）:

- A 型损伤:椎体轴向压缩破坏但后方限制结构完整;
- B 型损伤:前方或后方张力带破坏但无明显移位;
- C 型损伤:全部结构破坏导致任意平面上的脱位或移位。

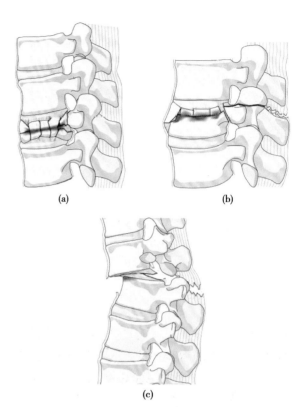

图 13.3 根据新版 AO Spine 系统分型:（a）A 型:前柱骨折同时张力带完整。（b）B 型:前柱骨折伴张力带损伤。（c）C 型:脊柱头侧或尾侧部分在任意平面上脱位/移位

该系统与 Magerl/AO 系统存在两点重要区别。首先,B 型损伤被定义为前方或后方约束或"张力带"损伤,而非"牵张性"损伤。这一定义意在减少 A 型和 B 型损伤之间的易混淆性。其次是把 C 型重新定义为"明显移位"。原始 Magerl AO 分型中 C 型的定义是"旋转性损伤",导致一些胸腰椎压缩骨折伴有轻微旋转畸形情况无法确定分型。

A 型——椎体压缩性损伤

A 型损伤包括前方结构（椎体和/或椎间盘）的损伤,同时也包括临床上不明显的损伤,比如横突或棘突的骨折。更严重的 A 型损伤包括椎体爆裂骨折伴有椎体后部的后移,但不伴后方韧带复合体破坏以及任何移位或脱位。A 型损伤进一步划分为五种亚型:

- A0:力学稳定的棘突或横突骨折（图 13.4）;
- A1:单一终板的楔形压缩或嵌插骨折,未累及椎体后壁（图 13.5）;
- A2:骨折线累及上下终板的劈裂或钳夹样骨折,未累及椎体后壁（图 13.6）;
- A3:单一终板骨折累及椎体后壁并侵及椎管（图 13.7）;
- A4:上下终板均骨折累及椎体后壁并侵及椎管（图 13.8）。

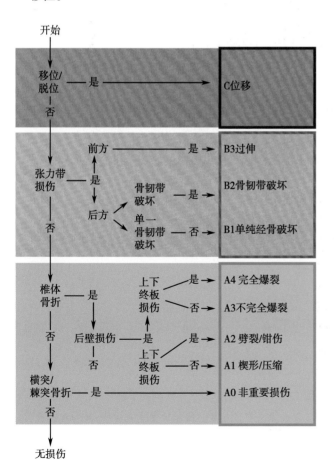

图 13.2 创伤性胸腰椎损伤分类简要流程

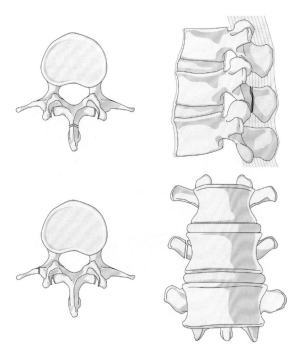

图13.4 A0亚型:仅横突或棘突骨折。脊柱结构完整性没有破坏

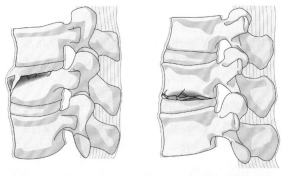

图13.5 A1亚型:单侧终板骨折,不累及椎体后侧皮质,表明椎管未受累

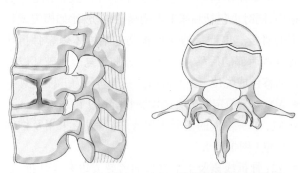

图13.6 A2亚型:上下终板骨折,未累及椎体后侧皮质,表明椎管未受累

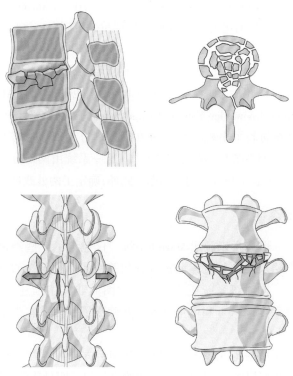

图13.7 A3亚型:累及单侧终板的爆裂骨折。椎体后侧皮质骨折,表明椎管受侵。椎板的纵向断裂通常由于椎弓根间距的扩大。无张力带破坏

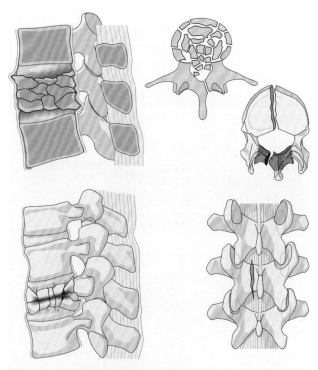

图13.8 A4亚型:累及上下终板的爆裂骨折,通常由椎体的劈裂或完全粉碎导致。椎体后侧皮质骨折,表明椎管受侵。椎板的纵向断裂通常由于椎弓根间距的扩大。无张力带破坏

B 型——张力带损伤

B 型损伤涉及前方或后方张力带损伤。这些损伤经常同时伴有椎体的 A 型骨折。进一步分为三种亚型:

- B1:单一节段后方张力带骨性结构损伤延伸至椎体,被称作"Chance 骨折"(图 13.9)。
- B2:任何后方张力带骨性或韧带结构破坏伴椎体骨折。任何伴发的椎体压缩骨折必须根据相应的 A 型亚型单独注明。例如:爆裂骨折伴后方韧带复合体破坏的患者应当描述为 B2 型损伤同时伴有 A3 型(不完全爆裂)或 A4 型(完全爆裂)椎体损伤(图 13.10)。
- B3:作为脊柱前方张力带的前纵韧带破坏,其作用是防止脊柱过伸。损伤可能通过椎间盘或椎体本身,完整的后方结构铰链限制了整体移位。伤后影像检查通常发现过伸性对线不良(图 13.11)。

C 型——分离 / 移位损伤

C 型损伤(图 13.12)的特征是在任意平面上脊柱头尾两部分移位超出生理范围。该型没有亚型。伴随的 A 型骨折应该单独记录。

某些损伤可能无法单独归类为一种具体损伤类型,但是可以用一种 A 和 B 或 C 型组合表示。

神经系统

尽管 ASIA 针对神经系统损伤的评分系统已经广为接受,但一直有人认为这一分类系统在急性期没有太大作用[3]。伤后 72 小时内进行至少三次重复检查才可以确定 ASIA 等级。患者入院时以及初次评估时,对于其最终和永久神经功能状态存在很大不确定性。因此,有学者制定了可以用于初次评估并决定治

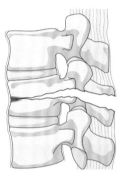
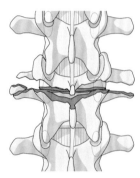

图 13.9 B1 亚型:经典的 Chance 骨折。经单一椎体的后方张力带骨性损伤

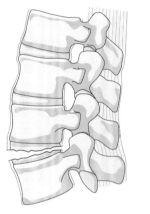
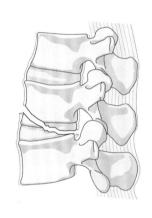

图 13.11 B3 亚型:过伸伤致前方张力带损伤。常见于强直性脊柱。后方铰链完整防止明显移位

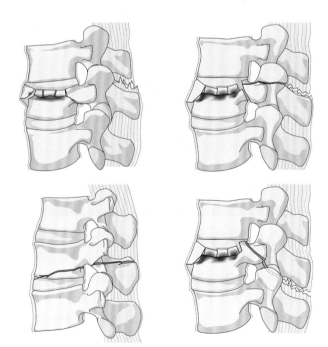

图 13.10 B2 亚型:后方张力带损伤伴椎体的 A 型骨折。经常累及 T₁₂~L₁ 或 L₁~L₂ 节段。A 型骨折应当单独注明(图 13.3 注释)

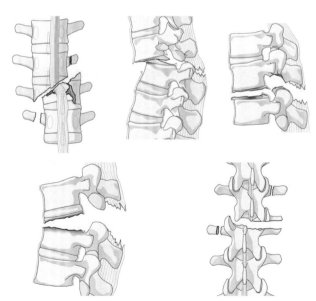

图 13.12 C 型:任意平面上脊柱头尾两部分的分离 / 移位。该型没有亚型。伴随的 A 型骨折应该单独记录

疗方案的分级系统(知识框 13.2)。患者神经功能状态分级如下:

- N0: 神经功能正常;
- N1: 短暂的神经功能障碍;
- N2: 存在神经根损伤的症状或体征;
- N3: 不完全性脊髓或马尾神经损伤;
- N4: 完全性脊髓损伤(ASIA 分级 A 级);
- NX: 用来表示一些特定患者,他们因为颅脑损伤、中毒、多发伤或气管插管/镇静而无法完成神经系统检查。

病例特异的修正参数

两个非常重要的附加参数,不是与每个病例都相关,但在需要时可以作为帮助医生决定治疗方案的依据(图 13.13)。

- M1: 用来表示骨折伴有 MRI 或临床检查不确定的张力带损伤情况。该修正参数对识别骨结构稳定而韧带存在损伤的患者是否考虑手术治疗有重要意义。
- M2: 用来表示患者特异的并发症,这些并发症可能会对那些有相对手术适应证的患者的手术决策产生影响。M2 修正参数的例子包括但不限于强直性脊柱炎、风湿性疾病、弥漫性特发性骨肥大症、骨质疏松或受伤脊柱表明皮肤的烧伤。

针对该形态学系统的早期研究显示了良好的组间观察者和组内观察者可靠性。知识论坛组织正致力于建立基于该分类系统的损伤严重程度评分系统,这将有助于对不同损伤类型制定不同的治疗方案。

知识框 13.2　入院初神经功能状态

N0　神经系统正常

N1　短暂的(既往的)神经功能障碍,现已消失

N2　存在神经根损伤的症状或体征

N3　脊髓不完全损伤或任何马尾神经损伤

N4　完全性脊髓损伤。完全性运动及感觉障碍(ASIA A 级)

NX　神经系统状态无法评价。患者因为颅脑损伤或其他原因无法完成神经系统检查(比如:中毒、多发伤或气管插管/镇静)

记忆要点

- 近期提出的 AO Spine 胸腰椎分型系统是 Magerl/AO 和 TLICS 概念的综合体。
- 形态学分型是 Magerl 系统的精简修订版。
- 神经系统新分型的提出反映了急性期神经系统评估的必要性。

结语

一个简单可靠的脊柱创伤分型系统将有助于全世界的外科医生更好的沟通、交流经验,以及传授针对这些患者正确的治疗原则。经过对很多系统数十年的探讨和发展,我们很高兴地看到很多意见领袖趋于认同一种简单可靠的系统,这就是目前广为接受的 AO 官方分型系统。对于命名和鉴别不同损伤类型第一次达成了世界范围内的共识。这一通用语言将有利于建立全球脊柱创伤专家网络,其共同目标是提升脊柱创伤患者的治疗效果。

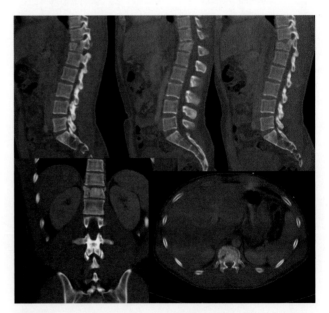

图 13.13　A 和 B 或 C 型组合的规则。在该病例中,我们可以发现 T_{11}~T_{12} 水平的张力带损伤和 T_{12} 骨折。该骨折属于爆裂型(累及椎体后壁同时侵犯了椎管)伴上下终板骨折。该损伤应当归类为 T_{11}~T_{12} B2 型伴 T_{12} A4 型损伤。该患者存在圆锥/马尾不完全损伤,应该认为是 N3 型损伤。在该病例中,不需要说明修正参数。该病例可以简单表示为: T_{11}~T_{12} B2; T_{12} A4; N3

本章重点

- 一个胸腰椎脊柱创伤的通用分型系统有助于专家间的交流和对治疗结果的评价。

- 近二十年的发展成就了一个简单且可重复的系统，该系统得到了大多数脊柱创伤专家的认同。

- 该系统恰当的教授和传播有助于提升全世界范围内的脊柱创伤患者的治疗效果。

（郝有亮　译　郭琰　校）

参考文献

1. Oner FC. Classification of thoracolumbar spine fractures [Academic thesis]. Chapter 2. pp. 32-50. Available at: http://dspace .library.uu.nl/bitstream/handle/1874/359/full.pdf?sequence=44

2. Magerl Aebi M, Gertzbein SD, Harms J, Nazarian S. A comprehensive classification of thoracic and lumbar injuries. *Eur Spine J* 1994;3(4):184-201.

3. Vaccaro A, Lehman R Jr, Hurlbert R, et al. A new classification of thoracolumbar injuries: The importance of injury morphology, the integrity of the posterior ligamentous complex, and neurologic status. *Spine* 2005;30(20):2325.

4. Middendorp JJ, Audigé L, Hanson B, Chapman J, Hosman A. What should an ideal spinal injury classification system consist of? A methodological review and conceptual proposal for future classifications. *Eur Spine J* 2010;19(8):1238-49.

5. Reinhold M, Audigé L, Schnake K, Bellabarba C, Dai L, Oner FC. AO spine injury classification system: a revision proposal for the thoracic and lumbar spine. *Eur Spine J* 2013;22(10):2184-201.

6. Vaccaro AR, Oner FC, Kepler C, Dvorak M, Schnake K, Bellabarba C, et al. AOSpine Spinal Cord Injury & Trauma Knowledge Forum. AOSpine thoracolumbar spine injury classification system: fracture description, neurological status, and key modifiers. *Spine* 2013;38(23):2028-37.

第14章 胸椎及胸腰段骨折的处理

Priyanka R. Kumar，Niobra M. Keah，Alice J. Hughes，
John D. Koerner，Alexander R. Vaccaro

学习目标

本章学习完成后，你将能够：

- 通过查体和神经系统评估，并结合相关影像，识别损伤分型和损伤严重程度；
- 讨论伤势稳定性和韧带损伤程度等注意事项，确定最佳治疗方案；
- 找到影响胸椎损伤和胸腰椎损伤患者的愈后的因素，包括神经损伤和损伤严重程度。

引言

胸椎损伤和胸腰椎损伤可能会带来灾难性的影响，不仅会导致患者生活质量下降，还会伴随巨大的医疗费用。神经损伤可能使得患者功能变差，从而导致患者无法继续工作或维持正常收入[1]。胸腰椎损伤时，神经受损的比例高达21%~40%[2]。虽然神经损伤的发生频率通常低于颈椎损伤，但胸腰椎骨折经常会引发不稳定性、神经受损，有时还需要外科干预[1-4]。已有研究估计，在所有的成年患者急性脊髓损伤中，有15%是胸腰椎损伤[1]。常见的损伤机制包括车祸、高空坠落以及其他的高能损伤机制[1,2,4,5]。由于胸廓的保护作用，胸椎和胸腰椎的稳定性得到加强，通常需要巨大的外力才能摧毁，因此严重的钝挫伤是导致胸椎和胸腰椎骨折的常见原因。

本章将讨论胸椎和胸腰椎骨折的常见处理方法。本章就疑似创伤的后续常规查体和神经系统检查及相关影像做了文献综述。查体和影像是内科大夫评估损伤部位和损伤严重程度的重要诊断手段。接下来，本章描述了胸椎损伤和胸腰椎损伤的不同治疗方案。基于损伤严重程度和愈后情况的表征因素，考虑是保守治疗和手术治疗。本章最后讨论了治疗愈后情况，虽然有很多因素能影响愈后结果，但通常认为完全性脊髓损伤和严重神经系统损伤的患者，愈后情况不容乐观。

查体和神经系统检查

早期脊柱稳定后应立即进行彻底的神经系统检查和查体。查体包括全部脊柱节段的视诊和触诊[6]。对于神经功能稳定的患者，应当将其颈部放在中立位，应用滚木法移动患者对脊柱触诊[6]。通过仔细的脊柱触诊发现局部压痛、挫伤、脊柱棘突间台阶感或痛点、骨擦音或明显的畸形[6,7]。台阶感、间距变宽，或其他形式的棘突排列紊乱可能提示脊柱不稳定，而非单纯后方结构损伤。咽后肿胀和颈椎前方压痛可能提示损伤累及颈椎前柱，比如过伸性损伤。除了触诊，还应当通过视诊检查软组织损伤，包括裂伤、肿胀、瘀斑和擦伤[6,8]。迅速加速或减速的钝性暴力导致胸腰椎损伤经常伴有不同程度胸部损伤。这些损伤通常包括肋骨骨折、气胸、血胸、肺或心肌挫伤、支气管断裂、大血管损伤、心脏压塞、心包积血、膈肌破裂[9]。对于安全带损伤患者还应检查其前腹部，通常合并屈曲牵张性损伤[6,8]。如果存在屈曲牵张损伤，必须仔细检查患者的腹部，因为机动车乘客由于安全带限制容易发生实质和空腔脏器损伤[9]。除了一般查体外，彻底的神经系统检查同样重要，因为这有助于医生确定脊髓损伤等级和神经系统损害程度[6]。这项检查通常根据ASIA评分表进行评分，其内容包括感觉功能、运动力量和反射功能的评价[6,9]。ASIA量表是辨别脊髓损伤的严重性和等级的有效方法，该方法将肌肉力量分为0~5级，通过轻触和针刺测试感觉

功能[8]。

　　神经系统检查的主要目标是明确脊髓损伤是完全性还是非完全性。损伤平面以下感觉和运动功能完全丧失表明脊髓完全损伤[6]。相反，当部分神经通路残留时提示脊髓不完全损伤。神经系统评估的二个主要方面包括：直肠张力、肛周感觉和球海绵体反射[6,10]。直肠张力和骶区或肛周感觉的残留可能提示脊髓不完全损伤[8]。球海绵体反射有助于确定患者是否处于脊髓休克期。脊髓休克是由损伤平面以下全部脊髓功能暂时阻断所引起的一过性瘫痪，通常持续时间少于48 小时[6,8]。刺激阴蒂或龟头可诱发球海绵体反射，比如通过轻柔的牵拉导尿管引起肛门的不自主收缩。球海绵体反射的恢复意味着脊髓休克期结束，对于脊髓完全性损伤，神经系统功能将很难有所改善。标准的神经系统检查还应包括提睾肌反射、跖反射和肛门收缩反射[10]。

影像学

放射成像

　　普通放射成像是胸腰椎损伤患者的骨折分型的有效诊断工具。大多数胸椎、胸腰段和腰椎区域的损伤都可以在普通放射片上发现，但是颈胸交界处有时难以观察。颈胸交界由上 4~5 胸椎组成，由于肩关节位置的原因在侧位片上常难以观察[7,9,11]。在胸椎前后位放射片显示纵隔增宽通常提示脊柱旁血肿形成[6,7]。前后位放射片可以大体上显示冠状面上的移位以及正常棘突间距增宽[6,7]。前后位片上椎弓根间距增宽可能提示存在爆裂骨折[7,8]。前后位片还能显示由压缩损伤导致的椎体高度丢失[12]。侧位片可以提供很多信息，包括：后凸畸形程度、矢状位序列、损伤所致椎体塌陷程度[6,7,12]。在侧位片上测量 Cobb 角通常用来确定后凸畸形的程度。此外，椎体塌陷程度用骨折椎体高度占邻近节段椎体平均高度的比例表示[8]。椎体后缘角度是另外一个可以从侧位片上测量的数据，可以用来鉴别爆裂骨折和压缩骨折，有研究表明该角度大于 100° 提示存在爆裂骨折[8,13]。可用两条平行于椎体上下终板的线和骨折椎体后侧皮质交叉处表示（图 14.1）[8]。侧位片有时也能提示轻微旋转损伤[11]。

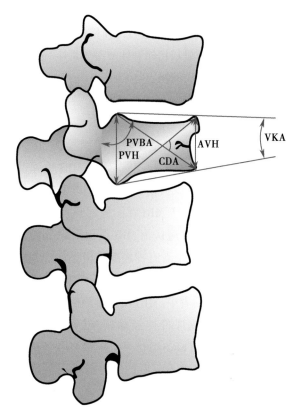

图 14.1　用于确定创伤严重程度的常用放射线测量包括：椎体前后缘高度（AVH 和 PVH），椎体后缘角度（PVBA），交叉对角线角度（CDA），椎体后凸角度（VKA）

计算机断层扫描

　　计算机断层扫描（computed tomography，CT）用来了解脊柱胸段或胸腰段区域骨性结构损伤程度，尤其是对平片上有可疑发现的病例，或者作为对可疑创伤患者的筛查[6,7,11]。近来有使用 CT 作为胸腰椎多发损伤患者的初始筛查的趋势，因为 CT 在发现微小骨性结构损伤方面敏感性高于平片[2]。CT 还可以减少过多的放射线暴露（通过减少因为显影不清所致的重复检查），同时提供更加快速的伤情诊断[2,14]。普遍认为，CT 是一种显示骨性结构损伤的最佳方法，因为它可以提供高分辨率 3D 图像，这样可以详细显示复杂骨折类型[11]。薄层 CT 图像每层约 2mm，通常足以显示骨折的具体情况[6]。轴位和矢状位图像可以显示椎体破坏，以及骨折碎片向后进入椎管的情况，通常在爆裂骨折时发生[6,8,12]。对骨折碎片向后进入椎管的相对程度进行评价很重要，因为它能反映脊髓受压以及伴随神经系统损伤的程度[12]。矢状位和冠状位 CT 图像还能显示复杂移位畸形[6]。CT 的另一个用途是确定工具的位置以及骨折需要复位的程度[6]。相反,CT 无法提供后方韧带复合体(PLC)损伤的直接证据[2]。然而,CT 可能通过显示相邻脊柱节段异常序列间接提示椎间盘和韧带结构损伤[6,9]。

磁共振成像

磁共振成像(MRI)是显示软组织损伤、神经结构和脊髓损害的首选方法[7,11]。因为 MRI 更强的敏感性,尤其对于软组织损伤(比如那些涉及韧带的损伤)更容易明确。由于 MRI 在图像对比度和敏感性方面强于 CT,因此普遍认为 MRI 在识别韧带损伤方面优于 CT[11,15]。当患者有神经系统损害症状或存在持续脊柱疼痛但 CT 图像并没有骨折证据时,通常建议 MRI 检查。在后者中,MRI 用来排除明显的韧带损伤[11]。MRI 能有效评价神经结构、椎管、椎间盘和 PLC 的损伤[2,7-9]。TLICS 分类系统依靠 MRI 评价 PLC 的完整性作为损伤严重程度的重要指标[16]。MRI 提供的 STIR 或 T1、T2 加权像可以显示 PLC 损伤[2,11,17]。有关 MRI 发现 PLC 损伤的敏感性和特异性还存在争论。MRI 通常可以发现的软组织损伤包括:硬膜外血肿、椎间盘突出、创伤性脊膜膨出、韧带损伤或者脊髓实质内损伤[8,11,18]。利用 MRI 对脊髓和椎间盘损伤进行仔细评估十分关键,因为这些因素决定了损伤的稳定性和后续治疗方案的选择[7]。

许多研究对 MRI 发现 PLC 破裂的敏感性和特异性进行了评估。Lee 等人在 2000 年报道了 MRI 中 T2 加权压脂像的矢状序列在确定 PLC 损伤方面具有高敏感性(>85%)及特异性(>88%)[19]。Vaccaro 及其同事在 2009 年发表的研究结果对上述结果产生了质疑,他们发现 MRI 的敏感性和特异性明显低于之前的结果。Vaccaro 等人在 2009 年测定了 MRI 对于 PLC 不同成分损伤的敏感度和特异度,发现其敏感度从 79%(腰椎小关节囊)到 90%(棘间韧带)不等,特异度从 53%(胸腰筋膜)到 65%(黄韧带)不等[20]。作者同时发现,随着损伤严重性的增加,MRI 的敏感性也增加,比如 MRI 对 ASIA A、B、C 型损伤患者具有最高的敏感性。MRI 对 ASIA D 和 E 级损伤患者具有较低的敏感性[20]。然而,近来,许多学者再次证实 MRI 是检测 PLC 损伤的高敏感性和特异性工具。Pizones 等人在 2013 年证实 MRI 用于确定棘上韧带(SLL)破裂时,其敏感度和特异度分别高达 91% 和 100%[21]。

> **记忆要点**
>
> - 体格检查的目标是发现脊柱及其周围软组织的显著损伤。
> - 体格检查包括:所有脊柱节段的触诊以及直接视诊。
> - 神经系统检查的目标是确定损伤平面和神经系统损害程度。
> - 神经系统检查包括:ASIA 评分(肌力、轻触觉、针刺觉)。
> - 平片:能有效显示大多数胸腰段损伤,但颈胸交界处除外。
> - CT:观察骨性结构损伤的最佳方法,常用作创伤患者初步筛查。
> - MRI 是显示软组织损伤(包括 PLC 损伤)的"金标准"。
> - MRI 对于检测 PLC 完整性具有良好的敏感性和特异性。

分型的更新

因为很难找到组间观察者和组内观察者可靠性均佳的方案,因而胸腰椎骨折的分类通常极具争议。人们通常批判 Magerl 系统太过复杂,而胸腰椎损伤分类及严重程度评分(TLICS)作为一个考量系统又存在太多变量,最新的方案是把 Magerl 系统和 TLICS 结合起来[22]。Vaccaro 及其同事描述了一个系统(AO Spine 胸腰椎损伤分型系统),包含外伤的形态学分类、神经系统损害程度,以及患者特异性修正因子。该研究发现的高组间观察者和组内观察者可靠性提示需要对此系统进行进一步验证,同时需要建立一种评分算法,外科医生利用该算法评价应当保守治疗还是手术治疗[15]。

胸椎和胸腰段骨折的治疗

绝大多数创伤后脊柱骨折和脱位发生在胸腰段脊柱区域[23]。在这些损伤中,胸腰段(T_{11}~L_2)是损伤的最常见部位[22]。胸腰段是胸椎和腰椎的移行区域。它标志着脊柱从相对固定的、后凸的胸椎转变为活动度明显增加的、前凸的腰椎。因此,该处尤其容易受到外伤时呈现的不同生物机械应力的影响[8]。创伤引起加速度的突然改变,导致大的外力传导至胸腰段椎体和韧带。这将导致一系列损伤,从轻度椎体压缩骨折到爆裂骨折以及高度不稳定的骨和韧带结构破坏[22]。区别稳定骨折和不稳定骨折至关重要:稳定骨折——脊柱还能承受压缩、旋转和牵张外力,并且能保护椎管内的神经结构免受进一步损伤;不稳定骨折——脊柱无法承受上述外力[24]。

创伤及继发的骨折或韧带损伤所引起的改变可以通过保守或手术方法治疗。两种治疗方案的目标是一致的,包括:重建脊柱稳定性、纠正畸形、尽可能恢复神经功能、减轻疼痛以及加速康复[8]。

保守治疗方法

保守治疗措施包括佩戴外固定装置(用于压缩骨折的过伸支具或者用于爆裂骨折的蛤壳装置)观察以及早期活动[25]。稳定性压缩骨折常常选择保守治疗,根据骨折严重性和有无 PLC 破坏决定是否需要佩戴过伸装置(比如 Jewitt 支具)。影像学显示椎体前方高度丢失超过 50% 和 / 或局部后凸角度 25~30° 可能提示 PLC 破坏[22,26]。

稳定的爆裂骨折过去通常采用保守治疗[27]。保守治疗方法包括过伸石膏或胸腰骶矫形器(thoracolumbosacral orthosis, TLSO)[22,28]。TLSO 相比石膏适用于更加不稳定的骨折,因为它能减少脊柱在多种运动平面上的活动[29]。神经系统检查正常的稳定爆裂骨折患者可以通过 3 个月的制动进行治疗[30]。对于不稳定骨折的定义存在较大争论。尽管有些学者认为 PLC 的破裂意味着不稳定骨折,但是另外一些学者认为即使在

这种情况下,根据软组织破裂程度,骨折可能不会发生显著移位。建议在患者离院前拍摄直立位侧位片,以了解有无需要手术干预的显著骨折移位。

继发于屈曲牵张损伤的 Chance 骨折在某些病例中(主要指儿童),假如损伤仅限于骨性结构也可以采取保守治疗。假定没有神经功能缺陷同时有充分的骨折复位,这些患者可以应用过伸矫形器治疗[8,26]。

手术方法

不稳定性爆裂骨折、屈曲牵张和伸展牵张损伤通常需要手术治疗[24]。手术干预通常包括应用器械建立稳定环境和根据是否存在神经系统损害决定是否减压。前方入路和后方入路均可选择,两者的目的都是重建和维持轴向稳定性直至达到骨性融合,同时根据需要对神经结构进行减压[22]。

压缩性骨折和爆裂骨折(AO A 型)

通常认为压缩性骨折(较少)和爆裂骨折(图 14.2)合并 PLC 破坏时存在脊柱不稳定,可以经后路应用椎弓根螺钉或钩重建稳定性和脊柱序列。不稳定性爆裂骨折同时需要进行减压操作,同时应用韧带整复法减轻神经系统损害。后方入路应用椎弓根螺钉固定伤椎上下一个或两个节段是一种广为应用的治疗爆裂骨折的内固定方法。必要时该方法还可以结合前方减压。钩棒系统是另外一种有效的后方固定技术,但是目前较少应用[31]。前方入路固定包括椎体次全切除和临近椎间盘切除,然后应用椎间植骨或融合器或同时应

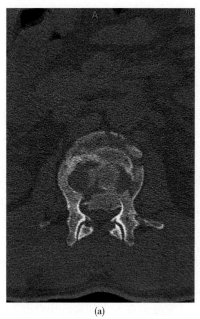
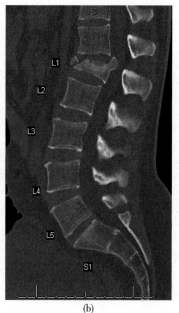

(a) (b)

图 14.2 AO A 型损伤

用前方内固定系统进行融合。应用后路内固定系统进行后续固定的必要性尚存争议。前方钢板联合角度固定或可调节的椎体螺钉或棒，以及螺钉联合或不联合U型钉，是前路内固定的常用方法，可根据不稳定程度用作单独应用的方法[32]。

根据术者的习惯和不稳定程度可以选择前后联合入路。单独入路或前后联合入路的适应证和获益有待进一步研究。一项回顾性研究比较了联合入路和后路治疗一系列爆裂骨折患者。结果显示联合入路能够保持更好的脊柱后凸矫正，但是在神经功能恢复和术后背痛程度方面两组结果相当[33]。

屈曲 - 牵张损伤（AO B1，B2 型）

后路加压固定融合是治疗屈曲 - 牵张骨折的常用方法，该损伤由作用于后方结构的强大张力产生，并且取决于旋转轴，即椎体（图 14.3、14.4）。在某些屈曲 - 牵张损伤病例中，若主要累及骨性结构，尤其对于没有明显骨折移位和神经系统损害的儿童患者，可以采取保守治疗[26]。然而，主要韧带损伤、显著骨折移位或者需要手术治疗的神经系统损害，通常需要行后路内固定术[34]。

伸展 - 牵张损伤（AO B3 型）

这类损伤并不常见，由于过伸导致椎体和 / 或椎间盘的拉力破坏，同时伴有后方结构不同程度的破坏。这类损伤最常见于脊柱僵硬或后凸的患者，比如强直性脊柱炎患者。胸腰交界处是最常见的部位，而中胸

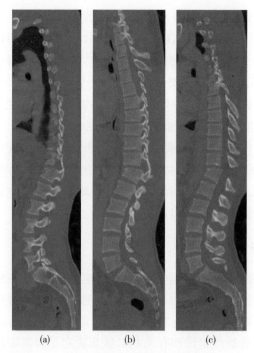

　　　　(a)　　　　　(b)　　　　　(c)

图 14.4　AO B2 型损伤的 CT 矢状位图像

段和腰椎罕见[35]。对于没有神经功能损害同时主要为骨性结构损伤的患者，可以选择保守治疗，即卧床休息和佩戴 TLSO 逐渐活动；然而，这类损伤在成年患者中通常更加稳定。神经系统损害、椎体后方结构损伤、移位或软组织完全损伤都是手术治疗的指征。推荐使用后路椎弓根螺钉和合适长度的内固定系统，提供充分的稳定性并且允许早期活动[35]。若需要进一步稳定可随后选择前柱重建。

旋转损伤（AO C 型）

旋转损伤通常发生于高能量机制，导致韧带和小关节囊破坏伴有必然的前后柱破坏。这类损伤极为不稳定，需要手术治疗（图 14.5~14.7）。对于非常不稳定的 C 型骨折，推荐经后路复位、多节段内固定（伤椎上下各 2~3 个节段）[36]。在某些 C 型损伤时，假如使用坚固的角度稳定固定器，可以单纯应用前路固定而无需额外后路固定。是否需要前路干预取决于椎管侵占和前柱破坏程度[37]。

微创手术入路

胸腰段骨折的微创手术包括现有手术入路改良法和完全经皮法。Kossman 等人在 2001 年研究了 SynFrame牵开器系统的使用，该系统的设计尤其应用于充分的前柱暴露，但是在微创手术中可以减少侧方损伤。研究显示在术中和术后均没有与微创通道相关的并发症（小切口开胸入路、小切口腹膜后入路）[38]。

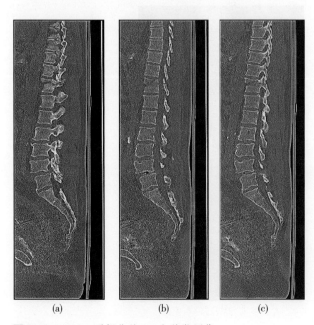

　　　　(a)　　　　　(b)　　　　　(c)

图 14.3　AO B1 型损伤的 CT 矢状位图像

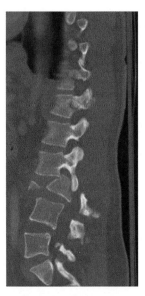

图 14.5　AO C 型损伤的 CT 矢状位图像

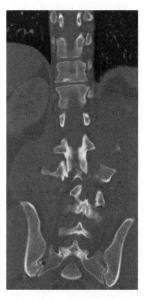

图 14.6　AO C 型损伤的冠状位图像

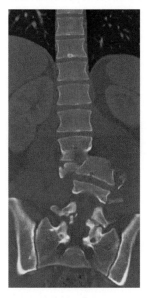

图 14.7　AO C 型损伤的冠状位图像

胸腔镜脊柱手术是一种经皮手术方法,其目标是降低手术入路相关并发症的发生率。Beisse 等人在 2006 年研究表明胸腔镜手术和开放手术的并发症发生率相同,但是前者在脊柱入路相关并发症方面较后者少。另外,该研究还发现经皮入路可以对存在继发神经系统症状的椎管前方侵占进行有效的减压[39]。Shawky 等人 2003 年的研究和 Ray 等人 2003 年的研究同时发现微创胸腔镜技术联合短节段后路融合是一种治疗胸腰椎骨折的相对安全有效的替代方法[40,41]。

有研究表明胸腔镜手术同样存在并发症,而且目前还没有研究将其与传统手术入路进行直接比较[41-45]。Khoo 等人在 2002 年报道应用胸腔镜入路治疗胸腰椎骨折时,其严重并发症发生率低(1.3%)[42]。根据作者报道,电视辅助胸腔镜手术(VATS)的主要缺点包括手术团队和医生陡峭的学习曲线,以及麻醉复杂性的增加[42,43]。Kim 等人 2004 年的研究同样发现胸腔镜减压、重建、内固定存在较低的并发症发生率。作者报道的 212 例患者中,3 例需要中转开胸操作(1.4%),5 例发生内固定松动(2.4%),12 例发生气胸、胸腔积液和神经痛(5.7%),3 例发生浅表切口感染(1.4%)[46]。最近的研究表明胸腔镜手术相比开胸手术有较低的并发症发生率[40]。尽管这些研究都建议胸腔镜手术作为一种安全有效的方式可以替代传统开放技术,但是仍然需要前瞻性研究直接比较两种方法的并发症和预后。

胸腰段损伤还可以应用经皮椎弓根螺钉固定技术治疗。这些操作还可以用作微创后路减压融合术的补充,或者作为常规或微创前路减压固定或不固定手术的加强,或者作为一种单独固定技术联合或不联合融合术治疗稳定爆裂骨折或屈曲 - 牵张损伤[47]。Grossbach 等人在 2013 年对应用开放和经皮固定方法治疗屈曲 - 牵张损伤患者进行了直接对比,结果表明两种方法在 ASIA 评分和后凸成角方面无显著差异。他们推荐经皮椎弓根螺钉固定技术治疗屈曲 - 牵张损伤,同时表明与开放技术相比经皮技术可以减少组织破坏和失血量[48]。

手术适应证和禁忌证

创伤性压缩骨折和爆裂骨折的相对手术适应证包括:①明显的 PLC 破坏:影像学上表现为明显的椎体后凸畸形;②存在神经系统损害伴有影像学可见的神经压迫;和 / 或③保守治疗无效且畸形不断进展[22]。对于没有神经功能损害的压缩骨折或爆裂骨折患者,通常建议保守治疗。大多数研究表明接受保守治疗和接受手术治疗干预患者的临床预后相当[49]。

总之,显著脊柱序列紊乱、持续的机械不稳定、神经功能损伤、经过充分的保守治疗试验仍不愈合导致持续疼痛,都是手术治疗的相对适应证[22]。通常而言,手术的绝对适应证包括骨折脱位或进行性神经功能损伤。

尽管对于胸腰段骨折的最佳手术治疗入路仍存在争议,但是普遍认为如果存在神经系统损害,建议早期减压同时进行固定和矫正畸形[50,51]。后路内固定术的指征是:多阶段骨折、显著后凸畸形、屈曲牵张损伤以及骨折脱位。前路手术通常的指征是:骨折块从前方凸入椎管内并且引起临床上的神经功能损害[52]。前路手术也可在后路矫形固定手术后应用。屈曲-牵张损伤很少能通过保守治疗治愈,因为它们常常涉及骨性和韧带结构损伤。这些因素导致了脊柱序列紊乱,并可能导致进行性后凸畸形和脊柱不稳定,所有这些都是手术治疗的适应证[34]。同样,伸展-牵张损伤也很少能通过保守治疗治愈,因为它们同样常涉及软组织破坏。研究表明对伸展-牵张损伤采取手术治疗可以改善预后[15,26]。不稳定脊柱骨折或损伤患者的特殊手术禁忌证是其状况不适合进入手术室[22]。

目前微创手术入路可以进行间盘切除、椎体切除、椎体间重建和前方侧向固定,这比90年代早期第一例胸腔镜脊柱手术适应证明显扩大[53]。这类手术的禁忌证包括:广泛粘连和胸腔外伤史或手术史。

记忆要点

- 治疗的四个方面:稳定性、神经系统损害、疼痛和畸形。
- 主要损伤类型:压缩骨折、爆裂骨折、屈曲-牵张损伤和伸展-牵张损伤。
- 保守治疗方法:制动同时应用过伸支具或TLSO。
- PLC的严重破坏是手术治疗适应证。
- 前路手术包括椎体切除和植骨或钛网植入同时进行前方固定。
- 后路手术通常包括椎弓根螺钉和连接棒。
- 前后联合入路是一种手术选择,但是其适应证和获益仍需进一步临床研究。
- 屈曲-牵张损伤和伸展-牵张损伤的成年患者大多数需要后路手术治疗。
- 旋转性损伤通常应用后路手术治疗,但某些C型损伤需行前路手术。
- 微创入路包括前路特殊牵开器系统或完全经皮胸腔镜手术。

胸椎和胸腰段骨折预后

通常使用功能预后和临床预后指标来评价胸椎和胸腰段骨折的治疗预后。功能性和生活质量指标包括Denis工作表、Roland-Morris功能障碍调查表、视觉模拟量表疼痛评分(VAS)、欧洲生活质量5调查表、简明表-36和Oswestry功能障碍指数,用来评估治疗后能否重返工作、疼痛程度和生活质量[4,54-58]。临床预后包括住院时间、入住ICU时间、神经功能恶化程度、手术并发症、后凸畸形程度和椎管侵占程度[2,59]。

保守治疗通常适用于神经功能完整且无脊柱不稳定的患者,通常有较好的功能预后和临床预后。对于轻微骨折患者,一般经10周到6个月的恰当康复治疗(通常为10周)可以痊愈。患者通常在伤后6~12周内返回工作。对于稳定压缩和稳定Chance骨折患者,通常应用支具和/或体位性复位康复治疗,尽管目前支具的有效性仍不确定,但是患者同样有良好的预后[7,60]。

然而,保守治疗并非对所有脊柱骨折患者有优势,而且支具在许多部位的有效性仍存在争议。Schatzker和Tile在1996年发现超过半数接受保守治疗的不稳定胸椎和胸腰段骨折患者,在伤后1年随访时存在持续背痛[7]。尽管有研究表明爆裂骨折时应用支具可以有效稳定胸腰段,但是其他研究表明其无效[61,62]。支具的支持者发现支具治疗可以有效缓解疼痛。而支具的反对者发现教育患者正确的制动方法和姿势但不使用外固定可以取得与支具相当的获益[62]。另外,支具通常引起不适、皮肤压疮,有时患者还出现情感抑郁[61,62]。

不伴神经系统损害的爆裂骨折患者的治疗预后受到研究者的广为关注,目前结论仍存在争议。Siebenga等人在2006年发现,与保守治疗相比,手术治疗的爆裂骨折患者在4.5年随访时:疼痛较轻(VAS评分法),功能障碍较少(Roland-Morris功能障碍调查表),后凸畸形较轻[63]。Wood等人在2003年的爆裂骨折研究中发现,手术组患者具有较低的功能障碍评分,较少患者返回了原先的工作岗位[28]。两项研究均表明手术组患者有较长的住院时间。另外一些研究表明手术和保守治疗的爆裂骨折患者在4年随访时,两者临床预后无显著统计学差异[30,64]。

不完全性脊髓损伤的神经功能状态和脊柱不稳定性

在评价脊髓损伤患者的诸多指标中,神经功能状态和脊柱稳定性是预测保守和术后治疗预后的最重要指标。一项包含 95 例患者的研究表明,在 1 年随访时,完全运动感觉功能损害的患者中仅有 7.7% 得到改善,相比之下,运动功能不完全损伤的患者中 90% 得到改善。可以说,有报道表明胸腰段和腰段神经损害及不完全脊髓损伤患者具有更好的预后[64]。Kim 等人在 1999 年发现,对 51 例存在不完全脊髓损伤和后方韧带破坏的胸腰段和腰段爆裂骨折患者采取手术治疗,在末次随访时(平均 2 年)60.7% 出现神经功能改善[65]。La Rosa 等人在 2004 年发现,1 700 例胸段和胸腰段不完全脊髓损伤患者中,在 6 个月随访时超过 55% 显示神经功能改善(不考虑治疗方式的选择)[66]。此外,Mohanty 等人在 2011 年发现,在 68 例胸腰段和腰段不完全脊髓损伤患者中,44.5% 存在神经功能损害;在手术和 / 或保守治疗后 1.5 年随访时,所有患者都表现出神经功能改善[67]。

手术治疗常适用于脊柱骨折合并神经功能损害和脊柱不稳定的患者[2]。最近有研究显示了后凸畸形程度和长期背痛严重程度之间存在相关性,从而表明损伤的严重程度和神经功能损害程度决定了预后[60,67]。一篇 2011 年的有关不伴神经功能损害的胸腰段爆裂骨折的荟萃分析显示,在 4 年随访时,手术治疗组的平均后凸畸形角度是 11°,而保守治疗组是 16°。然而,两组间均未显示后凸畸形与功能状态或术后疼痛存在显著关联[30]。一项前瞻性研究对比了胸腰段爆裂骨折患者采取后路手术治疗或保守治疗,结果显示尽管手术组在最初后凸畸形矫正方面优于保守治疗组,但在末次随访时两组并无显著差异。从这些研究看来,保守治疗对没有神经功能损害的患者有利,因为其临床预后和手术治疗相当[2]。

完全性脊髓损伤的神经功能状态和脊柱不稳定性

对完全性脊髓损伤患者的神经功能恢复情况,在伤后第一个月内需要不定期观察。如果神经功能丧失持续超过 1 个月,那么肌力和功能恢复的可能性就非常低[68]。如果在第一个月内出现神经功能改善,感觉和运动功能最大恢复通常在 6~9 个月时趋于稳定[69]。

当患者显示进行性的神经功能损害或进行性畸形(后凸畸形)时,手术可能是有益的。手术可以提供脊髓的即刻减压,同时比保守治疗更早的活动[22]。一项 2004 年对 5 748 例患者的系统回顾研究比较了多种手术入路治疗创伤性胸椎和腰椎骨折,结果表明没有任何一种技术(前路、后路、或前后联合入路)在维持后

凸矫形方面显著优于其他技术[70]。因此,对于后凸畸形而言,各种手术入路疗效相当,选择手术入路时应当根据患者具体情况而定。

对胸段和胸腰段完全性脊髓损伤患者采取早期手术治疗可以取得最大程度的神经功能改善。一些证据等级(LOE)Ⅱc 级的研究表明对神经功能持续恶化的患者采取紧急手术可以改善神经功能预后[71]。Rath 等人和 Gaeler 等人研究表明接受早期手术治疗的患者的神经功能得到了更好的恢复,两组研究分别在伤后 24 小时和 8 小时内进行手术[71-73]。对胸段骨折患者采取早期手术还可以缩短住院时间和入住 ICU 时间[64,71]。对于"早期手术"的定义仍存在争议;然而,现有数据倾向于伤后 24 小时内采取手术[67,74,75]。Mohanty 等人在 2011 年观察了 229 例早期治疗的完全性神经损害患者和 567 例晚期治疗的完全性神经损害患者,两组神经功能改善率分别为 42% 和 8.3%。事实上,研究结果表明对于无法早期手术治疗的患者,保守治疗可以取得良好的预后。在因无法手术而保守治疗的 890 例完全性脊髓损伤患者中,24% 的患者显示了神经功能改善[67]。

记忆要点

- 对神经功能完整、脊柱稳定的患者采取保守治疗可以取得良好的预后。
- 研究对于神经功能完整的爆裂骨折患者的治疗预后尚存在争议。
- 研究表明不完全性神经功能损伤患者相比完全性神经功能损伤患者具有更好的预后。
- 对神经功能损害和完全性损伤患者采取早期手术干预可以取得最佳预后。

结语

治疗胸段和胸腰段脊柱损伤时应当考虑骨折类型和损伤严重程度。这些脊柱损伤构成了大部分脊髓损伤,大多数由于高能量机制的损伤。由于这些骨折使人虚弱的本质和高花费,恰当的治疗十分关键,这取决于对损伤严重程度相关因素的仔细评估(比如神经功能损害、脊柱稳定性)。诸如 X 线平片、CT 和核磁等影像学方法都可以用来确定分型、损伤定位和严重程度。根据影像学评估,骨折可以采取手术或保守治疗,

对稳定骨折通常采取保守治疗。

胸腰段创伤患者的治疗目标是及时解除对神经结构持续性压迫（尤其对于不完全性脊髓损伤患者），同时根据需要提供脊柱稳定性。早期固定可以促进活动同时限制远期脊柱畸形进展。许多损伤可以应用支具保守治疗同时早期活动。新版 AO 胸腰椎损伤分型系统可以为不同治疗方法预后比较提供框架，从而将进一步确定这些潜在灾难性损伤的最佳治疗方案。

本章要点

- 胸腰段骨折通常合并胸部和 / 或腹部损伤，因此必须进行全面系统的神经系统检查。
- CT 和 MRI 分别是观察骨性结构和软组织损伤的理想检查手段。
- 理想的胸腰段骨折分型需要考虑到骨折的形态学和稳定性、神经系统和修正因子。它应当可以指导治疗且具有高度有效性和可靠性。
- 稳定的压缩、爆裂和骨性 Chance 骨折可以保守治疗，而且远期预后良好。
- 不稳定爆裂骨折、屈曲 - 牵张和伸展 - 牵张损伤需要手术干预。
- 对不完全损伤患者采取早期手术干预可以取得最佳预后。

（郝有亮 译 郭琰 校）

参考文献

1. Sekhon L, Fehlings MG. Epidemiology, demographics, and pathophysiology of acute spinal cord injury. *Spine* 2001;26:S2-S12.

2. Pneumaticos SG, Triantafyllopoulos GK, Giannoudis PV. Advances made in the treatment of thoracolumbar fractures: current trends and future directions. *Injury Int J Care Injured* 2013;44: 703-12.

3. Pickett GE, Campos-Benitez M, Keller JL, Duggal N. Epidemiology of traumatic spinal cord injury in Canada. *Spine* 2006;31(7):799-805.

4. Schouten R, Keynan O, Lee RS, et al. Health-related quality of life outcomes after thoracic (T1-T10) fractures. *Spine J* 2013. DOI: 10.1016/j.spinee.2013.09.049.

5. Briem D, Behechtnejad A, Ouchmaev A, Morfeld M, Schermelleh-Engel K, Amling M, et al. Pain regulation and health-related quality of life after thoracolumbar fractures of the spine. *Eur Spine J* 2007;16:1925-33.

6. Patel VV, Burger E, Brown CW. Spine trauma: surgical techniques. Berlin, Germany: Springer-Verlag Berlin Heidelberg; 2010.

7. Schatzker J, Tile M. The rationale of operative fracture care. 2nd ed. Berlin, Germany: Springer-Verlag Berlin Heidelberg; 1996.

8. Kepler CK, Vaccaro AR. Thoracolumbar spine fractures and dislocations. In: Paul Tornetta III, Court-Brown CM, Heckman JD, McKee M, McQueen MM, Ricci W, editors. Rockwood and Green's fractures in adults. Lippincott Williams & Wilkins; 2014.

9. Wood KB, Li W, Lebl DS, Ploumis A. Management of thoracolumbar spine fractures. *Spine J* 2014;14:145-64.

10. Rothman RH, Simeone FA. The spine. 2nd ed. Philadelphia, PA: W.B. Saunders Company; 1982.

11. Browner BD, Levine AM, Jupiter JB, Trafton PG, Krettek C. Skeletal trauma: basic science, management, and reconstruction. 4th ed. Philadelphia, PA: W.B. Saunders Company; 2008.

12. Adamo MA, Deshaies EM, German JW, DiRisio DJ, Popp JA. Management of thoracic spine injuries (part II): thoracic spinal fractures—early management and biomechanical concepts. *Contemp Neurosurg* 2006;28:1-8.

13. McGrory BJ, VanderWilde RS, Currier BL, Eismont FJ. Diagnosis of subtle thoracolumbar burst fractures. A new radiographic sign. *Spine* 1993;18(15):2282-5.

14. Sheridan R, Peralta R, Rhea J, Ptak T, Novelline R. Reformatted visceral protocol helical computed tomography scanning allows conventional radiographs of the thoracic and lumbar spine to be eliminated in the evaluation of blunt trauma patients. *J Trauma* 2003;55(4):665-9.

15. Vaccaro AR, Oner C, Kepler CK, et al. AO Spine thoracolumbar spine injury classification system: Fracture description, neurological status, and key modifiers. *Spine* 2013;38:2028-37.

16. Lee JY, Vaccaro AR, Lim MR, et al. Thoracolumbar injury classification and severity score: a new paradigm for the treatment of thoracolumbar spine trauma. *J Orthop Sci* 2005;10(6):671-5.

17. Patel AA, Daily A, Brodke DS, et al. Thoracolumbar spine trauma classification: the Thoracolumbar Injury Classification and Severity Score system and case examples. *J Neurosurg Spine* 2009;10:201-6.

18. Yanko M, Ludwig SC. Thoracolumbar fracture dislocations. In: Anderson DG, Vaccaro AR, editors. *Decision making in spinal care*. New York, NY: Thieme Medical Publishers Inc; 2012:103-10.

19. Lee H, Kim HS, Kim DJ, et al. Reliability of magnetic resonance imaging in detecting posterior complex injury in thoracolumbar spinal fractures. *Spine* 2000;25:2079-84.

20. Vaccaro AR, Rihn JA, Saravanja D, et al. Injury of the posterior ligamentous complex of the thoracolumbar spine: a prospective evaluation of the diagnostic accuracy of magnetic resonance imaging. *Spine* 2009;34:E841-847.

21. Pizones J, Sánchez-Mariscal F, Zúñiga L, Álvarez P, Izquierdo E. Prospective analysis of magnetic resonance imaging accuracy in diagnosing traumatic injuries of the posterior ligamentous complex of the thoracolumbar spine. *Spine* 2013;38(9):745-51.

22. Bono CM, Rinaldi MD. Thoracolumbar trauma. In: Spivak JM, Connolly PJ, editors. *Orthopaedic knowledge update: spine 3*. 3rd ed. Rosemont, IL: American Academy of Orthopaedic Surgeons; 2006:201-16.

23. Hasler RM, Exadaktylos AK, Bouamra O, et al. Epidemiology and predictors of spinal injury in adult major trauma patients: European cohort study. *Eur Spine J* 2011;20(12):2174-80.

24. Whitesides TE. Traumatic kyphosis of the thoracolumbar spine. *Clin Orthop Relat Res* 1977;128:78-92.

25. Chow GH, Nelson BJ, Beghard JS, Brugman JL, Brown CW, Donaldson DH. Functional outcome of thoracolumbar burst fractures managed with hyperextension or bracing and early mobilization. *Spine* 1996;21:2170-5.

26. Anderson PA, Henley MB, Rivara FP, Maier RV. Flexion distraction and chance injuries to the thoracolumbar spine. *J Orthop Trauma* 1991;5:153-60.

27. Trafton PG, Boyd CA. Computed tomography of thoracic and

lumbar spine injuries. *J Trauma* 1984;24:506-15.

28. Wood K, Buttermann G, Mehbod A, Garvey T, Jhanjee R, Sechriest V. Operative compared with nonoperative treatment of a thoracolumbar burst fracture without neurological deficit: a prospective, randomized study. *J Bone Joint Surg Am* 2003;85-A:773-81.

29. Lantz SA, Schultz AB. Lumbar Spine Orthosis Wearing. I. Restriction of gross body motions. *Spine* 1986;11(8):834-7.

30. Gnanenthiran SR, Adie S, Harris IA. Nonoperative versus operative treatments for thoracolumbar burst fractures without neurologic deficit: a meta-analysis. *Clin Orthop Relat Res* 2012;470(2):567-77.

31. Shen WJ, Liu TJ, Shen YS. Nonoperative treatment versus posterior fixation for thoracolumbar junction burst fractures without neurological deficit. *Spine* 2001;26:1038-45.

32. Ghanayem AJ, Zdebelik TA. Anterior instrumentation in the management of thoracolumbar burst fractures. *Clin Orthop Rel Res* 1997;335:89-100.

33. Been HD, Bouma GJ. Comparison of two types of surgery for thoraco-lumbar fractures: combined anterior and posterior stabilization vs. posterior instrumentation only. *Acta Neurochir (Wien)* 1999;141:349-57.

34. Mikles MR, Stchur RP, Graziano GP. Posterior instrumentation for thoracolumbar fractures. *J Am Acad Orthop Surg* 2004;12:424-35.

35. Rampersaud YR. Thoracolumbar distraction-extension injuries. In: Anderson DG, Vaccaro AR, editors. *Decision making in spinal care*. New York, NY: Thieme Medical Publishers Inc; 2012: 117-9.

36. Sasso RC, Best NM, Reilly TM, McGuire RA. Anterior-only stabilization of three-column thoracolumbar injuries. *J Spinal Discord Tech* 2005;18 Suppl:S7-14.

37. Heinzelmann M, Wanner GA. Thoracolumbar spinal injuries. In: Boos N and Aebi M, editors. *Spinal disorders: fundamentals of diagnosis and treatment*. New York, NY: Springer; 2008: 883-924.

38. Kossmann T, Jacobi D, Trentz O. The use of a retractor system (SynFrame) for open, minimally invasive reconstruction of the anterior column of the thoracic and lumbar spine. *Eur Spine J* 2001;10:396-402.

39. Beisse R. Endoscopic surgery on the thoracolumbar junction of the spine. *Eur Spine J* 2006;15:687-704.

40. Shawky A, Zohny Al-Sabrout AAR, El-Meshtawy M, Hasan KM, Boehm H. Thoracoscopically assisted corpectomy and percutaneous transpedicular instrumentation in management of burst thoracic and thoracolumbar fractures. *Eur Spine J* 2013;22(10):2211-8.

41. Ray WZ, Krisht KM, Dailey AT, Schmidt MH. Clinical outcomes of unstable thoracolumbar junction burst fractures: combined posterior short-segment correction followed by thoracoscopic corpectomy and fusion. *Acta Neurochir* 2013;155:1179-86.

42. Khoo LT, Beisse R, Potulski M. Thoracoscopic-assisted treatment of thoracic and lumbar fractures: a series of 371 consecutive cases. *Neurosurgery* 2002; 51(5 Suppl):S104-S117.

43. Koreckij T, Park DK, Fischgrund J. Minimally invasive spine surgery in the treatment of thoracolumbar and lumbar spine trauma. *Neurosurg Focus* 2014;37(1):E11.

44. Beisse R, Verdú-López F. Current status of thoracoscopic surgery for thoracic and lumbar spine. Part 1: general aspects and treatment of fractures. *Neurocirugia* 2014;25(1):8-19.

45. Verdú-López F, Beisse R. Current status of thoracoscopic surgery for thoracic and lumbad spine. Part 2: treatment of thoracic disc hernia, spinal deformities, spinal tumors, infections and miscellaneous. *Neurocirugia* 2014;25(2):62-72.

46. Kim DH, Jahng TA, Balabhadra RS, Potulski M, Beisse R. Thoracoscopic transdiaphragmatic approach to thoracolumbar junction fractures. *Spine J* 2004;4(3):317-28.

47. Rampersaud YR, Annand N, Dekutoski MB. Use of minimally invasive surgical techniques in the management of thoracolumbar trauma: current concepts. *Spine* 2006;31(11S): S96-S102.

48. Grossbach AJ, Dahdaleh NS, Abel TJ, Woods GD, Dlouhy BJ, Hitchon PW. Flexion-distraction injuries of the thoracolumbar

49. Folman Y, Gepstein R. Late outcome of nonoperative management of thoracolumbar vertebral wedge fractures. *J Orthop Trauma* 2003;17:190-2.

50. Bradford D, McBride G. Surgical management of thoracolumbar spine fractures with incomplete neurologic deficits. *Clin Orthop Relat Res* 1987;218:201-15.

51. Clohisy J, Akbarnia B, Bucholz R, Burkus JK, Backer RJ. Neurologic recovery associated with anterior decompression of spine fractures at the thoracolumbar junction (T12-L1). *Spine* 1992;17:S325-S330.

52. Kirkpatrick JS. Thoracolumbar fracture management. Anterior approach. *J Am Acad Orthop Surg* 2003;11:355-63.

53. Mack MJ, Regan JJ, Bobechko WP, Acuff TE. Application of thoracoscopy for diseases of the spine. *Ann Thorac Surg* 1993;56:736-8.

54. Verlaan JJ, Somers I, Dhert WJA, Oner FC. Clinical and radiological results six years after treatment of traumatic thoracolumbar burst fractures with pedicle screw instrumentation and balloon assisted endplate reduction. *Spine J* 2013. DOI: 10.1016/j.spinee.2013.11.044.

55. Denis F. The three column spine and its significance in the classification of acute thoracolumbar spinal injuries. *Spine* 1983;8(8):817-31.

56. Roland M, Morris R. A study of the natural history of back pain. Part I: development of a reliable and sensitive measure of disability in low-back pain. *Spine* 1983;8(2):141-4.

57. Roland M, Morris R. A study of the natural history of back pain. Part II: development of guidelines for trials of treatment in primary care. *Spine* 1983;8(2):145-50.

58. Aitken RCB. Measurement of feelings using visual analogue scales. *Proceedings of the Royal Society of Medicine* 1969;62:989-93.

59. Thomas KC, Bailey CS, Dvorak MF, Kwon B, Fisher C. Comparison of operative and nonoperative treatment for thoracolumbar burst fractures in patients without neurological deficit: a systematic review. *J Neurosurg Spine* 2006;4(5):351-8.

60. Herkowitz HN, Garfin SR, Eismont FJ, Bell GR, Balderston RA. Rothman-Simeone the spine: expert consult (Vol. 1). 6th ed. Philadelphia, PA: Elsevier Health Sciences; 2011.

61. Shamji MF, Roffey DM, Young DK, Reindl R, Wai EK. A pilot evaluation of the role of bracing in stable thoracolumbar burst fractures without neurologic deficit. *J Spinal Disord Tech* 2012; DOI: 10.1097/BSD.0b013e31826226cb.

62. Giele BM, Wiertsema SH, Beelen A, et al. No evidence for the effectiveness of bracing in patients with thoracolumbar fractures: a systematic review. *Acta Orthop* 2009;80(2):226-32.

63. Siebenga J, Leferink VJM, Segers MJM, et al. Treatment of traumatic thoracolumbar spine fractures: a multicenter prospective randomized study of operative versus nonsurgical treatment. *Spine* 2006;31(25):2881-90.

64. Joaquim AF, Patel AA. Thoracolumbar spine trauma: Evaluation and surgical decision-making. *J Craniovertebr Junction Spine* 2013;4(1):3-9.

65. Kim NH, Lee HM, Chun IM. Neurologic injury and recovery in patients with burst fracture of the thoracolumbar spine. *Spine* 1999;24(3):290-3.

66. La Rosa G, Conti A, Cardali S, Cacciola F, Tomasello F. Does early decompression improve neurological outcome of spinal cord injury patients? Appraisal of the literature using a meta-analytical approach. *Spinal Cord* 2004;42(9):503-12.

67. Mohanty SP, Bhat SN, Ishwara-Keerthi C. The effect of posterior instrumentation of the spine on canal dimensions and neurological recovery in thoracolumbar and lumbar burst fractures.

Musculoskelet Surg 2011;95(2):101-6.

68. Waters RL, Adkins RH, Yakura JS, Sie I. Motor and sensory recovery following complete tetraplegia. *Arch Phys Med Rehabil* 1993;74(3):242-7.

69. Waters RL, Adkins RH, Sie I, Cressy J. Post rehabilitation outcomes after spinal cord injury caused by firearms and motor vehicle crash among ethnically diverse groups. *Arch Phys Med Rehabil* 1998;79(10):1237-43.

70. Verlaan JJ, Diekerhof CH, Buskens E, et al. Surgical treatment of traumatic fractures of the thoracic and lumbar spine: a systematic review of the literature on techniques, complications, and outcome. *Spine* 2004;29(7):803-14.

71. Rutges JPHJ, Oner FC, Leenen LPH. Timing of thoracic and lumbar fracture fixation in spinal injuries: a systematic review of neurological and clinical outcome. *Eur Spine J* 2007;16(5):579-87.

72. Rath SA, Kahamba JF, Kretschmer T, Neff U, Richter HP, Antoniadis G. Neurological recovery and its influencing factors in thoracic and lumbar spine fractures after surgical decompression and stabilization. *Neurosurg Rev* 2005;28(1):44-52.

73. Gaebler C, Maier R, Kutscha-Lissberg F, Mrkonjic L, Vècsei V. Results of spinal cord decompression and thoracolumbar pedicle stabilization in relation to the time of operation. *Spinal Cord* 1999;37:33-9.

74. Boerger TO, Limb D, Dickson RA. Does 'canal clearance' affect neurological outcome after thoracolumbar burst fractures? *J Bone Joint Surg Br* 2000;82(5):629-35.

75. Vaccaro AR, Daugherty RJ, Sheehan TP, et al. Neurologic outcome of early versus late surgery for cervical spinal cord injury. *Spine* 1997;22(22):2609-13.

第15章 腰椎骨折的处理

Harvinder Singh Chhabra，Tarsem Motten

学习目标

本章学习完成后,你将能够:

- 解释腰椎解剖结构与其他区域的不同;
- 识别不同机制和骨折类型;
- 了解腰椎骨折通常与胸椎和胸腰段骨折的不同;
- 描述合适的分型系统;
- 解释马尾损伤的特点;
- 制定治疗腰椎骨折的首选方法;
- 描述腰椎骨折相关的并发症;
- 总结不同腰椎骨折的疗效。

引言

与胸腰段、胸椎和颈椎骨折相比,腰椎骨折($L_3\sim L_5$)相对并不常见。然而腰椎骨折在诊断、管理和长期疗效方面具有独特的挑战[1]。由于解剖、生物力学和神经元素的差异,腰椎骨折的临床表现不同[1]。处理这些损伤需要对上述特征进行全面的了解。

发病率

腰椎骨折($L_3\sim L_5$)非常罕见,这种损伤的罕见性可以从已有文献有限的讨论中看出。根据腰椎认定方式的不同,腰椎骨折的发生率在不同的研究中有所不同。所有脊柱骨折中,$L_1\sim L_5$骨折占 10%~50%,$L_3\sim L_5$骨折占的 95~15%[2-5]。一份来自中国的创伤性脊柱骨折流行病学研究观察了 3 142 人中骨折的椎体水平分布[2]。在腰椎中最常见是 L_1 水平,L_2 是第二最常见位置(图 15.1)。

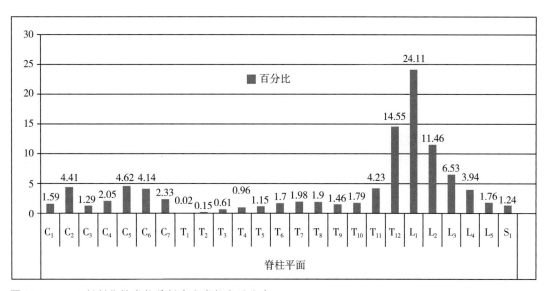

图 15.1 3 142 例创伤性脊柱骨折患者脊柱水平分布

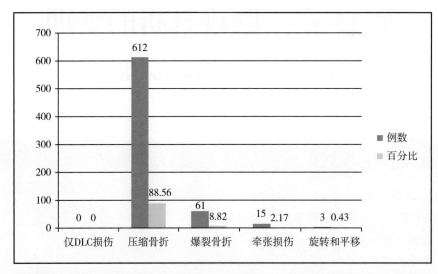

图15.2　965名创伤性脊柱损伤患者中的691例 L_1~L_5 椎体骨折类型。DLC,椎间盘韧带复合体

　　L_1~L_5 椎体爆裂性骨折约占所有脊柱骨折的10%~20%[6-9]。在涉及965例患者的691例 L_1~L_5 椎体骨折中,最常见的类型(88.56%)为压缩性骨折(图15.2)。其他类型腰椎骨折的发生率尚未在文献中有描述。

　　大多数患者是涉及高能事故的年轻男性。合并伤也相当常见:82%的胸椎骨折和72%的腰椎骨折伴有损伤,而颈椎骨折的发生率仅为28%[10]。

记忆要点

- 腰椎(L_3~L_5)骨折相对不常见。
- 腰椎骨折在诊断、治疗和长期疗效方面存在独特的挑战。
- 大多数腰椎骨折发生在年轻男性的高能损伤中。
- 常见合并伤。

解剖和生物力学

　　第五腰椎体缺乏横突孔和肋关节突,因此与颈椎和胸椎均不相同。肾形的腰椎体随着越过前后径越来越大的横向直径逐渐增加,其尺寸逐渐增大[11]。腰椎节段横突也呈现乳头状,这是深层椎旁肌较粗下部的起止点[11]。腰椎的椎弓根宽度由近端向远端增加。内侧角在 L_5 处最大(最高至30°)。椎间关节突是连接上下关节突椎板的凹侧面部分。椎弓根的内侧缘与 L_1 和 L_4 之间峡部的外侧缘对齐。在 L_5 处,峡部外侧缘标记为椎弓根中部。上关节突是凹陷的,并且指向

背内侧几乎处于彼此相对的位置,而下关节突朝向腹外侧。这种结构限制了旋转和平移。除 L_5 横突是厚而宽的外,其余均是长而薄的。

　　前纵韧带降至下腰部时变宽,覆盖椎体和椎间盘大部分的前外侧表面[11]。特殊的韧带如髂腰韧带和腰骶韧带连接 L_5 和骶骨,有助于下腰部的稳定[12,13]。

　　脊髓于 T_{11}~L_3 之间形成马尾,最常见于 L_1 椎体中部。马尾神经根从一个椎间盘背部进行几乎垂直的行进,以使从下一节段脊神经孔中穿出。腰骶神经根异变的发生率为14%[14]。在腰部区域,正常椎间高度在 20mm 和 23mm 之间。80%患者的神经根受压与椎间孔高度小于 15mm,椎间盘后方高度小于 4mm 有关[15]。

　　由于主动脉于第四腰椎的腹侧分叉,所以此处的椎骨和向尾端的相关组织的血供依赖于主要来自髂内动脉(下腹部)的动脉复合体[11]。这种"骶髂腰椎系统"由第四腰椎动脉、髂腰动脉、骶动脉中段和外侧段组成[16]。随着下腰椎间盘微创入路的应用增多,这种主动脉内血管系统已具有一定的外科意义。特别是因为与上椎体的传统节段供血相比,在这些操作中其主要构成部分与椎间盘背侧表面纵向最为相关。

　　下腰椎与胸腰段不同,因为它是脊柱具有活动性、柔韧性和前凸的部分; L_3 和 L_4 位于活动性很强的腰椎中心,因此不太容易骨折。矢状平衡对于腰椎的正常功能很重要。相对于胸椎后凸和颈椎前凸,腰椎是生理性前凸的。约三分之一的腰椎总长是由楔形椎间盘产生的,其极宽的前部使脊柱产生前凸[17]。腰椎前凸

顶端 L₃ 椎体位于常见损伤的胸腰椎与下腰椎之间的过渡区域[18]。

与脊柱运动相对有限的胸椎相比,腰椎活动性更好,有明显的屈曲伸展运动。在 L₅~S₁ 的屈伸伸展中约有 20° 的活动幅度,而在胸腰段的幅度为 12°[19]。然而,其侧向弯曲却更受限制,并且几乎不可能轴向旋转,因为每个椎体的下关节突被下方椎体弧形的上关节突所限制。腰椎的正常运动范围如图 15.3 所示[19]。

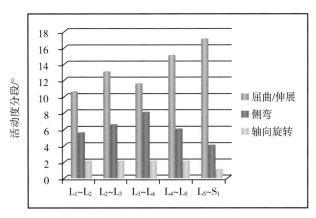

图 15.3　腰椎移动范围的平均值(以度为单位)

下腰椎的重心更靠后,部分原因是由于区域性脊柱前凸程度较高。后方结构,尤其是骨骼结构,在直立位时承受显著的压力而非拉力。

骶骨倾斜的上表面可导致腰骶交界处的滑移畸形。当计划放入植入物时,外科医生应该意识到骶骨远端附着位置在与近端腰椎内的椎弓根固定相比时力学性能更弱。

记忆要点

- 由于缺乏横突孔或肋关节突,腰椎很容易与其他区域结构区分开来。
- 腰椎节段也具有明显的乳头状横突,这是深层椎旁肌肉粗下分支部分的起止点。
- 大约三分之一的腰椎总长由椎间盘产生。
- 与胸椎相对有限的运动相比,腰椎更易活动,有明显的屈曲伸展运动。
- 通过第五腰椎椎体的重心通常落在骶骨前方。
- 腰椎前凸顶端 L₃ 椎体位于常见损伤的胸腰椎与下腰椎之间的过渡区域。
- 髂腰韧带和腰骶韧带连接 L₅ 和骶骨,有助于下腰椎的稳定。

损伤机制

压缩骨折是由屈曲机制引起的,以椎体前压缩为特征。有时后侧结构可能同时受累,但椎体的后壁保持完整,这是区分压缩骨折与爆裂骨折的关键点[20]。

爆裂骨折由过度屈曲和轴向负荷共同引起,并且累及到脊柱的前柱和中柱。没有屈曲以及单纯的轴向负荷可能导致腰椎维持前凸的骨折。这种情况更常见,然而由于屈曲与轴向挤压相关,因此会导致脊柱后凸并由于骨折碎片突入椎管中造成神经功能损害[21,22]。

屈曲牵张损伤通常与机动车辆事故中的安全带有关。屈曲牵张损伤中,三柱都会被累及但会保留前纵韧带。这些损伤可能与腹部损伤有关。当脊柱由于受伤时的快速减速而弯曲时,安全带会起到枢轴的作用[23]。因此,腰椎损伤的程度通常取决于这些安全带的位置。这类骨折由于同时造成的韧带损伤而被认为是不稳定的[24]。

在所有的腰椎骨折中,骨折伴脱位是最不稳定的。这类骨折是由屈曲牵张、剪切力和旋转力共同引起的。这些高度不稳定的骨折中,所有三柱均受影响,前纵韧带也会损伤。最常见的受力组合是屈曲旋转与屈曲牵张。

垂直剪切骨盆损伤模式中的 L₅ 横突骨折是髂腰韧带损伤的间接证据[20]。

在创伤发生时,成年人的椎间盘突出症会导致神经损伤,需要切除[20]。

记忆要点

- 压缩骨折是由屈曲机制引起。其以椎体前压缩、后壁保持完整为特征。
- 爆裂骨折由过度屈曲和轴向负荷共同引起,并涉及脊柱的前柱和中柱。
- 屈曲牵张损伤涉及所有三柱但前纵韧带保持完整。它们通常与机动车辆事故中的安全带有关。
- 骨折伴脱位是由屈曲牵张、剪切力和旋转力共同引起的。它们累及所有三柱且伴随前纵韧带损伤,非常不稳定。

骨折分型系统

目前用于胸腰段和胸腰段的不同分型系统不适用

于腰椎,因为腰椎区域在解剖学和生物力学上有所不同[20]。维持腰椎前凸和整体矢状位序列在治疗下腰椎损伤方面是至关重要的。适度局部的脊柱后凸(高达30°)在胸腰椎中耐受性良好,但当存在于下腰椎时,对整体矢状位置序列有较大的影响[20]。这个情况目前没有体现在不同的骨折分型系统中,包括胸腰椎损伤分类及严重程度评分(Thoracic and Lumbar Injury Classification and Severity, TLICS)。

许多下腰椎损伤涉及破坏性椎体骨折,但不会破坏后方韧带复合体(PLC)。所以PLC在胸腰段损伤中的作用似乎并不重要[20]。

TLICS没有特别对下腰椎损伤进行过验证。近期有调查人员提出,TLICS系统应进行修订以适用于下腰椎和骶骨损伤[13]。

因此,需要为腰椎骨折建立不同的分型系统或修订现有的分型系统。这种分型系统应包括以下内容[20]:
- 压缩骨折与爆裂骨折。
- 三类屈曲牵张损伤的变异:
  - 单纯骨质损伤(被认为是稳定的,很少与神经性损伤相关);
  - 关节突关节半脱位或脱位伴随头部前移,伴或不伴明显的神经功能损害;
  - 骨质和软组织部位累及PLC的损坏。
- 骨折伴脱位(创伤性脊柱滑脱)。
- 骨盆骨折相关的腰骶交界处损伤。
- 由于累及所有三柱的多平面压力引起的剪切损伤,并发生在如强直性脊柱炎和弥漫性特发性骨肥厚症等症状中,不适合非手术治疗。
- 单纯棘突或横突骨折。

记忆要点

- 维持腰椎前凸和整体矢状位序列在治疗下腰椎损伤方面是至关重要的。
- PLC在胸腰段损伤中的作用似乎并不重要。
- 目前用于胸腰段和胸腰段的不同分型系统不适用于腰椎,有为腰椎骨折建立不同的分型系统或修订现有的分型系统的必要。

临床评估

腰椎骨折可引起疼痛、活动受限、神经根病和不同的神经功能表现,包括马尾综合征。评估肛周感觉和自主肛门收缩是很重要的。腹壁前挫伤和擦伤通常提示明显的下腰椎安全带损伤。下腰椎损伤,尤其是L5损伤,可能与撕脱伤有关,也就是所谓的Morel Lavallée损伤[20]。

腰椎骨折中神经功能损害的发生率在47%~76%之间[20]。脊髓圆锥下方的马尾神经损伤是单纯的下神经元损伤[18,25]。由于较宽的椎管和有弹性的马尾神经根,该水平位置完全损伤很少发生。马尾神经更能承受损害,较脊髓圆锥损伤具有更强的恢复能力[13,26,27]。不对称受累的发生率高。球海绵体反射消失提示马尾神经受损。

记忆要点

- 腰椎骨折中神经功能缺损和完全损伤的发生率较低是因为:
  - 有较宽的椎管;
  - 相比脊髓和脊髓圆锥,马尾更能承受损伤。
- 腰椎损伤具有较好的预后。

处理

管理目标包括减压(有指征时)、解剖定位、固定,以及预防进一步的神经功能损害并保持运动节段[20]。与胸椎和胸腰段骨折相比,维持腰椎前凸和整体矢状位序列比PLC更为重要。

保守治疗适用于:神经功能完整,孤立性神经根损伤,横/棘突骨折,压缩骨折,稳定爆裂骨折,Chance骨折。有专家建议当有40%以上的椎管损伤,脊柱后凸大于25°或有50%以上的椎体高度损失时应进行手术[20,28]。其他专家建议当出现神经功能损害,有磁共振成像(MRI)表明韧带损伤或动态放射片显示不稳定的证据时应进行手术[18,29]。目前针对是否需要新的标准来作为下腰椎爆裂骨折手术适应证尚无统一的意见。作者认为,20°的脊柱后凸、显著的神经功能损害或动态放射片显示不稳定是进行手术的主要指征。

手术时机仍然是一个有争议的话题。由创伤性椎间盘突出症或骨折引起的马尾综合征应在24~48小时内接受治疗。其他情况下应考虑早期减压,以减少住院时间和术后发病率。

压缩性骨折

大多数压缩性骨折是稳定的,并且通常从非手术治疗可获得令人满意的结果(图 15.4),仅在椎体压缩大于 50% 或脊柱后凸大于 30° 的情况下才有手术指征。

爆裂性骨折

L_1 和 L_2 的爆裂性骨折通常作为胸腰段骨折进行治疗,而绝大多数 L_5 骨折可以进行保守治疗(图 15.5)[25]。相比保守治疗的患者,手术治疗爆裂骨折患者并发症发生率更高,且未见更好疗效[30]。因此,推荐非手术

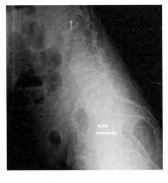
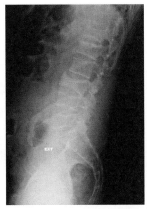
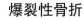
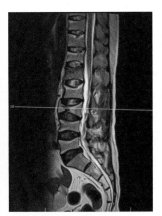
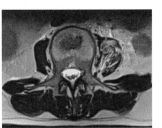

(a)

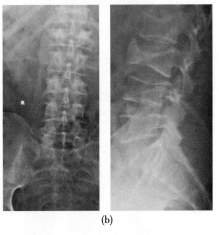

(b)

图 15.4　保守治疗的无神经功能损害的 L_3 椎骨压缩性骨折。(a)X 线片伤后即刻 MRI。(b)12 个月时的站立位 X 线片

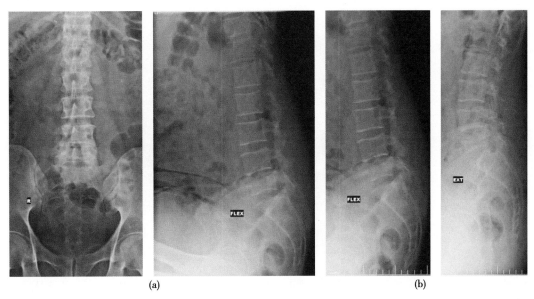

(a)　　　　　　　　　　　　　　　　(b)

图 15.5　保守治疗的合并神经功能损害的 L_5 爆裂骨折。(a)伤后即刻 X 线片。(b)1 年后动态 X 线片

治疗不伴神经功能损害和不稳定的腰椎（L₃~L₅）爆裂骨折。出现神经功能损害，MRI 显示韧带损伤，或动态放射片显示不稳定时，建议行手术治疗[18,29]。然而，如前所述，韧带损伤的重要性不如腰胸段。

出现显著的神经功能损害时，很多作者倾向于直接进行前方减压，认为这有助于神经功能的恢复[31-33]。然而，前方减压可以通过单纯后路的方式，利用钛网笼（mesh cage）或植骨块进行后方内固定以及前方重建（图 15.6）[34]。

非融合治疗腰椎爆裂骨折从生物力学的角度来看似乎是有效的，因为在该区域骨折后的塌陷方式不大可能导致显著的脊柱后凸，从而导致植入物失效[35]。有两个研究[36,37]也从临床的角度支持了这个策略。对那些不需要减压的患者，在融合治疗和非融合治疗组中未发现有影像学或临床结果差异[36]。因此，对无需减压的患者，非融合手术可能是一种比较合理的治疗手段（图 15.7）[38]。

合并棘突或椎板纵向青枝骨折的爆裂骨折与硬膜撕裂以及神经根卡压相关。这类骨折通常需要减压并进行硬膜修补。在骨折平面用螺钉对爆裂性骨折进行节段固定可以提高生物力学稳定性[39]。

骨折伴移位

骨折伴移位是高能、不稳定的损伤，这是由于轴向转动或平移的应力叠加在压缩或拉伸的应力上所致[40]。这类损伤无论其神经功能状态，均需要手术固定并融合。运动节段可以通过短融合进行长节段内固定并在开始愈合时取出植入物的方式，或通过前方重建进行后方短节段内固定而得到保留（图 15.8）[38]。然而，当出现整体不稳定性时可能需要进行长节段固定（图 15.9）。

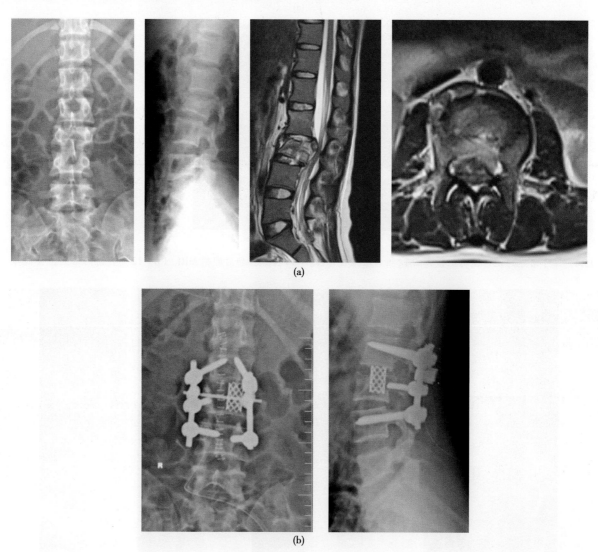

(a)

(b)

图 15.6　合并不完全神经功能损害的 L₃ 椎体爆裂骨折。成像显示大范围粉碎、后移、椎管受压。患者经历了减压、前方重建、短节段内固定以及后方融合。（a）术前 X 线片、MRI。（b）术后 X 线片

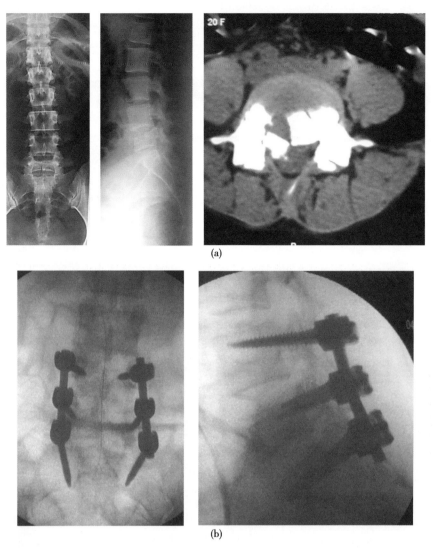

图 15.7　神经功能完整的 L_5 爆裂性骨折通过间接复位和内固定治疗。(a) 术前 X 线片, CT 扫描。(b) 术后 X 线片显示无融合的短节段固定

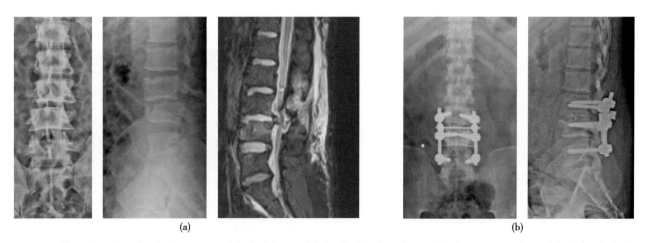

图 15.8　伴不完全神经功能损害的 $L_3 \sim L_4$ 骨折伴移位, 通过复位、短节段内固定、后方融合以及 $L_3 \sim L_4$ 椎间融合治疗。(a) 术前 X 线片、MRI。(b) 术后 X 线片显示短节段固定

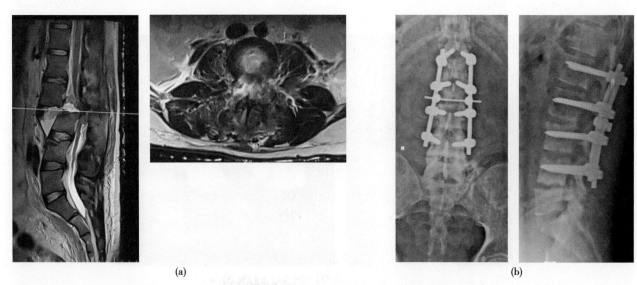

图 15.9 伴完全神经功能损害的 L_2~L_3 骨折伴移位,由于其整体不稳定,通过长节段固定治疗。(a)术前 X 线片。(b)术后 X 线片

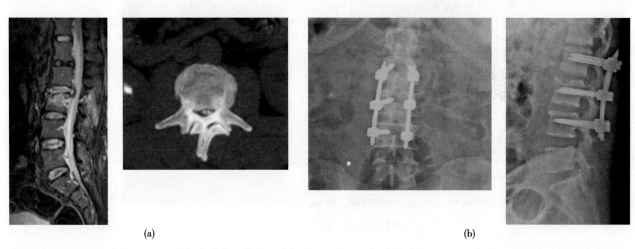

图 15.10 神经功能完整的 L_2~L_3 骨折伴移位。接受经皮短节段固定。(a)受伤时的 MRI,CT 扫描。(b)术后 X 线片

屈曲牵张损伤

屈曲牵张损伤导致的无神经功能损害的骨质破坏可以通过卧床休息、过伸支具的保守治疗成功治愈,这是由于骨骼具备良好的愈合潜力[41,42]。针对合并神经功能损害的患者,或者无法耐受的(例如:伴腹部损伤患者)或无法完成外部支撑的患者,通常建议进行内固定术。合并显著椎间盘韧带撕裂的屈曲牵张损伤应采取手术治疗[40,41]。通常建议在最终复位前进行椎管减压,以确保损伤的软组织不会引起神经压迫。当损伤主要累及椎间盘韧带结构时,融合术是很重要的。临时的后路短节段无融合内固定对主要骨骼损伤是一个非常好的选择。最近的病例报告显示微创手术技术适用于单纯骨质损伤的患者(图 15.10)[43,44]。

记忆要点

- 无神经功能性损害的爆裂骨折可以进行保守治疗。
- 伴显著神经功能性损害的爆裂骨折通过后方内固定、利用钛网笼(mesh cage)或植骨块由后路进行前方减压及重建手术。
- 骨折伴移位损伤无论其是否伴有神经功能损害,均需手术固定。
- 手术治疗适用于治疗伴有明显椎间盘损伤以及伴随显著神经功能性损伤的屈曲牵张损伤。

入路：前路、后路还是联合？

　　手术入路的选择如下[45,46]：

- 前路；
- 后路；
- 联合（前路 + 后路）。

　　一项 2004 年的系统评价总结认为针对创伤性脊柱骨折的手术方式的选择"缺乏科学可靠的基础"，更多的是依据机构的偏好和 / 或医生的培训[18,25,27,47]。没有哪一种方式显示出具有统计学意义的优势。

　　Seybold 等发现通过后路内固定进行椎体次全切除相比前路而言，椎体高度保留得更好，但这些差异并没有体现在功能结果的改进[13]。

　　出现椎板骨折时建议使用后路方式以在固定前识别并处理潜在的神经损伤以及硬膜撕裂。25%

的腰椎爆裂性骨折以及青枝板骨折中出现硬膜撕裂[48]。

　　腰椎前方入路与静脉损伤（2%~4%）、动脉血栓（<1%）、逆行性射精（在年轻男性中具有显著意义）以及胃肠道并发症如肠梗阻等并发症相关[49]。逆行性射精是由于腹下丛交感神经损伤所致，其附着在 L_5~S_1 水平的腹膜后表面。因此出现越来越多的外科医生使用单纯后路方式，即便是需要进行前路减压或重建时（图 15.11）。

　　对于特定腰骶水平的创伤脊柱，直接前路——无论经腹膜还是后腹膜——都是很困难的，而且无法有效接近 L_5 椎体后方。在这个平面的前路内固定是极其困难的。因此，在这个平面最好使用单纯后路的方式[16,50]。

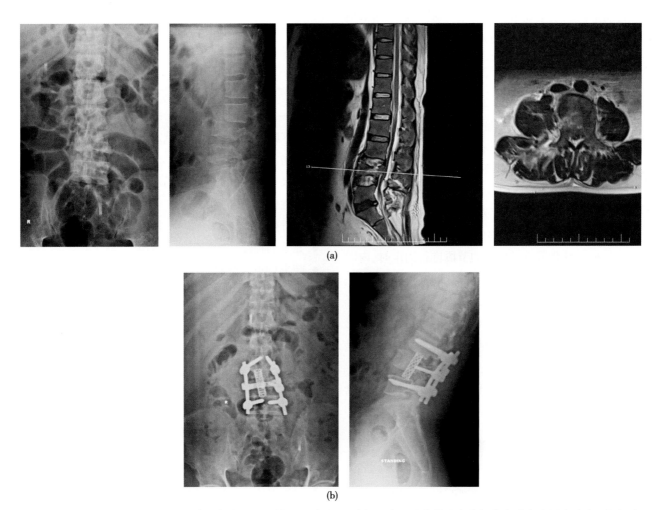

(a)

(b)

图 15.11　累及 PLC 伴不完全神经功能损害的 L_4 骨折，通过减压、前方重建以及单纯后路的短节段融合内固定治疗。（a）术前 X 线片、MRI。（b）术后 X 线片

- 出现伴随神经功能损伤的椎板骨折时建议使用后路手术方式。
- 前路手术与并发症显著相关,特别是在年轻男性中。
- 通过直接前路的方式进行腰骶水平的减压,无论经腹膜还是后腹膜,都是很困难的,且与并发症显著相关。
- 大多数腰椎骨折可以通过单纯后路方式治疗。

短节段还是长节段固定?

腰椎骨折的长节段内固定和融合与持续背痛以及平背畸形的发病率显著相关[51]。一些文献倾向采用椎弓根螺钉对骨折椎骨进行短节段固定[39]。

手术技巧

当腰椎骨折需要进行融合时,大部分可以通过脊柱后外侧融合进行。腰椎骨折固定时可以选择椎弓根钉棒进行固定。L_5 骨折需要固定在骶骨上[25]。当通过椎弓根螺钉加压出现困难时可使用骶骨翼螺钉(也就是后方髂嵴狭窄骨盆)。对 L_4 骨折而言,大多数情况下从 L_3 融合至 L_5 是足够的。特殊情况下,当出现严重的损伤导致需要对额外的节段进行固定时,内固定可能需要延伸下至骶骨上至 L_2[33]。

L_5 椎体的前方减压会导致较大的前方缺损,并可以通过从 L_4 至骶骨的前方钛网笼(mesh cage)或带三面皮质骨的自体髂嵴骨块移植的方式,从而获得稳定的前方桥接来进行矫形。

恢复前凸可以通过俯卧位的姿势复位、髋关节拉伸或预弯棒来完成。

- 椎弓根钉棒是进行后路内固定时的选择。
- 第五腰椎骨折可以利用 L_4 和 S_1 椎弓根螺钉或 L_4 椎弓根螺钉及双侧骶骨翼螺钉进行固定。

微创还是经皮固定?

无融合的临时固定对下腰椎而言似乎是一种非常理想且有效的维持运动的方法[52]。与传统的开放手术相比,减少入路相关的发病率可促进早期的功能恢复。

并发症

与腰椎骨折相关的并发症包括:

- 神经功能退变常见于:
  - 转运过程中或手术台上摆体位时发生的不稳定性损伤;
  - 固定不充分导致迟发性神经功能损害。
- 骨折不愈合,常与去皮质骨不充分,以及融合、吸烟和坚强内固定不足有关。
- 矫正丢失(可能会引起平背畸形)。
- 感染。

结语

下腰椎的骨折并不常见。腰部的神经结构更能承受损伤,恢复能力更强。

保守措施对绝大多数的压缩和爆裂骨折都是有效的。融合内固定指征如下:

- 如骨折伴移位以及 Chance 骨折不稳损伤的固定。
- 显著的神经功能损害需要减压。
- 畸形矫正,特别是与软组织损伤相关时。

椎弓根螺钉固定通过固定最少的腰椎运动节段,提供了最佳的固定方式。如果出现爆裂骨折伴显著的神经功能损害需要进行手术治疗时,通常不需要进行融合。

本章重点

- 大多数腰椎骨折是发生在年轻男性中的高能损伤。
- 腰部骨折的主要类型包括压缩性、爆裂性、屈曲牵张、骨折伴移位,以及单纯后方骨折。
- 目前应用于胸椎和胸腰椎的不同分型系统并不适用于腰椎。
- 大多数爆裂和压缩骨折可以通过保守治疗。
- 伴显著神经功能性损伤的爆裂骨折需要进行手术治疗,通常不需要进行融合。
- 大多数腰椎骨折可以通过后路治疗,即便需要进行前方加压及重建。

- 倾向短节段内固定而非长节段内固定以保留运动

节段。

- 维持局部和整体矢状位序列具有特殊意义。

（冯辉　译　张志山　校）

参考文献

1. Dai LD. Low lumbar spinal fractures: management options. *Injury* 2002;33:579-82.

2. Wang H, Zhang Y, Xiang Q, et al. Epidemiology of traumatic spinal fractures: experience from medical university-affiliated hospitals in Chongqing, China, 2001–2010. *J Neurosurg Spine* 2012;17:459-68.

3. Tee JW, Chan CHP, Fitzgerald MCB, et al. Epidemiological trends of spine trauma: an Australian Level 1 Trauma Centre Study. *Global Spine J* 2013;3:75-84.

4. Yousefzadeh S. Epidemiology of traumatic spinal injury: a descriptive study. *Acta Med Iran* 2010;48:308-11.

5. Chabok SY, Safaee M, Alizade A, et al. Epidemiology of traumatic spinal injury: a descriptive study. *Acta Med Iran* 2010;48:308-11.

6. Finn CA, Stauffer ES. Burst fracture of the fifth lumbar vertebra. *J Bone Joint Surg Am* 1992;74:398-403.

7. Esses SI, Botsford DJ, Kostuik JP. Evaluation of surgical treatment for burst fractures. *Spine* 1990;15:667-73.

8. Wood K, Buttermann G, Mehbod A, et al. Operative compared with nonoperative treatment of a thoracolumbar burst fracture without neurological deficit. A prospective, randomized study. *J Bone Joint Surg Am* 2003;85-A:773-81.

9. Denis F. The three column spine and its significance in the classification of acute thoracolumbar spinal injuries. *Spine* 1983;8:817-31.

10. Saboe LA, Reid DC, Davis LA, et al. Spine trauma and associated injuries. *J Trauma* 1991;31:43-8.

11. Wesley WP, Christrpher MB, Steven RG. Rothman-Simeone. The Spine. In: Herkowitz HN, Garfin SR, Frank J, et al. eds, 6th edn. Philadelphia, PA: Elsevier Health Sciences; 2011, p. 15-53.

12. Butler JS, Fitzpatrick P, Ni Mhaolain AM, et al. The management and functional outcome of isolated burst fractures of the fifth lumbar vertebra. *Spine* 2007;32:443-7.

13. Seybold EA, Sweeney CA, Fredrickson BE, et al. Functional outcome of low lumbar burst fractures. A multicenter review of operative and nonoperative treatment of L3–L5. *Spine* 1999;24:2154-61.

14. Kadish LJ, Simmons EH. Anomalies of the lumbosacral nerve roots. An anatomical investigation and myelographic study. *J Bone Joint Surg Br* 1984;66:411-6.

15. Gbolahan O, Okubadejo, Jacob M, et al. Surgical treatment of lumbar canal stenosis. In: Bridwell KH, DeWald RL, eds. Textbook of spinal surgery. Vol. 1. Philadelphia: Lippincott Williams and Wilkins. p. 394.

16. Sherman J. Anteroposterior approach for the treatment of lumbar degenerative disorder: axial back pain. In: Herkowitz HN, Garfin SR, Frank J, et al., eds. Arthritis and arthroplasty: The Spine. Philadelphia: Elsevier Health Sciences; 2011; p. 164.

17. Aeby C. Die Alterverschiedenheiten der menschlichen Wirbelsaule. *Arch Anat Physiol (Anat Abst)* 1879;10:77.

18. An HS, Simpson JM, Ebraheim NA, et al. Low lumbar burst fractures: comparison between conservative and surgical treatments. *Orthopedics* 1992;15:367-73.

19. White AA, 3rd, Panjabi MM. The basic kinematics of the human spine. A review of past and current knowledge. *Spine* 1978;3:12-20.

20. Levine AM. Lower lumbar fractures. In: Browner BD, Jupiter JB, Levine AM, et al., editors. Skeletal trauma: expert consult, 5th edn. Philadelphia: Elsevier; 2014.

21. Jelsma RK, Kirsch PT, Rice JF, et al. The radiographic description of thoracolumbar fractures. *Surg Neurol* 1982;18:230-6.

22. McAfee PC, Yuan HA, Lasda NA. The unstable burst fracture. *Spine* 1982;7:365-73.

23. Green DA, Green NE, Spengler DM, et al. Flexion-distraction injuries to the lumbar spine associated with abdominal injuries. *J Spinal Disord* 1991;4:312-8.

24. Anderson PA, Henley MB, Rivara FP, et al. Flexion distraction and Chance injuries to the thoracolumbar spine. *J Orthop Trauma* 1991;5:153-60.

25. Hu SS, Capen DA, Rimoldi RL, et al. The effect of surgical decompression on neurologic outcome after lumbar fractures. *Clin Orthop Rel Res* 1993:166-73.

26. Chan DP, Seng NK, Kaan KT. Non-operative treatment in burst fractures of the lumbar spine (L2–L5) without neurologic deficits. *Spine* 1993;18:320-25.

27. Huang TJ, Chen JY, Shih HN, et al. Surgical indications in low lumbar burst fractures: experiences with anterior locking plate system and the reduction–fixation system. *J Trauma* 1995;39:910-14.

28. Mick CA, Carl A, Sachs B, et al. Burst fractures of the fifth lumbar vertebra. *Spine* 1993;18:1878-84.

29. Rimoldi RL, Zigler JE, Capen DA, et al. The effect of surgical intervention on rehabilitation time in patients with thoracolumbar and lumbar spinal cord injuries. *Spine* 1992;17:1443-9.

30. An HS, Vaccaro A, Cotler JM, et al. Low lumbar burst fractures. Comparison among body cast, Harrington rod, Luque rod, and Steffee plate. *Spine* 1991;16:S440-4.

31. Huang TJ, Chen JY, Hsu RW. Burst fracture of the fifth lumbar vertebra with unilateral facet dislocation: case report. *J Trauma* 1994;36:755-7.

32. Andreychik DA, Alander DH, Senica KM, Stauffer ES. Burst fractures of the second through fifth lumbar vertebrae. Clinical and radiographic results. *J Bone Joint Surg Am* 1996;78:1156-66.

33. Korovessis P, Baikousis A, Zacharatos S, et al. Combined anterior plus posterior stabilization versus posterior short-segment instrumentation and fusion for mid-lumbar (L2–L4) burst fractures. *Spine* 2006;31:859-68.

34. Dai LY, Jiang LS, Jiang SD. Posterior short-segment fixation with or without fusion for thoracolumbar burst fractures. a five to seven-year prospective randomized study. *J Bone Joint Surg Am* 2009;91(5):1033-41.

35. Mikles MR, Stchur RP, Graziano GP. Posterior instrumentation for thoracolumbar fractures. *J Am Acad Orthop Sur* 2004;12:424-35.

36. Mahar A, Kim C, Wedemeyer M, et al. Short-segment fixation of lumbar burst fractures using pedicle fixation at the level of the fracture. *Spine* 2007;32:1503-7.

37. Wang ST, Ma HL, Liu CL, et al. Is fusion necessary for surgically treated burst fractures of the thoracolumbar and lumbar spine?: a prospective, randomized study. *Spine* 2006;31:2646-52; discussion.

38. Schouten R, Fisher C. Fusion for lower lumbar (L3–L5) fractures: surgical indications and techniques. *Semin Spine Surg* 2011;23(4):249-56.

39. Magerl F, Aebi M, Gertzbein SD, et al. A comprehensive classification of thoracic and lumbar injuries. *Eur Spine J: Off Publ Eur Spine Soc, Eur Spinal Deform Soc Eur Sect Cerv Spine Res Soc*

1994;3:184-201.

40. Gertzbein SD, Court-Brown CM. Rationale for the management of flexion-distraction injuries of the thoracolumbar spine based on a new classification. *J Spinal Disord* 1989;2:176-83.

41. Triantafyllou SJ, Gertzbein SD. Flexion distraction injuries of the thoracolumbar spine: a review. *Orthopedics* 1992;15:357-64.

42. Beringer W, Potts E, Khairi S, et al. Percutaneous pedicle screw instrumentation for temporary internal bracing of nondisplaced bony Chance fractures. *J Spinal Disord Tech* 2007;20:242-7.

43. Schizas C, Kosmopoulos V. Percutaneous surgical treatment of Chance fractures using cannulated pedicle screws. Report of two cases. *J Neurosurg Spine* 2007;7:71-4.

44. Bradford DS, Akbarnia BA, Winter RB, et al. Surgical stabilization of fractures and fracture-dislocations of the thoracic spine. *Spine* 1977;2:185-6.

45. Kaneda K, Taneichi H, Abumi K, et al. Anterior decompression and stabilization with the Kaneda device for thoracolumbar burst fractures associated with neurological deficits. *J Bone Joint Surg* 1997;79A:69-83.

46. Verlaan JJ, Diekerhof CH, Buskens E, et al. Surgical treatment of traumatic fractures of the thoracic and lumbar spine: a systematic review of the literature on techniques, complications, and outcome. *Spine* 2004;29:803-14.

47. Kaminski A, Müller E, Muhr G. Burst fracture of the fifth lumbar vertebra: results of posterior internal fixation and transpedicular bone grafting. *Eur Spine J* 2002;11:435-40.

48. Ozturk C, Ersozlu S, Aydinli U. Importance of greenstick lamina fractures in low lumbar burst fractures. *Int Orthopaed* 2006;30:295-8.

49. Fantini GA, Pawar AY. Access related complications during anterior exposure of the lumbar spine. *World J Orthoped* 2013;4:19-23.

50. Wernsing D, Balderston R. Exposure to lumbosacral spine: anatomy and technique. In: Herkowitz HN, Garfin SR, Frank J. et al, editors. Rothman-Simeone. The Spine, 6th edn. Philadelphia: Elsevier; 2011. p. 341.

51. Wiggins GC, Ondra SL, Shaffrey CI. Management of iatrogenic flat-back syndrome. *Neurosurg Focus* 2003;15:E8.

52. Wang US. Short segment screw fixation without fusion for low lumbar burst fracture: severe canal compromise but neurologically intact cases. *Korean J Neurotrauma* 2013;9:101-5.

第16章　骶骨骨折的处理

Carlo Bellabarba, Alireza K Anissipour, Richard J Bransford

学习目标

本章学习完成后,你将能够:

- 概述骶骨的手术解剖;
- 描述骶骨骨折的流行病学,提高诊断准确性;
- 认识骶骨骨折的症状和体征;
- 阐述骶骨骨折的神经和生物力学意义;
- 说明评估骶骨骨折最合适的影像学检查;
- 根据损伤类型、不稳定严重程度、预后以及推荐治疗方案对骶骨骨折进行分类;
- 说明骶骨骨折手术和非手术治疗的适应证;
- 总结神经减压的适应证和对于特定损伤类型适当的内固定技术;
- 预测骶骨骨折及其治疗相关的并发症,包括预防措施。

引言

骶骨在骨盆和脊柱的交界处起着关键作用,是构成骨盆和脊柱的重要稳定组成部分。根据骶骨骨折的类型,其不稳定性主要可能涉及骨盆环、脊柱骨盆交界处,或两者。骶骨骨折涉及骨质疏松患者的单纯不完全性骨折以及高能创伤相关的骨盆及其附件的严重粉碎性骨折。由于大多数骶骨骨折是高能量损伤机制的结果,骶骨骨折患者对腹部结构造成相关损伤的可能性很高,包括神经系统和血管损伤,可导致永久性神经功能损害以及严重危及生命的出血。骶骨骨盆骨折后的死亡率很高,特别是因为这些损伤常常发生于多发伤患者。因此,治疗骶骨骨折需要考虑除胸椎和腰椎损伤外更常见的相关因素,包括极有可能出现的与血流动力学不稳定性相关的严重损伤,难以掌握的不稳定类型以及其复杂解剖所致内固定困难。

骶骨骨折相关的长期并发症可因畸形、慢性疼痛和如下肢、直肠、膀胱和性功能丧失等神经后遗症而导致严重残疾。过去,由于腰骶部损伤缺乏令人满意复位内固定技术,导致手术疗效不佳,甚至对于不稳定的损伤更倾向于非手术治疗[1-3]。近来,随着诊断影像和内固定技术的进展,已使得骶骨损伤可以得到同其他常见脊柱脊髓损伤相似的治疗。

当骨盆环附件或脊柱骨盆分离损伤时,治疗骶骨骨折是具有挑战性的,需要深入了解盆腔解剖学并具备高水平的手术经验和技能。这些患者的多重伤害性质需要采取协调一致的多学科治疗方法。后骨盆和脊柱骨盆区域的最后重建潜在风险高而复杂,需要深入的术前规划,结合经验、技能和团队合作来优化减少和最小化并发症。

记忆要点

- 骶骨在骨盆和脊柱的交界处起到重要作用。
- 骶骨骨折涉及骨质疏松患者的单纯不完全性骨折以及严重粉碎性高能骨折。
- 由于高能床上,骶骨骨折患者腹部盆腔结构受损可能性较高。
- 骶骨骨折相关长期并发症可能因畸形、慢性疼痛和神经系统后遗症而导致严重残疾。
- 骶骨骨折治疗充满挑战,尤其是伴有骨盆环附件或脊柱骨盆分离损伤时。

解剖

骶骨是脊柱和骨盆交界处的大三角骨。它与两块骨髂形成关节，构成骨盆环的后部，作为脊柱的基底部。骨骶骨性解剖结构由五个后凸对齐的融合椎体构成，上骶骨解剖因移行椎体和骶骨发育不良而具有显著的变异性，对内固定技术的选择具有相当大的影响。由于它们可以改变骶骨、骨盆和脊柱相关邻近神经血管结构之间的关系，所以必须认识到这些变异，尤其是考虑采用手术治疗骶骨骨折[4,5]。

第一骶椎含有最质密的骶骨松质骨，尤其是毗邻 S_1 上终板处。骶骨岬是 S_1 体上部最前方，突出于骨盆入口的后方。骶翼是骶骨的外侧部分，通过骶髂关节与髂骨形成关节。骶翼主要由松质骨组成，并由骶骨横突融合而成。老年人骶翼的松质骨骨密度较低，而且因为中老年人骶翼通常伴有孔隙[6,7]，所以该骶骨部位因骨密度相对差异而容易发生骨折。骶髂关节韧带的相对强度突出了该问题。

骶骨的后表面为凸状，比骨盆前表面更窄。中骶嵴由三或四个中线结节组成，与上三或四骶椎的残余棘突相对应。骶正中嵴的两侧为浅沟，多裂肌起自此处。在侧方，骶中间嵴对应于融合的骶骨椎间关节。重要的是，最低的一个或两个骶骨节段具有不完全形成的骨性后方结构，在骶管后壁形成骶骨裂孔的缺损。骶骨裂孔扩大可能会是骶骨变得脆弱易于发生骨折，同时需要注意避免术中医源性骶神经根损伤。

与腰椎相比较骶骨结构的解剖学差异会影响内固定策略。胸椎正常脊柱后凸的范围为 $15°\sim49°$，而腰椎正常脊柱前凸为 $60°$。这些值受到骶骨斜坡的影响，骶骨坡度与水平面平均呈 $45°$。因此，骶骨斜坡对于确定腰骶交界处的剪切应力至关重要[8]。

骶骨构成脊柱的最下方的功能部分以及骨盆的中后部分。如果其韧带结构完整，则骨盆构成稳定的环，并以骶骨作为骨盆的基底部，因为它将应力从腰骶关节经骶髂关节传递到骨盆，保持其稳定性。该重要功能在骨盆出口平面中尤其如此，其中骶骨相对髂骨的方向使得轴向力将骶骨锁定到骨盆环中并进一步稳定骶髂关节。在骨盆入口平面中，骶骨的形状起到了"相反的作用"，内在更加不稳定，因此在允许骨盆环所需运动的同时需要坚固的内在和外在的韧带来稳定骶髂关节。

腰骶运动通过腰骶椎间盘和成对的椎间（关节突）关节发生。髂腰韧带起自 L_5 横突止于髂嵴上，用于稳定脊柱骨盆连接。骶腰韧带起自与髂腰韧带相邻位点，止于骶髂关节和骶骨前上部。维持骨盆环稳定的骨盆韧带包括前、后和骨盆底韧带。重要的前韧带是耻骨联合。主要的后韧带包括骶髂前、骶髂骨间以及和骶髂后韧带。盆腔底由骶结节和骶棘韧带组成。这些结构共同让 $L_5\sim S_1$ 的关节比头端腰椎节段更稳定，使得轴向骨髂应力通过第一骶骨节段穿过髂骨翼[9]。

骶神经根（$S_2\sim S_4$）负责性、泌尿和直肠功能。自主神经系统也有助于这些功能。成对的骶神经根起源于脊髓圆锥，经腹侧和背侧孔中穿出。骶神经根的损伤可以发生在整个过程中，从脊髓圆锥，通过骶管，或在骶孔内，甚至在盆腔内。L_5 神经根经骶骨后方的 L_5 椎弓根下方椎管穿出，在骶骨翼前方前行，其易受损害。骶骨缺损或前路骶髂螺钉错位所致骶骨前方皮质破坏可能导致 L_5 神经根损伤。腰骶神经丛穿过骶骨并在 S_1 旁进行。S_1 和 S_2 处的神经根较 S_3 和 S_4 更容易损伤，这是因为在这些节段下方的骶孔与神经根的比例较低[10]。在评估功能缺陷指标时，需要对双侧下骶神经根损伤所致自主直肠和膀胱失禁以及性功能障碍进行评估[11]。

骶骨的形状和位置为安全有效的内固定创造了独特的挑战。骶骨节段骨厚度从头端向尾端逐渐减小，S_3 和 S_4 通常小于 20mm。在没有移行分割的情况下，椎弓根螺钉可以安全地置入于 S_1 水平。向内侧角度的 S_1 螺钉可以安全地进入前方皮质骨，以实现双皮质骨固定，同时避开位于骶骨体外侧的神经血管结构。或者，S_1 "骶骨翼"螺钉可以向外与骶髂关节成一致角度，并且应避开外侧神经血管结构。尽管椎弓根螺钉也可以置于大多数患者的 S_2 水平，左侧的前部穿出可能会损伤乙状结肠。最后，经皮由外向内的骶髂螺钉的置钉可用于骶骨骨折的固定。骶髂关节具有 L 形结构，一条边位于髂骨翼下缘约 1cm 处。第二条边几乎垂直延伸约 3cm，位于髂后下棘（PIIS）约 4cm，距髂后上棘（PSIS）约 5.5cm[12]。骶骨翼凹陷可导致侧位片时在骶骨翼前缘的伪影。这可能会误导外科医生，在遇到骶髂螺钉前方置钉位置不佳时误以为其还在骨内。仔细辨别影像对于识别骶骨的上界和前缘是必不可少的，以避免置钉时在骶骨翼前方退出而又重新进入更偏内侧[4,13]。

- 骶骨是脊柱和骨盆交界处的大三角形骨。
- 骶骨骨性解剖由 5 个后凸对齐融合的椎体节段组成。
- 第一骶椎含有最质密的骶骨松质骨,尤其是毗邻 S_1 上终板处。
- 骶翼主要由松质骨组成,并由骶骨横突融合而成。
- 最低的一个或两个骶骨节段具有不完全形成的骨性后方结构,在骶管后壁形成骶骨裂孔的缺损。
- 骶神经根(S_2~S_4)负责性、泌尿和直肠功能。
- L_5 神经根经骶骨后方的 L_5 椎弓根下方椎管穿出,在骶骨翼前方前行,其易受损害。
- S_1 和 S_2 处的神经根较 S_3 和 S_4 更容易损伤,这是因为在这些节段下方的骶孔与神经根的比例较低。

病因学和流行病学

骶骨骨折呈年龄双峰分布,可发生于青壮年高能创伤或是老年和骨质疏松患者低能损伤。尽管生存率有所增高,影像学摄片技术也有所进步,但骶骨骨折的发病率已从 2002 年的 0.67/100 000 增加到 2011 年的 2.09/100 000[14]。对于多发创伤患者优先使用全身计算机断层扫描(CT),通常可以更加迅速可靠地诊断骶骨骨折合并神经损伤。Denis 等[10]回顾性研究发现,在初次住院期间诊断骶骨骨折无神经功能损害的仅占 51%。由于近 75% 就医的骶骨骨折患者无神经功能损害,在初诊时常常出现漏诊而影响其获得最佳治疗。

骶骨骨折最常发生于高能损伤机制,最常见的是机动车碰撞(57%)、机动车撞击行人(18%)、摩托车碰撞(9%),以及高处坠落(9%)[10,15]。

大多数骶骨骨折属于骨盆骨折。孤立性骶骨骨折罕见,占高能事故造所致创伤性损伤的 5%~10%。大多数孤立性骨折是下骶骨的横行骨折,由直接创伤引起,例如从高处坠落[16]。

骶骨不完全骨折可以自发发生,也可发生于跌倒等低能损伤机制如跌倒[17]。尤其是在并发症如骨质疏松症、既往的盆腔放疗或需要类固醇长期治疗的患

者中[17,18]。虽然已有各种病例报道[19,20],但由于该病情可能诊断不足,骶骨不完全性骨折的发病率依然未知。尽管其流行病学资料较少,但普遍的共识是骨质疏松患者的骨盆骨折发生率几乎一直在增加。

- 骶骨骨折呈年龄双峰分布,可发生于青壮年高能创伤或是老年和骨质疏松患者低能损伤。
- 大多数骶骨骨折属于骨盆骨折。孤立性骶骨骨折罕见,占高能事故造所致创伤性损伤的 5%~10%。
- 骶骨不完全骨折可以自发发生,也可发生于跌倒等低能损伤机制如跌倒[17]。尤其是在并发症如骨质疏松症、既往的盆腔放疗或需要类固醇长期治疗的患者中。

评估

在创伤患者中,引起骶骨骨折的能量经常可导致其他的伤害,包括危及生命的颅内、胸部和腹部损伤。这些患者的主要目标是急诊复苏。高级创伤生命支持(ATLS)协议规定在该危及生命的情况下应立即进行初步评估。复苏的重点是维持心肺和血流动力学稳定性。在适当评估和稳定心血管和肺部系统后,应完成包括识别患者其他额外伤害的二次评估[21]。应注意如机动车辆事故或高处坠落等高能减速机制所致创伤细节,提醒检查医师注意评估骨盆环损伤。

应采取预防措施以维持脊柱稳定,必要时应将患者始终维持在一个平面上并行整体滚动,以防止脊柱移位。体格检查应包括就患者背部包括骶骨在内整个脊柱的全长进行视诊和触诊。骶骨骨折通常伴有其表面皮肤变色或撕裂、触及分离或骨擦音、局部压痛以及血肿,其中任何一项可提示骶骨骨折。明显的软组织挫伤或内脏脱垂,类似髋臼骨折的 Morel-Lavallee 损伤,可能对后续治疗有影响[22]。手法前后和侧方按压髂嵴,可能有助于确诊骶骨骨折。直肠或阴道穿孔提示骶骨开放性骨折,可通过直肠和阴道指检以及使用内窥器和直肠镜检查。

骶骨骨折伴骨盆环破裂的患者可能需要大量的体液复苏。这些损伤通常与因静脉出血等骨盆内血管破裂所致严重骨盆内出血相关[23]。联合血管损伤,尤其

是下腹部动脉系统,可能需要栓塞[24]或骨盆填塞才能充分止住动脉出血。临时固定骨盆环以减少骨盆体积并提供临时稳定性是有必要的。这些方法包括在开书样损伤类型中采用骨盆复位夹、外周骨盆抗休克单[4],或者前方外固定器。骨骼牵引也可能对垂直剪切骨折移位类型中有用。

尽管骶骨骨折发生在两个明显不同的患者群体中,但高能创伤性损伤患者和低能不完全性骨折患者的诊断经常较迟,可致任何情况下进一步的骨折移位或神经功能损伤加剧[10]。诊断延迟的原因是多因素的,包括在创伤患者中存在分散损伤,通过骨盆前后(AP)正位片检查鉴别这些骨折相对困难,以及临床难以怀疑是不完全性骨折[10,25]。

神经功能缺损

对于骶骨骨折的患者而言,确定早期的神经状态至关重要[26-28]。必须进行直肠检查以及肛周感觉、括约肌张力和肛门自主收缩的功能评估。球海绵体肌反射是一个多突触反射,通常情况下,它能够有效地检测脊髓休克并了解有关脊髓损伤程度的相关信息,特别是对于骶骨神经根功能的评估。包括检测挤压阴茎头部/阴蒂或者牵拉留置导尿管时的肛门括约肌收缩反应。该反射是脊髓介导的,当S2~S4脊神经受损时该反射会消失。

肢体运动功能则依据美国脊髓损伤协会修订的Frankel标准,从0~5级依次分级,同时也可确定神经平面。对于骶骨骨折,通过运动检查L5和S1水平的损伤程度有限,在不进行直肠检查的情况下,下骶神经根的损伤无法准确评定。

影像学检查

高能量损伤机制应除外骨盆环骨折。对于涉及高能创伤的情况,放射成像是由标准创伤协议指定的传统检查方式。虽然现在骨盆正位片的放射学影像检查已广泛地被腹腔骨盆CT的常规使用所替代,但ATLS指南依旧建议对于所有的多发伤患者应进行该项检查[21]。

在对多发伤患者进行整体放射学评估后,应对其骶骨和骨盆进行专科检查,虽然骨盆正位、入口和出口X线片检查有一定的作用,但更应行专门的多维骨盆CT扫描重建。因此现代的成像研究能够在确诊骨盆环断裂的同时进行内脏和血管的损伤评估。不同的放射学技术描述如下。

平片检查

虽然对骨盆正位进行细致的X线检查可以发现大多数的骶骨骨折,但是骨折也经常被忽略。尽管也有其他原因存在,但是主要的原因是骨盆正位片实际上是骨盆的倾斜投影,骨盆矢状倾斜和髂骨翼相互并列,从而使骶骨骨折不易见到。骶骨畸形和骨质减少则可以掩盖标志,从而增加识别骨折的难度。

一些其他位置的X线摄片可以提供重要的信息。入口片可就骨盆边沿、耻骨支、骶髂关节、骶骨翼和骶骨体进行评估。在这一位置上,可鉴别半骨盆横向(轴向或前-后向)平面移位。患者以仰卧位且射线束朝向尾端并与髂前上棘的水平面呈40°(图16.1a和b)。出口片与入口片呈正交,并且能准确显示骨盆正位片。S1和S2椎体以及它们的骶孔可被清晰观测。这个角度可以对骶髂关节和耻骨联合的对称性进行评估,尤其是可以识别半骨盆的垂直位移。与正位片相比,出口片可以更容易的检测到延伸至闭孔的骨折。骶髂关节以下的位置可能不能清楚地显现,因为它和上方的耻骨支相重叠。患者呈仰卧位,尾端至头端射线束向头侧倾斜60°并聚焦于耻骨联合以下两到三指的地方(图16.1c和d)。

CT成像

CT已成为判断骨盆和骶骨骨折的"金标准",并且对于持续高能损伤或可疑的骨盆后部损伤的患者而言这是必须要进行的检查[29,30]。早期评估创伤患者内脏损伤中常规使用腹部盆腔CT的增加了先前未能确诊的骶骨骨折的检出率。为了在早期筛查中发现骶骨骨折,精细(最大2mm)轴向断层、矢状面和冠状重建的CT扫描是必需的。专用CT提供了用于确定骨折形态、导致不稳定的结构、骶管长度和神经孔损伤(图16.2)程度所需要的细节[31]。

磁共振成像

磁共振成像(MRI)对高能损伤的筛查不是非常有效,除非是在患者有尚不明确的神经功能损害或骨骼与神经系统间损伤程度不符时。尽管如此,MRI可早期确诊腰骶神经根撕脱伤[32]。根据多位作者,MRI是最敏感的筛查方法,并且是诊断骶骨应力骨折的"金标准"[33-35]。MRI可通过判定T1低信号加权影像和T2高信号加权影像的线性区域来发现骨髓水肿包围的应力骨折。T2加权短时反转恢复序列(STIR)图像则对发现不完全骨折更加敏感。

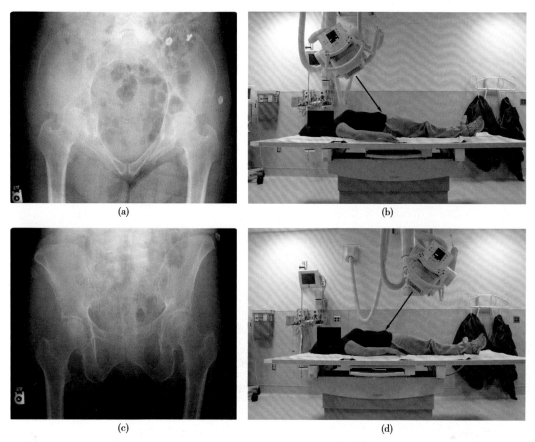

图 16.1　用于检测骨盆环在横向（轴向）平面中位移的骨盆入口视图（a）是通过将 X 射线束尾端（b）与水平方向成 40°角来获得。用于检测冠状面中骨盆环位移的骨盆出口视图（c）是通过将 X 射线束与水平方向成 60°角（d）来获得

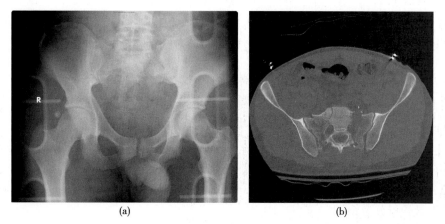

图 16.2　骨盆标准 AP 位片（a）难以鉴别骶骨骨折，尤其是在不伴骨盆环畸形时。（b）CT 平扫可以准确识别骶骨骨折，并可作为评估高能损伤患者的常规检查

对于诊断骶骨不完全骨折和应力骨折，MRI 是最敏感的方法，可作为其"金标准"。

骶骨损伤分型

腰骶骨折脱位和腰骶连接处的功能性不稳定常被归类于骶骨和骨盆环骨折。非正式的术语经常将骶骨骨折通俗的称为骶骨 U 型、T 型、λ 或者垂直剪切骨折。

AO/OTA 骨盆骨折分型是骨科和创伤外科最常用的分型方式，它依据骨盆环的水平和垂直平面的总体稳定将垂直的骶骨骨折分为 61-C1.3、C2.3、C3.2 和 C3.3 骨折[36]。Denis 骨盆骨折分型法（图 16.3）则将解剖因素和神经功能损害的风险相关联起来。骶骨翼骨折（I区；主要为 L_5 神经根损伤，发生率为 5.9%），经神经孔骨折（II区；主要为 L_5/S_1 神经根损伤，发生率为 28.4%）和包含延伸至椎管的中央型骨折（III

区；主要为骶丛和马尾功能障碍，神经损伤发生率为 56.7%）[10]。L_5 神经根也可以在 L_5 横突和移位的骶翼之间截留，从而导致"创伤激进综合征"。但是 Denis 提出的分型方法没有考虑到将骨盆脊柱的稳定性。Isler[37] 认识到垂直骨盆骨折可以延伸至头侧，无论是 L_5~S_1 节突外侧（I型），经过（II型）还是内侧（III型）（图 16.4），都可以对半骨盆的稳定性产生影响。累及或延伸至 L_5/S_1 椎间关节（II型或III型）中间的骨折都会导致半骨盆的不稳定性。

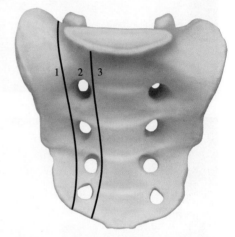

图 16.3 Denis 等制定的骶骨骨折分型[10]

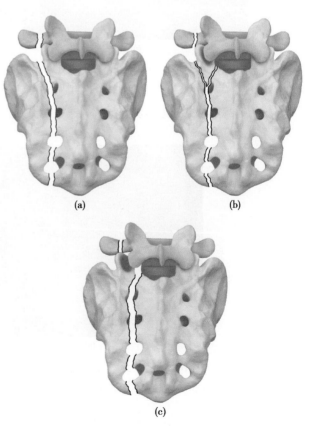

图 16.4 Isler 垂直骶骨骨折腰骶椎不稳定 Isler 分型。（a）1 型。（b）2 型。（c）3 型

腰骶连接处的 U 型和 H 型骨折脱位及其变型属于 AO/OTA 型 61-C3.3 骨盆骨折。依据 Denis 分类，这些骨折脱位都属于Ⅲ区损伤，因为它们都累及骶管。但是，这些分类没有考虑到损伤的机制、类型、强度或位移的方向。Roy-Camille 等人已将 Denis 分类法的Ⅲ区损伤和腰骶骨折脱位进行了次级分型，根据损伤程度和神经损伤发生的可能性将横向骶骨骨折位移和成角程度分为三级[38]。1 型损伤由骶骨的简单屈曲畸形组成，并被认为是脊柱屈伸的轴向损伤造成的；2 型损伤具有弯曲和上骶骨后平移的特征，并且通常被认为是由屈曲脊柱的轴向损伤造成的；3 型损伤的上骶骨的完全前向平移，这主要是由于延伸的轴向压力。4 型损伤则由 Strange-Vognsen 和 Lebech 在后来添加，涉及了由腰椎向上骶骨传递的轴向负荷所造成的粉碎性 S_1 椎体骨折（图 16.5）。5 型损伤由骶骨部分粉碎性骨折组成，这是由 Schildhauer 等人提出的[41]。但是，这一分类方法不能具体指明骶横行骨折块的位置。将横行骶骨骨折定义为高（S_2 或以上）或低（S_3 或以下）对生物力学和神经功能观点都有帮助。

早期的病例报告通常仅有横向或纵向的Ⅲ区损伤，其原因可能是成像技术的局限性。CT 的出现显示出了大多数上骶骨横向骨折都具有复杂的、多维的骨折类型。现在认为，多数的 Denis Ⅲ区损伤都包含伴有纵向损伤类型的横向骨折。所谓的 U 型骨折通常指从头端延伸至腰骶连接处的双侧骶孔骨折。骨折线延伸出不同类型，包括"H"、"Y"和"λ"骨折类型（图 16.6）。L_5 横突骨折的发生率也很高，这表明髂腰韧带破坏[42]。纵向和横向联合发生的骶骨骨折可导致轴向和附属骨骼的分离，这被称为脊柱骨盆分离[40]。这些损伤可能会导致严重的不稳定和马尾综合征。

腰骶骨折神经损伤的高可能性和可变程度没有包含在任何上述分类系统中。鉴于目前没有任何脊髓损伤分类系统，特别是针对骶丛受伤的分型系统，Gibbons 基于运动、感觉，以及直肠 / 膀胱功能提出了一个分型方法：①无损伤；②仅下肢感觉异常；③下肢运动障并直肠和膀胱功能完整；④直肠和 / 或膀胱功能损害[44]。这种分型系统虽然简单，但是提出不完全性损伤或性功能。

最近 AO 带头制定了一个包含脊柱骨盆损伤分型方法，主要是基于骶骨骨折的不稳定程度和类型进行分类（图 16.7）。A 型骨折为轻度损伤至 S_1 关节下方的严重横向骨折移位，因此这类骨折不会导致后盆底和脊柱骨盆的不稳定。而 B 型骨折则是单侧垂直骨折，可导致后骨盆不稳定，但是一般不累及脊柱骨盆（B4 骨折除外）。C 型损伤是复杂的骶骨 U 型骨折的变形或双侧垂直骨折，可导致后骨盆和脊柱骨盆的不稳定。在每种类型中，有三到四种亚型，根据不良预后或由较高的神经功能损害或不稳定的风险所致的高手术干预的可能性来分型。

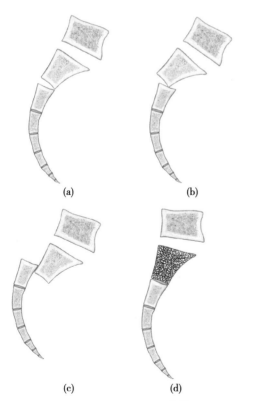

图 16.5　Troy-Camille 等骶骨骨折分型[38]，后期经 Strange-Vognsen 和 Lebech 改良[39]。（a）1 型。（b）2 型。（c）3 型。（d）4 型

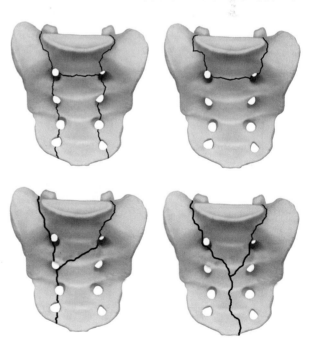

图 16.6　复杂骶骨骨折通常参考其冠状面形态。包括"H"、"Y"和"λ"骨折内的多种 U 型骨折

骶骨骨折——分类

分级系统从最稳定到最不稳定

- **A 型.低骶尾骨损伤**

  对后骨盆或脊柱 - 骨盆的不稳定无影响

- **B 型.后骨盆损伤**

  最小限度或不影响脊柱骨盆的稳定性

- **C 型.脊柱 - 骨盆损伤**

  脊柱骨盆不稳定

A 型:骶尾骨骨折

定义

- 骶髂关节下方受伤
- 对后骨盆稳定性无影响
- 对脊柱 - 骨盆稳定性无影响
- 可能对神经系统有影响

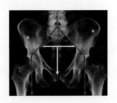

类型	描述
A1	• 尾骨或骶骨受压与韧带撕裂性骨折
A2	• 在骶髂关节下方的非移位横向损伤 • 神经通常完整
A3	• 骶髂关节下方的移位横向损伤 • 常伴马尾神经损伤

(a)

B 型:后路骨盆损伤

定义

- 单侧纵骶骨骨折
- 主要影响后骨盆稳定性
- 最小限度或不影响脊柱骨盆稳定性（除延伸至关节突的 B4 损伤）
- Denis Ⅰ 至 Ⅲ 区损伤位置变异
- 通常用骶髂螺钉固定治疗

类型	描述
B1	• 中央包括椎管骨折,但主要是纵向骨折 • 仅纵向损伤 - 罕见的 Denis Ⅲ区损伤 • 对脊柱 - 骨盆稳定性具有不同影响,也不影响如累及骶管的横行骨折所致马尾神经损伤 • 神经损伤的可能性很低

B2	• 经骶骨翼骨折:不累及骶孔或骶管 • Denis Ⅱ区损伤 • 约 5% 的神经损伤概率
B3	• 经骶孔骨折:累及骶孔而非骶管 • Denis Ⅰ 区损伤 • 约 25% 的神经损伤概率
B4	• 任何累及同侧 $L_5 \sim S_1$ 关节突关节骨折的单侧 B 亚型损伤 • 可能影响脊柱 - 骨盆稳定性（Isler），因此可能是最不稳定的 B 亚型

(b)

C 型:脊柱骨盆损伤

定义

- 导致脊柱骨盆不稳定的损伤

类型	描述
C1	• 无移位骶骨 U 型骨折 • 通常被认为是低能应力骨折
C2	• 双侧 B 型损伤,无横向骨折 • 比 C1 更不稳定并有更高的神经损伤可能性,但低于 C3
C3	• 无移位骶骨 U 型骶骨骨折 • 不稳定和神经损伤的可能性的最差组合 • 横向骶骨移位 = 骶管损伤

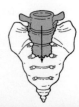

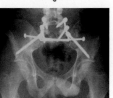

(c)

图 16.7 最近 AO 脊柱学科论坛根据后方骨盆和脊柱骨盆不稳定制定骶骨骨折分型。(a) 骶骨骨折不伴后盆或脊柱 - 骨盆的不稳定。(b) 骶骨骨折主要合并后方骨盆不稳。(c) 骶骨骨折合并脊柱骨盆不稳

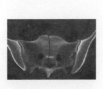

记忆要点

- Denis 骶骨骨折分型法将解剖学因素和神经功能损害风险相关联，但未考虑脊柱骨盆的稳定性。
- 依据 Denis 分类法，腰骶连接处的骨折-脱位为Ⅲ区损伤，因为其伤及骶管。
- 累及或延伸至 L_5/S_1 关节突关节中部（Isler 2 型或 3 型）的骨折会导致脊柱骨盆的不稳定。
- Roy-Camille 等人依据骨折脱位和成角为 Denis Ⅲ区损伤和腰骶连接处的骨折-脱位制定了有效的次级分型。纵向和横向联合发生的骶骨骨折可导致轴向和附属骨骼的分离，即所谓的脊柱骨盆分离。
- Gibbons 认为神经损伤的分级应基于运动、感觉以及直肠/膀胱功能。他将患者分为：①无受伤；②仅下肢感觉异常；③下肢运动障碍并直肠和膀胱功能完整；④肠道和/或膀胱功能受损。

骶骨骨折生物力学及其固定

主要由后方骨盆损伤组成的单侧垂直骨折和伴脊柱骨盆不稳定的复杂多平面骶骨骨折间的固定方法有很大差异。前者的损伤类型通常适用于经皮固定技术，而后一种损伤类型对生物力学要求则要大得多，通常需要更坚强的内固定结构。

垂直骶骨骨折最常用治疗方法为经皮螺钉固定术（骶髂或经髂经骶骨螺钉固定），其细微差别超出了本章的范围。尽管无需最强的生物力学结构，但经皮螺钉技术通常足以保持这些骨折类型的稳定性，当考虑到移位风险和需要一定时间有限承重的生物力学缺点时，其对于软组织和生理有益技术优点则远超于它的不足。

然而，通常情况下骶骨 U 型骨折和腰骶骨折脱位的处理不可采用相同有限的内固定技术。它们的特征是多向不稳定性，尽管主要的不稳定类型涉及屈曲、前向平移和短缩[38]。骨折平面包括造成后骨盆不稳定的垂直骨折，当双侧完全或不完全合并横向骨折平面时，也会导致脊柱骨盆不稳定。为了得知各种手术稳定技术的潜在失败类型，了解这些损伤的方式十分重要，即主要畸形屈曲应力的旋转中心位于 S_1 和 S_2 椎体

的前方。同样重要的是需要意识到整个上身的重量可通过骨折部位转移到骨盆和下肢，使得脊柱骨盆连接处受到巨大的压力。因此，这些损伤的手术固定需要抵抗多向应力，并需要骨性锚定来提供可允许患者立即进行活动并能承受体重的稳定性。

从生物力学的角度来看，穿过骨折的高屈曲应力可以被锚定在骨折块上的脊柱骨盆或腰椎骶骨垂直方向固定结构所抵消，构成骨盆的腰骶椎，这也是之前骨折分离的部位（图 16.8）。这种固定的目标通常通过钉棒向头端延伸到 L_4 或 L_5 的完整椎弓根中，并向尾端用长螺钉置于髂后上棘或髂后下棘与前髂下棘之间的髂骨坚强柱中以提供牢固的锚点[45]。纵向连接棒和螺钉之间的固定角连接抵消了屈曲畸形的倾向，因为长髂骨螺钉在旋转中心前部提供了一个牢固的锚点，并能将上身的重量绕过骶骨骨折区直接从腰椎转移到骨盆环。由于 L_5 椎弓根和髂骨之间的两点固定可使骨折部位向外延伸，可通过双侧纵向连接的骶髂或经骶骨螺钉，或延伸至 L4 的椎弓根螺钉提供三点垂直固定，来提供额外的水平稳定[46-48]。

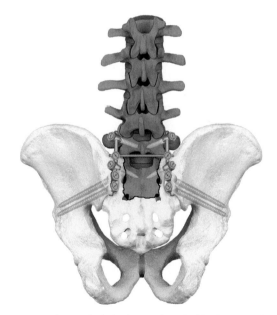

图 16.8 明暗法示意脊柱骨盆不稳骶骨骨折的主要骨折块

如前所述，其他骶骨骨折稳定技术同样有效，尤其是对于单侧、垂直的骶骨骨折类型，但当用于稳定脊柱骨盆分离的复杂骶骨骨折时则存有多种生物力学缺陷。尽管如此，更多经皮的技术中仍然可用于骨折位移较少或有软组织损伤存在的脊柱骨盆分离。通常不推荐使用经骶骨翼钢板的局部钢板接骨术，因为它们需要更大的切开范围，而且仅在骶骨松质骨上进行锚固，而锚固则常常由于粉碎或骨量减少而不够牢

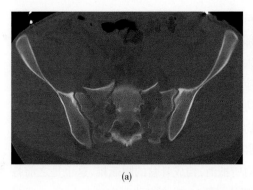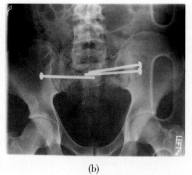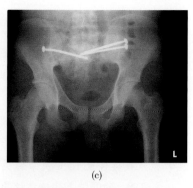

(a)　　　　　　　　　　　　　(b)　　　　　　　　　　　　　(c)

图 16.9（a）高速机动车碰撞所致双侧粉碎性经骶孔骶骨骨折，椎体和骨盆完全分离。（b）双侧骶髂螺钉固定术后即刻骨盆 AP 位片显示对位良好。（c）患者活动不久后，骨盆 AP 位片显示螺钉弯曲，与骨折移位和固定失败相一致

固。因此，骶骨钢板技术通常不适用于抵消经脊柱骨盆连接处的巨大应力，尤其是在高度粉碎、不稳定和骨质疏松不完全骨折的情况下。同样，经双侧髂后上棘的横向桥接钢板接骨技术则应用于主要承受后骨盆环的水平压缩应力，并不能对抗脊柱骨盆分离类型中经脊柱骨盆连接处的屈曲和短缩应力。双侧骶髂或经骶骨螺钉固定技术也仅能提供经后骨盆环的水平压缩力，但是与水平后骨盆钢板不同，它们更靠近骨折移位的支点并可直接应用于两种主要骨折类型。然而，它们在抵消脊柱骨盆连接处的屈曲和缩短应力方面不太有效（图 16.9），因此，在脊柱骨盆分离损伤的情况下，主要通过对生理和对软组织有益的方法来治疗低级别损伤[49]。

记忆要点

- 最常用的垂直骶骨骨折的治疗方法是经皮螺钉固定。
- 但是通常情况下经皮螺钉固定不适用于骶骨 U 型骨折的变形和腰骶骨骨折脱位。
- 需要重视脊柱骨盆分离损伤类型，主要导致畸形的屈曲应力的旋转中心位于 S_1 和 S_2 椎体的前方。
- 经骨折的高屈曲应力能被脊柱骨盆或腰椎骨盆垂直方向固定所抵消。
- 通常不推荐使用经骶骨翼的局部钢板接骨技术，因为其并不能提供理想固定，同时还需要更广泛的剥离。
- 经双侧髂后上棘的横向桥接钢板接骨技术则应用于主要承受后骨盆环的水平压缩应力，并不能对抗脊柱骨盆分离类型中经脊柱骨盆连接处的屈曲和短缩应力。

治疗

适应证

脊柱稳定性是基于在生理负荷下随着畸形或其他神经功能损害的加重，脊柱序列变化的可能性。由于骶骨骨折模式类型种类繁多，而复杂脊柱骨盆损伤相对少见，所以目前尚无基于特定骨折分型的治疗方案。手术治疗骶骨损伤的一般适应证包括：合并神经功能损害，骨折部位活动，以及出现或可能发生的不能通过支具或制动有效维持可以接受的轴向或矢状平面骨盆或脊柱骨盆序列（即不稳定性）。通常，由于骶管和骶孔神经管和神经比例高，伴有明显的平移或成角骨折更易引起神经功能损害。

关于神经功能损害作为手术干预的指征，手术治疗相对于非手术治疗对骶骨神经根损害恢复的有效性仍然在很大程度上未得到证实，文献报告主要由规模小而异质尚无神经功能损害一致分级和定义的病例系列组成。虽然有些已经证实神经根减压和骶骨严重横行骨折合并后凸复位可以改善神经功能，但并非所有与骶骨骨折相关的神经功能损害都可以通过手术干预来改善。此外，任何神经功能损害，如神经麻痹，都需要频繁进行保守治疗，而神经根撕裂显然预后不佳。Phelan 等报道了 4 例非手术治疗的骶骨骨折神经功能损害部分功能恢复的病例[50]。根据脊柱创伤护理的一般原则，出现神经功能损害和骶神经根受压情况时，对于复杂骶骨骨折作者建议行减压（通过骨折复位直接和间接减压）和固定。

对于因合并或可能出现严重矢状面或冠状面畸形而采取手术干预的，大多数骶骨 Denis Ⅲ 区骨折可导致后凸畸形，并可能伴随平移或旋转畸形。合并明显成角或平移畸形通常预示不稳定损伤。骶骨横行骨折

严重成角可导致骨盆入射角增加和矢状面失衡的潜在问题;在骶孔和骶管水平的神经压迫,其神经根可受严重脊柱后凸畸形的牵拉;而且还可能导致上覆的软组织的隆起合并皮肤破裂,尤其是在身体一般状况差、容易合并压疮的患者中。矢状平衡的恢复是胸腰段手术良好预后的重要决定因素,但由于上述提到的原因,尚不能测量与骶骨骨折相关的预后结果。虽然没有长期疗效来确定其耐受性,但是我们可能通过纠正或预防骶骨后凸可以获得更好的临床疗效,尽管可接受的畸形程度尚未确定,同时也可能是由多因素和患者特异性所决定的。

骶骨骨折内固定的第三个适应证是存在不稳定性,这与上述关于畸形的讨论密切相关。确定骨折模式的仔细检查骨折类型对于确定骶骨骨折是否与脊柱、后骨盆环、脊柱骨盆承重轴或这些部位的联合不稳定至关重要。经骶孔或骶翼区单侧垂直骨折可保持对侧承重轴的连续性,允许在该侧的负重。双侧移位的垂直骨折,以及 U 形和 H 形骨折[38,51-53]可将脊柱与骨盆环分离,导致承重轴的完全破坏。在这些脊柱骨盆分离病例中,任意一侧下肢承重甚至是坐着都可能导致移位。相反地,骶髂关节下方的横行骨折只要与近端延伸的继发骨折线无关,就不会影响承重轴。

非手术治疗

手术与非手术治疗骶骨骨折的具体界定仍然不清且有争议。对于构成骨盆后方骨折的单侧垂直方向骶骨,判断骨折稳定性时通常应考虑包括前方骨盆环损伤骨折移位、类型和程度,影像检查操作过程中移位程度,髂腰韧带及其附着点损伤(例如:L_5 横向过程),以及神经功能损害等多因素。微小移位的骨折可认为是稳定的,建议应在至少 6 周后才可脚趾负重,同时应密切进行临床和影像学随访检查。复杂的骶骨骨折伴脊柱骨盆分离通常不适用于非手术治疗,除非是在没有明确的骨折移位以及无需早期活动的情况下。非手术治疗脊柱骨盆分离损伤包括卧床和可行的股骨牵引(单侧与双侧),需要不负重 6~12 周。随后佩戴支具逐渐开始活动,减少骶骨受到的应力,然后在可耐受的情况下逐渐增加负重[54-59]。稳定创伤性骶骨骨折应同骶骨不完全骨折一样进行早期活动。为尽量减少长时间卧床的副作用,对于稳定骶骨应力骨折建议快速恢复活动的生活方式,不需要手术干预。早期负重可刺激成骨细胞活性,引起骨形成,而长期卧床休息可导致破骨细胞介导过度骨吸收。近来,Sembler 等

报告发现 118 例骨折位移少于 10mm 的患者即刻开始活动,有 117 例愈合而无进一步移位[60]。卧床期间,移位骨折采用骨骼牵引治疗可改善垂直剪切的对位。双侧股骨牵引可用以改善累及双侧的复杂骶骨骨折对位。

通过保守治疗方法治疗高能移位的骶骨骨折具有许多潜在并发症。肺栓塞与多发创伤患者长期制动相关。其他潜在并发症包括褥疮、神经压迫减压不全,以及潜在导致畸形和神经功能损害的晚期不稳定性[61],这可能就需要复杂的骨盆截骨术和重建手术。

对于微小移位、对位良好以及无相关神经功能损害的单侧骨折,也可以采用非手术治疗。必须仔细监测患者的移位情况,这可能是需要手术来稳定的。通常涉及双侧的不完全骨折同样适用于非手术治疗。过去,保守治疗在疼痛控制、卧床以及物理治疗上有限。近来已有了促进骨折愈合的新方法,包括优先采用中枢镇痛药,例如对乙酰氨基酚和阿片类,因为它们在骨愈合中没有外周作用的镇痛药(非甾体抗炎药)抑制骨折愈合的副作用[62]。对于骶骨不全骨折,应考虑维生素 D 缺乏,应予以钙和维生素 D 口服补充。降钙素和双膦酸盐可用于治疗绝经后骨质疏松症,但其用于治疗骶骨不完全骨折尚未很好的研究。同安慰剂相比,雷洛昔芬治疗可以减少绝经后妇女的椎体骨折风险[63]。特立帕肽是一种重组人 PTH,其促进骨小梁和皮质骨形成的作用由于其抑制骨吸收的作用[64],可降低椎体和非椎体骨折的风险。Wu 等报道了特立帕肽可以促进骶骨和耻骨不完全骨折的愈合[65]。近来冲击波治疗也作为促进骶骨应力骨折愈合的一种治疗方法[66]。

手术治疗

手术治疗的目的是在神经功能损害的情况下进行减压,就不稳定骨折恢复序列、减少移位以及稳定骨性结构。对于大多数病例,多创伤患者的生理状况是手术干预时间的主要决定因素。尽管如此,如果患者的生理状况允许,出现神经功能损害或向外或向消化道或生殖道内的开放性骨折等情况,则更倾向于早期手术干预。最后,瘦弱的骶骨横行骨折患者可能需要早期复位固定以预防皮肤破损以及引起被覆软组织紧绷的明显后凸。

神经减压

神经损伤常见于骶骨骨折。骶髂分离和严重骶

骨骨折发生率增至60%（Denis分型Ⅲ区）[10,44,67]。70%~80%的患者其特征性神经损伤发生于腰骶丛。可以通过直接或间接方式来进行神经结构减压。骨折复位和序列恢复可以间接减压椎管和神经孔水平的腰骶丛神经。如果在骨折血肿机化前尝试间接复位，其效果更佳[9]。如果神经压迫持续存在，应进行直接减压。

如前所述，骶骨骨折患者容易引起S_2~S_4神经根损伤并导致直肠、膀胱和性功能障碍，以及L_5和S_1感觉运动神经根损害。对于合并该损害的患者，建议通过椎板切除术直接减压，尽可能促进神经功能恢复，最大限度地减少广泛切除和手术稳定相关的潜在并发症[68]。直接行后路正中入路便于手术显露。S_1~S_4骶骨椎扳切除术显露骶神经根，外科手术暴露优选通过直线后中线方法进行。从S_1~S_4进行骶椎椎板切除术，可暴露骶神经根，侧方连续切开可以进一步明确纵向骨折块形状和各半骨盆移位情况。椎板切除术自骶骨头部末端开始，其中骶管较大，并且在横行骨折的情况下向尾端行进，直至骨折线。采用Kerrison咬骨钳侧方扩大减压，以确定腹侧神经根和残余椎弓根分离。对于L_5神经根卡压（创伤性极外侧综合征），可沿神经根侧方至骶骨翼肩部进行减压，并去除造成不便的骨折块。

对于骶骨体平移和成角引起的神经撞击，单纯骶骨减压通常不是获得理性神经减压的最佳方式。骶骨减压常需要联合矫形来达到理想效果。经骨折要恢复必要的长度是具有挑战性的，可通过术中双侧股骨牵引或使用L_5椎弓根和同侧髂骨Schanz钉来改善下肢长度（图16.10）。通过牵引器可以牵开嵌插的骨折线使骨折断端可以直接活动。上骶神经根复位并使用骨凿直接消除成角顶点通常能使后凸减小。骶骨Schanz钉也可作为复位杆来进行成角复位（图16.11）。此外，可以使用椎板撑开器经骶神经根之间分离近端椎板或棘突以及远端Steinman螺纹钉。在这些情况下，单独的减压和对位通常是不充分的，并且还需要稳定以防止反复移动。

固定技术

减压后如果需避免长时间的制动，可行手术固定，获得神经减压和结构稳定。Hart等的报告指出，恢复骶骨骨折适当的矢状位序列可通过预防代偿性腰椎过度前凸来减轻疼痛，从而使腰椎更能获得生理上的对位[69]。因此，骨盆入射角可用作评价腰椎骨盆对位和充分减压的术中参考。手术固定的目的是纠正和预防移位和对位不良，这可导致姿势不正、慢性疼痛和神经受压。

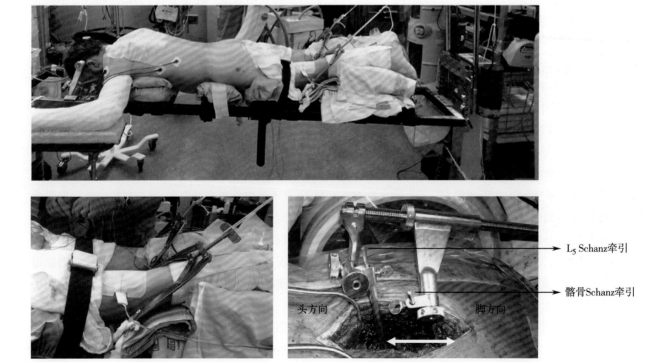

L_5 Schanz牵引

髂骨Schanz牵引

头方向　　　　脚方向

图16.10　骶骨骨折合并脊柱骨盆分离恢复下肢长度术中技术，包括双侧股骨牵引以及使用锚定在腰椎椎弓根和髂骨的股骨牵引器

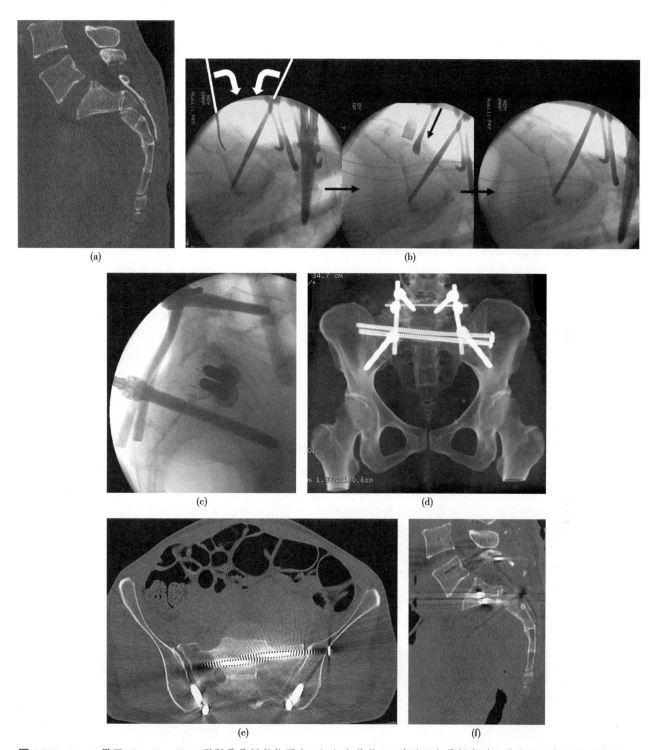

图 16.11　Denis Ⅲ区、Roy-Camille 2 型骶骨骨折复位固定。(a) 矢状位 CT 片显示与骨折类型一致的后凸和后滑脱畸形,累及骶管。(b) 术中放射片显示复位技术,通过撑开器使骨折断端分离使其可以直接活动,并通过上骶椎 Schanz 钉操作棒进行骨折端操作。(c) 一旦达到可以接受的对位,可通过经髂骨经骶骨螺钉锁定位置,达到脊柱骨盆固定。术后 (d) 骨盆前后位重建。(e) 轴位及 (f) 矢状位 CT 片显示骶管对位恢复和减压情况

由于脊椎和骶骨与骨盆的独特解剖学关系,治疗方法可根据四种独特的损伤类型来制定:骶骨不完全性骨折、骶骨垂直骨折、骶骨下横行骨折和骶骨U形骨折或导致脊柱骨盆分离的相应骨折。尽管早期研究报道建议保守治疗[50,55,70],但遇到上述情况时,大多数作者支持手术治疗[9,10,38,42,71]。

骶骨不完全骨折通常最初是接受非手术治疗的[72]。手术治疗适用于伴有广泛移位,不愈合,或神经功能损害的患者[73]。此外,随时间进展的矢状面失衡可能需要手术矫正[74]。用于骶骨不完全骨折的手术治疗方案已有多种描述。Douis等学者主张采用骶骨成形术治疗骨质疏松患者,但他们强调应避免聚甲基丙烯酸甲酯水泥注射进入骨折部位的重要性[75]。需要注意的是,该方法的长期疗效和并发症尚未报道。其他的方法还包括对非手术治疗失败的患者进行腰椎骨盆固定[72]。作为补救措施,腓骨支撑移植已作为另一种治疗方案[74]。

垂直移位骨折通常采取后方固定稳定治疗。骶骨棒、张力带钢板、髂骨和近来出现的经髂骨/经骶骨螺钉已作为稳定后盆骨环的治疗方式[76,77]。生物力学测试发现不同构建方法对于骨盆环稳定性没有差异[78]。在后盆骨环固定的所有方法中,垂直于承重轴线的固定方法并不能提供即刻承重的足够稳定性[79,80]。由于其位置表浅,骶骨棒和张力带钢板使得患者容易出现软组织并发症[79]。骶髂螺钉骨内固定最大限度地降低了背部软组织损害的风险,相对于大多数后方植入板材具有力学优势。经皮技术的有效性及其低并发症发生率已被广泛应用于后盆腔固定。全螺纹螺钉可用于直接固定垂直II区和III区的骨折,而不会造成明显的压迫。术前计划包括评估骶骨形态上的安全螺钉通道。S₁钉道容易受到上骶骨畸形程度的影响,而S₂

钉道则不受此影响。因此,对于畸形骨盆,推荐在第二骶骨节段行骶髂或经髂骨/经骶骨螺钉植入[81]。骶髂螺钉可于仰卧位或俯卧位进行置钉。该操作应在射线可穿过的手术台进行,以利于放射片检查[13]或CT扫描指导[82]。在仰卧位,将放射线可透过的"凸起物"放置在腰骶椎下方以利于充分的摄片。在经验丰富的影像技师协助下进行角度的初步校准对于确定合适的骶骨出口和入口片至关重要。出口片用于确定S₁椎体中螺钉的头尾位置,并确保骶孔之间的安全钉道。在真盆腔出口片中,由于X射线平行于L₅~S₁椎间盘间隙,S₁终板呈直线(图16.12a)。入口片用于确定S1椎体中螺钉的AP位。合适的骶骨入口片要求S₁和S₂椎体相叠加(图16.12b)。解剖复位后可获得螺钉的进钉口位置。已有用于获得进钉口位置的多种方法,但大多数是基于与坐骨切迹和髂后上棘相切的交点。必须通过侧位片来确认髂骨皮层后方的进钉位置(图16.12c)。对于单侧骶骨翼,I区损伤6.5mm全空心松质骨螺钉应至少进钉到中线,II区应超过中线,III区则应到达对侧骶骨翼。I区部分螺纹螺钉可引起经骨折区压缩,而II区和III区损伤应使用全螺纹螺钉应以避免压迫潜在的深部神经根。应使用垫圈来防止螺钉头嵌入髂骨。经髂骨经骶骨螺钉技术是骶髂螺钉技术的一种变化方式,由于螺钉较长,能穿过包括双层髂骨皮质在内的多层皮质,可提供更强的固定。

已有多种固定方案来治疗无骨盆受累(骶髂关节下方)的孤立性横行或斜行骶骨骨折,例如骶骨翼背侧表面的双侧钢板[38]。钢板垂直置于骶孔侧方,理论上是最理想的,可允许压缩载荷经过横行骨折区。不幸的是,多平面粉碎性骨折更为常见,固定常常受到骨质疏松或粉碎骨螺钉把持力不足的影响。这种结构在

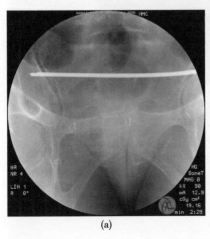
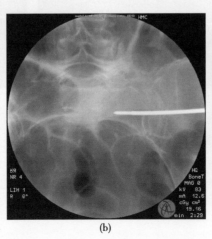
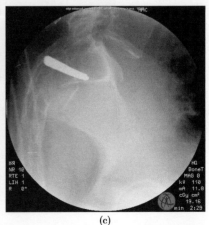

(a) (b) (c)

图16.12　骶骨骨折经皮骶髂和经髂骨经骶骨螺钉内固定。(a)出口。(b)入口。(c)侧位片

斜行骨折类型中也不是最佳的。在累及骶髂关节上方的横行骶骨骨折伴有多平面骨折和脊柱骨盆不稳定的情况下，钢板并不能提供足够的强度来对抗经过脊柱骨盆连接处的巨大机械力。使用这种类型的结构在脊柱骨盆不稳定性损伤中需要术后 2~4 个月的限制负重。此外，这些钢板技术需要沿骶骨背侧向尾端和侧方切开，而这些部位的被覆软组织是最薄弱的。这些问题限制了钢板技术的直接临床应用。单独的直接应用钢板通常限于骶髂关节下方的横行骶骨骨折，因为在这些情况下需要对抗的生物力学机械力相对较小，无需担心脊柱骨盆的不稳定。该部位的治疗主要是为了避免由于突出和不愈合引起的疼痛，并且在合并神经功能损害的移位骨折的情况下通过骨折重新对位来进行骶神经根减压[83]。

　　骶骨 U 形骨折和多平面骨折可导致腰椎骨盆分离。采用牵引和经皮骶髂或经髂骨经骶骨螺钉固定可以成功治疗微小移位和成角的骶骨 U 型骨折。Nork 等[49]发现大腿伸直位并佩戴胸腰椎矫形器制动 8~12 周后行双侧经皮骶髂螺钉固定，可安全有效地治疗这种损伤。这种方法通常不建议用于较高级别的伤害，因为它不能显著复位骨折成角，同时可能缺少用于骶髂或经髂骨经骶骨螺钉固定的安全钉道[84]。

　　腰椎骨盆固定为骶骨骨折提供了最坚固的生物力学固定[46]。骶骨骨折固定是通过腰骶椎后方椎弓根螺钉固定和髂骨长螺钉固定而获得的[40,43,46,85]。该结构贯穿骶骨，并模拟从腰椎到骨盆的正常载荷转移[25,46]。通过患者俯卧位，行背侧正中如路进行腰椎骨盆固定。连接杆侧方放置，毗邻后方髂骨。通过透视下[43]置钉以确认安全进钉方向。螺钉位置不良可损伤坐骨切迹或盆腔脏器的神经血管结构。Bellabarba 等报道切口相关问题的比例为 20%[43]。

　　对于复杂骶骨骨折可能需要多种固定方法才能有效治疗。例如，骶骨 U 形或 H 形骨折可通过联合骶髂螺钉固定纵向骨折块和骶骨翼板固定横行骨折块来获得稳定。此外，"三角形接骨技术"可用于腰椎骨盆固定。这种技术结合了腰椎骨盆固定和骶髂螺钉固定[40]。

　　由 L5 椎弓根和髂骨间的脊柱骨盆固定对应同侧骶髂螺钉固定组成的单侧三角形接骨术，在骨折延伸至 L5/S1 关节突内侧的单侧骶骨骨折中可稳定骨折固定允许早期负重[46,47]。

记忆要点

- 手术治疗骶骨损伤的一般适应证包括：合并神经功能损害，骨折部位活动，以及出现或可能发生的不能通过支具或制动有效维持可以接受的轴向或矢状平面骨盆或脊柱骨盆序列（即不稳定性）。
- 对于复杂骶骨骨折合并神经功能损害和骶神经根受压的情况时，作者建议减压（直接和间接骨折重新对准）和固定。
- 判断骨折稳定性时通常应考虑包括前方骨盆环损伤骨折移位、类型和程度，影像检查操作过程中移位程度，髂腰韧带及其附着点损伤（如 L5 横向过程），以及神经功能损害等多因素。
- 非手术治疗脊柱骨盆分离损伤包括卧床和可行的股骨牵引（单侧与双侧），需要不负重 6~12 周。
- 对于骶骨不全骨折，应考虑维生素 D 缺乏，并予以钙和维生素 D 口服补剂。
- 在神经功能缺损患者中，除了通过骨折重新复位的间接减压外，还推荐通过椎板切除术直接减压，以促进神经恢复。
- 对于骶骨体平移和成角引起的神经撞击，单纯骶骨减压通常不是获得理性神经减压的最佳方式。
- 骶骨不完全骨折通常最初是接受非手术治疗的。手术治疗适用于伴有广泛移位、不愈合或神经功能损害的患者。
- 垂直移位骨折通常采取后方固定稳定治疗。生物力学测试发现不同构建方法对于骨盆环稳定性没有差异。
- 骶骨不全骨折通常最初是非手术治疗。手术在宽位移、不愈合或神经功能缺损的患者中得到证实。
- 移位垂直骨折通常用后稳定治疗。生物力学测试发现在各种横向取向的后盆骨稳定构造物之间产生的盆腔环稳定性没有差异。
- 复杂骶骨骨折如 U 形或 H 形骨折可通过联合骶髂螺钉固定纵向骨折块和骶骨翼板固定横行骨折块来获得稳定。这种"三角骨接合技术"适用于骨盆后方不稳的单侧垂直骶骨骨折。

并发症

骶骨骨折是严重的损伤,通常与软组织受损、广泛血肿、Morel-Lavallée 病变或开放切口相关。在薄软组织覆盖骨盆环后方骨性突起区域的广泛手术,与术后感染和伤口愈合问题的风险增加相关。回顾性分析采用腰椎骨盆固定技术的复杂骶骨骨折脱位患者,发现术后 2 级感染发生率为 16%[43]。这类患者可能需要手术切口清创术和补充营养支持。

褥疮溃疡的发展可能与髂后上棘上突出的髂骨螺钉相关。需要注意的是,适当的皮肤护理措施和髂后上棘深处螺钉置钉位置是绝对必需的。出现明显突出或切口裂开的情况时,需及早去除螺钉并进行更换。

手术治疗复杂骶骨骨折脱位可见血清和假性硬膜膨出形成[43]。通常,并发症发生在并发创伤性硬膜撕裂的情况下。

手术治疗后的神经功能恶化是脊柱严重创伤的已知并发症。这种并发症可能发生于骶骨椎板切除术、骶孔切开术、间接骨折复位和直接去除骨折碎片之后。如果发生术后神经功能恶化,则可能需要诊断性摄片来发现潜在原因,如压迫性血肿等。

在骨折愈合之前或后期随访中可能发生内固定失败。高达 30% 的患者会出现内固定失败,特别是复杂骶骨骨折和脊髓骨盆不稳定的患者[43]。据报道,骨折愈合后内固定断裂最有可能与手术未融合而骶髂关节持续活动有关。断棒一般与临床主诉无关,通常在常规随访 X 线片中发现。然而,在 6~12 个月的骨折愈合后早期去除内固定可能可以防止后期的内固定失败,同时能排除皮下内固定突出引起的症状。

复位丢失可能发生于一小部分经皮骶髂螺钉技术治疗后的骨盆和脊柱骨盆不稳定性损伤中,但一般与腰椎骨盆固定技术无关[43]。这些后期的损伤确实会发生复位不良。由于腰椎骨盆连接处矢状位失衡,复位不良和畸形可能导致慢性腰痛。

骨折愈合后持续疼痛可能主要与持续性神经功能损害相关。在腰骶骨骨折脱位行腰椎骨盆固定的患者视觉模拟量表(VAS)评分分析显示,较差 VAS 评分与腰骶丛分布中的性功能障碍和感觉障碍相关[43]。

出院前计划和随访

出院前计划的制订高度取决于相关损伤的数量和类型以及患者的神经功能状况。多发伤患者特定康复和随访的需求具有深远影响,可能需要以多学科的方式进行处理。住院治疗由于骶神经根损伤引起新发直肠或膀胱功能障碍治疗的重要性与本章特别相关。

在没有多发性损伤或神经功能损害的情况下,随访应安排在术后 3 周,用于切口检查、拆线和影像学摄片随访。此外,术后 6 周应同术后 3、6、12 个月一样进行随访。每次随访中,应拍摄站立位 AP 片及骨盆入口和出口片。脊柱骨盆固定的患者在术后即刻和术后 6 周也需要 AP 和腰椎侧位直立 X 线片。术后 3 个月应进行侧位屈伸位 X 线片检查。这些放射片应于术后 6 个月和 1 年再次拍摄。除了即刻术后 CT 扫描以外,在没有临床顾虑的情况下确认骨折愈合时无需常规进行 CT 影像随访。

研究进展

过去十年的研究进展重点是更好地了解复杂骶骨骨折患者的不稳定类型,以及针对骶骨骨折特定类型如何获得最佳的稳定。考虑到骨盆损伤对骨盆和脊柱骨盆稳定性的影响,为指导治疗和预测预后,新的分型系统正在研究中。对于后方骨盆不稳定的骶骨垂直骨折,经皮经髂骨经骶骨螺钉技术的进展[86]作为先前使用的骶髂螺钉固定的辅助手段,为治疗这些损伤增加了额外的选择。与经皮技术相比,脊柱骨盆固定的并发症发生率更高,其发展和作用也是重要的研究领域[40, 43, 46, 85]。为得到预期的疗效,还需要进一步的研究来更好地阐述其手术适应证,并且要重视患者反馈的疗效。

> **记忆要点**
>
> - 骶骨骨折是一类严重损伤,通常与软组织损伤和广泛血肿相关。
> - 褥疮的进展可能与髂后上棘突出的髂骨螺钉相关。
> - 手术治疗后的神经功能恶化是脊柱严重创伤的已知并发症。
> - 在骨折愈合之前或后期随访中可能发生内固定失败。高达 30% 的患者会出现内固定失败,特别是复杂骶骨骨折和脊髓骨盆不稳定的患者。
> - 由于腰椎骨盆连接处矢状位失衡,复位不良和畸形可能导致慢性腰痛。
> - 出院前计划的制定高度取决于相关损伤的数量和类型以及患者的神经功能状况。

结语

骶骨骨折潜在造成有害损伤,往往未能得到足够的认识和鉴别。评估创伤患者并识别这些损伤时,需要高度怀疑。诊断成像技术的进步一直在改善骶骨骨折的检测并能定位相关的神经损伤。在广泛移位、神经功能损害、极度后凸以及不稳定的情况时,手术治疗可获得理想的疗效。随着新的固定方法和植入物的研发,手术选择不断扩大。关于评估和治疗的许多问题仍然存在争议,在没有比较治疗试验的情况下,目前的结论主要依据病例报告和观察结果。手术方式根据骨折移位的程度和方向以及相应损伤而有所不同。任何推荐的治疗益处都需要仔细权衡潜在的风险,并且必须对患者及其具体损伤进行个性化考虑。

本章重点

- 骶骨在骨盆和脊柱的交界处起着关键作用。骶骨骨折涉及骨质疏松患者单纯不完全骨折到严重粉碎性高能骨折。
- 骶骨骨折患者由于高能创伤,所致腹腔盆腔结构相关损伤发生率较高。
- 骶骨骨折呈年龄双峰分布,可发生于青壮年高能创伤或是老年和骨质疏松患者低能损伤。
- 大多数骶骨骨折属于骨盆骨折的一部分。孤立性骶骨骨折不常见,占高能事故全部创伤性损伤的 5%~10%。
- 高能骶骨骨折患者急救的主要目的是紧急复苏。ATLS 协定要求就维持心肺血流动力学稳定进行评估。
- 骶骨骨折的诊断通常都有所延误,其原因是多因素的。
- 早期评断患者神经功能状态是至关重要的。
- 必须进行包括肛周感觉、肛门括约肌和自主肛缩在内的直肠检查。
- 骨盆 AP 平片难以识别不伴骨盆畸形的骶骨骨折。
- CT 已作为评估骨盆和骶骨骨折的"金标准",对于高能损伤或怀疑后方骨盆损伤的患者必须行 CT 检查。

- MIR 通常有助于不确定的神经功能损害或骨骼与神经功能损伤程度不符的患者诊断。
- 对于不完全性和应力骨折的诊断,MRI 是最敏感的检查方法,可作为其"金标准"。
- 骶骨骨折 Denis 分型与神经功能损伤风险的解剖学因素相关,但未考虑到脊柱骨盆的稳定性。
- Gibbons 推荐基于运动、感觉和直肠 / 膀胱功能的神经功能损伤分型,分为:①无损伤;②仅伴有下肢感觉异常;③下肢运动损害合并直肠膀胱功能完整;④直肠和 / 或膀胱控制损害。
- 手术治疗骶骨损伤的一般适应证包括:合并神经功能损害,骨折部位活动,以及出现或可能发生的不能通过支具或制动有效维持可以接受的轴向或矢状平面骨盆或脊柱骨盆序列(即不稳定性)。
- 非手术治疗脊柱骨盆分离损伤包括卧床和可行的股骨牵引(单侧与双侧),需要不负重 6~12 周。
- 对于骶骨不全骨折,应考虑维生素 D 缺乏,应予以钙和维生素 D 口服补充。
- 骶骨不完全骨折通常最初是接受非手术治疗的。手术治疗适用于伴有广泛移位、不愈合,或者神经功能损害的患者。
- 对于合并神经损害的患者,建议通过椎板切除术直接减压,尽可能促进神经功能恢复,最大限度地减少广泛切除和手术稳定相关的潜在并发症。
- 对于骶骨体平移和成角引起的神经撞击,通常必须单纯骶骨减压合并矫正畸形以获得最佳结果。
- 垂直移位骨折通常采取后方固定稳定治疗。生物力学测试发现不同横向后方骨盆稳定构建方法对于骨盆环稳定性没有差异。
- 复杂骶骨骨折如 U 形或 H 形骨折可通过联合骶髂螺钉固定纵向骨折块和骶骨翼板固定横行骨折块来获得稳定。这种"三角骨接合技术"适用于骨盆后方不稳的单侧垂直骶骨骨折。
- 骶骨骨折是一类严重损伤,通常与广泛血肿、褥疮、神经功能退变、内固定失败、复位不良和骨折后骶骨后凸加剧等并发症相关。
- 出院前计划的制订高度取决于相关损伤的数量和类型以及患者的神经功能状况。

(冯辉　译　张志山　校)

参考文献

1. Fountain SS, Hamilton RD, Jameson RM. Transverse fractures of the sacrum. A report of six cases. *J Bone Joint Surg Am* 1977;59:486-9.

2. Frederickson BE, Yuan HA, Miller HE. Burst fractures of the fifth lumbar vertebra. *J Bone Joint Surg Am* 1982;64:1088-94.

3. Court-Brown CM, Gertzbein, SD. The management of burst fractures of the 5th lumbar vertebra. *Spine* 1987;12:308-12.

4. Routt ML, Simonian PT, Agnew SG, Mann FA. Radiographic recognition of the sacral alar slope for optimal placement of iliosacral screws: a cadaveric and clinical study. *J Orthop Trauma* 1996;10:171-7.

5. Miller AN, Routt ML, Jr. Variations in sacral morphology and implications for iliosacral screw fixation. *J Am Acad Orthop Surg* 2012;20:8-16.

6. Smith SA, Abitbol JJ, Carlson GD, Anderson DR, Taggart KW, Garfin SR. The effects of depth of penetration, screw orientation and bone density on sacral screw fixation. *Spine* 1993;18:1006-10.

7. Peretz AM, Hipp JA, Heggeness MH. The internal bony architecture of the sacrum. *Spine* 1998;23:971-4.

8. Stagnara P, De Mauroy J, Dran G, et al. Reciprocal angulation of vertebral bodies in a sagital plane: approach to references for the evaluation of kyphosis and lordosis. *Spine* 1982;7:335-42.

9. Pohlemann T, Angst M, Achneider E, Ganz R, Tscherne H. Fixation of transforaminal sacrum fractures: a biomechanical study. *J Orthop Trauma* 1993;7:107-17.

10. Denis F, Davis S, Comfort T. Sacral fractures: an important problem. Retrospective analysis of 236 cases. *Clin Orthop Relat Res* 1988;227:67-81.

11. Gunterberg B. Effects of major resection of the sacrum. Clinical studies on urogenital and anorectal function and a biomechanical study on pelvic strength. *Acta Ortho Scand Suppl* 1976;162:1-38.

12. Waldrop JT, Ebraheim NA, Yeasting RA, Jackson WT. The location of the sacroiliac joint on the outer table of the posterior ilium. *J Orthop Trauma* 1993;7:510-3.

13. Routt ML, Meier MC, Kregor PK, KA Mayo. Percutaneous iliosacral screws with the patient supine technique. *Oper Tech Orthop* 1993;35-45.

14. Bydon M, De la Garza-Ramos R, Macki M, Desai A, Gokaslan A, Bydon A. Incidence of sacral fractures and in-hospital postoperative complications in the United States: an analysis of 2002-2011 data. *Spine* 2014;39:E1103-9.

15. Vaccaro AR, Kim DH, Brodke DS, et al. Diagnosis and management of sacral spine fractures. *Instr Course Lect* 2004;53:375-85.

16. Singh H, Rao V, Mangla R, Laheri V. Traumatic transverse fracture of the sacrum with cuada equina injury: a case report and review of literature. *J Postgrad Med* 1998;44:14.

17. Saraux A, Valls I, Guedes C, Baron D, Le Goff P. Insufficiency fractures of the sacrum in elderly subjects. *Rev Rhum Engl Ed* 1995;62:582-6.

18. Moreno A, Clemente J, Crespo C, et al. Pelvic insufficiency fractures in patients with pelvic irradiation. *Int J Radiat Oncol Biol Phys* 1999;44:61-6.

19. Finiels H, Finiels P, Jacquot J, Strubel D. Fractures du sacrum. A report of six cases. *J Bone Joint Surg Am* 1977;59:486-9.

20. Jacquot J, Finiels H, Farjad S, Belhassen S, Leroux JL, Pelissier J. Neurological complications in insufficiency fractures of the sacrum. Three case-reports. *Rev Rhum Engl Ed* 1999;109-14.

21. Crosby LA, Lewallen DO. ATLS manual. Emergency care and transportation of the sick and injured. 6th ed. Chicago, IL: American College of Surgeons, 1995.

22. Kellam JF, McMurtry RY, Paley D, Tile M. The unstable pelvic fracture: operative treatment. *Orthop Clin North Am* 1987;18:25-41.

23. Hesp WL, Van der Werken C, Keunen RW, Goris RJ. Unstable fractures and dislocations of the pelvic ring-results of treatment in relation to the severity of injury. *Neth J Surg* 1985;37:148-52.

24. Ben-Menachem Y, Coldwell DM, Young JW, Burgess AR. Hemorrhage associated with pelvic fractures: causes, diagnosis, and emergent management. *Am J Roentgenol* 1991;157:1005-14.

25. Laasonen EM. Missed sacral fractures. *Ann Clin Res* 1977;9:84-7.

26. Goodell CL. Neurological deficits associated with pelvic fractures. *J Neurosurg* 1966;24:837-42.

27. Lam CR. Nerve injury in fractures of the pelvis. *Ann Surg* 1936;945-51.

28. Byrnes DP, Russo GL, Duckert TB, Cowley RA. Sacrum fractures and neurological damage: report of two cases. *J Neurosurg* 1977;47:459-62.

29. Hilty MP, Behrendt I, Benneker LM, et al. Pelvic radiography in ATLS algorithms: a diminishing role? World *J Emerg Surg* 2008;3:11.

30. Schädel-Höpfner M, Celik I, Stiletto R, Giannadakis K, Froehlich JJ, Gotzen L. Computed tomography for the assessment of posterior pelvic injuries in patients with isolated fractures of the pubic rami in conventional radiography. *Chirurg* 2002;73:1013-8.

31. Kuklo TR, Potter BK, Ludwig SC, et al. Radiographic measurement techniques for sacral fractures consensus statement of the Spine Trauma Study Group. *Spine* 2006;31:1047-55.

32. Sasaka KK, Phisitkul P, Boyd JL, Marsh JL, El-Khoury GY. Lumbosacral nerve root avulsions: MR imaging demonstration of acute abnormalities. *Am J Neuroradiol* 2006;27:1944-6.

33. Blake SP, Connors AM. Sacral insufficiency fracture. *Br J Radiol* 2004;77:891-6.

34. Schindler OS, Watura R, Cobby M. Sacral insufficiency fracture: an under-recognized condition. *Current Orthop* 2003;17:234-9.

35. Tsiridis E, Upadhyay N, Giannoudis PV. Sacral insufficiency fractures: current concepts of management. *Osteoporos Int* 2006;17:1716-25.

36. Marsh JL, Slongo TF, Agel J, et al. Fracture and dislocation classification compendium – 2007: Orthopaedic Trauma Association classification, database and outcomes committee. *J Orthop Trauma* 2007;21:S59-67.

37. Isler B. Lumbosacral lesions associated with pelvic ring injuries. *J Orthop Trauma* 1990;4(1):1-6.

38. Roy-Camille R, Saillant G, Gogna G, Mazel C. Transverse fracture of the upper sacrum: Suicidal jumper's fracture. *Spine* 1985;10:838-45.

39. Strange-Vognsen HH, Lebech A. An unusual type of fracture in the upper sacrum. *J Orthop Trauma* 1991;5:200-3.

40. Schildhauer TA, Bellabarba C, Nork SE, Barei DP, Routt ML, Jr, Chapman JR. Decompression and lumbopelvic fixation for sacral fracture-dislocations with spino-pelvic dissociation. *J Orthop Trauma* 2006;20:447-57.

41. Sofia T, Lazennec JY, Saillant G. Transverse fractures of the upper part of the sacrum: analysis of 50 patients. *J Bone Joint Surg Br* 2005;87-B:104.

42. Fisher RG. Sacral fracture with compression of cauda equina: surgical treatment. *J Trauma* 1988:1678-80.

43. Bellabarba C, Schildhauer TA, Vaccaro AR, Chapman JR. Complications associated with surgical stabilization of high-grade sacral fracture dislocations with spino-pelvic instability. *Spine* 2006;31:S80-8.

44. Gibbons KJ, Soloniuk DS, Razack N. Neurological injury and patterns of sacral fractures. *J Neurosurg* 1990;72:889-93.

45. Schildhauer TA, McCulloch P, Chapman JR, Mann FA. Anatomic and radiographic considerations for placement of transiliac screws in lumbopelvic fixations. *J Spinal Disord Tech* 2002;15:199-205; discussion 205.

46. Schildhauer TA, Ledoux WR, Chapman JR, Henley MB, Tencer AF, Routt ML, Jr. Triangular osteosynthesis and iliosacral screw fixation for unstable sacral fractures: a cadaveric and biomechanical evaluation under cyclic loads. *J Orthop Trauma* 2003;17:22-31.

47. Schildhauer TA, Josten C, Muhr G. Triangular osteosynthesis of vertically unstable sacrum fractures: a new concept allowing early weight-bearing. *J Orthop Trauma* 1998;12:307-14.

48. Schildhauer TA, Bellabarba C, Selznick HS, McRoberts D, Vedder NB, Chapman JR. Unstable pediatric sacral fracture with bone loss caused by a high-energy gunshot injury. *J Trauma* 2007;63:E95-9.

49. Nork SE, Jones CB, Harding SP, Mirza SK, Routt ML, Jr. Percutaneous stabilization of U-shaped sacral fractures using iliosacral screws: technique and early results. *J Orthop Trauma* 2001;15:238-46.

50. Phelan ST, Jones DA, Bishay M. Conservative management of transverse fractures of the sacrum with neurological features. *J Bone Joint Surg Br* 1991;73:969-71.

51. Marcus RE, Hansen ST. Bilateral fracture-dislocation of the sacrum: a case report. *J Bone Joint Surg Am* 1984;66:1297-9.

52. Pennal GF, Tile M, Waddell JP, Garside H. Pelvic disruption: assessment and classification. *Clin Orthop* 1980;151:12-21.

53. Wild J, Hanson GW, Tullas HS. Unstable fractures of the pelvis treated by external fixation. *J Bone Joint Surg Am* 1982;64:1010-20.

54. Albert TJ, Levine MJ, An HS, Cotler JM, Balderston RA. Concomitant noncontiguous thoracolumbar and sacral fractures. *Spine* 1993;18:1285-91.

55. Bonnin JG. Sacral fractures. *J Bone Joint Surg Am* 1945;27:113-27.

56. Das De S, McCreath SW. Lumbosacral fractures-dislocations: a report of four cases. *J Bone Joint Surg Br* 1981;63:58-60.

57. Lee KS, Bae WK, Bae HG, Yun IG. Natural course of spontaneously reduced lumbo-sacral fracture-dislocation – a case report. *J Korean Med Sci* 1993;8:390-3.

58. Levine AM. Lumbar and sacral spine trauma. Skeletal trauma. Philadelphia (PA): WB Saunders; 1992.

59. Purser DW. Displaced fracture of the sacrum: report of a case. *J Bone Joint Surg Br* 1969;51:346-7.

60. Sembler S, Lien J, Tornetta O. Nonoperative immediate weightbearing of minimally displaced lateral compression sacral fractures does not result in displacement. *Clin Cases Miner Bone Metab* 2012;8:19-23.

61. Latenser BA, Gentilello LM, Tarver AA, Thalgott JS, Batdorf JW. Improved outcome with early fixation of skeletally unstable pelvic fractures. *J Trauma* 1991;31:28-31.

62. Mehallo CJ, Drezner JA, Bytomski JR. Practical management: non-steroidal antiinflammatory drug (NSAID) use in athletic injuries. *Clin J Sport Med* 2006;16:170-4.

63. Silverman SL. New selective estrogen receptor modulators (SERMs) in development. *Curr Osteoporos Rep* 2010;8:151-3.

64. Mitchner NA, Harris ST. Current and emerging therapies for osteoporosis. *J Fam Pract* 2009;58:S45-9.

65. Wu CC, Wei JC, Hsieh CP, Yu CT. Enhanced healing of sacral and pubic insufficiency fractures by teriparatide. *Radiol Clin North Am* 2012;50:799-821.

66. Moretti B, Notarnicola A, Garofalo R, et al. Shock waves in the treatment of stress fractures. *Ultrasound Med Biol* 2009;35:1042-9.

67. Huittinen VM. Lumbosacral nerve injury in fracture of the pelvis. *Acta Chir Scand Suppl* 1972;429:7-43.

68. Carl A, Delman A, Engler G. Displaced transverse sacral fractures: a case report, review of the literature, and the CT scan as an aid in management. *Clin Orthop* 1985;194:195-8.

69. Hart RA, Badra MI, Madala A, Yoo JU. Use of pelvic incidence as a guide to reduction of H-type spino-pelvic dissociation injuries. *J Orthop Trauma* 2007;21:369-74.

70. Sabiston CP, Wing PC. Sacral fractures. Classification and neurological implications. *J Trauma* 1986;26:1113-5.

71. Schmidek HH, Smith D, Kristiansen TK. Sacral fractures. *Neurosurgery* 1984;15:735-46.

72. Klineberg E, McHenry T, Bellabarba C, Wagner T, Chapman J. Sacral insufficiency fractures caudal to instrumented posterior lumbosacral arthrodesis. *Spine* 2008;33:1806-11.

73. Khanna AJ, Kebaish KM, Ozdemir HM, Cohen DB, Gonzales RA, Kostiuk JP. Sacral insufficiency fracture surgically treated by fibular allograft. *J Spinal Disord Tech* 2004;17:167-73.

74. Hsieh PC, Ondra SI, Wienecke RJ, O'Shaughnessy BA, Koski TR. A novel approach to sagital balance restoration following iatrogenic sacral fracture and resulting sacral kyphotic deformity: technical note. *J Neurosurg Spine* 2007;6:368-72.

75. Douis H, James SL. CT-guided sacroplasty for the treatment of zone II sacral insufficiency fractures. *Clin Radiol* 2009;64:1037-40.

76. Routt ML, Jr, Simonian PT. Closed reduction and percutaneous skeletal fixation of sacral fractures. *Clin Orthop* 1996;329:121-8.

77. Suzuki T, Hak DJ, Ziran BH, et al. Outcome and complications of posterior transiliac plating for vertically unstable sacral fractures. *Injury* 2009;40:405-9.

78. Simonian PT, Routt ML, Jr. Biomechanics of pelvic fixation. *Orthop Clin North Am* 1997;28:351-68.

79. Suzuki K, Mochida J. Operative treatment of a transverse fracture-dislocation at the S1-S2 level. *J Orthop Trauma* 2001;15:363-7.

80. Taguchi T, Kawai S, Kaneko K, Yugue D. Operative management of displaced fractures of the sacrum. *J Orthop Sci* 1999;4:347-52.

81. Mendel T, Noser H, Kuervers J, Goehre F, Hofmann GO, Radetzki F. The influence of sacral morphology on the existence of secure S1 and S2 transverse bone corridors for iliosacroiliac screw fixation. *Injury* 2013;44:1773-9.

82. Nelson DW, Duwelius PJ. CT guided fixation of sacral fractures and sacroiliac joint disruptions. *Radiology* 1991;180:527-32.

83. Sommer C. Fixation of transverse fractures of the sternum and sacrum with the locking compression plate system: two case reports. *J Orthop Trauma* 2005;19:87-490.

84. Reilly MC, Bono CM, Litkouhi B, Sirkin M, Behrens FF. The effect of sacral fracture malreduction on the safe placement of iliosacral screws. *J Orthop Trauma* 2003;17:88-94.

85. Sagi HC. Technical aspects and recommended treatment algorithms in triangular osteosynthesis and spinopelvic fixation for vertical shear transforaminal sacral fractures. *J Orthop Trauma* 2009;23:54-360.

86. Gardner MJ, Routt ML, Jr. Transiliac-transsacral screws for posterior pelvic stabilization. *J Orthop Trauma* 2011;25:378-84.

第 17 章　被忽视的创伤性脊髓损伤:外科观点

Harvinder Singh Chhabra, Raghavendra V, Mohit Arora

学习目标

本章学习完成后,你将能够:
- 定义被忽视的创伤性脊髓损伤;
- 阐述不同的被忽视的创伤性椎体损伤的外科治疗策略;
- 概述外伤后脊柱后凸的管理原则。

引言

现在被广泛接受的观点是若延迟处理脊髓损伤的话,可能会增加处理的复杂性及并发症的发生率,从而使整体预后变差。然而这样的延迟并不少见,特别是在欠发达国家中[1]。被忽视的创伤性脊髓损伤(Neg-TSCI)被定义为未及时进行综合治疗的损伤[2]。确切的被忽视的创伤性脊髓损伤的发生率还不清楚。在发达国家中,被忽视的创伤性脊髓损伤最常见的原因是漏诊。此类损伤的总体发生率为4%~30%,无论有无神经功能损伤[2,3]。然而在欠发达国家中,被忽视的创伤性脊髓损伤的发生率仅有4.92%[2]。

在首次住院无或康复治疗不够的情况下,迟发的临床表现和过早的出院占此类损伤原因的36%~60.6%。缺乏关注或关注不够与58%的被忽视的创伤性脊髓损伤有关。因此,在不发达或欠发达国家中,由于脊髓损伤的临床表现通常较迟发生、且患者在初次就医的机构通常过早出院,被忽视的创伤性脊髓损伤通常被认为是常见的[2]。

被忽视的创伤性脊髓损伤的结局包括:渐进的神经功能损伤,增加并发症的概率,延长康复的时间,增加治疗的难度,以及使预后更差[2]。

关于此类损伤的病因、结局及康复的观点在第62章有详细记载。本章仅叙述外科的观点。

记忆要点

- 被忽视的脊髓损伤被定义为接受了不及时的整体治疗的脊髓损伤。
- 对被忽视的脊髓损伤通常需要更全面的外科处理,而临床结局却更不令人满意,特别是与处理及时的同种损伤相比。

对椎体骨折的治疗

处理被忽视的脊髓损伤伴随的椎体骨折通常更困难,且需要审慎的作出临床决策。

若在初次处理不及时,纠正脱位及畸形将会十分困难,这需要更复杂的外科手术介入,且通常预后不满意[1,2]。

在有被忽视的完全性脊髓损伤的患者中,不总是需要尝试复位及恢复椎体对线。更常见的是,在患者最终就医时椎体可能已经部分或全部融合了,动力位片上也已有稳定的征象。常见的是,在骨折端的移位、压缩及矢状面畸形是可接受的。然而,在一些患者中,即使畸形很显著,也是可以接受的(图17.1),因为在此阶段纠正对线的手术偏大,应推迟至畸形引起症状后进行。然而,应将两种方式都告知患者。

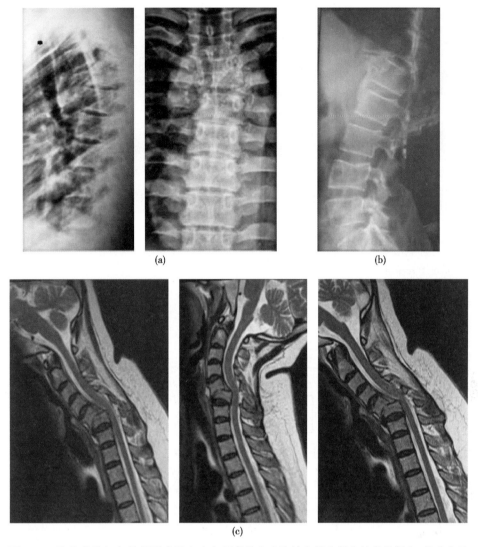

图 17.1 胸段脊髓(a)、胸腰段脊髓(b)和颈脊髓(c)的被忽视的创伤性脊髓损伤,伴稳定的神经功能缺失,影像学显示脊柱稳定,以及在有监督的情况下忽视治疗残余的后凸

如果有显著的脊髓压迫,一些专家倾向于达成完全复位,因为残余的压迫更易于导致迟发神经功能损害及脊髓空洞形成[4,5]。然而,在一些新兴国家,经济因素通常会影响决策,这类患者通常会选择先行保守治疗、定期复查,而推迟手术直到有症状或并发症出现。

如果完全性损伤的患者打算采取手术,应告知患者晚期的减压目的是减少疼痛的发生率及类似脊髓空洞形成及神经功能损伤的发生率,而不是恢复脊髓病变尾端的神经功能。在四肢瘫的患者中,这可能会增加重建功能性的神经根的概率,而这能极大地提高患者的生活质量[6](图 17.2)。

由于除了颈痛之外缺乏临床症状,齿突骨折常被漏诊。另外,如果患者同时合并头外伤,患者迟缓的反应也可能会让此类损伤被忽视[1]。被忽视的齿突骨折的管理有一定难度。图 17.3 是管理被忽视的成人齿

突骨折的流程图。

对于年龄 >75 岁的神经功能完整而骨折稳定的患者,定期随访是一个适合的处理方式[7]。几乎没有文献报道,在被忽视的齿突骨折患者中,由受伤至行前路齿突螺钉固定术的时间多长最为合适。Apfelbaum 及其同事[8]发现,在受伤后头 6 个月内完成手术,融合率为 88%,而过于陈旧的骨折(例如伤后大于 18 个月)融合率会低至 25%。他们总结出,在伤后 6 个月内,前路齿突螺钉固定仍是一种选择。就作者的经验来看,利用前路齿突螺钉行早期截骨术在患者伤后 4 周内并没有带来优良的临床效果。

若诊断及时,儿童患者的寰枢椎旋转性半脱位可以通过牵引及 Halo 背心或颈围领复位。然而,在被忽视的寰枢椎旋转病例中,复位可能会不满意或不完全,畸形会有复发的趋势。残余的畸形通常是可接受的。当复位无法接受时,需要接受切开复位内固定术,但手

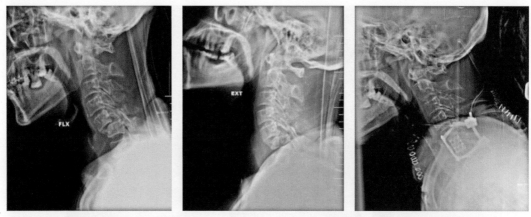

图 17.2　被忽视的 C_6~C_7 过伸过屈伤,ASIA 分级中双侧 C_6 根支配的肌肉肌力为 1 级,在动力位片上无不稳定表现。行前路 C_6 椎体次全切除、钛网置入植骨融合术,后路小关节切除减压固定术。术后患者双侧 C_6 根的支配肌肉有恢复

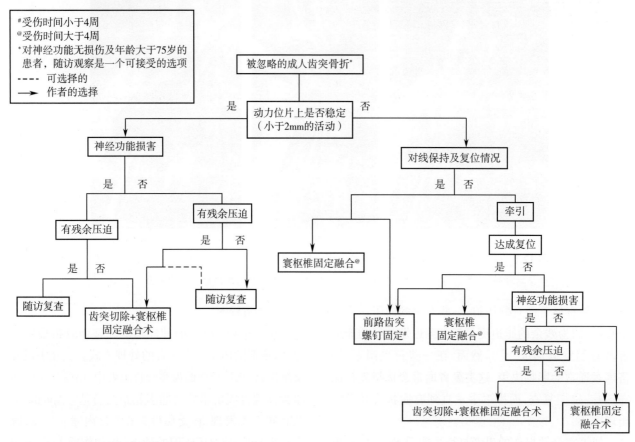

图 17.3　容易忽视的成人齿突骨折的治疗流程

术通常较为困难,结果也难以令人满意[1]。

在易被忽视的颈椎骨折脱位的治疗中,不仅是复位的过程有挑战性,复位的策略也通常比较困难。围术期应用牵引通常有帮助,即使在较晚接受治疗的患者中也应尝试,除非伤处已融合[9]。Basu 及其同事[9]从他们的研究中总结出,对被忽视的颈椎小关节脱位患者,围术期牵引可能可以让患者避免较大的颈椎前后路术后,且是一项安全且有效的早期治疗方式。如果成功闭合

复位,前路间盘切除植骨融合术则可以进行。如果不成功,手术方式取决于神经功能损伤是否为完全性。

如果是完全性损伤,患者需要接受后路小关节切除复位融合术及前路手术。在不完全损伤的患者中,需先行前路间盘切除,再行后路小关节切除及复位术,固定或不固定皆可,之后再行前路植骨融合钉板固定术。而在有骨折脱位时,或需接受椎体次全切除的患者中,推荐行后路固定[10,11](图 17.4)。

如果复位不成功,可以放弃复位。术后的牵引也有助于复位,可依次进行固定和融合。在这些损伤被忽视的病例里,前后路手术更常用于达成复位(图17.5),但也增加了手术时间、出血量及住院时间[2]。有时候与其尝试复位,通过椎体次全切完成前方减压,辅以前路钉板固定也能达到效果(图17.6)。

有许多研究[12-15]强调了减压的重要性,即使是在伴不完全神经功能损伤的脊髓损伤中也是如此。

Bohlman 和 Anderson[12]是第一批支持对有残余脊髓压迫的患者施行减压的,尽管是在神经功能完全损伤的患者中。Rao 及其同事[15]报道了一批因颈脊髓损伤伴不全瘫的患者行前路减压融合术术后神经功能有恢复的患者:17 位患者恢复了感觉和膀胱及肠道功能,7 位患者的运动功能得到了很好的恢复,4 位患者可以在社区内自如行走;然而,2 位患者因循环或呼吸系统并发症,在术后早期死亡。

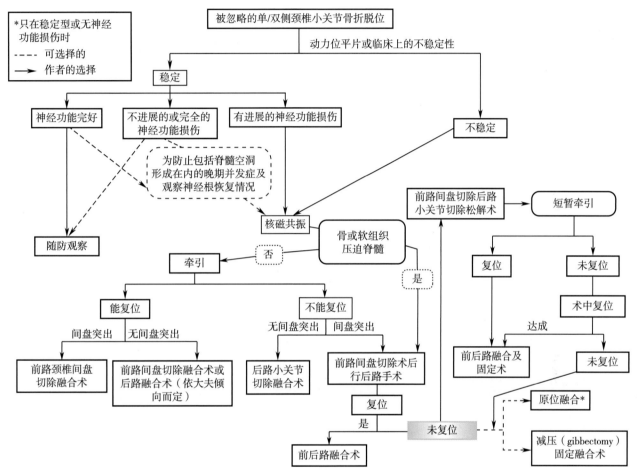

图 17.4　枢椎以下的被忽视的颈椎骨折脱位的处理流程图

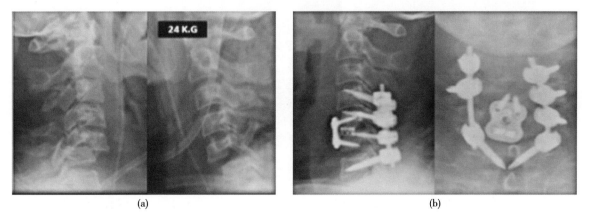

(a)　　　　　　　　　　　　　(b)

图 17.5　(a)被忽视的创伤性脊髓损伤伴颈 5~6 骨折脱位,术前牵引未使其复位。(b)行前后路手术,矫正了其畸形,减压、植骨并融合

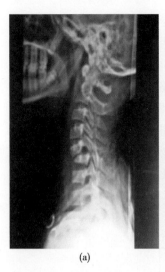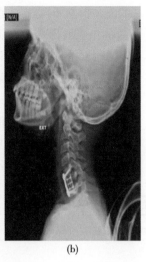

(a)   (b)

图 17.6 患者病史 5 个月,伴被忽视的 C_5~C_6 屈曲牵张损伤及神经功能损伤及持续的颈痛,接受了 C_6 椎体次全切除植骨融合术。(a)术前及(b)术后的平片

在伴迟发的临床表现的胸腰段骨折中,治疗方案取决于动力位平片上脊柱的稳定程度,不伴神经功能损伤或完全神经功能损伤的稳定骨折患者可随访观

察,不过有的专家倾向于在有残余压迫时行减压固定手术。对于有渐进性神经功能损害的患者,减压术是至关重要的,然而这通常适用于不完全损伤的患者(图 17.7)。一些作者报道,不完全脊髓损伤反而可以通过延迟的减压术获益[16]。因此对不完全损伤来说,即使临床表现出现的较晚,考虑到神经功能可能恢复,应有行减压术的最低标准。可能需进行另一项本应该避免且更复杂的前路手术,因为间接复位在这些临床表现出现较晚的患者中几乎是不可能完成的[16-18]。然而,在爆裂骨折的病例中,手术策略则总是不变的——需行前路减压。然而前路减压——如果是在伤后不久进行——是更为困难且耗时的[1]。

如果胸腰段和腰椎的骨折脱位表现出现得较晚,那么复位将变得困难。若骨折脱位在矢状面上的对线可以接受,那么减压加原位固定融合术可使不完全损伤的患者获益(图 17.8)。完全性脊髓损伤也可这样处理,前提是矢状面上对线尚可、在动力位平片上脊柱是稳定的,而且没有临床表现或者患者要求保守治疗(图 17.9)。

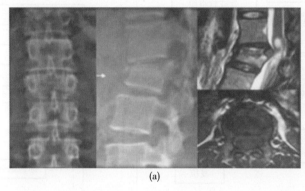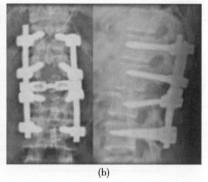

(a)   (b)

图 17.7 患者病史 3 个月,有被忽视的 T_{12}~L_1 骨折脱位伴脊髓损伤及脊髓空洞形成,接受了后路矫形减压植骨融合术。(a)术前的正侧位平片及磁共振成像。(b)术后的正侧位平片

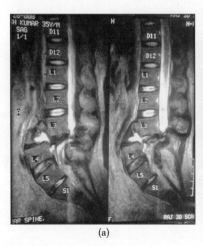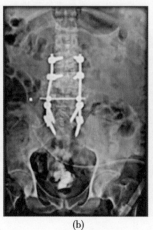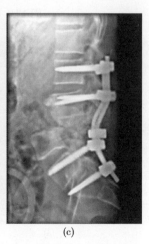

(a)   (b)   (c)

图 17.8 伴持续背痛的被忽视的 L_3~L_4 骨折脱位,双侧胫前肌无力伴麻木,伴二便功能障碍,但肛周感觉存在。行后路原位固定植骨融合减压术。(a)术前的磁共振。(b,c)术后的平片

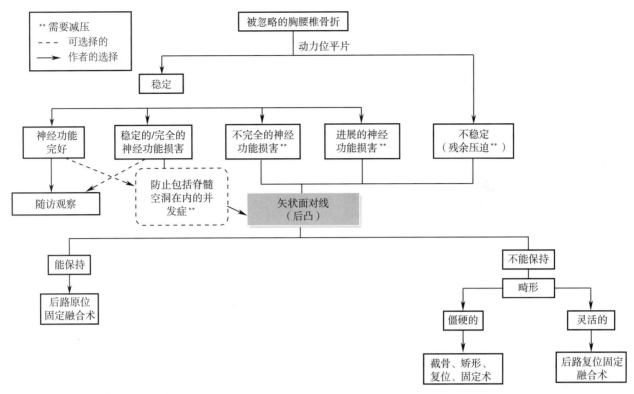

图 17.9 被忽视的胸椎和腰椎骨折处理流程

记忆要点

- 对被忽视的脊髓损伤中椎体骨折的管理相当有挑战性，在作出治疗决策时也应谨慎。
- 对被忽视的脊髓损伤伴完全的神经功能损伤的患者，不总是需要尝试复位和追求对线。
- 对颈椎外伤的患者，围术期牵引通常是有帮助的，也需要常规进行，即使临床表现出现较晚，除非已发生融合。
- 在这些被忽视的脊髓损伤的患者中，为了达成复位，环形减压通常是必须的。
- 一些专家倾向于达成完全复位，因为残余的压迫可能导致神经功能的迟发恶化及脊髓空洞的形成。

创伤性脊柱后凸畸形

若治疗有延迟，椎体病变的预后通常不佳。通常残留相对的后凸畸形。若不稳定骨折不及时固定，都可能会导致创伤性后凸畸形的进展[19]。

患有创伤性后凸畸形的患者通常会伴有新发的或逐渐加重的神经功能损伤，原因可能是以下两条：

1. 由创伤后脊髓空洞症[20]逐渐进展引起的神经功能缺损（图 17.10）。

2. 畸形的发展和/或进展可引起新发的或进展的由直接压迫所致的神经功能损害，由神经元受压或脊髓直接受压所致。

创伤性后凸的治疗特别具有挑战性。表 17.1 中提供了创伤后急性的手术指征和方法。

被忽视的胸腰椎损伤可导致进展性的畸形，通常以后凸的形式表现出来。典型的爆裂骨折逐渐畸形愈合，伴逐渐加重的后凸及椎体高度的丢失。这样的骨折通常不会形成进展性的畸形，因为它们的中柱及后柱通常是完整的。然而如果局部的后凸角度大于 20°，那么可能存在有后柱牵张性的损伤，伴创伤性畸形逐渐进展的可能[20]。

如果损伤更严重，尤其是当一个不稳定的爆裂骨折或一个涉及脊柱前中后柱的屈曲牵张性损伤存在时，创伤后的急性更可能逐渐加重，特别是当创伤发生在胸腰椎交界区或胸腔不再提供支持的腰椎时[19]。

当评估此类患者病情时，应完成站立时的全脊柱前后位及侧位平片，因为在负重位时，畸形能得到最大程度的显示。评估脊柱在矢状面和冠状面上的对线和平衡也很重要。

CT 检查能提供对脊柱骨性结构细节的评估，也包括对骨折块大小及移位程度的评估。磁共振检查对定位脊髓压迫及观察脊髓实质局部征象的变化也是必须的。

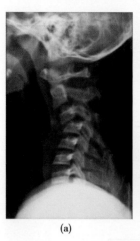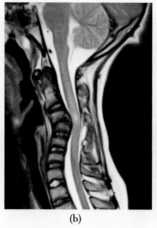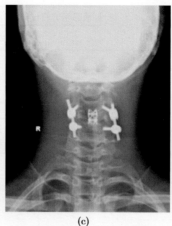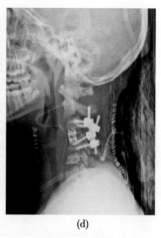

(a)　　　　　　　　　　(b)　　　　　　　　　　(c)　　　　　　　　　　(d)

图 17.10 发生于 6 个月前的被忽视的 C_3~C_4 创伤性半脱位,伴逐渐加重的畸形及神经功能损伤,行 C_4 椎体次全切除术及后路椎板切除椎弓更螺钉固定、及前路重建术。(a)术前的平片及(b)磁共振成像。(c)术后的前后位及(d)侧位平片

表 17.1　不同部位的创伤性急性的手术指征和手术方式

	颈椎	胸椎	腰椎
指征	颈痛 逐渐加重的神经系统症状 逐渐进展的畸形	疼痛 椎体高度丢失 50% 逐渐加重的神经系统症状 逐渐进展的畸形	腰椎后凸 平背畸形 疼痛 逐渐加重的神经系统症状
手术方式	前路减压及后路小关节切除植骨及前路重建矫形术	经椎弓根截骨术 或后路椎体切除植骨前路重建	如果畸形有活动度,经椎间孔椎体间融合术 如果畸形固定,经椎弓根截骨术或全脊椎切除术

　　虽然磁共振检查对于有畸形的患者是重要的,畸形的特点也是需要被评估的,因为当后凸的角度较小时,其处理方式与角度较大的后凸是不同的。灵活度也是一项关键的评估项目,一般通过卧位的过伸位及动力位平片来评估[21]。

　　确定手术的必要性及平衡患者生活质量可能得到的改善与风险的关系非常重要。

　　手术指征包括可丧失劳动能力的疼痛,逐渐发展的神经功能损伤,为预防晚期并发症而纠正矢状面失平衡[22]。对于仅有矢状面失平衡的患者,可待出现症状后再予以干预。

　　当手术的目的是为了止疼,至关重要的是识别疼痛的来源,这样才能选择合适的手术方式。Kostuik 和 Matsusaki[23]的研究提示,前路减压植骨固定术对大多数发现较晚的创伤后凸畸形患者可起到显著的止疼效果。Bohlman 等学者[16]所做的研究也提示,对于胸腰椎骨折伴脊髓损伤的患者,晚期前路减压术可有效地减轻慢性疼痛。

　　虽然手术可改善由于创伤性后凸所带来的疼痛,但由外科干预为患者带来止疼效果的成功却并不完全可以预见。所以仅就疼痛而言,其并非是外科手术的绝对适应证。

　　若后凸畸形逐渐发展且有新发的或逐渐加重的神经功能损伤,可以考虑手术治疗(图 17.10、17.11)。

　　若有神经源性间歇性跛行或神经功能损害,手术的目的应是解除对神经元的压迫,重建正常的矢状面平衡和脊柱正常曲度,以及提高融合的成功率;这些目标可通过行前路手术、后路手术或前后路联合手术达成[4]。

　　一旦领会了局部后凸的本质,下一步就是制定合适的手术方案以恢复矢状面平衡。手术的类型主要取决于畸形的灵活性程度及神经功能损害是否存在。

　　在有矢状面正失衡的患者中,治疗方式取决于灵活度和畸形程度。如果畸形的活动度可,通过术中患者的体位摆放、截骨术及植骨术达成的完全矫形通常是不必要的。对于僵硬的创伤性畸形,矫形通常更困难而通常需借助截骨来达成(图 17.11)。

　　外科手术入路包括前后联合入路及单纯后方入路。而现在越来越多的外科大夫选择单纯后方入路。对角度较大的后后凸畸形,最常用的截骨方式是 Smith-Petersen 截骨,而对角度不太大的后凸,经椎弓根截骨及全椎体切除则更经常使用[21]。

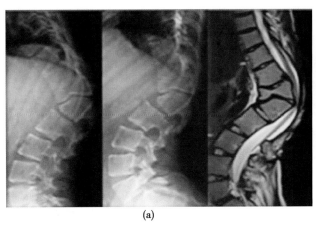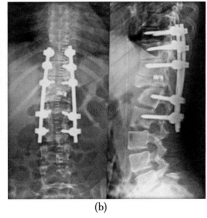

(a)   (b)

图 17.11　创伤性后凸畸形伴被忽视的创伤性脊髓损伤患者术前（a）和术后（b）的影像，该患者虽然采取了适合的保守治疗，但疼痛仍严重并影响生活。手术合理的矫正了畸形，并缓解了症状

类似于其他后凸畸形的矫形，创伤后畸形的矫形手术的神经损伤比例从 0 至高达 20% 不等[22-25]。首先，最常见的创伤后畸形是呈现典型的后凸，神经可能会被椎体所拖动而导致脊髓被牵拉，使脊髓更容易在矫形时被损伤。其次，创伤性畸形的患者的脊髓可能之前有过损伤及瘢痕粘连，使脊髓在矫形时更容易受损伤。再次，由于创伤后畸形的矫形手术有一定难度，例如对受压的神经的减压不充分，对潜在畸形的过度矫形，以及不正确的植骨，这样的因素都可能造成神经损伤。最后，由于对创伤性后凸的矫形通常需要行截骨术，半脱位、残余的背侧撞击及截骨处背侧的膨胀均可能导致神经损伤。在处理创伤后畸形时显著的神经功能损伤的潜在使术中脊髓监测变得有必要，这样任何神经功能的改变可以被及时检测及发现。

结语

被忽视的创伤性脊髓损伤是一种未被及时治疗的损伤。其增加了治疗椎体病变的复杂性。这些病变发生并发症的概率相对增高，也更复杂及严重，治疗花费也更高，治疗难度也更大，需要较长时间的住院治疗，对功能及神经系统的影响也更大。

被忽视的创伤性脊髓损伤的椎体骨折的治疗具有挑战性。通常这些损伤都给予随访观察处理。在有渐进性的神经功能损害、矢状面失衡及为了预防并发症时考虑手术干预，在极少的情况下，有致残性的疼痛也是手术的适应证。

本章重点

- 被忽视的创伤性脊髓损伤是一种总体的治疗不及时的损伤。
- 治疗被忽视的脊髓损伤通常需要更复杂的外科处理，相对于同种类型的诊断更及时的外伤而言，预后相对不佳。
- 由于并发症及更复杂的治疗措施，被忽视的创伤性脊髓损伤通常需要更长的治疗流程。
- 围术期牵引在颈椎外伤的治疗中通常有效果，即使在晚期的患者中也应尝试，除非是已融合的患者。
- 对被忽视的创伤性脊髓损伤伴神经功能完全损伤的患者，并不试图复位和恢复对线。
- 被忽视的椎体损伤通常导致渐进性畸形，通常以后凸的形式表现出来。
- 僵硬的创伤后畸形的矫正难度更大，通常需要截骨。

（高哲辰　译　叶楷锋　张志山　校）

参考文献

1. Sengupta DK. Neglected spinal injuries. *Clin Orthop Relat Res* 2005;431:93-103.

2. Chhabra HS, Arora M. Neglected traumatic spinal cord injuries: causes, consequences and outcomes in an Indian setting. *Spinal Cord* 2013;51:238-44.

3. Rajasekaran S, Kamath V, Basu S, Gupta S. Neglected spinal trauma. In: Jain AK, Kumar S, editors. Neglected musculoskeletal injuries. 1st ed. Delhi: Jaypee Brother Medical Publisher; 2011. p. 142-59.

4. Malcolm BW, Bradford DS, Winter RB, Chou SN. Post-traumatic kyphosis. A review of forty-eight surgically treated patients. *J Bone Joint Surg Am* 1981;63:891-9.

5. Little WJ. Post-traumatic syringomyelia. Chapter 36. In: Lin VW, et al., editors. Spinal cord medicine: principles and practice. New York: Demos Medical Publishing; 2003. p. 553-64.

6. Dovark MF, Fisher CG, Fehlings MG, et al. The surgical approach to subaxial cervical spine. *Spine* 2007;32(23):2620-9.

7. Harrop JS, Hart R, Anderson PA. Optimal treatment for odontoid fractures in the elderly. *Spine* 2010;35:219-27.

8. Apfelbaum RI, Lonser RR, Veres R, Casey A. Direct anterior screw fixation for recent and remote odontoid fractures. *J Neurosurg* 2000;93:227-36.

9. Basu S, Malik FH, Ghosh JD, Tikoo A. Delayed presentation of cervical facet dislocations. *J Orthop Surg* 2011;19(3):331-5.

10. Stulík J, Vyskocil T, Sebesta P, Kryl J, Pafko P. Surgical treatment for disorders of the cervicothoracic junction region. *Acta Chir Orthop Traumatol Cech* 2005;72(4):213-20.

11. An HS, Vaccaro A, Cotler JM, Lin S. Spinal disorders at cervico-thoracic junction. *Spine* 1994;19(22):2557-64.

12. Bohlman HH, Anderson PA. Anterior decompression and arthrodesis of the cervical spine: long-term motor improvement. Part I—improvement in incomplete traumatic quadriparesis. *J Bone Joint Surg Am* 1992;74(5):671-82.

13. Kiwerski J. Surgical treatment of neglected trauma related dislocations of the cervical vertebrae. *Chirurgia Narzadow Ruchu i Ortopedia Polska* 1991;56:95-9.

14. McKinley W, Meade MA, Kirshblum S, Barnard B. Outcomes of early surgical management versus late or no surgical intervention after acute spinal cord injury. *Arch Phys Med Rehabil* 2004;85:1818-25.

15. Rao K, Chandra R, Sharma V, Swamy M, Srivastava R. Neurologic recovery after late anterior decompression and fusion in cervical spine injuries. *Indian J Orthop* 1998;32:158-62.

16. Bohlman HH, Kirkpatrick JS, Delamarter RB, Leventhal M. Anterior decompression for late pain and paralysis after fractures of the thoracolumbar spine. *Clin Orthop Relat Res* 1994;300:24-9.

17. Muller U, Berlemann U, Sledge J, Schwarzenbach O. Treatment of thoracolumbar burst fractures without neurologic deficit by indirect reduction and posterior instrumentation: bisegmental stabilization with monosegmental fusion. Eur Spine J: Off Publ Eur Spine Soc Eur Spinal Deform Soc Eur Sect Cerv Spine Res Soc 1999;8:284-9.

18. Yazici M, Gulman B, Sen S, Tilki K. Sagittal contour restoration and canal clearance in burst fractures of the thoracolumbar junction (T12-L1): the efficacy of timing of the surgery. *J Orthop Trauma* 1995;9:491-8.

19. Vaccaro AR, Silber JS. Post-traumatic spinal deformity. *Spine* 2001;26:S111-8.

20. Polly DW, Jr, Klemme WR, Shawen S. Management options for the treatment of post-traumatic thoracic kyphosis. *Semin Spine Surg* 2000;12:110-6.

21. Bridwell KH, Lewis SJ, Edwards C, et al. Complications and outcomes of pedicle subtraction osteotomies for fixed sagittal imbalance. *Spine* 2003;28:2093-101.

22. Ahn UM, Ahn NU, Buchowski JM, et al. Functional outcome and radiographic correction after spinal osteotomy. *Spine* 2002;27:1308.

23. Kostuik JP, Matsusaki H. Anterior stabilization, instrumentation, and decompression for post-traumatic kyphosis. *Spine* 1989;14:379-81.

24. Heary RF, Bono CM. Pedicle subtraction osteotomy in the treatment of chronic post-traumatic kyphotic deformity. *J Neurosurg Spine* 2006;5:1-8.

25. Gertzbein SD, Harris MB. Wedge osteotomy for the correction of post-traumatic kyphosis. *Spine* 1992;17:374-9.

C 病理性椎体骨折的处理

第 18 章 骨质疏松性椎体骨折的处理

Shinsuke Katoh, Tetsuya Enishi, Nori Sato

学习目标

本章学习完成后,你将能够:

- 骨质疏松症的流行病学特点、诊断以及治疗方案;
- 能够描述诊断骨质疏松性椎体骨折的方法;
- 明确骨质疏松性椎体骨折的诊断及治疗的重要性;
- 知晓骨质疏松性椎体骨折的处理方法,包括保守治疗、微创治疗以及其他的手术治疗方案。

引言

世界卫生组织(WHO)是这样定义骨质疏松症的:一种具有低骨密度及骨组织微观结构退变等特点的,并可导致骨脆性增加及骨折风险提高的系统性骨骼疾病[1]。骨质疏松症被视作是一项公众健康的严重威胁,据统计,全球有超过 2 亿人受到骨质疏松症的困扰[2]。在美国及欧洲,约有 30% 的绝经后妇女患有骨质疏松症,并且在这些妇女中的 40% 以及男性中 15%~30% 的骨质疏松症患者将会发生脆性骨折[3-5]。骨质疏松症常常没有症状,而首发症状表现却以骨折居多,并且骨折部位多集中于脊柱、腕部以及髋部。骨质疏松性椎体骨折的患者可以占到所有骨折患者数量的一半左右,并且大约可达到髋部骨折患者数量的两倍。不论是脊柱骨折还是髋部骨折,都会严重影响患者的生活质量。据相关文献报道,在被诊断为骨质疏松性椎体骨折的一年内,女性及男性患者的年龄标准化死亡率分别提高 1.7% 及 2.4%[6]。

骨质疏松症的诊断与处理

诊断

平片透视虽然无法测量骨密度但却可以提供一些有关骨质疏松诊断的信息,并且其分为许多等级。世界卫生组织早已知道了骨质疏松的骨密度临界值[1]。髋部及脊柱的双能 X 线吸收计量值(DXA)是最常用的测量方法,同时,也有许多其他的方法评估骨密度水平(知识框 18.1)。

测量结果是以健康成年人的骨密度值作为参照标准的,即 T 值(T-score)。当某人的骨密度结果等同或者超过此参照测量标准偏差的 2.5 倍即可诊断为骨质疏松,而当骨密度结果介于参照测量标准偏差的 1 倍与 2.5 倍之间则可诊断为骨量减少(表 18.1)。

骨质量的重要性是不言而喻的,但比较好的测量骨质量的方法尚未形成。在临床研究中,常常应用骨代谢标志物(BTM)来监测一种新药物的疗效及作用

知识框 18.1 骨密度的测量方法

- 双能 X 线吸收计量法适用于所有骨骼。
- 外周 X 线吸收计量法适用于前壁、手指及足跟。
- 单能 X 线吸收法适用于足跟及腕部。
- 双光子吸收测量法适用于脊柱、髋部乃至全身骨骼。
- 双光子吸收测量法适用于腕部。
- 定量 CT 测量法适用于脊柱及髋部。
- 外周定量 CT 测量法适用于前壁。
- 定量超声法可利用超声波测量足跟及手指。

表 18.1 通过骨密度值诊断骨质疏松的标准

等级	髋部骨密度值（T 值）
正常	T 值≥−1
骨量减少	−2.5<T 值 <−1
骨质疏松	T 值≤−2.5
严重骨质疏松	T 值≤−2.5，并同时伴有至少一处脆性骨折

机理。根据起源的骨矿物质单元的不同，可以将骨代谢物分为三类：骨吸收标志物、骨形成标志物，以及破骨细胞调控蛋白标志物。

骨质疏松的危险因素

对于骨质疏松，存在一些固定危险因素及可调控的危险因素。固定危险因素包括年龄、性别、家族的骨质疏松史、骨折史、种族因素、更年期或子宫切除、长期应用糖皮质激素史、类风湿关节炎，以及男性出现的性激素减退等情况。可调控的危险因素包括酒精摄入、吸烟、较低的身高体重指数、低营养状态、维生素 D 缺乏、饮食障碍、缺乏锻炼、钙摄入量低，以及频繁跌倒。骨折风险评估量表（fracture risk assessment tool, FRAX）是一种科学可靠的风险评估方法，并且已被世界卫生组织所认可[7]。基于网站的 FRAX 计算器（http://www.shef.ac.uk/FRAX/）通过个人的骨折危险因素，并可附加或不附加骨密度值，来评估近 10 年的骨质疏松骨折的风险。

治疗

对于骨质疏松的治疗时机和方法都可以基于现有的证据来参考相应的治疗指导。现有的临床证据包括脆性骨折的存在、骨密度值、家族史，以及通过 FRAX 评估表计算出现危险指数。

对于绝经后妇女以及 50 岁以上的男性来说，如合并以下情况应考虑接受骨质疏松治疗[8]：

髋部或者椎体的脆性骨折

- 在股骨颈、髋部或是腰椎部位的 T 值≤−2.5；
- 骨量减低（股骨颈或腰椎 −2.5<T 值 <−1.0 并且近 10 年髋部骨折的概率≥3%，或者近 10 年骨质疏松相关性骨折的概率≥20%。

临床上有许多药物可用来预防及治疗骨质疏松，主要包括二膦酸盐（bisphosphonates, BP）、降钙素、狄诺塞麦（denosumab）、选择性雌激素调节剂（selectiveestrogen receptor modulators, SERM）、特立帕肽、活化维生素 D₃，以及激素替代疗法（hormone replacement therapy, HRT）[9]。

这些药物可以大体上分为两大类：抗再吸收（抗异化剂）及同化剂。抗再吸收剂可以减弱骨质的吸收并维持骨密度，其主要包括雌激素、二膦酸盐、狄诺塞麦、选择性雌激素调节剂、雷尼酸锶等。

激素替代疗法可以单独应用雌激素，也可以与黄体酮联合应用。对于绝经后妇女的早期及中后期的治疗，激素替代疗法均可发挥减缓骨代谢并提高骨密度值，据报道，激素替代疗法可降低 20%~35% 的脆性骨折风险[10]。但是，对于老年妇女应用激素替代疗法治疗骨质疏松，其对于全身健康的影响超过了其治疗作用，这部分老年人面临更高概率的血管意外事件（包括不稳定心绞痛、血栓形成、脑卒中、静脉血栓栓塞及肺栓塞等），并且其患子宫内膜癌及乳腺癌的概率也随之提高[11]。

二膦酸盐是骨吸收的抑制因子，它可以抑制破骨细胞的活性。二膦酸盐降低椎体骨折的风险及提高骨密度的作用已被证实。它可以按照每周、每月及每年的治疗计划通过口服及静脉给药。二膦酸盐与骨密度关系紧密，并且可以持续对骨骼产生作用。经口给药的肠道吸收受到影响，并且会引起轻度的胃肠功能障碍。

甲状腺 C 细胞分泌的降钙素可以抑制破骨细胞的活性、减缓骨的再吸收，但对提高骨密度值的作用较弱。鲑鱼降钙素可以降低 33% 老年骨质疏松妇女发生椎体骨折的概率，并且这些妇女中大部分都有椎体骨折的病史[12]。

对于那些长期接受二膦酸盐治疗的患者来说，有过发生非特异性股骨转子下骨折的报道，此发生率每年可达到千分之一。关于应用二膦酸盐与发生股骨转子下骨折之间的关系尚存在争议,但我们临床医生要知道此事件的发生[13]。

狄诺塞麦是一种人工合成的单克隆抗体,其作用于细胞核因子 kappa B 受体活化因子配体,这是一种主要参与破骨细胞生成及活性的调控因子。狄诺塞麦已经被授权用于治疗存在骨折高危风险的绝经后骨质疏松的女性患者,其给药剂量为每 6 个月通过皮下注射 60mg。据证实,狄诺塞麦可以降低椎体骨折、非椎体骨折及髋部骨折的风险[14]。

选择性雌激素调节剂是一种生物合成药物,其作用是可以与身体各部位的雌激素受体结合,并根据作用靶向器官的不同而充当雌激素兴奋剂或拮抗剂。选择性激素调节剂可以减慢骨代谢(降低受体水平 35%)并提高约 2%~3% 的腰椎及股骨颈骨密度值,同时可以降低 40%~50% 的椎体骨折发生概率[15]。

雷尼酸锶能够轻度抑制骨再吸收及刺激骨再生,并可以通过调节药物剂量来逐渐提高骨密度值。它可以降低约 40% 的椎体骨折发生概率[16]。

合成代谢类药物主要包括重组人甲状腺激素 1-34(rhPTH)及甲状腺激素 1-84,这些药物对于骨再生都有促进作用。它们可以刺激骨再生单元里及静态骨表面的骨再生。并且,这些药物在发挥较快地提高骨形成作用的同时具有缓慢加快骨再吸收的作用。由于这些药物对于提高骨小梁间隙的骨密度值有很强的作用,其最强的作用位置在腰椎。对于那些骨密度降低的绝经后妇女,甲状腺激素(1-4)可以降低约 60% 的椎体骨折(不包括非椎体骨折)发生概率[17]。

维生素 D 被认为是提高肠道钙吸收及磷吸收的重要营养需求。摄入羟化活性维生素 D 有助于提高腰椎及前臂的骨密度值。尽管它对于骨质疏松骨折的作用尚未完全证实,一种新合成的维生素 D_3 类似物艾地骨化醇对于日本人群的降低骨质疏松骨折风险的效果已经得到报道[18,19]。

这些药物必须在依照患者的需求,并结合患者的生活方式改变的情况下合理应用。例如,对于伴有轻度骨密度减低的早期绝经后妇女,更适合应用选择性雌激素调节剂或维生素 D 类似物,因为这些药物提高骨密度的同时具有增强骨质量的效果[20]。对于年长的中度骨密度降低的患者(伴有或不伴有骨质疏松性椎体骨折)来说,二膦酸盐则更为常用。特立帕肽及狄诺塞麦似乎对于提高骨密度及降低骨质疏松骨折发生率更有效果。

记忆要点

- 骨质疏松骨折可危及生命。
- 诊断骨质疏松的金标准是通过测量骨密度值(BMD),并且当骨密度 T 值≤-2.5 时可诊断骨质疏松。
- 骨质疏松具有固定危险因素及可控危险因素,并且骨折风险评估量表(FRAX)是一种科学可靠的风险评估方法。
- 当发生脆性骨折及椎体或髋部骨折时,以及 T 值≤-2.5 或者骨密度降低(-2.5<T 值<-1.0)而具有较高的脆性骨折风险时,需要应用药物来治疗骨质疏松。
- 对于治疗骨质疏松的药物有很多选择,这些药物必须在依照患者的需求,并结合患者的生活方式改变的情况下合理应用。

骨质疏松性椎体骨折

骨质疏松性椎体骨折(osteoporotic vertebral fractures)是一种常见的老年人脊柱的病理表现,并且逐渐成为影响健康的问题,尤其是对于发达国家来说[2,4]。骨质疏松骨折常常发生在胸腰段椎体。Cummings 等人曾报道了对于 50 岁的白种女性来说,骨质疏松性椎体骨折的发生概率约为 32%[21]。在欧洲,形态学骨折的年龄标准发生率女性为 10.7‰,男性为 5.7‰[22],其发生率在女性及男性中都会随着年龄的增长而提高。新发生的骨折常常出现在邻近椎体,并且在中胸段及胸腰段发生的概率更高。对于那些曾经有过椎体骨折病史的患者,再发生各类骨折的风险概率高达 86%。同样,如果患者有过椎体骨折的病史,那么其再次发生髋部骨折的概率提高 2.3 倍,再发前臂远端骨折的概率提高 1.4 倍[23]。目前尚缺乏证据来说明脊柱侧弯的进展情况,以及有多少人会因此形成疼痛性假关节。

脊柱扭转及纵向挤压都会对椎体的上终板施加强大的压力。椎体的不对称性又造成了挤压力主要集中在椎体的前壁。即使是轻微的扭转或挤压都会引起骨质疏松椎体的皮质及骨小梁在微观结构上发生骨量丢失及破坏,从而引起楔形椎体骨折。

一旦骨质疏松骨折发生,其所造成的生物力学环境的改变就容易引起其他部位的进一步骨折。发生这种情况的原因主要是由于椎体压缩骨折会引起附加的后凸畸形,造成椎体的受力中心前移并形成更长的作用力臂。长力臂增加了后凸角并且对椎体施加了更强的外力,尤其是对于骨折椎体的相邻椎体作用更明显。已经发生过骨质疏松椎体骨折的女性再新发骨质疏松椎体骨折的概率是没有发生过骨质疏松椎体骨折的女性的 35 倍[24]。

骨质疏松椎体骨折的首发症状主要是腰背部疼痛及椎体高度丢失,但其诊断却更加复杂。不仅是因为约三分之二的骨质疏松骨折患者没有症状,而且即使存在腰背部疼痛,患者也不会意识到疼痛是由骨折引起的,毕竟能引起腰背部疼痛的原因有许多。疼痛的诱发多为非创伤性活动引起,例如弯腰、坐位突然站立、咳嗽及打喷嚏等。大部分情况下脊髓神经都不会受伤损害,因为椎体后壁不会受到广泛破坏并且远期的椎体塌陷或骨折不愈合,伴或不伴其他狭窄情况(包括椎间关节炎症、黄韧带骨化或肥厚),都能够引起神经根症状或脊髓疾病。

骨质疏松骨折能引起急性或慢性的疼痛症状,这会导致患者应用麻醉药物并降低活动度。椎体高度的丢失及畸形会降低胸壁的顺应性而减弱肺功能,并且会造成腹部隆起,后凸角度可超过 55°[25,26]。据报道,骨质疏松骨折的严重程度与食管裂孔疝及难治性食管反流的存在有关[27,28]。最终导致生活质量下降、自尊心减弱、身体出现扭曲畸形。睡眠障碍及低落的情绪也会随之而来,再骨折风险及死亡率也会提高[29]。

记忆要点

- 骨质疏松性椎体骨折是一种常见的老年人脊柱的病理表现。
- 一旦椎体发生骨质疏松性骨折,其他椎体发生骨质疏松再骨折的风险提高,尤其是对于伤椎的相邻椎体更加明显。
- 有过椎体骨折病史的患者的髋部骨折风险也会提高。
- 背部疼痛及椎体高度丢失往往是骨质疏松性椎体骨折的首发症状,但近三分之二为无症状型骨折。
- 骨质疏松性骨折会引起急性和慢性的背部疼痛,并且会引起多种内脏症状。
- 对于所有罹患骨折的骨质疏松患者都应该应用治疗骨质疏松的药物。

骨质疏松性椎体骨折的诊断

诊断的第一步是要明确病史及完善体格检查。所有的椎体压缩骨折都需要系统的检查来排除可能潜在的其他疾病,例如肿瘤、感染、肾脏或肝脏疾病。典型的骨质疏松性椎体骨折通过体格检查一般不会有特别的发现。然而,对于存在多节段椎体骨折的患者来说,临床检查中可能会观察到姿态改变(包括局部后凸畸形、腰椎后凸复位)或者椎体高度丢失的表现。此外,通过骨碎片及椎间孔狭窄所引起的神经根症状来诊断椎体压缩骨折也是可行的。神经根性疼痛可以通过直腿抬高试验来判定,甚至有时加强实验及腱反射实验是阴性。

X 线平片是影像学诊断的首选,通过平片可以比较容易地观察到椎体的畸形情况。然而,平片对于新鲜骨折与陈旧性骨折的分别,以及对畸形角度的测量并不容易[30]。像形态学检查及核磁检查等定性检查在过去的几年间发展迅速,并且被用于更加精确地描述椎体骨折的特点[31,32]。

近年来,压脂相磁共振检查似乎对于新鲜的骨质疏松性椎体骨折的诊断效果更好。应用 ^{99} 锝(^{99m}TC-medtronic acid)的骨检查虽然比较传统,但对于新鲜骨质疏松骨折的探查仍有很好的效果。

然而,胸腰椎的正侧位平片仍然应该是首选的检查方法。静态 X 线片有助于骨折类型的判定,并可以显示出椎体高度丢失的程度。骨质疏松性椎体骨折是通过椎体前缘、中央或后缘高度丢失至少 20%,或者与椎体高度基准线(通过伤椎相邻的上下椎体高度计算)相比高度至少丢失 4mm 来诊断的。平片对于评价椎体后缘线也具有重要意义。如果椎体后壁也发生骨折,后移的骨折碎片可能会引起严重的后果。动态图像及扩展图像可以提高更多有用的信息。患者仰卧体位时行侧位 X 线片检查也非常有必要,因为这个体位并不会增加腰部的疼痛,并且前壁的骨折裂隙可以显示的更加清楚(图 18.1)[33]。

当怀疑有椎体后壁后移的情况,磁共振及 CT 检查往往是必须的,可以用来观察椎体后壁的完整性,有无椎体内间盘塌陷及神经根损伤的情况(图 18.2)。

骨折的严重程度可以通过椎体高度的压缩程度、椎体形态学改变以及损伤是否由骨折造成来评估。每节椎体的损伤等级通过椎体高度的丢失情况来判定。一种通过基于视觉观察来评估椎体骨折的严重程度的半定量法已经应用于临床(图 18.3)[31]。

如果在椎体内形成假关节,那么在 X 线平片中可以观察到椎体内出现气体。这种表现被称作“空气裂隙征“或“鱼嘴征”,并且过伸位的 X 线片及仰卧位平片能帮助判断是否有假关节活动的情况。在核磁上,T2 加权像可以看到液体堆积(图 18.2)。对于这些病

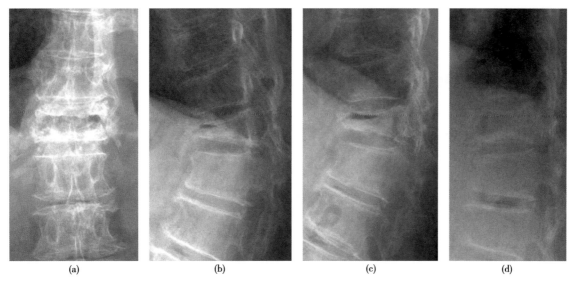

图 18.1　X 线片检查,79 岁老年女性,患有轻度的脊髓损伤。(a)通过正位片可以观察到椎弓根并同时提示椎体压缩骨折,看起来并不像骨转移性病变。(b)及(c)分别是屈伸位 X 线片,可以看到椎体边缘及椎体内的空气裂隙现象。伤椎的后壁高度相对于相邻椎有所降低,说明椎体中柱存在损伤。(d)仰卧位侧面图可以清晰地显示椎体高度的恢复

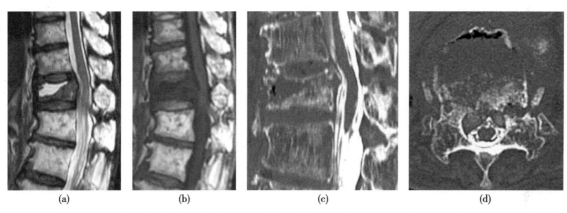

图 18.2　(a)和(b)分别是同一位患者的磁共振的 T2 及 T1 加权像,(c)和(d)分别是同一位患者的脊髓造影的矢状位及横截面的图像。在平片上看到的椎体空气裂隙征在磁共振的 T2 加权像及 CT 的矢状位图像上也清晰可见。脊髓造影 CT 显示椎管受到后移的骨折碎片及骨折的椎弓根的压迫

例,应用全脊柱透视检查来评估脊柱整体的稳定性是必不可少的[34]。

记忆要点

- 所有的椎体压缩骨折都需要系统的检查以排除潜在的系统性疾病。
- X 线平片是影像学诊断的首选,但它对于辨别陈旧性性骨折与新鲜骨折比较困难。
- 近年来,压脂磁共振检查对于发现新鲜骨质疏松性椎体骨折具有较高的敏感度。
- 对于椎体内形成假关节的诊断,过伸体位或仰卧体位行 X 线片检查会有助于明确诊断。

治疗

保守治疗

对于所有不伴有神经损害的骨质疏松骨折患者,在治疗的最初阶段都应该考虑应用保守方式联系抗骨疏松药物的联合治疗方案。保守治疗的方法包括卧床休养、止痛药、理疗以及外固定支具等。

对于应该卧床休养多久并没有统一的标准。合适的卧床休养时间会有利于缓解腰背部疼痛,但较长时间的卧床休养会造成肌肉萎缩、骨量流失,并且会提高血栓形成的风险,甚至会造成痴呆。

在开始活动时应用外固定支具限制活动度有助于

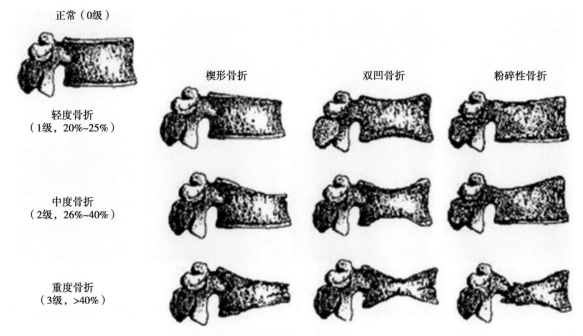

正常（0级）

轻度骨折
（1级，20%~25%）

中度骨折
（2级，26%~40%）

重度骨折
（3级，>40%）

楔形骨折　　　　双凹骨折　　　　粉碎性骨折

图 18.3　通过 X 线平片对骨质疏松性椎体骨折的半定量分析

缓解疼痛。胸腰段矫正带或者是其他外固定支具有助于限制腰部的过度前屈活动，从而降低了椎体前柱的压力。Taylor 支具对于老年人是比较推荐的，因为具有预防过屈及过伸的两方面功能。Jewett 支具戴起来更舒服且更适用于年轻患者，因为年轻人常常不需要处理脊柱关节炎。然而，外固定支具对于降低骨折椎体的压力似乎效果有限，目前几乎没有证据可以用来说明佩戴外固定支具可以降低椎体畸形及骨折不愈合的发生率[35]。

个性化制定的训练方案是必不可少的，并且经过训练轴向肌肉应该得到增强。背部增强训练可能会加重背部畸形。负重练习可以防止骨质疏松进一步加重，为了避免远期发生跌倒，平衡训练也是有必要的。

微创治疗方法

两项主要用于治疗骨质疏松性椎体骨折的微创手术方式为经皮椎体成形术（vertebroplasty，PVP）和经皮椎体后凸成形（kyphoplasty，PKP）。两项手术方式的适应证均为椎体后壁保持完整并且无神经损伤的患者，因为在手术过程中会向椎体内注入骨水泥以稳定伤椎，而骨水泥会引起相关并发症严重时甚至危及生命。通常情况下，在保守治疗效果不佳或者腰背部疼痛持续不缓解的情况下才选择这两种手术方法。

PVP 是一种门诊手术。此手术应用局部麻醉，骨水泥（聚甲基丙烯酸甲酯，即 PMMA）通过经椎弓根的手术通道被注入伤椎内的空腔。骨水泥椎体固化，从而稳定椎体并且支撑脊柱，但骨与水泥的接触面并未融为一体。在大多数情况下，手术后患者的腰背部疼痛可迅速缓解[36-38]。如果骨水泥在低黏度的情况下注入椎体，渗漏的骨水泥可能会引起肺栓塞甚至危及生命。有时候新发的椎体压缩骨折会出现在手术之后，因此术后的抗骨质疏松治疗是必不可少的[38,39]。

PKP 与 PVP 的操作大致相同，但 PKP 会在手术过程中应用球囊来撑开伤椎形成空腔从而为骨水泥注入创造条件（图 18.4）[40]。新形成的椎体内空腔有助于降低骨水泥注入时的压力从而降低骨水泥渗漏。PKP 可以有效改善畸形并恢复椎体高度[41]。

PVP 及 PKP 的良好手术疗效以及被许多研究证实，但关于它们手术适应证及疗效仍存在许多争议[36,37,42]。骨水泥渗漏是最严重的并发症之一。一项最近的研究表明，骨水泥渗漏至血管结构的风险达 30%，其渗漏至椎管的概率达 20%。并且，PKP 手术的骨水泥渗漏率相对于 PVP 似乎较低[43]。

椎体的二次骨折同样是伴随两种手术方式发生的重要问题，然而，对于这两种手术方式是否会增加术后相邻椎体的再骨折风险仍存在争论[44]。最近的研究表明，PKP 术后发生再骨折的时间相比于 PVP 时间较长[43]。尽管有一些报道推荐了许多可以避免术后二次骨折的椎体成形术的手术方式，但这些新方法的手术疗效仍然需要研究来证实[45]。

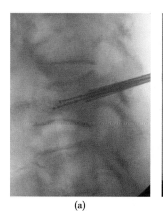 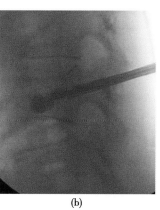 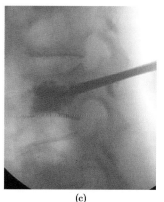 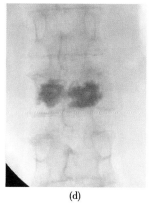

(a)　　　　　　(b)　　　　　　(c)　　　　　　(d)

图 18.4　（a）PKP 的手术流程，球囊通过骨通道被送入椎体内。（b）球囊撑开并形成椎体内空腔。（c）和（d）应用合适的压力将骨水泥注入椎体内空腔

手术

对于合并神经损伤的骨质疏松性椎体骨折患者来说，比如间歇性跛行、轻度瘫痪及麻痹、鞍区麻木，或者二便功能异常，有时候更为积极的手术方式是必要的。手术治疗对于一些不伴有临床症状的神经损伤的骨质疏松性骨折患者来说有时候也是有必要的，因为尽管采取了适当的保守治疗方法，但脊柱的整体序列仍然是不稳定的。

在骨质疏松性椎体骨折的手术治疗中，首先应该考虑的是脊柱的生物受力及对其伴随症状的改善效果。如果不能恢复椎体序列的稳定，术后伤椎的邻近节段发生再骨折的风险很高[46]。由于对存在骨质疏松的椎体实现坚强固定存在困难，并且患者通常年龄偏大且多伴有其他其他疾病，实现脊柱序列整体的稳定并不容易。

在骨折的急性期阶段，只有那些影像检查提示存在脊柱不稳定骨折患者才建议采取手术治疗。不稳定主要体现在存在迟发脊髓损伤可能的韧带损害，或者是在动态影像上可观察到的明显脊柱不稳定。后路内固定是一种可选择的手术方案，但如果椎体前柱破坏并没有恢复，内固定存在失败的可能。为了更好地恢复椎体，术中可能会用一些骨移植材料，并且可能会伴随内固定及骨水泥共同使用。椎体融合内固定也是可供选择的手术方式。

在骨折的亚急性期或慢性期，有时候会发生迟发性麻痹[47]。随着椎体塌陷程度及后凸畸形的进展，脊髓、马尾神经以及神经根等都会受到骨折椎体的压迫，并且骨折碎片与椎体后方结构之间黄韧带或者椎体关节面也会对其造成一定程度的损伤。如果后凸畸形的程度及脊柱的不稳定程度较轻，建议手术有时足够缓解神经症状。

如果后凸畸形程度及脊柱的不稳定程度较强或者有可能在减压手术后加重，就需要更加积极的手术方式来解决问题。治疗成功的关键是需要对伴随症状、骨质量、脊柱的稳定性及前柱的损伤程度等方面进行充分的评估。

对骨折前柱实现良好的恢复是手术取得满意疗效最重要的部分。前柱的重建需要达到生物力学上的满[48]。通过腹膜后或者胸膜外的手术入路，受到破坏的骨质被剔除，随后椎体前柱应用骨填充材料或者其他像钛网一样的椎体撑开装置进行填充（图 18.5）。当在前方放入内置装置后，如果仍存在不稳定，有些时候需要后路收入加以固定以增强椎体的稳定性（图 18.6）。对于这种前后联合入路及联合内固定的手术方式会发生许多并发症，除了那些和患者年龄及并发症相关的并发症以外，还会发生内固定移位的情况[49]。

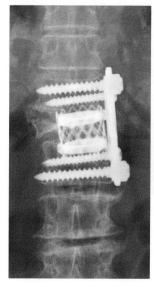 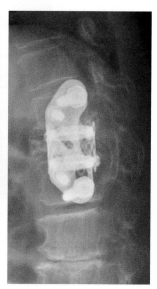

图 18.5　应用装有自体骨的钛网，并联合内固定进行前路减压重建手术

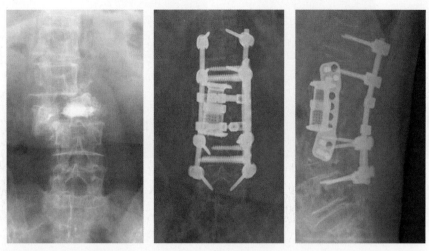

图 18.6　患者 75 岁,女性,患有严重的骨质疏松及帕金森病,曾接受过 PVP 手术但效果不佳。图示前路减压联合后路行椎弓根内固定进行椎体重建手术

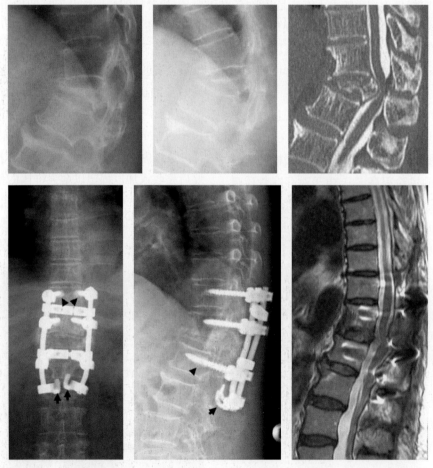

图 18.7　患者 70 岁,女性,患有中度脊髓病。图示患者患病后的伸屈位 X 线侧位片及重建 CT 图像。在伸屈位平片上并未见到明显的不稳定及空腔裂隙征。后移的椎体碎片严重压迫后方的脊髓。黑色带尾箭头指示提高附加稳定力的锚钉,并且黑色无尾箭头同时还显示了置入椎弓根通道的用以提高螺钉拔出力量的羟基磷灰石颗粒

当手术采用后方入路时,为了实现充分减压及恢复全脊柱序列的稳定性,长节段的脊柱内固定有时必不可少[47]。为了达到脊柱轴向稳定性,多节段截骨以及椎体后柱的短缩,或者是全椎体的切除也是一种选择。

在行后路短缩椎体的手术时,先行椎板切除随后完成后路置入固定装置。通过后路椎体短缩手术,可以剔除后移的骨折碎片并避免术后再发生骨折碎片后移的发生,椎体后柱的组成结构被缩短,椎体假关节内的上下椎板融合[50,51]。融合的椎板可以为椎体前柱提供稳定的支撑,并且可最终融合在一起(图 18.7)。椎间网袋或者其他撑开装置可以放在椎板之间。注入 PMMA 骨水泥以进一步增强椎体稳定性也是不错的选择,这既可以降低神经并发症的发生又可以降低手术创伤(图 18.8)。然而,当伤椎的邻近椎体骨质较差时,需要长节段内固定以维持稳定性(图 18.9)。

有许多可选方法用以增强内固定装置与骨之间的把持力。增加融合椎体节段的数目是选择之一,但是这种方案降低了脊柱整体的活动度并且提高了邻近椎体发生再骨折的可能性。在置入椎弓根螺钉之前向椎弓根钉道内注入 PMMA 骨水泥或者羟基磷灰石颗粒也是一种选择[52]。附加锚钉及应用钛缆或超高分子聚乙烯缆进行椎板下捆绑会提供额外的力量,因为皮质骨此时被牢固地锚定在一起[53]。皮质骨通道是一种新型的置入椎弓根螺钉的方法,手术时采用可以穿透四层皮质的更加靠内侧的手术通道,但其疗效仍需

要进一步临床研究及生物力学实验加以证实[54]。为了降低手术操作的创伤,经皮置入椎弓根螺钉也是一种不错的选择[55,56]。

正常范围的矢状面垂直轴向偏移量,即从 C_7 椎体到骶骨的后角之间的垂线距离,据报道是 $0.5 \pm 2.5cm$(图 18.10)[34]。如果全脊柱并没有恢复良好的稳定性,会发生邻近椎体坍塌(图 18.11)。融合的椎体节段有时需上升到脊柱后凸的顶端。

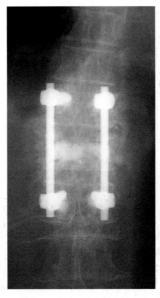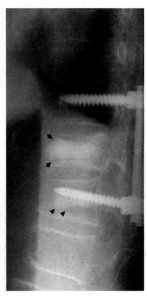

图 18.8 图 18.1 同一患者,后路短节段内固定联合应用生物活性骨水泥的 PVP 手术(黑色带尾箭头),在置入椎弓根螺钉前,椎弓根通道以及预先注入了提高拔出力的骨水泥(黑色无尾箭头)

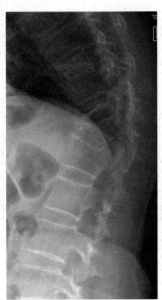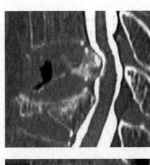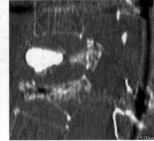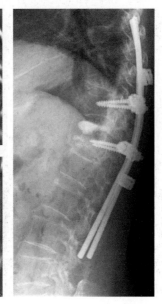

图 18.9 一位患有硬皮病的 65 岁女性患者,并应用类固醇激素治疗硬皮病。此患者受到中度脊髓病及椎体骨折不愈合的困扰。由于全身状况及骨质情况相对较差并伴有中度脊髓病,后移的椎体碎片并没有被剔除,减压通过椎板切除及矫正后凸畸形得以实现。椎体前柱应用 PMMA 骨水泥加以稳固,后方的内固定装置主要通过超高分子聚乙烯缆锚定在椎板上

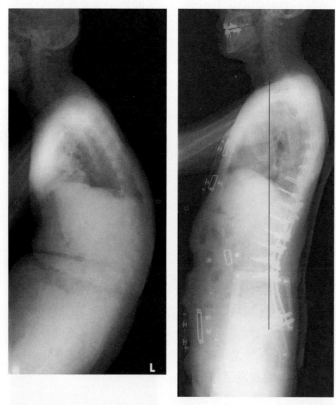

图 18.10　通过后路手术,对胸椎后凸的顶端椎体进行剔除短缩术及内固定术,全脊柱的稳定性得到良好的恢复。在内固定的顶端用到多节段的锚定钩

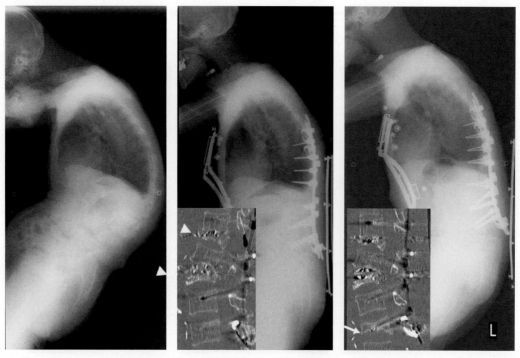

图 18.11　后路两节段短缩截骨术后未恢复全脊柱良好的平衡稳定(白色箭头),造成了融合低端椎体的再次骨折

- 在未出现神经损伤的情况下,所有的骨质疏松性骨折患者都应该接受保守治疗。
- 对于保守治疗的过程并没有统一的标准。
- 两个主要的微创手术方式,即 PVP 和 PKP,适用于神经完整并且骨折椎体后壁未发生破坏的患者。
- 在大多数情况下,PVP 和 PKP 都可以迅速缓解腰背部疼痛,而 PKP 发生并发症的概率相对更低,并且术后发生再次骨折的间隔时间也较长。
- 手术治疗适用于神经损害、持续性腰背部疼痛及严重的后凸畸形患者。
- 在制定手术方式时,骨质差、脊柱轴向失衡、畸形等因素都应该考虑。
- 可供选择的手术方案有很多。

结语

　　总而言之,骨质疏松性椎体骨折很少会引起神经损害症状,即使存在也是轻度症状,但对于患者的全身状况、骨质量及全脊柱序列稳定性的评估是必不可少

的。微创手术有值得推荐的地方,但获得更好的生物力学稳定性才能保证手术具有良好的远期疗效。

本章重点

- 脊柱及髋部的脆性骨折会影响生活质量,骨质疏松性椎体骨折的发生率约为髋部骨折的两倍。
- 在骨折的诊断时,全身的系统性检查有助于排除潜在的伴随疾病。对于所有的骨质疏松性骨折患者,都应该应用药物对症治疗骨质疏松症。
- 对于大多数骨质疏松性骨折患者来说,保守治疗即可以取得良好的效果,但是保守治疗有可能会造成椎体后凸及假关节的形成。这样就会引起严重的腰背部疼痛及迟发性的神经损害症状,但其发生率并没有确切的数字说明。应用外固定支具及束带的效果也没有明确的证实。
- 对于无神经损害的患者可以选择 PVP 或 PKP 治疗,但它们的疗效仍需要进一步证实。
- 对于存在神经损害症状及严重后凸畸形的患者宜选择手术治疗,但最好是微创手术。恢复脊柱整体序列的平衡以实现生物力学稳定有助于活动良好的短期疗效。当患者伴有其他疾病或者骨质较差时,手术过程中应该更加小心。

（刘冰川　译　姬洪全　校）

参考文献

1. WHO. Assessment of fracture risk and its application to screening for postmenopausal osteoporosis. Report of a WHO study group;1994.
2. Cooper C, Atkinson EJ, Kotowicz M, O'Fallon WM, Melton LJ, 3rd. Secular trends in the incidence of postmenopausal vertebral fractures. *Calcif Tissue Int* 1992;51(2):100-4.
3. Reginster JY, Burlet N. Osteoporosis: a still increasing prevalence. *Bone* 2006;38(2 Suppl. 1):S4-9.
4. Melton LJ, 3rd, Chrischilles EA, Cooper C, Lane AW, Riggs BL. Perspective. How many women have osteoporosis? *J Bone Miner Res* 1992;7(9):1005-10.
5. Randell A, Sambrook PN, Nguyen TV, et al. Direct clinical and welfare costs of osteoporotic fractures in elderly men and women. *Osteoporos Int* 1995;5(6):427-32.
6. Center JR, Nguyen TV, Schneider D, Sambrook PN, Eisman JA. Mortality after all major types of osteoporotic fracture in men and women: an observational study. *Lancet* 1999;353(9156):878-82.
7. WHO. WHO scientific group on the assessment of osteoporosis at primary health care level. Brussels, Belgium: World Health Organization; 2004.
8. Cosman F, de Beur SJ, LeBoff MS, et al. Clinician's guide to prevention and treatment of osteoporosis. *Osteoporos Int* 2014;25(10):2359-81.
9. Qaseem A, Snow V, Shekelle P, Hopkins R, Jr, Forciea MA, Owens DK. Pharmacologic treatment of low bone density or osteoporosis to prevent fractures: a clinical practice guideline from the American College of Physicians. *Ann Intern Med* 2008;149(6):404-15.
10. Cauley JA, Robbins J, Chen Z, et al. Effects of estrogen plus progestin on risk of fracture and bone mineral density: the Women's Health Initiative randomized trial. *JAMA* 2003;290(13):1729-38.
11. Hulley S, Furberg C, Barrett-Connor E, et al. Noncardiovascular disease outcomes during 6.8 years of hormone therapy: Heart and Estrogen/progestin Replacement Study follow-up (HERS II). *JAMA* 2002;288(1):58-66.
12. Chesnut CH, 3rd, Silverman S, Andriano K, et al. A randomized trial of nasal spray salmon calcitonin in postmenopausal women with established osteoporosis: the prevent recurrence of osteoporotic fractures study. PROOF Study Group. *Am J Med* 2000;109(4):267-76.
13. Rizzoli R, Akesson K, Bouxsein M, et al. Subtrochanteric fractures after long-term treatment with bisphosphonates: a European Society on Clinical and Economic Aspects of Osteoporosis and Osteoarthritis, and International Osteoporosis Foundation Working Group Report. *Osteoporos Int* 2011;22(2):373-90.
14. McClung MR, Lewiecki EM, Cohen SB, et al. Denosumab in postmenopausal women with low bone mineral density. *N Engl J Med* 200623;354(8):821-31.
15. Ettinger B, Black DM, Mitlak BH, et al. Reduction of vertebral fracture risk in postmenopausal women with osteoporosis

treated with raloxifene: results from a 3-year randomized clinical trial. Multiple Outcomes of Raloxifene Evaluation (MORE) Investigators. *JAMA* 1999;282(7):637-45.

16. Meunier PJ, Roux C, Seeman E, et al. The effects of strontium ranelate on the risk of vertebral fracture in women with postmenopausal osteoporosis. *N Engl J Med* 2004;350(5):459-68.

17. Greenspan SL, Bone HG, Ettinger MP, et al. Effect of recombinant human parathyroid hormone (1-84) on vertebral fracture and bone mineral density in postmenopausal women with osteoporosis: a randomized trial. *Ann Intern Med* 2007;146(5):326-39.

18. Hagino H, Takano T, Fukunaga M, Shiraki M, Nakamura T, Matsumoto T. Eldecalcitol reduces the risk of severe vertebral fractures and improves the health-related quality of life in patients with osteoporosis. *J Bone Miner Metab* 2013;31(2):183-9.

19. Nakamura T, Takano T, Fukunaga M, Shiraki M, Matsumoto T. Eldecalcitol is more effective for the prevention of osteoporotic fractures than alfacalcidol. *J Bone Miner Metab* 2013;31(4):417-22.

20. Saito M, Grynpas MD, Burr DB, et al. Treatment with eldecalcitol positively affects mineralization, microdamage, and collagen crosslinks in primate bone. *Bone* 2015;73:8-15.

21. Cummings SR, Black DM, Rubin SM. Lifetime risks of hip, Colles', or vertebral fracture and coronary heart disease among white postmenopausal women. *Arch Intern Med* 1989;149(11):2445-8.

22. Felsenberg D, Silman AJ, Lunt M, et al. Incidence of vertebral fracture in Europe: results from the European Prospective Osteoporosis Study (EPOS). *J Bone Miner Res* 2002;17(4):716-24.

23. Melton LJ, 3rd, Atkinson EJ, Cooper C, O'Fallon WM, Riggs BL. Vertebral fractures predict subsequent fractures. *Osteoporos Int* 1999;10(3):214-21.

24. Ross PD, Genant HK, Davis JW, Miller PD, Wasnich RD. Predicting vertebral fracture incidence from prevalent fractures and bone density among non-black, osteoporotic women. *Osteoporos Int* 1993;3(3):120-6.

25. Harrison RA, Siminoski K, Vethanayagam D, Majumdar SR. Osteoporosis-related kyphosis and impairments in pulmonary function: a systematic review. *J Bone Miner Res* 2007;22(3):447-57.

26. Schlaich C, Minne HW, Bruckner T, et al. Reduced pulmonary function in patients with spinal osteoporotic fractures. *Osteoporos Int* 1998;8(3):261-7.

27. Yamaguchi T, Sugimoto T, Yamada H, et al. The presence and severity of vertebral fractures is associated with the presence of esophageal hiatal hernia in postmenopausal women. *Osteoporos Int* 2002;13(4):331-6.

28. Yamaguchi T, Sugimoto T, Yamauchi M, Matsumori Y, Tsutsumi M, Chihara K. Multiple vertebral fractures are associated with refractory reflux esophagitis in postmenopausal women. *J Bone Miner Metab* 2005;23(1):36-40.

29. Silverman SL, Minshall ME, Shen W, Harper KD, Xie S. The relationship of health-related quality of life to prevalent and incident vertebral fractures in postmenopausal women with osteoporosis: results from the Multiple Outcomes of Raloxifene Evaluation Study. *Arthritis Rheum* 2001;44(11):2611-9.

30. Ito Z, Harada A, Matsui Y, et al. Can you diagnose for vertebral fracture correctly by plain X-ray? *Osteoporos Int* 2006;17(11):1584-91.

31. Genant HK, Wu CY, van Kuijk C, Nevitt MC. Vertebral fracture assessment using a semiquantitative technique. *J Bone Miner Res* 1993;8(9):1137-48.

32. Kanchiku T, Imajo Y, Suzuki H, Yoshida Y, Taguchi T. Usefulness of an early MRI-based classification system for predicting vertebral collapse and pseudoarthrosis after osteoporotic vertebral fractures. *J Spinal Disord Tech* 2014;27(2):E61-5.

33. Toyone T, Tanaka T, Wada Y, et al. Changes in vertebral wedging rate between supine and standing position and its association with back pain: a prospective study in patients with osteoporotic vertebral compression fractures. *Spine (Phila Pa 1976)* 2006;31(25):2963-6.

34. Schwab F, Lafage V, Patel A, Farcy JP. Sagittal plane considerations and the pelvis in the adult patient. *Spine (Phila Pa 1976)* 2009;34(17):1828-33.

35. Hoshino M, Tsujio T, Terai H, et al. Impact of initial conservative treatment interventions on the outcomes of patients with osteoporotic vertebral fractures. *Spine (Phila Pa 1976)* 2013;38(11):E641-8.

36. Kallmes DF, Comstock BA, Heagerty PJ, et al. A randomized trial of vertebroplasty for osteoporotic spinal fractures. *N Engl J Med* 2009;361(6):569-79.

37. Klazen CA, Lohle PN, de Vries J, et al. Vertebroplasty versus conservative treatment in acute osteoporotic vertebral compression fractures (Vertos II): an open-label randomised trial. *Lancet* 2010;376(9746):1085-92.

38. Ma X, Xing D, Ma J, et al. Risk factors for new vertebral compression fractures after percutaneous vertebroplasty: qualitative evidence synthesized from a systematic review. *Spine (Phila Pa 1976)* 2013;38(12):E713.

39. Kaufmann TJ, Trout AT, Kallmes DF. The effects of cement volume on clinical outcomes of percutaneous vertebroplasty. *Am J Neuroradiol* 2006;27(9):1933-7.

40. Wardlaw D, Cummings SR, Van Meirhaeghe J, et al. Efficacy and safety of balloon kyphoplasty compared with non-surgical care for vertebral compression fracture (FREE): a randomised controlled trial. *Lancet* 2009;373(9668):1016-24.

41. Lieberman IH, Dudeney S, Reinhardt MK, Bell G. Initial outcome and efficacy of "kyphoplasty" in the treatment of painful osteoporotic vertebral compression fractures. *Spine (Phila Pa 1976)* 2001;26(14):1631-8.

42. Svedbom A, Alvares L, Cooper C, Marsh D, Strom O. Balloon kyphoplasty compared to vertebroplasty and nonsurgical management in patients hospitalised with acute osteoporotic vertebral compression fracture: a UK cost-effectiveness analysis. *Osteoporos Int* 2013;24(1):355-67.

43. Dohm M, Black CM, Dacre A, Tillman JB, Fueredi G. A randomized trial comparing balloon kyphoplasty and vertebroplasty for vertebral compression fractures due to osteoporosis. *Am J Neuroradiol* 2014;35(12):2227-36.

44. Song D, Meng B, Gan M, et al. The incidence of secondary vertebral fracture of vertebral augmentation techniques versus conservative treatment for painful osteoporotic vertebral fractures: a systematic review and meta-analysis. Acta Radiol 2014 [Epub ahead of print].

45. Kamano H, Hiwatashi A, Kobayashi N, et al. New vertebral compression fractures after prophylactic vertebroplasty in osteoporotic patients. *Am J Roentgenol* 2011;197(2):451-6.

46. Roussouly P, Gollogly S, Berthonnaud E, Dimnet J. Classification of the normal variation in the sagittal alignment of the human lumbar spine and pelvis in the standing position. *Spine (Phila Pa 1976)* 2005;30(3):346-53.

47. Kim WJ, Lee ES, Jeon SH, Yalug I. Correction of osteoporotic fracture deformities with global sagittal imbalance. *Clin Orthop Relat Res* 2006;443:75-93.

48. Sudo H, Ito M, Kaneda K, et al. Anterior decompression and strut graft versus posterior decompression and pedicle screw fixation with vertebroplasty for osteoporotic thoracolumbar vertebral collapse with neurologic deficits. *Spine J* 2013;13(12):1726-32.

49. Higashino K, Katoh S, Sairyo K, et al. Pseudoaneurysm of the thoracoabdominal aorta caused by a severe migration of an anterior spinal device. *Spine J* 2008;8(4):696-9.

50. Saita K, Hoshino Y, Kikkawa I, Nakamura H. Posterior spinal shortening for paraplegia after vertebral collapse caused by osteoporosis. *Spine (Phila Pa 1976)* 2000;25(21):2832-5.

51. Suk SI, Kim JH, Lee SM, Chung ER, Lee JH. Anterior-posterior surgery versus posterior closing wedge osteotomy in posttraumatic kyphosis with neurologic compromised osteoporotic fracture. *Spine (Phila Pa 1976)* 2003;28(18):2170-5.

52. Soshi S, Shiba R, Kondo H, Murota K. An experimental study on transpedicular screw fixation in relation to osteoporosis of the lumbar spine. *Spine (Phila Pa 1976)* 1991;16(11):1335-41.

53. Hamasaki T, Tanaka N, Kim J, Okada M, Ochi M, Hutton WC. Pedicle screw augmentation with polyethylene tape: a biomechanical study in the osteoporotic thoracolumbar spine. *J Spinal Disord Tech* 2010;23(2):127-32.

54. Santoni BG, Hynes RA, McGilvray KC, ct al. Cortical bone trajectory for lumbar pedicle screws. *Spine J* 2009;9(5):366-73.

55. Kim KH, Lee SH, Lee DY, Shim CS, Maeng DH. Anterior bone cement augmentation in anterior lumbar interbody fusion and percutaneous pedicle screw fixation in patients with osteoporosis. *J Neurosurg Spine* 2010;12(5):525-32.

56. Gu Y, Zhang F, Jiang X, Jia L, McGuire R. Minimally invasive pedicle screw fixation combined with percutaneous vertebroplasty in the surgical treatment of thoracolumbar osteoporosis fracture. *J Neurosurg Spine* 2013;18(6):634-40.

第19章　脊柱感染引起的骨折及损伤

Maximilian Keil, Lukas Szczerba, Rainer Abel

学习目标

本章学习完成后,你将能够:

- 脊柱感染引起的脊髓损伤的特殊性;
- 讨论引起脊柱感染的多种病理生理机制;
- 能够为鉴别多种原因引起的脊柱感染制定诊疗策略;
- 明确组织活检与药敏实验在诊断脊柱感染中的重要作用;
- 诊断多种类型造成的脊柱感染制定经验性诊疗方法;
- 为多种类型的脊柱感染提供可行的诊疗方案。

引言

脊柱感染不仅影响椎体结构及其完整性,也同时对神经结构造成影响。由于它们发生在距离脊髓很近的位置,感染引起脊髓损伤的风险很大。

感染性病变的命名大多数都以感染部位为开头,例如椎间盘炎、椎体骨髓炎或硬膜外脓肿。这些名称有时候会造成误解,因为在许多情况下感染不只会局限在一个部位。例如,对于硬膜外脓肿只进行简单排脓,而没有进行感染椎间盘的切除,则术后疗效非常短暂。而且,疾病的发生与进展情况并不能完全反映出疾病发生的位置。为了囊括所有相关的条目,在接下来的文章中将用“脊柱感染”这个词来概括说明。

人们对于脊柱感染的认知已经很久了。早在1772年,Percivall Pott教授就发表了一篇关于“结核性脊柱炎”的文章,介绍了这种病表现出椎体破坏、脓肿形成、下身麻痹的三联征特点[1]。法国医生Lannelongue于1876年首次进行了脊柱化脓性骨髓炎的报道[2],随后在1929年Wilensky也进行了相关的报道[3]。Kulowski在1936年给予了关于此病更详细的描述及更多的病例报道[4]。

尽管人们对于脊柱感染的认识已经持续了很多年,但选择出最恰当的治疗方案仍很困难。应用手术或保守方法治疗成功的案例,直到过去的几十年才出现。

流行病学特点

在1975年,Ross和Fleming[5]提出了这样的观点:“椎体骨髓炎并不容易一眼识别,也不是非常罕见,但其诊断对于临床医生来说是一项挑战。”

在欧洲以及北美地区,每年脊柱感染的发生率为1/250 000~1/200 000[6,7],是一种比较罕见的疾病。然而,脊柱感染缺损一种非常严重的疾病,死亡率达5%。那些幸存的患者往往是需要长时间住院以应对各种并发症的发生。严重的感染性并发症患者往往需要住进重症监护室继续治疗。

由于疾病的发病初期无特异性神经症状,脊柱感染的确诊往往需要很长时间,在许多情况下甚至需要几个月的时间[8]。在最近几年里,对于脊柱感染的诊断并没有更多更好的临床证据出现[9-11]。最近的研究数据表明,脊柱的化脓性感染约占全身骨骼感染的2%~4%,占血源散播性感染的8%~16%[12,13]。对于结核病患者,脊柱受到感染的概率高达60%[14]。

脊柱感染概率的上升的一个可能原因是免疫低下或免疫抑制的患者在逐渐增多。越来越多的患者接受免疫系统“调节”治疗,包括可的松类激素或生物制剂等。这些患者可以在一方面脱离生命危险,却又同时遭受了多种伤害。这些治疗中的许多都会增加医源性感染的概率,并且会明显降低患者的免疫防御能力。并且,老年患者受影响的程度更大。

总而言之,易感人群的增多以及对疾病诊断能力的增强,尤其是 MRI 应用范围越来越广泛,都使得脊柱感染的临床诊断率不断提高(图 19.1、19.2a,b)[15]。

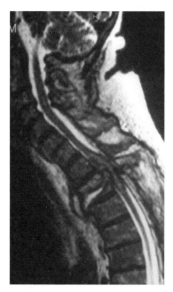

图 19.1　一位 83 岁老年患者的 T_3/T_4 椎间盘炎的 MRI 图像。患者感觉疼痛,T_4 水平面以下不全瘫,并伴有全身感染的症状。患者在做完 MRI 检查后情况很不稳定,并在几小时后去世

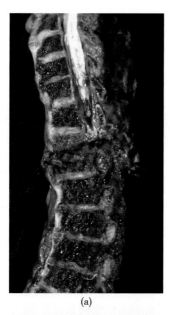

(a)

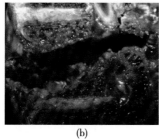

(b)

图 19.2　(a 和 b)患者上胸段椎体感染灶的活检结果,图片显示由于感染造成的巨大椎体缺损引起了患者的不稳定

记忆要点

- 脊柱感染虽仍属于少见病,但其发生率有上升的趋势。这种结果的出现有可能与敏感度更高的诊断方法和免疫系统受到影响的患者逐渐增多有关(例如:人类免疫缺陷病毒,免疫抑制剂的广泛应用)。

- 缺乏典型的症状表现往往造成诊断的耽搁。

病原学

脊柱感染可以分为感染化脓性(通过脓液标记)或肉芽肿性(慢性炎症造成的肉芽肿性包块或结节)。感染病原体主要包括细菌、真菌以及寄生虫等[8]。

由于脊柱得到软组织的良好覆盖而避免了直接感染,包括感染源在内(排除医源性感染),脊柱感染往往通过内源性血性传播。

在工业化国家里,化脓性细菌是造成脊柱感染的主要原因。在众多文献报道中,葡萄球菌属,特别是金黄色葡萄球菌,是脊柱感染最重要的感染原[16-18]。肠道菌属,包括大肠杆菌、变形杆菌、克雷伯杆菌、肠球菌、肠杆菌属以及链球菌属也是常见的病原因素。假单胞球菌属被认为是有过静脉药物滥用既往史的患者发生脊柱感染的常见病原因素[19]。感染途径包括尿道、皮肤以及软组织,或者是感染性心内膜炎[15]。

在发展中国家中,分枝杆菌是造成脊柱感染的主要原因。在这些地区中,结核分枝杆菌成为最主要的病原因素,其约占所有脊柱感染的 65%。除了肺部,脊柱是结核杆菌发病的主要部位之一[9,20]。与化脓性椎间盘炎不同的是,脊柱的结核杆菌感染更容易发生在小孩和年轻人身上,并且和贫穷有很大关系。艾滋病患者机会性感染的情况很常见[21]。脊柱感染通常会造成严重的脊柱畸形。

在欧洲国家,脊柱结核的发病率在很长一段时间内一直下降[22]。在最近几年中,脊柱结核的诊断率再次上升,特别是对于那些从结核病高发区转移至欧洲国家的人群。非典型性分枝杆菌感染的发病率也有所提高,这可能与艾滋病感染有关[11]。

真菌感染相对比较少见,其主要出现在免疫系统受到抑制、静脉滥用药物史或者是接受了广谱抗生素

治疗的人群中[23]。大多数的文献报道只说明了单一因素[23-25]。然而，当完善了组织活检仍未发现致病细菌时，应考虑真菌感染的可能。

寄生虫造成的脊柱感染也有发生，例如细粒棘球绦虫就可以成为感染因素之一。免疫力低下也是发生这种感染的重要原因。但这种感染即使是在疾病高发区也实属罕见[10, 26]。

在发展中国家里，包括中东地区及地中海沿海地区，脊柱感染通常由在此流行的布鲁氏菌引起。在这些国家中，布鲁氏菌是一种最常见的动物源传播疾病[27]，当与被感染的动物或其他物品接触后可感染此病[28]。布鲁氏菌感染患者中脊柱感染的患病率达6%~12%[9, 29]。

记忆要点

- 细菌、真菌以及寄生虫均可以造成化脓性或肉芽肿性感染，这些感染通常由血行散播引起。
- 在西方国家中，主要的感染情况是化脓性感染。而结核杆菌是发展中国家脊柱感染最重要的感染源。布鲁氏菌感染主要发生在疾病高发区由动物传播。
- 真菌感染及寄生虫感染相对少见，但对于免疫抑制患者及静脉药物滥用的患者应纳入考虑范围。

发病机制

感染通常是通过血液循环进行内源性传播。对于成年人来说，血运丰富的椎体终板部分是首选会受到感染的，其次的感染来源是椎间盘的感染病灶的蔓延。相邻的椎体也会受到感染的影响。超过一节间盘的感染，尤其是当感染发生在脊柱的不同部位时，据报道占所有感染病例的20%[30]。超过两节椎体的跳跃性损伤或感染主要发生在脊柱结核中[21]。

脊柱感染的病程可因患者年龄的不同表现各异。在成年人中，由于椎间盘中存在血流循环而造成了感染情况的加重。并且，据报道椎体内弯曲的血管也是造成细菌栓子停留的重要原因。这些感染坏死的病灶成为了椎体发生感染的"原始种子"[13, 15, 31, 32]。

对于儿童来说，椎间盘内的血运也十分丰富。致病原经由血管渗出至椎间盘。由于儿童椎体内的血管广泛汇合，由细菌栓子造成的感染相对少见。因此，儿童发生脊柱感染时常常表现为单节段的椎间盘炎症，并不会累及骨质结构。

对于所有年龄段的患者来说，尤其是那些免疫系统受到破坏的人而言，感染都可能蔓延至脊髓并引起硬膜外脓肿。脓肿一旦形成就会产生压力并影响供给脊髓的血运。但硬膜囊或髓内的脓肿相对罕见。

直接与病原体接触造成的感染大部分是医源性的。脊柱麻醉、手术或椎间盘造影术都是造成感染的因素。这些原因造成的脊柱感染，也包括那些由直接创伤因素引起的感染（例如枪伤或刀伤）是与上述原因造成的感染相区别的。通常情况下，患者不会受到免疫力低下所造成困扰，而关节面会受到感染的影响，但软组织通常受到的影响较大。

硬膜外脓肿及被感染椎体塌陷所引起的脊髓损伤是严重且难处理的并发症。

记忆要点

- 由于大部分情况下感染通过血运进行传播，骨髓常常成为疾病的首发部位。并且两个相邻的椎体可能会共同受到感染的影响。
- 脊柱跳跃式感染及多阶段共同感染的存在可能的。
- 儿童感染及医源性感染的表现会有所不同。

症状

脊柱感染通常没有典型的首发症状。一些感染患者表现出弥散性的背部或颈部疼痛，或者是卧床休息时也会感到浑身酸软无力。尽管目前仍存在争议，但发热似乎不是感染性椎间盘炎症的主要症状[17, 33]。脊柱结核可能会引起夜间盗汗及午后体温升高[21]。

由于缺乏典型的临床症状，脊柱感染从发生到诊断的过程往往有延误，延误时间可达到4个月左右[11]。

神经功能性缺陷的诊断及判别也会受到忽视。脊柱感染的患者虚弱无力，卧床不起，并会继发尿管留置相关并发症。在这个过程中，发现患者的不适及活动障碍是由于神经功能损害所引起的这一事实又要花费一段时间。

发病诱因

化脓性脊柱感染的发病诱因与其他感染性疾病的诱因基本相同。除年龄(超过 50 岁)外,免疫系统低下所造成的相关疾病,例如糖尿病、肝肾功能不全、心肺疾病及恶性肿瘤等疾病[19,34],也都是常见的诱因。此外,患者大量激素应用、摄入酒精,以及药物滥用的病史也是重要的发病诱因[35],男性人群也相对更容易感染[17,19,34]。

脊柱结核主要影响发展中国家社会阶层较低的人群,而在西方国家中相对少见。在这些国家中,艾滋病通常是感染结核的重要因素[21]。

脊柱布鲁氏菌感染通常会影响流行地区的老年患者[15]。并且也有人研究过这种疾病的遗传易感因素,报道了等位基因 *HLA-B39* 的表达可能与其有关[36]。

诊断——影像学

传统的 X 线片检查对于脊柱感染初期的诊断似乎意义不大。骨破坏所表现出的椎板模糊不清的影像特征只有在疾病进一步发展后才能表现出来。椎间高度的丢失也不是典型表现,它也同样出现在脊柱退行性病变中[37]。然而,如果是为手术做准备,双截面的 X 线片检查是必不可少的,因为 X 线片可以协助在手术过程中判定受损椎体的节段。

CT 检查的敏感度相对更高,但仍不能完全明确诊断。对于存在严重间盘退变的老年患者来说,CT 检查可能会忽视脊柱感染。并且,CT 检查对于软组织损伤及椎管内的感染灶不十分敏感。然而,对于携带心脏起搏器的患者来说,CT 可能是其能接受的最恰当的检查。

MRI 检查可以作为诊断脊柱感染的标准检查[30]。它具有 92% 的诊断敏感度及 83% 的诊断特异度[38]。Ledermann 等研究了所有接受 MRI 检查中 98% 的患者的椎旁及硬膜外组织结构,并且进行椎间盘增强造影的患者达 93%[37]。

感染性脊柱感染的病灶在 MRI 检查的 T2 加权图像上表现出高信号(白色图像)。硬膜外脓肿同样在 T2 加权图像上表现出高信号[30]。一旦脓肿形成,脓肿边缘因对比剂所引起的增强效果很明显。

到目前为止,MRI 检查被视为脊柱炎影像学诊断的"金标准"。它不仅可以显示出脊柱损伤情况及损伤对脊髓和软组织的影响情况,还能够使炎症与肿瘤区别开来。大多数的脊柱肿瘤及转移瘤损害也会在 T2 加权图像上表现出高信号,但通常情况下不会影响椎间盘[26]。在 MRI 检查的 T2 加权图像上表现出高信号的肿瘤包括浆细胞瘤以及其他像软骨肉瘤、脊索瘤或尤文肉瘤等比较罕见的脊柱肿瘤[14]。

如果可行,作者推荐对于可疑脊柱感染的患者行 MRI 检查。由于脊柱感染可能影响的不仅仅只是脊柱的一个部位,比如脊柱结核就常常会出现跳跃性损伤,全脊柱 MRI 检查有时候是非常必要的[21,30]。

诊断——实验室检查

实验室检查的目的有两个:首先,它是明确感染的重要手段,并且可以协助判断感染的严重程度及身体对感染的反应情况。并且,病原微生物检查有助于明确感染的类型及发病机制。实验室检查也同样是监测治疗是否有效的重要参考指标。

血生化检查的基本项目,例如白细胞计数、红细胞沉降率、C 反应蛋白、降钙素原等都是对所有炎症反应都敏感的指标,但并不针对某一种特异性感染。患有风湿性关节炎的患者并接受较大剂量的激素治疗,而且还伴有背部疼痛及 MRI 图像可观察到的脊柱感染是其中的一个说明[39]。

另一个可能造成干扰的因素是患者应用过抗生素。由于药物对于脊柱感染病灶的局部作用,实验室检查的结果所起到的诊断意义减弱。在我们看来,衡量好白细胞数、C 反应蛋白、MRI 的影像学表现及临床的数据可以为判断疾病的进展提供最好的参考。

大约在 15 年前,降钙素原检查成为常规血生化检查并有望成为区分化脓性病变与其他炎症反应的重要参考指标。但目前看来,其特异性并没有想象中那样明显。当发生炎症反应时,降钙素原水平的变化要比 C 反应蛋白的变化更早,但其对于化脓性感染的特异性并没有明显强于 C 反应蛋白[40]。

细胞激素(例如白细胞介素 -6)的应用也同样被认为是一种化脓感染的标记检查手段,但这些手段的应用仍缺乏足够的数据来指导其临床应用[41]。

这里我们还有两个不得不提的实验室分析发现。对于那些因肾功能不全需要透析的患者来说,C 反应蛋白的水平应该引起更多的重视,因为透析会在很大程度上影响到血液的生化指标。C 反应蛋白的值通常会在透析后降低,但这与化脓感染的程度没有必然联系。而且,在脊柱感染接受一段时间的治疗之后,机体逐渐失去了反应的能力,这导致监测感染的血生化指标保持在正常范围内,而炎症反应可能在持续加重[42]。

其他的血生化指标,例如肌酐、肾小球滤过率、纤维蛋白、血小板计数等对于大体上评估机体对炎症的反应以及感染的程度都很重要。这些指标对于监测治疗的有效性及指导抗生素的种类和计量都很有意义。

找到感染病原体及其敏感药物十分重要,可以用来做微生物检验的样本包括血培养、针吸组织活检以及手术活检等。

血培养不仅方便且费用低,应用其进行检验应该越早越好,并且在化脓感染反应期,如体温升高阶段,尤其敏感。当患者不会接受手术治疗时,应首先选择经皮穿刺对感染病灶进行活检。CT 引导下进行的针吸组织活检的意义仍然存在争论,并且如果麻醉不足患者会非常疼痛。一项最近的研究表明[43],针吸组织活检有利于鉴别脊柱的化脓性病变与肿瘤性病变,但是培养结果只在约 40% 的检验中呈现阳性。

如果能通过手术取下组织并进行活检将会取得最佳的诊断效果。为了能更准确地分离出病原体,在手术之前最好停用抗生素。由于脊柱感染需要及时处理,特别是在已经出现脊髓损伤症状的情况下,手术治疗应该成为首选。如果可能应该暂缓应用抗生素治疗,直到手术能成功取到培养标本。对于那些在还没有培养出病原体之前就已经应用抗生素的情况,如果患者的一般状况相对稳定,抗生素应该在手术前停掉。

通过微生物培养以辨别病原体不仅取决于培养前的抗生素治疗,也取决于获取培养标本的途径及方法。棉棒取标本结果通常较差。最好通过无菌容器或培养液将感染组织的标本送至实验室,具体应取决于实验室对样本处理的要求。如果可能,应该取多个样本以供培养。感染的脓液可以装在血培养皿中[44]。在样本转运的过程中,应避免时间过长及温度变化。

不能过分强调病原体对于抗生素的敏感程度。细菌在培养液中种植并接受抗生素的敏感度检验是标准程序,但这个过程需要消耗很长时间且可能没有结果,例如在取得标本之前就已接受抗生素的治疗的情况。

一些新的技术,像基质辅助激光解吸电离飞行时间质谱(MALDI-TOF MS)逐渐发展起来[45],并可以协助确定病原体的类型,但对治疗并没有特异敏感性。

另一项新发展起来的技术是宽范围 16S-rDNA 聚合酶链反应,据报道这项技术具有很高的敏感度并且能与病理活检结果一致[15]。尽管多方努力,但报道称其失败率达到 25%,可能会对病原体的确定产生影响[17,34]。

标本的组织学检验进一步完善了检验手段。化脓感染位点有助于判别化脓菌、真菌或者是肉芽肿性感染。肿瘤也能通过这种方法辨识处理,而肿瘤性感染也可以得到辨认[15]。

> **记忆要点**
>
> - 白细胞计数、血沉、C 反应蛋白、降钙素原检测都是相关的血生化检查手段,但并没有决定特异性。例如:接受过抗生素治疗及免疫系统缺陷的患者这些指标也会发生变化。
> - 确定感染原及其敏感抗生素对于有效的治疗非常有帮助。

治疗

尽管关于脊柱感染的特征已经有多年认识,但其治疗方法仍然存在争议。在有效的抗生素治疗出现之前,严重的脊柱感染往往是致命的,死亡率达到90%。随着有效的抗生素逐渐发展,脊柱感染的保守治疗效果不断改善,但患者仍需要长达几个月的卧床治疗。随着可以清除感染灶的手术、椎体前缘重建,以及稳定的内固定技术不断发展,通过手术治疗脊柱感染越来越成为可能。

抗生素治疗

临床的治疗标准必须与实际情况相符合。特别是必须将像结核感染的这些特殊情况纳入考虑范围。并且,病原菌的耐药程度,如耐甲氧西林金黄色葡萄球菌,以及手术治疗的可能性都应该考虑在内。必须再取得标本以明确诊断的重要性与化脓感染需要紧急治疗的严重程度之间进行权衡。不论什么时候,都应该完成血培养,发热过程中这一点尤其重要。

如果化脓性脊柱炎仍存在手术治疗的可能,手术应该安排在给予抗生素治疗之前尽快完成。这就将通过手术取下来的标本培养出病原菌的可能性大大提高[34]。如果患者的情况不适合手术或者手术需要推迟一段时间,应该尽早开始经验性抗生素治疗。

关于化脓性脊柱炎的抗生素治疗仍存在争议。目前并没有足够的证据能为抗生素的选择提供参考。应用能够覆盖金黄色葡萄球菌及革兰氏阴性菌的抗生素似乎比较敏感[15]。所应用的药物必须具有较强的股渗透能力。Fleege 等推荐环丙沙星与克林霉素的联合应用及头孢噻肟与氟氯西林的联合应用[46]。如果化脓性感染比较严重,美罗培南与万古霉素或者美罗培南与利奈唑胺的联合应用也值得推荐。具体的治疗方案应该根据细菌培养结果随时调整[47]。

关于抗生素治疗的持续时间及其给药方式,肠外给药还是经口给药也是存在争论的问题[15,17]。可以遵循的抗生素需要长时间静脉给药的理念是基于抗生素在感染病灶处浓度的假设,尤其是对于坏死性感染来说,有时足量的血药浓度仍不能达到治疗要求。通过静脉给药方式观察到的药物浓度峰值更高,有利于药物在病灶更高浓度地聚集。但持续静脉给药是否真的有必要,仍需要进一步证实[48]。

在一项多中心的研究中,抗生素应用的持续时间平均为14周。肠外应用抗生素的推荐时间为3~8周[49]。一些研究人员还建议在手术时应该在病灶局部应用抗生素治疗[46]。

根据世界卫生组织及美国国家指南的推荐,脊柱结核的治疗需要更久的药物治疗时间[50,51]。

由于脊柱结核感染目前是发展中国家发生率最高的脊柱感染,经验性治疗应用抗生素需要对结核杆菌有效果。在治疗初期,应该联合应用异烟肼、利福平、吡嗪酰胺及乙胺丁醇至少2个月,接下来联合应用异烟肼和利福平4个月。世界卫生组织推荐的脊柱结核的治疗周期为9个月[51],此外,治疗周期延续至12~24个月也值得推荐[21]。儿童的治疗方案基本相同,像链霉素和乙胺丁醇等对儿童有毒性的药物应谨慎应用,并且应该在儿科医师的指导下应用[52]。

脊柱的布鲁氏菌感染可以通过多西环素并联合链霉素或利福平来治疗。治疗周期也应该持续较长时间[53]。脊柱的真菌感染可以应用氟康唑、两性霉素 B 及伏立康唑来治疗,治疗周期也要适当延长[25]。

记忆要点

- 经验性应用抗生素治疗应该根据感染部位的常见致病菌来确定。发展中国家常见结核杆菌,在西方国家则以葡萄球菌属的化脓性感染常见。
- 抗生素的应用应该根据致病菌的药敏实验结果随时调整。
- 除了那些只需要短时期保守治疗或需要立即手术治疗的情况,长时间应用抗生素治疗都是必不可少的(化脓性感染应用6~12个月,结核杆菌感染应用12~24个月)。
- 术中在病灶局部应用抗生素是一种可供选择的治疗手段。

保守治疗

保守治疗曾一度是脊柱感染的唯一治疗选择[54]。手术治疗也曾经被认为对于单节段单纯行后路减压而不行内固定的疗效并不令人满意。手术甚至有可能破坏椎体的稳定性及平衡性。推荐的保守治疗方案包括长时间应用抗生素治疗、卧床休息以及减少活动等。

在印度，Tuli 等于 1960 年提出了所谓的"中间路线"手段来治疗脊柱结核感染[55]。这种治疗方式是将应用抗结核药物与在硬板床上休息治疗结合在一起。对于儿童来说，他们推荐应用"石膏床"来治疗。多种维生素及补血药可以作为辅助支持治疗来应用，并且强烈建议摄入高蛋白饮食。治疗效果的监测指标包括影像学证据的控制以及血沉指标的控制。一般情况下可以在 6~9 个月后下床活动，但活动时需要带脊柱外支撑。Tuli 也同样报道了对于 6% 的无神经损害的患者来说缺乏绝对的手术指征，并且 60% 的患者不存在截瘫的情况。

在什么情况下截瘫患者需要在硬板床上休养，甚至是在石膏床上休养几个月，仍然是引起广泛讨论的问题。长期卧床确实会增加褥疮的风险，而且对于截瘫患者来说恢复其功能锻炼很重要，治疗允许的情况下，可以适当减少卧床时间。

然而，有很多情况是非手术治疗是最好的方案或者是患者的唯一可选方案。如果可能，卧床休养时间可适当缩短，并且应该尽快应用外固定支撑脊柱。应用抗生素治疗的原则应参考上述结论。保守治疗可能会导致后凸畸形及假关节形成，并且也可能会导致患者的慢性腰背部疼痛[13,56]。

根据我们自己的临床经验来说，治疗并没有捷径可选。短时间应用抗生素、过早进行功能锻炼且不应用外固定装置支撑脊柱，都会造成许多并发症，并且临床疗效并不理想[34]。

> **记忆要点**
>
> - 保守治疗方法除了抗生素治疗以外，还包括制动及卧床休养。
> - 对于截瘫患者来说，功能康复锻炼很重要，卧床时间可以视情况适当减少。
> - 如果可以下床活动，需要带外固定支具以支撑脊柱。

手术治疗

在患者一般情况允许的情况下，更加积极地行脊柱感染椎体切除，并同时行椎体稳定内固定手术是值得推荐的。任何对脊髓造成压迫的感染病灶及结节都应该剔除。特别是对那些已经出现了神经损害症状的患者来说尤为重要[11,17]。针对脊柱感染的手术方式已经被应用很久[16,57,58]。

曾经的避免外来置入体置入感染组织的"原则"好像并不适用了[59]。现在由钛或钽材料制成的内置物很常见，它们不仅可以防止细菌膜在其表面生长，并且有抗菌的作用。

能够积极地做感染组织的剔除及清理炎症反应部位的细菌生长点是手术治疗的优势。这同样也会增强抗生素治疗的效果。并且，避免感染部位的活动甚至是微活动是治疗成功的关键，限制活动一直是骨髓炎治疗的重要组成部分[60]。

对感染椎体进行手术内固定可以恢复脊柱畸形，并且可以明显降低患者术后发生慢性腰背部疼痛的风险。保守治疗的患者中有接近 65% 的患者会发生慢性腰背部疼痛，但接受手术内固定患者的慢性腰背部疼痛概率仅为 26%[17]。

由于感染主要影响椎体前柱，手术治疗要尽量清理椎体前柱的破坏并且完成前柱重建，这样可以保证脊柱的稳定性且有利于患者的早期活动。

有多种手术方案可供参考。单纯的前路手术通常适用于脊柱内感染仅局限在椎体前缘至后纵韧带之间，而感染并没有侵及至关节突及后方的软组织结构的情况。在这种情况下，钛网或是置入内置物都可以用于破坏椎体切除后的前柱重建。操作过程中要注意，如果椎体并没有完全切除，需要将钛网及相邻椎间盘之间留有足够的骨结构。在切除术后椎体体积至少要保留 1/3[61]。

钛材料内置物的应用被证实是安全可靠的[34]。在少数研究中，三层骨移植的手术方法很受欢迎，术后能达到 96% 的融合率[18]。

但三层骨移植的缺点在于，脊柱形态矫正后发生再次畸形的概率相比于应用钛网融合高很多[62]。术中在局部应用抗生素的疗效仍受到广泛讨论（图 19.3）[46]。

可供选择的手术入路——特别是针对 L_5S_1 节段及多节段的情况——包括后路经椎间孔或后外侧入路来切除间盘及感染的前柱结构。侧后方入路在胸椎应该谨慎应用，因为在术中很容易损伤脊髓。当后方入路并同时伴有关节突移位时，后方内固定是非常必要的[16]。

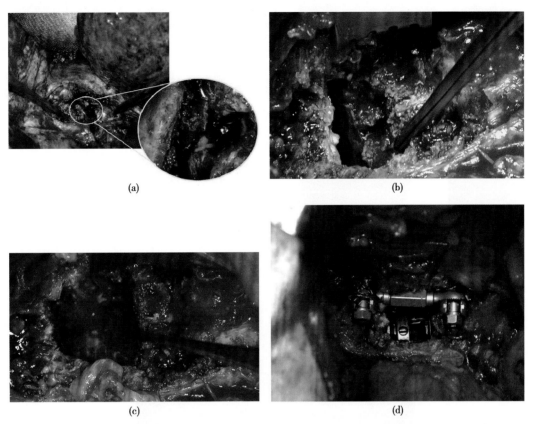

(a)　　　　　　　　　　　　　　　　　(b)

(c)　　　　　　　　　　　　　　　　　(d)

图 19.3　（a）L$_2$ 与 L$_3$ 之间感染间盘的手术部位。注意从椎体内感染灶流出的脓液，这表明感染有可能是由金黄色葡萄球菌造成（微生物培养结果已证实）。（b）椎体剔除术前的感染病灶缺损。（c）椎体剔除术后的感染病灶缺损。（d）应用扩张钛网及锁角螺钉重建系统对椎体前柱进行重建。并没有放置后方内固定。患者接受了 6 周的静脉抗生素及 6 周的口服抗生素治疗。治疗后患者疼痛感觉消失并且没有出现感染复发的征象（末次随访时间为术后 3 年）

在不切除感染组织的情况下就行内固定手术是不恰当的选择，尤其是对于那些椎体前柱存在破坏的患者。但不幸的是，这样的手术操作的情况非常常见，并且有很多单独切除椎板而未做内固定处理的情况。例如：不通过椎弓根内固定而进行减压的手术是相对禁忌的[35]。这会造成感染控制不佳及翻修手术的概率增加，同时也会提高术后并发症的发生率。

尽管对于脊柱的结核杆菌感染及布鲁氏菌感染来说，当不存在神经损害症状时可选择保守治疗，但对于出现急性瘫痪的患者行脊柱的减压内固定手术仍然是值得推荐的。手术干预对于脊柱多节段结核感染的患者也可以取得满意的疗效（图 19.4）[63]。

记忆要点

- 手术治疗应该将感染椎体切除及内固定结合起来。
- 钛材料内置物被证实是安全可靠的，并且具有抑制细菌的特性。
- 手术对于缓解慢性疼痛及矫正脊柱畸形的疗效可靠。
- 手术内固定有助于患者的早期活动及截瘫患者的功能恢复。

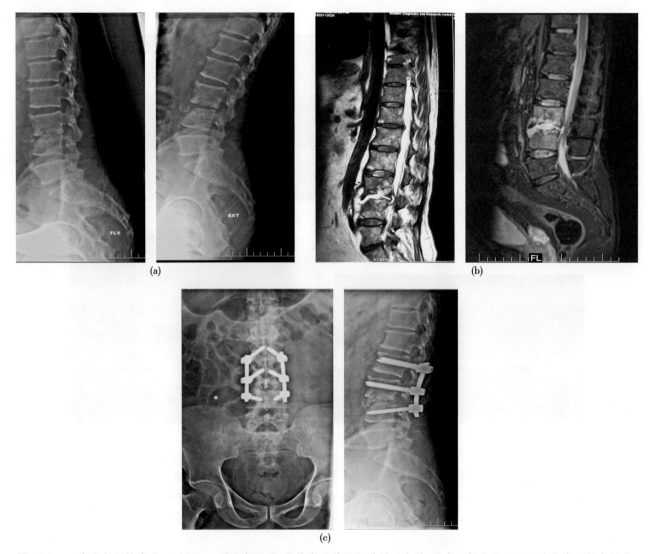

图 19.4　65 岁老年男性患者,双侧 L_5~S_1 神经根压迫,症状出现并逐渐进展 6 个月,造成了损伤平面以下的截瘫且行走困难。无二便功能异常。(a)腰椎侧位 X 线片的伸屈位图像显示了 L_4 椎体的部分破坏且 L_3~L_4 椎体不稳定。(b)患者的 MRI 图像显示椎管受到侵犯。(c)实施了 L_3~L_4 的融合手术,并且在间盘及骨组织中取了活检并送病理检验,其革兰氏染色及抗酸染色阴性。患者术后的腿痛症状缓解,并且可在外力支撑下完成行走

儿童患者的治疗

对于出现急性截瘫的儿童患者,应首选手术切除椎板并减压内固定。因为脊柱长度仍存在继续生长的可能,这就会造成脊柱畸形的可能性增大,这种情况在儿童患者中应该得到重视。

大多数的儿童脊柱感染可以选择保守治疗。儿童在成长过程中应该密切观察其变化,因为在感染后很可会造成脊柱畸形及神经损害,也有可能在疾病初发后的很长一段时间才表现出来。如果出现了上述后遗症,需要手术治疗来矫正脊柱畸形以防其造成脊髓损伤[64,65]。"脊柱危险"的影像学证据包括畸形顶点处的关节不稳定、椎体后移的出现、椎体冠状面出现移位,以及后方出现压迫征象[52,66]。

记忆要点

● 由于脊柱在生长过程中存在出现脊柱畸形及继发神经损伤的风险,儿童脊柱感染应长期治疗并密切观察。

本章重点

- 脊柱感染包括椎间盘炎症、硬膜外脓肿,以及椎体骨髓炎。这几种疾病都可以用脊柱感染来概括说明。

- 脊柱感染的发生率在上升,但由于其缺乏特异性首发症状,其诊断仍出现延误。

- 感染可以是化脓性的,也可以是肉芽肿性的。葡萄球菌属是最常见的化脓性骨髓炎的感染源,并且其在发达国家也是感染的最常见的病原体,而在发展中国家,结核杆菌则是化脓性脊髓炎的常见感染源。布鲁氏菌属、真菌、寄生虫也都会导致脊柱感染。

- 脊柱感染主要通过血液循环进行传播。成人经常累及到相邻椎体,而儿童经常发生单节段炎症。

- 脊柱感染的临床症状包括腰背部疼痛、椎体高度丢失、食欲下降、发热、轻度神经损伤等。

- 许多血生化指标、X 线片、CT 及 MRI 检查能够用来诊断脊柱感染,并且可以反映感染扩散的程度及跳跃损伤。条件允许的情况下,一定要对组织进行病理检查及组织培养。

- 药物治疗在脊柱感染的管理中占有重要的位置。不论是通过经验性应用药物还是根据约敏结果应用药物,抗生素都应该应用较长时间。

- 对于可能存在或已经发生严重神经损伤,已经保守治疗失败的患者应该选择手术治疗。手术方案包括后路内固定,可以视情况选择是否联合进行后路减压、前方椎体切除以及前方椎体高度重建等手术。钛材料或钽材料的内置物的临床效果良好。

- 对于儿童患者的管理应该更加积极,因为他们脊柱在生长过程中有出现畸形的可能。脊柱危险的征象一旦出现应考虑积极手术干预。

（刘冰川　译　姬洪全　校）

参考文献

1. Pott P. Farther remarks on the useless state of the lower limbs, in consequence of a curvature of the spine: being a supplement to a former treatise on that subject. London: J Johnson; 1782.

2. Lannelongue O. On acute osteomyeltis. Miscellanous pathological and practical medicine tracts. Paris: Asselin et Cie, Libraires de la Faculté de Médicine; 1879.

3. Wilensky AO. Osteomyelitis of the vertebra. Ann Surg 1929;89(4):9.

4. Kulowski J. Pyogenic osteomyelitis of the spine. An analysis and discussion of 102 cases. J Bone Joint Surg 1936;18:21.

5. Ross PM, Fleming JL. Vertebral body osteomyelitis: spectrum and natural history. A retrospective analysis of 37 cases. Clin Orthop Relat Res 1976(118):190-8.

6. Digby JM, Kersley JB. Pyogenic non-tuberculous spinal infection: an analysis of thirty cases. J Bone Joint Surg Br 1979;61(1):47-55.

7. Joughin E, McDougall C, Parfitt C, Yong-Hing K, Kirkaldy-Willis WH. Causes and clinical management of vertebral osteomyelitis in Saskatchewan. Spine 1991;16(3):261-4.

8. Frederickson B, Yuan H, Olans R. Management and outcome of pyogenic vertebral osteomyelitis. Clin OrthopRelat Res 1978(131):160-7.

9. Colmenero JD, Jimenez-Mejias ME, Sanchez-Lora FJ, et al. Pyogenic, tuberculous, and brucellar vertebral osteomyelitis: a descriptive and comparative study of 219 cases. Ann Rheum Dis 1997;56(12):709-15.

10. Kaufman DM, Kaplan JG, Litman N. Infectious agents in spinal epidural abscesses. Neurology 1980;30(8):844-50.

11. Mückley T, Kirschner M, Hierholzer C, Hofmann GO. Spondylitis – spondylodiszitis. Neue Therapiekonzepte. Trauma Berufskrankheiten 2003;5(Suppl. 2):S8.

12. Lifeso RM. Pyogenic spinal sepsis in adults. Spine 1990;15(12):1265-71.

13. Przybylski GJ, Sharan AD. Single-stage autogenous bone grafting and internal fixation in the surgical management of pyogenic discitis and vertebral osteomyelitis. J Neurosurg 2001;94(Suppl. 1):1-7.

14. Abdel Razek AA, Castillo M. Imaging appearance of primary bony tumors and pseudo-tumors of the spine. J Neuroradiol 2010;37(1):37-50.

15. Gouliouris T, Aliyu SH, Brown NM. Spondylodiscitis: update on diagnosis and management. J Antimicrob Chemother 2010;65(Suppl. 3):iii11-24.

16. Carragee EJ. Instrumentation of the infected and unstable spine: a review of 17 cases from the thoracic and lumbar spine with pyogenic infections. J Spinal Disord 1997;10(4):317-24.

17. Hadjipavlou AG, Mader JT, Necessary JT, Muffoletto AJ. Hematogenous pyogenic spinal infections and their surgical management. Spine 2000;25(13):1668-79.

18. McGuire RA, Eismont FJ. The fate of autogenous bone graft in surgically treated pyogenic vertebral osteomyelitis. J Spinal Disord 1994;7(3):206-15.

19. Patzakis MJ, Rao S, Wilkins J, Moore TM, Harvey PJ. Analysis of 61 cases of vertebral osteomyelitis. Clin Orthop Relat Res 1991(264):178-83.

20. Rieder HL, Snider DE, Jr, Cauthen GM. Extrapulmonary tuberculosis in the United States. The Am Rev Respir Dis 1990;141(2):347-51.

21. Garg RK, Somvanshi DS. Spinal tuberculosis: a review. J Spinal Cord Med 2011;34(5):440-54.

22. Currier BL, Eismont FJ. Infections of the spine. In: Rothmann RH, Simone FA, editors. The spine. Philadelphia: Saunders 1992. p. 1319 80.

23. van Ooij A, Beckers JM, Herpers MJ, Walenkamp GH. Surgical treatment of aspergillus spondylodiscitis. Eur Spine J: Off Publ Eur Spine Soc Eur Spinal Deform Soc Eur Section Cerv Spine Res Soc 2000;9(1):75-9.

24. Miller DJ, Mejicano GC. Vertebral osteomyelitis due to Candida species: case report and literature review. Clin Infect Dis: Off Publ Infect Dis Soc Am 2001;33(4):523-30.

25. Ugarriza LF, Cabezudo JM, Lorenzana LM, Rodriguez-Sanchez JA. Candida albicans spondylodiscitis. Br J Neurosurg 2004;18(2):189-92.

26. Rao S, Parikh S, Kerr R. Echinococcal infestation of the spine in North America. Clin Orthop Relat Res 1991;(271):164-9.

27. Pappas G, Papadimitriou P, Akritidis N, Christou L, Tsianos EV. The new global map of human brucellosis. *Lancet Infect Dis* 2006;6(2):91-9.

28. Pappas G, Akritidis N, Bosilkovski M, Tsianos E. Brucellosis. *New Engl J Med* 2005;352(22):2325-36.

29. Lifeso RM, Harder E, McCorkell SJ. Spinal brucellosis. *J Bone Joint Surg Br* 1985;67(3):345-51.

30. Maiuri F, Iaconetta G, Gallicchio B, Manto A, Briganti F. Spondylodiscitis: clinical and magnetic resonance diagnosis. *Spine* 1997;22(15):1741-6.

31. Crock HV, Yoshizawa H, Kame SK. Observations on the venous drainage of the human vertebral body. *J Bone Joint Surg Br* 1973;55(3):528-33.

32. Wiley AM, Trueta J. The vascular anatomy of the spine and its relationship to pyogenic vertebral osteomyelitis. *J Bone Joint Surg Br* 1959;41-B:796-809.

33. Hopkinson N, Stevenson J, Benjamin S. A case ascertainment study of septic discitis: clinical, microbiological and radiological features. *QJM: Month J Assoc Phys* 2001;94(9):465-70.

34. Keil M, Akbar M, Abel R. Paraplegia in cases of septic diseases of the spine. *Der Orthopade* 2005;34(2):113-4, 6-9.

35. Eismont FJ, Bohlman HH, Soni PL, Goldberg VM, Freehafer AA. Pyogenic and fungal vertebral osteomyelitis with paralysis. *J Bone Joint Surg Am* 1983;65(1):19-29.

36. Bravo MJ, Colmenero Jde D, Alonso A, Caballero A. HLA-B*39 allele confers susceptibility to osteoarticular complications in human brucellosis. *J Rheumatol* 2003;30(5):1051-3.

37. Ledermann HP, Schweitzer ME, Morrison WB, Carrino JA. MR imaging findings in spinal infections: rules or myths? *Radiology* 2003;228(2):506-14.

38. Modic MT, Feiglin DH, Piraino DW, et al. Vertebral osteomyelitis: assessment using MR. *Radiology* 1985;157(1):157-66.

39. Salar O, Baker B, Kurien T, Taylor A, Moran C. Septic arthritis in the era of immunosuppressive treatments. *Ann R Coll Surg Engl* 2014;96(2):e11-2.

40. Wacker C, Prkno A, Brunkhorst FM, Schlattmann P. Procalcitonin as a diagnostic marker for sepsis: a systematic review and meta-analysis. *Lancet Infect Dis* 2013;13(5):426-35.

41. Jekarl DW, Kim JY, Lee S, et al. Diagnosis and evaluation of severity of sepsis via the use of biomarkers and profiles of 13 cytokines: a multiplex analysis. Clin Chem Lab Med FESCC 2014.

42. Herget-Rosenthal S, Marggraf G, Pietruck F, et al. Procalcitonin for accurate detection of infection in haemodialysis. Nephrol Dial Transpl: Off Publ Eur Dial Transpl Assoc – Eur Renal Assoc 2001;16(5):975-9.

43. Gasbarrini A, Boriani L, Salvadori C, et al. Biopsy for suspected spondylodiscitis. Eur Rev Med Pharmacol Sci 2012;16 (Suppl. 2): S26-34.

44. Schimanski S. Mikrobiologische Keimbestimmung. In: Fortbildungsreihe Orthopädie. Kraus R, Abel R, eds. Bayreuth; 2013:2-7.

45. Murray PR. What is new in clinical microbiology—microbial identification by MALDI-TOF mass Spectrometry. 2012;14(5):5.

46. Fleege C, Wichelhaus TA, Rauschmann M. Systemic and local antibiotic therapy of conservative and operative treatment of spondylodiscitis. *Der Orthopade* 2012;41(9):727-35.

47. Bodmann KF, Grabein B. (Expertenkommission der Paul-Ehrlich-Gesellschaft für Chemotherapie e.V.). Empfehlungen zur kalkulierten parenteralen Initialtherapie bakterieller Erkrankungen bei Erwachsenen Update 2010. Chemother J 2010.

48. von Baum H, Bottcher S, Abel R, Gerner HJ, Sonntag HG. Tissue and serum concentrations of levofloxacin in orthopaedic patients. *Int J Antimicrob Agents* 2001;18(4):335-40.

49. Legrand E, Flipo RM, Guggenbuhl P, et al. Management of nontuberculous infectious discitis. treatments used in 110 patients admitted to 12 teaching hospitals in France. *Joint Bone Spine: Rev Rhumat* 2001;68(6):504-9.

50. National Collaborating Centre for Chronic Conditions (UK), Centre for Clinical Practice at NICE (UK). Tuberculosis: Clinical diagnosis and management of tuberculosis, and measures for its prevention and control. London: National Institute for Health and Clinical Excellence; 2012.

51. Organization WH. Treatment of tuberculosis: guidelines. Geneva: World Health Organization; 2010. Available from: http://www.ncbi.nlm.nih.gov/books/NBK138748/

52. Jain AK, Sreenivasan R, Mukunth R, Dhammi IK. Tubercular spondylitis in children. *Indian J Orthop* 2014;48(2):136-44.

53. Ulu-Kilic A, Karakas A, Erdem H, et al. Update on treatment options for spinal brucellosis. *Clin Microbiol Infec: Off Publ Eur Soc Clin Microbiol Infect Dis* 2014;20(2):O75-82.

54. Smith N. Spinal caries: Spondylitis or inflammatory disease of the spinal column. London: Smith, Elder & Co.; 1894.

55. Tuli SM. Results of treatment of spinal tuberculosis by "middle-path" regime. *J Bone Joint Surg Br* 1975;57(1):13-23.

56. Takasita M, Tsumura H, Kataoka M, Yoshida S, Torisu T. Delayed paraplegia caused by the gradual collapse of an infected vertebra. *Clin Orthop Relat Res* 2000(373):248-51.

57. Hodgson AR, Stock FE, Fang HS, Ong GB. Anterior spinal fusion. The operative approach and pathological findings in 412 patients with Pott's disease of the spine. *Br J Surg* 1960;48:172-8.

58. Kemp HB, Jackson JW, Jeremiah JD, Cook J. Anterior fusion of the spine for infective lesions in adults. *J Bone Joint Surg Br* 1973;55(4):715-34.

59. Oga M, Arizono T, Takasita M, Sugioka Y. Evaluation of the risk of instrumentation as a foreign body in spinal tuberculosis. Clinical and biologic study. *Spine* 1993;18(13):1890-4.

60. Quinones-Hinojosa A, Jun P, Jacobs R, Rosenberg WS, Weinstein PR. General principles in the medical and surgical management of spinal infections: a multidisciplinary approach. *Neurosurg Focus* 2004;17(6):E1.

61. Lee SW, Lim TH, You JW, An HS. Biomechanical effect of anterior grafting devices on the rotational stability of spinal constructs. *J Spinal Disord* 2000;13(2):150-5.

62. Lerner T, Hackenberg L, Rosler S, Joosten U, Halm H, Liljenqvist U. Surgical therapy of unspecific and specific spondylodiscitis. *Z Orthop Grenzgeb* 2005;143(2):204-12.

63. Li L, Xu J, Ma Y, Tang D, Chen Y, Luo F, et al. Surgical strategy and management outcomes for adjacent multisegmental spinal tuberculosis: a retrospective study of forty-eight patients. *Spine* 2014;39(1):E40-8.

64. Schulitz KP, Kothe R, Leong JC, Wehling P. Growth changes of solidly fused kyphotic bloc after surgery for tuberculosis. Comparison of four procedures. *Spine* 1997;22(10):1150-5.

65. Jain AK, Dhammi IK, Jain S, Mishra P. Kyphosis in spinal tuberculosis – prevention and correction. *Indian J Orthop* 2010;44(2):127-36.

66. Rajasekaran S. The natural history of post-tubercular kyphosis in children. Radiological signs which predict late increase in deformity. *J Bone Joint Surg Br* 2001;83(7):954-62.

第20章 肿瘤性脊柱骨折及病变所造成的脊髓损伤

Rainer Abel, Maximilian Keil, Lukas Szczerba

学习目标

本章学习完成后,你将能够:

- 可以描述肿瘤性脊髓损伤的典型特征;
- 可以解释脊柱肿瘤的外科介入指征;
- 可以对不同的诊断方式进行讨论;
- 可以对特定病变进行不同类别的评分用以评估其稳定性及预后;
- 可以对特定的脊柱肿瘤疾病准备一套治疗方案;
- 针对肿瘤的预后及分型总结一套适用于外科治疗的观点。

引言

由于原发性或转移性脊柱肿瘤所造成的脊髓损伤是一类特别严重的并发症,具有潜在致命风险。

原发性脊柱肿瘤很罕见,比如说尤文肉瘤。脊柱的转移瘤更为常见。对于绝大多数病例而言,肿瘤出现脊柱转移标志着肿瘤已经出现扩散,不再是局部的病变。所以,治疗时必须将这一点考虑在内。神经系统功能、脊柱的稳定性、肿瘤类型、转移的程度、年龄以及患者全身的状况是影响治疗的主要因素[1]。

关于肿瘤骨转移时为何脊柱频繁受累,现在仍无准确的解释。不过,动物实验已经证实,一旦肿瘤滞留并在造血骨髓中生长时,脊髓则会出现压缩[2]。

肿瘤细胞可能通过椎体骨皮质中的静脉间隙而非通过破坏椎体后壁侵入椎管。在骨质破坏等影像学表现出来之前,肿瘤细胞可能就在椎体内已经形成了一定的体积。脊柱的损伤以及随之出现的脊髓功能的丧失会呈现出不同的临床表现,大到神经功能的完全丧失,小到一些轻微的神经症状。这些都必须考虑,因为这涉及不同的治疗决策。而且,这些决策必须迅速制定——等待和观察对大部分患者的治疗决策无任何益处[3]。

记忆要点

- 任何肿瘤都可能长在脊柱中,最常见的脊柱肿瘤则是转移瘤,原发灶常位于别处。在这种病例中,如果不是疾病的终末期,脊柱转移常常提示病情严重。
- 神经功能缺损可以表现为轻微的病变,也可表现为完全的病变。

临床症状和体征

患者表现出的临床症状和体征与肿瘤的定位有关。而肿瘤原发部位的症状可能出现也可能不出现。这并不少见,很多肿瘤的初始症状就表现为脊柱转移后的症状[4]。

通常来说,患者在神经功能缺损症状表现出来之前都会诉背部疼痛。这种疼痛可能是由于肿瘤生长破坏椎体造成椎骨力学不稳定或者椎骨的微骨折所造成[5]。有时肿瘤的转移压迫神经根会造成早期的坐骨神经痛。不过,这些症状,尤其是很轻微的症状,容易漏诊或误诊。随着转移的进展,肿瘤可能进入硬膜外腔,压迫脊髓。因为这一过程相当缓慢,所以常常发现患者有重度的硬膜外腔闭合以及脊髓移位[5]。

神经功能的缺损类型主要取决于病变的程度。对病变的诊断往往需要仔细询问患者家人。颈椎病变的患者的特点为在走进阴森的房间中常表现为一种不安全感以及排尿时出现类似压迫性尿失禁的感觉[6]。

最常见的情况是,患者早期的一些症状也可以用其他原因来解释,因此要仔细观察,并结合多个症状得出正确的诊断。

损伤的椎体有时会造成病理性骨折,这种骨折的特点是,影像学下观察到的病变大小不能由所受的创伤所解释。这样的患者多是在轻微的损伤之后突发类似完全脊髓损伤。主要是胸椎参与了这个过程[4]。

除了神经功能的缺失以外,肿瘤引起的截瘫也不具有特异性。由于肿瘤进展所造成的不明原因的体重减轻、由于贫血所造成的皮肤颜色改变,以及其他临床表现都可能被记录下来。

> **记忆要点**
>
> - 背痛是一个重要的症状,不过它的意义可能容易忽略。一般来说,神经功能症状常常很轻微,需要检查者的密切注意。

肿瘤的分型及发病率

脊柱的原发性肿瘤大约仅占骨骼肌系统原发性肿瘤的11%,占脊柱肿瘤的4.2%,约占所有恶性肿瘤的0.4%[7]。对于脊柱肿瘤,区分原发还是转移很重要,这样才能采取更好的治疗手段以改善预后,例如外科的"整块切除"。此外,脊柱原发性肿瘤患者通常比脊柱转移的肿瘤患者更加年轻[2]。

脊柱的转移瘤很常见,脊柱已经成为肿瘤最常见的转移部位。基本上所有的肿瘤都可以向脊柱转移。Wong等学者[8]在大量尸检中发现脊髓肿瘤转移的患者可以不伴有脊髓损伤,并且发现乳腺、肺、淋巴结、肠道、前列腺肿瘤容易转移至脊柱。最易转移至脊柱的肿瘤包括前列腺肿瘤(90%)和乳腺肿瘤(75%)。很有趣的一点是,学者们发现在尸检中探明的26%的转移在X片下都不可见,而椎体塌陷的患者中22%并非由于转移。

仅包括SCI患者的研究也证实了这一发现,并

且发现乳腺、前列腺、肾脏和浆细胞瘤是最常见的造成脊髓损伤的肿瘤,这四种造成脊髓损伤的肿瘤约占脊柱转移瘤的一半。其他病变则为任何来源的转移瘤[1]。

源于脊柱或脊髓的肿瘤很少见。源于神经组织的肿瘤可能是脑膜瘤、室管膜瘤和胶质母细胞瘤。脊柱的原发性肿瘤多为肉瘤。

分类标准非常简单,且只可以为决策提供辅助作用,或者只对一小类疾病有帮助[9],例如 Enneking 的间质肿瘤分类[10],这种分类标准并不能用于脊柱转移瘤的分类。预后评分的作用会在下文讨论[11]。

> **记忆要点**
>
> - 脊柱或脊髓的原发肿瘤很罕见。
> - 脊柱转移的肿瘤最常见的是乳腺癌、前列腺癌、肾癌、肺癌和甲状腺癌。另外,浆细胞瘤是造成脊髓损伤最常见的肿瘤。

诊断流程

详细的问诊与体检尤为重要。神经缺损症状的判断不能只局限在观察到的现象,例如发现患者无法行走,有时需要考虑这是因为疼痛还是由于行走障碍。按照脊髓损伤神经学分类国际标准描述患者的神经系统表现极为重要[12]。

如果可能的话,应详细了解肿瘤的类型以及既往的诊断和治疗措施,这些信息将有助于判断患者的预后。

了解膀胱及肠道的功能也很重要。如果患者自诉可以独立排尿,我们则认为当患者排尿完成后,其膀胱应为空虚状态。

影像学诊断

脊柱的影像学检查的目的是为了让我们认识到椎管内肿瘤以及脊髓压迫的程度,脊柱的骨性成分有助于判断脊柱的稳定性以及肿瘤对周围软组织的侵犯程度。我们也该认识到疾病是否累及脊柱的较大部分还是局限在特定部位。

MRI 可以很好地提供转移性病变,对脊柱内肿瘤的成分以及脊柱的骨性成分均有良好的显像。

对于无法实施 MRI 检查的患者而言,可以尝试用

CT 来替代,不过对于判断椎管内肿瘤的进展程度通常较为繁琐。对于这些病例,有的时候可以采用脊髓造影或脊髓造影后 CT 扫描。

X 线下观察到的病变可能是溶骨性或硬化性病变。硬化性病变往往使得椎体的形态得以保存,而溶骨性病变对骨质的破坏可能造成椎体全部或部分塌陷。

一旦需要手术时,病变部位两个层面的 X 线必不可少,即使不能识别精确识别肿瘤的成分,但通过增强技术从而认清肿瘤的位置也很重要。这一点在第一骶椎腰椎化或肋骨数目异常时尤为重要。

进一步的影像学检查包括骨扫描、PET、胸腹盆 CT 平扫。这些检查对于判断其他病变以及原发肿瘤额外重要。

未来的诊断方法

其他诊断方法的必要性取决于肿瘤的起源是否可疑或者传播途径是否已知。

肿瘤的治疗需要团队合作,通常由肿瘤科组织。根据必要的诊断及分期来制定治疗决策。除了影像学检查外,血清学检查例如 PSA、肿瘤标志物及其他检查也可以利用。

当患者存在脊髓损伤,并且神经缺损症状进行性加重时,一旦确定病变部位及病变程度,应尽早进行外科减压及稳定,不应被精确的辅助检查所拖延。手术过程中标本的组织学检查通常可以确定诊断。

当肿瘤出现大范围转移或者存在内科治疗的指征,不必采用脊柱外科治疗时,肿瘤的分期将有助于肿瘤的活检,这让了解肿瘤更为容易。在这些病例中,不必从脊柱病变部位进行活检。对某些病例(如浆细胞肿瘤),实验室检查对于明确诊断可能就已足够。

记忆要点

- MRI 是最常见的影像学手段,CT 和传统的 X 线也有用。其他的信息可以从特定的实验室检查中获得。
- 对于原发肿瘤不明的病例中,需努力诊断病变的来源。
- 必须明确有无其他部位的转移,此时可以使用 PET。

脊柱的稳定

确诊之后一个很常见的问题就是“稳定”。一方面,这个术语表示,脊柱是由椎骨、肌肉组成并且可以自我稳定的系统,它可以适应由于脊柱位置改变、动静态负荷变化所引起的瞬间变化的稳定性需求[13]。如果没法满足,则通常会造成疼痛,但是通常对神经结构不会有影响。另一方面,稳定性指的是脊柱在负荷状态下保持其形状的能力[14]。这种力学不稳定在脊柱转移时更为重要。如果椎骨结构被肿瘤所破坏,则不仅仅会造成严重疼痛,而且会造成神经根或脊髓的压迫(图 20.1)。

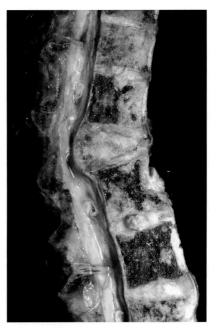

图 20.1　显示了 78 岁女性乳腺癌患者的转移病变。肿瘤已经扩散到多个椎体,造成一个椎体的塌陷。可以看到椎体后壁粗大的突起,压迫了(移除的)脊髓。患者胸 6 以下出现不完全瘫。在后续治疗之前,该患者最终死于肺炎

任何一种影像学检查都不可能对稳定性问题给出一个可靠的答案。显然,人们会怀疑骨质病变部位的稳定性。不过病变部位随时间的进展会被周围骨质所代偿。临床症状和体征(主要表现为加压脊柱或突然移动时疼痛的体验)更为重要。

脊柱不稳定肿瘤评分(spinal instability neoplastic score, SINS)[15]已经结合病变的位置、疼痛等情况将病变分为稳定病变或不稳定病变。不过,这些分数只测试了评分者内部一致性,却并不能预测脊柱力学不稳定程度。它们的临床意义有待进一步阐明。

治疗策略

之前也提到了，肿瘤的治疗需要多学科的小组来进行。关于肿瘤脊柱转移的护理的必要性已经超出了本文的内容范围。由于脊柱肿瘤引起的脊髓损伤的治疗策略，可以致力于脊髓进行减压或者通过重建脊柱的力学稳定性从而减轻疼痛，又或者两者同时进行。只有在单个脊柱转移瘤或者原发性脊柱肿瘤时，通过肿瘤完全切除或部分切除减少肿瘤数量才是值得的。因此，这种治疗属于姑息治疗，不能达到治愈的效果。最好的治疗效果是可能减少局部迅速的复发。

肿瘤的治疗通常包括化疗、放疗和外科手术治疗。另外，外固定的一些器械，如固定环和支架等，也可以使用。

一些新的研究进展如"靶向治疗"可能会显著改善预后，不过，大部分这样的研究均处于研究阶段。

治疗手段的选择取决于以下几点：

- 患者临床的一般情况；
- 肿瘤类型（包括对放化疗的敏感性）；
- 肿瘤的局部进展、淋巴结分期；
- 患者年龄；
- 神经功能缺失的时间；
- 神经功能缺失的程度以及进展程度；
- 是否因脊柱力学不稳定而造成疼痛。

如果患者神经功能的缺失进展迅速，化疗通常不是首选的治疗方法，因为化疗不能迅速减轻对脊髓的压迫。而当患者神经功能缺失的症状很轻微或症状已经较为稳定时，治疗的方式可能又会有所差异。

如果没有发现原发肿瘤或者对病变的严重程度认识不清，则不应该进行盲目的放疗。因为如果感染性病变被误诊为转移瘤，那么治疗结果将会是灾难性的。

我们必须明确对脊髓压迫部位的病变进行椎管内减压术合并外固定稳定技术是否必要。对于这种情况，样本取材进行病理学检测将是个很好的选择。有些病变需要通过微生物检测，因为有的感染病变与肿瘤很相似。

当患者无法耐受手术但可忍受对背痛，并且肿瘤对放疗敏感时，我们将放疗作为一线治疗手段。

如果在 72 小时内神经缺损症状迅速进展，背痛剧烈，患者一般情况可，可以耐受手术治疗，作者建议应立即行手术治疗。延迟治疗、坐等疾病恶化没有任何意义。

外科技术

由于肿瘤转移所造成的脊柱损伤的手术方式一开始先是不稳定的后路减压术。可以预测的是，这种手术的效果与椎体骨折的后路不稳定减压的手术效果一样糟糕。早在 20 世纪 60 年代，有人尝试减压术合并后路固定，常用的是 Harrington 杆。不过，前路固定技术也很早就开始应用了[9]。

随着时代的进步，外科技术及内置物变得越来越微创[16-23]。如今，脊髓减压、脊柱重建以及肿瘤减灭等手术的手术目的可以通过前路及后路途径实现；也有用以稳定的内置物应用于椎间支撑、前柱重建[1,7,18,20,21,23-30]。通过椎弓根螺钉及棒结构的构建使得后路稳定的技术趋于稳定，并且可以向其中添加骨水泥[31]。

在大部分进展性脊髓损伤的病例中，开放性前路减压和固定是好的手术选择。由于可能出现螺钉的松动（由于肿瘤持续的扩散），手术部位应包括病变上下两个节段（图 20.2）[1,17]。通过椎板切除以及在合适的时候尽可能清除脊柱内、硬膜外的成分即可完成减压术。大出血是术中可能的并发症。对于一些患者，尤

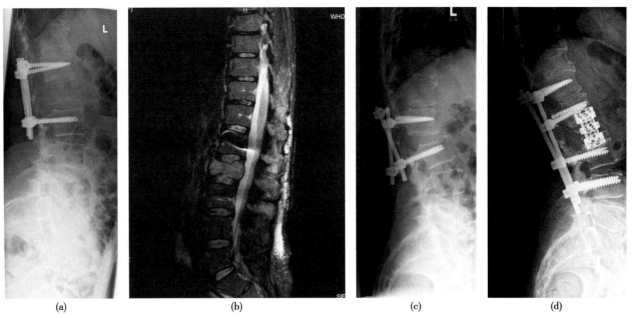

(a)　　　　　　　　　(b)　　　　　　　　　(c)　　　　　　　　　(d)

图 20.2　该患者表现为严重的背部疼痛和轻微的步态障碍,伴些许急迫性尿失禁。影像学检查显示第二腰椎病理性骨折。无肿瘤病史。因此,我们通过后入路来稳定脊柱。术中病理提示浆细胞瘤。我们对病变进行了分期,未发现其他病变。

我们建议前入路手术联合适当的放化疗。患者此时无疼痛的感觉,神经功能缺损几乎完全缓解。她拒绝进一步治疗,决定出院并接受"自然疗法"。

两年后,患者又来急诊,主诉全身疼痛,伴有腿部无力（ASIA B）,并再次出现急迫性尿失禁。通过必要的腰椎影像学检查,再次进行了分期,这次提示在一些骨骼处出现轻微病变。

我们通过前路及后路的手术修补了脊柱,使骨折复位。这一次,患者同意进行适当的治疗。她存活了 5 年,腰椎不需要进一步治疗,神经症状得到很好的缓解。患者最后出院,持续关注膀胱及肠道功能。

（a）后入路减压固定的腰椎侧位片（X 线）；

（b）MRI 矢状位影像显示第二腰椎病变；

（c）腰椎侧位显示,第三腰椎塌陷伴植骨失败；

（d）随访 2 年,骨折复位,未出现再发的脱位。患者未出现疼痛。

其是老年骨质疏松的患者,可能可以通过填充骨水泥受益。

　　对于某些患者而言,减轻疼痛是手术的主要目的,这时,经皮下器械是很好的选择。首先,软组织损伤很小;因此,放疗造成的伤口愈合风险很小（图 20.3）。而缺点是可能无法实现绝对的脊椎融合。如果要获得长期生存可能需要前路手术。外科医生必须铭记,这种方式只是姑息性的,并不可以根治。

　　现在没有证据建议关于实行 360°重建的时机[20]。有可能通过后外侧入路实现前稳定[26]。一旦脊柱后部稳定后,前部的稳定就不是紧急需要处理的事[18]。当必须进行前部重建时,需要先进行放化疗来减少肿瘤;单进行前部重建可能会造成大出血。对于某些肿瘤（如肾脏肿瘤）,术前放置线圈可以减少术中出血量[32]。

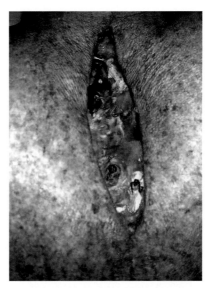

图 20.3　脊柱后入路内固定术后 1 周行放射治疗,手术伤口感染裂开。即使将固定位移除,伤口也保持开放状态达 2 年之久,直至患者死亡

椎体后凸成形术不是手术稳定的第一选择。它和经皮稳定技术一样比较耗时。这两种方式并不能做到后路减压。而这也使得这两种方式在脊髓压缩中无法使用。不过,对预防即将发生的骨折,这两种方式却有好的疗效[27]。

一旦进行手术治疗,局部放疗及积极的化疗需等到伤口愈合、缝线拆除后才能进行。术后早期放疗可能会出现伤口裂开等灾难性并发症。

对于那些不能手术的患者,可以采用外支架如支撑架或支撑环。这些器械只能用于缓解疼痛,而不是预防的工具。这些器械通常会进一步限制患者的生存质量,他们预防脊柱损伤的效果也是有争议的。应该指出的是,这些设备对于 C_7 和 T_7 之间的病变是无用的。

对于肿瘤患者,不该建议患者为防止脊柱进一步破坏而长期卧床。不活动所造成的风险(如肺炎和褥疮等)远远大于活动所造成的风险。

> **记忆要点**
> - 手术用于脊髓的减压、恢复脊柱的稳定性、减少肿瘤的数量。
> - 手术方式很多种,包括前入路、后入路、微创。
> - 切除的范围根据病变的类型、病变的预后、病变扩散程度进行姑息切除或整块切除。

脊髓损伤护理的特殊考虑

由于肿瘤转移所造成的脊髓损伤需要与其他原因所造成的脊髓损伤同样的预防和治疗。但治疗目的需要更加保守。在最初的固定之后,随后的放化疗将耗竭患者的精力,使得患者不能再进行有效的康复训练。

很多患者从最初的治疗中慢慢恢复后,会经历一段病情稳定、几乎没有疼痛的时期。这段"疼痛间隔期"一定不能全部用于治疗。这一小段宝贵时间应尽可能地用于住院康复。一旦患者可以坐到轮椅上,大小便失禁可以自行控制,家庭护理可以得到保证,那么此时患者就可以出院了。之后患者可以在门诊继续治疗。

> **记忆要点**
> - 需要特别注意脊髓损伤相关并发症的预防。
> - 康复目标必须考虑原发肿瘤的预后及患者的临床情况。

预后

当患者出现神经功能缺损时,总的预后取决于患者的临床状况及免疫功能。DeWald 等人[9]早在 1985 年就认识到这一点并建立了一个初步的评分。更先进的评分是 Tokuhashi 评分,可以用于预测患者预后[33]。根据作者的研究[1],可以预测当患者出现神经功能症状时,仅有一半的患者可存活一年。通过后路稳定来减轻疼痛是很有效的手段[17,18],但是完全的神经功能恢复却很罕见。

不过神经功能将会有很好的恢复,这很可能是获利于疼痛缓解。

总之,早期的、积极的手术治疗联合放化疗,对于进行性脊髓损伤的患者是很有利的。

> **记忆要点**
> - 患者的预后取决于患者总的临床情况及免疫功能。
> - 可以使用多种评分,如 Tomita 和 Tokuhashi 评分。
> - 治疗可以有效地缓解疼痛以及预防神经功能的进一步丧失,但是对神经功能的恢复却并非如此。

本章重点

- 原发性或转移性脊柱肿瘤造成的脊髓损伤是一类很严重的并发症,具有潜在致死可能。
- 脊柱的原发肿瘤很罕见,而转移瘤更为常见。
- 患者可以表现为背痛、坐骨神经痛、体重减轻,以及神经功能缺损。根据病变的水平不同,神经功能缺损轻则体征轻微,重则完全性截瘫或四肢瘫。
- 脊柱的肿瘤转移最常见的是乳腺癌、前列腺癌、肾癌、肺癌、甲状腺癌。另外,浆细胞瘤是最常见的造成脊髓损伤的肿瘤类型。

- 传统的 X 线、CT、MRI 及其他特殊的检查均可用于判断肿瘤脊柱内蔓延的程度及肿瘤转移的程度。脊柱的稳定性及脊髓压迫的程度可以从检查结果中评估。这些信息可用于设计治疗方案。

- 各种预后评分如 Tomita 和 Tokuhashi 评分等可以用来预测肿瘤的预后。预后分析有助于选择姑息切除还是整块切除。

- 治疗需要多学科协助。治疗包括化疗、放疗、姑息性切除、在脊柱稳定的基础上的整块切除。治疗的选择取决于多种因素,如神经功能状态、脊柱稳定性、肿瘤类型、肿瘤转移的程度、年龄、患者的一般状况。

- 对于进行性或显著性功能缺失的患者,手术方式可能包括后入路减压合并或不合并脊柱稳定合并或不合并前部强化。对于背部疼痛的患者行手术治疗后,应首选经皮固定。同时需要注意患者的康复治疗。

（崔智勇　译　姬洪全　校）

参考文献

1. Parsch D, Mikut R, Abel R. Postacute management of patients with spinal cord injury due to metastatic tumor disease: survival and efficacy of rehabilitation. *Spinal Cord* 2003;41(4):205-10.

2. Arguello F, Baggs RB, Duerst RE, Johnstone L, McQueen K, Frantz CN. Pathogenesis of vertebral metastasis and epidural spinal cord compression. *Cancer* 1990;65(1):98-106.

3. Levack P, Graham J, Collie D, et.al. Don't wait for a sensory level–listen to the symptoms: a prospective audit of the delays in diagnosis of malignant cord compression. *Clin Oncol* 2002;14(6):472-80.

4. Rose PS, Buchowski JM. Metastatic disease in the thoracic and lumbar spine: evaluation and management. *J Am Acad Orthop Surg* 2011;19(1):37-48.

5. Bach F, Larsen BH, Rohde K et al. Metastatic spinal cord compression. Occurrence, symptoms, clinical presentations and prognosis in 398 patients with spinal cord compression. *Acta Neurochir (Wien)* 1990;107(1-2):37-43.

6. Perrin RG. Metastatic tumors of the axial spine. *Curr Opin Oncol* 1992;4(3):525-32.

7. Amendola L, Cappuccio M, De Iure F, Bandiera S, Gasbarrini A, Boriani S. En bloc resections for primary spinal tumors in a 20 years of experience: effectiveness and safety. *Spine J* 2014;14(11):2608-17.

8. Wong DA, Fornasier VL, MacNab I. Spinal metastases: the obvious, the occult, and the impostors. *Spine* 1990;15(1):1-4.

9. DeWald RL, Bridwell KH, Prodromas C, Rodts MF. Reconstructive spinal surgery as palliation for metastatic malignancies of the spine. *Spine* 1985;10(1):21-6.

10. Jawad MU, Scully SP. In brief: classifications in brief: enneking classification: benign and malignant tumors of the musculoskeletal system. *Clin Orthop Relat Res* 2010;468(7):2000-2.

11. Tokuhashi Y, Matsuzaki H, Oda H, Oshima M, Ryu J. A revised scoring system for preoperative evaluation of metastatic spine tumor prognosis. *Spine* 2005;30(19):2186-

12. Kirshblum SC, Waring W, Biering-Sorensen F et al. Reference for the 2011 revision of the International Standards for Neurological Classification of spinal cord injury. *J Spinal Cord Med* 2011;34(6):547-54.

13. Panjabi MM. The stabilizing system of the spine. Part I. Function, dysfunction, adaptation, and enhancement. *J Spinal Disord* 1992;5(4):383-9; discussion.

14. Fourney DR, Frangou EM, Ryken TC, et al. Spinal instability neoplastic score: an analysis of reliability and validity from the spine oncology study group. *J Clin Oncol* 2011;29(22):3072-7.

15. Loblaw DA, Laperriere NJ, Mackillop WJ. A population-based study of malignant spinal cord compression in Ontario. *Clin Oncol* 2003;15(4):211-7.

16. Quraishi NA, Rajagopal TS, Manoharan SR, Elsayed S, Edwards KL, Boszczyk BM. Effect of timing of surgery on neurological outcome and survival in metastatic spinal cord compression. *Eur Spine J* 2013;22(6):1383-8.

17. Wiedenhofer B, Mohlenbruch M, Hemmer S, Lehner B, Klockner K, Akbar M. [Vertebral stability in management of spinal metastases. Criteria and strategies for operative interventions] [Article in German]. *Orthopade* 2012;41(8):623-31.

18. Furstenberg CH, Wiedenhofer B, Gerner HJ, Putz C. The effect of early surgical treatment on recovery in patients with metastatic compression of the spinal cord. *J Bone Joint Surg Br* 2009;91(2):240-4.

19. Kim JM, Losina E, Bono CM, et al. Clinical outcome of metastatic spinal cord compression treated with surgical excision +/-radiation versus radiation therapy alone: a systematic review of literature. *Spine* 2012;37(1):78-84.

20. Chong S, Shin SH, Yoo H, et al. Single-stage posterior decompression and stabilization for metastasis of the thoracic spine: prognostic factors for functional outcome and patients' survival. *Spine J* 2012;12(12):1083-92.

21. George R, Jeba J, Ramkumar G, Chacko AG, Leng M, Tharyan P. Interventions for the treatment of metastatic extradural spinal cord compression in adults. *Cochrane Database Syst Rev* 2008(4):CD006716.

22. Keam J, Bilsky MH, Laufer I, et al. No association between excessive wound complications and preoperative high-dose, hypofractionated, image-guided radiation therapy for spine metastasis. *J Neurosurg Spine* 2014.

23. Dickman CA, Fehlings MG, Gokaslan ZL, editors. Spinal cord and spinal column tumors: principles and practice. New York: Thieme Medical; 2011.

24. Bhatt AD, Schuler JC, Boakye M, Woo SY. Current and emerging concepts in non invasive and minimally invasive management of spine metastasis. *Cancer Treat Rev* 2013;39(2):142-52.

25. Itshayek E, Or O, Kaplan L, et al. Are they too old? Surgical treatment for metastatic epidural spinal cord compression in patients aged 65 years and older. *Neurol Res* 2014;36(6):530-43.

26. Jandial R, Kelly B, Chen MY. Posterior-only approach for lumbar vertebral column resection and expandable cage reconstruction for spinal metastases. *J Neurosurg Spine* 2013;19(1):27-33.

27. Langdon J, Bernard J, Molloy S. Prophylactic stabilization of vertebral body metastasis at risk of imminent fracture using balloon kyphoplasty. *Spine* 2009;34(13):E469-72.

28. Shiue K, Sahgal A, Chow E, et al. Management of metastatic spinal cord compression. *Expert Rev Anticancer Ther* 2010;10(5):697-708.

29. van den Bent MJ. Surgical resection improves outcome in metastatic

epidural spinal cord compression. *Lancet* 2005;366(9486):609-10.

30. Zairi F, Arikat A, Allaoui M, Marinho P, Assaker R. Minimally invasive decompression and stabilization for the management of thoracolumbar spine metastasis. *J Neurosurg Spine* 2012;17(1):19-23.

31. Amendola L, Gasbarrini A, Fosco M, et al. Fenestrated pedicle screws for cement-augmented purchase in patients with bone softening: a review of 21 cases. *J Orthop Traumatol* 2011;12(4):193-9.

32. Kato S, Murakami H, Minami T, et al. Preoperative embolization significantly decreases intraoperative blood loss during palliative surgery for spinal metastasis. *Orthopedics* 2012;35(9):e1389-95.

33. Putz C, Wiedenhofer B, Gerner HJ, Furstenberg CH. Tokuhashi prognosis score: an important tool in prediction of the neurological outcome in metastatic spinal cord compression: a retrospective clinical study. *Spine* 2008;33(24):2669-74.

D　椎体骨折的处理：特殊考虑

第 21 章　强直性脊柱疾病

JJ Verlaan

学习目标

本章学习完成后,你将能够:

- 明确造成脊柱强直的条件;
- 描述强直性脊柱炎的流行病学及病因学特征;
- 阐明预防强直性脊柱骨折病情加重的重要性;
- 为强直性脊柱骨折患者选择合适的治疗手段,并且认识到不同的治疗手段潜在的并发症;
- 解释识别创伤患者中脊柱强直的重要性;
- 描述强直性脊柱炎的生物力学意义。

引言

脊髓损伤(spinal cord injuries, SCI)可以由作用于脊柱的高能量创伤造成[1]。众所周知,某些损伤可以造成 SCI,包括完全性爆裂骨折、剪切 / 移位骨折以及严重的牵拉损伤[2]。在 SCI 相关的骨折中,脊柱的过伸型骨折是不太显眼的一种骨折类型[3]。Magerl 和同事在他们那篇著名的文献中对 1 445 名胸腰椎脊柱损伤的患者进行了统计,结果表明,过伸性骨折仅占 0.2%,这说明了过伸性骨折在脊柱损伤患者中的罕见[4]。随后对于脊髓损伤的诊断、治疗、预后的流行病学研究表明,当患者出现脊髓强直(多个相邻椎体融合)时,胸腰椎过伸性骨折所占的比例为 71.4%~100%[5]。此外,研究也表明,与脊柱骨折不伴有脊柱强直的患者相比,大量未记比例的脊柱强直的患者以及过伸骨折的

患者(40%~67.2%)会出现神经功能缺损[6]。很明显,多个脊柱节段的融合改变了这一特定骨折类型(过伸骨折),并造成了神经功能的缺损,严重影响肢体的运动功能。

目前,强直性脊柱疾病的出现越来越多地被认为是脊柱损伤患者治疗方式及预测临床结局的调节剂[7]。两种情况可以造成脊柱强直:强直性脊柱炎(ankylosing spondylitis, AS)和弥漫性特发性骨肥厚(diffuse idiopathic skeletal hyperostosis, DISH)。

本章讨论 AS 和 DISH 在 SCI 进展中的作用,为读者提供处理脊柱骨折伴脊柱强直患者的方法。特别是强调如何预防 SCI 的进展以及最大限度减少治疗后并发症。强直性脊柱炎是全身性炎症性疾病,属于血清反应阴性的脊椎关节疾病,虽然也会累及周围关节及非骨骼结构,但主要影响的是纵向骨架结构。

流行病学和病因学

强直性脊柱炎的患者会出现骶髂关节的关节面、椎间盘的进行性破坏[8],造成这些可移动的结构的全部和部分病变,随后造成脊柱及骨盆环的强直融合。强直性脊柱炎很可能有遗传基础,尽管有人提出感染(克雷伯菌)可以触发炎症反应[9]。强直性脊柱炎在成人(主要是但不完全是男性)之中患病率较稳定,约为 0.1%~1.4%。在大部分成人中间,强直性脊柱炎可能在 10~30 岁发病,不过从疾病存在到症状出现的潜伏期却因人而异。骨骼肌的疼痛、劳累、僵硬是与强直性脊柱炎相关的临床症状[8]。强直性脊柱炎的最终确诊依据临床症状,人口统计学诊断标准,X 线、CT、MRI 下骶髂关节及脊柱的异常。目前,虽然非甾体抗炎药、免疫抑制剂、尤其是包括 TNF-α 在内的生物制剂已经证明可以阻止疾病的进展,但对于强直性脊柱炎仍然没有有效的治疗手段[10]。

弥漫性特发性骨肥厚是系统性疾病,以脊柱韧带及周围附着点进行性骨化为特点[11]。目前,对于弥漫性特发性骨肥厚的病因仍然不清,越来越多的证据表明低度炎症反应可能发挥作用,低度炎症反应作为一种常见途径,在一系列疾病中均发挥作用,如非胰岛素依赖型(2 型)糖尿病、血管钙化、心血管疾病、异位骨形成等[12]。DISH 在老年人多见,40 岁以下患者很少见,男女比为 2:1。DISH 的患病率在 2.9%~25% 之间,与地理位置有关,也与对象的选择以及诊断方式有关[13]。DISH 通常没有什么症状,不过背部疼痛、僵硬及吞咽障碍(由于颈椎前大块骨化占据了咽、食管空间)已频繁被报道[14]。目前,DISH 诊断的“金标准”是 CT 检查,诊断标准如下:①至少 4 个连续的脊柱骨化;②没有椎间盘和/或关节突关节的突变;③排除强直性脊柱炎(虽然已有报道 AS 与 DISH 共存的罕见病例)[15]。目前,对于 DISH 的治疗,除了镇痛药对症缓解疼痛、饮食疗法(极少数采用颈椎骨化切除术)缓解吞咽困难症状外,没有其他特殊的治疗手段。由于 DISH 与一些常见的、生活方式相关的疾病(肥胖、2 型糖尿病、代谢综合征)密切相关,DISH 在未来几十年的患病率可能会显著升高[13]。

强直性脊柱炎的生物力学意义

在健康的脊柱中,可变形以及弹性结构(韧带、关节囊、肌肉)包绕的关节结构(椎间盘及关节突关节)的存在确保脊柱在生理范围的内外力作用下有着安全的活动范围。当超生理的作用力(创伤)作用在脊柱上时,所传递的作用力仍可作用于多个移动节段,这种情况下很少会出现脱位性骨折[4]。在 AS 以及 DISH 中,脊柱中移动的节段逐渐融合、周围弹性结构的逐渐丧失造成脊柱刚度的丧失、力臂的增加(较小的力就可以造成破坏的扭矩),进而使得可以分散能量的移动节段减少。这些现象共同作用,造成能量在局部形成峰值,从而使得脊柱的生物力学特性与长骨(如腓骨)在撞击下发生折断的力学性质并不相似。这种骨折机制才最有可能造成过伸性骨折,由于脊柱的前部、后部成分,韧带,以及其他软组织的限制已不复存在,这种骨折非常不稳定[16]。骨折的位置可能有所不同,但是通常都在脊柱强直部位,或直接邻近融合节段(图 21.1~21.6)。某个证据显示,在 AS 患者中,骨折平面会明显地穿过骨化的椎间盘,而在 DISH 患者中,骨折平面则会横向穿过椎体的中间平面。当脊柱过伸性骨折发生时,重叠的椎孔形成的椎管结构可能受到严重干扰,可能会造成直接的 SCI(通过破坏力或剪切力)或间接的 SCI(通过血管损伤造成的低灌注/缺血所引起的梗死)[17]。

脊柱强直中一个鲜为人知的现象是受累的椎体部位会出现进行性加重的骨质疏松。依据 Wolff 定律,AS 患者中,椎体骨质疏松很有可能是终板造成的,而当相应皮质阶段融合后,椎间盘也不必再承受或传递负荷。在 DISH 中,脊柱节段由异位骨化组织所连接,也可以(部分)免受负荷,并被证明容易发生骨量减少及骨质疏松[18]。因此,节段融合可能会造成脊柱的

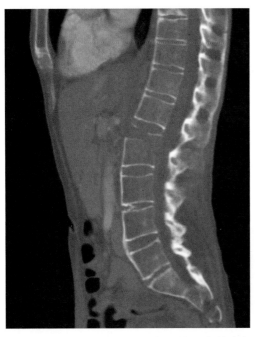

图 21.1　CT 矢状位重建,一名 54 岁男性强直性脊柱炎患者,从直梯上摔下。L_2 可见明显的过伸型骨折。患者神经功能正常,于同一天行骨折的固定

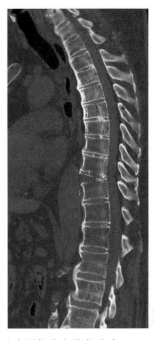

图 21.3　胸椎及胸腰椎的矢状位重建 CT,85 岁弥漫性特发性骨肥厚的患者从站立位摔倒。仅仅在这一层面可以见到 T_{10} 的过伸型骨折,不过 T_9 的椎弓根也可以看到出现了骨折。患者神经功能正常,转入我院后,在伤后第 6 天行手术治疗

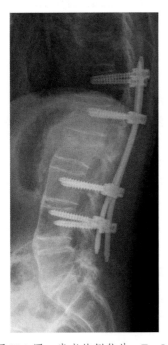

图 21.2　和图 21.1 同一患者的侧位片。T_{12}~L_4 水平经皮椎弓根钉固定 6 周后显示过伸型骨折已经不可见

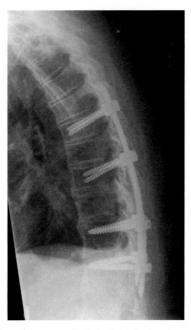

图 21.4　和图 21.3 同一位患者的侧位片,显示 T_7~T_{12} 经皮椎弓根螺钉固定后胸腰椎情况

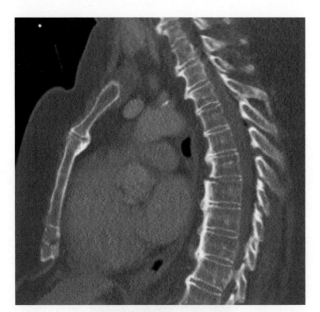

图 21.5　胸椎的矢状位重建 CT。69 岁弥漫性特发性骨肥厚的女性患者,骑自行车被车撞后。T_7 过伸型骨折伴有很小的移位。患者神经功能正常,不过由于反复出现血流动力学不稳定(由于心脏疾病),不适合手术治疗,最终接受非手术治疗

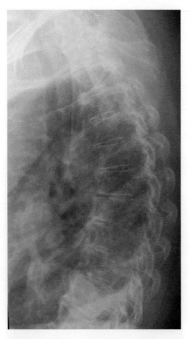

图 21.6　和图 21.5 同一患者的侧位片,显示了胸椎良好的排列位置。患者继续非手术治疗,6 个月后骨折完全愈合

刚度和脆性增加。如果患有 DISH 或 AS 的患者可以保持平衡的直立姿势(例如从 C_7 节段的椎体中心画一垂线可以通过 S_1 椎体的近似中心部位),那么脊柱的刚度以及骨密度的减少通常是可以忍受的;很多患

有 DISH 的患者没有意识到他们的病情,患有 AS 的患者也可以完全没有症状[19]。在 AS 患者中,脊柱的应力性骨折以及 Anderson 病变(炎症反应引起的骨质慢性破坏)可能会造成脊柱进行性形变以及矢状面失衡,接着患者会容易被绊倒以及从站立位或坐位摔倒[19]。这些轻微的创伤中所出现的应力已经被证明对强直的脊柱可以造成移位性骨折[6]。DISH 患者通常不会由于进展性脊柱形变或失衡而受累,不过在轻微创伤后同样存在过伸性骨折的风险,主要由于脊柱僵硬、骨密度下降、对脊柱强直的忽视等不利因素同时出现[7]。DISH 患者常出现损伤常常是因为从坐位或站立位摔倒,或者受到低能量(追尾)的交通事故,而在同车厢的其他乘客经受同样的外力几乎都不会受伤[6]。

记忆要点

- 随着脊柱的强直进展,脊柱的弹性将会下降。
- 脊柱僵硬后就像长骨一样容易出现骨折。这样的骨折会出现移位和不稳定。

强直性脊柱炎创伤患者的早期评估

引进现代培训项目,如院前创伤生命支持(Prehospital Trauma Life Support, PHTLS)和高级创伤生命支持(Advanced Trauma Life Support, ATLS)来合理地评估和管理现场或急诊室中的创伤患者,可以很大程度改善不计其数的脊柱骨折患者的存活及前景[20]。在大多数培训项目中,提出了免受二次伤害的原则。保护脊柱和脊髓不受伤害,重视颈椎的固定,其重要性目前被广泛接受,并且作为搬运和处理患者前的强制措施[20]。通常在外伤现场,如果患者怀疑是脊柱骨折,即使病情轻微,也会使用颈托和棉垫,并且绑至脊柱板上。尽管在一般的创伤人群中预防脊柱和脊髓的继发性损害取得优异的成果,但对于 DISH 和 AS 患者而言,这些措施可能是灾难性的[6]。如前所述,脊柱强直的患者常表现为脊柱刚度和脆性增加,特别是对于 AS 的患者,往往脊柱的形变很明显。将 AS 或 DISH 的患者绑至直板上,轻则引起不适,重则(进一步)造成脊柱脱位、脊髓损伤,随后会造成(医源性)神经功能缺损。很难相信,将脊柱强直的患者粗心地绑至脊柱板上可能会诱发脊柱骨折[21]。因此,我们需要注意的是,将已知脊柱强直的患者置于舒适且可以

维持脊柱曲线的位置[22]。为此,对于脊柱强直的创伤患者,可以在脊柱板上放置棉垫、沙袋和真空床垫。

对于不能保持自行呼吸的创伤患者,必要时可能需采用气管插管来保证通气与氧合。而对于一些特殊的患者,如肥胖、短脖、颈部活动受限、颈部畸形、颈椎骨赘以及怀疑颈椎骨折的患者而言,这一过程可想而知是很困难或者说极其困难的[23]。而对于 AS 以及 DISH 患者而言,可能总是存在上述的特殊情况中的一个或几个,对于这样的困难气道,我们需要及时寻求专家的帮助[24]。

在对患者初步检查的过程中,在排除脊柱骨折之前,对脊柱的活动要减小到最小,要铭记,由于颈椎和胸椎的退行性改变,不论是传统的 X 线还是 CT,有时都很难解释病变。MRI 推荐用于有强直性脊柱炎病史的患者、轻微创伤后腰部 / 颈部急性疼痛的患者以及 X 线或 CT 下未见明显骨折或脱位的患者。对于创伤后神经功能缺陷的患者,如果平片或 CT 无法明确证实骨折,且无明确的诊治手段,这时推荐使用 MRI[5]。既往研究显示,患有强直性脊柱炎的患者或者脊柱骨折的患者常常会出现误诊和误治[7]。前者可能是因为患者常常延误就诊时间,因为他们已经习惯了这种脊柱疼痛,故会轻视创伤对自己身体的影响。后者则可能是因为医生对轻微的创伤机制、临床特点、脊柱强直中骨折的影像学特点不熟悉,故而持有观望态度。当患者需要转至另一处医疗机构进行诊治时,也会出现治疗延误[6]。

> **记忆要点**
>
> ● 对于脊柱强直的创伤患者,当疑似脊柱骨折时,需注意神经功能的二次损伤。

脊柱强直的患者脊柱骨折的治疗策略

关于脊柱强直的患者脊柱骨折的治疗策略的高质量研究并不存在,而且由于伦理的要求,此类研究可能的困难包括获取患者知情同意、患者的异质性、研究纳入对象的标准等,这些因素使得此类研究能否在近期开展还存有疑问。目前,诊疗决策证据的获得主要依据系统评价,而系统评价反过来则基于回顾性临床研究以及两个较大的回顾性队列研究[5-7]。这些研究提出,过伸为损伤的机制,并且指出很大一部分患者在入院时即出现神经缺损。而且,研究结果也支持,手术治疗总的来说可能比非手术治疗预后更好。至少有两个因素可能在这种差异中起决定作用。

首先,通过大量的神经功能缺损的患者可以观察到,过伸性骨折常伴有脊髓损伤。依据脊髓压迫的程度(通常由于骨折脱位,也包括其他因素,如硬膜外出血)以及神经功能缺损的持续时间等因素,椎管紧急减压是合乎逻辑的第一步[25]。不应实施通过闭合复位对椎管进行减压,因为成功可能性小,并且可能造成神经功能的二次损伤。其次,强直脊柱的生物力学特性与长骨不同,因此骨折可能造成两个(或更多)骨折节段移位。在骨折的处理中,一直以来的观点是,不稳定型骨折愈合时间长,并且比稳定骨折使患者更加痛苦。目前治疗移位的四肢骨骨折的“金标准”是切开复位内固定术[26]。一些(低级)证据证实,强直性脊柱的手术治疗也可能因为同样的原因受益[6]。

和四肢的手术类似,分散的骨折块(例如骨折处上下段融合的脊柱)的固定需要至少两个,最好是三个或四个固定点(例如椎体水平),这依赖于椎弓根螺钉的数量及骨量,要警惕骨量减少及骨质疏松的可能性[5]。当螺钉购买数量较低时,可使用一些增强的技术如采用水泥螺钉和增加固定点数量。骨折固定时需注意这些患者中既往已有的畸形。这方面也许可以利用手术室桌上的头枕、胸枕、腰枕来改变患者合理的体位来实现,就像过伸性骨折患者采用俯卧位时,术前的影像学检查可以发现骨折幅度消失。复位合适后,后路内固定通常可以提供足够的稳定性,不需要额外的前路增强[6]。

非手术的固定方式,例如颈椎项圈、胸腰椎支撑器、石膏外套等,对于不适合手术的患者或骨折未移位但是负重和活动后出现绞索和“关闭”的患者可能会起到满意的效果[6]。然而,在这些情况下,频繁的随访对于监测可疑的骨折移位很有必要,因为与椎弓根螺钉内固定技术相比,外固定在固定骨折断端方面效果较差。这类骨折愈合需要固定 3~4 个月,而且每天 24 小时附带外固定支架,并且骨折愈合时间不定,这一点使得患者更易选择手术途径。

> **记忆要点**
>
> ● 和长骨骨折类似,手术治疗可以取得良好的稳定和康复。

治疗后的并发症及临床结局

不幸的是,对于 DISH 或 AS 的患者,并发症发生极其频繁(总的并发症 >80%),并且可以出现在治疗的各个阶段[5,6]。有些并发症是强直脊柱所特有的(这些并发症很少或从未在非脊柱强直患者中出现),包括主动脉夹层/破裂、气管破裂、食管破裂[27-32]。肺炎及呼吸功能不全的发生较为频繁(35%),且与治疗手段无关,吞咽困难以及胸廓活动受限会引起该并发症进一步发展,后者可能是疼痛造成的,也可能是肋横突关节或肋椎关节[11]强直引起的。接受手术治疗的患者容易出现置入物失败以及伤口愈合困难等并发症(14%~50%)[5,6]。接受非手术治疗的患者会出现继发性神经功能缺损及骨折不愈合(15%)[6]。脊柱强直患者骨折的死亡率也明显高于非脊柱强直患者骨折的死亡率(7%~32% 对比 2.7%)[5,6]。此外,Westerveld 等人通过多因素 Logistic 回归分析,提出 DISH 以及年龄是死亡率的独立危险因素[6]。

很少有关于脊柱强直患者发生脊柱骨折的长期临床随访研究报道。最长的两项随访研究的平均随访时间分别为 6 个月和 12 个月[5,6]。在这些短期随访过程中,Caron 等人发现外科治疗的患者出现神经功能的改善,但 Westerweld 和同事却发现,对于大多数患者而言,任何治疗都无法改善神经功能。在患者纳入研究到最终随访过程中,神经功能的二次恶化的发生率为 5%~7%。目前尚不清楚这两项短时间的随访研究能否反映患者出院时的神经缺损的高发生率以及相关的高死亡率。随访过程中,手术治疗的患者中约有1/3 诉腰痛;而非手术治疗的患者中这个比例则达到50%。统计学分析显示,AS 或 DISH 的患者无明显差异;不同治疗方式所产生的临床结局无明显差异[6]。

记忆要点

- 不论采用何种治疗手段,脊柱强直患者的发病率和死亡率均很高。

结语

强直性脊柱炎和弥漫性特发性骨肥厚是造成脊柱渐进性融合(强直)的条件。脊柱强直对于创伤患者有巨大的风险,将使得脊柱骨折的风险增加 4~8 倍。发生在强直脊柱上的骨折主要是不稳定的过伸型,而且由于它的移位倾向,导致与脊髓损伤密切相关。处理这样的患者时,从发生骨折到出院以及最终的随访均会遇到很多并发症,其中一些并发症通过相对简单的措施和预防措施是可以避免的。基于微薄的证据,由于一般的骨折处理原则也可以用于僵硬脊柱,故对于僵硬的脊柱,手术治疗可能会产生比非手术治疗更好的结果。这类患者由于高龄、合并的基础疾病以及神经功能缺损,临床预后相对较差。由于 DISH 是生活相关性疾病,常常合并有肥胖、2 型糖尿病和代谢综合征,故创伤医师应该可以预测到实际上有更多的患者合并脊柱强直。

本章要点

- 微小创伤可能造成强直脊柱的不稳定骨折。
- 神经功能缺损不仅仅出现在创伤后,也会出现在对患者的操作过程中。
- 对于强直脊柱的外科固定可能会促进患者的康复。
- 强直脊柱骨折患者的并发症很常见。

（崔智勇　译　田耘　校）

参考文献

1. Knop C, Blauth M, Bastian L, Lange U, Kesting J, Tscherne H. Fractures of the thoracolumbar spine. Late results of dorsal instrumentation and its consequences. *Unfallchirurg* 1997;100:630-9.

2. Vaccaro AR, Lehman RA Jr., Hurlbert RJ, et al. A new classification of thoracolumbar injuries: the importance of injury morphology, the integrity of the posterior ligamentous complex, and neurologic status. *Spine* 2005;30:2325-33.

3. Ferree BA, Wieser M, Clarke RP. Hyperextension spinal fracture. *Orthop Rev* 1989;18:1061-4.

4. Magerl F, Aebi M, Gertzbein SD, Harms J, Nazarian S. A comprehensive classification of thoracic and lumbar injuries. *Eur Spine J* 1994;3:184-201.

5. Caron T, Bransford R, Nguyen Q, Agel J, Chapman J, Bellabarba C. Spine fractures in patients with ankylosing spinal disorders. *Spine (Phila Pa 1976)* 2010;35:E458-64.

6. Westerveld LA, van Bemmel JC, Dhert WJ, Oner FC, Verlaan JJ. Clinical outcome after traumatic spinal fractures in patients with ankylosing spinal disorders compared with control patients. *Spine J* 2014;14:729-40.

7. Westerveld LA, Verlaan JJ, Oner FC. Spinal fractures in patients with ankylosing spinal disorders: a systematic review of the literature on treatment, neurological status and complications. *Eur Spine J* 2009;18:145-56.

8. Braun J, Sieper J. Ankylosing spondylitis. *Lancet* 2007;369:1379-90.

9. Shamji MF, Bafaquh M, Tsai E. The pathogenesis of ankylosing spondylitis. *Neurosurg Focus* 2008;24:E3.

10. Callhoff J, Sieper J, Weiss A, Zink A, Listing J. Efficacy of

TNF-alpha blockers in patients with ankylosing spondylitis and non-radiographic axial spondyloarthritis: a meta-analysis. *Ann Rheum Dis* 2014.

11. Verlaan JJ, Oner FC, Maat GJ. Diffuse idiopathic skeletal hyperostosis in ancient clergymen. *Eur Spine J* 2007;16:1129-35.

12. Mader R, Verlaan JJ, Buskila D. Diffuse idiopathic skeletal hyperostosis: clinical features and pathogenic mechanisms. *Nat Rev Rheumatol* 2013;9:741-50.

13. Westerveld LA, van Ufford HM, Verlaan JJ, Oner FC. The prevalence of diffuse idiopathic skeletal hyperostosis in an outpatient population in the Netherlands. *J Rheumatol* 2008;35:1635-8.

14. Mader R. Clinical manifestations of diffuse idiopathic skeletal hyperostosis of the cervical spine. *Semin Arthritis Rheum* 2002;32:130-5.

15. Resnick D, Niwayama G. Radiographic and pathologic features of spinal involvement in diffuse idiopathic skeletal hyperostosis (DISH). *Radiology* 1976;119:559-68.

16. Verlaan JJ, Westerveld LA, van Keulen JW, et al. Quantitative analysis of the anterolateral ossification mass in diffuse idiopathic skeletal hyperostosis of the thoracic spine. *Eur Spine J* 2011;20:1474-9.

17. Fletcher DJ, Taddonio RF, Byrne DW, et al. Incidence of acute care complications in vertebral column fracture patients with and without spinal cord injury. *Spine* 1995;20:1136-46.

18. Westerveld LA, Verlaan JJ, Lam MG, et al. The influence of diffuse idiopathic skeletal hyperostosis on bone mineral density measurements of the spine. *Rheumatology (Oxford)* 2009;48:1133-6.

19. Vergara ME, O'Shea FD, Inman RD, Gage WH. Postural control is altered in patients with ankylosing spondylitis. *Clin Biomech (Bristol, Avon)* 2012;27:334-40.

20. Harris MB, Sethi RK. The initial assessment and management of the multiple-trauma patient with an associated spine injury. *Spine (Phila Pa 1976)* 2006;31:S9-15; discussion S36.

21. Danish SF, Wilden JA, Schuster J. Iatrogenic paraplegia in 2 morbidly obese patients with ankylosing spondylitis undergoing total hip arthroplasty. *J Neurosurg Spine* 2008;8:80-3.

22. Chaudhary SB, Hullinger H, Vives MJ. Management of acute spinal fractures in ankylosing spondylitis. *ISRN Rheumatol* 2011;2011:150484.

23. Thompson C, Moga R, Crosby ET. Failed videolaryngoscope intubation in a patient with diffuse idiopathic skeletal hyperostosis and spinal cord injury. *Can J Anaesth* 2010;57:679-82.

24. Verlaan JJ, Boswijk PF, de Ru JA, Dhert WJ, Oner FC. Diffuse idiopathic skeletal hyperostosis of the cervical spine: an underestimated cause of dysphagia and airway obstruction. *Spine J* 2011;11:1058-67.

25. Verlaan JJ, Diekerhof CH, Buskens E, et al. Surgical treatment of traumatic fractures of the thoracic and lumbar spine: a systematic review of the literature on techniques, complications, and outcome. *Spine* 2004;29:803-14.

26. Ryan N, Carroll C, Carter MB, Roberts CS, Malkani AL, Harbrecht BG. Closed midshaft femur fractures: Are they only for trauma centers? *Am Surg* 2011;77:476-9.

27. Tiesenhausen K, Thalhammer M, Koch G, Schleifer P. Traumatic aortic rupture in ankylosing spondylitis—a fatal complication. *Unfallchirurg* 2001;104:1101-3.

28. Schaberg FJ Jr. Aortic injury occurring after minor trauma in ankylosing spondylitis. *J Vasc Surg* 1986;4:410-1.

29. Savolaine ER, Ebraheim NA, Stitgen S, Jackson WT. Aortic rupture complicating a fracture of an ankylosed thoracic spine. A case report. *Clin Orthop Relat Res* 1991:136-40.

30. Fazl M, Bilbao JM, Hudson AR. Laceration of the aorta complicating spinal fracture in ankylosing spondylitis. *Neurosurgery* 1981;8:732-4.

31. Kessler T, Quintel M, Winkler H, Wentzensen A. C6 fatal trans-vertebral dislocation fracture with tracheal lesion in bechterew disease. A case presentation. *Unfallchirurg* 1996;99:525-9.

32. Tjardes T, Wafaizadeh A, Steinhausen E, Krakamp B, Bouillon B. Extension injury of the thoracic spine with rupture of the oesophagus and successful conservative therapy of concomitant mediastinitis. *Eur Spine J* 2009;18 Suppl 2:240-4.

第22章 多发伤合并脊髓损伤

Ajoy Prasad Shetty, Rishi M Kanna, S Rajasekaran

学习目标

本章学习完成后,你将能够:

- 认识到多发伤情况下确定脊髓损伤的重要性;
- 描述在确定患者伤情和确定患者其他相关创伤时初次和二次评估的作用;
- 讨论在确定伤情时全身多排螺旋 CT 的重要性;
- 在同时存在多发伤和脊髓损伤的患者中采取损伤控制手术的原则;
- 总结在特定情况下推迟脊柱固定手术的需要。

引言

多发伤定义为两个或两个以上器官系统的创伤,同时至少一处或多处创伤是危及生命的,并且创伤严重程度评分大于 16 分[1]。多发伤患者早期较高的死亡率主要是因为喉部、腹部和骨盆等器官损伤,这些创伤往往可导致大量出血和低血压性休克,接下来就是严重的头部损伤和难以控制的出血。多发伤患者常合并脊柱和其他长骨的损伤,例如:脊柱损伤通常发生在邻近重要器官损伤时,头部损伤与颈椎损伤有关,胸椎损伤与血胸、气胸、肺挫伤和纵隔损伤有关,腹部和盆腔的闭合性损伤常常导致实质器官和内脏损伤,通常合并胸腰椎或腰椎损伤。

关于多发伤患者脊柱损伤的诊断和治疗是非常重要的,主要包括以下几个原因。第一,主要器官的损伤会分散急诊医生的注意力,导致脊髓损伤的漏诊。这种漏诊导致患者恢复过程中的损伤阶段脊髓的不充分保护,从而引发继发的神经损伤。漏诊还可导致患者后期严重的疼痛和功能受损。第二,在脊髓损伤患者中,气道、呼吸、循环系统损伤处理是优先于脊髓损伤的,这一点很重要。一旦这些危及生命的损伤得到处理后,对于脊髓损伤适当的治疗就应立即实施。第三,多发伤患者中脊髓损伤患者的手术时机必须有恰当的计划来避免相关并发症,如早期手术治疗导致的全身炎症性反应和延迟性手术随之而来的长期卧床的问题。综上所述,多发伤患者中脊髓损伤患者治疗的主要原则就是在脊髓复苏期间稳定损伤节段脊柱,快速处理危及生命的器官损伤,在急性期行不稳定节段的"创伤控制性"的内固定治疗和在适当时行决定性手术治疗。本章着重讲解多发伤患者中脊柱、脊髓损伤患者的处理。

记忆要点

- 多发伤定义为两个或两个以上器官系统的创伤,同时至少一处或多处创伤是危及生命的,并且创伤严重程度评分大于 16 分。
- 除了严重的头部创伤、大量的难以控制的出血,脊髓损伤是导致多发伤患者早期死亡的最主要原因。

流行病学

多发伤患者中脊柱损伤患者多由交通事故、高处坠落伤和运到损伤引起。多发伤患者中脊柱损伤患者的发病率为 13%~30%[3-8]。Welkerling 等通过回顾性研究发现 366 名多发伤患者中有 48(13%)例脊柱骨折患者,而且其中三分之一需要脊柱稳定手术[9]。在 Heyde 的研究中,173 例多发伤患者中,有 28% 合并脊柱损伤。在过去的十年中,多发伤患者中脊柱损伤的发病率增长快速。这可能是因为高级创伤生命支持

（Advanced Trauma Life Support, ATLS）的应用，细致的脊髓损伤筛查和全身CT的应用。

胸腰段骨折是最常见的骨折，胸椎骨折和颈椎骨折比例大约为4∶1[10]。颈椎损伤的发生率报道不一，从2%~10%[11,12]。多发伤中脊柱骨折真正的发生率要高于这个比例，因为那些比较隐蔽的骨折和漏诊病例并不在报道中。当出现危及生命的创伤时，脊柱损伤常被忽略[13]。Sengupta[14]报道称颈椎骨折的漏诊率是胸腰段骨折的4.5倍。他指出漏诊的主要原因是没有获得正确、充分的影像学资料。脊髓损伤的漏诊导致持续的疼痛和神经功能缺失。Levi等[15]称脊髓损伤漏诊最常见的原因就是没有充足的影像资料，包括影像的误读和影像质量低。在所有多发伤的患者中，必须高度重视确定有无脊髓损伤，并且不能排除脊髓损伤，除非相关的影像资料或更进一步的检查已经完成。很多共识如美国国家紧急X线应用研究标准（NEXUS标准）[16]和加拿大颈椎规则[17]都已被改善来避免脊髓损伤的漏诊。

> **记忆要点**
>
> - 多发伤患者中的脊柱损伤多由交通事故、高处坠落伤和运动损伤引起。多发伤患者中脊柱损伤患者的发病率为13%~30%。
> - 在所有多发伤的患者中，必须高度重视确定有无脊髓损伤，并且不能排除脊髓损伤，除非相关的影像资料或更进一步的检查已经完成。

多发伤的病理生理学

除了全身各个器官系统的直接损伤，机体生理改变还受到免疫和炎症反应的影响。在创伤早期，各个器官系统的损伤引起广泛的炎症反应，随后是一段时间的抗炎反应。最初的创伤（初次打击）能引起过度的炎症反应从而激活免疫系统，通过白介素的分泌和补体系统来激活巨噬细胞、白细胞、自然杀伤细胞和炎症细胞迁移。机体的反应是由细胞因子、白细胞、内皮细胞，以及白细胞—内皮细胞之间相互反应来调节的[18]。虽然初次的损伤可以被机体调节并不引起明显的损伤，但患者易受到二次炎症打击的影响，而导致全身炎症反应综合征（systemic inflammatory response syndrome, SIRS）和促使发生多器官功能障碍综合征

（multiple organ dysfunction syndrome, MODS），包括急性呼吸窘迫综合征（acute respiratory distress syndrome, ARDS）、肝肾功能不全、凝血障碍和败血症等[19]。在初次创伤后的一周内，二次打击（包括手术和局部的感染）会显著提高患者的死亡率。无论是单次打击还是多次打击，炎症系统的过度刺激是发生MODS和ARDS的关键一步。这种炎症系统的过度反应在多发伤患者中应被预防和得到及时诊断。炎症因子是诊断患者是否会发展为MODS和ARDS的关键[19-21]，其中包括白介素IL-6和降钙素原的水平。另一个影响患者生存率的因素就是隐匿性组织灌注不全。血乳酸——局部组织缺氧时无氧代谢的产物——已证明与组织灌注不全和可逆的休克状态有关[22]。隐匿性组织灌注不全定义为血乳酸水平升高（≥2.5mmol/L）。Meregalli等[23]报道称在一组手术高风险的患者中传统的指标如血压和尿量不能有效地反映组织灌注是否充足。另一方面，血乳酸水平和患者的死亡率有很强的关联[23]。Schulman等[24]推荐有长时间灌注不足迹象的患者应给予监测和液体复苏，即使其生命体征平稳，并且非紧急的手术应推迟直到血乳酸水平得到纠正。

> **记忆要点**
>
> - 最初的创伤（初次打击）可引起过度的炎症反应从而激活免疫系统。
> - 在初次创伤后的一周内，二次打击（包括手术和局部的感染）会显著提高患者的死亡率。
> - 隐匿性组织灌注不全定义为血乳酸水平升高（≥2.5mmol/L），并且血乳酸水平和患者的死亡率有明显的联系。

多发伤患者的初期治疗

多发伤患者的护理方面的进展和ATLS的应用显著降低了患者的死亡率。目前多发伤患者死亡的主要原因中枢神经系统（central nervous system, CNS）损伤（21.6%~71.5%），接下来是出血性休克（12.5%~26.6%），然后是败血症（3.1%~17%），后期死亡的主要原因是多器官功能衰竭（multiorgan failure, MOF）[2]。对比圣地亚哥创伤救护系统实施前后，创伤患者的不良护理、评估延迟、处理延迟和评估不良等

事件均有所下降,死亡率从 13.6% 下降到 2.7%。死亡率的降低主要有以下几个原因:①院前急救和快速的转运;②道路安全的改善,包括安全带的使用、头盔的使用、超速摄像头、更好的道路规划和限速等;③交通工具的安全设施改进,如气囊和防抱死制动系统;④及时、充分的救治系统。

合并多器官系统损伤的多发伤患者的治疗需要一个团队。团队的领头人评估患者伤情、收集用来评估是否需要其他部门合作的信息、决定治疗顺序,以及为每个步骤规划时间。这个团队必须能够快速地评估患者的伤情、快速有效地制定治疗措施并实施救治。多发伤患者的初步评估应该遵照 ATLS 指南[25],其提供了一套系统的方法来帮助我们快速评估有无危及生命和截肢风险的损伤。ALTS 指南包括四个步骤:初步评估;生命复苏;二次评估;确定性治疗。

能够实施这个流程是非常重要的。

初步评估

A——开放气道同时限制颈椎活动;

B——呼吸;

C——循环;

D——神经功能;

E——暴露(充分暴露损伤部位并且预防低体温的发生)。

开放气道限制颈椎活动

多发伤患者的颈椎必须得到充分的稳定,尤其是锁骨以上脊髓损伤或当患者没有意识的时候。这些患者颈椎骨折的可能性很高,任何的颈部活动都可能使原本没有神经功能受损的创伤转换成伴有神经功能受损的创伤。应用颈托可有效预防开放气道过程中颈椎的过伸或者是弯曲。

气道评估开始时首先评估患者的意识以及患者是否可以交流。意识水平下降、头部外伤、面部外伤和颈椎外伤的患者通常存在气道问题。气道评估有三个原则,即看、听、感觉。观察肋间肌的活动,听鼻部有无气流的声音,检查口咽部有无异物以及听诊双肺的呼吸音是否相同。异物、牙齿、舌头和过多的出血都会引起气道的梗阻。可以通过改进的仰头抬颌法和双手抬颌法来开放气道并清除气道异物,如果这些方法都失败的话,那么就需要气管插管了。气管插管适合于格拉斯哥评分(Glasgow Coma Scale, GCS)小于 8 分的患者,即无法维持呼吸、严重的颌面部外伤和气道梗阻的患者,以及无法维持循环的患者。

呼吸

当出现张力性气胸、开放性气胸、连枷胸和大量出血等危及生命的胸部外伤时需要评估和改善呼吸状况。治疗方法包括胸腔闭式引流和气管插管机械通气。

循环

循环状况是通过心率、血压、血氧饱和度和意识水平评估的。在经典的低血容量休克过程中,心率增快是休克出现最早的改变。最易引起血流动力学不稳的创伤是胸部外伤、腹部外伤、盆腔和长骨的骨折,以及血管外伤。根据容量丢失的程度,将低血容性休克分为四期(表 22.1)。治疗措施包括同时开放两个静脉通道,最好用 14 号或 16 号的静脉置管,并使用乳酸格林液补液。通过心率、血压和尿量来调整补液量。如果补充晶体液时患者血压没有改善,那么就要考虑输血了。为了尽量避免脊髓受伤患者继发的脊髓缺血性损伤,低血压的有创治疗是很关键的。因为脊髓不能自动调控血流量,只能依靠血压来维持灌注,因此推荐脊髓损伤患者尽早输血治疗。神经源性休克多见于 T_6 以上脊髓损伤的患者,其与交感神经链的受损有关,常

表 22.1　低血容量性休克分级

	Ⅰ期	Ⅱ期	Ⅲ期	Ⅳ期
失血	<750mL	750~1 500mL	1 500~3 000mL	>3 000mL
失血量	<15%	15%~30%	30%~40%	>40%
血压	正常	正常	降低	降低
脉搏	正常或增快	减慢	减慢	减慢
尿	<30mL/h	20~30mL/h	5~15mL/h	<5mL/h
中枢神经状态	轻度烦躁	中度烦躁	紧张/萎靡	萎靡/昏睡

伴随低血压和心动过缓[26]。精神源性休克常加重脊髓的缺血，因此，推荐早期使用血管活性药物如多巴胺来维持收缩压到 90mmHg 以上。脊髓灌注的恢复可以预防自由基的产生和传导从而避免白质损伤[27]。

神经功能

这一项主要是评估中枢神经系统功能，常用 GCS 评分。意识水平是大脑灌注情况的最好的反应，其他可以引起意识水平下降的原因包括低氧血症、低血糖和休克。

暴露

充分暴露患者的同时要预防低体温的发生。患者完全暴露以便充分检查患者是否有开放性伤口和擦伤以及检查患者是否有骨折，并且还要做肛周的检查。

二次评估

二次评估要在初次评估完成后再开始。二次评估要从头到脚完全评估患者情况并且要监测生命体征。在没有意识或不能回答的患者身上，需要更细致的检查。根据患者受伤的情况，评估的内容包括视力、颌面部损伤的程度、胸部和腹部的伤情、全身骨骼的评估。完整的二次评估是指每一个细节都要检查。然后是影像学检查，包括 X 线、CT 和超声检查。二次评估应该快速实施，但是不能妨碍和推迟患者正在进行的复苏治疗。

中轴骨和四肢的评估

股骨干和胫骨的骨折通常由高能量损伤引起并且有较高的死亡率。没有固定的股骨干骨折出血可以达到 800mL，出血可以积到大腿的间隙里。评估包括肢体末端的评估、软组织状态的评估和完整的神经血管评估。中轴骨损伤包括脊柱和骨盆的骨折。不稳定的骨盆骨折会引起大量的骨盆出血和低血压，因此需要急诊固定骨盆骨折[28]。研究证明骨盆损伤包括骨盆周围皮肤的挫伤和脱套伤、阴囊和阴唇的水肿、尿道的出血和会阴区的伤口。

二次脊髓评估要确定是否有脊柱骨折并采取治疗方法，预防继发的神经损伤。沿着安全带走行的皮肤擦伤痕迹提示可能有安全带相关损伤，这也是脊柱过度弯曲造成损伤的一个外部标志。跟骨的骨折暗示着可能是高处坠落伤并且可能存在胸腰段的压缩

骨折。要翻动检查患者背部有无擦伤、挫伤并触诊查体，翻动时一定要轻柔。接下来是仔细全面的棘突查体，从颈椎到腰椎，来确定有无裂隙（后纵韧带的复合伤）。二次评估包括细致的神经功能查体（运动、感觉和反射），包括肛周的感觉、肛门括约肌的反射。治疗期间，反复的检查是很有必要的，以明确有无病情的恶化。C_5 以上脊髓损伤的患者易出现与正常呼吸矛盾的腹部运动，因此可能需要早期辅助通气。所有无意识的患者都应警惕脊髓损伤直到影像学资料明确排除损伤。

> **记忆要点**
>
> - 多发伤患者的护理方面的进展和 ATLS 的应用显著降低了患者的死亡率，ALTS 指南包括四个步骤：初步评估；生命复苏；二次评估；确定性治疗。
> - 合并多器官系统损伤的多发伤患者的治疗需要一个团队来进行。
> - 多发伤患者中颈椎必须得到充分的稳定，尤其是锁骨以上脊髓损伤或当患者没有意识的时候。气道评估有三个原则：看、听、感觉。
> - 循环状况是通过心率、血压、血氧饱和度和意识水平来评估的。
> - 意识水平是大脑灌注情况的最好的反应。在充分暴露患者的同时要预防低体温的发生。
> - 二次评估要在初次评估完成后再开始。二次评估要从头到脚完全评估患者情况，并且要监测生命体征。

多发伤的影像学表现

多发伤患者，在血流动力学稳定的情况下，在初次评估后都应行相关的 X 线平片检查。包括颅骨的 X 线片、颈椎的正侧位、胸片和骨盆前后位片。在比较高级的创伤治疗中心，这些检查在抢救患者时就可以完成。要仔细寻找骨盆和胸部的线来排除骨盆的不稳定骨折、气胸、血胸或连枷胸。包含颈胸连接处颈椎的侧位片可以提供针对是否存在颈髓损伤的重要信息。加做齿突的 X 线片（开口位）和胸腰段 X 线片可以提高脊柱骨折诊断的准确率。然而，在急诊和初次评估时获得的平片的资料很差。在肥胖患者和存在颈胸段间

盘结构损伤时诊断常很困难。Platzer 等[29]研究 118 例合并颈髓损伤的多发伤患者,结果表明颈椎的侧位片漏诊了大约 37% 的病例。并没有相关研究指出初次评估师胸椎和腰椎 X 线片的必要性和充分性。

最近,在主要的创伤中心中,X 线平片正逐步被 CT 取代。CT 的优势在于可以一次评估头颅、中轴骨和四肢骨。全身 CT(从头至骨盆)扫描只需要 3 分钟,因此,CT 是评估多发伤患者骨折情况的较为理想的检查。CT 要在二次评估时完成。然后,目前的趋势是在初次评估时完成这些检查,优点包括可以快速地评估患者病情、减少骨折的漏诊率、评估胸腹部的外伤。Haiser 和 Bohndorf 调查发现在急诊室里初次的复杂治疗加上传统的诊断性评估大约用时 49 分钟[30],加上 CT 的话增加至 79 分钟。

多排/多层 CT(MDCT/MSCT)通过增快图像处理速度缩短了扫描时间。MSCT 可以检测多个器官系统并且分辨率高,目前已经用于多发伤患者初次评估(图 22.1)。Wurmb 等[31]通过回顾性研究发现,全身 MSCT 对比传统的创伤处理办法,MSCT 组完成诊断需要 23 分钟而传统的处理方法需要 70 分钟。Brown 等[32]指出螺旋 CT 可以发现 99.3% 的颈、胸、腰椎骨折,而且 CT 漏诊的骨折也不需要治疗。Hessmann 等[33]指出包含冠状面和矢状面重建的 CT 对于诊断不稳定的骨折敏感度高达 100%。MSCT 在早期多发伤治疗中的应用需要足够的基础设施,即要求可以在 CT 室行复苏治疗。如果在院前急救时和初次评估时患者血流动力学不稳定,那么 CT 可以延期再做。创伤评估超声(focused assessment with sonography in trauma, FAST)可以发现腹腔内的出血以便直接让患者进入手术室治疗。MRI 在多发伤的快速诊断上作用比较局限。

主要是由于 MRI 获取图像的时间比较长且扫描过程中有干扰因素。对于神经结构、韧带和椎间盘,MRI 可以提供最好的影像学资料。因此,怀疑神经有损伤而 CT 未显示异常的患者可以完善 MRI 检查。神经功能正常时,MRI 也可以在下颈椎的损伤的患者中评估椎间盘脱垂的情况,并且当神经损伤水平和骨损伤水平不一致时,也可以完善 MRI 检查来评估病情。但是,MRI 一定要在患者病情稳定的情况下进行。

无脊髓损伤的多发伤患者

无脊髓损伤(cleared spine)是指实施完全的脊髓损伤评估后未发现或者不存在需要治疗的脊髓损伤。实施全面脊柱检查的关键是仔细询问以确定有无高危因素的病史、全面的查体寻找脊髓受损的证据、神经功能的缺失,以及根据初次评估进行适当的影像学检查。

虽然有报道称某些骨或韧带受损的患者可以没有症状,但是没有症状的患者很少有颈椎的不稳定骨折及因创伤引起的神经功能恶化。颈椎的损伤在以下情况下可以排除:患者意识完全清醒、定向力完全正常;无头部损伤;无毒品和酒精摄入;无颈部疼痛;无异常的神经功能;没有其他明显的"分散患者注意力"的损伤如股骨的骨折(这会使患者注意力分散而未意识到脊柱损伤)。如果没有畸形和皮肤的外伤、没有压痛、活动的时候没有疼痛,那么颈椎的损伤可以排除。颈椎的影像学检查也就不是很有必要了。

意识清醒但症状明显的患者

没有完全符合可以排除颈椎损伤条件的患者都应

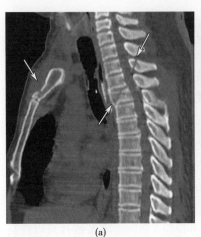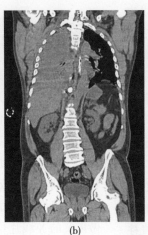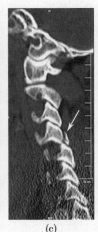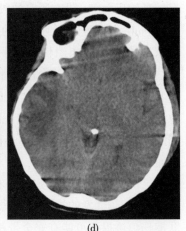

图 22.1 一例 65 岁多发伤患者的全身 CT。(a)$T_2 \sim T_4$ 的屈曲分离骨折和肋骨骨折。(b)右侧气胸。(c)$C_4 \sim C_5$ 半脱位。(d)右侧颞叶、顶叶的挫伤

行影像学的检查。脊柱的影像学检查优先级低于拯救生命的诊断和治疗程序。一旦上述拯救生命的治疗结束，颈椎要使用硬围领固定。然后行颈椎的影像学检查并且要由有经验的医生读片。

标准的 X 线片包括侧位、前后位、开口位片。颈椎的侧位片要上至枕骨的底部和第一节胸椎的顶部。只看颈椎的侧位片会漏诊高达 15% 的颈椎损伤患者。包括 C_6 以下的下颈椎检查起来比较困难，可以通过牵引上肢来改善 X 片的视野或是完善一个游泳者位 X 线片。当反复尝试后侧位片效果还是不好的时候，可以完善局部的 CT 检查。前后位必须包括 C_2~T_1 所有脊柱的棘突。开口位要看到 C_1 的侧面和完整的齿突。除了这三个常规的 X 线片，另外两个侧位片并不能提高 X 线片的敏感度，因此不是常规做[34]。

当 X 线片有异常、疑似异常或显示不清的时候，应完善包含矢状位和冠状面重建的薄层（2mm）CT 检查（图 22.2）。结合 X 线片和 CT，加上仔细地阅片和经验丰富的医生读片，可以将诊断的假阴性率降低至 0.1% 以下。

如果 X 线片显示正常但是患者一直有症状，这时就要怀疑软组织的损伤并且完善颈部屈曲位和伸直位 X 线片。纯粹的椎间盘和韧带的损伤会造成颈椎的不稳定，而这样的损伤通常可以通过以上检查发现。对于脊髓损伤患者是否要常规完善 MRI 检查存在争议。通常有异常神经功能检查结果的患者需要完善 MRI 检查。伴有短暂的神经功能异常，而临床检查结果正常，但是怀疑有后纵韧带复合损伤的患者，必须完善 MRI 检查来评估相应阶段脊髓的损伤情况。

无意识且气管插管的患者

对于需要气管插管的创伤患者，不稳定脊柱损伤的概率大约为 10.2%。无意识且气管插管患者标准的影像学检查包括颈椎的侧位、前后位片和颅颈交界区的 CT。如果检查结果都是正常的，那么就可以排除颈椎损伤了。当 X 线片有异常、可疑有问题或是显示不清的时候，应完善包含矢状位和冠状面重建的薄层

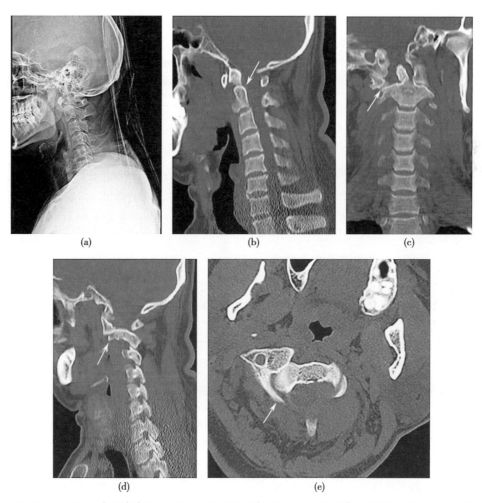

(a) (b) (c)

(d) (e)

图 22.2　一例 34 岁颈痛患者的 CT+ 三维重建影像。（a）X 线没有发现明显的骨折。（b）CT 显示 2 型齿突骨折。（c~e）重建显示右侧寰枢关节脱位

（2mm）CT 检查。当存在疑问时，颈椎损伤不应被排除，除非患者意识完全清醒，或 MRI/CT 检查提示无异常。对于无意识的患者，完善颈椎的屈曲/伸直位需要被动的改变体位，这存在潜在的风险。在一项包含 625 名患者研究显示，动态 X 线片有 92.3% 的敏感度和 98.8% 的特异度，其中有 2 例神经功能恶化的患者，并且其中 1 例是完全的瘫痪[35]。

需要辅助通气的患者完善 MRI 检查需要特殊的不包含铁磁性的设备，因此气管插管患者只有在特殊情况下才会行 MRI 检查。MRI 对于软组织的损伤很敏感，而且不需要给颈椎加压。然而，软组织的损伤对脊柱稳定的影响有多大目前还不清楚。

记忆要点

- 多发伤患者，在血流动力学稳定的情况下，在初次评估后都应行相关的 X 线平片检查。包括颅骨的 X 线片、颈椎的正侧位、胸片和骨盆前后位片。
- 多排/多层 CT（MDCT/MSCT）通过增快图像处理速度缩短了扫描时间。MSCT 可以检测多个器官系统并且分辨率高，目前已经在多发伤患者初次评估中使用。
- 颈椎的损伤在以下情况下可以排除：患者意识完全清醒、定向力完全正常；无头部的损伤；无毒品和酒精摄入；无颈部疼痛；无异常的神经功能；没有其他明显的"分散患者注意力"的损伤。
- 没有完全符合可以排除颈椎损伤条件的患者都应行影像学的检查。
- 脊柱的影像学检查优先级低于拯救生命的诊断和治疗程序。
- 无意识且气管插管患者标准的影像学检查包括颈椎的侧位、前后位片和颅颈交界区的 CT。如果检查结果都是正常的，那么就可以排除颈椎损伤。

损伤控制手术

关于合并骨折损伤的多发伤患者的治疗，在 20 世纪末已经有了明显的改善。在 20 世纪早期，这些患者的主要治疗方法还是非手术治疗，不是牵引就是闭合

复位加夹板固定。在第一次世界大战期间，股骨部枪伤的士兵通过使用 Thomas 夹板将死亡率从 80% 降至 20%[36]。在 20 世纪 70 年代早期，多发伤患者内科治疗方面的改善加上以科研为基础的骨折内固定技术的发展，提示骨折的早期固定可以改善预后和增加患者的生存率[37]。以及时内固定为中心的早期全面治疗成为多发伤患者治疗重要的一面。Bone[38] 等通过前瞻性的随机对照研究发现，对于股骨骨折患者，早期固定相对于延迟固定可以降低多发伤患者肺功能衰竭的概率。

20 世纪 90 年代早期，研究发现早期的全面治疗在特定的患者中会增加并发症的概率。这样的患者被 Pape 等[39]定义为"临界患者"。Paper 等通过回顾性研究一组 ISS>18 分的粗隆部骨折患者，通过扩髓髓内钉行内固定治疗（知识框 22.1），结果发现胸椎骨折的患者 ARDS 的发生率有增加。他们认为在存在严重创伤和胸部损伤的患者中，早期髓内钉治疗会增加肺部并发症的概率。因此，骨折内固定手术会引发全身炎症性反应这一事实变得明了了，这也就是后来被熟知的"二次打击"学说。

知识框 22.1　创伤严重程度评分

创伤严重程度评分（injury severity score，ISS）是指基于解剖评分系统对于多发伤患者全面的创伤评分。早期损伤采用简明损伤定级（Abbreviated Injury Scale，AIS），该评分系统将分为六部分[头部、面部、胸部、腹部、四肢（包括骨盆）、皮肤表面]。使用每部分最高的 AIS 评分，将损伤程度最严重的前三部分损伤的得分分别求平方再求和，就得到了 ISS 评分。

ISS 评分取值范围是 0~75。如果有某个部分损伤的 AIS 为 6 分（不可存活的创伤），则 ISS 评分自动定义为 75 分。ISS 评分几乎是唯一一个与患者死亡率、住院日和其他的创伤严重程度指标成正比的评分系统。

对于多发伤患者，早期的全面治疗对于患者并不是完全有益，这一概念的理解引出了另一治疗策略，即早期行临时固定，待患者全身状况好转后再行坚强内固定治疗。这就是所谓的"损伤控制手术"，首先由 Rotondo 等[40]应用。对于有腹部穿透伤的患者，损伤控制骨折手术（damage control orthopedics，DCO）包含

三个阶段。首先通过放血疗法来拯救生命、预防死亡，同时避免像 ARDS 和 MOF 这样致死性的并发症[41]。第一阶段包括早期临时外固定。第二阶段通过组织灌注相关的指标使患者状况到达一个比较稳定的状态。第三阶段治疗就是第二阶段结束后行坚强内固定治疗。骨折创伤的患者可以分为四组：稳定、临界状态、不稳定、危急状态，这很容易确诊。稳定的患者骨折治疗应该采用确定性的手术。不稳定患者和病情危急的患者应采取 DCO 策略。临界患者理论上应采取 DCO 策略，包括：ISS 评分大于 40 分但无胸椎损伤或 ISS 评分大于 20 分同时伴有胸椎损伤的多发伤患者，合并严重的腹部损伤、双侧肺部挫伤的多发伤患者，以及肺动脉压升高的患者[42]。其他要考虑的因素包括：pH<7.24，体温低于 35℃，手术时间预计大于 90 分钟，凝血障碍，输血超过 10 个单位[19]。

多发伤患者脊柱外伤的治疗

脊柱骨折的患者治疗方案包括两个方面：①立即的"全面治疗"，或②延迟固定（损伤控制脊柱手术）。遗憾的是脊柱骨折的损伤控制手术治疗策略还不是很完善。但是对于脊髓损伤患者低血压的治疗要积极进行，目的是尽可能地减少脊髓的继发缺血性损伤。

为了避免早期积极治疗带来的并发症，一些作者提倡早期的保守治疗。Rechtine 等[43]鼓励非手术的支撑和 Rotated 治疗来避免多发伤患者手术相关的并发症。颈椎损伤首先应行牵引。Heary 等[44]建议颈椎损伤患者应使用 Halo 架及时固定，从而为多发伤患者进一步的诊断性评估和急诊手术治疗提供便利。在 Heary 的研究中，78 例患者中 46 例患者在手术前行 Halo 架治疗，没有患者出现神经功能的恶化。另一方面，不稳定骨折保守治疗会增加卧床和制动的时间，以致肺通气减少，促进肺不张、肺部并发症并且增加深静脉血栓（deep vein thrombosis，DVT）的发生率。相关的还有交感神经引发的疼痛，并且增强损伤相关的炎症反应。

用手术固定治疗不稳定的脊柱骨折可以减少疼痛、恢复活动、促进恢复站立减少卧床时间，这对肺部功能肯定是有好处的[45]。脊柱骨折治疗主要的问题是相对于其他损伤的优先程度，要在其他危及生命的损伤得到控制的状态下再行手术治疗。导致手术延迟的因素包括：受伤地点的转运延迟、缺少医疗设施来减少生命复苏时间以降低继发的死亡、缺少有经验的脊

柱骨折手术医师团队[46]。

脊柱骨折的手术指征在多发伤患者身上是一样的，这一点很重要。手术的时间主要由两个方面决定：存在 SCI 和相关创伤的严重程度。对于 SCI 的患者，若合并不完全的神经功能缺失和不稳定的骨折，建议尽早手术来预防神经结构的进一步损伤，并且为神经功能恢复提供一个最佳的环境。合并其他的多发创伤的患者就不适合早期的脊柱手术。因此，脊柱骨折手术的时间和方法应该根据脊髓损伤的严重程度和相关的并发伤来个性化治疗。手术技能和相关经验也是一个影响因素。根据手术的时间，手术治疗可以分为：①早期固定；②后期或延迟固定；③损伤控制治疗。

关于什么是早期固定存在很多争议。早期固定之前被定义为 8~72 小时，72 小时这一节点的确定依据一些基础研究，这些研究已经证明急性 SCI 患者早期减压有助于神经功能的恢复。现有的实验室证据证明 SCI 患者的减压手术可减轻继发的损伤病情，改善预后[47-51]。Gaebler 等[52]研究发现对于胸腰椎的骨折，8 小时以内的减压、固定手术治疗相对于 8 小时后再手术治疗，神经功能的恢复概率有显著提高。Mirza 等[53]报道称对于颈髓的损伤，72 小时内的固定手术可以改善神经功能预后。另外有研究也发现，对于同时存在胸腰椎和颈椎损伤的患者，早期手术可以改善神经功能的恢复情况[54,55]。Vaccaro 等[56]实施了一项前瞻性的随机对照研究来确定对于颈髓损伤的患者，早期手术（72 小时内）相对于后期手术（5 天以后）对于神经系统和功能的预后是否有明显的改善。结果发现两者并没有明显的区别。最近的两项前瞻性随机对照研究发现早期手术对于患者的预后和神经功能的恢复还是有益处的[57,58]。

关于早期手术非神经功能相关的预后和并发症也有一些研究。Croce 等[59]回顾性分析了连续 291 例存在不稳定骨折需要手术患者资料。根据患者的损伤程度和损伤的阶段分为两组，定义早期固定为 3 天内（142 例）、后期固定为 3 天后（149 例）。作者发现胸椎骨折的早期固定可以减少肺炎的发生率，减少辅助通气的时间，缩短 ICU 入住时间并且减少住院费用。Cengiz 等通过回顾性分析 27 例胸腰段（T_8~L_2）不稳定骨折行内固定治疗的患者病例[57]。根据骨折固定治疗的时间，将患者分为 2 组：8 小时内（12 例）和 3 天后（15 例）。作者发现 8 小时内行手术的患者的肺部并发症如肺炎、ICU 入住时间和总住院时间都有明显的缩短。这种观点已经在其他报道中被证

实[46,60-62]。研究发现对于创伤性的脊柱骨折,72 小时以内手术治疗可减少住院时间、ICU 治疗时间、辅助通气时间、费用、死亡率和潜在的死亡率,尤其是存在胸椎骨折的时候[63-65]。

> **记忆要点**
>
> - 对于多发伤患者,早期的全面治疗对于患者并不完全有益,这一概念的理解引出了另外的治疗策略,即早期行临时固定,待患者全身状况好转后再行坚强内固定治疗。
> - 骨折创伤的患者可以分为四组:稳定、临界状态、不稳定、危急状态,临界状态患者理论上应采取损伤控制手术。
> - 脊柱骨折的患者治疗方案包括两个方面:①立即的"全面治疗",或②延迟固定(损伤控制脊柱手术)。
> - 脊柱骨折的手术指征在多发伤患者身上是一样的,这一点很重要。手术的时间主要由 2 个方面决定:存在 SCI 和相关创伤的严重程度。

损伤控制脊柱骨折手术治疗

综上所述,多发伤患者伴有不稳定脊柱骨折的患者推荐早期的内固定治疗。然而,早期的内固定治疗会增加出血,因为二次打击而增加死亡率(2.5%~7.6%)[42,66]。Kerwin 等提示辨别存在难治性的酸中毒和组织灌注不全的患者和不适宜早期行内固定手术的患者对于改善预后和降低死亡率有很大的帮助[67]。这就引出了"多发伤患者脊柱手术的最佳时机"这一概念,也就是损伤控制脊柱骨折手术治疗。近十年来这个概念不断改进,并且为多器官系统损伤中长骨和骨盆的临时外固定手术提供指南。Stahel 等将"脊髓损伤控制"定义为,首先是 24 小时内(第一天手术)及时后方骨折复位[25,68],如果有神经功能和生物力学的需要,在另一个时间窗(创伤 3 天后)内行 360° 的脊髓减压手术。这个概念允许在生命复苏的急性期行脊柱骨折固定来预防进一步的脊髓损伤,同时也提供了脊髓减压和确定的脊柱骨折固定手术的时间窗。

早期包括胸椎和腰椎骨折的后方固定和颈椎 Halo 架的临时固定。这样可提供一个机会来计划之后的前方重建手术,也就是患者的身体状况允许的时候。在初次的损伤控制手术和二次确定性手术之间,

高质量的全面护理能够进一步减少患者的全身损伤,其中包括充分的辅助通气、压力护理、胃肠和泌尿系的护理、预防血栓和医院获得性感染等[68,69]。这样两阶段的治疗方法允许确定性手术室可以安排一位有经验的脊柱外科医生(图 22.3)。德国创伤中心组织了一项前瞻性多中心研究,682 例多发伤合并胸腰段骨折患者中 65.7% 采用单一的后方固定,其并发症为 4.7%,相比于初期行前方融合固定手术的 10.8% 有显著地减少[37]。值得注意的是,在行后方固定的所有患者中,只有 0.4% 的患者出现了神经功能的恶化,这提示脊髓损伤控制治疗流程从神经功能方面来看是安全的。

对于什么样的患者需要行 DCO 并没有指南,对于血流动力学不稳定有休克指征的患者,存在死亡三联征即低体温、凝血障碍和高死亡率酸中毒的患者,需要行损伤控制治疗[40,70,71]。尤其是当碱剩余大于 -10mmol/L 时死亡率高达 40%~70%[72,73],并且当乳酸水平在 2mmol/L 以上持续大于 48 小时时死亡率高达 85%[74]。二次的确定性手术要在 5 天后实行,以便躲过过度炎症反应的急性期和能够让患者的创伤性出血和凝血障碍得到控制。然而,患者持续存在 SIRS 和 MODS 时,要根据患者的恢复情况计划行二次手术治疗。在实行确定性手术前需要考虑的因素包括:①纠正灌注不足,即血清乳酸恢复到正常水平;②IL-6 恢复到正常水平。通常,伤后的 2~4 天手术是不安全的,因为此时有免疫反应和全身的水肿。Paper 等[70] 在一项前瞻性的研究中指出,多发伤患者在 2~4 天行手术相对于在 6~8 天行手术者炎症反应有明显的升高($p<0.0001$)。

> **记忆要点**
>
> - "脊髓损伤控制"为首先是 24 小时内(第一天手术)及时行后方骨折复位,如果有神经功能和生物力学方面的需要,则在另一个时间窗(创伤 3 天后)内行 360° 的脊髓减压脊柱融合手术。

结语

多发伤合并脊髓损伤患者的诊断和治疗仍存在一定的挑战。头部、胸部、腹部和骨盆等危及生命的损伤

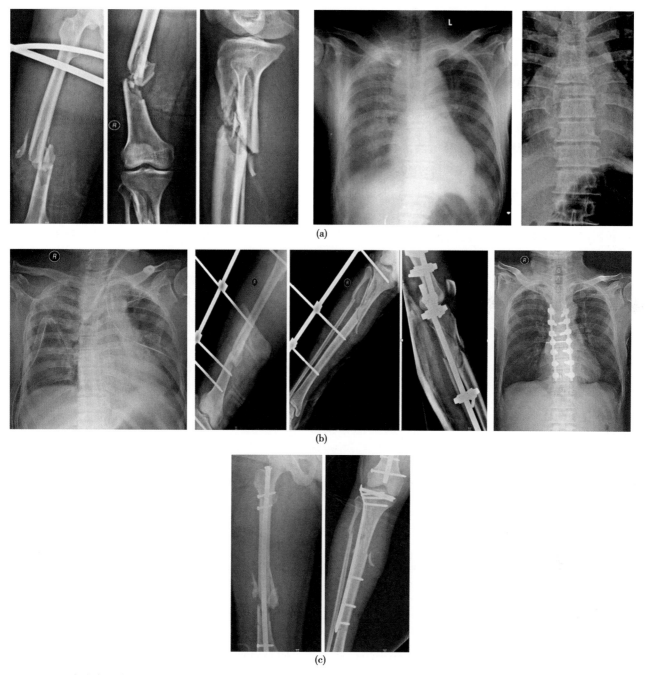

图22.3 59岁多发伤患者ISS评分39分,损伤控制脊柱骨折手术治疗。(a)右侧股骨和胫骨近端的粉碎性骨折,双侧血气胸,T_8~T_9移位,ASIA C级。(b)损伤控制治疗——双侧胸腔闭式引流,24小时内的长骨外固定临时固定同时行后方固定和减压手术。(c)受伤后6天长骨的内固定治疗

在初次和二次评估中很容易诊断。确诊检查的精确指南包括X线和CT,不包括MRI,也没有规定时间和步骤的治疗流程,因为多发伤损伤各式各样,没有哪一种方法程序可以涵盖所有的多发伤。每一个多发伤患者都应高度怀疑是否存在严重脊髓损伤,在任何的治疗措施实施时都应注意固定脊柱来预防继发的神经损伤。诊断流程包括早期完善全身的CT检查。危及生命的损伤如头部创伤、大量的出血和腹部的损伤可能需要急诊手术治疗。不稳定骨折应及早固定。目前对

于多发伤患者脊柱骨折手术的时机和固定的程度仍无统一意见。延迟的内固定手术会因为卧床时间的增加而增加肺炎、褥疮和DVT等严重并发症的发生率。另一方面,48小时以内早期确定性手术会增加相关的死亡率,主要是因为炎症的级联反应而导致的SIRS、凝血障碍和MODS。"脊髓损伤控制"的概念看起来很有意义,它的流程包括早期的后方固定治疗和之后在生理状况允许的情况下行前方融合治疗(如果必要的话)。

本章重点

- 存在多发伤和 SCI 的患者需要确诊。
- 头部的损伤多与颈椎损伤有关,胸部、腹部和骨盆的损伤多合并胸腰椎的骨折。
- 多发伤患者要高度怀疑是否存在 SCI 以避免漏诊。多发伤患者合并脊髓损伤的概率大约为 13%~30%。
- 过去的 10 年里,多发伤合并脊髓损伤的患者逐渐增加。
- SCI 患者需要充分的固定和较好的院前治疗来预防继发的神经损伤。
- 强调初次打击和二次打击的概念以便理解 SIRS 和 MODS 的病理生理过程。
- 白介素和血清降钙素原的水平可以用来评估炎症,血乳酸水平可以用来评估组织灌注程度。
- 合并复杂的多器官系统损伤的多发伤患者的治疗需要一个医疗团队来处理。多发伤患者初次评估要遵循 ATLS 程序。
- 确诊多发伤患者各种损伤时 X 线的优势和 MDCT 的重要性已经很明确了。
- 颈椎的损伤在以下情况下可以排除:患者意识完全清醒、定向力完全正常;无头部的损伤;无毒品和酒精摄入;无颈部疼痛;无异常的神经功能;没有其他明显的"分散患者注意力"的损伤。没有完全符合可以排除颈椎损伤条件的患者都应行影像学的检查。
- 脊柱骨折的患者治疗方案包括两个方面:①立即的全面治疗,或②延迟固定(损伤控制脊柱手术)。
- 不幸的是,脊柱创伤患者损伤控制手术的概念还没有完善。没有指南提出哪些患者需要 DCO。对于血流动力学不稳定、有休克指征的患者,存在死亡三联征即低体温、凝血障碍和高死亡率酸中毒的患者,需要行损伤控制治疗。
- 脊髓损伤控制的概念看起来很有意义,它的流程包括早期的后方固定治疗和之后在生理状况允许的情况下行前方融合治疗(如果必要的话)。

（张铁超　译　田耘　校）

参考文献

1. Baker SP, O'Neill B, Haddon W, Jr, Long WB. The injury severity score: a method for describing patients with multiple injuries and evaluating emergency care. *J Trauma* 1974;14:187-96.

2. Pfeifer R, Tarkin IS, Rocos B, Pape HC. Patterns of mortality and causes of death in polytrauma patients–has anything changed? *Injury* 2009;40:907-11.

3. Schmidt OI, Gahr RH, Gosse A, Heyde CE. ATLS(R) and damage control in spine trauma. *World J Emerg Surg* 2009;4-9.

4. Laurer H, Maier B, El Saman A, Lehnert M, Wyen H, Marzi I. Distribution of spinal and associated injuries in multiple trauma patients. *Eur J Trauma Emerg Surg* 2007;33:476-81.

5. Berne JD, Velmahos GC, El-Tawil Q, et al. Value of complete cervical helical computed tomographic scanning in identifying cervical spine injury in the unevaluable blunt trauma patient with multiple injuries: a prospective study. *J Trauma* 1999;47:896-902; discussion 902-893.

6. Heyde CE, Ertel W, Kayser R. Management of spine injuries in polytraumatized patients. *Orthopade* 2005;34:889-905.

7. Blauth M, Knop C, Bastian L, Krettek C, Lange U. Complex injuries of the spine. *Orthopade* 1998;27:17-31.

8. Woltmann A, Buhren V. Shock trauma room management of spinal injuries in the framework of multiple trauma. A systematic review of the literature. *Unfallchirurg* 2004;107:911-8.

9. Welkerling H, Wening JV, Langendorff HU, Jungbluth KH. Computer-assisted data analysis of injuries of the skeletal system in polytrauma patients. *Zentralbl Chir* 1991;116:1263-72.

10. Buhren V. Injuries to the thoracic and lumbar spine. *Unfallchirurg* 2003;106:55-68; quiz 68-59.

11. Buhren V. Fractures and instability of the cervical spine. *Unfallchirurg* 2002;105:1049-66.

12. Morris CG, McCoy E. Clearing the cervical spine in unconscious polytrauma victims, balancing risks and effective screening. *Anaesthesia* 2004;59:464-82.

13. Anderson S, Biros MH, Reardon RF. Delayed diagnosis of thoracolumbar fractures in multiple-trauma patients. *Acad Emerg Med* 1996;3:832-9.

14. Sengupta DK. Neglected spinal injuries. *Clin Orthop Relat Res* 2005;431:93-103.

15. Levi AD, Hurlbert RJ, Anderson P. Neurologic deterioration secondary to unrecognized spinal instability following trauma—a multicenter study. *Spine (Phila Pa 1976)* 1996;31:451-8.

16. Hoffman JR, Wolfson AB, Todd K, Mower WR. Selective cervical spine radiography in blunt trauma: methodology of the National Emergency X-Radiography Utilization Study (NEXUS). *Ann Emerg Med* 1998;32:461-9.

17. Stiell IG, Wells GA, Vandemheen KL. The Canadian C-spine rule for radiography in alert and stable trauma patients. *J Am Assoc* 2001;286:1841-8.

18. Granger DN, Kubes P. The microcirculation and inflammation: modulation of leukocyte-endothelial cell adhesion. *J Leukoc Biol* 1994;55:662-75.

19. Roberts CS, Pape HC, Jones AL, Malkani AL, Rodriguez JL, Giannoudis PV. Damage control orthopaedics: evolving concepts in the treatment of patients who have sustained orthopaedic trauma. *Instr Course Lect* 2005;54:447-62.

20. Pape HC, van Griensven M, Rice J. Major secondary surgery in blunt trauma patients and perioperative cytokine liberation: determination of the clinical relevance of biochemical markers. *J Trauma* 2001;50:989-1000.

21. Giannoudis PV, Smith RM, Windsor AC, Bellamy MC, Guillou PJ. Monocyte human leukocyte antigen-DR expression correlates with intrapulmonary shunting after major trauma. *Am J Surg* 1999;177:454-9.

22. Crowl AC, Young JS, Kahler DM, Claridge JA, Chrzanowski DS, Pomphrey M. Occult hypoperfusion is associated with increased morbidity in patients undergoing early femur fracture fixation. *J Trauma* 2000;48:260-7.

23. Meregalli A, Oliveira RP, Friedman G. Occult hypoperfusion is associated with increased mortality in hemodynamically stable, high-risk, surgical patients. *Crit Care* 2004;8:R60-5.

24. Schulman AM, Claridge JA, Carr G, Diesen DL, Young JS. Predictors of patients who will develop prolonged occult hypoperfusion following blunt trauma. *J Trauma* 2004;57:795-800.

25. Driscoll P, Wardrope J. ATLS: past, present, and future. *Emerg Med J* 2005;22:2-3.

26. Gondim FA, Lopes AC, Jr, Oliveira GR. Cardiovascular control after spinal cord injury. Curr Vasc Pharmacol 2004;2:71-9.

27. Stys PK. White matter injury mechanisms. *Curr Mol Med* 2004;4:113-30.

28. Turen CH, Michael A. Dube, and C. Michael LeCroy, Approach to the Polytraumatized Patient With Musculoskeletal Injuries, JAAOS, Vol 7, No 3, May/June 1999;154-165.

29. Platzer P, Jaindl M, Thalhammer G, et al. Clearing the cervical spine in critically injured patients: a comprehensive C-spine protocol to avoid unnecessary delays in diagnosis. *Eur Spine J* 2006;15:1801-10.

30. Hauser H, Bohndorf K. Der Traumatologische Notfall in Schockraum. *Unfallchirug* 1998;101:129-36.

31. Wurmb TE, Fruhwald P, Hopfner W, et al. Whole-body multislice computed tomography as the first line diagnostic tool in patients with multiple injuries: the focus on time. *J Trauma* 2009;66:658-65.

32. Brown CV, Antevil JL, Sise MJ, Sack D. Spiral computed tomography for the diagnosis of cervical, thoracic, and lumbar spine fractures: its time has come. *J Trauma* 2005;58:890-5; discussion 895-6.

33. Hessmann MH, Hofmann A, Kreitner KF, Lott C, Rommens PM. The benefit of multislice CT in the emergency room management of polytraumatized patients. *Acta Chir Belg* 2006;106:500-7.

34. Offerman SR, Holmes JF, Katzberg RX, Richards JR. Utility of supine oblique radiographs in detecting cervical spine injury. *J Emerg Med* 2006;30:189-95.

35. Woodring JH, Lee C. Limitations of cervical radiography in the evaluation of acute cervical trauma. *J Trauma* 1993;34:32-9.

36. Sinclair M. The Thomas splint and its modification in the treatment of femoral fractures. London: Oxford University Press; 1927.

37. Bose D, Tejwani NC. Evolving trends in the care of polytrauma patients. *Injury* 2006;37:20-8.

38. Bone LB, Johnson KD, Weigelt J, Scheinberg R. Early versus delayed stabilization of femoral fractures. A prospective randomized study. *J Bone Joint Surg Am* 1989;71:336-40.

39. Pape HC, Auf'm'Kolk M, Paffrath T, Regel G, Sturm JA, Tscherne H. Primary intramedullary femur fixation in multiple trauma patients with associated lung contusion–a cause of posttraumatic ARDS? *J Trauma* 1993;34:540-7; discussion 547-8.

40. Rotondo MF, Schwab CW, McGonigal MD, et al. "Damage control": an approach for improved survival in exsanguinating penetrating abdominal injury. *J Trauma* 1993;35:375-82; discussion 382-73.

41. Giannoudis PV. Surgical priorities in damage control in polytrauma. *J Bone Joint Surg Br* 2003;85:478-83.

42. Kerwin AJ, Frykberg ER, Schinco MA. The effect of early surgical treatment of traumatic spine injuries on patient mortality. *J Trauma* 2007;63:1308-13.

43. Rechtine GR, 2nd, Cahill D, Chrin AM. Treatment of thoracolumbar trauma: comparison of complications of operative versus nonoperative treatment. *J Spinal Disord* 1999;12:406-9.

44. Heary RF, Hunt CD, Krieger AJ, Antonio C, Livingston DH. Acute stabilization of the cervical spine by halo/vest application facilitates evaluation and treatment of multiple trauma patients. *J Trauma* 1992;33:445-51.

45. Johnson KD, Cadambi A, Seibert GB. Incidence of adult respiratory distress syndrome in patients with multiple musculoskeletal injuries: effect of early operative stabilization of fractures. *J Trauma* 1985;25:375-84.

46. Dimar JR, Carreon LY, Riina J, Schwartz DG, Harris MB. Early versus late stabilization of the spine in the polytrauma patient. *Spine (Phila Pa 1976)* 2010;35:S187-92.

47. Brodkey JS, Richards DE, Blasingame JP, Nulsen FE. Reversible spinal cord trauma in cats. Additive effects of direct pressure and ischemia. *J Neurosurg* 1972;37:591-3.

48. Carlson GD, Minato Y, Okada A. Early time-dependent decompression for spinal cord injury: vascular mechanisms of recovery. *J Neurotrauma* 1997;14:951-62.

49. Delamarter RB, Sherman J, Carr JB. Pathophysiology of spinal cord injury. Recovery after immediate and delayed decompression. *J Bone Joint Surg Am* 1995;77:1042-9.

50. Dimar JR, 2nd, Glassman SD, Raque GH, Zhang YP, Shields CB. The influence of spinal canal narrowing and timing of decompression on neurologic recovery after spinal cord contusion in a rat model. *Spine (Phila Pa 1976)* 1999;24:1623-33.

51. Papadopoulos SM, Selden NR, Quint DJ, Patel N, Gillespie B, Grube S. Immediate spinal cord decompression for cervical spinal cord injury: feasibility and outcome. *J Trauma* 2002;52:323-32.

52. Gaebler C, Maier R, Kutscha-Lissberg F, Mrkonjic L, Vecsei V. Results of spinal cord decompression and thoracolumbar pedicle stabilisation in relation to the time of operation. *Spinal Cord* 1999;37:33-9.

53. Mirza SK, Krengel WF, 3rd, Chapman JR, et al. Early versus delayed surgery for acute cervical spinal cord injury. *Clin Orthop Relat Res* 1999;104-14.

54. Clohisy JC, Akbarnia BA, Bucholz RD, Burkus JK, Backer RJ. Neurologic recovery associated with anterior decompression of spine fractures at the thoracolumbar junction (T12-L1). *Spine (Phila Pa 1976)* 1992;17:S325-30.

55. Chen TY, Lee ST, Lui TN, Wong CW, Yeh YS, Tzaan WC. Efficacy of surgical treatment in traumatic central cord syndrome. *Surg Neurol* 1997;48:435-40; discussion 441.

56. Vaccaro AR, Daugherty RJ, Sheehan TP. Neurologic outcome of early versus late surgery for cervical spinal cord injury. *Spine (Phila Pa 1976)* 1997;22:2609-13.

57. Cengiz SL, Kalkan E, Bayir A. Timing of thoracolomber spine stabilization in trauma patients; impact on neurological outcome and clinical course. A real prospective (rct) randomized controlled study. *Arch Orthop Trauma Surg* 2008;128:959-66.

58. Fehlings MG, Vaccaro A, Wilson JR. Early versus delayed decompression for traumatic cervical spinal cord injury: results of the Surgical Timing in Acute Spinal Cord Injury Study (STASCIS). PLoS One 2012;7:e32037.

59. Croce MA, Bee TK, Pritchard E, Miller PR, Fabian TC. Does optimal timing for spine fracture fixation exist? *Ann Surg* 2001;233:851-8.

60. Carreon LY, Dimar JR. Early versus late stabilization of spine injuries: a systematic review. *Spine (Phila Pa 1976)* 2011;36:E727-33.

61. Xing D, Chen Y, Ma JX, et al. A methodological systematic review of early versus late stabilization of thoracolumbar spine fractures. *Eur Spine J* 2013;22:2157-66.

62. Vallier HA, Super DM, Moore TA, Wilber JH. Do patients with multiple system injury benefit from early fixation of unstable axial fractures? The effects of timing of surgery on initial hospital course. *J Orthop Trauma* 2013;27:405-12.

63. Schinkel C, Anastasiadis AP. The timing of spinal stabilization in polytrauma and in patients with spinal cord injury. *Curr Opin Crit Care* 2008;14:685-9.

64. Chipman JG, Deuser WE, Beilman GJ. Early surgery for thoracolumbar spine injuries decreases complications. *J Trauma* 2004;56:52-7.

65. McLain RF, Benson DR. Urgent surgical stabilization of spinal fractures in polytrauma patients. *Spine (Phila Pa 1976)* 1999;24:1646-54.

66. Waydhas C, Nast-Kolb D, Kick M. Operative injury in spinal surgery in the management of polytrauma patients. *Unfallchirurg* 1993;96:62-5.

67. Kerwin AJ, Griffen MM, Tepas JJ, 3rd. Best practice determination of timing of spinal fracture fixation as defined by analysis of the National Trauma Data Bank. *J Trauma* 2008;65:824-30; discussion 830-21.

68. Stahel P, Flierl M, Moore E. Advocating "spine damage control" as a safe and effective treatment modality for unstable thoracolumbar fractures in polytrauma patients: a hypothesis. *J Trauma Manag Outcomes* 2009;3:1-6.

69. Kossmann T, Trease L, Freedman I, Malham G. Damage control surgery for spine trauma. *Injury* 2004;35:661-70.

70. Pape HC, Giannoudis P, Krettek C. The timing of fracture treatment in polytrauma patients: relevance of damage control orthopedic surgery. *Am J Surg* 2002;183:622-9.

71. Rotondo MF, Zonies DH. The damage control sequence and underlying logic. *Surg Clin North Am* 1997;77:761-77.

72. Davis JW, Kaups KL, Parks SN. Base deficit is superior to pH in evaluating clearance of acidosis after traumatic shock. *J Trauma* 1998;44:114-8.

73. Davis JW, Parks SN, Kaups KL, Gladen HE, O'Donnell-Nicol S. Admission base deficit predicts transfusion requirements and risk of complications. *J Trauma* 1996;41:769-74.

74. Abramson D, Scalea TM, Hitchcock R, Trooskin SZ, Henry SM, Greenspan J. Lactate clearance and survival following injury. *J Trauma* 1993;35:584-8; discussion 588-9.

第23章　小儿脊髓损伤：外科观点

Tarcísio Eloy Pessoa Barros Filho, Alexandre Fogaça Cristante,
Raphael Martus Marcon, Allan Hiroshi de Araújo Ono

学习目标

本章学习完成后,你将能够:

- 小儿脊髓的解剖和生物力学特征;
- 辨别正常的影像学改变;
- 描述不同脊柱骨折的治疗策略;
- 小儿脊髓损伤相关并发症的预测和管理。

引言

脊柱骨折在儿童中较为少见,但它和成人不一样,因为小儿脊髓还在生长,它的生物力学特性和成人不同。儿童脊髓有更好的弹性,主要是组织学、微观解剖学和解剖特性不同引起的,这种特性在临床和影像学中都可以看到。这种特性给小儿创伤中脊髓损伤的诊断和治疗带来了困难。本章节将阐述儿童骨折的特性和治疗。儿童脊柱骨折的治疗目前仍存在挑战性,因为儿童脊髓的解剖特性,其在影像学上表现不同,对手术的反应也不同。

小儿脊髓损伤导致神经功能受损,其在影像学上可以没有改变。影像学的进步,尤其是 MRI 和 CT,使我们可以更精确地发现脊髓的损伤。

脊柱外伤对于儿童患者的生活和家人都是毁灭性的打击,尤其是出现脊髓损伤和随之而产生的畸形时。瘫痪的儿童产生的经济和社会成本都是非常高的,由此产生的心理创伤也是不可估量的。本章节我们将谈论儿童和青少年创伤性脊髓损伤的相关问题。

流行病学

儿童脊柱外伤的发生率较低,随着年龄的增长其发生率也有所增长。大型的回顾性研究发现儿童骨折发病率为 1%~4%,其中 2.7%~9% 的骨折为脊柱骨折。脊柱骨折中发生率最高的是颈椎骨折,达 34%~40%。Patel 等应用美国儿童创伤注册表统计研究发现,在大于 10 岁的儿童中,共有 75 172 例创伤患者,共 1 098(1.5%)例颈椎骨折患者[1-4]。

在较小的儿童中,上颈椎骨折大约是其他骨折的两倍,而青少年胸腰段骨折更常见。C_2 的骨折在青春期前期更为常见,C_4 骨折在青少年更为常见,而 C_5、C_6 的骨折多见于成人。上颈椎骨折的死亡率可以达到 23%,而下颈椎骨折的死亡率只有 4%。在颈枕关节脱位患者中,死亡率高达 48%[1,5,6]。

14%~19% 的患者存在脊柱损伤,且在年幼的儿童中更为常见[6,7]。

儿童脊柱骨折的主要原因是车祸伤、运动伤(尤其是年长的儿童)和坠落伤。在一些国家,坠落伤是最常见的原因,同时还有枪伤和溺水[2,7-15]。在 0~2 岁幼儿中,分娩和虐待是脊柱骨折的最主要原因[2,7-11]。在发展中国家,研究发现从屋顶(平台屋顶)的坠落伤是 20 岁以下人群脊柱骨折最主要的原因,这也是所有年龄段颈椎损伤的最主要原因[15-18]。Brown 等研究发现,车祸伤占 58%,而运动损伤占 27%,其死亡率为 18.5%。

虐待是脊柱骨折一个比较少见的原因,其发生率因为不能排除脑部损伤而常被低估。受虐待婴儿的尸检发现脑部和硬膜下的出血是最主要的原因[11,19,20]。

儿童脊髓的解剖和生物特性

儿童脊髓有特殊的解剖和生物特性,这决定了其损伤类型,并且对儿童患者的治疗有重要的影响。头-身比与年龄有关,儿童的比例比成人高,这使其颈椎损伤的发生率较高,这个比例随着年龄的增长逐渐降低直至到达成人水平(图23.1)。随着年龄的不同,脊柱活动的支点也随之变化:在幼儿中是颈枕关节;5岁是C_3~C_4;10岁是C_4~C_5;大于15岁是C_5~C_6[21]。这一点在我们考虑车祸伤中存在的减速伤时是很重要的[2, 22]。

韧带的过度活动、松弛

尸体的研究发现随着年龄的不同儿童骨-韧带-

间盘复合体受到的张力、压力和分散力都是不同的。Luck[23]和Nuckley[24]等研究了新生儿、儿童和青少年尸体中颈椎变形和能够承受负荷的生物力学能力,结果发现随着年龄的增长颈椎的张力和负荷能力并没有线性的增长。幼儿中颈枕关节的韧带松弛度是最大的,这与儿童脊髓损伤患者影像学无明显改变的现象符合。这种现象,下面会详细介绍,被称为"SCIWORA综合征",也就是"无影像学异常脊髓损伤"[25]。这些研究可以帮助制作车祸伤模拟试验,以便发明车内的安全装置来预防严重的脊髓损伤[23, 24]。

椎间盘的成分

椎间盘在阻止脊柱分开、弯曲和旋转方面有一定的作用。椎间盘的髓核、纤维环和终板以及它们的微观排列和细胞特性共同作用,使脊柱有一定的抵抗力和弯曲度。细胞特性和胶原的数量可能是间盘特性不同的最重要原因。椎间盘的细胞密度在0~16岁时显著地少于成年人,尤其是在0~3岁时[16, 26-29]。

骨骺的出现和骨之间的联合

寰椎有3个骨化中心(图23.2、23.3):一个在前

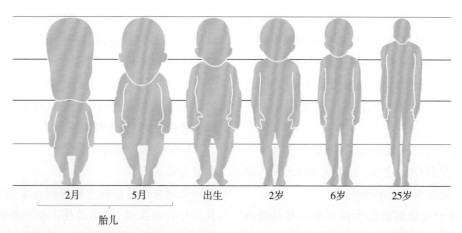

图23.1 头-身比随着年龄的不同而不同,这影响儿童创伤中患者脊髓的生物特性。小孩子更容易受到枕颈关节骨折的影响

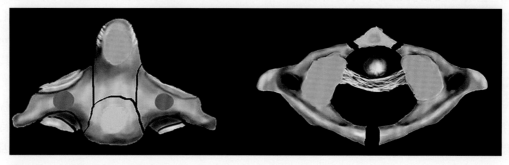

图23.2 寰椎和枢椎的骨化中心

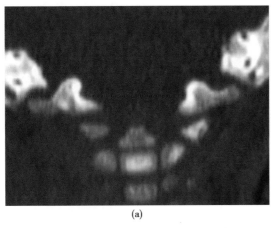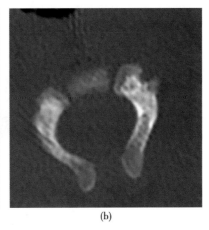

(a)　　　　　　　　　　　　　　　　(b)

图 23.3　CT 展示较年幼儿童中寰椎的骨化中心

弓，两个在后弓。前弓只有 20% 的新生儿骨化。枢椎包含 5 个骨化中心，齿突与 C_2 在 6 岁的时候融合，因此在 X 线片上常与骨折混淆。儿童齿突尖终末小骨是一个特征性的结构，直到 12 岁[2,22,30]。

下颈椎和胸椎、腰椎有三个初级骨化中心。次级骨化中心形成横突和上下缘，也就是骨折漏诊常发生的地方[2,22,30]。

记忆要点

- 儿童脊髓有特殊的解剖和生物特性，这决定了其损伤类型。
- 儿童中头 - 身比与年龄有关，儿童的比例比成人高，这使颈椎的发生率较高，这个比例随着年龄的增长逐渐降低直至到达成人水平。
- 幼儿中颈枕关节的韧带松弛度是最大的，这与儿童脊髓损伤患者影像学无明显改变的现象符合。

创伤性脊椎骨折的治疗

在较年幼的儿童中，如还不会说话的、意识状态有

问题的、脸部和头部外伤的以及高能创伤的患者，其脊柱脊髓应该得到保护。这些患者应该有规范化的治疗流程[31]。

每一个患者转运的过程中都应使用颈部外架和硬板。8 岁以下的儿童应该固定以便头部可以调节位置并且预防颈椎的弯曲，因为这些儿童的头部比例较大，如果不固定的话易造成神经功能的恶化。硬板上应该有适当的支撑以便抬高躯干（图 23.4）。4~7 岁的儿童应该在背部安放 2.5cm 的支撑物，4 岁以下的儿童需要更高的支撑，这样做是要让耳朵和肩部平行[32,33]。在医院评估的时候，搬运患者至少需要 3 个人，并且要在医生的指导下，避免活动造成神经功能的恶化。

神经功能的检查包括运动、感觉和浅反射和深反射（图 23.5）。应该检查脑神经的功能，因为颈椎外伤通常会引起脑神经功能的问题。特别应该注意患者的呼吸功能，因为 C_3~C_5 之间的脊髓损伤会导致膈神经的麻痹，引起肺通气不足、呼吸困难甚至死亡。循环功能也应该仔细评估，因为存在心动过缓和低血压的神经源性休克，补液效果不一定有效。儿童可能会不配合查体，这时如果还在急诊室的话应该咨询骨科和神经科的医生[34]。

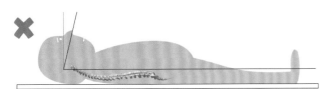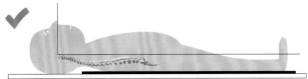

图 23.4　8 岁以下的儿童转运的过程中应该在硬板上加一个合适的支撑来抬高躯体，以便头部可以合适地调节，颈椎不会弯曲，使耳朵和肩部平行。4~7 岁的儿童应该在背部安放 2.5cm 的支撑物，4 岁以下的儿童需要更高的支撑

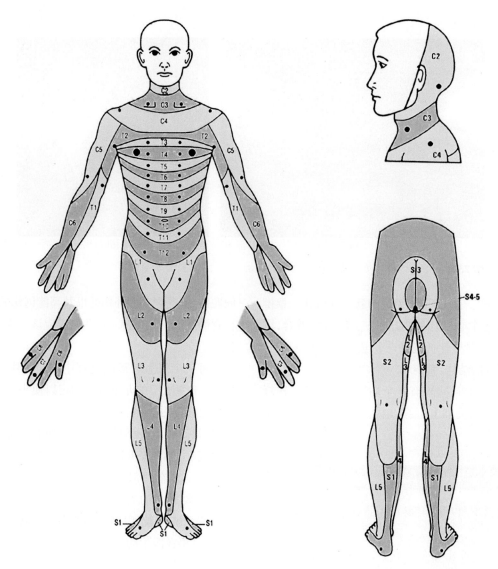

图 23.5　怀疑脊柱骨折的儿童患者初次查体的时候应该做全脊柱的查体。在检测胸腰段骨折的时候查体有 87% 的敏感度和 75% 的特异度

记忆要点

● 在院前转运的过程中，4~7 岁的儿童应该在背部安放 2.5cm 的支撑物，4 岁以下的儿童需要更高的支撑。也可以使用特殊的脊柱固定板。

影像学诊断

在系统的查体后，影像学诊断会提供很大的帮助，但有时候也会造成困扰。同时还要考虑辐射的剂量限制在对儿童没有风险的范围。

X 线

每一个存在颈痛、神经功能受损、意识状态改变、颈椎查体有问题和合并其他严重的可能会引起椎体分离的外伤的儿童患者都应完善 X 线检查，包括前后位、侧位和开口位[35]。

然而，X 线可能会出现错误，因为存在很多的骨化中心和解剖变异。儿童中没有创伤病史的 C_2~C_3 的假半脱位可达 22%（图 23.6），在较年幼的儿童里更高，可达 46%。脱位的距离可达 3mm 甚至更大[36]。

儿童和成人间其他的不同也可能与真正的骨折混淆，如颈椎曲度的缺失、楔形脊柱、次级骨化中心和假的 Jefferson 骨折，也就是当 C_1 的侧块与齿突距离 >6mm，与寰椎前弓距离更大并且齿突 >3mm 的时候（图 23.7、23.8）。

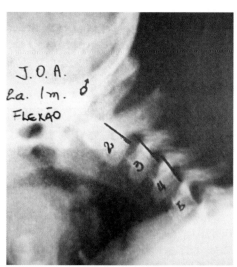
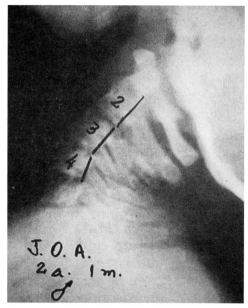

图 23.6　屈曲 - 伸直位 X 线提示 $C_2 \sim C_3$ 的假性半脱位

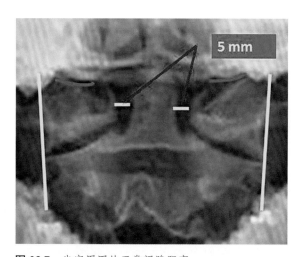

图 23.7　齿突周围的正常间隙距离

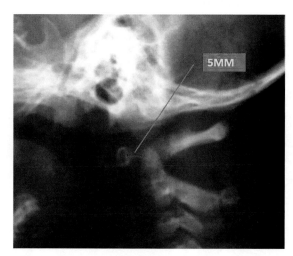

图 23.8　儿童和成人 C_1 前弓和齿突的距离不同

CT

颈椎 CT 是公认的诊断成人颈椎损伤主要的检查方式。CT 的敏感性和特异性比 X 线要高。每 20 例 X 线漏诊的损伤 CT 可以发现 8 例，如果在神经功能受损的患者联合使用 MRI 的话可以达到 100% 的特异度和 99% 的敏感度[37]。

在儿童中，就要权衡 CT 的利弊了。辐射的过度暴露，会增加儿童射线敏感度，增加癌症的风险。接受 CT 检查的患者会受到单纯采用 X 线的患者 3~4 倍的辐射量[38]。这种高水平的电离辐射直接与罹患癌症概率增加有关。颈部的甲状腺是易受影响的对象。据估计，美国每年有 29 000 例甲状腺癌患者与过度使用 CT 有关[38,39]。因此，CT 主要用于无意识的、提示疼痛症状的患儿，或者是 X 线证据不足、怀疑有损伤时。

MRI

毫无疑问的是，MRI 是最细致的检查，它能够提供软组织损伤的情况、椎间盘和韧带的情况、骨和脊髓信号的改变，并且不用考虑辐射的问题，这在较年幼的儿童里显得尤为重要。在存在精神功能损伤的患者里，MRI 可以帮助确诊。T_2 信号无改变提示预后良好，脊髓积血、脊柱粉碎性骨折提示神经功能预后不良。MRI 还可以帮助制定手术方式和流程。MRI 最好和

CT 或 X 线联用,可比单一用一种检查更好地发现骨结构的改变[34]。

无影像学异常脊髓损伤

SCIWORA 是无影像学异常脊髓损伤的缩写(图 23.9)。这种症状由 Pang 和 Wilberger 在 1982[40] 年首次描述,在儿童中更常见。创伤导致的神经功能障碍而影像学无明显改变,与脊柱屈曲、过伸、纵向分离和缺血有关。这是因为儿童脊椎的骨 - 韧带复合体结构的弹性要比脊髓的弹性好,因此出现较大的畸形时,可以维持保护神经不受损伤。Leventhal 等在尸体实验指出新生儿的脊髓可以拉伸到 50.8mm(2 英寸)并且不造成较大的损伤,但是再拉伸(6.4mm)0.25 英寸时脊髓就断裂了[41]。这些损伤可以是完全的,也可以是不完全的。完全的损伤多发生于 9 岁以下的儿童[40]。在上文提到的 1982 年发表的文章中指出,52% 的病例在 4 天内都出现了神经症状[40]。在最近的研究中出现的概率为 13%~36%[25,42]。

MRI 在大多数脊柱骨折的病例里(78%)都显示正常,但是 MRI 仍然是确定诊断重要的辅助检查,因为 MRI 可以显示髓内的信号改变从而提示神经功能的恢复情况。通常来说,大多数 SCIWORA 患者 MRI 显示无明显异常的话提示神经功能预后较好,并且不需要手术治疗[43]。存在 MRI 信号改变的患儿更需要行手术治疗或固定,并且提示可能存在较严重的损伤。这样的患者可以称为 SCIWONA(无神经影像异常脊髓损伤),由 Mahajan 在 2013 年提出。

枕颈损伤

颈枕区的纵轴方向的脱位包含两种,一种是枕寰关节脱位(C_0~C_1),另一种是寰枢关节脱位(C_1~C_2)。10 岁以下的儿童更易发生这种损伤,主要因为相比于成人,儿童的头 - 身比例更大,且枕骨髁与 C_1 的关节较小,更为水平。这种半脱位会造成枕寰关节韧带和骨膜的损伤。虽然这种损伤在大多数患者身上是致命的,但是多亏了快速院前急救、快速颈椎固定和快速的气管插管技术的进步,越来越多该病患者得到了拯救[44]。

虽然如此,这些到达医院时还存活的患者中,在 48 小时后依然存活的只有 39%,其中大部分都是儿

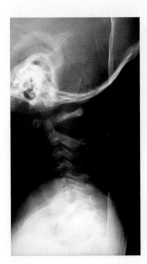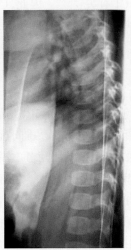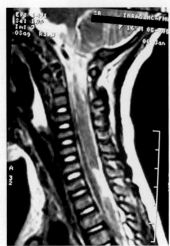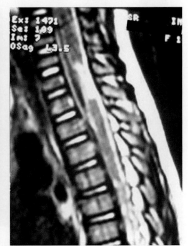

图 23.9 SCIWORA:MRI 提示完全的脊髓损伤

童[45,46]。大部分患者还合并其他的创伤,尤其是脑部外伤、肺部、腹部和颈椎本身的损伤,这些损伤为脊柱骨折早期治疗带来了很大的麻烦。如脑神经的损伤就经常合并存在。完全的脊髓损伤通常危及生命,然而部分患者也有较好的预后。

寰枕关节脱位

Traynelis 分级

考虑到创伤性的寰枕关节脱位通常较严重,且危及生命。Traynelis 等回顾分析了 17 例存活超过 48 小时的寰枕关节脱位患者,并展示了一个病例(图 23.10)。他指出这些患者中大多数神经功能预后较好,并且为这种损伤提出了一个新的影像学标准和寰枕关节脱位的三种类型[46]:

Ⅰ型:前方脱位;

Ⅱ型:纵向脱位;

Ⅲ型:后方脱位。

影像学标志

在 1979 年,Powers 等发明并且报道了一个新的寰枕关节脱位的影像学标准,也就是 Powers 比。这个指标是指两个 X 线片上相关数值的比——枕骨大孔中点和寰椎后弓的距离比枕后点与前弓的距离[47]。Powers 比大于 1.0 提示有异常(怀疑损伤)[47]。成人中,枕骨大孔中点与齿突的距离小于 12mm 认为是正常的,当大于 14mm 时高度怀疑存在损伤。寰齿前间隙(atlas-dens interval, ADI)在成人中应小于 3mm,在儿童中应小于 5mm,如图 23.11 所示(见第 6 章图 6.3 示 Powers 比)[48-50]。C_1~C_2 棘突的距离与 C_2~C_3 棘突距离比值≥2.5 提示骨膜断裂[51]。

治疗

治疗首选手术,通过后路进行,同时性枕颈关节的固定(图 23.12)。采用椎板内固定治疗通常需要自体髂骨移植,并且要使用 Halo 架或石膏固定 12 周。

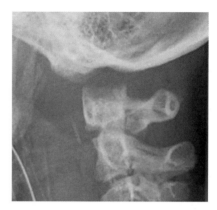

图 23.10 寰枕关节脱位

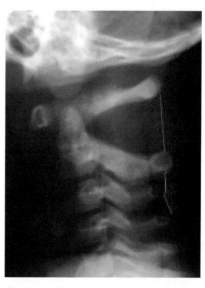

图 23.11 棘突距离

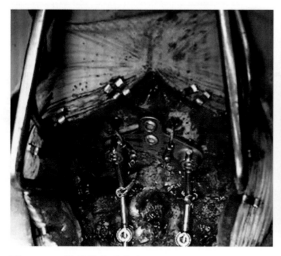

图 23.12 枕颈关节融合术

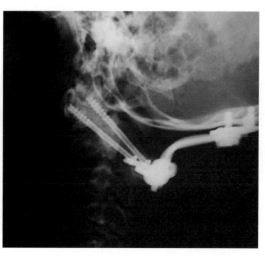

采用枕骨的钢板和螺钉固定通常不需要外固定辅助,但是钢板的大小可能不适合儿童。术后最常见的并发症是脑积水,大多数患者需要行脑室腹腔分流术[44]。

寰椎骨折

寰椎骨折在儿童中很少见而且因为骨生长板的存在,其诊断很困难。寰椎骨折大多是因为压迫伤。开口位 X 线片可以看到侧块在齿突两侧不对称,并且侧块与齿突的距离增大。CT 对于了解骨折的复杂程度还是很重要的。横韧带的断裂会导致 C_1 和 C_2 的不稳定,和成人一样,治疗方式应该根据韧带的完整性决定。韧带完整的患者可以使用外固定(Halo 架、Minerra 石膏固定)。

寰枢椎不稳定

横韧带和翼状韧带的功能不全会导致 C_1 和 C_2 的不稳定。在年长的孩子里,韧带损伤较为常见,而在年幼的儿童中,齿突骨骺的损伤较为常见。这可以通过寰椎后弓的外侧皮质到齿突的距离(寰齿前间隙)诊断,ADI 应小于 5mm。屈曲-伸直位 X 线片可以帮助诊断和制定治疗方案。前方移位超过 8~10mm 的情况需要手术治疗。可以使用 Gallie 和 Brooks 方法采用椎板下钢丝和连接杆固定,但是该方法需要术后的固定。也可以使用 Wright 或 Magerl 法,使用侧块螺钉(Wright)或 3.5mm 的空心钉(Magerl)。应该提前计划什么时候做 CT 检查来确定螺钉的位置是否合适[52,53]。

C_1~C_2 的旋转半脱位

寰枢椎的旋转半脱位同样可以发生在儿童中,包括非创伤的原因,如 Grisel 综合征(图 23.13、23.14),即寰枢椎的半脱位有横韧带的病理性松弛引起的。主要是因为扁桃体炎和 ENT 过程,也就是齿突周围血管丛的出血,顺着咽部后上方排出,同时伴有微小血栓和炎症的形成。治疗方法通常是保守治疗(图 23.15),包括使用颈托、非甾体抗炎药、肌松药。难复位的患者,可以使用一个颏兜牵引 3 周,效果很好,可以复位 94% 的脱位。对于牵引后仍不能复位的慢性患者或者恶化至 C_1~C_2 的不稳定就要考虑手术治疗了,也就是 C_1~C_2 融合术[54-57]。

创伤性 C_1~C_2 的半脱位

创伤性的旋转半脱位发生在大约 30% 的病例中,也就是 C_1 的关节面锁在了 C_2 的关节面前面。Field 和 Hawkins 将创伤性 C_1~C_2 半脱位分为四型[58]:

Ⅰ型:简单的旋转半脱位不伴前方移位,横韧带完整;

Ⅱ型:旋转和前方移位 2~5mm;

Ⅲ型:旋转和前方移位大于 5mm;

Ⅳ型:寰椎的后方移位。

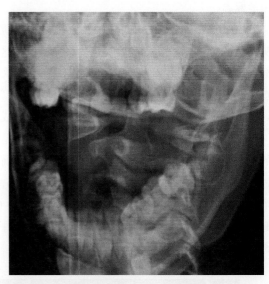

图 23.13　Grisel 综合征伴 C_1~C_2 半脱位,X 线显示齿突和 C_1 侧块的不对称

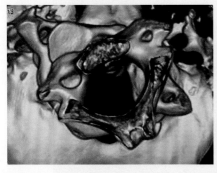
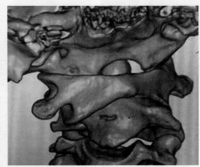
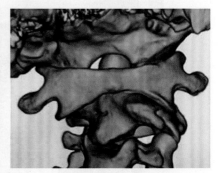

图 23.14　3D-CT 显示 Grisel 综合征: C_1~C_2 脱位

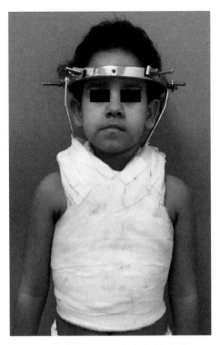

图 23.15　儿童 Grisel 综合征的治疗

患者出现颈部疼痛并且伴有颈部的侧曲和颌部转向对侧,这就是所说的斜颈畸形("cock-robin"畸形)。神经功能缺失少见,但可能出现枕神经根病变、神经痛和脊髓病变。Ⅳ型损伤可能是致命的,治疗方式取决于损伤的类型。Ⅰ型损伤牵引复位后需要固定 6 周。其他类型骨折可以通过颌兜(Halter 牵引)或者头骨的牵引复位,当存在横韧带功能不全时应行 C_1~C_2 的融合术[34,59]。

齿突骨折

儿童中,由于生长板的存在,齿突和椎体的间隙要在 5~7 岁才会关闭。在它关闭后直到青少年期,在 X 线和 CT 上可以看到一条线,这常与骨折混淆。这个点易出现损伤,尤其是较小的儿童中,有时也被叫做齿突骨骺分离。和成人类似的骨折多发生于较大的儿童或是青少年中。

通常齿突骨折不会造成神经功能的损伤,因为这个区域的椎管很宽。这个区域的脊髓损伤通常是致命的。其他部位的脊髓损伤,尤其是颈 - 胸段,也是致命的。治疗通常选择保守疗法,如 Halo 架、Halo 石膏或 Minerva 石膏固定。在大一些的孩子中,可行手术治疗。齿突螺钉是一个不错的选择,因为他可以保留关节的旋转功能[60,61]。

创伤性的寰椎滑脱

创伤性的寰椎滑脱,也就是 hangman 骨折,在成人

颈椎骨折患者中的发病率为 5%。因为其在儿童中的发生率更低,所以诊断困难并且经常和儿童中正常的齿突和 C2 前弓的间隙混淆。先天性的寰椎活脱作为一种解剖变异在 X 线上也能看到。报道的病例特别少,大约有 26 例,其中 11 例是先天的,13 例是骨折引起的。大多数患者都是因为受到虐待。CT 和 MRI 有助于鉴别诊断,基本上都能诊断。核素显像可能效果不是很明显[62-65]。

> **记忆要点**
>
> - 颈枕损伤在大多数病例里都是致命的。
> - 10 岁以下的儿童更易发生这种损伤,主要因为相比于成人,儿童的头 - 身比例更大。
> - 横韧带的断裂会导致 C1 和 C2 的不稳定。
> - Grisel 综合征,即寰枢椎的半脱位,由横韧带的病理性松弛引起的。主要是因为扁桃体炎和 ENT 过程。

下颈椎骨折

下颈椎骨折在儿童中较为少见。其发病率随着年龄的增长而增长,在 8 岁以上的儿童和青少年里更为常见。病因多为高能损伤,如车祸伤、高处坠落伤等。其多与颅骨创伤有关,这也是影响诊断的一个因素。在下颈椎水平,椎管的宽度变窄,因此更容易发生完全的脊髓损伤。损伤可能是有压缩、分离或旋转引起的,这主要取决于损伤的方式。单纯的间盘 - 韧带损伤要比复杂骨折在儿童中更为常见。出现这些损伤的患者在 X 线上可能没有异常,但在 MRI 上可以看到改变,如韧带的断裂、创伤性椎间盘疝出、出血和终板的骨折。这些患者之前被归为 SCIWORA,但目前这个术语只用来指代 CT 和 MRI 正常的患者,其他影像学检查可发现如棘突距离的增加、半脱位和关节面的脱位等表现。

在这些病例里,稳定性可以通过动力位的 X 线评估。在 8 岁以下儿童,角度大于 7° 并且移位大于 4.5mm 认为是不稳定的骨折。在年长一些的儿童中,成人的 White 和 Panjabi[66] 评分可用来评估损伤程度(表 23.1)[67,68]。

10 岁以上的青春期前期少年的骨和骨骺骨折很常见,其形态学改变和成人相似。爆裂性骨折、楔形压缩骨

折、冠状位和轴位的骨折、终板骨折和泪滴状骨折见于脊柱前柱。椎板骨折、棘突骨折、神经根损伤、关节面损伤和侧块的损伤见于后柱损伤。大多数的损伤在 X 线上都能看到,不过治疗方式的选择要依赖 CT 和 MRI。

治疗方式和成人相似。对于不稳定、畸形、进行性的神经功能损伤和因骨和间盘压缩造成的部分神经功能受损都是手术指征,可以通过前路或后路手术,要遵循复位、稳定和解压的原则(图 23.16)。

记忆要点

- 下颈椎骨折发病率随着年龄的增长而增长,在 8 岁以上的儿童和青少年里更为常见。
- 对于不稳定、畸形、进行性的神经功能损伤和由于骨和间盘压缩造成的部分神经功能受损都是手术指征。

表 23.1　下颈椎骨折临床评估稳定性的评分标准,根据 White 和 Panjabi 标准[63]

	表现		得分
临床症状	前方损伤或功能的缺失	2	
	后方损伤或功能的缺失	2	
	拉伸实验阳性	2	
影像学表现	屈曲 - 伸直位 X 线:矢状位移位 >3.5mm 或 20%	2	4
	屈曲 - 伸直位 X 线:矢状位旋转 >20°	2	
	或		
	静态 X 线:矢状位移位 >3.5mm 或 20%	2	4
	静态 X 线:矢状位成角 >11°	2	
	异常的椎间盘缩小	1	
	椎管的进行性缩窄:矢状面直径 <13mm	1	
	或		1
	椎管的进行性缩窄:Pavlov 比 <0.8	1	
	脊髓损伤	2	
	神经根损伤	1	
	预期的危险性	1	

总分≥5 分提示骨折不稳定。

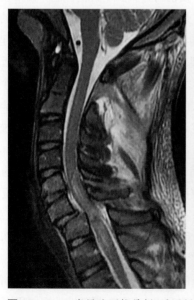
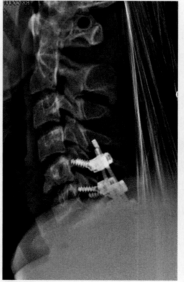
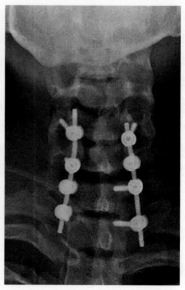

图 23.16　13 岁男孩颈椎骨折,采用侧方固定

胸腰段骨折

胸腰段骨折也很少见，大约在儿童创伤中占 3%。很多病例容易漏诊，因为儿童查体比较困难，并且 X 线很难发现软骨骨折。这些骨折常常诊断得比较晚，大约在 6 周左右[69,70]。

从解剖上讲，有一些特殊的不同决定了最常见的骨折类型：骨折椎体存在楔形骨折块，关节面更平行而且椎间盘较高、髓核较大。椎体在形成棘突的时候首先是形成一个环，这在 8~12 岁的时候在 X 线片上可以看到，在 21~25 岁的时候融合，这个区域容易发生骨折。

流行病学

在 10 岁以前，上胸椎骨折的发生率较高，在青春期前期和青春期，胸腰段的骨折更为常见。最主要的原因就是车祸伤（33%~58%）、坠落伤、运动损伤和虐待[71]。

大约一半的患者都会出现神经功能的受损，其中大部分为不完全的损伤。相关的损伤包括腹部损伤、尤其是车内副驾驶和后座安全带的不正确使用[72]。

创伤的原理和不同的解剖是这些骨折最重要的方面。屈曲 - 分离损伤会引起 Salter-Harris Ⅰ 型骨折，并导致因为关节面更为水平而促使向前方移位。在儿童中，常发生胸腔内和腹腔内脏的损伤，因为出现这种损伤时对髂骨和肋骨间隙的保护不够。

在压缩性骨折患者中，不同平面的损伤经常可以看到，主要是因为韧带的弹性，同时也和较小的、楔形的椎体有关。压缩骨折中常见后凸畸形[73]。

由虐待导致的损伤诊断的很少而且报道也很少。受伤孩子的平均年龄是 13.5 个月，并且常合并其他的损伤如其他部位的骨折、颅骨和腹部的损伤。在 19 篇相关文章中，12 例受害者都存在一些临床的表现：驼背、水肿和神经功能的缺失[74]。

首要治疗

多发伤患儿应固定在一个硬板上，并且推荐按照 ATLS 流程处理。应该完善全身的神经功能查体，同时还要进行全脊柱的触诊和活动度检查。查体在发现胸腰段骨折方面有 87% 的敏感度和 75% 的特异度[75]。创伤发生时同时伴有突然的呼吸暂停是直接的证据，这在大部分胸腰段骨折患者中都存在[76]。

影像学检查

多发伤患儿都应完善脊柱的侧位片。很多损伤没有被发现是因为平卧位时复杂的间盘 - 韧带损伤自发性的复位。对于高度怀疑存在胸腰段损伤的患儿和无意识的患儿，应该完善 CT 和 MRI 检查。然而，30% 的胸腰段骨折患儿会出现 SCIWORA 现象[73]。在颈椎骨折的患者中，MRI 脊髓信号的改变可辅助诊断。影像学检查的联合使用能够帮助决定更为准确的治疗方式。

记忆要点

- 胸腰段骨折也很少见，大约在儿童创伤中占 3%。
- 在 10 岁以前，上胸椎骨折的发生率较高；在青春期前期和青春期，胸腰段的骨折更为常见。
- 儿童屈曲 - 分离损伤患者常发生胸腔内和腹腔内脏的损伤，因为出现这种损伤时对髂骨和肋骨间隙的保护不够。
- 30% 的胸腰段骨折患儿会出现 SCIWORA 现象。
- 骨突环的骨折通常发生在 10~14 岁的青少年中，多由低能伸展位损伤引起。
- 骨突环骨折通常伴有椎间盘的疝出和腰部疼痛。

特殊类型骨折

爆裂骨折

Vander 在一个创伤治疗中心诊断了 37 例 14 岁以上的爆裂骨折患者。平均年龄是 14.5 岁，其中 28 例患者手术治疗，13 例患者出现了神经功能的损失。高阶段脊柱骨折的患者易出现这样的损伤[77]。

保守治疗就是在过伸位行管型石膏固定，然而，这种治疗方式后凸畸形并不能完全复位和固定，而且可能会复发。另一方面，手术治疗通过韧带松弛、后凸畸形的复位和维持脊柱的对线对位，可以为神经减压，并且不需要额外的支撑。手术通过后路进行，使用单轴的、低型面的椎弓根钉和 3.5mm 或 4.5mm 的螺钉。

屈曲 - 分离损伤

屈曲 - 分离损伤多生在车祸伤和系安全带的患者中（图 23.17）。在报道的患者最多的一篇文章中指出，平均受伤年龄为 13.9 岁。大约 20% 的患者出现神

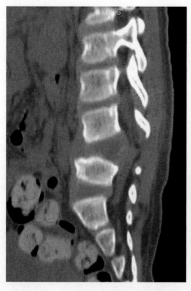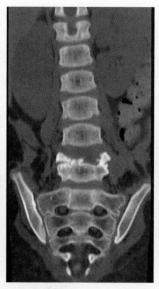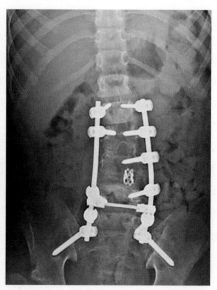

图 23.17 12 岁男孩,屈曲分离骨折,完全神经功能损伤,采用椎弓根螺钉治疗

经功能的缺失,71.4% 的手术患者神经功能没有得到改善并且出现复位的丢失和不稳定。因此,手术治疗是屈曲 - 分离损伤的推荐治疗方式,也是通过后路使用椎弓根钉[78]。

骨突环的骨折

骨突环的骨折主要发生在 10~14 岁的青少年中,主要是有伸展位低能量损伤引起,如从地面抬起重物。该骨折通常合并椎间盘的疝出和腰部疼痛。该损伤多包括椎体海绵层和骨突的分离,穿过骨骺的肥大层。该损伤主要发生在 L_5~S_1。该损伤可以自动复位并在 X 线平片上观察不到。在高度怀疑时,推荐完善 MRI 检查。骨折块的大小和椎间盘疝出的位置影响症状的严重程度,从神经根性的腰痛到马尾综合征都可能出现。根据临床症状的轻重,可以行手术治疗,包括椎间盘的切除和椎体融合[73, 79, 80]。

记忆要点

- 爆裂骨折手术治疗可以通过韧带松弛、后凸畸形的复位和维持脊柱的对线对位,为神经减压,并且不需要额外的支撑。
  - 屈曲 - 分离损伤应采取手术治疗。
  - 骨突环的骨折损伤可以自动复位并且在 X 线平片上观察不到。
  - 在高度怀疑骨突环骨折的时候,推荐完善 MRI。检查根据临床症状的轻重,可以行手术治疗,包括椎间盘的切除和椎体融合。

儿童脊髓损伤的并发症

脊髓损伤对于儿童的影响通常是一生的,因为常年的残疾,会由于运动障碍、生长障碍、畸形和神经功能缺失导致生活的巨变。在生长发育期儿童脊柱损伤患者中骨性畸形的发生率为 100%,脊柱侧弯的发生率大约为 96%,尤其是那些年龄较小的患者。大约 63% 的患者 Cobb 角大于 40° 并且需要手术治疗[81]。髋关节发育不良也是常见的并发症,并且会影响患者自理能力,而如果忽视的话,会影响生活质量。压疮是另一个常见的并发症,通常由于护理不当引起,尤其是在伴有肌肉和皮下组织萎缩的骨性突起的部位。反射功能障碍会导致括约肌功能的失调,需要每 5~6 小时进行一次导尿和肠道管理,以便处理排泄物[82]。

患者的康复是本书另一章节的主要内容(第 63 章)。简单来说,护理工作需要从受伤的急性期就开始,包括预防褥疮的发生和尿路、胃肠道的清洁。因此,康复过程要从与患者的直接接触开始,要有预防性和教育性,而且要包括患者及其家属。主要目标是让患者尽可能的独立、尽可能的自理,医护工作者要主要负责护理教育的工作[83]。护士也必须注意安全,预防可能发生的危险,如感染、摔伤和吸入性肺炎。儿童脊柱骨折患者护理的责任包括:

- 帮助患者自理并且分析患者的能力和年龄以便制定适当的运动计划。
- 监护患者的能力和需要,提供一个适合治疗的环境,鼓励患者独立,指导和教育家属。
- 预防压疮,通过使用风险评估的工具,每天评估和记录患者皮肤状况,使用护栏,每 2 小时改变一次患者姿势。

- 保持皮肤的湿润,确定有足够的营养并且指导家属 / 监护人。
- 控制排尿和预防潴留,检测尿液的频率、稠度、外观、量、颜色和气味。
- 告诉患者 / 家属 / 护工泌尿系统感染的症状和征象;指导和训练他们学会必要的护理。
- 必要的话插尿管;训练排尿习惯。
- 防控便秘,检测相关的征象和症状,指导患者 / 家属饮食习惯和肠道管理,必要时使用灌肠剂[84]。

物理治疗的目的是改善生活质量,改善脊柱骨折患者的独立性,帮助患者维持、改善骨关节的活动度、胃肠和泌尿系统功能和心肺功能。目的是帮助患者获得在社会中作为成人生活的能力,预防畸形[85]。职业治疗师应帮助患者准备并适应背带和轮椅,通过非手术疗法预防和纠正畸形,从短期和长期两方面改善患者的生活质量。

患者及家属的心理障碍和不良情绪会阻碍康复过程,并且对康复和治疗不利。儿童和青少年颈椎骨折的心理医生可以治疗和帮助预防这样的心理障碍和情绪问题,同时可以鼓励患者及其家人[86]。

记忆要点

- 脊髓损伤患者脊柱侧弯的发生率大约为 96%。
- 大约 63% 的患者 Cobb 角大于 40° 并且需要手术治疗。
- 应为脊柱骨折患儿提供特殊的护理、心理治疗和物理疗法来改善其独立性。

本章重点

- 儿童脊柱骨折的发生率随年龄的增长而增长,其中大约 14%~19% 存在脊髓损伤。
- 在较小的儿童中,上颈椎骨折大约是其他骨折的两倍,而青少年胸腰段骨折更常见。
- 儿童的头 - 身比使得损伤多发生在上颈椎区域。
- SCIWORA 综合征,即有脊髓损伤但无影像学异常,在儿童中较为常见。
- 儿童和青少年椎间盘细胞和胶原的密度比成人低,导致其脊髓对拉力的抵抗能力较弱。
- 儿童创伤患者转运时应使用适当的颈托和支撑具,并且在急诊室时需要全面的神经、骨骼查体。
- 影像学检查的解读需要考虑儿童脊髓的解剖特点。
- 要强调的是,对于儿童脊髓损伤患者的康复要有特殊的考虑。

（张铁超　译　田耘　校）

参考文献

1. Patel JC, Tepas JJ 3rd, Mollitt DL, Pieper P. Pediatric cervical spine injuries: defining the disease. *J Pediatr Surg* 2001;36(2):373-6.

2. Basu S. Spinal injuries in children. Front Neurol 2012 [cited 2014 Mar 12];3:96. Available from: http://www.ncbi.nlm.nih.gov/pmc/articles/PMC3405458/

3. Schrödel M, Hertlein H. Spinal injuries in children and adolescents. *Unfallchirurg* 2013;116(12):1054, 1056-61.

4. Hamilton MG, Myles ST. Pediatric spinal injury: review of 174 hospital admissions. *J Neurosurg* 1992;77(5):700-4.

5. Apple DF Jr, Anson CA, Hunter JD, et al. Spinal cord injury in youth. *Clin Pediatr (Phila)* 1995;34(2):90-5.

6. Carreon LY, Glassman SD, Campbell MJ. Pediatric spine fractures: a review of 137 hospital admissions. *J Spinal Disord Tech* 2004;17(6):477-82.

7. Barros Filho TEP, Oliveira RP, Silva JLTP, et al. Traumatismo raquimedular em crianças [Spinal cord injuries in children]. *Rev Hosp Clin Fac Med Univ São Paulo* 1997;52(3):119-21.

8. Brown RL, Brunn MA, Garcia VF. Cervical spine injuries in children: a review of 103 patients treated consecutively at a level 1 pediatric trauma center. *J Pediatr Surg* 2001;36(8):1107-14.

9. Ruge JR, Sinson GP, McLone DG, et al. Pediatric spinal injury: the very young. *J Neurosurg* 1988;68(1):25-30.

10. Stulík J, Pesl T, Kryl J, et al. Spinal injuries in children and adolescents. *Acta Chir Orthop Traumatol Cech* 2006;73(5):313-20.

11. Feldman KW, Avellino AM, Sugar NF, et al. Cervical spinal cord injury in abused children. *Pediatr Emerg Care* 2008;24(4):222-7.

12. Lino Junior WL, Segal AB, Carvalho DE, et al. Análise estatística do trauma ortopédico infanto-juvenil do pronto socorro de ortopedia de uma metrópole tropical [Statistical analysis of infantile-juvenile orthopaedic trauma in a tropical metropolis' orthopaedic emergency room]. *Acta Ortop Bras* 2005;13(4):179-82.

13. Carvalho Júnior LH, Cunha FM, Ferreira FS, et al. Lesões ortopédicas traumáticas em crianças e adolescentes [Traumatic orthopedic lesions in children and adolescents]. *Rev Bras Ortop* 2000;35(3):80-7.

14. Filócomo FRF, Harada MJCS, Silva CV, et al. Estudo dos acidentes na infância em um pronto socorro pediátrico [Study of accidents involving children assisted at an emergency ward]. *Rev Latinoam Enferm* 2002;10(1):41-7.

15. Campos MF, Ribeiro AT, Listik S, et al. Epidemiologia do traumatismo da coluna vertebral [Epidemiology of spine injuries]. *Rev Col Bras Cir* 2008;35(2):88-93.

16. Bulut M, Koksal O, Korkmaz A, et al. Childhood falls: characteristics, outcome, and comparison of the Injury Severity Score and New Injury Severity Score. *Emerg Med J* 2006;23(7):540-5.

17. Gonçalves AMT, Rosa LN, D'Ângelo CT, et al. Aspectos epidemiológicos da lesão medular traumática na área de referência do Hospital Estadual Mário Covas [Epidemiological features of spinal cord injury in the reference area of Hospital Estadual Mário Covas]. *Arq Méd ABC* 2007;32(2):64-6.

18. Rudelli BA, Silva MV, Akkari M, et al. Accidents due to falls from roof slabs. *Sao Paulo Med J* 2013;131(3):153-7.

19. Ghatan S, Ellenbogen RG. Pediatric spine and spinal cord injury after inflicted trauma. *Neurosurg Clin N Am* 2002;13(2):227-33.

20. Feldman KW, Weinberger E, Milstein JM, et al. Cervical spine MRI in abused infants. *Child Abuse Negl* 1997;21(2):199-205.

21. Bonadio WA. Cervical spine trauma in children: part I. General concepts, normal anatomy, radiographic evaluation. *Am J Emerg Med* 1993;11(2):158-65.

22. Townsend EH Jr, Rowe ML. Mobility of the upper cervical spine in health and disease. *Pediatrics* 1952;10(5):567-74.

23. Luck JF, Nightingale RW, Song Y, et al. Tensile failure properties of the perinatal, neonatal, and pediatric cadaveric cervical spine. *Spine (Phila Pa 1976)* 2013;38(1):E1-12.

24. Nuckley DJ, Linders DR, Ching RP. Developmental biomechanics of the human cervical spine. *J Biomech* 2013;46(6):1147-54.

25. Pang D, Pollack IF. Spinal cord injury without radiographic abnormality in children–the SCIWORA syndrome. *J Trauma* 1989;29(5):654-64.

26. Chen J, Jing L, Gilchrist CL, et al. Expression of laminin isoforms, receptors, and binding proteins unique to nucleus pulposus cells of immature intervertebral disc. *Connect Tissue Res* 2009;50(5):294-306.

27. Liebscher T, Haefeli M, Wuertz K, et al. Age-related variation in cell density of human lumbar intervertebral disc. *Spine (Phila Pa 1976)* 2011;36(2):153-9.

28. Acaroglu ER, Iatridis JC, Setton LA, et al. Degeneration and aging affect the tensile behavior of human lumbar anulus fibrosus. *Spine (Phila Pa 1976)* 1995;20(24):2690-701.

29. Aladin DM, Cheung KM, Ngan AH, et al. Nanostructure of collagen fibrils in human nucleus pulposus and its correlation with macroscale tissue mechanics. *J Orthop Res* 2010;28(4):497-502.

30. Devlin VJ. Spine secrets plus. 2nd ed. St. Louis (MO): Elsevier/Mosby; 2012. 527 p.

31. Kim EG, Brown KM, Leonard JC, et al. Variability of prehospital spinal immobilization in children at risk for cervical spine injury. *Pediatr Emerg Care* 2013;29(4):413-8.

32. Nypaver M, Treloar D. Neutral cervical spine positioning in children. *Ann Emerg Med* 1994;23(2):208-11.

33. Herzenberg J, Hensinger R, Dedrick D, et al. Emergency transport and positioning of young children who have an injury of the cervical spine. The standard backboard may be hazardous. *J Bone Joint Surg Am* 1989;71(1):15-22.

34. Easter JS, Barkin R, Rosen CL, et al. Cervical spine injuries in children, part II: management and special considerations. *J Emerg Med* 2011;41(3):252-6.

35. Viccellio P, Simon H, Pressman BD, et al. A prospective multicenter study of cervical spine injury in children. *Pediatrics* 2001;108(2):E20.

36. Shaw M, Burnett H, Wilson A, et al. Pseudosubluxation of C2 on C3 in polytraumatized children–prevalence and significance. *Clin Radiol* 1999;54(6):377-80.

37. Easter JS, Barkin R, Rosen CL, et al. Cervical spine injuries in children, part I: mechanism of injury, clinical presentation, and imaging. *J Emerg Med* 2011;41(2):142-50.

38. Adelgais KM, Grossman DC, Langer SG, et al. Use of helical computed tomography for imaging the pediatric cervical spine.

39. Ma S, Kong B, Liu B, et al. Biological effects of low-dose radiation from computed tomography scanning. *Int J Radiat Biol* 2013;89(5):326-33.

40. Pang D, Wilberger JE Jr. Spinal cord injury without radiographic abnormalities in children. *J Neurosurg* 1982;57(1):114-29.

41. Leventhal HR. Birth injuries of the spinal cord. *J Pediatr* 1960;56:447-53.

42. Mahajan P, Jaffe DM, Olsen CS, et al. Spinal cord injury without radiologic abnormality in children imaged with magnetic resonance imaging. *J Trauma Acute Care Surg* 2013;75(5):843-7.

43. Rozzelle CJ, Aarabi B, Dhall SS, et al. Spinal cord injury without radiographic abnormality (SCIWORA). *Neurosurgery* 2013;72(Suppl. 2):227-33.

44. Astur N, Klimo P Jr, Sawyer JR, et al. Traumatic atlanto-occipital dislocation in children: evaluation, treatment, and outcomes. *J Bone Joint Surg Am* 2013;95(24):e194(1-8).

45. Labbe JL, Leclair O, Duparc B. Traumatic atlanto-occipital dislocation with survival in children. *J Pediatr Orthop Part B* 2001;10(4):319-27.

46. Traynelis VC, Marano GD, Dunker RO, et al. Traumatic atlanto-occipital dislocation. Case report. *J Neurosurg* 1986;65(6):863-70.

47. Powers B, Miller MD, Kramer RS, et al. Traumatic anterior atlanto-occipital dislocation. *Neurosurgery* 1979;4(1):12-7.

48. Wholey MH, Bruwer AJ, Baker HL Jr. The lateral roentgenogram of the neck; with comments on the atlanto-odontoid-basion relationship. *Radiology* 1958;71(3):350-6.

49. Harris JH, Carson GC, Wagner LK. Radiologic diagnosis of traumatic occipitovertebral dissociation: 1. Normal occipitovertebral relationships on lateral radiographs of supine subjects. *AJR Am J Roentgenol* 1994;162(4):881-6.

50. Harris JH, Carson GC, Wagner LK, et al. Radiologic diagnosis of traumatic occipitovertebral dissociation: 2. Comparison of three methods of detecting occipitovertebral relationships on lateral radiographs of supine subjects. *AJR Am J Roentgenol* 1994;162(4):887-92.

51. Sun PP, Poffenbarger GJ, Durham S, et al. Spectrum of occipitoatlantoaxial injury in young children. *J Neurosurg* 2000;93(1 Suppl.):28-39.

52. Locke GR, Gardner JI, Van Epps EF. Atlas-dens interval (ADI) in children: a survey based on 200 normal cervical spines. *Am J Roentgenol Radium Ther Nucl Med* 1966;97(1):135-40.

53. Herring JA, Tachdjian MO. Tachdjian's pediatric orthopaedics. 4th ed. Philadelphia: *Saunders/Elsevier*; 2008.

54. Wilson BC, Jarvis BL, Haydon RC 3rd. Nontraumatic subluxation of the atlantoaxial joint: Grisel's syndrome. *Ann Otol Rhinol Laryngol* 1987;96(6):705-8.

55. Fernández Cornejo VJ, Martínez-Lage JF, Piqueras C, et al. Inflammatory atlanto-axial subluxation (Grisel's syndrome) in children: clinical diagnosis and management. *Childs Nerv Syst* 2003;19(5-6):342-7.

56. Yu KK, White DR, Weissler MC, et al. Nontraumatic atlantoaxial subluxation (Grisel syndrome): a rare complication of otolaryngological procedures. *Laryngoscope* 2003;113(6):1047-9.

57. Gomes FCP, Meyer GPC, Lutaka AS, et al. Avaliação retrospectiva dos casos de síndrome de Grisel (fixação rotatória C1-C2) no IOT-HCFMUSP [Retrospective evaluation of Grisel's syndrome (C1-C2 rotatory fixation) at IOT-HCFMUSP]. *Coluna/Columna* 2011;10(2):102-5.

58. Fielding JW, Hawkins RJ. Atlanto-axial rotatory fixation. (Fixed rotatory subluxation of the atlanto-axial joint). *J Bone Joint Surg Am* 1977;59(1):37-44.

59. Klimo P Jr, Ware ML, Gupta N, et al. Cervical spine trauma in the pediatric patient. *Neurosurg Clin N Am* 2007;18(4):599-620.

60. Fulkerson DH, Hwang SW, Patel AJ, et al. Open reduction and internal fixation for angulated, unstable odontoid synchondrosis

Acad Emerg Med 2004;11(3):228-36.

fractures in children: a safe alternative to halo fixation? *J Neurosurg Pediatr* 2012;9(1):35-41.

61. Sherk HH, Nicholson JT, Chung SM. Fractures of the odontoid process in young children. *J Bone Joint Surg Am* 1978;60(7):921-4.

62. Williams JP 3rd, Baker DH, Miller WA. CT appearance of congenital defect resembling the hangman's fracture. *Pediatr Radiol* 1999;29(7):549-50.

63. Parisi M, Lieberson R, Shatsky S. Hangman's fracture or primary spondylolysis: a patient and a brief review. *Pediatr Radiol* 1991;21(5):367-8.

64. Ruff SJ, Taylor TK. Hangman's fracture in an infant. *J Bone Joint Surg Br* 1986;68(5):702-3.

65. van Rijn RR, Kool DR, de Witt Hamer PC, et al. An abused five-month-old girl: hangman's fracture or congenital arch defect? *J Emerg Med* 2005;29(1):61-5.

66. White AA 3rd, Panjabi MM. The clinical biomechanics of the occipitoatlantoaxial complex. *Orthop Clin North Am* 1978;9(4):867-78.

67. McCall T, Fassett D, Brockmeyer D. Cervical spine trauma in children: a review. *Neurosurg Focus* 2006;20(2):E5.

68. Marcon RM, Cristante AF, Teixeira WJ, et al. Fractures of the cervical spine. *Clinics (Sao Paulo)* 2013;68(11):1455-61.

69. Akbarnia BA. Pediatric spine fractures. *Orthop Clin North Am* 1999;30(3):521-36, x.

70. Epstein NE, Epstein JA. Limbus lumbar vertebral fractures in 27 adolescents and adults. *Spine (Phila Pa 1976)* 1991;16(8):962-6.

71. Dogan S, Safavi-Abbasi S, Theodore N, et al. Thoracolumbar and sacral spinal injuries in children and adolescents: a review of 89 cases. *J Neurosurg* 2007;106(6 Suppl.):426-33.

72. Sturm PF, Glass RB, Sivit CJ, et al. Lumbar compression fractures secondary to lap-belt use in children. *J Pediatr Orthop* 1994;15(4):521-3.

73. Daniels AH, Sobel AD, Eberson CP. Pediatric thoracolumbar spine trauma. *J Am Acad Orthop Surg* 2013;21(12):707-16.

74. Kemp AM, Joshi AH, Mann M, et al. What are the clinical and radiological characteristics of spinal injuries from physical abuse: a systematic review. *Arch Dis Child* 2010;95(5):355-60.

75. Santiago R, Guenther E, Carroll K, et al. The clinical presentation of pediatric thoracolumbar fractures. *J Trauma* 2006;60(1):187-92.

76. Leroux J, Vivier PH, Ould Slimane M, et al. Early diagnosis of thoracolumbar spine fractures in children. A prospective study. *Orthop Traumatol Surg Res* 2013;99(1):60-5.

77. Vander Have KL, Caird MS, Gross S, et al. Burst fractures of the thoracic and lumbar spine in children and adolescents. *J Pediatr Orthop* 2009;29(7):713-9.

78. Moroz PJ, Benoit PB Jr, Emans JB, et al. Flexion-distraction injuries of the thoraco-lumbar spine in children: a comparison of operative and non-operative management. *J Bone Joint Surg Br* 2008 [cited 2014 Mar 12];90-B(SUPP I):82. Available from: http://www.bjjprocs.boneandjoint.org.uk/content/90-B/SUPP_I/82.1.abstract

79. Thiel HW, Clements DS, Cassidy JD. Lumbar apophyseal ring fractures in adolescents. *J Manipulative Physiol Ther* 1992;15(4):250-4.

80. Chang CH, Lee ZL, Chen WJ, et al. Clinical significance of ring apophysis fracture in adolescent lumbar disc herniation. *Spine (Phila Pa 1976)* 2008;33(16):1750-4.

81. Dearolf WW 3rd, Betz RR, Vogel LC, et al. Scoliosis in pediatric spinal cord-injured patients. *J Pediatr Orthop* 1990;10(2):214-8.

82. Behrman AL, Trimble SA. Outcomes of spinal cord injuries in young children. *Dev Med Child Neurol* 2012;54(12):1078.

83. Leite VBE, Faro ACM. O cuidar do enfermeiro especialista em reabilitação físico-motora. *Rev Esc Enferm USP* 2005;39(1):92-6.

84. Bulechek GM, Butcher HK, Dochterman JM, editors. Nursing interventions classification (NIC). 5th ed. St. Louis (MO): Mosby/Elsevier; 2008. 938 p.

85. Loureiro SCC, Faro ACM, Chaves EC. Qualidade de vida sob a ótica de pessoas que apresentam lesão medular [Life quality under the people's optics that they present lesion medualar]. *Rev Esc Enferm USP* 1997;31(3):347-67.

86. Lusilla-Palacios P, Castellano-Tejedor C, Ramírez-Garcerán L, et al. Training professionals' communication and motivation skills to improve spinal cord injury patients' satisfaction and clinical outcomes: study protocol of the ESPELMA trial. *J Health Psychol* 2013. [Epub ahead of print].

第24章 老年脊髓损伤：外科观点

Harvinder Singh Chhabra，Areena D'Souza

学习目标

本章学习完成后，你将能够：

- 鉴别老年脊髓损伤的上升趋势；
- 概述在老年人群中导致的创伤性脊髓损伤的致伤因素；
- 鉴别损伤机制、损伤分级、骨折类型、临床表现、治疗方案和康复原则等在年轻老年人（65~75岁）和高龄老年人（75岁以上）之间的区别；
- 讨论关于不同治疗方案的争议；
- 针对每种骨折类型，权衡利弊并制定个体化治疗计划。

引言

伴随平均期望寿命增高的人口老龄化是人类取得的最大成就之一，但也随之给社会带来了挑战。最新的研究表明，在老年人群中，脊髓损伤的发生率在逐年升高。上升的发病率联合患者预期寿命的增加导致脊髓损伤患病率全面升高。老年人口的显著增加以及老年患者受到轻微创伤后引起脊髓损伤的倾向，可能导致了老年脊髓损伤的增多。此外，老年人群日益活跃的生活方式和他们的认知及运动功能受损也增加了受伤的风险[2]。因受伤因素、病理改变、损伤程度、损伤类型、骨质、诊断、症状、治疗、并发症发生率、死亡率和转归等不同，老年脊髓损伤差别各异。然而，关于老年脊髓损伤的治疗及结果的研究目前公布较少。

记忆要点

- 由于快速升高的预期寿命，老年脊髓损伤呈上升趋势。
- 老年脊髓损伤不同于年轻人群。

"老龄"人群

大多数关于脊髓损伤的著作，将"老年"定义为65岁及以上[3]。按照惯例，典型的老龄人群可以分为年轻老年人（65~75岁）和高龄老年人（75岁以上）[4,5]。这种划分能反映出在功能衰退[6]、创伤性死亡率[7]和骨质疏松[8]方面的明显区别。然而在文献中，这两类年龄亚组人群在颈椎损伤中的区别以及他们在治疗和转归等方面的差异只引起了很少的关注。

记忆要点

- 典型的老龄人群可以分为年轻老年人（65~75岁）和高龄老年人（75岁以上）；
- 因为损伤类型、治疗及康复各有不同，这需要更多的重视。

流行病学

流动老年人口日渐增多。根据世界卫生组织和美国国家健康与老龄化研究所，65岁及以上的人口预计将从2010年的5.24亿增加到2050年的近15亿，约占世界总人口的16%。2010—2050年间，欠发达国家中老年人口预计会增加250%，与此相比，发达国家中这一数字为71%[9]（图24.1）。

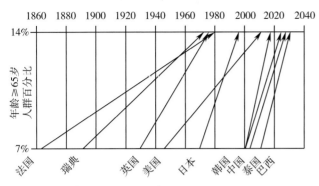

图 24.1　全球人口老龄化速度

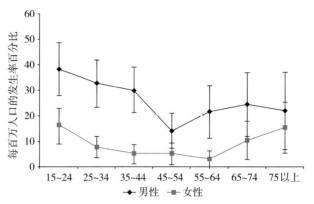

图 24.2　按年龄和性别分组的创伤所致脊髓损伤发病率（澳大利亚 1998/1999）

根据美国统计，在 1990 年，65 岁及以上人口比例为 12.7%（3 000 万），预计至 2020 年这一数字将上升为 17.3%，至 2050 年将上升为 21.8%。其中，85 岁及以上人口增长最快。在全球范围，80 岁及以上人口的年平均增长率（3.8%）目前是 60 岁以上人口增长率（1.9%）的 2 倍[10]。1991 年，85 岁及以上人口数为 330 万，到 2020 年很可能达到 700 万。在全球层面，在 2010—2050 年间，85 岁及以上人口预计增长 351%，与此相对，65 岁及以上人口预计增长 188%，65 岁以下人口增长 22%[11]。

这些年来，老年人群中脊髓损伤的发病率明显升高[1,12,13]。因此，"创伤性脊髓损伤主要发生于青少年和年轻人"这一基于早期研究的共同观点，在今天可能会变成一种误解。目前关于脊髓损伤人群的流行病学研究报道呈双峰分布[14,15]。与预期一致的是，第一个峰值发生在年轻人（35~45 岁）和青少年中；第二个峰值发生在老年人群，而这一部分患者占全部脊髓损伤患者的 20%[16]。Fassett 等[1]报道称，20 年来，70 岁以上人口中脊髓损伤的比例从 4.2% 上升至 15.4%，这个比例将导致老年人口中脊髓损伤的患病率约为 116.3 / 1 000 000，而总人口中的患病率估计为 770/1 000 000[17]。

除了 45~54 岁和 65 岁以上年龄组外，其他所有年龄男性的脊髓损伤发病率都更高（图 24.2）。数据存在实质的性别差异：男性与女性之间的比例最低是 0.9∶1（在 75 岁以上的年龄组），而最高可达 8.5∶1（55~64 岁年龄组）[18]。

收集的脊髓损伤报告中，大部分数据来自被收入院的患者，因此不包括院前死亡和刚抵达医院时的死亡。这往往导致难以估量地低估了老年人脊髓损伤的真实发病率。已有报道显示，多达三分之一的患者在到达医院之前已死亡[19]。

记忆要点

- 预计 65 岁及以上人口将从 2010 年的 5.24 亿增加到 2050 年的近 15 亿。
- 欠发达国家的老年人口逐渐增加。
- 目前 80 岁及以上人口的年增长率非常高。
- 创伤性脊髓损伤的第二个高峰发生在老年人群中。
- 老年人群脊髓损伤发病率估计高达 47.5/1 000 000，患病率约为 116.3/1 000 000。

脊柱的生物力学

随着年龄增长，椎关节僵硬变得更加普遍，骨赘刺激、椎间盘狭窄和黄韧带增厚联合作用使椎管狭窄。在脊髓周围脑脊液损失减退的前期狭窄中，轻微创伤即可引起脊髓损伤（spinal cord injury，SCI）而不伴随骨折或韧带损伤。过伸伤（中枢性脊髓损伤）导致黄韧带的屈曲，引起已狭窄椎管面积的剧烈减小，并导致急性脊髓压迫[5,6,20,21]。Teresi 等人根据无症状个体的磁共振成像（MRI）研究，报道了超过 65 岁患者的颈椎管狭窄发生率为 26%[22]。

由于运动范围的减小，特别是在 C_4~C_5 和 C_5~C_6 水平之间，椎关节僵硬也导致了刚性增加。这使得 C_1~C_2 运动节段成为脊柱活动度最大的部分，并将创伤暴力集中在有限的区域上，从而导致骨折和脊髓损伤。年龄相关的骨质量变化和更刚性的脊柱不会像年轻和更灵活的脊柱一样容易分散力量，因而使脊柱更容易受到骨折的影响。由老年性椎关节强硬和强直性脊柱炎、弥漫性特发性骨肥厚（DISH）等其他情况引起的脊柱强直，在中间颈椎尤为常见。在严重强直的脊柱中,创伤性损伤传递到脊柱的外力不会如同在更灵活的脊柱中一样分散。此外,脊柱关节疾病的存在可能使患者出现如硬膜外血肿等出血并发症。

随着年龄的增长,由于骨质疏松导致的椎骨质量下降,使其软化,进一步增加随后的骨折风险[23,24]。在规划老年胸腰段骨折手术治疗时,这是一个非常重要的因素。

> **记忆要点**
>
> - 脊柱强直使老年人受到轻微创收后易患 SCI,而不伴随骨折或韧带损伤。
> - 中央脊髓损伤尤为常见。
> - 在严重强直的脊柱中,应力集中在有限的区域,导致骨折和潜在的 SCI。

发病诱因

老年人创伤性损伤有所增加,其原因如下:

- 椎管狭窄;
- 僵硬;
- 骨质疏松症;
- 神经缺陷;
- 脊柱相关症状。

在类风湿关节炎的老年患者中,可能患有无症状的颈椎半脱位,机动车辆事故可能导致致命的伤害[25]。与正常人相比,强直性脊柱炎患者骨折发生率增加了四倍。这些患者中,脊柱僵硬伴随骨质疏松症联合老年人的其他倾向,增加了骨折的风险,也增加了治疗难度[26,27]。

易跌倒因素在知识框 24.1 中有详细描述[28]。

知识框 24.1 引起老年人摔倒的因素

年龄相关性改变
- 视觉变化
  - 视力下降,老花眼(住宿减少),周围视力下降,眩光不耐受,颜色区分受损
- 中枢神经系统变化
  - 翻正反射、本体感觉输入和脑功能减弱,反应时间增加,振动觉、触觉和温觉减弱
- 肌肉骨骼变化
  - 骨质减退,肌肉骨骼僵硬,肌肉控制减弱
- 体位性低血压
- 步态改变
  - 女性:蹒跚步态,步幅窄,站立基础改变
  - 男性:步幅小,步幅宽,站立基础改变
- 听力困难
  - 语音分辨能力降低
  - 高频阈值增加
  - 耵聍

家庭外因素
- 凹凸不平的人行道
- 照明条件很差
- 恶劣天气
- 路面不平整
- 犯罪(攻击和殴打)

家庭内因素
- 有电线穿过通行路线;
- 浴缸容易滑倒;
- 照明条件很差;
- 楼梯/栏杆;
- 宠物导致摔倒。

心理因素
- 注意力不集中;
- 抑郁;
- 认知功能受损。

社会因素
- 独居
- 生活习惯/营养
  - 酗酒;
  - 卧床休息/长期不动。

药物
- 苯二氮䓬类
- 三环类抗抑郁药
- 抗精神病药物
- 糖皮质激素(继发性骨质疏松症)
- 巴比妥酸盐

疾病因素
- 脑血管意外
- 晕厥发作
- 低血压
- 继发性骨质疏松——甲状腺功能亢进、甲状旁腺功能减退等
- 软骨病
- 帕金森病
- 痴呆
- 下肢轻瘫
- 既往骨折,膝盖有骨关节炎
- 颈椎的晚期椎间盘退行性疾病

老年脊髓损伤的限制和挑战

老年脊髓损伤患者对脊柱保健面临着几个挑战。这些挑战可以分为以下三个主要类别：

- 第一类代表了与生理衰老相关的内在挑战。衰老会增加老年人脊髓损伤的可能性以及严重程度。这些内容已在脊柱的生物力学进行讨论。这些因素也对外科手术决策和必须采用的固定原则有重大影响。
- 第二类为与患者并发症有关的全身性挑战。
- 最后一类是功能性挑战，这些挑战影响脊髓损伤患者急救处理后的康复情况。

病因学

与年轻人群一样，65~75 岁之间的人群，脊髓损伤的最常见原因是公路交通事故（61%）[29]。然而，在 75 岁以上的年龄组中，最常见的原因（高达 75%）是从站立或坐着的高度摔倒[30]。三分之一的老年人都会摔倒[29]。Chen 等人[13]报道，其中 69% 的摔倒发生在平地上。很显然，老年人的低能损伤机制应该被认为是颈椎骨折的高危因素。Kannus 等人[31]报道，1970—1995 年，合并脊髓损伤的低能损伤、跌倒的总例数显著升高。研究已经确定，老年人发生车祸的概率更高[24]（表 24.1）。

表 24.1　老年人外伤性脊髓损伤的病因

文献	机动车事故		跌倒		其他	
	n	*%*	*n*	*%*	*n*	*%*
Furlan 2008	7	21.9	21	65.6	4	12.5
Omeis 2009	5	17.2	24	82.8	0	0
Hagen 2005	4	11.8	34	77.3	6	13.6
Krasssioukov 2003	7	25	18	64.3	3	10.7
Lomoschitz 2002	72	48.3	7.3	49.0	4	2.7
Kassel 2007	54	13.1	305	74.0	53	12.9
Kiwerski 1992	92	16.3	444	78.7	28	5.0
Chen 1997	97	32.7	185	62.3	8	2.7
总计	338	21.7%	1 104	71.0%	106	6.8%

创伤性和非创伤性脊髓损伤

总体来说，目前的文献资料对创伤性脊髓损伤存

在一种偏见。相比于年轻患者，老年人发生非创伤性脊髓损伤更常见[32,33]，而且在老年患者中，非创伤性脊髓损伤也比创伤性脊髓损伤更常见[33]。非创伤性脊髓损伤最常见的病因是肿瘤（包括原发性肿瘤和转移瘤）[34]。知识框 24.2 中列出了各种原因。

知识框 24.2　脊髓损伤的非创伤性因素

血管性疾病（27.9%）

- 缺血
- 医源性因素
- 脊髓前动脉栓塞
- 动静脉畸形
- 脊髓血管瘤

退行性疾病（26.1%）

- 椎间盘突出
- 脊椎关节病
- 椎管狭窄

肿瘤（28%）

- 恶性肿瘤（16.8%）
  - 原发
  - 继发
- 良性肿瘤（11.2%）

炎症（17.2%）

- 其他（0.8%）

> **记忆要点**
>
> - 和年轻人一样，在 65~75 岁年龄组中，SCI 最常见的原因是道路交通事故（61%）。
> - 在 75 岁以上人群中，脊髓损伤最常见的原因（高达 75%）是跌倒。

损伤水平和严重性

和其余年龄段人群相比，老年人脊髓损伤水平差异明显。相比于其余年龄段，老年人群颈椎骨折的患病率更高，占所有脊髓损伤的 78%。与其余年龄段人群相比（44%），老年人群发生截瘫的可能性更低（22%）。颈椎骨折的分布优势归因于老年人更易摔倒、遭遇严重的交通事故和老年性骨量减少相关的生物力学磨

损[35]。相比于其他年龄段患者（26%），老年人（42%）发生 C_4 或以上水平的高位截瘫损伤所占的百分比更高。老年患者中，不完全损伤比完全性损伤更常见[1, 29, 36-39]。Fassett 等人研究显示，63% 的老年脊髓损伤患者 ASIA 评分 C 或 D，而年轻人群中这一比例仅为 40%。通常认为，与年轻人群相比，老年人群不完全性损伤发病率更高，与损伤的性质和发生机制直接相关。绝大多数的老年患者发生典型的低能损伤，例如摔倒；与此形成鲜明对照的是，年轻人群受到更多的如车祸等高能损伤[36]。

在老年人群中，C_2 椎体（齿突）骨折最常见[14, 36, 40-42]。齿突骨折如此常见，以至于它可能被认为是一种脆性骨折[43]。老年人群中上颈椎（C_0~C_2）骨折占所有颈椎骨折的 64%，而下颈椎（C_3~C_7）骨折进仅占 36%。即使在老年人群中，随着年龄增长，近端损伤的概率相应增高。在一项研究中，64% 的研究对象患有持续的寰枢椎骨折，Lomoschitz 等人[36] 发现，无论损伤机制，相比于 65~75 岁间的老年患者，75 岁以上高龄老年患者发生寰枢椎复合体和涉及轴齿（齿突）的上颈椎损伤的概率明显增高。此外，从站立高度摔倒的患者更倾向于发生上颈椎损伤，通常位于寰枢椎复合体。Jefferson 骨折和 hangman 骨折各占 7.3%。

图 24.3 中展示了骨折损伤水平随年龄而变化。

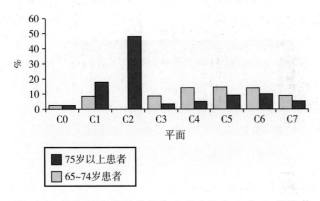

图 24.3　按年龄分段的骨折发生率。注意 C_1 和 C_2 骨折在 75 岁以上患者的高发生率

损伤机制和损伤类型

因为骨密度、损伤类型以及影响生物力学的退行性改变不同，老年患者的损伤模型不同于年轻患者[16, 37]。图 24.4 展示了按创伤性机制划分的枢椎下骨折水平

变化[36]。

按创伤机制划分有关的骨折的发生频率如图 24.5 所示。

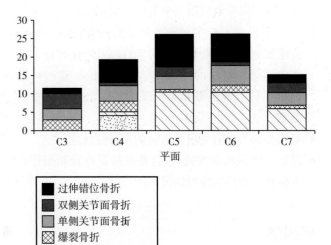

图 24.4　下段颈椎骨折的类型和分布。注意 C5 和 C6 骨折的高病例数，包括不稳定过伸骨折和错位及微小稳定骨折。微小骨折包括单个横突骨折、单个棘突骨折及单个椎板骨折

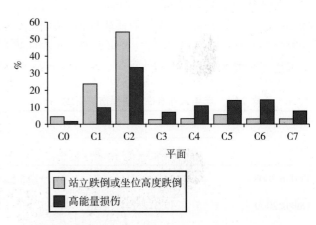

图 24.5　按创伤机制划分有关的骨折的发生频率。跌倒导致的低能量骨折患者更可能有持续的颈椎上段骨折

记忆要点

- 老年人群中颈椎骨折的患病率更高（78%）。
- 老年患者脊髓损伤中四肢瘫损伤占比高达 42%。
- 高龄老年人群更容易发生上颈椎损伤（齿突骨折最常见）。
- 不完全性损伤更常见。

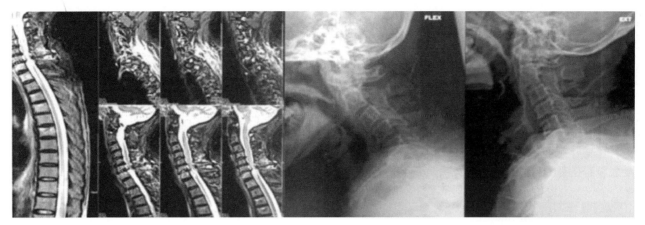

图 24.6　72 岁老人在行走中摔倒并出现四肢瘫和脊髓中央管综合征。MRI 显示 $C_6 \sim C_7$ 水平的脊髓水肿，而 X 线未能显示

在所有的老年颈椎骨折中，枢椎以下的压缩性骨折占 9.7%，伸展性骨折占 7.3%，双侧关节突脱位占 29.2%，单侧关节突脱位占 4.8%。

老年人群中两种特殊的类型骨折占据了绝大多数：

- 颈椎分离伸展损伤；
- 齿突骨折。

颈椎分离 - 伸展损伤

这种骨折也称为"开放性骨折"，因为它会导致脊柱前柱的开口。这些损伤是脊髓型脊椎病脊髓中央管综合征（central cord syndrome，CCS）最常见的原因之一，约占 76%。最初可能仅有微小的影像学变化，因而可能被漏诊（图 24.6）。这些患者在初步评估时可能无法准确诊断和治疗。晚期动态 X 线检查可排除任何残余不稳定性，然而这种情况很少发生。正如 Schneider 等[20] 所描述的那样，CCS 是一种临床描述，基于过伸损伤和手臂比腿部受力不成比例，可变的感觉丧失，以及直肠和膀胱受累但保留部分肛周感觉等情况。分离伸展损伤在强直性脊柱炎中很常见，并且非常不稳定，提倡用手术方式进行稳定。

齿突骨折

齿突骨折是老年人（>65 岁）颈椎病中最常见的病变，发病率约为 39%（更多 65~75 岁之间）[14,36,41,42]。其中，26.8% 为 Ⅱ 型，12.1% 为 Ⅲ 型损伤。这是由于脊柱轴向密集的骨小梁结构和进行性活动度减低造成。根据 Anderson 和 D'Alonzo 分类，大多数是不稳定型 Ⅱ 型骨折（占所有骨折的 60%~74%）[44,45]。大部分的齿状骨折都有后脱位[29]。强直性脊柱炎患者的齿突自发性骨折已有报道[46]。

症状

老年颈椎骨折可以仅出现颈部疼痛，不伴随脊髓损伤[36]。面部或前额的擦伤提示伸展损伤，这也可以表现为下颌痛或牵涉性头痛[44]。在受伤之前无法以头部碰到床的患者，现在报告他们能做到了[44]。在强直性脊柱中，即使轻微的创伤也会导致骨折，且直到发展为数月后可能出现的脊髓病症状，这种情况可能才会被发现[47]。还有如上所述 CCS 中，大多数患者存在不完全神经损伤。

> **记忆要点**
>
> - 因为不明显的症状，脊髓损伤可能被漏诊。
> - 面部或前额擦伤提示伸展型损伤。

诊断

因为微小的创伤也能导致损伤，所以任何有轻微创伤或跌倒病史、怀疑头颈部损伤的老年人都必须检查和复查以排除颈椎损伤。传统上用于颈椎损伤放射学筛查的标准的三个方位图可以提高骨折检测的假阴性率，包括前后位，侧位和张口齿突位。这对于年轻老年患者的低能损伤或在 CT 不可用时是一种很有价值的筛查工具。对于急诊医师和放射科医师来说，单独横向 CT 检查诊断创伤后颈椎异常的准确度分别为 74.2% 和 79.7%[48]。CT 是排除隐匿性骨折并评估普通 X 线未充分显示的区域所不可缺少的[49]。对于 75 岁以上的所有外伤患者，CT 可能适合作为主要的颈椎成像模式。它对于高度可能性损伤的患者来说是最具成本效益的筛查技术[50]。磁共振成像有助于评估创伤相关的脊髓损伤。它还有助于评估硬膜外腔和脊柱韧带的完整性。增加的棘突间距离、关节突的，以及椎间盘后部的扩大是表明颈椎不稳定的征兆[49]。置入装置如起搏器、动脉瘤夹或某些矫形外科硬件可能会特异性地导致无法进行 MRI 研究。此外，药理或生理凝血障碍是 CT 脊髓造影的禁忌[51]。

> **记忆要点**
>
> - 标准 3 维视图颈椎 X 线照相是一种可靠的筛查工具。
> - 对于 75 岁以上的所有创伤患者，CT 适合作为颈椎初筛。
> - MRI 用于创伤相关 SCI 的评估。

并发症

由于生理储备有限、呼吸功能受损、心血管和肾脏紊乱、皮肤变薄导致屏障和免疫功能降低，以及心理和精神问题的阈值越低，老年组的并发症发生率显著升高。可能未确诊的恶性肿瘤、潜在的凝血障碍、伴随的糖尿病、高血压等医疗疾病也增加了并发症的风险[52,53]。Krassioukovet 等[37] 报道老年人群并发症的患病率为 92.9%，而年轻人群为 46.7%。更具体地说，老年组高血压、冠状动脉疾病和抑郁症的发生率更高[52]。有多种并发症的老年患者在脊柱创伤后可能更容易发生并发症[53]。泌尿生殖器状况在老年患者中更为常见，并可能导致膀胱或大便失禁。老年患者也可能更容易患胃炎和胃肠道应激性溃疡。与年龄相关的皮肤膨胀和弹性变化也可能使老年 SCI 患者易于皮肤瘙痒。此外，老年人的新陈代谢也和年轻患者明显不同。他们可能需要专门服用止痛药以避免麻醉过量或不足。避免谵妄对老年患者至关重要[52]。

发病率增加的并发症包括肺炎、呼吸衰竭、败血症、胃肠道出血、肺栓塞、应激性溃疡、肾衰竭，以及年龄相关并发症，如脑血管意外等[40,54-56]。在一项研究中，长期卧床的老年患者呼吸系统并发症高达 33%，而早期开始走路的患者则未出现[59]。Harrop 等[58] 发现，因为有年龄相关的呼吸系统变化，长期气管插管的老年患者脱机困难，更可能需要气管切开术。积极的康复和护理可以减少这些患者并发症的发生率。

治疗

老年人的治疗目标与年轻人的治疗目标大不相同，因为他们的呼吸道储备功能较差，导致了高发病率和死亡率。因此，首要目标是保持患者移动以促进最大呼吸功能并保持心理健康[59]。年龄不一定是指导老年患者治疗的最佳选择标准。

老年人脊柱损伤的治疗方案大致可分为以下几种：
- 保守治疗；
- 手术治疗。

保守治疗包括：颈椎牵引和卧床休息，颈托固定，刚性颈椎矫形器（Minerva 夹克），头环背心（Halo 架）、胸腰椎或腰椎支架。

手术技术包括：颈椎前路椎间盘切除椎体融合术（ACDF）/ 颈椎前路椎体次全切除减压融合术（ACCF），有或没有减压融合的经后路内固定术，有或没有前路椎体切除术和增强术的胸腰椎后路固定术，混合固定、对于骨质较差者单独后路增强固定。

> **记忆要点**
>
> - 由于相关并发症和年龄相关的生理变化，并发症发生率更高。
> - 长期卧床休息时，多达 33% 的患者出现呼吸系统并发症。

保守治疗：一般原则

保守治疗仅用于早期可活动患者，包括站立和行走[60]。卧床休息和牵引与并发症的高风险相关，导致发病率和死亡率增加，因此不适合老年患者[56]。患者长期卧床休息出现呼吸并发症的比例高达 33% 的[59]。关于老年人使用头环背心治疗，不同的研究报告得出相矛盾的结果。一些研究得出结论，头环背心在老年人中耐受性很差[40]，而其他人则发现其耐受性良好[56,61,62]。但几位作者日益强调老年人晕背心的问题，其并发症发生率高达 51%[63]。使用头环装置最常见的并发症包括呼吸系统并发症和肺炎。Lind 等[63,64] 发表的数据表明，佩戴头-胸矫形器的患者的呼吸机容量可能会降低。头环的其他并发症包括皮肤破裂、头环针眼感染、头环或矫形背心松动、院内死亡率约为 11%。头环可能进一步影响步态、协调和吞咽[65]。其他作者已经注意到头环治疗和高死亡率之间的相关性，包括头环直接导致的死亡。Majercik 等[41] 报道了在头环矫形器治疗的老年颈椎骨折患者的死亡率显著增加。Anderson 和 Bohlman[65,66] 记录了颈椎损伤后佩戴头胸背心患者颈胸椎的移动。一些研究表明，与使用手术或硬性颈椎矫形器治疗的患者相比，使用头环背心固定（HVI）治疗的老年患者死于肺炎和急性心脏或呼吸衰竭的死亡率更高[41,67,68]。

因此，头环适用于并发症较少且能耐受的不稳定骨折患者。硬质颈托耐受性好，并能在大多数情况下提供足够的固定。研究普遍认为，在高龄老年人（>75 岁）中骨组织连接并不总是必要的，一个稳定的纤维连接也可以提供足够的固定[40,56,59]。

> **记忆要点**
>
> - 保守治疗通常只适用于可活动患者。
> - 保守治疗与并发症的高风险相关（在有较多并发症因素的患者中高发）。
> - Halo 背心因其较高的并发症发生率越来越受到批评。
> - 在高龄老年患者中，硬质颈托可能是足够的。

手术治疗：一般原则

老年脊柱患者的手术治疗目标是促进早期活动，以降低无法活动的发病率和死亡率[56]。这需要手术固定足够坚固，以承受活动的生理需求，特别是因为在这组患者中，骨质疏松症的发生率高。正如文献中记载的，老年患者麻醉（由于其有限的生理储备）、手术后发病率、感染和植入失败（由于骨质疏松症和融合率降低）的高风险都会影响手术治疗的结果[68]。Anderson 和 Bohlman 认为，完全性损伤患者避免进行前路减压和融合，因为他们可以保守治疗[65]。然而，最近的研究发现老年人的手术耐受性良好，骨融合是可以实现的[40,56,59,68]。

骨质疏松脊柱的固定原则

由于活动水平降低，脊髓损伤后骨质疏松似乎会进展[69]。骨密度是脊柱植入物把持力的主要决定因素[70,71]。因此，固定结构必须足够坚固，足以承受预先存在的骨质疏松症。这对胸腰椎骨折的固定具有重要的临床意义。较脆弱的骨质固定通常使用更好的螺钉三角法来补偿；长节段的脊柱固定或脊柱周围固定可以增加固定点以形成更坚硬的构造；使用其他仪器设备，如椎板下导线、椎弓根螺钉或横突钩；并使用更多的交叉链接。除此之外，使用羟基磷灰石螺钉和水泥增强剂也获得了普及（图 24.7）[72]。

保守治疗和手术治疗

对于不稳定的脊柱或多发上，手术固定是一项有效的选择[40,59,56]。对于寰枕关节脱位、hangman 分型 Ⅲ型骨折和下颈椎脱位损伤，手术治疗是理想的。保守治疗适用于所有老年人颈椎损伤，尽管在这方面仍存在争议。我们可以归纳一下，老年人颈椎骨折中的大多数可以保守治疗。但是，每位患者进行评估时都必须考虑并发症、呼吸储备和麻醉风险，并且应该相应地作出决定。凭借先进的麻醉方法和更好的术后护理，在这种情况下手术是一个适合的选择。对脊椎的两种特定骨折类型的管理，占据了老年人病例的大多数情况，将在下文进行讨论。

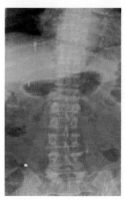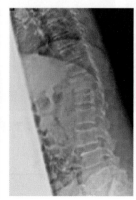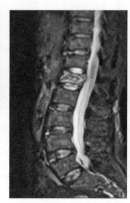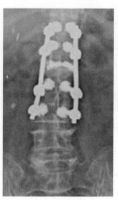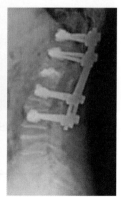

图 24.7　68 岁女性在家中滑倒，出现后背下部疼痛，无神经学损害。X 线和 MRI 显示新鲜骨折。她接受了骨水泥固定后部稳定性

颈椎分离伸展型损伤

这些骨折通常是稳定的,其中大多数没有神经损伤,可以保守治疗。这部分患者可以早期佩戴颈托活动。如果动力位 X 线证实存在残余不稳定,则需要进行手术固定(图 24.8a 和 b),但对于出现神经损伤的患者,需要手术减压融合。

在强直的脊柱(DISH 或强直性脊柱炎)中,同样的骨折类型却会非常不稳定,需要行手术固定。这些患者大多数需要 360° 融合固定,或者需要后路坚强稳定并佩戴颈托支撑(图 24.9)。

齿突骨折

齿突骨折的治疗一般由多种因素决定,包括骨折类型、存在的伴随损伤,以及患者的年龄和并发症[73,74]。公认的是,I 型和 III 型损伤患者非手术治疗后的愈合率高[42,64,66,74,75]。而对于不稳定型的 II 型骨折,治疗仍存在争议。这些患者的治疗首选是头环背心固定(HVI)、硬性颈椎矫形器,以及手术融合。据报道,老年患者非手术治疗的不愈合率为 35%~85%(表 24.2)[42,56,59,64,66,74-78]。在 65 岁以上的患者中,保守治疗后骨折部位的发病率、死亡率和骨不连发生率更高[40,59,79]。即使有 HVI,愈合率仍然很低[56,64,74,76,77]。

根据近期对 29 项研究的 Meta 分析[56,78],各种治疗方式不愈合率如下:

- 非手术治疗:
  - 头环背心 41%
  - 颈托 39%

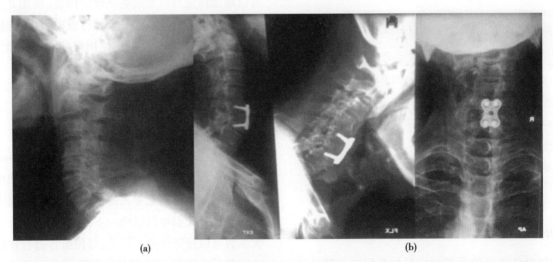

(a)　　　　　　　　　　　　　　　　　　(b)

图 24.8 (a)68 岁男性在行走中滑倒,出现四肢瘫(ASIA C 级)。X 线显示 C_5~C_6 翻书样骨折。患者接受了 ACDF。(b)三年后 X 线显示融合良好,患者神经功能恢复(ASIA E 级)

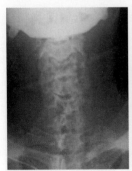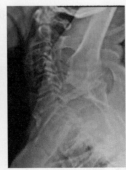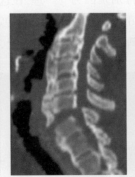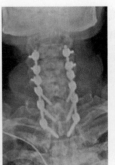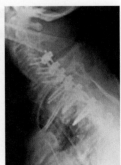

图 24.9 80 岁男性 DISH 患者,有伸展 - 牵张性损伤,神经学损害(ASIA A 级)。患者接受后路手术及术后康复

表 24.2 II型齿突骨折老年患者的非手术治疗[77]

	并发症	早期死亡率	不愈合 / 复位受损	备注
所有 PubMed 数据	30%~66%	30%~42%	20%~85%	HVI vs 非 HVI 死亡率:40% vs 20% 老年 vs 年轻患者死亡率:40% vs 2%

- 手术治疗：
  - 后路融合 11%
  - 螺钉固定 27%

  因此，后路融合最大限度地实现了骨融合。
- 骨折不愈合因素[77]
  - 骨折脱位大于 5mm（后脱位）
  - 年龄大于 40 岁
  - 骨折成角大于 10°
  - 屈伸应力位 X 线证实的不稳定

一些研究发现，移位是决定非手术治疗理论成功或失败的最重要的单一因素。出现上述危险因素的患者在单独使用头环背心治疗时不可能达到骨性愈合。前脱位、性别和神经功能缺陷与不愈合率无关[59,64,66,74,75]。由于并发症，手术的围术期风险很高，但目前的数据表明手术组患者的预后较好[42,64,69,76,79]。手术治疗的优点如下[66,69]：

- 由于稳定的骨性连接带来的高融合率；
- 早期、有效的患者活动。

  内固定技术包括以下内容：
- C₁/C₂ 的侧方模块固定和 C₂ 的椎弓根固定；
- 跨关节螺钉固定；
- 经前路直接螺钉固定；
- 使用缆线进行后路颈椎融合。

通常将不同的方法结合起来以获得更好的稳定性和更高的融合率，并获得更好的功能结果[71,72,74,78]。

前路直接齿状螺钉跨关节内固定是不稳定型 II 损伤中骨折管理的既定方法[54,66,69,76]。但这在老年人中并不适用。一般来说，该技术可以避免使用 HVI 并获得较高的融合率（88%~100%）[78,80]。然而，Aebi 等[80]发现严重手术相关并发症的发生率为 24%，19% 有复位不良，12% 为假关节形成。Andersson 等[79]指出，这种手术技术治疗老年患者，显著增加了伴随骨折部位粉碎或颈椎僵硬的并发症发生率（28%），从而阻碍了螺钉的理想定位。这种技术中对齿突骨折的解剖复位是必不可少的。在老年患者中，常伴有胸椎后凸畸形或桶状胸廓畸形、骨折，需要头部前屈以保持骨折复位。

近年来，后路 C₁ 侧块螺钉固定和 C₂ 椎弓根螺钉技术得到普及（Harms-Goel 技术）。如 Coyne 等人[81]所述，不影响寰枢关节解剖功能并达到坚强固定，是该方法的优点之一。这种技术在融合以及较低的血管和神经风险方面，与经关节融合具有类似的效果。然而，这种方法的死亡率和不愈合率与前路固定相当[69,79]。其缺点是颈椎旋转功能受限 50%。

由 Gallie、Brooks 和 Jenkins 报道的后路钢丝固定和骨移植手术是另一种治疗寰枢椎不稳定的手术技术。单独固定时，这些方法的融合率约 80%。所有后路 C₁~C₂ 钢丝结构在循环加载后松动，并出现 C₁~C₂ 旋转和平移运动显著增加，导致复位失败和不稳定[66]。因此，一些作者使用 HVI 进行辅助。这种联合治疗会导致 HVI 和手术的不良反应。文献报道，手术联合 HVI 治疗的死亡率为 12%~67% 不等[57,66,76]。Clark 和 White 报道，这种组合的不愈合率高达 30%[72]。

Magerl 和 Seeman 将后路经关节螺钉固定作为不稳定齿突骨折的替代疗法。许多研究表明，这种技术具有优越的生物力学稳定性和极高的融合率[82]。将后路固定与经关节螺钉固定相结合可达到三点固定，在生物力学上优于其他手术方法[72,75,82]。Johnson[56]观察到 95% 的病例在 3 个月内融合，11% 的患者因心脏骤停或呼吸衰竭而在围术期死亡。老年患者的经背侧 C₁~C₂ 融合经关节螺钉和改良 Gallie 融合术可安全进行，临床效果好，并发症少[56]。

表 24.3 给出了用于治疗齿突骨折的不同手术方式的概述。

记忆要点

- 主要目标是促进早期活动。
- 计划手术时必须注意骨质疏松症。
- 必须牢记麻醉的高风险。

齿突骨折治疗总体共识

有关这个问题的文献观点并不一致。许多研究者

表 24.3　II 型齿突骨折老年患者的手术治疗[77]

	并发症	早期死亡率	不愈合 / 复位受损	备注
Magerl/Gallie	20%	22%	5%	
前路螺丝固定	29%	40%	28%	年轻患者不愈合率 0~12%
后路钢丝固定（±HVI）	40%	12%~67%	3%~80%	

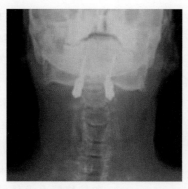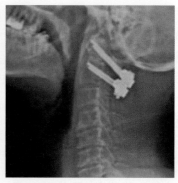

图 24.10 67 岁男性在家轻微跌倒,颈部疼痛。诊断为齿突骨折,接受了后路 C_1~C_2 融合术。术后第二天固定

主张早期手术治疗降低死亡率(短期和长期),并在手术中获得可接受的临床结果[14,42,64,69,74,75,79,83-89]。

然而,还有大量其他研究者在非手术治疗方面取得了良好的效果[40,57,88,89]。最近一项关于Ⅱ期齿突骨折手术治疗和非手术治疗的 38 项高质量研究的 Meta 分析显示,非手术组在过去的 36 个月中死亡率更高,总的来说,手术组的生存率更高。

根据 Tsuijhi 等人报道[91],与手术治疗风险相比,长期 HVI 治疗的风险大大增加[91]。老年Ⅱ型齿突骨折中,非手术治疗的并发症发生率与手术治疗的并发症发生率相似。

大多数老年Ⅱ型齿突骨折患者必须充分考虑骨折形态、存在的并发症、其他相关损伤、神经功能状况和患者偏好。尽管存在不支持的文献证据,但与 HVI 相比,手术治疗上颈椎损伤可能比以前想象的更合理[90]。与非手术治疗相比,Ⅱ型齿突骨折的手术固定可改善 65~85 岁患者的生存率,因此手术是更好的治疗选择(图 24.10)[89]。

康复治疗

康复治疗在第 64 章进行了详细描述。

老年患者的康复原则也不尽相同,包括如下内容:

- 确定功能级别(功能评估);
- 确定可用的资源和治疗选择;
- 避免制动;
- 注意变化的生理反应;
- 确定患者的现实目标和动机;
- 确定家庭期望(心理社会问题);
- 区分谵妄、痴呆、抑郁;
- 认识到患者有多种相互作用的障碍;
- 强调管理而不是治愈;
- 强调特定任务的练习;简化程序;

- 鼓励社交;
- 尽量减少药物;
- 意识到功能可能无法恢复;
- 理解康复是一个循序渐进的过程。

老年人也有调整康复的特殊因素:体温调节可能会有问题。老年人口渴感减弱,因此应监测脱水情况[91]。体位性低血压可导致跌倒和晕厥。还可并存心肺和其他损伤,且药物耐受性差。

75 岁以上的高龄老人,即使比年轻患者损伤轻,可能也需要更多的康复和恢复时间[92]。为了妥善照顾这组患者,医疗保健提供者需要更好地了解 75 岁以上和 65~74 岁年龄段人群的特殊需要。这将会带来更好的治疗、康复服务和社区计划,以及优化患者结果、减少再住院次数、降低医疗保健费用。

> **记忆要点**
>
> - 文献中的观点仍存在争议。
> - 手术组生存率更高。
> - 两种治疗方案的并发症发生率相同。
> - 对年轻的老年人的Ⅱ型齿突骨折,手术固定可能是更好的选择。
> - 75 岁以上的稳定齿突骨折患者可以使用颈托进行治疗。

医护人员的教育和培训问题及思考

文献表明,在老年患者的创伤性脊柱损伤评估和治疗方面,医疗工作者的教育和培训需要作出改变。一项研究发现,脊髓损伤中心可以为老年人创伤性脊髓损伤提供帮助[90]。脊髓完全病变的老年患者几乎

全部需要住院治疗。如果患者受到更严重的脊柱损伤，则可能需要考虑更多定制的治疗计划。应制定更具包容性的评估内容（个体的症状、专业和患者认知），以确定个人护理和康复计划[93]。

> **记忆要点**
>
> - 脊髓完全病变的老年患者几乎全部需要住院治疗。
> - 康复和护理可能需要考虑更多的定制治疗计划。

结果

导致老年人脊髓损伤结果误差的一个主要原因是，该人群在受伤之前很可能已有身体损伤[94]。对老年人 SCI 后并发症的分析发现，当年龄的影响得到控制时，医学并发症的存在是影响包括 SCI 后的生存率等临床结果的关键因素[90]。

完全受伤的老年人不太可能独立进行更复杂的技能，如敷料和转移。然而，这个年龄组的要求和期望也可能较低。Jakob 等[95]得出结论认为老年人难以将神经恢复积极转化为功能结果。尽管脊柱骨折对于老年患者可能是破坏性的，但他们能够恢复到独立生活[96]。相反，Golob 等[97]研究了出院时的处置情况，发现 56% 的患者有不良后果（比如前往长期护理设施）。然而，这些研究者在出院时并不注重功能结果。2010 年，一项回顾性研究显示，如果患者在手术前 3 个月已没有工作，则返回工作率较低[98]。Cifu 等人[99,100]报告说，老年人更可能是去了康复机构，而不是出院回家（社区），因为他们的 FIM™ 评分测量的功能恢复与年轻人的恢复相比较差。Seel 等[101]和后来的 Furlan 和 Fehlings[102]支持这一观点，他们也报告说，与年轻的 SCI 人群相比，老年人的功能恢复有所下降，尽管神经系统恢复不明确。

> **记忆要点**
>
> - 医学并发症的存在是影响临床结果的关键因素。
> - 老年人难以将神经恢复积极地转化为功能恢复。

死亡率

老年脊柱损伤住院期间的死亡率约为 22%~44%，而年轻人的死亡率为 3%~5%[1,42,62,103]。在最大样本量的文献报道中，年轻成人患者长期死亡率为 5.4%，老年患者为 44.4%[1]。老年 SCI 患者报告的死亡率较高，仅凭年龄差异无法解释。据报道，神经损伤的严重程度与死亡率之间存在关联[1]，但由于老年人倾向于具有较高比例的不完全损伤而非完全损伤，这似乎是一个矛盾的结果。最合理的解释是存在影响死亡率的混淆因素。Furlan 和 Fehlings[102]报道影响死亡率最显著的混淆因素可能是并发症的存在。Sokolowski 等[42]报道神经功能完好的患者（总体 4.4%）和神经功能障碍患者（23%）的死亡率存在差异。Fasset 等人[1]发现 ASIA 评分为 A 的患者死亡率为 66%，而 ASIA 评分为 D 的患者死亡率是 23%。Harris 等[104]发表了一项研究，检查 65 岁及以上患者的 3 个月和 1 年死亡率，发现 3 个月时的死亡风险随着年龄增加而增加。他们将患者分为 3 个年龄组：65~74 岁，75~84 岁，85 岁以上。这些人群一年的死亡率分别为 18%、27% 和 38%[104]。Tashjian 等[64]报道老年人齿突骨折 HVI 相关医院死亡率增加了 40%。老年人颈椎损伤的术后死亡率在各种研究中有所不同，分别为 26.3%、26.8% 和 12.2%，而年轻患者的死亡率为 2.3%[29,57,66]。最常见的死亡原因为心律失常（25 例%），呼吸损害（10%）和血栓发生[104]。

老年颈椎 SCI 急性期死亡原因如下，而并不直接归因于脊髓损伤本身。这些原因包括：术后长期卧床休息导致呼吸及其他并发症和相关的损伤或疾病，心肌梗死，深静脉血栓形成，肺栓塞，胃肠道出血[29,57,66]。在老年人的慢性颈椎 SCI 中，脊髓损伤本身已被证明是死亡的直接原因。在 10 年中有 63.6% 的患者出现呼吸衰竭，这是最常见的原因[66]。

> **记忆要点**
>
> - 老年脊柱创伤住院期间的死亡率为 22%~30% 不等。
> - 神经损伤的严重程度与死亡率之间存在关联。
> - 最常见的死亡原因是心律失常（25%）、呼吸危害（10%）和血栓发生。
> - 急性期死亡原因可能是由于长期卧床休息和并发症而不是 SCI 本身。

结语

老年脊髓损伤是当今人口老龄化的一个日益严重的问题。老年人脊髓损伤与年轻人群的不同之处在于:颈椎损伤发生率较高,不完全损伤较多,继发于微小创伤的损伤,年轻人和老年人的差异以及所涉及的各种诱发因素。颈椎损伤占老年人脊髓损伤的78%。其中,齿突骨折仅占老年人骨折的39%,65岁以上老年人中约76%的人发生了过伸伤。摔倒是老年患者中最常见的损伤机制,尤其是年龄超过75岁的患者。即使轻微的创伤也会造成伤害。漏诊的发生率很高,因此应对疑似患者进行复查以排除颈椎损伤。并发症和死亡率明显较高(26%),其中呼吸系统并发症最为常见。治疗的主要目的是保持患者活动以保持正常的呼吸功能。骨性愈合并不总是必要的。坚硬的颈托能提供足够的固定。保守治疗与手术治疗必须根据骨折形态、患者并发症和神经功能状况来决定。大多数患者可以保守治疗。通常只有脱位、不稳定的齿突骨折(Ⅱ型)和Ⅲ型hangman骨折需要手术治疗。最近的研究赞成Ⅱ型齿突骨折行手术治疗。

应制定针对初级预防的策略,以针对老年个体跌倒预防,对慢性疾病和并发症进行最佳管理,并量身定制康复计划以适应老年人的特殊需求,以最大限度地发挥其恢复和重返社区的潜力。

本章要点

- 老年人的脊柱损伤与年轻人的各方面不同。
- 65~75岁(年轻老年人)和>75岁(高龄老年人)患者的损伤模式、治疗和康复原则都不同。
- 75岁以上老人创伤最常见的原因是跌倒;即使轻微的创伤也会造成伤害。
- 高龄老年患者多见上颈椎,特别是齿突骨折。
- 漏诊率高,因此应对疑似患者进行复查以排除颈椎损伤。
- 并发症和死亡率明显较高(26%)。
- 治疗的主要目的是使患者恢复活动以促进最大呼吸功能。
- 骨性愈合并非总是必要的。
- 坚固的颈托可提供足够的固定,大多数75岁以上的患者可以保守治疗。
- 只有在骨折脱位、Ⅱ型齿突骨折和Ⅲ型hangman骨折时才需要手术治疗。
- 康复协议和护理必须个体化,以达到最大功能效果。

(杜虎荣　译　周方　校)

参考文献

1. Fassett DR, Harrop JS, Maltenfort M, et al. Mortality rates in geriatric patients with spinal cord injuries. *J Neurosurg Spine* 2007;7:277-8.

2. Strauss DJ, Devivo MJ, Paculdo DR, Shavelle RM. Trends in life expectancy after spinal cord injury. *Arch Phys Med Rehabil* 2006;87(8):1079-85.

3. Mann FA, Kubal WS, Blackmore CC. Improving the imaging diagnosis of cervical spine injury in the very elderly: implications of the epidemiology of injury. *Emerg Radiol* 2000;7:36-4.

4. Hazzard WR, Burton JR. Health problems in the elderly. In: Braunwald E, Isslebacher KJ, Petersdorf RG, editors. Harrison's principles of internal medicine. 11th ed. New York: McGraw-Hill; 1987. p. 450-1/13.

5. Williams EI. Health checks for people aged 75 years and older. In: Pathy MSJ, editor. Principles and practice of geriatric medicine. 1st ed. Chichester: Wiley; 1998. p. 1491/14.

6. Fleming AW, Linder JE. Traumatic injuries. In: Yoshikawa TT, Norman DC, editors. Acute emergencies and critical care of the geriatric patient. New York: Marcel Dekker; 2000. p. 463/15.

7. Baker SP, O'Neill BO, Ginsburg MJ, Li G. The injury fact book. New York: Oxford Univ. Press; 1992. 62-3/16.

8. Bialas M, Stone M. Osteoporosis. In: Pathy MSJ, editor. Principles and practice of geriatric medicine. 1st ed. Chichester: Wiley; 1998. p. 1225-7/17.

9. Kinsella K, He W. An Aging World: 2008. Washington, DC: US Government Printing Office; 2009. US Census Bureau. International Population Reports, PS95/09-1. Available at: http://www.biomedcentral.com/sfx_links?ui=1471-2458-14-1013&bibl=B1.

10. National Institute on Aging (US National Institutes of Health) and WHO. Global health and aging report. NIH Publication no 11-7737, October 2011.

11. United Nations. World population prospects: The 2010 revision. National Institute on Aging National Institute of Health, NIH Publication No 11-7737; 2011.

12. New PW, Sundararajan V. Incidence of Nontraumatic spinal cord injury in Victoria, Australia: a population-based study and literature review. *Spinal Cord* 2008;46(6):406-11.

13. Chen HY, Chen SS, Chiu WT, et al. A nation- wide epidemiological study of spinal cord injury in geriatric patients in Taiwan. *Neuroepidemiology* 1997;16(5):241-7.

14. Spivak JM, Weiss MA, Cotler JM, Call M. Cervical spine injuries in patients 65 and older. *Spine* 1994;19(20):2302-6.

15. Sterling DA, O'Connor JA, Bonadies J. Geriatric falls: injury severity is high and disproportionate to mechanism. *J Trauma* 2001;50(1):116-9.

16. Bracken MB, Freeman DH, Hellenbrand K. Incidence of acute traumatic hospitalized spinal cord injury in the United States, 1970-1977. *Am J Epidemiol* 1981;113:615-22.

17. Wyndaele M, Wyndaele JJ. Incidence, prevalence and epidemiology of spinal cord injury: what learns a worldwide literature survey?

Spinal Cord 2006;44(9):523-9.

18. Cripps RA. Spinal cord injury, Australia, 2006–07. Injury research and statistics series number 48. Cat. no. INJCAT 119. Adelaide: AIHW;2008.

19. Sekhon LH, Fehlings MG. Epidemiology, demographics, and pathophysiology of acute spinal cord injury. *Spine* 2001;26(24 Suppl.):S2-12.

20. Schneider RC, Cherry G, Pantek H. The syndrome of acute central cervical spinal cord injury; with special reference to the mechanisms involved in hyperextension injuries of cervical spine. *J Neurosurg* 1954;11:546-77.

21. Scher AT. Hyperextension trauma in the elderly: an easily overlooked spinal injury. *J Trauma* 1983;23:1066-8.

22. Teresi LM, Lufkin RB, Reicher MA. Asymptomatic degenerative disk disease and spondylosis of the cervical spine: MR imaging. *Radiology* 1987;164:83-8.

23. Dvorak J, Froehlich D, Penning L. Functional radio- graphic diagnosis of the cervical spine: flexion/extension. *Spine* (Phila Pa 1976). 1988;13:748-55.

24. Jabbour P, Fehlings M, Vaccaro AR. Traumatic spine injuries in the geriatric population. *Neurosurg Focus* 2008;25:E16.

25. Neva MH, Häkkinen A, Mäkinen H, Hannonen P, Kauppi M, Sokka T. High prevalence of asymptomatic cervical spine subluxation in patients with rheumatoid arthritis waiting for orthopaedic surgery. *Ann Rheum Dis* 2006;65:884-8.

26. Olerud C, Frost A, Bring J. Spinal fractures in patients with ankylosing spondylitis. *Eur Spine J* 1996;5(1):51-5.

27. Westerveld LA, Verlaan JJ, Oner FC. Spinal fractures in patients with ankylosing spinal disorders: a systematic review of the literature on treatment, neurological status and complications. *Eur Spine J* 2009;18(2):145-56.

28. Felsenthal G, Stein BD. Principles of geriatric rehabilitation. In: Braddom R, ed., Textbook of physical medicine and rehabilitation. Philadelphia, PA: Saunders, 1995. p. 1237-57.

29. Hagen EM, Aarli JA, Gronning M. The clinical significance of spinal cord injuries in patients older than 60 years of age. *Acta Neurol Scand* 2005;112:42-7.

30. Allen BL, Ferguson RL, Lehmann TR, et al. A mechanistic classification of closed, indirect fractures and dislocations of the lower cervical spine. *Spine* (Phila Pa 1976) 1982;7:1-27.

31. Kannus P, Niemi S, Palvanen M, et al. Continuously increasing number and incidence of fall-induced, fracture- associated, spinal cord injuries in elderly persons. *Arch Intern Med* 2000;160:2145-9.

32. Richardson JK, Hurvitz EA. Peripheral neuropathy: a true risk factor for falls. *J Gerontol A Biol Sci Med Sci* 1995;50:M211-5.

33. Leucht P, Fischer K, Muhr G, et al. Epidemiology of traumatic spine fractures. *Injury* 2009;40:166-72.

34. Osterthun R, Post MW, van Asbeck FW. Characteristics, length of stay and functional outcome of patients with spinal cord injury in Dutch and Flemish rehabilitation centers. *Spinal Cord* 2009;47(4):339-44.

35. Ngo B, Hoffman JR, Mower WR. Cervical spine injury in the very elderly. *Emerg Radiol* 2000;7:287-91.

36. Lomoschitz FM, Blackmore CC, Mirza SK, et al. Cervical spine injury in patients 65 years old and older: epidemiologic analysis regarding the effects of age and injury mechanism on distribution, type, and stability of injuries. *Am J Roentgenol* 2002;178:573-7.

37. Krassioukov AV, Furlan JC, Fehlings MG. Medical co-morbidities, secondary complications, and mortality in elderly with acute spinal cord injury. *J Neurotrauma* 2003;20:391-9.

38. New PW, Rawicki HB, Bailey MJ. Nontraumatic spinal cord injury: demographic characteristics and complications. *Arch Phys Med Rehabil* 2002;83(7):996-1001.

39. Walid MS, Menard J, Ajjan M, Robinson JS. A variation of type III odontoid fracture presenting as isolated jaw pain. *Internet J Orthopedic Surg* 2007;7:1.

40. Pepin JW, Bourne RB, Hawkins RJ. Odontoid fractures, with special reference to the elderly patient. *Clin Orthop Relat Res* 1985;(193):178-83.

41. Majercik S, Tashjian RZ, Biffl WL. Halo vest immobilization in the elderly: a death sentence? *J Trauma* 2005;59:350-6; discussion 356-87.

42. Sokolowski MJ, Jackson AP, Haak MH, Meyer PR, Jr, Sokolowski MS. Acute mortality and complications of cervical spine injuries in the elderly at a single tertiary care center. *J Spinal Disord Tech* 2007;20(5):352-6.

43. Berlemann U, Schwarzenbach O. Dens fractures in the elderly. Results of anterior screwfixation in 19 elderly patients. *Acta Orthop Scand* 1997;68(4):319-24.

44. Anderson LD, D'Alonzo RT. Fractures of the odontoid process of the axis. *J Bone Joint Surg Am* 1974;56:1663-74.

45. Bohlman HH. Acute fractures and dislocations of the cervical spine: an analysis of three hundred hospitalized patients and review of the literature. *J Bone Joint Surg Am* 1979;61:1119-42.

46. Riaz S, Fox R, Lavoie M. Cervical spine fracture in ankylosing spondylitis (AS). *J Pak Med Assoc* 2007;57:271-2.

47. Mountney J, Murphy AJ, Fowler JL. Lessons learned from cervical pseudoarthrosis in ankylosing spondylitis. *Eur Spine J* 2005;14:689-93.

48. Blahd WH, Iserson KV, Bjelland JC. Efficacy of the post-traumatic cross table lateral view of the cervical spine. *J Emerg Med* 1985;2:243-9.

49. Walid MS, Zaytseva NV. Upper cervical spine injuries in elderly patients. *Aust Fam Physician* 2009;38:1/2.

50. Blackmore CC, Ramsey SD, Mann FA, et al. Cervical spine screening with CT in trauma patients: a cost-effectiveness analysis. *Radiology* 1999;212:117-25.

51. Radcliff K, Vaccaro A, Albert T, Rihn J. A Physiologic limitations and complications of spinal cord injury in the elderly population. *Top Spinal Cord Inj Rehabil* 2010;15(3):85-95.

52. Robertson BD, Robertson TJ. Postoperative delirium after hip fracture. *J Bone Joint Surg Am* 2006;88(9):2060-8.

53. Furlan JC, Kattail D, Fehlings M. The impact of co-morbidities on age-related differences in mortality after acute traumatic spinal cord injury. *J Neurotrauma* 2009;26(8):1361-7.

54. Hanigan WC, Powell FC, Elwood PW, et al. Odontoid fractures in elderly patients. *J Neurosurg* 1993;78:32-5.

55. Apuzzo ML, Heiden JS, Weiss MH, et al. Acute fractures of the odontoid process. An analysis of 45 cases. *J Neurosurg* 1978;48:85-91.

56. Johnson JC. The medical evaluation and management of the elderly surgical patient. *J Am Geriatr Soc* 1983;31:621-5.

57. Liebermann IH, Webb JK. Cervical spine injuries in the elderly. *J Bone Joint Surg Br* 1994;76:877-81.

58. Harrop JS, Vaccaro A, Przybylski GJ. Acute respiratory compromise associated with flexed cervical traction after C2 fractures. *Spine* (Phila Pa 1976) 2001;26:E50-4.

59. Stulík J, Sebesta P, Vyskocil T, Kryl J. Cervical spine injuries in patients over 65 years old. *Acta Chir Orthop Traumatol Cech* 2007;74(3):189-94.

60. Bucholz RD, Cheung KC. Halo vest versus spinal fusion for cervical injury: evidence from an outcome study. *J Neurosurg* 1989;70:884-92.

61. Pal D, Sell P, Grevitt M. Type II odontoid fractures in the elderly: an evidence-based narrative review of management. *Eur Spine J* 2011; 20(2):195-204.

62. Malik SA, Murphy M, Connolly P, O'Byrne J. Evaluation of morbidity, mortality and outcome following cervical spine injuries in elderly patients. *Eur Spine J* 2008;17:585-91.

63. Lind B, Bake B, Lundqvist C, et al. Influence of halo vest treatment on vital capacity. *Spine* 1987;12:449-52.

64. Tashjian RZ, Majercik S, Biffl WL. Halo-vest immobilization

increases early morbidity and mortality in elderly odontoid fractures. *J Trauma* 2006;60:190-203.

65. Anderson PA, Bohlman HH. Anterior decompression and arthrodesis of the cervical spine: long-term motor improvement. Part II–Improvement in complete traumatic quadriplegia. *J Bone Joint Surg Am* 1992;74:683-92.

66. Müller EJ, Wick M, Russe O, Muhr G. Management of odontoid fractures in the elderly. *Eur Spine J* 1999;8:360-5.

67. Pitzen TR, Drumm J, Bruchmann B, Barbier DD, Steudel WI. Effectiveness of cemented rescue screws for anterior cervical plate fixation. *J Neurosurg Spine* 2006;4(1):60-3.

68. Burval DJ, McLain RF, Milks R, Inceoglu S. Primary pedicle screw augmentation in osteoporotic lumbar vertebrae: biomechanical analysis of pedicle fixation strength. *Spine* 2007;32(10):1077-83.

69. Ochoa G. Surgical management of odontoid fractures. *Injury* 2005;36:B54-64.

70. Glassman SD, Alegre GM. Adult spinal deformity in the osteoporotic spine: options and pitfalls. *Instr Course Lect* 2003;52:579-88.

71. Goktepe AS, Tugcu I, Yilmaz B, Alaca R, Gunduz S. Does standing protect bone density in patients with chronic spinal cord injury? *J Spinal Cord Med* 2008;31(2):197-201.

72. Clark CR, White AA. Fractures of the dens. A multicenter study. *J Bone Joint Surg Am* 1985;67:1340-8.

73. Grob D, Magerl F. Operative Stabilisierung bei Frakturen von C1 und C2. *Orthopde* 1987;16:46-54.

74. Schiess RJ, DeSaussure RL, Robertson JT. Choice of treatment of odontoid fractures. *J Neurosurg* 1982;57:49-99.

75. Rockswold GL, Bergman TA, Ford SE, et al. Halo immobilization and surgical fusion: relative indications and effectiveness in the treatment of 140 cervical spine injuries. *J Trauma* 1990;30:89-98.

76. Southwick WO. Management of fractures of the dens (odontoid process). *J Bone Joint Surg Am* 1980;62:482-6.

77. Frangen TM, Zilkens C, Muhr G, Schinkel C, et al. Odontoid fractures in the elderly: dorsal C1/C2 fusion is superior to halo-vest immobilization. *J Trauma* 2007;63:83-9.

78. Robinson Y, Robinson A, Olerud C. Systematic review on surgical and nonsurgical treatment of type II odontoid fractures in the elderly. *Biomed Res Int* 2014;231948.

79. Andersson S, Rodrigues M, Olerud C. Odontoid fractures: high complication rate associated with anterior screw fixation in the elderly. *Eur Spine J* 2000;9:56-9.

80. Aebi M, Etter C, Coscia M. Fractures of the odontoid process. Treatment   with anterior screw fixation. *Spine* (Phila Pa1976) 1989;14:1065-70.

81. Coyne TJ, Fehlings MG, Wallace MC, et al. C1–C2 posterior cervical fusion: long term evaluation of results and efficacy. *Neurosurgery* 1995;37:688-92.

82. Magerl F, Seeman PS. Stable posterior fusion of the atlas and axis by trans articular screw fixation. In: Kehr P, Weidner A, editors. Cervical spine. Vol 1. Wien, New York: Springer Verlag; 1986. p. 267-78.

83. Weller SJ, Malek AM, Rossitch E. Cervical spine fractures in the elderly. *Surg Neurol* 1997;47:274-81.

84. Omeis I, Duggal N, Rubano J, et al. Surgical treatment of C2 fractures in the elderly: a multicenter retrospective analysis. *J Spinal Disord Tech* 2009;22:91-5.

85. Platzer P, Thalhammer G, Ostermann R, et al. Anterior screw fixation of odontoid fractures comparing younger and elderly patients. *Spine* (Phila Pa 1976) 2007;32(16):1714-20.

86. Platzer P, Thalhammer G, Oberleitner G, et al. Surgical treatment of dens fractures in elderly patients. *J Bone Joint Surg Am* 2007;89:1716-22.

87. Dailey AT, Hart D, Finn MA. Anterior fixation of odontoid fractures in an elderly population. *J Neurosurg Spine* 2010;12:1-8.

88. Woods BI, Hohl JB, Braly B, et al. Mortality in elderly patients following operative and nonoperative management of odontoid fractures. *J Spinal Disord Tech* 2014;27(6):321-6.

89. Chapman J, Smith JS, Kopjar B. AOSpine North America Geriatric Odontoid Fracture Mortality Study: a retrospective review of mortality outcomes for operative versus nonoperative treatment of 322 patients with long term follow-up. *Spine* 2013;38(13):1098-104.

90. Gulati A, Yeo CJ, Cooney AD, McLean AN, Fraser MH, Allan DB. Functional outcome and discharge destination in elderly patients with spinal cord injuries. *Spinal Cord* 2011;49:215-8.

91. Tsuihiji K, Sorimachi Y, Nakajima T. ePoster at Spine week, RAI, Amsterdam, May 28 to June 1.

92. Smith HE, Kerr SM, Maltenfort M, et al. Early complications of surgical versus conservative treatment of isolated type II odontoid fractures in octogenarians: a retrospective cohort study. *J Spinal Disord Tech* 2008;21(8):535-9.

93. Slade M. Needs assessment. Involvement of staff and users will help to meet needs. *Br J Psychiatry* 1994;165:293-6.

94. Kennedy P, Evans MJ, Berry C, Mullin J. Comparative analysis of goal achievement during rehabilitation for older and younger adults with spinal cord injury. *Spinal Cord* 2003;41:44-52.

95. Jakob W, Wirz M, van Hedel HJ, Dietz V. Difficulty of elderly SCI subjects to translate motor recovery – "body function" – into activity of daily living. *J Neurotrauma* 2009;26:2037-44.

96. Damadi AA, Saxe AW, Fath JJ, Apelgren KN. Cervical spine fractures in patients 65 years or older: a 3-year experience at a level I trauma center. *J Trauma* 2008;64:745-8.

97. Golob JF, Jr, Claridge JA, Yowler CJ, Como JJ, Peerless JR. Isolated cervical spine fractures in the elderly: a deadly injury. *J Trauma* 2008;64:311-5.

98. Du Bois M, Donceel P. Outcome and cost of spinal fractures and spinal tumors. *Eur Spine J* 2010;19:S74-8.

99. Cifu DX, Huang ME, Kolakowsky-Hayner SA, Seel RT. Age, outcome, and rehabilitation costs after paraplegia caused by traumatic injury of the thoracic spinal cord, conusmedullaris, and caudaequina. *J Neurotrauma* 1999;16(9):805-15.

100. Cifu DX, Seel RT, Kreutzer JS, McKinley WO. A multicenter investigation of age-related differences in lengths of stay, hospitalization charges, and outcomes for a matched tetraplegia sample. *Arch Phys Med Rehabil* 1999;80(7):733-40.

101. Seel RT, Huang ME, Cifu DX, Kolakowsky Hayner SA, McKinley WO. Age-related differences in length of stays, hospitalization costs, and outcomes for an injury-matched sample of adults with paraplegia. *J Spinal Cord Med* 2001;24(4):241-50.

102. Furlan JC, Fehlings MG. The impact of age on mortality, impairment, and disability among adults with acute traumatic spinal cord injury. *J Neurotrauma* 2009;26(10):1707-17.

103. DeVivo MJ, Kartus PL, Stover SL, et al. Seven-year survival following spinal cord injury. *Arch Neurol* 1987;44:872-5.

104. Harris MB, Reichmann WM, Bono CM, et al. Mortality in elderly patients after cervical spine fractures. *J Bone Joint Surg Am* 2010;92:567-74.

E 并发损伤的处理

第 25 章 并发损伤的处理

Roland Thietje, Sven Hirschfeld, Arndt Schulz, Erik Wilde

学习目标

本章学习完成后,你将能够:

- 概述不同人群中合并伤的流行病特征;
- 认识常见和罕见的合并伤;
- 了解合并伤诊断的依据,并了解如何寻找诊断依据;
- 比较急性和慢性脊髓损伤患者合并伤处理的特点;
- 制定各种合并伤的治疗计划;
- 讲述专业中心和团队对正确治疗合并伤的作用。

流行病学

不同人群中脊髓损伤(spinal cord injury, SCI)的发生率不同,而不同的人群合并伤的发生率也不同[1-7]。年幼或高龄的创伤性脊髓损伤患者合并伤的发生率较低,但创伤人群除脊柱外的合并伤发生率高达40%[8,9]。创伤的机制也决定了合并伤的类型,交通事故中,胸外伤、骨盆损伤和长骨骨折比较常见;而坠落伤中,跟骨骨折、复杂的腕部骨折和颅脑外伤比较常见;娱乐活动或袭击伤中,颅脑外伤也很常见[10]。

钝性或穿通性SCI患者合并伤的发生也截然不同,同时这些合并伤的分布在不同人群差异较大。欧洲的研究中穿通伤所致SCI的发生率小于1%[11],而部分人群(战争伤)中,穿通伤所致SCI的发生率可高达60%[12-14]。

钝性脊柱创伤的常见的合并伤是:其他节段的脊柱外伤、四肢骨折、颅脑外伤、骨盆骨折和胸部钝性伤。穿通性创伤,尤其是子弹伤的合并伤发生率较高,如食管损伤、肺损伤和腹部脏器损伤[15]。

美国一个中心对1 290例SCI患者的研究表明,合并四肢或骨盆骨折的患者SCI的机制48%为交通事故,而没有合并骨折的SCI患者36%为交通事故[10]。

SCI患者合并伤的发生率为28%~85%,这取决于发生人群,SCI的部位和创伤类型[4,6-8,16-19]颈脊髓损伤患者合并伤的发生率较胸椎和腰椎更高[20]。

文献表明SCI最常见的合并伤为颅脑外伤,其次是四肢外伤和胸部外伤[3,21,22]。

台湾地区的一项50 000例患者的研究表明,颅脑外伤发生率为17.2%,四肢骨折发生率为10.3%,胸部外伤发生率为2.9%,骨盆骨折发生率为2.5%,腹部外伤发生率为1.5%[21]。除了骨盆骨折,男性患者的上述合并伤发生率更高。颈椎骨折的患者合并伤较胸腰段骨折患者发生率更高；尤其是颅脑外伤发生率为42%，而其他部位颅脑外伤发生率为10%。需要注意的是，脊柱外伤合并第二处脊柱骨折的发生率高达20%，这部分患者的合并伤发生率可高达95%[23]。研究还显示合并伤对住院时间和直接花费存在负面影响。

关于发展中国家的SCI患者的相关数据很少，但研究指出发展中国家SCI发生率比西方国家更高，可能的原因是道路和车辆状况更差，职业运动或娱乐活动保护措施不足，在部分国家刀扎伤和枪伤比较常见，还有部分国家是由于用头携带物品、从树上坠落受伤或与骆驼碰撞受伤。脊髓损伤的原因在不同国家差异很大，车祸伤所致的SCI在尼日利亚发生率为49%，在土耳其为48.8%。

在孟加拉国，最常见的创伤原因为头顶重物摔倒或行人事故。脊髓损伤的平均年龄在孟加拉国为10~14岁，尼日利亚30岁，约旦是33岁，男女发病率在尼日利亚为10∶1，而在约旦为5.8∶1[6,11,24,25]；因此在发展中国家，很显然脊髓损伤会使整个家庭的收入来源中断。

需要注意的是创伤性脊髓损伤患者合并伤发生率较高，而颅脑外伤和四肢骨折是最常见的合并伤，男性和颈椎外伤患者合并伤的发生率更高。

多发伤合并脊髓外伤的内容详见第22章。学习本章需要重视的是当合并脊髓损伤时对合并伤的处理可能发生变化。

记忆要点

- 不同患者合并伤的发生率差异很大，取决于人群、SCI的部位和受伤机制。通常可以根据发生机制推测。
- SCI的平面也能对合并伤进行预测，颈椎外伤需要高度怀疑合并创伤性颅脑外伤，而此时骨盆骨折可能不是最常见的合并伤。
- 然而，我们并不能通过受伤机制和SCI的平面排除可能存在的合并伤。

创伤性颅脑外伤

创伤性颅脑外伤的发生率差异很大。例如：2010—2011年北卡罗来纳州创伤性颅脑外伤的发生率为7.3‰[26]。颅脑外伤合并脊髓损伤的发生率很高，并

且50%以上的患者会在就诊最初被漏诊[27]。创伤性颅脑外伤的发生和治疗都是想要成功治疗脊髓损伤患者时面临的巨大挑战。误诊可能会耽误治疗，并延长患者的康复过程。创伤性颅脑外伤的诊断和治疗应遵循指南（如2007年颅脑外伤协会/AANS出版的第3版严重创伤性颅脑外伤治疗指南），并且诊断和治疗顺序应遵循高级生命支持（ATLS）的指南。

胸外伤

脊髓损伤患者合并胸外伤常需要根据ATLS和其他指南建立A和B两组诊断，并优先处理。锐性胸外伤的直接原因常与脊柱外伤的原因一致，而钝性创伤而需要诊断和处理两种不同的损伤。张力性气胸需要在事故现场诊断，并用细针穿刺或胸腔闭式引流进行紧急减压。当严重的胸外伤出现呼吸功能不全的体征（呼吸频率 >28 次/min）或出现创伤性气体交换障碍（氧饱和度 <90%）时，如果排除了张力性气胸则应进行气管插管。

钝性胸外伤和穿通性胸外伤的治疗策略有所不同。而所有合并肺损伤的患者死亡率会急剧增加。这部分患者40%会出现肺部并发症，其中30%为肺炎[19,28]。老年患者（大于65岁）单一的肋骨骨折可以造成肺部并发症发生率达38%[29]。而合并连枷胸的多发伤患者，由于反常呼吸其死亡率可高达16%。治疗的方法很多，保护肺部理疗和常用的机械通气和氧合支持。外科手术固定仅用于罕见的严重的胸腔骨性结构损伤。根据世界卫生组织的指南，所有治疗都应予以充分的镇痛治疗。

目前各个区域均有很多相关指南能提供好的治疗方案。

骨盆创伤

骨盆骨折常见于机动车事故、行人道路交通事故和12英尺（3.6m）以上的坠落伤。总体死亡率为5%~30%[30]。而开放性骨盆骨折死亡率可高达50%[31-34]。20%的高能骨盆环损伤后患者会由于失血性休克出现心血管系统不稳定[4,6,7]。早期诊断非常重要，以便采取适当的失血方案和早期控制出血的措施。

临床检查如果发现骨性不稳定，则提示骨盆环有一定的破坏，应在正确评估损伤类型后给予一些固定措施（如骨盆带）。如果存在进行性出血，则应采取更积极的措施，如骨盆夹钳或外固定架。然而，此时应警惕其他部位可能存在的大量出血，常见于胸腔和腹腔。

应早期对患者进行 X 线和 CT 检查,当骨盆骨折临时固定和按照 FAST 指南进行超声检查提示正常后,应在灌注(如 2 单位红细胞或 2L 温暖的补液)后数分钟使患者达到血流动力学稳定的状态。如果上述操作失败,则应进行紧急的盆腔血管造影,甚至开腹探查[30]。

应经尿道留置尿管,如果操作失败,则提示尿道损伤,需要进一步处理,此时可行耻骨上膀胱造瘘。

骨盆骨折的确定性治疗可以用外固定架,也可以用内固定系统。手术时机需要根据患者的全身状况和 SCI 情况而定。通常,在患者行内固定手术之前接受至少数日的加强护理是很有意义的。骨盆骨折后 DVT 的发生率较高,应警惕该并发症的可能。

腹部外伤

多发伤和脊柱创伤患者合并腹部外伤的发生率为 7%~20%[35-37]。与骨盆外伤相同,早期发现血流动力学不稳定至关重要,特别是脊髓损伤的患者,症状通常是很明确的。遵循正规的检查和治疗原则才能有效地降低钝性腹部外伤并发症发生率和死亡率。

除了受伤机制(直接打击、剪切伤或穿通伤),视诊也非常重要。乳头和会阴之间的擦伤或伤口都应高度怀疑腹部外伤,而应进行进一步检查和诊断。此时 FAST 检查非常重要。血流动力学不稳定且 FAST 超声检查阳性的患者应进行开腹探查;而 FAST 超声检查阴性的患者应排除其他部位的出血。如果超声检查不明确,也无法进行 CT 检查时,诊断性腹腔穿刺也是一种选择。目前在发达国家,全身的螺旋 CT 扫描是标准的方法。对部分诊断不明确的患者,可行腹腔镜探查明确诊断。当仅存在躯干轻微擦伤时,没有经验的医生(尤其是仍在接受规培的医生)常会低估腹部创伤。锐性腹部创伤应高度怀疑脏器损伤,而伤口的大小并不能提示脏器损伤的程度。病史采集也很重要,应明确造成穿通伤的物品。伤口的探查很重要,因其有助于区分腹腔内和腹腔外损伤。脏器的穿通伤如果不造成大量出血,在最初可能不会影响患者的全身状况;但其影响也可能是灾难性的,因此如果怀疑脏器损伤,应进行腹腔镜或开腹探查。

四肢外伤

当合并脊髓损伤时,四肢外伤的诊断和治疗策略不变。诊断方式和治疗的选择需结合患者的全身状况,而不是根据急诊情况下 SCI 或颅脑损伤的程度而定。很多骨折可以用简单的石膏固定,尤其是股骨骨折或累及关节的骨折都可以通过外固定架固定,这能较少失血,并使护理变得更容易。病史的采集很重要,例如在浅水区跳水通常仅造成颈椎外伤,而行人道路交通事故导致腰椎外伤的同时可能造成其他合并伤,需要明确诊断。血流动力学稳定后的二期评估中需要对合并损伤进行评估,尤其是需要早期气管插管的患者,需要在此时间段再次评估,因为小的骨折(如踝关节、跟骨或足部骨折)容易在急诊情况下被漏诊。

尤其是下肢需要再次评估或手术,因为小的骨折(如跟骨、髌骨或踝)如果得不到正确的治疗,也能显著降低患者的生活质量。

血管、神经和软组织损伤

脊髓损伤患者的治疗时,软组织损伤的治疗也很重要,这有时需要花费大量的资源和时间。同时,软组织损伤也是保留肢体的限制因素;骨缺损可以通过手术治疗,而软组织缺损,尤其是合并血管损伤时,截肢可能是唯一的治疗选择。

脊髓损伤患者合并的血管、神经损伤的诊断比较复杂,除非合并开放性伤口直接显示神经结构损伤,脊髓损伤平面远端的神经损伤难以诊断。因此,评估时不应仅限于脊髓的损伤。

当怀疑血管损伤时应进行多普勒超声检查和血管造影,因为动脉内膜损伤时早期周围血管搏动仍可触及。血管损伤时常需要使用抗血栓形成药物,而这些药物在脊髓损伤时常不能使用。目前介入治疗虽然比较复杂,但可能是治疗的一种解决方案,此时经验丰富的医生和必要的设备是必需的。

当 SCI 患者诊断了周围神经损伤后,很可能面临困扰的局面,因为患者的全身状况而无法进行手术干预。患者康复期间多学科合作治疗可能是这部分患者最好的选择。

大型软组织伤口的处理需要一个长期的治疗过程。最初治疗时,可能仅需要进行止血、清创等处理;人工皮肤和负压吸引装置是不错的选择。这种情况下一期闭合伤口,常由于最初几天的分解代谢而失败。有时需要对伤口每天再次清创并清除坏死组织。

一旦患者的全身状况改善后,可选择二期闭合伤口、植皮或皮瓣转移。此时选择需要一个团队作决定,并根据伤口所处的部位和功能而定。

SCI 患者合并的骨筋膜室也很难诊断。目前并没有相关发生率的数据。由于骨筋膜室的主要症状是疼痛,而 SCI 患者伤后感觉丧失,使得早期诊断基本不可能。此时需要关注肢体的肿胀情况。筋膜室内压力测定可能有助于诊断。当怀疑筋膜室综合征时应早期行筋膜切开减压,因为其影响不仅限于患肢,而对患者整体都可能是灾难性的。

记忆要点

- SCI 患者合并的胸外伤需要优先诊断,只有当患者的血氧交换能够维持正常时,才能将治疗焦点转向预防和减轻脊髓损伤的相关治疗。
- 创伤性颅脑外伤在最初评估时常被漏诊,因此应高度怀疑合并颅脑外伤的可能,国际指南有助于指导相关治疗。
- 骨盆损伤和股骨骨折具有潜在危及生命的风险,因此其治疗应优先于脊髓损伤,在急诊应进行临时的固定,待一般状况改善后再进行确定性的手术固定。
- 穿透性或钝性腹部外伤需要早期发现,因为其具有潜在危及生命的风险。如果在充分的补液灌注后患者的血流动力学仍不稳定,应考虑开腹探查。

典型的SCI合并损伤

椎动脉损伤

椎动脉损伤很少出现临床症状,因此容易被忽略。然而,由于脑干缺血和梗死引起的血栓栓塞可造成永久的并发症或死亡。所有钝性颈椎外伤患者椎动脉损伤的发生率介于 15%~35%[38];而单侧或双侧关节突脱位或骨折累及横突孔时,16% 的患者会出现椎动脉损伤[39]。

由于可以通过对侧椎动脉和 Willis 动脉环的代偿,仅有 1.5%~3% 的椎动脉损伤患者会出现相关并发症[16,40],然而这些并发症可能很严重,甚至造成严重的颅脑损伤或死亡。

对所有的颈椎骨折和颈脊髓损伤的患者都应进行进一步检查以排除椎动脉损伤。无创性检查如 CT 血管成像或 MRI 为首选的检查,否则需要进行血管造影检查。影像学检查需要能够显示正常的解剖结构和可能的损伤部位。需要预防性抗血栓药物来预防基底动

脉血栓形成或脑部血管栓子形成。如果出现并发症,可能造成灾难性的影响,急性期和康复期时间延长可能造成治疗花费的急剧增加。依据影像学诊断椎动脉功能不全比依据临床表现更敏感,临床表现很少能提示椎动脉功能不全。

总之,颈椎外伤所致的椎动脉损伤比较常见,但常不会出现临床症状,仅很少部分患者会表现出灾难性的神经系统并发症,对椎动脉损伤的评价应作为急性颈椎外伤整体评价的一部分。

跟骨骨折

跟骨骨折可能合并于腰椎骨折,常由于轴向负荷所致。在脊髓损伤的患者,由于缺乏临床表现,常可能被漏诊。腰椎爆散骨折合并神经损害的患者应注意寻找肿胀和血肿的证据,而如果怀疑跟骨骨折时,应进行后足的侧位片检查。首选的保守治疗方法为抬高患肢、冰敷。有时可能会出现足部的骨筋膜室综合征。开放性跟骨骨折需要手术治疗,此时需要进行 CT 扫描明确骨折的类型,而如果考虑手术治疗,需要推迟至 1 周待软组织条件改善[41]。手术治疗的指征需要结合患者的预后和脊髓损伤程度。因为跟骨骨折治疗不当可严重影响步态,所以对可能恢复行走能力的患者应进行手术治疗,重建关节面的解剖结构。

创伤性膝关节不稳定

当受到轴向负荷,如仪表盘损伤(dashboard injuries)时,可能出现膝关节脱位,常会造成韧带损伤和动脉损伤。由于不稳定,膝关节可能自行复位而导致这种损伤不明显。膝关节三维不稳定在 X 线和 CT 中都可能不明显,严重外伤后膝关节韧带松弛时也应怀疑膝关节脱位。当膝关节远端的动脉可以触及时,进一步的动脉评估可以推迟至 SCI 急性处理之后;而如果动脉搏动很弱甚至无法触及,则需要立即进一步的血管造影检查;此时需要预防脊髓损伤的进一步加重。

当动脉损伤需要紧急处理时,膝关节不稳定可在其他损伤稳定后进行处理[42]。膝关节的稳定性对正常步态、坐姿、行走和其他日常功能都很重要。当出现不稳定时应行手术重建韧带。

如果重建韧带的设施和方法条件不足,可以用外固定架将膝关节在屈曲 20° 的位置固定 6~8 周,这样也能提供足够的稳定性;而如果上述方法失败,仍可以将患者转至专业机构进行韧带重建手术。

诊断合并损伤的特征

在所有诊断过程中,应避免对脊柱施加机械压力,尤其是不完全损伤患者,推荐进行常规的神经系统查体以排除可能存在的脊髓损伤。在完善检查时,对容易忽略的地方需要额外的关注,这些地方主要位于交界区(如颈胸交界段和枕颈交界区),常规的检查手段很难做出正确的诊断。上述区域的漏诊会对整个治疗造成严重失误。另一容易漏诊的是颈椎间盘 - 韧带不稳定,CT 检查时,一些细小的征象如小的骨折块很容易在急诊情况下漏诊。

双侧椎动脉损伤也容易漏诊。

高位颈脊髓损伤的患者,建议对膈肌进行超声检查评估损伤的程度,另一方面可以评估患者的预后。

合并伤的手术治疗

急慢性 SCI 患者合并伤的治疗特点各有不同,一些儿童和老年患者手术治疗的特点也会在接下来的内容中提及。

急性 SCI

对可能合并 SCI 的患者进行急救处理时,应避免对脊柱施加应力。在急诊室,应遵循所有多发伤处理的原则。SCI 患者需要特殊考虑神经功能损害和脊柱不稳定两个方面。治疗的顺序取决于损伤的严重程度和全身状况。对不完全性脊髓损伤的患者应尽早治疗;而对骨盆和长骨骨折(如股骨)应予以特殊关注,此时急性、大量的出血可能危及患者生命。由于情况紧迫,常没有充足的时间进行复杂的固定,因此外固定架可能是合适的选择,在短时间内可以避免进一步不稳定、失血和神经损害,尤其是腹膜后血肿。当患者一般状况稳定后,可以择期进行内固定手术。虽然外固定架也能实现骨折愈合,但是存在一些并发症(如感染、骨折位置不良、不能早期活动等),医生更倾向将其更换为内固定,尤其是脊髓损伤的患者。早期活动能预防血栓形成、压疮、肺炎等并发症,因此内固定系统仍是最佳治疗选择。当内、外固定治疗均失败时,截肢可能不可避免。治疗过程中应保证正常的肾功能和膀胱排空功能。

慢性 SCI

慢性脊髓损伤患者的合并伤手术治疗与非 SCI 患者的手术治疗原则相同。然而,手术治疗的术前准备、手术操作和术后治疗都有很多特殊需要考虑的地方。

为了使患者恢复伤前在家里的生活状态,治疗的主要目标是尽早恢复患者的自理能力。

在患者送往手术室过程中和在手术室,摆放患者体位时,需要最大限度的保护相关部位的软组织,避免压迫。这能避免患者离开手术室时出现额外的软组织损伤甚至压疮。

不当的经尿道留置尿管和使用不合适的材料做衬垫是软组织损伤的最常见原因。

麻醉医师和所有的医务人员都应熟悉 SCI 的临床知识,以便能对术中的病情变化(如反射亢进、循环障碍和痉挛状态)作出正确的处理。

应根据患者脊髓损伤的平面和严重程度选择合适的麻醉方案,以降低患者的手术风险,即使是处理损伤平面以下的合并伤时,适当的麻醉也是必要的,这能降低患者的精神紧张程度。合理的麻醉方案能够有效地减少围术期 SCI 相关典型并发症的发生。

所有医务人员的专业知识和相互沟通是取得最佳治疗结局的前提条件。

SCI 所致的骨质疏松是选择和实施内固定手术方式的决定性因素之一。骨折复位质量和稳定性也很重要。由于 SCI 后很快会出现骨质疏松,骨折复位和固定的稳定性都比非 SCI 患者差。

虽然脊髓损伤者会出现骨质疏松,但骨折愈合不会因此推迟。尽管内固定的稳定性不能比受伤前更稳定,但也足够稳定。因此,这类患者再发骨折常位于内固定的邻近部位或患肢对侧肢体。

考虑到使用内固定材料,骨折愈合后不推荐常规取出内固定物,除非由于内固定物出现局部并发症,如感染或压疮。

治疗 SCI 患者合并骨折最常见的问题是围术期出现压疮或原有的压疮加重。

前面已经提到,应在整个治疗过程中(术前和术后)最大限度地加强受压部位的护理。

为了预防治疗过程中住院相关的并发症,如压疮、肺炎和泌尿系感染,早期活动是主要手段,这能减少关节和其他功能结构继发损害的风险。

对那些不可能早期活动的患者,应充分治疗尽力减少患者功能受损程度。

由于 SCI 患者的患肢不能按推荐进行部分负重,因此,推荐使用内固定为骨折提供最初的稳定性。

手术治疗的主要目标是重建患肢的支柱功能。为预防 SCI 损伤平面以下的创伤后关节炎的发生,早期活动比解剖重建复位更重要。

不完全脊髓损伤患者如果能够恢复站立和行走功能,则推荐按非 SCI 患者治疗标准治疗合并的骨折。

由于手术固定的指征扩大,骨折保守治疗的技术逐渐被忽视。严格把握指征、正确实施的保守治疗也能获得好的效果。对围术期并发症发生风险较高或合并软组织损伤的患者也推荐保守治疗。另外,上述情况也适用于邻近关节的、难于固定的骨折(如股骨远端骨折)。

过去数十年,SCI 患者的生存期有所延长,更多

的老年 SCI 患者会面临骨折的问题。因此,全面掌握高龄相关的疾病是合理治疗老年患者的一部分;这对于一些危急情况尤其重要,如长期住院的患者,各个系统逐渐出现失代偿,如糖尿病、心血管疾病或痴呆等。

为了给长期慢性 SCI 患者提供正确的治疗,需要对相关问题非常熟悉的医生和医疗团队。

另外,要求所有治疗团队的成员不仅在分析受伤机制和合并疾病方面有经验,而且能采取除手术外的干预措施预防创伤再次发生。

> **记忆要点**
>
> - 慢性 SCI 患者合并伤治疗需要所有的相关团队熟悉 SCI 的长期影响,如骨质疏松、高血压危象和压疮。

儿童和老年人群的 SCI

儿童人群中 SCI 的发生率很低,在欧洲的发生率约 1%。对儿童 SCI 的治疗应遵行专门针对儿童的手术指南。目前仅有少数医院能达到该指南的标准;因此,对多发伤的儿童治疗对所有参与人员都具有挑战性。医生处理年幼患者家属所关注的问题时也会有较大的精神压力。年幼患者损伤类型的特点由其不同的解剖和骨骼弹性决定。由于头颅占据比例较大,颈椎牵张性损伤更常见。

随着人口的增长,老年多发伤的患者数量也急剧增加。因此,治疗的相关知识也变得常见,由于大部分患者都高龄,合并疾病如高血压、动脉硬化、慢性阻塞性肺疾病和骨质疏松等会影响治疗,尤其是当患者对自己的合并疾病不了解时。只有部分患者携带药品清单涉及稀释血液的药物,因此治疗尤其是急诊手术的风险较高。患者所有的系统都由于自然原因而出现代偿功能下降,因此很可能出现与年龄相符的失代偿。

> **记忆要点**
>
> - 由于儿童 SCI 患者合并伤的复杂特点,建议直接将患者转至专业的机构治疗。老年 SCI 患者合并外伤,由于生理代偿机制严重受限,其并发症发生率和死亡率急剧增加。

本章重点

- SCI 患者合并伤的发生率很高。
- 所有 SCI 的患者均需全面评估以发现合并外伤，SCI 发生的位置和类型也会影响合并伤的特点。
- 创伤性颅脑外伤、胸外伤、腹部外伤、骨盆外伤和四肢外伤是 SCI 常见的合并伤。对上述损伤的治疗应遵行相关的指南，治疗时还应警惕可能对脊髓造成二次损伤。
- 跟骨骨折、椎动脉损伤和膝关节损伤是 SCI 较少见的合并伤，需要根据病情予以诊断和治疗。
- 急性 SCI 患者在转运和检查、处理合并损伤时应预防对脊髓的二次打击。仅那些危及生命的损伤如骨盆骨折和股骨骨折才应在脊柱固定之前予以处理。

- 对合并诸如骨盆损伤和股骨骨折的急性 SCI 患者可以进行临时外固定，以减少手术时间，同时避免对机体的二次打击。当病情允许后应尽早进行二期的最终固定。
- 对慢性 SCI 患者的合并伤的处理与非 SCI 患者类似。然而慢性 SCI 需要在治疗时考虑对机体的影响，如骨质疏松。治疗团队需要认识到这部分患者容易出现 SCI 相关的并发症，如应激性溃疡、自主神经功能失调和骨质疏松。
- 对儿童 SCI 患者的合并伤处理需要在专门的机构进行。
- 治疗老年 SCI 患者合并伤时，其身体状况可能存在失代偿，因此治疗团队需要警惕相关并发症以使其得到充分治疗。

（侯国进　译　周方　校）

参考文献

1. Chen HY, Chiu WT, Chen SS, et al. A nationwide epidemiological study of spinal cord injuries in Taiwan from July 1992 to June 1996. *Neurol Res* 1997;19(6):617-22.

2. Chen HY, Chen SS, Chiu WT, et al. A nationwide epidemiological study of spinal cord injury in geriatric patients in Taiwan. *Neuroepidemiology* 1997;16(5):241-7.

3. Bracken MB, Freeman DH, Hellenbrand K. Incidence of acute traumatic hospitalized spinal cord injury in the United States, 1970–1977. *Am J Epidemiol* 1981;113(6):615-22.

4. Griffin MR, Opitz JL, Kurland LT, Ebersold MJ, O'fallon W. Traumatic spinal cord injury in Olmsted County, Minnesota, 1935–1981. *Am J Epidemiol* 1985;121(6):884-95.

5. Leucht P, Fischer K, Muhr G, Mueller EJ. Epidemiology of traumatic spine fractures. *Injury* 2009;40(2):166-72.

6. Martins F, Freitas F, Martins L, Dartigues JF, Barat M. Spinal cord injuries—epidemiology in Portugal's central region. *Spinal Cord* 1998;36(8):574-8.

7. Jansson K-Å, Blomqvist P, Svedmark P, et al. Thoracolumbar vertebral fractures in Sweden: an analysis of 13,496 patients admitted to hospital. *Eur J Epidemiol* 2010;25(6):431-7.

8. Court-Brown CM, Caesar B. Epidemiology of adult fractures: a review. *Injury* 2006;37(8):691-7.

9. Hu R, Mustard CA, Burns C. Epidemiology of incident spinal fracture in a complete population. *Spine (Phila Pa 1976)* 1996;21(4):492-9.

10. Anderson SD, Anderson DG, Vaccaro AR. Skeletal fracture demographics in spinal cord-injured patients. *Arch Orthop Trauma Surg* 2004;124(3):193-6.

11. David Grundy AS. ABC of spinal cord injury. London: BMJ Publishing; 2002.

12. Velmahos G, Degiannis E, Hart K, Souter I, Saadia R. Changing profiles in spinal cord injuries and risk factors influencing recovery after penetrating injuries. *J Trauma-Injury Infect Crit Care* 1995;38(3):334-7.

13. Burney RE, Maio RF, Maynard F, Karunas R. Incidence, characteristics, and outcome of spinal cord injury at trauma centers in North America. *Arch Surg* 1993;128(5):596.

14. Waters RL, Sie IH. Spinal cord injuries from gunshot wounds to the spine. *Clin Orthop Relat Res* 2003;408:120-5.

15. Jallo GI. Neurosurgical management of penetrating spinal injury. *Surg Neurol* 1997;47(4):328-30.

16. Iida H, Tachibana S, Kitahara T, Horiike S, Ohwada T, Fujii K. Association of head trauma with cervical spine injury, spinal cord injury, or both. *J Trauma Acute Care Surg* 1999;46(3):450-2.

17. Laurer H, Maier B, El Saman A, Lehnert M, Wyen H, Marzi I. Distribution of spinal and associated injuries in multiple trauma patients. *Eur J Trauma Emerg Surg* 2007;33(5):476-81.

18. Nottage WM. A review of long-bone fractures in patients with spinal cord injuries. *Clin Orthop Relat Res* 1981;155:65-70.

19. Wang CM, Chen Y, DeVivo MJ, Huang CT. Epidemiology of extraspinal fractures associated with acute spinal cord injury. *Spinal Cord* 2001;39(11):589-94.

20. Dahl B. Spine injury: polytrauma management. European Instructional Lectures: Springer; 2011:87-92.

21. Chu D, Lee Y-H, Lin C-H, Chou P, Yang N-P. Prevalence of associated injuries of spinal trauma and their effect on medical utilization among hospitalized adult subjects—a nationwide data-based study. *BMC Health Serv Res* 2009;9(1):137.

22. Sekhon LH, Fehlings MG. Epidemiology, demographics, and pathophysiology of acute spinal cord injury. *Spine* 2001;26(24S):S2-S12.

23. Harris MB, Sethi RK. The initial assessment and management of the multiple-trauma patient with an associated spine injury. *Spine (Phila Pa 1976)* 2006;31(11 Suppl):S9-15; discussion S36.

24. Hoque MF, Hasan Z, Razzak AT, Helal SU. Cervical spinal cord injury due to fall while carrying heavy load on head: a problem in Bangladesh. *Spinal Cord* 2012;50(4):275-7.

25. Shamim MS, Ali SF, Enam SA. Non-operative management is superior to surgical stabilization in spine injury patients with complete neurological deficits: a perspective study from a developing world country, Pakistan. *Surg Neurol Int* 2011;2:166.

26. Kerr ZY, Harmon KJ, Marshall SW, Proescholdbell SK, Waller AE. The epidemiology of traumatic brain injuries treated in emergency departments in North Carolina, 2010-2011. *N C Med J* 2014;75(1):8-14.

27. Sharma B, Bradbury C, Mikulis D, Green R. Missed diagnosis of traumatic brain injury in patients with traumatic spinal cord injury. *J Rehabil Med* 2014;46(4):370-3.

28. Cooper C, Atkinson EJ, MichaelO'Fallon W, Melton JL. Incidence of clinically diagnosed vertebral fractures: a population-based study in Rochester, Minnesota, 1985-1989. *J Bone Miner Res* 1992;7(2):221-7.

29. Kannus P, Niemi S, Palvanen M, Parkkari J. Continuously increasing number and incidence of fall-induced, fracture-associated, spinal cord injuries in elderly persons. *Arch Intern Med* 2000;160(14):2145.

30. Gänsslen A, Giannoudis P, Pape H-C. Hemorrhage in pelvic fracture: who needs angiography? *Curr Opin Crit Care* 2003;9(6):515-23.

31. Chan JW, Virgo KS, Johnson FE. Hemipelvectomy for severe decubitus ulcers in patients with previous spinal cord injury. *Am J Surg* 2003;185(1):69-73.

32. Li CL. Clinical comparative analysis on unstable pelvic fractures in the treatment with percutaneous sacroiliac screws and sacroiliac joint anterior plate fixation. *Eur Rev Med Pharmacol Sci* 2014;18(18):2704-8.

33. Modirian E, Pirouzi P, Soroush M, Karbalaei-Esmaeili S, Shojaei H, Zamani H. Chronic pain after spinal cord injury: results of a long-term study. *Pain Med* 2010;11(7):1037-43.

34. Svircev JN, Wallbom AS. False-negative triple-phase bone scans in spinal cord injury to detect clinically suspect heterotopic ossification: a case series. *J Spinal Cord Med* 2008;31(2):194-6.

35. Horst HM, Obeid FN, Sorensen VJ, Bivins BA. Factors influencing survival of elderly trauma patients. *Crit Care Med* 1986;14(8):681-4.

36. Huber-Wagner S, Lefering R, Qvick L-M, et al. Effect of whole-body CT during trauma resuscitation on survival: a retrospective, multicentre study. *Lancet* 2009;373(9673):1455-61.

37. Rose SC, Moore EE. Trauma angiography: the use of clinical findings to improve patient selection and case preparation. *J Trauma Acute Care Surg* 1988;28(2):240-5.

38. Mohan IV. Current optimal assessment and management of carotid and vertebral spontaneous and traumatic dissection. *Angiology.* 2014;65(4):274-83.

39. Nanda A, Rudrappa S, Tuna H, Vannemreddy P. Neurovascular trauma. *Neurol Trauma* 2006:167.

40. Oteros R, Jimenez-Gomez E, Bravo-Rodriguez F, Ochoa J, Guerrero R, Delgado F. Unprotected carotid artery stenting in symptomatic patients with high-grade stenosis: results and long-term follow-up in a single-center experience. *Am J Neuroradiol* 2012;33(7):1285-91.

41. Ho C-J, Huang H-T, Chen C-H, Chen J-C, Cheng Y-M, Huang P-J. Open reduction and internal fixation of acute intra-articular displaced calcaneal fractures: a retrospective analysis of surgical timing and infection rates. *Injury* 2013;44(7):1007-10.

42. Rihn JA, Cha PS, Groff YJ, Harner CD. The acutely dislocated knee: evaluation and management. *J Am Acad Orthop Surg* 2004;12(5):334-46.

第三篇　脊髓损伤的多学科管理

第 26 章　脊髓损伤的预后

G Scivoletto, L Laurenza, M Torre, M Molinari

学习目标

本章学习完成后,你将能够:

- 描述神经生理学检查特征对于预后的价值;
- 概述脊髓损伤患者最重要的影像学结果及其对于预后的价值;
- 说明特殊综合征对于神经和功能结果的影响;
- 讨论年龄、性别和病因对于神经和功能结果的影响;
- 利用公式和算法来推断日常生活和步行能力的独立程度;
- 根据最初的神经检查来推断神经功能的预后;
- 根据损伤平面来预测完全性损伤患者的功能预后;
- 预测膀胱功能的恢复;
- 推断步行能力的恢复。

引言

脊髓损伤(spinal cord injury, SCI)会伤及上肢和/或下肢的运动和感觉传导通路,这种损伤可能是完全的,也可能是不完全的。尽管损伤愈合、康复和并发症的预防会改善 SCI 的结果,但是此类患者仍会出现创伤性和致残性的后果[1,2]。因此医疗服务中亟需根据神经和功能恢复情况来预测患者的预后[3]。

预后的判断是 SCI 治疗中的重要部分[3]。例如 SCI 后早期,其治疗策略都是程式化的,通常都会包括脊髓的手术减压[4]。这个时期对于患者及其家属来讲都是非常艰难的,因为这个阶段的预后是非常不确定的。准确的预后有利于医生根据患者的功能结果提出更精准的问题,另外,医疗保险也需要康复专业人士提供依据来保证物资和治疗的配给。

最后,为了获得最好的 SCI 预后,我们还要更多地了解其病程,更好地了解其内在机制,从而制定有效的治疗措施。为了改善 SCI 患者的功能结果,有大量的干预方法、治疗措施和设备可以选择,还有一部分将在近期进行临床试验。虽然一些针对 SCI 早期的治疗方法进行了临床试验,但是也有一些并未经过试验便进入临床应用了。预后数据对于准确评估这些新药和治疗手段的有效性,以及设计严谨的临床试验都是至关重要的[5]。

记忆要点

- 脊髓损伤是指脊髓受到损害以后导致的上肢或下肢不同程度的神经功能损害。
- 损伤预后的适当评估有助于医生更好地解答患者关于未来功能独立性的问题。
- 损伤的临床/影像学评估可以帮助解答患者有关神经和功能结果的问题。

评估

SCI 功能恢复的最佳预后指标是伤后最初的神经状态。针对此类患者的体格检查已经被美国脊髓损伤协会(ASIA)在脊髓损伤神经学分类国际标准(ISNCSCI)中标准化了[3]。这种检查方法建立了神经损伤平面和损伤(残损)程度的概念。为了确定诊断,检查时要明确有无直肠随意收缩和感觉(图 26.1、26.2)。

根据 ASIA 损伤分级(ASIA Impairment Scale, AIS),如果患者丧失了最低骶髓节段的感觉或运动功能,那么就属于完全性损伤(AIS A)。如果患者在损伤平面以下保留感觉和 / 或运动功能,特别是保留了最低骶髓节段的功能(直肠感觉,包括直肠深压觉,以及肛门外括约肌随意收缩),那么就属于不完全性损伤。

这套检查建议在神经损伤后的 72 小时以后进行[7],因为 24 小时以内的检查是不可靠的[8,9],这个基线时间在很多 SCI 后恢复的研究中应用过[10-12]。另一个基线时间为伤后 1 个月[13-16],因为此时患者往往都会转到康复机构了。但是,随着医疗水平的提高,美国和欧洲的急性期住院时间逐渐缩短,因此这个 1 个月的时间点已经被废止了,而更倾向于更早的时间点。无论如何,在判断预后时,医生都要知道医学文献中提到的基线时间点[17,18]。沟通障碍,如:机械通气、中毒、化学镇静、瘫痪、闭合性颅脑损伤、精神疾病、语言、严重疼痛或脑瘫,也会降低检查结果的可靠性[19]。

> **记忆要点**
>
> - 预后的主要指标是伤后的第一次神经学检查,依据的标准是脊髓损伤神经学分类国际标准。
> - 损伤的节段和完全程度取决于 10 块关键肌的肌力、不同皮节的感觉、直肠感觉和肛门外括约肌随意收缩的有无。
> - 一些因素,比如机械通气、意识改变、精神疾病、失语以及疼痛,会降低检查结果的可靠性。

神经恢复

神经恢复对于患者来讲非常重要,而损伤的完全与否对于功能预后起着决定性的作用。总之, SCI 的恢复会有一系列的可能性。例如:一部分感觉运动严重丧失的患者可能会恢复部分或接近完全的神经功能,尤其是那些保留神经损伤平面以下神经功能的患者。大约有 30% 的患者会经历 AIS 分级的改善:19%

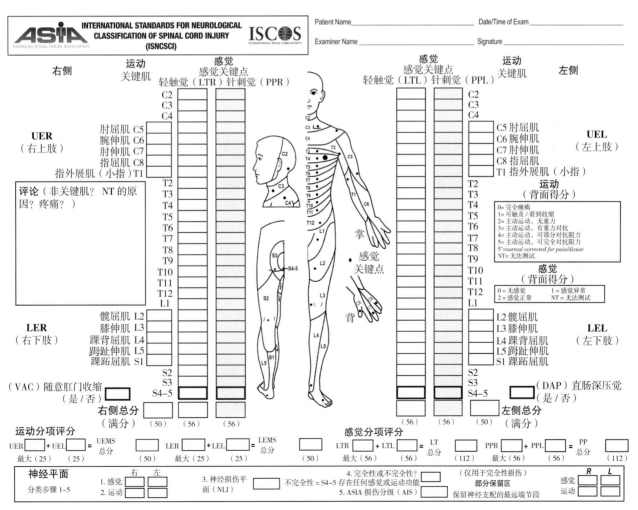

图 26.1 脊髓损伤神经学分类国际标准评分表正面

肌肉功能分级

0 = 完全瘫痪
1 = 可触及或可见肌肉收缩
2 = 无重力情况下，可全关节活动范围主动运动
3 = 对抗重力情况下，可全关节活动范围主动运动
4 = 肌肉处于特定体位，可对抗重力和适度阻力全关节活动范围主动运动
5 = （正常）肌肉处于特定体位，可对抗重力及如正常人的充分阻力全关节活动范围主动运动
5* = （正常）不存在明显的抑制因素（如：疼痛、失用）时，对抗重力和被认为是正常的充分阻力的情况下，可全关节活动范围主动运动
NT = 无法检查（如：由于制动、严重疼痛使患者不能进行分级、肢体截肢或挛缩超过关节活动度的50%）

感觉分级

0 = 丧失
1 = 改变，既可为感觉减退 / 受损，也可为感觉过敏
2 = 正常
NT = 无法检查

非关键肌功能（选查）

可用于判定运动平面，以区分 AIS B 级和 AIS C 级

活动	神经根平面
肩关节：前屈、后伸、外展、内收、内旋、外旋	C₅
肘关节：旋后	
肘关节：旋前 腕关节：掌屈	C₆
手指：近端指间关节屈曲、伸展 拇指：屈曲、伸展、拇指平面外展	C₇
手指：掌指关节屈曲 拇指：对掌，垂直手掌平面内收、外展	C₈
手指：示指外展	T₁
髋关节：内收	L₂
髋关节：外旋	L₃
髋关节：伸展、外展、内旋 膝关节：屈曲 踝关节：内翻、外翻 足趾：跖趾关节、趾间关节伸展	L₄
踇趾和足趾：远、近端趾间关节屈曲、外展	L₅
踇趾：内收	S₁

ASIA 损伤分级

A = 完全性损伤：S₄~S₅ 节段无感觉和运动功能保留。

B = 感觉不完全性损伤：在神经损伤平面以下，包括 S₄~S₅ 节段保留感觉功能，但无运动功能；并且身体两侧运动平面以下保留运动功能的节段不超过 3 个。

C = 运动不完全性损伤：在神经损伤平面以下保留运动功能**，并且单一神经损伤平面以下超过一半关键肌的肌力小于 3 级（0 级至 2 级）。

D = 运动不完全性损伤：在神经损伤平面以下保留运动功能**，并且神经损伤平面以下至少一半（一半或以上）关键肌的肌力大于或等于 3 级。

E = 正常：如果 ISNCSCI 检查的各个节段的感觉和运动功能均正常，并且患者之前有神经功能缺陷，那么 AIS 分级为 E 级。最初不存在 SCI 的患者不进行 AIS 评级。

** 对评级为 C 级或 D 级的患者，即：运动不完全性损伤，其必须具有下列情况之一：①随意肛门括约肌收缩；或②骶部感觉残留（S₄~S₅ 或直肠深压觉），并且在身体同侧运动平面以下距离超过 3 个节段保留运动功能。目前的标准，允许在使用运动平面以下超过 3 个节段的肌肉功能判定运动不完全性损伤（区分 AIS B 级与 C 级）时，使用非关键肌。

注意：评定损伤平面以下运动残留的范围，区分 AIS B 级和 AIS C 级时，使用身体每侧的运动平面；而区分 AIS C 级和 AIS D 级（根据肌力大于或等于 3 级的关键肌所占的比例）时，使用神经损伤平面。

神经学分类步骤

推荐使用下述顺序确定脊髓损伤患者的神经学分类。

1. 确定身体两侧的感觉平面。
感觉平面是针刺觉和轻触觉均未受损的最远端皮节。

2. 确定身体两侧的运动平面。
运动平面是（仰卧位）肌力至少为 3 级，并且其近端关键肌功能均为正常（5 级）的最远端关键肌。
注意：在没有肌节用于检查的部位，如果感觉平面以上可检查的关键肌功能也正常，运动平面可以假定为与感觉平面一致。

3. 确定神经损伤平面。
神经损伤平面是感觉正常和存在抗重力运动功能（3 级或 3 级以上），并且其近端的感觉和运动功能均正常（未受损）的最低脊髓节段。神经损伤平面是在步骤 1 和步骤 2 中确定的所有感觉和运动平面中最高的平面。

4. 确定损伤为完全性损伤或不完全性损伤（骶残留存在与否）。
如果随意肛门收缩 ="无"并且全部 S₄~S₅ 感觉评分 =0 并且肛门深压觉 ="无"，损伤为完全性损伤。
否则，损伤为不完全性损伤。

5. 确定 ASIA 损伤分级（AIS）：

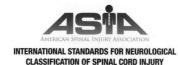

是否为完全性损伤？　如果"是"，为 AIS A 级，可以记录部分保留区（身
　否　　　　　　　　　体两侧保留某些功能的
　↓　　　　　　　　　　最低皮节或肌节）

是否为完全性运动损伤？如果是完全性运动损伤，为 AIS B 级
　否　↓　（否 ="随意肛门收缩或如果患者为感觉不完全性损伤，身体某侧运动平面以下距离超过 3 个节段保留运动功能"）

是否神经损伤平面以下至少 1/2（1/2 或 1/2 以上）的关键肌肌力为 3 级或 3 级以上？
　　否　↓　　　　　　是　↓
　AIS C 级　　　　AIS D 级
如果所有节段的感觉和运动功能均正常，为 AIS E 级

注意：AIS E 级用于已记录为脊髓损伤的患者在随访检查时恢复正常功能的情况。如果最初的检查没有发现缺陷，患者为神经功能未受损，ASIA 损伤分级不适用。

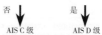

INTERNATIONAL STANDARDS FOR NEUROLOGICAL CLASSIFICATION OF SPINAL CORD INJURY

图 26.2 脊髓损伤神经学分类国际标准评分表背面

会改善一个 AIS 级别，8% 会改善两个 AIS 级别，3% 会改善三个 AIS 级别[20]。

一些情况可以反映神经恢复情况：AIS 分级的变化、运动评分的改善、四肢瘫患者损伤平面的改善、恢复的时间，以及与损伤平面以下部分保留区的关系。

有许多关于 AIS 分级改善方面的研究。美国脊髓损伤模式系统的患者中[21]，最初表现为 AIS A 级的患者在出院时有 11% 可以发生 AIS 分级改善，而 1 年以后这个比例可以达到 15%。但是 1 年以后的分级改善患者中，只有 2.3% 改善到了 AIS D 级。最初表现为 AIS B 级的患者在出院时及 1 年以后分别有 58% 和 80% 可以发生 AIS 分级改善，并且 33% 的患者在 1 年以后改善到了 AIS D 级。最初表现为 AIS C 级的患者在出院时及 1 年以后分别有 57% 和 75% 可以发生 AIS 分级改善，并且 67% 的患者在 1 年以后可以改善到 AIS D 级。由于改善标准的限制，只有 4.2% 的 AIS D 级患者能够获得进一步的改善。

在一项囊括了四个数据库（NASCIS 2、Sygen、Gacyclidine 和 EMSCI）[5]的大型研究中，报道了更高的改善率：在伤后 1 年时，80% 的 AIS A 级患者仍维持最初的神经受损水平，同时有 10% 的患者可以改善至 AIS B 级水平，另外 10% 的患者可以恢复一些随意运动功能（AIS C 或 D 级）。大约有 15%~40% 的 AIS B 级患者可以恢复至 AIS C 级，同时大约有 40% 的 AIS B 级患者可以恢复至 AIS D 级。最终，大多数（60%~80%）的 AIS C 级患者可以恢复至 AIS D 级。基于 EMSCI 数据的第三个研究中[20]，AIS A 级患者具有更好的改善率，大约 16% 的 AIS A 级患者可以恢复至 AIS B 级，5% 可以恢复至 AIS C 级，7% 可以恢复至 AIS D 级。

四肢瘫患者（高达 30% 的 AIS A 级患者会有恢复）的恢复率一般会高于截瘫患者[5,20,22]，有两种可能的说法可以解释这种差异。首先，由于沟通障碍[23]，四肢瘫患者在初诊时的评定可能并不准确。其次，造成胸椎损伤的外力通常更大，以至于会造成更多的完全性损伤情况[23]。四肢瘫患者的改善率取决于损伤的节段，C₇ 损伤

的改善率(59%)要高于 C_4 损伤的改善率(15%)[24]。

另一项研究发现完全性截瘫的改善率更低[25],只有 18% 的患者会恢复至更高的 AIS 级别。同时,这项研究也发现改善率与损伤的节段有关,T_1~T_6 之间损伤的患者改善率非常低(10%),而 T_{10}~T_{12} 之间损伤的患者改善率明显更高(29%)[25]。

AIS 级别改善的差异也可能与改善本身的属性有关。根据 ISNCSCI 的规定,AIS 级别的改善需要有感觉的恢复(AIS A 级到 AIS B 级)或肛门外括约肌收缩的恢复(AIS A 级或 AIS B 级到 AIS C 级)[6]。Spiess[20] 和 Steeves[24] 在查阅了 EMSCI 的数据后指出,大多数患者改善只是因为恢复了骶残留(恢复了直肠感觉和/或肛门外括约肌的收缩)。但是,最近的一项研究发现 AIS A 级的四肢瘫患者在出院时以及 1 年后分别会有 22% 和 30% 的比例会改善至不完全性运动损伤状态[22]。这种改善率不仅仅是基于肛门外括约肌收缩的恢复,因为不完全性运动损伤状态的定义要求运动残留至少包含一块下肢的关键肌。

完全性损伤四肢瘫患者(AIS A 级)的运动评分大约可以改善 9 分[21],AIS B 级患者可改善 28 分,AIS C 级患者可改善 43 分,而 AIS D 级患者则只能改善 26 分(因为有上限)[21]。不完全性运动损伤的四肢瘫患者仍然会有显著的上肢功能障碍,缺失比例为 30%(50 分中的 15 分)[22]。这也很好地解释了为什么此类患者的自我照料能力要明显低于其行走能力[26]。另一项关于完全性损伤四肢瘫患者的研究发现,上肢运动评分可以改善 11 分[24],研究的作者强调,相对于整体的恢复,上肢运动评分的分布显得更为重要。

很明显,如果报告的恢复量(11 分)分布在上肢所有 10 块关键肌上(每块肌肉约 1 分),这没有什么意义。然而,如果相同量的恢复发生在少数肌肉中,则改善可以衡量为 1 或 2 个等级水平的改善[27]。AIS A 级截瘫患者的运动评分改善约为 3 分,AIS B 级患者为 16 分,AIS C 级患者为 21 分,AIS D 级患者为 14 分[21]。与 AIS 分级变化类似,运动评分的恢复似乎取决于病变的水平:在来自 EMSCI 小组研究的 AIS A 级截瘫患者中,T_1~T_6 组患者的运动评分恢复非常差(0.09 分),而 T_{10}~T_{12} 组患者则要高得多(5 分)[25]。

就像前面强调的以及后面将要介绍的一样,损伤平面的下降对于完全性四肢瘫患者来讲是非常重要的,因为损伤的平面越低,其功能就会越好。比如:58%~75% 的 AIS A 级四肢瘫患者会至少恢复 1 个节段,30% 会恢复 2 个节段[24]。另一项研究指出,42% 的患者会恢复 1 个运动节段,14% 的患者会恢复 2 个运动节段,9% 的患者会恢复超过 2 个运动节段[22]。

从恢复的时间来看,大概 60% 的恢复发生于伤后最初的 2 个月之内,77% 发生于伤后 3 个月之内,但是,也有些恢复会出现在伤后的一年之内[20,24]。因此,如果初次检查进行得比较晚的话,那么 AIS 分级的改善率就会比较低,因为初次评价时并不能获取伤后 30 天之内的恢复信息。这种情况下,AIS A 级患者的改善率为 4%~16%,AIS B 级患者的改善率为 26%~48%,AIS C 级患者的改善率为 51%~54%[14,16,28,29]。不仅如此,完全性损伤患者的恢复也可能会发生于受伤 1 年以后。一项包含 571 例 SCI 患者的研究中发现,5.6% 的完全性损伤患者在伤后 1~5 年仍有恢复;但是,几乎没有能够恢复到 AIS D 级的患者,而且其中很多评定可能都是错误的[30]。

另一个重要的预后指标是感觉部分保留区(zone of partial preservation, ZPP)的存在及范围。感觉 ZPP 的定义是指感觉平面以下保留针刺觉或轻触觉感觉功能的脊髓节段[25]。有两项不同的研究发现,三个或更多节段的感觉 ZPP 保留与更高的 AIS 分级改善率相关。其中一项研究发现,3 个以上节段 ZPP 保留患者改善为不完全性运动损伤的可能性是少于 3 个节段 ZPP 保留患者的 3 倍[21];Zariffa 等也发现保留 3 个以上节段 ZPP 的截瘫患者发生 AIS 级别改善的概率更大,这种现象在 T_6~T_9 和 T_{10}~T_{12} 节段损伤的患者比 T_2~T_5 节段损伤的患者表现得更为突出。

记忆要点

- 最初表现为 AIS A 级的患者在出院时有 11% 可以发生 AIS 分级改善,而 1 年以后这个比例可以达到 15%。

- 最初表现为 AIS B 级的患者在出院时及 1 年以后分别有 58% 和 80% 可以发生 AIS 分级改善,并且 33% 的患者在 1 年以后可以改善到 AIS D 级。

- 最初表现为 AIS C 级的患者在出院时及 1 年以后分别有 57% 和 75% 可以发生 AIS 分级改善,并且 67% 的患者在 1 年以后可以改善到 AIS D 级。由于天花板效应,最终只有 4.2% 的 AIS D 级患者能够恢复到 AIS E 级。

- 如果除了骶段感觉或运动存在以外,还必须有至少一块下肢关键肌出现运动功能的话,那么完全性损伤患者恢复至不完全性损伤的比例就会下降。
- 大部分的神经恢复发生于伤后最初的 2~3 个月之内。

反射

在对 SCI 患者进行初次检查时,要进行跖反射延迟(DPR)是否存在的评价。DPR 是指足底受到反常强烈刺激之后的延迟反应(蹬趾和 / 或其余四趾缓慢地跖屈,然后再缓慢返回中立位)[31]。这种反应可以延迟 500ms 到 1s[31]。DPR 与 Babinski 征的表现正好相反,可以在脊髓休克期内用于预后的判断[32]。DPR 是一个阴性的预后指标,通常是在没有恢复任何随意运动的 SCI 患者中才可以观察到[31,32]。

还要对患者进行深部腱反射的检查,也有助于患者预后的判断。例如:交叉内收肌反射(当敲击髌腱时,会诱发大腿内收肌的收缩和肢体的内旋)在运动完全性损伤患者中是不会出现的[33]。作者认为此反射的存在表明有穿过损伤部位的神经纤维残留。而且,相比于运动不完全性损伤的患者,完全性损伤患者的深部腱反射幅度相对较小。因此,交叉内收肌反射存在与否联合深部腱反射幅度对于判断哪些患者仍处于运动完全性损伤状态是很有帮助的(见第 5 章)。

记忆要点

- 浅反射和深部腱反射对于预后的判断都有价值。
- 跖反射延迟常见于损伤比较重的患者,是一项阴性预后指标。
- 交叉内收肌反射不会出现于运动完全性损伤患者。
- 深部腱反射在不完全性损伤患者中表现的幅度更大。

完全性四肢瘫患者上肢和下肢的恢复

上肢功能的恢复与其损伤的节段是相关联的,尤其对于感觉 - 运动完全性损伤的颈髓损伤患者。实际上,就像我们接下来要讨论的,不同节段的颈髓损伤对应着不同的日常生活能力的独立程度。因此,有些文章已经总结出了不同节段损伤四肢瘫患者的预后情况,这些研究指出,肌力能够恢复到 3 级便是一个积极的结果,因为这是进行日常生活所需的肌力程度。

尽管患者的恢复取决于初次检查时的运动平面,但多数完全性四肢瘫患者的运动平面都至少能够下降一个脊髓节段[12],而且最初损伤平面为 C_5(75%)和 C_6(85%)的患者较损伤平面为 C_4(70%)的患者平面下降的可能性更大。许多因素与上肢的功能恢复有关,最重要的是损伤平面是否有运动残留。在最初检查时,如果患者的损伤节段存在部分肌力(1 级到 2.5 级),那么相比于损伤节段没有肌力(0 级)的患者,其在损伤节段肌力恢复至 3 级的可能性更大(伤后 3 个月时的比率为 68% 对 14%,伤后 6 个月时的比率为 82% 对 36%)[34]。肌力的恢复可以持续到伤后 24 个月,因此应该定期进行评定,以发现任何功能性肌力的变化[34]。

某一脊髓节段肌力的存在也可以预测下一个脊髓节段运动功能的恢复:对于所有患者来讲,如果初检时某一节段的肌力为 2 级,那么就可以预测其上一节段的肌力可以恢复到 3 级[35]。恢复的速度和程度也与损伤是否完全相关[36]:完全性损伤患者,如果其损伤平面的肌力大于 0 级但小于 3 级,那么仅有 72% 可以恢复至 3 级肌力;而同样的情况下不完全性损伤患者则可以 100% 恢复至 3 级肌力。类似地,完全性损伤患者,如果其损伤平面的肌力大于 3 级但小于 4 级,那么仅有 50% 可以恢复至 4 级肌力;而同样的情况下不完全性损伤患者则可以 100% 恢复至 4 级肌力。

完全性损伤患者肌力恢复的速度也明显慢于不完全性损伤的患者。损伤平面以下是否残留肌力也可以预测损伤平面以下 2 个节段肌力恢复的情况[14]。如果初检时损伤平面远端 2 个节段的肌力为 0 级,那么伤后 1 个月时其恢复至功能性肌力(3 级)的概率不足 1%。此外,肌力晋级所需的恢复时间也是恢复程度的预测因素。如果患者在 1 个月内从初检时的 0 级肌力恢复至 1 级肌力,或者在 2 个月内从初检时的 0 级肌力恢复至 2 级肌力,那么其最终就极有可能恢复至功能性肌力（分别为 86% 或 100%）[37]。另一个预测肌力恢复的因素是损伤和恢复的节段有无针刺觉的残留[38]。损伤节段存在针刺觉的患者（感觉评分 1~2 分），其下一节段肌力恢复至 3 级的可能性（93%）比没有针刺觉残留的患者（22%）要高。

完全性四肢瘫患者如果在伤后 1 个月临床表现仍为完全性损伤状态，那么其下肢出现运动恢复的可能性就会非常小（<5%）[14]。而且，即便出现了下肢运动的恢复，通常也是不具功能的。

记忆要点

- 对于完全性四肢瘫患者而言，上肢肌力恢复至 3 级是患者能够进行功能性活动的充要条件。
- 如果某一节段的肌力为 2 级，那么就可以预测其近端上一节段的肌力 100% 可以恢复到 3 级。
- 由于部分神经支配而残留少量肌力的患者相比于同节段无运动残留的患者，其肌力恢复至 3 级的可能性更大。
- 上肢的功能恢复可以持续到伤后 24 个月。
- 完全性四肢瘫患者如果在伤后 1 个月临床表现仍为完全性损伤状态，那么其下肢出现运动功能恢复的可能性就会非常小。

完全性损伤患者的功能转归

功能转归的预后可以帮助患者、家属及医务人员了解患者在出院以后的功能状态。功能转归受很多因素的正向或负向影响，如人口学因素（年龄，见下文）、临床因素（疼痛和痉挛），以及心理因素（动力和沮丧）[39-41]。不管怎样，运动完全性损伤的患者，其日常活动（activities of daily life，ADL）的独立性与其损伤的节段密切相关，这种损伤节段与功能的相关性已经发表于脊髓医学联合会的临床实践指南中了。C_1~C_3 损伤的患者需要依赖呼吸机、膈神经刺激器或膈肌起搏器来维持呼吸（表 26.1），而且他们还需要辅助进行痰液的清理。尽管此类患者可以操控电动轮椅，但是他们仍需 ADL 方面的帮助，他们还需要在辅助下进行交流或使用计算机[7,43]。

C_4 损伤的患者也需要 ADL、床上活动和转移方面的帮助（表 26.2）。但是他们可以通过一些特殊控制机制如"吸气呼气"或头部运动来操控机动性轮椅。他们也许会依赖或不依赖呼吸机，但需要辅助进行痰液的清理[7,42]。

C_5 损伤的患者可以完成屈肘，以及将手送到嘴边的动作，这使得患者可以借助特殊工具（如：万用套）进行一些简单的 ADL（如：进食）（表 26.3）。此类患者需要辅助进行其他 ADL，如：上、下轮椅。他们只能驱动电动轮椅，而不能使用手动轮椅[7]。

表 26.1　C_1~C_3 完全性损伤患者的预期功能转归

	预期功能转归	设备
呼吸	• 呼吸机依赖 • 呼吸机依赖	• 2 台呼吸机（床旁的、便携的） • 不能自行清理痰液 • 吸引设备或其他吸引管理工具 • 发电机 / 电池备份
肠道	完全辅助	软垫躺椅淋浴 / 坐厕椅（如果有轮椅可进入的淋浴间）
膀胱	完全辅助	—
床上活动	完全辅助	带 Trendelenburg 体位和侧方栏杆的纯电动医用床
床 / 轮椅转移	完全辅助	• 转移板 • 带悬吊的电动或机械起重设备
减压 / 姿势维持	完全辅助；借助设备可独立	• 电动平躺和 / 或斜躺轮椅 • 轮椅减压垫 • 姿势控制和头部控制装置 • 手部支具 • 特制床或减压床垫
进食	完全辅助	—
穿衣	完全辅助	—
梳洗	完全辅助	—

续表

预期功能转归		设备
洗澡	完全辅助	• 手持花洒
		• 洗头盘
		• 软垫躺椅淋浴 / 坐厕椅 (如果有轮椅可进入的淋浴间)
轮椅推进	电动：独立	• 带有头部、下巴或呼吸控制器和手动调角器的电动平躺和 /
	手动：完全辅助	或斜躺轮椅
		• 通风盘
站立 / 行走	站立：完全辅助	• 起立床
	行走：一般不涉及	• 液压站立桌
交流	完全辅助到独立,取决于工作	口含棒、高科技的计算机设备、环境控制单元
	站情况以及设备可及情况	
交通	完全辅助	护理人员操控的小货车 (例如：抬起、捆绑) 或可及的公共交通
		工具
家务	完全辅助	—
需要的辅助	• 包括家务的 24 小时护理	
	• 能够指令所有方面的护理	

表 26.2　C₄ 完全性损伤患者的预期功能转归

预期功能转归		设备
呼吸	可能不依赖呼吸机	如果依赖呼吸机,参考 $C_1 \sim C_3$ 损伤患者的设备需求
肠道	完全辅助	躺椅淋浴 / 坐厕椅 (如果有轮椅可进入的淋浴间)
膀胱	完全辅助	—
床上活动	完全辅助	带 Trendelenburg 体位和侧方栏杆的纯电动医用床
床 / 轮椅转移	完全辅助	• 转移板
		• 带悬吊的电动或机械起重设备
减压 / 姿势维持	完全辅助；借助设备可能独立	• 电动平躺和 / 或斜躺轮椅
		• 轮椅减压垫
		• 姿势控制和头部控制装置
		• 手部支具
		• 特制床或减压床垫
进食	完全辅助	—
穿衣	完全辅助	—
梳洗	完全辅助	—
洗澡	完全辅助	• 手持花洒
		• 洗头盘
		• 软垫躺椅淋浴 / 坐厕椅 (如果有轮椅可进入的淋浴间)
轮椅推进	电动：独立	• 带有头部、下巴或呼吸控制器和手动调角器的电动平躺和 /
	手动：完全辅助	或斜躺轮椅
		• 通风盘
站立 / 行走	站立：完全辅助	• 起立床
	行走：一般不涉及	• 液压站立桌
交流	完全辅助到独立,取决于工作站	口含棒、高科技的计算机设备、环境控制单元
	情况以及设备可及情况	
交通	完全辅助	护理人员操控的小货车 (比如抬起、捆绑) 或可及的公共交通
		工具
家务	完全辅助	—
需要的辅助	• 包括家务的 24 小时护理	—
	• 能够指令所有方面的护理	

表 26.3　C₅ 完全性损伤患者的预期功能转归

	预期功能转归	设备
呼吸	由于肋间肌瘫痪导致呼吸耐力和肺活量下降；可能需要辅助进行痰液清理	—
肠道	完全辅助	软垫淋浴 / 坐厕椅或带坐便功能的软垫转移洗浴椅
膀胱	完全辅助	可能需要适应性工具（电动腿袋排空装置）
床上活动	部分辅助	• 带 Trendelenburg 体位的纯电动医用床 • 侧方栏杆
床 / 轮椅转移	完全辅助	• 转移板 • 带悬吊的电动或机械起重设备
减压 / 姿势维持	完全辅助；借助设备可能独立	• 电动平躺和 / 或斜躺轮椅 • 轮椅减压垫 • 姿势控制和头部控制装置 • 手部支具 • 特制床或减压床垫
进食	佩戴工具需要完全辅助，进食过程可独立完成	• 长对掌支具 • 适应性工具
穿衣	下肢：完全辅助 上肢：部分辅助	• 长对掌支具 • 适应性工具
梳洗	部分到完全辅助	• 长对掌支具 • 适应性工具
洗澡	完全辅助	• 软垫转移洗浴椅或淋浴 / 坐厕椅 • 手持花洒
轮椅推进	电动：独立 手动：室内无地毯的平整地面上独立；室外需部分到完全辅助	• 电动：上肢操控的电动平躺和 / 或斜躺轮椅 • 手动：轮圈改装的轻质硬质或可折叠轮椅
站立 / 行走	完全辅助	• 液压站立桌
交流	设备安装后独立到部分辅助	• 长对掌支具 • 辅助翻页、书写、按键用的适应性工具
交通	借助高度专业化设备可独立；可及的公共交通工具需部分辅助；护理人员操控的车辆则需完全辅助	带有起重功能的高度专业化车辆
家务	完全辅助	
需要的辅助	• 个人护理：10h/d • 家庭护理：6h/d • 能够指令所有方面的护理	—

C₆ 损伤的患者其肩袖肌群的神经支配得以完整保留，因此肩部的稳定性良好。而且，他们具有主动的腕部伸展功能，这又会促成屈肌腱的紧张、被动的手指屈曲，以及食指和拇指的对指。这可能会诱发被动抓握的出现，也称为肌腱固定，这种功能可以通过促进屈肌腱回缩（功能手）的方法或使用手腕驱动铰链支具得以进一步优化。因此，此类患者可以进行抓握和持

物，但仍需辅助来完成其他 ADL，比如床上活动和转移（表 26.4）[7]。

C₇ 损伤的患者保留了肱三头肌的控制能力，从而可以完成伸肘的动作。这使得此类患者可以支撑其自身的体重，来完成一些床上的活动（翻身、坐起以及坐位时摇晃身体）（表 26.5）。部分患者可以独立进行转移，但仍需辅助进行其他 ADL，如洗澡和穿衣，因为这

表 26.4 C₆ 完全性损伤患者的预期功能转归

	预期功能转归	设备
呼吸	由于肋间肌瘫痪导致呼吸耐力和肺活量下降；可能需要辅助进行痰液清理	—
肠道	部分到完全辅助	• 带坐便功能的软垫洗浴椅或软垫淋浴 / 坐厕椅 • 其他适应性工具
膀胱	使用设备情况下部分到完全辅助；使用腿袋排空装置可能独立	—
床上活动	部分辅助	• 纯电动医用床 • 侧方栏杆 • 可能会用到标准大床
床 / 轮椅转移	水平地面：部分辅助到独立 不平整地面：部分到完全辅助	• 转移板 • 机械起重设备
减压 / 姿势维持	借助设备和 / 或适应性技术可能独立	• 电动平躺轮椅 • 轮椅减压垫 • 姿势控制装置 • 可能会用到减压床垫
进食	借助或不借助工具均可独立，但切割食物需完全辅助	• 可能会用到适应性工具（比如 U 形套）
穿衣	上肢独立；下肢部分到完全辅助	• 可能会用到适应性工具（比如纽扣；钩子；拉链裤子、袜子上的圈带；鞋子上的尼龙搭扣）
梳洗	借助设备可达部分辅助到独立	• 可能会用到适应性工具（比如 U 形套、合适的把手）
洗澡	身体下部：完全辅助 身体上部：部分到完全辅助	• 软垫转移洗浴椅或淋浴 / 坐厕椅 • 可能会用到适应性工具 • 手持花洒
轮椅推进	电动：标准上肢驱动的轮椅在任何平面上独立 手动：室内独立；室外需部分到完全辅助	• 电动：可能需要电动平躺或标准直立电动轮椅 • 手动：轮圈改装的轻质硬质或可折叠轮椅
站立 / 行走	站立：完全辅助 步行：一般不涉及	• 液压站立架
交流	借助或不借助工具均可独立	• 可能会用到适应性工具（比如肌腱固定支具；辅助使用键盘、按键、翻页、持物的支具）
交通	驱动轮椅情况下独立	• 带有起重功能的改装车辆 • 敏感的手控装置 • 捆绑装置
家务	部分辅助下进行简单食物的准备；其他家务需完全辅助	可能会用到适应性工具
需要的辅助	• 个人护理：6h/d • 家庭护理：4h/d	—

表 26.5　C_7~C_8 完全性损伤患者的预期功能转归

	预期功能转归	设备
呼吸	由于肋间肌瘫痪导致呼吸耐力和肺活量下降；可能需要辅助进行痰液清理	—
肠道	部分到完全辅助	• 带坐便功能的软垫洗浴椅或淋浴坐厕椅 • 可能用到适应性工具
膀胱	部分辅助到独立	可能用到适应性工具
床上活动	部分辅助到独立	• 纯电动医用床或标准大床
床 / 轮椅转移	水平地面：独立 不平整地面：部分辅助到独立	使用或不使用转移板
减压 / 姿势维持	独立	• 轮椅减压垫 • 姿势控制装置 • 可能会用到减压床垫
进食	独立	• 可能会用到适应性工具
穿衣	上肢独立；下肢部分辅助到独立	• 可能会用到适应性工具
梳洗	独立	• 可能会用到适应性工具
洗澡	身体下部：部分辅助到独立 身体上部：独立	• 软垫转移洗浴椅或淋浴 / 坐厕椅 • 可能会用到适应性工具
轮椅推进	手动：室内所有平面及室外水平地面独立；不平整地面需要部分辅助	手动：轮圈改装的轻质硬质或可折叠轮椅
站立 / 行走	站立：部分辅助到独立 步行：一般不涉及	• 液压或标准站立架
交流	独立	可能会用到适应性工具
交通	如果可以独立完成转移以及轮椅的上下车，那么在车内是独立的；在船长座椅上独立驾驶改装车	• 改装车辆 • 转移板
家务	独立进行简单食物的准备；部分到完全辅助下进行复杂食物的准备以及重家务	可能会用到适应性工具
需要的辅助	• 个人护理：6h/d • 家庭护理：2h/d	—

些活动需要下肢功能的参与。他们可以独立进食，但不能切割食物。此类患者可以在平整的地面上驱动手动轮椅，如果有手轮辅助装置或手轮驱动的电动轮椅则更为容易[7]。

C_8 损伤的患者具有更好的手功能，抓握力量更强，手的灵活性更好。此类患者通常可以独立进行 ADL，但在膀胱和肠道管理以及推进轮椅方面可能需要帮助（表 26.5）[7]。

T_1~L_1 损伤的患者在轮椅上是功能独立的，可以进行 ADL。下胸段损伤患者的坐位平衡会逐渐改善。部分患者在支具和辅具辅助下可能会有一定的行走功能（表 26.6、26.7）[7]。

L_2~S_5 损伤的患者在 ADL 方面是完全独立的。他们在使用膝 / 踝 / 足支具、拐杖或手杖的情况下可以完成功能性步行（表 26.8）[7]。

以上这些预后的功能状态和表格通常适用于年轻、身体健康的完全性损伤患者，患有一些并发症的老年患者可能达不到这样的结果。

最近，Aidinoff 等[44]使用脊髓独立性量表（Spinal Cord Independence Measure, SCIM）第 3 版对一组 AIS A 级的患者进行了功能状态的评价，并且报告了患者出院时各项任务的中位数（表 26.9）。这表明这些得分可以用于根据患者初次的体格检查结果来预测基于其损伤节段的功能独立性。

表 26.6 $T_1 \sim T_9$ 完全性损伤患者的预期功能转归

	预期功能转归	设备
呼吸	较差的肺活量和耐力	—
肠道	独立	软垫垫高坐便座椅或带坐便功能的软垫洗浴椅
膀胱	独立	—
床上活动	独立	• 标准大床
床 / 轮椅转移	独立	使用或不使用转移板
减压 / 姿势维持	独立	• 轮椅减压垫 • 姿势控制装置 • 可能会用到减压床垫
进食	独立	—
穿衣	独立	—
梳洗	独立	—
洗澡	独立	• 软垫转移洗浴椅或淋浴 / 坐厕椅 • 手持花洒
轮椅推进	独立	手动的轮圈改装的轻质硬质或可折叠轮椅
站立 / 行走	站立：独立 步行：典型但不具功能	站立架
交流	独立	—
交通	车内独立，包括轮椅的上下车	手部控制
家务	独立进行复杂食物的准备和轻家务；部分到完全辅助下进行重家务	
需要的辅助	• 家庭护理：2h/d	—

表 26.7 $T_{10} \sim L_1$ 完全性损伤患者的预期功能转归

	预期功能转归	设备
呼吸	完整的呼吸功能	—
肠道	独立	软垫垫高或不垫高坐便座椅
膀胱	独立	—
床上活动	独立	标准大床
床 / 轮椅转移	独立	—
减压 / 姿势维持	独立	• 轮椅减压垫 • 姿势控制装置 • 可能会用到减压床垫
进食	独立	—
穿衣	独立	—
梳洗	独立	—

续表

	预期功能转归	设备
洗澡	独立	• 软垫转移洗浴椅 • 手持花洒
轮椅推进	所有室内及室外地面独立	手动的硬质或可折叠轻质轮椅
站立 / 行走	站立：独立 步行：功能性的，部分辅助到独立	• 站立架 • 前臂拐杖或助行器 • 膝、踝、足支具（KAFO）
交流	独立	—
交通	车内独立，包括轮椅的上下车	手部控制
家务	独立进行复杂食物的准备和轻家务；部分到完全辅助下进行重家务	—
需要的辅助	• 家庭护理：2h/d	—

表 26.8　L_2~S_5 完全性损伤患者的预期功能转归

	预期功能转归	设备
呼吸	完整的功能	—
肠道	独立	软垫坐便座椅
膀胱	独立	—
床上活动	独立	—
床 / 轮椅转移	独立	标准大床
减压 / 姿势维持	独立	• 轮椅减压垫 • 姿势控制装置
进食	独立	—
穿衣	独立	—
梳洗	独立	—
洗澡	独立	• 软垫转移洗浴椅 • 手持花洒
轮椅推进	所有室内及室外地面独立	手动的硬质或可折叠轻质轮椅
站立 / 行走	站立：独立 步行：功能性的，部分辅助到独立	• 站立架 • 前臂拐杖或助行器 • 膝、踝、足支具或踝、足支具
交流	独立	—
交通	车内独立，包括轮椅的上下车	手部控制
家务	独立进行复杂食物的准备和轻家务；部分辅助下进行重家务	—
需要的辅助	• 家庭护理：0~1h/d	—

表 26.9　不同损伤节段患者出院时脊髓独立性量表（SCIM）第 3 版特定任务的中位数

脊髓损伤节段	F	BU	BL	DU	DL	G	R	Bla	Bow	T	MB	BW	WT	MI	MM	MO	S	WC	GW
C_2+C_3	0.0	0.0	0.0	0.0	0.0	0.0	0.0	0.0	0.0	2.5	0.0	0.0	0.0	0.0	0.5	0.5	0.5	0.0	0.0
C_4	1.0	0.0	0.0	0.0	0.0	0.0	8.0	3.0	5.0	0.0	0.0	0.0	0.0	1.0	1.0	0.5	0.0	0.0	0.0
C_5	1.0	0.0	0.0	0.0	0.0	1.0	9.0	3.0	5.0	0.0	0.0	0.0	0.0	2.0	2.0	1.0	0.0	0.0	0.0
C_6	2.0	2.3	1.5	3.0	0.5	2.3	10.0	8.0	5.0	0.3	3.0	1.0	1.0	2.0	2.0	1.8	0.0	1.0	0.0
C_7	1.0	0.0	0.0	0.0	0.0	0.0	10.0	3.0	5.0	0.0	0.0	0.0	0.0	1.0	2.0	1.0	0.0	0.0	0.0
C_8+T_1	3.0	2.0	2.3	2.0	2.0	3.0	10.0	11.0	5.0	0.5	4.0	1.0	1.0	2.0	2.0	1.5	0.0	1.0	0.0
T_2	3.0	2.0	1.0	2.0	2.0	3.0	10.0	11.0	5.0	0.5	4.0	1.0	1.0	2.0	2.0	1.5	0.0	1.0	0.0
T_3	3.0	2.0	2.0	3.0	2.0	3.0	10.0	11.0	5.0	2.0	6.0	1.0	1.0	2.0	2.0	1.0	0.0	1.0	0.0
T_4	3.0	2.0	2.0	4.0	4.0	3.0	10.0	11.0	5.0	4.0	6.0	2.0	2.0	2.0	2.0	2.0	0.0	1.0	0.0
T_5	3.0	2.5	2.0	3.0	2.0	3.0	10.0	11.0	9.0	4.0	5.0	1.5	1.0	2.0	2.0	2.0	0.0	1.0	0.0
T_6	3.0	2.0	2.0	2.8	2.8	3.0	10.0	11.0	8.5	4.0	6.0	1.3	1.0	2.0	2.0	1.8	0.0	1.0	0.0
T_7	3.0	2.3	2.0	4.0	4.0	3.0	10.0	9.5	6.3	3.0	5.0	1.0	1.0	2.0	2.0	1.8	0.0	1.0	0.0
T_8	3.0	2.8	2.5	3.5	3.3	3.0	10.0	11.0	6.5	4.3	6.0	1.8	1.8	2.0	2.0	2.0	0.0	1.3	0.0
T_9	3.0	2.0	2.0	4.0	3.0	3.0	10.0	8.5	10.0	4.0	4.5	1.5	0.8	2.0	2.0	1.0	0.0	1.5	0.0
T_{10}	3.0	2.0	2.0	3.3	2.5	3.0	10.0	9.3	8.0	2.0	6.0	1.5	1.0	2.0	2.0	1.8	0.0	1.0	0.0
T_{11}	3.0	2.0	2.0	3.5	3.0	3.0	10.0	9.0	8.0	4.0	6.0	2.0	1.0	2.0	2.0	2.0	0.0	1.0	0.0
T_{12}	3.0	2.0	2.0	4.0	2.0	3.0	10.0	11.0	10.0	4.0	6.0	2.0	1.8	2.0	2.0	2.0	0.0	2.0	0.8
L_1	3.0	3.0	2.0	4.0	4.0	3.0	10.0	11.0	9.0	4.0	6.0	2.0	2.0	2.0	2.0	2.0	0.0	1.5	0.0
L_2	3.0	3.0	2.5	4.0	4.0	3.0	10.0	11.0	9.5	4.3	6.0	2.0	2.0	3.0	2.0	2.0	0.5	2.0	0.3

BL，身体下部清洗；Bla，膀胱管理；Bow，肠道管理；BW，床椅转移；BU，身体上部清洗；DU，穿上身衣服；DL，穿下身衣服；F，进食；G，梳洗；GW，地面到轮椅转移；MB，床上活动；MI，室内活动；MM，中距离移动；MO，户外活动；R，呼吸；S，上下台阶；T，如厕；WC，轮椅到浴缸的转移；WT，轮椅到车的转移。

记忆要点

- 损伤节段与日常活动的独立性/依赖性密切相关。
- C_1~C_3 损伤的患者完全依赖，需要依赖人工通气或膈肌刺激来维持呼吸。
- C_4 损伤的患者完全依赖，但可能不需要机械通气。
- C_5 损伤的患者由于保留屈肘功能，可以进行一些基本的日常活动，但不能驱动手动轮椅。
- C_6 损伤患者的伸腕功能良好，可以受益于功能性肌腱固定，因此可以抓握和持物。
- C_7 损伤患者的肱三头肌功能良好，可以在不同的帮助/监视下进行一些姿势变换。他们可以独立驱动手动轮椅。
- C_8~T_1 损伤的患者可以完全独立地完成轮椅上的日常活动。
- 胸段损伤的患者可以达到日常活动的独立状态；部分患者可以在使用支具或辅具的情况下完成非功能性步行。
- 腰骶段损伤的患者无论简单和复杂的功能性活动都可以完全独立完成。
- 这些独立性水平通常适用于年轻、身体健康的完全性损伤患者。

步行恢复

不完全性损伤的 SCI 患者会把步行作为恢复的主要目标[45]。而且，流行病学研究也表明许多不完全性损伤的患者是有机会恢复步行的[46]。因此，恢复步行已经成为一些药物和康复治疗的目标[47,48]，对于步行恢复的精确评估以及影响其预后因素的了解都是迫切需要的[49]。在本综述中，我们将步行恢复定义为在使用或不使用工具或支具的情况下重获社区内行走的能力。这也被其他学者称之为"功能性步行"[50]，是指在家庭内或户外进行适当距离行走的能力，同时不能有他人的监护。

AIS 分级的转变一直以来被认为是预测功能性步行恢复的基础[51]。初次检查被评定为 AIS A 级的患者在其损伤平面以下出现神经恢复的概率很小（根据初检时间的不同，概率为 2.5%~20%），因此此类患者几乎不能恢复功能性步行[21,29]。另外，只有 14% 转变为不全损伤的患者可以恢复部分行走功能[51]，这些患

者通常是下胸段或腰段损伤（T_{12}~L_3），而且通常需要支具或辅具来行走（表 26.10）[52]。此类患者的活动范围通常比较有限，因为其移动速度缓慢，且需要耗费大量的体力[53]。

表 26.10　根据 ASIA 损伤分级（AIS）和其他特征进行功能性步行的预测

AIS/损伤节段	功能性步行比例及作者
AIS A/颈段损伤	0% Waters[14]
	0% Ditunno[52]
AIS A/胸段和腰段损伤	5% Waters[13]
	8.5% Ditunno[52]
入院时的 AIS 分级和感觉	伤后 1 年恢复社区步行的百分比及作者
AIS B（只保留轻触觉）	0% Waters[15,16]
	11% Oleson[55]
AIS B（轻触觉+针刺觉都保留）	33% Waters[15,16]
	75% Katoh, El Masry[54]
	89% Oleson[55]
	66% Foo[59]
入院时的 AIS 分级和年龄	伤后 1 年恢复社区步行的百分比及作者
AIS C<50 岁	91% Burns[58]
	71% Scivoletto[61]
AIS C>50 岁	42% Burns[58]
	25% Scivoletto[61]
AIS D<50 岁	100% Burns[58]
	100% Scivoletto[61]
AIS D>50 岁	100% Burns[58]
	80% Scivoletto[61]

AIS B 级的患者通常会恢复一些运动功能，其转变为 AIS C 或 D 级的可能性更大。但是，初检为 AIS B 级患者的总体步行恢复率约为 33%[51,54]，步行恢复的比例不同取决于患者骶段感觉残留的情况，一些研究报道了轻触觉和针刺觉残留与步行恢复的相关性。保留轻触觉和针刺觉的 AIS B 级患者相比于只保留轻触觉的患者，会恢复更好的步行能力（表 26.10）[10,14,54,55]。轻触觉和针刺觉的保留表明脊髓丘脑束和脊髓后索纤维束的完整性，这些结构紧邻皮质脊髓束，因此，它们的保留预示着运动通路残留的可能性[55]。

运动不完全性损伤（AIS C 级）患者相比于感觉不完全性损伤患者会有更好的步行恢复预后，总体恢复率约为 75%[51,56-58]。这包括已经转变为 AIS D 级患者，以及仍处于 AIS C 级但已经恢复了一些步行功能的患

者[51]。这些患者可能是下胸段或腰段损伤,行走时需要使用支具或辅具。预测此类患者行走恢复的因素有很多,最重要的是四肢瘫患者的下肢和上肢肌力、运动恢复的时机,以及年龄(表 26.10)[56,58]。

根据初检时下肢肌力与步行恢复的相关性,对于所有不完全性损伤的截瘫患者,如果初始下肢运动评分≥10 分,那么其在一年内就可以恢复步行;而如果初始下肢运动评分为 1~9 分[16],那么就只有 70% 的患者在一年内可以恢复步行。而且,如果患者初始的屈髋肌力或伸膝肌力≥2~5 级,那么其在一年内就可以恢复步行[16]。尽管初始下肢运动评分与步行存在相关性,但是不完全性四肢瘫患者恢复步行的概率也一定低于截瘫的患者[15]:初始下肢运动评分≥10 分的患者,只有 63% 可以在一年内就恢复步行;而如果初始下肢运动评分为 1~9 分,那么就只有 21% 的患者可以在一年内恢复步行。另外,社区内或家庭内步行的患者会有更高的运动得分,而且上肢肌力对于使用步行辅具非常重要[15]。

对于恢复的时机,早期股四头肌肌力的恢复是步行的关键预后因素[56]。初检双侧股四头肌肌力都至少达到 2 级,且伤后 2 月复检时至少有一侧股四头肌肌力达到 3 级的患者,在后续随访中都会达到功能性步行状态。但是,伤后 2 月复检时双侧股四头肌肌力都未恢复到 3 级的患者,则只有 25% 能在后续随访中恢复步行。

最后,入院时评为 AIS D 级的患者在伤后 1 年时都会达到良好的步行状态[59-61]。所有这些患者,无论多大年龄,在从康复部门出院时都能恢复步行(表 26.10)[51,62]。

记忆要点

- 功能性步行是指在使用或不使用辅具或支具的情况下独立完成社区内(每日生活)日常活动所需行走的能力。
- 伤后 72 小时检查评为 AIS A 级的患者几乎不可能恢复步行。
- 33%AIS B 级的患者可以恢复功能性步行;同时保留轻触觉和针刺觉是预后的正性因素。
- 对于所有 AIS C 级的患者,如果初始下肢运动评分 >10 分,那么其在一年内就可以恢复步行。
- 伤后 72 小时被评为 AIS D 级的患者,出院时即可步行。

膀胱恢复

泌尿生殖系统功能丧失是 SCI 的一个重要后果。SCI 会影响脑桥排尿中枢与骶髓中枢之间的下行和上行传导通路,导致排尿控制的丧失[63]。对于 SCI 患者的下尿路管理是非常重要的,因为这可以保护上尿路和肾功能。尽管近年来针对此类患者的泌尿系统康复取得了一定的进展,但上尿路异常仍是常见的并发症,进而导致肾功能受损,增加了死亡的风险[64,65]。因此,大量研究都集中于膀胱的管理,目的是防止上尿路并发症的出现。

相反地,目前对于脊髓损伤后膀胱功能的恢复还知之甚少,尽管已经认识到逼尿肌功能及其控制的恢复对于 SCI 患者及其家庭来讲是非常重要的[66]。排尿节制以及排尿的随意性控制是影响 SCI 患者进行独立工作或学习的潜在因素[67]。膀胱和肠道的控制能力是完全性 SCI 患者最关注的问题[68],在不完全性损伤的 SCI 患者中,其受关注程度与步行恢复的排位相同[69]。

目前尚无研究能够明确 SCI 患者膀胱功能恢复的预后决定因素。膀胱恢复(正常排尿)的主要预后因素似乎是初次检查时的神经状态,尤其是 AIS 分级:入院时为 AIS A 级的患者均不能恢复自主排尿,而 AIS B 级的患者则有 17% 可以恢复,AIS C 级的患者有 63% 可以恢复,AIS D 级的患者有 67% 可以恢复[70,71]。像报道中的步行恢复一样,一个重要的信号是轻触觉与针刺觉同时保留要比单独保留轻触觉预后更好。初检时针刺觉消失的患者都不能独立排尿,而针刺觉存在的患者中则有 65%~70% 可以独立排尿[66,72]。针刺觉(脊髓丘脑束)和轻触觉(后索传导束)的保留可能预示着负责排尿功能神经结构(皮质脊髓束和自主神经系统传导束)的保留,这使得患者能够恢复随意排尿功能[55]。

尽管膀胱恢复和 AIS 分级之间存在相关性,但是也只有 60% 神经功能恢复良好的 AIS D 级患者恢复了自主排尿[70,73]。AIS D 级且膀胱功能恢复的患者多常见于中央索综合征和 Brown-Séquard 综合征的情况,且很少出现逼尿肌外括约肌协同失调(detrusor external sphincter dyssynergia, DESD)[70]。特定综合征的影响将在下文进行描述,这里主要介绍一下 DESD 与膀胱恢复的关系。DESD 是造成 SCI 患者(尤其是男性患者)膀胱出口梗阻的主要原因,导致膀胱内压增高,膀胱排空障碍,继而会出现反复尿路感染和自主神经反射异常。

不仅如此，DESD 还与逼尿肌反射亢进相关[74]。尽管伴有 DESD 和逼尿肌反射亢进的患者也能达到平衡性膀胱状态，但是他们发生膀胱和肾功能损害的风险更高。因此，伴有严重 DESD 的患者不建议进行自主排尿，而应进行间歇性导尿来防止下尿路和上尿路的损害。

像其他方面的恢复一样，膀胱功能的恢复也与损伤的节段相关。有研究发现胸段损伤的患者比颈段损伤的患者恢复膀胱功能的可能性更小[70]，此结果仅限于这个特定的研究，因为其报道的胸段损伤患者均为完全性损伤。膀胱恢复的其他预测因素可能包括 ASIA 感觉和运动评分[75]，以及足趾跖屈肌随意收缩的出现[76]。这些因素与尿道外括约肌的功能恢复有关，而并非与逼尿肌功能和神经源性膀胱类型有关。

> **记忆要点**
>
> - 排尿控制和排空膀胱是完全性损伤患者最为关注的问题，对于不完全性损伤的患者来讲，像步行恢复一样，膀胱功能的恢复也代表着患者的重要进步。
> - 初检时的 AIS 分级、肛周针刺觉的保留，以及球海绵体反射的出现似乎与正常排尿的恢复正向相关。

年龄的影响

年龄对于 SCI 患者恢复的影响是相对的，因为 SCI 患者的平均年龄在不断增加[77]。尽管相关的研究有很多，但是年龄对 SCI 恢复的影响仍存在争议。其中部分的争议源于年轻和老年患者的预后因素不同。创伤性损伤常见于年轻患者（<50），而非创伤性损伤常见于老年患者（>50）[78]。年轻患者常发生胸段和腰段的运动完全性损伤，而老年患者则多造成不完全性四肢瘫的后果[79]。因为存在这些差异，所以很难将这两类人群进行比较。

以前，高龄被认为是神经恢复的负性影响因素[61,80]，因为年轻患者在入院和出院这段时间内出现 AIS 分级和运动评分改善的可能性更大。有假说认为随着年龄的增长，神经可塑性会下降，这是造成神经恢复差异的基础[81,82]。但是，其他的研究在 SCI 发生的急性期[83,84]和慢性期[84]却都未发现年龄对神经恢复的影响。而且，一项近期的研究检查了 7 例 SCI 后死亡患者的脊髓，通过分析上行和下行神经通路中的完整轴突数量，以及损伤远端脊髓白质变性的情况，并未发现年长与年轻患者之间存在显著性差异[85]。

许多研究分析了年龄对 SCI 患者功能转归的影响，相比于神经恢复的研究，其结果更明确[61,79,80,83-89]。因为老年患者更多的是不完全性损伤，所以他们在入院和出院时的功能状态都更好，但是当运用统计学方法将混杂因素（病因和损伤是否完全）剔除以后发现年轻患者在康复期间的改善程度更大，且出院时功能障碍也更少。给定同样的神经任务，那么老年人所展现出的功能潜质可能会比较低下，这是合理的，因为随着年龄的增长，人的功能会下降[90]。储备能力的观点认为能力峰值出现在 30 岁左右，然后会随着时间逐渐下降，并且疾病会加速这个下降的过程。另外，老年患者可能在将神经恢复转化为功能恢复时会比较困难，因此有人建议老年患者的康复方案应更多地关注功能恢复，这更有利于减少他们的功能障碍[85,89]。

另外，年龄还会影响 SCI 后步行的恢复。约有 97% 的年轻不完全性 SCI 患者在出院时可以恢复步行，而老年患者则只有 41%。年龄的影响在 AIS C 级的患者中最为明显：70%~90% 年龄小于 50 岁的年轻 AIS C 级患者在出院时已经可以步行，而年龄大于 50 岁的患者则只有 25%~40%。而且，如果借助合适的支具或辅具，一些 AIS A 级和 B 级的患者在出院时也能独立行走[61]。由于佩戴支具行走需要消耗大量的能量以及良好的躯干和上肢肌力[91]，所以超过 50 岁的患者能够完成的可能性不大。

年轻患者在膀胱管理方面的预后也比较好。相比于老年患者，年龄小于 50 岁的患者达到独立排尿的概率更大。有意思的是，这种差异包括进行间歇性导尿的能力和自主排尿的能力[61]。Madersbacher 指出，老年患者难以进行间歇性导尿有几个原因，比如处理新情况的能力下降、平衡障碍、手功能障碍，以及之前存在影响此项技术的因素（如前列腺肥大）[92]。

很难判断年龄是否会影响住院时间（length of stay，LOS），因为不同的研究结果不一。虽然一些学者发现老年患者的 LOS 明显更短[61,93]，但是其他学者却并未验证这一结果[80,83,88,89]。很多因素会正向或负向地影响 LOS，比如损伤是否完全。不完全性四肢瘫老年患者的数量庞大可以解释其更短的 LOS，但是老年患者经常存在的并发症会影响康复进程，当然也会影响 LOS[94]。最后,出院后处置或等待机构安置也会影响 LOS。老年患者被安置在某个机构的可能性更大,因为他们的 ADL 独立性较差,更需要辅助。但是,很难概括出院后的处置,因为它受很多因素的影响,比如护理人员的资金、家庭改造的资金、护理院或其他住所的可及性、必需设备的资金,以及社会心理态度[95]。

记忆要点

- 年轻患者多遭受创伤性损伤,且发生运动完全性损伤的可能性更大。
- 年轻患者的神经恢复似乎更多,但这仍有争议。
- 年龄小于 60 岁的患者相对于更高龄患者具有更好的日常生活活动能力。
- 由于使用支具或辅具需要耗费很大的体力,因此年轻患者恢复步行的可能性更大。
- 年龄对于住院时间的影响并不明确,因为其影响因素众多。

综合征

ISNCSCI 指出了几种不完全性脊髓损伤综合征,其预后也各不相同[6,96]。中央索综合征(central cord syndrome, CCS)是颈脊髓损伤中常见的类型,它占所有 SCI 的 9%,在几种临床综合征中占 44%[96],其特点是上肢受累重于下肢。CCS 的病因和损伤机制有几种,包括直接 SCI 或血管损伤[96],主要影响的是脊髓中央区域。由于此类患者下肢受累较轻,因此步行恢复的预后都比较好[24,58,62,97-101],其恢复步行的比例为 40%~97%,比例的不同与患者的年龄非常相关。有些研究指出年轻患者(<50 岁)恢复独立步行的机会是老年患者的两倍[24,58,68,97-101]。研究发现,92% 或 81% 的 CCS 患者可以恢复膀胱控制[100,102]。最后,56% 的 CCS 患者可以达到独立或仅需轻度的辅助进行 ADL,40% 的患者需要中度辅助[102]。

Brown-Séquard 综合征(Brown-Séquard syndrome, BSS)的特点是脊髓半切导致的身体同侧运动障碍或对侧痛觉障碍[103]。BSS 占所有创伤性 SCI 的 2%~4%,以及所有临床综合征的 17%。典型的 BSS 非常少见,但 Brown-Séquard 叠加综合征(相对的同侧运动障碍和相对的对侧痛觉障碍)相对更常见[104]。BSS 更常见于颈髓损伤,且通常为刀刺伤所致[105]。

最终,这类综合征的功能预后是比较好的,大概 75% 的患者在出院时可以达到独立步行的状态[106]。BSS 的步行恢复的一个重要预后因素是功能障碍的分布情况,如果上肢肌力弱于下肢,那么患者在出院时恢复步行的可能性就更大[17]。与 CCS 类似,BSS 患者的膀胱功能预后也较好,约 85% 的患者可以恢复自主排尿[105]。

在日常生活独立性方面,BSS 与 CCS 进行了比较,但结果并不一致。一项研究发现颈段的 BSS 患者比 CCS 患者的自理程度更高[96],但另一项研究却并未发现两组患者间有显著性差异[107]。与其他类型的不完全性颈髓损伤患者相比,BSS 患者在所有的 ADL 方面都有更好的结局;但当把患者按损伤程度进行分层剔除 AIS B 级患者以后,则只有膀胱管理方面的差异具有显著性[108]。

最后,脊髓前三分之二部位损伤由于后柱纤维未受损,所以被称为前索综合征,占所有 SCI 的 1%,以及所有临床综合征的 5%[96]。这种损伤是由椎体后缘的间盘或骨折块、前索直接损伤[109],或供应脊髓血供的脊髓前动脉损伤造成的[110]。脊髓前动脉的损伤可能是主动脉疾病、心脏或主动脉手术、栓塞、结节性多动脉炎或血管成形术的结果[110]。前索综合征的特点是不同程度的运动和针刺觉丧失,而相对保留轻触觉、本体感觉和深压觉。由于脊髓大部分的前侧和外侧纤维受累,其中就包含皮质脊髓束,因此只有 10%~20% 的前索综合征患者可以恢复肌肉功能。而且,即便患者有功能恢复,通常肌力也较差,而且缺乏协调性;因此,此类患者恢复步行的机会很小[111]。

后索综合征是指只有脊髓后三分之一部分出现损伤,占所有 SCI 的 1%[97]。它的病因可能是颈椎过伸伤、脊髓后动脉闭塞,以及肿瘤或间盘的压迫。它的特点是本体感觉丧失,而肌力、温度觉和痛觉保留。后索综合征是最少见的临床综合征类型,美国脊髓损伤协会已经在最新版本的 ISNCSCI 中将其删除[6]。

圆锥综合征是骶髓(圆锥)和腰段神经根发生了损伤,其特点是上下运动神经元损伤的联合表现。它占所有 SCI 的 2%,最常见的病因是外伤和肿瘤[97]。临床上,其典型表现是鞍区麻木、无反射性膀胱和肠道,以及不同程度的下肢无力。

马尾综合征并不是真正的 SCI,因为其损伤的是腰骶神经根。它占所有 SCI 的 5%,病因多种多样(外伤、椎管狭窄、间盘压迫、肿瘤、感染或硬膜外出血）。临床表现包括鞍区麻木、膀胱和肠道功能障碍以及不对称性下肢无力[6]。由于神经根的再生能力，马尾综合征的神经功能恢复预后被认为要好于 SCI。

> **记忆要点**
> - 中央索综合征多见于颈髓损伤，其特点是上肢受累较重；此类患者的步行和排尿功能恢复预后良好，尤其是年轻患者。
> - Brown-Séquard 综合征（通常由刀刺伤所致，造成脊髓半切）的特点是身体同侧运动丧失以及对侧感觉丧失；其步行恢复和排尿控制的预后良好。
> - 前索综合征主要由缺血引起，造成脊髓丘脑束和皮质脊髓束受累，而脊髓后索相对保留；此类患者的运动障碍通常较重，恢复神经功能和步行的可能性较小。

性别的影响

住院康复 SCI 患者结局的性别相关差异数据十分缺乏，多数文章的关注点在于患者的心理问题、伤后就业率、伤后婚姻状况、生活方式和医疗问题、膀胱管理，以及慢性并发症[112-117]。流行病学数据显示女性比男性遭受创伤性脊髓损伤的可能性更小，且她们发生不完全性损伤（可能与非创伤性病因有关）的概率更高[118]。因此，男性和女性患者之间的比较需要特殊的匹配来控制年龄和损伤特点造成的协变效应。

一些研究在性别是否影响神经功能恢复方面存在着争议。有些文章显示性别对于患者入院时的神经功能状态无影响，且对患者神经功能的改善也无影响[118-120]；另一些文章却发现无论是完全性或不完全性 SCI，从入院到伤后 1 年的随访来看，女性患者在 ASIA 运动评分方面都显著高于男性患者[121]。尽管如此，多数文章都得到了性别对患者出院时的日常生活独立性、膀胱和肠道管理、移动以及步行方面无影响的结论[118-120]。但有一篇研究运动完全性损伤的文章除外，在此队列研究中，使用 FIM 运动量表对男性和女性患者的功能进行了比较，发现康复出院时男性患者具有更高的 FIM 运动评分，除了 $C_1 \sim C_4$ 和 C_6 损伤的男性患者[121]。

> **记忆要点**
> - 性别对于脊髓损伤结局影响的数据非常少。
> - 男性患者更多遭受创伤性、完全性损伤，而女性患者则更多发生非创伤性和不完全性损伤；这些差异会对结局造成影响，导致女性患者比男性患者看起来会有更好的结局。
> - 尚无可靠数据证实性别对于住院时间的影响。

病因的影响

比较创伤性和非创伤性 SCI 患者时可能会遇到问题，因为这两种损伤有不同的预后因素。创伤性损伤的患者通常更年轻，且多为男性，他们也经常遭受更重的损伤，且损伤的节段各不相同。因此，非创伤性损伤患者的结局会更好。为了正确地比较这两类患者，研究者们运用了统计学的方法，目的是消除这些预后因素的混杂影响[122,123]。

以前，非创伤性损伤患者的神经功能改善（用 AIS 分级的增加来评价）更好是被接受的[124]。但是，这些作者却并没有校正年龄、性别、入院时的功能障碍以及损伤节段等混杂因素的影响[123]。之后的一项研究发现，创伤性和非创伤性患者获得了同样程度的神经功能改善，约有 25% 的 AIS A 级、B 级和 C 级患者在住院期间至少改善了 1 个 AIS 级别。

病因对功能结局的影响仍不清楚。有些文章指出创伤性和非创伤性患者出院时的功能状态相同[122,125]，而其他文章则报道创伤性患者的功能状态更低[123,126]。但是，下降的功能状态可能是由非神经创伤相关因素造成的，比如主要手术后遗症、矫形器，以及影响独立性的相关损伤[123]。

而且，病因对出院时患者独立性的影响也并不清楚。比如，有报道指出非创伤性患者经过康复治疗后会获得显著改善；但是，与创伤性患者相比，他们在更短的住院时间内获得的功能改善却更低[123]。尽管如此，另一项研究发现创伤性和非创伤性 SCI 患者在出院时具有相似的日常生活独立水平、步行能力和膀胱控制能力[123]。

一个主要的问题是许多研究纳入了不同病因的非创伤性患者。对非创伤性脊髓损伤患者进行综合概括是有风险的，因为此类患者包含不同的病因，且各自预后不同[127]。大量研究对不同病因的非创伤性患者与创伤性患者进行了比较[128-134]，却并不能得到确定的结论。如果将非创伤性患者进行具体分析时，那么似乎创伤性患者能够获得更多的功能改善，但血管相关 SCI 患者除外[128,131]。其他研究报道了创伤性和非创伤性患者在出院时具有相似的功能状态[132-134]。但是，这些关于非创伤性患者的研究都是小型的，而且非创伤性病因应该进行系统的分析才对。

> **记忆要点**
>
> - 创伤性和非创伤性患者的损伤节段和完全程度、年龄，以及性别不同；这些差异会影响功能结局。
> - 当上述差异被校正以后，创伤性和非创伤性患者似乎有着相似的功能结局。

公式和算法

最近，许多发表的文章结合了一些人口学和临床预后因素，以及一些检查结果，形成了一些公式和算法，目的是改善日常生活独立性和步行的预后。

脊髓损伤能力实现测量指数（Spinal Cord Injury Ability Realization Measurement Index, SCI-ARMI）可以评估权重了任何神经功能缺损的 SCI 患者的功能障碍（图 26.3）[135-137]。这个量表是有优势的，因为它在评价功能改善的康复独立性方面不仅包含了神经功能恢复，还包括康复潜能和成功（能力实现）的内容。能力实现是指观察到的功能能力与可能获得的功能能力之间的比值，这适用于任何损伤节段和严重程度的 SCI。SCI-ARMI 将能力实现表达为一个百分比，100（SCI-ARMI 评分，代表 100% 能力实现）与康复前实际 SCI-ARMI 评分之间的差距反映着神经功能缺损稳定时的康复潜能。因此，康复过程中的能力实现变化可以反映康复的效果。

最初的两版 SCI-ARMI 是以 ISNCSCI 运动评分与脊髓独立性量表（SCIM）的关联为基础的。最新版本的公式又融入了其他预后因素（年龄和性别），并且其有效性已经被国际多中心研究验证[137]。

最近又有一个新的公式被提出，用于预测患者伤后 1 年时 ADL 独立的可能性，功能评定使用 FIM[4]。该公式的优势在于其是基于急性期（伤后 3 天内）的临床和影像学数据。它纳入了四个预测变量：ASIA 损伤分级、ASIA 运动评分（AMS）、年龄和 MRI 髓内信号特点。这个模型的结果显示良好的功能状态预后缘于入院时患者的初始 AIS 分级不重，且 AMS 应大于 50；相反，如果是老年患者且伴有脊髓水肿或出血的话，那么其预后就会不佳（图 26.4）。

这个公式可以用于预测远期功能结局，只要在患者急性期入院时在公式中填入适当的变量即可。在这篇文章中，作者指出同样的这四个因素还可以很好地区分哪些患者能够达到功能独立而哪些患者则不能达到。最后，作者指出这个完整的逻辑模型比只包含 AIS 分级的逻辑模型具有更强的预测能力。

第三种算法是基于结局预测因素开发而来的，可以在亚急性期明确哪些患者可以恢复功能性步行能力[138]。作者使用了两个结局量表：脊髓损伤步行指数（Walking Index for Spinal Cord Injury, WISCI）来区分患者是否能够独立步行，6 分钟步行测试（6-min walk test, SMWT）来区分患者是否达到了功能性步行状态。对于 WISCI 和不完全性截瘫患者，联合亚急性期的下肢运动评分和针刺觉评分，就可以准确地预测哪些患者在伤后 6 个月可以

$$SCI\text{-}ARMI = \frac{100 \times SCIMob}{SCIM95}$$

$$= \frac{100 \times SCIMob}{26.0 - [0.00427 \times (AMS^2)] + [1.236 \times AMS] - [0.127 \times AGE] - 3.7 \times GENDER}$$

图 26.3　脊髓损伤能力实现测量指数公式[137]。AMS, ASIA 运动评分；AGE, 年龄；GENDER, 性别

1 年时运动功能独立评分 = 50.28 − 0.33(Age) + 9.17(AMS) + 12.47 (AIS grade) − 4.83(MRI signal)

1 年时独立可能性 = $\dfrac{\exp[-2.93 - 0.03(\text{Age}) + 1.35(\text{AMS}) + 1.36(\text{AIS grade}) - 0.29(\text{MRI signal})]}{(1 + \exp[-2.93 - 0.03(\text{Age}) + 1.35(\text{AMS}) + 1.36(\text{AIS grade}) - 0.29(\text{MRI signal})]}$

其中：
Age（年龄）：连续变量，数值> 16；
AMS: ASIA 运动评分≤50；如 ASIA 运动评分 >50 则记1；
AIS grade（AIS 分级）：AIS A级=1；AIS B级=2；AIS C级=3；AIS D级=4；
MRI signal（MRI 信号）：无信号改变=0；水肿信号=1；出血信号=2；
exp：自然对数

图 26.4　远期功能结局的临床预测模型

恢复独立步行;对于不完全性四肢瘫患者,同样的预测则需要联合亚急性期下肢运动评分和胫神经躯体感觉诱发电位(SSEP)评分。对于 SMWT 和不完全性截瘫患者,联合下肢运动评分、损伤时的年龄具有较高的预测价值;而对于不完全性四肢瘫患者,联合下肢运动评分和 AIS 分级则是更可靠的预测功能性步行的方法(图 26.5)。

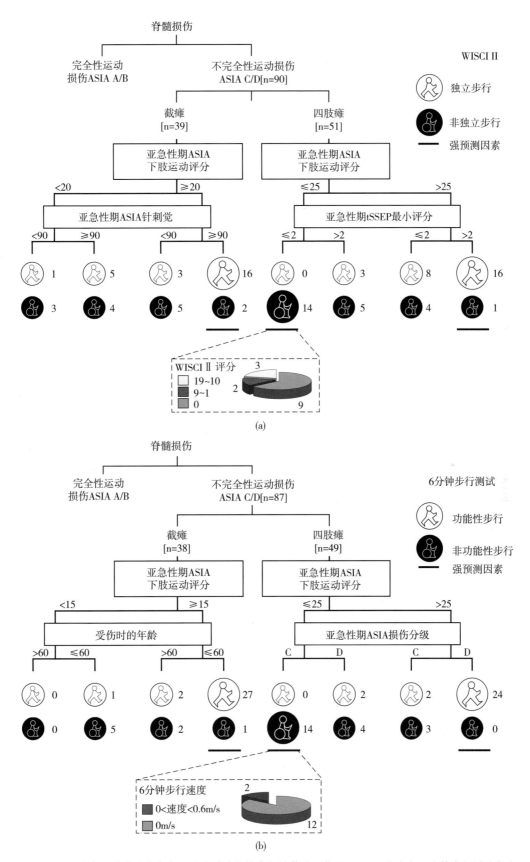

图 26.5 目的在于明确哪些患者可以达到功能性步行的算法。使用 WISCI II(a)和 6 分钟步行测试(b)

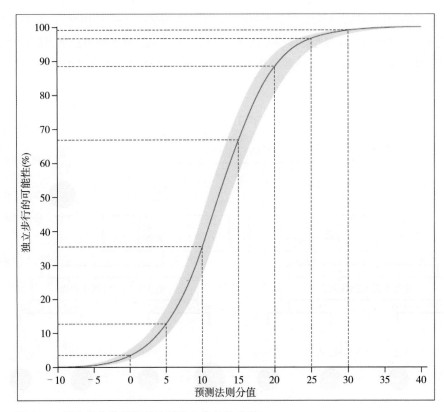

图 26.6 区分哪些患者能够达到独立步行的法则

最后,还有一个简单的临床预测法则,需要联合年龄(<65 和≥65 岁)、股四头肌(L₃)和小腿三头肌(S₁)的运动评分,以及 L₃ 和 S₁ 皮节的轻触觉[139]。当各因素的得分相乘时,每个因素都会有一个加权系数,这样就可以得到一个最小和一个最大分值。这些得分之和被用于预测伤后一年时的独立步行能力。这个法则的结果不会受检查时机或损伤节段的影响。这个法则具有非常好地区分哪些患者能够达到独立步行而哪些患者需要辅助步行或不能步行的能力(比 AIS 分级系统准确性更高)。尽管在之前的研究结果中[10],为了简便这个法则没有包含针刺觉检查,但是骶部针刺觉和轻触觉评分在预测患者步行恢复时其实是具有相似的区分能力的(图 26.6、表 26.11)[140]。

表 26.11 临床预测法则的变量

	测试的分值范围	加权系数	最小得分	最大得分
年龄 <65 岁	0~1	−10	−10	0
L₃ 运动评分	0~5	2	0	10
S₁ 运动评分	0~5	2	0	10
L₃ 轻触觉评分	0~2	5	0	10
S₁ 轻触觉评分	0~2	5	0	10
总分			−10	40

只有每个运动评分或轻触觉评分(如:右侧或左侧)的最高得分才被用于此预测法则(方法)。

记忆要点

- 现在可以获得很多用于预测功能和步行结局的公式和算法。
- 这些公式是基于临床和人口学特点开发的,有些还基于神经生理学和影像学发现。

影像学发现

在 MRI 出现之前,通过影像学无法评价创伤性 SCI 的严重性。MRI 提供了一个快速无创评价脊髓实质并能精确显示宏观损伤范围的方法[141]。对于预后的判断,T2 矢状位成像比 T1 和轴位成像更有价值[142]。脊髓损伤后在髓内会呈现出不同程度的出血和水肿,这两种征象的出现以及脊髓实质受累的范围与最初的神经障碍程度和预后直接相关[143,144]。基于这些发现,提出了一种分类方法:1 型是指脊髓的 MRI 信号正常;2 型是指单一节段水肿;3 型是指多节段水肿;4 型是指出血和水肿混杂存在(表 26.12)[143]。

多数研究指出,与脊髓少量或无出血的患者相比,在伤后 1 年时脊髓出血患者的肌力会下降、运动功能恢复率更低,且更少的肌肉具有有用的功能[141,143-149]。

表 26.12 MRI 与损伤的程度

作者	结果
初次检查时发现出血	
Marciello[147]	出血＝上肢功能恢复不良且下肢不能恢复
Flanders[144, 145]	出血＝肌力下降、低运动功能恢复率以及更少肌肉具有有用的功能
Ramon[148]	出血＝完全性损伤
出血量	
Boldin[150]	少量出血＝更高的恢复率
Flanders[144, 145]	
Schaefer[146]	
Bondurant[143]	出血量与恢复无关
Flanders[144, 145]	
出血水肿	
Flanders[144, 145]	水肿＝恢复到功能性水平（D/E）的预后
Ramon[148]	水肿＝与不完全性损伤综合征相关
水肿大小	
Flanders[144, 145]	水肿的程度与最初的功能障碍和未来的恢复成反比
Ramon[148]	
Boldin[150]	多节段受累＝较差的预后和更高概率的完全性损伤
Flanders[144, 145]	
Flanders[144, 145]	只有 1~3 个节段受累＝预后较好

最初检查时如果发现出血,那么几乎 100% 的患者都会是完全性损伤。如果最初检查时未见出血,那么患者将是不完全性损伤且上肢和下肢运动功能恢复的预后明显更好,同时其 Frankel 和 / 或 ASIA 损伤分级的改善也会更显著（表 26.12）[146]。

出血量是否是一个预后因素尚不清楚。有些作者[144, 146, 150] 提出少量出血的患者恢复率更高,而其他作者则发现出血量与预后无关（表 26.12）[143, 150]。

通过 MRI 来明确脊髓水肿对于预后判断也具价值。对于不完全性 SCI,水肿型损伤意味着更好的神经功能预后[145]。而且,不完全性损伤综合征,比如 Brown-Sèquard 综合征,与水肿型损伤相关[148]。但是,如果水肿累及多个节段,那么患者的预后就会比较差,而且发生完全性损伤的概率也更高[145, 150]。如果脊髓水肿局限于 1~3 个节段,那么患者的预后就明显更好

（表 26.12）[109]。

基于 Bondurant 分类法[143],一些研究的数据[146, 151] 是与患者的 AIS 等级转变相关的[142]。像之前报道的那样,出血是比较严重的 MRI 表现,95% 的患者在入院检查时还处于同样的 AIS 分级。另一个负性预后因素是广泛水肿的出现,此型患者的功能改善较差,因为只有 28% 的患者获得了 AIS 等级的改善。相反地,只有单一节段水肿的患者则有良好的神经功能结局,90% 的患者平均改善了 1.9 个 AIS 级别。

另一个与损失程度相关的因素是椎管缩小和脊髓受压的程度。影像学检查发现完全性和不完全性 SCI 患者的椎管前后径相比神经功能正常的患者明显更小[152]。脊髓严重受压的患者（脊髓直径减少三分之二）相对脊髓轻度受压的患者,其改善神经功能状态（AIS 分级）的概率更小（30% 对 90%）[153]。而且,当考虑椎管缩小与神经损伤程度的关系时发现,在 CT 和 T_1~T_2 加权 MRI 图像中[154],相比于不完全性损伤患者,椎管缩小在 AIS A 级患者中程度更重。相似地,脊髓受压的程度也是完全性损伤患者更重。

最后,以下 MRI 检查中的定性和定量变量可以在随访中作为判断患者 AISA 运动评分预后潜能的因素:髓内出血、脊髓水肿、脊髓肿胀、软组织损伤、伤前椎管狭窄、间盘突出、损伤长度、椎管缩小程度,以及脊髓受压程度[155]。最佳的神经功能预后判断模型包括脊髓受压程度、髓内出血和脊髓肿胀。但是,当控制了基线 ASIA 运动评分以后,最佳的 ASIA 运动评分预后判断模型则只包括髓内出血和脊髓肿胀。

记忆要点

- MRI 是用于评价脊髓损伤的最佳无创诊断方法;它可以测量损伤的范围、水肿或出血。
- 矢状位 T2 加权成像在预后判断方面是最有用的。
- 初次 MRI 检查发现出血与完全性损伤相关,可见于 100% 的患者。
- 脊髓局部水肿预示着良好的神经功能恢复,而广泛的水肿则预示着改善概率较低。
- AIS 分级的恢复与脊髓受压的程度相关;脊髓前后径减少三分之二可能与下降的改善概率相关。

神经生理学发现

脊髓传导通路的记录[诱发电位(evoked potentials, EP)]被用于神经疾病的临床诊断,很多研究已经在探究 EP 在 SCI 患者功能预后方面的价值了[156-163]。多数研究总结指出早期的 EP 可用于 SCI 患者运动功能改善和功能结局的预测。但是,无论是对于完全性损伤还是不完全性损伤患者,相比于临床检查,EP 都不能提供更多的预后准确性[60, 156, 157, 160, 161, 163, 164]。

当使用 ISNCSCI 不能对患者进行可靠的临床检查时(由于镇静、疼痛或酒精及药物滥用),EP 有助于判断患者是否为 SCI[143]。另外,EP 还可以帮助鉴别 SCI 与癔症性截瘫,这是一个非常困难的鉴别诊断[157]。

躯体感觉诱发电位(SSEP)可以通过部分脊髓(主要是后柱)和周围(周围神经、臂丛)神经系统来评价冲动的传导。通过联合中枢(脊髓圆锥、颈髓和皮质)和周围(臂丛)神经结构的 SSEP 记录,可以判断周围神经的损伤,进而区分出脊髓损伤的节段。SSEP 不受脊髓休克的影响,而且在镇静和意识丧失的患者中也可以进行可靠的记录[165]。

运动诱发电位(MEP)可评价皮层和脊髓的运动通路。皮层刺激 MEP 可以在不同的上肢和下肢肌肉中记录,进而评价 SCI 损伤的节段和范围。联合皮层和周围神经结构的刺激可以鉴别脊髓和/或周围神经病变[165]。

诱发电位与手功能

刺激上肢神经记录到的 SSEP 可以预测颈髓损伤患者的手功能[166]。手功能被分为三组:无手功能、被动手功能和主动手功能。所有正中及尺神经 SSEP 消失的患者都不能恢复任何手功能。相对地,当存在病理状态的正中神经和尺神经 SSEP 时,90% 的患者可以恢复被动手功能。最后,正中神经和尺神经 SSEP 正常的患者超过 90% 可以恢复主动手功能(表 26.13)[166]。

表 26.13 上肢 SSEP(正中神经和尺神经)与手功能

初始 SSEP 结果	手功能		
	主动功能(%)	被动功能(%)	无功能(%)
正常	>90	10	—
存在但异常	0	50~90	10~50
消失	0	0	100

MEP 的记录也可用于预测颈髓损伤患者的上肢和手功能结局[167]。小指外展肌(手内在肌随意运动的代表)记录到的 MEP 与手功能的结局显著相关。肱二头肌和小指外展肌记录不到 MEP 的患者大多数(90%)不能恢复手功能或只能恢复被动手功能。如果小指外展肌 MEP 消失的话,那么患者将不能恢复主动手功能。而且,记录肱二头肌和肱三头肌的 MEP 与恢复推东西和转移能力相关,因此也可进一步反映患者的独立性。

诱发电位与步行功能

胫神经 SSEP 可用于下肢功能恢复的预测,进而预测步行能力(表 26.14)[162, 163]。急性期胫神经 SSEP 消失的四肢瘫患者将不能恢复完全的步行能力,尽管部分患者(20%)可能会恢复功能性或治疗性步行能力。胫神经 SSEP 可引出但为病理性(SSEP 潜伏期延长)的多数患者(70%)会恢复功能性或治疗性步行能力,尽管部分(10%)患者可能达到完全性步行能力。最后,大多数(80%)胫神经 SSEP 潜伏期正常的患者可以恢复完全步行能力。另一个重要的预后因素是 SSEP 的波幅(< 或 >0.5μV)。所有波幅 >0.5μV 的患者在随访时都能恢复步行,而初始检查波幅 <0.5μV 的患者则只有 20% 可以恢复步行[162]。

MEP 在预测 SCI 患者步行能力方面具有相似的价值[167]。急性期 MEP 消失是预后较差的标志,因为只有 20% 的患者可以恢复完全或功能性步行能力。相对地,胫前肌和股四头肌 MEP 正常的大多数患者(80%)都可以恢复完全步行能力(表 26.14)。

表 26.14 下肢 SSEP 和 MEP 与步行

下肢 SSEP				
初始 SSEP 检查	6 个月时的步行能力			
	正常(%)	功能性(%)	治疗性(%)	不能步行(%)
正常	83	17	0	0
存在但异常	10	60	10	20
消失	0	7	13	80

下肢 MEP				
初始 MEP 检查	6 个月时的步行能力			
	正常(%)	功能性(%)	治疗性(%)	不能步行(%)
正常	100	0	0	0
消失	11	0	78	—

诱发电位与膀胱功能

急性期阴部神经 SSEP 存在与膀胱功能恢复尤其是外括约肌的良好预后相关[75]。但是,多数急性期阴部神经 SSEP 消失的截瘫(90%)和四肢瘫(约70%)患者在 6 个月随访时仍未恢复外括约肌功能(表 26.15)。像手功能和步行功能的恢复一样,阴部神经 SSEP 的记录对于预测膀胱功能与 ASIA 评分有着类似的价值。而且,无论是阴部神经 SSEP 还是 ASIA 评分,都不能预测膀胱逼尿肌功能。

表 26.15　阴部神经 SSEP 与膀胱功能

初始 SSEP 结果	尿道外括约肌功能		
	正常(%)	异常(%)	消失(%)
正常	100	0	0
存在但异常	0	65	35
消失	0	10	90

记忆要点

- 诱发电位用于评价运动和感觉损伤的程度;但是,相比于根据 ISNCSCI 的临床检查,EP 并不能提供更多的预后准确性。
- EP 尤其适用于不能获取可靠的神经功能检查的患者。
- 它们有助于将"癔症性截瘫"和急性脊髓损伤进行鉴别。

致谢

感谢 Costanza Candeloro 医生做出的评判性阅读和建议。

感谢 Bluepencil 的专业编辑。

本章重点

- 对损伤预后的适当评价可以帮助医生回答患者有关其未来功能自主性的问题。
- 最主要的预后指标是伤后初次的神经功能检查,检查的依据是脊髓损伤神经学分类国际标准。损伤程度具有重要的预后价值,损伤越轻则预后越良好。
- 手功能的恢复对于四肢瘫患者尤为重要:它的恢复可以基于初次检查时的肌力和感觉保留以及恢复的时机来进行可靠的预测。
- 完全性损伤患者的功能结局可以基于损伤的节段来预测。但是,功能结局也受一系列因素的影响,比如年龄、身体状态、疼痛、痉挛、抑郁,以及动机。
- SCI 患者认为步行是需要恢复的首要目标。步行的预测基于年龄、损伤程度、初检时的下肢肌力,以及下肢肌力恢复的时机。
- 正常膀胱功能的恢复对于 SCI 患者的社交功能至关重要,也排在患者期望恢复的优先位置。膀胱功能恢复受损伤程度和节段、轻触觉和针刺觉保留/消失,以及泌尿系统因素(如存在逼尿肌-括约肌协同失调)的影响。
- SCI 结局可能受一系列因素影响,比如年龄、性别、病因和临床综合征,尽管其中一些因素所占的地位还并不清楚。
- 神经影像学发现可以帮助预测 SCI 的结局:脊髓水肿与并不严重的损伤相关,而出血及重度椎管狭窄和脊髓受压则预示着完全性损伤。
- 神经生理学记录(诱发电位)可以对神经学检查进行补充,却不能提供更多的价值。但处于镇静或昏迷以及癔症性 SCI 的患者除外。

(李涛　译　周谋望　校)

参考文献

1. Braken MB, Shepard MJ, Holford TR, et al. Administration of methylprednisolone for 24 or 48 hours or tirilazad mesylate for 48 hours in the treatment of acute spinal cord injury: Results of the third National Acute Spinal Cord Injury randomized controlled trial. *JAMA* 1997;277:1597-604.

2. Geisler FH, Coleman WP, Grieco G. Measurements and recovery patterns in a multicenter study of acute spinal cord injury. *Spine* 2001;26(24S):S68-S86.

3. Ditunno JF. The John Stanley Coulter Lecture. Predicting recovery after spinal cord injury: a rehabilitation imperative. *Arch Phys Med Rehabil* 1999;80:361-4.

4. Wilson JR, Grossman RG, Frankowski RF, et al. A clinical prediction model for long-term functional outcome after traumatic spinal cord injury based on acute clinical and imaging factors. *J Neurotrauma* 2012;29:2263-71.

5. Fawcett JW, Curt A, Steeves JD, et al. Guidelines for the conduct of clinical trials for spinal cord injury as developed by the ICCP panel: spontaneous recovery after spinal cord injury and statistical power needed for therapeutic clinical trials. *Spinal Cord* 2007;45:190-205.

6. Kirshblum SC, Burns SP, Biering-Sorensen F, et al. International standards for neurological classification of spinal cord injury (Revised 2011). *J Spinal Cord Med* 2011;34:535-46.

7. Consortium for Spinal Cord Medicine. Outcomes following traumatic spinal cord injury: clinical practice guidelines for health-care professionals. Paralyzed Veterans of America. Washington, DC. 1999.

8. Maynard FM, Reynolds GG, Fountain S, et al. Neurological prognosis after traumatic quadriplegia. Three-year experience of California Regional Spinal Cord Injury Care System. J Neurosurg 1979;50:611-6.

9. Brown PJ, Marino RJ, Herbison GJ, et al. The 72-hour examination as a predictor of recovery in motor complete quadriplegia. Arch Phys Med Rehabil 1991;72:546-8.

10. Crozier KS, Graziani V, Ditunno JF, et al. Spinal cord injury: prognosis for ambulation based on sensory examination in patients who are initially motor complete. Arch Phys Med Rehabil 1991;72:119-21.

11. Marino RJ, Rider-Foster D, Maissel G, et al. Superiority of motor level over single neurological level in categorizing tetraplegia. Paraplegia 1995;33:510-3.

12. Ditunno JF, Cohen ME, Hauck WW, et al. Recovery of upper-extremity strength in complete and incomplete tetraplegia: a multicenter study. Arch Phys Med Rehabil 2000;81:389-93.

13. Waters RL, Yakura JS, Adkins RH, et al. Recovery following complete paraplegia. Arch Phys Med Rehabil 1992;73:784-9.

14. Waters RL, Adkins RH, Yakura JS, et al. Motor and sensory recovery following complete tetraplegia. Arch Phys Med Rehabil 1993;74:242-7.

15. Waters RL, Adkins RH, Yakura JS, et al. Motor and sensory recovery following incomplete tetraplegia. Arch Phys Med Rehabil 1994;75:306-11.

16. Waters RL, Adkins RH, Yakura JS, et al. Motor and sensory recovery following incomplete paraplegia. Arch Phys Med Rehabil 1994;75:67-72.

17. Kirshblum SC, O'Connor KC. Predicting neurologic recovery in traumatic cervical spinal cord injury. Arch Phys Med Rehabil 1998;79:1456-66.

18. Burns AS, Ditunno JF. Establishing prognosis and maximizing functional outcomes after spinal cord injury: a review of current and future directions in rehabilitation management. Spine 2001;26:S137-S145.

19. Burns AS, Lee BS, Ditunno JF, et al. Patient selection for clinical trials: the reliability of the early spinal cord injury examination. J Neurotrauma 2003;20:477-82.

20. Spiess MR, Müller RM, Rupp R, et al. EM-SCI Study Group. Conversion in ASIA impairment scale during the first year after traumatic spinal cord injury. J Neurotrauma 2009;26:2027-36.

21. Marino RJ, Ditunno JF Jr, Donovan WH, et al. Neurologic recovery after traumatic spinal cord injury: data from the Model Spinal Cord Injury Systems. Arch Phys Med Rehabil 1999;80:1391-6.

22. Marino RJ, Burns S, Graves DE, Leiby BE, Kirshblum S, Lammertse DP. Upper- and lower-extremity motor recovery after traumatic cervical spinal cord injury: an update from the national spinal cord injury database. Arch Phys Med Rehabil 2011;92:369-75.

23. Burns AS, Marino RJ, Flanders AE, et al. Clinical diagnosis and prognosis following spinal cord injury. Handb Clin Neurol 2012;109:47-62.

24. Steeves JD, Kramer JK, Fawcett JW, et al. EMSCI Study Group. Extent of spontaneous motor recovery after traumatic cervical sensorimotor complete spinal cord injury. Spinal Cord 2011;49:257-65.

25. Zariffa J, Kramer JL, Fawcett JW, Lammertse DP, Blight AR, Guest J, et al. Characterization of neurological recovery following traumatic sensorimotor complete thoracic spinal cord injury. Spinal Cord 2011;49:463-71.

26. Penrod LE, Hegde SK, Ditunno JF Jr. The effect of age on prognosis for functional recovery in acute traumatic central cord syndrome (CCS). Arch Phys Med Rehabil 1990;71:963-8.

27. Kramer JL, Lammertse DP, Schubert M, et al. Relationship between motor recovery and independence after sensorimotor-complete cervical spinal cord injury. Neurorehabil Neural Repair 2012;26:1064-71.

28. Catz A, Goldin D, Fishel B, Ronen J, Bluvshtein V, Gelernter I. Recovery of neurologic function following nontraumatic spinal cord lesions in Israel. Spine 2004;29:2278-82.

29. Scivoletto G, Morganti B, Molinari M. Neurologic recovery of spinal cord injury patients in Italy. Arch Phys Med Rehabil 2004;85:485-9.

30. Kirshblum S, Millis S, McKinley W, et al. Late neurologic recovery after traumatic spinal cord injury. Arch Phys Med Rehabil 2004;85:1811-17.

31. Weinstein DE, Ko HY, Graziani V, Ditunno Jr JF. Prognostic significance of the delayed plantar reflex following spinal cord injury. Spinal Cord Med 1997;20:207-11.

32. Ko H-Y, Ditunno JF, Graziani V, et al. The pattern of reflex recovery during spinal shock. Spinal Cord 1999;37:402-9.

33. Calancie B, Molano MR, Broton JG. Tendon reflexes for predicting movement recovery after acute spinal cord injury in humans. Clin Neurophysiol 2004;115:2350-63.

34. Ditunno JF Jr, Stover SL, Freed MM, et al. Motor recovery of the upper extremities in traumatic quadriplegia: a multicenter study. Arch Phys Med Rehabil 1992;73:431-6.

35. Ditunno JF, Sipski ML, Posuniak EA, et al. Wrist extensor recovery in traumatic quadriplegia. Arch Phys Med Rehabil 1987;68:287-90.

36. Mange KC, Ditunno JF Jr, Herbison GJ, et al. Recovery of strength at the zone of injury in motor complete and motor incomplete cervical spinal cord injured patients. Arch Phys Med Rehabil 1990;71:562-5.

37. Wu L, Marino RJ, Herbison GJ, et al. Recovery of zero-grade muscles in the zone of partial preservation in motor complete quadriplegia. Arch Phys Med Rehabil 1992;73:40-3.

38. Browne BJ, Jacobs SR, Herbison GJ, et al. Pin sensation as a predictor of extensor carpi radialis recovery in spinal cord injury. Arch Phys Med Rehabil 1993;74:14-8.

39. Saebu M, Sørensen M. Factors associated with physical activity among young adults with a disability. Scand J Med Sci Sports 2011;21:730-8.

40. Bravo-Esteban E, Taylor J, Abián-Vicén J, et al. Impact of specific symptoms of spasticity on voluntary lower limb muscle function, gait and daily activities during subacute and chronic spinal cord injury. Neuro Rehabilitation 2013;33:531-43.

41. Tawashy AE, Eng JJ, Lin KH, et al. Physical activity is related to lower levels of pain, fatigue and depression in individuals with spinal-cord injury: a correlational study. Spinal Cord 2009;47:301-6.

42. Brown R, DiMarco AF, Hoit JD, et al. Respiratory dysfunction and management in spinal cord injury. Respir Care 2006;51:853-68.

43. Lanig IS, Peterson WP. The respiratory system in spinal cord injury. Phys Med Rehabil Clin N Am 2000;11:29-43.

44. Aidinoff E, Front L, Itzkovich M, et al. Expected spinal cord independence measure, third version, scores for various neurological levels after complete spinal cord lesions. Spinal Cord 2011;49:893-6.

45. Ditunno PL, Patrick M, Stineman M, et al. Who wants to walk? Preferences for recovery after SCI: a longitudinal and cross-sectional study. Spinal Cord 2008;46:500-6.

46. Pagliacci MC, Celani MG, Spizzichino L, et al. Spinal cord lesion management in Italy: a 2-year survey. Spinal Cord 2003;41:620-8.

47. Domingo A, Al-Yahya AA, Asiri Y, et al. A systematic review of the effects of pharmacological agents on walking function in people with spinal cord injury. J Neurotrauma 2012;29:865-79.

48. Wernig A, Muller S. Laufband locomotion with body weight support improved walking in persons with severe spinal cord injuries. Paraplegia 1992;30:229-38.

49. Steeves JD, Lammertse D, Curt A, et al. International Campaign

for Cures of Spinal Cord Injury Paralysis. Guidelines for the conduct of clinical trials for spinal cord injury (SCI) as developed by the ICCP panel: clinical trial outcome measures. *Spinal Cord* 2007;45:190-205.

50. Hussey RW, Stauffer ES. Spinal cord injury: requirements for ambulation. *Arch Phys Med Rehabil* 1973;54:544-7.

51. van Middendorp JJ, Hosman AJ, Pouw MH, et al. ASIA impairment scale conversion in traumatic SCI: is it related with the ability to walk? A descriptive comparison with functional ambulation outcome measures in 273 patients. *Spinal Cord* 2009;47:555-60.

52. Ditunno JF, Scivoletto G, Patrick M, et al. Validation of the walking index for spinal cord injury in a US and European clinical population. *Spinal Cord* 2008;46:181-8.

53. Vaccaro AR, Daugherty RJ, Sheehan TP, et al. Neurologic outcome of early versus late surgery for cervical spinal cord injury. *Spine* 1997;22:2609-13.

54. Katoh S, el Masry WS. Motor recovery of patients presenting with motor paralysis and sensory sparing following cervical spinal cord injuries. *Paraplegia* 1995;33:506-9.

55. Oleson CV, Burns AS, Ditunno JF, et al. Prognostic value of pinprick preservation in motor complete, sensory incomplete spinal cord injury. *Arch Phys Med Rehabil* 2005;86:988-92.

56. Crozier KS, Cheng LL, Graziani V, et al. Spinal cord injury: prognosis for ambulation based on quadriceps recovery. *Paraplegia* 1992;30:762-7.

57. Maynard FM, Glen GR, Fountain S, et al. Neurological prognosis after traumatic quadriplegia. *J Neurosurg* 1979;50:611-6.

58. Burns SP, Golding DG, Rolle WA Jr, et al. Recovery of ambulation in motor incomplete tetraplegia. *Arch Phys Med Rehabil* 1997;78:1169-72.

59. Foo D, Subrahmanyan TS, Rossier AB. Post-traumatic acute anterior spinal cord syndrome. *Paraplegia* 1981;19:201-5.

60. Perot PL, Vera CL. Scalp-recorded somatosensory evoked potentials to stimulation of nerves in the lower extremities and evaluation of patients with spinal cord trauma. *Ann N Y Acad Sci* 1982;388:359-68.

61. Scivoletto G, Morganti B, Ditunno P, et al. Effects on age on spinal cord lesion patients' rehabilitation. *Spinal Cord* 2003;41:457-64.

62. Foo D. Spinal cord injury in forty-four patients with cervical spondylosis. *Paraplegia* 1986;4:301-6.

63. Benevento BT, Sipski ML. Neurogenic bladder, neurogenic bowel and sexual dysfunction in people with spinal cord injury. *Phys Ther* 2002;82:601-12.

64. Frankel HL, Coll JR, Charlifue SW, et al. Long-term survival in spinal cord injury: a fifty year investigation. *Spinal Cord* 1998;36:868-9.

65. Giannantoni A, Scivoletto G, Di Stasi SM, et al. Clean intermittent catherization and prevention of renal disease in spinal cord injury patients. *Spinal Cord* 1998;36:29-32.

66. Shenot PJ, Rivas DA, Watanabe T, et al. Early predictors of bladder recovery and urodynamics after spinal cord injury. *Neurourol Urodyn* 1998;17:25-9.

67. Lloyd LU. New trends in urologic management of spinal cord injured patients. *Cent Nerv Syst Trauma* 1986;3:3-9.

68. Fraser MH. Personal communication. 1999.

69. Patrick M, Ditunno P, Ditunno JF, et al. A comparison of spinal cord injury (SCI) consumers/staff preference for walking: a pilot study. *J Spinal Cord Med* 2003;26:541.

70. Scivoletto G, Morganti B, Molinari M. Bladder recovery of spinal cord lesion (SCL) patients in Italy. *Disabil Rehabil* 2008;30:330-7.

71. Maynard FM. Assessment and prognosis in spinal cord lesions. *Ann Readapt Med Phys* 1992;35:44-7.

72. Weiss DJ, Fried GW, Chancellor MB, et al. Spinal cord injury and bladder recovery. *Arch Phys Med Rehabil* 1996;77:1133-5.

73. Patki P, Woodhouse J, Hamid R, et al. Lower urinary tract dysfunction in ambulatory patients with incomplete spinal cord injury. *J Urol* 2006;175:1784-7.

74. Tai C, Roppolo JR, de Groat WC. Spinal reflex control of micturition after spinal cord injury. *Restor Neurol Neurosci* 2006;24:69-78.

75. Curt A, Rodic B, Schurch B, et al. Recovery of bladder function in patients with acute spinal cord injury: significance of ASIA scores and somatosensory evoked potentials. *Spinal Cord* 1997;35:368-73.

76. Schurch B. The predictive value of plantar flexion of the toes in the assessment of neuropathic voiding disorders in patients with spine lesion at the thoracolumbar level. *Arch Phys Med Rehabil* 1999;80:681-6.

77. Wirz M, Dietz V. Concepts of aging with paralysis: implications for recovery and treatment. *Handb Clin Neurol* 2012;109:77-84.

78. McKinley WO, Seel RT, Hardman JT. Nontraumatic spinal cord injury: incidence, epidemiology and functional outcome. *Arch Phys Med Rehabil* 1999;80:619-23.

79. Yarkony GM, Roth EJ, Heinemann AW, et al. Spinal cord injury rehabilitation outcome: the impact of age. *J Clin Epidemiol* 1988;41:173-7.

80. Cifu DX, Seel RT, Kreutzer JS, et al. A multicenter investigation of age-related differences in lengths of stay, hospitalization charges, and outcomes for a matched tetraplegia sample. *Arch Phys Med Rehabil* 1999;80:733-40.

81. Almaguer W, Estupian B, Uwe Frey J, et al. Aging impairs amigdala-hippocampus interactions involved in hyppocampal LTP. *Neurobiol Aging* 2002;23:319-24.

82. Kempermann G, Gast D, Gage FH. Neuroplasticity in old age: sustained fivefold induction of hippocampal neurogenesis by long-term environmental enrichment. *Ann Neurol* 2002:52:135-43.

83. Cifu DX, Huang ME, Kolakowsky-Hayner SA, et al. Age, outcome, and rehabilitation costs after paraplegia caused by traumatic injury of the thoracic spinal cord, conus medullaris, and cauda equina. *J Neurotrauma* 1999;16:805-15.

84. Furlan JC, Fehlings MG. The impact of age on mortality, impairment, and disability among adults with acute traumatic spinal cord injury. *J Neurotrauma* 2009;26:1707-17.

85. Furlan JC, Bracken MB, Fehlings MG. Is age a key determinant of mortality and neurological outcome after acute traumatic spinal cord injury? *Neurobiol Aging* 2010;31:434-46.

86. Seel RT, Huang ME, Cifu DX, Kolakowsky-Hayner SA, et al. Age-related differences in length of stays, hospitalization costs, and outcomes for an injury-matched sample of adults with paraplegia. *J Spinal Cord Med* 2001;24:241-50.

87. Putzke JD, Barrett JJ, Richards JS, et al. Age and spinal cord injury: an emphasis on outcomes among the elderly. *J Spinal Cord Med* 2003;26:37-44.

88. New PW, Epi MC. Influence of age and gender on rehabilitation outcomes in nontraumatic spinal cord injury. *J Spinal Cord Med* 2007;30:225-37.

89. Jakob W, Wirz M, van Hedel HJ, et al. Difficulty of elderly SCI patients to translate motor recovery–"body function"–into daily living activities. *J Neurotrauma* 2009;26:2037-44.

90. DiGiovanna AG. Human ageing: biological perspectives. 2nd ed. New York, NY: McGraw-Hill; 2000.

91. Merati G, Sarchi P, Ferrarin M, et al. Paraplegic adaptation to assisted walking: energy expenditure during wheelchair versus orthosis use. *Spinal Cord* 2000;38:37-44.

92. Madersbacher G, Oberwalder M. The elderly para- and tetraplegic: special aspects of urological care. *Paraplegia* 1987;25:318-23.

93. Roth EJ, Lovell L, Heinemann AW, et al. The older adult with a spinal cord injury. *Paraplegia* 1992;30:520-5.

94. De Vivo MJ, Kartus PL, Rutt RD, et al. The influence of age at

time of spinal cord injury on rehabilitation outcome. *Arch Neurol* 1990;47:687-91.

95. New PW, Scivoletto G, Smith E, et al. International survey of perceived barriers to patient flow in spinal cord injury rehabilitation units. Spinal Cord 2013;51:893-7.

96. McKinley W, Santos K, Meade M, et al. Incidence and outcomes of spinal cord injury clinical syndromes. J Spinal Cord Med 2007;30:215-24.

97. Merriam WE, Taylor TKF, Ruff SJ, et al. A reappraisal of acute traumatic central cord syndrome. J Bone Joint Surg 1986;68B:708-13.

98. Roth EJ, Lawler MH, Yarkony GM. Traumatic central cord syndrome: clinical features and functional outcomes. *Arch Phys Med Rehabil* 1990;71:18-23.

99. Aito S, D'Andrea M, Werhagen L, et al. Neurological and functional outcome in traumatic central cord syndrome. *Spinal Cord* 2007;45:292-7.

100. Dvorak MF, Fisher CG, Hoekema J, et al. Factors predicting motor recovery and functional outcome after traumatic central cord syndrome: a long-term follow-up. *Spine* 2006;30:2303-11.

101. Newey ML, Sen PK, Fraser RD. The long-term outcome after central cord syndrome: a study of the natural history. *J Bone Joint Surg Br* 2000;82:851-5.

102. Tow AM, Kong KH. Central cord syndrome: functional outcome after rehabilitation. *Spinal Cord* 1998;36:156-60.

103. Brown-Sequard CE. Lectures on the physiology and pathology of the central nervous system and the treatment of organic nervous affections. *Lancet* 1868;2:593-5.

104. Roth EJ, Park T, Pang T, et al. Traumatic cervical Brown-Sequard and Brown-Sequard plus syndromes: the spectrum of presentations and outcomes. *Paraplegia* 1991;29:582-9.

105. Gentleman D, Harrington M. Penetrating injury of the spinal cord. *Injury* 1984;16:7-8.

106. Stahlman GC, Hanley EN. Surgical management of spinal injuries. In: Browner BD, Jupiter JB, Levine AM, et al., editors. Skeletal trauma. Philadelphia: WB Saunders; 1992. p. 837-60.

107. Wirz M, Zörner B, Rupp R, et al. Outcome after incomplete spinal cord injury: central cord versus Brown-Sequard syndrome. *Spinal Cord* 2010;48:407-14.

108. Pouw MH, van de Meent H, van Middendorp JJ, et al. Relevance of the diagnosis traumatic cervical Brown-Séquard-plus syndrome: an analysis based on the neurological and functional recovery in a prospective cohort of 148 patients. *Spinal Cord* 2011;49:307-12.

109. Bauer RD, Errico TJ. Cervical spine injuries. In: Errico TJ, Bauer RD, Waugh T, editors. Spinal trauma. Philadelphia (PA): *JB Lippincott*; 1991. p. 71-121.

110. Cheshire WE, Santos CC, Massey EW, Howard JE. Spinal cord infarction: etiology and outcome. *Neurology* 1996;47:321-30.

111. Bohlman HH. Acute fractures and dislocations of the cervical spine. An analysis of three hundred hospitalized patients and review of the literature. *J Bone Joint Surg* 1979;61A:1119-42.

112. Krause JS, Kemp B, Coker J. Depression after spinal cord injury: relation to gender, ethnicity, aging and socioeconomic indicators. *Arch Phys Med Rehabil* 2000;81:1099-109.

113. Krause JS, Sternberg M, Maides J, et al. Employment after spinal cord injury: differences related to geographic region, gender and race. *Arch Phys Med Rehabil* 1998;79:615-24.

114. DeVivo MJ, Hawkins LN, Richards JS, et al. Outcomes of post-spinal cord injury marriages. *Arch Phys Med Rehabil* 1995;76:130-8.

115. Shakelford M, Farley T, Vines CL. A comparison of women and men with spinal cord injury. *Spinal Cord* 1998;36:337-9.

116. Jackson AB, DeVivo MJ. Urologic long-term follow-up in women with spinal cord injuries. *Arch Phys Med Rehabil* 1992;73:1029-35.

117. Katz JN, Wright EA, Guadagnoli E, et al. Differences between

men and women undergoing major orthopedic surgery for degenerative arthritis. *Arthritis Rheum* 1994;37:687-94.

118. Scivoletto G, Morganti B, Molinari M. Sex related differences of rehabilitation outcomes of spinal cord lesion patients. *Clin Rehabil* 2004;18:709-13.

119. Greenwald BD, Seel RT, Cifu DX, et al. Gender-related differences in acute rehabilitation length of stay, charges and functional outcomes for a matched sample with spinal cord injury: a multicenter investigation. *Arch Phys Med Rehabil* 2001;82:1181-7.

120. New PW, Epi MC. Influence of age and gender on rehabilitation outcomes in non-traumatic spinal cord injury. *J Spinal Cord Med* 2007;30:225-37.

121. Sipski ML, Jackson AB, Gómez-Marín O, et al. Effects of gender on neurologic and functional recovery after spinal cord injury. *Arch Phys Med Rehabil* 2004;85:1826-36.

122. McKinley WO, Seel RT, Gadi RK, et al. Nontraumatic vs. traumatic spinal cord injury: a rehabilitation outcome comparison. *Am J Phys Med Rehabil* 2001;80:693-9.

123. Scivoletto G, Farchi S, Laurenza L, et al. Traumatic and non-traumatic spinal cord lesions: an Italian comparison of neurological and functional outcomes. *Spinal Cord* 2011;49:391-6.

124. Catz A, Goldin D, Fishel B, et al. Recovery of neurological function following nontraumatic spinal cord lesions in Israel. *Spine* 2004;29:2278-82.

125. Gupta A, Taly AB, Srivastava A, et al. Traumatic vs non-traumatic spinal cord lesions: comparison of neurological and functional outcome after inpatient rehabilitation. *Spinal Cord* 2008;46:482-7.

126. Ones K, Yilmaz E, Beydogan A, et al. Comparison of functional results in non-traumatic and traumatic spinal cord injury. *Disabil Rehabil* 2007;29:1185-91.

127. Ditunno JF. Point of view. *Spine* 2004;29:2283.

128. McKinley W, Sinha A, Ketchum J, et al. Comparison of rehabilitation outcomes following vascular-related and traumatic spinal cord injury. *J Spinal Cord Med* 2011;34(4):410-5.

129. McKinley WO, Huang ME, Tewksbury MA. Neoplastic vs. traumatic spinal cord injury: an inpatient rehabilitation comparison. *Am J Phys Med Rehabil* 2000;79:138-44.

130. Mckinley WO, Tewksbury MA, Mujteba NM. Spinal stenosis vs traumatic spinal cord injury: a rehabilitation outcome comparison. *J Spinal Cord Med* 2002;25:28-32.

131. Pouw MH, Hosman AJ, van Kampen A, et al. Is the outcome in acute spinal cord ischaemia different from that in traumatic spinal cord injury? A cross-sectional analysis of the neurological and functional outcome in a cohort of 93 paraplegics. *Spinal Cord* 2011;49:307-12.

132. Scivoletto G, Laurenza L, Mammone A, et al. Recovery following ischemic myelopathies and traumatic spinal cord lesions. *Spinal Cord* 2011;49:897-902.

133. Scivoletto G, Lapenna LM, Di Donna V, et al. Neoplastic myelopathies and traumatic spinal cord lesions: an Italian comparison of functional and neurologic outcome. *Spinal Cord* 2011;49:799-805.

134. Scivoletto G, Cosentino E, Mammone A, et al. Inflammatory myelopathies and traumatic spinal cord lesions: comparison of functional and neurological outcome. *Phys Ther* 2008;88:471-84.

135. Catz A, Greenberg E, Itzkovich M, et al. A new instrument for outcome assessment in rehabilitation medicine: Spinal Cord Injury Ability Realisation Measurement Index (SCI-ARMI). *Arch Phys Med Rehabil* 2004;85:399-404.

136. Aidinoff E, Benjamini Y, Galili T, et al. Non-linear formulas for the spinal cord injury ability realisation measurement index (SCI-ARMI). *Spinal Cord* 2012;50:324-7.

137. Scivoletto G, Glass C, Anderson KD, et al. An international age

and gender controlled model for the spinal cord injury ability realisation measurement index (SCI-ARMI). *Neurorehabil and Neural Repair* 2015;29(1):25-32.

138. Zörner B, Blanckenhorn WU, Dietz V, et al. Clinical algorithm for improved prediction of ambulation and patient stratification after incomplete spinal cord injury. *J Neurotrauma* 2010;27:241-52.

139. van Middendorp JJ, Hosman AJ, Donders AR, et al. A clinical prediction rule for ambulation outcomes after traumatic spinal cord injury: a longitudinal cohort study. *Lancet* 2011;377:1004-10.

140. van Middendorp JJ, Hosman AJ, Pouw MH, et al. Is determination between complete and incomplete traumatic spinal cord injury clinically relevant? Validation of the ASIA sacral sparing criteria in a prospective cohort of 432 patients. *Spinal Cord* 2009;47:809-16.

141. Yamashita Y, Takahashi M, Matsuno Y, et al. Acute spinal cord injury: magnetic resonance imaging correlated with myelopathy. *Br J Radiol* 1991;64:201-9.

142. Bozzo A, Marcoux J, Radhakrishna M, et al. The role of magnetic resonance imaging in the management of acute spinal cord injury. *J Neurotrauma* 2011;28:1401-11.

143. Bondurant FJ, Cotler HB, Kulkarni MV, et al. Acute spinal cord injury: a study using physical examination and magnetic resonance imaging. *Spine* 1990;15:161-8.

144. Flanders AE, Schaefer DM, Doan HT, et al. Acute cervical spine trauma: correlation of MR imaging findings with degree of neurologic deficit. *Radiology* 1990;177:25-33.

145. Flanders AE, Spettell CM, Tartaglino LM, et al. Forecasting motor recovery after cervical spinal cord injury: value of MR imaging. *Radiology* 1996;201:649-55.

146. Schaefer DM, Flanders AE, Osterholm JL, et al. Prognostic significance of magnetic resonance imaging in the acute phase of cervical spine injury. *J Neurosurg* 1992;76:218-23.

147. Marciello M, Flanders AE, Herbison GJ, et al. Magnetic resonance imaging related to neurologic outcome in cervical spinal cord injury. *Arch Phys Med Rehabil* 1993;74:940-6.

148. Ramón S, Domínguez R, Ramírez L, et al. Clinical and magnetic resonance imaging correlation in acute spinal cord injury. *Spinal Cord* 1997;35:664-73.

149. Sato T, Kokubun S, Rijal KP, et al. Prognosis of cervical spinal cord injury in correlation with magnetic resonance imaging. *Paraplegia* 1994;32:81-5.

150. Boldin C, Raith J, Fankhauser F, Haunschmid C, Schwantzer G, Schweighofer F. Predicting neurologic recovery in cervical spinal cord injury with postoperative MR imaging. *Spine* 2006; 31(5):554-559.

151. Andreoli C, Colaiacomo MC, Rojas Beccaglia M, et al. MRI in the acute phase of spinal cord traumatic lesions: Relationship between MRI findings and neurological outcome. *Radiol Med* 2005;110:636-45.

152. Kang JD, Figgie MP, Bohlman HH. Sagittal measurements of the cervical spine in subaxial fractures and dislocations. An analysis of two hundred and eighty-eight patients with and without neurological deficits. *J Bone Joint Surg Am* 1994;76:1617-28.

153. Hayashi K, Yone K, Ito H, et al. MRI findings in patients with a cervical spinal cord injury who do not show radiographic evidence of a fracture or dislocation. *Paraplegia* 1995;33:212-5.

154. Fehlings MG, Rao SC, Tator CH, et al. The optimal radiologic method for assessing spinal canal compromise and cord compression in patients with cervical spinal cord injury. Part II: results of a multicenter study. *Spine* 1999;24:605-13.

155. Miyanji F, Furlan JC, Aarabi B, et al. Acute cervical traumatic spinal cord injury: MR imaging findings correlated with neurologic outcome–prospective study with 100 consecutive patients. *Radiology* 2007;243:820-7.

156. Young JS, Dexter WR. Neurological recovery distal to the zone of injury in 172 cases of closed, traumatic spinal cord injury. *Paraplegia* 1979;16:39-49.

157. Kaplan PE, Rosen JS. Somatosensory evoked potentials in spinal cord injured patients. *Paraplegia* 1981;19:118-22.

158. Young W. Somatosensory evoked potentials (SEPs) in spinal cord injury. In: Schranml J, Jones SJ, editors. Spinal cord monitoring. Berlin: Springer-Verlag; 1985. p. 127-42.

159. Ziganow S. Neurometric evaluation of the cortical somatosensory evoked potential in acute incomplete spinal cord injuries. *Electroencephalogr Clin Neurophysiol* 1986;65:86-93.

160. Katz RT, Tolkeikis RJ, Knuth AE. Somatosensory-evoked and dermatomal-evoked potentials are not clinically useful in the prognostication of acute spinal cord injury. *Spine* 1991;16:730-5.

161. Aalfs CM, Koelman JHTM, Meyjes FEE, et al. Posterior tibial and sural nerve somatosensory evoked potentials: a study in spastic paraparesis in spinal cord lesions. *Electroencephalogr Clin Neurophysiol* 1993;89:437-41.

162. Jacobs SR, Yeaney NK, Herbison GJ, et al. Future ambulation prognosis as predicted by somatosensory evoked potentials in motor complete and incomplete quadriplegia. *Arch Phys Med Rehabil* 1995;76:635-41.

163. Curt A, Dietz V. Ambulatory capacity in spinal cord injury: significance of somatosensory evoked potentials and ASIA protocols in predicting outcome. *Arch Phys Med Rehabil* 1997;78:39-43.

164. Chabot R, York DH, Watts C, et al. Somatosensory evoked potentials evaluated in normal patients in spinal cord injured patients. *J Neurosurg* 1985;63:544-51.

165. York DH, Watts C, Raffensberger M, et al. Utilization of somatosensory evoked cortical potentials in spinal cord injury. *Spine* 1983;8:832-9.

166. Curt A, Dietz V. Traumatic cervical spinal cord injury: relation between somatosensory evoked potentials, neurological deficit and hand function. *Arch Phys Med Rehabil* 1996;77:48-53.

167. Curt A, Dietz V. Electrophysiological recordings in patients with spinal cord injury: significance for predicting outcome. *Spinal Cord* 1999;37(3):157-65.

第 27 章　团队式管理

Ruth Marshall , Nazirah Hasnan

学习目标

本章学习完成后,你将能够:

- 认识到团队式管理在脊髓损伤(SCI)管理中的重要性;
- 确定团队内的团队成员的角色和责任;
- 介绍团队式患者管理概念;
- 分析团队动态和沟通的重要性,以及如何利用这些来改进脊髓损伤团队式管理;
- 总结一个优秀团队的特点以及影响其发挥功能的障碍;
- 包括从急性期开始的团队式管理,随即进入康复阶段,然后进入向社区生活过渡阶段。

引言

综合管理在提高脊髓损伤(spinal cord injury,SCI)患者功能的独立性方面发挥着重要作用。为全面而有效地管理脊髓损伤后复杂的损伤和功能丧失,多学科的卫生专业人员需要共同努力,提供一个整体医疗连续体,从院前管理,到急性治疗阶段,到住院患者康复,以及出院后计划。依靠多方面的团队式管理使得不断发展的卫生保健系统能够满足患者对健康的身体、心理和社会方面不断变化的需求。

这种提供服务的方法有助于实现医疗改革的"三重目标",即改善患者的接诊、护理质量和成本效益[1]。团队式管理不仅有利于护理人员、医务人员和医疗体系,也有利于患者。这种方法已被证明可以有效减少误诊,增加治疗的及时性,并且可以减轻抑郁症状[2]。

一个团队能够取得超过任何单一个体的贡献的成果,并且不能由任何个体来单独地实现。因此,团队式管理应至少有两名成员,通常是更多的具有特定角色的成员,执行独立的任务,但他们有着共同的目标。

团队组成

在脊髓损伤患者的不同治疗阶段,多学科小组的组成是不同的。例如急性期队员可以包括:一名脊柱外科医生,一名脊髓损伤医生或全科医生,一名特护医生或呼吸科医师,急性脊髓损伤或重症监护护士,专科呼吸和急性脊柱物理治疗师,具有专业管理上肢水肿和夹板固定技能的作业治疗师,社会工作者,营养师,创伤心理学家。在治疗的康复阶段,小组成员几乎肯定会包括:一名脊髓损伤医生,他可能是康复医师或理疗医师;神经泌尿学医师;脊髓损伤专业的专科康复护士;脊柱物理治疗师(或在脊髓损伤治疗方面有专业技能的神经物理治疗师),他们具有水疗技术以及地上运动疗法,包括使用机器人步态辅助器械;运动生理学家,他们参与健康和残疾运动项目;作业治疗师,他们不仅具有帮助患者自我管理提高独立性的技能,并且开具坐姿处方,提供一次性的适应性帮助;社会工作者,帮助患者及家属;营养师;临床心理学家和神经心理学家;同伴咨询员;家庭成员和护理工作者;当然最重要的还有患者本人。医疗队还可能包括:上肢和手部重建外科医生,他们可以进行神经和肌腱转移;负责伤口处理的整形外科医生;伤口护理护士;呼吸内科医生;内分泌科医师;精神病专家;疼痛专家;等[3]。

记忆要点

- 依靠多学科的团队式管理,使不断发展的卫生保健系统能够解决身体、心理和社会方面的健康问题。

- 以团队为基础的管理有助于实现医疗改革的"三重目标",包括改善患者的接诊、治疗质量和成本效益。
- 在治疗的不同阶段,帮助 SCI 患者所需的团队组成是不同的。

优秀团队的好处

亨利·福特简明扼要地总结了团队合作带来的挑战和益处:"相遇是开始,共处是进步,合作是成功"。多学科团队为团队中的患者和卫生专业人员带来了许多好处。其中包括改善健康结局,提高满意度,更有效地利用资源,提高团队成员的工作满意度。多样化的知识和技能汇聚在一起,可以更快做出更有效的决策。不仅是接受这些服务的患者的实际花费可能会降低,医疗系统和/或社区的成本也会降低。

运行良好的团队中的卫生专业人员能够将患者及其家属视为一个整体,有着一系列的问题,而不是孤立的部位或器官(例如皮肤、手臂、腿)。这使得专业人员更人性化,对患者更好。患者及其家属发现,与多个孤立工作的健康专业人员进行交流相比,与一个团队进行交流更加容易。这为所有有关方面创造了一个"双赢"的局面,特别是对于患者及其家庭。

记忆要点

- 多学科团队的诸多好处包括:改善健康结果,提高患者满意度,更有效地利用资源,提高团队成员的工作满意度。
- 患者、卫生系统和/或社区的实际成本降低。

什么样的团队

术语"多学科"、"交叉学科"和"跨学科"越来越多地被用来定义"团队"。这三个词代表了多个学科在相同方面的不同参与程度[4-6]。

多学科团队

在一个多学科团队中,各专业人员分别以其专业

特定的目标来评估和治疗患者。患者在每个学科的进展都将通过文件和定期的团队会议来传达。团队会议在明确的权限和控制范围内进行,通常(但不总是)由主治医师领导。团队成员之间的横向交流可能相当有限(图 27.1)。

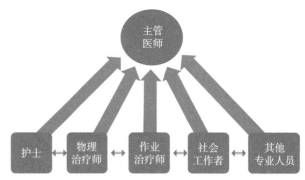

图 27.1 多学科团队

交叉学科团队

在一个交叉学科的团队中,各个专业人员分别以其专业特定的目标来评估和治疗患者。团队成员分享评估,并有共同的总体目标。每个学科的目标都统一到一个计划中。没有全面的负责人,因此由涉及整体管理计划的小组决策和小组负责。协调会议可由任何团队成员领导。横向沟通更好。患者也被认为是团队里积极的一员。每个学科的患者进展都是通过文件和定期的团队会议来传达的,但报告可能与目标而不是单独的学科有关(图 27.2)。交叉学科团队在住院脊髓损伤康复治疗中非常普遍。

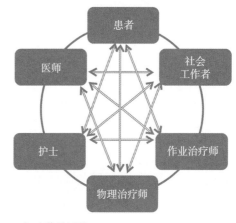

图 27.2 交叉学科团队

跨学科团队

在跨学科团队中,责任重叠,可以灵活地解决问题,并使团队成员更加相互依存。这一概念在新兴国

家得到广泛应用,尤其是在治疗专业人员数量不足和 /或缺乏时,因此会对各成员进行多学科的交叉培训,来谋求发展。该小组可能包括康复早期的家庭成员 /护理人员,通过在职培训方式(图 27.3)承担一些治疗和护理的角色。

通常,即使在专科脊髓损伤康复住院病房,也可以根据需要组成三种类型的小组。传统的多学科团队将有一些单一的专业人员在其专业技能范围内工作;然而,他们的许多工作将符合交叉学科团队的标准,因为他们正在紧密合作,与患者和团队的其他成员一起制定治疗目标,并努力实现这些商定的目标;那么就会出现真正的角色"模糊",责任和技能将会重叠,因此在跨学科团队中会出现更多的元素。

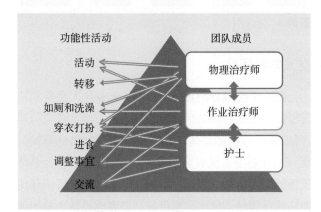

图 27.3　跨学科团队

记忆要点

- "多学科"、"交叉学科"和"跨学科"这些术语越来越多地被用来定义团队。
- 在一个多学科小组中,各专业人员分别评估和治疗患者的具体目标。团队会议由主管医师领导。团队成员之间的横向交流可能相当有限。
- 在一个交叉学科团队中,各专业人员分别依据具体目标评估和治疗患者。没有全面的负责人。横向交流更好。
- 在跨学科团队中,职责重叠,可以灵活地解决问题,并使团队成员更加相互依存。
- 即使在专科住院脊髓损伤康复治疗部门,团队通常可以发挥三种类型的功能并根据需要混合使用。

目标设定

脊髓损伤患者的目标可能因患者、家属和不同的专业人员而有所不同。但是,这些目标是由一整个团队设定的,并且由团队共同为患者进行工作。目标应该是具体的(Specific)、可衡量的(Measureable)、可实现的(Achievable)、现实的(Realistic)和时间依赖的(Time dependent),即 SMART 原则。

一个以患者为中心的流程被实施用于脊髓损伤患者的综合管理(图 27.4)[7]。患者由被确定为小组成员的不同专业人员进行评价和评估。以患者为目标确立问题。基于对患者的评估,通过患者和团队的共同目标来确立目标。根据短期和长期目标将这些目标进行优先排序。在团队成员参与的团队会议上将讨论与目标相匹配的治疗干预。特定目标的再评估过程是定期启动的。明确遇到的障碍并相应修改治疗计划。理想情况下,患者将参与设定和定期再次评估其目标。

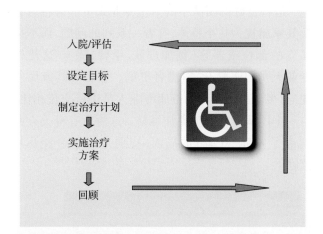

图 27.4　以患者为中心的流程

记忆要点

- 脊髓损伤患者、家属和专业人员的目标可能不同。
- 目标应该是具体的、可衡量的、可实现的、现实的和时间依赖的,即符合 SMART 原则。
- 符合目标的治疗干预措施在小组会议中进行讨论,并由小组成员实施。
- 理想情况下,患者将参与设定和定期评估其目标。

康复过程中关键团队成员的角色和责任

康复医生

脊髓损伤康复医师的角色和责任是诊断潜在的病理和损伤。他们负责临床评定、治疗和康复计划。他们还负责处方药物和非药物治疗，并评估对治疗的反应。他们的重要作用体现在确保患者能够很好地参与治疗，以及当患者有健康问题时为其设置安全的治疗界限或限制。这些可能包括：骨折不稳定或软组织损伤时要限制患者的某些活动，管理发热性疾病（例如尿路感染），以及告知患者正确地增加其治疗负荷，或在受伤后如何重获驾驶技能。医生还会经常与患者讨论其性功能和生育等问题。

康复科护士

康复护士负责处理和管控脊髓损伤患者的日常护理需求。伤口愈合和大小便的管理是他们的主要职责，但他们也会与患者讨论诸如性功能的问题。护士教会患者及其家属膀胱和肠道管理，经验丰富的脊髓损伤护士在这些方面往往非常熟练。他们还为患者及其家属提供情感支持。病房护士在治疗时间以外的康复活动中起着非常重要的作用，因为他们"全年无休"，从而允许甚至鼓励患者练习他们在康复治疗过程中学到的内容。

物理治疗师

物理治疗师评估患者在床上活动、转移、步态、轮椅移动以及上肢功能有关的活动障碍。他们评估躯体的障碍，包括呼吸功能减退、虚弱、痉挛、感觉减退、关节活动受限、姿势不佳和身体不适。他们负责制定与床上活动、转移、步态、轮椅移动和上肢功能相关的活动目标。他们可以发现和治疗那些限制达到活动目标的关键躯体障碍，并负责评价物理治疗的结果。他们拥有脊柱物理治疗技能、肌肉骨骼和疼痛管理物理治疗技能，这些技能是必需的，因为许多脊髓损伤患者会同时合并其他的损伤，或者如果是高龄的脊髓损伤患者，在其伤前已存在关节炎，这将增加其治疗的难度。

作业治疗师

作业治疗师负责评估脊髓损伤对患者的日常生活活动、重返工作、教育和 / 或休闲活动造成的影响。他们提供改善患者独立性的策略和环境适应方法。他们依靠患者在治疗中掌握的技能，使其能够独立地进行个人日常生活，并能够独立地使用工具。

举一个例子：物理治疗师可以帮助患者获得"长时间坐着"（即坐在床上并将腿放在他们前面）的良好平衡能力；那么作业治疗师就会教授患者如何利用这项新获得的技能来梳洗打扮自己；然后护理人员就会鼓励患者在病房中练习这些新的活动，但只是监护并提供必要的帮助，而并不是代替患者完成这些活动。

辅助技术人员

辅助技术人员旨在帮助残疾人选择、获取或使用辅助技术设备。他们通常具有康复工程或作业治疗的背景。在脊髓损伤病房，他们可能会参与分析脊髓损伤患者的技术需求，并帮助他们选择和使用自适应设备，并提出可能是"高科技"或"低科技"的解决方案。所提供的解决方案通常旨在加强患者的交流能力、活动能力，以及计算机的使用、接受教育和对环境的控制能力，从而使脊髓损伤患者能够完成以前无法完成或难以完成的任务，从而促进其独立性的提高。

运动生理学家 / 运动治疗师

一些脊髓损伤部门（spinal cord injury units, SCIU）已经把获得认证的运动生理学家或专业运动治疗师作为他们团队的成员，特别是在受伤后的康复和远期治疗阶段，以帮助评估和管理患者的长期运动问题。他们可以与物理治疗师、运动训练师和娱乐治疗师一起评估患者的健康状况并开具运动、健身和耐力项目的处方。

体育和娱乐治疗师

体育和娱乐治疗师可以成为扩展"SCIU"团队的重要成员，因为他们可以参与协助脊髓损伤患者，发展其在竞技体育、休闲运动和非运动娱乐活动方面新的兴趣和技能。他们通常接受过体育或残疾知识方面的特殊培训，同时也可能具有竞技运动或艺术和 / 或手工艺的背景。业余爱好活动被越来越多地认为是康复过程中的一个重要组成部分，因为它可以让脊髓损伤患者能够充分参与社区生活的各个方面。他们可以在接受更传统的康复治疗的同时，在当天和周末进行娱乐和体育活动，这不仅能够鼓励新发脊髓损伤的患者练习在治疗过程中学到的技能，而且还能够有机会发展新的娱乐和体育活动，这些新发展的娱乐和体育活动可以在完成密集的康复计划后继续进行。物理治师、职业治疗师、辅助技术人员和护理人员可以与体育或休闲治疗师讨论治疗目标，以便一起为脊髓损伤患者找到感兴趣的活动。像所有其他康复的组成部分一样，他们需要与患者一起设定现实的运动和/或娱乐目标，并在小组内进行讨论。

社会工作者

社会工作者促进患者的参与、重返社会，并为其提供社会支持。他们可以帮助患者解决个人和家庭问题，并提供有关一系列的实际服务（包括财务问题）信息和建议。他们还可以指导患者有关残疾人可以享受的福利、服务和援助。社会工作者可以告知患者教育和就业机会，以及向有关机构转介。根据患者的需要和家属的需要，他们可提供大量的支持，或者只是指出正确的方向。在脊髓损伤病房工作的社会工作者往往具有优秀的沟通技能，因为帮助那些在生活中遭受突如其来的巨大损失的人们，往往会面临多重的挑战，而他们也正是被这种挑战所吸引而来到这个环境中工作的。

营养学家

营养在达到和维持最佳健康方面起着重要的作用。良好的饮食习惯和营养可以帮助控制体重，维持皮肤完整性，帮助膀胱和肠道管理，并可以优化免疫系统功能。临床营养师提供营养评估、饮食教育和咨询，以及饮食治疗/管理。

良好的营养和饮食建议的重要性越来越得到认可，因为规避与营养不良有关的风险非常重要，特别是在脊髓损伤患者伤后早期（在急性和早期康复阶段）以及患有肥胖症的脊髓损伤患者。

心理学家

心理学家负责认知、感知和情感/行为问题的详细评估。他们制定策略并与患者、家属和其他卫生专业人员处理这些问题。临床心理学家与病房医生和护士的合作尤其密切。如果咨询和支持治疗（包括认知行为疗法）不足以处理患者的心理问题，可能会建议转诊给精神科医生。

神经心理学家在帮助患者和团队解决认知功能障碍方面也起着非常重要的作用，这种功能障碍只有在患者真正开始康复计划时才会显现出来。如果康复计划需要以特定的方式来帮助处理特定的缺陷，如听觉记忆力差或视觉空间障碍，神经心理学家可以指导团队，而不是患者。

朋辈咨询员

朋辈咨询员（有时候也被称为同伴支持者）同时也是脊髓损伤患者，同时拥有一些技能并且能够培训和理解患者，他们可以利用他们的学习经验帮助那些最近罹患脊髓损伤的人。他们经常在医院或家庭环境中与患者会面，给予支持，鼓励他们重返社会。他们可以为患者提供情感和实际的支持。他们帮助患者克服障碍，并通过分享经验，帮助他们确定问题是什么。

患者和家属/护理人员

患者和家属是任何团队式管理的重要团队成员。家属/护理人员为患者提供情感上的支持。患者可以在整个康复过程中关注自己治疗的进展，他们可以质疑进程或目标本身，来指导康复。患者和护理人员的教育是任何康复计划的重要组成部分。

记忆要点

- 脊髓损伤康复医师的角色和责任是诊断潜在的病理和损伤。
- 康复护士负责处理和监控脊髓损伤患者的日常护理需求。
- 脊髓损伤护士教会患者及其家属进行膀胱和肠道管理。
- 物理治疗师评估与床上活动、转移、步态、轮椅移动和上肢功能有关的活动障碍。
- 作业治疗师负责评估脊髓损伤对患者的日常生活活动、重返工作、教育和/或休闲活动造成的影响。
- 社会工作者促进患者的参与、重返社会，并为其提供社会支持。他们还可以指导患者获得残疾人可享受的福利、权利、服务和援助。
- 临床营养师提供营养评估、饮食教育和咨询，以及饮食治疗/管理。
- 心理学家负责认知、感知和情感/行为问题的详细评估。
- 同伴咨询员帮助患者克服障碍，并通过分享经验来帮助患者确定问题。
- 患者和家属是任何团队式管理的重要团队成员。家属/护理人员为患者提供情感上的支持。
- 患者和护理人员的教育是所有康复计划的重要组成部分。

优秀的团队

一个优秀团队包括以下几个因素：

- 团队成员的个人特征
- 团队的特点
- 沟通
- 领导力
- 团队会议

一个优秀的团队成员应该能够接受别人的异议和观点。他们能够相互依赖并且独立在团队中发挥作用，并能够与其他团队成员进行商谈。他们愿意冒险，愿意形成新的价值观、态度和看法。他们不得不经常忍受自己的想法被不断地审查和挑战，但接受这些是他们在团队中的角色的一部分。他们接受团队的关怀哲学理念，并且拥有个人特点和完整性。

通常，一个有效团队的工作气氛是非正式的、舒适的、轻松的。任务或目标都很好理解，并且许多讨论是所有人都积极参与的。大家互相倾听，分歧不会被压制。每个人都可以自由发表意见，批评经常出现，但坦率且相对自在。所有行动都会被清晰地制定和接受，领导班子会不时进行变更[8]。

良好的沟通是所有优秀团队的关键。它使大家能够共同努力，实现既定的目标。通过一些沟通策略和技巧可以将所有信息清楚地传达给所有团队成员，这些沟通策略和技巧是非常必要的，应当明确指出来。可能会有患者/家庭会议，初步与患者和家人沟通团队的目标，并更新进展，以寻求患者和家属对目标和护理计划更投入。应该召开正式的小组会议来回顾交叉学科的护理计划，并回顾和更新目标。

在一个真正的交叉学科团队中，领导和成员的职能被视为同义词。领导者帮助团队决定其目的和目标，专注于自己的工作过程，认识自己的资源并知道如何最好地利用它们，评估进展和发展，接受新的不同的想法，管理冲突，不仅从成功中学习经验，也从失败和挫折中学习教训。

团队会议是团队高效的关键。并没有一个具体的如何运行团队会议的模式。有些团队领导会不断轮转，以确保领导权力和相关的任务是共享的。但是，所有的会议都应该以患者/家庭为中心，要高效率，并且尊重所有的团队成员[9]。

记忆要点

- 一个优秀团队的质量取决于团队成员的个人特征、领导力、沟通和团队会议。
- 在团队会议中，气氛非正式、舒适、轻松。
- 通过一些沟通策略和技巧可以将所有信息清楚地传达给所有团队成员，这些沟通策略和技巧是非常必要的，应当明确指出来。

成为优秀团队的障碍

团队必须有一个内置的反馈机制，通过这个机制来持续监督自己并保持其有效性。以下可能是阻碍成为优秀团队的障碍：

- 自满
- 文化差异
- 疲劳
- 倦怠
- 团队成员反复变动
- 团队领导反复变动
- 团队结构不断变更
- 缺乏信息共享
- 缺乏时间
- 缺乏角色清晰定位
- 技术使用不当
- 培训不足或没有培训
- 沟通方式不断改变

这些障碍将导致团队运行不理想。这些障碍可以通过团队建设过程来解决。应该明确问题，然后所有成员都应该同意存在问题并加以解决。大家应该接受，解决问题是每个人的责任，最终的结果应该是增加团队成员之间更好的沟通，从而改善患者的康复进程[3,9]。

记忆要点

- 团队必须有一个内置的反馈机制，通过这个机制来持续监督自己并保持其有效性。
- 缺乏时间、团队领导反复变动、团队成员反复变动、自满、缺乏信息共享是成为一个优秀团队的障碍。

团队中存在的问题

团队中存在的问题包括员工满意度下降、团队分裂、效率低下、团队成员不敢说话而导致交接过程出现问题，从而使得不良事件风险增加。

> **记忆要点**
>
> - 消极信息可能对个人或整个团队非常不利。
> - 积极的信息和反馈是优秀团队运行的基础。
> - 个人和团队的价值需要得到认可和赞扬。
> - 提供正式和非正式的联合培训以及共同进行娱乐活动可以改善团队的运行。

团队协调员

团队协调员负责通过团队会议有效地调动团队，确保患者护理计划工作的完成。团队成员之间必须确定一个团队协调员，负责计划、安排和召开会议。团队协调员准备和分配会议议程，并确保议程得到遵守。他/她明确目的，并帮助团队确定目标。他/她确保将所有的团队职能分配给不同的团队成员。他/她会鼓励大家参与，提出追问以明确意见，并在团队成员不理解时重新说明。他/她总结不同的想法并组织讨论，并获得成员的首肯。他/她应该鼓励团队先完成一个议程项目，然后再转到下一个项目。这种领导岗位在现实中可能是非常艰难并且有时是孤独的。因此，协调员的角色可以由团队的几个高级成员共同担任，并且以特定任务为导向进行。

> **记忆要点**
>
> 团队协调员应当：
> - 明确委任（被成员认识）。
> - 负责团队领导工作和会议安排。
> - 明确团队目标。
> - 鼓励所有人参与。
> - 得到成员的首肯。
> - 可能是多个成员共同担任，或以特定任务为导向。

消极和积极信息

团队中的消极信息会对个人或整个团队产生非常不利的影响。最消极的信息之一是成绩得不到认可，或者个人抢夺团队的成就而获得个人荣誉。因此，认识到团队所有成员的价值并提供积极的反馈和赞扬是团队良好运行的基础。

提供不同学科的联合培训，在正式的教学会议或演讲中分享他们的专业知识，在工作场所内外分享休闲娱乐时光，实际上可以促进团队在工作中更好地工作，同时也有利于患者[10-12]。

> **记忆要点**
>
> 团队中的问题可能包括和/或导致：
> - 降低员工满意度。
> - 团队分裂。
> - 效率低下。
> - 交接问题。

患者安全

跨学科团队正在开展患者安全教育。职业教育和实践项目，如 Nelson 等人的"创造未来医疗保健团队"[13]（Creating the Health Care Team of the Future）中概述的，以及旨在改善团队内沟通的团队建设项目，实际上改善了患者安全，并改善了团队的工作方式。

结语

团队式管理是康复过程中最重要的因素之一，也是高质量管理的重要组成部分。多学科团队的角色从急性期开始，接着是康复阶段，然后是向社区生活过渡的阶段。应更有效地利用资源，从而改善患者的预后。患者是任何团队式管理不可分割的一部分。良好的团队互动和沟通是成功团队的关键。

康复是一个领域，无论是多学科、交叉学科、跨学科或混合的团队，他们必须运行良好，才能够帮助严重残疾的患者，如脊髓损伤的患者，达到最好的预后。沟通、交流和协作是一个优秀团队的标志。最优秀的团队往往是富有创造力的，会跳出框架思考，互相挑战使得团队本身和患者服务更好，并尽力确保沟通的公开和透明。如果一个团队的成员意识到发生了沟通障碍——即使是最好的团队也难免发生——他们会尽快通过重新建立沟通的桥梁来解决问题，从而立即降低伤害患者的风险，并确保获得最好的预后。

本章重点

- 以团队为基础的管理有助于实现医疗改革的"三重目标"，即改善患者接诊、医疗质量和成本效益。
- "多学科"、"交叉学科"和"跨学科"这些术语越来越多地被用来定义"团队"。
- 基于团队的脊髓损伤康复护理带来许多益处，包括改善预后、提高患者满意度、更有效地利用资源、提高团队成员的工作满意度。
- 帮助脊髓损伤者所需的多学科小组的组成在治疗的不同阶段是不同的。
- 通常，即使在脊髓损伤康复专科住院病房，这个团队也可以根据需要混合使用这三种类型。
- 脊髓损伤患者的目标可能因患者、家属和不同的

专业人员而有所不同。目标应该是具体的、可衡量的、可实现的、现实的和时间依赖的，即 SMART 原则。

- 理想情况下，患者将参与设定和定期评估其目标。
- 医生、康复护士、病房护士、物理治疗师、作业治疗师、社会工作者、朋辈咨询员、心理学家和家庭成员都是脊髓损伤康复团队的成员。
- 所有康复计划中，患者和护理人员的教育都是重要的组成部分。
- 一个团队是否优秀是根据团队成员的特点、领导力、沟通和团队会议决定的。
- 团队必须有一个内置的反馈机制，通过它不断监督自己，并保持其有效性。
- 缺乏时间、团队领导／成员反复变动、自满、缺乏信息共享可能会是阻碍形成优秀团队的阻碍。
- 团队成员之间必须确定一个团队协调员，负责计划、安排和召开会议。
- 团队中的负面信息会对个人或整个团队产生非常不利的影响。

（姚卜文　李涛　译　周谋望　校）

参考文献

1. Brown Levey SM, Miller B, deGruy FV. Behavioral health integration: An essential element of population based health care redesign. *Transl Behav Med* 2012;2:364-71.

2. Rittenhouse DR, Shortell SM. The patient-centered medical home: Will it stand the test of health reform? *JAMA* 2009;301:2038-40.

3. King JC, Nelson TR, Blankenship KJ, et al. Rehabilitation team function and prescriptions, referrals, and order writing. In: DeLisa JA, ed. Physical medicine and rehabilitation: principles and practice, 4th ed. Philadelphia, PA: Lippincott, Williams & Wilkins; 2005;1051-72; Chap 46.

4. Norrefalk JR. How do we define Multidisciplinary Rehabilitation? *J Rehabil Med* 2003;35:100-101.

5. Neumann V, Gutenbrunner C, Fialka-Moser V, et al. Interdisciplinary team working in physical and rehabilitation medicine. *J Rehabil Med* 2010;42:4-8.

6. Körner M. Interprofessional teamwork in medical rehabilitation: a comparison of multidisciplinary and interdisciplinary team approach. *Clin Rehabil* 2010;24:74.

7. Smits SJ, Falconer JA, Herrin J, et al. Patient-focused rehabilitation team cohesiveness in Veterans Administration hospitals. *Arch Phys Med Rehabil* 2003;84:1332-8

8. Nair KPS, Wade DT. Satisfaction of members of interdisciplinary rehabilitation teams with goal planning meetings. *Arch Phys Med Rehabil* 2003;84:1710-3

9. Weinstock M. Team-based care. *Hospitals & Health Networks* March 2010.

10. Moroz A, Prufer N, Rosen Z, et al. Important qualities in physiatrists: perceptions of rehabilitation team members and patients. *Arch Phys Med Rehabil* 2000;81:812-6.

11. Weller J, Thwaites J, Bhoopatkar H. Are doctors team players, and do they need to be? *N Z Med J* 2010;123:1310.

12. McGregor D, Cutcher-Gershenfeld J. The human side of enterprise. New York: McGraw-Hill; 1960:232-5.

13. Nelson S, Tassone M, Hodges BD. Creating the health care team of the future. Ithaca, New York: ILR Press; 2014.

第 28 章　神经源性肠道的管理

Srikumar V

学习目标

本章学习完成后,你将能够:

- 了解正常肠道的解剖、神经支配和功能;
- 对脊髓损伤患者肠道功能评估进行总结;
- 应用该知识提出适当的肠道治疗计划;
- 预测和处理与脊髓损伤肠道功能障碍有关的并发症。

引言

对脊髓损伤的患者而言,发自脊髓的支配结肠和肛门括约肌的外在神经被破坏了,这导致了神经源性肠道。神经源性肠道是脊髓损伤主要的并发症之一[1,2],对生活质量有不良影响[3,4]。它被称作为一个"改变生活"的损伤[5],肠道功能成为患者参与社会活动的阻碍[6]。许多研究表明在脊髓损伤的个体中,肠道护理和管理在健康相关的事宜中得到最优先的考虑[3,7]。

肠道的解剖和功能

肠道是消化系统的一部分,由胃幽门延伸到肛门;它又细分为小肠和大肠。回盲括约肌在小肠与大肠交界处,同时可防止肠内容物反流。大肠由盲肠、结肠、直肠和肛门组成。肛门括约肌在肛管末端,在控制排便中起重要作用。它由肛门内括约肌(增厚的环形平滑肌)和肛门外括约肌(环形横纹肌围绕内括约肌)构成。结肠由内在和外在神经支配,内在神经支配也被称为肠道神经系统,由奥尔巴赫神经丛(Auerbach's plexus,肌间)和迈斯纳神经丛(Meissner's plexus,黏膜下)组成。肠道神经系统的主要功能是协调肠壁运动。外在神经支配包括副交感、交感和躯体神经系统。副交感神经支配包括迷走神经,从食管到结肠脾曲,以及盆内脏神经(S_2~S_4),从结肠脾曲到肛管。交感神经支配包括上和下肠系膜神经(T_9~T_{12}),还有腹下神经(T_{12}~L_3)。阴部神经(S_2~S_4)组成躯体神经,支配肛门外括约肌和盆底。

正常肠道功能包括储存和吸收、推进、控制和排便。肠道重吸收水和电解质,分泌黏液来润滑排泄物。因此粪便是软的,有75%的水和25%的固体物质。粪便的推进主要靠肠壁的运动,受脊髓的影响很少。推进通过化学物质(激素和神经递质)、神经源性和肌源性机制完成[8],同时有肠反射的协助。肠反射包括胃 - 结肠反射、结肠 - 结肠反射和直肠 - 结肠反射,它们由机械或化学刺激引起[9]。交感活动抑制推进,副交感活动增加蠕动促进推进。控制由肛门内括约肌和耻骨直肠肌维持。交感神经(L_1~L_2)通过腰部结肠神经(腹下神经)增大肛门内括约肌张力[10],而粪便扩张直肠或刺激(直肠肛管抑制反射)减小肛门内括约肌张力。耻骨直肠肌形成的直肠锐角可以抑制粪便前进[11]。排便起源于自发无意识的直肠内粪便前进。粪便对直肠与耻骨直肠肌的牵扯,产生便意。肛门外括约肌自主收缩暂时维持粪便。排便由耻骨直肠肌和肛门外括约肌的松弛造成,蠕动推进和增加的腹内压协助排便[12]。

记忆要点

- 结肠的神经支配包括内在支配和外在支配。
- 结肠的外在神经支配包括:盆腔内脏神经(S_2~S_4;副交感神经),肠系膜上和下神经(T_9~T_{12};交感神经),腹下神经(L_1~L_3;交感神经),阴部神经(S_2~S_4;躯体神经)。

- 在脊髓损伤中,神经源性肠道是由失去脊髓的外在神经支配造成。
- 结肠的功能如推进、控制和排便因此受到影响。

神经源性肠道的病理生理

在脊髓损伤后,起初会出现脊髓休克,在这期间,由反射介导的排便活跃会减少[13]。接下来,研究显示脊髓损伤患者有如下表现:胃排空延迟、结肠通过时间延长[14]、结肠顺应性低[15]、直肠顺应性正常[16]、肛管静息压力正常[17]、直肠肛门失协调、肛门内括约肌松弛反射正常、肛门外括约肌压力低。

神经源性肠道分为两型,上运动神经元(upper motor neuron, UMN)肠道或反射性肠道和下运动神经元(lower motor neuron, LMN)肠道或反射消失性肠道[4,18]。上运动神经元肠道见于脊髓骶段以上的损伤。结肠壁张力增加,结肠通过时间延长,肛门括约肌紧张。然而,脊髓介导的直肠 - 结肠反射得以保留。这些患者的常见主诉包括便秘和粪潴留。下运动神经元肠道见于骶段和马尾的完全性损伤。结肠通过时间延长,导致粪便推进缓慢。肛门括约肌张力减退,直肠 - 结肠反射消失。这些患者的大多主诉包括便秘和失禁。

记忆要点

- 上运动神经元肠道源于脊髓骶段以上的损伤。
- 下运动神经元肠道见于骶段和马尾的完全性损伤。
- 肛门括约肌紧张和直肠 - 结肠反射保留是上运动神经元肠道的主要特点。
- 下运动神经元肠道中,肛门括约肌张力减退,直肠 - 结肠反射消失。

神经源性肠道的评估

肠道护理和管理的目标是可以规律地完全排出肠内容物,并减少胃肠道并发症[19,20]。为了实现这一目标,需要对肠道功能进行系统评估,它包含以下几点[5]:

- 细致的病史采集;
- 全面的体格检查;
- 功能评估。

由国际脊髓学会建立的国际脊髓损伤肠道功能数据集可用于评估、制定肠道护理计划和建立数据库(附录 81.1)[21,22]。

病史

发病前的排便习惯、现在肠道相关的症状、现在患者的肠道护理方式、药物使用情况、每日液体入量、饮食习惯包括纤维摄入和身体活动强度都应记录在评估中。发病前的排便习惯如泻药的依赖性,现有疾病如糖尿病、肠易激综合征、乳糖不耐受症和炎症性肠病,这些被视为可能影响结肠通过时间的因素,并且对肠道药物有影响。现有的困扰患者的症状如腹胀、排便困难、不自主排便、便秘、痔疮、食欲下降、腹痛和腹泻会被记录下来。患者当前接受的肠道护理、排便频率、大便性状(Bristol 分类法)[23]、排便感觉和控制力也要记录下来。不完全性损伤的患者可能会保留感知直肠充盈和收缩肛门外括约肌的能力。可能影响肠道活动和功能的药物必须记录(知识框 28.1、28.2)。抗生素可能改变肠道菌群,导致腹泻;抗胆碱类药物如奥昔布宁和麻醉剂会导致便秘。

知识框 28.1　导致便秘的常见药物列表

- 含铝或钙的抗酸剂
- 抗抑郁药(如:阿米替林)
- 抗精神病药物(如:氯氮平)
- 抗惊厥药物(如:氯硝西泮)
- 降压药(如:可乐定)
- 抗痉挛药(如:巴氯芬)
- 抗毒蕈碱类药(如:用于帕金森病治疗的苯托品,用于逼尿肌反射亢进的奥昔布宁)
- 钙剂
- 铁剂
- 阿片类药物(如:可待因、吗啡、曲马多)

知识框 28.2　导致腹泻的常见药物列表

- 抗生素
- 含镁的抗酸药
- 解热镇痛药
- 质子泵抑制剂
- 双醋瑞因
- 卡马西平

体格检查

进行全面的腹部检查、直肠检查和脊髓反射检查。体格检查的目的是确认和量化结肠和盆底功能障碍,筛查神经源性肠道的并发症,并形成基础的管理计划[11]。一个标准的腹部检查包括:视诊腹胀情况;浅触诊评估肌肉张力,深触诊评估肿大器官,粪便阻塞等;叩诊评估腹内气体情况;听诊肠鸣音。直肠检查一定不要落下,而且必须对 T_6 以上损伤的患者进行仔细检查,因为这可能导致自主神经反射异常(AD)。直肠感觉、张力、对括约肌和耻骨直肠肌的自主控制[24],直肠内粪便和并发症(如痔疮)应被注意。骶髓反射、肛门反射和球海绵体肌反射(提示 S_2~S_3 脊髓功能)在上运动神经元肠道中得以保留。肛门反射是接触或针刺肛周皮肤时引起肛门外括约肌收缩的反射。球海绵体反射是针刺龟头背部或按压阴蒂,引起球海绵体肌和肛门外括约肌收缩。如有必要,需进行相关检查。对于年龄超过 50 岁和腹泻的患者,应进行粪便检查[25]。对便秘和粪便嵌顿的患者要拍腹部 X 线平片[14];从腹部 X 线平片计算得到的 Starreveld 评分与 Leech 评分与结肠通过时间有较大关联[26]。

功能评估

评估阻碍肠道护理实施的因素是管理计划中的必须部分。这包括了评估认知、上肢功能、坐位平衡、痉挛状态、皮肤完整性、转移能力和使用浴室能力(可及性)。认知评估对于学习肠道护理,为护理者指引方向,懂得选择和做出适当的决定是很必要的。上肢肌力和协调性对实施独立的肠道护理有影响[27]。C_5 水平及以上损伤的患者对于肠道护理是完全依赖的,C_6/C_7 水平的患者可能能够独自进行肠道护理。可耐受 2 小时的坐位平衡是肠道护理成功的必要条件;否则肠道护理可能要在侧卧位进行。髋内收肌的痉挛会对肠道护理不利,肌肉痉挛增加了护理时跌落的风险。骶骨、尾骨或坐骨结节处的压疮会妨碍肠道护理。患者从床转移到轮椅再去卫生间的这一能力必须加以评估,而且为了让患者能使用浴室,可能需要对家里进行改造。

肠道计划和肠道护理

神经源性肠道的管理始于急性期护理,并持续终生。它由肠道程序和肠道护理组成[5,11]。肠道程序包括对液体、饮食、身体活动和药物的管理,从而达到可预期的肠道护理。肠道护理包括准备、体位摆放、检查大便、直肠刺激、排便完成后的识别和清理。有意思的是,许多神经源性肠道的管理仍然依靠反复试验,并且可能会出现差错,因为目前尚缺乏对具体干预措施的可靠证据[28]。

神经源性肠道管理的综述

肠道程序的目标是在 1 小时内完成肠道护理[19]。对于反射性肠道(UMN)来说,目标是每日或隔日排便。对于反射消失性肠道(LMN)来说,目标是每日或每日两次排便。对这两种而言,首先都要调整饮食、液体摄入或身体活动来达到排便的性状和规律一致[5],如果不能达到,则需口服泻药(在规律肠道护理的 8~12 小时之前)。在上运动神经元肠道和下运动神经元肠道管理中,一些辅助技巧如胃 - 结肠反射(在护理前 20~30 分钟吃饭或饮水)和腹部按摩可能会被应用。完成肠道护理可能需要机械刺激或对上运动神经元肠道使用栓剂,下运动神经元肠道使用手动疏通。在修改任何肠道程序前,建议维持 3~5 个周期[5]。肠道程序的建立可能需要数月(图 28.1)。

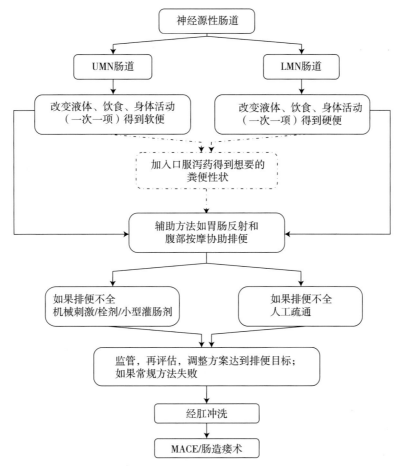

图 28.1　神经源性肠道的治疗综述

成功的肠道程序还需要包括患者和护理者教育、社会和情感支持、制定计划、定期监督、重新评估和修改。监测肠道活动的日期和时间、从直肠刺激到完成排便的时间、肠道护理的总时长、使用的刺激方法、使用的辅助措施、大便的性状和数量、药物不良反应、失禁或排泄中的困难[5]。如果保守治疗失败，考虑灌肠或手术干预。

液体

液体入量必须和膀胱管理相平衡。正常个体需要 0.25mL/kJ（1mL/Kcal）或 40mL/kg 体重的液体[29]。脊髓损伤的患者需要比正常量多 500mL/d。这是补偿由于结肠通过时间延长导致的水重吸收量增多[30]。由于大便 75% 是水，不能低估液体管理的重要性。

饮食

高纤饮食可能延长脊髓损伤患者的结肠通过时间。推荐摄入适量膳食纤维[31]。脊髓医学协会 1998 年[5]推荐每天不少于 15g 膳食纤维。纤维不可被消化，同时加速结肠通过时间。纤维摄入的个体化，监测膳食改变对大便性状（Bristol 分类法[23]）的影响并做相应调整，这些都是非常重要的[32]。

时间和频率

时间和频率必须充足，以避免慢性结直肠过度扩张。时间根据个人生活需要制定，最好安排在每天同一时间，并且摄入食物（胃 - 结肠反射协助排便）。排便的频率会随饮食、液体和体育活动而变化。在上运动神经元肠道中应每日或隔日排便，下运动神经元肠道中应每日或每日两次排便[33]。

药物

在改变饮食、液体或体育活动后仍不能改善肠道护理或便秘时，可使用药物。泻药是最有效的方法[34]。在计划肠道护理的 8~12 小时前给药。常用药物列在表 28.1 中。

表 28.1　神经源性肠道 / 便秘治疗药物

类别	药物	机制	备注
粪便成形剂	车前草 甲基纤维素（合成高分子）	难消化的固体,可维持水分,增加体积	需要充足水分,腹胀和胃肠胀气常见
粪便软化剂	多库酯钠	像清洁剂一样,加强水与粪便作用,使大便变软	长期使用丧失功效
润滑剂	矿物油	润滑肠道,减少水重吸收	多用于灌肠
渗透性泻药	聚乙二醇 硫酸镁 磷酸钠 乳果糖 甘油（栓剂）	将水吸收入结肠的离子或分子物质,维持血浆渗透压	FDA 提示超过推荐剂量的磷酸钠可导致严重脱水和血清电解质变化
刺激性泻药	比沙可啶	增加蠕动,改变水和电解质的分泌	通常避免长时间使用
促动力药	西沙必利 甲氧氯普胺	刺激蠕动	主要增加上消化道动力,用于重度便秘

记忆要点

- 液体
  - 由于结肠通过时间延长,相比正常个体的液体需要量增加。
- 膳食纤维
  - 从长远来看,可以帮助调整排便,达到理想的大便性状和频率,且便宜易得。
- 时间和频率
  - 规划并形成习惯,避免肠道过度扩张和社交尴尬。

环境改造和辅助设备

转移中的安全、肠道护理中个体舒适度、跌倒和压疮风险可以通过改造环境或应用辅助设备解决。根据评估,推荐使用的有：浴室设备如带护垫的标准化马桶、可增高的马桶、坐便椅和安全带,辅助设备如机械起重机、转换台、肠道刺激器和栓剂插入器[5]。避免使用便盆和纸尿裤[35]。

辅助措施

辅助措施有坐位前倾或侧卧位;摄入温水（刺激胃肠反射）、腹部按摩、俯卧撑和深呼吸也同样可以使用。由吃饭和喝温水引起的胃肠反射是一个普遍采用的方法[36]。这个反射可能会在脊髓损伤患者中保留

下来。它开始于 15 分钟内,持续一小时,摄入脂肪或蛋白餐时更显著。腹部按摩是另一个普遍应用的辅助措施。顺时针沿升结肠、横结肠、降结肠按摩,可以协助肠道疏通[37]。

记忆要点

- 改造环境和提供辅助设备是能够进行独立肠道护理的方法。

直肠刺激

直肠刺激是盆神经介导的直肠 - 结肠反射。对于 T_6 及以上脊髓损伤的患者需要谨慎进行,因为这些患者可能发生自主神经反射异常。有报道称在肠道护理过程中有 9% 的患者有可疑的自主神经反射异常[33]。直肠刺激可以是机械刺激或人工疏通,或用化学物质栓剂或小型灌肠剂。

机械刺激

机械刺激应用于上运动神经元肠道。机械刺激引起直肠 - 结肠反射,可增加降结肠的运动,还可以引起直肠 - 肛门反射,使得肛门内括约肌松弛。机械刺激是用一根戴手套后润滑的手指插入直肠然后轻轻旋转。15~20 秒后可有反应,每隔 5~10 分钟重复刺激,

直到排便完成。一项研究表明，35%~50% 的脊髓损伤患者依靠机械刺激[33]。

人工疏通

人工疏通应用于下运动神经元肠道[11]、脊髓休克[38]和粪便嵌顿的患者。约 56% 的受访者使用这种方法[38]。一根戴手套润滑过的手指插入直肠中，打碎并取出粪便。

栓剂

甘油、比沙可啶和 CO_2 是常用的栓剂。甘油给予温和的局部刺激和润滑，约 20 分钟起效。比沙可啶直接作用于结肠黏膜的接触性刺激，使得全结肠蠕动，聚乙烯二元醇制剂的比沙可啶比氢化植物油制剂的效果好[39]。产生二氧化碳的栓剂通过扩张结肠，引起排便反射，约 15 分钟起效。

小型灌肠剂

小型灌肠剂是运输大量液体到直肠的一种方法。它包括液体多库酯钠和软液体肥皂基中的甘油（含或不含苯佐卡因）[40]、生理盐水灌肠剂中的比沙可啶，以及高渗性磷粉灌肠剂[41]。House 和 Stiens[41]的研究表明聚乙二醇基比沙可啶（栓剂）和小型灌肠剂（多库酯钠甘油）同样有效，且它们都优于氢化植物油基比沙可啶。

> **知识要点**
>
> - 直肠刺激常用于上运动神经元肠道，从而引起生理性直肠 - 结肠反射。
> - 有机械刺激（手指）和化学刺激（栓剂 / 小型灌肠剂）两种，可以减少肠道护理的时间，但应注意自主神经反射异常的可疑患者（T_6 及以上损伤）。
> - 人工疏通在下运动神经元肠道中广泛应用。

神经源性肠道并发症

并发症随脊髓损伤的年龄和持续时间而增加。临床上，对于完全性 T_5 及以上脊髓损伤并发症的认知是困难的。最常见的并发症是食欲丧失[3,20,42,43]。其他常见并发症包括便秘（39%）、痔疮（36%）、腹胀（31%）、嵌顿、恶心、腹泻、排便延迟、失禁、腹痛、自主神经反射异常、肠梗阻、消化性溃疡、胃 - 食管反流、憩室病、腹水、穿孔和假性腹泻。

便秘

便秘症状包括大便干硬和肠道护理时间延长。对于脊髓损伤患者来说，便秘可能由于盆底出口梗阻、结肠无动力（结肠通过时间增加）、自发性巨结肠和梗阻性病变所致[5]。检查手段包括平片排除梗阻、钡剂灌肠发现梗阻性病变，或结肠镜检查发现结直肠癌。结肠通过时间的测量是通过服用一个带有不透明标记的胶囊，然后在第 1、3、5 天时分别进行腹部照片。当第 5 天时，如 20% 的标记仍然在结肠内，则诊断结肠无动力（慢通过性便秘）[44]。治疗便秘的第一步是改变饮食（纤维含量）、液体摄入和量化身体活动（知识框 28.1）。如果这些方法不奏效，可口服药物如容积性泻药或其他类（如软化剂）。然而，促动力药只能用于重度便秘。灌肠剂仍然是最后的手段（表 28.1）。

粪便嵌顿

粪便嵌顿源于粪便的逐渐累积。通常在上运动神经元肠道中，右半结肠嵌顿多见，下运动神经元肠道中，左半结肠嵌顿多见[43]。腹部触诊、直肠检查、腹部 X 线平片通常可以确诊粪便嵌顿[45]。远端嵌顿可用人工疏通解决。近端嵌顿可在排除肠梗阻后用刺激或渗透性泻药解决。油剂保留灌肠是一个替代方案[46]。

痔疮

痔疮是肛管内或外静脉丛的血管曲张造成，还可能与冗余的黏膜或肛周皮肤有关。症状包括疼痛、流血和黏液失禁。最好的方法是预防。软便和良好润滑的机械刺激可预防痔疮。治疗方法包括局部给予抗炎霜或栓剂[46]、硬化疗法、套扎术和痔切除术。

> **知识要点**
>
> - 并发症导致生活质量下降。
> - 适宜和早期进行肠道护理，定期检测可以帮助防止并发症发生。
> - 便秘

- 找寻病因;改变液体摄入、饮食或身体活动;
  使用口服药物或灌肠剂作为最后方案。
- 粪便嵌顿
  - 排除肠梗阻
- 痔疮
  - 软便和良好润滑的机械刺激可预防其发生。

手术方法和最新进展

对神经源性肠道的保守和药物治疗在 67% 的脊髓损伤人群中是有效的[47]。对于保守治疗失败的重度和慢性胃肠紊乱的患者,可考虑手术,如顺行灌肠(malone antegrade continence enema, MACE)和肠造瘘[48]。这些措施最好用于脊髓损伤后至少 12 个月的患者。其他相关的新型或少数方法包括生物反馈、电刺激腹壁肌肉、功能性磁刺激、经肛冲洗。

经肛冲洗是一个协助排便的方法,将水从肛门引入肠道,水量足以超过直肠。与机械刺激排便相比,经肛冲洗发生自主神经反射异常较少[49]。类型包括脉冲水冲洗系统和灌肠节制导管。脉冲水冲洗系统通过间断供应,快速脉冲的温水进入直肠,打碎粪块并刺激肠道蠕动[49]。灌肠节制导管是将一导管插入直肠,充气使导管在灌肠过程中固定[50]。完成灌肠后放气,拔出导管,排空肠内容物[51]。

在 MACE 中[52],阑尾被连接在腹壁上,并形成一个阀门使阑尾可以插入导管,同时避免粪便从里面漏出,从而形成一个阑尾造口。导管可以从瘘口进入完成灌肠,刺激肠蠕动。在肠造瘘术中,结肠被连接在腹壁上。在术前,提前与患者沟通式和身体形象问题是必要的。这是一个安全[53]且有效的方法,提高了生活质量,并减少了肠道护理的时间[54,55]。造瘘指征包括压疮污染、持续的盆腔脓毒症、痔出血、影响社会活动的粪便外漏。结肠活动无力时做回肠造口术,直肠 - 乙状结肠延迟做降结肠末端造口术,大便失禁做乙状结肠造口术。推荐左半结肠造口术,因为它保留了肠黏膜因而能够吸收水分,防止脱水的发生,粪便中水更少,排泄频率更低[56]。并发症包括改道

性结肠炎、肠梗阻、瘘口缺血、缩回、脱出、瘘口疝和瘘道的发生[57,58]。最常见的是直肠黏液排出和造瘘后问题[55]。

生物反馈在直肠感觉存在、肛门外括约肌能自主收缩时是有效的;它对脊髓损伤人群的作用还没有得到有力证实[59,60]。对四肢瘫患者的腹壁肌肉进行电刺激,可见肠道管理得到改善。在这个过程中,在脊髓损伤患者平脐位置绑一内含电极的腹带[61]。功能性磁刺激可能减少结肠通过时间,刺激被置于 T_9 和 L_3 脊髓节段,这基于 Faraday 定律——使用设备引入磁场,产生电流刺激外周神经[62-64]。骶神经前根刺激最初用于膀胱管理,并且在顽固性便秘患者中疗效显著[65]。

知识要点

- 当常规方法无效时,经肛冲洗是个有用的替代选择。
- 在仔细考量后可使用手术治疗。
- 有选择地对患者进行肠造瘘术,可提高他们的生活质量。

本章重点

- 在脊髓损伤的患者中,神经源性肠道(失去外在神经支配)需要得到最优先的考虑。
- 基于损伤平面,脊髓损伤的患者分为上运动神经元肠道和下运动神经元肠道。
- 便秘、大便通过不能和失禁是最常见的主诉。
- 综合评估(病史、体格检查、功能)是管理的基础。
- 多数管理策略建立在反复试验和试错的基础上。
- 目标是达到规律的、可预测的、完全的排便。
- 可调整液体摄入、膳食纤维和身体活动来实现目标。
- 当初级干预失败时,可使用口服泻药。
- 辅助措施、直肠刺激和机械疏通可协助肠道护理。
- 定期监管,早期识别并发症。
- 手术如肠造瘘术可改善特定患者的生活质量。

(张之良 李涛 译 周谋望 校)

参考文献

1. Stone JM, Nino-Marcia M, Wolfe VA, Perkash I. Chronic gastrointestinal problems in spinal cord injury patients: a prospective analysis. *Am J Gastroenterol* 1990a;85:1114-9.

2. Han TR, Kim JH, Kwon BS. Chronic gastrointestinal problems and bowel dysfunction in patients with spinal cord injury. *Spinal Cord* 1998;36(7):485-90.

3. Glickman S, Kamm MA. Bowel dysfunction in spinal-cord-injury patients. *Lancet* 1996 15;347(9016):1651-3.

4. Emmanuel A. Managing neurogenic bowel dysfunction. *Clin Rehabil* 2010;24(6):483-8.

5. Spinal Cord Medicine Consortium. Clinical practice guidelines: neurogenic bowel management in adults with spinal cord injury. Spinal Cord Medicine Consortium. *J Spinal Cord Med* 1998;21(3):248-93.

6. Frisbie JH, Tun CG, Nguyen CH. Effect of enterostomy on quality of life in spinal cord injury patients. *J Am Paraplegia Soc* 1986;9(1-2):3-5.

7. Anderson KD. Targeting recovery: priorities of the spinal cord-injured population. *J Neurotrauma* 2004;21(10):1371-83.

8. Bassotti G, Germani U, Morelli A. Human colonic motility: physiological aspects. *Int J Colorectal Dis* 1995;10(3):173-80.

9. Sarna SK. Physiology and pathophysiology of colonic motor activity (1). *Dig Dis Sci* 1991;36(6):827-62.

10. Schweiger M. Method for determining individual contributions of voluntary and involuntary anal sphincters to resting tone. *Dis Colon Rectum* 1979;22:415-6.

11. Stiens SA, Bergman SB, Goetz LL. Neurogenic bowel dysfunction after spinal cord injury: clinical evaluation and rehabilitative management. *Arch Phys Med Rehabil* 1997;78(Suppl. 3):S86-102.

12. Brading AF, Ramalingham T. Mechanisms controlling normal defecation and the potential effects of spinal cord injury. In: Weaver LC, Polosa C, editors. Progress in brain research. Elsevier; 2006. p. 345-58.

13. Atkinson PP, Atkinson JLD. Spinal shock [Review]. *Mayo Clin Proc* 1996;71:384-9.

14. Nino-Murcia M, Stone JM. Colonic transit in spinal cord-injured patients. *Invest Radiol* 1990;25(2):109-12.

15. Glick ME, Meshkinpour H, Haldeman S, Hoehler F, Downey N, Bradley WE. Colonic dysfunction in patients with thoracic spinal cord injury. *Gastroenterology* 1984;86(2):287-94.

16. MacDonagh R, Sun WM, Thomas DG, Smallwood R, Read NW. Anorectal function in patients with complete supraconal spinal cord lesions. *Gut* 1992;33(11):1532-8.

17. Frenckner B. Function of the anal sphincters in spinal man. *Gut* 1975;16(8):638-44.

18. Singal AK, Rosman AS, Bauman WA, Korsten MA. Recent concepts in the management of bowel problems after spinal cord injury. *Adv Med Sci* 2006;51:15-22.

19. Davis A, Nagelhout MJ, Hoban M, Barnard B. Bowel management: a quality assurance approach to upgrading programs. *J Gerontol Nurs* 1986;12(5):13-7.

20. Kirk PM, King RB, Temple R, Bourjaily J, Thomas P. Long-term follow-up of bowel management after spinal cord injury. *SCI Nurs* 1997;14(2):56-63.

21. Krogh K, Perkash I, Stiens SA, Biering-Sørensen F. International bowel function basic spinal cord injury data set. *Spinal Cord* 2009;47(3):230-4.

22. Krogh K, Perkash I, Stiens SA, Biering-Sørensen F. International bowel function extended spinal cord injury data set. *Spinal Cord* 2009;47(3):235-41.

23. Heaton KW, Radvan J, Cripps H, Mountford RA, Braddon FE, Hughes AO. Defecation frequency and timing, and stool form in the general population: a prospective study. *Gut* 1992;33(6):818-24.

24. Wyndaele JJ, Van Eetvelde B. Reproducibility of digital testing of the pelvic floor muscles in men. *Arch Phys Med Rehabil* 1996;77(11):1179-81.

25. Winawer S, Fletcher R, Rex D, et al. Colorectal cancer screening and surveillance: clinical guidelines and rationale-update based on new evidence. *Gastroenterology* 2003;124(2):544-60.

26. Park HJ, Noh SE, Kim GD, Joo MC. Plain abdominal radiograph as an evaluation method of bowel dysfunction in patients with spinal cord injury. *Ann Rehabil Med* 2013;37(4):547-55.

27. Berkowitz M, Harvey C, Greene CG, et al. The economic consequences of traumatic spinal cord injury. New York: Demos; 1992.

28. Coggrave M, Norton C, Cody JD. Management of fecal incontinence and constipation in adults with central neurological diseases. *Cochrane Database Syst Rev* 2014;1:CD002115.

29. National Research Council. Water and electrolytes. Recommended dietary allowances. 10th ed. Washington DC: National Academy Press; 1989. p. 249.

30. Guthrie H, Picciano MF. Water and electrolysis. In: Human nutrition. St. Louis (MO): Mosby-Year Book, Inc.; 1995. p. 261-73.

31. Cameron KJ, Nyulasi IB, Collier GR, Brown DJ. Assessment of the effect of increased dietary fibre intake on bowel function in patients with spinal cord injury. *Spinal Cord* 1996;34(5):277-83.

32. Multidisciplinary Association of Spinal Cord Injured Professionals. Guidelines for management of neurogenic bowel dysfunction in individuals with central neurological conditions. 2012. http://www.mascip.co.uk/guidelines.aspx.

33. Coggrave M. Neurogenic continence. Part 3: bowel management strategies. *Br J Nurs* 2008;17(15):962-8.

34. Tramonte SM, Brand MB, Mulrow CD, Amato MG, O'Keefe ME, Ramirez GJ. The treatment of chronic constipation in adults. A systematic review. *J Gen Intern Med* 1997;12(1):15-24.

35. Staas WE, Jr, DeNault PM. Bowel control. *Am Fam Phys* 1973;7(1):90-100.

36. Connell AM, Frankel H, Guttman L. The motility of the pelvic colon following complete lesions of the spinal cord. *Paraplegia* 1963;1:98-115.

37. Longo WE, Ballantyne GH, Modlin IM. The colon, anorectum, and spinal cord patient. A review of the functional alterations of the denervated hindgut. *Dis Colon Rectum* 1989;32(3):261-7.

38. Grundy D, Swain A. ABC of spinal cord injury. 4th ed. UK: BMJ Books.;2002.

39. Stiens SA. Reduction in bowel program duration with polyethylene glycol based bisacodyl suppositories. *Arch Phys Med Rehabil* 1995;76(7):674-7.

40. House JG, Stiens SA. Pharmacologically initiated defecation for persons with spinal cord injury: effectiveness of three agents. *Arch Phys Med Rehabil* 1997;78(10):1062-5.

41. Saltzstein RJ, Quebbeman E, Melvin JL. Anorectal injuries incident to enema administration. A recurring avoidable problem. *Am J Phys Med Rehabil* 1988;67(4):186-8.

42. Coggrave M, Norton C, Wilson-Barnett J. Management of neurogenic bowel dysfunction in the community after spinal cord injury: a postal survey in the United Kingdom. *Spinal Cord* 2009;47:323-30.

43. Gore RM, Mintzer RA, Calenoff L. Gastrointestinal complications of spinal cord injury. *Spine (Phila Pa 1976)* 1981;6(6):538-44.

44. Ducrotte P, Rodomanska B, Weber J, et al. Colonic transit time of radiopaque markers and rectoanal manometry in patients complaining of constipation. *Dis Colon Rectum* 1986;29(10):630-4.

45. Wrenn K. Fecal impaction. *N Engl J Med* 1989;321(10):658-62.

46. Kubalanza-Sipp D, French E. Establishing and maintaining

elimination. In: Rehabilitation nursing procedures manual. Rockville (MD): Aspen; 1990. p. 128.

47. Furlan JC, Urbach DR, Fehlings MG. Optimal treatment for severe neurogenic bowel dysfunction after chronic spinal cord injury: a decision analysis. *Br J Surg* 2007;94:1139-50.

48. Krassioukov A, Eng JJ, Claxton G, Sakakibara BM, Shum S. Neurogenic bowel management after spinal cord injury: a systematic review of the evidence. *Spinal Cord* 2010;48:718-33.

49. Faaborg PM, Christensen P, Krassioukov A, Laurberg S, Frandsen E, Krogh K. Autonomic dysreflexia during bowel evacuation procedures and bladder filling in subjects with spinal cord injury. *Spinal Cord* 2014;52(6):494-8.

50. Puet TA, Jackson H, Amy S. Use of pulsed irrigation evacuation in the management of the neuropathic bowel. *Spinal Cord* 1997;35:694-9.

51. Christensen P, Kvitzau B, Krogh K, Buntzen S, Laurberg S. Neurogenic colorectal dysfunction– use of new antegrade and retrograde wash-out methods. *Spinal Cord* 2000;38:255-61.

52. Malone PS, Ransley PG, Kiely EM. Preliminary report: the antegrade continence enema. *Lancet* 1990;336:1217-8.

53. West JR, Mohiuddin SA, Hand WR, Grossmann EM, Virgo KS, Johnson FE. Surgery for constipation in patients with prior spinal cord injury: the Department of Veterans Affairs experience. *J Spinal Cord Med* 2013;36(3):207-12.

54. Munck J, Simoens Ch, Thill V, Smets D, Debergh N, Fievet F, Mendes da Costa P. Intestinal stoma in patients with spinal cord injury: a restrospective study of 23 patients. *Hepato-Gastroenterology* 2008;55:2125-9.

55. Coggrave MJ, Ingram RM, Gardner BP, Norton CS. The impact of stoma for bowel management after spinal cord injury. *Spinal Cord* 2012;50(11):848-52.

56. Safadi BY, Rosito O, Nino-Mursia, Wolfe VA, Perkash I. Which stoma works better for colonic dysmotility in spinal cord injured patients? *Am J Surg* 2003;186:437-42.

57. Lai JM, Chuang TY, Francisco GE, Strayer JR. Diversion colitis: a cause of abdominal discomfort in spinal cord injury patients with colostomy. *Arch Phys Med Rehabil* 1997;78(6):670-1.

58. Arun H, Ledgerwood A, Lucas CE. Ostomy prolapse in paraplegic patients: etiology, prevention, and treatment. *J Am Paraplegia Soc* 1990;13(2):7-9.

59. Cerulli MA, Nikoomanesh P, Schuster MM. Progress in biofeedback conditioning for fecal incontinence. *Gastroenterology* 1979;76(4):742-6.

60. MacLeod JH. Biofeedback in the management of partial anal incontinence: a preliminary report. *Dis Colon Rectum* 1979;22(3):169-71.

61. Korsten MA, Fajardo NR, Rosman AS, Creasey GH, Spungen AM, Bauman WA. Difficulty with evacuation after spinal cord injury: colonic motility during sleep and effects of abdominal wall stimulation. *J Rehabil Res Dev* 2004;41:95-9.

62. Tsai PY, Wang CP, Chiu FY, Tsai YA, Chang YC, Chuang TY. Efficacy of functional magnetic stimulation in neurogenic bowel dysfunction after spinal cord injury. *J Rehabil Med* 2009;41:41-7.

63. Lin VW, Nino-Murcia M, Frost F, Wolfe V, Hsiao I, Perkash I. Functional magnetic stimulation of the colon in persons with spinal cord injury. *Arch Phys Med Rehabil* 2001;82:167-73.

64. Lin VW, Kim KH, Hsiao I, Brown W. Functional magnetic stimulation facilitates gastric emptying. *Arch Phys Med Rehabil* 2002;83:806-10.

65. Binnie NR, Smith AN, Creasey GH, Edmond P. Constipation associated with chronic spinal cord injury: the effect of pelvic parasympathetic stimulation by the Brindley stimulator. *Paraplegia* 1991;29:463-9.

第 29 章　神经源性膀胱的管理

Jean Jacques Wyndaele, Guido Del Popolo, Apichana Kovindha,
Jürgen Pannek, Jens Wöllner

学习目标

本章学习完成后,你将能够:

- 学会脊髓损伤后尿道功能障碍的流行病学和病理生理学;
- 学会脊髓损伤所致泌尿功能障碍的管理法则;
- 鉴别不同损伤节段和完全程度脊髓损伤所对应的神经源性膀胱类型;
- 了解泌尿系统诊断的检查有哪些,以及它们在整个诊断层面的临床价值和地位;
- 学会保守治疗技术、指南以及预期结局;
- 学会不同类型非保守治疗方法的相关知识;
- 学会终身都要进行的随访方法;
- 理解对所有相关内容进行教育的重要性。

引言

数十年以前,肾衰竭是导致脊髓损伤(spinal cord injury, SCI)患者死亡的首要原因。随着治疗水平的不断提高,这种状况在逐渐改善,但是尿道问题的风险仍然较高,而且并发症频发,是导致再入院和增加经济负担的主要原因(第 53 章)。

有一些原因可以解释为什么治疗方法的改进可以改善泌尿系统的结局:膀胱功能是包括肾脏的关键;泌尿系统的压力是非常重要的因素;SCI 发生之日起就该对泌尿系统进行最佳地管理;膀胱的充盈和排空同等重要。

流行病学和病理生理学

脊髓损伤的原因可能各不相同,所以其流行病学特点在世界范围内也各不相同[1]。有很少的患者会保留完整的下尿路(lower urinary tract, LUT)功能以及正常的排尿功能[2]。迄今为止,大多数患者会有神经源性下尿路功能障碍(neurogenic LUT dysfunction, NLUTD),需要特殊的管理[3]。

肾脏不分昼夜地产生尿液。但排尿的多少是不一定的,比如它是受抗利尿激素的水平决定的。尿液通过输尿管以最小 1mL/min 到最大 5~10mL/min 的速度向膀胱输送,这种输送是由输尿管的低压蠕动(节律性收缩)引发的。膀胱的储尿也是低压状态的,直到发生尿液的排出(排尿、漏尿和导尿)。整个过程是受自主神经控制的。

LUT 的神经支配复杂(图 29.1),包括外周交感、副交感和躯体神经,各自作用不同(表 29.1),受中枢调控来整合日常生活中的 LUT 功能。如果神经支配受损,那么由此导致的逼尿肌(膀胱的肌肉)和括约肌功能障碍是由神经损伤的位置和完全程度决定的。

脊髓损伤后神经源性膀胱的类型

传统的神经泌尿病理分为上运动神经元损伤——骶上脊髓损伤,以及下运动神经元损伤——骶髓或骶髓以下(马尾和周围神经)的区域损伤。

骶上脊髓损伤

当损伤位于脑桥远端的脑干时,典型表现是神经源性逼尿肌过度活动(neurogenic detrusor overactivity, NDO)以及逼尿肌和括约肌的协同丧失[即逼尿肌括约肌协同失调(detrusor sphincter dyssynergia, DSD)]。

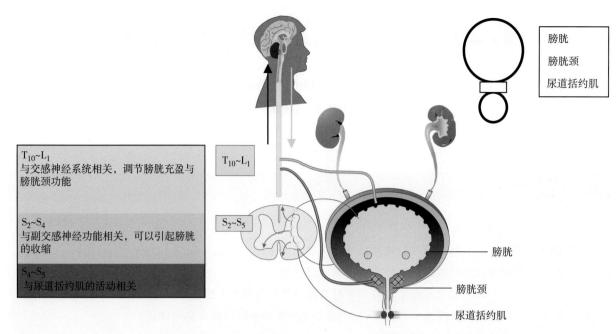

图 29.1 LUT 功能相关的神经支配图示：它贯穿整个神经系统，从大脑到整个脊髓以及不同的周围神经（T_{10}~L_1 的交感神经、S_2~S_4 的副交感神经、S_3~S_5 的躯体神经）。充盈期的调控正常情况下发生于脑干。排尿感来源于感觉皮层。排尿受脑干调节，需要逼尿肌收缩和括约肌舒张的协调

表 29.1 主要 LUT 功能相关的神经系统概览

	交感神经 T_{10}~L_1	副交感神经 S_2~S_4	躯体神经 S_3~S_5
膀胱	−	+	
膀胱颈	+	−	
尿道外括约肌	动物实验	动物实验	+
盆底肌			+

这意味着充盈期膀胱逼尿肌会发生不能控制的收缩，与此同时，尿道括约肌也会收缩关闭，导致流出道梗阻（图 29.2）。这个反射活动是由脊髓反射通路介导的。尿失禁可能是由 NDO 引发的，但可能也会伴发 DSD 导致的尿潴留。如果损伤是完全性的，那么排尿的随意脊髓上控制就会丧失。

研究发现新的功能包含了不同的传入纤维（正常情况下 C 纤维处于静息状态）。C 纤维从化学敏感转变为机械敏感的机制尚不清楚。在动物实验中，膀胱传入神经元的体积变大，尿流改道阻止的变化，可能是由神经生长因子介导的。还有兴奋性的变化是由钠通道从高阈值敏感通道变为低阈值敏感通道的表达变化介导的。

膀胱的收缩往往比较差，因为其失去了中枢的控制。非特异性刺激，比如碰触腰骶部皮肤，就可以引发反射活动。排尿反射的随意性抑制也丧失了。一些膀胱的感觉可能还会存在。T_{10}~L_1 节段损伤的患者通常会有膀胱颈关闭不全，而开放的膀胱颈会导致尿失禁。

骶段圆锥损伤

在骶段脊髓，中间外侧核是副交感神经性的，它的损伤会导致逼尿肌无反射，由此引发的尿潴留会造成充溢性尿失禁。

Onuf 核位于骶髓前角内侧，包含着运动核。此结构损伤会影响括约肌和盆底肌群，因此可能会导致压力性尿失禁。阴部神经损伤会增加尿失禁的风险。同样的结果可能源于马尾神经损伤，或包含阴部神经的外周神经损伤。逼尿肌可能是活动低下的或迟缓的，同时外括约肌也是瘫痪的。这些损伤也会导致多种感觉障碍（图 29.3）。

这个示意图做出了很好的概括，但是必须要认清的是，LUT 功能障碍是具有特异性和个体化的，需要针对特异性的诊断制定个性化的治疗方案。许多不同的逼尿肌和括约肌功能障碍组合可以被发现。

最常见的是逼尿肌过度活动伴逼尿肌 - 括约肌协同失调、膀胱过度活动伴括约肌松弛、迟缓性膀胱伴括约肌痉挛，以及膀胱和括约肌同时迟缓。

记忆要点

● 神经源性下尿路功能障碍在不同脊髓损伤患者中具有特异性，因此应基于正确的诊断来制定个性化的治疗方案。

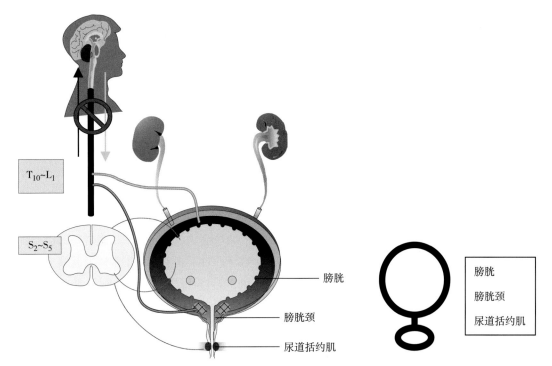

图 29.2　骶上脊髓损伤,如果是完全性的,会导致失去中枢控制的、不协调的,但是反射性的主动的 LUT,丧失正常的排尿急迫感。逼尿肌过度活动和逼尿肌括约肌协同失调比较频发。如果损伤累及 $T_{10} \sim L_1$ 水平的脊髓,那么膀胱颈也会丧失其关闭功能

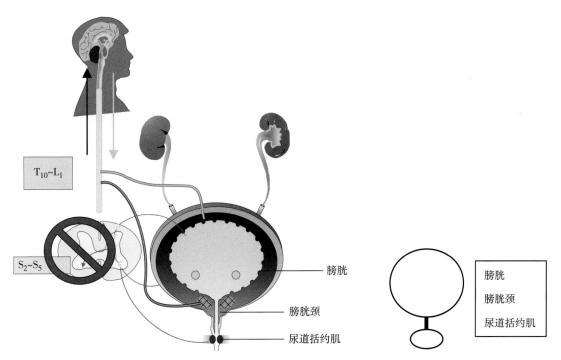

图 29.3　骶髓 - 马尾神经损伤导致膀胱和尿道括约肌失神经支配。膀胱无收缩,也无排尿的急迫感。如果交感神经无损伤的话,那么膀胱颈仍具功能

诊断

每位患者恰当的个性化治疗方案制定都需要特异性的临床和诊断性数据。诊断性检查的数量和程度，何时进行检查，以及是否需要重复进行某些检查，取决于神经源性膀胱的类型和患者的具体情况，也取决于患者所处的治疗环境：急性期病房、专业脊髓医疗单元，以及门诊。

> **记忆要点**
>
> - 诊断的过程需要评估患者的具体情况、神经系统受累的情况，以及神经损伤影响下尿路功能的方式。

基本检查

大多数的临床病例都会涉及以下诊断内容：病史、临床检查、实验室检查，以及基于不同治疗时期的技术性检查（表 29.2）。

患者的病史

评估应该从患者的一般情况开始：年龄、性别、种族、总体情况、运用语言交流的情况、认知能力、配合情况，以及心理状态。

更详细的病史采集如下。

神经损伤情况 应该根据 SCI 神经学分类国际标准来评估损伤的范围 / 程度，包括神经损伤平面、美国脊髓损伤学会损伤分级（ASIA Impairment Scale，AIS），以及感觉和运动损伤完全与否（第 5 章）[4,5]。

特异的泌尿学问题包括既往尿路疾病、感染、干预手段和用药。病史还应该包括性功能、肠道功能的评估，因为所有盆腔器官都有很强的相关性，都面临相似的神经支配问题，并且对生活质量（quality of life，QOL）影响很大。

询问患者症状时既要涉及 LUT 的储尿功能也要涉及 LUT 的排尿功能。只有了解了患者的既往和实际 LUT 管理情况，才能正确解读其症状。

储尿症状 日间频率指患者每天需要排空膀胱的次数[6]。对于饮水习惯正常以及膀胱充盈感正常的人来讲，每天排尿不超过 8 次则属于正常。对于膀胱感觉丧失和 / 或需要导尿的患者来讲，则排尿的频率与膀胱排空 / 导尿的次数一致，多数患者会控制在 4~6 次。尿路感染（urinary tract infection，UTI）、使用膀胱松弛药物或利尿剂，以及自发排尿后存在残余尿（presence of post-void residual，PVR）会影响排尿 / 导尿的次数。

夜尿症 是指患者夜间至少起夜一次或更多次来排空膀胱。对于活动量减少的患者来讲，由于下肢静脉池的存在、抗利尿激素分泌的变化以及药物（利尿剂）的作用，夜尿会占全天尿量的很大比例。尤其是在急性期 / 亚急性期，夜尿量很大的现象并不少见，因此需要调整尿液排出的频率和 / 或方法，以及最终要使用抗利尿药物。

尿急 是指突然出现的难于控制的排尿急迫感。尿急是一种感觉，因此 LUT 感觉完全丧失的患者不会出现。

表 29.2 SCI 患者进行泌尿学诊断中运用的方法

	急性期病房	主要康复阶段	出院后随访
病史	+	+	+
更多详细的病史	−	+	−
临床检查	+	+	+
临床神经学检查	+	+	
尿液检查	+	+	+
血液分析	+	按指征	按指征
尿流动力学检查	−	+	按指征
影像学检查	+	+	+
专业泌尿学检查		按指征	

注意：这些检查在不同的中心可能会有差异。

尿失禁 是指不随意漏尿,可以在以下方面进行更多的描述:类型、频率、程度、诱发因素、社交影响、对卫生的影响、对生活质量的影响,以及收集漏尿的方法。有时需要将尿失禁与大量出汗进行区分。尿失禁的类型如下述:

- 压力性尿失禁(stress urinary incontinence,SUI)是指在打喷嚏或咳嗽时出现的漏尿。它与膀胱颈和/或尿道括约肌的功能丧失有关。
- 急迫性尿失禁是指尿急后即刻出现的漏尿。感觉丧失的患者,由于不能感知 NDO,因此会出现尿失禁。
- 混合性尿失禁是指同时存在以上两种情况。
- 夜间遗尿症是指睡眠中有尿液流出。
- 持续性漏尿是膀胱或尿道功能障碍的后果。

感觉是正常膀胱控制的先决条件。感觉正常是指患者能够感知膀胱的充盈程度。如果感觉有部分缺失的话,那么患者就很难区分排尿的急迫感和强急迫感。非特异性感觉可能与膀胱充盈有关(腹部饱满、自主神经症状、痉挛、自主神经反射异常,等等)。

排尿症状发生在尿液排空期。对机械梗阻(多见于男性前列腺肥大)和 LUT 功能障碍引发的症状进行区分十分重要。采集的信息包括:排尿的体位(多数为坐位),排尿是否可以随意控制,是否需要激活反射或非常费力,以及是否需要导尿。

尿流缓慢 是指与往常或其他人相比尿流量的下降。其可能的原因是尿流梗阻、逼尿肌功能减退,或二者兼而有之。

尿流分裂或喷射 是由尿道开放不规则导致的。

尿流间歇:是指尿流时停时续。这是尿道间断性痉挛比如 DSD,或膀胱收缩变化导致的。可见于 Crede 手法排尿、Valsalva 法排尿以及耻骨上叩击排尿的患者。

排尿迟疑 是指排尿启动困难,排尿延迟。其原因可能是膀胱颈或尿道括约肌梗阻/痉挛,或膀胱收缩缓慢。

用力排尿 是指需要借助腹肌的收缩来启动、维持或增加尿流。它曾经是一种排空失神经支配膀胱的技术,但是已经被证实具有潜在的风险,因此应该禁用,除非能够保证排尿过程中膀胱低压状态且无尿失禁。

终末滴沥 是指排尿终末阶段尿液滴沥不尽。

排空后症状 是指排尿后即刻的感受。

排尿不净感 与膀胱排空不全或 LUT 的刺激有关,如果感觉有残留的话。

排尿后滴沥 是指离开卫生间后即刻出现的不自主的尿液流出。它说明患者的尿流细小,或尿道或外部装置发生了梗阻。也可能源于不恰当的自我导尿,当尿管被拉出时其内仍残留有尿液。

导尿排空膀胱 每天进行间歇性导尿的频次、谁来导尿、使用哪种尿管、采用何种技术,以及导尿过程中会遇到什么样的问题。如果持续留置尿管(indwelling catheter,IDC)的话,那么是经尿道的还是经耻骨上造瘘的,更换尿管的间隔是多久,会不会遇到一些问题?

并发症 泌尿系统并发症十分常见。一些症状的出现可能反映出 LUT 功能障碍的处理并不理想:血尿、尿管中可见血液、发热、疼痛、尿液浑浊、尿管堵塞、自主神经反射异常、痉挛,以及在集尿装置中发现碎石块,或者某些症状可以反映肾功能受损,需要进一步的泌尿系统检查(第 53 章)。

排尿日志(频率/容量图)

频率/容量图可以反映病史采集的信息,记录每天 24 小时的液体摄入和尿液排出情况,在日常生活中随时记录下来。这个图表可以提供一些客观的信息,包括排尿/导尿的次数、白天和夜间的分布情况,以及每次的排尿量。这个图表还可以用于记录排尿急迫的等级、漏尿情况,以及尿垫使用的数量。排尿日志对于进行间歇性导尿的患者也是非常有用的,可获取的重要信息是每次排尿或导尿的时间和尿量、记录时间段或 24 小时的总尿量、尿量的日间变化、排尿和尿失禁的间隔,以及液体摄入情况。对于导尿的患者而言,可以评估残余尿量[7]。

目前关于排尿日志记录的天数尚无共识,但是临床实践中建议应至少连续记录 3 天,因为如果不到 3 天则不具代表性,而如果记录时间太长则很难保证依从性[8]。SCI 患者的频率/容量图举例可参考表 29.3 和表 29.4。

问卷

既然患者的病史非常重要,那么收集一套相关的标准患者数据集对于科研和常规临床实践也都是非常有益的。

反映 SCI 患者重要信息的重要数据集可以在以下网址中查询[9](http://www.iscos.org.uk/international-SCI-lower-urinary-tract-function-data-sets)。

表 29.3　间歇性导尿患者排尿日志示例

时间	液体摄入量（mL）	导尿量（mL）	尿急迫感（1~5）	漏尿	损失量（1~3）	因排尿急迫而醒来
7：00	200	800	0	0	–	0
13：00	–	150	0	0	–	–
19：00	330	–	0	0	–	–
21：00	600	–	0	0	–	–
22：00	250	150	0	0	–	–

注意：可以推荐更合理的每日导尿安排并改善饮水习惯。

表 29.4　一位 27 岁 T_4 骨折 AIS A 级病史 2 年的男性患者的排尿情况

时间	液体摄入量（mL）	排尿量（mL）	导尿	漏尿
07：00	250	50	250	
10：00	200			
11：00		150		
12：00				+++
13：00	300			
16：00	200			
17：00	100	200	200	+
19：00	300			
21：00				+
22：00	200	250	300	+
1：00~6：00		+？		+++

排尿通过耻骨上叩击和导尿两种途径完成。应该推荐行尿流动力学检查和 CIC 以及膀胱舒张药物治疗。耻骨上叩击应避免。不同的中心可能会采用不同的处理措施。

Qualiveen 量表[10] 被开发用于评价 SCI 患者泌尿相关的生活质量，已经被翻译成意大利语[11]、葡萄牙语[12]、英语[13]、德语[14] 和西班牙语[15] 的版本。神经源性膀胱症状评分用于评价获得性或先天性神经源性膀胱患者的泌尿系统症状和后果[16]。

在最近的一篇综述中，对 13 个评价生活质量的工具进行了比较：患者报告痉挛影响测量量表（Patient Reported Impact of Spasticity Measure，PRISM）和 Qualiveen 量表比较适用于 SCI 患者[17]。由于同时关注膀胱、肠道和性功能的重要性，因此开发了一些可以同时评价同一位患者上述三方面功能的量表[18]。

记忆要点

- 诊断始于详细而有组织的病史采集。
- 量表的应用也利于评定的标准化。

体格检查

体格检查应该根据患者的具体情况而定，尤其要参考采集而来的患者的病史（第 5 章）。

基本的体格检查应包括以下内容：

- 使用棉签和大头针对会阴两侧皮肤进行轻触觉和痛觉的检查（图 29.4）。不同的皮节对应着 $T_{11}~S_5$ 的脊髓节段，进而可以获取一些腹下神经、盆神经和阴部神经对 LUT 进行支配的信息。感觉存在意味着神经损伤是不完全的，来自身体不同部位的传入信息还可以到达感觉皮层。检查时最好让患者闭上眼睛，并且真刺激与假刺激交替进行，以保证检查结果的准确性，因为神经功能受损的患者虽然不能感知到刺激，但是却有强烈的感知欲望。[膀胱的感觉将在尿流动力学检查（urodynamic testing，UDS）中测试。]

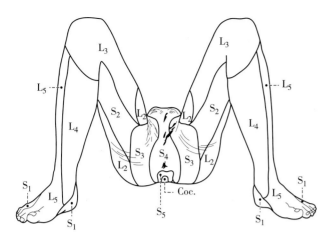

图 29.4 会阴部的皮节与腰骶神经支配相对应,也可用于评价 LUT 功能

- 肛门括约肌的基础张力通过指诊或手指插入肛管来检查。当失神经支配时括约肌会松弛,而当完全失神经支配时括约肌就会高度痉挛。
- 应该检查球海绵体、肛门括约肌和盆底肌肉的随意收缩,如果最低节段的皮质脊髓束功能保留的话,那么以上收缩就会存在。
- 反射(图 29.5)。
- 提睾反射反映脊髓 L_1~L_2 节段的情况,这与膀胱和膀胱颈的交感神经支配为同样的节段。检查时快速划擦大腿内上部位的皮肤,通常是自下而上的划擦:正常的反应是同侧睾丸/阴囊快速上抬。此反射双侧都应检查。
- 球海绵体反射(bulbocavernosus reflex,BCR)对应的脊髓节段是 S_2~S_5,与 LUT 的副交感和阴部神经支配节段相同。此反射通过快速挤压龟头或阴蒂诱发,可以观察到或通过指诊感觉到会阴部肌肉和肛门括约肌的收缩。
- 肛门反射检查的是最低骶段 S_4~S_5 的功能。方法是用一枚大头针反复刺激单侧的会阴部皮肤,并观察肛门括约肌的收缩。这个反射应该在双侧进行检查。另一个检查方法是当手指快速插入肛门时括约肌会反射性地夹住手指尖。还可以通过肌电图(electromyography,EMG)技术进行检查。
- 当进行临床反射检查时,要注意与随意性收缩相鉴别。临床神经学检查的目的是明确损伤的解剖定位。与正常男性(临床检查反射存在率为 98%,EMG 检查反射存在率为 100%)相比,完全性骶髓损伤患者的反射不管是通过临床检查还是 EMG 检查,不存在率均为 100%,而不完全性损伤患者反射的临床检查存在率为 44%(EMG 检查反射存在率

为 78%)。在一组骶上脊髓损伤的患者中,BCR 的检出率为 90%(EMG 的检出率为 93%)[19]。T_{12}~L_1 骨折患者针刺觉丧失和 SCI 与 LUT 功能恢复不良相关[20]。
- 因为神经学检查针对的是躯体神经系统,因此其不能排除 NLUTD。Watanabe 等[21] 发现胸腰段椎体骨折伴 LUT 功能障碍的患者中有 62% 存在完整的针刺觉,59% 存在完整的 BCR。

有关神经损伤的知识本身是非常重要的,但是从神经损伤来推断 NLUTD 的特点却存在一定局限性[22]。例如:Wyndaele[23] 发现了不同节段脊髓损伤、膀胱颈和括约肌功能,与肛门反射和 BCR 的关系,其中就存在着局限性,其中最显著的相关性约为 65% 左右。尤其是 T_{12}~L_1 骨折和圆锥损伤的患者,推断他们的 LUT 功能障碍类型是不可能的。

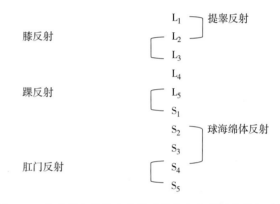

图 29.5 临床神经学检查中的反射内容与脊髓节段相对应,也可以用于评价 LUT 功能。参与反射的是躯体神经,LUT 功能主要受自主神经控制

生殖系统检查

必须要除外非神经泌尿系统的情况。外阴/阴道检查可以发现一些影响 LUT 功能的变化:脱垂、膀胱膨出、感染征象、皮肤问题、腹股沟疝等等。对于男性患者,还应该检查阴茎和阴囊情况、尿道外口、皮肤情况、疝气和前列腺情况。

SCI 患者的前列腺生长是可以检测到的[24],但是完全性 SCI 患者的前列腺体积会显著小于体格健全的男性[25]。SCI 患者的年龄和前列腺体积存在着负性相关性[26]。老年 SCI 患者也有罹患前列腺癌的情况,但发病率低于一般人群[27-28]。癌症筛查应更多地针对预期生存超过 10~15 年的患者。如果发现了前列腺癌的情况,更多的会是晚期的情况,可能是由于筛查工作并不及时[29]。

特殊的泌尿学检查

可根据特定的情况选择内镜、影像学和超声检查（ultrasonography, USG；用于评价膀胱和上尿路的结构变化），它们在泌尿诊断和 NLUTD 患者随访中具有重要作用[30]。这些方法是泌尿学家经常运用的，可用于明确一些难以解释的症状、报警体征如血尿等。

实验室检查

尿液分析

尿液检测是一种重要的评价手段，可以应用于患者入院、康复过程中、出现相关问题时以及长期随访时。解读尿液检测结果时应考虑膀胱排空的方法、是否 IDC、症状、既往的病史和治疗，以及合并的疾病。

尿液标本如果可能（这种情况很少）应留取中段尿或通过导尿来获取[31]。尿液检测的频率在不同研究中差异很大。一些研究者建议在 SCI 后的 UTI 急性期每天运用浸渍玻片技术进行尿液检测，亚急性期/康复期每周检测一次，远期则每月一次或一年几次，但是这种做法不是所有研究都推荐的[32]。

因为通过导尿留取的尿液标本不会像通过排尿留取的标本那样容易被尿道菌群污染，因此检测结果的解读也必须按照第 53 章中介绍的那样进行。

血液检测

血液检测可以评估全身情况、肾功能和炎症，应该常规进行或出现指征时进行。

对于男性患者，前列腺特异性抗原（prostate specific antigen, PSA）需要特别关注，尽管其临床价值近期被提出了挑战。

研究显示有神经病变的男性患者的血清 PSA 值分布与一般人群相似，尽管已经发现男性 SCI 患者的血清 PSA 值和睾酮水平更低[26]。IDC 和更高龄患者的 PSA 水平可能更高[24,33]。SCI 患者如果进行清洁间歇性导尿的话，那么其 PSA 值会翻倍[34]。

尿流动力学检查

测量 PVR 尿量

测量 PVR 尿量是 LUT 神经病变患者诊断的基本内容。在临床实践中，可以通过超声检查（膀胱扫描需要特殊的设备）来评估 PVR，虽然也比较准确，但是需要比较贵重的设备。导尿可以得到更准确的容量数值，而且很便宜，但是有创。"正常的" PVR 是多少仍然存在争议，通常认为超过 100mL 是公认的需要改变膀胱排空方式的标准。

尿流动力学检查

UDS 是一种评价 LUT 功能的客观方法，可以获取膀胱充盈期和排尿期或漏尿等 LUT 相关的很多信息，而且都是定量的数据，因此可以指导患者的治疗和随访。

许多研究表明了脊髓和马尾病变的患者进行 UDS 的必要性：伴有神经源性 NDO 的不完全性 SCI 患者也应该进行膀胱测压（cystometry, CMG）检查，观察与完全性 SCI 患者一样的指标[35]。在男性 SCI 患者，膀胱测压变量和 NDO 在许多研究中都保持了一致[36]。

应该注意的是，不管神经性疾病还是由其导致的 LUTD 都不是一成不变的，因此神经泌尿学评估也是随访的内容，如果症状持续存在、有所恢复或出现变化时，应该重复进行尿流动力学检查。

尿流率检查

对于不完全性 SCI 患者，尿流率检查和 PVR 测定是有用的。对于完全性损伤患者，他们不能满足进行有效尿流率检查的条件，因为他们不能随意启动排尿、会出现漏尿或存在体位摆放的问题。

尿流率检查或尿流的评价可以通过一个特殊的尿流测量仪进行，它可以测定尿流量、排尿时间、平均和最大流率等参数。使用秒表和一个带有刻度的量杯就可以得到前述的三个数据。

膀胱测压

CMG 被称为神经泌尿学评估的"反射锤"。它主要用于测定标准灌注以及排尿或漏尿时膀胱内压力的变化情况。

充盈期 CMG 和压力-流量测定（尿流测定时也能监测逼尿肌压力）可以获得神经源性膀胱患者的相关功能参数[37]。

UDS 不一定需要非常精细的设备，即便是一个单通道的便宜的检查方法也能提供有价值的信息,只要检查者经过良好的培训即可[38]。测压管(垂直放置的空管与旁边带有刻度的标尺固定在一起即可)通过一个三通阀门与膀胱内导管和灌注管相连接,就可以得到非常有意义的基础信息,即膀胱内容量变化时引起的压力变化情况(图 29.6)。

UDS 没必要由泌尿学家来实施,其他的医师、护士、PT 或 OT,只要经过良好的培训,就可以精准地实施这个检查,世界范围内很多 SCI 单元都是这样开展的。

UDS 技术要适用于神经损伤患者的情况,这点很重要:灌注速度应该尽量慢一些,比如 20ml/min。这样会使得检查的时间更长,但却可以避免诱发日常生活中不可见的反应。

重要的参数如下:

- 随着膀胱充盈而逐渐变化的基础压力[顺应性 = 膀胱内压力每升高 1cmH$_2$O 所能灌注的液体量(毫升),它反映膀胱能够接受灌注量的能力]。低顺应性意味着 LUT 内容易产生过高的压力,尤其是无漏尿发生时。有时会使用一个压力值为 25~55mL/cmH$_2$O 的"正常"阀门,也即灌注时达到的最大压力。顺应性受灌注速度的影响!

- NDO 的发生(此现象发生时的容量、压力上升的高度和持续时间,以及发生的频率)。

- 插管诱发的漏尿、与咳嗽同时发生的漏尿,或与逼尿肌压力升高伴行的漏尿。

- 检查中对于 LUT 感觉的评价也很重要。感觉是正常膀胱控制的前提。如果患者可以感知膀胱内的变化,那么他 / 她才能控制膀胱。膀胱的充盈感、排尿的急迫感、膀胱的充溢感或反射异常的表现(自主神经反射异常)比如血压升高、正常神经支配区的皮肤潮红、出汗、头痛、颤抖、不能名状的不适感,以

及痉挛加重都必须记录在 CMG 报告中,并告知 SCI 患者的照料者。感觉的评估对于改善患者的 AIS 分级也有好处,因为很多被认为是完全性损伤的患者在进行 CMG 检查时存在膀胱充盈感[39-41]。

- LUT 相关的感觉不同程度地存在于所有不完全性损伤的患者、超过 80% 的 T$_{10}$ 以下损伤的完全性损伤患者,以及 35%~40% 的 T$_{11}$ 以上损伤的完全性损伤患者[39-41]。

- 在尿流动力学层面,最安全的状态是缓慢灌注过程中膀胱内保持低压,40cmH$_2$O 被认为是允许的最大压力,因此也存在一个时间的因素,也即低压状态可以维持多久。另外,也应该考虑漏尿现象,因为它被认为是膀胱内压过高后的保护性事件。治疗漏尿的同时也应治疗过高的压力。

- 能够通过膀胱主动收缩轻易地排出尿液是非常重要的,这取决于收缩的压力、膀胱颈的放松和尿道括约肌的松弛。

一套更为复杂的设备可以同时测定多个参数(图 29.7、29.8):可以测定尿流情况、膀胱和直肠压力(可以测定逼尿肌的真实压力,因为膀胱是腹腔内脏器,当腹腔内压力变化、呼吸、咳嗽等情况下就会显示压力的变化),也可以借助括约肌 EMG 测定尿道内压力,以及通过影像学观察膀胱 - 尿道反流和膀胱壁的畸形。这种"影像尿流动力学检查"(Video-UDS)可以同时得到功能性和解剖相关数据。它允许在尿流动力学检查的同时观察灌注和排尿过程中膀胱、膀胱颈和尿道括约肌的活动(图 29.9)。它被认为是诊断 LUT 功能的"金标准",建议复杂的神经源性 LUTD 都进行此项检查[42,43]。由于许多地方没有放射设备,所以影像尿流动力学检查有一定的局限性。UDS 的同时进行超声检查也被证明具有临床价值[44]。

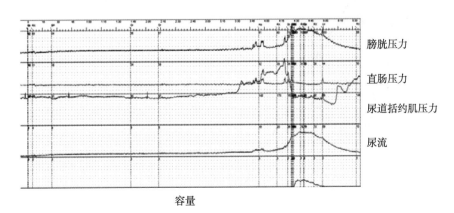

膀胱压力

直肠压力

尿道括约肌压力

尿流

容量

图 29.6　单通道、便宜的尿流动力学检查系统以及一例反射性 LUT 的 SCI 患者测定曲线的示例

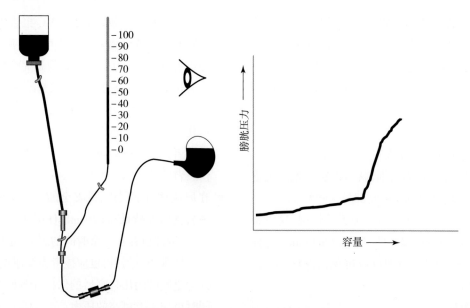

图 29.7　单通道尿流动力学检查以及压力 / 容量测定结果的图标呈现

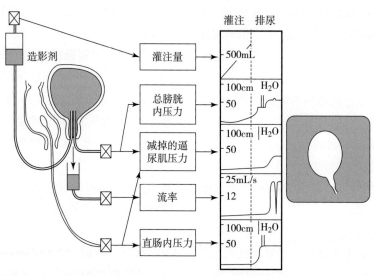

图 29.8　更复杂的尿流动力学检查结果

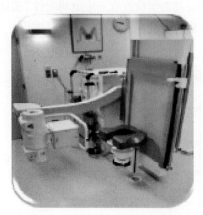

图 29.9　影像尿流动力学检查设备

国际脊髓损伤尿流动力学基础数据集提出了 SCI 患者进行尿流动力学检查应该评估的内容：CMG 灌注时的膀胱感觉、逼尿肌功能、CMG 灌注时的顺应性、排尿功能、逼尿肌漏尿点压力、最大逼尿肌压力、膀胱测压的膀胱容量，以及 PVR。技术细节可以从数据集中找到[45]。一些特殊的检查方法将在下文中详细讨论。

决不能忽视培训和经验的重要性，即便最高效的设备，如果不能恰当地使用以及对结果进行正确解读的话，那么其价值也会打折扣。

CMG 并发症

报道中最常见的并发症包括插管导致的血尿、膀胱壁的水肿以及膀胱痉挛[46]。应该避免膀胱过度膨胀，因此应该注意灌注量、是否有被干扰的或缺失的排尿急迫感[47]。CMG 导致的症状性 UTI 需要用抗生素来预防（第 53 章）。

尿道压力：当膀胱内导管缓慢撤出时可以持续测定尿道压力，但很少用于 SCI 的患者。

何时应该进行 UDS 检查？

研究显示即使伤后 1 个月到 6 周内，也可以从 UDS 中获得重要的数据。如果初次检查结果不确定、再教育的结果不满意，如果需要评估一项治疗的结果，或者如果可能的话作为 4~6 个月后的常规评价，以上这些情况都应该重复这项检查。

在长期随访中，应该每隔 1~2 年进行一次 UDS 检查，以更好地了解患者的尿流动力学功能，尤其是存在尿道并发症的患者。在临床实践中，技术性 UDS 对于发现膀胱排空的最佳方法和发现危险性 DSD 非常有益。特殊检查，尽管已经提出很多年了，但仍具临床价值。

冰水试验

冰水试验（ice water test，IWT）依据的理论是黏膜温度感受器可以诱发逼尿肌的脊髓反射性收缩，但是正常情况下这个反射会被脊髓上中枢抑制。如果神经损伤破坏了这个抑制性通路，那么当灌注 50mL 冰水（4℃）后就会诱发反射性收缩。如果膀胱失去了神经支配，那么 IWT 就会是阴性。

尽管最初提出是床旁使用，但是同时测得的膀胱内压力可以除外由于括约肌痉挛导致的假阴性。大约 95% 的完全性损伤患者和 91% 的不完全性损伤患者会呈现阳性的试验结果。所有下运动神经元损伤的患者 IWT 会是阴性[48,49]。重复进行 IWT 被证实会增加阳性率[50]。联合 IWT 和电感知阈值测定可以加强这两项检查的结果，并有助于确定膀胱功能障碍的类型和脊髓损伤的完全程度。在 SCI 患者中，进行 IWT 时可以诱发自主神经过反射，因此应该密切观察患者的症状，尤其是 T6 及以上节段损伤的患者。

氯贝胆碱超敏试验

失神经支配的器官会对其兴奋性神经递质产生超敏感，Lapides 等[51]据此理论提出了氯贝胆碱超敏试验。它尤其适用于 T_{10}~T_{12} 损伤的 SCI 患者。如果脊髓休克期之后逼尿肌仍无反射的话，那么氯贝胆碱试验可以有力地佐证圆锥运动中枢的损伤或周围神经的损伤。氯贝胆碱超敏试验发现神经源性无反射的敏感

度为 90%，特异度为 95.6%[52]。这个试验的临床价值并未被广泛接受，许多学者注意到许多因素可以影响其结果。氯贝胆碱是一种毒蕈碱激动剂，更多地被应用于膀胱排空无力的治疗。尽管如此，SCI 患者目前尚不是其适应证。

临床神经生理学检查

电阈值测定的感觉评估可以补充临床检查得不到的关于 LUT 感觉功能的信息[53]。将带有电极的导管插入膀胱、尿道，然后进行局部电刺激并逐渐增大电流强度，直至患者感知到局部的感觉。诱发感觉的最小电流强度被称为感觉阈值（图 29.10）。许多学者已经研究了其在神经源性膀胱功能障碍方面的价值[54-56]。Wyndaele[57]发现被扰乱的电感觉可以有助于明确完全性 SCI 患者的神经损伤情况。临床评估怀疑为完全性 SCI 的患者中有许多是存在电感觉的。为了获得可重复的结果，需要进行标准化[58]。有些数据显示使用正弦电流有可能选择性地明确不同纤维类型的阈值[59]，但仍需进一步的研究[60]。

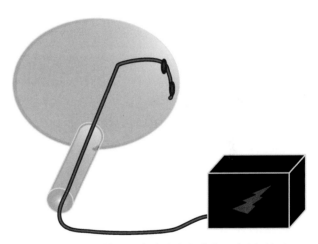

图 29.10 使用电刺激明确膀胱内感觉的示意图，用于 SCI 后的明确诊断

足底皮肤交感反应（plantar sympathetic skin response，SSR）和会阴表面 EMG 记录可在 CMG 过程中更加客观地评价感觉情况。如果感觉存在的话，那么这两种检查也会分别随着膀胱灌注时的初感觉和排尿的初急迫感而出现阳性反应且强度会增大[61]。

CMG 过程中的 EMG

在 CMG 过程中，EMG 可以记录到膀胱灌注、特别是排尿时的括约肌活动信息。

在健康人群，排尿的特点是尿道括约肌舒张应先

于逼尿肌收缩出现。膀胱-括约肌协调障碍经常出现于脑桥至骶髓损伤的情况,就会导致 DSD[62,63]。

正常情况下,盆底肌和会阴部肌肉被认为是一个功能的整体,而肛门外括约肌的 EMG 更容易记录,因此通常用于代替尿道外括约肌的 EMG。尿道横纹括约肌存在于男性的前列腺尖部的深层,是不容易记录到的。

EMG 可以区分不同类型的 DSD[64]——EMG 信号逐渐增强,当逼尿肌收缩峰值出现时 EMG 活动达到最大值;整个逼尿肌收缩过程中夹杂着括约肌的痉挛;逼尿肌收缩过程中逼尿肌持续性收缩。尿管可能会产生干扰[65]。Crédé 手法可能会加重 DSD。Pavlakis 等[66]指出 EMG 可以明确由于腹肌随意性收缩导致的膀胱内压升高。在 UDS 过程中,与 EMG 相比,影像尿流动力学数据和持续尿道压力测量被认为在诊断 DSD 中的可靠性更差[67]。

临床神经生理学检查作为 SCI 患者的常规泌尿诊断方法是受限制的。但是,在科研或比较复杂的临床情况中,它可以起到重要的作用。

临床神经生理学检查的结果与神经支配情况相关,并不直接反映 LUT 功能。这些检查可以评价躯体神经(EMG、终末运动潜伏期测定/运动神经传导检查,以及运动诱发电位)、自主神经系统以及运动和感觉神经(电敏感性检查、躯体感觉,以及内脏感觉诱发电位)。反射反应可以检测特定的反射弧,包括传出和传入通路。泌尿-肛门-生殖区域的自主神经系统检查是 SSR 和平滑肌 EMG。查阅文献可以找到相关技术的更多信息[68]。

上尿路的评估

上尿路的评估可以通过血肌酐水平、肾功能检查和同位素扫描进行。影像学包括静脉肾盂造影、超声检查或更为复杂的技术如 CT 扫描。

记忆要点

- 诊断评估始于急性期详细病史的采集。
- 判断 SCI 造成的神经损伤情况是必要的。
- 膀胱充盈和排尿时的症状必须进行描述。
- 频率容量图可以客观地反映相关症状。
- 问卷作为标准化的患者数据集有助于明确病史。

- 必须要进行体格检查以除外 LUT 相关的病理状态和/或处理的可能性。
- 临床神经-泌尿学检查有助于判断 LUT 功能障碍,但却不能提供膀胱和括约肌功能的特定信息,以及其协调性是如何被扰乱的。
- 尿液的实验室检查是诊断的重要组成部分。
- UDS 非常必要,以任何方式进行都可以。UDS 获取的数据可用于制定和延续患者的泌尿系统治疗。
- 特殊的泌尿学和电诊断检查适用于某些特定的情况。

治疗

治疗的主要原则在过去的数十年间发生了变化:使用耻骨上叩击、腹压和 Crede 手法排尿的趋势在下降,而间歇性导尿的使用在增加。SCI 患者在随访过程中会因为不同原因经常变换排尿技术[69,70]。

膀胱管理是综合治疗的重要部分,所有医护参与者在正确的诊断和治疗中都应起到一定的作用。在随访中,泌尿系统并发症非常常见,尽管泌尿系统致死的情况已经越来越少了。相关人员应该更好地掌握和传播相关知识、运用合适的教育,以及利用更适宜的技术。

保守治疗

顾名思义,神经源性膀胱的管理就是保守治疗。它可以分为三个时期:最初几周的急性期;急性期后的时期,根据进一步的诊断情况进行更明确的膀胱管理培训;终身随访。

急性期

在急诊或重症监护病房,泌尿系统的管理包括使用尿管进行持续地导尿。

在多尿状态趋于稳定且达到心血管平衡之前,引流尿液的方式包括 IDC、经尿道或耻骨上造瘘不夹闭尿管的持续导尿。对于尿管的护理非常重要,以避免感染和其他并发症。合适的尿管型号(12~14F)、闭合的引流系统、合适的尿管固定方式,以及定期更换可以保证 LUT 和上尿路以最佳的状态进入下一阶段。

康复

早期康复阶段的目标是明确 NLUTD,并明确下一步的治疗。这个决定的做出取决于医学状态的类型、患者的灵巧性、功能水平,以及患者及照料者的期望和偏好。

在康复的早期阶段,应该将 LUT 的功能恢复作为主要的康复目标。LUT 并发症会影响患者的生存预期并降低患者的生活质量[71,72]。因此,在 SCI 后的早期康复阶段应该对患者进行系统的诊断和针对性的治疗[73]。在康复的最初阶段(最初的 3 个月内),推荐进行影响尿流动力学检查以明确 LUT 功能[74]。依据此项检查的结果,制定针对性的膀胱管理策略。膀胱管理策略的制定不仅依赖 LUT 功能,还要考虑患者的医学和认知状态、灵巧性及其偏好。管理策略应该针对明确的现实目标。这个治疗阶段的主要目标是保留上尿路和 LUT 的完好性,保证患者较高水平的生活质量[75,76]。

膀胱功能的保守康复包括行为培训和盆底教育。损伤程度较重的 SCI 患者比如 AIS A 级或 B 级的患者,尚无证据显示盆底康复是有用的,因为他们丧失了控制 LUT 的功能。电刺激对阴部神经将会产生怎样的长期影响的研究正在进行。在损伤程度较轻的患者,盆底康复可用于改善排尿和节制。

培养适当的饮水习惯和规律的排尿习惯、恰当的肠道运动护理、控制体重,以及戒烟是非常重要的。

对于不全损伤患者,按时排尿和反复排尿是有益的,尽管其临床价值比 10 年前已经小了很多。

耻骨上叩击诱发膀胱收缩(被称为反射性排尿)以及通过 Valsalva 运动 /Crede 手法进行排尿都是不提倡的,除非通过这些方法排尿时膀胱内压不会过高,PVR 也不会很多,且两次排尿间不会失禁,这只有少数患者能够做到。

导尿

充分而完全的膀胱引流对于降低 UTI 的复发风险至关重要。对于 SCI 的患者,如果其不能自主排空膀胱,那么如果其损伤节段、认知状态和灵巧性允许的话,自我间歇导尿(intermittent self-catheterization, ISC)是一种可选的方法[77-79]。

在 SCI 后的急性期,患者往往是经尿道 IDC 或经耻骨上造瘘导尿(SPC),但是应该尽早改变这种方式,否则会有感染和局部损伤(如尿道狭窄)的风险。过渡时期应由护士或照料者为患者导尿,直至患者可以

自行 IC 为止。如果患者的手功能长时间不能恢复,尤其是四肢瘫的患者,那么就要考虑替代的膀胱管理方法。SPC 就是一种替代的方法,但这种硅树脂尿管每 4~6 周要更换一次,除非将来会有更先进的尿管材料允许更长的更换周期。如果使用非硅橡胶尿管或只是硅橡胶处理的尿管,那么更换周期则应更短。如果出现堵塞现象,则应立即更换尿管以防膀胱过度充盈。由于新型材料的出现,使得管壁沉淀和皮肤损伤的发生率有所降低。推荐的尿管型号为 12~14F。膀胱管理的方式和膀胱排空的方法应该在康复阶段尽早明确,如果可能的话,就要考虑其他替代的膀胱管理策略。在这方面,患者的能力、期望、需求和灵巧性非常重要。如果可能,应该避免经尿道或 SPC 的持续性的 IDC,因为会增加 UTI 和其他并发症的风险[80,81]。

概述:导尿的类型、适应证和并发症

经尿道留置导尿　仅推荐用于 SCI 后早期,或短时间导出尿液,比如手术过程中。

风险和并发症:反复发作的症状性 LUT 感染、尿道损伤、尿道皮肤瘘、尿道狭窄、尿沉渣和尿道结石、尿管堵塞,以及球囊收瘪困难。

自我间歇导尿(intermittent self-catheterization, ISC)　被推荐为 NLUTD 以及不能自主排尿(包括反射性排尿)患者的"金标准"。先决条件:灵巧性完好、患者对于这种常规操作有意愿和依从性。

风险和并发症:反复发作的 UTI、尿道损伤、尿道狭窄。替代方法:由照料者 / 私人助理导尿。

耻骨上造瘘导尿(suprapubic catheter,SPC)　如果 IC(或清洁 ISC)由于以下情况不能实施时可以考虑,比如患者的损伤节段较高且无人护理,其他导出尿液的方法也无可能或无效(反射性排尿、腹压排尿)。

风险和并发症:反复发作的 UTI、膀胱结石、膀胱容量和顺应性下降。

外部集尿器　由于括约肌松弛或反射性排尿导致尿失禁的男性患者,使用尿套集尿要优于尿垫和持续性 IDC。但要注意选择合适的型号并妥善固定,以确保集尿的安全有效,且能够避免阴茎的皮肤损伤。

药物治疗

药物治疗被推荐为 NDO 患者的一线治疗方法[82]。根据不同的 LUT 功能障碍情况(NDO 伴或不伴 DSD、逼尿肌活动低下),选用不同的药物进行治疗。

神经源性逼尿肌过度活动　抗毒蕈碱药物被推荐

为 NDO 患者的一线治疗方法[83]。通过抑制毒蕈碱受体,可以使逼尿肌压力下降、膀胱容量增加,且反射性尿失禁也可以得到控制。

目前有几种抗毒蕈碱药物,针对 NDO 患者的有效性得到证实的有奥昔布宁、曲司氯铵、丙哌维林和托特罗定。最近更新的药物(达非那新和非索罗定),尽管已经开始应用,但目前尚无针对此情况的高水平数据支持。有效性相似,所有新药的副反应(口干、便秘等)也相似[84,85],稍优于奥昔布宁。药物的联合应用以及是否需要比非神经源性患者更大的使用剂量仍然未知。需要每日一次或数次的规律服用,服用剂量越大,发生副反应的风险也越高。

一个最新研发的药物是米拉贝隆(β - 肾上腺素能受体激动剂)[86,87],尚需等待其在 SCI 后神经源性膀胱患者中的结果。

研究显示磷酸二酯酶抑制剂与抗毒蕈碱药物联合应用也可以改善 NDO 症状[88]。

逼尿肌括约肌协同失调,膀胱出口阻力　α 受体阻滞剂可以降低膀胱出口阻力,可能会改善 NLUTD 患者的膀胱引流情况,对减少其 PVR 也有积极效果[89]。不仅如此,α 受体阻滞剂还可以降低自主神经反射异常的发生率。由于降低了尿道阻力,可能会有尿失禁的风险。

逼尿肌活动低下　逼尿肌活动低下可能是膀胱排空不全及 PVR 增加的原因,继而导致膀胱过度膨胀。胆碱能药物被用于提高逼尿肌的收缩力,以促进膀胱的完全排空。但是,文献中并无证据支持其有效性,因此应避免应用此类药物[90]。而且存在对个案效果的夸大宣传,因此目前 NLUTD 并不是其适应证。

压力性尿失禁　尤其是低节段损伤的 SCI 患者(腰段和骶段损伤),尿道外括约肌的松弛可以导致尿失禁。对于非神经源性压力性尿失禁的女性患者,度洛西汀是唯一的治疗药物。目前,尚无 SCI 患者相关的数据。

电刺激

应用电刺激(electrical stimulation, ES)改善 NLUTD 是一种可以接受的方法。

骶神经调节是一种有创的方法,将电极植入到骶孔位置[91,92]。可行的无创方法是对周围神经的临时刺激(经皮刺激阴部神经或胫神经,或在膀胱内刺激)。研究显示经皮胫神经刺激和体外阴茎 / 阴蒂刺激可以改善 NLUTD 并减少 NDO[93-95],而且这种治疗的效果

可以持续至一年。不全损伤的 SCI 尿潴留患者可以从膀胱内 ES 中获益,因为其可以诱发逼尿肌收缩,但长期结果并不理想[96-98]。在急性期应用 ES 来延缓或减少 NDO 的动物实验仍处在初级阶段,在临床应用前尚需进一步的研究。

手术

肉毒毒素

对于抗毒蕈碱药物治疗无效的 NDO 患者,逼尿肌注射肉毒毒素是一种微创的可逆的化学去神经支配治疗方法[99]。它是由肉毒杆菌产生的最有效的神经毒素,其主要通过降低乙酰胆碱的释放来阻断神经肌肉的传递。

其他神经递质也受肉毒毒素的影响,包括感觉 / 传出通路,这可能对膀胱壁的结构和纤维化有正性作用[100-104]。尽管市面上有五种 A 型肉毒毒素[Botox®(Allergan, Inc.), Dysport®(Ipsen, Biopharmaceutical Inc.], Xeomin®[Merz Pharma), Prosigne®(Cristalia), PurTox®]和一种 B 型肉毒毒素[MyoBloc®(eLAN pHARMA)],但大多数针对 NDO 的临床试验使用的都是 A 型肉毒毒素(BoNT-A)中的两种——ona 和 ano A 型肉毒毒素,即 Botox® 和 Dysport®[105-109]。

经过多中心注册研究,在美国和部分欧洲国家,200U 的 Botox® 是唯一被批准的针对抗毒蕈碱药物治疗效果不满意的成年多发性硬化和下颈段 SCI 所致神经源性尿失禁患者的治疗方法。

最近的一项关于 SCI 后 NDO 治疗方面的 meta 分析结果显示两种肉毒毒素(Botox®、Dysport®)在顽固性 NDO 治疗方面都具安全性和有效性[110]。一些研究证实了尿流动力学和临床参数的改善,比如诱发逼尿肌非随意收缩的容量增加,膀胱容量和顺应性改善,尿失禁和导尿频次减少,进而提高了患者的健康相关生活质量和治疗满意度[111-118]。单次注射的平均有效期在 ona A 型肉毒毒素为 6~16 个月,在 ano A 型肉毒毒素为 5~12 个月[113]。联合使用抗毒蕈碱药物并不能带来额外的获益,尽管有报道,在将奥西布宁减量后,患者在接受 BoNT-A 治疗后的随访中可能会再次增加此种药物的使用剂量[114]。一些长期的回顾性和前瞻性 III 期研究关注了多达五次重复治疗的结果[115-118],都显示出了显著性的临床和尿流动力学改善,效果从初次注射一直持续至多次重复治疗后。总之,这种治疗是安全的。最常见的不良事件(adverse event, AE)是治疗前未进行间歇性导尿患者的 PVR 会显著增加。另

外,尽管一些学者报道 BoNT-A 治疗后受试者的 UTI 发生率明显下降,但是最近的一项大型 RCT 研究报道与安慰剂治疗组患者相比,ona A 型肉毒毒素治疗组患者的 UTI 发生率更高[119]。一种解释认为可能是因为 BoNT-A 治疗后患者中有许多又开始了间歇性导尿,但还需进一步的研究证实。而且,治疗 NDO 成功与否的临床预测指标尚不知道。迄今为止,尚无证据表明治疗失败与 BoNT-A 的中和抗体产生有关,但是治疗后抗体产生率的范围已有报道(0~35%),其临床显著性尚需进一步观察[120]。

尽管 BoNT-A 注射已经获得了常规的许可用于治疗 NDO 和特发性膀胱过度活动症,但针对 SCI 患者 DSD 的远端尿道注射治疗仍未得到许可。

通过阅读相关文献发现,尿道外括约肌注射 BoNT-A 的直接效果并不清楚,因为内括约肌的协同失调并未解除,而且括约肌 EMG 的定量数据也无法获得。关于 BoNT-A 注射后 PVR 的临床效果,文献中的结果也不一致。膀胱颈协同失调是独立于 DSD 的,因此这也是一些患者 PVR 不改善的原因之一。尽管如此,最近一篇关于使用 BoNT-A 治疗 LUTD 的系统综述发现不太充分的针对 DSD 统计分析的数据。有些个案报道发现某些患者会出现全身肌力的下降,而且可以持续 1~2 个月[121]。

神经调节

骶神经调节 起初,骶神经调节(sacral nerve modulation,SNM)并不是 NLUTD 的治疗手段;但是,由于 SNM 是微创的,且完全可逆,因此不全损伤 SCI 所致的 NLUTD 患者在选择创伤更大治疗方法前可以考虑这种治疗手段[122-124]。

神经损伤的内在特征(如:稳定还是变化)对 LUTD 的影响很大,进而会影响 SNM 的效果。

另外,处于脊髓休克期(如:逼尿肌无收缩阶段)的完全性 SCI 患者早期应用 SNM 可能会防止 NDO 和尿失禁,而 SNM 对于慢性期的完全性 SCI 患者则无效,这说明了 SNM 治疗时机的重要性[125]。如果早期应用 SNM 治疗完全性 SCI 患者可以获益能够在随机试验中再次得到印证的话,那么 NLUTD 的治疗可能会发生变革。

尽管如此,合并来看,试验阶段治疗成功率 68% 以及持续 SNM 治疗成功率 92% 表明 SNM 可能在 NLUTD 患者治疗的短期和中期随访中是有效且安全的。

试验阶段 68% 的治疗成功率的意义不仅仅是一些获益而已。如果保守治疗无效,那么在选择更大创伤的治疗方法之前,SNM 就是 NLUTD 患者一项有价值的治疗手段。而且,神经疾病或损伤的患者通常不只是 LUTD 的问题,还会有肠道功能障碍的问题。由于 SNM 对两种问题都有效,因此合并这两种问题的患者就是 SNM 很好的适用人群,可以提高其相关的生活质量。

不仅如此,NLUTD 患者的总体结果与非神经源性 LUTD 患者相一致,成功率也不低于 SNM 原有适应证的非神经源性排尿功能障碍的患者。

SNM 是一种有潜力的治疗难治性神经源性膀胱功能障碍的手段。但是,具体哪种类型的神经源性膀胱功能障碍以及哪种神经疾病更适合使用 SNM 还不明确。也存在一些局限性,持续神经调节在妊娠阶段不能使用,紧急情况需要进行 MRI 检查时应将神经调节器关闭。耗费 / 获益分析的情况还需研究。

神经刺激

阴部神经和生殖背神经调节 膀胱主要受阴部神经的传入纤维支配,因此膀胱功能与阴部神经息息相关。由于阴部神经包含了很大比例的传入纤维成分,因此阴部神经调节也成了难治性逼尿肌过度活动引人关注的选择之一[126]。

有研究显示生殖背神经刺激可以抑制 NDO 和 DSD 患者的非意愿性的逼尿肌收缩,且一定条件的短时重复 ES 可以显著增加 SCI 患者的膀胱容量[127],其原因主要是抑制了逼尿肌的收缩[128]。阴茎震动刺激也显示出了类似的效果[129]。

基于这些初步的研究数据,学者们建议在选择创伤更大的治疗方法比如膀胱扩大术之前,对于神经源性膀胱过度活动尤其是对抗毒蕈碱药物无反应和传统的骶神经调节失败的患者,阴部神经刺激是一种有效的替代性疗法。

骶神经根切断术和膀胱电刺激 1969 年,Brindley 开发了一套在马尾神经水平刺激骶神经根的工具。一般来讲,放置 Brindley 刺激器的同时需要行骶神经后根切断术。骶神经后根切断术对于此项技术来讲是必不可少的,因为这样可以抑制逼尿肌和括约肌的过度活动,进而改善膀胱的节制性,起到保护上尿路的作用[130]。但生殖器有感觉和存在反射性勃起的患者不应进行神经切断的处理。

Brindley 技术的目的是同时改善排尿功能和有效的节制性。任何稳定期的骶上脊髓损伤(截瘫、四肢瘫)伴有膀胱和/或括约肌过度活动(尿失禁、药物治疗无效的 DSD 且有上尿路受累风险)的患者都可以从此项技术中获益。电极被放置于骶神经前根,可获得可控的排尿。

百分之九十的患者获得了满意的排尿节制状态,不再需要尿失禁集尿装置,因此生活质量显著提高。膀胱容量和顺应性也明显提高,继而泌尿系感染率下降。大多数患者残余尿量减少,超过 80% 的患者达到了平衡性排尿状态,不再需要导尿[131]。

一项纳入了 500 例安装了 Brindley 刺激器患者的回顾性研究显示,仍有 411 例患者在满意地使用 Brindley 方式排尿[132]。当前,关于干细胞可能存在正性作用的流言盛行于世,导致这种不可逆的去神经传入技术已经很难被 SCI 患者接受了。

针对 LUT 的创伤更大的手术

有创的外科治疗适用于药物治疗无效或其他微创治疗无效的患者[133]。神经源性膀胱的手术目标主要包括:保持膀胱充足的容量、降低逼尿肌压力、提高尿道阻力,以及经尿道间歇性导尿无法实现时的膀胱处理。尽管逼尿肌内注射 BoNT-A 方法的引入减少了通过外科手术来改善膀胱容量的需求,但是目前膀胱扩大成形术仍然是难治性 NDO 和/或低顺应性膀胱保守治疗无效长期留置尿管患者的必然选择方式。

膀胱自体扩大术长期随访结果的数据还很少[134]。手术技术包括逼尿肌部分切开形成一个膨出的憩室以降低膀胱内压力并增加膀胱容量。长期随访结果较好的最常用的手术方式是肠膀胱扩大成形术,这种技术是指将膀胱三角区上方的膀胱壁切开或切除,然后用一段肠壁进行重建,一般是用一段回肠。

尿失禁尿流改道术(开口)适用于不能进行膀胱重建的患者。在一些患者中,由于患者能力受限或尿道畸形(如:狭窄、膀胱瘘)而不能进行经尿道 IC 时,就可以考虑创造一个替代性导尿的孔道(如:Mitrofanoff)。尿道下吊带手术是外括约肌松弛导致的女性张力性尿失禁的首选治疗方法,而男性患者并发症的发生率则很高。即使现在,针对男性 SUI 患者推荐的手术方式仍为人工括约肌植入,尽管对于实施 IC 的患者会有不良并发症和高 AE 风险(如:尿道损伤、感染等)的出现[135,136]。男性吊带植入术在轻症 SUI 患者中是有积极效果的。尿道旁注射填充剂是一个可重复低风险的方法,但是成功率也较低,因此适用于不愿接受更大创伤治疗的患者[137]。重建(如:Young、Kropp 或 Pippi Salle 技术)和/或膀胱颈闭合术伴尿流改道术适用于上述手术治疗后仍持续 SUI 的患者[138]。

在改善 DSD 患者的膀胱容量手术方面,尿道外括约肌注射 BoNT-A 已经逐渐取代了不可逆的括约肌切除手术。将来,当对病理生理机制有了更深的了解之后,就可以为不同部位、类型和严重程度神经疾病导致的不同 LUTD 状态的神经源性膀胱患者探索出新的更个性化的治疗策略。

泌尿管理的教育

患者教育是康复的重要一环,可以明确患者的自我护理、自我指导和自我责任感[139]。它是临床实践指南的一部分,以诊断以及风险和相关因素的评估为基础,继而进行患者(及其家庭成员)主动参与的康复目标的设定。接受教育以后,他们应该可以照顾好自身的健康,并能解决相关问题,如后果和并发症。想要使教—学过程更为有效并能提高患者的主动性,那么就应该评估患者的学习形式,并注重教授的策略[140]。小组学习的形式可能具有一定的优势,包括同伴支持、个体可获得主动性、孤独感下降,以及有机会分享问题和目标[141]。

根据 SCI 康复项目关于 SCI 康复治疗的内容,护士为患者及其照料者提供了重要的教育内容[142,143]。他们提供短期非正式课程、较长时间的一对一个体化患者/照料者课程,以及更广泛的小组教室活动。每位患者总的平均护理教育和管理时长为 30.6 小时(SD=20.7),其中 21.5 小时为 10 种主要内容(膀胱、肠道、并发症、药物、营养、疼痛、呼吸、安全、皮肤和序贯治疗)的教育。教育时间中占比最大的内容是膀胱管理的教育(平均 3.5,SD=2.8;中位数 3),平均每周 33.8 分钟(SD=29.5)。康复入院时,几乎所有患者都会接受膀胱管理方面的教育,包括膀胱-括约肌功能障碍的知识和技术,如导尿技术。根据 SCI 的程度,C_5~C_8 AIS A、B、C 级患者接受的教育时间(平均 4.4,SD=3.1)比其他患者(截瘫 A、B、C 级:平均 3.6,SD=2.5;C_1~C_4 A、B、C 级:平均 3,SD=2.2;所有 D 级:平均 2.6,SD=3.2)更长。有手功能障碍的低位损伤四肢瘫患者需要作业治疗师提供辅具来加强手功能以完成膀胱管理,而高位损伤四肢瘫患者需依赖他人,因此护士会教授并培训家属/照料者适宜的膀胱管理内容。

在住院康复期间患者确实学到了一些知识,但是知识的增加并不能直接提高其解决问题的能力[144]。因此,SCI 患者和照料者应该持续获取更多的知识,比如网络教育,可以为获取其他资源有困难的人员提供友好的教育[145,146]。其他教育策略,如家庭电话或视频手段也可以改善新发损伤 SCI 患者的健康相关结局——减少每年的住院天数和住院费用[147]。根据一项教育项目是否可以控制 UTI 的随机对照研究,实验组患者学习一份手写的关于 UTI 的教育材料并做一个自我测试,由护士和医生检查,然后通过电话对其进行随访,发现研究组与对照组相比 UTI 的发生率明显降低[148]。

此外,为了使患者教育更有效,卫生专业人员——医生和护士也需要及时参加泌尿管理方面的知识更新课程。课程内容包括 SCI 后膀胱和括约肌功能障碍后果和并发症的处理,以及膀胱排空技术以及并发症的预防和治疗(如:UTI、上尿路受损;表 29.5)。不便参加课程的人员可以通过阅读文献[149]、教科书[150]、指南[151,152]等方式进行自学,互联网(如:elearnSCI,网址 www. elearnSCI. org)也是一种高效实惠的学习途径[140]。

记忆要点

- 治疗首选保守的方法。
- 在急性期,采用持续性 IDC 的方式引流尿液。
- 在康复期,基于 UDS 的诊断结果,应该为每位 NLUTD 患者制定个体化的治疗方案。
- 只有少数患者在保证安全性的情况下可以运用反射性排尿和 / 或 Valsalva 法排空膀胱,这些技术不应作为常规推荐。
- ISC 是一种可行的方法,通常与口服抗毒蕈碱药物或肉毒毒素注射联用。
- 如果不能进行清洁间歇性导尿,那么可以采用 IDC。
- ES 可能是一种有前景的技术。
- 常规手术治疗的适应证是 NLUTD 康复治疗无效或发生了并发症。

表 29.5　泌尿管理的教学内容

后果	并发症
SCI 后膀胱和括约肌功能发生了哪些变化？原因是什么？	如果处理不当,尿道结构和功能以及其他系统会发生什么？
逼尿肌:无收缩、过度活动	**LUT**
括约肌:无收缩、过度活动	- 膀胱过度充盈
DSD	- 膀胱憩室和小梁
排尿功能障碍	- LUT 感染——膀胱炎
- 尿潴留	- 膀胱结石
- 排尿不尽	**上尿路受损**
- PVR	- 膀胱输尿管反流
节制障碍	- 输尿管积水、肾积水
- 尿失禁	- 肾衰竭
	其他系统
	- 自主神经反射异常
	- 脓毒症
目标 / 目的	**处理**
保持膀胱容量和功能——低逼尿肌压力和 PVR	**功能检查**
- 控制逼尿肌过度活动	- 通过导尿、超声测定 PVR
- 控制尿失禁	- (影像)尿流动力学检查
- 完全排空膀胱	- 腹部 X 线平片(肾、输尿管、膀胱)
预防和早期发现并发症	- 超声检查(肾、输尿管、膀胱)
	- 膀胱扫描
	- 膀胱镜
	膀胱排空技术:
	- 导尿
	控制逼尿肌过度活动
	- 抗毒蕈碱药物 / 抗胆碱能药物
	- 尿失禁产品:尿套系统、尿垫
	手术治疗

结语

SCI 患者泌尿系统的知识对所有相关人员都非常重要。诊断和治疗的原则看起来很难，但仔细一看却并非如此。此章介绍的相关原则的应用内容会使大多数 SCI 患者获得一个好的结局，但是，患者的泌尿系统仍存在风险，需要终身的观察。

本章重点

- 治疗应以保守方式为主。
- 在急性期，可采用留置尿管进行持续导尿。
- 在康复期，基于 UDS 的诊断结果，应该为每位 NLUTD 患者制定个体化的治疗方案。
- 只有少数患者在保证安全性的情况下可以运用反射性排尿和 / 或 Valsalva/Crede 法排空膀胱。
- 泌尿管理是 SCI 患者全面护理的重要组成部分。
- 管理应是个体化的，是基于对 NLUTD 明确诊断的。
- UDS 是非常重要的。
- 在急性期，IDC 用于持续导尿，需进行适当的护理。
- 在康复期，ISC、药物治疗包括肉毒毒素以及比较有前景的 ES 技术都是一线治疗方法，目的是获得低压膀胱、无残余尿以及排尿之间的节制性。
- 对于难治性病例或保守治疗无效的患者，可选用不同的手术方式。
- 教育非常重要，因此要全力做好相关工作。

（李涛 译 周谋望 校）

参考文献

1. Wyndaele M, Wyndaele JJ. Incidence, prevalence and epidemiology of spinal cord injury: what learns a worldwide literature survey? *Spinal Cord* 2006;44:523-9.

2. Jeong SJ, Cho SY, Oh SJ. Spinal cord/brain injury and neurogenic bladder. *Urol Clin North Am* 2010;37:537-46.

3. Dahlberg A, Perttilä I, Wuokko E, et al. Bladder management in persons with spinal cord lesion. *Spinal Cord* 2004;42:694-8.

4. Ditunno JF, Jr, Young W, Donovan WH, et al. The international standards booklet for neurological and functional classification of spinal cord injury. American Spinal Injury Association. *Paraplegia* 1994;32:70-80.

5. Devivo MJ, Biering-Sørensen F, New P, et al. Standardization of data analysis and reporting of results from the International Spinal Cord Injury Core Data Set. *Spinal Cord* 2011;49:596-9.

6. Abrams P, Cardozo L, Fall M, et al. The standardisation of terminology of lower urinary tract function: report from the Standardisation Sub-committee of the International Continence Society. *Neurourol Urodyn* 2002;21:167-78.

7. De Wachter S, Wyndaele JJ. Frequency-volume charts: a tool to evaluate bladder sensation. *Neurourol Urodyn* 2003;22:638-42.

8. Naoemova I, De Wachter S, Wyndaele JJ. Comparison of sensation-related voiding patterns between continent and incontinent women: a study with a 3-day sensation-related bladder diary (SR-BD). *Neurourol Urodyn* 2008;27:511-4.

9. Biering-Sørensen F, Craggs M, Kennelly M, et al. International lower urinary tract function basic spinal cord injury data set. *Spinal Cord* 2008;46:325-30.

10. Costa P, Perrouin-Verbe B, Colvez A, et al. Quality of life in spinal cord injury patients with urinary difficulties. Development and validation of qualiveen. *Eur Urol* 2001;39:107-13.

11. Bonniaud V, Bryant D, Pilati C, et al. Italian version of Qualiveen-30: cultural adaptation of a neurogenic urinary disorder-specific instrument. *Neurourol Urodyn* 2011;30:354-9.

12. D'Ancona CA, Tamanini JT, Botega N, et al. Quality of life of neurogenic patients: translation and validation of the Portuguese version of Qualiveen. *Int Urol Nephrol* 2009;41:29-33.

13. Bonniaud V, Jackowski D, Parratte B, et al. Quality of life in multiple sclerosis patients with urinary disorders: discriminative validation of the English version of Qualiveen. *Qual Life Res* 2005;14:425-31.

14. Pannek J, Märk R, Stöhrer M, et al. Quality of life in German-speaking patients with spinal cord injuries and bladder dysfunctions. Validation of the German version of the Qualiveen questionnaire. *Urologie* 2007;46:1416-21.

15. Ciudin A, Franco A, Diaconu MG, et al. Quality of life of multiple sclerosis patients: translation and validation of the Spanish version of Qualiveen. *Neurourol Urodyn* 2012;31:517-20.

16. Welk B, Morrow S, Madarasz W, et al. The validity and reliability of the neurogenic bladder symptom score. *J Urol* 2014;192:452-7.

17. Hill MR, Noonan VK, Sakakibara BM, et al. Quality of life instruments and definitions in individuals with spinal cord injury: a systematic review. *Spinal Cord* 2010;48:438-50.

18. Wyndaele M, De Winter BY, Van Roosbroeck S, et al. Development and psychometric evaluation of a Dutch questionnaire for the assessment of anorectal and lower urinary tract symptoms. *Acta Gastroenterol Belg* 2011;74:295-303.

19. Blaivas JG, Zayed AA, Labib KB. The bulbocavernosus reflex in urology: a prospective study of 299 patients. *J Urol* 1981(1);126:197-9.

20. Schurch B, Schmid DM, Kaegi K. Value of sensory examination in predicting bladder function in patients with T12-L1 fractures and spinal cord injury. *Arch Phys Med Rehabil* 2003;84:83-9.

21. Watanabe T, Vaccaro AR, Kumon H, et al. High incidence of occult neurogenic bladder dysfunction in neurologically intact patients with thoracolumbar spinal injuries. *J Urol* 1998;159:965-8.

22. Norris JP, Staskin DR. History, physical examination, and classification of neurogenic voiding dysfunction. *Urol Clin North Am* 1996;23:337-43.

23. Wyndaele JJ. Correlation between clinical neurological data and urodynamic function in spinal cord injured patients. *Spinal Cord* 1997;35:213-6.

24. Pannek J, Berges RR, Cubick G, et al. Prostate size and PSA serum levels in male patients with spinal cord injury. *Urology* 2003;62:845-8.

25. Pannek J, Bartel P, Göcking K, et al. Prostate volume in male patients with spinal cord injury: a question of nerves? *BJU Int* 2013;112:495-500.

26. Bartoletti R, Gavazzi A, Cai T, et al. Prostate growth and prevalence of prostate diseases in early onset spinal cord injuries.

Eur Urol 2009;56:142-8.

27. Wyndaele JJ, Iwatsubo E, Perkash I, et al. Prostate cancer: a hazard also to be considered in the ageing male patient with spinal cord injury. *Spinal Cord* 1998;36:299-302.

28. Gignoux A, Chartier-Kastler E, Ruffion A. Specific features of the early diagnosis of prostate cancer in the presence of neurogenic bladder. *Prog Urol* 2007;17:457-61.

29. Scott PA, Sr, Perkash I, Mode D, et al. Prostate cancer diagnosed in spinal cord-injured patients is more commonly advanced stage than in able-bodied patients. *Urology* 2004;63:509-12.

30. Şekerci ÇA, Işbilen B, Işman F, et al. Urinary NGF, TGF-β1, TIMP-2 and bladder wall thickness predict neurourological findings in children with myelodysplasia. *J Urol* 2014;191:199-205.

31. Barnes D, Timoney A, Moulas G, et al. Correlation of bacteriological flora of the urethra, glans and perineum with organisms causing urinary tract infection in the spinal injuries male patient. *Paraplegia* 1992;30:851-4.

32. National Institute on Disability and rehabilitation Research Consensus Statement Jan 27-29, 1992. The prevention and management of urinary tact infections among people with spinal cord injuries. *J Am Parap Soc* 1992;15:194-204.

33. Konety BR, Nguyen TT, Brenes G, et al. Evaluation of the effect of spinal cord injury on serum PSA levels. *Urology* 2000;56:82-6.

34. Torricelli FC, Lucon M, Vicentini F, et al. PSA levels in men with spinal cord injury and under intermittent catheterization. *Neurourol Urodyn* 2011;30:1522-4.

35. Moslavac S, Dzidic I, Kejla Z. Neurogenic detrusor overactivity: comparison between complete and incomplete spinal cord injury patients. *Neurourol Urodyn* 2008;27:504-6.

36. Ockrim J, Laniado ME, Khoubehi B, et al. Variability of detrusor overactivity on repeated filling cystometry in men with urge symptoms: comparison with spinal cord injury patients. *BJU Int* 2005;95:587-90.

37. Wyndaele JJ. A critical review of urodynamic investigations in spinal cord injury patients. *Paraplegia* 1984;22:138-44.

38. Wyndaele JJ, THi HV, Pham BC, et al. The use of one-channel water cystometry in patients with a spinal cord lesion: practicalities, clinical value and limitations for the diagnosis of neurogenic bladder dysfunction. *Spinal Cord* 2009;47:526-30.

39. Wyndaele JJ. Investigation of the afferent nerves of the LUT in patients with "complete" and "incomplete" spinal cord injury. *Paraplegia* 1991;29:490-4.

40. Wyndaele JJ. Studies of bladder sensitivity in patients with myelodysplasia. *Paraplegia* 1992;30:333-5.

41. Ersoz M, Akyuz M. Bladder-filling sensation in patients with spinal cord injury and the potential for sensation-dependent bladder emptying. *Spinal Cord* 2004;42:110-6.

42. Madersbacher H. Combined pressure, flow, EMG and X-ray studies for the evaluation of neurologic bladder disturbance: technique. *Urol Int* 1977;32:176-83.

43. Sakakibara R, Hattori T, Uchiyama T, et al. Neurologic failures of the external urethral sphincter closure and relaxation; a videourodynamic study. *Auton Neurosci* 2001;86:208-15.

44. Perkash I, Friedland GW. Ultrasonographic detection of false passages arising from the posterior urethra in spinal cord injury patients. *J Urol* 1987;137:701-2.

45. Biering-Sørensen F, Craggs M, Kennelly M, et al. International urodynamic basic spinal cord injury data set. *Spinal Cord* 2008;46:513-6.

46. Pannek J, Nehiba M. Morbidity of urodynamic testing in patients with spinal cord injury: is antibiotic prophylaxis necessary? *Spinal Cord* 2007;45:771-4.

47. Latthe PM, Foon R, Toozs-Hobson P. Prophylactic antibiotics in urodynamics: a systematic review of effectiveness and safety. *Neurourol Urodyn* 2008;27:167-73.

48. Geirsson G, Lindstrom S, Fall M. Pressure, volume and infusion speed criteria for the ice-water test. *Br J Urol* 1994;73:498-503.

49. Ronzoni G, Menchinelli P, Manca A, et al. The ice-water test in the diagnosis and treatment of the neurologic bladder. *Br J Urol* 1997;79:698-701.

50. Van Meel T, De Wachter S, Wyndaele JJ. Repeated ice water tests and electrical perception threshold determination to detect a neurologic cause of detrusor overactivity. *Urology* 2007;70:772-6.

51. Lapides J, Friend CR, Ajemian EP, et al. A new method for diagnosing the neurologic bladder. *Med Bull (Ann Arbor)* 1962;28:166-80.

52. Sidi AA, Dykstra DD, Peng W. Bethanechol supersensitivity test, rhabdosphincter electromyography and bulbocavernosus reflex latency in the diagnosis of neurologic detrusor areflexia. *J Urol* 1988;140:335-7.

53. Markland C, Chou S, Swaiman KF, et al. Evaluation of neurologic urinary dysfunction. *Surg Forum* 1965;16:504-7.

54. Frimodt-Moller CA. New method for quantitative evaluation of bladder sensibility. *Scand J Urol Nephrol* 1972;6:1345-54.

55. Kiesswetter H. Mucosal sensory threshold of urinary bladder and urethra measured electrically. *Urol Int* 1977;32:437-48.

56. Powell PH, Feneley RC. The role of urethral sensation in clinical urology. *Br J Urol* 1980;52:539-41.

57. Wyndaele JJ. Is abnormal electrosensitivity in the LUT a sign of neuropathy? *Br J Urol* 1993b;72:575-9.

58. De Wachter S, Wyndaele JJ. Quest for standardisation of electrical sensory testing in the LUT: the influence of technique related factors on bladder electrical thresholds. *Neurourol Urodyn* 2003;22:118-22.

59. Fujihara A, Ukimura O, Iwata T, et al. Neuroselective measure of the current perception threshold of A-delta and C-fiber afferents in the lower urinary tract. *Int J Urol* 2011;18:341-9.

60. De Laet K, De Wachter S, Wyndaele JJ. Current perception thresholds in the lower urinary tract: sine- and square-wave currents studied in young healthy volunteers. *Neurourol Urodyn* 2005;24:261-6.

61. Reitz A, Schmid DM, Curt A, et al. Electrophysiological assessment of sensations arising from the bladder: are there objective criteria for subjective perceptions? *J Urol* 2003;169:190-4.

62. Sundin T, Petersén I. Cystometry and simultaneous electomyography from the striated uretheral and anal sphincters and from levator ani. *Invest Urol* 1975;13:40-6.

63. Mayo ME, Kiviat MD. Increased residual urine in patients with bladder neuropathy secondary to suprasacral spinal cord lesions. *J Urol* 1980;123:726-8.

64. Blaivas JG, Sinha HP, Zayed AA, et al. Detrusor-external sphincter dyssynergia: a detailed electromyographic study. *J Urol* 1981;125:545-8.

65. Aoki H, Adachi M, Banya Y, et al. Evaluation of neurologic bladder in patients with spinal cord injury using a CMG.EMG study and CMG.UFM.EMG study. *Hinyokika Kiyo [Acta Urol Jap]* 1985;31:937-48.

66. Pavlakis AJ, Siroky MB, Wheeler JS, Jr, et al. Supplementation of cystometrography with simultaneous perineal floor and rectus abdominis electromyography. *J Urol* 1983;129:1179-81.

67. De EJ, Patel CY, Tharian B, et al. Diagnostic discordance of electromyography (EMG) versus voiding cystourethrogram (VCUG) for detrusor-external sphincter dyssynergy (DESD). *Neurourol Urodyn* 2005;24:616-21.

68. Podnar S, Vodušek DB. Electrophysiologic evaluation of sacral functions. In: Aminoff MJ, editor. Amminoff's electrodiagnosis in clinical neurology. 6th ed. Philadelphia: Churchill Livingstone; 2012. p. 673-95.

69. Hansen RB, Biering-Sørensen F, Kristensen JK. Bladder emptying over a period of 10- 45 years after a traumatic spinal cord injury. *Spinal Cord* 2004;42:631-7.

70. Drake MJ, Cortina-Borja M, Savic G, et al. Prospective evaluation of urological effects of aging in chronic spinal cord injury by method of bladder management. *Neurourol Urodyn* 2005;24:111-6.

71. Satar N, Bauer SB, Shefner J, et al. The effects of delayed diagnosis and treatment in patients with an occult spinal dysraphism. *J Urol* 1995;154:754-8.

72. Lawrebson R, Wyndaele JJ, Vlachonikolis I, et al. Renal failure in patients with neurogenic lower urinary tract dysfunction. *Neuroepidemiology* 2001;20:138-43.

73. Del Popolo G, Panariello G, Del Corsos F, et al. Diagnosis and therapy for neurogenic bladder dysfunctions in multiple sclerosis patients. *Neurological sciences* 2008;29:(Suppl. 4):S352-5.

74. Bellucci CH, Wollner J, Gregorini F, et al. Acute spinal cord injury–do ambulatory patients need urodynamic investigations? *J Urol* 2013;189:1369-73.

75. Burns AS, Rivas DA, Ditunno JF. The management of neurogenic bladder and sexual dysfunction after spinal cord injury. *Spine* 2001;26:S129-36.

76. Hackler RH. A 25-year prospective mortality study in the spinal cord injured patient: comparison with the long-term living paraplegic. *J Urol* 1977;117:486-8.

77. Guttmann L, Frankel H. The value of intermittent catheterisation in the early management of traumatic paraplegia and tetraplegia. *Paraplegia* 1966;4:63-84.

78. Lapides J, Diokno AC, Silber SJ, et al. Clean, intermittent self-catheterization in the treatment of urinary tract disease. *J Urol* 1972;107:458-61.

79. Wyndaele JJ, Madersbacher H, Kovindha A. Conservative treatment of the neuropathic bladder in spinal cord injured patients. *Spinal Cord* 2001;39:294-300.

80. Larsen LD, Chamberlin DA, Khonsari F, et al. Retrospective analysis of urologic complications in male patients with spinal cord injury managed with and without indwelling urinary catheters. *Urology* 1997;50:418-22.

81. Bennett CJ, Young MN, Adkins RH, Diaz F. Comparison of bladder management complication outcomes in female spinal cord injury patients. *J Urol* 1995;153:1458-60.

82. Stohrer M, Blok B, Castro-Diaz D, et al. EAU guidelines on neurogenic lower urinary tract dysfunction. *Eur Urol* 2009;56:81-8.

83. Appell RA. Overactive bladder in special patient populations. *Rev Urol.* 2003;5(Suppl. 8):S37-41.

84. Kessler TM, Bachmann LM, Minder C, et al. Adverse event assessment of antimuscarinics for treating overactive bladder: a network meta-analytic approach. *PloS One* 2011;6:e16718.

85. Madhuvrata P, Singh M, Hasafa Z, et al. Anticholinergic drugs for adult neurogenic detrusor overactivity: a systematic review and meta-analysis. *Eur Urol* 2012;62:816-30.

86. Herschorn S, Barkin J, Castro-Diaz D, et al. A phase III, randomized, double-blind, parallel-group, placebo-controlled, multicentre study to assess the efficacy and safety of the beta(3) adrenoceptor agonist, mirabegron, in patients with symptoms of overactive bladder. *Urology* 2013;82:313-20.

87. Nitti VW, Rosenberg S, Mitcheson DH, et al. Urodynamics and safety of the beta(3)-adrenoceptor agonist mirabegron in males with lower urinary tract symptoms and bladder outlet obstruction. *J Urol* 2013;190:1320-7.

88. Angulo J, Cuevas P, Fernandez A, et al. Tadalafil enhances the inhibitory effects of tamsulosin on neurogenic contractions of human prostate and bladder neck. *J Sex Med* 2012;9:2293-306.

89. Abrams P, Amarenco G, Bakke A, et al. Tamsulosin: efficacy and safety in patients with neurogenic lower urinary tract dysfunction due to suprasacral spinal cord injury. *J Urol* 2003;170:1242-51.

90. Barendrecht MM, Oelke M, Laguna MP, et al. Is the use of parasympathomimetics for treating an underactive urinary bladder evidence-based? *BJU Intern* 2007;99:749-52.

91. Kessler TM, La Framboise D, Trelle S, et al. Sacral neuromodulation for neurogenic lower urinary tract dysfunction: systematic review and meta-analysis. *Eur Urol* 2010;58:865-74.

92. Wollner J, Hampel C, Kessler TM. Surgery illustrated – surgical atlas sacral neuromodulation. *BJU Intern* 2012;110:146-59.

93. Opisso E, Borau A, Rodriguez A, et al. Patient controlled versus automatic stimulation of pudendal nerve afferents to treat neurogenic detrusor overactivity. *J Urol* 2008;180:1403-8.

94. Kabay S, Kabay SC, Yucel M, et al. The clinical and urodynamic results of a 3-month percutaneous posterior tibial nerve stimulation treatment in patients with multiple sclerosis-related neurogenic bladder dysfunction. *Neurourol Urodyn* 2009;28:964-8.

95. Pannek J, Janek S, Noldus J. Neurogenic or idiopathic detrusor overactivity after failed antimuscarinic treatment : clinical value of external temporary electrostimulation. *Der Urologe Ausg A* 2010;49:530-5.

96. Lombardi G, Musco S, Celso M, et al. Intravesical electrostimulation versus sacral neuromodulation for incomplete spinal cord patients suffering from neurogenic non-obstructive urinary retention. *Spinal Cord* 2013;51:571-8.

97. Primus G, Kramer G, Pummer K. Restoration of micturition in patients with acontractile and hypocontractile detrusor by transurethral electrical bladder stimulation. *Neurourol Urodyn* 1996;15:489-97.

98. Hagerty JA, Richards I, Kaplan WE. Intravesical electrotherapy for neurogenic bladder dysfunction: a 22-year experience. *J Urol* 2007;178:1680-3; discussion 3.

99. Franks ME, Somogyi GT, Phelan MW, et al. Botulinum toxin injection into the bladder wall decreases acetylcholine (Ach) and norepinephrine (NE) release; potential treatment for the overactive bladder. *J Urol* 2000;163(Suppl.):42.

100. Rapp DE, Tusk KW, Bales GT, et al. Botulinum toxin type A inhibits calcitonin gene- related peptide release from isolated rat bladder. *J Urol* 2006;175:1138-42.

101. Apostolidis A, Popat R, Yangou Y, et al. Decrease sensory receptors P2X3 and TRPV1 in suburothelial nerve fibers following intradetrusor injections of botulinum toxin for human detrusor overactivity. *J Urol* 2005;174:977-83.

102. Giannantoni A, DiStasi SM, Nardicchi V, et al. Botulinum-A toxin injections into the detrusor muscle decrease nerve growth factor bladder tissue levels in patients with neurogenic detrusor overactivity. *J Urol* 2006;175:2341-4.

103. Hanna-Mitchell AT, Wolf-Johnston AS, Barrick SR, et al. Effect of botulinum toxin A on urothelial-release of ATP and expression of SNARE targets within the urothelium. *Neurourol Urodyn* 2015;34(1):79-84.

104. Tinay I, Tanidir Y, Cikler E, et al. Intradetrusor botulinum neurotoxin A (BoNT-A) injections decrease bladder fibrosis secondary to partial urethral obstruction in the male rat model. *Neurourol Urodyn* 2012;31:564-70.

105. Schurch B, Stöhrer M, Kramer G, et al. Botulinum-A toxin for treating detrusor hyperreflexia in spinal cord injured patients: a new alternative to anticholinergic drugs? Preliminary results. *J Urol* 2000;164:6927.

106. Del Popolo G. Botulinum A toxin in the treatment of detrusor hyperreflexia. *Neurourol Urodyn* 2001;20:522-4.

107. Schurch B, de Sèze M, Denys P, et al. Botulinum toxin type A is a safe and effective treatment for neurogenic urinary incontinence: results of a single treatment, randomized, placebo-controlled 6 month study. *J Urol* 2005;174:196-200.

108. Ginsberg D, Gousse A, Keppenne V, et al. Phase 3 efficacy and tolerability study of onabotulinumtoxinA for urinary incontinence from neurogenic detrusor overactivity. *J Urol*

2012;187(6):2131-9.

109. Cruz F, Herschorn S, Aliotta P, et al. Efficacy and safety of onabotulinumtoxinA in patients with urinary incontinence due to neurogenic detrusor overactivity: a randomised, double-blind, placebo-controlled trial. *Eur Urol* 2011;60:742-50.

110. Mehta S, Hill D, McIntyre A, et al. Meta-analysis of botulinum toxin A detrusor injections in the treatment of neurogenic detrusor overactivity after spinal cord injury. *Arch Phys Med Rehabil* 2013;94(8):1473-81.

111. Sessman D, Patel V, Del Popolo G, et al. Treatment satisfaction and improvement in health-related quality of life with onabotulinumtoxinA in patients with urinary incontinence due to neurogenic detrusor overactivity. *Neurourol Urodyn* 2013;32:242-9.

112. Sussman D, Patel V, Del Popolo G, et al. Treatment satisfaction and improvement in health-related quality of life with onabotulinumtoxinA in patients with urinary incontinence due to neurogenic detrusor overactivity. *Neurourol Urodyn* 2013;32:242-9.

113. Mangera A, Andersson KE, Apostolidis A, et al. Contemporary management of lower urinary tract disease with botulinum toxin A: a systematic review of botox (onabotulinumtoxinA) and dysport (abobotulinumtoxinA). *Eur Urol* 2011;60:784-95.

114. Finazzi-Agrò E, Topazio L, Perugia C, et al. The use of oxybutynin in patients treated by means of botulinum neurotoxin A for neurogenic detrusor overactivity: an observational study. *Spinal Cord* 2013;51:637-41.

115. Pannek J, Göcking K, Bersch U. Long-term effects of repeated intradetrusor botulinum neurotoxin A injections on detrusor function in patients with neurogenic bladder dysfunction. *BJU Int* 2009;104:1246-50.

116. Giannantoni A, Mearini E, Del Zingaro M, et al. Six-year follow-up of botulinum toxin A intradetrusorial injections in patients with refractory neurogenic detrusor overactivity: clinical and urodynamic results. *Eur Urol* 2009;55:705-11.

117. Del Popolo G, Filocamo MT, Li Marzi V, et al. Neurogenic detrusor overactivity treated with English botulinum toxin a: 8-year experience of one single centre. *Eur Urol* 2008;53:1013-9.

118. Kennelly M, Dmochowski R, Ethans K, et al. Long-term efficacy and safety of onabotulinumtoxinA in patients with urinary incontinence due to neurogenic detrusor overactivity: an interim analysis. *Urology* 2013;81:491-7.

119. Cruz F, Herschorn S, Aliotta P, et al. Efficacy and safety of onabotulinumtoxinA in patients with urinary incontinence due to neurogenic detrusor overactivity: a randomised, double-blind, placebo-controlled trial. *Eur Urol* 2011;60:742-50.

120. Dressler D, Hallett M. Immunological aspects of Botox®, Dysport and Myobloc/NeuroBloc. *Eur J Neurol* 2006;13(Suppl. 1):11-5.

121. Wyndaele JJ, Van Dromme S. Muscular weakness as side effect of botulinum toxin injection for neurogenic detrusor overactivity. *Spinal Cord* 2002;40:599-600.

122. Kessler TM, La Framboise D, Trelle S, et al. Sacral neuromodulation for neurogenic lower urinary tract dysfunction: systematic review and meta-analysis. *Eur Urol* 2010;58:865-74.

123. Lombardi G, Del Popolo G. Clinical outcome of sacral neuromodulation in incomplete spinal cord injured patients suffering from neurogenic lower urinary tract symptoms. *Spinal Cord* 2009;47:486-91.

124. Chaabane W, Guillotreau J, Castel-Lacanal E, et al. Sacral neuromodulation for treating neurogenic bladder dysfunction: clinical and urodynamic study. *Neurourol Urodyn* 2011;30:547-50.

125. Sievert KD, Amend B, Gakis G, et al. Early sacral neuromodulation prevents urinary incontinence after complete spinal cord injury. *Ann Neurol* 2010;67:74-84.

126. Spinelli M, Malaguti S, Giardiello G, et al. A new minimally invasive procedure for pudendal nerve stimulation to treat neurogenic bladder: description of the method and preliminary data. *Neurourol Urodyn* 2005;24:305-9.

127. Hansen J, Media S, Nøhr M, et al. Treatment of neurogenic detrusor overactivity in spinal cord injured patients by conditional electrical stimulation. *J Urol* 2005;173:2035-9.

128. Opisso E, Borau A, Rodríguez A, et al. Patient controller versus automatic stimulation of pudendal nerve afferents to treat neurogenic detrusor overactivity. *J Urol* 2008;180:1403-8.

129. Læssøe L, Sønksen J, Bagi P, et al. Effects of ejaculation by penile vibratory stimulation on bladder capacity in men with spinal cord lesions. *J Urol* 2003;169:2216-9.

130. Egon G, Barat M, Colombel P, et al. Implantation of anterior sacral root stimulators combined with posterior sacral rhizotomy in spinal injury patients. *World J Urol* 1998;16:342-9.

131. Vignes JR, Bauchet L, Ohanna F. Dorsal rhizotomy combined with anterior sacral root stimulation for neurogenic bladder. *Acta Neurochir* 2007;97:323-31.

132. Brindley GS. The first 500 patients with sacral anterior root stimulator implants: general description. *Paraplegia* 1994;32:795-805.

133. Lucas MG, Bosch RJ, Burkhard FC, et al. EAU guidelines on surgical treatment of urinary incontinence. *Actas Urol Esp* 2013;37:459-72.

134. Gurocak S, De Gier RP, Feitz W. Bladder augmentation without integration of intact bowel segments: critical review and future perspectives. *J Urol* 2007;177:839-44.

135. Mehnert U, Bastien L, Denys P, et al. Treatment of neurogenic stress urinary incontinence using an adjustable continence device: 4-year followup. *J Urol* 2012;188:2274-80.

136. Amend B, Toomey P, Sievert KD. Artificial sphincter. *Curr Opin Urol* 2013;23:520-7.

137. Lombardi G, Musco S, Celso M, et al. A retrospective study on female urological surgeries over the 10 years following spinal cord lesion. *Spinal Cord* 2013;51:688-93.

138. Drake MJ, Apostolidis A, Emmanuel A, et al. Neurologic urinary and faecal incontinence. In: P Abrams, Cardozo L, Khoury S, Wein A, editors. Incontinence. 5th ed. Arnhem: ICUD-EAU; 2013. p. 827-1000.

139. Brillhart B, Stewart A. Education as the key to rehabilitation. *Nurs Clin North Am* 1989;24(3):675-80.

140. Chase TM. Learning styles and teaching strategies: enhancing the patient education experience. *SCI Nurs* 2001;18(3):138-41.

141. Payne JA. Group learning for adults with disabilities or chronic disease. *Rehabil Nurs* 1995;20(5):268-72.

142. Johnson K, Bailey J, Rundquist J, et al. SCIRehab Project series: the supplemental nursing taxonomy. *J Spinal Cord Med* 2009;32:329-35.

143. Rundquist J, Gassaway J, Bailey J, et al. The SCIRehab project: treatment time spent in SCI rehabilitation. Nursing bedside education and care management time during inpatient spinal cord injury rehabilitation. *J Spinal Cord Med* 2011;34:205-15.

144. May L, Day R, Warren S. Evaluation of patient education in spinal cord injury rehabilitation: knowledge, problem-solving and perceived importance. *Disabil Rehabil* 2006;15:405-13.

145. Brillhart B. Internet education for spinal cord injury patients: focus on urinary management. *Rehabil Nurs* 2007;32:214-9.

146. Chhabra HS, Harvey LA, Muldoon S, et al. www.elearnSCI. org: a global educational initiative of ISCoS. *Spinal Cord* 2013;51:176-82. Available from: www.elearnSCI.org

147. Phillips VL, Vesmarovich S, Hauber R, et al. Telehealth: reaching out to newly injured spinal cord patients. *Public Health Rep* 2001;116:94-102.

148. Cardenas DD, Hoffman JM, Kelly E, Mayo ME. Impact of a

urinary tract infection educational program in persons with spinal cord injury. *J Spinal Cord Med* 2004;27(1):47-54.

149. Wyndaele JJ, Madersbacher H, Kovindha A. Conservative treatment of the neuropathic bladder in spinal cord injured patients. *Spinal Cord* 2001;39:294-300.

150. Wyndaele JJ, Kovindha A, Madersbacher H, et al. Neurologic urinary and faecal incontinence. In: Abrams P, Cardozo L, Khoury S, Wein A, editors. Incontinence. 4th ed. Paris: Health Publication Ltd; 2009. p. 793-960.

151. Consortium for Spinal Cord Medicine. Bladder management for adults with spinal cord injury: a clinical practice guideline for health-care providers. Washington DC: Paralyzed Veterans of America; 2006.

152. Burgdörfer H, Heidler H, Madersbacher H, et al. Manual: Neuro-urology and spinal cord lesion. A guidelines for urological care of spinal cord injury patients; 2007. Available from: https://www.farco-pharma.de/uploads/doc_download_leitlinien_4auflage_en.pdf

第 30 章　呼吸系统的管理

**Srikumar V , U Singh , Sergio Aito , Melissa Nadeau , John Street ,
Sven Hirschfeld , Roland Thietje , Patrick Kluger**

学习目标

本章学习完成后,你将能够:

- 概述呼吸关键肌群及其神经支配;
- 预测脊髓损伤后呼吸功能的预后;
- 阐明脊髓损伤患者呼吸功能障碍的病理生理情况;
- 分析脊髓损伤患者的肺功能;
- 规划脊髓损伤患者肺功能障碍适当的管理策略;
- 总结长期机械通气和脱机的技术和并发症。

引言

脊髓损伤(spinal cord injury, SCI)后呼吸功能障碍是由呼吸肌功能障碍引起的,程度从完全不能呼吸到轻度障碍,取决于受伤的呼气肌肌肉程度活动性及其导致的咳嗽和清除支气管分泌物能力受损的情况[1]。四肢瘫和高位胸髓损伤也会有肺部交感神经支配受损,导致迷走神经(副交感神经)活跃,引起支气管痉挛[2]。经常出现在创伤性胸髓损伤的联合损伤(如:肋骨骨折、血胸、气胸、肺挫伤)会进一步加重潜在的呼吸功能障碍。

在正常人中,大脑、脑干和脊髓的整合输入协调地激活呼吸肌,产生呼吸运动。呼吸的节律模式是在脑桥和延髓产生的。这些信号受延髓、颈动脉和主动脉区的化学感受器的非随意调控;受高级脑中枢(如情感)随意调控。脑桥和延髓的信号通过延髓轴突,终止于颈、胸和腰部脊髓的中间神经元或运动神经元;来自于脊髓的运动神经元最终支配呼吸肌。膈肌(吸气的关键肌;膈神经 $C_3 \sim C_5$ 支配)和肋间外肌($T_1 \sim T_{11}$ 支配)收缩导致胸廓容积减少和胸腔内压力降低,空气进入。因此,吸气是一个主动的过程,而呼气是一个由于肺和胸壁结构回弹而发生的被动的过程。在深呼吸过程中,辅助吸气肌、斜角肌($C_2 \sim C_7$ 支配)和胸锁乳突肌(副神经和 $C_2 \sim C_3$ 支配)稳定锁骨和上部肋骨。用力呼气(包括咳嗽)由肋间内肌和腹肌(腹直肌、腹内斜肌和腹外斜肌部内部斜肌、腹横肌; $T_7 \sim L_1$ 支配)辅助完成。其他肌肉(包括斜方肌、前锯肌、背阔肌和腰方肌),也可能有助于呼吸运动[3]。

记忆要点

- 吸气是主动的过程。
- 膈肌是吸气的关键肌。
- 呼气是被动的过程。
- 如要用力呼气(如咳嗽),腹肌和肋间内肌必须未受损。

神经损伤平面与呼吸功能预后

脊髓损伤的神经损伤平面和是否为完全性损伤(AIS 分级)影响呼吸功能的预后(表 30.1)。T_{12} 或更低神经损伤平面的患者没有通气功能障碍。从 T_{12} 向上到 T_5,运动功能逐渐丧失,进行用力呼气运动(如咳嗽时)的能力逐渐减低。此外,这些患者肋间运动开始受损,吸气呼气功能相对减弱。神经损伤平面从 T_5 到 T_1 会有肋间肌功能受损,导致更严重的吸气呼气

表 30.1　神经损伤平面与呼吸功能预后

脊髓损伤平面	受累的呼吸肌	预后
C_2 及以上	膈肌（−） 肋间肌（−） 腹肌（−）	终身需要呼吸机
C_3~C_4	膈肌（−）→（+） 肋间肌（−） 腹肌（−）	最开始需要呼吸机 有脱机的可能性 a
C_5~C_8	膈肌（+） 肋间肌（−） 腹肌（−）	独立呼吸 最开始可能需要呼吸机 b 不能用力呼气和咳嗽（仅被动呼气）
T_1~T_5	膈肌（+） 肋间肌（±） 腹肌（−）	微弱的咳嗽 反常呼吸运动
T_6~T_{12}	膈肌（+） 肋间肌（±） 腹肌（−）	微弱的咳嗽
L_1 及以下	膈肌（+） 肋间肌（+） 腹肌（+）	没有障碍

（−），受累；（+），完好；（−）→（+），神经功能恢复；（±），平面相关的受累。

a 膈肌神经功能恢复以后。

b 肺部并发症，例如：肺不张/黏液堵塞会导致呼吸做功增加，这会引起呼吸疲劳，并最终可能需要气管插管机械通气，直到症状消除。

活动减弱。当膈肌未受损但肋间外肌瘫痪时，运动时胸壁收缩，吸气呼气功能相对下降。吸气时也被称为"反常呼吸运动"[4]，是导致膈肌移动的低效呼吸。低位四肢瘫痪患者（C_5~C_8）不会有任何腹肌或肋间肌的活动，因此几乎完全不能咳嗽。因为膈肌未受损，吸气只能被保留。然而，这些患者可能在脊髓损伤后急性期出现呼吸系统并发症，并可能需要通气支持，直到症状缓解。C_3~C_4 神经损伤平面，膈肌的神经支配部分受损，这种情况会降低安静时的呼吸能力。这些患者需要立即使用呼吸机支持。如果发生神经功能恢复和膈肌功能恢复，可以开始脱机。C_2 及以上水平，膈肌无力，为了生存，必须进行呼吸机辅助呼吸。辅助呼吸肌将是唯一工作的呼吸肌，因此对人工通气和重症监护前的短期生存是必不可少的。从理论上讲，单独使用辅助呼吸肌潮气量（tidal volumes, TVS）可以达到 100~300mL。但由此产生紧张，会导致快速疲劳，并因而出现呼吸停止和死亡。1971 年，Crawford 和 Frankel 描述了 T_1 以上的损伤可能会失去呼吸的"感觉"（即感觉意识）[5]。高位颈髓损伤患者部分丧失这种感觉意识。

> **记忆要点**
>
> ● 神经损伤平面与美国脊柱损伤协会损伤分级是脊髓损伤后呼吸功能的主要决定因素。

呼吸病理生理学

呼吸肌瘫痪和肺部、胸壁和腹壁顺应性的变化改变了呼吸力学[6,7]。脊髓损伤急性期由于肌张力消失，腹壁顺应性增加；随后出现痉挛，则顺应性降低[8,9]。神经损伤平面高的脊髓损伤患者肺功能测试显示典型的限制性通气功能障碍。这是由于全肺容积减少，而残气量（residual volume, RV）增加所致。由于不能用力呼气恢复肺正常体积，残气量会有所增加。在急性期，颈脊髓损伤而膈肌功能未受损的患者，通常肺活量（vital capacity, VC）下降，可达到预计值的 25~30%[10]。四肢瘫患者由于呼气肌瘫痪导致丧失大部分的补呼气量（expiratory reserve volume, ERV）[11]。颈脊髓损伤患者在伤后数月即使没有任何神经功能改善，急剧减少的 VC 往往也会有所改善。四肢瘫患者在损伤后 3 个月内，往往可以达到预计 VC 值的大约 60% 左右[12]。中部或高位胸髓损伤的截瘫患者，VC 和 ERV 可能会有显著减少。T9 水平以下损伤的患者可能有肺功能极小程度受损。脊髓损伤平面下降至 T_{10}，脊髓损伤患者肺部力学主要的变化包括：用力肺活量（forced vital capacity, FVC）、第一秒用力呼气量（forced expiratory volume in 1 second, FEV_1）和深吸气量（inspiratory capacity, IC）增加[12]。值得注意的是，四肢瘫患者的体位可能会明显影响肺容积[13]。在仰卧位时，由于腹部内容物的顶推作用，胸腔内膈肌位置移动，VC 增加。这种移位可增加膈肌的正向弹性特性，从而增加膈肌收缩力。可以通过使用腰带和紧身衣部分纠正坐位或站立位 VC 的下降[14]。颈脊髓或高位胸髓损伤患者最大吸气压力通常会减少，但往往随着时间推移进行胸壁降低和膈肌力量增加的反常运动呼吸训练而有所改善。此外，高位胸髓和颈脊髓损伤患者最大呼气压力将显著降低，这是由于呼气肌活动性下降导致呼气相完全由胸廓和膈肌被动弹性舒张产生。如果没有神经功能恢复，通常不会随着时间推移而改善。Estenne 等人的研究表明四肢瘫患者存在一些呼气活动，由胸大肌（锁骨头）的部分活动产生，这在某些患者可能是功能性的。通过使用滑轮和配重系统进行胸大肌训练，可增加肌力，并随之产生 ERV 的增加[15]。

> **记忆要点**
>
> - 脊髓损伤患者除残气量外，VC 和全肺容量均有所减少。
> - 四肢瘫患者仰卧位 VC 增加。

脊髓损伤患者的肺功能评估

已制定国际脊髓损伤肺功能基本数据集，用以促进脊髓损伤患者基本支气管肺部检查报告和数据采集的一致性。国际脊髓学会（International Spinal Cord Society, ISCoS）的网站上（http://www.iscos.org.uk/international-sci-pulmonary-functiondata-sets）免费提供完整的数据采集指导和数据采集表[16]。初始评估应包括对所有可能会影响呼吸状况（年龄、吸烟、肺部疾病、过敏等）变量的详尽医学概述。体格检查应从视诊开始。医生、护理人员和物理治疗师或呼吸治疗师有条件时应该经常进行胸部听诊，以验证是否存在气道分泌物。如果不清除，可能会导致支气管阻塞、肺不张和支气管肺炎[17]。应在整个急性期监测呼吸频率（respiratory rate, RR）、VC、外周氧饱和度，以及血气分析、电解质、血细胞计数。

视诊

通过简单地观察患者及其呼吸模式，有可能了解患者的呼吸能力和表现。必须评估呼吸急促或呼吸缓慢（RR 高或低）的情况，以及呼吸浅或胸腹反常运动。后者的特征是患者仰卧时，在吸气阶段，腹部向外运动，同时胸部向下运动。此外，必须观察辅助呼吸肌的活动和胸壁运动的对称性。可以通过让患者深呼吸后在一次呼吸中尽可能地计数来评估单次呼吸计数。该数值可为肺功能状态提供初步概况。

听诊

胸部听诊时可发现存在呼吸变浅的通气不足部位、异常呼吸音（在支气管分泌物增加的病例中），以及在某些部位的听诊呼吸音缺失（在肺挫伤、血气胸的病例中）。在进行任何仪器检查之前，必须先做胸部叩诊，以检查是否有胸腔积液的体征。

仪器评估

RR（1 分钟吸气或呼气动作的数量）可以通过简单的观察进行检查，也可以使用心电监护仪通过放置在胸部的电极给出 RR 数值。

在急救阶段，在急诊室使用简易的 Wright 肺活量计（图 30.1）测量 TV 和 VC 是基本的要求。在这一阶段，这样更容易充分评估基础肺功能。动脉血气分析是一种分析表浅动脉的动脉血的操作，通常是腕部的桡动脉或腹股沟的股动脉。测试将给出下列参数数值：

- pH：正常值 7.38~7.42（表示血液酸碱度）；
- $PaCO_2$：正常值 35~45mmHg（4.7~6kPa；表示血液二氧化碳分压）；
- PaO_2：正常值 80~100mmHg（10.7~13.3kPa；表示血液氧分压）；
- 血氧饱和度：正常值 93%~100%（表示动脉血氧含量）；
- HCO_3：正常值 22~26mEq/L（表示血液碳酸氢盐含量）；
- 碱剩余（base excess, BE）：正常值 –2~2mmol/L（表示血液中的碱过量）。

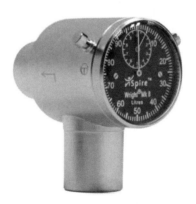

图 30.1　Wright 肺活量计

动脉血气分析受吸入空气中氧气含量的显著影响。由于这个原因，通过面罩或气管导管有额外氧气摄入的患者，必须报告吸入空气中的 O_2 含量百分比

（称为 FiO_2，海平面空气的正常值为 21 ）。

肺活量计是测试肺功能首选的仪器，可以测量肺通气功能，特别是吸入和呼出空气的体积和 / 或速度（流速 ）。通常要求患者以最大的能力进行深呼吸，然后尽最大力尽量长时间地呼气到传感器，最好超过 6 秒（图 30.2 ），有时直接跟随着快速的吸气。测试之前应该有一段气体进出传感器的安静呼吸。在测试过程中，可以使用软鼻夹来防止气体从鼻子逸出。应该使用过滤口罩防止微生物的传播。

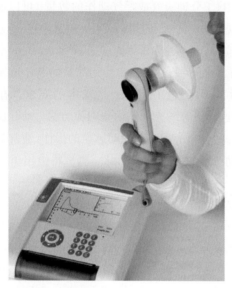

图 30.2　肺活量计

可获得以下呼吸参数：

- TV：安静呼吸时，进出肺部的气体的体积；
- 肺泡通气量：单位时间到达肺泡即肺部发生气体交换部分的气体体积；
- 无效腔：不能达到肺泡而是留在呼吸道的气体体积；
- 补吸气量（inspiratory reserve volume, IRV ）：在正常 TV 吸入后可以用力吸入的额外的气量；
- ERV 是在正常 TV 呼出后可以用力呼出的额外的气量；
- RV：在呼出 ERV 后仍停留在肺部的气量；
- 肺总量（total lung capacity, TLC ）：能充满肺部的最大气量（TLC=TV+IRV+ERV+RV ）；
- VC：在充分吸气后可呼出的总气量（VC=TV+IRV+ERV= 大约 80% 的 TLC ）。

用力吸气后 FEV_1 和呼气流量峰值（peak expiratory flow, PEF ）是附加基本肺活量功能测试，用来了解咳嗽能力。根据年龄、体形和体重，所有这些数值均有所不同[10, 18-20]。

肺活量计的局限性，通过使用 Wright 肺活量计，

除了可以很容易地获得 TV 和 VC 以外，这个操作需要进行完整的肺功能测定，其高度依赖于患者的合作和努力，通常重复至少 3 次，以确保可重复性。由于结果依赖于患者的配合情况，用力呼吸参数总是被低估，而不会被高估，且只能用于能完全理解并遵循指令的患者。因此，不适用于无意识、高度镇静或存在用力呼吸限制的患者。另一个主要的局限性表现为间歇性或轻度哮喘，在急性加重的间期肺功能可能正常，限制了肺活量计作为诊断试验的有效性。其作为监测工具更有意义：即使粗测数值仍在正常值范围内，任何肺活量突然下降都可能意味着恶化。

脉搏血氧测定或氧饱和度是一种检测外周血中氧饱和度的无创性技术，通过一种戴在手指或足趾上的小型装置进行（图 30.3 ）。已被认定为在急救医护时监测患者安全的最重要的技术操作。所显示的血氧含量水平表示为血红蛋白饱和度的百分比。正常范围为 93%~100%，可随着吸入气体中给予 O_2 而增加。虽然不会给我们关于动脉血二氧化碳含量的任何信息，从而让我们判断是否需要人工通气，但是在评价血氧和外周血管脉搏时仍需要进行。因此其所代表的是便宜、小巧、舒适但仍然精密的生命指征参数监测仪器。

多发伤处理过程中或胸部体格检查后，当怀疑有肺部损伤时（如肺挫伤、血胸、气胸和胸腔积液 ）（图 30.4、30.5 ），常规进行胸部 X 线（CXR ）检查。如果有必要，反复进行正位和侧位胸部 X 线。

C_3~C_4 损伤时 VC 值大约 1 000mL 或更低的患者诊断单侧膈神经麻痹时有必要进行胸部透视。在这种情况下，怀疑存在一侧膈肌麻痹，可通过膈肌透视发现。

在体格检查怀疑有胸腔积液时，进行 CXR 前的胸部超声检查可大致了解胸腔积液量。在随访时也很有用处，可避免反复进行 CXR 检查。超声成像也可用于评价呼吸中的膈肌运动，并发现吸气、呼气和肺完全呼吸动作时的运动障碍[21]。

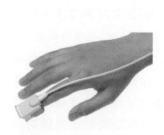
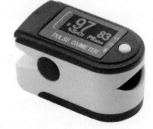

图 30.3　脉搏血氧测定

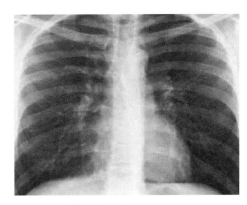

图 30.4　正常胸部 X 线

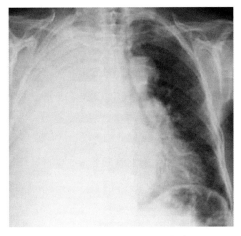

图 30.5　胸部 X 线显示右侧血胸

胸部 CT 是一种非常准确的检查,可显示胸部和肺的形态。这是诊断胸部任何异常情况的"金标准",包括判断是否存在肺栓塞。但是因为其给予患者的辐射剂量非常大,必须适当地予以使用。

其他测试包括通过测定口腔最大吸气压力(maximal inspiratory pressure, PImax)和最大呼气压力(maximal expiratory pressure, PEmax)整体评估呼吸肌肌力,以及通过测定最大通气量和增量吸气阈值负荷整体评估呼吸肌耐力[22]。还可通过分析表面肌电图(surface electromyography, sEMG)数据直接评价呼吸肌肌力[23]。在考虑进行膈肌起搏时,应进行膈神经运动检查。

> **记忆要点**
>
> - ISCoS 肺功能数据集可用于开发数据库。
> - 观察呼吸频率、呼吸方式和呼吸辅助肌的使用情况。
> - 经常听诊呼吸音和监测肺部并发症,如:肺不张或肺炎。

> - 使用 Wright 肺活量计,快速评估潮气量和肺活量。
> - 必须使用脉搏血氧仪和胸部 X 线。
> - 必要时进行动脉血气分析、肺功能测试、超声检查、CT 扫描和透视。

脊髓损伤患者肺部管理概述

结构化的呼吸治疗方案临床路径,包括规范提供联合的治疗技术,有效减少呼吸并发症和费用(图 30.6)[24]。脊髓损伤后要保护气道、呼吸和循环(airway, breathing, circulation, ABC)。如果患者呼吸窘迫(C_4 或更高节段),必须进行气管插管及机械通气(mechanical ventilation, MV)。如果能够达到足够的氧饱和度,并且不用费力呼吸(C_5 及以下节段),可允许进行自主呼吸;如果需要,可通过鼻导管或面罩补充供氧。在伤后即刻监测生命体征和呼吸参数很重要,呼吸功能恶化可能是由于脊髓损伤进展(二次损伤)或由于肺部并发症(如肺不张或肺炎)使呼吸做功增加所致。在这种情况下,可能需要机械通气。神经功能和膈肌功能恢复或急性肺部并发症缓解后,进行呼吸肌训练和清除分泌物管理,然后尝试脱离机械通气。如果认为必须长期机械通气,需要进行气管切开。当患者病情稳定后,也可考虑膈肌起搏(diaphragm pacing, DP)、膈神经刺激(phrenic nerve stimulation, PNS)。需要长期机械通气的患者需要接受过家庭机械通气培训的陪护人员。

气道管理

创伤患者的呼吸道管理非常重要。2%~12% 的成人外伤患者有颈椎损伤[25-29],其中 14% 是不稳定损伤[30,31],如果不在整个加强创伤生命支持评估过程中进行适当的固定,这些患者将被置于神经损伤的危险之中。因此,在最初的紧急气道评估和气管插管时,必须假设存在这种损伤。

第一步是确保气道是开放的。如果人用正常的声音回应则可做出这个假设。如果没有,应检查气道异物引起的气道阻塞。如果存在,必须手动去除或吸出[32]。如果有喘鸣(嘈杂的呼吸)、打鼾或明显的呼吸费力,则极有可能是局部气道阻塞[32]。如果患者反应迟钝,舌相对咽壁、软腭及会厌后移,可能阻塞上气道,

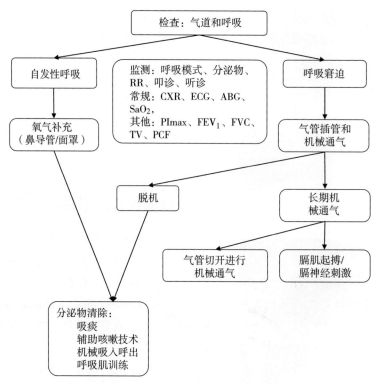

图 30.6 肺部管理概述。CXR,胸部 X 线；ECG,心电图；ABG,动脉血气分析；SaO$_2$,氧饱和度；PImax,最大吸气压力；FEV$_1$,第一秒用力呼气量；FVC,用力肺活量；TV,潮气量；PCF,咳嗽峰值流量

可通过仰头和抬起颈缓解。当怀疑颈椎损伤时,应特别谨慎使用这一动作。典型的仰头意味着颈部伸展,以实现下颌线与地面的角度为 90°,这在颈椎创伤的患者应避免。推下颌手法对于此类患者是更安全的,用一只手在一侧抓住并抬起下颌角,而不是让下颌骨向前（图 7.1b 推下颌手法）。这导致会厌上抬及喉入口和咽部扩大,从而使上气道开放。如果嘴闭合,可以用拇指收回下唇。临床医生可以站在患者头部的上方或下方[32]。在条件较好时,应用纤维支气管镜进行气管插管时也可用这个动作。

如果检测不到气流,气道完全闭塞,应进行 5 次背部拍打,交替进行 5 次腹部冲击,直到神志清醒的患者解除梗阻。对于昏迷的患者,应该开始心肺复苏（cardiopulmonary resuscitation, CPR）。所有危重患者应给予高流量湿化氧气（15L/min）,最好是通过面罩供氧[32,33]。如果在初始评估中对患者的气道进行保护,定期重新评估非常重要。面部外伤可导致面部持续肿胀,随时间经过可能会阻塞呼吸道。如果体格检查（如：Battle 征、乳突瘀斑或浣熊眼）或影像学检查怀疑有面部骨折,则需要请整形外科医生或耳鼻喉科医师会诊[33]。

记忆要点

- 首先评估对正常声音的反应。
- 如果没有反应,寻找气道异物。
- 使用推下颌手法使气道可视化,缓解舌后移位。
- 对于昏迷的患者,如果没有检测到气流,则开始 CPR。
- 危重患者开始经面罩给予湿化高流量吸氧。

呼吸监护和管理

颈髓水平脊髓损伤的患者非常容易受到呼吸困难的影响,对这些患者应进行呼吸衰竭的强化监测[34]。一个病例系列研究确定了需要进行气管插管的三个独立危险因素：损伤严重程度评分 >16,脊髓损伤平面在 C$_5$ 以上,以及完全性脊髓损伤[34]。整体而言,74% 的颈脊髓损伤患者需要进行气管插管[34-36]。另一个威胁呼吸功能的是阿片类药物的摄入,无论是创伤之前的药物滥用,还是创伤后作为镇痛药物。阿片类药物可引起呼吸抑制,如果怀疑其导致了通气功能的下降,应给予纳洛酮作为解毒药物[37]。

为了早期发现通气功能恶化的情况,定期重新评估肺部参数至关重要。建议在最初几天里，每一个护理班（每 12 小时）都要测量 VC。在最初的 5~6 天，动脉血气也应该每 6 小时测量一次。动脉血氧分压是发现肺不张的敏感指标，动脉血二氧化碳分压用来评价通气功能异常[38]。应进行 CXR 以评估肺不张、肺水肿（见于 50% 的四肢瘫急性期患者）和吸气情况[1]。如果怀疑存在任何呼吸受损的情况，在可能的情况下建议应请重症监护团队和 / 或麻醉科医生会诊。脊髓损伤患者通气功能不足最初的代偿是增加 RR。可以看到的失代偿迹象包括呼吸急促（RR 增加）、进行性的饱和度下降、二氧化碳分压升高、最大吸气压力低于 –20cmH₂O，以及 VC 逐步下降到低于 10~15mL/kg（理想体重）[1,35]。当观察到这些通气衰竭的指标，在应激情况下最好是抢先进行气管插管，而不是紧急进行气管切开，因为这可能会加剧神经损伤[35]。颈脊髓损伤患者在进行医院间转移之前应考虑进行气管插管，确保运输过程中的气道安全并提供通气支持是非常具有挑战性的。有合并症（例如：肥胖、贫血、肺部疾病、吸烟史、胸部外伤或大量肺部分泌物）的较低节段的脊髓损伤患者也可能需要进行气管插管。

> **记忆要点**
>
> - 预期高位颈脊髓损伤（C₅ 及以上）会出现呼吸困难。
> - 定期监测生命体征和肺功能参数。
> - 注意失代偿的征象：呼吸急促、PaCO₂ 升高、氧饱和度下降。
> - 对于失代偿患者，最好是抢先气管插管，而不是紧急气管切开。

气管插管

无论气管插管是否具有紧迫性，均不应忽视颈脊髓损伤带来危害的可能性。一些研究表明，在有经验的医生手中，直接喉镜以及颈椎固定在中立位进行经口腔气管插管是安全的[39,40]。建议通过紧密贴合的面罩预先高流量吸氧 3 分钟。如果怀疑是高位脊髓损伤（例如：神经源性休克伴心动过缓），最好快速静脉注射（IV）抗胆碱能药物进行麻醉诱导，因为其可以对抗可能导致心脏停搏的迷走反射。然后使用琥珀酰胆碱进行神经肌肉阻滞，虽然这在脊髓损伤后 48 小时内应该慎重使用，因为会导致潜在的危及生命的高钾血

症[25]。诱导药物可能会触发血流动力学不稳定，应监测连续心电图、血压和心率监测。低血压应通过快速静脉补液或血管活性药物治疗。喉镜检查可引发高血压，可以使用更多的诱导药物治疗或快速起效的阿片类药物（如异丙酚），后者在插管时通常用于维持麻醉[41]。

文献系统综述[40]建议对于可能存在颈椎损伤的成人需要在急诊进行急诊插管，以最佳的技术确保气道安全。这些建议（B 级）可以概括如下：

- 快速顺序性诱导及气管插管（RSI）技术是最佳的。
- 应使用手法保持稳定（manual in-line stabilization, MILS）技术（图 7.2）固定颈椎。在患者头部两侧牢固地固定患者，颈部在中线位置且头部放在坚硬的表面。这种技术的主要目的是防止气管插管期间任何颈部的屈曲、伸展或旋转运动，因此 MILS 必须对抗气管插管操作时产生的应力。不要施加牵引力，因为当存在枕颈部的不稳定时其可能会造成进一步的损伤。因为颈椎在这时是固定的，颈托围领可以放松，或暂时去除前面部分，以方便开口和环状软骨加压防止胃液反流和喷射[42-45]。压力的大小应该是当其应用在鼻梁时会感觉到不适的程度。气管导管导引器（弹性探条或探针）应在进行 RSI 时随手可及[46]。
- 各种尺寸和设计的喉镜片应随手可及。在 4 次气管插管尝试中相同大小的喉镜使用不要超过 2 次[47]。
- 此外，推荐使用喉面罩通气道（laryngeal mask airway, LMA）作为临时附件。在使用 LMA 前需要一定训练，并且其可能给创伤患者带来误吸风险，因此一定要谨慎[48,49]。如果有训练有素的卫生保健人员，另一个合理的选择是经纤维支气管镜气管插管。如果预期插管困难，也可早一点尝试纤维支气管镜气管插管，因为其优势是可以不使颈椎产生任何运动。如果这些技术不能提供可靠的气道，则应通过手术获得气道[25]。

> **记忆要点**
>
> - 高流量吸氧面罩吸氧。
> - 高位脊髓损伤快速静脉抗胆碱能药物诱导。
> - 诱导时监测血流动力学。
> - 使用颈椎 MILS 直接喉镜检查和经口腔气管插管。
> - 如果有技术熟练的人员，可优先选择纤维支气管镜气管插管。

机械通气

急性颈脊髓损伤患者的通气管理与继发于非神经损伤的肺功能障碍患者有很大的不同。脊髓损伤患者有健康的肺,但呼吸力学发生了改变。脊髓损伤患者最佳的呼吸机设置尚不明确。脊髓损伤患者具有健康的肺,标准的做法是在机械通气中设置 TV 为 10~15mL/kg[50,51]。高 TV 设置可减少肺不张,并提高脱机的成功率[52]。据报道,对于没有脊髓损伤的患者,高容量设置是呼吸机相关肺损伤的一个危险因素。然而,目前还不知道对于脊髓损伤患者是不是也是如此。要保持较低的呼气末正压(positive end expiratory pressure, PEEP)[53]。在康复机构中,休息时机械通气的模式通常是辅助控制或控制强制性通气[54]。需要长期机械通气的患者,是气管切开的适应证(详见气管切开章节)。呼吸机依赖的患者气管内吸痰是常用的分泌物清除策略。另外,机械式吸/呼气可以通过使患者满意的方式产生积极的结果,有充分的支气管肺廓清作用,较低的呼吸机所致肺炎发生率,并且并发症发生率低,出院患者或家庭使用的装置能够长期使用,并可以注入气体到肺不张累及的任何区域[55,56]。

机械通气的持续时间随脊髓损伤的程度和平面而不同。损伤在 C_1~C_4,机械通气的平均时间为 65 天;损伤在 C_4~C_8,为 22 天;胸段损伤,为 12 天。患者的数量急剧增加,必要的治疗天数也急剧增加。此外,应考虑的是患者年龄的增加会有更多的并发症。在 FVC 明显增加时,通常可以脱离呼吸机支持[57]。加拿大胸科学会提供了脊髓损伤患者家庭机械通气的综合指南[58]。当转移患者、清洗或更换通气设备时,这一培训非常实用。

> **记忆要点**
>
> - 脊髓损伤患者具有正常的肺,因此机械通气的设置是不同的。
> - 最佳设置尚不明确。
> - 标准实践是:高潮气量、低 PEEP、辅助控制或控制强制通气模式。
> - 定期吸痰。

气管切开术

部分或完全呼吸功能不全的高位脊髓损伤患者急性期或长期治疗需要稳定的人工气道。在口腔或鼻咽管道高并发症发生率和气管切开插管延迟脱机之间,气管切开手术通常是低风险的选择。与长期气管插管相关的并发症包括:口腔和肺部分泌物清理困难、喉部损伤、气管狭窄、院内获得性肺炎,以及患者活动困难。气管切开术是首选,因为其有诸多优点,如:交流改善、镇静减少、高效清除分泌物。气管切开可以是经皮切开或传统切开手术。手术后,清醒的患者可以很快进入脱机过程,并在轮椅上定期活动,即使是在重症监护病房(intensive care unit, ICU)也一样。可以讲话和主动摄入食物是另外的优势。

根据已公布的数据,以下情况一般推荐气管切开术:

- AIS 分级 A 级和 B 级的颈脊髓完全性运动损伤[59]。
- VC 降低≤500mL。
- 损伤严重度评分高,>32。
- 经过 3 天的连续机械通气后,PaO_2/FiO_2 仍 <300[60]。

一份报告显示,对于成功脱机的患者,早期气管切开(机械通气开始后 10 天以内)通常可以减少进行机械通气的 ICU 滞留时间和总的机械通气时间。然而,肺炎的发生率以及在 ICU 内的总住院时间保持不变[61,62]。两种手术技术(经皮或传统切开手术)的并发症发生率出现了不同的结果[63,64]。对于永久性有创性机械通气的脊髓损伤患者,德国呼吸学会出版的 S2k 无创性和有创性机械通气指南建议出于稳定性的原因(例如:定期移除套管)进行气管切开手术。经皮气管切开操作可能会使皮肤紧缩,因此有错位的可能[65]。

> **记忆要点**
>
> - 气管切开术是获得安全和稳定的气道的安全有效的方法。
> - 早期气管切开术可减少 ICU 停留时间,但不能减少肺炎发病率。
> - 可以通过经皮或切开手术进行。

急性期和亚急性期的肺部护理

使用加湿和加热富氧的空气、静脉输液,同时使用支气管扩张剂、清除分泌物操作,以及持续性体位引流,这些治疗必须在急性期持续进行。经常需要借助光纤设备的帮助进行气管吸痰。在进行气管吸痰时应给予足够注意,因为缺氧会增加迷走神经反射的风险,可能出现心动过缓和心搏骤停。根据需要,定期进行吸痰。不能独立进行有力咳嗽的患者,可以使用辅助性咳嗽。这有时被称为"四肢瘫咳嗽",是通过进行腹部推挤或挤压胸壁,与患者的呼吸相协调。如果患者存在脊柱不稳、腹腔脏器损伤、胸部外伤或最近放置了下腔静脉过滤器,则是禁忌证。也可提供咳痰机,作为替代使用。

如果 VC 低于 1 000mL,须怀疑单侧膈肌麻痹,需通过 X 线透视的方法进行检查。低于这一数值(1 000mL)就必须采用辅助设备,例如:间歇性正压呼吸(intermittent positive pressure breathing, IPPB)、间歇正压通气(intermittent positive pressure ventilation, IPPV)或双相气道正压通气(bilevel positive airway pressure, BiPAP)。BiPAP 是不同的机械设备,旨在通过使用气管导管或鼻腔或口腔面罩帮助患者的通气功能。

呼吸道护理的关键组成包括:肺扩张疗法以防止肺不张,松动、排出分泌物以防止黏液栓。使用 IPPB 实现肺扩张,开始时压力为 $10cmH_2O$,逐渐增加至最高 $40cmH_2O$[66,67]。其他肺扩张的方法有使用人工气囊膨肺或在机械通气设置中增加较深的通气[66]。机械通气的患者,较大的 TV($>30mL/kg$)可减少肺不张[52]。自主呼吸的患者,使用 BiPAP 可有助于预防肺不张和膈肌疲劳。可使用该设备调整吸气和呼气相气道正相压力:在这种临床情况下,推荐的设置是吸气压 $8cmH_2O$、呼气压 $3cmH_2O$,RR 15 次 /min[1]。

如果发现继发于脊髓损伤的自主神经变化引起的支气管痉挛,可每 4 小时使用支气管扩张剂[41]。可使用肺内振荡通气减少分泌物(以颤振瓣膜形式高频脉动加压空气以产生振动),使滞留的分泌物松软并水化黏稠的黏液栓。

如果在急性期及时、恰当进行医疗护理和物理治疗,可能可以避免气管插管和使用辅助通气,因为气管插管和辅助通气必然会造成额外的问题,如脱机困难,以及显著的消极的心理影响。另一方面,肌肉疲劳和随后的通气衰竭风险,可能是长期保守治疗的结果,在决策制定过程中必须予以考虑。因此,治疗的选择必须考虑到许多变量,包括是否有经过充分培训的人员。

当 VC 达到 1 500mL 时,即可开始呼吸肌训练。当颈椎足够稳定时,再进行等长肌力练习,以增强颈部肌肉和辅助肌肉力量。牵伸运动和放松练习应同时进行,以免肌肉短缩。经过可能长达 3 个月的时间后,呼吸状况趋于稳定,氧气需求和呼吸活动之间会产生新的平衡。当然,这只适用于 C_3 以下损伤的患者。总之,对于四肢瘫患者,在急性期良好的积极的呼吸治疗,配合适当的医疗措施,可减少并发症发生和对气管切开的需要,为未来创造更好进行呼吸的条件。然而,即使在急性期后或出院后,也可能发生呼吸系统并发症。

> **记忆要点**
>
> - 肺部护理:加湿富氧的空气,充足的水化,并清除分泌物。
> - 如果 VC 下降至 1 000mL 以下,可以使用 IPPB、IPPV 或 BiPAP。
> - 防止黏液栓,并达到足够的肺扩张。
> - 如果需要,使用支气管扩张剂。
> - 当 VC 提高到 1 500mL 以上时,开始呼吸肌训练。

脱机①

即使是专门的脊髓中心,由于多方面的原因,机械通气的四肢瘫患者脱机也是一种挑战。主要原因是反复肺部感染[68-70]。除此之外,还有多种自主神经功能障碍,如低血压、心动过缓、自主神经反射异常,或低体温可能使脱机过程变得复杂[71,72]。大多数情况下,患者通过气管造口进行有创通气。因此,脱机过程时间较长且不连续[68,69]。已发表的有关数据显示,这一过程的时间范围为 40~232 天。脱机失败率一直保持在 30%[68,73]。

所有的四肢瘫患者均存在呼吸能力受限。这主要是神经肌肉功能障碍或失神经支配的后果,而很少是因为肺部疾病。VC 的绝大部分是由膈肌的肌肉活动引起的[74,75]。肌肉的神经支配越好,功能能力越高,脱机的预后越好[76]。脱机过程的目的是系统地缓慢地训练膈肌,而不能让肌肉力竭。这是非常重要的,因为忽视这点可能导致进一步脱机延迟或失败。成功的

---

① 本节内容来自德国呼吸学会出版的 S2k 无创性和有创性机械通气指南中"SCI 患者脱机特征"部分。

训练引起肌肉内细胞转化,通常是快速疲劳的肌肉细胞转变为慢活性的非疲劳的肌肉细胞[77-81]。神经恢复(脊髓水肿消退)后的呼吸肌恢复、肺部并发症(如肺不张、肺炎等)解决,及胸壁肌肉痉挛改善有助于患者脱离呼吸机。

Berlly 和 Shem[41]建议开始脱机时的肺参数包括:VC≥15mL/kg、吸气力量 >-24cmH$_2$O、PaCO$_2$ 为 35~45、PaO$_2$>75、pH 为 7.35~7.45、没有 PEEP,以及 FiO$_2$ 不超过 25%。一些脊髓中心(Southport SCI unit)在 VC 达到至少 150mL 时开始脱机。

排除标准

当存在下列问题中至少一个时,不应开始脱机或应中止脱机:

- 肺炎
- 败血症
- 发热 >38.5℃
- 无咳嗽能力
- 持续膈肌完全性瘫痪
- 自主神经反射异常
- 呼吸相关肌肉高度痉挛
- 大面积压疮
- 心率 >140 次 /min
- 呼吸频率 >35 次 /min
- 代谢性酸中毒
- 精神状态不能胜任
- 体内水分过多
- 麻醉状态

脱机的一般方法是渐进性脱离呼吸机呼吸(progressive ventilator-free breathing, PVFB)或 T 管、压力支持(pressure support, PS)和同步间歇强制通气(synchronized intermittent mandatory ventilation, SIMV)[82]。PVFB 是完全通气支持与越来越长时间的无辅助呼吸交替。PS 通气[83]是患者开始呼吸并由呼吸机给予正压支持。脱机包括逐渐减少给予的压力。SIMV[84]是自主呼吸由预先设定呼吸机给予的每分钟呼吸次数进行辅助,脱机包括逐渐减少呼吸机给予的呼吸。另一种方法是优化 - 阻力 - 耐力方案[24],这是一个优化训练组合,进行吸气肌训练,呼气肌训练以及耐力训练(无呼吸机呼吸)有助于促进脱机。已报道通过 PVFB 脱机成功率更大和脱机更快[21, 85]。无论用哪种方法脱机,脊髓损伤患者的脱机过程都需要数周到数月的时间。

PVFB 脱机过程的实践课程

在 ICU 脱机应该在床上以卧位在白天(例如:早上 8 点到晚上 8 点)开始,并监测所有重要参数,尤其是 RR 和 PaCO$_2$。在夜间和 2 小时左右的训练间期,呼吸肌的恢复应确保呼吸机控制呼吸模式。因此,脱机包括自主呼吸或无呼吸机(训练)部分和呼吸机(恢复)部分。在开始脱机过程前,注意使用 Wright 肺活量计测定 VC。定义明确的递增步骤为 5~10 分钟,自主呼吸时间逐日缓慢增加。在自主呼吸后再次测量 VC,如果小于先前数值的 70%,要减少训练时间或延长恢复时间。如果 VC 高(500~750mL),则采用更快速的脱机策略(15~30 分钟自主呼吸)。持续这种训练,直到患者在没有呼吸机辅助的情况下整天都保持自主呼吸。在有适应证时使用支持治疗措施,如针对黏痰进行沙丁胺醇雾化治疗和雾化吸入乙酰半胱氨酸。如果患者在白天是完全稳定的,可以开始夜间脱机并逐渐增加时间,例如每晚 1 小时。完全的脱机过程需要专业的治疗中心和训练有素的工作人员才能取得成功。在整个过程中,如有必要,患者应监测上述指标。推荐使用标准化的指导方案,并有助于建立完整的记录文件[9, 50]。

> ### 记忆要点
>
> - 膈肌功能的恢复是脱机成功的关键。
> - 在脱机过程中,膈肌逐渐加强。
> - 监测脱机期间的生命体征和肺功能参数。

膈神经刺激和膈肌起搏

使用功能性电刺激取代机械通气,这一新发展背后的驱动力是提高患者的生活质量。在评价生活质量、呼吸道感染发生率和医疗支出方面,膈神经刺激的得分优于机械通气[86]。推荐使用膈神经刺激,用于成人应为一天 24 小时。儿童和青少年推荐最多白天刺激 12 小时,因为必须确定胸部骨质的稳定性[87]。为了减少对膈神经起搏的需要,目前还在探寻使用脊髓副神经恢复膈神经的神经支配[88]。该操作可恢复生理性呼吸。慢性呼吸机依赖的四肢瘫患者,膈肌起搏(diaphragmpacing, DP)(或膈肌运动点起搏)是可行的选择,大约 96% 的患者可以成功^[89]。腹腔镜检查的运动点定位后进行肌内电极植入。膈神经传导检查与膈肌活动同步透视可以用来评估膈肌活动性[90]。膈肌起搏不会干扰带有心脏起搏器的患者的心脏功能。目前也正在进行早期使用膈肌起搏的研究。进行早期腹腔镜检查定位膈肌运动点，在不需要膈肌刺激的情况下，可计划进行长期机械通气支持。如果进行刺激，膈肌起搏的目的是为了从机械通气中脱离，随后可在呼吸完全恢复时脱离膈肌起搏[91]。在动物模型上，高频的上胸髓刺激可产生更多肋间吸气肌和膈肌的生理性活动[92]。

> **记忆要点**
>
> - 膈神经刺激能改善生活质量。
> - 膈肌起搏是可行的替代选择。

长期机械通气：结果和并发症

很少发现关于每天进行机械通气患者长期结果的报告。在德国，发表了下列数据（表 30.2）。在大多情况下，永久机械通气的患者终身使用压力控制模式，例如：辅助压力控制通气（assisted pressure-controlled ventilation，aPCV）、压力控制通气（pressure-controlled ventilation，PCV）。很少选择容量控制模式，例如：辅助容量控制通气（assisted volume-controlled ventilation，aVCV）、容量控制通气（volume-controlled ventilation，VCV）。自主呼吸时间越长，越多的患者使用压力支持模式，例如：压力支持通气（pressure support ventilation，PSV）、同步间歇强制通气（synchronized intermittent mandatory ventilation，SIMV）。特别是在白天，使用压力支持模式时患者能有更好的说话能力。夜间为了让呼吸肌从疲劳中恢复，经常改变为压力控制模式[93]。在欧洲北部，在有 24 小时护理团队时，超过 70% 的患者可以出院回以前的家或新家。其他的患者，尤其是机械通气的患者，可能找到合住的社区。只有少数被转到疗养院[93-95]。毋庸置疑，在这里患者的意愿会比其他患者更强。对于四肢瘫患者，已发表的并发症显示在机械通气和非机械通气患者之间存在显著差异（表 30.3）。肺部并发症常见于机械通气患者，压疮、顽固性便秘和疼痛是导致非机械通气患者就医的主要原因[95,96]。缺乏深部通气、正压通气

以及持久性气管插管无疑是触发肺部感染的重要原因。机械通气和膈神经刺激患者之间存在显著差异。膈神经刺激显著降低肺部感染的风险，因为更接近生理状态通气（负压通气）并可能（临时）关闭气管切开（如：按钮）[86,93,97]。机械通气的四肢瘫患者死亡率仍然很高（30%）。超过 75% 的病例死亡原因是由典型的脊髓损伤并发症（例如：肺炎和肠梗阻）引起的[95,98]。值得一提的是，机械通气的四肢瘫患者在康复治疗过程中所显示的死亡率较低，而出院后最初 2 年死亡率高。如果患者在这个脆弱时期幸存下来，健康状况就会更加稳定。对这种情况的解释，一方面是在医院康复治疗期间有重症医学支持和严密的监测，另一方面是由家庭医生、护理团队和家庭成员出院后的学习曲线所致[96]。此外值得一提的是相对较低的自杀率。关于膈神经刺激患者的长期研究显示死亡率的显著降低是由于肺部感染率较低所致[86,93,97]。脊髓损伤后的平均生存时间，机械通气

表 30.2　长期机械通气

通气时间百分比（%）	百分比（%）
24 小时机械通气	45.5
24 小时膈神经刺激	21.0
机械通气 / 自主的	17.2
机械通气 / 膈神经刺激	10.9
膈神经刺激 / 自主的	5.4

表 30.3　机械通气和非机械通气四肢瘫患者的长期并发症

	非机械通气	机械通气
泌尿系统并发症	30.5	23.75
压疮	30.5	12.5
肺炎	8.5	42.5
痉挛	5.5	10
骨折	2.7	2.5
疼痛	11.0	2.5
顽固性便秘	8.3	2.5
肌张力减退	1.5	2.5
其他	1.5	1.25

患者的时间范围是 7~8 年,膈神经刺激患者是 8~10 年[86,93,99-101]。关于机械通气患者生活质量的临床试验显示,主要是在社会环境和性方面表现出显著的生活质量减低[102]。

> ### 记忆要点
>
> ● 长期机械通气患者通常使用压力控制模式。
> ● 四肢瘫长期机械通气患者肺部并发症常见。
> ● 膈神经刺激降低肺部感染和死亡的风险。

未来的发展趋势

在改变呼吸参数后,脊髓损伤患者的一些功能有所改善,提示神经可塑性机制[103]。已提出的机制包括:增加(降低)中枢呼吸驱动、运动神经元的可塑性和神经肌肉接头处的可塑性或残留的呼吸运动神经元[104]。这些为未来促进神经可塑性的治疗策略提供了希望。用于诱导呼吸系统运动恢复的方法与其他脊髓损伤后检查运动功能恢复的研究类似。这些措施包括最初受损轴突的再生和利用残留的神经通路诱导运动可塑性[105]。减重下手动辅助跑步机步行运动训练可改善脊髓损伤(C_3~T_{12})慢性期患者的呼吸功能,提示脊髓通路神经可塑性改变[106]。在大鼠模型中,急性间歇性缺氧引导至呼吸和运动神经元的残存脊髓通路重塑(不完全性损伤)[107]。实验已显示通过联合应用周围神经自体移植和软骨素酶 ABC,膈肌功能显著改善[108]。正在研究脑源性神经营养因子[109]和纤维蛋白溶酶原活化因子[110]在诱导可塑性中的作用。

本章重点

● 脊髓损伤后的呼吸功能损害范围从轻度咳嗽障碍到完全通气衰竭。
● 脊髓损伤的神经损伤平面和 AIS 分级决定关键呼吸肌的神经支配模式,进一步影响脊髓损伤后呼吸功能的结局。
● 脊髓损伤患者有正常的肺,但是通气力学受损,即低 TV、VC、FEV_1。
● 在紧急阶段,确保 ABC(气道、呼吸、循环)。
● 综合评估肺功能和定期监测生命体征和肺部参数是预防肺部并发症的关键。
● 加湿富氧空气、清除分泌物并获得足够的肺部扩张是肺部护理的关键。如果出现呼吸衰竭的迹象,进行气管插管和机械通气。
● 气管切开是长期机械通气的适应证。
● 脱机是一种挑战,针对精心挑选的患者并遵循系统的方案,可获得成功。
● 需要长期机械通气的患者,膈神经刺激可改善生活质量并减少肺部并发症。

（李筱雯　张之良　译　刘楠　校）

参考文献

1. Lanig IS, Peterson WP. The respiratory system in spinal cord injury. *Phys Med Rehabil Clin North Am* 2000;11:29-43.
2. Radulovic M, Schilero GJ, Wecht JM, et al. Airflow obstruction and reversibility in spinal cord injury: evidence for functional sympathetic innervation. *Arch Phys Med Rehabil* 2008;89(12):2349-53.
3. Kendall FP, McCreary EK, Provance PG, Rodgers MM, Romani WA. Muscles of respiration. In: Kendall FP, editor. Muscles: testing and function with posture and pain. 5th ed. Philadelphia (PA): Lippincott Williams & Wilkins; 2005. p. 233-41.
4. Mortola JP, Sant'Ambrogio G. Motion of the rib cage and the abdomen in tetraplegic patients. *Clin Sci Mol Med* 1978;54(1):25-32.
5. Crawford JP, Frankel HL. Abdominal "visceral" sensation in human tetraplegia. *Paraplegia* 1971;9(3):153-8.
6. Scanlon PD, Loring SH, Pichurko BM, et al. Respiratory mechanics in acute quadriplegia. Lung and chest wall compliance and dimensional changes during respiratory maneuvers. *Am Rev Respir Dis* 1989;139(3):615-20.
7. Goldman JM, Williams SJ, Denison DM. The rib cage and abdominal components of respiratory system compliance in tetraplegic patients. *Eur Respir J* 1988;1(3):242-7.
8. Estenne M, De Troyer A. The effects of tetraplegia on chest wall statics. *Am Rev Respir Dis* 1986;134:121-4.
9. Brown R, DiMarco AF, Hoit JD, Garshick E. Respiratory dysfunction and management in spinal cord injury. *Respir Care* 2006;51:853-70.
10. Ledsome JR, Sharp JM. Pulmonary function in acute cervical cord injury. *Am Rev Respir Dis* 1981;124:41-4.
11. Roth EJ, Nussbaum SB, Berkowitz M, et al. Pulmonary function testing in spinal cord injury: correlation with vital capacity. *Paraplegia* 1995;33:454-7.
12. Baydur A, Adkins RH, Milic-Emili J. Lung mechanics in individuals with spinal cord injury: effects of injury level and posture. *J Appl Physiol* 2001;90(2):405-11.
13. Estenne M, De Troyer A. Mechanism of the postural dependence of vital capacity in tetraplegic subjects. *Am Rev Respir Dis* 1987;135(2):367-71.
14. Maloney FP. Pulmonary function in quadriplegia: effect of a corset. *Arch Phys Med Rehabil* 1979;60:261-5.

15. Estenne M, Knoop C, Vanvaerenbergh J, Heilporn A, De Troyer A. The effect of Pectoralis muscle training in tetraplegic subjects. *Am Rev Respir Dis* 1989;139(5):1218-22.

16. Biering-Sørensen F, Krassioukov A, Alexander MS, et al. International spinal cord injury pulmonary function basic data set. *J Spinal Cord* 2012;50(6):418-21.

17. Peterson W, Charlifue W, Gerhart A, Whiteneck G. Two methods of weaning persons with quadriplegia from mechanical ventilators. *Paraplegia* 1994;32(2):98-103.

18. Bluechardt MH, Weins M, Thomas SG, et al. Repeated measurement of pulmonary function following spinal cord injury. *Paraplegia* 1992;30:768-74.

19. Shapiro BA, Harrison RA, Trout CA. Clinical application of respiratory care. 2nd ed. Chicago: Year Book Medical; 1979.

20. Petty TL. Intensive and rehabilitation respiratory care. Philadelphia (PA): Lea & Febiger; 1971.

21. Noh DK, Lee JJ, You JH. Diaphragm breathing movement measurement using ultrasound and radiographic imaging: a concurrent validity. *Biomed Mater Eng* 2014;24(1):947-52.

22. Ratnovskya A, Eladb D, Halpern P. Mechanics of respiratory muscles. *Respir Physiol Neurobiol* 2008;163:82-9.

23. Aslan SC, Chopra MK, McKay WB, Folz RJ, Ovechkin AV. Evaluation of respiratory muscle activation using respiratory motor control assessment (RMCA) in individuals with chronic spinal cord injury. *J Vis Exp* 2013;19(77).

24. Berney S, Bragge P, Granger C, Opdam H, Denehy L. The acute respiratory management of cervical spinal cord injury in the first 6 weeks after injury: a systematic review. *Spinal Cord* 2011;49:17-29.

25. Cranshaw J, Nolan J. Airway management after major trauma. Continuing education in anaesthesia. *Crit Care Pain* 2006;6:124-7.

26. Goldberg W, Mueller C, Panacek E, et al. Distribution and patterns of blunt traumatic cervical spine injury. *Ann Emerg Med* 2001;38:17-21.

27. Grossman MD, Reilly PM, Gillett D. National survey of the incidence of cervical spine injury and approach to cervical spine clearance in US trauma centers. *J Trauma* 1999;47:684-90.

28. Lowery DW, Wald MM, Browne BJ, et al. Epidemiology of cervical spine injury victims. *Ann Emerg Med* 2001;38:12-6.

29. Chiu WC, Haan JM, Cushing BM, et al. Ligamentous injuries of the cervical spine in unreliable blunt trauma patients: incidence, evaluation, and outcome. *J Trauma* 2001;50:457-64.

30. Ajani AE, Cooper DJ, Scheinkestel CD, et al. Optimal assessment of cervical spine trauma in critically ill patients: a prospective evaluation. *Anaesth Intens Care* 1998;26:487-91.

31. Berne JD, Velmahos GC, El-Tawil Q, et al. Value of complete cervical helical computed tomographic scanning in identifying cervical spine injury in the unevaluable blunt trauma patient with multiple injuries: a prospective study. *J Trauma* 1999;47:896-902.

32. Thim T, Krarup NH, Grove EL, Rohde CV, Løfgren B. Initial assessment and treatment with the airway, breathing, circulation, disability, exposure (ABCDE) approach. *Int J Gen Med* 2012;5:117-21.

33. American College of Surgeons Committee on Trauma. Advanced Trauma Life Support for doctors, student course manual. 8th ed. Chicago: American College of Surgeons; 2008.

34. Velmahos GC, Toutouzas K, Chan L, et al. Intubation after cervical spinal cord injury: to be done selectively or routinely? *Am Surg* 2003;69(10):891-4.

35. Hassid VJ, Schinco MA, Tepas JJ, et al. Definitive establishment of airway control is critical for optimal outcome in lower cervical spinal cord injury. *J Trauma* 2008;65(6):1328-32.

36. Como JJ, Sutton ERH, McCunn M, et al. Characterizing the need for mechanical ventilation following cervical spinal cord injury with neurologic deficit. *J Trauma* 2005;59:912-16.

37. Shook JE, Watkins WD, Camporesi EM. Differential roles of opioid receptors in respiration, respiratory disease, and opiate-induced respiratory depression. *Am Rev Respir Dis* 1990;142(4):895-909.

38. McBride DQ, Rodts GE. Intensive care of patients with spinal trauma. *Neursurg Intens Care* 1994;5:755-66.

39. Manoach S, Paladino L. Manual in-line stabilization for acute airway management of suspected cervical spine injury: historical review and current questions. *Ann Emerg Med* 2007;50(3):236-45.

40. Ollerton JE, Parr MJ, Harrison K, et al. Potential cervical spine injury and difficult airway management for emergency intubation of trauma adults in the emergency department: a systematic review. *Emerg Med J* 2006;23:3-11.

41. Berly M, Shem K. Respiratory management during the first five days after spinal cord injury. *J Spinal Cord Med* 2007;30(4):309-18.

42. Criswell JC, Parr MJA, Nolan JP. Emergency airway management in patients with cervical spine injuries. *Anaesthesia* 1994;49:900-3.

43. Ford P, Nolan J. Cervical spine injury and airway management. *Curr Opin Anaesthesiol* 2002;15:193-201.

44. Gerling MC, Davis DP, Hamilton RS, et al. Effects of cervical spine immobilization technique and laryngoscopy blade selection on an unstable cervical spine in a cadaver model of intubation. *Ann Emerg Med* 2000;36:293-300.

45. Lennarson PJ, Smith DW, Sawin PD, et al. Cervical spine motion during intubation: efficacy of stabilization manoeuvres in the setting of complete segmental instability. *J Neurosurg* 2001;94:265-70.

46. Combes X, Le Roux B, Suen P, et al. Unanticipated difficult airway in anesthetized patients: prospective validation of a management algorithm. *Anesthesiol* 2004;100:1146-50.

47. Henderson JJ, Popat MT, Latto IP, Pearce AC. Difficult Airway Society guidelines for the management of the unanticipated difficult intubation. *Anaesthesia* 2004;59:675-94.

48. Brimacombe JR, Berry A. The incidence of aspiration associated with the laryngeal mask airway: a meta-analysis of published literature. *J Clin Anesth* 1995;7:297-305.

49. Waltl B, Melischek M, Schuschnig C, et al. Tracheal intubation and cervical spine excursion: direct laryngoscopy vs intubating laryngeal mask. *Anaesthesiology* 2001;56:221-6.

50. Gutierrez CJ, Harrow J, Haines F. Using an evidence-based protocol to guide rehabilitation and weaning of ventilator-dependent cervical spinal cord injury patients. *J Rehabil Res Dev* 2003;40(5 Suppl. 2):99-110.

51. Atito-Narh E, Pieri-Davies S, Watt JWH. Slow ventilator wean after cervical spinal cord injury. *Br J Intensive Care* 2008;18:95-103.

52. Peterson WP, Barbalata L, Brooks CA, Gerhart KA, Mellick DC, Whiteneck GG. The effect of tidal volumes on the time to wean persons with high tetraplegia from ventilators. *Spinal Cord* 1999;37:284-8.

53. Crosby ET. Airway management in adults after cervical spine trauma. *Anesthesiology* 2006;104:1293-318.

54. Bryce TN, Ragnarsson KT, Stein AB, Biering-Sorensen F. Spinal cord injury. In: Braddom RL, editor. Physical medicine and rehabilitation. 4th ed. Philadelphia (PA): Elsevier Saunders; 2011. p. 1321-22.

55. Liszner K, Feinberg M. Cough assist strategy for pulmonary toileting in ventilator-dependent spinal cord injured patients. *Rehabil Nurs* 2006;31(5):218-21.

56. Pillastrini P, Bordini S, Bazzocchi G, Belloni G, Menarini M. Study of the effectiveness of bronchial clearance in subjects with upper spinal cord injuries: examination of a rehabilitation programme involving mechanical insufflation and exsufflation. *Spinal Cord* 2006;44(10):614-6.

57. Ball PA. Critical care of spinal cord injury. *Spine* 2001;26(24 Suppl.):S27-30.

58. McKim DA, Road J, Avendano M, et al. Home mechanical ventilation: a Canadian Thoracic Society clinical practice guideline. *Can Respir J* 2011;18(4):197-215.

59. Menaker J, Kufera JA, Glaser J, Stein DM, Scalea TM. Admission ASIA motor score predicting the need for tracheostomy

after cervical spinal cord injury. *J Trauma Acute Care Surg* 2013;75(4):629-34.

60. Leelapattana P, Fleming JC, Gurr KR, Bailey SI, Parry N, Bailey CS, Predicting the need for tracheostomy in patients with cervical spinal cord injury. *J Trauma Acute Care Surg* 2012;73(4):880-4.

61. Romero J, Vari A, Gambarrutta C, Oliviero A. Tracheostomy timing in traumatic spinal cord injury. *Eur Spine J* 2009;18(10):1452-7.

62. Choi HJ, Paeng SH, Kim ST, Lee KS, Kim MS, Jung YT. The effectiveness of early tracheostomy (within at least 10 days) in cervical spinal cord injury patients. *Korean Neurosurg Soc* 2013;54(3):220-4.

63. Ladra J. Perkutane Verfahren Ciaglia and Griggs versus konventionelle Tracheotomie—Verfahren—Metaanalyse und Literaturvergleich Dissertation Universität Köln, August 2005.

64. Hirschfeld S, Jürgens N, Tiedemann S, Thietje R. Invasive ventilation and scretolysis following high tetraplegia [Book: KompendiumAußerklinischeBeatmungimKindes-und Erwachsenenalter; Martin Bachmann, Bernd Schucher (Hrsg.)]. Kleanthes, Dresden; 2013, ISBN 978-3-942-622-12-7.

65. S2—Leitlinie Nichtinvasive und invasive Beatmungals Therapie der chronischenrespiratorischen Insuffizienz; Deutsche Gesellschaft für Pneumologie und Beatmungsmedizin e. V.; Kapitel 4.2.2.1. S. 29; Publikation: 17.12.2009

66. Jackson AB, Groomers TE. Incidence of respiratory complications following SCI. *Arch Phys Med Rehabil* 1994;75:270-5.

67. Consortium for Spinal Cord Medicine. Respiratory management following spinal cord injury: a clinical practice guideline for health-care professionals. *J Spinal Cord Med* 2005;28:259-93.

68. Chiodo AE, Scelza W, Forchheimer M. Predictors of ventilator weaning in individuals with high cervical spinal cord injury. *J Spinal Cord Med* 2008;31:72-7.

69. Harrop JS, Sharan AD, Scheid EH Jr, et al. Tracheostomy placement in patients with complete cervical spinal cord injuries: American Spinal Injury Association Grade A. *J Neurosurg* 2004;100:20-3.

70. Fromm B, Hundt G, Gerner HJ, et al. Management of respiratory problems unique to high tetraplegia. *Spinal Cord* 1999;37:239-44.

71. Popa C, Popa F, Grigorean VT, et al. Vascular dysfunctions following spinal cord injury. *J Med Life* 2010;3:275-85.

72. Krassioukov A. Autonomic function following cervical spinal cord injury. *Respir Physiol Neurobiol* 2009;169(2):157-64.

73. Tiedemann S, Thietje R, Hirschfeld S. Comprehensive care in SCI centers. [Book: Kompendium Außerklinische Beatmungim Kindes- und Erwachsenenalter]. Dresden: KleanthesVerlag; 2013. p. 196-201.

74. McCool D, Ayas N, Brown R. Mechanical ventilation and disuse atrophy of the diaphragm. *N Engl J Med* 2008;359:89.

75. Faulkner JA, Maxwell LC, Ruff GL, et al. The diaphragm as a muscle: contractile properties. *Am Rev Respir Dis* 1979;119:89-92.

76. Kang SW, Shin JC, Park CI, Moon JH, Rha DW, Cho DH. Relationship between inspiratory muscle strength and cough capacity in cervical spinal cord injured patients. *Spinal Cord* 2006;44(4):242-8.

77. Mantilla CB, Seven YB, Zhan WZ, et al. Diaphragm motor unit recruitment in rats. *Respir Physiol Neurobiol* 2010;173:101-6.

78. Salmons S. Functional adaptation in skeletal muscle. *Trends Neurosci* 1980;3:134-7.

79. Roussos CS, Macklem PT. Diaphragmatic fatigue in man. *J Appl Physiol* 1977;43:189-97.

80. Edwards RH. The diaphragm as a muscle: mechanics underlying fatigue. *Am Rev Respir Dis* 1979;119:81-4.

81. Walker DJ, Walterspacher S, Schlager D, et al. Characteristics of diaphragmatic fatigue during exhaustive exercise until task failure. *Respir Physiol Neurobiol* 2011;176:14-20.

82. Weinberger SE, Weiss JW. Weaning from ventilatory support. *N Engl J Med* 1995;332(6):388-9.

83. Brochard L, Harf A, Lorino H, Lemaire F. Inspiratory pressure support prevents diaphragmatic fatigue during weaning from mechanical ventilation. *Am Rev Respir Dis* 1989;139:513-21.

84. Weisman IM, Rinaldo JE, Rogers RM, Sanders MH. Intermittent mandatory ventilation. *Am Rev Respir Dis* 1983;127:641-7.

85. Jubran A, Grant BJ, Duffner LA, et al. Effect of pressure support vs unassisted breathing through a tracheostomy collar on weaning duration in patients requiring prolonged mechanical ventilation: a randomized trial. *JAMA* 2013;309(7):671-7.

86. Hirschfeld S, Exner G, Luukkaala T, Baer GA. Mechanical ventilation or phrenic nerve stimulation for treatment of spinal cord injury-induced respiratory insufficiency. *Spinal Cord* 2008;46(11):738-42.

87. Romero FJ, Gambarrutta C, Garcia-Forcada A, et al. Long-term evaluation of phrenic nerve pacing for respiratory failure due to high cervical spinal cord injury. *Spinal Cord* 2012;50(12):895-8.

88. Tubbs RS, Pearson B, Loukas M, Shokouhi G, Shoja MM, Oakes WJ. Phrenic nerve neurotization utilizing the spinal accessory nerve: technical note with potential application in patients with high cervical quadriplegia. *Childs Nerv Syst* 2008;24(11):1341-4.

89. Onders RP, Elmo M, Khansarinia S, et al. Complete worldwide operative experience in laparoscopic diaphragm pacing: results and differences in spinal cord injured patients and amyotrophic lateral sclerosis patients. *Surg Endosc* 2009;23(7):1433-40.

90. Alshekhlee A, Onders RP, Syed TU, Elmo M, Katirji B. Phrenic nerve conduction studies in spinal cord injury: applications for diaphragmatic pacing. *Muscle Nerve* 2008;38(6):1546-52.

91. Posluszny JA Jr, Onders R, Kerwin AJ, et al. Multicenter review of diaphragm pacing in spinal cord injury: successful not only in weaning from ventilators but also in bridging to independent respiration. *J Trauma Acute Care Surg* 2014;76(2):303-9.

92. DiMarco AF, Kowalski KE. Activation of inspiratory muscles via spinal cord stimulation. *Respir Physiol Neurobiol* 2013;189(2):438-49.

93. Tiedemann S, et al. German speaking society for paraplegia (DMGP); German recommendations research group "Ventilated Patients" 2013–2015.

94. Giesecke J. Funding of out-of-hospital nursing of ventilated patients part 1 and part 2. Journal Not 5:22 and Not 6:28, 2000.

95. Hirschfeld S, Exner G, Tiedemann S, Thietje R. Long term ventilation of SCI patients—results and perspectives in 25 years experience with clinical and out-of-hospital ventilation, SCI Center, BG-Unfallkrankenhaus Hamburg. *J Trauma Berufskrankheit* 2010;12(3):177-81.

96. Hirschfeld S, Jürgens N, Tiedemann S, Thietje R. Long term complication in SCI patients [Book: KompendiumAußerklinische-BeatmungimKindes-und Erwachsenenalter; Martin Bachmann, Bernd Schucher (Hrsg.)]. Kleanthes, Dresden; 2013, ISBN 978-3-942-622-12-7.

97. Hirschfeld S, Vieweg H, Schulz AP, Thietje R, Baer GA. Threshold currents of platinum electrodes used for functional electrical stimulation of the phrenic nerves for treatment of central apnea. *Pacing Clin Electrophysiol* 2013;36(6):714-18.

98. Thietje R, Kowald B, Hirschfeld S. What are the causes of death in patients with spinal cord injury today?—a descriptive analysis of 102 cases. *Rehabilitation* 2011;50(4):251-4.

99. Watt JWH, Wiredu E, Silva P, Meehan S. Survival after short- or long-term ventilation after acute spinal cord injury: a single-centre 25-year retrospective study. *Spinal Cord* 2011;49(3):404-10.

100. Wicks AB, Menter RR. Long-term outlook in quadriplegic patients with initial ventilator dependency. *Chest* 1986;90(3):406-10.

101. Hirschfeld S, Thietje R. Long term ventilation of SCI patients—experiences within 25 years of treatment, oral presentation. In: 51st ISCoS Annual Scientific Meeting, Sep 4, 2012.

102. Jürgens N, Neikes M, Hirschfeld S, Thietje R. Quality of life in ventilated SCI patients. *Gepflegt Durchatmen* 2012(17):12-3.

103. Hoh DJ, Mercier LM, Hussey SP, Lane MA. Respiration following spinal cord injury: evidence for human neuroplasticity. *Respir Physiol Neurobiol* 2013;189(2):450-64.

104. Johnson RA, Mitchell GS. Common mechanisms of compensatory respiratory plasticity in spinal neurological disorders. *Respir Physiol Neurobiol* 2013;189(2):419-28.

105. Zimmer MB, Nantwi K, Goshgarian HG. Effect of spinal cord injury on the neural regulation of respiratory function. *Exp Neurol* 2008;209(2):399-406.

106. Terson de Paleville D, McKay W, Aslan S, Folz R, Sayenko D, Ovechkin A. Locomotor step training with body weight support improves respiratory motor function in individuals with chronic spinal cord injury. *Respir Physiol Neurobiol* 2013;189(3):491-7.

107. Lovett-Barr MR, Satriotomo I, Muir GD, et al. Repetitive intermittent hypoxia induces respiratory and somatic motor recovery after chronic cervical spinal injury. *J Neurosci* 2012;32(11):3591-600.

108. Alilain WJ, Horn KP, Hu H, Dick TE, Silver J. Functional regeneration of respiratory pathways after spinal cord injury. *Nature* 2011;475(7355):196-200.

109. Sieck GC, Mantilla CB. Role of neurotrophins in recovery of phrenic motor function following spinal cord injury. *Respir Physiol Neurobiol* 2009;169(2):218-25.

110. Minor KH, Seeds NW. Plasminogen activator induction facilitates recovery of respiratory function following spinal cord injury. *Mol Cell Neurosci* 2008;37(1):143-52.

第31章 心血管系统的管理

Nan Liu, Xiaowen Li, Zhiwei Hu, Mouwang Zhou, Fin Biering-Sørensen

学习目标

本章学习完成后,你将能够:

- 概述脊髓损伤患者心血管疾病的高患病率;
- 解释脊髓损伤患者中的发病机制;
- 列出脊髓损伤后心血管疾病的危险因素;
- 举例说明对脊髓损伤患者进行心血管系统治疗的建议;
- 说明脊髓损伤患者中常用的心血管疾病监测和筛查工具;
- 分析健康教育和生活方式改变对脊髓损伤患者心血管疾病治疗的重要性;
- 阐述脊髓损伤患者心血管疾病的药物治疗原则;
- 明确脊髓损伤后残存自主神经功能国际标准中与心血管系统相关的部分;
- 描述国际脊髓损伤心血管功能基本数据集中的数据元素。

引言

作为脊髓损伤导致的结果,脊髓的损害可能破坏自主神经通路,扰乱心血管系统稳态,导致一系列心血管系统并发症。此外,脊髓损伤导致瘫痪肢体制动,将进一步使脊髓损伤患者易患心血管疾病(cardiovascular disease, CVD)[1],特别是冠心病(coronary heart disease, CHD)[2]。与身体功能健全的群体相比,脊髓损伤者可能在一生之中更早发生心血管病,并且可能进展更迅速[3]。目前,心血管疾病已经超过肾脏和肺部并发症,成为脊髓损伤患者死亡的主要原因[1,3]。

在脊髓损伤者中,心血管疾病的患病率为17.1%。与之相比,无脊髓损伤人群的患病率为4.9%。脊髓损伤患者发生心血管疾病的可能性是无脊髓损伤患者的4倍[4]。Groah等人得出的结论为:各种心血管病的风险随年龄的增加、脊髓损伤平面更高和脊髓损伤严重程度而增加。脊髓损伤平面越高,越容易发生脑血管病、心律失常和瓣膜病。Groah等人[2]还报告美国脊髓损伤协会残损分级(American Spinal Injury Association Impairment Scale, AIS)A级至C级四肢瘫、AIS A级至C级截瘫和所有D级患者各种心血管疾病的发生率分别为35.2‰、29.9‰及21.2‰脊髓损伤患

者/年。与之相反,以上3组患者冠心病的风险分别为2.1‰、6.6‰和7.4‰脊髓损伤患者/每年,表明损伤平面(level of injury, LOI)和冠心病之间存在负相关。此外,损伤程度越严重,心血管疾病、冠状动脉粥样硬化和心律失常的风险越大。根据Garshick等人[1]的报告,脊髓损伤患者第2常见的潜在死亡原因为循环系统疾病(21.6%)。当同时考虑潜在死亡原因和导致死亡原因时,循环系统疾病占全部死亡原因的40.5%。此外,Whiteneck等人[5]报告脊髓损伤后超过30年患者中46%的死亡原因为心血管疾病,60岁以上脊髓损伤患者中35%的死亡原因为心血管疾病。

心血管疾病不仅包括心律失常、血压(blood pressure, BP)异常和血管迷走神经反射的改变,还包括冠心病、静脉血栓栓塞(venous thromboembolism, VTE)和血脂异常。这些疾病可在脊髓损伤后的不同阶段出现。但是,从急性期至慢性期,心血管疾病的临床表现和严重程度可能不同。脊髓损伤后,患者可能即刻出现脊髓休克伴神经源性休克,表现为低血压和心动过缓[6]。即使没有出现神经源性休克,心动过缓和心搏骤停在颈脊髓损伤急性期也并不少见。研究者发现在脊髓损伤急性期如果不使用预防措施,包括深静脉血栓形成(deep vein thrombosis, DVT)和肺

栓塞（pulmonary embolism，PE）在内的静脉血栓栓塞的发生率为 12%~64% 不等[7]。当允许进行体位改变时，脊髓损伤患者可能会出现另一种形式的血压异常，称为直立性低血压（orthostatic hypotension，OH）。在 T$_6$ 或以上节段的脊髓损伤患者中，经常会出现自主神经反射异常（autonomic dysreflexia，AD）发作，即使在急性期也可能出现[8]。慢性期可能出现冠心病和血脂异常。脊髓损伤后第 1 年后，与非脊髓损伤患者相比，脊髓损伤患者可能会出现低密度脂蛋白胆固醇（low-density lipoprotein cholesterol，LDL-C）和总胆固醇水平升高，并继续保持高密度脂蛋白胆固醇降低（high-density lipoprotein cholesterol，HDL-C）[9]。

自主神经通路的损坏和制动是脊髓损伤患者发生心血管疾病的两种主要机制。由于丧失脊髓以上的交感神经控制，脊髓损伤后心血管系统的神经调节中断，特别是在 T$_6$ 或 T$_6$ 以上节段损伤的患者。仰卧位低血压、直立性低血压、自主神经反射异常和心律失常（包括持续性心动过缓）均是由这一机制所致。从最新的研究来看，脊髓损伤急性期后完全性损伤和不完全性损伤之间心血管功能的差异尚未得到明确的共识。但是，在脊髓损伤慢性期，与神经系统是否为完全性损伤相比较，自主神经系统是否为完全性损伤与心血管功能更具有相关性。因此，我们建议临床医生和科研人员在对脊髓损伤患者进行心血管功能评定时，应该考虑自主神经系统是否为完全性损伤[10]。

另一方面，脊髓损伤后瘫痪肢体制动导致具有代谢活性的骨骼肌快速丢失[11]。慢肌球蛋白重链（myosin heavy chain，MHC）亚型纤维比例进行性下降，同时表达快速和慢速肌球蛋白亚型的纤维比例增加[12]。这一过程可在损伤后持续数年[13]。脊髓损伤后骨骼肌数量和质量的下降最终导致胰岛素抵抗（insulin resistance，IR）[14]，而胰岛素抵抗是心血管疾病的危险因素之一。此外，脊髓损伤患者脂肪组织的分布发生改变。与非脊髓损伤患者相比，其内脏脂肪组织增加[15]。制动还导致脊髓损伤患者的动脉重塑。瘫痪肢体的外周动脉很快发生重塑。脊髓损伤所致瘫痪 6 周内股动脉的直径减小，血流量减少[16]。在非脊髓损伤群体，动脉管壁硬化是发生心血管疾病显著的独立危险因素[17]。同时，制动所致的血流瘀滞是脊髓损伤急性期患者处于静脉血栓栓塞高危的主要原因。

现在，为了记录脊髓损伤后的自主神经功能，在 2009 年[18]制定了脊髓损伤后残存自主神经功能国际标准（International Standards to document remaining Autonomic Functions after Spinal Cord Injury，ISAFSCI），并在 2012 年[19]进行了修订。在 ISAFSCI 中，心率（heart rate，HR）和血压的自主神经调控包含在名为一般自主神经功能的表格中。需要记录的心率异常情况包括心动过缓、心动过速和其他心律失常。动脉血压异常包括仰卧位高血压（血压超过 140/90mmHg）、仰卧位低血压（收缩压低于 90mmHg）、直立性低血压、神经源性休克和自主神经反射异常。ISAFSCI 是记录脊髓损伤后自主神经功能障碍的第一步，但是其中没有包括对于自主神经系统是否为完全性损伤的评定。除了 ISAFSCI 外，更多关于心血管功能的详细信息记录于国际脊髓损伤心血管功能基本数据集[20]。

目前的循证医学指南[21,22]建议：①在脊髓损伤急性期监测心脏和血流动力学参数；②在超急性期（脊髓损伤后 1 周内）维持平均动脉压（mean arterial pressure，MAP）最低为 85mmHg；③对神经源性休克和心律失常进行及时检查和适当治疗；④对自主神经反射异常的急性发作立即进行充分的治疗；⑤根据脊髓损伤的严重程度和神经损伤平面，在损伤后急性期直至伤后 3 个月，使用机械措施和抗凝药物进行血栓预防。

为获得进一步的信息，可参考 ASTeP 网站和国际脊髓损伤心血管功能基本数据集（www.iscos.org.uk）。

记忆要点

- 脊髓损伤患者心血管疾病患病率高。
- 心血管疾病是脊髓损伤患者的主要死亡原因。
- 脊髓损伤后发生心血管疾病的主要机制为：自主神经通路受损和制动。
- ISAFSCI 中的心血管组成部分包括：心率中的心动过缓、心动过速和其他心律失常。血压中的仰卧位高血压（血压超过 140/90mmHg）、仰卧位低血压（收缩压低于 90mmHg）、直立性低血压、神经源性休克和自主神经反射异常。

心血管疾病危险因素

与非脊髓损伤患者相比，脊髓损伤所致的心血管自主神经功能受损[23]、躯体废用及参与运动能力的进一步受限，共同导致心血管系统调控异常[24]。脊髓损伤后长期生存的男性患者与非脊髓损伤患者相比，其冠心病危险因素谱并没有本质上的差异[25]。但是,几乎所有的心血管疾病危险因素在脊髓损伤者中均会被放大,包括:躯体缺乏活动、血压异常、高脂血症、血糖调控异常、肥胖和慢性炎症[26]。Groah 等人[27]发现将脊髓损伤患者最常见的心血管代谢危险因素按降序排列依次为:体重过重/肥胖、LDL-C 升高、HDL-C 降低、SBP 升高和 TC 升高。此外,尽管年龄是非脊髓损伤患者心血管疾病重要的危险因素,而在脊髓损伤患者中,损伤后时间至少与年龄处于同等重要的位置。Szlachcic 等人[28]建议血脂异常的脊髓损伤患者,无论年龄情况均应进行心血管疾病的筛查。此外,既往吸烟的患者与冠心病在统计学上具有高度的正相关性[29]。表 31.1 中列出了脊髓损伤患者心血管疾病危险因素的具体情况。

表 31.1　脊髓损伤患者心血管疾病的危险因素

危险因素	
不可改变	可改变
年龄	躯体缺乏活动
损伤后时间	吸烟
—	血压异常
—	高脂血症
—	血糖控制
—	体重过重/肥胖
—	慢性炎症

由于脊髓损伤所致的肢体瘫痪导致久坐不动的生活方式,以及这一情况随损伤后时间的延长而加重,将会进一步增加冠心病的风险[30]。已知长时间缺乏活动与胰岛素抵抗相关[31]。此外,胰岛素抵抗还与糖耐量异常和血脂异常相关。这些代谢异常将使脊髓损伤患者加速及过早出现冠心病[32]。

Bauman 等人[33]报告脊髓损伤患者中 23% 存在高血压。截瘫患者较四肢瘫患者高血压的患病率更高(截瘫患者为 32%,四肢瘫患者为 10%)。Weaver 等人[34]发现体重过重或肥胖、黑人、高龄和截瘫的退伍军人更可能出现高血压。脊髓损伤患者可能具有导致这些危险因素的特殊不利因素,如血压波动(从直立性低血压发作时的极低血压到由于自主神经反射异常发作所致的血压急剧升高)[35,36]。脊髓损伤患者的血压不稳定可导致血管损伤,并因而增加动脉疾病的风险[37]。

脊髓损伤患者加速出现冠心病的机制,部分可能通过脂蛋白谱的异常进行解释[38]。脊髓损伤患者较

非脊髓损伤患者 TC 降低。Bauman 等人[39]对脊髓损伤患者的血脂谱进行了检查,发现四肢瘫患者 HDL-C 比截瘫患者低。HDL-C 数值小于 35mg/dL 是冠心病的独立危险因素,四肢瘫患者 HDL-C 数值小于 35mg/dL 的百分比高于截瘫患者(四肢瘫患者为 38%,截瘫患者为 21%)。他们还报告神经系统功能障碍越严重,HDL-C 水平越低。躯体活动能力更好的患者,血脂检查结果更好[40,41]。因此,改善躯体活动能力可进一步改善血脂谱,并降低冠心病风险。

Wang 等人[42]报告口服糖耐量试验后高血糖和血清白蛋白水平是男性脊髓损伤患者心血管系统健康情况的重要指示因素。神经损伤平面和严重程度均对糖耐量有影响。神经系统损伤更严重的患者,糖耐量更差,胰岛素抵抗更严重。此外,男性脊髓损伤患者较女性更容易出现胰岛素抵抗[43]。脊髓损伤患者 C 反应蛋白(C-reactive protein,CRP)水平和胰岛素抵抗之间存在显著的关联[44,45],表明该群体在临床上与心血管疾病的风险存在重要的关联。此外,Bluvshtein 等人[46]还发现四肢瘫患者餐后胰岛素水平增加可能会伴随有心率变异性(heart rate variability,HRV)的增加,但是在截瘫患者没有这种情况。他们因此得出结论"胰岛素抵抗与交感神经系统的激活相关,T_4 以下的中胸段脊髓参与调节血糖和胰岛素水平"。Karlsson[47]进一步说明"脊髓损伤患者中枢交感神经系统不能激活,可能会通过外周交感神经系统的激活进行代偿,这可能导致保持脂肪分解活动及产生胰岛素抵抗。"

肥胖同样是心血管疾病重要的指示因素[48]。已证实男性脊髓损伤患者出现腹部肥胖的风险更高[49]。脊髓损伤患者体重过重和肥胖的患病率分别为 65.8% 和 29.9%[50]。体质指数(body mass index,BMI)是众所周知的肥胖的简易指标[51],但在脊髓损伤者群体中不是肥胖的敏感指标[52]。标准的 BMI 分界点低估了脊髓损伤者群体中的肥胖情况。Laughton 等人[53]提出 BMI 超过 22kg/m² 的慢性期脊髓损伤患者,应该被认为存在较高的肥胖和肥胖相关的冠心病风险。Yarar-Fisher 等人[54]则提出降低 BMI 界定肥胖的分界点,截瘫患者为 28kg/m²,四肢瘫患者为 21kg/m²。除了降低 BMI 的分界点以外,Ravensbergen 等人[48]提出腰围(waist circumference,WC)可能是脊髓损伤者群体更实用的测量方式,用于确定有害的心血管疾病风险的最佳分界点为腰围≥94cm。此外,双能 X 线吸收法(dual-energy X-ray absorptiometry,DEXA)已用于估

算局部和全身的骨矿物质含量、非脂肪组织质量、脂肪组织质量和体脂百分比[55,56]。DEXA 显示，看似没有肥胖的截瘫患者脂肪质量（fat mass, FM）大量增加，因此建议将 DEXA 作为量化脊髓损伤后全身和局部身体成分改变的简单实用方式[57]。

根据 Nelson 等人[58]的定义，代谢综合征定义为存在下述 3 种或 3 种以上情况：①肥胖；②男性 HDL-C <45mg/dL，女性 <50mg/dL；③甘油三酯≥210mg/dL；④收缩压或舒张压（diastolic blood pressure, DBP）位于或超过年龄 / 身高 / 性别匹配的 95 百分位；⑤胰岛素抵抗，空腹血糖≥100~125mg/dL 或空腹胰岛素≥20μU/mL，或稳态模型评估胰岛素抵抗≥4.0。但是，代谢综合征的定义可能低估了脊髓损伤患者中冠心病的真正风险。Liang 等人[49]的结论是，男性脊髓损伤患者相比非脊髓损伤患者代谢综合征的患病率似乎并没有增加。Finnie 等人[59]报告根据不同的标准，代谢综合征的比率为 3.6%~19.3%。然而 Framingham 危险评分（Framingham risk score, FRS）仅将 3.1% 的脊髓损伤患者归类为未来 10 年处于冠心病高度危险之中。但是，高敏感性 C 反应蛋白（high-sensitivity CRP, hs-CRP）数值发现 36.7% 的患者处于冠心病高度危险之中。

CRP 是常用的炎症评价指标，由肝脏在炎症急性期分泌。美国心脏协会制定了有关 CRP 的临床指南，将 CRP 数值 >3.0mg/L、1.0~3.0mg/L 和 <1.0mg/L 分别对应心血管疾病的高度危险、中度危险和低度危险[60]。Gibson 等人[61]发现四肢瘫患者比截瘫患者 CRP 升高 74%。CRP 高的患者较 CRP 低的患者腹围、BMI 和脂肪组织含量更高。Liang 等人[62]发现完全性损伤患者较不完全性损伤患者 CRP 更高，并且不受年龄、吸烟、躯体活动、腰围和体重的影响。Morse 等人[63]研究了移动模式和 CRP 水平之间的关系，发现轮椅使用者的平均 CRP 水平比使用或不使用辅助装置步行的患者明显升高。脊髓损伤患者 CRP 升高可能是重要的危险因素，与 HDL-C 下降共同表明心血管疾病的发生风险更高[59]。因此，可以将 CRP 作为脊髓损伤患者检测心血管疾病风险的潜在筛查工具。

心血管疾病对慢性期脊髓损伤患者是重要的问题。目前的指南建议[26,64]：①脊髓损伤后尽快筛查直立性低血压和自主神经反射异常，并且在随后的随访中每年进行筛查；②最初损伤后测量血脂水平，随后每年复查，并进行与心血管疾病事件高危人群相似的、与临床实践指南相符合的、以治疗目标为驱动的血脂异常管理；③损伤后尽快进行心血管疾病筛查时，监测血糖水平，并随后每年进行；④年龄小于 40 岁的年轻脊髓损伤患者进行超敏 C 反应蛋白测定，作为发现心血管疾病危险增加患者的方式，并且药物降脂治疗可能获益；⑤鼓励脊髓损伤患者参与中度至剧烈强度的有氧运动。

美国国家胆固醇教育计划（National Cholesterol Education Program, NCEP）的指南建议使用 FRS 作为患者的冠心病风险评定。风险评定基于患者的血脂（TC 和 HDL-C）、年龄、性别、吸烟史、血压水平和治疗情况、家族史和是否存在糖尿病[65]。但是，NCEP 指南推荐的风险评估可能不能估计脊髓损伤患者真正的冠心病风险[61,66]。相反，计算机断层扫描（computer tomography, CT）冠状动脉钙化评分（coronary artery calcification scoring, CCS）是冠状动脉粥样硬化的无创测量方法。已证实即使在年龄、性别、种族和冠心病传统危险因素都匹配的情况下，脊髓损伤患者比非脊髓损伤人群冠状动脉钙化的患病率更高，程度更严重[67]。因此，冠状动脉钙化评分可作为慢性期脊髓损伤患者冠心病中度风险筛查的辅助方式。

记忆要点

脊髓损伤患者心血管疾病的危险因素：
- 躯体缺乏活动；
- 吸烟；
- 血压异常；
- 高脂血症（HDL-C 降低、TC 和 LDL-C 升高）；
- 胰岛素抵抗患病率高；
- 肥胖患病率高；
- CRP 升高。

心血管疾病的诊断和监测

心率

脊髓损伤对自主神经系统（autonomic nervous system, ANS）的损害导致心律失常，特别是心动过缓（有些时候甚至为心搏骤停）或心动过速，主要发生于颈脊髓或高位胸髓损伤的患者[68]。这是因为颈脊髓或高位胸髓损伤后负责降低心率的副交感神经（迷走神经)调控仍保持完整,而脊髓交感神经环路将会丧失脊髓以上的张力性自主神经调控。众所周知,脊髓损伤急性期可诱发心脏电生理改变,并增加心律失常的易感性[21]。相反,无明显冠心病证据的慢性期脊髓损伤患者与急性期相比,心律失常患病率降低[69]。

Hector 等人[70]总结的结果为:脊髓损伤急性期(损伤后 1~14 天),损伤平面越高、损伤程度越严重,心动过缓的发生率可能越高。心动过缓的标准被设定为心率少于 60 次/min[18,19]。颈脊髓损伤患者心动过缓的发生率为 17%~77%,胸腰髓损伤患者的发生率为 0~13%。年龄、性别及通过 AIS 分级判定的是否为完全性损伤对心动过缓的发生率没有影响。四肢瘫患者急性期除心动过缓外,咽部和气管吸痰操作及气管插管可能引起迷走神经兴奋,增加诱发心脏停搏的风险。此外,已证实损伤平面越高,最大心率和静息心率越低;而年龄越大,最大心率越低[71]。但是,研究表明慢性期脊髓损伤患者心律失常的发生率不比非脊髓损伤患者高。Leaf 等人[69]发现截瘫患者和四肢瘫患者心律失常的发生率之间没有明显的差异。Zhu 等人[72]将心率≥80 次/min 作为具有临床指示意义的心率值,报告 T_1~T_6 截瘫患者中的出现频率高于 T_7 以下截瘫患者和 C_1~C_8 四肢瘫患者。无论患者的体位如何,四肢瘫患者心动过缓的发生率均增高,而截瘫患者心动过缓的发生率均增高[73]。Prakash 等人[74]证实损伤平面为 T_6 以上的慢性期脊髓损伤患者 ST 段抬高的发生率更高,而损伤平面为 T_6 以下的患者 Q 波下降和 ST 段压低的发生率更高。此外,损伤平面为 T_6 以上的患者所显示的心电图(electrocardiogram,ECG)异常的发生率与是否无完全性损伤无关。

脊髓损伤者心电图异常发生率低,并且其对预后的价值有限,提示心电图不是特别良好的筛查工具[74]。颈脊髓损伤患者可能经历的心律失常包括心动过缓、窦性骤停、室上性心动过速,有时可能出现心搏骤停。不同的是,胸髓损伤患者仅可观察到窦性骤停和有限的心动过缓。已发现颈脊髓损伤后 14 天内和 14 天后,分别有 17%~35% 和 22%~32% 的患者出现严重心动过缓(心率 <50 次/min);而在观察期内胸髓损伤组的发生率为 17%~33%[75]。当比较心电图和 24 小时 Holter 监测的结果时,24 小时 Holter 监测比标准 12 导联心电图发现的心律失常发生率更高。因此,建议常规使用 Holter 监测作为脊髓损伤患者的筛查工具,特别是在急性期。

记忆要点

- 急性期心律失常发生率高于慢性期。
- 损伤平面越高、损伤程度越严重,心动过缓的发生率越高。
- 建议使用 24 小时 Holter 监测用于检测心律失常。

血压

血压异常是另一个与心血管系统相关的主要的自主神经功能障碍,包括低血压和高血压。根据世界卫生组织的诊断标准,高血压的定义为收缩压 >140mmHg,而低血压的定义为男性收缩压 <110mmHg 或女性收缩压 <100mmHg。但是根据 ISAFSCI,脊髓损伤患者仰卧位低血压的定义为收缩压 <90mmHg[18,19]。

Ravensbergen 等人[71]报告 33% 的脊髓损伤患者在开始康复治疗时存在低血压,并且随着时间进展低血压的患病率没有明显的改变。脊髓损伤患者无论在仰卧位还是坐位,收缩压和舒张压均较非脊髓损伤患者低。收缩压和舒张压与年龄呈正相关,与损伤平面呈负相关,即神经损伤平面越高,血压越低。此外,颈脊髓损伤患者坐位比仰卧位的静息收缩压更低[76]。但是,通过 AIS 判定的是否为完全性损伤不影响发生低血压的概率。由于血压受自主神经系统调控,这表明 AIS 不能预测心血管自主神经通路的损害程度[77]。因此建议脊髓损伤后使用皮肤交感神经反应判定自主神经系统是否为完全性损伤[78]。

直立性低血压是另一种类型的低血压。直立性低血压的定义参考 ISAFSCI 标准[18,19]:体位由仰卧位转换为直立位时,收缩压下降 20mmHg 及以上,或舒张压下降 10mmHg 及以上,无论是否存在症状。Sisto 等人[79]报告运动不完全性损伤患者直立性低血压的发生率为 21%。Sidorov 等人[80]报告脊髓损伤后 1 个月内 60% 的患者发生直立性低血压。直立性低血压在颈脊髓和上胸髓损伤患者比下胸髓损伤患者明显更常见。脊髓损伤后 1 个月时,仅有颈脊髓和上胸髓运动完全性损伤患者继续出现直立性低血压发作。他们的结论为:74% 的运动完全性颈脊髓损伤患者在损伤后 1 个月内持续存在直立性低血压,而在运动完全性上胸髓损伤患者中仅为 20%[80]。因此,Sisto 等人指出直立性低血压在颈脊髓损伤患者、低静息血压患者和运动评分总分更低的患者更常见[79]。此外,损伤后时间与静息血压呈负相关,但是与直立体位转换无关联。

除了低血压,脊髓损伤患者还可能会经历不可预测的血压波动,出现被称为自主神经反射异常的高血压发作。自主神经反射异常是潜在的危及生命的情况,被视为临床急症[36,81]。ISAFSCI[18,19]将自主神经反射异常定义为收缩压比基础血压升高 >20mmHg,伴或不伴头痛、潮红、竖毛、鼻塞、神经损伤平面以上出汗、神经损伤平面以下血管收缩或心律失常。尿动力检查过程中自主神经反射异常的发生率各异[82-89],范围可为36.7%~77.8%。已证实颈脊髓损伤患者比胸髓损伤患者自主神经反射异常发生率更高[82,85,87],并且颈脊髓损伤患者血压升高更多[87]。Huang 等人[87]还证实血压变化与是否为完全性损伤没有关联。Liu 等人[90]发现自主神经反射异常严重程度随脊髓损伤后时间的推移而加重,因为脊髓损伤后 2 年以上的患者比脊髓损伤后 2 年以内患者的收缩压升高更显著(更多有关自主神经反射异常的内容见第 54 章)。

　　根据上述的血压异常情况,脊髓损伤患者的血压监测应包括以下方面:①基础血压(静息血压);②直立体位转换后的血压;③自主神经反射异常诱发事件中(特别是膀胱膨胀时)的血压变化,如尿动力检查过程中。对于静息血压,建议同时测量仰卧位及坐位血压。可以使用专门的检查座椅获取心血管参数,这样可以在完全被动的情况下达到坐位和仰卧位的体位[79]。在检查过程中,使用绑带固定患者,以避免随意肌肉收缩。因为这可能会影响静脉回心血量,并影响心率[79]。建议在安静 5~10 分钟后进行,在 3 分钟内测量患者坐位的血压和心率,每分钟测量 1 次;然后再在 3 分钟内测量患者仰卧位的血压和心率,每分钟测量 1 次。对于直立体位转换,检查包括最初在仰卧位(静息时)测量血压和心率,然后迅速地被动地将患者从仰卧位转换为坐位,在允许膝关节屈曲 90° 的同时使躯干与下肢呈垂直 85°~90°。此时立即监测患者的血压和心率,并在随后的 10 分钟内每分钟测量一次。如果连续 5 分钟内收缩压变化较前一次测量的变化不超过 ±5mmHg,可视为完成检查,并结束测量。对于在尿动力检查过程中发现自主神经反射异常,建议在检查开始前和检查过程中每分钟记录血压和心率。检查包括以 30mL/min 的速度将温生理盐水泵入膀胱使膀胱膨胀的膀胱充盈测压。在检查过程中还需要记录任何与自主神经反射异常相关的症状。

　　目前,已将动态血压监测(ambulatory blood pressure monitoring,ABPM)用于脊髓损伤患者,以提供平均血压水平、昼夜节律和短期血压变异性等信息,因为传统的血压监测可能会错过血压不稳定的模式和偶尔发生的血压升高[91]。感觉运动完全性损伤的四肢瘫患者,与截瘫患者和非脊髓损伤患者相比,日间动脉血压降低、丧失生理性的夜间勺型血压、昼夜血压变异性升高,还包括潜在的可能危及生命的自主神经反射异常的高血压发作[92]。因此,动态血压监测可发现脊髓损伤患者不正常的血压表现及其所致的心血管疾病风险的增加,并可作为监测脊髓损伤患者群体发生自主神经反射异常的有帮助的临床工具,特别是在颈脊髓和高位胸髓损伤的患者。

> **记忆要点**
>
> - 仰卧位低血压为收缩压低于 90mmHg。
> - 直立性低血压为体位由仰卧位转换为直立位时,收缩压下降 20mmHg 及以上,或舒张压下降 10mmHg 及以上。
> - 自主神经反射异常定义为收缩压比基础血压升高 >20mmHg。
> - 血压监测应包括:①仰卧位和坐位基础血压(静息血压);②直立体位转换后的血压;③自主神经反射异常诱发事件中的血压变化。

心血管适应能力

　　许多脊髓损伤患者心血管适应能力下降[93]。目前,测量峰值摄氧量(VO$_2$peak)被用作心血管适应能力测试的"金标准"[94]。峰值摄氧量(L/min)定义为在 30 秒内记录到的最大氧消耗量。峰值摄氧量降低是心血管疾病的可逆危险因素。通过改善脊髓损伤患者的峰值摄氧量,可降低心血管疾病风险[95]。

　　通常,上肢功率计可用于最大摄氧量测试,以测定持续增加工作负荷直至疲劳时的生理反应[96]。在心血管适应能力测试过程中,患者佩戴面罩通过便携式代谢单元进行每次呼吸的气体分析,持续测量呼吸参数(VO$_2$、VCO$_2$、通气和呼吸交换比)。检查结束后患者立即使用 Borg 自知疲劳程度(rate of perceived exertion,RPE)的 15 分法对其自我感觉的疲劳程度进行分级[97]。此外,在静息时,运动后即刻和整个恢复过程中记录血压,以确保其在运动测试后恢复至基线水平。6 分钟推动测试设计于 2012 年[98],通过将已完成的圈数乘以 15 米再加上最后一圈移动的距离来计算 6 分钟内移动的距离。可将其作为脊髓损伤患者有氧能力的极量试验,并可作为临床上筛查脊髓损伤患者心血管适应能力降低的有效方法。轮椅手推圈测试是由 Kilkens 等人制定的另一项极量运动试验[99]。他们指出:在测试过程中,根据每位患者的损伤平面和能力,将皮带的速度保持在 0.56m/s、0.83m/s 或 1.11m/s。通过每分钟增加皮带的坡度 0.36°,提高工作负荷。当患者不能够继续保持在皮带上的姿势时停止测试[99]。

近年来,非脊髓损伤患者中已广泛使用亚极量试验估计患者的心血管适应能力[100]。6 分钟上肢测试(6-minute arm test, 6-MAT)被设计作为亚极量心血管适应能力试验。在测试过程中,首先根据患者的徒手肌力、ASIA 运动评分和体力活动水平选择个体化的功率输出(power output, PO),功率输出可为有氧能力提供额外的提示[101]。峰值 PO(单位为瓦特)定义为患者能够维持至少 30 秒的最大倾斜角度下的功率输出。选择功率输出的目标为引发心率恒定在年龄预测最大心率的 60%~70% 或 Borg 自觉疲劳程度评分的 11~15 分。其已经与峰值摄氧量进行过验证[94]。峰值摄氧量和 6 分钟上肢测试摄氧量的关联极好,表明高亚极量摄氧量的患者同样具有高峰值摄氧量。6 分钟上肢测试被认为较为实用,并且可运用于各个心血管适应能力水平的患者[94]。

最大发力时,下肢运动引起的生理反应通常高于上肢运动。并且,在出现和保持中枢和外周的心血管适应性方面,上肢运动比下肢运动的效率更低、效果更差[102]。但是,有证据表明在给定的亚极量工作负荷下,进行上肢运动的生理消耗比下肢运动大。此外,由于脊髓损伤患者下肢瘫痪往往需要依赖轮椅生活,脊髓损伤患者相对更易进行上肢运动。

自主神经功能和心率变异性

心率变异性可提供心脏交感神经系统和副交感神经系统之间功能平衡的信息[103]。由于脊髓损伤引起脊髓交感神经运动神经元的脊髓以上调控中断,可导致交感神经驱动介导的心血管反射丧失[104]。因此,通过分析脊髓损伤患者的心率变异性,可以评估自主神经系统对心脏的影响[105]。

为了检查心率变异性,应该使用 24 小时 Holter 监测记录的数据进行分析。通过在时间和频率域中的心率变异性分析,评价心脏自主神经系统的平衡情况[104]。时间域参数包括:所有窦性 RR 间期的标准差(SDNN)、全过程中每 5 分钟 RR 间期均值的标准差(SDNNi)、相邻 RR 间期差值(长度差异)的标准差(rMSSD),以及 50ms 间隔以上相邻 RR 间期差值的比例(pNN50)。时间域参数分析中的 SDNN 和 SDNNi 是代表整体心率变异性的指标,而 rMSSD 和 pNN50 主要代表副交感神经系统的影响。频率域包括:极低频段(VLF, 0.003 3~0.04Hz)功率、低频段(LF, 0.04~0.15Hz)功率和高频段(HF, 0.15~0.4Hz)功率,以及总功率(0.003 3~0.4Hz)。Rimaud 等人[103]指出:心率变异性谱中的 LF 部分测定的是交感神经系统的活动,但受到迷走神经活动的一些影响;而 HF 部分几乎只由迷走神经活动介导。LF 与 HF 的比值(LF/HF)已被用于作为心脏交感神经与迷走神经平衡情况的指数[106]。为了能够区分自主神经系统的昼夜节律变化,可以按照日间(早晨 7:00 至晚上 7:00)和夜间(晚上 7:00 至早晨 7:00)分别记录心率变异性的时间域和频率域参数。

心脏的交感神经支配由脊髓胸段中枢神经系统的节前神经纤维发出。副交感神经控制通过起自延髓水平的迷走神经进行。因此,颈脊髓损伤可能会破坏来自更高级中枢对心脏的交感神经控制,而副交感神经控制仍保持完整。Krstacic 等人[104]分析了脊髓损伤急性期后的交感迷走平衡情况,报告与非脊髓损伤患者相比,颈脊髓损伤患者的 LF/HF 显著降低。此外,AIS 分级对四肢瘫急性期患者 LF/HF 的影响较小。当患者由仰卧位移动至倾斜体位时,LF/HF 升高,这可以解释随后的交感神经活动增加[107]。但是,脊髓损伤后第 1 个月内会出现 SDNN 的显著升高。这一升高仅在 C_1~C_8 损伤组中明显,并且仅见于不完全性损伤患者。这可能是由于损伤轴突的突触重塑或重构引起的自发功能恢复所致。脊髓损伤后最初的 4 周内,尚未达到交感迷走稳态[108]。

但是,脊髓损伤慢性期患者的 LF 和 HF 均较非脊髓损伤患者低,并且四肢瘫患者最低[109]。根据时间域分析,这一情况在夜间加重,但是四肢瘫患者和截瘫患者在频率域分析中的 LF/HF 并没有统计学上的差异。

这表明自主神经系统仍维持稳态[105]。四肢瘫慢性期患者交感神经活动和副交感神经活动同步下降（颈脊髓病理性损伤患者交感神经活动降低，副交感神经活动也降低），表明身体适应性改变的结果是保持交感迷走稳态。倾斜体位同样显著增加四肢瘫和截瘫慢性期患者的 LF/HF[109]。

除了心率变异性以外，压力反射敏感性（baroreflex sensitivity，BRS）也可反映自主神经系统情况和对血压急剧变化做出有效反应的能力。压力反射敏感性被认为具有心血管事件的预测价值，并且在血压的紧急调控中起重要的作用。T_6 以上水平损伤的脊髓损伤患者，心脏迷走压力反射功能显著降低；而在 T_6 以下损伤的患者中似乎降低的程度有所减少[110]。已证实脊髓损伤患者压力反射敏感性降低与动脉硬化程度增加密切相关[111]。

记忆要点

- 心率变异性分析可提供心脏交感神经系统和副交感神经系统功能的信息。
- 心率变异性分析包括时间域和频率域。
- 脊髓损伤患者的心率变异性发生改变。

静脉血栓栓塞

静脉血栓栓塞包括深静脉血栓形成和肺栓塞，是脊髓损伤后急性期阶段最常见的并发症[112]。以下 3 项诊断试验对监测深静脉血栓形成非常重要：静脉造影、静脉超声和 D- 二聚体[113]。两项常用的肺栓塞筛查试验包括通气 / 灌注扫描和 CT 扫描[113]。有关这些筛查检查的更多内容见第 51 章。

记忆要点

- 深静脉血栓形成的诊断试验包括：静脉造影、静脉超声和 D- 二聚体。
- 肺栓塞的筛查包括：通气 / 灌注扫描和 CT 扫描。

心血管疾病的治疗

临床医生应该有效地处理脊髓损伤患者的心血管疾病危险因素，以防止心血管事件的发生，并减少心血管疾病的发病率和死亡率，改善患者的生活质量，增加预期寿命[26]。理想情况下，脊髓损伤患者心血管疾病的治疗应该包括以下几部分：健康教育、生活方式改变和药物治疗。

健康教育

目前已有建议提出，对普通人群的健康教育可能对降低心血管疾病风险非常有效[114]。但是，已经明确证实对脊髓损伤患者及其家属进行心血管系统并发症知识的健康教育时，需要更好的教育策略[115]。同时，也应该向医疗卫生人员讲授有关心血管系统并发症的知识，使其能够准确监测和早期发现这些情况[116]。因此，应该在脊髓损伤患者及其家属，以及医疗卫生人员中贯彻有效的心血管疾病知识转化策略，以减少对患者健康状况的影响，并最终减少心血管系统并发症的风险。

记忆要点

- 健康教育可能对降低心血管疾病风险有效。
- 应该向脊髓损伤患者和家属，以及医疗卫生人员教育心血管疾病知识。

生活方式改变

已知饮食习惯可通过对血清胆固醇、血压、体重和糖尿病等危险因素的作用，影响心血管疾病的风险[117]。因此，饮食是脊髓损伤患者心血管疾病风险中需要重点考虑的因素[118]。Pellicane 等人[118]发现，与新发颅脑损伤、脑卒中和帕金森病患者相比，新发脊髓损伤患者的平均热量和蛋白质摄入量均显著升高。此外，脊髓损伤患者群体中，年龄较轻和男性患者被确定为热量和蛋白质摄入量增加的重要预测因素。因此，诊断为低代谢状态的年轻男性患者处于饮食过量的最大风险之中，应该及早接受适当的患者教育。此外，Moussavi 等人[119]指出：脊髓损伤后时间较短的患者比损伤后时间较长的患者更可能存在更高的饱和脂肪摄入和更高的甘油三酯水平。Laven 等人[120]提出脊髓损伤患者每日摄入 1 500kcal（约 6 276kJ）可能足以预防多数营养相关的难以处理的并发症，包括菌尿、胸膜炎、肺炎、伤口感染、败血症和压疮。

成人脊髓损伤身体活动指南[64]建议：①至少 20 分钟中等至剧烈程度的有氧活动，每周 2 次；②肌力练习,每周2次,包括每个大肌群的3组肌力练习,每组重复8~10次。

一般而言,脊髓损伤患者的活动水平较非脊髓损伤患者低。损伤平面和是否为完全性损伤是出院后身体活动水平能否发生变化的决定因素[121]。业余时间身体活动(leisure time physical activity, LTPA)与脊髓损伤患者心血管疾病的危险因素相关。活动积极的脊髓损伤患者,每日 LTPA 超过25分钟,可表现为更低的 BMI、脂肪组织百分比、胰岛素抵抗发生率和 CRP 水平,以及更高的非脂肪组织百分比[122]。因此,应该研究将 LTPA 作为提高脊髓损伤者身体适应能力的可能方式,并反过来提高每日功能状况[123]。此外,积极活动的截瘫患者收缩压和腹围更低,但是在四肢瘫患者未发现这一情况[122]。同时,已知身体活动水平增加的患者血脂检查结果更好[124],并且峰值摄氧量和峰值 PO 获得改善,这些均有助于降低心血管疾病风险[41]。除了上述获益以外,还有人提出可将运动作为改善脊髓损伤者动脉功能的有用的干预措施[125]。由此可见,运动可以降低脊髓损伤者大动脉硬化的程度,并可降低心血管疾病风险[126]。

活动训练包括被动运动、上肢功能、功能性电刺激(functional electrical stimulation, FES)和电刺激抗阻运动,这些对改善或维持脊髓损伤后的身体功能能力有帮助。FES 辅助下蹬车运动、FES 蹬车运动联合上肢功能(FES 联合运动)和 FES 划船运动均已被推荐作为脊髓损伤患者心血管训练的备选方式[127]。已证实混合运动可为脊髓损伤患者提供足够的强度用以改善有氧代谢能力,有益于健康和适应能力水平,并最终降低心血管疾病的风险[128]。Gurney 等人[129]发现即使 FES 混合运动后停止训练8周,脊髓损伤患者仍能保持部分外周肌肉代偿和中枢分布调整。FES 划船运动可为脊髓损伤患者提供更强有力的运动刺激,因为其有氧需求量更大[130]。FES 划船运动过程中的峰值摄氧量比仅上肢划船运动中的更高[131]。此外,FES 联合运动或 FES 划船运动过程中的峰值摄氧量比 FES 蹬车运动中的要高很多。因此,Hettinga 等人[127]的结论为:FES 划船运动及 FES 混合运动是比 FES 蹬车运动更适合的高强度、高容量的运动训练。

但是,应该注意的是脊髓损伤患者对运动的心血管反应是迟钝的。交感神经控制保留的程度是颈脊髓损伤患者运动表现的重要决定因素[132]。已证实颈脊髓损伤者坐立倾斜试验中收缩压没有改变或出现很小幅度改变,甚至运动后低血压均很常见[132,133]。此

外,Dela 等人[134]认为:四肢瘫患者心输出量的增加主要是由每搏输出量的增加引起,而截瘫患者是由心率的增加引起。

记忆要点

● 饮食习惯可通过对血清胆固醇、血压、体重和糖尿病的作用,影响心血管疾病的风险。
● 身体活动增加,心血管疾病危险因素降低。
● 功能性电刺激划船运动和功能性电刺激联合运动是最有效的训练方式。

药物治疗

在脊髓损伤最初的数小时内,作为神经源性休克的标志,可以观察到严重的低血压和持续性的心动过缓[6]。神经源性休克的典型表现是 SBP<100mmHg 且心率 <80 次 /min[135]。目前的推荐意见是应该避免低血压,并在损伤后的最初5~7天通过扩充血容量和在必要的时候使用升压药物,以保持 MAP 超过85~90mmHg[136]。可通过下列公式计算 MAP:MAP=DBP+1/3(SBP−DBP)。完全性颈脊髓损伤患者在脊髓休克期内更需要使用升压药物[136]。升压药物包括:α 肾上腺素能受体激动剂,引起外周血管收缩和血压升高;β 肾上腺素能受体激动剂负责增加心脏收缩力和心率;多巴胺[137-139]和去甲肾上腺素[138,140]同时具有对 α_1 和 β_1 受体的作用,是理想的选择。

如果非药物治疗(如:增加盐和液体摄入、腹部加压绷带和 / 或弹力袜等)对直立性低血压无效,药物治疗通常包括使用氟氢可的松扩充血容量[141,142]或使用 α 肾上腺素能受体激动剂米多君[143,144]及左旋 -3, 4- 二羟基苯丝氨酸(屈昔多巴)增加外周血管收缩。屈昔多巴是一种合成氨基酸,通过 L- 芳香族氨基酸脱羧酶脱羧基后转化为去甲肾上腺素[145]。

尽管脊髓损伤患者高血压的患病率较非脊髓损伤人群低[34],脊髓损伤患者群体中高血压的诊断率仍高达56.6%[146]。随后的降压药物治疗在截瘫患者中更常用,而在四肢瘫患者中较少使用。创伤性脊髓损伤患者较少使用一种以上的降压药物。这些可能是因为担心在降压药物治疗后出现低血压。普通人群中使用的降压药物一般包括利尿剂、β 受体阻滞剂、α 受体阻滞剂、钙通道阻滞剂、血管紧张素转换酶抑制剂

（ACEI）和血管紧张素Ⅱ受体拮抗剂。亦已证实 ACEI 和 β 受体阻滞剂是脊髓损伤患者最常使用的药物。因为担心尿量和膀胱管理,脊髓损伤患者很少使用噻嗪类利尿剂。

对于突发的自主神经反射异常,血压升高通常是短期的,因而使用快速起效的降压药物能够得到很好的控制[36]。如果在将患者置于坐位并去除潜在的诱发因素后,SBP 仍高达 150mmHg 及以上,应考虑使用降压药物。使用药物治疗自主神经反射异常过程中的高血压,已有证据支持的治疗药物包括:硝苯地平[147-151]、卡托普利[152]、特拉唑嗪[153-155]和哌唑嗪[156]。此外,在非脊髓损伤人群中仅在必要时小剂量使用这些药物,很少观察到引起有害作用[26]。

心动过缓是脊髓损伤后常见的心血管并发症,并且是脊髓损伤患者心律失常中最主要的表现。因此,有很多对心动过缓治疗的记录。Sadaka 等人[157]描述道:通常的治疗包括阿托品、肾上腺素、多巴胺,甚至植入式心脏起搏器,所有这些都存在风险和副作用。甲基黄嘌呤,如氨茶碱[158-160]和茶碱[157,160]已用于反复发作的心脏停搏或存在症状的心动过缓患者。结果表明这一治疗可避免患者长期使用改变心肌收缩力药物和变时性药物及起搏器,也可避免这些所致的风险和并发症。

Lieberman 等人[161]发现,在 45~70 岁没有临床心血管疾病证据的男性慢性期脊髓损伤患者中经常存在血脂异常。但是,对这一群体血脂异常的治疗和控制率远未达到理想水平[161]。高脂血症治疗的目的是预防或降低冠心病相关的并发症发生率和死亡率。在非脊髓损伤人群,通过体力活动和饮食的改变及使用他汀类药物,血脂异常通常是可以改变的。烟酸通过显著提高空腹 HDL-C 水平和降低 TC/HDL-C 比值及 LDL-C/HDL-C 比值、LDL-C 水平和 TC 水平,已在慢性期四肢瘫患者中证实其对改善血脂的有效性[161,162]。

脊髓损伤患者静脉血栓形成的药物治疗方式包括口服抗凝药物、低剂量普通肝素和低分子肝素(low molecular weight heparin, LMWH),对这些药物的更多叙述详见第 51 章。

> **记忆要点**
>
> - 多巴胺和去甲肾上腺素是神经源性休克的合理治疗选择。
> - 直立性低血压的药物治疗包括氟氢可的松、米多君及左旋 -3,4- 二羟基苯丝氨酸。
> - 在自主神经反射异常发作过程中,如果血压持续升高,可考虑使用降压药物。
> - 低分子肝素是脊髓损伤急性期患者预防性抗凝的首选。

国际脊髓损伤心血管功能基本数据集

在记录脊髓损伤患者的基本心血管功能时,建议使用国际脊髓损伤心血管功能基本数据集[20]。有关本数据集和其他国际脊髓损伤数据集采集表的内容见附录 81.1。

本章重点

- 脊髓损伤患者心血管疾病患病率更高。
- 心血管疾病是脊髓损伤患者死亡率的主要原因。
- 脊髓损伤患者发生心血管疾病的主要机制是自主神经通路的损害和制动。
- 筛查心血管疾病危险因素。
- 脊髓损伤后应监测心血管参数。
- 健康教育和生活方式改变对脊髓损伤后心血管疾病的治疗和预防至关重要。
- 鼓励脊髓损伤患者参与有氧运动。
- 在神经源性休克过程中,应维持 MAP 不低于 85mmHg。
- 及时适当地处理突发的自主神经反射异常。
- 在体位改变过程中预防直立性低血压。
- 发现并适当的处理各种心律失常。
- 使用机械措施和抗凝药物预防静脉血栓栓塞。

（李筱雯　张之良　译　刘楠　校）

参考文献

1. Garshick E, Kelley A, Cohen SA, et al. *A prospective assessment of mortality in chronic spinal cord injury. Spinal Cord* 2005;43:408-16.
2. Groah SL, Weitzenkamp D, Sett P, Soni B, Savic G. The relationship between neurological level of injury and symptomatic cardiovascular disease risk in the aging spinal injured. *Spinal Cord* 2001;39:310-17.
3. Myers J, Lee M, Kiratli J. Cardiovascular disease in spinal cord injury: an overview of prevalence, risk, evaluation, and management. *Am J Phys Med Rehabil* 2007;86:142-52.

4. Cragg JJ, Noonan VK, Krassioukov A, Borisoff J. Cardiovascular disease and spinal cord injury: results from a national population health survey. *Neurology* 2013;81:723-28.

5. Whiteneck GG, Charlifue SW, Frankel HL, et al. Mortality, morbidity, and psychosocial outcomes of persons spinal cord injured more than 20 years ago. *Paraplegia* 1992;30:617-30.

6. Bravo G, Guizar-Sahagun G, Ibarra A, Centurion D, Villalon CM. Cardiovascular alterations after spinal cord injury: an overview. *Curr Med Chem Cardiovasc Hematol Agents* 2004;2:133-48.

7. Furlan JC, Fehlings MG. Role of screening tests for deep venous thrombosis in asymptomatic adults with acute spinal cord injury: an evidence-based analysis. *Spine* 2007;32:1908-16.

8. Krassioukov AV, Furlan JC, Fehlings MG. Autonomic dysreflexia in acute spinal cord injury: an under-recognized clinical entity. *J Neurotrauma* 2003;20:707-16.

9. Cardus D, Ribas-Cardus F, McTaggart WG. Lipid profiles in spinal cord injury. *Paraplegia* 1992;30:775-82.

10. West CR, Bellantoni A, Krassioukov AV. Cardiovascular function in individuals with incomplete spinal cord injury: a systematic review. *Top Spinal Cord Inj Rehabil* 2013;19:267-78.

11. Qin W, Bauman WA, Cardozo C. Bone and muscle loss after spinal cord injury: organ interactions. *Ann N Y Acad Sci* 2010;1211:66-84.

12. Biering-Sørensen B, Kristensen IB, Kjaer M, Biering-Sørensen F. Muscle after spinal cord injury. *Muscle Nerve* 2009;40:499-519.

13. Spungen AM, Wang J, Pierson RN Jr, Bauman WA. Soft tissue body composition differences in monozygotic twins discordant for spinal cord injury. *J Appl Physiol* 2000;88:1310-15.

14. Bauman WA, Spungen AM. Metabolic changes in persons after spinal cord injury. *Phys Med Rehabil Clin N Am* 2000;11:109-40.

15. Edwards LA, Bugaresti JM, Buchholz AC. Visceral adipose tissue and the ratio of visceral to subcutaneous adipose tissue are greater in adults with than in those without spinal cord injury, despite matching waist circumferences. *Am J Clin Nutr* 2008;87:600-7.

16. de Groot PC, Bleeker MW, van Kuppevelt DH, van der Woude LH, Hopman MT. Rapid and extensive arterial adaptations after spinal cord injury. *Arch Phys Med Rehabil* 2006;87:688-96.

17. Safar ME, Levy BI, Struijker-Boudier H. Current perspectives on arterial stiffness and pulse pressure in hypertension and cardiovascular diseases. *Circulation* 2003;107:2864-69.

18. Alexander MS, Biering-Sorensen F, Bodner D, et al. International standards to document remaining autonomic function after spinal cord injury. *Spinal Cord* 2009;47:36-43.

19. Krassioukov A, Biering-Sorensen F, Donovan W, et al. International standards to document remaining autonomic function after spinal cord injury. *J Spinal Cord Med* 2012;35:201-10.

20. Krassioukov A, Alexander MS, Karlsson AK, Donovan W, Mathias CJ, Biering-Sørensen F. International spinal cord injury cardiovascular function basic data set. *Spinal Cord* 2010;48:586-90.

21. Furlan JC, Fehlings MG. Cardiovascular complications after acute spinal cord injury: pathophysiology, diagnosis, and management. *Neurosurg Focus* 2008;25:E13.

22. Consortium for Spinal Cord Medicine. Early acute management in adults with spinal cord injury: a clinical practice guideline for health-care professionals. *J Spinal Cord Med* 2008;31:403-79.

23. Krassioukov AV, Furlan JC, Fehlings MG, Shannon P, Norenberg MD. Descending vasomotor pathways in humans: correlation between axonal preservation and cardiovascular dysfunction after spinal cord injury. *J Neurotrauma* 2003;20:1351-63.

24. Krassioukov A, Claydon VE. The clinical problems in cardiovascular control following spinal cord injury: an overview. *Prog Brain Res* 2006;152:223-29.

25. Janssen TW, van Oers CA, van Kamp GJ, TenVoorde BJ, van der Woude LH, Hollander AP. Coronary heart disease risk indicators,

aerobic power, and physical activity in men with spinal cord injuries. *Arch Phys Med Rehabil* 1997;78:697-05.

26. Cragg JJ, Stone JA, Krassioukov AV. Management of cardiovascular disease risk factors in individuals with chronic spinal cord injury: an evidence-based review. *J Neurotrauma* 2012;29:1999-2012.

27. Groah SL, Nash MS, Ward EA, et al. Cardiometabolic risk in community-dwelling persons with chronic spinal cord injury. *J Cardiopulm Rehabil Prev* 2011;31:73-80.

28. Szlachcic Y, Carrothers L, Adkins R, Waters R. Clinical significance of abnormal electrocardiographic findings in individuals aging with spinal injury and abnormal lipid profiles. *J Spinal Cord Med* 2007;30:473-76.

29. LaVela SL, Evans CT, Prohaska TR, Miskevics S, Ganesh SP, Weaver FM. Males aging with a spinal cord injury: prevalence of cardiovascular and metabolic conditions. *Arch Phys Med Rehabil* 2012;93:90-95.

30. Demirel S, Demirel G, Tukek T, Erk O, Yilmaz H. Risk factors for coronary heart disease in patients with spinal cord injury in Turkey. *Spinal Cord* 2001;39:134-38.

31. Stuart CA, Shangraw RE, Prince MJ, Peters EJ, Wolfe RR. Bed-rest-induced insulin resistance occurs primarily in muscle. *Metabolism* 1988;37:802-6.

32. Bauman WA, Kahn NN, Grimm DR, Spungen AM. Risk factors for atherogenesis and cardiovascular autonomic function in persons with spinal cord injury. *Spinal Cord* 1999;37:601-16.

33. Bauman WA, Spungen AM. Risk assessment for coronary heart disease in a veteran population with spinal cord injury. *Top Spinal Cord Inj Rehab* 2007;12:35-53.

34. Weaver FM, Collins EG, Kurichi J, et al. Prevalence of obesity and high blood pressure in veterans with spinal cord injuries and disorders: a retrospective review. *Am J Phys Med Rehabil* 2007;86:22-29.

35. Krassioukov A, Eng JJ, Warburton DE, Teasell R, Spinal Cord Injury Rehabilitation Evidence Research Team. A systematic review of the management of orthostatic hypotension after spinal cord injury. *Arch Phys Med Rehabil* 2009;90:876-85.

36. Krassioukov A, Warburton, DE, Teasell R, Eng JJ, Spinal Cord Injury Rehabilitation Evidence Research Team. A systematic review of the management of autonomic dysreflexia after spinal cord injury. *Arch Phys Med Rehabil* 2009;90:682-95.

37. Steins SA, Johnson MC, Lyman PJ. Cardiac rehabilitation in patients with spinal cord injuries. *Phys Med Rehabil Clin North Am* 1995;6:236-96.

38. Bauman WA, Spungen AM, Zhong YG, Rothstein JL, Petry C, Gordon SK. Depressed serum high density lipoprotein cholesterol levels in veterans with spinal cord injury. *Paraplegia* 1992;30:697-703.

39. Bauman WA, Adkins RH, Spungen AM, Kemp BJ, Waters RL. The effect of residual neurological deficit on serum lipoproteins in individuals with chronic spinal cord injury. *Spinal Cord* 1998;36:13-17.

40. de Groot S, Dallmeijer AJ, Post MW, Angenot EL, van der Woude LH. The longitudinal relationship between lipid profile and physical capacity in persons with a recent spinal cord injury. *Spinal Cord* 2008;46:344-51.

41. Nooijen CF, de Groot S, Postma K, et al. A more active lifestyle in persons with a recent spinal cord injury benefits physical fitness and health. *Spinal Cord* 2012;50:320-23.

42. Wang YH, Chen SY, Wang TD, Hwang BS, Huang TS, Su TC. The relationships among serum glucose, albumin concentrations and carotid atherosclerosis in men with spinal cord injury. *Atherosclerosis* 2009;206:528-34.

43. Bauman WA, Adkins RH, Spungen AM, Waters RL. The effect of residual neurological deficit on oral glucose tolerance in persons with chronic spinal cord injury. *Spinal Cord* 1999;37:765-71.

44. Huang CC, Liu CW, Weng MC, Chen TW, Huang MH. Association of C-reactive protein and insulin resistance in patients with chronic spinal cord injury. *J Rehabil Med* 2008;40:819-22.

45. Lee MY, Myers J, Hayes A, et al. C-reactive protein, metabolic syndrome, and insulin resistance in individuals with spinal cord injury. *J Spinal Cord Med* 2005;28:20-25.

46. Bluvshtein V, Korczyn AD, Pinhas I, Vered Y, Gelernter I, Catz A. Insulin resistance in tetraplegia but not in mid-thoracic paraplegia: is the mid-thoracic spinal cord involved in glucose regulation? *Spinal Cord* 2011;49:648-52.

47. Karlsson AK. Insulin resistance and sympathetic function in high spinal cord injury. *Spinal Cord* 1999;37:494-500.

48. Ravensbergen HR, Lear SA, Claydon VE. Waist circumference is the best index for obesity-related cardiovascular disease risk in individuals with spinal cord injury. *J Neurotrauma* 2014;31:292-300.

49. Liang H, Chen D, Wang Y, Rimmer JH, Braunschweig CL. Different risk factor patterns for metabolic syndrome in men with spinal cord injury compared with able-bodied men despite similar prevalence rates. *Arch Phys Med Rehabil* 2007;88:1198-204.

50. Gupta N, White KT, Sandford PR. Body mass index in spinal cord injury—a retrospective study. *Spinal Cord* 2006;44:92-94.

51. World Health Organization. Obesity: preventing and managing the global epidemic. Report of WHO Consultation. World Health Organization: Geneva, Switzerland, 2000. WHO technical report series: 894.

52. Buchholz AC, Bugaresti JM. A review of body mass index and waist circumference as markers of obesity and coronary heart disease risk in persons with chronic spinal cord injury. *Spinal Cord* 2005;43:513-18.

53. Laughton GE, Buchholz AC, Martin Ginis KA, Goy RE; SHAPE SCI Research Group. Lowering body mass index cutoffs better identifies obese persons with spinal cord injury. *Spinal Cord* 2009;47:757-62.

54. Yarar-Fisher C, Chen Y, Jackson AB, Hunter GR. Body mass index underestimates adiposity in women with spinal cord injury. *Obesity (Silver Spring)* 2013;21:1223-25.

55. McDonald CM, Abresch-Meyer AL, Nelson MD, Widman LM. Body mass index and body composition measures by dual x-ray absorptiometry in patients aged 10 to 21 years with spinal cord injury. *J Spinal Cord Med* 2007;30(1):S97-104.

56. Jones LM, Legge M, Goulding A. Healthy body mass index values often underestimate body fat in men with spinal cord injury. *Arch Phys Med Rehabil* 2003;84:1068-71.

57. Jones LM, Goulding A, Gerrard DF. DEXA: a practical and accurate tool to demonstrate total and regional bone loss, lean tissue loss and fat mass gain in paraplegia. *Spinal Cord* 1998;36:637-40.

58. Nelson MD, Widman LM, Abresch RT, et al. Metabolic syndrome in adolescents with spinal cord dysfunction. *J Spinal Cord Med* 2007;30(1):S127-39.

59. Finnie AK, Buchholz AC, Martin Ginis KA; SHAPE SCI Research Group. Current coronary heart disease risk assessment tools may underestimate risk in community-dwelling persons with chronic spinal cord injury. *Spinal Cord* 2008;46:608-15.

60. Pearson TA, Mensah GA, Alexander RW, et al. Markers of inflammation and cardiovascular disease: application to clinical and public health practice: a statement for healthcare professionals from the Centers for Disease Control and Prevention and the American Heart Association. *Circulation* 2003; 107:499-511.

61. Gibson AE, Buchholz AC, Martin Ginis KA; SHAPE-SCI Research Group. C-Reactive protein in adults with chronic spinal cord injury: increased chronic inflammation in tetraplegia vs paraplegia. *Spinal Cord* 2008;46:616-21.

62. Liang H, Mojtahedi MC, Chen D, Braunschweig CL. Elevated C-reactive protein associated with decreased high-density lipoprotein cholesterol in men with spinal cord injury. *Arch Phys*

Med Rehabil 2008;89:36-41.

63. Morse LR, Stolzmann K, Nguyen HP, et al. Association between mobility mode and C-reactive protein levels in men with chronic spinal cord injury. *Arch Phys Med Rehabil* 2008;89:726-31.

64. Ginis KA, Hicks AL, Latimer AE, et al. The development of evidence-informed physical activity guidelines for adults with spinal cord injury. *Spinal Cord* 2011;49:1088-96.

65. Third Report of the National Cholesterol Education Program (NCEP) Expert panel on detection, evaluation, and treatment of high blood cholesterol in adults (Adult Treatment Panel III) final report. *Circulation* 2002;106:3143-421.

66. Lieberman JA, Hammond FM, Barringer TA, et al. Comparison of coronary artery calcification scores and National Cholesterol Education program guidelines for coronary heart disease risk assessment and treatment paradigms in individuals with chronic traumatic spinal cord injury. *J Spinal Cord Med* 2011;34:233-40.

67. Bauman WA, Spungen AM. Coronary heart disease in individuals with spinal cord injury: assessment of risk factors. *Spinal Cord* 2008;46:466-76.

68. Grigorean VT, Sandu AM, Popescu M, et al. Cardiac dysfunctions following spinal cord injury. *J Med Life* 2009;2:133-45.

69. Leaf DA, Bahl RA, Adkins RH. Risk of cardiac dysrhythmias in chronic spinal cord injury patients. *Paraplegia* 1993;31:571-75.

70. Hector SM, Biering-Sørensen T, Krassioukov A, Biering-Sørensen F. Cardiac arrhythmias associated with spinal cord injury. *J Spinal Cord Med* 2013;36:591-99.

71. Ravensbergen HJ, de Groot S, Post MW, Slootman HJ, van der Woude LH, Claydon VE. Cardiovascular function after spinal cord injury: prevalence and progression of dysfunction during inpatient rehabilitation and 5 years following discharge. *Neurorehabil Neural Repair* 2014;28:219-29.

72. Zhu C, Galea M, Livote E, Signor D, Wecht JM. A retrospective chart review of heart rate and blood pressure abnormalities in veterans with spinal cord injury. *J Spinal Cord Med* 2013;36:4 63-75.

73. Wecht JM, Zhu C, Weir JP, Yen C, Renzi C, Galea M. A prospective report on the prevalence of heart rate and blood pressure abnormalities in veterans with spinal cord injuries. *J Spinal Cord Med* 2013;36:454-62.

74. Prakash M, Raxwal V, Froelicher VF, et al. Electrocardiographic findings in patients with chronic spinal cord injury. *Am J Phys Med Rehabil* 2002;81:601-8.

75. Bartholdy K, Biering-Sørensen T, Malmqvist L, et al. Cardiac arrhythmias the first month after acute traumatic spinal cord injury. *J Spinal Cord Med* 2014;37:162-70.

76. West CR, Mills P, Krassioukov AV. Influence of the neurological level of spinal cord injury on cardiovascular outcomes in humans: a meta-analysis. *Spinal Cord* 2012;50:484-92.

77. Claydon VE, Krassioukov AV. Orthostatic hypotension and autonomic pathways after spinal cord injury. *J Neurotrauma* 2006;23:1713-25.

78. Ogura T, Kubo T, Lee K, Katayama Y, Kira Y, Aramaki S. Sympathetic skin response in patients with spinal cord injury. *J Orthop Surg (Hong Kong)* 2004;12:35-39.

79. Sisto SA, Lorenz DJ, Hutchinson K, Wenzel L, Harkema SJ, Krassioukov A. Cardiovascular status of individuals with incompl ete spinal cord injury from 7 NeuroRecovery Networkrehabilitation centers. *Arch Phys Med Rehabil* 2012;93:1578-87.

80. Sidorov EV, Townson AF, Dvorak MF, Kwon BK, Steeves J, Krassioukov A. Orthostatic hypotension in the first month following acute spinal cord injury. *Spinal Cord* 2008;46:65-69.

81. Teasell RW, Arnold JM, Krassioukov A, Delaney GA. Cardiovascular consequences of loss of supraspinal control of the sympathetic nervous system after spinal cord injury. *Arch Phys Med Rehabil* 2000;81:506-16.

82. Giannantoni A, Di Stasi SM, Scivoletto G, et al. Autonomic dysreflexia during urodynamics. *Spinal Cord* 1998;36:756-60.

83. Linsenmeyer TA, Campagnolo DI, Chou IH. Silent autonomic dysreflexia during voiding in men with spinal cord injuries. *J Urol* 1996;155:519-22.

84. Curt A, Nitsche B, Rodic B, Schurch B, Dietz V. Assessment of autonomic dysreflexia in patients with spinal cord injury. *J Neurol Neurosurg Psychiatry* 1997;62:473-77.

85. Lindan R, Joiner E, Freehafer AA, Hazel C. Incidence and clinical features of autonomic dysreflexia in patients with spinal cord injury. *Paraplegia* 1980;18:285-92.

86. Chancellor MB, Lavelle J, Ozawa H, Jung SY, Watanabe T, Kumon H. Ice-water test in the urodynamic evaluation of spinal cord injured patients. *Tech Urol* 1998;4:87-91.

87. Huang YH, Bih LI, Chen GD, Lin CC, Chen SL, Chen WW. Autonomic dysreflexia during urodynamic examinations in patients with suprasacral spinal cord injury. *Arch Phys Med Rehabil* 2011;92:1450-54.

88. Huang YH, Bih LI, Liao JM, Chen SL, Chou LW, Lin PH. Blood pressure and age associated with silent autonomic dysreflexia during urodynamic examinations in patients with spinal cord injury. *Spinal Cord* 2013;51:401-5.

89. Sayılır S, Ersöz M, Yalçın S. Comparison of urodynamic findings in patients with upper and lower cervical spinal cord injury. *Spinal Cord* 2013;51:780-83.

90. Liu N, Fougere R, Zhou MW, Nigro MK, Krassioukov AV. Autonomic dysreflexia severity during urodynamics and cystoscopy in individuals with spinal cord injury. *Spinal Cord* 2013;51:863-67.

91. Tolbert G, Tuck ML. Ambulatory blood pressure monitoring in persons with chronic spinal cord injury. *J Spinal Cord Med* 2004;27:476-80.

92. Hubli M, Krassioukov AV. Ambulatory blood pressure monitoring in spinal cord injury: clinical practicability. *J Neurotrauma* 2014;31:789-97.

93. Davis GM. Exercise capacity of individuals with paraplegia. *Med Sci Sports Exerc* 1993;25:423-32.

94. Hol AT, Eng JJ, Miller WC, Sproule S, Krassioukov AV. Reliability and validity of the six-minute arm test for the evaluation of cardiovascular fitness in people with spinal cord injury. *Arch Phys Med Rehabil* 2007;88:489-95.

95. Dearwater SR, Laporte RE, Robertson RJ, Brenes G, Adams LL, Becker D. Activity in the spinal-cord injured patient: an epidemiologic analysis of metabolic parameters. *Med Sci Sports Exerc* 1986;18:541-44.

96. Martel G, Noreau L, Jobin J. Physiological responses to maximal exercise on arm cranking and wheelchair ergometer with paraplegics. *Paraplegia* 1991;29:447-56.

97. Borg G. Perceived exertion as an indicator of somatic stress. *Scand J Rehabil Med* 1970;2:92-98.

98. Cowan RE, Callahan MK, Nash MS. The 6-min push test is reliable and predicts low fitness in spinal cord injury. *Med Sci Sports Exerc* 2012;44:1993-2000.

99. Kilkens OJ, Dallmeijer AJ, Nene AV, Post MW, van der Woude LH. The longitudinal relation between physical capacity and wheelchair skill performance during inpatient rehabilitation of people with spinal cord injury. *Arch Phys Med Rehabil* 2005;86:1575-81.

100. Noonan V, Dean E. Submaximal exercise testing: clinical application and interpretation. *Phys Ther* 2000;80:782-807.

101. Latimer AE, Ginis KA, Craven BC, Hicks AL. The physical activity recall assessment for people with spinal cord injury: validity. *Med Sci Sports Exerc* 2006;38:208-16.

102. Phillips WT, Kiratli BJ, Sarkarati M, et al. Effect of spinal cord injury on the heart and cardiovascular fitness. *Curr Probl Cardiol* 1998;23:641-716.

103. Rimaud D, Calmels P, Pichot V, Bethoux F, Roche F. Effects of compression stockings on sympathetic activity and heart rate variability in individuals with spinal cord injury. *J Spinal Cord Med* 2012;35:81-88.

104. Krstačić A, Krstačić G, Gamberger D. Control of heart rate by the autonomic nervous system in acute spinal cord injury. *Acta Clin Croat* 2013;52:430-35.

105. Wang YH, Huang TS, Lin JL, et al. Decreased autonomic nervous system activity as assessed by heart rate variability in patients with chronic tetraplegia. *Arch Phys Med Rehabil* 2000;81:1181-84.

106. Lombardi F, Mortara A. Heart rate variability and cardiac failure. *Heart* 1998;80:213-14.

107. Liu DS, Chang WH, Wong AM, Chen SC, Lin KP, Lai CH. Relationships between physiological responses and presyncope symptoms during tilting up in patients with spinal cord injury. *Med Biol Eng Comput* 2008;46:681-88.

108. Malmqvist L, Biering-Sørensen T, Bartholdy K, et al. Assessment of autonomic function after acute spinal cord injury using heart rate variability analyses. Spinal Cord. In Submission.

109. Bluvshtein V, Korczyn AD, Akselrod S, Pinhas I, Gelernter I, Catz A. Hemodynamic responses to head-up tilt after spinal cord injury support a role for the mid-thoracic spinal cord in cardiovascular regulation. *Spinal Cord* 2011;49:251-56.

110. Phillips AA, Krassioukov AV, Ainslie PN, Warburton DE. Baroreflex function after spinal cord injury. *J Neurotrauma* 2012;29:2431-45.

111. Phillips AA, Krassioukov AV, Ainslie P, Cote AT, Warburton DE. Increased central arterial stiffness explains baroreflex dysfunction in spinal cord injury. *J Neurotrauma* 2014;31:1122-28.

112. Giorgi Pierfranceschi M, Donadini MP, Dentali F, et al. The short- and long-term risk of venous thromboembolism in patients with acute spinal cord injury: a prospective cohort study. *Thromb Haemost* 2013;109:34-38.

113. Teasell RW, Hsieh JT, Aubut JA, Eng JJ, Krassioukov A, Tu L. Venous thromboembolism after spinal cord injury. *Arch Phys Med Rehabil* 2009;90:232-45.

114. Farquhar JW, Maccoby N, Wood PD, et al. Community education for cardiovascular health. *Lancet* 1977;1:1192-95.

115. McGillivray CF, Hitzig SL, Craven BC, Tonack MI, Krassioukov AV. Evaluating knowledge of autonomic dysreflexia among individuals with spinal cord injury and their families. *J Spinal Cord Med* 2009;32:54-62.

116. Jackson CR, Acland R. Knowledge of autonomic dysreflexia in the emergency department. *Emerg Med J* 2011;28:866-69.

117. Perk J, De Backer G, Gohlke H, et al. European Guidelines on cardiovascular disease prevention in clinical practice (version 2012): The Fifth Joint Task Force of the European Society of Cardiology and Other Societies on Cardiovascular Disease Prevention in Clinical Practice (constituted by representatives of nine societies and by invited experts). *Atherosclerosis* 2012;223:1-68.

118. Pellicane AJ, Millis SR, Zimmerman SE, Roth EJ. Calorie and protein intake in acute rehabilitation inpatients with traumatic spinal cord injury versus other diagnoses. *Top Spinal Cord Inj Rehabil* 2013;19:229-35.

119. Moussavi RM, Ribas-Cardus F, Rintala DH, Rodriguez GP. Dietary and serum lipids in individuals with spinal cord injury living in the community. *J Rehabil Res Dev* 2001;38:225-33.

120. Laven GT, Huang CT, DeVivo MJ, Stover SL, Kuhlemeier KV, Fine PR. Nutritional status during the acute stage of spinal cord injury. *Arch Phys Med Rehabil* 1989;70:277-82.

121. van den Berg-Emons RJ, Bussmann JB, Haisma JA, et al. A prospective study on physical activity levels after spinal cord injury during inpatient rehabilitation and the year after discharge. *Arch Phys Med Rehabil* 2008;89:2094-101.

122. Buchholz AC, Martin Ginis KA, Bray SR, et al. Greater daily

leisure time physical activity is associated with lower chronic disease risk in adults with spinal cord injury. *Appl Physiol Nutr Metab* 2009;34:640-47.

123. Hetz SP, Latimer AE, Ginis KA. Activities of daily living performed by individuals with SCI: relationships with physical fitness and leisure time physical activity. *Spinal Cord* 2009;47:550-54.

124. de Groot S, Post MW, Snoek GJ, Schuitemaker M, van der Woude LH. Longitudinal association between lifestyle and coronary heart disease risk factors among individuals with spinal cord injury. *Spinal Cord* 2013;51:314-18.

125. Phillips AA, Cote AT, Warburton DE. A systematic review of exercise as a therapeutic intervention to improve arterial function in persons living with spinal cord injury. *Spinal Cord* 2011;49:702-14.

126. Hubli M, Currie KD, West CR, Gee CM, Krassioukov AV. Physical exercise improves arterial stiffness after spinal cord injury. *J Spinal Cord Med* 2014.

127. Hettinga DM, Andrews BJ. Oxygen consumption during functional electrical stimulation-assisted exercise in persons with spinal cord injury: implications for fitness and health. *Sports Med* 2008;38:825-38.

128. Mutton DL, Scremin AM, Barstow TJ, Scott MD, Kunkel CF, Cagle TG. Physiological responses during functional electrical stimulation lower extremity cycling and hybrid exercise in spinal cord injured subjects. *Arch Phys Med Rehabil* 1997;78:712-18.

129. Gurney AB, Robergs RA, Aisenbrey J, Cordova JC, McClanahan L. Detraining from total body exercise ergometry in individuals with spinal cord injury. *Spinal Cord* 1998;36:782-89.

130. Wheeler GD, Andrews B, Lederer R, et al. Functional electric stimulation-assisted rowing: Increasing cardiovascular fitness through functional electric stimulation rowing training in persons with spinal cord injury. *Arch Phys Med Rehabil* 2002;83:1093-99.

131. Taylor JA, Picard G, Widrick JJ. Aerobic capacity with hybrid FES rowing in spinal cord injury: comparison with arms-only exercise and preliminary findings with regular training. *PM R* 2011;3:817-24.

132. West CR, Romer LM, Krassioukov A. Autonomic function and exercise performance in elite athletes with cervical spinal cord injury. *Med Sci Sports Exerc* 2013;45:261-67.

133. Claydon VE, Hol AT, Eng JJ, Krassioukov AV. Cardiovascular responses and postexercise hypotension after arm cycling exercise in subjects with spinal cord injury. *Arch Phys Med Rehabil* 2006;87:1106-14.

134. Dela F, Mohr T, Jensen CM, et al. Cardiovascular control during exercise: insights from spinal cord-injured humans. *Circulation* 2003;107:2127-33.

135. Zipnick RI, Scalea TM, Trooskin SZ, et al. Hemodynamic responses to penetrating spinal cord injuries. *J Trauma* 1993;35:578-83.

136. Ploumis A, Yadlapalli N, Fehlings MG, Kwon BK, Vaccaro AR. A systematic review of the evidence supporting a role for vasopressor support in acute SCI. *Spinal Cord* 2010;48:356-62.

137. Levi L, Wolf A, Belzberg H. Hemodynamic parameters in patients with acute cervical cord trauma: description, intervention, and prediction of outcome. *NSY* 1993;33:1007-1016.

138. Vale FL, Burns J, Jackson AB, Hadley MN. Combined medical and surgical treatment after acute spinal cord injury: results of a prospective pilot study to assess the merits of aggressive medical resuscitation and blood pressure management. *J Neurosurg* 1997;87:239-46.

139. Bilello JF, Davis JW, Cunningham MA, Groom TF, Lemaster D, Sue LP. Cervical spinal cord injury and the need for cardiovascular intervention. *Arch Surg* 2003;138:1127-29.

140. Mathias CJ, Frankel HL, Christensen NJ, Spalding JM. Enhanced pressor response to noradrenaline in patients with cervical spinal cord transection. *Brain* 1976;99:757-70.

141. Ten Harkel AD, Van Lieshout JJ, Wieling W. Treatment of orthostatic hypotension with sleeping in the head-up tilt position, alone and in combination with fludrocortisone. *J Intern Med* 1992;232:139-45.

142. Groomes TE, Huang CT. Orthostatic hypotension after spinal cord injury: treatment with fludrocortisone and ergotamine. *Arch Phys Med Rehabil* 1991;72:56-58.

143. Mukand J, Karlin L, Barrs K, Lublin P. Midodrine for the management of orthostatic hypotension in patients with spinal cord injury: a case report. *Arch Phys Med Rehabil* 2001;82:694-96.

144. Barber DB, Rogers SJ, Fredrickson MD, Able AC. Midorine hydrochloride and the treatment of orthostatic hypotension in tetraplegia: two cases and a review of the literature. *Spinal Cord* 2000;38:109-111.

145. Wecht JM, Rosado-Rivera D, Weir JP, Ivan A, Yen C, Bauman WA. Hemodynamic effects of L-threo-3,4-dihydroxyphenylserine (Droxidopa) in hypotensive individuals with spinal cord injury. *Arch Phys Med Rehabil* 2013;94:2006-12.

146. Barry W, St Andre JR, Evans CT, et al. Hypertension and antihypertensive treatment in veterans with spinal cord injury and disorders. *Spinal Cord* 2013;51:109-15.

147. Steinberger RE, Ohl DA, Bennett CJ, McCabe M, Wang SC. Nifedipine pretreatment for autonomic dysreflexia during electroejaculation. *URO* 1990;36:228-31.

148. Lindan R, Leffler EJ, Kedia KR. A comparison of the efficacy of an alpha-I-adrenergic blocker in the slow calcium channel blocker in the control of autonomic dysreflexia. *Paraplegia* 1985;23:34-38.

149. Thyberg M, Ertzgaard P, Gylling M, Granerus G. Effect of nifedipine on cystometry-induced elevation of blood pressure in patients with a reflex urinary bladder after a high level spinal cord injury. *Paraplegia* 1994;32:308-13.

150. Kabalin JN, Lennon S, Gill HS, Wolfe V, Perkash I. Incidence and management of autonomic dysreflexia and other intraoperative problems encountered in spinal cord injury patients undergoing extracorporeal shock wave lithotripsy without anesthesia on a second generation lithotriptor. *J Urol* 1993;149:1064-67.

151. Dykstra DD, Sidi AA, Anderson LC. The effect of nifedipine on cystoscopy-induced autonomic hyperreflexia in patients with high spinal cord injuries. *J Urol* 1987;138:1155-57.

152. Esmail Z, Shalansky KF, Sunderji R, Anton H, Chambers K, Fish W. Evaluation of captopril for the management of hypertension in autonomic dysreflexia: a pilot study. *Arch Phys Med Rehabil* 2002;83:604-8.

153. Vaidyanathan S, Soni BM, Sett P, Watt JW, Oo T, Bingley J. Pathophysiology of autonomic dysreflexia: long-term treatment with terazosin in adult and paediatric spinal cord injury patients manifesting recurrent dysreflexic episodes. *Spinal Cord* 1998;36:761-70.

154. Swierzewski SJ 3rd, Gormley EA, Belville WD, Sweetser PM, Wan J, McGuire EJ. The effect of terazosin on bladder function in the spinal cord injured patient. *J Urol* 1994;151:951-54.

155. Chancellor MB, Erhard MJ, Hirsch IH, Stass WE Jr. Prospective evaluation of terazosin for the treatment of autonomic dysreflexia. *J Urol* 1994;151:111-13.

156. Krum H, Louis WJ, Brown DJ, Howes LG. A study of the alpha-1 adrenoceptor blocker prazosin in the prophylactic management of autonomic dysreflexia in high spinal cord injury patients. *Clin Auton Res* 1992;2:83-88.

157. Sadaka F, Naydenov SK, Ponzillo JJ. Theophylline for bradycardia secondary to cervical spinal cord injury. *Neurocrit Care* 2010;13:389-92.

158. Weant KA, Kilpatrick M, Jaikumar S. Aminophylline for the treatment of symptomatic bradycardia and asystole secondary to cervical spine injury. *Neurocrit Care* 2007;7:250-52.

159. Pasnoori VR, Leesar MA. Use of aminophylline in the treatment of severe symptomatic bradycardia resistant to atropine. *Cardiol*

Rev 2004;12:65-68.

160. Sakamoto T, Sadanaga T, Okazaki T. Sequential use of aminophylline and theophylline for the treatment of atropine-resistant bradycardia after spinal cord injury: a case report. *J Cardiol* 2007;49:91-96.

161. Lieberman JA, Hammond FM, Barringer TA, et al. Adherence with the National Cholesterol Education Program guidelines in men with chronic spinal cord injury. *J Spinal Cord Med* 2011;34:28-34.

162. Nash MS, Lewis JE, Dyson-Hudson TA, et al. Safety, tolerance, and efficacy of extended-release niacin monotherapy for treating dyslipidemia risks in persons with chronic tetraplegia: a randomized multicenter controlled trial. *Arch Phys Med Rehabil* 2011;92:399-410.

第 32 章　脊髓损伤的护理

Debbie Green Maureen Coggrave

学习目标

本章学习完成后,你将能够:
- 描述护士在脊髓损伤患者护理中的作用;
- 认识脊髓损伤患者的特殊护理需求;
- 识别、预防并管理脊髓损伤可能的并发症;
- 总结可提供给患者、护工和家庭成员的教育方式。

引言

本章概述脊髓损伤(spinal cord injury, SCI)患者的护理。本章需与本书其他章节结合阅读以便了解更多细节;尤其是第 28~30、39、43 和 48 章。

SCI管理中护理的作用

SCI 患者的护理无论对生理还是心理都有很高要求。选择在这个领域工作的护士需要有奉献精神,并对他们所能提供给患者的全面护理充满热情,而这些患者经常需要生理上高度依赖他人。这种护理是专业的,一些护理教育机构提供本专业研究生课程 / 资格。这对这种专业角色被承认、保护和允许是必要的。SCI 护士需要一系列康复干预相关的经验和知识,包括:膀胱、直肠和皮肤管理;痉挛状态和自主神经反射异常(autonomic dysreflexia, AD);性欲和生育;社会心理学问题和患者自我照顾教育和管理[1]。他们需要培养应对机制来支持他们为经受悲惨伤痛的患者提供每日护理。处于这种境况的患者通常精神受创且易受伤害;侵犯性和挑衅行为并不罕见。可以通过团队汇报和临床监督指导的方式支持护士工作[2]。

全球护士有依照相关管理团队执业规程进行护理工作的责任。在护理规定中贯穿始终的是,护士须保证他们提供给患者的是让他们感到关怀的、干净的、安全的环境以便能始终保护患者隐私和尊严;护理须以患者为中心。准确记录所有对患者的干预措施是非常必要的,这样可以保证患者的安全和护理的连续性[3]。健康记录是与行业同仁交流的必要方式。护理工作需以证据为基础,并在政策、条款和指南上可行,还需整合护士知识和患者偏好[4]。

尽管挑战颇多,许多护士发现照顾 SCI 患者回报巨大。护士需要与患者及其家庭长期接触,患者家庭与其一同经历着从外伤急性期到出院回家并开始新生活的重要过程。护士应该意识到他们对急性期照护、患者康复及患者成功重返社区做出的有价值的贡献。护士对长期有质量生活的贡献极大,尤其是在排便管理方面。

多学科康复小组之间的交流合作对 SCI 患者成功的急性期照护和康复至关重要。护理人员是其中的关键。护士每天 24 小时与患者共处;急性期这种模式有利于护士监督并识别由创伤导致的并发症,将继发损害降至最低并保留功能。护士通过帮助和鼓励患者将治疗方案讨论中所学的技能转化为日常例行训练及对大小便的控制和皮肤管理,来实现护理在康复过程中的价值。同等重要的是,护士将患者夜间完成这些技能的能力反馈给多学科团队。护士经常与患者家庭成员相互交流,这对团队其他成员来说价值巨大,便于他们必要时调整治疗目标和流程[1]。护士和患者的密切接触使护士可以在患者最脆弱的时候为他们提供情感和精神上的支持[5]。

SCI 患者可能合并除 SCI 外的其他创伤[6];从多发伤到单一的额外损伤如颅脑外伤[7]。无论何种创伤,新发 SCI 患者都会对发生在自身的事感到恐惧并对未来感到焦虑。护士在解释病情、支持患者方面发挥着重要作用。在进行干预之前获得患者知情同意对获取患者信任至关重要。护士需评估患者的学习能力,包括认知功能,尤其是伴随颅脑外伤的患者。应根据个人需要,使用诸如传单、图表或在线资源等补充材料来加强患者对口述信息的理解。尤其是对高损伤节段的 SCI 患者,在通过触摸方式表达安慰时,护士须谨记要接触患者身体有感觉的部分,例如肩部或上臂。

促进患者与护士交流是很重要的。患者发生 SCI 后寻求帮助的能力可能减弱。一种适宜的在需要时呼叫帮助的方法对不同功能改变水平的患者都是必要的。患者交流可能受限,不能如常使用手势;他们可能在讲话时不能使用手或手臂。

患者与环境的接触很可能在急性期受到限制。护士应该意识到,当患者躺在床上时,他们对周围所发生事情的了解非常受限,这可能会让人感到非常痛苦和迷茫。床边放置镜子以及由护士将周围环境口头描述给患者可以改善这种情况。

患者必须充分参与关于他们照护的所有决定——不论是医院里的照护计划、社区提供的护理方案,还是提供给他们的各种产品。

SCI 患者不论在医院里还是出院后生活中都比较脆弱。脆弱在这种语境下包括许多潜在风险。在急性期,可能包括病情恶化、恐惧和情感失控。时间久了,他们可能更易受到身体或精神虐待。护士一定要对每一个个体的潜在风险保持警惕。

记忆要点

- SCI 患者的护理是一种专业技能。
- 照顾 SCI 患者必须总是以患者为中心。
- 护士在多学科团队中发挥关键作用。
- 护士与患者、家属、多学科团队的有效沟通至关重要。
- 护士需要对 SCI 患者的潜在风险保持警惕。

SCI急性期护理

SCI 对多系统产生影响,在急性期,护理干预需要解决患者的基本需求,因为他们不能自己完成。护士需要对护理工作进行全面评估、计划、实施和评价。表 32.1 总结了本阶段需要的初级护理干预措施。

记忆要点

- SCI 患者有效的急性期管理和照护将有利于最佳长期预后。
- 人体所有系统都受到 SCI 影响,需要加以支持管理避免并发症。

康复护理

当患者从损伤后急性期进入康复期,护理重点发生变化。支持性护理侧重满足个体日常需求,而进入康复期后护理重点为特定的康复干预措施及其他多学科团队的康复支持。

护士在康复中发挥不可或缺的作用。终生有效的直肠、膀胱和皮肤功能管理对保持健康、促进融入社区、提高生活质量是必需的。在急性期,这些由护士进行。当患者进入康复中心时,护士负责为患者进行必要的自我管理教育和培训。无论自理能力到何种程度,每个人都应了解与脊髓损伤有关的膀胱/直肠和皮肤功能改变;后遗症和并发症是什么;需要怎么做以保持健康。根据能力水平的不同,患者可能需要必要的实践技能指导。依赖性较强的个体需要掌握实践技能知识以便指导他人承担他们的护理工作。这些康复内容将被设置在患者自我管理康复中,例如:独立如厕转移能力会早于独立直肠管理。理论教育可以一对一或小组形式进行,更可能是两种方式均有。实践技能在病房教授,若有必要,尽可能长时间地监督练习。

患者还应被告知及早发现潜在的问题,并主动管理这些问题以避免并发症。此外,患者应留意可能提示存在尿路或直肠疾病的症状,这些症状与 SCI 无关;缺乏敏感性可能导致延误诊断。

SCI 后患者的性功能和亲密关系常常改变。很多人对此有担忧但可能很难将担忧表达出来。护士应该清楚认识到患者是希望护士可以与其探讨这些话题的。当患者表达担忧时护士必须愿意且自信地去倾听,且必须提供关于功能改变的信息,并在合适情况下提供恰当的特殊咨询推荐。

此外,护士全天候与患者在一起,在帮助患者将他们从物理治疗师或作业治疗师那里学到的技能转化为日常实践方面发挥着关键作用。表 32.2 列出了具体的护理康复干预措施。在进行所有这些活动之前,必

表 32.1　急性期护理干预

问题	护理干预	原理
潜在的不稳定脊柱骨折,有进一步脊髓损伤风险	• 始终保持脊柱正常排列 • 发挥团队作用,使骨折部位的再损伤风险降至最低 • 适当佩戴支具(颈托、胸撑和 Halo 架),检查相关皮肤损害	避免进一步脊髓损伤,促进骨折安全愈合
• 感觉和主动活动丧失,血流减慢 / 组织肿胀 • 压迫损害征象(非热性红斑,骨性结构突出处褪色)	• 使用公认的评价工具评估压疮风险(例如 Waterlow 评分[8]、Braden 评分[9] 或 SCI 压疮评分[10]) • 每两小时翻身以减轻压力[11] • 检查每处骨性突起处皮肤的变红改变,包括脑后。如果组织损伤明显,使用公认的压疮分级量表记录状态[12] • 避免患者压到任何皮肤受损部位 • 如果条件允许,使用可调节床	避免压疮
潜在呼吸功能损害	• 观察记录呼吸速度、体温、脉搏 • 按规定管理氧疗 • 每两小时改变体位 • 按需协助咳痰 • 若患者是机械通气和 / 或气管造瘘,遵循本地管理指南	保持有效呼吸,避免感染
不能保持经口摄食和饮水	• 进行营养评估 • 保持口腔卫生 • 正确管理静脉输液 • 监测液体摄入平衡 • 管理鼻胃管、经皮内镜胃造瘘管或放射学引导的胃造瘘术(如果存在) • 评价吞咽功能和 / 或安排言语治疗师参与 • 按需帮助经口摄食	保持足够营养和水摄入
神经源性膀胱功能障碍	• 通过留置导尿管评估并保持精确的膀胱引流量,或根据本地政策定期间歇导尿 • 监测膀胱出量和液体平衡 • 保证精确的液体摄入(附录 32.1~32.4 中关于膀胱管理的实际指导)	避免膀胱过度充盈,以免引起感染 / 膀胱或肾脏损害,避免失禁
神经源性直肠功能障碍	• 肠鸣音恢复前禁食 • 评估观察反射性肠活动的恢复(听诊器监测肠鸣音,每日直肠检查肛门音) • 每日直肠排便计数(附录 32.1~32.4 中关于直肠管理的实际指导)	避免直肠过度扩张和排便失禁
潜在由创伤引起的疼痛	• 使用本地认可的疼痛评估工具进行疼痛评估 • 按规定管理镇痛,监测效果,根据需求与医疗组保持联系[14] • 使用恰当的缓解疼痛的方法,如改变体位 • 提供保障和支持	有效管理疼痛
活动减少导致的深静脉血栓和肺栓塞风险	• 预防下肢静脉血栓(VTE):抗血栓药物、间歇气压式血运仪、被动活动	减少 VTE 风险,促进早期识别
失去正常体温调节功能导致体温过高或过低	• 监测体温 • 通过干预保持正常体温,即风扇、电热毯、适温海绵、口服液等	防止体温过高或过低引起疲劳、低体能、过度通气而后低通气、困倦、言语不清
直立性低血压风险	• 规律监测血压 • 使用弹力袜和腹带 • 按规定给药	保持适当的血压

表 32.2　康复护理干预

问题	护理干预	原理
神经源性膀胱功能障碍	教育 ● 怎样保持并监测足量液体摄入 ● 以选择膀胱管理方法的实用技巧为例，自行间歇导尿或耻骨上置管，导尿管引流 ● 早期识别并管理如泌尿系感染、导尿管阻塞等一些问题 （见附录 32.1~32.4 中关于膀胱管理的实际指导）	避免膀胱和肾脏感染 / 损害，避免失禁和膀胱过度充盈，以上可能导致 AD。寻求一种社会可接受的膀胱管理流程以尽量减少对生活质量的损害
神经源性直肠功能障碍	与患者合作建立有效直肠管理流程。 教育 ● 常规直肠管理的重要性，避免便秘，所需实践技能，使用药物 ● 管理饮食和饮水 ● 解决问题如便秘或大便失禁[13] ● 适当情况下进行肛门灌肠[15] （见附录 32.1~32.4 中关于直肠管理的实际指导）	避免粪便嵌塞和直肠过度充盈。避免大便失禁。寻求一种社会可接受的方式管理直肠功能以尽量减少对生活质量的损害
丧失感觉和主动活动，血流减慢 / 组织肿胀，压疮风险高	个性化防压疮护理需要贯穿康复治疗始终，不论卧床还是在轮椅上。 教育 ● 减压方法、制度和设备 ● 皮肤检查例程 ● 教授解决问题的方法	保持皮肤健康，避免压疮和其他皮肤损害
营养和水不足风险	教育 ● 改变饮食需求以保持适当体重，并维持直肠和膀胱健康 ● 健康饮食和饮水的要领 ● 加强使用辅助喂养工具和合适的饮水器	促进健康饮食以保持最适宜体重，并保持直肠和膀胱健康。若可能鼓励自主进食
性能力改变	● 协助患者表达感受并提出问题 ● 帮助患者独立选择穿着、化妆等 ● 提供生育和避孕相关知识 ● 提供 SCI 后两性关系相关知识 ● 如有条件参考专业服务 / 咨询	提升自信并建立积极的身体形象
体温调节受损	教育 ● 使用恰当的设备、寝具和服装保持适宜体温 ● 周围环境温度管理，居住温度应该为 18~21℃，避免长期日照 ● 充足的暖 / 冷的饮水 / 饮食	避免体温过高或过低，避免皮肤损害
AD 风险	教育 ● 有效的膀胱、直肠和皮肤管理减少 AD 风险的重要性 ● 早期 AD 症状识别 ● 辨别 AD 的潜在原因 ● AD 管理，包括药物使用	保护 SCI 患者的安全
潜在呼吸功能受损，肺部感染风险增加	教育 ● 呼吸系统感染的早期症状识别 ● 协助咳痰 ● 卧床患者规律变换姿势的好处 ● 避免粪便嵌塞导致横膈固定，这一点非常重要	将呼吸系统损害降至最低，减少肺部感染风险
直立性低血压风险	● 若有需要，坚持使用弹力袜和腹带 ● 移动前若出现头晕眼花则坐在床上直到头晕结束 ● 抬高足部至胸以上 ● 若有需要在转移之前使用支持性药物	保持适当血压
关节挛缩潜在风险	● 与治疗师合作进行夹板和体位管理	保持关节活动度，尽量减少瘫痪肢体的挛缩

须先向患者介绍身体相关系统的正常和异常解剖、生理和功能知识。

压疮预防建议

预防压疮的方法缺乏研究证据。然而,皮肤病理生理学和 SCI 后压疮的高发病率,结合临床经验,表明需要频繁且有效的减压方法。

有关减压频率的临床证据同样缺乏。然而,以下建议反映了目前全球专业 SCI 医疗单元的惯例[11]。

急性期 / 卧床休息时:

- 每 2 小时改变体位,贯穿整个 24 小时;如果患者有发热或其他形式身体不适,翻身频率需增加;
- 通过图表方式记录位置以便于监测;
- 确保直肠和膀胱的有效管理以避免皮肤或潮湿环境的污染;
- 每次改换体位时进行皮肤视觉评估,寻找任何变红或其他损伤迹象。使用公认的评价工具(如 EPUAP[12])记录皮肤破损;
- 不要将患者置于压到变红或破损皮肤的体位;
- 保证床单上无油脂和杂物;
- 保证任何失禁护理装置的使用不会产生压痕;
- 用枕头把膝和踝分开;
- 使用保护垫保护足跟和肘部;
- 尽量减少坐在床上,这个姿势增加剪切力和压力,提高压疮风险;
- 保证护士和其他护理人员剪短指甲,不要在手部和腕部佩戴首饰;
- 尽量减少徒手操作,尽可能使用滑动床单之类的辅助工具;
- 若有条件使用减压床垫,只适于脊柱稳定的个体。

在康复期间:

- 评估和监测皮肤耐受力从而延长床上改换体位的时间间隔,尤其是晚上,从而尽量减少对睡眠的影响,降低护理人员的投入;
- 评估和监测皮肤耐受力以降低保护性床垫的水平,从而使长期照护简单化;
- 与同行合作甄选并使用合适的轮椅减压垫;
- 患者教育
  - 适当的轮椅上减压的频率和方法,即向前 / 侧向倾斜减轻坐骨结节压力[16];
  - 每次用前检查轮椅的完整性和位置;
  - 独立在床上改变体位的减压技巧;
  - 每次起床和入睡前独立用镜子或数码摄像检查

皮肤;
  - 监测洗浴 / 淋浴水温;
  - 保证衣物不过紧,没有很硌手的接缝处,鞋袜宽松,袜子接缝处在外侧,身后的口袋已移除;
  - 对高温保持警惕,包括热水瓶、暖气管、笔记本电脑和充电器发热、汽车加热器

护理计划和目标设定

注册护士对每个患者的规范护理负责。包括护理的评定、计划、执行、评价和干预:

- 评定——使用本地可获得的评价工具评估患者条件和护理需求,如 Braden 量表进行压疮评定;
- 计划——制定患者所需的护理干预措施;
- 执行——将护理计划和干预措施付诸实践;
- 评价——评价干预计划的有效性,若有需要改变护理策略,在合适时间重新评定。

为使患者在团队中获得自信并充分配合计划好的干预措施,护士必须完全参与到他们的护理计划中。护理管理计划将对更广泛的多学科目标规划进行补充[17]。这一过程通常通过需求评估清单和目标计划的形式来实现(第 27 章)。护士需要为每个个体确定目标并将其分解为可实现的步骤或目标从而促进患者的参与。如果患者有任何挑衅行为或认知损害以上方法尤为有效。目标总是对患者很重要,且是具体的、可衡量的、可实现的、相关的、及时的。

患者教育——自我管理准备

在 SCI 中,损伤后的生活康复所占的比例非常小,且可能进一步减小。脊髓损伤患者的绝大多数护理发生在社区,大部分是"自我照护"或"自我管理",或由家庭完成。患者尽可能为管理已改变的健康状态做好准备是必要的。

那些依靠当地卫生保健机构提供的医疗服务的人可能会发现,人员流动率相当高,这导致了护理人员的频繁更换。对个人的影响是没有知识、技能和经验的护理人员需要为 SCI 患者提供最合适的照护,而患者可能需要指导护理人员完成所有照护需要。

SCI 患者并发症的发生风险非常高。教育患者早期认识、识别并管理并发症对防止它们发展为严重的威胁生命的情况是必要的。教育可以如下形式进行:

- 护士一对一谈话;
- 若一定数量的患者被告知一个具体问题时进行小组

会议；
- 提供合适的传单、手册和指导意见等；
- 使用恰当的可视化提示，如海报等；
- 网络教育节目和频道的访问；
- 请 SCI 导师来帮助，通常来自 SCI 慈善机构；
- 电话随访；
- 健康指导。

  每一次与患者的互动都是一次教育机会。为患者提供护理时，护士通过"现场解说"的方式解释他们的所有干预措施及相关基本原理，并确保患者听懂并理解。表 32.3 列举了自我管理所需知识细节。

> **记忆要点**
>
> - SCI 患者必须学会熟练应对自己的照护需求。
> - 护士通过进行专业的护理干预和参与多学科团队，在 SCI 的有效康复中发挥重要作用。
> - 有效的神经源性直肠和神经源性膀胱的自我管理及保持皮肤健康是基本康复目标。
> - 告诉患者他们未来的照护需求也是护士职责的一个重要组成部分。
> - 注册护士对制定护理干预处方负责。

表 32.3　自我管理所需知识细节

潜在问题	教育干预	原理
压疮和其他皮肤损害风险	• 规律频繁减压 • 正确使用合适的减压设备 • 控制痉挛，避免挛缩 • 怎样鉴别损害早期征象：每天晨起和每晚入睡前检查皮肤（必要时请护工或用镜子帮助） • 有皮肤损害时怎么办：解除红斑处所有压力直至其完全消失 • 高温危险，如散热器、热水瓶、充电器和笔记本电脑发热等	促进个人皮肤健康
尿失禁、尿路感染、肾功能损害风险	• 教授 / 观察适合患者的膀胱管理方法 • 促进患者对液体摄入需求的理解 • 教授尿路感染征象（浑浊 / 有难闻气味 / 颜色变深 / 血尿 / 脓尿，寒战）和可采取的措施	促进个体保持尿路健康，避免失禁
便失禁、严重便秘、粪便嵌顿风险	• 教育患者进行规律有效的直肠排便 • 经口 / 肛药物的使用，直肠指诊，合适的饮食和饮水 • 教授 / 监测适当情况下肛门灌肠的应用	促进个体保持肠道健康，避免失禁
AD 风险	• 教授 AD 的潜在原因 • 教授 AD 的先兆表现和症状 • 教授怎样管理自主神经症状和自主神经反射异常，包括如何用药 • 强调有效的膀胱和直肠管理以将风险降至最低的重要性	促进个体避免 / 管理 AD
营养不足导致不恰当的体重增加 / 减轻	• 确定适宜的体重范围 • 健康饮食教育 • 教育患者意识到水和食物摄入对保持尿路和肠道健康的重要性 • 强调活动 / 锻炼 / 运动的好处	促进个体保持营养健康和适宜体重
直立性低血压风险	• 若有需要，持续使用弹力袜和腹带 • 移动前若出现头晕则坐在床上至头晕消失 • 若有需要，在转移前使用支持性药物 • 抬高双足至髋平面以缓解头晕	保持适当血压
体温调节受损	• 使用装备、寝具和衣物保持最适宜体温 • 周围环境温度管理：居住温度应该为 18~21℃，避免长期日照 • 充足的暖 / 冷饮水 / 饮食	避免体温过高或过低，避免皮肤损害

出院和持续护理

为 SCI 患者的出院和持续护理需求做出计划是专业的 SCI 康复护理的重要组成部分。计划要确保患者安全出院后回到适当的居住环境或临时住所,由他们的家庭和充分理解自己职责的护理人员接管。每个患者要清楚自己的后续需求如何满足。随着 SCI 人口结构的改变,要注意认识并满足老年 SCI 患者的需求。

出院回家准备

SCI 之后的整个康复过程可以看作是为出院作准备,目的是使患者回到安全的、可以获得支持的群体生活。除了教给伤患合适的技能、知识,为他们提供合适的装备,也要在出院前准备好适宜的住宿和照护环境。

从一个 SCI 中心、康复中心或医院这样相对安全的环境出院回家,对患者来说是有一些恐惧感的。他们将面对的是一种全新的群体生活,那里的环境和设施可能不适合他们,往往还有财务压力,他们可能被迫搬到陌生的地方去寻找合适的居所,而护理人员的探访可能会打扰日常生活。为了平稳过渡并确保长期成功,整个团队都需要做切实有用的准备,包括 SCI 患者和他们的家人。表 32.4 列举了推荐的出院准备。

记忆要点

- 能否成功而安全的出院回家依赖于患者住院期间的准备。
- 这涉及整个多学科团队的投入,通常是外部机构的投入。
- 家庭的角色在不同的国家和文化中差异显著。
- 教育和支持对于保障 SCI 患者及其护理人员的安全至关重要。
- 护士需意识到 SCI 人群老龄化带来的并发症,并相应调整护理投入。

培训并支持家庭成员和护理人员

正规的 SCI 后康复的一个主要目标是安全出院回到一个适宜的群体环境,以促进继续使用并改进在医院康复期间所学技能。这常常需要社区护理人员的长期投入——包括家庭护理人员和其他专业或非专业护理人员。对护理人员进行培训将有助于社区生活的患者减少 SCI 之后产生的继发性并发症。

不同的国家和文化中朋友和家庭成员在 SCI 患者护理中所扮演的角色有很大区别。在某些文化中,人们担心多重角色(如配偶同时也是护理人员)会给两

表 32.4　出院准备

问题	干预	原因
改变 / 失去身体功能,可能丧失独立性和 / 或自主性	进行 SCI 所有相关内容的教育,促进自我管理,提高自主性	促进自我管理,提高照顾能力,从而促进患者独立,不论是生理上还是言语上
改变 / 失去身体功能,可能导致严重的继发疾病,降低健康相关的生活质量	教授知识和技能,促进自我管理通过提高在住院时的独立性并规划一段时间的家访,以巩固 / 评价学习	若无有效管理,许多人体系统功能改变可能导致继发疾病,降低生活质量
长期住院治疗导致家庭生活和社交受影响	促进家访在适当地点进行家庭成员拜访	使患者与家庭、朋友、邻里保持亲密关系
出院时可能需要一处过渡房屋	与患者、家庭和多学科团队合作,以确定需求	之前的居所不合适,而合适的居所在出院时不可入住
群体生活中可能依然需要持续照护	多学科团队合作,在康复过程早期与相关社区服务取得联系,以提醒相关卫生保健专业人员获知患者需求并为之制定学习计划	需要持续照护支持,计划的制定有助于及时适当地提供服务,许多卫生保健专业人员对 SCI 患者的需求不了解或不够了解
群体生活中可能依然需要相应设备和耗材	确定所需设备和耗材确定耗材和设备所需资金安排定期配送耗材在出院或回家时为患者提供足够的物资	患者对合适的设备和耗材有持续需求

者关系带来过大压力,并可能导致重要关系破裂。此外,家庭护理人员可能无法外出工作,这可能会影响到家庭的财务状况。然而,在其他文化中,家庭成员作为护理人员是公认的准则。在某些情况下,除家庭成员外可能没有其他可用资源。

外源性护理资源可能包括专业社区护士、由负责培训和管理的机构提供的未注册护理人员,以及由SCI患者直接招募并由他们负责培训管理的未注册护理人员。患者的社区护理要求应在出院前确定,以便有足够的时间让护理人员有所准备。

不论护理人员是谁,重要的是他们要都准备好为SCI患者提供科学的照护。包括掌握适当水平的知识和技能,对于非专业护理人员来说要能应对与自己职能相关的社会心理问题。在资源允许的情况下,这样的准备工作随着专业康复中心的任务移交可以得到明确落实。

这种支持和培训可能以多种方式进行:

- 与护士一对一谈话,示范护理人员照护患者所需的具体技能/任务;
- 进行小组会议,其中许多护理人员被告知与一组患者有关的具体问题;
- 为社区专业人员设置培训日;
- 提供合适的传单、小册子、指导意见等;
- 使用恰当的可视化提示,如海报等;
- 访问网络教育节目和频道;
- 与以患者为基础的组织和慈善机构联系,他们可能提供支持、咨询、教育材料,甚至是导师来协助从医院到家庭的转变。

护理人员所关注的护理范围取决于他们将提供照护的患者需求,但通常包括药物管理、神经源性膀胱和直肠的管理、预防压疮,可能还有呼吸道管理。围绕饮食管理的教育越来越多,以维持健康的身体质量指数。

在一些护理领域,如肠道管理,与社会难以接受的身体失能打交道,家庭护理人员在学习如何护理时可能需要额外的支持。即使是专业护理人员也经常需要额外教学来促进他们对这些专业领域的理解。护士是提供这种教育和支持的最佳人选。

家庭支持

SCI后终身护理的需求是公认的,包括通过定期门诊检查进行持续的支持和监督。现在越来越多的需求通过远程医疗和电话健康服务来满足,这些服务可以最大限度地减少患者的不便,并最大限度地利用医疗资源。

出院后SCI患者的护理条件是多变的。一些专业服务可为患者及当地卫生保健团队提供额外支持。可能包括针对患者具体问题的评估及家庭护理计划,以及长期持续的评估。这些通常包括膀胱、肠道和皮肤护理问题。此外也有处理性相关问题的门诊服务。

在这种情况下护士需要有大量管理有长期卫生保健需求患者的知识和经验,并且能够为减少患者再入院做出重大贡献。

老年 SCI 患者的护理

护士应该意识到SCI的人口特征变化,并在评估和计划时应考虑到个体年龄。SCI患者的平均年龄在过去的20年里有所增长[1]。老年人对急性期护理和康复有特殊需求。与相对年轻的人相比,他们更有可能患有严重的并发症,且执行康复计划的体力降低,学习新技能的能力可能减弱。一个更短的、更有针对性的、有预设目标的康复计划也许是合适的。在SCI康复之前有必要了解个体的健康情况和活动能力。

SCI患者的寿命现已接近未损伤人群,尤其是截瘫人群。SCI的长期存活者与正常老龄化人群有相同的合并症,此外还有SCI相关疾病。可能包括:

- 心血管疾病;
- 糖尿病;
- 慢性阻塞性气道疾病;
- 体重改变;
- 肩痛;
- 骨质疏松症;
- 神经源性直肠功能改变;
- 肾脏并发症和神经源性膀胱功能改变;
- 压疮和瘢痕体质风险增加;
- 独立性改变导致对照护和设备的需求改变;

记忆要点

- 老年人对急性期护理和康复有特殊需求。
- 护士在进行护理评估和规划时必须意识到这些需求。

结语

本章描述了护士在 SCI 患者护理中所扮演的角色,在要点部分进行了总结。护士在多学科团队中的重要作用及 SCI 护理中的特殊贡献尤为突出。

本章重点

- 护士参与多学科康复小组,并提供具体的护理干预措施,包括:心理支持和教育,直肠和膀胱功能障碍的管理,以及保持健康皮肤。护士在 SCI 患者的急性期护理、康复和终身支持中发挥着重要作用。

- 护理 SCI 患者需要护士在沟通交流、患者评估和制定护理计划,以及多学科团队合作方面有出色的能力。

附录 32.1　SCI 患者神经源性肠道护理快速指南

患者有哪些神经源性肠道功能?

感觉功能?

如果会阴周围的鞍区存在感觉,肛门直肠感觉通常会出现。如果感觉存在,手指干预可能会让人不适;直肠刺激(栓剂、灌肠剂)可能会减少不适感。

运动功能?

直肠反射存在	直肠反射消失(弛缓)
肛门反射(肛门收缩)阳性——针刺肛周皮肤时可见的肛门收缩	无肛门反射(肛门收缩)
球 - 肛门反射阳性——按压阴茎头／阴蒂时肛门收缩	无球 - 肛门反射
第 12 胸椎以上的脊髓或脑损伤,痉挛性瘫痪	圆锥或马尾损伤,第一腰椎及以下,弛缓性瘫痪

脊髓损伤急性期肠道管理[26]

SCI 急性期由于脊髓休克或弛缓性马尾损伤引起肠道弛缓。在入院 24 小时内按以下标准进行,直到脊髓休克期结束、康复开始,康复评定和个性化流程就开始了。

目标

- 防止结肠粪便嵌顿引起肠道功能损害。
- 制定有效的肠道管理计划。
- 告知患者需进行肠道护理并取得知情同意。

即刻处理

- 解释肠道管理及其对患者的重要性;获得知情同意。
为每项干预措施获得口头同意;如果无法完成(如:

- 护士需要深入了解 SCI 患者一生中不断变化的医疗保健需求,且必须得到支持以掌握恰当知识和必备技能。

扩展阅读

1. International Network of SCI nurses – www.scinurse.org
2. Multidisciplinary Association of Spinal Cord Injury Professionals (MASCIP) – access to multiple clinical guidelines for spinal cord injury care.www.**mascip**.co.uk
3. Paralysed Veterans of America (PVA) – access to information for patients and professionals around SCI – http://www.pva.org/site/c.ajIRK9NJLcJ2E/b.6305401/k.27D1/Paralyzed_Veterans_of_America.htm
4. Spinal Cord Injury Rehabilitation Evidence (SCIRE) – access to systematic reviews on many aspects of SCI care – http://www.scireproject.com/
5. International Spinal Cord Society (ISCoS) eLearn SCI – access to online learning resources for SCI care – http://www.elearnsci.org/

患者无意识状态),与多学科团队讨论后按患者利益最大化原则进行操作。

- 在肠道护理过程中保护隐私,始终确保患者尊严。
- 至少 48 小时不要进行肠内营养,以免发生肠梗阻。
- 每天用听诊器检查两次肠鸣音,以确定有无脊髓休克相关的麻痹性肠梗阻。
- 每日直肠指检以确定肛门张力变化、骶部感觉、脊髓休克停止与否,以及直肠粪便的有无。
- 每日如果有粪便则进行直肠手指移除粪便(digital removal of feces, DRF)。
- 在脊髓休克期,如果有便秘,可能会在进行手指通便前用栓剂润滑大便或帮助排气。
- 直肠反射存在的患者脊髓休克终止时,在塞入温和直肠刺激剂(甘油栓剂)帮助排便前,清空直肠中粪便。在肠道功能弛缓的患者中,栓剂或其他直肠刺激剂不会引起直肠收缩反应,不应用于日常管理。
- 至少进行 20 分钟规定的温和的直肠刺激,定时肠道管理与每日规律记录患者卫生状况和皮肤检查的时间是一致的。当患者躺在床上时使用肛门栓剂,并用手指协助肠道排空以减少干扰,使操作简单化。
- 胃结肠反射和腹部按摩可促进排便,可能需要刺激性泻剂,在肠道护理前 8~12 小时给药。
- 即使初始检查时直肠是空的也应进行肠道护理。
- 始终保持脊椎对线;完成后确保正确体位。
- 检查肛周皮肤;确保皮肤干净、干燥,必要时使用护

肠道管理计划大纲

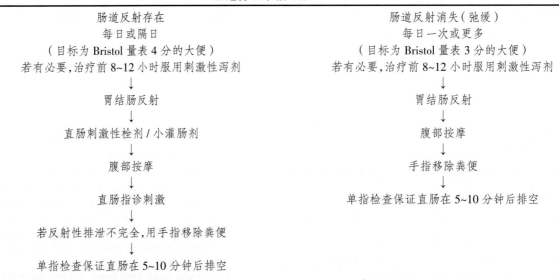

肠道反射存在	肠道反射消失（弛缓）
每日或隔日	每日一次或更多
（目标为 Bristol 量表 4 分的大便）	（目标为 Bristol 量表 3 分的大便）
若有必要,治疗前 8~12 小时服用刺激性泻剂	若有必要,治疗前 8~12 小时服用刺激性泻剂
↓	↓
胃结肠反射	胃结肠反射
↓	↓
直肠刺激性栓剂 / 小灌肠剂	腹部按摩
↓	↓
腹部按摩	手指移除粪便
↓	↓
直肠指诊刺激	单指检查保证直肠在 5~10 分钟后排空
↓	
若反射性排泄不完全,用手指移除粪便	
↓	
单指检查保证直肠在 5~10 分钟后排空	

若有需要,规律服用调整粪便稠度的药物（如聚乙二醇、Laxido、乳果糖、Fybogel、二辛酯）

肤霜,尤其在肠道运动弛缓的情况下。

- 使用 Bristol 量表（Heaton 等,1992）记录肠道管理干预措施、护理持续时间和粪便形态,在便失禁时按次记录大便情况而不是仅在肠道护理时。
- 在这个阶段与康复小组联络将有助于为患者建立适当的肠道管理体系,然后通过康复和其他方式来维持,将干扰最小化。
- 当脊髓休克期结束 / 开始康复时应对肠道功能进行重新评估,以便为患者制定个性化肠道管理计划,当饮食改变时相应调整用药。

附录 32.2　DRF 流程

DRF 流程（在床上）

- 向患者解释这一过程（如有必要）并获得同意。即使患者同意操作,一旦其要求停止,就必须立刻停止。如果患者愿意,建议有一位陪同者。
- 在整个过程中观察患者的 AD 症状或其他不良事件征象[18]。
- 保证环境私密。
- 如果患者的脊髓损伤是稳定的,则让患者保持侧卧（通常是左侧）,膝盖弯曲可保持患者的稳定性,并有助于暴露肛门[19]。如果脊髓损伤不稳定,肠道管理将由团队协作完成,要始终保持脊柱稳定。
- 在患者身下铺保护垫。
- 洗手,戴一次性手套和围裙（防护衣物）。
- 如果患者在此过程中局部不适或受 AD 的影响,可在操作前应用局部麻醉凝胶[20,21]。需要 5~10 分钟起效,持续 90 分钟。注意应避免长期使用以免对全身产生影响[22]。
- 用水溶性凝胶润滑戴手套的手指。
- 告诉患者你要开始操作了。
- 将戴手套、润滑过的手指轻轻插入到直肠内[23]。

- 如果大便是实心的,将手指推入中心,将其分开并分小块取出直至没有残留。如果大便是小硬块,就一次取一小块。取出粪便过程中要非常小心,以免对直肠黏膜和肛门括约肌的损伤,也就是说,不要将手指弯成钩状去取出大块硬便,这也可能会擦伤黏膜。钩状手指可能导致黏膜的擦伤或刮痕,应予避免。
- 当粪便较硬、紧实、很难取出时,应将其他方法与 DRF 结合应用。
- 如果直肠充满软便,可用手指连续轻柔绕圈,这也是 DRF 操作。
- 在操作过程中,护理人员可以进行腹部按摩。
- 一旦检查发现直肠已排空,在 5 分钟后进行最后的指检以确保完成疏通工作。
- 将取出的排泄物放入适当的容器中,并将其放入正确的医疗废物袋中。
- 操作完成后,离开前清洗并擦干患者臀部和肛门区,将患者摆在舒适体位。
- 脱下手套和围裙并洗手。
- 使用 Bristol 量表记录结果[24,25]。
- 记录并汇报异常情况。

附录 32.3　手指直肠刺激流程

- 向患者解释操作流程（如有必要）并获得同意。即使患者同意操作，一旦其要求停止，就必须立刻停止。如果患者愿意，建议有一位陪同者。
- 保证环境私密。
- 在整个过程中观察患者的 AD 症状或其他不良事件征象。
- 如果患者的脊髓损伤是稳定的，则让患者保持侧卧（通常是左侧），膝盖弯曲可保持患者的稳定性，且有助于暴露肛门。如果脊髓损伤不稳定，肠道管理将由团队协作完成，要始终保持脊柱稳定。
- 这个过程也可由患者或护理人员在马桶/便桶上进行。
- 如果条件允许，在患者身下放保护垫。
- 洗手，戴两双一次性手套和一条围裙（防护衣物）。
- 如果患者在此过程中局部不适或受 AD 的影响。可在操作前应用局部麻醉凝胶。需要 5~10 分钟起效，持续 90 分钟。注意应避免长期使用以免对全身产生影响。
- 用水溶性凝胶润滑戴手套的手指。
- 告诉患者你要开始操作了。

- 将戴手套、润滑过的手指轻轻插入直肠内。
- 转动手指，充分接触肠壁。
- 将手指顺时针方向旋转至少 10 秒，此过程始终保持与肠壁的接触。
- 撤出手指，等待反射性排便。
- 每 5~10 分钟重复一次，直到直肠排空或反射停止。
- 去除脏手套并更换手套，在插入前重新润滑。
- 如果操作过程中未出现任何反射，重复次数不要超过三次。如果大便在直肠内，请进行 DRF。
- 操作过程中，护理人员可进行腹部按摩。
- 一旦检查发现直肠已排空，在 5 分钟后进行最后的指检以确保完成疏通工作。
- 将取出的排泄物放入适当的容器中，并将其放入正确的医疗废物袋中。
- 操作完成后，离开前清洗并擦干患者臀部和肛门区，将患者摆在舒适体位。
- 脱下手套和围裙并洗手。
- 使用 Bristol 量表记录结果。
- 记录并汇报异常情况。

附录 32.4　自行间歇导尿术流程[27]

当考虑自行间歇导尿时，应评估以下问题：
- 患者医院；
- 患者独立程度；
- 选择合适导尿管；
- 患者转移能力；
- 备好患者衣物；
- 患者是否能去卫生间。

设备
- 清洗手和尿道口的肥皂和水；
- 导尿管（男性或女性）。导尿管的大小应以可轻易进入膀胱并充分引流的最小尺寸为宜；
- 排水系统；
- 水溶性润滑剂；
- 如果不直接排入厕所，要准备存放引流出的尿液的容器。

准备
- 开始操作前备好所有用品；
- 男性和女性在尝试操作前必须接受基本解剖结构上的指导。患者需要在监督下练习多次，直到其有自

信能独立完成。

女患者指导
- 用肥皂和水彻底洗手；
- 找一个舒服的体位；
- 拨开阴唇；
- 用温肥皂水和干净的毛巾清洁整个尿道口区域；
- 如果需要，患者可先用镜子帮助其发现开口；
- 用水溶性润滑剂润滑导管顶端，转动顶端使润滑剂充分浸润导尿管；
- 缓慢、轻柔地将导尿管插入尿道口约 5~10cm 直至尿液流出；
- 如果感觉到内括约肌有阻力，坚持，保持轻柔、施力稳定，肌肉放松让导尿管通过；
- 使尿液流入容器或马桶；
- 尿流停止时，缓慢取出导管使膀胱下部尿液排出。当没有尿液进一步流出时，移除导管。

男患者指导
- 用肥皂和水彻底洗手；
- 找一个舒服的体位；

- 保持阴茎垂直于身体（指向肚脐），用肥皂和干净的毛巾清洗尿道口；对于未割包皮的男性，先拨开包皮，用同样方式清洗阴茎；
- 用水溶性润滑剂润滑导管顶端，转动顶端使润滑剂充分浸润导尿管；
- 缓慢、轻柔地将导尿管插入尿道口约15~20cm，直至尿液流出。通常，导管的整个长度必须全部插入（插到导管中心或末端）以供尿液流出；

- 在尿道前列腺部分可能会有一些阻力，当这种情况出现时，坚持，保持轻柔、施力稳定，外括约肌将会疲劳。患者会感觉到肌肉放松，导管就可穿过这部分尿道；
- 膀胱颈处内括约肌（尿道到膀胱的开口）也可能存在阻力。坚持，保持轻柔、施力稳定，会产生肌肉疲劳并使导管进入膀胱；
- 尿流停止时，缓慢取出导管使膀胱下部尿液排出。当没有尿液进一步流出时，移除导管。

（李明真　译　刘楠　校）

参考文献

1. Emerich L, Parsons KC, Stein A. Competent care for persons with spinal cord injury and dysfunction in acute inpatient rehabilitation. Top Spinal Cord Inj Rehabil [Internet]. 2012 Jan [cited 2015 Feb 18];18(2):149-66. Available from: http://www.pubmedcentral.nih.gov/articlerender.fcgi?artid=3584764&tool=pmcentrez&rendertype=abstract

2. Koivu A, Saarinen PI, Hyrkas K. Stress relief or practice development: varied reasons for attending clinical supervision. *J Nurs Manag* [Internet]. 2011 Jul [cited 2015 Feb 23];19(5):644-54. Available from: http://www.ncbi.nlm.nih.gov/pubmed/21749538

3. Nursing and Midwifery Council. Record keeping Guidance for nurses and midwives [Internet]. 2009 [cited 2015 Feb 23]. p. 1-16. Available from: http://www.nmc-uk.org/Documents/NMC-Publications/NMC-Record-Keeping-Guidance.pdf

4. Friesen-Storms JHHM, Bours GJJW, van der Weijden T, Beurskens AJHM. Shared decision making in chronic care in the context of evidence based practice in nursing. Int J Nurs Stud [Internet]. Elsevier; 2015 Jan 1 [cited 2015 Jan 8];52(1):393-402. Available from: http://www.journalofnursingstudies.com/article/S0020748914001692/fulltext

5. Pellatt GC. Perceptions of the nursing role in spinal cord injury rehabilitation. Br J Nurs [Internet]. 2003;12:292-9. Available from: http://www.ncbi.nlm.nih.gov/pubmed/12682597

6. Early acute management in adults with spinal cord injury [Internet] [cited 2015 Feb 18]. Available from: http://www.ncbi.nlm.nih.gov/pmc/articles/PMC2582434/pdf/i1079-0268-31-4-408.pdf

7. Macciocchi S, Seel RT, Thompson N, Byams R, Bowman B. Spinal cord injury and co-occurring traumatic brain injury: assessment and incidence. *Arch Phys Med Rehabil* 2008;89:1350-7.

8. Thompson D. An evaluation of the Waterlow pressure ulcer risk-assessment tool. Br J Nurs [Internet]. 2005 Jan [cited 2015 Feb 23];14(8):455-9. Available from: http://www.ncbi.nlm.nih.gov/pubmed/15924028

9. Kring DL. Reliability and validity of the Braden Scale for predicting pressure ulcer risk. J Wound Ostomy Continence Nurs [Internet]. 2007 Jan [cited 2015 Feb 23];34(4):399-406. Available from: http://www.ncbi.nlm.nih.gov/pubmed/17667086

10. Salzberg CAM, Byrne DWM, Cayten CGMM, van Niewerburgh PM, Murphy JGP, Viehbeck MRBC. A new pressure ulcer risk assessment scale for individuals with spinal cord injury. *Am J Phys Med Rehabil* 1996;75(2):96-104.

11. eLearnSCI: Home [Internet] [cited 2015 Feb 23]. Available from: http://www.elearnsci.org/

12. European Pressure Ulcer Advisory Panel [Internet]. 2009 [cited 2015 Feb 23]. Available from: http://www.epuap.org/guidelines/Final_Quick_Treatment.pdf

13. Coggrave M. editor. Guidelines for management of neurogenic bowel dysfunction in patients with central neurological conditions [Internet]. 2012 [cited 2015 Feb 23]. Available from: file:///C:/Users/mcoggr01/Downloads/CV653N Neurogenic Guidelines 2012 Sep (1).pdf

14. MASCIP Neurogenic Pain Guidelines [Internet]. 2008 [cited 2015 Feb 23]. Available from: file:///C:/Users/mcoggr01/Downloads/MASCIP Neuropathic Pain Management Guidelines v2 2008.pdf

15. Emmanuel AV, Krogh K, Bazzocchi G, et al. Consensus review of best practice of transanal irrigation in adults. Spinal Cord [Internet] (Nature Publishing Group); 2013;51(10):732-8. Available from: http://www.ncbi.nlm.nih.gov/pubmed/23958927

16. Coggrave MJ, Rose LS. A specialist seating assessment clinic: changing pressure relief practice. *Spinal Cord Off J Int Med Soc Paraplegia* 2003;41:692-5.

17. Duff J, Evans M, Kennedy P. Goal planning: a retrospective audit of rehabilitation process and outcome. *Clin Rehabil* 2004;18:275-86.

18. Royal College of Nursing. Digital rectal examination and manual removal of faeces. Guidance for nurses. London: RCN; 2004.

19. Campbell, J. Skills update: suppositories. *Community Outlook* 1993;3(7);22-3.

20. Furusawa K, Sugiyama H, Tokuhiro A, Takahashi M, Nakamura T, Tajima F. Topical anesthesia blunts the pressor response induced by bowel manipulation in subjects with cervical spinal cord injury. *Spinal Cord* 2009;47(2):144-8.

21. Cosman BC, Vu TT. Lidocaine anal block limits autonomic dysreflexia during anorectal procedures in spinal cord injury: a randomized, double-blind, placebo-controlled trial. *Dis Colon Rectum* 2005 48(8):1556-61.

22. BNF. Web-based British National Formulary number 55, 2008.

23. Addison R. Digital rectal examination and manual removal of faeces. The role of the nurse. London: RCN; 1995.

24. NORGINE. The Bristol Stool Form Scale. By permission of Dr. K W Heaton. Harefield, Middx Norgine LTD; 1995.

25. Heaton KW, Radvan J, Cripps H, Mountford RA, Braddon FEM, & Hughes AO. Defaecation frequency and timing, and stool form in the general population: a prospective study. *Gut* 1992;33;818-24.

26. Guidelines for Management of Neurogenic Bowel Dysfunction in Individuals with Central Neurological Conditions, Multidisciplinary Association of Spinal Cord Injured Professionals Spinal Cord Injury Centres of the United Kingdom and Ireland; 2012 <www.mascip.co.uk/Core/DownloadDoc.aspx?documentID=7345>.

27. Society of Urologic Nurses and Associates. Clinical practice guidelines: adult clean intermittent catheterization [Internet]; 2006 [cited 2015 Feb 23]. Available from: https://www.suna.org/resources/adultCICGuide.pdf

第33章 营养管理

Apichana Kovindha, Samford Wong

学习目标

本章学习完成后,你将能够:

- 掌握营养、营养不良的定义,多种次要营养素和主要营养素的重要性;
- 描述脊髓损伤对营养状态的影响;
- 预测营养不良对脊髓损伤患者的影响;
- 鉴别身体成分测量在功能正常人群和慢性脊髓损伤人群的区别;
- 以筛查工具为基础对脊髓损伤患者进行分类并做不同处理;
- 总结营养的作用,并将脊髓损伤患者按照胃肠和膀胱功能,活动性,压力性溃疡的预防、处理,骨质疏松的预防,来分配营养师。

营养对于疾病和伤口愈合及加强对感染的抵抗极为重要。

—— Cortis, 1997

引言

说到营养人们常常会想到日常吃的食物[1]。实际上,营养指的是把营养物质转化成为身体的各种成分并且储存这个同化物质的过程[2],或者是通过消化利用食物来成长、修复、维持身体状态的过程[3]。但你可能不知道,吃进去的营养物质的成分和身体的成分是不同的[4](表33.1)。

表33.1 健康人体每日所需营养比例

	健康人体所需营养比例	人体每日所需主要营养素比例
主要营养素		
水	59%~62%	—
脂肪	16%~25%	20%~35%
蛋白质	13%~16%	10%~35%;男性46g,女性56g
碳水化合物	<1%	45%~64%;130g
微量营养素		
矿物质	5%~6%	—

营养素分为两种:主要营养素和次要营养素。

- 主要营养素,指需要大量摄入来为人体提供能量的物质。碳水化合物的供能为17kJ/g(4kcal/g);脂肪为38kJ/g(9kcal/g);蛋白质为17kJ/g(4kcal/g)。水也是主要营养素中的一种,但不提供能量。
- 微量营养素,例如矿物质、维生素和抗氧化物,也需要少量摄入来完成身体的代谢。

除此之外,我们还需要膳食纤维这种不能被消化的食物来增加粪便的重量和大小,使粪便软化。膳食纤维分为两种:可溶性纤维和不可溶性纤维。

- 不可溶性纤维:全麦面粉、坚果、蔬菜都可以刺激胃肠蠕动。
- 可溶性纤维:燕麦、豆子、水果减慢食物通过小肠的时间并且减慢糖类的吸收。

记忆要点

- 人体需要主要营养素和微量营养素。
- 不可溶性纤维刺激胃肠蠕动,可溶性纤维减慢食物通过小肠。

脊髓损伤对营养状态的影响

在脊髓休克阶段，麻痹性肠梗阻经常发生并且会持续一周以上。脊髓损伤，不论是在圆锥上还是圆锥马尾的损伤，会导致胃肠运输时间变长[5]。需要特别注意的是，脊髓损伤的患者整体能量摄入比健康人群要少，也会对患者的营养状态造成负面的影响。神经源性休克时，胃肠功能被抑制，会导致胃内容物滞留、腹胀，因此也会影响进食和排气[6]。

除此以外，损伤会导致高代谢（知识框 33.1），程

知识框 33.1　代谢状态

代谢状态可通过公式计算：能量消耗（EE）/基础能量消耗（BEE）×100，结果分为[13]：

- 正常代谢——代谢率 90%~130%
- 高代谢——代谢率 >130%
- 低代谢——代谢率 <90%

能量消耗（EE）通过间接测热法测算。

基础能量消耗（BEE）（kcal/d）通过下列公式估算：

Harris-Benedict 公式[14]

- 男性 =66.5+（13.7×体重[a]）+（5.0×身高[b]）–（6.8×年龄）
- 女性 =（665.1+9.5×体重[a]）+（1.9×身高[b]）–（4.7×年龄）

Oxford 公式[15]

- 男性
  18~30 岁者 =（14.4×体重[a]）+（313×身高[c]）+113（kcal/d）
  30~60 岁者 =（11.4×体重[a]）+（541×身高[c]）–137（kcal/d）
- 女性
  18~30 岁者 =（10.4×体重[a]）+（615×身高[c]）–282（kcal/d）
  30~60 岁者 =（8.18×体重[a]）+（502×身高[c]）–11.6（kcal/d）

Schofield 公式[16]

- 男性
  18~29 岁者 =（15.1×体重[a]）+692（kcal/d）
  30~59 岁者 =（11.5×体重[a]）+873（kcal/d）
- 女性
  18~29 岁者 =（14.8×体重[a]）+487（kcal/d）
  30~59 岁者 =（8.3×体重[a]）+846（kcal/d）

[a] 单位：kg
[b] 单位：cm
[c] 单位：m

度取决于炎症的程度、身体成分、年龄和治疗[7]。在脊髓损伤之后，患者可能会营养不良（知识框 33.2）。负能量平衡会导致糖原储存的减少和脂肪蛋白当做能量被消耗。这种情况经常会导致身体加速消耗[8]，氮的快速流失，导致机体能量储存的减少，肌肉减少，蛋白合成的减少，最终导致胃肠黏膜完整性受损和免疫系统功能下降[9]。

知识框 33.2　营养不良

营养不良是指因能量、蛋白质及其他营养素的缺乏、过量或不平衡而导致的身体形态、功能和临床结局负面影响的状态。

在脊髓损伤的急性期，对炎症的应激反应导致能量消耗。炎症因子和应激激素导致了底物应用倾向于用氨基酸来提高基础代谢率。如果这个过程没有被治疗干预，那么蛋白库被消耗，就导致营养不良，比如体重减轻，干重减轻，感染的概率增大，伤口愈合减慢，并且会增加医疗费用[10,11]。同时，本身就营养不良或者有高风险的患者，住院时间会增加，一年内死亡率也会升高[12]。

在健康的慢性瘫痪患者中，三分之一的人处于高代谢，三分之一的人处于低代谢，脊髓损伤会影响前白蛋白和白蛋白水平[12,17,18]。同时，慢性脊髓损伤的患者每日摄取乳制品、水果、全麦食物明显更少[19]。

营养不良发病率

脊髓损伤急性期和慢性期营养状态如下。

急性期或者急性后恢复期

以往研究显示，入院时 11%~38% 的急性患者是营养不足的，25%~45% 是营养过剩、超重的[20,21]。营养不足在急性高位脊髓损伤比低位损伤更常见（60.7% 相比 34.5%），且在发生并发症、需要机械通气者中更高（如气管切开中为 56.3%，无气管切开中为 38.7%）[22]。

慢性期

超重、肥胖和中心性/腹部肥胖在慢性脊髓损伤中很常见（表 33.2）[24,25]。营养不良一般与压力性溃疡、愈合减慢、肌肉萎缩、乏力、骨质疏松、骨折和泌尿系统感染相关，而营养过剩与肥胖和代谢综合征有关。

表 33.2 慢性 SCI 个体的营养不良患病率

研究(年份)国家	样本	患病率	备注
Sabour et al.(2011)[24] Iran	慢性 SCI 患者	27.5% 超重 5.6% 肥胖 >20% 向心性肥胖	四肢瘫和截瘫患者的平均 BMI 不一样(P<0.01)
Gupta et al.(2006)[25] USA	408 例患慢性 SCI 的退伍军人	27.9% 正常 BMI 3.5% 营养不足(BMI<18.5%) 65.8% 超重,其中 29.9% 肥胖	52.2% 为截瘫,平均年龄 55.8 岁
Kim et al.(2013)[26] Korea	371 例肥胖的慢性 SCI 患者	29.2% 腹型肥胖	普通人群的数据为 27.4%

记忆要点

- 营养不足与脊髓损伤急性期相关。
- 慢性脊髓损伤患者趋于出现超重。

营养不良危险度的评估

营养不良的危险评估,在脊髓损伤患者的不同阶段运用不同的表格。

急性期

普遍来讲,所有入院患者都要筛查营养不良的危险度。按照成年人营养不良通用筛查工具(Malnutrition Universal Screening Tool, MUST)[27],身体质量指数(body mass index, BMI)(知识框 33.3)、体重在 3 个月内降低的急性患者都应被筛查,如果体重降低 >10%,则属于高危患者。

知识框 33.3 体重指数[23]

身体质量指数(body mass index, BMI)用于划分营养状况,通过体重(kg)除以身高(m)的平方计算。

世界卫生组织用 BMI 将不同营养状况划分为:

体重过低——<18.5

正常——18.5~24.9

超重——25.0~29.9

肥胖:Ⅰ级——30.0~34.9,Ⅱ级——35.0~39.0,Ⅲ级——>40.0

营养不良指的是一种由于能量,蛋白质或者其他营养素的缺失或是过量导致对身体形态,功能和临床预后造成负面影响的状态。脊髓损伤营养筛查量表(Spinal Nutrition Screening Tool, SNST)对于脊髓损伤患者比 MUST 有更高特异度(76.1% vs 80.4%)及类似相似度(κ=0.57 vs κ=0.58),SNST 敏感度更高(85.7% vs 80.4%)阴性预测值也更高(92% vs 89.2%)[20]。除此以外,营养评分也被用于评估脊髓损伤患者的营养不良状况[28]。对于儿科患者,儿科营养不良评估筛查工具(Screening Tool for the Assessment of Malnutrition in Pediatrics, STAMP)可以用来体现:①营养不良(分数≥2);②营养过剩(BMI≥91 百分位为超重;≥98 百分位为肥胖)[29]。

对于所有急性损伤需要康复的患者来讲,饮食管理都很重要。美国饮食协会(American Dietetic Association, ADA)指南建议营养师对脊髓损伤患者的评估如下:

- 急性期:评估食物和营养相关病史(能量摄入、饮食结构、食物、饮料摄入)、体重变化、生化检查(白蛋白和前白蛋白、炎症、代谢)、吞咽检测、营养相关体检(消化、心血管、呼吸系统)、目前治疗、理想体重(知识框 33.4)。
- 康复期:进食习惯、营养相关日常活动、体检、生活史。
- 长期:态度、信念、体型、食物和营养的供给、食物准备和食物禁忌、血脂血糖水平、胃肠和泌尿系统管理,以及生活质量。

知识框 33.4 理想体重[31]

男性 =50kg+[2.3×(身高 −150cm)÷2.54cm]

女性 =45.5kg+[2.3×(身高 −150cm)÷2.54cm]

最近一个 24 小时进食研究显示[32]，只有三分之一的脊髓损伤患者一天吃够三餐，其中很多人需辅助进食。因此，食物和营养相关史，如饮食摄入、饮食习惯、身体状况、体重改变需要常规监测[30]。

长期

正如上文介绍，ADA 建议应对脊髓损伤患者进行相应 BMI 调整，原因是 BMI 是肥胖的不敏感指标，也不是一个特异性的冠心病危险因素[33]。具体来说，用 BMI=30kg/m^2 作为诊断节点，73.9% 的慢性肥胖患者会漏诊，而如果用 25kg/m^2 作为诊断节点，那么只有 26.1% 的患者漏诊，所以应使用 22kg/m^2 诊断肥胖和肥胖相关慢性病[34]。

在现实生活中，测量脂肪和身体成分可用皮褶厚度、腰围、臂围、双能 X 线骨密度仪（DEXA）、CT、总体电导率（TOBEC）。TOBEC 测出的脂肪比例与皮褶厚度总和相关[35]，肱三头肌皮褶厚度可以用来评估脂肪比例[36]。需要注意的是，BMI 和皮褶厚度可在正常人被用于评估脂肪比例，但在脊髓损伤患者并不适用，因为他们的脂肪更多，干重更少，但是运动员适用[37]。

> **记忆要点**
>
> - 用筛查工具筛查急性期、康复期、长期的营养不良。
> - 正常人群的身体成分数据可能不适用于慢性 SCI 患者。

营养管理

急性期和急性后恢复期

在急性期肠麻痹是一个值得注意的问题。反流和呕吐的发生都会导致吸入性肺炎。研究显示，早期肠内营养（72 小时内）和晚期相比，感染、营养状态、并发症、住院时长并没有显著差异。并且，肠内营养是可以安全应用的，只要每天监测并发症[38,39]。

如果患者食欲缺乏，可以给予部分更有吸引力的饮食[40]。手部不方便活动的患者，给予饮食辅助和支持，比如饮食带。除此以外，鼻胃管可以用于营养不良的患者（知识框 33.5），如吞咽困难，进食困难，由于面部损伤、食管损伤、喉返神经损伤导致的误吸。鼻胃管撤除后，经口进食如零食和营养品可以实现正氮平衡，但也应该监测代谢需求避免过度喂食。

> **知识框 33.5　鼻胃管饲养[41]**
>
> - 经口进食和营养补充 5 天以上仍达不到营养需求。
> - 机械性吞咽困难。
> - 吞咽功能受损。
> - 意识受损导致无法经口获得足够营养。
> - 经口摄入导致吸入性肺炎频繁发生。

对于需要长期应用鼻胃管但不能耐受的，可以考虑胃造瘘或经皮内镜下胃造瘘[42]，这对于脊髓损伤患者更安全[43]。此外，要意识到鼻胃管脱落的可能性并且及时做 CT，即使患者只是主诉很轻的腹痛[44]。

急性期时，营养状态的减退一部分是由于蛋白质和热量供给不足、感染、长期呼吸支持[45]、热量摄入小于 2 700kcal/d（约 11 300kJ/d）[46]。同时白蛋白、维生素 A、转铁蛋白缺乏也会出现营养不良[47]。对于营养不良高危人群，转诊给注册营养师并且遵守当地饮食规定，结合当地情况供给。

一个很有意思的事情是，在高代谢状态下氮平衡与生存率相关。如果患者不能耐受口服饮食 5 天，那么为了满足总能量需求（知识框 33.6），全肠外营养（TPN）的营养支持似乎可以降低上消化道出血（upper gastrointestinal，UGI）的发生率[48]。急性期，正常色素

> **知识框 33.6　能量和蛋白质需求[30]**
>
> ADA 推荐的能量需求通过 Harris-Benedict 公式计算，采用入院体重，损伤因子 1.2，活动因子 1.1。
>
> 例如，恢复期的 SCI 患者，能量需求计算如下：
> - 四肢瘫患者，每日能量 22.7kcal/kg
> - 截瘫患者，每日能量 27.9kcal/kg
>
> 患者急性期时，代谢活动下降，实际能量需要至少低于预测值 10%。
>
> 此外，推荐每日蛋白质需求急性期患者为 2.0g/kg，康复期和长期患者的维持量为 0.8~1.0g/kg（没有压疮或感染的情况）。

或轻度低色素细胞性贫血[49,50]，与压力性溃疡、泌尿系统感染、心理社会失调引起的叶酸缺乏、酒精和/或药物滥用等慢性疾病有关。

需要注意的是，铁或叶酸补充剂可能无法治愈贫血，只有在消除慢性疾病后血红蛋白才能达到正常的水平。叶酸补充剂可能会干扰肠道锌的吸收，对于药物诱导的癫痫患者应慎用[51]。另外，注册营养师可以提供医疗营养疗法，以提高 SCI 患者参与治疗的能力并促进向社区机构的转诊。

长期

慢性脊髓损伤患者倾向于摄取大量脂肪，而纤维、钙、水果和乳制品摄入量不足，总热量低于建议值[52,53]。男性和女性摄入总能量中主要营养素的百分比相似，而年龄较大和病程较长的患者往往有较低的总热量、脂肪、碳水化合物、饱和脂肪和胆固醇摄入量，以及较高的纤维摄入量[54]。根据标准的 BMI 和健康的腰围范围，超过一半的患者是超重/肥胖的[52,53]。

ADA 建议评估 SCI 患者的体重以评估理想体重（ideal body weight, IBW）（知识框 33.4），并按如下方式进行调整：

- 四肢瘫，较标准体重降低 10%~15% 或 6.8~9.0kg
- 截瘫，较标准体重降低 5%~10% 或 4.5~6.8kg

（备注：标准体重参考值为 Metropolitan Life Insurance 表里对应的身高和体重）。

此外，慢性脊髓损伤的人，即使是高水平运动员，也会由于微量营养素供给不足导致微量营养素缺乏，为了保健和预防并发症，建议使用维生素 B_{12}、维生素 C、维生素 D、钙、叶酸和锌的补充剂[55~58]。

神经源性肠道

脊髓损伤后，排便功能障碍会引起便秘，粪便嵌顿和大便失禁。液体摄入量不足导致排便障碍[59]。

根据指南建议，营养管理是肠道管理的第一步。足够的液体摄入量（最低 1.5L；最高 40mL/kg 加 500mL）[30] 从 15mg/d 的足够多种膳食纤维开始来达到适当的粪便稠度——软且成型粪便和硬粪便[60]。如果肠道护理没有经常进行，则会发生粪便嵌顿，导致排便困难以及大便失禁。值得注意的是，抗生素的使用可能会导致抗生素相关的腹泻，这是由缺乏益生菌所致，并与营养不足有关[61]。

泌尿系统感染

脊髓损伤患者常见排尿困难。治疗神经源性膀胱的目的是预防泌尿系统感染（urinary tract infection, UTI）。

抗菌剂（乌洛托品马尿酸 1g 和蔓越莓 800mg 每天两次）减少 SCI 患者泌尿系统感染的对照试验结果显示，乌洛托品马尿酸、蔓越莓与安慰剂没有区别[62]。而另一项随机对照试验比较了蔓越莓和安慰剂，结果显示服用蔓越莓的患者的泌尿系统感染率明显低于安慰剂组（0.3 例/年 vs 1.0 例/年），肾小球滤过率大于 75 的患者有更好的蔓越莓治疗结果[63]。需要指出的是，后一研究中 60% 以上的患者不需尿管，而前者中 80% 需要尿管[62]。然而，由于临床试验的有限证据，蔓越莓似乎不能有效预防脊髓损伤患者的泌尿系统感染[57]。

使用长效留置导尿管的患者通常会增加饮水量以稀释尿液，来预防泌尿系统感染。然而，过多的液体摄入量，超过最大限度[（千克体重 ×40）+500mL]会稀释抗生素浓度使其无效，并在有并发症的情况下导致临床结果不佳，例如肾脏疾病和充血性心力衰竭。

压疮

脊髓损伤后常见压疮。营养不良、肥胖、低体重、低体重指数、恶病质、饮食和矿物质摄入不足、维生素缺乏、脱水、低胆固醇血症和低白蛋白血症等与压疮相关的危险因素有 60 多种[64,65]。一项研究表明，如果患者营养不良，白蛋白低于 3g/dl，用负压伤口治疗 3~4 期压疮是无效的[66]。为了促进伤口愈合，建议比没有压疮的患者采用更高蛋白饮食，1.5~2g/（kg·d）[60,67]，并摄入更多的热量[30]（表 33.3）。

值得注意的是，维生素 A 缺乏导致创伤愈合障碍和免疫功能改变，这可能增加伤口感染的风险。为了加强伤口愈合并抵消类固醇的抗炎症作用，可以每天给予维生素 A 10 000~50 000IU，对于中重度损害或营养不良的患者，推荐静脉注射 10 000IU，但限制在 10 天以内，因为有潜在的药物毒性[30]。此外，脊髓损伤和压疮患者也易发生维生素 C、锌和铁缺乏，需要补充[30,60,68,69]。另外，建议注册营养师应评估脊髓损伤患者的能量、蛋白质、液体和微量营养素的需要，并根据需要提供足够的摄入量和补充剂[30]。一项观察性研究比较了接受 9g 精氨酸补充剂的干预组与历史对照组，干预组的平均愈合时间明显缩短[68]。

表 33.3　SCI 合并压疮患者的能量、蛋白质、
液体和微量元素需求

需求	SCI 合并压疮
能量	30~40kcal/(kg·d) 压疮Ⅱ级 BEE×1.2 压疮Ⅲ~Ⅳ级 BEE×1.5
蛋白质	压疮Ⅱ级 1.2~1.5g/(kg·d) 压疮Ⅲ~Ⅳ级 1.5~2.0g/(kg·d)
液体	无压疮:最多 30~40ml/(kg·d),最少 1ml/(kg·d) 补液:使用高温(31~34℃)气液床者 10~15ml/(kg·d)
微量元素	每日维生素和矿物质摄入量同 RDA 维生素 A 10 000~50 000IU/d 压疮Ⅰ~Ⅱ级维生素 C 100~200mg/d 压疮Ⅲ~Ⅳ级维生素 C 1 000~2 000mg/d 锌 50mg 锌离子,一日两次,更大剂量的使用限制在 2~3 周内 铁 用于纠正缺铁性贫血

BEE,基础能量消耗(见知识框 33.1);RDA,每日推荐量。

肌肉力量和活动性受限

脊髓损伤后患者有活动限制,例如改变基本体位、转移、走路、手臂使用等部分肌肉力量功能受损,这与肌肉或肌肉群收缩产生力有关[2]。与健康的对照组相比,在萎缩肌肉中可见更多的脂肪和更小的横截面积,这不仅是由于瘫痪,而且有负氮平衡的原因[70-72]。因此,为了增加肌肉质量和肌肉力量,用锻炼和适当的饮食蛋白质摄入量增加肌肉质量、用碳水化合物来增加肌肉收缩是必要的。

此外,肥胖是截瘫患者自我护理和活动的阻碍[21]。为了改善活动性,应该控制体重。如前文所述,脊髓损伤患者的实际体重应低于理想体重(知识框 33.4)[30]。为了达到预期的体重,不仅要增加体育锻炼,还要指导他们控制日常饮食来减少或维持体重。

根据 12 周的营养、锻炼和行为调整(第 1 周正确选择,第 2 周正确记录,第 3 周设置目标,第 4 周正确计划,第 5 周正确采购,第 6 周正确活动,第 7 周正确用餐,第 8 周接受目标,第 9 周正确烹饪——加入谷物、水果和蔬菜,减少热量,第 10 周正确思考,第 11 周压力管理,第 12 周正确的开始),慢性脊髓损伤者的平均体重减轻分别为 12 周减轻 3.8% 和 24 周减轻 3.0%[73]。此外,一个有趣的病例报告显示,一名

四肢瘫痪女性成功维持了自己受伤前的体重,她执行的是对应自身活动水平、性别和年龄的静止能量消耗(REE)的每日推荐量(RDA)的 50%[74]。

需要指出的是,慢性脊髓损伤患者以及在脊柱损伤中心工作的临床医生似乎对营养和肥胖管理的知识和认识不足[26,75,76]。因此,营养知识不仅应该提供给脊髓损伤人群,还应该提供给负责教育他们的临床医生。此外,常规电话监督运动和营养对脊髓损伤患者降低体重很重要[77]。

代谢和冠心病

慢性脊髓损伤与非脊髓损伤的男性患者相比,代谢综合征的患病率似乎相同,但前者有两种或更多冠心病风险[78-80]。为了确定慢性脊髓损伤患者的冠心病风险,建议将腰围作为脊髓损伤者内脏脂肪组织(visceral adipose tissue,VAT)的替代指标,因为他们有较高的 VAT(通过 L_4~L_5 水平的 CT 扫描测量)[33,81]。

根据泰国 2009 年的一项研究[82],高密度脂蛋白的水平与脊髓损伤患者预后有关,但与中心性肥胖、舒张压和甘油三酯水平呈负相关。与年龄和性别相同的非脊髓损伤患者相比,两组患者的冠心病(coronary artery disease,CAD)危险性存在差异,即 SCI 患者的中心性肥胖和 HDL 水平较低。这些发现与美国的一项研究(2007)结果类似[78]。

为了防止 CAD,推荐锻炼身体、增加身体活动和饮食控制。如果控制脂肪和碳水化合物的摄入量,低密度脂蛋白可以降低 10%~20%[74]。此外,体重减轻与胆固醇和血压降低相关,而不影响总体肌重和整体健康状况[73]。

临床医生应该建议一个复合碳水化合物的摄入量,减少总体脂肪摄入量,同时增加蛋白质的摄入量,以避免代谢综合征,降低心血管疾病和糖尿病等慢性疾病的风险[3]。

骨质疏松

脊髓损伤后,引力和肌肉负荷的丧失导致骨骺软化和骨干皮质骨变薄[83]。与健康男性相比,截瘫男性腿部骨密度(bone mineral density,BMD)下降,全身和腿部骨矿物质密度与所有截瘫患者的瘫痪持续时间相关[84]。值得注意的是,由于慢性期太阳光照射有限,维生素 D 缺乏症也很常见,应考虑补充维生素 D。

神经功能恢复

动物实验显示，肌酸喂养的大鼠较正常对照组大鼠有较大的运动恢复[85]，其中鱼油乳剂静脉注射 5 天的大鼠 7 天后的运动强度评分均高于对照组[86]。因此认为肌酸补充可以减轻脊髓损伤和瘢痕组织形成，而鱼油乳剂具有抗炎作用，可以减轻水肿，对预防神经损伤具有积极的作用[85, 86]。

此外，高脂肪、低碳水化合物的生酮饮食被验证为治疗某些耐药性癫痫的非药物方法。最近的研究表明，酮体可能会有减少神经元的兴奋和促进神经保护的作用[87]。然而，无论是直接补充肌酸、鱼油乳剂还是采用生酮饮食，是否能使患有 SCI 的个体受益，还需要进一步的研究。

记忆要点

- 如果能至少每天监测一次并发症，那么脊髓损伤后早期肠内喂养是可能且安全的。
- 提供量身定制的肠内或肠外喂养方案。
- 考虑胃残留量高（>400ml）的促动力药。
- 监测误吸、肠梗阻、呕吐、便秘和腹泻的迹象。
- 考虑替代的营养途径（例如，如果出现不耐受或肠梗阻，则使用鼻空肠管）。
- 如果麻痹性肠梗阻持续超过 5 天，考虑肠外营养。
- 完整的营养筛查工具，包括定期监测体重。
- 监测代谢需求以避免过度喂养。
- 减少总能量摄入以防止长期超重／肥胖。
- 给予微量营养素补充剂以优化健康并预防并发症。

- 强调每天摄取足够的膳食纤维以及足够的液体摄入量，以实现软硬适中的大便并易于排便。
- 蔓越莓不能有效预防使用导尿管患者的尿路感染。
- 避免摄入过多液体，因为它会稀释抗生素浓度。
- 补充更高的能量、蛋白质和微量营养素补充剂以促进压疮的愈合。
- 增加蛋白质摄入量以增加肌肉质量。
- 控制体重以提高活动能力和自理能力。
- 控制脂肪和碳水化合物的摄入量以降低冠状动脉疾病的风险。

本章重点

- 为了改善脊髓损伤患者的健康，医生必须了解营养以及营养不良、营养不足和营养过剩对患者的影响，包括身体功能、活动能力和表现，后续影响和并发症如压疮、骨质疏松症、肥胖、代谢综合征和冠状动脉疾病。
- 在入院时、康复期和长期阶段定期评估营养状况，以检测营养不良、营养不良风险和微量营养素缺乏症。
- 考虑适当的营养管理以纠正营养不良和营养缺乏症。
- 仍需在该领域进行更多研究，以便为脊髓损伤患者提供营养建议。

（王梦媛 曾红 译 周谋望 校）

参考文献

1. Dorland's illustrated medical dictionary. Philadelphia: W.B. Saunders Company; 1965.
2. International classification of functioning, disability and health: ICF. Geneva: World Health Organization; 2001.
3. Khalil RE, Gorgey AS, Janisko M, Dolbow DR, Moore JR, Gater DR. The role of nutrition in health status after spinal cord injury. Aging Dis 2013;4(1):14-22.
4. Wardlaw GM, Smith AM, editors. Contemporary nutrition. 8th ed. New York: McGraw-Hill Companies Ltd; 2011.
5. Krog K, Mosdal C, Laurberg S. Gastrointestinal and segmental colonic transit times in patients with acute and chronic spinal cord lesions. Spinal Cord 2000;38:615-21.
6. Cheshire DJE, Coats DA. Respiratory and metabolic management in acute tetraplegia. Paraplegia 1966;4:1-23.
7. Frankenfield D. Energy expenditure and protein requirements after traumatic injury. Nutr Clin Pract 2006;21(5):430-47.
8. Hadley MN. Nutrition support after Spinal Cord Injury. Neurosurgery 2002;50(3):S81-S4.
9. Cruse JM, Lewis RE, Roe DL, et al. Facilitation of immune function, healing of pressure ulcers, and nutritional status in spinal cord injury patients. Exp Mol Pathol 2000;68:38-54.
10. Bissitt PA. Nutrition in acute spinal cord injury. Crit Care Nurs Clin North Am 1990;2:375-84.
11. Cheshire, Coats. Paraplegia 1966;4:1-23.
12. Wong S, Derry F, Jamous A, Hirani SP, Forbes A. Is undernutrition risk associated with an adverse clinical outcome in spinal cord-injured patients admitted to a spinal centre? Eur J Clin Nutr 2014;68(1):125-30.
13. Japur CC, Penaforte FR, Chiarello PG, Monteiro JP, Vieira MN, Basile-Filho A. Harris-Benedict equation for critically ill patients: are there differences with indirect calorimetry? J Crit Care 2009;24:628.e1-5.

14. Schwartz D. Resting energy expenditure "REE". 1998 [updated 1998; cited April 2, 2014]; Available from: http://www.vacumed.com2293.html.

15. Henry C. Basal metabolic rate studies in humans: measurement and development of new equations. *Public Health Nutr* 2005;8:1133-152.

16. Schofield W, Schofield C, James WPT. Basal metabolic rate: review and prediction. *Hum Nutr: Clin Nutr* 1985;39:1-96.

17. Lee BY, Agarwal N, Corcoran L, Thoden WR, Del Guercio LR. Assessment of nutritional and metabolic status of paraplegics. *J Rehabil Res Dev* 1985;22(3):11-17.

18. Chen X, Liu Z, Sun T, Ren J, Wang X. Relationship between nutritional status and mortality during the first 2 weeks following treatment for cervical spinal cord injury. *J Spinal Cord Med* 2014;37(1):72-8.

19. Lieberman J, Goff D Jr, Hammond F, et al. Dietary intake and adherence to the 2010 Dietary Guidelines for Americans among individuals with chronic spinal cord inture: a pilot study. *J Spinal Cord Med* 2014;37(6):751-7.

20. Wong S, Derry F, Jamous A, Hirani SP, Grimble G, Forbes A. Validation of the spinal nutrition screening tool (SNST) in patients with spinal cord injuries (SCI): result from a multicentre study. *Eur J Clin Nutr* 2012;66:382-87.

21. Stenson KW, Deutsch A, Heinemann AW, Chen D. Obesity and inpatient rehabilitation outcomes for patients with a traumatic spinal cord injury. *Arch Phys Med Rehabil* 2011;92(3):384-90.

22. Wong S, Derry F, Jamous A, Hirani SP, Grimble G, Forbes A. The prevalence of malnutrition in spinal cord injuries patients: a UK multicentre study. *Br J Nutr* 2012;108(5):918-23.

23. WHO. "WHO | Diet". Journal [serial on the Internet]. Available from: http://www.who.int/dietphysicalactivity/diet/en/index.html.

24. Sabour H, Javidan AN, Vafa MR, et al. Obesity predictors in people with chronic spinal cord injury: an analysis by injury related variables. *J Res Med Sc* 2011;16(3):335-39.

25. Gupta N, White KT, Sandford PR. Body mass index in spinal cord injury - a retrospective study. *Spinal Cord* 2006;44:92-4.

26. Kim KD, Nam HS, Shin HI. Characteristics of abdominal obesity in persons with spinal cord injury. *Ann Rehabil Med* 2013;37(3):336-46.

27. ESPEN guidelines for nutrition screening 2002. *Clinical Nutrition* 2003;22:415-21.

28. Lynch AC, Palmer C, Lynch AC, et al. Nutritional and immune status following spinal cord injury: a case controlled study. *Spinal Cord* 2002;40(12):627-30.

29. Wong S, Graham A, Hirani SP, Grimble G, Forbes A. Validation of the Screening Tool for the Assessment of Malnutrition in Paediatrics (STAMP) in patients with spinal cord injuries (SCIs). *Spinal Cord* 2013 51:424-29.

30. American Dietetic Association (ADA). Spinal cord injury (SCI). Evidence-based nutrition practice guideline. Chicago (IL): American Dietetic Association (ADA); 2009.

31. Ideal body weight. Journal [serial on the Internet]. Available from: www.manualweb/ibw_calc.htm.

32. Wong S, Graham A, Green D, Hirani SP, Forbes A. Nutritional supplement usage in patients admitted to a spinal cord injury center. *J Spinal Cord Med* 2013;36(6):645-51.

33. Buchholz AC, Bugaresti JM. A review of body mass index and waist circumference as markers of obesity and coronary heart disease risk in persons with chronic spinal cord injury. *Spinal Cord* 2005;43(9):513-18.

34. Laughton GE, Buchholz AC, Martin Ginis KA, RE; G. SHAPE SCI Research Group. Lowering body mass index cutoffs better identifies obese persons with spinal cord injury. *Spinal Cord* 2009;47(10):757-62.

35. Olle MM, Pivarnik JM, Klish WJ, Morrow JR Jr. Body composition of sedentary and physically active spinal cord injured individuals estimated from total body electrical conductivity. *Arch Phys Med Rehabil* 1993;74(7):706-10.

36. Desport JC, Preux PM, Guinvarc'h S, et al. Total body water and percentage fat mass measurements using bioelectrical impedance analysis and anthropometry in spinal cord-injured patients. *Clin Nutr Supp* 2000;19:185-90.

37. Mojtahedi MC, Valentine RJ, Evans EM. Body composition assessment in athletes with spinal cord injury: comparison of field methods with dual-energy X-ray absorptiometry. *Spinal Cord* 2009;47(9):698-704.

38. Dvorak MF, Noonan VK, Bélanger L, et al. Early versus late enteral feeding in patients with acute cervical spinal cord injury: a pilot study. *Spine* (Phila Pa 1976). 2004;29(9):E175-80.

39. Rowan CJ, Gillanders LK, Paice RL, Judson JA. Is early enteral feeding safe in patients who have suffered spinal cord injury? *Injury* 2004;35(3):238-42.

40. Bildsten C, Lamid S. Nutritional management of a patient with brain damage and spinal cord injury. *Arch Phys Med Rehabil* 1983;64(8):382-83.

41. National Institute for Health and Cre Excellence. Nutrition support in adults: oral nutrition support, enteral tube support and parenteral nutrition. London: NICE; 2006.

42. Thibault-Halman G, Casha S, Singer S, Christie S. Acute management of nutritional demands after spinal cord injury. *J Neurotrauma* 2011;28(8):1497-507.

43. Frost RA, Rivers H, Tromans AM, Grundy DJ. The role of percutaneous endoscopic gastrostomy in spinal cord injured patients. *Paraplegia* 1995;33(7):416-18.

44. Hess MJ, Foo DK. Percutaneous enterogastric tube dislodgement in tetraplegics. *Spinal Cord* 2010;48(1):83-4.

45. Kaufman HH, Rowlands BJ, Stein DK, Kopaniky DR, Gildenberg PL. General metabolism in patients with acute paraplegia and quadriplegia. *J Neurosurg* 1985;16(3):309-13.

46. Barboriak JJ, Rooney CB, El Ghatit AZ, Spuda K, Anderson AJ. Nutrition in spinal cord injury patients. *J Am Paraplegia Soc* 1983;6(2):32-36.

47. Laven GT, Huang CT, DeVivo MJ, Stover SL, Kuhlemeier KV, Fine PR. Nutritional status during the acute stage of spinal cord injury. *Arch Phys Med Rehabil* 1989;70(4):277-82.

48. Kuric J, Lucas CE, Ledgerwood AM, Kiraly A, Salciccioli GG, Sugawa C. Nutritional support: a prophylaxis against stress bleeding after spinal cord injury. *Paraplegia* 1989;27(2):140-45.

49. Huang CT, DeVivo MJ, Stover SL. Anemia in acute phase of spinal cord injury. *Arch Phys Med Rehabil* 1990;71(1):3-7.

50. Perkash A, Brown M. Anemia in patients with traumatic spinal cord injury. *J Am Paraplegia Soc* 1986;9(1-2):10-5.

51. Butterworth CE Jr, Tamura T. Folic acid safety and toxicity: a brief review. *Am J Clin Nutr* 1989;50(2):353-58.

52. Levine AM, Nash MS, Green BA, Shea JD, Aronica MJ. An examination of dietary intakes and nutritional status of chronic healthy spinal cord injured individuals. *Paraplegia* 1992;30(12):880-89.

53. Tomey KM, Chen DM, Wang X, Braunschweig CL. Dietary intake and nutritional status of urban community-dwelling men with paraplegia. *Arch Phys Med Rehabil* 2005;86(4):664-71.

54. Sabour H, Javidan AN, Vafa MR, et al. Calorie and macronutrients intake in people with spinal cord injuries: an analysis by sex and injury-related variables. *Nutrition* 2012;28(2):143-47.

55. Petchkrua W, Burns SP, Stiens SA, James JJ, Little JW. Prevalence of vitamin B12 deficiency in spinal cord injury. *Arch Phys Med Rehabil* 2003;84:1675-679.

56. Walters JL, Buchholz AC, Martin Ginis KA. SHAPE-SCI Research Group. Evidence of dietary inadequacy in adults with chronic spinal cord injury. *Spinal Cord* 2009;47(4):318-22.

57. Opperman EA, Buchholz AC, Darlington GA, Martin Ginis KA. SHAPE-SCI Research Group. Dietary supplement use in the spinal cord injury population. *Spinal Cord* 2010;48(1):60-64.

58. Krempien JL, Barr SI. Risk of nutrient inadequacies in elite Canadian athletes with spinal cord injury. *Int J Sport Nutr Exerc Metab* 2011;21(5):417-25.

59. Engkasan JP, Sudin SS. Neurogenic bowel management after spinal cord injury: Malaysian experience. *J Rehabil Med* 2013;45:141-44.

60. CSCM. Neurogenic bowel management in adults with spinal cord injury. Washington DC: Paralyzed Veterans of America; 1998.

61. Wong S, Jamous A, O'Driscoll J, et al. A Lactobacillus casei Shirota probiotic drink reduces antibiotic-associated diarrhoea in patients with spinal cord injuries: a randomised controlled trial. *Br J Nutr* 2014;111(4):672-78.

62. Lee BB, Haran MJ, HUnt LM, et al. Spinal-injured neuropathic bladder antisepsis (SINBA) trial. *Spinal Cord* 2007;45:542-50.

63. Hess MJ, Hess PE, Sullivan MR, Nee M, Yalla SV. Evaluation of cranberry tablets for the prevention of urinary tract infections in spinal cord injured patients with neurogenic bladder. *Spinal Cord* 2008;46:622-26.

64. Bryne DW, Salzberg CA. Major risk factors for pressure ulcers in the spinal cord disabled: a literature review. *Spinal Cord* 1996;34:225-63.

65. Salzberg CA, Bryne DW, Cayten CG, van Niewerburgh P, Murphy JG, Viehbeck M. A new pressure ulcer risk assessment scale for individuals with spinal cord injury. *Am J Phys Med Rehabil* 1996;75:96-104.

66. Ho CH, Powell HL, Collins JF, Bauman WA, Spungen AM. Poor nutrition is a relative contraindication to negative pressure wound therapy for pressure ulcers: preliminary observations in patients with spinal cord injury. *Adv Skin Wound Care* 2010;23(11):508-16.

67. CSCM. Pressure ulcer prevention and treatment following SCI. Washington DC: Paralyzed Veterans of America; 2000.

68. Brewer S, Desneves K, Pearce L, et al. Effect of an arginine-containing nutritional supplement on pressure ulcer healing in community spinal patients. *J Wound Care* 2010;19(7):311-16.

69. Moussavi RM, Garza HM, Eisele SG, Rodriguez G, Rintala DH. Serum levels of vitamins A, C, and E in persons with chronic spinal cord injury living in the community. *Arch Phys Med Rehabil* 2003;84(7):1061-1607.

70. Gorgey AS, Dudley GA. Skeletal muscle atrophy and increased intramuscular fat after incomplete spinal cord injury. *Spinal Cord* 2007;45:304-309.

71. Castro MJ, Apple DF Jr, Hillegass EA, Dudley GA. Influence of complete spinal cord injury on skeletal muscle cross-sectional area within the first 6 months of injury. *Eur J Appl Physiol Occup Physiol* 1999;80(4):373-78.

72. Shizgal HM, Roza A, Leduc B, Drouin G, Villemure JG, Yaffe C. Body composition in quadriplegic patients. *JPEN J Parenter Enteral Nutr* 1986;10(4):364-68.

73. Chen Y, Henson S, Jackson AB, Richards JS. Obesity intervention in persons with spinal cord injury. *Spinal Cord* 2006;44(2):82-91.

74. Chermesino C, Edelstein S. Energy expenditure after spinal cord injury: a case study. *SCI Nurs* 2003;20(4):258-60.

75. Wong S, Derry F, Graham A, Grimble G, Forbes A. An audit to assess awareness and knowledge of nutrition in a UK spinal cord injuries centre. *Spinal Cord* 2012;50:446-51.

76. Wong S, van Middendrop J, Belci M, et al. Knowledge, attitudes and practices of medical staff towards obesity management in paitnets with spinal cord injuries: an International survey of four western European countries. *Spinal Cord* 2014:DOI:10.1038/sc.2014.168.

77. Rimmer JH, Wang E, Pellegrini CA, Lullo C, Gerber BS. Telehealth weight management intervention for adults with physical disabilities: a randomized controlled trial. *Am J Phys Med Rehabil* 2013;92(12):1084-1094.

78. Liang H, Chen D, Wang Y, Rimmer JH, Braunschweig CL. Different risk factor patterns for metabolic syndrome in men with spinal cord injury compared with able bodied men despite similar prevalence rates. *Arch Phys Med Rehabil* 2007;88:1198-204.

79. Bauman WA, Spungen AM. Risk assessment for coronary heart disease in a veteran population with spinal cord injury. *Top Spinal Cord Inj Rehab* 2007;12:35-53.

80. Bauman WA, Spungen AM. Coronary heart disease in individuals with spinal cord injury: assessment of risk factors. *Spinal Cord* 2008;46:466-76.

81. Edwards LA, Bugaresti JM, Buchholz AC. Visceral adipose tissue and the ratio of visceral to subcutaneous adipose tissue are greater in adults with than in those without spinal cord injury, despite matching waist circumferences. *Am J Clin Nutr* 2008;87(3):600-607.

82. Suewattana C, Wivatvongvana P, Kovindha A. Comparative study of coronary heart disease risk factors between chronic spinal cord injured and normal person. *J Thai Rehabil Med* 2009;19:43-51.

83. Dudley-Javoroski S, Shields RK. Muscle and bone plasticity after spinal cord injury: review of adaptations to disuse and to electrical muscle stimulation. *J Rehabil Res Dev* 2008;45(2):283-96.

84. Dionyssiotis Y, Petropoulou K, Rapidi CA, et al. Body composition in paraplegic men. *J Clin Densitom* 2008;11(3):437-43.

85. Hausmann ON, Fouad K, Wallimann T, Schwab ME. Protective effects of oral creatine supplementation on spinal cord injury in rats. *Spinal Cord* 2002;40(9):449-56.

86. Emon ST, Irban AG, Bozkurt SU, Akakin D, Konya D, Ozgen S. Effects of parenteral nutritional support with fish-oil emulsion on spinal cord recovery in rats with traumatic spinal cord injury. *Turk Neurosurg* 2011;21(2):197-202.

87. Streilger F, Plunet WT, Lee JH, et al. Ketogenic diet improves forelimb motor function after spinal cord injury in rodents. *PLoS One* 2013;8(11):e78765.

第 34 章　物理治疗管理

LA Harvey, MF Somers, JV Glinsky

学习目标

本章学习完成后,你将能够:

- 描述物理治疗师在脊髓损伤患者管理中的角色;
- 列出物理治疗计划的五步方法;
- 识别物理治疗师处理的关键问题;
- 总结常用的物理治疗手段。

引言

物理治疗师是多学科团队的一员,参与了脊髓损伤(spinal cord injury, SCI)患者护理和康复的各个阶段。物理治疗师在急性期的角色主要是治疗和预防呼吸系统并发症及其他与卧床休息相关的并发症及突发的瘫痪。这些主题在其他章节中有介绍,所以不在此处重点讨论。相反,本章将重点放在康复阶段,即受伤后立即进行康复治疗的患者。

物理治疗的概况

康复阶段物理治疗的目标和目的在"国际功能、残疾和健康分类"(International Classification of Function, Disability and Health, ICF)的框架内得到最好的定义[1]。例如:物理治疗的总体目标是最大限度地提高患者的功能和参与度。这是通过教育,功能训练,以及对限制活动的损伤进行治疗来实现的。

物理治疗师关注行动和运动有关的活动限制,例如:步行、转移、翻身、坐着、用手和驱动轮椅。物理治疗师治疗的一些关键问题,包括联合移动、力量、技能和健身方面的缺陷[2-4]。物理治疗师是从事明确患者参与目标,解决问题的工作[5]。也就是说,他们首先确定参与目标,其次明确妨碍达到这些目标的活动限制,最后是找到阻碍活动进行的障碍和问题。这种方法是根据每个患者的优先级和需求量身定制,通过对患者的神经和功能潜能进行实际评估,并通过了解参与限

制、活动限制和障碍之间的相互作用来推动的。如果按照这个顺序进行,物理治疗师将直观地将治疗区分优先次序,以解决对患者有重要影响的损伤和问题。例如:C_6 四肢瘫痪者的参与目标可能是重返工作。实现这一目标的一个障碍可能是个人独立转移的能力。因此,活动的目标可能是获得独立转移的能力。物理治疗师随后将识别妨碍患者转移的障碍和问题。通常阻止 C_6 四肢瘫痪者转移的诸多障碍之一是肘关节屈曲挛缩[6,7],肘关节屈曲挛缩使 C_6 四肢瘫痪患者很难支撑上肢的重量,但这对于抬举身体和转移至关重要(详见下一节)。因此,物理治疗师进行旨在治疗和预防肘关节屈曲挛缩的治疗,其最终目的是使人转移并因此重返工作。使用相同的问题解决策略,物理治疗师也会识别和处理其他妨碍他人转移问题。

物理治疗师在预防终生并发症(如肥胖、呼吸危机、糖尿病、水肿和压疮)方面也发挥重要作用。受伤后应尽早开始计划处理这些问题,并在患者的整个生命中继续下去。其中一些问题将在本章中讨论,第48~56章也会涉及一些内容。

记忆要点

- 物理治疗师利用国际功能、残疾和健康分类(ICF)作为概念框架,与患者合作,最大限度地提高功能和参与度。
- 最初确定参与有关的目标,然后用这些来确定需要解决的关键活动限制和缺陷。

- 物理治疗计划是个性化的,要考虑到每个患者独特的身体表现、神经功能和功能潜能,以及优先事项。
- 物理疗法计划主要关注与移动相关的目标,包括教育、功能训练和旨在解决导致活动受限的障碍的治疗。
- 物理治疗师治疗呼吸系统并发症并优化心血管健康。

理解瘫痪者的运动

物理治疗师首先关注限制患者执行运动任务能力的问题。制定恰当的治疗方案需要深入了解具有不同瘫痪模式的人如何移动。物理治疗师通常对健全人的运动策略有良好的教育。也就是说,他们理解运动任务的最佳运动策略,例如:非瘫痪者的步行、坐和跑。这种知识被用于预期完全康复或接近完全康复的患者。但是,如果患者有可能长期瘫痪,那么情况就不同了。瘫痪患者的病变类型及其每项运动任务是不同的。例如:患有 C_6 四肢瘫痪的运动完全性损伤(ASIA 损伤量表 A 级或 B 级)的患者与 T_4 截瘫运动完全性损伤患者在转移时使用的策略是不同的。此外,在床和轮椅间转移和在床和车之间转移的策略也是不同的。还有其他因素也影响最佳的运动策略。例如:广泛痉挛的患者可能需要以不同的方式恢复到无痉挛,严重灵活性差和僵硬的患者可能需要不同方式变得更轻盈、灵活。总之,物理治疗师需要很好地理解瘫痪患者执行运动任务的不同策略。

本节重点介绍运动完全性损伤 C_6 四肢瘫痪和运动完全性损伤 T_4 截瘫患者(无部分保留区)的关键运动任务和常用策略。这两种类型的 SCI 很有特点,由于 C_6 四肢瘫痪患者肱三头肌、手腕屈肌和手部肌肉瘫痪的影响[5],使用的移动策略是完全不同的。尽管有些策略可能比其他策略更容易掌握,有些可能对肩膀和身体的其他部位施加较小的压力,如何执行特定的运动任务没有严格的规定。在 C_6 和 T_4 以外的水平上的运动完全性损伤患者将使用稍微不同的运动策略,具有不同损伤和身体形态的患者也是如此。同样的,不完全性损伤的患者不同于完全性损伤的患者,因为不完全损伤导致了各种形式的瘫痪和感觉丧失。此外,不完全损伤的患者通常会比完全性损伤的患者获得更高的独立和活动能力。但是,先了解 C_6 四肢瘫痪和运动完全性 T_4 截瘫患者是如何运动的,才能针对性地用其未受累的肌肉代替瘫痪的肌肉。物理治疗师则需要运用这些知识以及他们对运动的认识来解决问题,并为不同类型的完全和不完全 SCI 的患者推导出适当的运动策略。

每个运动任务包含一系列的子任务或关键步骤[5,8]。了解子任务对分析为什么患者不能执行特定的运动任务,以及设计合适的物理治疗程序至关重要。以下部分使用插图来显示运动任务中涉及的子任务,如:从躺着转到坐姿,转移到床上,从轮椅转移到地板上。这些图像都是对行动的广泛描述(图 34.1~34.10)。然而,物理治疗师需要超越这种略肤浅的分析,并考虑关于运动学(即关节运动)、动力学(即关节转矩)和肌肉活动(即肌肉收缩)的每个子任务。本章不对所有运动任务所需的运动学、动力学和肌肉动作进行深入的分析。有兴趣的读者可以在其他地方找到相关细节(例如网站 www.elearnSCI.org 提供了包含许多运动子任务的视频和深入的分析)。

卧位到坐位的移动

独立完成从躺到坐的过程对穿衣和在床上移动很重要。大多数截瘫患者在受伤后不久就可独立做到。C_6~C_8 四肢瘫痪者也可以独立做到从躺卧转移到坐姿,尽管这对于 C_6 四肢瘫痪的患者来说是一项艰巨的运动任务,因为它依赖于肩部肌肉的良好力量。C_1~C_5 四肢瘫痪的人通常需要协助才能从躺到坐。

图 34.1 和图 34.2 给出了从躺卧到坐着的子任务。截瘫患者和 C_6 四肢瘫痪患者使用的策略存在重要差异,例如:子任务 3 不同,一个截瘫患者能够轻易地通过双手移动身体,而 C_6 四肢瘫痪的患者在侧卧同时向前和侧方将躯干弯曲,并将手放在膝盖后面,以便使用腕伸肌、肱二头肌和肩膀内收肌帮助实现坐姿(图 34.2,子任务 4)。

C_6 四肢瘫患者与 C_7 四肢瘫患者之间从卧位到坐位的方式也存在差异。这也是因为 C_6 四肢瘫患者瘫痪的肱三头肌、手腕屈肌和手部肌肉的影响。肱三头肌瘫痪通过手肘屈曲支撑体重。另外,上半身的支撑也可通过肘屈完全伸展来实现(图 34.3)。通过完全弯曲的肘部承受重量,避免了肘部过度伸展的需要。通过完全延伸的肘部承受重力可将

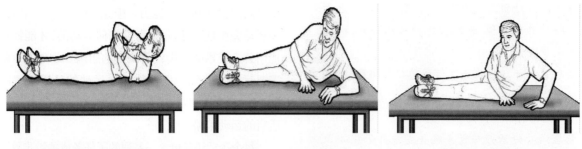

子任务1：翻到侧位　　　　子任务2：把上身撑起离开床　　　　子任务3：上身直立

图 34.1　截瘫患者从躺转移到坐的子任务

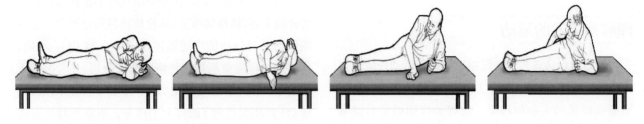

子任务1：翻到侧位　　子任务2：把上身撑起离开床　　子任务3：支撑上半身　　子任务4：把上方的手放在腿下

图 34.2　C_6 四肢瘫患者从躺到坐的子任务

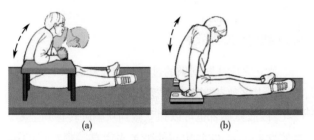

(a)　　　　　　(b)

图 34.3　C_6 四肢瘫患者可以用完全屈曲的肘（a）或完全伸展的肘（b）支撑重量

地面反作用力置于肘关节后面，这样尽管三头肌瘫痪，也可以伸肘[9]。但是，当患者通过上肢负重时，肘关节被动伸展，即使仅出现小的不足，也可能导致肘关节不能支撑。因此，在 C_6 四肢瘫痪患者中保持完全被动伸肘很重要，特别是那些有潜在转移能力的人[10]。

根据自主运动功能的程度，对于有运动不完全性损伤的患者来说，实现从卧到坐的各种措施是可能的。具有良好的腹部和髋部屈肌力量的患者使用坐起手法可以完成从仰卧到坐姿，也可以用躯干和下肢肌肉来辅助（图 34.1、34.2）。例如：主动躯干旋转和髋关节屈曲，即使非常弱，也可用于仰卧翻身，躯干肌肉可与上肢组合以推动或拉动身体完成坐姿。

抬起或倾斜躯干以释放坐姿压力

大多数 C_6 四肢瘫及以下的患者可以独立抬起或前倾躯干以缓解坐姿压力。患有 C_5 四肢瘫及以上的患者通常需要协助或使用电动轮椅的倾斜功能。

SCI 后尽快掌握坐在轮椅上时能够抬起或者倾斜身体的方法是预防压疮的重要技能[11,12]。有一些证据表明，通过向前和向侧面倾斜缓解压力比在椅子上抬起臀部更能有效地防止压疮[13,14]。而且，倾斜可能对肩关节的伤害较小[15]。无论如何，在康复早期应该指导患者抬起或转移缓解压力，并鼓励其养成终身定期减压的习惯。最初，患者应该每隔 20 分钟减压一次；然而，对于一些患者来说，只要他们没有皮肤问题的迹象，一年之后可以逐渐减少到每小时一次。无法充分释放压力的人更依赖于高质量的垫子、可倾斜或斜躺的座椅系统，或者需要全天候有他人帮助以避免皮肤破损。

图 34.4 显示了截瘫患者和 C_6 四肢瘫痪患者用于缓解压力的常用策略。要注意的是，C_6 四肢瘫患者因肱三头肌瘫痪，通常不能通过将双手放在车轮顶部而抬起身体，这使得其需要通过肘关节屈曲来抬起身体。

对于不完全性损伤的患者来说，减压也是重中之重。这些人可能能够使用躯干肌肉辅助向前或侧向倾斜,这取决于损伤平面以下残存的运动功能。有些人还可以通过下肢肌肉承重来帮助抬高或倾斜,但是这需要谨慎进行,因为给予脚踏板过多的重量会使轮椅向前倾斜导致危险。

从轮椅上移动到床上

在轮椅和床、汽车、马桶、地板和浴缸之间移动的能力是个体独立的基础。运动损伤平面在 C_6 及以下的患者有可能可以进行所有这些类型的转移,但是对于 C_6 四肢瘫的患者来说这些转移是非常困难的,而且大部分需要帮助。$C_1 \sim C_5$ 四肢瘫痪的人通常需要全面协助转移,尽管个别 C_5 四肢瘫患者可以独立进行水平转移。

图 34.5 和图 34.6 显示了截瘫和 C_6 四肢瘫痪患者常用的策略。截瘫或四肢瘫痪的人可以任选一种方法(放下脚或抬起脚),而且技术上有很多不同。例如:有些人习惯将脚放在脚踏板上,另一些人习惯将脚放在地板上,然后水平移动。放双脚和抬双脚的方法各有优点和缺点。放下脚的方法可以减轻肩上的负担,因

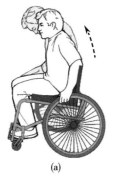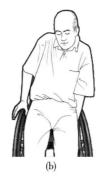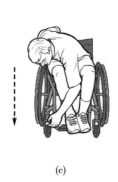

(a)　　　　　　　　　(b)　　　　　　　　　(c)

图 34.4　各种减轻坐位时压力的方法。可以采取抬起(a,b)或前倾(c)身体。截瘫患者(a)的方法和 C_6 四肢瘫患者(b,c)不一样

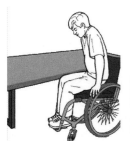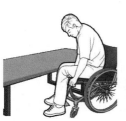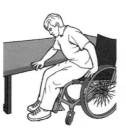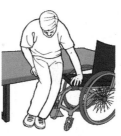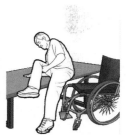

子任务1:移到轮椅前　　子任务2:把脚放在地上　　子任务3:把手放到位　　子任务4:将身体抬起　　子任务5:把腿抬到床上
侧边缘　　　　　　　　　　　　　　　　　　　　　　　　　　　　　并移动到床上

图 34.5　截瘫患者从轮椅转移到床的子任务(腿在下)

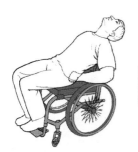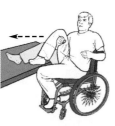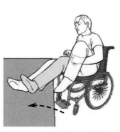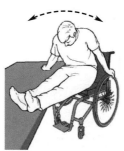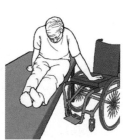

子任务1:移到轮椅前侧　　子任务2:把第一条腿抬　　子任务3:把第二条腿抬　　子任务4:把手放到位　　子任务5:将身体抬起并
边缘　　　　　　　　　到床上　　　　　　　　到床上　　　　　　　　　　　　　　　　　移动到床上

图 34.6　C_6 四肢瘫患者从轮椅转移到床的子任务(腿在上)

为它更容易向前移动,因此减轻了肩上的负担。另一方面,抬起脚的方法,在转移之前将脚放置在床上,降低了前倾的风险,因为腿后肌群的被动张力限制了髋关节屈曲。当然,如果腿后肌群不能伸展,那么这个人双脚往往会倒退,并感觉脚放在地板上转移更容易些。不同的策略还各自有很多其他的利弊。最终,患者需要在物理治疗师的帮助下尝试各种方法来寻找最佳的解决方案。

如图 34.5 所示,运动不完全性损伤的患者可能更容易将脚转移到地面上。髋关节和膝关节伸肌可以用于增加稳定性,或者如果足够有力,可以将身体抬起并移动到床上。髋屈肌的力量使下肢移动到床上更容易,躯干肌可以帮助进行转移的所有子任务。

从地板移动到轮椅

从地板转到轮椅是一项有用的运动技巧,应该掌握,因为患者会周期性地从轮椅上掉下来,或者因为其他原因需要站起来。虽然 C_7 甚至 C_6 四肢瘫患者偶尔可能独立进行这种转移,但即使是截瘫患者也很困难。转移需要非常好的肩部力量和整体灵活性,因此通常只能由年轻的截瘫患者掌握。图 34.7 显示了截瘫患者从地板移动到轮椅的一种技术,但这并不代表全部技术。

运动不完全损伤的患者可能的转移策略取决于瘫痪形式。一名 Brown-Séquard 的患者可能会进入半跪姿,并用较强肌力的上下肢从地面上起来。脊髓中央损伤的患者可能会坐在远离轮椅的地板上,向后靠,并推动下肢抬高身体坐进椅子。缺乏肌力的患者在进行这些操作中的任何一个时,都可以用与完全性损伤的患者使用的类似的方法进行移动,即使用躯干和下肢肌肉来帮助稳定和抬高进入轮椅。

在轮椅上移动

不管用手动轮椅还是动力轮椅上移动需要许多不同的技能。那些 C_1~C_4 四肢瘫的患者通常使用下巴、头或嘴来操控轮椅,但是资源贫乏国家的患者往往无法使用电动轮椅,并因此依赖于服侍者推动手动轮椅。用下巴、头或嘴操作轮椅并不容易,需要练习。使用这种类型轮椅的患者最大的问题是在颠簸的表面行动时可能会使自己脱离位置。一旦脱位,他们无法操作轮椅,需要他人的帮助。

C_5 四肢瘫的患者能够在平坦光滑的平面上推动手动轮椅,但在别处需要协助。由于这个原因,这些人主要依靠手控动力轮椅(如果有的话)。大多数 C_6~C_8 四肢瘫的患者使用手动轮椅。患者使用轮椅移动几乎没有达到高级水平的,大多数人在不平坦的地形需要援助。因此,在社区里,他们可能需要动力或助力轮椅行动。大多数截瘫患者仅依靠手动轮椅。截瘫患者的轮椅活动能力通常比四肢瘫痪患者更好,而且大多数人可以通过练习经过斜坡和不平坦的地面(图 34.8)。一些年轻敏捷的人可以越过阶梯、路肩、草坡等,还可以进行其他艰难的操作。坐轮椅行动的难度很大程度上取决于环境。资源匮乏的国家往往在城市铺设的街道不平坦,农村的地形崎岖,这严重阻碍了人们独立坐轮椅出行的能力。但是,也有针对这些地形设计的轮椅,包括三轮轮椅和长底座轮椅及配备宽大的轮胎。

即使很多人都能够行走,轮椅技能对于有运动不完全损伤的患者也很重要。通常轮椅带来了更高的安全性和独立性,特别是在社区远距离行动时。但是,一些能行走的不完全性四肢瘫的患者上肢力量不足以推手动轮椅,他们需要动力轮椅。轮椅的选择和推动模式取决于自主运动功能的存留程度。

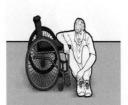 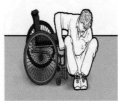 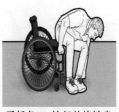 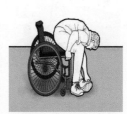 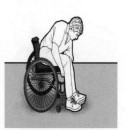

子任务1:把腿放到位　　子任务2:把手放到位　　子任务3:抬起并旋转身体进入轮椅　　子任务4:把臀部放进轮椅　　子任务5:上身直立

图 34.7 完全运动截瘫患者从地板转移到轮椅的子任务

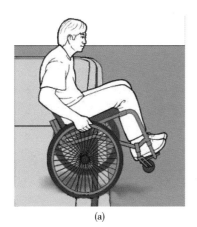

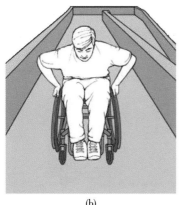

图 34.8　进行户外活动所需的轮椅技能举例。
（a）过坎。（b）上坡

步行

步行主要适用于下肢至少有一定肌力的患者[16]。即使轻微的无力或感觉丧失也会改变正常的步行运动学和动力学，导致步态偏差或需要矫形器和步行辅助器具。虽然最初可能可以以健全人的步态为目标，但往往会有一段时间，患者明显不能恢复足够的下肢和躯干功能。当然，哪些患者可以步行以及什么时候开始步行都还存在争议，并且这与患者神经可塑性和恢复的信念相关（见本章最后一节"近期趋势"）。

SCI 患者行走的策略主要取决于下肢瘫痪形式。这也决定了步态模式以及矫形支持的类型和程度。目前有几种复杂的选项可以使患有严重瘫痪的人步行。例如：高位四肢瘫的患者可以在减重跑步机上行走，由人或机器人装置帮助移动他们的腿。另外，他们可以在 Lokomat 这样的机器人装置上走动。机器人外骨骼也可以使下肢广泛或完全瘫痪的患者在地面上行走，但这些还不足以替代轮椅的使用[17]。另外，这些装置非常昂贵。在经济条件有限的情况下，花大价钱购买昂贵的技术，使得有严重瘫痪的患者能以有限的方式行走往往是不可行的。

矫形器提供了一个较便宜的选择，使下肢广泛或完全瘫痪的患者能够行走。但是，往往必须是具有足够支撑能力的矫形器（图 34.9）。撑住臀部、膝盖和脚踝的矫形器被称为髋膝踝足矫形（hip-knee-ankle-foot orthoses，HKAFO）。它们主要适用于截瘫患者，然而小部分低位四肢瘫患者也已经通过它们实现了行走。HKAFO 有各种不同类型，包括往复式步态矫形器、髋关节矫形器和 ParaWalker，都需要使用步行辅助器和大量的培训才能学会使用。使用 HKAFO 消耗人体大量体力，且往往没有在轮椅上安全[18,19]。但矛盾的是，从轮椅上站起来的过程往往又比行走更艰难和危险。

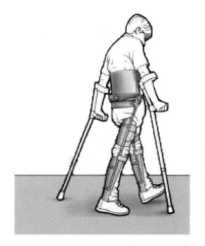

图 34.9　下肢瘫痪者在足够的矫形器支撑和行走辅具的帮助下可以行走

膝踝足矫形器（knee-ankle-foot orthoses，KAFO）也为低位下肢完全性截瘫患者提供了一种步行方式。下肢动作可以与上肢、头部和躯干的行动联动。他们可以以相互独立的步态模式移动，或以向后摆动或以向前摆动模式一起移动。图 34.10 显示了一种 KAFO 步行技术的子任务。

无论是用 HKAFO 还是 KAFO 进行矫正步行，因为它比在轮椅上的行动来说要求更高，功能也更少，运动完全损伤的患者往往不用。由于这个原因，近年来它变得不那么受欢迎。然而，对于生活在资源贫乏国家、轮椅不好用的人来说，这些类型的矫形器往往是社区出行的唯一途径。另外，有些人选择将用 KAFO 行走作为一般锻炼的形式。

许多患有下肢部分瘫痪的患者不需要 HKAFO，机器人外骨骼或 KAFO，但通常仍然需要某种类型的矫形支持和 / 或助行器。瘫痪和相关损伤的不同组合有许多不同类型的矫形器（第 36 章）。最简单和侵入性

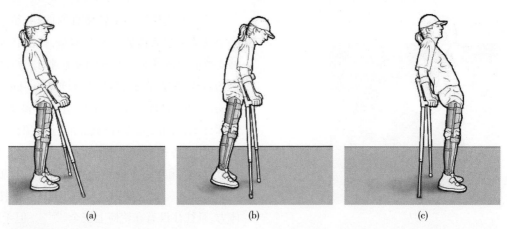

(a)   (b)   (c)

图 34.10 通过 KAFO 行走（或"跳跃"）的步态。首先把拐杖放在身前（a），患者抬起身体并向前摆动双脚越过手（b），这时拐杖就在脚后面了（c）。患者再将身体推到直立位置，并在此将拐杖放到身前（a）

最小的是踝足矫形器（ankle-foot orthosis，AFO），适用于踝关节周围的瘫痪或部分无力。但是，即使这个简单的 AFO 也有许多变化。例如：适用于背屈肌麻痹的 AFO 与适合于跖屈肌麻痹的 AFO 显著不同。前者只需要防止摆动期足下垂，后者需要防止在中末站立期胫骨强烈的前倾。因此，这两种 AFO 的设计是不同的。

使用任何类型矫形器的部分下肢瘫痪的患者的步态永远无法完美地模仿出健全人的步态。例如：对于双侧带有刚性 AFO 的人来说，在生物力学上是不可能的，双侧刚性 AFO 设计用于脚跟着地时防止背屈和跖屈，或者走上斜坡时避免过度的膝关节屈曲或伸展。物理治疗师需要了解所有不同的瘫痪模式对不同类型矫形器的影响，因为这将指导治疗。感兴趣的读者可以阅读第 36 章相关内容。

站立

只要有适当的设备，所有 SCI 的患者都可以站立。例如：四肢瘫痪的人可以借助起力床站立，截瘫的人可以站在框架内（图 34.11）。通常建议脊髓损伤患者一般每周进行三次，每次 20~30 分钟。常规站立的益处有许多，包括改善心理状态、肾和直肠功能，以及骨密度。站立也被认为有助于改善痉挛、直立性低血压和关节活动范围。尽管目前有很好的理论基础认为站立具有这些有益的效果，但是还缺乏可靠的证据[20-22]。为了获得治疗益处，患者们需要在可能的范围内比通常建议的更频繁、更长时间地站立，他们也可能需要以某种方式使下肢重复负荷和失负荷过程来模拟跳跃或行走。关于不同形式的被动站立和行走的好处还有许多问题有待回答。

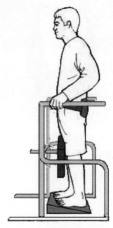

图 34.11 下肢瘫痪患者可用通过简单的框架站立。脚下的楔形部分可防止挛缩

记忆要点

- 脊髓损伤的运动策略受到多种因素的影响，包括瘫痪模式、运动范围、痉挛状态、身体形态以及任务的性质。

- 本节介绍了两种不同节段水平运动完全性损伤（C_6 和 T_4）的患者常用的运动策略。选择这些水平作为例子分别介绍具备上肢部分或全部自主运动功能的人使用的不同策略。运动策略的描述集中于运动的关键任务：从躺卧转移到坐姿，坐位时压力缓解，从轮椅移动到床，从地板移动到轮椅，在轮椅上坐着，站立，步行。

- 每个运动任务都包含子任务来构成整体任务。物理治疗师分析患者的每个子任务的表现，并设计治疗方案，以解决阻碍其完成整个任务或执行子任务时的障碍和技能缺陷。

物理治疗计划设计

设计一个合适治疗计划的过程可以分为五个步骤。

- 第一步：评估障碍、活动限制和参与限制；
- 第二步：设定目标；
- 第三步：确定关键问题；
- 第四步：适当的物理治疗干预措施的确定和管理；
- 第五步：重新评估障碍、活动限制和参与限制。

五个步骤中的每一步都需要通用的物理治疗技能以及一些针对 SCI 患者理疗管理的技能。例如：通常对 SCI 患者的评估涉及使用徒手肌力测试的肌力评估。所有物理治疗师都熟悉徒手肌力测试的原理，但可能不熟悉作为脊髓损伤神经学分类国际标准的一部分的徒手肌力测试的特性[23]。同样，SCI 患者常见损伤的治疗原则有别于其他类型患者的相同损伤的治疗。例如：治疗 SCI 患者的挛缩需要一个类似的程序来治疗卒中患者的挛缩（尽然对于所有类型患者的挛缩管理仍存在一些争议）[24]。对于不熟悉 SCI 的物理治疗师来说，最困难的一步是设定目标。这一步依赖于理解不同的损伤水平和损伤完整性的患者通常可以达到什么样的预期程度，以及其他因素的影响，如年龄和体型，然后使用这些信息来预测结果，并与患者一起制定目标。

本章的其余部分按照我们主张为 SCI 患者设计物理治疗计划的五步法进行构建。这与 www.elearnSCI.org 上的整个物理治疗模块中概述的方法一致。

第一步：评估障碍、活动限制和参与限制

评估是 SCI 患者物理治疗管理的第一步。这有两个重要的原因。首先，指导有关适当治疗的决策；其次，确立同一条基线用于不同时间的测量参照。评估应该简单快捷，具有内在意义、有效性和可靠性，但更重要的是应该指导决策。

评估从病史开始。这涉及询问患者并从其病历记录中得到所有相关信息，并从其团队的成员中了解包括关于受伤的细节、过去的病史、社会状况和其他损伤。熟练的物理治疗师还会关注与他们的工作直接相关的信息。这需要不断地问自己，每一条信息将如何影响患者的物理治疗计划。

询问病史之后的损伤评估、活动限制、参与评估是

所有物理治疗师都熟悉的普通评估，但是对于 SCI 患者要非常详细。例如：大多数损伤评估可用于不同的患者。这些包括评估力量、关节活动度、痉挛状态、疼痛、感觉和呼吸功能。相比之下，活动限制通常使用特定于 SCI 的工具进行测量。这些工具可能提供对治疗计划史有用的信息。例如：最好使用脊髓独立性评定量表（Spinal Cord Independence Measure, SCIM）来评估转移、床上移动、轮椅上活动并使用上肢的能力[25]，这是专为 SCI 患者设计的 19 项评估项目。类似地，行走能力通常用脊髓损伤步行指数（Walking Index for Spinal Cord Injury, WISCI）进行评估[26]，这是专为 SCI 患者设计的 21 项评估项目。还有一些通用测试可以评估大多数活动限制，如：10 米步行测试用以评估步行能力[27]，上肢动作研究量表用以评估使用上肢的能力[28]，轮椅技能测试用以评估使用轮椅的能力[29,30]。评估参与的方式也有很多[31]，大多数是通用的生活质量评估，包括 SF36[32] 和 WHO 生活质量 BREF[33]。传统上，参与评估一直是社会工作者、作业治疗师、心理学家的领域；然而，物理治疗师同样应该对其感兴趣，因为它们反映了物理治疗的总体目标，即增加参与。

记忆要点

- 评估涉及采集适当的信息来指导治疗计划，并能够监测患者的进展情况。
- 评估包括记录病史，然后检查损伤、活动限制和参与限制。
- 对于所有 SCI 患者，没有完全一致的测试和措施。物理治疗师根据患者的情况和优先需要、练习设置及时间限制，选择通用的和特定的测试（组合成适合该患者的一套测试）。

第二步：设定目标

SCI 患者物理治疗计划的第二步是设定目标。目标是患者和其团队承担责任的成员共同设置的。例如：需要与患者，作业治疗师和护士一起设定与床上移动有关的目标。重点应该是活动，而不是损伤：旨在提高转移能力的目标对于患者（和治疗师）而言更有意

义,而不是旨在改善肘部运动范围的目标。重要的是,目标设定应该遵循 SMART 原则,即具体的(Specific)、可衡量的(Measurable)、可实现的(Attainable)、现实的(Realistic)和有时效性的(Time bound)(详见第 27 章)[34]。SMART 这一首字母缩略词听起来降低了设定适当的目标技能的难度。设定可实现的和现实的目标实际是特别困难的,因为这依赖于物理治疗师预测功能潜能的能力[35, 36]。

尽管痉挛状态、感觉丧失、心理状态、家庭支持、年龄、并发症和挛缩等其他因素也很重要的,但功能性潜力的最佳预测指标是自主运动功能[16, 37-40]。第 26 章概述了不同运动水平的人通常可达到的最佳独立水平。除了了解这些信息之外,了解各种肌肉对功能的影响也很重要。这种理解有助于物理治疗师为由于不完全性损伤而导致非典型瘫痪模式的患者设定目标。但是,即使有了这样的理解,对于不完全损伤的患者来说,预测未来的活动能力也是非常困难的,因为神经恢复的程度因人而异,原因尚不清楚。因此,总地来说,更好的做法是设定最高的预期结果,并定期检查目标,以确保它们符合神经功能恢复的任何征兆。

记忆要点

- 制定目标是一项协作努力的工作,由康复小组的患者和其他成员共同参与。
- 目标应该侧重于活动,应该遵循 SMART 原则:具体的,可衡量的,可实现的,现实的,有时效性的。
- 自主运动功能是功能性结果的最高预测指标。
- 目标还受到痉挛状态、感觉、心理状态、家庭支持、年龄、并发症和挛缩等因素的影响。

第三步:确定关键问题

第三步是确定阻碍患者实现其活动目标的关键问题。这需要仔细分析。活动目标通常是运动任务,如步行、转移或在床上移动。对于每一项运动任务,物理治疗师都需要观察患者尝试执行整个任务或每个子任务的过程。患者不能完成的任何子任务都要仔细分析;物理治疗师需要确定患者为什么不能执行特定的子任务。应该针对治疗师可以解决的问题进行分析,注意针对最重要的问题和对物理治疗最敏感的问题。这种方法可确保治疗师优先处理及治疗患者对物理治疗反应良好的问题,以及具有重要功能影响的问题。例如:运动完全性 T_4 截瘫患者的目标可能是从轮椅独立转移到床上。除了抬起和移动身体之外,患者可以完成所有的子任务(图 34.5)。患者可能有许多不同的问题,包括腿部麻痹、水肿、下肢痉挛、躯干控制不佳、技能有限、上肢肌力下降等。一位经验丰富的物理治疗师会考虑所有这些问题,但重点关注对物理治疗最敏感的,并且最有可能提高患者移动能力的关键问题。在这个例子中,对治疗最敏感的关键问题通常是技巧有限,上肢肌力下降。

有五个关键问题通常会妨碍 SCI 患者执行对物理治疗有显著效果的运动任务。这些是:

- 肌力不足;
- 挛缩;
- 运动技巧不足;
- 体力不足;
- 疼痛。

有人认为还有其他一些问题,包括痉挛状态、感觉受限、异位骨化、骨质疏松和膀胱控制不佳等。针对这些问题,建议的治疗方法包括冰疗、本体感觉神经肌肉刺激、按摩,以及马术疗法。这些类型的治疗大多不是基于高质量的证据,本章亦不予讨论。有兴趣的读者应在施用一些可能有限的效果的治疗之前仔细阅读证据[41, 42]。

记忆要点

- 物理治疗师分析评估结果,以确定干扰患者功能能力的关键问题。
- 物理治疗师感兴趣的关键问题是那些对物理治疗反应最敏感的问题,如果得到解决可极大地改善患者的功能。
- 对于脊髓损伤患者,有五种类型的功能相关问题对物理治疗疗效最为敏感:①肌力有限;②挛缩;③运动能力差;④体力不支;⑤疼痛。

第四步：适当的物理治疗干预措施的确定和管理

对于每个问题都有很多治疗选择。当然，选择最佳的治疗方法应该由证据来决定[43]。本节总结了关键问题的治疗方案和支持不同干预措施的证据。然而，证据在不断变化，新的治疗方案也不可避免地会发生变化。因此，物理治疗师需要的不仅仅是用这本书来指导治疗，他们还需要很好的解读证据的技巧。无论如何，这第四步应该是对物理治疗师提出的问题，因为这涉及治疗所有类型患者时常见的问题：大多数专业训练计划的重点。

肌力不足

通常肌力不足会妨碍个人实现与日常生活和行动活动有关的目标。例如：截瘫患者由于上肢力量不足可能无法起身（图34.7）。在这个例子中，上肢并不受SCI的不利影响；然而，一个人需要超出平常的力量才能将瘫痪的身体和下肢抬离地面。

合适的肌力训练计划的处方需要基于对肌力的准确评估。尽管测力计提供了更精确的测量，但通常通过徒手肌力测试来完成[44-46]。需要确定所有主要肌肉群的力量，包括脊髓损伤神经学分类国际标准中包含的10个关键肌肉。力量强度评估的结果用于识别无力的肌肉并随时监测肌力的变化。最大重复次数（repetition maximum，RM）的评估对于徒手肌肉测试中具有4/5或5/5级肌力的患者可能是有用的。RM是指完成整个运动过程中举起最大重量的次数，在临床实践中常用1RM和10RM。

有效的力量训练计划要选择合适的肌肉为目标，并以渐进性阻力训练为原则[47]。这包括最大限度地收缩肌肉抵抗相当于10RM的阻力，每阶段进行三次（图34.12为一个提高肘伸肌肌力的例子）。患者需要每周重复两到三次，并持续超过三个月，从而使肌力增长。关于不同剂量和训练强度的相对有效性有相当大的争议[48,49]，不过大多数人认为在功能性任务中模仿肌张力产生的方式进行力量训练将会更有效[50,51]。因此，针对一个特定的移动任务或日常生活活动的力量训练通常是完成得最好的，这可能是因为它是在特定的运动任务背景下进行的。例如：通过在轮椅前放一小凳子进行升降，从而提高截瘫患者从地板转移到轮椅上的能力，这一上肢力量训练效果最好（图34.13）。

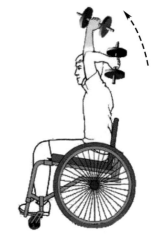

图34.12 一项提高肘伸肌群力量的训练。可使用简单的锻炼器材

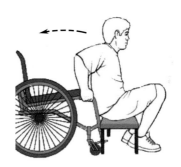

图34.13 提高患者抬起离开地面能力的力量训练

力量训练对于那些极度虚弱的人来说更困难，他们几乎没有移动能力（图34.14）。这是因为当肌肉无法克服重力移动时，很难进行渐进性抗阻训练。目前不清楚对SCI中那些非常虚弱和部分瘫痪的人进行已应用于健全患者的渐进性抗阻训练是否为合适的训练模式。即使有效，也很难遵守肌力小于3/5级的渐进性抗阻训练原则，这需要设备或要求治疗师徒手施加合适阻力[5]。一些治疗师选择相反的训练方式，即低负荷高重复次数，因为他们认为提高极弱肌力的决定性刺激因素是重复而不是负荷。例如：在减重跑步机训练主要产生大量的步数，且它的本质是高重复和低负荷。在高质量临床试验中，二者优劣各有不同，且试验并未给出明确答案。可能极弱肌肉对两种力量训练模式的反应不同于强壮肌肉。所以在缺乏高质量证据的前提下，建议临床工作者将两种训练进行混合，即进行一些高重复性低强度训练，同时间歇进行符合渐进性抗阻训练原则的低重复性高强度训练。

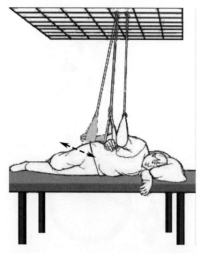

图 34.14　上肢瘫痪患者可能需要悬吊装置和过头来进行力量训练

很多人认为电刺激（electrical stimulation，ES）可增强自主力量[52,53]。毫无疑问，ES 增强力量且有其他的治疗获益，但支持 ES 可增强自主力量的证据尚不足。两个随机对照实验研究了 ES 在渐进性抗阻训练中的有效性。第一个比较了 ES 结合渐进式抗阻训练和单独渐进性抗阻训练。该研究明确指出 ES 无治疗获益[54]。然而，这些结论或多或少被第二个研究反驳——第二个研究证明渐进性抗阻训练结合 ES 与无干预措施相比可增强力量[55]。当然，后一个研究不能说明 ES 是否为肌力增强的决定性因素。包含其他神经功能缺陷患者的系统性回顾表明 ES 对自主力量的提高有微小帮助[56]。这个问题最可能的答案是若患者自主地最大限度随 ES 收缩肌肉，ES 可能带来微小的额外治疗效果。风险是当 ES 开始时患者通常是放松的，并没有自主最大限度收缩肌肉，导致结果仅仅是一个电刺激收缩。如果这种情况能避免，在渐进式抗阻训练之上结合 ES 可能无损失并产生微小获益。

挛缩

挛缩是由于肌肉的被动特征改变和关节软组织结构变化导致的关节活动性不足造成的。挛缩是 SCI 一个典型并发症[57-61]，不仅限制个人独立移动和日常生活活动，更会导致难看的畸形并造成压疮和疼痛。

适当的挛缩管理处方需要建立在对身体大多数关节的被动活动范围进行准确评估的基础上。关节活动度由量角器测定。有时测量两关节间肌肉的可延长性是有帮助的。这需要关节处于合适位置。例如：腘绳肌可延长性要在屈髋伸膝条件下测量。相似的，中指指屈肌可延长性要在伸腕伸指条件下测量。

牵伸和被动活动例行用于治疗并防止挛缩（图 34.15~34.17）。然而，需保持牵伸多久及被动活动频率尚不清楚。这些治疗措施是否确定有效也不清楚[62,63]。可能两种干预措施都不足以产生治疗效果，也可能这些干预措施需要规律进行多年才能获得治疗效果。在对 SCI 患者进行了 5 次随机对照试验后，牵伸的有效性受到了质疑——在 4 周到 3 个月时间里，未发现牵伸有令人信服的治疗效果[64-68]。这些结果在 24 个包含各种残疾病例的随机对照试验的 Meta 分析中得到了重复[69]。然而，没有任何试验研究过牵伸超过 3 个月的有效性，故规律牵伸的长期获益仍不明确。不过，一般推荐 SCI 患者将长时间持续牵伸融入日常生活[24,70]，一些通常简单的策略就足够了，尤其是在挛缩开始前进行。例如：在 C_6 截瘫患者中，当患者平躺时，通过在腕上施加一个小重量可以很容易地伸展肘屈肌（图 34.17）。如果可能，SCI 患者需接受自我管理方法的教育（图 34.18~34.20）。通过物

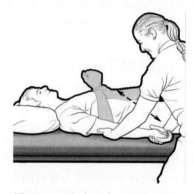

图 34.15　被动活动一般用于预防挛缩

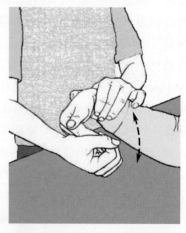

图 34.16　规律手部被动活动可能预防挛缩

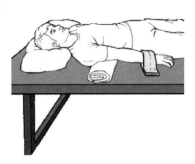

图 34.17　一个简单的体征摆放可能有助于防止肘部挛缩

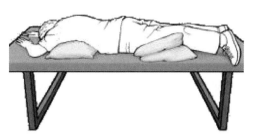

图 34.20　胸部和膝盖下垫枕并常规俯卧可能有助于保持髋部伸展

理治疗师的手每天施加几分钟的牵伸不会产生持久效果。然而，这可能会引起肌肉延展性的短暂增加，因此如果放在功能训练之前进行，可能是有效的。例如：在膝盖伸展坐姿训练前徒手拉伸腘绳肌可使腘绳肌长度短暂增加从而使坐姿更容易进而增强训练效果。

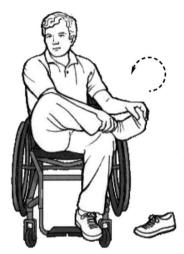

图 34.18　可教导患者自行管理足部、足趾和踝的被动运动。这种髋部位置可能有助于保持髋关节外旋

人们普遍认为，被动关节活动度训练可为牵伸带来额外好处。这种理念是基于坊间传闻和"运动不足导致关节僵硬"这一经验，因此认为增强运动应可治疗和预防关节僵硬。正是基于这些原因，在过去的 50 年里，被动运动是除了牵伸之外的常规治疗。有趣的是，只有一项临床试验研究了被动运动的有效性。结果显示 6 个月内对四肢瘫患者每天进行踝关节被动运动可获得微小获益。然而，6 个月是一个相对较短的时间，而且经常进行被动运动的获益在多年或几十年后可能会变得更加明显。因此，在进一步的临床试验研究这个问题之前，可能会建议物理治疗师继续给予患者被动活动练习。然而，如果患者不能持续进行下去，仅在住院期间进行被动活动度训练，那么可能价值很小，只有当这个人未来获得足够的独立性和可移动性才不再需要长期被动活动训练。

如果被动活动度训练要贯穿个体生命始终，物理治疗师应该分出时间和精力来教导患者、家属和护理人员如何进行被动活动度训练，并教导患者如何将被动活动度训练整合入日常生活。应将努力集中在最易发生挛缩和疼痛、并最有可能影响未来独立生活的关节上。这包括手部小关节，尤其是对于 C_5 及以下水平四肢瘫痪患者，以及复杂的肩关节和肩胛带、特别是容易肩痛的患者。需要观察顺应性很高的可进行全范围活动（即"松散"）的关节，但可能不需要规律活动。

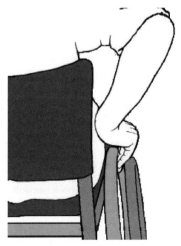

图 34.19　可教导 C_6 四肢瘫患者自行牵伸以保持掌指关节的屈曲和手的指间关节的伸展

预防挛缩通常比治疗挛缩容易，但预防有赖于

预测,因此有效的挛缩管理的一个重要方面就是预测不同类型 SCI 患者可能发生的挛缩类型。患者可能发生的挛缩主要取决于一天中大部分时间关节和肌肉的位置以及瘫痪形式。如果四肢瘫患者在每天的大部分时间都趴着或坐着,肘部屈曲掌心向上,那么肘屈肌和旋后肌会失去原有长度和可伸展性。这种情况对于对侧肌肉瘫痪的患者(如肘伸肌和旋前肌)尤为常见。一天中大多数时间平躺的人会比以坐为主的人更容易发生不同类型的挛缩。例如:髋屈肌挛缩在长期坐位的人中常见,踝关节跖屈挛缩在长期平躺的人中常见。痉挛、疼痛和水肿也会使人容易发生某些类型的挛缩,因为它们会固定关节并使肌肉处于短缩的位置。物理治疗师应根据具体情况对所有导致挛缩的因素进行检查,以预测患者可能发生的挛缩类型。这将确保治疗针对风险最高的肌肉和关节。

指望 SCI 每一位患者在他们一生中将每一个关节和肌肉保持全范围关节活动性和完全的肌肉伸展性是不切实际的。对于拥有非常好且持续医疗照护的患者来说,这是有可能实现的,但在大多数国家这都不现实。对于有严重瘫痪和痉挛的人来说,保持完全被动运动尤其困难。因此,物理治疗师应优先考虑治疗方案,以便优先处理挛缩最严重的情况。优先处理原则有赖于预测不同类型挛缩对每个个体的未来影响。例如肘关节屈曲挛缩会阻碍 C_6 四肢瘫患者起身和转移,因此应优先考虑治疗和预防这些患者的肘关节屈曲挛缩。相比之下, C_4 四肢瘫患者的同样的挛缩不会产生如此严重的后果。因此,虽然物理治疗师将努力阻止所有患者所有关节和肌肉中出现明显的挛缩,但关节活动度和肌肉长度的细微损失对于某些患者来说是比其他患者更大的问题。物理治疗师需要考虑治疗先后顺序以确保时间和精力集中在最重要的地方。

有时过度的肌肉长度或关节活动度会限制功能,这种情况应该避免。例如腘绳肌过长的 C_6 四肢瘫患者会难以在床上伸腿坐。正常情况下,腘绳肌被动长度限制了髋关节过度屈曲和躯干前倾。如果腘绳肌过长,患者需依靠上肢直立支撑躯干[10,71]。然而不可伸展的腘绳肌同样存在问题,因为它们在坐位腿伸展时将躯干向后拉。因此,需维持腘绳肌的最适长度。物理治疗师需要不断监测腘绳肌长度,且一旦患者可以伸膝坐下时就停止牵伸训练。还有其他一些肌肉延展性或关节活动度受限有助于功能的例子。例如:对于

C_6 和 C_7 四肢瘫患者,有效的抓握高度依赖于手指和拇指屈肌肌肉的最佳被动长度[72,73]。这些肌肉轻微的紧张会增强手功能,但过度伸展会对其产生限制。因此,不应该设定 SCI 患者的每个肌肉和关节都需要高度可伸展。

运动技巧不足

由于运动技巧不足,SCI 患者往往无法执行运动任务并独立行动。严重瘫痪者使用代偿性运动策略来执行功能性任务(见"理解瘫痪者的运动"一节)[74],例如腿部瘫痪患者在床上翻动需要用力快速摆动手臂产生足够的动力来旋转下身(图 34.1、34.2)。新受伤的患者需要学习这些新技能。不完全损伤患者技巧欠缺,因而限制他们执行运动任务的能力。无论患者是否发生运动完全性或运动不完全性损害,缺乏技巧对完成所有运动任务都可能是一个重要问题,包括喂食、换药、转移、行走和床上移动。运动任务的评估需要物理治疗师观察患者执行整个任务或每个子任务的过程,并确定其是否因技能不足导致任务失败。

SCI 患者学习新的运动策略就像一个身体健康的人学习网球、高尔夫或游泳等不熟悉的运动。物理治疗师帮助 SCI 患者掌握新的运动任务,就像教练帮助运动员学习高级运动技巧一样。学习运动的一个关键特征是高强度的、重复的、结构良好的和积极的练习,这是任务和情境特定的[5,8,75]。积极的实践需要对功能性任务进行"相似但更简单"的演练。例如:如果患有 C_6 四肢瘫患者由于缺乏技能而无法翻动,那么患者需要进行与翻动"相似但更简单"的训练。这可能是双腿交叉翻动,或者从身体仰起四分之一翻动,而不是从平躺翻动。制定使用"相似但更简单"原则的训练策略并不困难。但是,它确实需要治疗师具有创造性并具有良好的解决问题的能力。一位经验丰富的物理治疗师拥有针对各种瘫痪和各个能力水平的丰富经验。www. physiotherapyexercises. com 是一个很好的帮助开发适当练习和训练方案的平台。这个免费网站为 SCI 患者提供了 1 000 多种训练。其他优秀资源还有www. elearnSCI. org[76]和 www. wheelchairskillsprogram. ca/en/这两个网站。

如果治疗师提供适当反馈,SCI 患者将更容易学习新的运动任务。反馈可以很多不同方式提供。例如:物理治疗师经常使用口头反馈。肌电图是另一种可用于帮助患者收缩特定肌肉的反馈形式。其他反馈

方式包括:足下重心仪可以提高站立时对称负重;在患者面前提供镜子,以反馈坐姿信息;用手掌下的血压表套袖提供关于在站起时通过上肢承受的体重反馈;通过视频来观察执行运动任务中的表现。物理治疗师可以通过多种方式提供反馈,但是,反馈需要适时和适当。反馈过多或反馈时机不对,可能对努力学习新的运动任务的患者没有益处。

学习新的运动任务需要在适当的监督下进行定期和密集的练习。然而物理治疗师通常很难在面对面治疗期间提供足够多的实践机会。因此,所有团队成员都必须日常为患者提供运动训练机会(正如物理治疗师对自己从护士和其他团队成员处习得的技能进行强化很重要一样)。例如:学习转移的患者需要抓住每一次练习转移的机会,作为他们日常生活的一部分。当然,这种做法需要协调一致,以便所有团队成员的方法和反馈保持一致。

越来越多的先进技术可以为SCI患者提供练习和学习运动任务的方法。例如:可以使用减重跑步机的方法进行部分减重来避免使用矫形器,并提供更正常的步行模式,而不需要治疗师身体力行维持患者直立(图34.21)。电刺激和机器人技术可用于驱动腿部。另外,还有步态训练装置结合马达驱动的脚踏板,可以在站立时向前和向后移动腿。类似地,越来越多不同类型的机器人设备用于训练上肢和下肢功能。尽管假设与最终功能性任务的完成密切相关并鼓励肌肉主动参与的干预措施相比其他干预措施更可能产生持久的治疗效果,但这些不同的干预措施的相对有效性尚不明确。

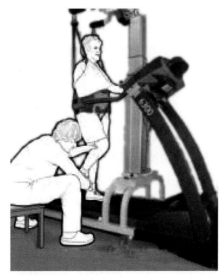

图34.21 下肢瘫痪的人可以由治疗师协助在减重跑步机上行走

体力不足

体力不足常常阻碍SCI患者执行运动任务。第31章概述了SCI对心血管系统的影响。对于SCI患者来说,有限的体力是一个问题,因为瘫痪情况下的移动对身体条件要求很高。例如:部分瘫痪情况下行走比无瘫痪行走更艰难。同样,将轮椅推上斜坡或在崎岖不平的地面上前行,比在这些道路表面步行要求更加健全的心血管功能。在康复早期阶段,体力受限常常是一个问题,因为患者可能因长时间卧床而非常不适应急性医疗管理。

除非要求患者进行具有挑战性的体力活动,否则其体力受限的问题并不会很明显。例如:患者可能可以在脊柱病房附近移动,但如果要在社区内进行更远距离的出行可能会很困难。

体力不足不仅限制了可移动性,而且对患者的健康和生活质量也有长期影响[77]。它与久坐的生活方式有关,也与高肥胖率、吸烟、不运动、糖尿病和葡萄糖耐受不良有关。总之,这些因素解释了SCI患者心血管疾病的高发病率。据估计,17%的SCI患者患有缺血性心脏病,50%患有心血管相关疾病。毫无疑问,心血管疾病是SCI患者最常见的死亡原因。因此,鼓励和支持SCI患者进行终身锻炼是非常重要的。定期锻炼的习惯最好在患者最初的康复期间养成。

适当的运动处方需要基于SCI患者身体对锻炼反应的合理评估和理解。下一节将重点讨论涉及交感神经系统损伤的轮椅依赖者。然而,对于残疾较轻和可移动的患者,这些原则是相似的。

心血管健康评估可以通过多种不同方式进行。最精确的方法是直接测量VO_2峰值。这需要气体分析系统和可调节及测量功率输出的上肢测力计。患者训练强度不断增加至力竭时测量VO_2消耗量。力竭处的VO_2消耗量与摄取氧气最大容积相对应。这一点被称为VO_2峰值,而不是VO_2最大值,因为当进行最大量活动时,胳膊摄氧量少于腿部(反映较小的活动肌肉质量)。VO_2峰值也可以从次大增量测试中估算出来,但是这涉及测量呼出的氧气,此外还需要监测心率。由于心率和VO_2之间存在线性关系,因此可以从次大测试中估计VO_2峰值,并且可以根据年龄预测最大心率。健全人群里这些评估结果是非常理想的,但对于SCI患者来说则不然,特别是对于病变高于T_4并伴有交感神经系统紊乱的患者。有些公式可以预测这些患者的心率VO_2峰值,但是他们的准确性尚未得到详细检验。

大多数物理治疗师采用现场测试来评估心血管健康状况。这些不如 VO$_2$ 峰值的最大或次大测量法精确，但更容易施行且不需要气体分析。现场测试依靠测量设定时间内行走或移动的距离，或者测量行走或移动特定距离所需时间，可以和 Borg 主观体力感等级量表（Borg's rating of perceived exertion scale, BORG）同时使用。6 分钟步行测试是一项可用于评估心血管健康程度的现场测试。对于依赖轮椅的人来说，也有相同的测试。这些测试对监测患者情况随时间的改变特别有用。例如：物理治疗师可能会记录患者在康复计划开始时在设定路线推轮椅所需时间，然后在结束时再次记录——所花时间减少表明训练有效。

心血管健康训练应具有足够的强度和频率。可以通过每周 5 天 30~60 分钟中等强度运动或每周 3 天 20~60 分钟剧烈运动来实现[78]。测试的结果可以用来制订心血管健康训练计划。可以采取任意锻炼形式，包括手臂自行车、推进轮椅、游泳或其他形式的运动。最大的挑战是确保练习的强度足以达到训练效果。患者需要完成相当于个人最大运动量 50%~80% 的训练。强度可以通过 BORG 量表[79]、健身测试结果或监测心率来衡量。考虑到由于交感神经系统紊乱导致的最大心率降低，心率应该为最大值的 70%~85%。

在手臂自行车训练期间可以对瘫痪腿进行电刺激来增加对心脏的训练效果[80]。腿部肌肉的节奏收缩增加了静脉回流并提高了对氧气的需求。随着时间的推移，两者都会使心脏负荷增加，从而增强训练效果，这一效果单靠手臂自行车运动无法实现。然而，ES 带来的任何益处对心血管健康来说都是短暂的。因此，如果要使用 ES，需要将其纳入患者的日常训练中并贯穿患者终身。定期应用 ES 的成本和不便可能会成为一些患者的阻碍。

应鼓励患者终其一生规律锻炼；然而，其中存在真实可感的障碍[81,82]。例如：患者可能没有锻炼设施或者无人帮助。此外，SCI 患者面临和正常人同样的问题，即保持规律锻炼的动机。尽管物理治疗师应倡导并努力消除患者进行规律锻炼的障碍，但有时单纯鼓励患者进行定期锻炼可能更为现实。例如：可以鼓励患者尽可能多地移动或行走，或者鼓励患者参与文体活动。保持体力活动不仅有心血管获益（尽管不如经常锻炼那样明显），而且还可以改善情绪、减少抑郁，并增加社交机会。

疼痛

疼痛是限制移动和降低生活质量的一种常见损害。根据其来源，脊髓损伤疼痛国际（International Spinal Cord Injury Pain, ISCIP）分类包括四种主要类型的疼痛：损伤性、神经源性、其他和未知的[83]。确定如何管理疼痛的第一步是确定其来源。读者可以参考第 55 章关于疼痛评估和干预措施的详细叙述。

损伤性疼痛是由伤害感受器或痛觉受体的激活引起的。它有三种亚型：肌肉骨骼痛、内脏痛和其他损伤性疼痛。内脏痛是由内脏问题引起的，如肠梗阻或心肌梗死。其他疼痛是由既不是肌肉骨骼也不是内脏问题引起的损伤性疼痛，如自主神经反射异常或应激性溃疡。肌肉骨骼疼痛的发源随受伤后时间有所不同。伤后不久，疼痛是由与初始损伤有关的椎体或软组织损伤引起的，例如新发四肢瘫患者通常会从最初的创伤中经历颈部疼痛。在康复阶段，肌肉骨骼疼痛可因重复训练对关节和软组织造成压迫引起，例如上肢负重训练会导致 C$_6$ 四肢瘫患者手腕疼痛，因为这种活动会对伸展的腕部产生巨大的压力。肌肉骨骼疼痛也是慢性 SCI 患者的常见问题，这是由多年来对上部躯体的重复压迫和过度使用造成的。在长期使用手动轮椅的患者中，肩痛尤其普遍。这被归因于过度使用，尽管年龄增长可能是一个促成因素。在使用驱动轮椅以及使用拐杖或手杖的慢性 SCI 患者中，肩痛也很常见[84]。

内脏痛和其他损伤性疼痛由内科管理。相反，肌肉骨骼疼痛通常由物理治疗师进行治疗，物理治疗师熟悉其评估及潜在症状。除了对肌肉骨骼疼痛采用标准检查和干预策略外，与 SCI 患者合作的物理治疗师应分析和处理如日常使用的设备或技术等因素。例如：可以通过改变患者轮椅的轴距以减小推进力来缓解肩痛[85]，或通过教导患者通过倾斜替代抬起臀部来缓解压力[86]。在康复期间，各种训练方式交替练习，通过不同结构分散压力，可能会对避免或减轻疼痛有所帮助。最近一项对 SCI 患者进行的临床试验证明了肩关节综合训练和拉伸训练的益处[87]。最后，长期上肢保护在伤后任何时间都是重要焦点。功能训练、锻炼计划、设备选择和调整，以及环境适应性改造都应反映出长期对上肢进行保护的考虑[85,86]。

神经病理性疼痛是由躯体感觉神经系统病变或疾病引起的。ISCIP 分类系统确定了三种神经病理性疼痛亚型：SCI 水平的疼痛、SCI 水平以下的疼痛和其他神经病理性疼痛。SCI 水平的疼痛可以起源于脊髓或神经根。SCI 水平以下的疼痛是由脊髓损伤本身引起的。"其他"神经源性疼痛是由脊髓以外的神经损伤引起的,例如糖尿病性多神经病或腕管综合征。神经病理性疼痛患者使用各种术语描述疼痛,包括灼痛、刺痛、针刺感、被蜇、被叮、挤压痛、冰冷痛或灼痛、跳痛、隐痛,以及电击样痛[83,88]。

神经病理性疼痛是众所周知的难以治疗。治疗通常包括药物治疗(见第 55 章),理想情况下采用多学科方法,包括行为治疗以帮助应对和疼痛管理[89,90]。有证据表明经皮神经电刺激(transcutaneous electrical nerve stimulation, TENS)可以减少一些患者的神经病理性疼痛。

记忆要点

- 力量训练计划应包括针对肌肉的渐进性抗阻训练,这将对达成个体训练目标贡献最大。
- 牵伸和关节被动活动训练应该集中在最容易出现挛缩和疼痛并且最有可能影响功能独立的关节。
- 根据患者神经学恢复的可能性,运动技巧训练可以侧重于代偿性活动或恢复更正常的运动模式。无论如何,应专门针对任务和环境进行高强度的、重复的、结构良好的和积极的训练。
- 可通过多种活动保持心血管健康,包括手臂自行车、推行轮椅、游泳、运动叠加瘫痪下肢肌肉电刺激。健身计划应有足够的强度和频率,并适应个体健康水平、兴趣和可获得资源。
- 疼痛预防策略包括对设备和运动进行人体工程学优化,以尽量减少对上肢的重复性损伤。标准物理治疗方案的使用和运动方式的改进可解决现有的肌肉骨骼疼痛。

第五步:再评估

任何物理治疗方案的最后一步都是使用治疗开始时的相同方法进行再评估。比较典型的包括对损伤的评估(如关节活动范围、力量和健康状态),重要的是活动受限的评估(如 SCIM、6 分钟步行测试)。再评估对确定改善或恶化是必要的。如果患者没有改善,那么物理治疗师需要质疑初始分析和治疗计划。除非有明确的获益证据,否则不应继续当前治疗。有时可以给予预防诸如挛缩或呼吸并发症的治疗。在这种情况

下可能很难知道治疗是否有效,因为即使恶化也很难预测如果不进行治疗患者可能的恶化程度。

记忆要点

- 再评估涉及使用与初始评估时相同的测试和措施来检查患者状态。
- 参与度和活动受限的评估非常重要,不过损伤评估也很有用。
- 通过比较初始和再评估的结果,物理治疗师可确定患者是否有改善或恶化,从而评估该方案疗效。

记忆要点

- 制定一个物理治疗方案包括五个步骤:
  —第一步:评估损伤程度、活动受限和参与受限情况;
  —第二步:设定目标;
  —第三步:确定关键问题;
  —第四步:确定并执行适当的物理治疗干预措施;
  —第五步:对损伤、活动受限和参与受限情况进行再评估。

近期趋势

研究调查了过去 20 年来 SCI 患者恢复步行的过程。自 20 世纪 90 年代以来,这方面研究重点主要集中在神经可塑性,以及通过包括减重跑步机训练(body weight-supported treadmill training, BWSTT)的强化和重复性步行训练来恢复步行。这种方法最初基于动物研究,证明了被迫使用患肢的脊髓损伤动物令人印象深刻的运动恢复能力。随后以 SCI 患者为研究对象研究了由治疗师或机器人设备辅助下肢运动 BWSTT 的有效性[91]。

目前还不清楚在跑步机上重复性步行是否有内在的治疗作用,或者跑步机是否提供了一种以"特定任务"方式进行密集重复训练的方式。迄今为止关于这个议题的最大规模试验没有证明传统步态训练和使用减重跑步机和治疗师协助的步态训练之间的差

异[92]。几项较小的研究比较了治疗师辅助与机器人辅助 BWSTT 及各种其他类型步态训练范例[93-97]。许多人认为所有的治疗方法是同样有效的,这些结论通常基于试验中未发现组间统计学差异。然而,不能断定这些类型的试验有同样治疗效果有两个重要原因。首先,没有对照组,因此不知道如果没有任何治疗会发生什么。其次,未能证明统计学差异往往反映样本量不足,因此无法排除真正差异。

其他报道运动训练方法益处的研究使用了前期研究和后续研究设计[98]。然而,如果没有对照组且没有注意最小化偏倚,就对不同步态方法的优越性进行推论是不合理的。关于不同步态训练方案的最可靠的解释来自 Cochrane 系统评价[99],它得出的结论是,没有足够的证据确定哪种步态训练方法对于改善 SCI 患者步态优于其他康复策略。有趣的是,关于脑卒中步态训练的 Cochrane 系统评价并没有证明减重跑步机效果更好[100]。当然,一种治疗相对于另一种治疗没有体现其优势并不能直接证明其完全没有益处,但这确实表明我们对某些干预措施优势的信心是不合理的[101]。

没有一种普适性步态训练方法可以使所有完全性运动损伤的患者下肢恢复行走。此外,许多下肢保留自主运动功能的患者尽管经过强化训练仍不能恢复行走。这引出了患者是否应接受强化恢复性步态训练的问题。在这个问题上有不同的意见。一些治疗师认为,所有患者,无论其病变类型如何,都应接受强调正常运动模式的步态训练。这些治疗师认为,教导患者依靠轮椅或佩戴矫形器就意味着教导患者应不惜一切代价进行代偿。然而,这种方法存在的问题是,许多患者无论是否接受强化训练都无法独立行走。对于那些下肢没有足够的神经支配来恢复功能性行走能力的人来说,仅仅对步态进行干预会将时间、精力、资源和希望浪费在一个无法实现的目标上[102]。在资源有限的情况下(通常是这种情况),这种对步态的关注意味着对轮椅技能等可切实提高患者参与度的训练的重视减少。

我们倡导一种综合考虑患者在家中和社区中独立转移的实际潜力的常规方法,有多种因素影响这种潜力,包括伤后时间、损伤后运动和感觉功能,以及年龄。有机会重新获得在家中和社区环境中的行走能力的患者应进行密集的步态训练,如果可能的话,应该首先强调发展正常的步态模式。如果无法达到正常的步态模式,则应使用矫形器和辅助装置,以使患者能进行长距离行走及在社区内安全独立地行走。任何不太可能在社区中走动的患者都应该配置合适的轮椅并提供轮椅

使用技巧培训。无论个人计划是强调步行、使用轮椅还是两者兼而有之,重点应该是优化患者未来几年的健康潜力和参与能力。

最近,一小组研究者已经从 4 名患者的脊髓硬膜外 ES 中得到强有力结果[103]。这些患者有慢性和完全性 SCI,但在施加刺激后可以自发收缩下肢肌肉。另一个案例研究报道了 FES 辅助运动训练加上持续低频盆腔腰骶神经调节后感觉和自主运动功能以及步态的改善[104]。与以前的研究相反,后面这项研究中即使在刺激结束后,改善仍然存在。这些研究表明,硬膜外刺激可以让脊髓"做好准备",使其对更高中心的神经支配更加敏感。虽然这些发现伴随着令人信服的录像片段,但直到这些结果被其他人复制或在大型试验中得到证实前要慎重。此外,在这些类型的干预措施被广泛采用之前,应该展示其在功能独立性、参与性或在健康方面有意义的获益。

显然物理治疗将继续进步,并将有新的治疗方法大大改善 SCI 患者的生活。但是,这些新疗法以及现有疗法需要高质量的试验来确保物理治疗是以证据为基础的,并确保患者得到最佳治疗。

记忆要点

- 20 世纪 90 年代以来,减重跑步机训练(BWSTT)已成为临床实践和研究的重要焦点。
- BWSTT 包括在跑步机上进行重复性步行训练,其中患者的体重部分由悬挂在跑步机上的吊带支撑,并可通过手动或机器人设备为患者动作提供帮助。
- 研究未能证明 BWSTT 的任何一种方法优于其他方法,或者 BWSTT 优于传统步态训练。
- 不管步态恢复如何,并非所有患者都有可能恢复功能性步行。
- 物理治疗应该关注能够最大程度地保持健康、功能独立和参与性的移动模式(步行、轮椅或二者组合)。

本章重点

- 物理治疗师是多学科团队的重要组成部分。
- 物理治疗的主要目的是最大限度地提高移动性和运动功能,其主要目的是加强参与和改善健康。

- 物理治疗师使用基于问题和证据的方法治疗关键损伤。
- 物理治疗师处理五种关键损伤。

- 物理治疗师通常采用五步法评估患者情况并制定适当的治疗策略。

（曾红 李明真 译 刘楠 校）

参考文献

1. WHO. International classification of functioning, disability and health: ICF short version. Geneva (Switzerland): World Health Organisation; 2001.

2. Taylor-Schroeder S, LaBarbera J, McDowell S, Zanca JM, Natales A, Mumma S. Physical therapy treatment time during inpatient spinal cord injury rehabilitation. *J Spinal Cord Med* 2011;34:149-61.

3. Van Langeveld SA, Post MW, Van Asbeck FW, et al. Comparing content of therapy for people with a spinal cord injury in postacute inpatient rehabilitation in Australia, Norway, and the Netherlands. *Phys Ther* 2011;91:210-23.

4. Van Langeveld SA, Post MW, Van Asbeck FW, et al. Contents of physical therapy, occupational therapy, and sports therapy sessions for patients with a spinal cord injury in three Dutch rehabilitation centres. *Disabil Rehabil* 2011;33:412-22.

5. Harvey L. Management of spinal cord injuries: a guide for physiotherapists. London: Elsevier; 2008.

6. Harvey LA, Crosbie J. Weight bearing through flexed upper limbs in quadriplegics with paralyzed triceps brachii muscles. *Spinal Cord* 1999;37:780-85.

7. Harvey L, Crosbie J. Effect of elbow flexion contractures on the ability of people with C5 and C6 tetraplegia to lift. *Physiother Res Int* 2001;62:78-82.

8. Somers MF. Spinal cord injury: functional Rehab. 3rd ed. Upper Saddle River (NJ): Prentice Hall; 2010.

9. Harvey LA, Crosbie J. Biomechanical analysis of a weight relief manoeuvre in C5 and C6 quadriplegia. *Arch Phys Med Rehabil* 2000;81:500-505.

10. Harvey LA, Herbert RD. Muscle stretching for treatment and prevention of contracture in people with spinal cord injury. *Spinal Cord* 2002;40:1-9.

11. Houghton P, Campbell K, Andrews S, Birt J, Casalino A, Pell M. Canadian best practice guidelines for the prevention and management of pressure ulcers in people with spinal cord injury: a resource handbook for clinicians. 2013. Accessed at www.onf.org

12. Regan M, Teasell R, Keast D, Aubut J, Foulon B, Mehta S. Pressure ulcers following spinal cord injury. In: *SCIRE*, Eng JJ, et al., editors. Vancouver; 2010. p.20.21-20.48.

13. Makhsous M, Priebe M, Bankard J, et al. Measuring tissue perfusion during pressure relief maneuvers: insights into preventing pressure ulcers. *J Spinal Cord Med* 2007;30:497-507.

14. Henderson JL, Price SH, Brandstater ME, Mandac BR. Efficacy of three measures to relieve pressure in seated persons with spinal cord injury. *Arch Phys Med Rehabil* 1994;75:535-39.

15. Nawoczenski DA, Clobes SM, Gore SL, et al. Three-dimensional shoulder kinematics during a pressure relief technique and wheelchair transfer. *Arch Phys Med Rehabil* 2003;84:1293-1300.

16. Scivoletto G, Di Donna V. Prediction of walking recovery after spinal cord injury. *Brain Res Bull* 2009;78:43-51.

17. Arazpour M, Chitsazan A, Hutchins SW, et al. Evaluation of a novel powered gait orthosis for walking by a spinal cord injury patient. *Prosthet Orthot Int* 2012;36:239-46.

18. Harvey LA, Smith MB, Davis GM, Engel S. Functional outcomes attained by T9-12 paraplegic patients with the walkabout and the isocentric reciprocal gait orthoses. *Arch Phys Med Rehabil*

1997;78:706-11.

19. Harvey L, Davis G, Smith M, Engel S. Energy expenditure during gait using the Walkabout and Isocentric Reciprocal Gait orthoses in person with paraplegia. *Arch Phys Med Rehabil* 1998;79:945-49.

20. Kreutz D. Standing frames and standing wheelchairs: implications for standing. *Top Spinal Cord Inj Rehabil* 2000;5:24-38.

21. Needham-Shropshire BM, Broton JG, Klose K, Lebwohl N, Guest RS, Jacobs PL. Evaluation of a training program for persons with SCI paraplegia using the Parastep 1 Ambulation System: part 3. Lack of effect on bone mineral density. *Arch Phys Med Rehabil* 1997;78:799-803.

22. Kwok S, Harvey L, Glinsky J, Coggrave M, Tussler D. Does regular standing improve bowel function in people with spinal cord injury? A randomised controlled cross-over trial. *Spinal Cord* 2015;53:36-41.

23. Kirshblum SC, Burns SP, Biering-Sorensen F, et al. International standards for neurological classification of spinal cord injury (Revised 2011). *J Spinal Cord Med* 2011;34:535-46.

24. Harvey L. Stretch for the management of contractures. Evidence does not support it (invited editorial). *Int J Ther Rehabil* 2007;14:524-25.

25. Itzkovich M, Gelernter I, Biering-Sorensen F, et al. The Spinal Cord Independence Measure (SCIM) version III: reliability and validity in a multi-center international study. *Disabil Rehabil* 2007;29:1926-33.

26. Ditunno JF, Jr., Ditunno PL, Scivoletto G, et al. The Walking Index for Spinal Cord Injury (WISCI/WISCI II): nature, metric properties, use and misuse. *Spinal Cord* 2013;51:346-55.

27. van Herk I, Arendzen JH, Rispens P. Ten-metre walk, with or without a turn? *Clin Rehabil* 1998;21:30-35.

28. Nijland R, van Wegen E, Verbunt J, van Wijk R, van Kordelaar J, Kwakkel G. A. comparison of two validated tests for upper limb function after stroke: the wolf motor function test and the action research arm test. *J Rehabil Med* 2010;42:694-96.

29. Fliess-Douer O, Vanlandewijck YC, Manor G, LHV VDW. A systematic review of wheelchair skills tests for manual wheelchair users with a spinal cord injury: towards a standardized outcome measure. *Clin Rehabil* 2010;24:867-86.

30. Kirby RL, Dupuis DJ, MacPhee AH, et al. The Wheelchair Skills Test (version 2.4): measurement properties. *Arch Phys Med Rehabil* 2004;85:794-804.

31. Ullrich PM, Spungen AM, Atkinson D, et al. Activity and participation after spinal cord injury: State-of-the-art report. *J Rehabil Res Dev* 2012;49:155-74.

32. Andresen EM, Meyers AR. Health-related quality of life outcomes measures. *Arch Phys Med Rehabil* 2000;81:S30-S45.

33. Skevington SM, Lotfy M, O'Connell KA. The World Health Organization's WHOQOL-BREF quality of life assessment: Psychometric properties and results of the international field trial a Report from the WHOQOL Group. *Qual Life Res* 2004;13:299-310.

34. Available from: http://www.ilru.org/html/training/webcasts/handouts/2001/10-31-CC/carla1.html Independent Living Research Utilization. Application of the concept of health and wellness to people with disabilities: from academia to real life. Accessed 16th August, 2010.

35. Chu J, Harvey LA, Ben M, Batty J, Avis A, Adams R. Physical

therapists' ability to predict future mobility after spinal cord injury. *J Neurol Phys Ther* 2012;36:3-7.

36. Harvey L, Chu J, Adams R, Batty J, Barratt D, Kwok S. Accuracy of physiotherapists' predictions of one year mobility for people with spinal cord injury. *Physiother Theory Pract* 2013;29:393-400.

37. Consortium for Spinal Cord Medicine. Outcomes following traumatic spinal cord injury: Clinical practice guidelines for health care professionals. Washington DC: Paralyzed Veterans of America; 1999.

38. Marino RJ, Ditunno JF, Donovan WH, Maynard F. Neurological recovery after traumatic spinal cord injury: data from the Model Spinal Cord Injury Systems. *Arch Phys Med Rehabil* 1999;80:1391-96.

39. Van Middendorp JJ, Hosman AJ, Donders ART, et al. A clinical prediction rule for ambulation outcomes after traumatic spinal cord injury: a longitudinal cohort study. *Lancet* 2011;377:1004-10.

40. Wilson JR, Grossman RG, Frankowski RF, et al. A clinical prediction model for long-term functional outcome after traumatic spinal cord injury based on acute clinical and imaging factors. *J Neurotrauma* 2012; 29:2263-71.

41. Harvey L, Lin CM, Glinsky J, De Wolf A. The effectiveness of physical interventions for people with spinal cord injuries: a systematic review. *Spinal Cord* 2009; 47:184-95.

42. Eng JJ, Teasell RW, Miller WC, et al. The Spinal Cord Injury Rehabilitation Evidence (SCIRE)- Version 2. 2008. Accessed at www.scireproject.com

43. Herbert R, Jamtvedt G, Mead J, Hagen K. Practical evidence-based physiotherapy. Oxford: Elsevier; 2005.

44. Kendall FP, Kendall McCreary E, Provance PG. Muscles, testing and function: with posture and pain. 4th ed. Baltimore (MD): Williams and Wilkings; 1993.

45. Daniels L, Worthingham C. Muscle testing: techniques of manual examination. 5th ed. Philadelphia: Saunders; 1986.

46. White CM, Pritchard J, Turner-Stokes L. Exercise for people with peripheral neuropathy. *Cochrane Database Syst Rev* 2004: Issue 4. Art. No.: CD003904. DOI: 003910.001002/14651858. CD14003904.pub14651852.

47. Kraemer WJ, Adams K, Cafarelli E, et al. American College of Sports Medicine. American College of Sports Medicine position stand. Progression models in resistance training for healthy adults. *Med Sci Sports Exerc* 2002;34:364-80.

48. Rhea MR, Alvar BA, Burkett LN, Ball SD. A meta-analysis to determine the dose response for strength development. *Med Sci Sports Exerc* 2003;35:456-64.

49. Carpinelli RN. Berger in retrospect: effect of varied weight training programmes on strength. *Br J Sports Med* 2002;36:319-24.

50. Kraemer WJ, Ratamess NA. Fundamentals of resistance training: progression and exercise prescription. *Med Sci Sports Exerc* 2004;36:674-88.

51. Sale D, MacDougall D. Specificity in strength training: a review for the coach and athlete. *Can J Appl Sport Sci* 1981;6:87-92.

52. Gorgey AS, Dolbow DR, Cifu DX, Gater DR. Neuromuscular electrical stimulation attenuates thigh skeletal muscles atrophy but not trunk muscles after spinal cord injury. *J Electromyogr Kinesiol* 2013;23:977-84.

53. Gorgey AS, Mather KJ, Cupp HR, Gater DR. Effects of resistance training on adiposity and metabolism after spinal cord injury. *Med Sci Sports Exerc* 2012;44:165-74.

54. Glinsky J, Harvey L, van Es P, Chee S, Gandevia SC. The addition of electrical stimulation to progressive resistance training does not enhance the wrist strength of people with tetraplegia: a randomized controlled trial. *Clin Rehabil* 2009;23:696-704.

55. Harvey LA, Fornusek C, Bowden JL, et al. Electrical stimulation plus progressive resistance training for leg strength in spinal cord injury: a randomized controlled trial. *Spinal Cord* 2010;48:570-75.

56. Glinsky J, Harvey L, van Es P. Efficacy of electrical stimulation to increase muscle strength in people with neurological conditions: a systematic review. *Physiother Res Int* 2007;12:175-94.

57. Diong J, Harvey LA, Kwah LK, et al. Incidence and predictors of contracture after spinal cord injury—a prospective cohort study. *Spinal Cord* 2012;50:579-84.

58. Fergusson D, Hutton B, Drodge A. The epidemiology of major joint contractures: a systematic review of the literature. *Clin Orthop Relat Res* 2006;456:22-29.

59. Eriks-Hoogland IE, de Groot S, Post MW, van der Woude LH. Passive shoulder range of motion impairment in spinal cord injury during and one year after rehabilitation. *J Rehabil Med* 2009;41:438-44.

60. Diong JHL, Herbert RD, Harvey LA, et al. Passive mechanical properties of the gastrocnemius after spinal cord injury. *Muscle Nerve* 2012: n/a-n/a.

61. Diong J, Harvey LA, Kwah LK, et al. Gastrocnemius muscle contracture after spinal cord injury: a longitudinal study. *Am J Phys Med Rehabil* 2013;92:565-74.

62. Katalinic OM, Harvey LA, Herbert RD. Effectiveness of stretch for the treatment and prevention of contractures in people with neurological conditions: a systematic review. *Phys Ther* 2011;91:11-24.

63. Prabhu R, Swaminathan N, Harvey L. Passive movements for the treatment and prevention of contractures. *Cochrane Database of Systematic Reviews 2013, Issue 12.* Art. No.: CD009331. DOI: 10.1002/14651858.CD009331.pub2. 2013:

64. Ben M, Harvey L, Denis S, et al. Does 12 weeks of regular standing prevent loss of ankle mobility and bone mineral density in people with recent spinal cord injuries? *Aust J Physiother* 2005;51:251-56.

65. Harvey LA, Byak AJ, Ostrovskaya M, Glinsky J, Katte L, Herbert RD. Randomised trial of the effects of four weeks of daily stretch on extensibility of hamstring muscles in people with spinal cord injuries. *Aust J Physiother* 2003;49:176-81.

66. Harvey LA, de Jong I, Geohl G, Marwedel S. Twelve weeks of nightly stretch does not reduce thumb web-space contractures in people with a neurological condition: a randomised controlled trial. *Aust J Physiother* 2006;52:251-58.

67. Harvey LA, Herbert RD, Glinsky J, Moseley AM, Bowden J. Effects of 6 months of regular passive movements on ankle joint mobility in people with spinal cord injury: a randomized controlled trial. *Spinal Cord* 2009;47:62-66.

68. Harvey LA, Batty J, Crosbie J, Poulter S, Herbert RD. A randomized trial assessing the effects of 4 weeks of daily stretching on ankle mobility in patients with spinal cord injuries. *Arch Phys Med Rehabil* 2000;81:1340-47.

69. Katalinic OM, Harvey LA, Herbert RD, Moseley AN, Lannin NA, Schurr K. Stretch for the treatment and prevention of contractures. *Cochrane Database Syst Rev* 2010; Issue 9. Art.No.: CD007455. DOI: 10.1002/14651858.CD007455.pub2.:

70. Harvey L, Glinsky J, Katalinic O, Ben M. Contracture management for people with spinal cord injuries. *NeuroRehabilitation* 2011;28:17-20.

71. Diong J, Herbert RD, Kwah LK, Clarke JL, Harvey LA. Mechanisms of increased passive compliance of hamstring muscle-tendon units after spinal cord injury. *Clin Biomech* 2012;27:893-98.

72. Harvey L. Principles of conservative management for a non-orthotic tenodesis grip in tetraplegics. *J Hand Ther* 1996;9:238-42.

73. Harvey L, Simpson D, Glinsky J, Pirronello D, McLean S. Quantifying the passive extensibility of the flexor pollicis longus muscle in people with tetraplegia. *Spinal Cord* 2005;43:620-24.

74. Hastings JD, Harvey L, Bruce J, Somers M. Compensation allows recovery of functional independence in people with severe motor impairments following spinal cord injury (letter to the editor). *J Rehabil Med* 2012;44:477-78.

75. Carr JH, Shepherd RB. A motor relearning model for rehabilitation.

In: Movement science: Foundations for physical therapy in rehabilitation, editor. Rockville (MD): Aspen Publishers; 2000. p.

76. Chhabra HS, Harvey LA, Muldoon S, et al. www.elearnSCI. org: A global educational initiative of ISCoS. *Spinal Cord* 2013; 51:176-82.

77. Cragg JJ, Stone JA, Krassioukov AV. Management of cardiovascular disease risk factors in individuals with chronic spinal cord injury: an evidence-based review. *J Neurotrauma* 2012;29:1999-2012.

78. Ginis KAM, Hicks AL, Latimer AE, et al. The development of evidence-informed physical activity guidelines for adults with spinal cord injury. *Spinal Cord* 2011;49:1088-96.

79. Borg G. Borg's perceived exertion and pain scales. Champaign (IL): Human Kinetics;1998.

80. Hamzaid N, Davis G. Health and fitness benefits of functional electrical stimulations-evoked leg exercise for spinal cord-injured individuals: a position review. *Top Spinal Cord Inj Rehabil* 2009;14:88-121.

81. Scelza WM, Kalpakjian CZ, Zemper ED, Tate DG. Perceived barriers to exercise in people with spinal cord injury. *Am J Phys Med Rehabil* 2005;84:576-83.

82. Rimmer JH, Riley B, Wang E, Rauworth A, Jurkowski J. Physical activity participation among persons with disabilities: Barriers and facilitators. *Am J Prev Med* 2004;26:419-25.

83. Bryce TN, Biering-Sørensen F, Finnerup NB, et al. International Spinal Cord Injury Pain Classification: part I. Background and description. *Spinal Cord* 2012;50:413-17.

84. Jain NB, Higgins LD, Katz JN, Garshick E. Association of shoulder pain with the use of mobility devices in persons with chronic spinal cord injury. *PM and R* 2010;2:896-900.

85. Consortium for Spinal Cord Medicine. Preservation of upper limb function following spinal cord injury: a clinical practice guideline for health-care professionals. Washington DC: Paralyzed Veterans of America; 2005.

86. Nawoczenski DA, Riek LM, Greco L, Staiti K, Ludewig PM. Effect of shoulder pain on shoulder kinematics during weight-bearing tasks in persons with spinal cord injury. *Arch Phys Med Rehabil* 2012;93:1421-30.

87. Mulroy SJ, Thompson L, Kemp B, et al. Strengthening and optimal movements for painful shoulders (STOMPS) in chronic spinal cord injury: a randomized controlled trial. *Phys Ther* 2011;91:305-24.

88. Celik EC, Erhan B, Lakse E. The clinical characteristics of neuropathic pain in patients with spinal cord injury. *Spinal Cord* 2012;50:585-89.

89. Lee S, Zhao X, Hatch M, Chun S, Chang E. Central neuropathic pain in spinal cord injury. *Crit Rev Phys Rehabil Med* 2013;25:159-72.

90. Mehta S, Orenczuk K, McIntyre A, Willems G, et al. Neuropathic pain post spinal cord injury part 1: systematic review of physical and behavioral treatment. *Top Spinal Cord Inj Rehabil* 2013;19:61-77.

91. Rossignol S, Frigon A. Recovery of locomotion after spinal cord injury: some facts and mechanisms. *Annu. Rev. Neurosci* 2001;34:413-440.

92. Dobkin B, Apple D, Barbeau H, et al. Weight-supported treadmill vs over-ground training for walking after acute incomplete SCI. *Neurology* 2006;66:484-93.

93. Field-Fote EC, Roach KE. Influence of a locomotor training approach on walking speed and distance in people with chronic spinal cord injury: a randomized clinical trial. *Phys Ther* 2011;91:48-60.

94. Postans NJ, Hasler JP, Granat MH, Maxwell DJ. Functional electrical stimulation to augment partial weight-bearing supported treadmill training for patients with acute incomplete spinal cord injury: A pilot study. *Arch Phys Med Rehabil* 2004;85:604-10.

95. Alcobendas-Maestro M, Esclarin-Ruz A, Casado-Lopez RM, et al. Lokomat robotic-assisted versus overground training within 3 to 6 months of incomplete spinal cord lesion: randomized controlled trial. *Neurorehabil Neural Repair* 2012;26:1058-63.

96. Benito-Penalva J, Edwards DJ, Opisso E, et al. Gait training in human spinal cord injury using electromechanical systems: effect of device type and patient characteristics. *Arch Phys Med Rehabil* 2012;93:404-12.

97. Alexeeva N, Sames C, Jacobs PL, et al. Comparison of training methods to improve walking in persons with chronic spinal cord injury: a randomized clinical trial. *J Spinal Cord Med* 2011;34:362-79.

98. Harkema SJ, Schmidt-Read M, Lorenz D, Edgerton VR, Behrman AL. Balance and ambulation improvements in individuals with chronic incomplete spinal cord injury using locomotor training-based rehabilitation. *Arch Phys Med Rehabil* In Press, Published Online: July 21, 2011.

99. Mehrholz J, Kugler J, Pohl M. Locomotor training for walking after spinal cord injury. *Cochrane Database Syst Rev* 2008:CD006676.

100. Moseley AM, Stark A, Cameron ID, Pollock A. Treadmill training and body weight support for walking after stroke. *Cochrane Database Syst Rev* 2005: Issue 4. Art. No.: CD002840. DOI: 002810.001002/14651858.CD14002840.pub14651852.

101. Wolpaw JR. Treadmill training after spinal cord injury: good but not better. *Neurology* 2006;66:466-67.

102. Harvey L, Somers M, Hastings J, Bruce J. The possible deleterious effects of therapy solely direct at neural plasticity and walking in people with serious spinal cord injury (letter to the editor). *Arch Phys Med Rehabil* 2011;92:1924.

103. Angeli CA, Edgerton VR, Gerasimenko YP, Harkema SJ. Altering spinal cord excitability enables voluntary movements after chronic complete paralysis in humans. *Brain* 2014;137:1394-1409.

104. Possover M. Recovery of sensory and supraspinal control of leg movement in people with chronic paraplegia: a case series. *Arch Phys Med Rehabil* 2014;95:610-14.

第 35 章　作业治疗管理

MJ Mulcahey, Pamela Talero-Cabrejo, Stephen Kern,
Amanda Horley, Mallory Koch, Abigail Rude

学习目标

本章学习完成后,你将能够:

- 明确作业治疗是与日常生活相关的作业;
- 描述脊髓损伤患者脊髓损伤在急性、亚急性和慢性期康复/适应性训练的作业治疗中的优先事项;
- 将作业治疗与身体障碍的修复相关联,以便进行有意义的活动;
- 评估作业治疗在教学策略中的作用,提供辅助设备和技术补偿功能上的缺失,从而进行有意义的活动;
- 解释作业治疗师在帮助脊髓损伤患者中的独特作用,包括与重建上肢手术、生命保健计划和适应性训练相关的作业活动;
- 在更广泛的作业公正、获得服务和维持生计方面解释作业治疗;
- 重视作业治疗与照顾者的关系、人与非人的环境,以及脊髓损伤患者参与作业的各方面功能和福祉;
- 根据地理、经济和文化、政治影响,描述作业治疗训练结果的变化;
- 描述一名颈髓中段损伤的年轻人在亚急性期康复、社区康复,以及上肢重建中的作业治疗具体作用。

引言

作业治疗(occupational therapy, OT)关注患者的潜在障碍并促进其日常生活。在脊髓损伤(spinal cord injury, SCI)的情况下,作业治疗评估、治疗和结果通常由受伤的急性期或慢性期、服务背景(例如急性护理、住院康复、门诊康复、基于社区的康复)和脊髓损伤患者及其家属对个人的作业渴望、需求和目标而决定。在急性和亚急性康复期间,作业治疗师与其他医疗和康复专业人员合作,增加患者对活动的耐受性(力量、平衡等),预防二次损伤(挛缩、皮肤损伤等)和指导脊髓损伤患者及其家人。另外,受伤早期作业治疗包括:重新开展日常生活活动(activities of daily living, ADL),例如床位移动、轮椅行动、饮食、梳洗等[1-5]。脊髓损伤患者慢性期阶段的作业治疗着重于工具性日常生活活动(instrumental activities of daily living, IADL),如家庭活动和社区活动,以及恢复与家庭生活、生产和休闲相关的角色身份。作业治疗师在安全、功能、家庭和社区参与以及整体福祉方面都应敏锐地熟悉环境因素[6]。重要的是,作业治疗师要预测在受伤之前与患者不相关的或者在患者伤后几年才产生的作业需求和目标,因其在脊髓损伤患者的适应训练中发挥着关键作用。虽然作业治疗认为"作业"既是实践的过程也是结果,其他常见的干预措施包括作业活动再训练、环境改造、支具使用、辅助器具的挑选和适应性训练[5,7]。在世界许多地区,作业治疗师通过功能评估帮助改进上肢重建治疗的手术方案以及重建术后的治疗方案[8-10]。通过进一步的培训,许多作业治疗师成为作业康复专家和生活照顾方面的策划者,或者辅助驾驶的评估和培训专员[11,12]。尽管作业治疗对于脊髓损伤患者的生活有重要的意义,但由于包括获取治疗权力、政策和成本在内的几个因素,导致全球各地作业治疗的使用率差异很大。

有一些优质的资源可为脊髓损伤的综合管理提供指导[13,14],包括作业治疗的基本方法和原则[2,3]。还有相关的脊髓损伤实践指南[15,16]及与脊髓损伤相关的作业治疗惯例和与治疗相关的其他值得关注的参考[1-5,9,17-19]。本章将讨论作业概况,以说明作业治疗的核心问题并介绍有助于制订脊髓损伤患者作业治疗计划的其他评估工具;说明作业治疗对脊髓损伤患者功能损害的基本优先选项;讨论作业治疗在教育和支持脊髓损伤护理人员方面的作用;描述作业治疗师如何为上肢重建的评估和康复做出贡献;并考虑影响脊髓损伤患者的作业治疗和导致结果差异性的许多因素。

作业治疗评估

通常情况下,无论诊断如何,获得作业档案是作业治疗评估过程的起始步骤[20]。作业档案包括对患者和家属进行面谈,了解患者的作业史;他们的角色和与这些角色相关的日常习惯;以及他们的兴趣、价值观、信仰等。另外,收集有关人员参与作业的环境,对残疾的态度和相关财政资源的信息。按照作业理念,作业治疗师在此期间收集关于患者进行各种日常活动的能力的信息对其作业(活动)的表现进行分析。作业治疗师评估各种身体功能[21],例如:精神状态(注意力、记忆力、知觉度)、感觉和疼痛功能(视力、疼痛、本体感觉、前庭功能)、神经肌肉骨骼和运动相关功能(关节活动、肌肉力量、肌肉耐力)和心血管和呼吸功能(对活动的身体反应)。在对作业表现进行分析时,作业治疗师还对患者的作业表现技能进行评估。睡眠和休息、日常生活、社会参与、休闲和工作,这些是参与日常作业表现所必备的基本能力。

由于脊髓损伤导致的身体损伤可能对日常生活造成严重后果,作业治疗师应在作业档案评估之外,对肌肉力量、活动范围、感觉、平衡和疼痛进行综合评估[2,10,22]。准确评估上肢的运动以及感觉强度和范围,是确定是否需要支具和矫形器、调整(生活)活动、环境改造、辅助设备和其他长期医疗设备的关键。从而,作业治疗师的专业性在于对身体评估技术和辨别被他人误认为是"正常"功能而实际是脊髓损伤患者的恢复过程中的代偿功能。(作业治疗师)也对痉挛和下运动神经元进行完整性评估[10],用来全面了解现阶段身体状况,以此预测其功能水平,或者也可辅助用来预测某个特定肌群的力量恢复,帮助确定力量训练方案的起始点。

虽然身体评估中使用的具体量表和方法各不相同,但上肢基础数据库[23]、四肢瘫痪手外科的国际分类[24]和上肢临床实践指南[15]可被作业治疗师用来制订干预计划。功能独立性测量[25]和脊髓独立性测量[26]是用于脊髓损伤康复的标准化工具,并提供关于ADL能力的相关信息,包括穿衣、刷牙、自我进食、洗手、洗澡和大小便控制等活动。许多作业治疗师通过加拿大作业表现量表(Canadian Occupational Performance Measure, COPM)[27]或目标达标量表(Goal Attainment Scaling)[28]来补充作业概况和标准化评估,以确定治疗的优先事项。加拿大作业表现量表从广泛的以客户为中心的角度考虑治疗效果,已被用于脊髓损伤研究,并可在 www. canchild. ca 获得。其他作业治疗量表涉及具体的治疗目标,不在本文中详述[29-32]。

> ### 记忆要点
>
> - 作业档案是作业治疗过程的初步步骤,是对患者作业活动史、日常生活经验、兴趣、价值观和需求的了解。
> - 作业表现分析提供对患者能力和需求的了解,并在治疗开始时识别日常生活中的潜在问题。
> - 作业治疗师熟练地评估身体功能及其障碍对日常生活的影响。
> - COPM 用于确定治疗的优先级。
> - 其他效果评估工具的选择取决于治疗的目标。

作业治疗优先事项

很多优秀文献提供了相关预期功效指南,并指出使用支具或辅助设备有助于达到预期功能效果。其中一份关于支具的权威指南是在美国退伍军人协会发表,由脊髓医学联合会发起的[16]。Mulcahey[7,9]提供了一个专注于上肢的颈段脊髓损伤所需的功能性支具的选择方法,并提供了相关的"最佳实践"证据支持。可以说,戴或不戴腕支具组件的万能袖套/带可能是四肢瘫最有用的支具之一,其简单但具多样性,并且可轻松穿戴和去除,并有助于 C_5、C_6 和 C_7 水平四肢瘫痪患者长期使用(见第 36 章)。表 35.1 总结了作业治疗的优先顺序和效果以及作业治疗师针对脊髓损伤患者康复的考虑因素。

表 35.1 急性、亚急性期作业治疗优先顺序及注意事项（CBR 作为神经功能水平参数）

神经损伤程度	呼吸	ADL	IADL	作业治疗及注意事项
$C_1 \sim C_3$	机械通气	● 躯体依赖 ● 指导他人照顾自己	● 需要照顾者的支持 ● 家庭，学校和工作中的角色可能要改变 ● 社区出行是参与的潜在障碍	● 沟通——书写和言语 ● 环境控制单位的提供和培训 ● 培训其口头指导他人照顾自己 ● 手持式或滑入式淋浴（必须有可斜倚淋浴椅） ● 身体转移需要机械或电动升降 ● 带有语音控制、视线跟随的电脑设置 ● 语音激活手机和紧急联络训练 ● 支具固定上肢控制水肿，预防疼痛，并防止挛缩 ● 通过感觉控制（舌）或使用视线驱动电动（轮椅）移动。 ● 手动轮椅 ● 电动和手动椅可能需要定制座椅，可倾斜（空间倾斜），必须有用于放呼吸机的托盘。倾斜有助于缓解压力和膀胱管理 ● 肩部半脱位高风险 ● 寻求亲密关系的可能性 ● 虚拟环境可能变得越来越重要（工作和上学使用虚拟平台，虚拟的社交 App 和游戏）
C_4	● 膈肌呼吸 ● 可能需要完全或部分辅助呼吸	● 躯体依赖 ● 指导别人照顾	● 需要照顾者的支持 ● 家庭、学校和工作中上的角色可能要改变 ● 社区出行是参与的潜在障碍	● 沟通——书写和言语 ● 提供和练习环境控制的控件 ● 培训其口头指导他人照顾自己的培训 ● 电脑设置语音控制，口含控制杆，或头控开关 ● 语音激活手机和紧急联络训练 ● 身体转移的机械或动力升降 ● 支具固定上肢控制水肿，预防疼痛，并防止挛缩 ● 通过感觉（舌）和下巴控制的电动轮椅 ● 手动轮椅 ● 电动和手动轮椅可能需要定制座椅，可倾斜（空间倾斜）。倾斜选项有助于缓解压力，膀胱管理和自主功能障碍 ● 肩部半脱位高风险 ● 寻求亲密关系的可能性 ● 虚拟环境可能变得越来越重要（工作和上学使用虚拟平台，虚拟社交 App 和游戏）
C_5	● 不依赖呼吸机 ● 耐力和肺活量差	● 可以稍独立的梳妆、吃饭、写作、使用电脑、手机设置、设备修理、支具和适应设备使用等 ● 独立手动控制电动轮椅 ● 用手驱动轮椅可最小范围独立移动	● 家庭维护，膳食准备，提供托儿服务（如果是父母）需要照顾者的支持 ● 与学校和工作有关的角色可能需要改变 ● 通过精密的设备和培训，坐电动轮椅时可能独立驾驶经过改装适配的车	● 具有手腕支撑的万能袖套 / 带（长对指支具）为主；比起直接在套口中反复插拔用具（笔、牙刷、餐具），反而该将最常用的物品（叉子、笔、牙刷）永久放置于不同的支具里 ● 辅助器具（弯曲，组装式手柄） ● 调整（改造）物理环境 ● 人文环境教育 ● 仔细评估上肢肌肉，特别是有肱二头肌和旋后肌存在；如果有 4/5 肌力，可作为肱桡肌腕伸肌转移术的备选肌肉（将有可能消除手腕支撑并促进肌腱固定）

续表

神经损伤程度	呼吸	ADL	IADL	作业治疗及注意事项
C_5	• 不依赖呼吸机 • 耐力和肺活量差	• 在床上有一些独立的行动 依赖他人洗澡、大小便、穿衣	• 使用公共交通需要用电动轮椅进行辅助	• 可能是后三角肌或肱二头肌-肱三头肌转移术的备选肌肉 • 肩胛骨不稳定和肩部疼痛的风险很高 • 前臂抬高挛缩的风险很高 • 寻求亲密关系的可能性 • 虚拟环境可能变得越来越重要（工作和上学使用虚拟平台，虚拟社交 App 和游戏）
C_6	• 不依赖呼吸机 • 耐力和肺活量差	• 独立饮食、梳洗、穿上衣、床上移动、沟通、使用移动设备 • 膀胱管理（男性），穿下身衣、身体移动，洗澡需要设备、装置或一些帮助 • 能够在平地上推动手动椅；在动力帮助下可以在各种地形上移动更长的距离	• 独立准备便餐，但其他居家活动依赖他人 • 在辅助设备和协助下可以保育幼儿 • 独立驾驶改装车 • 使用手动轮椅，自主使用公共交通	• 辅助设备和支具用于进食、梳洗、工作和休闲活动 • 使用手控操纵杆式电动轮椅；带倾斜的功能有助于膀胱管理，特别是女性。如果用户存在大范围的长时间活动（大学校园等），或具处于有挑战性的地形（丘陵、砾石路等），或存在其他情况（上肢疼痛、上肢功能不对称）主要选择电动轮椅 • 手动轮椅；动力辅助可以减少用力 • 淋浴椅，便椅，长柄淋浴头 • 转移板用于身体转移 • 可能需要夜间佩戴手支具来防止挛缩 • 万用套是主要支撑；腕长伸肌存在功能，因而无需手腕支撑 • 锻炼手功能的腕关节腱效应 [a]；拇指及示指可能需要绑带 / 贴扎以获得最佳功能 • 腕动屈肌铰链支具，以增强固定功能 • 调整（改造）物理环境 • 人文环境教育 • 仔细评估肌腱转移的上肢肌肉。特别是，如果肱桡肌和两侧的桡侧腕长伸肌都有 4/5 肌力，可能是肱桡肌-拇指屈肌转移和桡侧腕长伸肌-指屈肌术的候选者 • 可能是后三角肌或肱二头肌-肱三头肌转移术的候选者 • 肩部、肘部和腕部疼痛的风险很高 • 寻求亲密关系的可能性 • 虚拟环境可能变得越来越重要（工作和上学使用虚拟平台，虚拟社交 App 和游戏）
C_7~C_8	• 不依赖呼吸机 • 耐力和肺活量差	• 可独立进行大多数 ADL，包括身体转移 • 可能需要膀胱和肠道管理和洗澡的装置和 / 或设备 • 可独立推动手动椅	• 在大多数家庭日常活动中独立；复杂的活动可能需要协助 • 独立驾驶适应车（手控）；通常可以手动折叠手椅，独立安装在汽车上 • 公共交通通常不是障碍	• 手动轮椅 • 浴盆，长柄淋浴头 • 便椅 • 肩部、肘部和腕部疼痛的风险很高 • 爪形手的张开；可通过支具阻止掌指关节过伸或肌腱移位 • 寻求亲密关系的可能性

续表

神经损伤程度	呼吸	ADL	IADL	作业治疗及注意事项
截瘫	• 肺活量和耐力受累（T₁~T₉） • 完整（T₁₀及以下）	• 独立 • 在吊带和/或设备辅助下能够执行直立行动	• 大多数家庭活动中都是独立的 • 独立手动驾驶汽车用 • 能够相对容易地在整个社区内活动	• 浴缸长凳,长柄淋浴头 • 可能需要便椅 • 肩部、肘部和腕部疼痛的风险很高 • 寻求亲密关系的可能性

本表格提供对神经功能损伤不同程度的作业治疗结局和治疗的一般准则,而不是明确的处方。作业治疗的治疗计划和结果的变化受神经水平以外因素的高度影响,如:损伤的完整性,合并症和继发并发症,治疗时的发病年龄和年龄,环境、财政和家庭支持,以及和脊髓损伤患者的期望目标。ADL 举例:吃饭、梳洗、移动身体、写作。IADL 举例:家庭和社区生活,工作和学校活动。

a 腕关节腱效应训练,即通过重力辅助手腕屈曲使手指和拇指被动伸展(手张开)及屈曲(手闭合),及主动或电动辅助腕伸展。

即使在急性期之后的康复,作业治疗旨在提供以客户为中心治疗,在(治疗)过程中融入实现个人目标为目的,通过积极地参与解决问题、自我决策、展望未来的可能性,来提升这类人群社会参与能力[33,34]。作业治疗师在与慢性脊髓损伤患者合作中优先考虑的是满足脊髓损伤患者及其照顾者个体需求的功能。如果没有仔细考虑周围环境(表 35.2),这些获益是无法实现的,这也是成功地重新融入社区的关键[35-38]。

表 35.2 对脊髓损伤患者开展作业治疗时的社区融入与生活的环境和因素

环境	作业治疗考虑的因素
物理	家庭、学校和公共场所的建筑设计与基础设施;交通工具的使用
虚拟	获取技术和互联网,通过在线虚拟平台获得学习和工作机会,社交媒体,游戏
社会文化	消极者还是积极者,支持系统,禁忌,宗教,信仰,日课,避讳等
经济	金融资产,经济支持,正式和非正式的收入来源,当前和备用的生计,参与费用
政治	所参与(涉及)的国家、地区和机构政策,战区,移民身份

考虑这些因素是帮助还是妨碍患者参与活动和过上有意义的生活,可作为作业治疗师的参考。

作业治疗的其他优先事项是协调规划、教育/培训、解决问题,以及决策脊髓损伤患者特别关心的问题。这些因个体因素而不同,如:大小便,性形象,性生活和健康;ADL 和 IADL 的改变,补偿策略和技术;疼痛控制和管理;护肤和锻炼;社会心理健康;用药管理;

设备、辅助设备或技术的安装、定位和调整适应;协助生计选择和作业培训;建议和宣教,以及导航。通过参与作业来支持和促进生活中的健康,参与融入和社会,需要对个体进行有意义和独特的作业进行综合分析,以及了解其正在经历的身体、智力和精神挑战是如何影响他们的;促进或限制他/她参与活动的背景和环境因素;以及需要改善、重建的表现技巧、表现方式和活动要求,和/或倡导他/她参与和融入社会[39,40]。

记忆要点

• 作业治疗的优先顺序取决于损伤的急性/慢性以及个体患者的需求和目标。

• 急性和亚急性作业治疗的优先级:活动耐受,预防并发症,ADL 的教育和再培训。对于高位截瘫患者,培训其指导别人辅助自己进行 ADL 是首要任务。

• 脊髓损伤的慢性阶段的优先级是对 IADL 的执行和参与进行培训,与家庭和社区生活、工作和休闲相关的社会角色的能力。

• 作业治疗师非常重视环境如何阻碍或促进患者的日常生活。

照护者注意事项与作业治疗

照护者在脊髓损伤患者的康复过程中至关重要,因为他们不仅协助日常生活活动,而且通常也是情绪支持的主要来源。以前独立执行的一些生活活动现在变为共同执行,因而在脊髓损伤患者和照顾者之间建立了新的关系[41]。除了重新定义看护者与脊髓损伤者之间的关系外,由于长期住院治疗、自尊心受损和抑郁状态,时间分配变化以及与护理相关的优先权冲突等因素导致的参与限制和社会排斥,两人的社会关系也可能会发生巨大变化[33,42,43]。作业治疗的作用延伸到帮助脊髓损伤患者创造或重建影响其参与、健康和福利的社交网络[41,44]。

非正式的照顾者是参与协助其他 ADL 和 / 或医疗任务的无偿个人(配偶、伴侣、家庭成员、朋友或邻居等)。正式的照顾者是在家庭或护理环境(托儿所、住宅、护理机构等)的有偿护理提供者[45]。在世界大部分地区,护理人员往往是女性;在一些不发达的地方,这些妇女会有权利较少、迫于生计、遭受剥削和暴力的问题[46-48]。作业治疗师有责任培训进行日常作业治疗的有偿和无偿的照护者,并促进照护者与脊髓损伤人员之间达成合作伙伴关系[33]。

> **记忆要点**
> - 对于脊髓损伤患者,日常生活可能需要照护者的支持。
> - 作业治疗师致力于协调照护者与患者之间的关系,促进健康的共同作业。

作业治疗在上肢重建计划中的作用

当与四肢瘫患者合作时,作业治疗师特别注意上肢康复和恢复治疗,包括重建的过程。成功的上肢重建方案是包括康复医师、手外科医生、矫形师和作业治疗师的共同努力。作业治疗师的角色涉及术前管理、术后支具、治疗和训练如何将新恢复的运动整合到功能活动中[8,9,49]。术前管理的目的是进行上肢基本评估,建立术后治疗的功能目标,通过加固、运动、支具和 / 或系列石膏矫形维持或最大化活动范围,教授预防措施和提供治疗时间表,并确定手术后由于肢体的固定而临时需要的任何辅助设备[10]。术前评估的特别重点是痉挛、疼痛和肩胛 - 胸壁不稳定[9,10,15]。虽然治疗方案在不同的中心不同,但作业治疗师的作用是相同的,涉及术前功能评估,术后保护性支具的制

作,增强转移的肌肉力量,以及如何将新运动整合到 ADL 和 IADL 中的训练。

> **记忆要点**
> - 作业治疗师在上肢重建计划中的作用包括术前评估,以制订手术计划;术前治疗增加活动范围和加强肌肉锻炼;术后支具加固;以及如何将新运动纳入 ADL 的训练。

作业治疗与参与

康复和康复研究不仅仅是生存,并发症的减少和身体损伤的修复,而且也包括影响生活满意度和社会参与的因素[50-53]。参与被描述为最终的康复结果[50,54,55],在脊髓损伤病例身上受到高度关注[52,53,56,57]。作业治疗的原则、范围和起源建立在"参与"(有意义的作业)之上,是代表健康的一种方式[39]。作业治疗专注于支持并帮助实现个人参与对他们有意义的日常作业(例如:自我照顾,家庭和社区生活相关的活动,社会和工作角色),并与他人接触[58]。

> **记忆要点**
> - 作业治疗特别关注一个人有能力参与有意义的日常工作,使其获得成就感和与他人交往的能力。

文化、社会经济和政治对作业治疗的影响

脊髓损伤的影响取决于不同的环境因素,如患者的年龄(可能决定了其遭遇脊髓损伤之前参与的工作)、受伤的程度(其他相关的伤害和医疗条件)、资源和服务的可用性和可用时间,以及个人生活史、身体、社会、经济和政治环境[34,35,48]。后面的因素在很大程度上决定于一个国家向其公民提供的服务机构(如医疗、康复、作业等)[59],并决定了对"作业"的定义、执行和体验[60]。广义上说,"作业"是指人在一个特定的环境中为了维持生计,在特定时间和地点进行的有意义的日常活动[36,58,60-63],是文化的一部分[64]。仔细

研究环境、个体及其有意义的作业的之间的关系,对于理解促进和妨碍作业治疗服务和脊髓损伤患者及其照顾者在日常生活中的参与和社会融入的因素是至关重要的[43]。

历史、文化、社会、政治和经济环境因素影响个人经历的意义(例如:对脊髓损伤患者本人及他/她所属的社区这意味着什么)[65,66]及其获得作业的机会(例如:进出房屋、进出社区或社区空间/场所、上学、工作、性生活地点),这可促进或限制其参与和社会融入[59,67,68]。

发达国家和发展中国家的社会经济差距导致了差异,差异不仅体现在脊髓损伤的病因、流行和发病率,而且还包括能否获得及时的护理、合理的治疗和康复,包括作业治疗[46,48,69,70]。在发展中国家,对急性脊髓损伤的及时护理以及一般医疗保健,往往只能服务于有一定财政能力和政治权力的少数人,在许多发达国家也是如此[17,37,48,69-72]。因此,区分资源缺乏和资源丰富的地区,可以更好地解释全球康复的需求和价值,虽然这些文献仍然归因于发达国家和发展中国家的政策。尽管如此,重要的是阐明提供作业治疗服务的意义。

作业治疗服务对于脊髓损伤患者及其照顾者的可及性,是全球范围的康复服务以及残疾人面临的挑战。目前,关于世界范围内 SCI 患者的康复途径或导致残疾的任何其他情况的数据尚不明确[73]。世界卫生组织(WHO)统计世界各地估计有 10 亿残疾人,其中大多数人缺乏适当的医疗和康复服务,特别是那些生活在中低收入国家者[48,74]。来自世界作业治疗师联合会(WFOT)人力资源项目的数据(69 个成员国中有 67 个参加)[75]显示,大多数国家存在作业治疗危机,发达国家或工业化国家的作业治疗师人数较多,如美国(109 083 名)、日本(57 196 名)、英国(31 998 名)和德国(35 000 名)。相反,发展中国家如格鲁吉亚(20 名)、保加利亚(8 名)、尼日利亚(7 名)、土耳其(3 名)的作业治疗师则少得多。作业治疗执业人员的全球短缺与所有临床实践领域相关,包括脊髓损伤患者的康复,有 29 个国家存在作业治疗师不足[75,76]。

资源丰富和资源匮乏地区的康复小组在地理分布上往往不均等。它们往往集中在城市中心,而农村地区几乎没有专门的(康复)中心。交通和财政的可及性差,是生活在资源缺乏地区的人们进入专业化中心就诊的主要障碍。在资源丰富地区通过混合资金资助(普通医疗保险和商业健康保险)强势覆盖和主流的医疗护理模式并行来获得作业治疗服务[33,48,69,77]。社区康复(community-based rehabilitation, CBR)作为多部门的合作战略,以应对广大残疾人及脊髓损伤患者的需求,被广泛应用于世界 90 多个国家。世界卫生组织最初提出的——作为改善低收入和中等收入国家残疾人康复服务机会的战略——社会康复机构综合了包括联合国组织,政府和非政府组织以及残疾人组织在内的不同利益攸关方的行动,以提高康复服务,包括作业治疗服务[74]。

更重要的是,医疗康复或社区康复的一个模式不能满足所有情况的需要———一个国家的适用和可持续发展的战略在另一个国家未必可行。然而,指南以及国际分类的参与使用以及社会融入体系,例如世界卫生组织发布的"国际功能、残疾和健康分类"(ICF)在设定一种共同"语言"方面非常有价值,通过该语言可以在各地区间获得和交流知识[48]。

作业治疗师的专业工作致力于提供以循证为基础和以客户为中心的服务,使其获得社会参与和社会融入的可能性[78-82]。脊髓损伤经历会导致被称为"残疾"的复杂的概念。残疾被认为是一个社会问题,不是个人问题,个人功能的差异往往决定了其性格或公民身份。作业治疗的作业公正被广义地定义为满足个人需要和公民身份,使其获得[83]社区作业参与的平等机会和资源的作业实践,这与残疾人(包括那些参与日常作业活动时仅因为有脊髓损伤就被被限制、被边缘化、被剥夺权利、被禁止或以其他方式限制的患者)要求平等权利是一体的。一个所有人获得他们所能达到的平等的机会、资源、待遇和参与权利,以满足他们的个人需要和完整公民身份[84-86]的社会愿景,引导作业治疗师与脊髓损伤及其照顾者和社区人员合作,以及在全球范围内确保他们获得接受作业治疗的机会。

记忆要点

- 全球各地的作业治疗有所不同。
- 全球各地进行有意义的日常生活的机会各不相同。
- 作业治疗师倡导作业公平,这个术语用来指作业参与的公平的机会和资源。

作业机会：可能性和生计

作业治疗的哲学和历史基础的重要反思已经引起了全球范围对人类作业（活动）的定义和理解的讨论。人类的作业机会因不同的地理和文化背景而异[64,69]。因此，脊髓损伤患者与其社区的人员的合作伙伴关系对于伤者的参与和社会融合以及全球作业治疗实践的意义至关重要[60,77,83]。作业治疗对于作业的广义理解，是个人、家庭和社区的日常活动，消耗其时间并为生活带来意义和目的，允许该专业人员与脊髓损伤患者合作，为他们带来重新创造和规划生活的可能性[66]。对于资源较少区域的个人和社区而言，有一个重要的提议是合作为患者提供替代的生计[46]。生计被定义为确保生活必需品的手段。它包括能力、资产（包含物质和社会资源），以及有意义的生活所需的活动。生计应该在个人应对压力和冲击中恢复的过程中是可持续的，并能在现在和未来能持续和强化其能力和资产。生计选择有限和缺乏替代方法，将会转化为残疾与贫困的恶性循环，即脊髓损伤患者的收入会变少，而他们的费用支出却要多得多，这导致残疾人和家属比其他人贫困[47]。作业治疗师的知识和技能可帮助受到限制或参与受阻的人员，是仍待探索开发的领域，含有极大地提高脊髓损伤人员生计的机会。

> **记忆要点**
>
> - 生计指是确保生命必需品的作业。
> - 作业治疗师的技能和知识可来帮助脊髓损伤人士寻回生计或为其创造新的生计。

临床病例研究：作业治疗的应用

案例：Jessie

Jessie 是一名 34 岁的男子，由于潜水事故造成 C₆ 段运动水平完全性脊髓损伤（AIS B 级）。他受伤 3 周后，病情稳定后进入亚急性康复机构。在急性期护理方面，作业治疗专注于：脊髓损伤的教育和培训（Jessie 及其非正式照顾者），在床上的体位，预防挛缩和皮肤问题；增加坐立和执行 ADL 的耐力；制作上肢支具以维持活动范围和掌（静脉）弓，并防止水肿和疼痛；进行独立使用电话、电视和房间照明等环境控制方面的培训。图 35.1 介绍了亚急性康复中的作业治疗。图 35.2 和图 35.3 分别介绍了居家的作业治疗及上肢重建的作业治疗。

客户：　　　　Jessie，34 岁男性
评估日期：　　2013 年 12 月 1 日
脊髓损伤日期：2013 年 10 月 20 日
转诊：　　　　康复医学

↓

作业档案

职业历史：结婚 7 年（丈夫），有两个孩子，分别为 2 岁和 6 岁（父亲）。在过去十年中有良好的工作，全职执法人员（市区警察巡逻）。志愿每月两次担任当地消防公司的紧急医疗技术员（EMT）。

表现技能：依靠轮椅上身直立，静态坐姿平衡维持了 6 小时。可以弯曲双肘部，伸腕对抗重力，并尝试上肢的功能性使用，但坐位平衡困难。在平地上，在骨盆带保护下，推椅子时无主诉疼痛或疲劳。需依靠他人转移进、出轮椅，以及进行进食、洗漱和清洁活动。不能行走和控制大小便（依赖他人完成大小便）。无法用智能手机接听电话或发信息，但能够使用语音命令拨打预设号码。无法安全地抱着 2 岁的儿子。无法参与照料儿童。

个人因素：Jessie 既往体健，有运动史（马拉松运动员，滑雪爱好者），非吸烟者，积极进取。Jessie 对脊髓损伤有深入了解，缘于他作为 EMT 的经验。他和他的妻子不是教会或礼拜场所的成员。他和他的妻子受到来自家庭、工作环境和朋友们的强力支持。Jessie 似乎渴望参与作业治疗。

环境因素：Jessie 的妻子 Vickie 怀孕四个月了，这是第三个孩子。Vickie 是一名全职三年级老师，目前还有 9 个月的合约（直到夏季）。Jessie 和 Vickie 的家有三间卧室，带两个半浴室的农庄，距离 Jessie 的工作地点约 25 英里，距离 Vickie 的工作地点约 3 英里。工作期间 2 岁的孩子在上幼儿保育院，6 岁的孩子在读一年级，在 Vickie 任教的学校。Jessie 和 Vickie 的家族成员都住在附近并给予了他们极大支持。Jessie 和 Vickie 共用一辆车（小货车）；Jessie 利用公共交通（火车）上班，上班期间使用巡逻车。

图 35.1　亚急性康复中的作业治疗

测试和评估

脊髓损伤神经学分类国际标准（ISNCSCI）：神经水平 = C_6；运动水平右 = C_7；运动水平左 = C_6；感觉水平右 = T_2；感觉水平左 = T_2；AIS = B 级。

上肢评价：

- 所有上肢关节的被动活动范围
- 清楚 / 迟钝的感觉辨别和轻触觉（ISNCSCI），两点辨别觉，单丝感觉测试
- 上肢和手部肌肉的力量
- 所有上肢肌肉的肌肉兴奋性

上肢国际数据集

脊髓独立性量表Ⅲ

加拿大作业表现量表

作业分析

Jessie 是一名 34 岁的丈夫和两名幼儿的父亲，他是从事执法工作的全职人员。他和家人住在一个带两个半浴室的一层房屋中，与妻子共用一辆小型货车。他是当地消防公司的 EMT 志愿者。三周前，他在潜水事故中遭受了颈椎损伤。他的日常生活活动依赖他人。他无法参与照顾自己的孩子。他关心脊髓损伤对自己与妻子的亲密关系以及工作能力的影响。他对妻子的怀孕感到焦虑，自述需要独立并且能够照顾孩子。Jessie 的妻子 Vickie 非常支持他，但是不知所措。她非常担心回到家后自己照顾 Jessie 的能力。Jessie 和 Vickie 在他们的家庭内部、工作环境和朋友中都获得了极大的支持。Jessie 既往体健，且将从作业治疗中获益良多。

作业治疗建议和预期结果

住院进行的用于康复的专业作业治疗对 Jessie 有益处。作业治疗将每天进行两次，每周 6 天，课程是一对一的治疗，对象包括 Jessie 的妻子和其他在 Jessie 出院后为其提供帮助的人员。Jessie 的孩子也会参与针对孩子的治疗课程。作业治疗和物理治疗联合对肌肉力量、躯体活动和轮椅活动等进行相关教育。作业治疗会联合护士针对二便管理和亲密关系中的体位摆放、辅助设备和节约体能等进行训练。作业治疗还会使用娱乐性治疗，对辅具和功能的训练赋予娱乐性，并寻找代偿性运动的机会。

急性康复期作业治疗的预期结果的分类

- 独立进食和饮水
  - 所有类型的食物，包括切割肉类
  - 非适应性器皿，玻璃杯、咖啡杯、罐子
  - 倾倒或打开容器
  - 训练使用万用套
  - 手功能的强化与腕关节腱效应训练
  - 轮椅坐垫评估（物理治疗）
  - 训练在厨房和自助餐厅中不同尺寸桌子之间用轮椅移动
- 在床上或椅子上独立穿衣
  - 所有类型的衣服和裤子
  - 袜子
  - 穿脱运动鞋或者带松紧带的鞋子
  - 穿袜器、穿扣器、穿衣器、松紧鞋带的训练
  - 适应性衣物（带松紧带的）的宣教
  - 训练在床上的转移和不同体位的适应性穿衣技术
  - 训练动态坐位平衡和使用代偿性方式维持在椅子上穿衣时的平衡
  - 训练在床与轮椅之间转移
  - 训练上肢肌肉力量（与物理治疗师一起）
  - 皮肤保护的宣教
  - 训练节约体能的技术
- 独立梳洗
  - 刷牙、剃须、洗脸和洗手、梳头
  - 训练带万用套下的代偿性抓握方式
  - 加强和训练腕关节腱效应
  - 使用辅助具的训练

图 35.1　亚急性康复中的作业治疗（续图）

- 反转或罐装的剃须膏
- 特制的指甲剪或者固定于板上的指甲剪
- 沐浴手套
- 在不同大小浴室和浴盆或浴房内的轮椅移动训练
- 坐于淋浴椅子上,在浴盆或者淋浴房独立洗澡
  - 安全洗浴的宣教
    - 建议在水龙头水管加装烫伤防护
    - 在身体接触洗澡水前需检查水温
    - 在开水前将淋浴头朝向墙壁(避免意外烫伤)
    - 不要将双脚直接放于花洒下
  - 淋浴椅的安全转移训练
  - 辅助器具的评估与训练
    - 辅助抓握杆
    - 带有万用套连接的手持淋浴或者有橡胶包裹的手持淋浴头
    - 按泵式或自动浴液瓶
    - 开放式会阴浴座
  - 代偿性方式的评估与训练
    - 腿部管理
    - 过屈以触摸后背或脑后
  - 皮肤管理宣教
    - 练习皮肤检查的方法
  - 训练能量节约技术
- 独立的膀胱管理
  - 评估和训练使用辅助器具自主插尿管
    - 由护士检查和决定是否能勃起或者在辅助器具下固定阴茎
    - 带导管和储袋的辅助器具可将污染降至最低
  - 坐于椅子上练习操作拉链、扣子、弹力腰带
  - 训练坐位平衡和代偿性技术以保持平衡
  - 训练能量节约技术
  - 手功能的强化与肌腱固定训练
  - 腕关节屈肌铰链夹板的评估与训练
- 肠内栓剂插入器的独立使用
  - 商用栓剂插入器使用培训
  - 手部力量练习
  - 体位培训和保护皮肤完整性培训
  - 与护理协同进行的治疗
    - 非专业照顾者的教育与培训
    - 口头教学训练
    - 关于自主神经反射异常的教育
- 自主交流
  - 书写训练
  - 电脑键盘使用训练
  - 智能手机收发信息、接打电话的训练
  - 手功能的强化与肌腱固定训练
  - 辅助器具评估与使用
    - 带有右侧开口的万用套
- 有条件地独立照顾儿童
  - 6 岁和 2 岁儿童坐于膝上的轮椅移动训练
    - 平衡与代偿技巧
    - 抱着儿童时采取的单手对侧推行技术
    - 保护皮肤完整性宣教
    - 关于下肢痉挛对安全的影响的教育
  - 洗浴中心的使用
    - 独立洗浴 2 岁儿童

图 35.1　亚急性康复中的作业治疗(续图)

　　　　■ 在洗浴中心周围的轮椅移动
　　　　■ 坐位平衡和代偿性平衡技术
　　　　■ 安全训练
　　　－ 独立使用尼龙搭扣穿脱围嘴
　　　－ 独立使用尼龙搭扣更换尿布
　　　　■ 在较低的台面上操作
　　　　■ 用轮椅移动
　　　　■ 作为平衡和代偿性平衡技术
- 实现亲密关系的相关知识和策略
　　　－ 教育 Jessie 和 Vickie 关于敏感和无感觉的区域
　　　－ 对坐姿和床上的代偿体位和更换体位进行教育
　　　－ 提供诸如震动棒、人工阴茎等设备的选择（与护士一起）
　　　　■ 训练代偿性抓握方式
　　　　■ 增强手部肌力
　　　－ 教育（与护士一起）
　　　　■ 自主神经反射异常
　　　　■ 保护皮肤完整性
　　　　■ 二便管理
- 在厨房相关的家务活动中的有条件的独立性
　　　－ 为自己、妻子和孩子准备简单的食物和零食,包括获取配料和清理厨房
　　　－ 把器具放入和拿出洗碗机
　　　－ 把吸管插进果汁盒,递给孩子们
　　　－ 帮助 2 岁儿童吃饭
- 代偿性运动的宣教
　　　－ 介绍轮椅运动并加以训练
　　　－ 介绍代偿性滑雪,训练进出时的转移和平衡
　　　－ 保护皮肤完整性
　　　－ 上肢力量训练
　　　－ 能量节约技术
- 优化参与社区活动的能力与途径
　　　－ 独立并安全地在不同路面的社区里徒手移动轮椅
　　　　■ 在人群中及时停止轮椅避免撞到他人或建筑
　　　　■ 进出电梯
　　　　■ 在绿灯时穿过双车道马路
　　　－ 独立转移进出小货车
　　　　■ 上肢力量训练
　　　　■ 保护皮肤完整性训练
　　　－ 培训 Vickie 和其他人将手动座椅折叠放置在货车上
- 针对出院计划进行家庭评估（在物理治疗的同时）
　　　－ 推荐的辅助器具
　　　　■ 住宅前后的坡道
　　　　■ 浴室与浴缸旁装扶手
　　　－ 环境改造的建议
　　　　■ 评估步入式淋浴间的可行性
　　　　■ 评估门口
　　　　■ 评估浴室是否可进行安全的轮椅通行
　　　　■ 评估浴室和厨房柜台的高度和通道,讨论改造的可行性
　　　　■ 评估浴室镜子的高度和位置
　　　　■ 评估家具放置,建议适当调整便于接近
　　　　■ 评估厨房的功能,根据需要提出修改建议
　　　　■ 评估婴儿床的高度（2 岁儿童的),尽可能降低

图 35.1　亚急性康复中的作业治疗（续图）

客户：	Jessie，35 岁男性
评估日期：	2014 年 6 月 25 日
脊髓损伤日期：	2013 年 10 月 20 日
转诊：	初级护理

职业介绍

职业史：Jessie 已婚，有三个孩子，分别是 4 个月、3 岁及 7 岁。在 8 个月前遭受脊髓损伤之前，他是全职执法人员，并在当地消防公司担任 EMT 志愿者。Jessie 接受了 3 个月的急性期和亚急性期康复。现在可以完全独立进行日常生活活动、简单家务（简餐、洗衣），以及对 3 岁和 7 岁孩子的简单的育儿活动。他未回归工作，不再做志愿者。虽然他在损伤前为优秀的运动员但是拒绝代偿性运动。

表现技能：Jessie 可完全独立操控轮椅并完成轮椅与床、车或者厕所间的转移。能独立穿衣、梳洗和洗浴，使用步入式淋浴和辅助器具。使用辅助器械能独立完成二便管理。能独立使用电脑和手机。能独立在厨房准备简餐和零食，并且进行轻量务如装入和清空洗碗机。他举起 3 岁的孩子放于膝上；并且在儿童在膝上时可安全地移动。他不能开车。

个人因素：Jessie 对现有的功能满意。他请求治疗增加自己照顾幼儿的技术，提高他参与 3 岁与 7 岁孩子活动的能力和重归工作岗位的能力。

环境因素：Jessie 的妻子是全职的三年级教师，现在因产假离开岗位 1 年。Jessie 和 Vickie 住在 3 间卧室两个半浴室的为 Jessie 独立生活改造过的平房里。Jessie 和 Vickie 有一辆小货车，并购买了双门手动操控的轿车。Jessie 已经与他的雇主联系准备重返工作，入职一个监督和复核事故电话的新岗位。

测试与评估

ISNCSCI：神经分级 =C_6；运动平面右侧 = C_7；运动平面左侧 = C_6；感觉平面右侧 = T_2；感觉平面左侧 = T_2；AIS=B 级。

上肢评估：

- 全部上肢关节被动活动范围
- 感觉评估中钝 / 锐感觉，轻触觉（ISNCSCI），两点辨别觉，单丝感觉测试
- 上肢和手部肌肉的力量测试
- 全部上肢肌肉的兴奋性测试

上肢基础数据库

脊髓独立性量表

加拿大作业表现量表

作业分析

Jessie 是一名 35 岁的丈夫、三个孩子的父亲，和他的家人住在一个单层的房子里，房子在他脊髓损伤后进行了改装。Jessie 可独立完成日常生活活动，包括二便管理。他使用辅助器具和上肢代偿技术完成日常生活活动。他可以使用手动轮椅在家中和社区内移动。能够从轮椅上转移至任意平面，包括转移至小型货车和轿车上。可做轻量家务，包括简单照顾 3 岁和 7 岁的孩子。他的目标为通过专业的作业治疗，学习照顾他的孩子们，以及开车和回归工作。

作业治疗建议和预期成果

Jessie 将受益于每周 2~3 次，在家庭或社区内进行的作业治疗。

作业治疗在家庭治疗中的目标和预期成果

- 改善育儿的独立性
    - 训练安全地抱孩子，举起孩子，从头上放下孩子，同时支撑孩子的头部；抱着孩子坐在膝上
        - 坐位平衡代偿策略
        - 轮椅安全稳定性
    - 在推动轮椅时，训练使用婴儿吊带抱住婴儿
    - 使用适当的瓶子来喂养婴儿
    - 使用洗浴中心
    - 训练用万能袖套 / 带和婴儿勺备餐和喂养 6 个月的宝宝
- 提高参与儿童生活的能力
    - 独立地将 3 岁以上孩子放置 / 移动到汽车辅助座椅上
    - 独立地在地板 / 轮椅间移动，以便在地上玩耍
        - 关于皮肤完整性护理的教育

图 35.2　社区康复

■ 能量节约技术
  – 在社区游泳池进行轮椅行动训练
  – 从轮椅到游泳池，从游泳池到轮椅独立转移
    ■ 关于皮肤完整性的教育
    ■ 节约体能技术
  – 在校车上独立使用轮椅电梯和轮椅坐骑，以便陪同游览学校
· 工作环境的评估与期望
  – 环境改造（电脑放置，书桌高度等）
  – 完成工作任务所需的辅助设备和代偿方式的培训
  – 独立地从钱包中取出现金及处理硬币，且不掉落
  – 独立地将钱插入自动售货机并检索购买
  – 独立进出洗手间
  – 独立地在咖啡店订购一杯咖啡，拿起热咖啡，并带回到桌子上
· 提高驾驶汽车的独立性
  – 手动控制评估（咨询认证治疗师）
  – 驾驶员教育和获得驾照（经认证的治疗师，根据当地法律）
  – 独立的安全带穿戴和拆卸
  – 训练将折叠的轮椅放在车里
  – 训练将轮椅从汽车上卸下，并安装和放好
  – 辅助设备的评估和培训
    ■ 支付过桥费
    ■ 使用外卖窗口

图 35.2 社区康复（续图）

客户：	Jessie，35 岁男性
评估日期：	2014 年 10 月 15 日
脊髓损伤日期：	2013 年 10 月 20 日
转诊：	骨科

职业介绍

职业史：Jessie 已婚，有三个孩子，分别是 4 个月、3 岁及 7 岁。他是全职执法人员，负责监督审查现场事故报告。他亲自抚养小孩，参与家庭和社区生活。

表现技能：Jessie 可独立进行 ADL 和 IADL。可独立在社区、工作场所和家里通过手动轮椅移动。所有身体转移都独立进行。他用手控制驾驶一辆汽车。

个人因素：Jessie 和妻子、孩子一起享受生活，尽管他有脊髓损伤，但他对全职工作表现出极大的热情，而且他能独立进行膀胱排尿管理，这是使他重返工作的两个因素。

环境因素：Jessie 的妻子是一名三年级的老师，由于他们的第三个孩子的诞生，因而直到 2015 年 9 月之前都将休产假。Jessie 和 Vickie 住在有三间卧室、两间半浴室的平房里，房屋经过改装，以帮助 Jessie 独立自理。Jessie 需要适应性装备和上肢和手部的代偿性策略来完成许多活动。Jessie 被转诊至骨科接受上肢重建术。

测试与评估

上肢评价：
· 被动运动范围检查显示所有上肢关节运动无受限
· 感觉易于辨别、完好，轻触觉（ISNCSCI），两点辨别觉，单丝感觉测试
· 根据国际手足分类法对上肢和手部肌肉的力量进行测量
· 肌肉兴奋性：显示左侧肱三头肌的部分去神经支配和右手内固定肌肉的去神经支配
· 痉挛性：用药物可治疗

手外科手术国际分类（四肢瘫）：右侧 O（CU）：6；左侧 O（CU）：4。
上肢国际数据集——无任何关节疼痛；可在辅助设备下完成许多活动
加拿大作业表现量表——目标涉及手术重建

图 35.3 上肢重建的作业治疗

↓

┌───┐
作业分析

Jessie 是一名 35 岁的丈夫、三个孩子的父亲,和他的家人住在一个单层的房子里,房子在他脊髓损伤后进行了改造。Jessie 所有的 ADL 和 IADL 都是独立完成的。他有全职工作,可手动控制驾驶,充分参与家庭和社区生活。由于上肢肌肉无力和 / 或瘫痪,他使用辅助设备和上肢代偿技术进行许多活动。但由于无法掌握,他未参与代偿性运动。仔细评估他的上肢右手的握和捏、伸肘,左手的握和捏,结果表明他适合进行手术。
└───┘

↓

┌───┐
作业治疗建议和预期成果

重建手术之前进行作业治疗 2~3 次,之后进行每天 2~3 次、持续 5 周的日常康复。
作业治疗目标和重建手术的预期成果

- 术前
  - 教育术后固定和对功能的影响
    - 在固定时评估对辅助设备的需求
    - 确保在固定期间非正式或正式照顾者可为其进行充分的 ADL
    - 在固定期间评估对电动轮椅的需要
    - 检查术后康复方案和注意事项
  - 为转移左肱三头肌定制带铰链接头的肘部支具
  - 测量术后支具
- 术后
  - 制作和装配肘部伸手的支具
    - 确保装在正确的位置
    - 防止水肿
    - 防止疼痛
    - 防止抻长或断裂
  - 使用肌腱转移训练肌肉激活
    - 避免肌肉共同收缩
    - 逐渐加强运动的力量和范围,无重力,到部分重力,再到对抗重力
  - 将运动整合到日常生活活动
    - 最大限度地减少具有功能的代偿策略
    - 消除对适应性设备的需求,增加活动自主性
    - 探索新的活动实现的新功能
      - 与儿子一起拿着棒球
      - 与妻子和孩子握手
      - 遇见人时与人握手
    - 活动中避免用力
评估握滑雪杖及推运动轮椅的功能
└───┘

图 35.3 上肢重建的作业治疗(续图)

结语

　　尽管作业是多样而广泛的,但作业治疗关注的是可促进日常生活的相关因素。有意义的作业才是作业治疗的过程及结果的核心(要素)。因此,作业治疗师擅长:对 SCI 患者及其周围环境进行全面评估,以及制订和实施治疗干预措施,以恢复或补偿(患者)失去的功能;调整物理、虚拟和个人环境来帮助(患者)参与;以及促进(患者)回归日常生活。作业治疗师也倡导获得服务和作业机会,并与脊髓损伤患者及其照顾者、组织和社区进行合作。显而易见,作业治疗需要扩大实践范围,这有利于全球脊髓损伤患者从中受益。

本章重点

- 获取作业治疗档案是作业治疗评估过程的第一步。
- 急性 / 慢性损伤和患者的需要决定了作业治疗的优先事项。
- 作业治疗师有责任培训照顾者,以帮助脊髓损伤患者从事日常工作,并培养他们之间的合作伙伴关系。
- 虽然各中心的治疗方案各不相同,但作业治疗师的角色相对相同,包括术前功能评估、术后保护夹板的制作、肌肉移位术后的逐步强化,以及训练将新的运

动动作融入 ADL 和 IADL。

社区康复作为一种多部门策略在全世界得到广泛应用，以满足包括 SCI 患者在内的残疾人更广泛的需求。

（曾红　王慧　译　刘楠　校）

参考文献

1. Martin SC, Grundy D. Chapter 10, Occupational therapy. In: Grundy D, Swain A, editors. ABC of spinal cord injury. 4th ed. London: BMJ Publishing Group; 2002. p. 53-6.

2. Adler C. Chapter 36, Spinal cord injury. In: Pendleton HM, Schultz-Krohn W. Pedretti's occupational therapy. Practice skills for physical dysfunction. 7th ed. St. Louis (MO): Mosby; 2013. p. 954-82.

3. Hill JP. SCI: a guide to functional outcomes in occupational therapy. The Rehabilitation Institute of Chicago publication series. New York: Aspen Pub; 1987.

4. Foy T, Perritt G, Thimmaiah D, et al. Occupational therapy treatment time during inpatient SCI rehabilitation. *J Spinal Cord Med* 2011;34(2):162-75.

5. Ford S, Keay A, Skipper D. Occupational therapy intervention for adults with spinal cord injury. ACI State Spinal Cord Injury Service. 2014. Available from: http://www.aci.health.nsw.gov.au

6. Donnelly C, Eng J, Hall J, et al. Client-centered assessment and the identification of meaningful treatment goals for individuals with spinal cord injury. *Spinal Cord* 2004;42(5):302-7.

7. Mulcahey MJ. Uppr extremity in spinal cord injury. In: Hsu JD, Michael JW, Fisk JR, editors. AAOS atlas of orthoses and assistive devices. 4th ed. Philadelphia: Mosby; 2008. p. 203-17.

8. Dunn J, Sinnott A, Bryden A, Mulcahey MJ. Measurement issues related to upper limb interventions in persons who have tetraplegia. *Hand Clin* 2008;161-8.

9. Mulcahey MJ. Chapter 10, Management of the upper extremity in spinal cord injury. In: Sisto SU, editor. Spinal cord injury rehabilitation. St. Louis (MO): Mosby; 2008. pp. 237-53.

10. Mulcahey MJ, Hutchison D, Kozin S. Assessment of the upper limb in tetraplegia. *J Rehabil Res Dev* 2007;44(1):91-102.

11. Klinger L, Baptiste B, Adams JR. Life care plans: an emerging area for occupational therapy. *Can J Occup Ther* 2004;71(2):88-99.

12. American Occupational Therapy Association. (2011). Occupational therapy services in facilitating work performance. American *J Occup Ther* 2011; 65: S55–S64. doi: 10.5014/ajot.2011.65S55. See more at: http://www.aota.org/About-Occupational-Therapy/Professionals/WI/Work-Rehab.aspx#sthash.ORf6o7T2.dpuf

13. Sisto SA, Druin E, Sliwinski M. Spinal cord injuries: management and rehabilitation. 1st ed. St. Louis (MO): Elsevier; 2008.

14. Kirshblum S, Campagnolo D, DeLisa J. Spinal cord injury medicine. Philadelphia: Lippincott, Williams & Wilkins; 2006.

15. Paralyzed Veterans of America Consortium for Spinal Cord Medicine. Preservation of upper limb function following spinal cord injury. A clinical practice guideline for health-care professionals. *J Spinal Cord Med* 2005;28(5):434-70.

16. Consortium for Spinal Cord Medicine. Outcomes following traumatic spinal cord injury Washington DC: Paralyzed Veterans of America; 1999.

17. Watson AH, Kanny EM, White, DM, Anson DK. Use of standardized ADL rating scales in SCI and disease services. *Am J Occup Ther* 1995;49:229-34.

18. Lee B, Nantais T. Use of electronic music as an occupational therapy modality in spinal cord injury rehabilitation: an occupational performance model. *Am J Occup Ther* 1996;50(5):362-9.

19. Holme SA, Kanny EM, Guthrie MR, Johnson KL. Use of environmental control 20. AOTA, 2008 units by occupational therapists in SCI and disease services. *Am J Occup Ther* 1997;51:42-8.

20. American Occupational Therapy Association. Occupational therapy practice framework: domain and process. *Am J Occup Ther* 2002;56:609-39.

21. WHO. The international classification of functioning, disability and health (ICF). Towards a common language for functioning, disability, and ealth. 2002 available from WHO: http://www.who.int/classifications/icf/icfbeginnersguide.pdf?ua=1. Geneva: Switzerland; 2002.

22. Atkins M. Spinal cord injury. In: Radomski MV, Trombly CA, editors. Occupational therapy for physical dysfunction. Philadelphia: Lippincott Williams & Wilkins; 2013. Chapter 38.

23. Biering-Sorensen F, Bryden A, Curt A, et al. International spinal cord injury upper extremity basic dataset. *Spinal Cord* 2014; 52(9):652-7.

24. Moberg E, McDowell CL, House JH. Proceedings of the third international conference on surgical rehabilitation of the upper limb in tetraplegia (quadriplegia). *J Hand Surg Am* 1989;14(6):1064-6.

25. Hamilton BB, et al. A uniform national data system for medical rehabilitation. In: Fuhrer MJ, editor. Rehabilitation outcomes. Analysis and measurement. Baltimore (MD): Paul H. Brookes Publishing Co.; 1987. p. 37-147.

26. Catz A, Itzkovich M, Agranov E, Ring H, Tamir A. SCIM—spinal cord independence measure: a new disability scale for patients with spinal cord lesions. *Spinal Cord* 1997;35(12):850-6.

27. Law M, Baptiste S, McColl MA, Opzoomer A, Polatajko H, Pollock N. The Canadian occupational therapy performance measure: an outcome measure for occupational therapy. *Can J Occup Ther* 1990;7(2):82-7.

28. Kiresuk T, Smith A, Cardillo J. Goal attainment scaling: applications, theory and measurement. London: Erlbaum; 1994.

29. Miller WC, Sakibara BM, Noonan VK, Miller MC. Eng JJ. SCIRE: outcome measures. 2010. Available from: http://www.scireproject.com/sites/default/files/SCIRE4-OM-Full-Ch.pdf, Chapter 28

30. NINDS common data elements. Available from: http://www.ninds.nih.gov/research/clinical_research/toolkit/common_data_elements.htm

31. Heinemann A. Rehabilitation Institute of Chicago. Rehabilitation outcome measures database. Available from: http://www.rehabmeasures.org/default.aspx

32. Mulcahey MJ, Fin Sorensen. Assessment of children with spinal cord injury. In: Vogel LC, Zebracki K, Betz RR, Mulcahey MJ, editors. The child with SCI. 2nd ed. London: Mac Keith Press; 2014.

33. Hammell KW. Experience of rehabilitation following spinal cord injury: a meta-synthesis of qualitative findings. *Spinal Cord* 2007;45(4):260-74.

34. Papadimitriou C, Carpenter C. Client-centered practice in spinal cord injury rehabilitation: a field guide. CARF Int 2013.

35. Lysack C, Komanecky M, Kabel A, et al. Environmental factors and their role in community integration after spinal cord injury. *Can J Occup Ther* 2007;74:243-54.

36. Christiansen C, Townsend E. Introduction to occupation: the art and science of living. Prentice Hall; 2010.

37. Aman H, Aslam A. A meaning of well-being: from the experience of paraplegic. *Asian Spine J* 2013;7(1):20-4.

38. Summerville P, McKenna K. Sexuality education and counselling for individuals with spinal cord injury: implications for occupational

therapy. *Br J Occup Ther* 1998;(5):275-9.

39. Wilcock AA. An occupational perspective on health. 2nd ed. Thorofare (NJ): SLACK Incorporated; 2006.

40. Iwama M. The Kawa model: culturally relevant occupational therapy. Philadelphia: Elsevier; 2006.

41. Peter C, Muller R, Cieza A, et al. Psychological resources in spinal cord injury: a systematic literature review. *Spinal Cord* 2012;50(3):188-201.

42. Pereira RB, Whiteford GE. Understanding social inclusion as an international discourse: implications for enabling participation. *Br J Occup Ther* 2013;76:112-5.

43. Barclay L, Callaway L, McDonald R, Farnworth L, Brown T, Broom L. Time use following spinal cord injury: an examination of the literature. *Br J Occup Ther* 2011;74:573-80.

44. Isaksson G, Hellman A. The influence of social support on the rehabilitation of woman with spinal cord injury: experiences recounted by occupational therapists. *Scand J Occup Ther* 2012;19(5):395-403.

45. FCA. Selected caregiver statistics. Family Caregiver Alliance. 2012. Available from: http://www.caregiver.org/caregiver/jsp/content_node.jsp?nodeid=439. Cited date 10/1/2014

46. Burns A, O'Connell C. The challenge of spinal cord injury care in the developing world. *J Spinal Cord Med* 2012;35(1):3-8.

47. UNDP. Livelihood opportunities for persons with disabilities. UNDP India. 2012. Available from:http://www.undp.org/content/dam/india/docs/pub-povertyreduction/livelihood-opportunities-for-persons-with-disabilities.pdf

48. WHO. International perspectives on spinal cord injury. WHO. 2013. http://apps.who.int/iris/bitstream/10665/94190/1/9789241564663_eng.pdf

49. Mulcahey MJ. Rehabilitation of upper extremity reconstructive surgery. In: Betz RR, Mulcahey MJ, editors. The child with a spinal cord injury. Rosemont (IL): American Academy of Orthopadic Surgeons; 1996. p. 419-48.

50. Ripat JD, Woodgate RL. Self-perceived participation among adults with spinal cord injury: a grounded theory study. *Spinal Cord* 2012;50:908-14.

51. Hammel J, Magasi S, Heinemann AW, Whiteneck G, Bogner J, Rodriguez E. What does participation mean? An insiders perspective from people with disabilities. *Disabil Rehabil* 2008;30(19):1445-60.

52. Noreau L, Fougeyrollas P, Post M, Asano M. Participation after spinal cord injury: the evolution of conceptualization and measurement. *J Neurol Phys Ther* 2005;29(3):147-56.

53. Magasi SR, Heinemann AW, Whiteneck GG. Participation following traumatic spinal cord injury: an evidence based review for research. *J Spinal Cord Med* 2008;31(2):145-56.

54. Heinemann AW, Magasi S, Bode RK, et al. Measuring enfranchisement: importance of and control over participation by people with disabilities. *Arch Phys Med Rehabil* 2013;94:2157-65.

55. Whiteneck G. Models of disability: past, present, and future. In: Field MJ, Jette AM, Martin LG, editors. Workshop on disability in America, a new look: summary and background papers. Washington (DC): National Academies Press; 2006. p. 55-66.

56. Dijkers MP, Yavuzer G, Ergin S, Weitzenkamp D, Whiteneck GG. A tale of two countries: environmental impacts on social participation after spinal cord injury. *Spinal Cord* 2002;40:351-62.

57. Hitzig SL, Noreau L, Balioussis C, Routhier F, Kairy D, Craven BC. The development of the spinal cord injury participation and quality of life (PAR-QoL) toolkit. *Disabil Rehabil* 2013;35(16):1408-14.

58. Law M. Participation in the occupations of everyday life, 2002 distinguished scholar lecture. *Am J Occup Ther* 2002;56:640-9.

59. Acemoglu D, Robinson J. Chapter 3, The origins of prosperity and poverty. In: Acemoglu D, Robinson J, editors. Why nations fail. The origins of power, prosperity, and poverty. New York: Crown Publishers; 2012.

60. Pollard N, Sakellariou D. Occupational literacy. In: Pollard N, Sakellariou D, editors. Politics of occupation-centred practice: reflection on occupational engagement across cultures. West Sussex, UK: Wiley; 2012. p. 42-50.

61. Hammell KW. Sacred texts: a sceptical exploration of the assumptions underpinning theories of occupation. *Can J Occup Ther* 2009;76:6-13.

62. Hasselkus BR. The meaning of everyday occupation. Madison (WI): SLACK Incorporated; 2002.

63. Kantartsiz S, Molineux M. Understanding the discursive development of occupation: historico-political perspectives. In: Whiteford GE, Hocking C, editors. Occupational science: society, inclusion, participation. West Sussex, UK: Willey-Blackwell; 2012. p. 38-53.

64. Clark F, Parham D, Carlson ME, et al. Occupational science: academic innovation in the service of occupational therapy's future. *Am J Occup Ther* 1991;45:300-10.

65. Hammell KW. Dimensions of meaning in the occupations of daily life. *Can J Occup Ther* 2004;71:296-305.

66. Watson R, Swartz L, editors. Transformation through occupation. London, England: Whurr Publishers; 2004.

67. Pollard N, Sakellariou D, Kronenberg F, editors. A political practice of occupational therapy. Philadelphia: Churchill Livingstone Elsevier; 2008. p. 3-19.

68. Sakellariou D, SimoAlgado S. Sexuality and disability: a case of occupational injustice. *Br J Occup Ther* 2006;69(2):69-76.

69. Kronenberg F, Pollard N, Ramugondo E. Introduction: courage to dance politics. In: Kronenberg F, Pollard N, Sakellariou D. Occupational therapies without borders. Towards an ecology of occupation-based practices. Philadelphia: Churchill Livingstone Elsevier; 2011. Vol. 2. p. 1-16.

70. Jull JE, Giles AR. Health equity, Aboriginal peoples and occupational therapy. *Can J Occup Ther* 2012;79(2):70-6.

71. WHO. Commission on social determinants of health. Closing the gap in a generation. Health equity through action on the social determinants of health. WHO 2008. Available from: http://whqlibdoc.who.int/publications/2008/9789241563703_eng.pdf. Cited date: 10/2/2014

72. Lasser KE, Himmelstein DU, Woolhandler S. Access to care, health status, and health disparities in the United States and Canada: results of cross-national population-based survey. *Am J Public Health* 2006;96:1300-07.

73. WHO. World report on disability 2012. World Health Organization. 2011. Available from: http://whqlibdoc.who.int/publications/2011/9789240685215_eng.pdf. Cited date: 10/14/14.

74. WHO. Community-based rehabilitation: CBR guidelines; 2010. Available from: http://whqlibdoc.who.int/publications/2010/9789241548052_introductory_eng.pdf. Cited date: 10/1/14.

75. WFOT. Human resources project. WFOT.2012. Available from http://www.wfot.org/ResourceCentre.aspx. Cited date: 10/12/14.

76. WFOT. WHO disability action plan. 2013. Available from http://www.wfot.org/Portals/0/PDF/2013/WFOT_Response_WHODisabilityAction%20Plan_2013.pdf. Cited date: 10/12/14.

77. Thibeault R. Globalisation, universities and the future of occupational therapy: dispatches for the majority world. *Aust Occup Ther J* 2006;53:159-65.

78. WFOT. Statement on occupational therapy. 2010. WFOT position statement Available from: http://www.wfot.org/ResourceCentre.aspx. Cited date: 10/14/14.

79. AIOTA. About occupational therapy. 2011. AIOTA. Available from: http://www.aiota.org/about_ot.asp Cited date: 10/1/14

80. FSA. Occupational therapy and sustainable development- from a Swedish perspective 2012. Retrieved from Swedish association of occupational therapists. Available from: http://www.fsa.se/PageFiles/1249/sustainable_development_rev.pdf. Retrieval date: 10/12/14

81. CCTO. La profesion de terapia ocupacional. Colegio Colombiano de Terapia Ocupacional. 2013. Available from: http://www.tocolombia.org/ccto/

82. CAOT. An overview of how occupational therapy works. 2014. CAOT. Available from: http://www.caot.ca/default.asp?pageid=3722. Cited date: 10/1/14

83. Whiteford G, Townsend E. Participatory occupational justice framework (POJF, 2010): enabling occupational participation and inclusion. In: Kronenberg F, Pollard N, Sakellariou D, editors. Occupational therapies without boarders. Towards an ecology of occupation-based practices. Philadelphia, PA: Churchill Livingstone Elsevier; 2011. Vol. 2. p. 65-84.

84. Braveman B, Bass-Haugen JD. Social justice and health disparities: an evolving discourse in occupational therapy research and intervention. *Am J Occup Ther* 2009; 63:7-12.

85. Nilsson I, Townsend E. Occupational justice- bridging theory and practice. *Scand J Occup Ther* 2010;17:57-63.

86. Wilcock AA, Townsend EA. Occupational justice: occupational terminology interactive dialogue. *J Occup Sci* 2000;7:84-6.

第 36 章　矫形器应用

MJ Mulcahey, Randal R Betz, Anne Bryden, Christina Calhoun,
William Lavelle, Mary Schmidt Read, Gabriella Stiefbold

学习目标

本章学习完成后,你将能够:

- 讨论上、下肢矫形器使用适应证;
- 讨论脊柱矫形器使用适应证;
- 掌握矫形器类型选择的应用原则;
- 理解功能电刺激的组成部件和功能。

引言

矫形器使用是脊髓损伤患者的主要康复治疗手段之一。矫形器可以维持关节稳定、增大动作幅度、避免误用动作、辅助协调运动、缓解疼痛和避免挛缩等脊髓损伤并发症。根据使用的关节或身体部位可以对矫形器进行标准化分类[1]。静态矫形器(static orthosis)可稳定关节避免误用;动态矫形器(dynamic orthosis)可使至少一个关节活动;可调节矫形器(progressive orthosis)在预期患者功能或状态会发生改变而矫形器需要进行相应调节和适应时使用。美国骨科医师协会(The American Academy of Orthopedic Surgeons)出版的矫形器介入相关书籍深入浅出地介绍了矫形器介入的基本原则、生物力学原则和脊髓损伤患者的推荐使用方式。矫形器和假肢在神经假体(neuroprostheses)、电池或生物动力驱动的外骨骼系统(battery-andbody-powered exoskeletons)有了长足的进步,对脊髓损伤患者的康复治疗产生直接影响。混合系统(hybrid systems)和纳米技术的迅猛发展更使我们对此充满期待。

这一章我们将讨论上肢矫形器和夹板在四肢瘫患者中的应用指征、下肢矫形器的应用指征、讨论脊髓损伤引起的脊柱侧弯患者病情变化时的矫形器应用、回顾神经义肢(neuroprotheses)的发展历程并介绍克利夫兰功能性电刺激(Functional Electrical Stimulation, FES)中心的实践经验。

上肢矫形器和夹板

上肢的康复治疗通常包括矫形器和夹板,使手部和上肢的无力得到代偿和控制。Mulcahey[2]提出了关于四肢瘫患者上肢康复治疗路径(图36.1),包括上肢矫形器和夹板、软组织重建和功能性电刺激。这项路径基于脊髓损伤神经学分类国际标准(International Standards for Neurological Classification for Spinal Cord Injury, ISNGSCI)[3]和四肢瘫患者手外科国际分类标准(International Classification for Surgery of the Hand in Tetraplegia, ICSHT)[4]规定的神经损伤平面。故在执行这一路径时,需将患者分为高平面、中平面、低平面的四肢瘫患者分别给予治疗方案[2]。

该路径的建议至今仍适用,对于上肢功能严重受限,如高水平四肢瘫的患者,上肢矫形器作为主要治疗手段可保持患者良姿位摆放、避免水肿和肌肉骨骼韧带的不可逆改变。腕手矫形器是一种脊髓损伤患者的静态手部夹板,用于维持腕关节功能位,建议使用该矫形器用于手部形态保持、避免或减轻疼痛和炎症以及防止畸形[5,6]。这种腕手矫形器也用于保护手部感觉丧失的患者防止进一步损伤。为避免日常活动经常摘脱矫形器降低治疗效果,该矫形器通常于夜间佩戴。标准的腕手矫形器可使腕关节背伸约45°,掌指关节屈曲80°~90°,近端和远端指间关节关节活动度不受影响(图36.2)。定制的腕手矫形器可定制成特定的关节位置或活动度,其主要结构可位于掌侧或背侧。

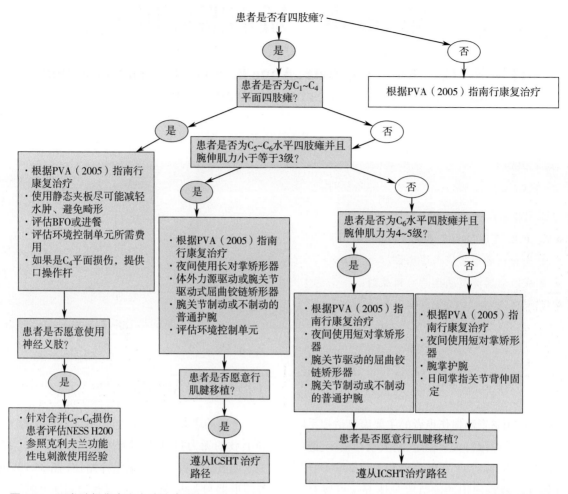

患者是否有四肢瘫?

是 → 患者是否为C₁~C₄平面四肢瘫?

否 → 根据PVA（2005）指南行康复治疗

是 →
・根据PVA（2005）指南行康复治疗
・使用静态夹板尽可能减轻水肿、避免畸形
・评估BFO或进餐
・评估环境控制单元所需费用
・如果是C₄平面损伤，提供口操作杆

患者是否愿意使用神经义肢?

是 →
・针对合并C₅~C₆损伤患者评估NESS H200
・参照克利夫兰功能性电刺激使用经验

否 → 患者是否为C₅~C₆水平四肢瘫并且腕伸肌力小于等于3级?

是 →
・根据PVA（2005）指南行康复治疗
・夜间使用长对掌矫形器
・体外力源驱动或腕关节驱动式屈曲铰链矫形器
・腕关节制动或不制动的普通护腕
・评估环境控制单元

患者是否愿意行肌腱移植?

是 → 遵从ICSHT治疗路径

否 → 患者是否为C₆水平四肢瘫并且腕伸肌力为4~5级?

是 →
・根据PVA（2005）指南行康复治疗
・夜间使用短对掌矫形器
・腕关节驱动的屈曲铰链矫形器
・腕关节制动或不制动的普通护腕

否 →
・根据PVA（2005）指南行康复治疗
・夜间使用短对掌矫形器
・腕掌护腕
・日间掌指关节背伸固定

患者是否愿意行肌腱移植?

遵从ICSHT治疗路径

图 36.1 颈脊髓损伤患者上肢治疗路径

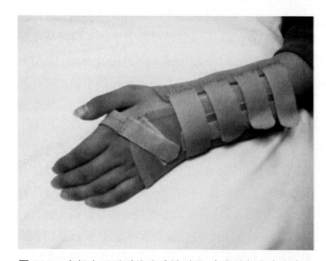

图 36.2 市场上可买到的腕手矫形器,在脊髓损伤患者中作为手部休息位夹板使用

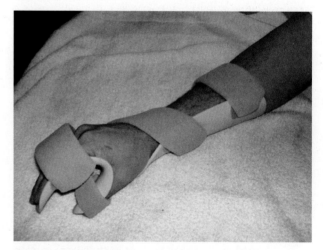

图 36.3 前臂腕支具

对于腕关节肌力不能抵抗重力的患者,白天活动时可佩戴前臂腕支具(forearm-based wrist support;图 36.3)。这种夹板适用于 C₅ 平面以上完全性脊髓损伤患者或腕背伸肌在日常活动中不能保持抗重力位的患者。前臂腕支具在腕部提供支撑,帮助患者完成进食、梳头、操作电脑等日间活动,避免腕背伸肌过度拉长,辅助腕部功能性肌腱固定技术(Functional tenodesis skills)。前臂腕支具包括市场上可买到的护腕式的前臂腕夹板,可用于辅助持物、打字和书写,也有可维持某一姿势的定制腕手夹板可供选择。

长对掌夹板在 C₅ 平面完全性四肢瘫患者腕背伸

肌不能抵抗重力时用于对肌腱功能性固定技术做准备。伸肘活动度受限的患者还可选用伸肘夹板（elbow extension splint）。市场上可买到的伸肘夹板可调节关节角度逐渐增加肘关节关节活动度，定制的伸肘夹板可塑形及重塑根据需要增加关节活动度（图 36.4）。以上都可根据关节活动受限的程度加以调节。腕关节过度旋后的患者可选用肌张力和姿势调节夹板（tone and positioning splint）来辅助前臂摆放中立位或旋前位（图 36.5）。虽然以上夹板尺寸大佩戴较为笨重，但可有效预防并发症，并使患者更好地进行日常活动。

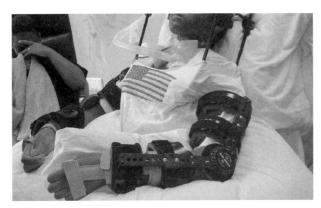

图 36.4　市场上可买到的伸肘夹板可根据关节活动度调节关节角度

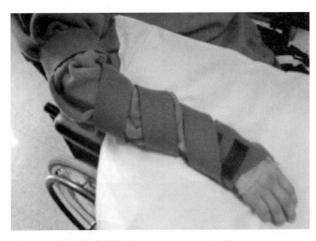

图 36.5　降肌张力夹板（tone reducing splint）

C₅、C₆ 水平四肢瘫的患者需要持续观察和评估以尽早使用屈指束缚（finger flexion wraps）避免手指屈曲导致的肌肉挛缩，需要时可结合使用各种静态夹板或制动装置。如果手指在伸腕时被动屈曲受限，屈指束缚可为有效的功能性肌腱固定技术做准备（图 36.6）。将腕关节束缚固定于背伸位，掌指关节和近端指间关节屈曲 90°（拇指指间关节为 0°）（图 36.7）[7]，拇指靠近示指侧方以促进侧方的夹持（图 36.8）[7,8]。束缚应用于指间空隙过大以及屈肌肌腱过于紧张时辅助

肌腱固定，目的在于使指长屈肌和拇指外展肌变短。C₆ 平面四肢瘫也同样应维持以上姿势。束缚可应用于白天，若依从性较强也可全天使用。重点在于目前监护手指屈曲的情况避免不可逆的挛缩以致影响日后软组织重建。

然而，如果患者拇长屈肌和指长屈肌过度紧张，重力辅助下屈腕时应使用夹板以促进手指被动伸展（图 36.9）。肌腱固定技术在如此肌肉紧张度下不能发挥很好的效果。夜间可选用掌侧或背侧的定制休息位手型夹板使腕背伸接近 45°、掌指关节屈 90°（图 36.10）。这种定制夹板可单独用于指长屈肌紧张的患者，其他损伤导致的肌腱固定技术不能有效放松肌腱时也可运用。不仅如此，定制夹板还可以与屈指束缚合用以使抓握和放松时的肌腱固定更为全面。

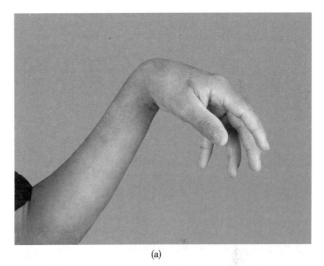

(a)

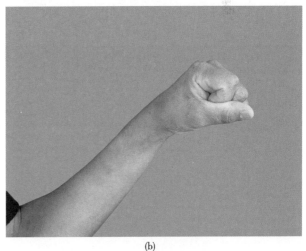

(b)

图 36.6　C₆ 平面脊髓损伤患者手部功能性肌腱固定。（a）重力辅助下的腕屈可使手指和拇背伸肌被动伸展。这个动作可在休息时使用。（b）腕主动背伸可使手指和拇指被动握拳。腕背伸肌肌力和五指屈肌合适的紧张度很大程度上决定了手部功能性肌腱固定的强度

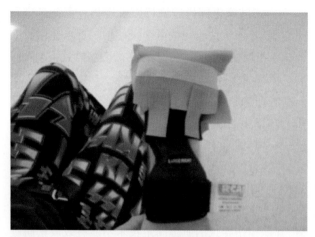

图 36.7　手指束缚以完善手指屈曲功能,更好地进行肌腱固定

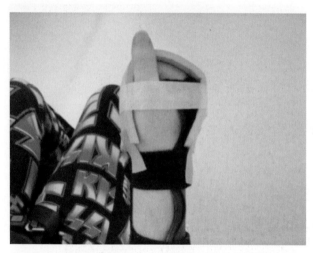

图 36.8　手指束缚时的拇指位置以更好地进行肌腱固定

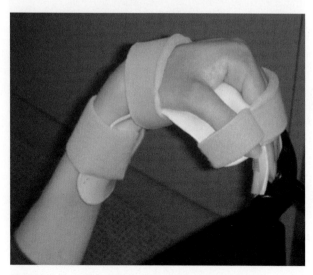

图 36.9　夹板的运用促使手指和拇指屈肌的伸展

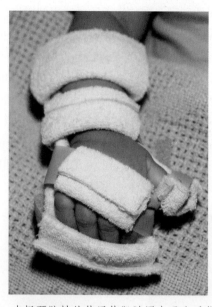

图 36.10　夹板预防性的使用使肌腱固定于合适位置,方便日后软组织重建。腕稍背伸,掌指关节屈曲 90°

　　C₆ 水平的脊髓损伤患者可运用短对掌夹板使得拇指尽可能保持侧方夹持位置。短对掌夹板可运用于夹持细小物品的功能锻炼和辅助肌腱在更有效的肌腱抓握位置上固定。有各种型号的夹板可供选择,但是包绕手掌的夹板可辅助手部保持良好的中空形态(图 36.11)。对于腕伸肌无力的患者,芝加哥康复中心(Rehabilitation Institute of Chicago, RIC)的肌腱固定训练器(tenodesistrainer)(图 36.12)可以达到更有力的夹持效果,这是短对掌夹板不能达到的。这种训练器由一延伸到前臂的短对掌夹板和覆盖示指、中指背侧的夹板构成,手指和前臂的连接具有弹性,可在需要加强夹持固定力度时收紧(图 36.12)。

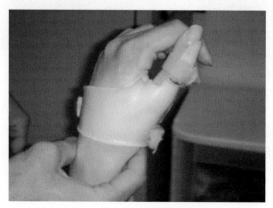

图 36.11　C₆、C₇ 平面脊髓损伤患者使用短对掌夹板时的拇指位置

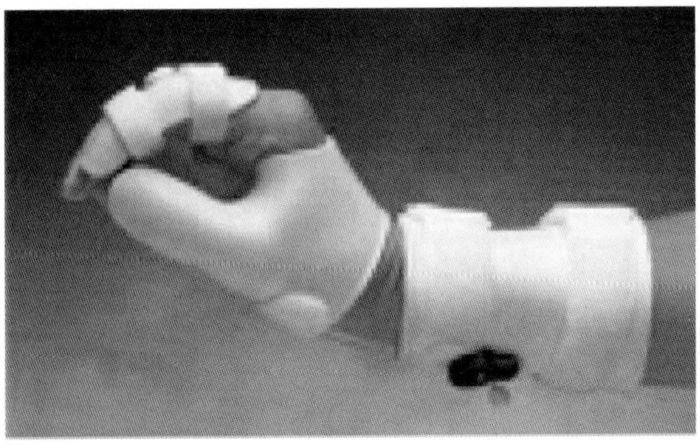

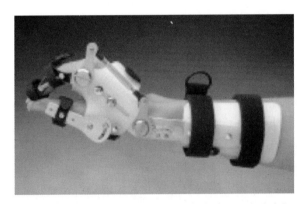

图 36.12　芝加哥康复中心肌腱固定训练器

腕关节驱动的屈曲铰链夹板

腕关节驱动的屈曲铰链式矫形器（wrist-driven flexor hinge orthosis，WFHO；图 36.13）用来增强肌腱固定技术，可增加腕背伸无力患者的夹持肌力，以辅助进食、梳头、整理桌面和洗漱等的功能训练。夹板将拇指固定在第二、三指的对指位，腕背伸时，手指屈曲与拇指相对以完成更强有力的三指夹持[8]。被动腕屈同时伸指就可以放松夹持使物品掉落。锁定在合适的夹持位置后，这套装置可以延长夹持时间，这对于完成像写字、化妆这样需要夹持物品较长时间的动作十分必要。

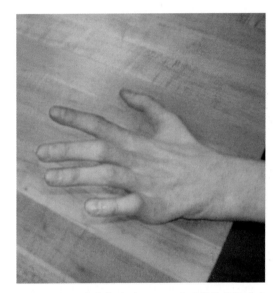

图 36.13　腕关节驱动的屈曲铰链式矫形器。这种夹板增加了肌腱固定后的功能，并使对指更为精确，经常用于辅助 C_6 平面脊髓损伤的患者自主导尿

掌指关节屈曲无力、指间关节过度伸展的患者会表现出典型的爪形手畸形（图 36.14）。掌指关节固定夹板（MCP blocking splint；图 36.15）可以塑形在掌指关节屈曲位以辅助功能训练。

可移动手臂支具

可移动手臂支具（mobile arm supports，MAS）可固定于轮椅或桌面上，辅助上肢近端无力的患者（尤其是 C_4、C_5 平面脊髓损伤肱二头肌和三角肌肌力小于 2 级的患者）[9]更好地完成进餐、梳头、打字等活动。对于 C_5 平面损伤的患者，这套设备可早期介入功能锻炼。对于 C_4 平面损伤的患者新出现的肘关节屈曲，其他训练可能对于患者而言过于困难，MAS 可作为最易进行的锻炼而早期介入（图 36.16）。Wilson[10] 和 Atkins[9] 等学者制定了 MAS 的使用指征：

- 屈肘无力（肌力 0~3 级）；
- 肩前屈和外展无力（肌力 0~3 级）；
- 外旋无力（肌力 0~3 级）；
- 上肢活动耐力受限。

夹板和矫形器的选择对于患者功能恢复、重返生活、使用工具等至关重要。

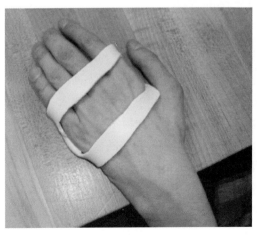

图 36.14　爪形手畸形，由 C_7~C_8 平面脊髓损伤患者手部屈肌伸肌肌力不平衡导致

图 36.15　单纯的手部夹板阻止掌指关节在活动中过伸

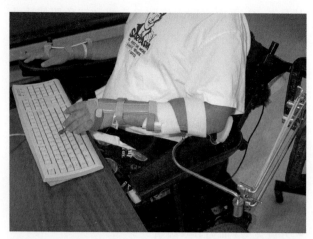

图 36.16　可移动手臂支具辅助 C4 SCI 患者移动前臂。通用袖套可对手腕背侧提供支持,键盘架可辅助使用键盘打字

记忆要点

- 上肢静态矫形器可减轻水肿,增加关节活动度,保持关节稳定和良姿位摆放。
- 上肢动态矫形器增加患肢活动程度和功能。
- 桡侧腕伸肌的肌力强弱是是否选择使用腕关节驱动屈曲铰链式夹板的重要指征。

下肢矫形器

下肢矫形器虽在脊髓损伤康复治疗中不常使用,但其可提高患者下肢的稳定性和移动的灵活性。仔细评估、设计并训练患者使用下肢矫形器对于患者全方位的康复治疗是至关重要的。

下肢支具的目标

脊髓损伤患者通常表现出各种形式的运动障碍,下肢矫形器可提供保护、稳定和增加下肢移动能力的功能。下肢矫形器分为静态和动态两种。

下肢矫形器最常用于脊髓损伤患者提高关节稳定性从而在生物力学角度更易站立和移动。而此时其目标为保护和维持关节和骨骼的整体性;下肢矫形器同样可以替代部分肌肉功能,使患者更好地站立和在生活环境中移动。而此时,患者可能需要助行器或拐杖之类的辅具。

下肢支具的评定

为确定患者是否需要下肢支具,矫形器师需知晓

以下信息:关节稳定程度、关节活动度(是因为骨骼肌挛缩还是痉挛而活动受限)、肌力测试结果(包括下肢肌力、上肢和躯干的代偿能力)、皮肤状况、疼痛、肌张力、测量尺寸(长度、周长、横截面等)和患者的认知能力。

下肢支具的应用原则

下肢矫形器需跨越关节,保证关节近端和远端都在支具固定范围内。可能需要制作不只跨一个关节的矫形器。下肢支具制作的重要原则是三点力支撑原则(three-point pressure system)以有效维持关节稳定并合理分布压强——接触表面越大压强越小。压强分布的设计可分为以下几类:

- 接触面积尽可能小(不超过支具)——哪些关节需要这样的设计?
- 压强尽可能小,在有效固定并且耐用的前提下;
- 动态还是静态(支具的可活动部分和不可活动部分分别有哪些)。

设计应尽可能简约、不显眼、舒适且美观。

下肢矫形器的类型

下肢矫形器需塑形或定制,包括金属或塑料组件组成的各种关节、束带和包壳。虽然金属矫形器很重,常不受患者青睐,但其可调节,适合还在生长发育的患者和功能不断恢复的患者。塑料矫形器通常更轻,而且制作时直接依赖患者肢体塑形所以与身体更为贴合。可塑矫形器可根据需要使用不同厚度的材料、包裹不同面积大小以及维持不同的关节角度。患者的鞋也可与矫形器连为一体从而为其提供更强的稳定性。患者可在最终适配矫形器前试用可调节的矫形器样品。矫形器按照涉及的关节分类,例如:踝足矫形器(ankle foot orthosis, AFO),横跨踝关节稳定足部和小腿下部,并不包绕膝关节。以下介绍也按此分类方法。

站立辅助装置

脊髓损伤患者可行站立训练,虽然缺乏循证证据,但目前仍认为站立对患者十分有益[11]。并未有研究提出站立多长时间对脊髓损伤患者最合适,但站立可预防骨质疏松和肌肉挛缩,改善膀胱和肠道功能,降低长时间坐位导致的压疮风险,并且可以改善患者的心理状态[12,13]。

静态站立辅助装置(stander),尤其是配有液压或电力抬升装置的站立架,能让使用者维持站姿。一些

市面上可以买到的设备可通过骨盆带使患者直接从轮椅上站起,更专业的站立辅助装置通过特制的座椅让患者站起。辅助装置最重要的是为患者提供合适的支撑,这些支撑不仅限于下肢,还包括上肢、躯干。相比于静态辅助装置,动态或可移动的辅助装置在市面上也可以买到。可移动辅助装置有轮子可以提供动力,动态移动装置则可以在站立时为上肢提供训练。

踝足矫形器

踝足矫形器(ankle foot orthosis)为踝关节和足提供支撑(图 36.17),根据患者的下肢尺寸和残留功能,踝足矫形器可以调节或重新组装。碳纤维矫形器可塑形、塑料或金属结合的矫形器可与鞋连接或置入鞋内。一些矫形器如姿势控制矫形器(stance control orthoses)可通过改变踝关节角度为膝关节提供更好的稳定性(跖屈使膝关节易于伸直,而背屈使其易于屈曲);这使患者在没有膝关节支具的情况下可更好地控制腿部姿势,对于膝关节周围肌力减退但下肢肌力足够行走因而不需要膝踝足矫形器的患者尤为适用。鉴于踝足矫形器的设计原理不能兼顾稳定性和踝关节活动度,特制的塑料和金属结合元件既能满足膝关节的静态位置避免足下垂,也能保持踝关节中部和外侧足够的活动度以免行走时发生危险。如果期望进一步改善踝关节活动度,需要可调节的或动态元件(弹簧配合塑料或金属元件使用),或其他动力装置,这样踝关节既可以背屈(或有限的跖屈),也能在行走时避免足下垂。

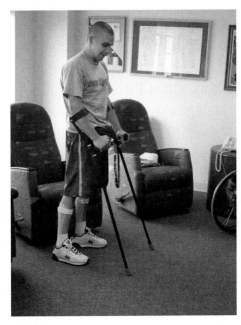

图 36.17　踝足矫形器在功能性电刺激的辅助下支持站立

膝关节矫形器

膝关节矫形器可单纯控制膝关节活动避免过伸或同时提供膝关节中外侧部的稳定性。控制膝关节活动度会对整个下肢的行走和站立能力造成影响。稳定的膝关节矫形器由两侧的支架、可调节的关节和大腿小腿袖套组成。瑞典式膝笼(Swedish knee cage)是常见的一种膝关节矫形器,可以在允许膝关节屈曲的情况下阻止过伸。预制膝关节矫形器(包括弹性或静态材料)经常用于运动医学。除非是定制的,否则膝关节矫形器通常难以使膝关节周围在行动时保持充分稳定,没有足部的固定元件时容易下滑,因而并不十分有效。

膝踝足矫形器

膝踝足矫形器(Knee Ankle Foot Orthoses, KAFO)使三部分都保持稳定,同踝足矫形器一样,KAFO 有各种单侧或双侧的型号和制式。KAFO 也可由碳纤维、塑料、金属等制成,与鞋连接或放入鞋内。典型的脊髓损伤患者使用的控制膝踝足稳定性的 KAFO 由大腿小腿环、与环连接的金属膝关节或支架组成,这两部分都与足部元件连接。同样,根据患者的下肢尺寸和残存功能,膝踝关节可锁定或不锁定,同样提供两个关节中部和外侧的稳定性。姿势控制矫形器或反向膝关节(offset knee joint)可同时维持膝关节站立位伸展和自由屈曲。一项研究表明,与 KAFO 相比[14],姿势控制矫形器因其可屈曲膝关节从而增加行走速度、提高步行能力、降低耗氧耗能。

KAFO 通常用于下胸段或腰段脊髓损伤,最常见的迈步方式是运用膝踝关节锁定和前臂拐杖(Lofstrand crutches)。Scott-Craig 矫形器是一种特殊设计的 KAFO,用于帮助截瘫患者迈步。使用 KAFO 交替迈步对患者屈髋、旋转躯干和伸直腿划圈的能力有一定要求。双侧的 KAFO 和拐杖辅助下的行走将消耗大量的能量。因此,患者选择使用双侧的 KAFO 须佩戴十分合适并且有良好的上肢力量。研究表明,大多数双侧 KAFO 使用者最终会因为上肢使用要求高、能耗大、步行速度慢而放弃。大多数患者都不选择步行而使用轮椅,因为通过轮椅可以更轻松地完成更远距离的行动[15,16]。

髋膝踝足矫形器

髋膝踝足矫形器(hip, knee, ankle, foot orthoses,

HKAFO）对四部分保持稳定,除增加双侧髋关节和骨盆带以外与上述两种矫形器元件类似(图36.18)。HKAFO有很多不同类型,如交替步矫形器(reciprocal gait orthoses)、对位步行器(parawalkers)、徒步矫形器(walkabout orthoses)、髋导矫形器(hip guidance orthoses)等[17-19],但都有与KAFO在中间或外侧相连的髋关节元件,也分锁定或不锁定两种模式,也同样都有骨盆带或其他形式的躯干支撑元件。髋关节是否可以完成迈步和交替行走往往取决于HKAFO是否锁定。一些动作由患者自主完成,另一些通过机械装置完成,如交替步矫形器骨盆电缆系统(reciprocating gait orthosis pelvic cable system)。所有的HKAFO,尤其是装有双侧下肢和骨盆连接装置的矫形器,穿脱均比KAFO困难。有各种类型的关节元件可供装配以供有不同功能和步态的患者使用。髋关节元件必须是不锁定或可以打开的,这样患者在佩戴着HKAFO时也可以坐下。患者站立或行走时两侧的稳定性由骨盆带或躯干支撑元件提供。

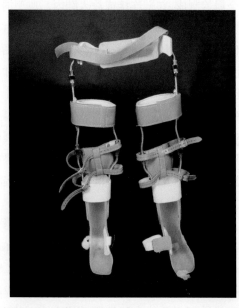

图36.18　髋膝踝足矫形器

新的HKAFO外骨骼矫形器可以更好地支撑躯干。这种矫形器有躯干延伸装置连接于双侧的HKAFO上,装置内放有电池。这种新型装置为行走提供动力减轻患者的负荷,但因其高昂的费用,目前主要用在医院中,以后有望走向患者的日常生活。

训练使用下肢矫形器

与其他矫形器一样,下肢矫形器应佩戴合适,与患者身体较好贴合,易于控制并且不会与骨性突起产生过多磨损,这需要经常查看对皮肤的压力是否过大。保持矫形器适宜就需要经常评估以确保符合佩戴目的、患者穿脱得当。在佩戴所有矫形器之前,均须取得患者和脊髓损伤治疗团队的同意。

功能性训练包括:穿、脱矫形器,床、椅、卫生间、轮椅和汽车间的转移,站坐训练,向前后左右步行、转身、停步,上下台阶,上下坡,翻身,检查皮肤,支具清洁。

> **记忆要点**
>
> ● 电池驱动的矫形器为步行提供动力,多用于医院环境。
> ● 下肢支具的重要原则是三点力支撑,以确保稳定和合适的压强分布。
> ● 下肢矫形器按照涉及的关节分类。
> ● 功能性训练包括穿、脱矫形器。

下肢矫形器在完全和不完全脊髓损伤患者中的应用

下肢矫形器可用于脊髓损伤后患者维持关节稳定、保护和辅助运动。根据患者的潜在的运动能力,包括:下肢肌力,关节活动度,痉挛情况,本体感受,是否患有骨科疾病如脊柱侧弯、骨盆倾斜、髋关节半脱位或脱位,以及患者的整体情况。

当进行矫形器处方的制定时,运用脊髓损伤神经学分类国际标准(International Standards for Neurological Classificationof Spinal Cord Injury)[3]评价关键肌以及运用步态标准评价伸髋肌、屈膝肌、腓肠肌等非关键肌是十分必要的,尤其对于非完全性脊髓损伤患者未受损的下肢肌肉的运动。有研究表明,下肢运动评分尤其是髋关节和膝关节的评分与行走能力密切相关,评分越高,其行走速度和耐力[20]越好。Waters[21]等人报道,当脊髓损伤者下肢运动评分≤20分时,在家中行走即受限;若想完成社区内的步行,则评分应该至少为30分。在另外一个研究中,Waters[22]用该评分预测,若脊髓损伤患者伤后1个月的评分≥10分,则1年后很可能能在拐杖和矫形器的辅助下完成社区内行走。Crozier[23]等人研究得出,若患者伤后2个月股四头肌肌力为4~5级,则其步行预后良好。这些文献都关注到了运用矫形器对于患者运动潜能开发的重要性。

表 36.1 基于神经损伤平面的下肢矫形器

神经损伤平面 （AIS A 级和 B 级）	站立位矫形器	行走矫形器	矫形器下步态	行走潜能
C_1~C_3	适当姿势站立斜床	无	无	无
C_4~C_8	适当使用站立架	无	无	无
T_1~T_9	适当使用站立架	HKAFO 和其他辅助装置	典型的摆至步或摆过步	治疗目标为辅助下行走
T_{10}~L_1	适当使用站立架	KAFO 或 HKAFO 和其他辅助装置	典型的摆至步或摆过步	可行走或能完成家中行走
L_2~L_5	适当使用站立架	AFO 或 KAFO 和其他辅助装置，需要时使用 FES	可能行交替步或加速的摆过步；膝关节可一定程度下屈曲	家中行走至社区内行走

表 36.1 为基于神经损伤平面的下肢矫形器的处方建议（假设该平面运动能力保存完整）。所有脊髓损伤患者均推荐合适支撑下的站立训练，但矫形器辅助下的步行训练最好仅限于 ASIA 分级为 A 级或 B 级的、损伤平面在 T_1 以下或其他不完全脊髓损伤的患者[24-26]。完全性的四肢瘫患者亦可能行走，但需要充分的矫形器等辅助设施支持、在一个以上照护人员的帮助下进行，且行走能力十分有限。

下肢矫形器可为脊髓损伤患者的活动能力提供很好的辅助，并且为其他功能的安全恢复提供了可能。

记忆要点

下肢矫形器可以：
- 控制、引导、限制或制动下肢关节及身体其他部位。
- 特定方向上限制活动。
- 根据肌肉瘫痪和无力的情况辅助运动。
- 减轻体重负荷。
- 矫正体态和功能，减轻运动负荷或缓解疼痛。

神经肌肉性脊柱侧凸的矫形器使用

神经肌肉性脊柱侧凸是儿童或青少年脊髓损伤的继发疾病，也可见于成年人[27]。肌无力和失衡、骨折、椎板切除术后的后凸等均可引发脊柱侧凸。

脊髓损伤后的脊柱侧凸和后凸发病率高，年轻时受伤，日后发病率高达 90%。Lancourt[28] 等人的研究表明，10 岁以下受伤后发病率为 100%，11~16 岁为 19%，大于 16 岁为 12%。Dearolf[29] 等人发现儿童受伤后脊柱侧凸需手术的概率达 67%。Mulcahey[30] 等人报道，年龄为脊髓损伤者脊柱侧凸的独立危险因素。

脊柱侧凸患者不能久坐或坐姿不对称，否则容易导致上肢功能障碍、压疮和骨盆倾斜。若患者为不完全损伤还会导致疼痛。下肢矫形器使用不当或并发骨盆倾斜时还有可能导致肠道功能障碍。当曲度达到 70° ~80° 时还会引起心肺功能障碍[31]。

支具通常不能有效治疗脊柱侧凸。大多数医生认为，尚处于生长发育期的患者当曲度大于 25° 时才应佩戴支具。一项研究回顾了支具预防性使用的结果，Mehta[32] 等人发现若患者在曲度小于 20° 时即开始使用支具则手术概率明显降低；而在 21° ~40° 时需视具体临床状况而定但无显著统计学差异。大于 40° 时再使用支具无明显效果（表 36.2、36.3）。并且，Mehta[30] 等人对比了佩戴/未佩戴支具的两组患者的手术时间，与前一研究趋势相同，当实验组小于 10° 即开始佩戴支具时，手术平均延后 4 年；11° ~20° 时平均延后 3 年；21° ~40° 仅为 1 年，大于 40° 时无显著差异。

患者佩戴支具的依从性不高，这一点并不让人意外。Sison-Willianson[33] 等人的研究表明，在调查可及的场所中，儿童的胸腰骶矫形器（thoracolumbosacral orthosis, TLSO）使用率下降了 28%。支具的优势和患者脱离支具的愿望总存在矛盾。Mehta[30] 提供了一些 TLSO 使用建议：为使患者进一步适应下肢支具和脊柱矫形器，脊柱矫形器可充当 HKAFO 的骨盆部分，或把 HKAFO 的骨盆部分覆盖于脊柱矫形器上。

表 36.2　需要手术的患者数量

组别	样本量	支具组	未使用支具组	P 值
Ⅰ（<10°）	42	13/29（45%）	10/13（77%）	0.03
Ⅱ（11°~20°）	25	9/18（50%）	6/7（86%）	0.04
Ⅲ（21°~40°）	27	12/20（60%）	6/7（86%）	0.08

表 36.3　Mehta[32]等人统计的手术时间（年）

组别	样本量	支具组	未使用支具组	P 值
Ⅰ（<10°）	42	8.5	4.2	0.002
Ⅱ（11°~20°）	25	6.8	3.7	0.008
Ⅲ（21°~40°）	27	4.2	3.2	0.38

记忆要点

- 脊柱侧凸发病率高，尤其是在年轻时发生脊髓损伤者。
- TLSO 有助于缓解脊柱侧凸。
- 正确调试 TLSO 对其发挥效果十分重要。

脊髓损伤患者特殊类型的矫形器及其调试

脊柱侧凸通常是进展性的，所以需要根据病情变化给予特殊关注。支具材料的强度、剪裁线和支具末端的形态十分重要。无感觉区域的皮肤易因压迫、摩擦和过于潮湿而受损。患者的居住环境、温度调节、轮椅扶手以及其他的手术措施（气管插管、胃造瘘、直肠造瘘）也应在医师的考虑范围内。

通常使用的 TLSO 采用了 Flexfoam 材料，它有坚固、有一定弹性、塑料框架坚硬而轻便、泡沫内表面舒适的特点。所有边缘都被泡沫覆盖并且剪裁和弯曲处都为避免皮肤磨损做了特殊处理。贴扎带封口根据尺寸和损伤平面不同可位于支具的任何一个方位。支具上沿高可调至锁骨，低可达骨盆，若患者因脊柱侧凸而使得坐位时躯干位移，支具下沿可延伸至大转子（图 36.19）。支具必须在腰部牢牢固定，避免向上退缩（对于肥胖或体格较大的儿童而言这是项挑战，应由有经验的支具师定制支具）。为避免因为重力而导致支

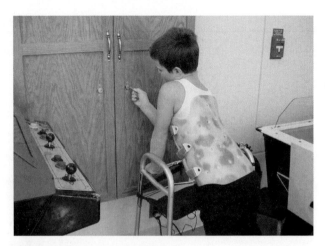

图 36.19　图示 TLSO 上延至锁骨

具位置不合适，患儿最好仰卧位穿上支具，此时躯干也较为瘦长，然后穿着支具坐起。支具不应在大腿上部造成压迫，因此此处应注意剪裁。轮椅扶手也应与支具相适应。

支具下应穿着柔软、平展、吸汗的衬衫，支具上也应有大量的透气孔（图 36.20）。床上或轮椅上设置风扇也有助于降温，并且应经常检查患者皮肤情况。若患者有气管插管、胃造瘘、直肠造瘘或膀胱造瘘，支具也应配有相应设计（图 36.21）。

记忆要点

- TLSO 需细心管理。
- 需要时可对 TLSO 进行改造。
- 脊髓损伤患者经常继发神经肌肉性脊柱侧凸。
- 预防性地使用支具能有效减缓脊柱侧凸进程。

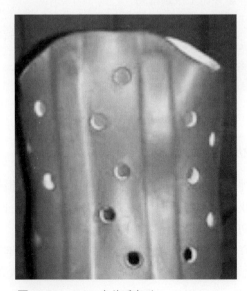

图 36.20　TLSO 上的透气孔

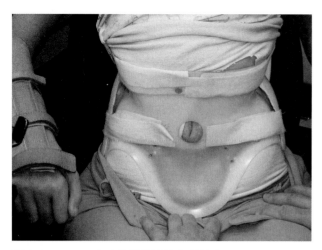

图 36.21　TLSO 上为导尿管设计的留置孔

功能性神经假体置入

克利夫兰功能性电刺激中心（是一个功能性电刺激研究联盟，包括：The LouisStokes Cleveland VA Medical Center、Case Western Reserve University、Metro Health Medical Center）开发了置入性功能电刺激系统，用于恢复脊髓损伤患者的功能。这些神经假体应用于恢复患者的抓握、取物、站立行走、躯干稳定性、咳嗽和膀胱功能等。中心以外的大学医院凯斯医学中心和突触生物医学研究所（位于美国俄亥俄州）致力于膈肌节律系统的研究，使高位颈脊髓损伤的患者能够脱离呼吸机。以上治疗都运用了置入于瘫痪肌肉的电极刺激器 - 接收器，并需要外部元件与内部元件协调一致工作。

上肢和手功能神经假体

自由手系统（Freehand system）是最早通过 FDA 认证的置入性神经假体，用于提供颈脊髓损伤患者抓握和释放的能力[34]。最初自由手系统由克利夫兰功能性电刺激中心发明，置入于全球超过 250 例患者体内。这种矫形器包括一个置入的刺激接收器和八通道靶向刺激瘫痪肌肉的刺激器。外部传导线圈可以发送外部控制单元的信号，患者肩部的姿势感受器可以探测出对侧的肩膀运动以控制手部开合。系统向患者提供两种典型的功能抓握模式：侧方抓握细小物品，如钢笔等；以及掌侧抓握大件物品，例如水杯。研究表明此系统能改善患者的抓握能力和日常生活独立性[35-38]。自由手系统尚未面向市场，克利夫兰功能性电刺激中心正进一步提升此系统的性能并致力于产品推广。

自由手系统临床试验有一个重要的发现：患者希望没有外部元件这一累赘。研究者随即升级，在新一代系统中有所改进，用置入控制源来取代肩部姿势感受器[39]，这样患者仅需要穿戴传导线圈。这一系统包含由随意肌内的肌电电极控制的 12 通道的刺激器（图 36.22）。例如：一个可随意伸腕的患者，电极可置于腕背伸肌，这样在腕背伸时即可产生强有力并且能

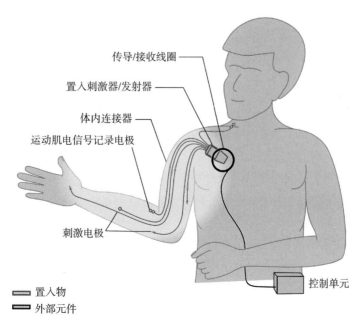

传导/接收线圈
置入刺激器/发射器
体内连接器
运动肌电信号记录电极
刺激电极
控制单元

■ 置入物
■ 外部元件

图 36.22　FES 系统内外部元件原理图

维持一段时间的抓握动作。当腕背伸肌放松时,手部随即放松。运动刺激器多出来的4个通道则根据患者需要用于提供伸肘、屈腕等更精确的动作。内部控制源能接收双侧更弱的刺激信息,这样能使更高节段脊髓损伤的患者使用这一产品。目前已有20个新一代系统置入于15个患者体内。

克利夫兰功能性电刺激中心下一步的目标是实现神经假体全部置入体内。这一系统被称为网络化神经假体系统(Networked Neuroprosthetic System, NNPS),具有模块化、可控化、结构化特点的全置入网络化模块[40]。这个系统的最大优势是患者将不再需要穿戴或连接任何的外部元件。因为电池亦可置入,所以患者仅需要在充电时穿戴与外部控制元件连接的传导线圈。NNPS技术已开始进入实践阶段,即将进行最终的临床前测试和人体置入。

用于站立和移动的神经假体

用于恢复上肢功能的置入技术也可以用于下肢和躯干来使站立和移动更加容易,目标是一定时间的站立和少辅助甚至无辅助的移动。这一系统适用于低位颈脊髓损伤和胸段脊髓损伤。患者需穿戴与上肢假体类似的传导线圈,通过体外的开关来产生刺激信号。这一系统通常与移动设备如步行器等结合使用,已有超过17位患者置入了这一产品[41,42]。

> ### 记忆要点
>
> - 因没有外部元件,NNPS比前一代上肢神经假体更具优势。
> - 网络化神经假体可恢复患者站立和移动功能。

用于稳定躯干的神经假体

颈胸段脊髓损伤导致的躯干和骨盆肌肉瘫痪均可导致不健康的坐姿。克利夫兰功能性电刺激中心的站立移动神经假体基础研究使躯干稳定性的保持受到关注。用同样的神经假体置入技术,不使用笨重的支具和束缚,躯干稳定性即可保持。基础研究证明强健的核心肌和髋部肌肉使坐姿更为健康,这样使用轮椅会更为方便,降低轮椅内表面压力的影响,促进软组织血液循环,增大肺通气量,增加单侧或双侧近端肢体稳定性。预实验也证明了FES使躯干更稳定并且诱发屈髋屈膝,这样能使患者在床上翻身更为容易,减轻了护理

压力。这个系统也使患者使用轮椅更为方便和舒适[43]。

用于咳嗽的神经假体

克利夫兰功能性电刺激中心的学者研究出了一种用于颈脊髓损伤患者有效咳嗽的神经假体。一项临床试验表明,12位四肢瘫患者通过下胸段脊髓刺激可以提供有效的咳嗽[44-46]。这种系统最初来源于Finetech医学公司(Finetech Medical Ltd. Hertfordshire, UK)研发的用于膀胱和肠道功能的神经假体,后来被改造成刺激呼吸肌产生有效咳嗽的系统。盘状电极放置于下胸段中线硬膜外腔支配呼吸肌的运动神经根处,可以提供不同强度和频率的呼吸肌刺激。患者穿戴与前述类似的连接于外部控制元件的传导线圈,通过外部开关产生有效咳嗽。在临床一期试验中,这种设备在九位脊髓损伤患者中产生了几乎与正常人无异的气道压力。更重要的是,这些患者感觉到他们痰液分泌增加并且可自主排痰了[44,45]。

用于呼吸的神经假体

克利夫兰大学医院凯斯医学中心和突触生物医学研究所的学者发明出一种膈肌节律刺激器(diaphragm pacing stimulation, DPS)可以维持四肢瘫使用呼吸机患者的呼吸功能[47]。这个系统自2000年以来作为多中心研究的一部分,置入了88位脊髓损伤患者和ALS患者体内,受试者必须有完整的膈神经。这个系统包括四个通过腹腔镜置入膈肌的电极,并通过隧道穿出皮下与外部控制单元相连。电极被设计于最佳的刺激水平。结果显示超过96%的受试者可不再使用呼吸机。其中一些患者甚至在置入短期内即恢复自主呼吸,证明这一系统具有潜在的神经重塑功能[48]。并且脱离呼吸机可以为患者提供更多的社交机会。

肠道和膀胱功能神经假体

使用最多的置入性运动神经假体是Brindley[49]等发明的膀胱肠道系统并且由Finetech医学股份有限公司投放市场。这一系统刺激骶神经根激活膀胱和肠道功能甚至性功能。这一系统由三通道置入刺激器和三个传导线圈组成,由电池驱动的外部控制设备通过按钮操纵。置入的接收器放置于腹部,刺激器位于骶前神经根。已有超过20个国家的3 000名患者在过去的30年终通过这一系统有效改善了排尿和排便功能[49-52]。这个设备起初仅用于欧洲,直到克利夫兰

功能性电刺激中心启动了多中心临床试验后,FDA 才在 1998 年通过人道主义设备豁免计划批准该设备于 2001 年由 NeuroControl Corporation 公司投放市场[53-55]。这个系统的缺点是,为使排空膀胱、尿道括约肌不再收缩,必须行骶神经根切断术,但这会影响性功能。克利夫兰功能性电刺激中心的学者发明了一种新方法可以不使用神经根切断:用电极阻滞支配尿道括约肌的阴部神经以消除尿道反射并排空膀胱[56]。

多功能网络化神经假体

前述神经假体都可以使患者恢复目标功能,然而很多脊髓损伤患者尤其是颈脊髓损伤患者期望恢复的功能很多,而现在的设备都是完全独立的,手术、操作人员和技术都是分开的。然而一小部分患者需要接受两种功能(例如:上肢和躯干稳定)的恢复设备,这就存在技术限制。克利夫兰功能性电刺激中心发明了一种方便多功能恢复的综合性神经假体置入系统以达到上述目的(图 36.23)。这一系统是 NNPS,是可以满足甚至超越以上需求的模块化、可控化、结构化全置入网络化模块。如前所述,这一系统最大的好处是患者不需要穿戴或连接任何外部元件。电池也是置入的,充电时仅需要穿戴传导线圈与外部控制单元相连。中心正计划改进 NNPS 使其在恢复上肢和躯干稳定性的同时改进咳嗽和膀胱 / 直肠功能。FES 中心正与 FDA 密切合作以确保研究的安全。

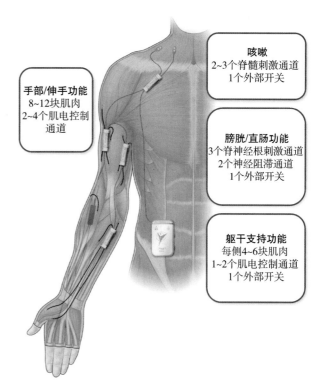

图 36.23　多功能网络化神经假体原理图

图中标注:
- 手部/伸手功能　8~12 块肌肉　2~4 个肌电控制通道
- 咳嗽　2~3 个脊髓刺激通道　1 个外部开关
- 膀胱/直肠功能　3 个脊神经根刺激通道　2 个神经阻滞通道　1 个外部开关
- 躯干支持功能　每侧 4~6 块肌肉　1~2 个肌电控制通道　1 个外部开关

> **记忆要点**
>
> - 神经假体可恢复多种维度的功能。
> - 多功能网络化神经假体正在研究当中或将恢复患者多种功能。

致谢

感谢 Michelle Kaplan 辅助编写工作。

本章重点

- 矫形器使用是脊髓损伤患者的主流治疗,尤其对于颈部损伤患者的上肢治疗。
- 上肢矫形器可提供功能性的活动;胸腰骶矫形器(TLSO)可用于神经肌肉固定技术。
- 功能性电刺激(FES)的技术优势明显,多功能网络化神经假体的临床应用指日可待。

(张元鸣飞　译　刘楠　校)

参考文献

1. Condie DN. International organization for standardization of terminology. In: Hsu JD, Michael JW, Fisk JR, editors. AAOS atlas of orthosies and assistive devices, 4th ed. Chapter 1. Philadelphia: Mosby; 2008.

2. Mulcahey MJ. Upper extremity in spinal cord injury. In: AAOS atlas of orthoses and assistive devices. 4th ed. Philadelphia: Mosby; 2008. p. 203-17.

3. Kirshblum SC, Waring W, Biering-Sorensen F, et al. Reference for the 2011 revision of the international standards for neurological classification of spinal cord injury. *J Spinal Cord Med* 2011;34(6):547-54.

4. McDowelll CL, Moberg EA, House JH. The 2nd international conference on surgical rehabilitation of the upper limb in tetraplegia (quadriplegia). *J Hand Surg* 1986;11A:604-8.

5. Sisto SA, Druin E, MachtSliwinski M. Spinal cord injuries: management and rehabilitation. St. Louis, MO: Mosby; 2008.

6. Spooren AIF, Janssen-Potten YJM, Kerckhofs E, Bongers HMH, Seelen HAM. ToCUEST:a task oriented client-centered training module to improve upper extremity skilled performance in cervical spinal cord – injured persons. *Spinal Cord* 2011;49:1042-8.

7. Harvey L. Principles of conservative management for a non-orthotic tenodesis grip in tetraplegics. *J Hand Ther* 1996;9:238-42.

8. Johanson ME, Murray WM. The unoperated hand: the role of passive forces in hand function after tetraplegia. *Hand Clin*

2002;18:391-8.

9. Atkins MS, Baumgarten JM, Yasuda YL, et al. Mobile arm supports: evidence – based benefits and criteria for use. *J Spinal Cord Med* 2008;31(4):388-93.

10. Wilson DJ, McKenzie MW, Barber LM, Watson KL. Spinal cord injury: treatment guide for occupational therapists, 2nd ed. Thorofare, NJ: Slack; 1984.

11. Glickman LB, Geigle PR, Paleg GS. A systematic review of supported standing programs. *J Pediatr Rehabil Med* 2010;3:197-213.

12. Eng JJ, Levins SM, Towson AF, Mah-Jones D, Bremner J, Huston G. Use of prolonged standing for individuals with spinal cord injuries. *Phys Ther* 2001;81:1392-9.

13. Caulton JM, Ward KA, Alsop CW, Dunn G, Adams J, Mughal M. A randomised controlled trial of standing programme on bone mineral density in non-ambulant children with cerebral palsy. *Arch Dis Child* 2004;89:131-5.

14. Irby SE, Bernhardt KA, Kaufman KF. Gait of stance control orthosis users: the dynamic knee brace system. *Prosthet Orthot Int* 2005;29:269-82.

15. Merati G, Sarchi P, Ferrarin M, Pedotti A, Veicsteinas A. Paraplegic adaptation to assisted-walking: energy expenditure during wheelchair versus orthosis use. *Spinal Cord* 2000;38:37-44.

16. Waters RL, Mulroy S. The energy expenditure of normal and pathologic gait. *Gait Posture* 1999;9:207-31.

17. Harvey LA, Smith MB, Davis GM, Engel S. Functional outcomes attained by T9-12 paraplegic patients with the walkabout and the isocentric reciprocal gait orthoses. *Arch Phys Med Rehabil* 1997;78:706-11.

18. Katz DE, Haideri N, Song K, Wyrick P. Comparative study of conventional hip-knee-ankle-foot orthoses versus reciprocating-gait orthoses for children with high levelparaparesis. *J Pediatr Orthop* 1997;17:377-86.

19. Robb JE, Gordon L, Ferguson D, Dunhill Z, Elton RA, Minns RA. A comparison of hip guidance with reciprocating gait orthoses in children with spinal paraplegia: results of a ten year prospective study. *Eur J Pediatr Surg* 1999;9(Suppl. 1): S15-8.

20. Scivoletto G, Romanelli A, Mariotti A, et al. Clinical factors that affect walking level and performance in chronic spinal cord lesion patients. *Spine* 2008;33:259-64.

21. Waters RL, Adkins R, Yakura J, Vigil D. Prediction of ambulatory performance based on motor scores derived from standards of the American Spinal Injury Association. *Arch Phys Med Rehabil* 1994;75:756-60.

22. Waters R, Adkins R, Yakura J, Sie I. Motor and sensory recovery following incomplete tetraplegia. *Arch Phys Med Rehabil* 1994;75:306-11.

23. Crozier KS, Cheng LL, Graziani V, et al. Spinal cord injury: prognosis for ambulation based on quadriceps recovery. *Paraplegia* 1992;30:762-7.

24. Consortium for Spinal Cord Medicine. Outcomes following traumatic spinal cord injury. Washington DC: Paralyzed Veterans of America. 1999.

25. Vogel LC, Mendoza MM, Schottler JC, Chlan KM, Anderson CJ. Ambulation in children and youth with spinal cord injuries. *J Spinal Cord Med* 2007;30(Suppl. 1):S158-64.

26. Calhoun CL, Schottler J, Vogel LC. Recommendations for mobility in children with spinal cord injuries. *J Spinal Cord Med* 2007;30(Suppl.1):156-64.

27. Mayfield JK, Erkkila JC, Winter RB. Spine deformity subsequent to acquired childhood spinal cord injury. *J Bone Joint Surg Am* 1981;63(9):1401-11.

28. Lancourt JE, Dickson JH, Carter RE. Paralytic spinal deformity following traumatic spinal-cord injury in children and adolescents. *J Bone Joint Surg Am* 1981;63(1):47-53.

29. Dearolf WW, 3rd, Betz RR, Vogel LC, Levin J, Clancy M, Steel HH. Scoliosis in pediatric spinal cord-injured patients. *J Pediatr Orthop* 1990;10(2):214-8.

30. Mulcahey MJ, Barakat N, Hunter L, Gaughan J, Betz R, Vogel L. Neuromuscular scoliosis in children with spinal cord injury. *Top Spinal Cord Inj Rehabil* 2013;19(2):96-103.

31. Weinstein SL, Zavala DC, Ponseti IV. Idiopathic scoliosis: long-term follow-up and prognosis in untreated patients. *J Bone Joint Surg Am* 1981; 63(5):702-12.

32. Mehta S, Betz RR, Mulcahey MJ, McDonald C, Vogel LC, Anderson C. Effect of bracing on paralytic scoliosis secondary to spinal cord injury. *J Spinal Cord Med* 2004;27:88-92.

33. Sison-Williamson M, Bagley A, Hongo A, et al. Effect of thoraco-lumbosacralorthoses on reachable workspace volumes in children with spinal cord injury. *J Spinal Cord Med* 2007;30:184-91.

34. Peckham PH, Keith MW, Kilgore KL, et al. Efficacy of an implanted neuroprosthesis for restoring hand grasp in tetraplegia: a multicenter study. *Arch Phys Med Rehabil* 2001;82:1380-8.

35. Bryden AM, Kilgore KL, Keith MW, Peckham HP. Assessing activity of daily living performance after implantation of an upper extremity neuroprosthesis. *Top Spinal Cord Inj Rehabil* 2008;13:37-53.

36. Carroll S, Cooper C, Brown D, Sormann G, Flood S, Denison M. Australian experience with the Freehand System for restoring grasp in quadriplegia. *Aust N Z J Surg* 2000;70:563-8.

37. Hobby J, Taylor PN, Esnouf J. Restoration of tetraplegic hand function by use of the neurocontrol freehand system. *J Hand Surg Edinb Scotl* 2001;26:459-64.

38. Mulcahey MJ, Betz RR, Smith BT, Weiss AA, Davis SE. Implanted functional electrical stimulation hand system in adolescents with spinal injuries: an evaluation. *Arch Phys Med Rehabil* 1997;78:597-607.

39. Hart RL, Bhadra N, Montague FW, Kilgore KL, Peckham PH. Design and testing of an advanced implantable neuroprosthesis with myoelectric control. *IEEE Trans Neural Syst Rehabil Eng* 2001;19:45-53.

40. Kilgore KL, Hoyen HA, Bryden AM, Hart RL, Keith MW, Peckham PH. An implanted upper-extremity neuroprosthesis using myoelectric control. *J Hand Surg Am* 2008;33:539-50.

41. Triolo RJ, Bieri C, Uhlir J, et al. Implanted functional neuromuscular stimulation systems for individuals with cervical spinal cord injuries: clinical case reports. *Arch Phys Med Rehabil* 1996;77(11):1119-28.

42. Triolo RJ, Boggs L, Miller ME, et al. Implanted electrical stimulation of the trunk for seated postural stability and function after cervical spinal cord injury: a single case study. *Arch Phys Med Rehabil* 2009;90:340-7.

43. Triolo RJ, Bailey SN, Lombardo LM, et al. Effects of intramuscular trunk stimulation on manual wheelchair propulsion mechanics in 6 subjects with spinal cord injury. *Arch Phys Med Rehabil* 2013;94:1997-2005.

44. DiMarco AF, Kowalski KE, Geertman RT, Hromyak DR. Spinal cord stimulation: a new method to produce an effective cough in patients with spinal cord injury. *Am J Respir Crit Care Med* 2006;173:13869.

45. DiMarco AF, Kowalski KE, Geertman RT, Hromyak DR. Lower thoracic spinal cord stimulation to restore cough in patients with spinal cord injury: results of a National Institutes of Health-sponsored clinical trial. Part I: methodology and effectiveness of expiratory muscle activation. *Arch Phys Med Rehabil* 2009;90:717-25.

46. DiMarco AF, Kowalski KE, Geertman RT, et al. Lower thoracic spinal cord stimulation to restore cough in patients with spinal cord injury: results of a National Institutes of Health-sponsored clinical trial. Part II: clinical outcomes. *Arch Phys Med Rehabil* 2009;90:726-32.

47. Onders RP, Elmo M, Khansarinia S, et al. Complete worldwide operative experience in laparoscopic diaphragm pacing: results and differences in spinal cord injured patients and amyotrophic lateral

sclerosis patients. *Surg Endosc* 2009;23:1433-40.

48. Onders RP, Ponsky TA, Elmo M, Lidsky K, Barksdale E. First reported experience with intramuscular diaphragm pacing in replacing positive pressure mechanical ventilators in children. *J Pediatr Surg* 2011;46:72-6.

49. Brindley G, Polkey C, Rushton D, Cardozo L. Sacral anterior root stimulators for bladder control in paraplegia: the first 50 cases. *J Neurol Neurosurg Psychiatry* 1986;49:1104-14.

50. Brindley GS, Rushton DN. Long-term follow-up of patients with sacral anterior root stimulator implants. *Paraplegia* 1990;28:469-75.

51. Brindley GS. The first 500 patients with sacral anterior root stimulator implants: general description. *Paraplegia* 1994;32:795-805.

52. Van Kerrebroeck PE, Koldewijn EL, Debruyne FM. Worldwide experience with the Finetech-Brindley sacral anterior root stimulator. *Neurourol Urodyn* 1993;12:497-503.

53. Creasey GH, Grill JH, Korsten M, et al. An implantable neuroprosthesis for restoring bladder and bowel control to patients with spinal cord injuries: a multicenter trial. *Arch Phys Med Rehabil* 2011;82:1512-9.

54. Creasey GH, Craggs MD. Handbook of clinical neurology. Edinburgh: Elsevier; 2012. p. 109, 247–57.

55. Creasey GH, Dahlberg JE. Economic consequences of an implanted neuroprosthesis for bladder and bowel management. *Arch Phys Med Rehabil* 2001 82;1520-5.

56. Boger AS, Bhadra N, Gustafson KJ. High frequency sacral root nerve block allows bladder voiding. *Neurourol Urodyn* 2012;31:677-82.

第 37 章　四肢瘫患者的手功能恢复

Pradeep Thumbikat, Ramaswamy Hariharan, Sarah Leighton

学习目标

本章学习完成后,你将能够:

- 描述四肢瘫患者手功能治疗的进展;
- 讨论上肢康复的各个阶段;
- 掌握并发症的预防和治疗;
- 进行四肢瘫患者手功能评定,重点掌握功能肌评定,并用以制定治疗方案;
- 总结手功能重建手术的各种技术,包括神经移植及其功能恢复结果;
- 理解功能性电刺激等多种改善手功能的生物医学工程技术。

引言

　　高位脊髓损伤患者早期、持续的治疗进步使大量患者得以存活,因而导致四肢瘫患者占脊髓损伤患者的比例显著增加。在大多数发达国家,四肢瘫发病率升高而截瘫发病率下降;不完全脊髓损伤的比例同样升高。这一改变得益于移动设备日趋先进、工作场所安全保障提高和院前照护日益完善。康复治疗的重要性逐渐显现,四肢瘫患者对于康复和功能恢复的期待也在逐渐提高。

　　上肢功能障碍相较于其他失能可导致更明显的生活能力缺陷。许多四肢瘫患者对于手功能的恢复表现出更强烈的期望[1]。上肢功能的保持和恢复越来越被重视,越来越多的高位脊髓损伤患者愿意接受手术来恢复上肢功能。在过去的 50 年里,手功能的生理和四肢瘫患者上肢功能的病理生理认识进步显著,这样就使得更加合理的医疗干预包括各种预防和手术措施成为可能[2]。

历史背景

　　康复发展的早期,人们便意识到应竭尽一切努力保留上肢功能,很多外科医生致力于瘫痪肌肉的功能恢复。Bunnell 早在 1949 年就描述了一种术式可改善保留腕背伸肌力的四肢瘫患者的对指功能[3],用肌腱(有时包括肌肉)的联合固定来创造出对指的动作。还有一些外科医生发明了肌腱固定、关节融合、肌腱移植等来达到指尖对指。在 60~70 年代,一些先行者开创了肌肉肌腱移植[4]。然而这一术式并不总是能很好地发挥作用,所以饱受医生和患者的质疑。所以这一时期四肢瘫患者的手部手术进行得并不顺利[5]。

　　在 70 年代中期,一位名叫 Eric Moberg 的瑞典手外科专家重新激发起了人们对四肢瘫患者上肢功能保留手术的热情和信心,消除了人们对于这一手术的偏见。Moberg 专注于高位脊髓损伤者的治疗,其术式秉持着十分保守的原则,任何新发的功能障碍或手术并发症都是不可接受的。他先后于 1975 年和 1978 年[6]发表了对于这类患者的治疗原则和专著。他的治疗原则影响广泛,并成为手功能恢复路径的基石。Moberg 制定了四条四肢瘫患者手功能恢复的手术原则:

- 关节柔韧胜过僵硬。
- 除了脑功能之外,手功能是最重要的功能。患者对于上肢功能的需要超过健全人。除非经过详尽的讨论,否则任何试图达到功能重建和恢复的努力都很可能失败。
- 重建的功能不能影响现有功能。手术不能有使现有功能受损的风险。
- 抓握功能,以及示指侧面和拇指指腹的侧方对指功能,远比以前看重的指尖对指功能重要。他主张积极恢复 $C_5\backslash C_6$ 神经平面支配的伸肘和抓握功能。

从 70 年代起,四肢瘫患者上肢功能恢复逐渐受到重视,现在大多数脊髓损伤中心都可以进行这类评定和治疗。对于如何预防并发症,医生们也有了越来越多的经验和心得。肌腱移植和重建手术不断改进,这一领域的国际会议也变为常规举行。

上肢急性期管理

为达到最理想预后,上肢管理应在创伤后条件允许的情况下在创伤中心或 ICU 内尽早进行。管理同样可以在脊髓损伤中心内进行[7]。管理时限可大致分为:

- 急性损伤期(0~6 周)
- 早期康复期(6 周到数月)

这两个阶段的康复目标是避免并发症、在神经损伤区域最大限度保留功能、为功能重建创造最好条件[8]。

急性损伤期

损伤后,大多数患者被送往急性期医疗或手术机构,患者可能情况不稳定需接受大量的治疗甚至手术。这一阶段主要的上肢管理目标是防止并发症影响日后的上肢和手功能[9]。因为患者很可能不在脊髓损伤中心接受治疗,所以中心和 ICU 的联络就显得至关重要。就上肢管理而言,上肢的伴随伤、肩袖损伤等前期功能障碍以及因保持脊柱稳定而进行的上肢制动都应纳入考量范围。

患者情况和损伤程度不同,治疗路径也随之改变。上肢急性损伤期治疗目标包括:

- 上肢水肿管理;
- 关节活动度和关节柔韧性;
- 疼痛和痉挛控制。

水肿的预防和管理

高位脊髓损伤后手部水肿十分常见[9],这与交感节律丧失导致的血管收缩异常、动静脉短路增加、毛细血管和静脉压力增高及静脉扩张导致的细胞外离子渗透压增高有关。这些富含蛋白质的细胞液渗入关节和韧带周围会导致纤维化。

应从早期就尽量控制水肿,可采取以下策略:

- 手部抬高:手部应置于心脏水平之上以降低上肢静脉压减轻水肿倾向。所以卧床期间应将手部置于枕头或某种高于头部的支撑上。
- 控制手部和腕部姿势:手部肌肉瘫痪后易形成腕屈、掌指关节伸展的姿势,这种姿势利于水肿形成。因为主要的静脉和淋巴管位于手背部,脊髓损伤后最主要的水肿也通常发生于这里。但是如果能被动伸展腕部,手指屈肌的固有张力将使掌指关节屈曲,手背部的软组织紧张压力随之升高,将抑制血管内液体外渗。最有效的方法是运用合适的夹板保持手部的最佳位置。早期运用夹板能有效预防和控制水肿。夹板应使腕稍伸展,掌指关节接近完全屈曲。如果腕背伸肌力小于 3 级,应使用全休息位手部夹板(full-resting hand splint),否则应使用短休息位手部夹板(short-resting hand splint)。使用夹板时,骨性突起部位应予以保护,试用早期应经常调节夹板,在主被动活动关节时夹板应卸下 (图 37.1)。
- 按摩、贴扎、运动和加压包扎: 如果运用以上方法后水肿仍旧控制不理想,应考虑使用弹性加压手套(elasticated compression gloves)。使用后应及时检查以避免压力过大。绷带包扎需要时亦可使用[10]。逆向的按摩和主被动活动可以辅助组织液流入血管。

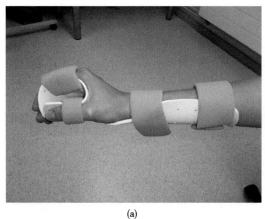
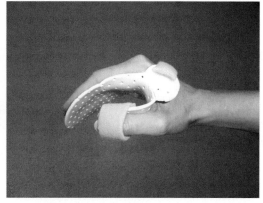

(a)　　　　　　　　　　　　(b)

图 37.1　长(a)、短(b)休息位夹板可在急性期有效预防畸形并过渡到康复期使用

关节活动度和关节柔韧性

高位脊髓损伤患者可能出现上肢关节僵硬,包括活动顺应性下降、肌肉挛缩、关节活动度下降。挛缩可能与肌肉肌腱缩短相关,上肢肌肉在上、下运动神经元损伤后都可无力,上运动神经元瘫痪可表现为痉挛,下运动神经元瘫痪则表现为软瘫。下运动神经元损伤后肌肉细胞等弹性组织被非弹性的纤维组织取代,这就会导致正常肌肉也会因拮抗肌的无力而畸形。

维持关节活动度及柔韧性

上肢关节的僵硬,即运动阻力和挛缩的增加,以及关节无法在其正常运动范围内运动,在高位脊髓损伤后会迅速发展。挛缩的发展可能与肌腱单位的实际缩短有关。上肢肌肉可能受到上运动神经元(upper motor neuron, UMN)瘫痪或下运动神经元(lower motor neuron, LMN)瘫痪的影响。UMN 瘫痪的肌肉表现出痉挛状态,而 LMN 瘫痪的肌肉表现出弛缓性瘫痪。在受 LMN 瘫痪影响的肌肉中,肌细胞和其他弹性成分丢失并被无弹性的纤维组织取代。另一个问题是,由于缺乏通常存在的对抗性肌肉活动,即使是正常受神经支配的肌肉也可能出现病理畸形。

以下方法可预防关节僵硬和肌肉挛缩:

- 卧位良姿位摆放:患者卧位时应避免不良姿势。经常遇到的问题是当患者在柔软的床垫上仰卧时,躯干会陷在床垫里,肩胛骨向前推挤会导致胸肌和前锯肌挛缩[5]。挛缩也会使肩关节僵硬和肩痛的概率增加。仰卧时将一软枕或楔形枕放于脊柱下方可有效避免以上情况。然而急性期或使用颈托的患者很难保持这一姿势。

- 避免上肢不良姿势:C_5 平面以上损伤的患者上肢典型的姿势是肩关节内收和前臂旋前,所以应将姿势固定于外展位并适当旋后。

C_5 平面的损伤导致肩关节下沉以及冈上冈下肌无力,因三角肌和肱二头肌无力,上肢通常会内收。这时应抬高上肢并固定于外展位,肩膀也应在坐起时抬起。

C_6 水平的损伤会导致典型的肩部抬高、上肢外展和屈肘姿势,这是因为以上姿势的拮抗肌无力。这些患者有肩外展和屈肘相关肌肉挛缩的风险。肱二头肌的拮抗肌无力也可能导致前臂旋后挛缩。夹板应将肢体固定在相反的姿势上。

C_7 水平的损伤会导致腕过伸有时会导致手指过伸。腕部夹板应尽早使用,将腕部固定在 $20°\sim30°$ 伸

展位以预防过伸。伸腕会帮助手指屈曲。

C_8 水平的损伤通常不会导致上肢畸形,但可能会因肌肉无力而导致爪形手。

- 主被动活动:早期的活动能帮助避免某些并发症,也可以控制痉挛,减少骨质流失,降低交感反射性营养不良的可能[11]。运动强度和频率还未有公认的标准,一般认为一天若干次较为适宜。被动活动关节可以由护工和亲属完成,这样能增加活动的频率,也使护工和亲属更有参与感。所有负责照顾患者的人员都应参与到患者的系统性干预计划当中。

- 患者教育:对于患者和护工的教育十分重要,可以提高他们的积极性,并且在患者的长期照护中养成良好的习惯和技巧。

疼痛和痉挛

疼痛和痉挛在高位脊髓损伤患者中十分常见,通常疼痛由肌肉骨骼、受伤的脊柱、软组织和神经痛等各种原因导致。肌肉骨骼引起的疼痛可在几周后缓解,而神经病理性疼痛则不那么容易消退。疼痛的早期管理十分必要,可以避免因疼痛而导致的制动和其他并发症。疼痛管理想要达到最佳结果通常需要很多种手段,更多细节请参阅其他相关章节。药物、理疗和心理干预通常都在神经病理性疼痛当中扮演着重要角色。

有效控制痉挛对于患者肌肉功能的恢复十分重要,在大多数情况下,局部的痉挛和整个肢体的痉挛都会出现。常用的方法包括运动疗法、理疗、药物,必要时会辅助硬膜下药物注射。后者通常在急性期不会使用。当局部痉挛严重影响整体情况时,应考虑肉毒素注射或运动点注射(motor point injections)[12]。肉毒素注射的好处是 2~3 个月后效果可逆;用酚类物质或乙醇阻滞运动点现已不常用,不如肉毒素注射可靠,并且通常不可逆[13]。

记忆要点

- 早期干预可以最大限度避免并发症影响长期功能。干预应尽早进行。
- 在急性期的干预包括水肿管理、避免不良姿势、保持活动范围,以及疼痛及痉挛管理。
- 与亲属的有效沟通十分必要,应鼓励他们积极参与患者的康复。

康复早期

康复早期通常开始于患者可在轮椅上独坐一段时间后,平均伤后 6~8 周。这时候患者情况趋于稳定,大多数急性期治疗已结束。此时上肢管理的重点将由避免并发症过渡到功能恢复和提高独立性上。如果急性期照护不充分,患者遗留的并发症同样需要在这一阶段处理。如果不处理这些潜在的问题,患者康复同样会受到阻碍。最常见到的遗留问题是僵硬和关节疼痛,特别是肩关节和肘关节。僵硬的关节应缓慢的静态牵引并夹板固定以获得更好的关节活动度,有可能需要长期的牵引和一系列的矫形。神经组织、肉毒素注射或手术有可能会在牵引和矫形的过程中进行。

若患者有先前的肩袖损伤或不稳,在乘坐轮椅时会因为脊髓损伤导致的肌力下降而症状更加明显。前方不稳或多个方向上的不稳最常见。使用激素导致的肱骨头坏死或骨性关节炎加重并不常见。

肘关节对于脊髓损伤患者十分重要,它在转移和减压中扮演着重要角色。在肘关节完全伸展时,鹰嘴位于鹰嘴窝,前关节囊拉紧,即便没有肌肉和韧带的帮助肘关节也十分稳定。当肘关节屈曲时则需要肌肉提供更多的稳定性。四肢瘫患者的三角肌无力,所以需要在转移和支撑体重时保持肘关节伸直。肘关节的屈曲挛缩会导致肘关节不能保持固定姿势,严重地影响患者支撑体重和转移。研究表明屈曲挛缩大于 25° 就不能使用滑板帮助转移。即便肱三头肌未受损,屈曲挛缩大于 50° 也难以完成转移[14]。

所以这一阶段的治疗目标包括:

- 保持关节活动度;
- 加强可收缩的肌肉力量;
- 继续使用夹板避免不良姿势;

- 开始日常生活活动(activities of daily living, ADL)训练以提高自主生活能力。ADL 训练取决于患者的神经损伤平面以及对于功能恢复的期望。不同损伤平面对应着不同的功能恢复原则。当患者在训练这些动作时,应使用正确的技巧避免上肢受伤。不合适的姿势会导致肌肉和韧带承受过多的压力,容易造成病理性畸形和疼痛。推轮椅、搬运和转移时上肢负重,若姿势错误会造成损伤。为长期保护上肢关节,患者需使用造成损伤可能性最小的动作。一个最常见到的错误动作是支撑身体时手掌放平腕部完全背伸(图 37.2),这可能会导致拇指后退、指间关节和掌指关节过伸。长期这样做会导致拇指腕掌关节和手指掌指关节韧带拉长。更好的转移做法是完全屈曲手指呈握拳状,用近端指节的指背承受重量[5]。

- 静态功能矫形器或动态矫形器可以辅助自我照护、进食、洗漱等 ADL 训练。比较好的一种矫形器是对指夹板,可以只提供对腕关节的支持避免屈腕[15]。有很多终端器材可以与对指夹板适配,比如叉子、勺子的柄等。前文叙述过很多不同的动态矫形器,最常用的是腕驱动的屈曲铰链式矫形器(WDFHO)。这种矫形器的目标是将腕关节的伸展力量转移到指间。虽然近些年对这些器材有很多的改良,但患者长期使用情况依旧不尽如人意。

记忆要点

- 早期康复阶段依旧需要关注预防措施。
- 上肢已经存在的问题需要纳入治疗计划中,这一阶段的新问题可能使之变得更严重。
- 避免肩部和肘部的挛缩、保持活动度十分必要。
- 合适的矫形器和支具可以用于提高患肢功能、预防挛缩。

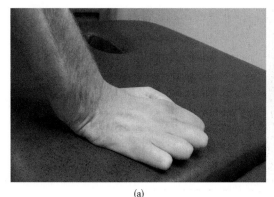
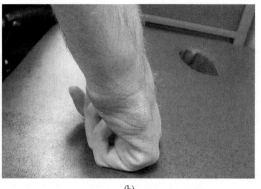

(a)　　　　　　　　　　　　　(b)

图 37.2　避免关节损伤。(a)图显示长期腕关节过伸会导致损伤,而像(b)图中所示握拳并伸腕更利于保护腕关节

长期治疗计划

ADL 训练和回归社区

当患者情况稳定并且身体状况持续进步的时候，根据患者的损伤水平和功能残留，康复的重点应向 ADL 训练、交流和环境控制上转移。康复的目标是达到患者的功能预期，而达到目标的阻碍包括患者的身体状况和心理环境，尤其对于功能障碍的适应；还有并发症和年龄。在治疗过程中，应尽力让患者独立完成一些基本的 ADL 包括喝水、进食、洗漱、穿衣和如厕等。其他的功能例如：协作、运用电脑可以显著增加患者的独立自主能力。

若患者不能完成上述活动，医生治疗师应使用环境控制系统（environmental control systems）使患者能完成最大程度的生活自理。各种环境控制系统——包括适用于轮椅转移、家庭娱乐设施、联络设备和家庭安全系统等——都可运用，可以根据患者的需要和能达到的标准来选择合适的系统和复杂程度。

在 C_6 及以下水平的损伤中，患者应具备独立喝水的能力，医生和治疗师也应评定此项能力。

在患者住院治疗的后期，应与患者和家属讨论患者的出院计划。这对于大多数患者来说都比较困难，所以必须仔细规划并提供相应的器材设备以确保家中环境的安全和适宜。患者应清楚认识到，在合适的医院环境中可以进行的活动，到了并不合适的家中环境就有可能无法完成。

患者出院前应对长期康复目标、障碍和监管计划加以讨论，也应重新评估上肢功能和预后，并且远期康复计划中可能包括术后方案。

人体工程学

人体工程学是研究人体与其他环境成分的交互作用，为设计最适于人体的环境成分提供理论、原则、数据和方法的学科。人体工程学在改善患者功能和生活质量中起重要作用，其应用范围包括改善对指和抓握功能、腕部平衡和稳定性，以及轮椅的合适程度。除了在基本的 ADL 领域应用之外，人体工程学还可通过改善工作环境使不同程度的四肢瘫患者重回工作岗位。有很多研究关注这一领域的短期获益和长期效果。应尽量避免上肢的重复化动作，例如长时间推进轮椅，并且尽量减少用力，例如使用转移板可以避免腕关节和其他关节的不良姿势。选择合适的器材并合理运用都依靠人体工程学的知识。

上肢手术治疗的评估

现尚无统一标准规定患者何时进行手术治疗，依照我们的经验，应在患者急性期过后返回家中之前进行术前康复治疗。在这一时间段内，康复的目的是引入手术治疗的概念并且做出评估，但不需行任何手术。通常认为，包括肌腱移植在内的手术应等患者的神经恢复达到稳定再进行，通常需要 1~2 年[16]。近期一些外科大夫提倡在 4~6 个月内尽早行手术。然而，笔者认为，这一时期患者正处于努力适应各种障碍的阶段，康复水平尚不理想，进行复杂的手术重建并不适宜。

之前我们讨论了手术康复的原则，围术期康复同样关键，需要考虑患者的康复目标而实施不同的方案。康复医师需更详尽地评估重建手术对患者的益处，并且应为评估和安排手术预留充足的时间，方可进行手术。应充分选择合适的患者进行手术，以寻求益处的最大化。评估包括基本信息，这一项信息中例如手术动机、智力、心理状况等信息并不容易获取。心理稳定性的评估十分重要，它可以让我们了解患者对围术期措施的接受程度。心理状况不理想时不适合进行手术，但这并不妨碍对其进行评估。应注意到的是，大多数患者可能正在经历严重的心理问题，可能需要几个月来平复。

详细的查体和上肢功能的评估是必要的，并且应该在合适的时间内进行，避免患者因为之前的治疗或锻炼十分疲劳而影响评估准确性。评估应包括以下几点：

● 上肢的既往损伤和功能障碍：已经存在的疾病如手部骨关节炎或肩袖损伤与术前评估相关。

● 近期的功能状态：患者近期功能状态评估时应取轮椅内功能位，可以利用其他的辅助设施如叉、勺或打字板辅助评估。患者使用的夹板也同样需要关注。评估人员应观察患者如何运用手部残留功能，任何不适宜的可能影响长期功能和稳定性的运用习惯应加以辨别并注意纠正。

● 被动和主动的关节活动度和稳定性：关节挛缩可显著导致功能障碍，应予以评定。任何疼痛导致的运动或制动都应描述。所描述的关节包括拇指和其他手指的腕掌关节。不稳定的关节可能选择融合来重获抓握功能。

● 运动能力：所有上肢肌肉都应行标准的徒手肌力测

试。关键肌包括三角肌、肱三头肌和腕伸肌。检查者应意识到四肢瘫患者会很快学会代偿性地运动某一肌肉,这样有可能误导检查者。与 ASIA 神经检查标准不同,当评估上肢肌力时,患者应取坐位进行检查。

- 感觉查体:应在伤后行 ASIA 和 ISCoS 神经学分类评定,例如:出汗区域等自主神经功能同样为损伤平面提供证据。本体感受的残留同样要评估。Moberg 提出两点辨别觉作为本体感觉的主要评估手段,将别针弯成 U 形轻触患者的指尖,嘱患者视线远离指尖,并说出其感觉到接触的是一个点还是两个点。应鼓励患者即便是猜测也努力回答。若患者不能辨别 15mm 以上的两点,则试验停止判断患者两点辨别觉缺失。试验应逐渐缩短两点距离至 1~2mm 直至患者不能分辨为止。记录两点的最终距离,进行 2~4 次试验以避免患者因猜测而影响结果。正常的两点辨别距离为 2~3mm。Moberg 认为若患者两点辨别距离在 12~15mm 以内,则本体感觉存在。

- 病理体征:应评估皮肤过敏或痉挛这样的病理体征。这些体征可能影响手功能。挛缩同样可以影响手功能。在手术之前应矫正以上所有的病理体征。

基于有功能的肌肉的四肢瘫患者分级标准

近些年来脊髓损伤患者有若干分级系统,多数基于脊柱和神经损伤平面。1982 年,ASIA 公布了脊髓损伤神经学分类标准,现已改良数版。ASIA 系统是很先进的分类系统,来源于曾经十分流行的 Frankle 分级,但并不适用于评定手功能和提供重建或修复手术的建议。

大量手术分类系统包括 Zancolli 分级标准、Lamb 标准、Freehafer 标准等于近些年出现。1978 年 6 月,在英国爱丁堡的专家讨论会上,Moberg 提出了自己在 1975 年建立的手术分级系统[6]。最终版本在 1984 年法国 Giens 的国际会议上确定。这个系统已被国际手外科协会联盟(International Federation for Societies for Surgery of the Hand, IFSSH)采纳,修订版本被广泛使用。这个分类标准基于肘以下的肌力(运动部分)和两点辨别觉的存在或缺失(感觉部分)。Moberg 认为如果两点辨别距离在拇指大于 12mm 则判断本体感觉障碍、手因缺乏足够的本体感觉而难以控制抓握。在这一系统中,C_6 皮节两点辨别觉的存在或缺失决定了是否拥有本体感觉。目前认为两点辨别距离小于 10mm 则认为存在有效的皮肤感觉传入,简写为 "Cu"

(cutaneous)。若缺失本体感觉,视觉变成了唯一感觉输入,在分类系统中缩写为 "O"(oculo)。若眼和皮肤的输入都存在,则国际分类标准简写为 "O/Cu"。

运动部分关注肌力大于 4~5 级的肌肉。0 级组患者肘以下无肌肉可以承担转移的力量要求(即无大于 4 级的肌肉),除了 9 级和 10 级组,每一组都比前一组多出一块新的肌肉[17]。表 37.1 阐明了至少多出一块大于 4 级的肌肉才可被分入新组。

表 37.1 国际标准分组[18]

国际标准分组	肌力大于 4 级的最低节段肌肉
0	肘下肌肉中无
1	肱桡肌(brachioradialis, BR)
2	桡侧腕长伸肌(extensor carpi radialis longus, ECRL)
3	桡侧腕短伸肌(extensor carpi radialis brevis, ECRB)
4	旋前肌
5	桡侧腕屈肌(flexor carpi radialis, FCR)
6	指伸肌
7	拇伸肌
8	指间屈肌
9	仅缺失固有肌
10	以上肌肉均符合

多学科团队的介入

团队介入脊髓损伤管理的重要性现已得到公认,在上肢管理中同样重要。康复专科医师、外科医师和治疗师,以及护士一起组成了团队核心。团队精诚合作目标一致对患者的康复十分重要,脊髓损伤专科医生辅助决定手术适应证和手术时机,治疗师和护士提供日常治疗和护理介入并了解患者的需求、担忧和恐惧。任何手术术后照护都更需精心,因为在手术达到更好的功能和独立性之前患者较难适应手术并发症。

患者选择和手术时机

手术最初的评估和讨论应在患者离院前进行。这时候神经损伤和预后都较容易确定。损伤早期几个月不适宜行上肢手术,因患者在进行很多其他治疗,且很难能享受手术的益处。患者需要时间和空间去适应自己的障碍、调试身心状态,方可进行手术。在大多数病例中,手术通常至少在损伤后 12~18 个月之后进行[19]。然而也有特例,屈肘挛缩的患者早期手术延长肱二头肌或肱二头肌肱三头肌移植可能能够避免更严重的畸形发生。

理论上所有四肢瘫患者都要行功能修复手术评估,这是康复路径中的一部分。评估需包括运动功能检查、感觉功能检查、两点辨别觉检查等。病理体征同样需要评定。同时应评估患者的抓握模式,可以用测力计或指捏力计来评估剩余肌力。患者现在的功能阶段也应评估,包括辅具和轮椅类型。手术治疗后轮椅也应作出相应调整,因为患者可能一段时间内不能使用患肢。若评估后认为功能锻炼和功能性电刺激(functional electrical stimulation, FES)等能加强肌肉力量,则手术可能推迟,直到这些措施实施后再行评估。

重建手术原则

重建和手术广泛使用于以下情况[20]:

- 关节融合;
- 肌腱固定:将肌腱铆钉于骨骼上,其他动作将导致这一肌腱的被动紧张,这又会使更远端的关节运动;
- 肌肉肌腱移植:将有功能的肌肉移植到功能缺失或不足的肌肉韧带处;
- 肌腱延长;
- 关节囊固定术;
- 神经移植:尚在探索中,目的是将有功能的神经分支移植到无功能的神经上使瘫痪的肌肉运动;
- 功能性神经肌肉刺激:通过体外的电极产生刺激使上运动神经元瘫痪的肌肉收缩。依次收缩一组肌肉,虽然不能达到自由手系统(Freehand system)那样自主收缩,但依旧可以帮助运动和功能恢复。

应注意损伤节段越高残留功能越少,而低节段的脊髓损伤患者有很多肌肉可供移植和手术选择。虽然手术和臂丛损伤以及其他外周神经损伤过程类似,区别在于脊髓损伤患者与其他患者手术需求完全不同,应选择更严谨仔细的手术方案。

肌腱固定术

对于手部没有僵硬的患者,主动伸腕会导致手指屈曲和拇指的屈曲外展,同时会导致拇指指腹移向示指桡侧产生对指动作,这被称为肌腱固定效果(图 37.3)。腕背伸时其掌侧拉长增加了手指和拇指屈肌的紧张度,从而能够自主产生被动的屈曲。同样对

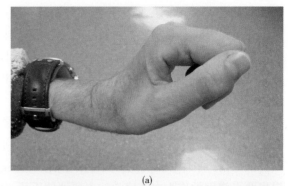

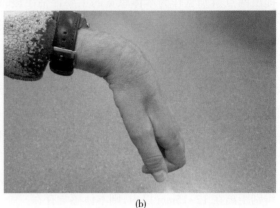

图 37.3 肌腱固定的抓握。(a)屈肌腱的固有张力引起腕关节伸展时的手指屈曲。(b)腕关节屈曲手指伸展,可用于腕关节可主动伸展但手指功能障碍的四肢瘫患者

于柔软的、手掌向下的腕部,重力会导致屈腕,造成手指和拇指伸肌的紧张从而产生一定程度的伸指动作,使张开手掌这个动作得以完成。结合肌腱移植,肌腱固定术将很有助于四肢瘫患者重获上肢功能[21]。

肌腱固定技术可以通过手术而创造新的动作或不通过肌肉和肌腱移植为现有的动作提供驱动力。进行肌腱固定术可以通过近端关节被动固定肌腱或通过原有位置的肌肉主动控制肌腱。被动肌腱固定术通常将肌腱附着于骨上,而主动肌腱固定术则将肌腱锚定在可活动的肌腱或肌肉上,肌肉活动引起自身肌腱的运动从而带动锚定肌腱的运动。常用的肌腱固定术方式如下。

手指伸肌腱固定术 指伸肌总腱(extensor digitorum communis, EDC)和拇长伸肌(extensor pollicis longus, EPL)固定于腕关节近端屈伸轴向上。前臂旋前时,腕因重力作用屈曲,指伸肌紧张,引起手指和拇指打开。

拇指肌腱固定术 将拇长屈肌(flexor pollicis longus, FPL)固定于桡骨上,是最常见的肌腱固定术,术式种类很多。FPL腱固定于桡骨旋前方肌近端,伸展腕关节时肌腱紧张,产生拇指对指动作(图 37.4)。

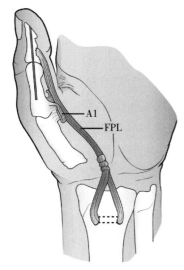

图 37.4　拇指肌腱固定术。FPL 肌腱于桡骨旋前方肌近端，伸展腕关节时肌腱紧张，产生拇指对指动作，是一个典型的被动肌腱固定术

固有肌肌腱固定术　多数四肢瘫患者手指固有肌瘫痪导致爪形手，Fowler、Zancoll 和 House 等人发明了可以避免掌指关节过伸而产生爪形手的术式。House 的术式用一根游离的肌腱移植在掌指关节上使其避免过伸并且增加腕关节屈曲时指间关节的伸展角度（固有姿势，图 37.5）。

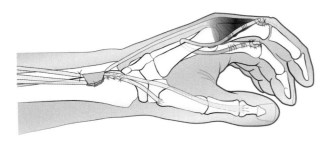

图 37.5　House 术式。最新的 House 术式是创造两个插入指骨之间伸肌腱膜近端的肌腱环，来保持手指的固有姿势

主动肌腱固定术　将瘫痪的肌腱与可活动的肌腱连接。所涉及的肌肉肌力必须大于等于 4 级。术式例如：Mohammed 在 1992 年和其同事发明的将 FPL 固定于 EPL 上[22]。FPL 的一半从骨上剥离，后改向至伸肌腱，BR 附着于瘫痪的 FPL 上为其提供动力。这种固定术使拇指指间关节稳定以限制其屈曲（图 37.6）。

肌腱移植术

60 年前，Bunnell 等人发明了这一手术并被沿用至今[3,23,24]，其主要原则包括：

● 所移植的肌肉肌力至少为 4 级（医学研究委员会 MRC 分级系统）。

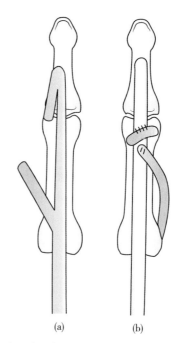

图 37.6　主动肌腱固定术。将 FPL 分开，桡侧半从起始处分离（a）。之后环绕固定于 EPL（b）

● 所移植的肌肉移植后通常会损失至少一半的肌力。

● 若将造成新的功能障碍，则这一肌肉不能用于移植。

● 移植须能产生新的功能。

● 所移植的肌肉应只用于一种功能，不能同时移植用于产生两种不同动作。

● 可能的话，所移植的肌肉和被移植所处部位的肌肉应同相（in phase）（经常同时运动产生某一功能的肌肉为同相肌，例如三角肌和肱三头肌，腕伸肌和指屈肌），这将有助于术后康复和功能重塑。

● 移植手术相关的关节应有足够的活动度，如果发生挛缩，应在移植前尽量治愈。移植须移除的软组织应尽量柔软而易于操作。否则，更容易发生粘连而阻碍肌腱移动而使功能受限。

最常用于移植的肌肉

以下肌肉最常用于移植：

● 三角肌后束　最常附着于肱三头肌用于恢复伸肘功能[25]。在三角肌和肱三头肌腱膜的连接处常需要阔筋膜、趾伸肌、肱三头肌腱中部，以及 woven Dacron 等合成材料填充。

● 肱二、三头肌移植用于恢复伸肘功能　肱二头肌腱从起始处分离，沿中部走行，在后侧与肱三头肌腱远端附着[26]。这个术式尤其适用于肘有屈曲挛缩倾向的患者。

- BR　可用于增强多个肌肉的功能,例如:移植于 ECRB 增强伸腕、移植于 EDC 增强伸指、移植于 FPL 增强屈拇指、移植于指深屈肌增强拇指对指和手指屈曲[27]。BR 用处广泛,经常用于 IC 1 组以上的移植手术[28]。因为患者难以掌握单独运动肱桡肌的方法,所以术后功能锻炼有一定难度。生物反馈技术对于术后训练有一定帮助。

- ECRL　对桡侧腕屈最有贡献的肌肉,可用于 ECRL 和 ECRB 功能加强。当 ECRB 不能保持伸腕时,ECRL 不应用于移植手术。

手术功能重建

恢复伸肘功能的术式

　　Moberg 关注主动伸肘,这一功能对推轮椅、床椅转移、减轻某处的压痛等动作十分重要。若不能伸肘,患者的功能水平将明显降低。主动伸肘对于预防四肢瘫患者仰卧位时手掉落在脸上、自行推轮椅上斜坡,甚至打开灯的开关等简单动作都十分重要。属于腕部和手部功能重建中较为常见的手术。

　　恢复伸肘功能常见以下两种术式:

- 三角肌、肱三头肌移植　这一种更为常见。全麻下,将三角肌后半部分从肱骨分离,与附着于尺骨鹰嘴的肱三头肌肌腱连接。有很多种衍生的术式,但最基本的原则是一样的。术后肘在伸直位制动,数周后逐渐用特质的支具训练屈曲。随着肌腱移植技术的发展,很多手术团队发明出了能最大程度减少制动时间的方法将关节僵硬和粘连的风险降到最

低。即使这样,屈曲也应逐渐增加避免移植物的过度牵张。最初的制动时,肩关节应保持部分外展位(图 37.7)。

- 肱二头肌与肱三头肌移植　这一术式中,肱二头肌腱从桡骨大结节处分离,沿中间走行,肌腱用于肱三头肌移植。这种术式更适用于已经存在屈肘挛缩的情况。肱二头肌较易变形的特点,而移植后则长时间保持伸展状态。这一术式不如三角肌肱三头肌移植常用,并且需要更多的功能重塑再教育。关节活动范围也不如前者理想。

伸腕的恢复和加强

　　腕背伸肌力弱或缺失的患者,其肌力加强可以使完成示指拇指对指等更多动作的肌腱固定技术得以进行。对于这一类患者,可以通过 BR 向 ECBR 的移植来获得或加强腕背伸肌力,移植后伸腕的主要力量更趋近于前臂中线[29]。桡侧腕伸肌附着于第三掌骨底,为使 BR 产生有效的伸腕动作,将肘关节分期固定是较为理想的。若不这样做,肱桡肌的部分肌力在屈肘而不是伸肘时会浪费。基于此,BR 移植于桡侧腕伸肌可同时或在之后使肘关节获得活动稳定性。对指功能的手术重建通常都需腕伸肌的加强作为前提条件(图 37.8)。

指尖对指功能的恢复

　　许多 IC 2 和 3 组的患者可以在伸腕时产生较弱的侧向对指。这些患者十分有潜力获得更强的侧向对

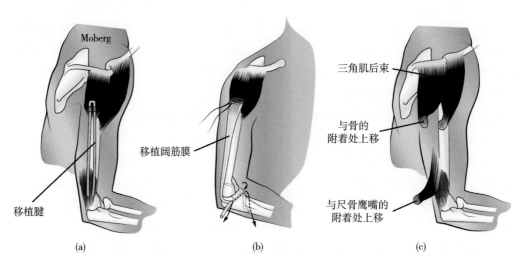

图 37.7　三角肌肱三头肌移植。将三角肌从起始处分离移植于肱三头肌的不同术式:(a)用游离腱(Moberg)。(b)用自体阔筋膜卷成的管道(Henz 式)。(c)用肱三头肌腱翻转技术(Castro Serra 和 Lopez Pita 技术),肱三头肌中间部分从起始处分离并上翻与三角肌连接

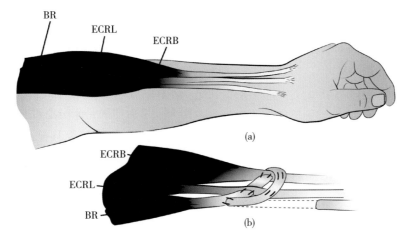

图 37.8　BR 向 ECBR 的移植提供或加强了 IC 1、2 组患者的腕伸肌力

指甚至指尖对指（key pinch）。有弱腕伸肌力的患者可能需要 BR 向 ECRB 的移植。指尖对指功能的恢复是相对简单的术式，有很多技术可供参考。在 Moberg 最初的描述中，可以通过 FPL 向桡骨的肌腱固定术结合拇指指间关节运用大号 Steinmann 针控制稳定性而获得指尖对指[30]，目的在于将腕伸肌肌力转化为拇指向示指屈曲和轻微内收的肌力。这种术式对于拇指指间关节和掌指关节都不能有效屈曲的患者更为适用。对于拇指侧腕掌关节可活动的患者对指功能的恢复最有效。

从 Moberg 的术式起，很多医生都对这一术式加以改良。近些年来，趋势是避免融合拇指的指间关节而做一个分离的 FPL 移植。这包括将 FPL 远端肌腱的一半移植于拇指背侧附着于 EPL 起始点[22]。并同时在适宜的张力下，将 FPL 近端在桡骨上的肌腱固定。这个操作也可以变为 BR 向拇指屈肌的移植以产生有效的主动对指和肌腱固定。许多外科医生也结合使用将 EPL 的肌腱固定于桡骨背侧的步骤，目的是腕关节被动屈曲时可以导致拇指张开。

抓握和释放相关的术式

肘关节远端有较多肌肉适于移植的四肢瘫患者可以进行更多复杂的重建手术。当然这也需要更高水平的照护，并且对功能目标有更明确的认识。

在 IC 3~5 组的患者，康复目标应为恢复指间对指、手指抓握和释放能力[5]。很多外科医生将此分为两个阶段进行，但最近的研究结果显示，将两种术式合二为一可使对患者功能的影响降到最低，并且减少住院时间，遂成为主流。第一阶段通常包括：

● 手指伸肌肌腱（EDC）和拇指伸肌肌腱（EPL）的被动肌腱固定术；

● 拇指腕掌（CMC）关节固定术；

● 固有肌腱的 Lasso 或 House 术式。

第二阶段包括手指拇指屈曲的修复。这一阶段独有的移植手术包括：

● 将 ECRL 移植到手指屈肌；

● 将 BR 或旋前圆肌（pronator teres, PT）移植到 FPL；

● 将 FPL 分开至 EPL 使拇指指间关节固定；

● 若有副桡侧腕伸肌，将此肌（或用 BR 替代）移植到 EPL 上。

IC 6 组患者的手术康复

IC 6 组患者的基础康复目标为恢复强有力的对指和抓握功能，同时拇指可伸展、固有肌可保持平衡。有很多肌肉可供移植，肌力更好的肌肉可用于手指和拇指屈曲功能的移植（例如 ECRL、BR 或 PT，或者肌力较低的拇指伸肌），可能没有足够的肌肉移植于每一手指的深浅屈肌部分。替代方案是激活指深屈肌，固有肌可用 Zancolli 或 Lasso 术式替代。以下术式的结合对该组患者很有益处：

● 第一阶段伸肌部分包括：
- 将 EPL 移植于 EDC；
- 拇长展肌肌腱固定术；
- 手指固有肌替代。

● 第二阶段的移植包括：
- 将 ECRL 移植到 FDP 上；
- 将 BR 移植到 FPL；
- 小指伸肌（extensor digiti minimi, EDM）移植于拇短展肌。

● 通过分离移植 FPL/EPL 使拇指指间关节固定。

IC 7~9 组患者的手术康复

这些患者手功能可能胜任日常生活,所以手术评估应谨慎。手术的目标包括恢复:

- 手指屈曲;
- 拇指屈曲和或内收外展;
- 手指固有肌平衡。

这类患者适用于多种术式组合,具体细节和技术读者可以参考 Hentz 和 Leclercq 编撰的权威教科书《四肢瘫患者的上肢手术康复》(*Surgical Rehabilitation of The UpperLimb in Tetraplegia*)。

术后照护

手术后照护对获得最佳手术效果十分重要。术后上肢可能有石膏固定,应进行上肢抬高和水肿管理。基于更先进的缝合技术和对于肌腱性能的更多认识,患者术后早期的上肢活动越来越普遍。早期的活动能最大程度避免瘢痕和肌腱粘连。现在许多手术团队建议术后 24 小时内活动。治疗团队早期密切介入术后照护是十分必要的。患者出院回家后应得到更多的照护,以使移植成功,上肢功能恢复。治疗团队细致的监管对于出院患者同样十分重要,不再需要石膏时应及时替换为保护性夹板。应花较多时间对患者的运动处方和应进行或避免的活动进行教育,尤其针对转移和使用轮椅。长期随访对于预防肌腱过伸和因挛缩而导致的关节脱位十分重要(表 37.2)。

表 37.2　常用术式总结

IC 分组	残留功能	外科干预	可用肌肉
0 组	不稳定或受限的腕功能	腕关节融合	肘下无可用肌肉
	主动抓握	Brummer 绞盘手术(Brummer winch operation)	
1 组	伸腕	BR 移植到 ECRB	BR
2 组	较强的伸腕	BR 移植到 ECRB	BR
	较弱的指尖对指	• FPL 肌腱固定术 ± 拇指指间关节固定,或 • BR 移植到 ECRB+ 新西兰分离术 FPL 肌腱固定	ECRL
2 组强	指尖对指	主动性 BR 向 FPL 移植 ± 将 EPL 固定于桡骨背侧的固定术 +FPL 分离固定	BR ECRL
3~5 组	指尖对指	• EDC/EPL 被动固定术或 BR 移植到 EDC/EPL • 拇指掌指关节固定	BR ECRL
	手指抓握和释放	• Zancolli 的 Lasso 术式或 House 术式固定固有肌腱 • ECRL 移植到手指屈肌 • BR/PT 移植到 FPL • 分离 FPL 固定拇指 EPL	ECRB PT FCR
6 组	较强的对指和抓握	• EPL 移植到 EDC • 拇长展肌固定	BR ECRL
	伸拇	• 手指固有肌替代	ECRB
	固有肌平衡	• ECRL 移植到指深屈肌,BR 移植到 FPL,EDM 移植到拇短展肌	PT FCR 指伸肌
7~9 组	屈指	个性化术式	除手指固有肌和指屈肌外大部分可用
	屈拇和或内收外展		
	手指固有肌平衡		

四肢瘫患者手部手术预后

大部分作者都表示四肢瘫患者上肢修复术后效果良好。因各个研究在方法学、结果评定和回顾的背景都不同,其结果分析也不尽相同。大多数患者术后上肢功能没有进一步恶化,而自主生活能力则不断进步。很多病例中,患者可以把已具备的功能更高效地完成,而不是学会了新的能力。这些可以归纳为:不同的长期随访结果显示,经过详细论证适应证、严谨手术并且照护完善的患者的手术,效果是有效、持久的,并且可以提高患者生活质量和自主生活能力[31]。四肢瘫患者手术介入确实可以提高让患者在对指、柱状抓握、达到肩以上的高度从而增加患者生活质量和自主生活能力。尽管证据等级较低(4 级证据),但重建手术在患者内部的主观接受度是很高的[32]。

对于评价临床、学术、经济原因等的健康产出的认识不断提高,2004 年,加拿大作业表现量表(Canadian Occupational Performance Measure,COPM)成为四肢瘫患者的上肢手术总体评定标准[33]。COPM 是一项独立的、以患者为中心的用于评价患者作业治疗期望值改变的量表,并且在脊髓损伤患者中显示出了良好的灵敏度[34]。用这一量表的优势在于它以患者为中心,专注于评估针对于患者自身环境的生活能力和作业目标[35]。

神经移位

从概念上讲,神经移位和肌腱移位相似[36]。切断在损伤平面以上的有某一方面功能的神经并将其重新连接在一个损伤平面以下丧失重要功能的神经上。因此,若患者存在有效的屈肘动作但无指屈,就可以将屈肘的部分神经分支移位到屈指的神经上。大量神经植用于手部功能恢复。与肌腱移位不同的是,神经移位后功能恢复需要更长的时间,这是因为移位的轴索从切口生长连接到靶肌肉需要一定的时间。神经移位的优势在于不需要整体改变生物力学结构就可以使肌群重获功能,并且为没有移位可用肌腱的患者提供了其他的选择。还有一个优势在于,神经移位不仅是交换两个功能,还可以牺牲一个功能来获取潜在若干新的功能。例如当支配腕伸肌的神经移位于指屈肌时,就可以收获全部手指的屈曲功能。如果手术严谨仔细,许多病例中神经移位可以不造成原肌肉功能的损失。因为移位时仅需要部分供体神经移位到新的肌群。虽然这会导致支配原有肌肉的轴突减少,但通常现有运动单位的单纯增生就可以弥补去神经肌肉纤维的损失所以肌力与之前相比可无明显改变。

上肢功能性电刺激

即便对于不能自主控制的肌肉,只要其反射弧完整,就可以通过弱的直流电刺激肌肉或运动神经而使肌肉运动,功能性电刺激(FES)正是运用了这一原理。四肢瘫患者的上肢在损伤以上平面,其肌肉神经分配正常,神经损伤平面可能存在肌肉失神经支配的情况,但在损伤平面以下的肌肉通常具备完整的反射弧。若有足够数量的上运动神经元存在,就可以通过外源性电流刺激来产生有效的功能[37]。最近的创造性的发明就将上运动神经元损伤的肌肉肌腱移植于下运动神经元损伤的肌肉上,这样二者结合起来便可以通过电刺激来产生重要的功能。将电极放置于肌肉旁而不是运动终板处就可以刺激部分而不是全部肌肉。运用这一系统最具经验的是自由手系统(Freehand system),他们可以通过植入 FES 来产生手部的抓握[38]。将肌外膜电极植入八块手部肌肉,以产生屈指、伸指和拇指内收外展屈曲伸展动作。C_5 平面损伤的患者不能随意伸腕,故可以运用 8 通道的刺激器来伸腕。可以伸腕的患者，八通道电极可以通过刺激肩部感觉正常部位的皮肤感受器而产生感觉反馈。刺激的频率划分为 5 档，可使手部实现从打开运动到紧握的姿势。通过无线电遥测技术，控制信号和电力由贴附皮肤的传导线圈传入肩部皮肤下的接收器。患者皮肤表面装有二维的测角仪，通过运动对侧肩部就可控制手部。通过编程，肩部伸出或回缩、上抬或下降即可引起相应动作，比如回缩肩部即可打开手部，伸出即可合上。若患者想长时间地握住某一物体，肩膀只需快速运动一下即可锁定手部姿势。这一运动如果超越了某一阈值就可锁定，再一次快速运动时解锁。已经有超过 250 例 C_5 或 C_6 损伤的患者在使用自由手系统。使用者都表示指、抓握和释放的力量有所改善，生活独立性得到提高，几乎没有并发症，十分安全，对这一系统十分满意[39]。然而这一系统因为商业原因退出了脊髓损伤这个小份额市场，目前市面上已经见不到了。

近些年出现了大量经皮刺激系统（percutaneous stimulation systems），例如 Bioness 公司的 NESS H200 表面 FES 系统。这个系统由特别设计的腕部矫形器组成，有位于五指伸屈肌肉的五个表面电极，可以产生侧面或掌侧抓握和释放的动作。使用者可通过按按钮，经过预先制定的程序，由外部便携的控制元件产生

记忆要点

- 对患者系统性地记录康复效果对于临床和科研都十分重要，必要时应运用专业设施。
- 近来神经移位用于恢复肌肉功能备受瞩目，长期应用经验尚待积累。
- 对于上运动神经元损伤的反射弧完整的肌肉，FES 用以增强肌力十分有效。一系列效果显著的系统已上市。

通过软电缆将指令传入矫形器来控制手部开合。这一装备无创且易于操纵，使 C_5 或 C_6 四肢瘫患者可以做出很多特定动作，日后可能用于中枢神经系统损伤的治疗和降低并发症的影响[40]。

本章重点

- 提高四肢瘫患者生活质量，从保留上肢残余功能做起，这是仅次于脑功能的最重要的能力。
- 早期介入对于保留功能预防并发症十分重要。应从急性期照护开始，甚至从患者到达脊髓损伤中心开始。
- 预防并发症的关键措施包括：水肿管理、关节活动度和关节柔韧性、疼痛和痉挛控制。
- 应运用合适的夹板。环境控制系统应适宜，必要时应配备辅助设备。应避免搬运过程中腕过伸这样的失误。
- 应及时针对上肢手术予患者知情。所有四肢瘫患者都应考虑手术恢复功能的可能。
- 手术前应进行详尽的评估，明确目标，并与患者达成一致。
- 供体肌肉有必要通过一定手段在术前达到最优的肌力和功能。术后其肌力下降约 1 级。
- 患者适合手术、知情详尽，术后才最有可能收获好的疗效。
- 多学科团队包括外科医生、康复科医生、物理治疗师、作业治疗师，是疗效的保障。手术团队需全面了解患者的手术目的和详尽情况。应根据供体肌肉的功能和损伤平面制定不同的式式。
- 患者和照护者都应明白术后需要一定时间恢复，可能需要几周的特别照护和加强训练。
- 应使用适宜的、标准的、以患者为中心的评价体系评定治疗效果。

（张元鸣飞 译 刘楠 校）

参考文献

1. Manns PJ, Chad KE. Components of quality of life for persons with a quadriplegic and paraplegic spinal cord injury. *Qual Health Res* 2001;11:795-811.

2. Hentz VR, Brown M, Keoshian LA. Upper limb reconstruction in quadriplegia: functional assessment and proposed treatment modifications. *J Hand Surg* 1983;8:119-31.

3. Bunnell S. Tendon transfers in the hand and forearm. American Academy of Orthopaedic Surgery—Instructional course Lectures. St Louis (MO): CV Mosby; 1949. p. 102-12.

4. Zancolli EA. History of surgery in the rehabilitation of the tetraplegic upper limb. *Hand Clin* 2002;18:369-76.

5. Hentz VR, Leclercq C. Surgical rehabilitation of the upper limb in tetraplegia. London: WB Saunders; 2002. p. 27-30, 34, 161-201.

6. Moberg E. The upper limb in tetraplegia: a new approach to surgical rehabilitation. Stuttgart, Germany: George Thieme;1978.

7. Murphy C, Chuinard R. Management of upper extremity in traumatic tetraplegia. *Hand Clin* 1998;4:201-9.

8. Harvey L. Principles of conservative management for a non-orthotic tenodesis grip in tetraplegics. *J Hand Ther* 1996;9(3):238-42.

9.　Schneider, Lawrence H, Mackin, EJ, Callahan AD. Rehabilitation of the hand. Mosby, 1978.

10.　Colditz JC. Therapist's management of the stiff hand, Chapter 67. In: Rehabilitation of the hand and upper extremity. eds: Skirven, Osterman, Fedorczyk, and Amadio, 6th ed, p. 894-925. Elsevier Mosby; 2011.

11.　Andrews IG, Armitage KJ. Sudeck's atrophy in traumatic quadriplegia. *Paraplegia* 1971;9:159-65.

12.　Richardson D, Edwards S, Sheean GL et al. The effect of botulinum toxin on hand function after incomplete spinal cord injury at the level of C5/6: a case report. *Clin Rehabil* 1997;11(4):288-92.

13.　Keenan MA. Management of the spastic upper extremity in the neurologically impaired adult. *Clin Orthop Relat Res* 1988;233:116-25.

14.　Grover J, Gellman H, Waters RL. The effect of a flexion contracture of the elbow on the ability to transfer in patients who have quadriplegia at the sixth cervical level. *J Bone Joint Surg Am* 1996;78(9):1397-400.

15.　Krajnik SR, Bridle MJ. Hand splinting in quadriplegia: current practice. *Am J Occup Therapy* 1992;46(2):149-56.

16.　Forner-Cordero I, Mudarra-García J. The role of upper limb surgery in tetraplegia. *Spinal Cord* 2003;41:90-6.

17.　Allieu Y. General indications for functional surgery of the hand in tetraplegic patients. *Hand Clin* 2002;18:413-21.

18.　McDowell CL, Moberg EA, House JH. Second international conference on surgical rehabilitation of the upper limb in traumatic quadriplegia. *J Hand Surg* 1986;11A:604-8.

19.　Rothwell AG, Sinclair SW. Upper limb tendon surgery for tetraplegia. *Oper Orthop Traumatol* 1997;9(3):199-212.

20.　Fridén J, Reinholdt C. Current concepts in reconstruction of hand function in tetraplegia. *Scand J Surg* 2008;97:341-6.

21.　Wilson J. Providing automatic grasp by flexor tenodesis. *J Bone Joint Surg* 1956;38A:1019-24.

22.　Mohammed KD, Rothwell AG, Sinclair SW et al. Upper limb surgery for tetraplegia. *J Bone Joint Surg [Br]* 1992;74-B:873-9.

23　Freehafer AA, Peckham PH, Keith MW. Determination of muscle-tendon unit properties during tendon transfer. *J Hand Surg* 1979;4(4):331-9.

24.　Smith RJ. History of tendon transfers. In: Smith RJ, editor. Tendon transfers of the hand and forearm. Boston: Little, Brown and Company, 1987. p. 22

25.　Bryan R. The Moberg deltoid-triceps replacement and key-pinch operations in quadriplegia: preliminary experience. *Hand* 1977;9:207-14.

26.　Revol M. Biceps versus deltoid transfer for elbow extension in tetraplegia. Sixth international conference: surgical rehabilitation of the upper limb in tetraplegia, Cleveland (OH). May 1998. p. 71.

27.　Lieber RL, Murray WM, Clark DL et al. Biomechanical properties of the brachioradialis muscle: implications for surgical tendon transfer. *J Hand Surg Am* 2005;30(2):273-82.

28.　Moberg E. Surgical rehabilitation of the upper limb in tetraplegia. *Paraplegia* 1990;28(5):330-4.

29.　Leclercq C. Surgical rehabilitation for the weaker patients (groups 1 and 2 of the International Classification). *Hand Clin* 2002;18:461-79.

30.　Moberg EA. Surgical treatment for absent single-hand grip and elbow extension in quadriplegia. *J Bone Joint Surg Am* 1975;57:196-206.

31.　Freehafer AA, Kelly CM, Peckham PH et al. Tendon transfer for the restoration of upper limb function after a cervical spinal cord injury. *J Hand Surg Am* 1984;9(6):887-93.

32.　Meiners T, Abel R, Lindel K et al. Improvements in activities of daily living following functional hand surgery for treatment of lesions to the cervical spinal cord: self-assessment by patients. *Spinal Cord* 2002;40(11):574-80.

33.　Dunn JA, Sinnott KA, Bryden AM et al. Measurement issues related to upper limb interventions in persons who have tetraplegia. *Hand Clinics* 2008;24:161-8.

34.　Donnelly C, Eng JJ, Hall J et al. Client-centred assessment and the identification of meaningful goals for individuals with a spinal cord injury. *Spinal Cord* 2004;42:302-7.

35.　Whalley Hammell KR. Spinal cord injury rehabilitation research: patient priorities, current deficiencies and potential directions. *Disability Rehabil* 2001;32:1209-18.

36.　Brown JM. Nerve transfers in tetraplegia I: background and technique. *Surg Neurol Int* 2011;2:121.

37.　Peckham PH, Kilgore KL. Challenges and opportunities in restoring function after paralysis. *IEEE Trans Biomed Eng* 2013;60(3):602-9.

38.　Ragnarsson KT. Functional electrical stimulation after spinal cord injury: current use, therapeutic effects and future directions. *Spinal Cord* 2008;46(4):255-74.

39.　Taylor P, Esnouf J, Hobby J. The functional impact of the Freehand system on tetraplegic hand function. Clinical results. *Spinal Cord* 2002;40:560-6.

40.　Alon G, McBride K. Persons with C5 or C6 tetraplegia achieve selected functional gains using a neuroprosthesis. *Arch Phys Med Rehabil* 2003;84:119-24.

第38章 辅助技术：综合管理的国际方法

Rosemarie Cooper, Rory A. Cooper, Maria Luisa Toro Hernandez, Theresa Marie Crytzer, Tasia Bobish, Robert Mankowski, Jennifer Mankowski, John Coltellaro, Bryan McCormick, Eliana Chaves Ferretti, Maria Aparecida Ferreira de Mello, Nekram Upadhyay

学习目标

本章学习完成后,你将能够:

- 定义辅助技术及其提供的轮椅服务;
- 明确脊髓损伤患者综合管理中辅助技术的定位;
- 了解辅助技术在美国和其他地区的应用标准和发达国家及发展中国家的应用产品;
- 比较发达和发展中国家的轮椅服务;
- 理解脊髓损伤患者参与休闲或专业体育运动时辅助技术的作用;
- 概括动态、静态轮椅以及各种转移辅助设备的原理。

引言

辅助技术(assistive technology, AT)在残障人士的生活中扮演着重要角色。AT包括帮助患者保持或提升家庭、学校、工作场所和社区中的日常生活能力的设备或产品[1]。

疾病控制中心报道超过五分之一的美国人存在一定程度的失能。生活中依靠轮椅转移的人数超过220万,依靠其他设备如助行器或拐杖的人数共650万[2]。这项技术通过合理的挑选和运用可以很大程度上提高残障人士的生活质量。这一章将简要介绍创伤性脊髓损伤患者如何通过AT的运用而得到能力上的恢复。若要确保能够正确甄别和运用AT,最重要的是有资格认证的专业的多学科团队支持,其中包括北美康复工程协会(the Rehabilitation Engineering Society of North America, RESNA)颁发辅助技术资质(Assistive Technology Provider certification)的轮椅提供商。RESNA轮椅服务使用指南中指出,应鼓励轮椅的最终使用者参与到AT团队中评估和选择AT的过程。这一章程表明了AT介入患者治疗的国际标准,来源于一线临床医师的经验。本章将介绍轮椅乘坐和转移、驾驶的适应、计算机辅具和环境控制。这些内容有助于脊髓损伤患者的全面管理,帮助他们达成社区活动、工作和娱乐的整体目标。

国际指南和标准

国际组织,包括世界卫生组织(World Health-Organization, WHO)、国际脊髓学会(International Spinal Cord Society, ISCoS)、美国国际开发署(the United Agency for International Development, USAID),都认为脊髓损伤患者在损伤发生早期和余生中均需要AT。轮椅、计算机辅具、环境控制单元、自我救助装置和驾驶的适应是最常使用的AT[3]。不使用脊髓损伤AT,患者对其他辅助的依赖性就会提高[4,5]。失能患者若不使用AT,就会消耗陪护人员更多的时间和精力[6]。合理运用AT则会增加患者的独立性,并且还会减轻因损失工资、聘请护工等造成的经济压力[7-9]。然而,很多国家的中低收入人群中只有5%~15%的患者可以受益于AT[10]。

联合国残疾人权利公约

联合国残疾人权利公约(The United Nations Convention on the Rights of Persons with Disabilities, UNCRPD)详细说明

了失能是人权和人类发展面临的重大问题。UNCRPD 的缔约国均承诺修改其立法、政策和战略部署以满足这一委托授权。2014 年 6 月，34 个缔约国拒绝签署 UNCRPD，这其中包括美国。UNCPRD 认为合理并且可负担的 AT 和其他康复措施是对人权的保障（公约第 26 条），并且配备可移动设备也是患者相应权利的体现（公约第 26 条）[11]。因此，签署 UNCRPD 的协约国应在可负担的情况下向患者提供 AT 支持。同时应向患者提供使用 AT 设备的训练和健康专业意见，并配备康复设施相关的专业人员。

WHO 的轮椅相关条款

WHO 认为脊髓损伤患者的康复应有克服其参与障碍的条款，包括①合适的 AT 设备的相关规定和②其他使患者可回归家庭和社会的相关居住环境的规定[3,12]。WHO 帮助各个国家合作为 AT 的落实提供帮助[13]。这些帮助包括在较艰苦的地区手工制作轮椅的指南，以及轮椅训练的低、中级教学材料[14]。

AT设备供应系统

AT 设备（例如轮椅）的供应系统世界各国情况不同，且似乎都不够理想。脊髓损伤患者可以通过以下途径中的一个或几个获得轮椅，例如政府部门、国际机构、慈善机构、NGO、保险公司、设备商、销售代理等。会涉及很多专业人员，包括物理治疗师和作业治疗师、内科和康复医师、言语治疗师、矫形器师及修复技师。其他专业人员也可能参与其中，例如：特殊教育人员或康复工程师。然而，在资源较为短缺的地区，AT 设备常常考虑不到患者的个人需求或生活环境就直接交予患者，也不能提供配套培训[15]。AT 设备供应质量低下可能会导致使用人群不能获益甚至受到伤害。例如：轮椅应配备防压疮垫以避免压疮，若向脊髓损伤患者提供了没有防压疮垫的轮椅会增加压疮出现的可能。压疮会导致工作或上学的时间减少、收入降低并且增加医疗支出。因此，AT 供应不理想会增加个人和社会的医疗成本。

供应 AT 设备的障碍主要是专业人员的缺乏以及专业人员的地理分布不均，这种情形在发达国家和发展中国家都可以见到。发达国家如澳大利亚、加拿大和美国报道康复专业人员主要在乡村和偏远地区较为匮乏[16,17]。并且目前专业人员的继续教育不足以提升其 AT 的相关技术和知识。世界范围内对轮椅的大量需求，催生了 WHO 在 USAID 的支持下发展轮椅训练服务计划（Wheelchair Training Service Package），该计划目的在于为供应轮椅设备的专业人员提供最基本的知识和技术支持。这个计划由八部分组成，可供其他的 AT 设备如助行器、助听器等借鉴：

- 使用需求及预约：脊髓损伤患者若有 AT 的使用需求时提出预约，在美国，医师认为患者有移动等辅助需求时会优先预约物理治疗师或作业治疗师行 AT 的相关评定。
- 评定：每位脊髓损伤的患者都需要一份全面的评定，包括功能情况、生活方式、环境和康复目标。评定不充分就可能导致设备不合适甚至造成继发损伤的风险（如前述的压疮等），例如脊髓损伤患者的损伤平面直接与 AT 的配备相关。C_1~C_4 损伤的患者可能能够独自使用动力移动轮椅或吊臂来减压。轮椅的功能包括倾斜座椅、降低座椅，或将腿部抬起。高位颈脊髓损伤的患者可以通过倾斜座位、降低座位、抬高腿部而改变身体姿势，从而变得更舒适并且减少下肢和骨盆的压力。脊髓损伤患者最好的防压疮方法就是减压[18]。若没有上述功能，且没有良好的减压褥垫，高位脊髓损伤患者很容易产生压疮并且增加医疗支出、减少家庭和工作时间，并造成进一步的医疗和健康事件。低位脊髓损伤的患者若没有继发的损伤，其腹部和上肢肌力一般较好，这样他们就能使用更轻便的带有压疮气垫的人力轮椅。C_5~T_1 损伤的患者可以在进行过手部等适应性训练后驾驶交通工具。
- 处方和产品选择：通过评估，脊髓损伤患者和家人及护工会与 AT 专业人员一起选择合适患者及其周遭环境的设备[19]。训练期间，脊髓损伤患者将在指导下学习操控并维持自己的操作水平。例如：低位脊髓损伤的患者将学习人力轮椅的移动技巧，例如：推动向前、上斜坡、前轮离地；高位脊髓损伤的患者将学习电动轮椅的操作技巧。
- 资金和政策支持：为确保 AT 供应，无论是否定制，都应设立相应的基金支持。无论是低收入还是高收入国家，患者都有可能无力承担这个花销。即使有政府、保险和 NGO 的资助，这些资助也有可能不能全部覆盖 AT 的花销。
- 产品组装：根据 AT 设备的类型，产品适应的过程可能包括产品的组装和调试，这也同样需要专业人员来支持。
- 适配：脊髓损伤患者需要定制轮椅或其他 AT 设备。

AT 专业的健康照护和人力培训使患者获得更安全舒适的使用体验。

- 使用者培训：使用者和护工的培训可以确保他们能正确并合适地使用 AT。对于动力轮椅而言，训练应包括动力轮椅的驾驶技巧和座位功能的操作指导，尤其是减轻身体压力和痉挛、水肿管理。对于人力轮椅，轮椅驱动技巧可以减少重复推动轮椅导致的上肢重复应力性损伤。其他方面的培训包括转移、压疮预防、移动技巧和在众多轮椅中操作的能力。
- 维护、修理和随访：AT 的维护和修理应便捷廉价，其花销可能成为患者不能使用的原因[20]。随访应保证使用者安全和设备的合理利用。

坐位和移动

WHO 定义一台合适的轮椅应是可使用、可负担、可解决使用者需求、可适合环境并且是可修复的。专业的健康保险和 AT 人力培训机构投资合适的移动设备有诸多好处，如可以降低患者的花销、提高产量并且提高脊髓损伤患者的生活质量。

重获新生

UNCPRD 规定参与文化生活、娱乐休闲和体育活动是基本人权。疾控部门建议社区和学校应在保证患者安全的前提下进行力所能及的娱乐性体育活动来降低肥胖的可能[21]。UNCPRD 条款第 30 条规定政府应保障残障人士休闲娱乐的权利，并努力为其提供合理的劳动和训练的资源[22]。残障人士比普通人群有更高的患肥胖的概率，规律的体育锻炼可以使其收获更加健康的生活习惯[23]。例如：参与国家退伍军人轮椅比赛的患者，其与有相同障碍的患者共同参与合适的体育活动，他们的移动能力、自信心和心理状态获得显著提升[21,24,25]。退伍军人同样加强对各种不同运动设施的了解。还有一些研究表明脊髓损伤患者参与体育锻炼还可增加工作机会[26]。患者充分参与消遣和比赛可能需要娱乐性 AT。适应体育锻炼的设备有很多，使用最多的是特殊设计的轮椅（例如为田径、网球、篮球特别设计的轮椅），或普遍使用的锻炼设备。具备专业知识的物理治疗师（physical therapists, PT）或作业治疗师（occupational therapists, OT）可以根据患者的基础功能和兴趣为期设计合适的辅助技术。研究人员也已开发出很多新技术用于残障人士的表演和体育竞技[27]。

社会参与，重返工作

UNCRPD 第 27 条规定工作是患者的基本权利。政府应为患者在工作城市提供保障性住房。规定第 26 条，政府应组织、加强和延伸工作区域的康复设备并且使 AT 能够适用于工作。UNCPRD 为职业康复的政策制定和咨询提供了契机。即便是高收入国家，脊髓损伤患者也并不总能享受到政府的福利[28,29]。职业康复有两种形式：传统的职业康复包括就业机会和职业技能培训，职业支持包括工作环境的改造和转移所用设备。脊髓损伤患者的就业率是比较低的（35%左右），职业康复咨询将有利于其就业。工作环境改造将有利于患者重返工作，其中各种设备可以分为：生活支持（例如供轮椅通行的斜坡和专用马桶）、辅助转移（合适的移动设备和电脑支持设备）、交通支持以及工作和自然场所改造如远程办公等。

> **记忆要点**
>
> - 联合国残疾人权利公约（UNCRPD）要求会员国提供合理的可负担的脊髓损伤患者及其他残障人士辅助设备。
> - 辅助技术应由专业的技术人员指导以避免再次对健康造成损害，或者因 AT 质量低需要更换而再次产生费用。AT 通常用于移动、驾车、使用电脑或游戏等。

美国模式

在美国，康复是因人而异而且是多学科合作的。先进的 AT 理念适合于每一个人，但是实际上只有享受保险的、在高人口密度地区生活的人才享有所有形式的治疗。

AT 服务

成功的 AT 服务提供模式要求在 AT 设计和使用方面具有专业的知识，这使得社区内的残障人士有更多获益的空间。AT 评定团队需要特殊的训练和认证，例如 RESNA 的 ATP 认证[30]。

AT 评定团队由用户、康复医师、PT、OT、言语 - 语言治疗师（speech language therapists, ST）、康复工程师和认证器械商组成。其他的专业人员，例如：全科医生、教师、VR 提供商和驾校教师也会按需要参与进来。AT 的设计和使用应由用户的需求出发，AT 评定团队由用户授权，是积极并有决策权的。在美国，最初的评定面谈包括倾听和理解客户需求什么样的 AT 设备。物理治疗医师（物理医学与康复医师）或其他医生进行针对移动能力的检查。医生的检查提供的信息包括客户的医疗条件，设备处方有可能根据检查的结果而定。物理或作业治疗师也进行评估和检查影响用户的功能和移动能力的日常生活活动（activities of daily livings，ADL）和工具性日常生活活动（instrumental activities of daily livings，IADL）。重要的是要知道用户存在的问题（如躯体损伤、肌张力增高、肌力下降、关节挛缩），以及如何降低残疾对日常生活表现造成的困扰。

用户尝试使用 AT 设备并进行调试以达到最好的效果。AT 团队将对设备进行介绍并最终推荐给用户。在将设备交付后，治疗师确认设备装配正确无误，可以正确使用后，AT 的评定和服务提供才宣告结束。

坐位和移动

合适的轮椅座位和移动技术的选择和应用有可能改善 SCI 患者的生活质量。理解患者的表现、诊断、预后和预期的进展将使临床医生可以选择合适的轮椅和座位。"静态"使用者意味着所有座位系统的角度是固定的（刚架手动轮椅）。"动态"使用者可以调整座位倾斜度、靠背倾斜度、腿部支撑的高度等。轮椅可以自主选择手动还是自动，其相关特性将于后面章节中介绍。

"动态"使用者能够自动而安全地从一个平面转移到另一个平面，也可以自动进行模式变化以改变体位、减缓压力、提高舒适程度。动态的轮椅也常常配备一个静态的座架。静态使用者需要例如手动轮椅、扶手激活的动力轮椅或者像船长驾船一样的电动轮椅。只有患者一个人有可能不能进行独立的转移和调节压力，这样有可能限制了使用者的体验，不能有效缓解体重的压力，增加了压疮的风险。静态使用者更可能配备一个动态的座架。例如：静态的轮椅配备独立移动的电动元件或是动力座椅，包括电动靠背、电动转移元件或是电动腿部抬高元件等。医生或 PT、OT 需要评定患者是否有独立的认知和视觉能力可以独立操作和安全控制轮椅。如果使用者不能安全独立操作 AT，应有人辅助做一些手动倾斜靠背或腿架等的操作。

手动轮椅

手动轮椅通常分为三大类：标准 / 仓库 / 运输重量超过 36 磅（16.3kg）的轮椅，是不可调的，低成本和用于室内临时使用，用于医院或护理机构；轻量级的轮椅 34~36 磅（15.4~16.3kg）重，可调程度低，适合短期使用；超轻量级轮椅一般重量小于 25 磅（11.3kg），适合长期使用。手动轮椅推进就像"用手走路"，因此推进轮椅不是自然的肩膀、手腕和手关节承受的重复运动。推动手动轮椅的人有很高的上肢重复性压迫损伤发生率。通过减少轮椅的重量和正确装配、调整后轴的位置，这些伤害发生的可能性会下降。只有超轻量级手动轮椅允许调整后轴位置和可调外倾角和阀座角度，以适应用户的使用体验，减少重复性压迫损伤的风险。超轻型手动轮椅有不同的框架样式，包括刚性、折叠和悬架。刚性轮椅往往比折叠椅更轻，从而具有便于存储优势。旅行中的用户可能需要在凹凸不平的地形中上下轮椅，这时悬架可能更合适。悬架系统可能增加重量。"正确"的超轻轮椅选择取决于用户的身高和体重、环境、生活方式、个人偏好等等。

扶手激活动力辅助轮椅

当患者使用轮椅时，将激活扶手激活动力辅助轮椅（pushrim-activated power-assist wheelchairs，PAPAW），这种轮椅在扶手上配备感应器，动力装置小巧轻便。这些传感器在很短的时间内通过电机驱动车轮，减少驱动轮椅需要的动力，并且需要转动轮子边缘的频率也减少。使用 PAPAW 和使用普通轮椅一样，用户也需要持续推动轮椅的钢圈。扶手激活轮椅和助动轮椅的结合是趋势，将延续手动轮椅的优势，积极地让患者参与锻炼，还能减少上肢关节的负荷。PAPAW 还具备较轻轮椅的优势，可以快速拆卸轮子，便于存储。也就是说，尽管 PAPAW 的轮子比超轻量级轮椅的轮子更重，但是可以脱离车架便于运输。很多研究表明，这种轮椅可以减少上肢压力，减少能量消耗，减少轮椅使用的心血管需求，提高日常生活能力，改善移动能力，增加社区活动参与。

他人推动手动轮椅

他人推动手动轮椅是由用户以外的人推动的轮椅。这种轮椅可以没有手动倾斜靠背等装置，可以不需要重力辅助的姿势控制来减轻压力和痉挛管理的控制。这种轮椅主要用于无法操作其他手动轮椅或电动轮椅相关功能的用户,即失去了用自身体能进行转移和有效缓解压力避免压疮的能力。当患者主要伸肌肌张力较好时,可以在手动轮椅上增加动态靠背,这样可以使其他人帮忙打开轮椅,较好地固定患者的骨盆位置。伸肌张力可以使臀部和双腿伸展而使骨盆前向滑动到轮椅上。动态靠背可以使用户身体相适应,增加舒适程度,改善姿态。

动力轮椅

动力轮椅驱动设备由操纵杆和其他输入装置组成。驱动轮的位置决定了轮椅如何转弯以及适应各种地形。后轮驱动使轮椅拥有更好的方向稳定性,并且可以适应不平坦的地形。前轮驱动轮椅可以用前轮更好地翻越障碍,这样前轮会更大、朝向前方,从而更好地跨过障碍。但这种轮椅在上下坡道时不容易控制方向,导致"摆尾"。中轮驱动和中心驱动的轮子很好辨认,有 6 个轮子,两个脚轮在后,两个脚轮或者叫跨障碍轮在前,驱动轮更大在中间,直接位于使用者正下方。中轮驱动的轮椅有更小的转弯半径,适合在狭小环境内操作。选择哪种轮椅取决于使用频率、地形和家庭环境。

电动座椅

电动座椅功能包括座位倾斜、靠背倾斜、腿部抬高和座椅升降。座位倾斜时,人各个关节角度保持不变。这是电动座椅的首要功能,而不是靠背倾斜或抬高腿部。另一种倾斜方式是靠背和座位将改变方向而背部的角度不变。这些电力驱动的功能可以使姿势保持稳定,压力分布均匀,增加舒适程度,避免坐位时滑动。45°倾斜时可以有效缓解压力。靠背倾斜结合座椅倾斜可以安全地保持屈髋受限患者的姿态,在 120°时压力最小,增加舒适程度。电动的腿部抬升装置结合前两种功能可以辅助管理下肢水肿和适应肌张力的改变。腿部抬高装置还可以辅助跨越障碍。座位抬高装置可以是使用者调整座椅高度,以适应有限的上肢使用范围(例如拿取高处物品时)以促进安全地增加适用范围。不仅如此,升降座椅还可以在与人沟通时尽量保持目光直视。

使用电脑

电脑是当今社会的重要组成部分。电脑的使用可以满足患者在家中、教育机构、工作场所完成各种工作和娱乐活动的需求。使电脑使用更加方便的 AT 可以

分为三种:人体工程学、鼠标控制和文本输入。具体技术的选择取决于个体残疾程度以及他们的认知水平。脊髓损伤患者的个体残疾水平显著不同,有些上肢完全不能自主控制,有些则相反。

人体工程学

人体工程学在考虑患者对电脑的适用程度上十分关键。适当的位置可以使患者安全、舒适并且最大程度上操作电脑。使用电脑的各种设备位置需要与患者的坐姿相适应。适当的位置包括可调的显示器位置控制臂、适合高度的桌子或键盘托盘以及可移动手臂支撑。当评估 AT 和相关人体工程学问题时,需观察患者在调整设备前后的姿势。

鼠标控制

传统的双按钮鼠标可以由手部功能完整的使用者全手动控制,但是有限的手及手部功能需要其他的辅助接口。轨迹鼠标球、操纵杆和触摸板为这些患者提供了更多的选择。所有这些选择都需要静止的平面,并且光标移动和点击功能是分离的。这对于手功能有限的患者是很重要的,因为这些患者在移动鼠标时很可能误触按键或者按键时不可控制地移动鼠标。这些都容易被电脑系统识别而造成错误操作。

上肢无法移动的患者可以使用各种由头和嘴移动光标的装置。头部鼠标根据患者面部某一点的位置反射性地生成移动路径。当患者头部移动时,触发红外接收器,紧接着转换为屏幕上的光标移动。运用其他外部开关(上肢、拳、手指、肩膀的动作控制)可以完成点击或者光标长时间在某一区域不动即可被特定的软件认作点击。嘴控操作杆允许患者嘴唇、下巴或舌头操作来移动光标。啜饮或鼓腮动作可以触发鼠标左侧或右侧的点击动作。嘴部的操作拨片通过一根连接杆放置在操作者面前。这个拨片的位置对于舒适使用极为关键。

眼睛注视对于没有或很少自主活动或语音识别的患者来讲可能是种选择。眼睛凝视系统通过追踪眼球运动来相对移动鼠标指针。光标长时间不移动、眨眼或其他开关可以完成鼠标点击动作。

其他的操作系统设置可以完成鼠标控制指针速度并辅助单击鼠标。这些设备可以独立使用也可以与前述硬件相结合。还有一些第三方扫描程序可以通过开关或其他定制按键扫描某一特定区域。语音识别软件可直接通过声音(例如:"向上移动鼠标")来完成鼠标

控制或选择电脑上相应区域。

文本输入

有各种各样的硬件和软件辅助技术来支持提高文本输入能力。这些选择取决于使用者的功能需求，一个并不大的标准键盘也有可能满足一个手指和手部功能受限使用者的需要。较低技术含量的解决方案，例如模糊打字、嘴操纵杆、键盘保护可以为目标问题提供解决方案。也有很多选择来替代标准键盘。人体工程学组件、较大的键盘、可扩展键盘、迷你键盘、触摸屏或虚拟键盘等等可以适用于不同的患者。

各种操作系统设置，例如粘滞键、重复延迟或速度设置、反弹键等，可以使手部功能受限的患者能够使用标准键盘。非标准键盘也可运用这些功能来更全面和有效地解决问题。

若一个患者没有或仅仅有十分有限的上肢功能，也可以使用特殊种类的键盘。屏幕键盘是一种在电脑屏幕上的键盘。文字预测软件同时可以用于实际的或虚拟的键盘。这种软件根据使用者已经打出的不正确的词做出预测并给出几种选项。这样选择性地打字可以节省按键的动作，减少精力消耗，但可能不会增加文本输入率，因为检查和选择也耗费了很多精力和时间。

语言识别软件允许用户对着麦克风说话并将口语转换为文字、计算机命令或鼠标功能。用户需要保持相对一致的说话声音，并且具备一般认知能力。前面提到的辅助技术可以与之结合为个体提供最适宜的电脑使用方式。因为患者可能在每天的使用中有不同的疲劳程度，所以可以结合多种方式综合运用。不同类型的打字也应运用不同类型的技术。在这些技术之间切换可以帮助减少疲劳和因为讲究舒适和效率造成的过度使用。不同类型技术的使用甚至同时使用可以提供最有效的解决方案。

娱乐相关技术

运用娱乐相关 AT 技术，脊髓损伤患者可以运用合适的设备参与体育运动（例如雪橇、轮椅篮球、曲棍球等）或锻炼（例如上肢功率计）或娱乐活动（例如滑冰或手骑自行车）。其中一些设计不论是否有残疾都可以方便使用，例如上肢功率计可以让残疾或非残疾的用户都可以改善心肺功能。不仅如此，在健身房放置这样的器材供健康人和残障人士一同使用还可以消除歧视和隔阂。合适的运动器材如上肢功率计还可以在冬季使用于交叉训练以提高有氧健身水平或竞技体育水平。

很多娱乐 AT 设施如手骑自行车也为脊髓损伤患者提供了参加竞技体育的机会。残奥会手骑自行车比赛分为 5 000 米、10 000 米或马拉松比赛，并且还有很多各地的残奥组织举办各类赛事，这些组织可以让参赛者参与各种实验或项目，以便以后参与残奥会。一些非盈利结构也会提供各类这样的设施，例如儿童慈善机构或特殊运动员基金会。

娱乐和体育竞技多种多样，这一节将重点介绍一些活动，包括残奥会赛事。参加残奥会的运动员必须有视觉、身体或智力障碍，其参加的运动也根据身体水平、技巧、力量或精神集中能力而分类。这些分类可以让相同或相似残疾程度的运动员在一起比赛，以保证公平竞争。以下将介绍一部分残奥会个人或集体运动[31]。

滑雪

滑雪几乎适合于所有人，有很多不同类型的设备可以提高滑雪者的适应水平。例如：截肢等下肢障碍患者可以选用直立三轨滑雪，滑雪者可以运用传统的滑雪板和雪靴，滑雪杆则由支架（安装在滑雪板末端的 Lofstrand 式支撑）来替代以保持平衡并方便转弯。

下肢功能较差的患者适合坐位滑雪，坐位滑雪有很多种形式，例如单板滑雪，患者可以独自使用滑板和一对支架来速降。单板滑雪有各种风格和品牌，但是理念是一致的：患者坐在有座位的合体滑雪椅里。滑雪时，滑板下段有各种弹簧等装置用于控制压力分布。单板面积有限，所以要求患者具有良好的躯干控制和平衡能力。

躯干控制和平衡能力有限的患者可以使用双板滑雪，即有两个滑雪板，可以提供更好的支持和稳定性。很多制造商的双板和单板通常使用同一种座位和骨架，所以患者可以完成双板向单板的过渡。

手骑自行车

手骑自行车是另一种风格多样、平易近人的运动，即可以举办精英赛，又可以在寻常巷陌休闲骑行。根据个人的目标和能力，使用者可选择不同的自行车，但几乎所有人都能找到适合自己的选择。本节将介绍几种不同的手骑自行车。

直立坐位手骑自行车类似于钢架手动轮椅，座位下有两个轮子，膝关节可以屈曲接近 90°，足下有脚蹬。第三只轮子从两腿之间伸出,正好位于两足之间。手柄与肩同高,与肩同宽。这种自行车是典型的水平转移自行车(座位高度与轮椅高度几乎同高),对于初学者来说是不错的选择。

另外一种自行车需要使用者向较低平面转移,大约是轮椅座位向轮椅轮轴转移的垂直距离。因为这种自行车比较低,所以需要使用者屈髋90°并且膝关节稍屈曲。这样的自行车降低了风阻,从而降低了达到某一特定速度的能耗。这种自行车通常有七个轮盘,使用者能够在平坦的地形上使用直至爬升至中等坡度。所以,这样的自行车适用于适度运动和休闲。

精英赛手动自行车是竞技的最佳选择,它专为高速和长距离而设计。这些自行车需要向很低平面的转移,通常离地只有几英寸(10cm左右)。不仅如此,这些自行车不需要患者屈髋,而是平躺,用头枕支持头颈部。这样可以尽可能地减少风阻,增加速度,降低能量消耗,适合于长距离的比赛,例如马拉松。这种自行车由最轻的材料制成,例如碳纤维、芳纶、铝以及其他的复合材料,这样可以减轻自身重量,增加速度,减少能量消耗。

雪橇冰球

冰上曲棍球是一项冬季残奥会集体项目,6位运动员参加,其中包括1名守门员。运动规则与国际冰球联合会相同,但是雪橇是配备有两个钢制叶片的座椅,叶片向前延伸并承托脚蹬。球员使用两个扁状或钩状末端的手杖来传球或射门,另一端有用来推进和引导雪橇的装置。

轮椅篮球

轮椅篮球是夏季残奥会的集体项目,5名球员参赛,篮筐高度为10英尺(约3米),规则与残疾人篮球相似;不同点是防守队员可以用轮椅的一侧来阻挡进攻球员。运球时必须运球至少两次才可持球在轮椅上旋转。轮椅使用的是超轻型钢架手动轮椅,椅座要比日常轮椅大一些,有的轮椅甚至在后方有第五个轮子。

脊髓损伤患者有很多其他运动可以选择,重要的是医护人员应鼓励体育活动,帮助他们发现新的运动形式,因为这类人士普遍存在肥胖及肥胖相关疾病(例如心血管疾病和代谢综合征)。参与适应性运动和锻炼有助于降低这些疾病和相关医疗费用的风险。

重返社区和工作岗位

严重受伤或疾病后,患者的生活可能会完全改变,恢复日常生活可能需要很长时间。失去独立能力只需要一段时间,但恢复和重返社会、休闲活动可能需要数月和数年。因为它会花很长的时间来恢复,更重要的是,患者应很快得到服务,以重新进入劳动力市场、重返社区。如果他们没有得到这些服务,他们有可能失去希望,他们可能认为永远不能像之前一样能做所有的事情。虚拟现实服务和独立生活中心可以使加速恢复劳动力并和社区重新融合。本节将讨论这些服务如何使人们能够尽可能多地恢复独立性。

在出现重大残疾后重返社区从来不是一件容易的事。此外,许多人认为,他们唯一的选择是过渡到辅助生活设施或熟练使用护理设施,他们将永远无法返回自己的家。虽然社区生活对每个人来说未必都是合适的,但对于很多人来说,这是一种最好的选择。独立生活中心(Centers for Independent Living, CIL)是残疾人获得便利的社区生活服务的优秀组织。许多中心提供病友指导和咨询服务,它可以帮助一个人从一个拥有类似的障碍或面对同样挑战的人那里了解各项服务和活动。这些朋辈导师经常能够拜访他们的客户,这有助于为那些有转移障碍的人提供服务。这使得人们能够在社区中度过艰难的时光,而且仍然能得到有价值的服务。对于那些希望从辅助生活过渡到独立生活的人来说,这是一项关键的服务。中心的工作人员也可以帮助个人获得资金以独立生活。有些患者需要家庭护理和个人护理员来帮助日常生活活动,这是一些人独立生活所必需的服务,许多人在没有公共资金资助的情况下无法负担这种服务。但获得资金往往十分艰难,所以有一个CIL专家对许多人来说是非常有帮助的。独立生活中心还可以提供其他服务,使人们能够与社区充分互动。例如:提供二手AT,使残疾人获得更优惠的价格。一些中心将提供使用计算机的演示,甚至可以出借某些类型的AT,以便人们在购买之前可以进行尝试。

通常,在人们有一个稳定和舒适的生活环境后,他们可能会考虑将就业作为增加收入和社会参与的一种选择。虚拟现实服务对于残疾人获得和维持就业至关重要。这些服务各不相同,因此我们将在这里讨论由这些组织提供的核心服务。

在第一次和第二次世界大战后,虚拟现实(VR)服务开始用于帮助退伍军人回国就业,之后这些服务迅速进入民用市场。在美国,每个州都需要有一个虚拟现实程序,但是他们可以以不同的方式运行,以确保他们能够有效地为公民服务。VR 项目提供的核心服务是咨询和指导,帮助残疾人确定工作目标和必要步骤。对一些人来说,目标可能是维持他们的工作和其他人的工作,也可能是过渡到一个更有利于他们能力的新事业。就业安置服务是许多 VR 项目提供的另一项核心服务。这些服务帮助简历撰写、申请、面试技巧和招聘启事。许多虚拟现实程序经常为一些财务上没有问题的患者提供资金,可以用多种不同的方式使用。资金可以用来帮助个人获得教育,也可以帮助他们从事与其能力相符的工作。或者可能被用来资助诸如流动性援助、家庭改造、计算机使用等,这有助于促进事业目标的实现。

记忆要点

- 美国 AT 供应服务模式的好处：
  - 有支持可获得 AT、在某些环境下的多学科协作方法、可获得最先进的轮椅技术、可获得职业康复、适应性驾驶、可获得计算机技术服务等方面的法律条款,有地方和国家级残疾人体育项目和比赛。
- 美国 AT 供应服务模式的局限性：
  - 多学科的方法有地理局限性；没有保险或保险不足的患者得到 AT 困难、培训人员少。
  - 应鼓励脊髓损伤患者参与进行适应性运动和锻炼,以减少肥胖和肥胖相关疾病的风险,并促进恢复积极的生活方式。
  - 职业康复可以帮助 SCI 患者重返工作、学习和日常活动。

巴西模式

据估计,巴西有 19 800 万人口,居住在 8 460 415 平方公里的土地上,人口分布不均衡,沿海地区,特别是东南部和东北地区的人口集中度较高。预期寿命为 76 岁,成人识字率为 8.6% 左右。1 600 万人生活在贫困线下,每月有 33% 人领取最低工资,约 306 美元[32]。

巴西的残疾患病率约为 24%,相当于约 4 500 万人[33]。值得注意的是,超过 1 400 万的人有某种身体上的残疾。巴西的 SCI 发病率尚不清楚,但据估计每年有 1 万多例。创伤和枪支暴力是最常见的原因。据世界卫生组织估计,巴西约有 200 万人需要轮椅[34]。

2000 年 12 月,巴西政府通过了第 10.098 号法律,确立了促进 AT 技术准入的一般准则和基本标准。同一法律制定了国家可及性计划,明确了具体预算,并由司法部国家人权秘书处内设立并监管。另一项法令,即 2004 年 12 月 2 日第 5296 号法令,规定了第 10.048 条和第 10.098 条,制定了促进残疾人服务可及性的一般规则和基本标准。人权辅助技术委员会所专用的秘书处由专业人员组成工作团队,负责制定准则和建立法规；开始研究支持技术标准的发展和援助调查当下的人力资源；建立技术援助区域参考中心,以形成全国综合网络。该辅助技术委员会于 2006—2010 年间组织调查了该领域的基本情况。

随着《联合国残疾人权利公约》于 2008 年通过,巴西政府一直在制定促进 AT 的战略行动。2011 年 11 月,国家残疾人技术计划设立了国家辅助技术计划,该计划被称为"无限制生活"。通过在卫生方面的战略行动,该计划旨在促进公民权和加强残疾人在社会中的参与、促进他们的自治、消除障碍和使他们能够获得服务。此外,该项目已在全国各公立大学设立研究中心。这些研究中心的目标是制定指导方针,发展国家的科技生产[35]。

3 年前,随着国家计划的建立,必须强调的是,卫生保健中的这些行动还处于初级阶段。巴西正经历着一个过渡时期,从分散的系统(服务往往集中在大城市的主要康复中心),通过实施保健网络,确保公民在离家最近的地方接受康复服务。因此,巴西政府正在尝试在每个市建立康复和整形外科中心轮椅服务提供。每个市镇都有自己的轮椅供应流程和服务,因此存在着服务交付的结构和过程的变化。但需要提到的是,尽管在健康保健去中心化付出了诸多努力,圣保罗市仍旧是最大的轮椅服务和集散中心。

服务交付

巴西分别有公共和私营的卫生系统。公共卫生系统,称为"Sistema Único de Saúde"(SUS),应该保证所有公民的综合照护。卫生保健由人口基金负责组织,并向不同复杂程度的残疾人提供不同程度的援助。卫生保健网络由三个领域组成：

- 第一级护理包括基本医疗卫生单位(Basic Health Unit, BHU)提供康复服务,继发残疾的预防、家庭咨询。第一级康复服务明确下属二级康复保健服务[36]。

- 第二级康复专门护理为多发残疾(听觉、视觉、肢体和认知)患者服务。
- 第三级护理包括住院和急诊护理。

第二级和第三级护理负责轮椅服务的交付。该国的目标是确保与初级保健和更高水平的护理相协调,获得最接近个人所在地的服务。然而,由于缺乏人员、设施和设备,该国大部分地区都无法享受上述福利。

公共轮椅服务交付

初级保健提供者是轮椅服务交付的起点和协调人。一般来说,服务交付可包括如下几点:

- 这个过程始于个体需求。转诊等需求可能由初级保健医生或其他医疗保健提供者提出,他们可能属于医院(第三级护理),或者直接服务于客户。转诊后需要进行评估,医生(只有医生)向患者咨询,以了解客户的功能和健康需求。评估是在 BHU 最接近客户家的网点提供。在需求评估结束时,临床医生将出具一封推荐信,证明轮椅评估的必要性,并通知卫生部市政部交由区域卫生署,负责在"康复设施中介层"内安排客户进行轮椅评估。
- 康复中心或医院最接近客户(200 公里以内)的网点提供轮椅评估、设备选型,以及列表内的特殊需要的轮椅或座位,以上都由政府提供。提供的产品列表称为 SIGTAP(Sistema de GerenciamentodaTabela de Procedimentos),可以访问 http://sigtap. datasus. gov. br 获取。尽管医生是负责公共卫生系统处方的负责人,但轮椅评估一般由一名保健专业人员、作业治疗师或物理治疗师进行。在评估结束时生成一个包含轮椅规格的文件,之后客户进入市政府等候名单中排队。
- 当客户排到时,区域卫生署复核评估的时间。如果评估时间在 6 个月以前,客户需要在康复中心再次进行轮椅评估。如果评估时间在 6 个月内,评估人员将发布记录过程和客户数据的文件。这张正式表格包含了客户的姓名、社会保险号码、诊断和轮椅代码以及座位系统代码。客户和卫生部门都需要在这张表格上签字。对于同一客户,这张表格最多发放五次。只要客户的诊断、国际疾病分类(International Classification of Diseases, ICD),与政府名单中可提供的产品应用范围匹配,就可获得政府出资提供的轮椅和座位系统。在巴西,卫生专业人员必须提供一份文件,说明客户的国际疾病分类与政府清单提供的某种产品相匹配。因此,在巴西不

需要推荐信(在美国需要)。政府提供的设备范围非常有限,为产品支付的费用非常低。因此,客户无法得到所需轮椅的情况在巴西很常见。这个问题已经在全国范围内由包括健康专家、轮椅使用者、残疾人权益组织和政府讨论过。然而,在巴西缺乏对这种不恰当的服务/产品交付相关的社会和经济影响的研究。

- 正式表格生成后,康复中心有 60 天时间来提供轮椅和座位系统。康复中心授权经销商进行轮椅和座椅系统定制,安装和调整由康复中心的器械工作人员提供。一般来说,由一个保健专业人员(作业治疗师或物理治疗师)和技术人员一同参与这一过程,他们还负责教育、咨询和一个月后的随访。随后的访问是由 BHU 的临床医师进行。然而,有许多患者需要等待 2 年的时间才能轮到,即使身在主要的州首府也是如此。

总之,上述公共轮椅服务模型包括以下几个部分:转诊,医生评估,轮椅评估(设备推荐和选择),资金和采购(官方形式发布),轮椅和座位系统制备(一个接一个的定制——政府资助制度不支持采用预制或商用座位系统),一个月后的轮椅交付和跟踪维护。后续跟进服务由 BHU 进行。由于专业人才数量不足、轮椅行业生产能力低、定制座椅系统耗时久,上述系统并不能很好地发挥作用。公共轮椅服务交付模式如图 38.1。

私人轮椅服务

巴西的私人轮椅服务有以下几种方式:

- 轮椅商店:一些轮椅商店有物理治疗师或作业治疗师为客户提供评估,并评估移动能力和座位系统。移动设备必须在指定商店购买。通常,顾客得自己找轮椅商店,或者经由朋友或健康专业人员介绍。其他商店只经销他们认为对顾客最好的产品,而不承担任何法律责任。在大多数这样的保健服务中都没有官方处方;用户或未来用户只能获得一个没有任何规格的处方。因此,用户或代办人去轮椅商店"求购"轮椅,而没有任何监管。这是巴西最常见的购买轮椅方式。
- 特殊诊所:在巴西有一些私人诊所,大多数位于圣保罗市。这些诊所可以进行客户评估、产品选择、轮椅购置支持、测试和调整,以及后续工作。虽然这些私人诊所服务不贵,但由于大多数人不知道或没经验,因而认为其负担不起。

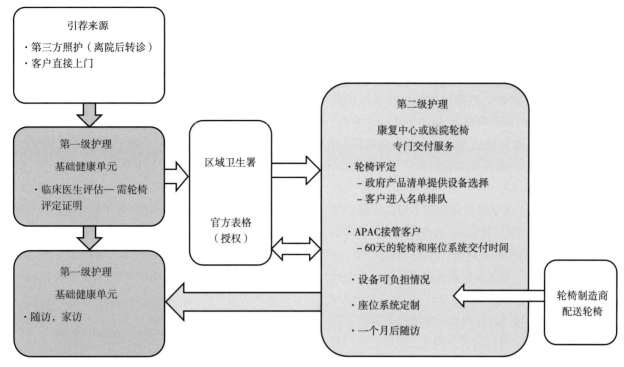

图 38.1　公共轮椅交付服务模式

总体上说，私人轮椅交付服务有以下特征：

- 这个过程始于明确的需求。需求和转诊可能来自初级保健医生或私营部门的其他保健服务（私立医院和诊所）或直接委托人。客户指的是在当地商店、私人诊所或康复中心工作经过特殊训练和有经验的专业人士。
- 健康专业人员（作业或物理治疗师）提供轮椅评估、轮椅处方，以及指定座位需求、适用和训练。如果需要，可以安排上门评估。轮椅配件和座椅系统经过定制、安装和调整。所有费用都必须由客户支付。然而，巴西国家银行有可能提供经济援助，巴西银行为低利率的产品（非服务）提供免税的融资方案。客户还可以获得教育、咨询和随访。一般来说，一位保健专业人员（作业治疗师或物理治疗师）和一位技师会全程参与。有些座位产品是在机械车间制造的。一般来说，随访每 6 个月进行一次，或在客户需要时随时进行。通常，需要 1~2 个月的时间才能配齐轮椅的所有定制座椅部件。私营轮椅服务交付模式如图 38.2 所示。

巴西轮椅交付服务分析

尽管增加的辅助设备的使用和有大量促进这些技术可用性发展的联邦计划，但是很多信息还是匮乏的，比如这些技术的有效性，尤其是在提高独立性和社区参与方面[37]。尽管在巴西获得服务、设备和财政资源是人权

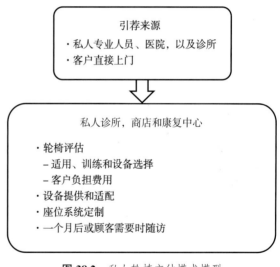

图 38.2　私人轮椅交付模式模型

的一部分，但在 SUS，这些服务仍然处于"瓶颈"。因此 AT 的需求，尤其是轮椅的需求，仍然没有得到满足。

公共服务提供模式有以下情况：

- 政府的产品目录不包含客户所需的所有产品。公共资金可用于某些类型的设备，但不是所有的设备。轴调节刚性超轻型轮椅不在 SUS 列表中，只有轻便折叠椅在内。许多轮椅必须适应用户的需要和特点。目前，由 SUS 提供的资金涵盖了部分但不是全部的定制服务。举几个例子：由公共系统支付的模式因为预算极其有限，并不能满足客户的主要需求。在巴西，很少有专业人员能够评估肢体摆放和预防

压疮的缓冲垫的使用类型。政府名单中只有一种类型的坐垫。因此,一些康复中心提出了新的程序,并正在审视现有的不足。

- 轮椅评估期间,大多数服务:①没有进行完整的座位和姿势评估(例如进行物理评估或设备可供测试、贷款或试用的座位模拟器、压力分布测绘系统、垫子等);此外,专业评估和培训服务十分有限,难以帮助消费者作出明智和准确的决定,并兼顾设备的适当性。②移动能力评定由一个或两个专业人员执行,而不是一个多学科小组。③不向客户提供家庭、专业或教育环境评估,所有这些都可能影响评估的质量,这可能直接影响到提供的轮椅的适当性。
- 一般来说,客户必须在等候名单中排队等待2个月到2年的时间。
- 这些服务不提供教育、咨询或系统的协议来验证使用该系统的效果。最近的模型侧重于促进以客户为中心的决策过程,以确定设备、人员和环境之间的适当匹配[38]。

　　考虑到公共和私人模式,在轮椅服务交付过程中的各个环节,都应纳入公共和私人服务的结果评估。至少,应在给予任何干预之前评定基本情况,并在交付设备之后再次进行评定。设备和提供服务后均应出具结果报告,包括:客户对自己执行任务的能力、移动的效率和速度、压力分布、坐姿耐力和生理能力如呼吸、吞咽、消化,以及舒适度的满意程度。因此,参与提供轮椅的专业人员应采取措施,以提高实践标准,支持循证实践,并提高问责制的力度。

坐位和移动

　　公共卫生系统倾向于提供国有品牌的手动和电动轮椅,但如果进口轮椅的价格低于国有品牌,政府也会同意购买。巴西有两个主要的轮椅制造商,还有一些生产能力很低的制造商,制造的轮椅总数不足以满足需求。因此,公共轮椅服务交付的客户只能提供标准、轻便和可倾斜的轮椅。这些手动轮椅的结构是由钢或铝材料制成的,其重量11~20kg不等。政府名单上最轻的手动轮椅不具备重心或车轴可调节性。如果客户需要轮椅重心或车轴调整,他们可能必须要做私人轮椅。电动轮椅有三种选择。现有的电动轮椅只有后轮驱动,并且不提供功率调整和倾斜功能。

　　在私人市场,主要品牌的产品和国际市场上的模型可以在网上购买,其中很多具有电动倾斜的功能,倾斜的角度也有很多选项。电源辅助系统和附加动力系

统也可以在网上找到。然而,想要在巴西打开市场,国际市场轮椅进口商必须提交登记和许可证,这一过程可能需要2个月至5年,而且成本很高。这一事实,还有进口税的问题,一直是公司推进更具移动性、更好的座椅、更好的定位系统的轮椅的最大阻碍。

转移设施

　　巴西的转移设施没有公共资金,所有费用都必须由客户支付。然而,通过巴西国家银行提供的财政援助可能是可行的。在私人市场,有几个转向装置:转向旋钮、三杆把手、转向套管、手掌抓握装置、V形抓握装置、四角叉(steering knobs, tri-pins, steering cuffs, palm grips, v-grips, quad forks)用于四肢瘫患者转向,其他设备也同样可以使用。

记忆要点

- 巴西轮椅服务交付模式的局限性包括:
  - 缺乏多学科评价,等待轮椅时间长,轮椅的服务更偏向市场而不是公共福利,客户培训和支持缺乏,缺乏受过适当训练的人员,法律支持目前尚未实现。
- 巴西轮椅服务交付模式的好处包括:
  - 法律支持残疾人使用AT,卫生保健专业人员共同努力改变服务交付过程,有私人系统为其他医疗中心提供参考标准。

印度模式

　　印度大约有2 000万残疾人。在不同类型的残疾中,有1 100万是运动障碍。其中机动车导致残疾的情况最多:农村地区每100 000人中有1 046人,城市人口中每100 000人中有901人[39]。

　　印度是UNCRPD的重点实践区域,刚刚依据UNCPRD的理念制定了针对残障人士的新法律。这些法律也包含了患者的康复和移动设备相关条款。然而目前必要的移动设备和座位系统在数量和质量上远远满足不了需求,也因为缺乏专业人员,专业的服务交付也大量短缺。

服务交付

AT的发展

　　辅助技术为残疾人士提供提高生活质量的机会。

对于患有严重疾病如脊髓损伤的患者，AT 不仅是一个产品，更是一种融入生活的方式。辅具可以提高患者独立性，有助于患者伤后达到更高的功能水平。脊髓损伤患者在印度这样资源并不丰富的地区会因为各种原因不能达到更好的独立水平，比如现有的条件提供不了合适的康复设施以及专业人员的缺乏。现有的座位和移动设备、环境改造设施、转移设施、计算机使用设施、环境控制系统，以及 ADL 等相关设备都应改善。全国性的 AT 中心亟待建立，以发展教育和培训方案、提供服务，促进研究和发展，并与世界各地现有的服务提供商建立网络联系。

辅助设备提供商

辅助设备交付服务（assistive technology service delivery，ATSD）在印度尚未在卫生保健系统中成立也没有向脊髓损伤患者提供轮椅的指导方针。大多数医院在患者出院时不会提供轮椅和减轻压力的垫子。然而也有一些特例，比如新德里的印度脊髓损伤中心在 2006 年提供了一些 AT，并建立了 AT 部，韦洛尔基督教医学院也提供一些 AT 设备。

客户为中心的方式

AT 服务必须以客户为中心，在服务交付过程中，应提供合适的设备，并且关注其他的问题，例如经济负担能力、可用性、接受度和对环境的适应性。培训和随访工作是交付后的重要组成部分。在印度这样的发展中国家，SCI 患者的 AT 设备提供在康复过程中并不是常规。因此，脊髓损伤患者并没有足够的机会投入生产生活中，相反，他们成为了家庭的负担。

经济负担

印度残疾人需要负担得起的和当地的辅助设备，可以增强他们的独立性。像大多数其他欠发达的国家一样，印度没有一个有组织和系统的 ATSD。造成这种情况的原因有很多，例如：保健/康复专业人员缺乏意识和技能，缺乏专门从事干预措施的学术培训项目，缺乏可负担的高质量和定制化辅助设备。

辅助技术的资金

印度中央政府为残疾人提供各种福利项目，为轮椅和适应性车辆提供贷款和补贴。全国残疾人金融发展公司（NHFDC）通过援助残疾人（Assistance to Disabled Persons，ADIP）方案为残疾人购买各种辅助装置，包括手动/电动轮椅和轮椅坐垫。该计划的主要目的是通过提供优惠贷款购买耐用的设备，以协助残疾人的生活。这些设备需要适用于个人且可靠而科学，现代的、标准的辅助设备可以提高他们的就业能力或自立能力。然而，许多可用的辅助设备完全无法利用这个程序，也没有保险制度来支付相关费用。

印度政府授权的 ADIP 项目组织有支持设备发放的相关规定。也有一些组织，如扶轮社（Rotary）和其他社会组织，通过提供各种辅助设备，帮助贫困患者，为他们筹集资金。然而，在印度，为个人提供辅助技术的资金仍然是件艰难的事情。

座位/移动设备

在印度，移动的概念被视为一种综合方式，涵盖在个人生活的各个领域，包括在家庭、学校、社区和整个世界的有效移动。由于印度医疗设施的改善，移动障碍患者使用辅助设备的重要性日益增加。创伤患者存活率的提高可能会使移动设备使用增长。

资讯和使用意识

为了有效地使用移动设备，其所在环境必须合适。然而，关于使用这些设备的人所面临的障碍程度却几乎没有进行过调研。另一个障碍是设备的需求巨大，而主要问题是人们根本买不起。在印度，轮椅被认为是必要的，但却是不受欢迎的。轮椅象征着"残疾"，虽然近年来这一观念可能有所改变，但轮椅使用者作为依赖他人的形象仍然占主流，特别是在护理服务中。

评定和推荐

辅助设备有可能提高个人的生活质量和日常活动的完成能力，也同样面临一些挑战[40]。例如：在印度和许多其他国家一样，往往采用"一刀切"的做法。评估人员应考虑评估所有功能领域，以便确定所有康复目标，而不应顾此失彼。同样重要的是要确保充分理解使用移动设备的患者的实际需要，考虑到他的环境和社会背景。

订购/制造

在印度，残疾人士低收入群体主要使用手动轮椅。它们也被医院、机场、火车站等机构用来运送老年人和流动人口。这个市场的竞争日趋激烈，由于公司从中国进口零件,组装在印度,这种异地运输是整个市场发展的障碍。

电动轮椅主要用于那些负担得起的人。然而,由于印度的残疾人设施使用不畅,使用率仍然有限。道路和人行道也不是很好,可能会有颠簸等事故发生。

维修和保修

轮椅也有易损坏的部分。轮椅故障比如脚轮损坏、电机故障、支架断裂等不仅扰乱日常生活,也会给患者造成身体损伤。不幸的是,印度没有足够数量训练有素的技术人员提供维修和保修服务。即使有技术人员,他们也往往与用户距离很远。这给需要服务的残疾人造成了额外的障碍。

残疾驾驶

印度有很多驾校,但是没有残疾人可以接受驾驶培训的地方。许多脊髓损伤患者驾驶改装车,有以下三种选择。

- 选择一:手动变速汽车,手操纵杆操作制动器、加速器和离合器。大多数人喜欢这三种功能的两个操作杆,这是比较容易处理的。对于四肢瘫患者来说,使用三个操作杆系统需要更好的眼手协调能力。
- 选择二:手动变速箱,装有操纵刹车和油门的杠杆和汽车离合器上的电子传感器形式的自动离合器。这就减少了通过杠杆操纵离合器的繁琐工作。在印度,自动离合器的价格约为 30 000~40 000 卢比,相当于 500~700 美元。
- 选项三:自动变速车,单杠杆操纵制动和加速装置。制动器将通过推动操作杆进行控制,油门将通过拉动同一操作杆完成。

电脑使用和环境控制单元

患有 SCI 和上身活动受限的人往往很难握笔和其他书写设备。这些人可以使用替代键盘、视觉输入系统和/或语音识别。受伤后,他们的主要沟通方式是摇头或眨眼,或者可以移动眼睛和舌头。为了控制计算机和环境控制单元(ECU),AT 可以辅助患者进行这些自主的运动。

计算机使用设备和 ECU 还不是印度的常规服务。常规市场上很少有这样的辅助设备,患者购买这些设备得不到任何使用建议和培训。很少有中心的康复专业人员参与制造低成本的计算机和 ECU 设备,如指针、通用套管、多功能手夹板等。

娱乐设施

体育与娱乐是促进脊髓损伤患者康复的理想工具。运动和娱乐能培养他们的定向能力和机动性、身体素质、团队合作能力、领导能力、意志力和成功欲望。它可以建立就业素质、生活技能、竞争意识、自信。在印度,体育和娱乐活动不是脊髓损伤的康复计划的一部分。政府不大可能马上提供这些设施。

重返工作和社区

心理社会和经济康复是脊髓损伤管理综合康复的最终目标。重返社区被认为是关键。虽然从医院到家庭的过渡可能是困难的,但在出院前由康复小组家访会使这一过程更为顺利。很多患者需要进行家庭改造,并在家庭访问中解决辅助设备问题。随访也应定期进行。

需要评估社区一级现有的医疗和社会资源,以及如何利用这些有限的资源。一种方法是,在政府为一般民众制定的政策中,通过职业培训、就业和残疾人的资金,将脊髓损伤患者与社会需求融合在一起。

在许多脊髓损伤患者中,护理负担是一个关键的问题,新近受伤的患者往往对配偶、父母或其他亲属的要求表示苦恼。发达国家和欠发达国家应将职业战略用于培训失业青年,如通过商业合作社。照顾者也需要教育。

另一个重要的目标是培养患者所在社区照顾其心理和生理需求,把他们作为平等的社会成员。一个包容、专注于正确的社会参与的社区是 UNCPRD 的终极目标。社会接纳将有利于患者、家庭和社会。卫生保健专业人员需要在教育社会与社会需要方面发挥重要作用。政府和非政府组织在这方面的合作可以解决大部分问题。

> **记忆要点**
>
> - 印度轮椅服务交付模式的局限性包括:对现有康复设施缺乏适当的辅助技术规定和缺乏训练有素的专业人员。
> - 印度轮椅服务交付模式的优势包括:移动的综合概念;赋予组织有发言权的方案,其中包括辅具的发放。

结语

本章对三个国家的轮椅服务交付模式进行了总结。所有国家都需要改进已有的法律。在 AT 专业人员和多学科小组中，脊髓损伤患者将得到独立移动的最佳方案。提供合适的娱乐技术对于促进健康和幸福是非常重要的。日后的工作将关注使每个人都能平等地获得服务，促进独自活动和健康的生活方式。

本章重点

- 发达国家和欠发达国家轮椅服务交付过程各不相同。
- 各国 AT 相关的法律在实施和效果方面也各不相同。
- 合适的体育参与通常需要娱乐技术设备和额外支持，并有助于脊髓损伤患者重返社区。
- 职业康复服务有助于脊髓损伤患者重返工作、学校和日常生活。
- 全球卫生保健专业人员需要接受教育和培训。
- 世界各地有各种各样的服务提供模式，既有局限性又有优势。关键是所有卫生保健专业人员要共同努力为全世界的脊髓损伤患者提供更好的服务。

（张元鸣飞　译　刘楠　校）

参考文献

1. National Institute of Child Health and Human Development. What is rehabilitative and assistive technology? http://www.nichd.nih.gov/health/topics/rehabtech/conditioninfo/Pages/default.aspx. Updated November 30, 2012. Accessed April 7, 2015.

2. National Institute of Child Health and Human Development. How many people use assistive devices? http://www.nichd.nih.gov/health/topics/rehabtech/conditioninfo/pages/people.aspx. Updated November 30, 2012. Accessed April 7, 2015.

3. World Health Organization and the International Spinal Cord Society. *International Perspectives on Spinal Cord Injury*. Geneva: WHO Press; 2013.

4. Rigby P, Ryan SE, Campbell KA. Electronic aids to daily living and quality of life for persons with tetraplegia. *Disabil Rehabil Assist Technol* 2011;6(3):260-7.

5. Agree EM, Freedman VA, Cornman JC, et al. Reconsidering substitution in long-term care: when does assistive technology take the place of personal care? *J Gerontol: Soc Sci* 2005;60:S272-80.

6. Allen S, Resnik L, Roy J. Promoting independence for wheelchair users: the role of home accommodations. *The Gerontologist* 2006;46:115-123.

7. The World Health Organization and the United States Agency for International Development. *Joint position paper on the provision of mobility devices in less-resourced settings: a step towards implementation of the Convention on the Rights of Persons with Disabilities (CRPD) related to personal mobility*. Geneva: WHO Press; 2011.

8. Field MJ, Jette AM, The future of disability in America. Washington, DC: The National Academies Press; 2007.

9. Schraner K, Jonge DD, Laytone N, et al. Using the ICF in economic analysis of assistive technology systems: methodologic implications of a user standpoint. *Disabil Rehabil* 2008;30:916-26.

10. The World Health Organization. Global Cooperation on Assistive Health Technology (GATE). http://www.who.int/phi/implementation/assistive_technology/phi_gate/en/. Accessed April 7, 2015.

11. UN. UN Convention on the Rights of Persons with Disabilities. 2006.

12. The World Health Organization. *Wheelchair Service Training Package – Basic Level*. Geneva: WHO Press; 2012.

13. WHO, ISPO, and USAID. Guidelines on the provision of manual wheelchairs in less-resourced settings. Geneva, World Health Organization. 2008.

14. The World Health Organization. *Wheelchair Service Training Package – Intermediate Level*. Geneva: WHO Press; 2013.

15. Mukherjee G, Samanta A. Wheelchair charity: a useless benevolence in community-based rehabilitation. *Disabil Rehabil* 2005;27:591-96.

16. Wilson DJ, Mitchell JM, Kemp BJ, et al. Effects of assistive technology on functional decline in people aging with a disability. *Assist Technol* 2009;212:208-17.

17. MacDowell M, Glasser M, Fitts M, et al. A national view of rural health workforce issues in the USA. *Rural Remote Health* 2010;10:1531.

18. RESNA. Position paper on the application of tilt, recline, and elevating leg rests for wheelchairs. 2008.

19. Borg J, Lindström A, Larsson S. Assistive technology in developing countries: national and international responsibilities to implement the Convention on the Rights of Persons with Disabilities. *Lancet* 2009;374:1863-1865.

20. May-Teerink T. A survey of rehabilitative services and people coping with physical disabilities in Uganda, East Africa. *Int J Rehabil Res* 1999;22:311-16.

21. The Centers for Disease Control. Recommended Community Strategies and Measurements to Prevent Obesity in the United States. http://www.cdc.gov/mmwr/preview/mmwrhtml/rr5807a1.htm. Updated July 14, 2009. Accessed April 7, 2015.

22. Jacobs P and Nash M. Exercise recommendations for individuals with spinal cord injury. *Sports Med* 2004;34(11):727-51.

23. Sporner M et al. Psychosocial impact of participation in the National Veterans Wheelchair Games and Winter Sports Clinic. *Disabil Rehabil* 2009;31:5, 410-18.

24. Schmidt Hanson C, Nabavi D, Yuen HK. The effect of sports on level of community integration as reported by persons with spinal cord injury. *Am J Occup Ther* 2001;55(3):332-38.

25. Slater D, Meade MA. Participation in recreation and sports for persons with spinal cord injury: Review and recommendations. *NeuroRehabilitation* 2004;19(2):121-9.

26. Blauwet C et al. Participation in organized sports is positively associated with employment in adults with spinal cord injury. *Am J Phys Med Rehab* 2013;92(5):393-401;310.

27. Cooper RA. SMART Wheel: From concept to clinical practice. *Prosthet Orthot Int* 2009;33(3):198-209.

28. Ottomanelli Lisa, Lind L. Review of critical factors related to employment after spinal cord injury: implications for research and

vocational services. *J Spinal Cord Med* 2009;32(5):503-31.

29. Kallert TW et al, 2005. [Direct costs of acute day hospital care: results from a randomized controlled trial]. *Psychiat Prax* 32(3):132-41.

30. Rehabilitation Engineering and Assistive Technology Society of North America. Get Certified. http://www.resna.org/certification/ becoming-certified.dot. Accessed April 7, 2015.

31. Official website of the Paralympic Movement. Sports. http://www .paralympic.org/sports. Accessed April 7, 2015.

32. Instituto Brasileiro de Geografia e Estatística. Censo Demográfico 2010: Características gerais da população, religião e pessoas com deficiência. http://www.ibge.gov.br/home/estatistica/populacao/ censo2010/caracteristicas_religiao_deficiencia/default_caracter- isticas_religiao_deficiencia.shtm. Accessed April 7, 2015.

33. WHO, ISPO, and USAID. Guidelines on the provision of manual wheelchairs in less-resourced settings. Geneva, World Health Organization. 2008.

34. The World Health Organization. *World Report on Disability.* Geneva: WHO Press; 2011.

35. Secretaria Nacional de Promoção dos Direitos da Pessoa com Deficiência. Um plano para todo o Brasil. http://www.pessoacomdefi- ciencia.gov.br/app/viversemlimite. Accessed April 7, 2015.

36. Ministério da Saúde. Dispõe sobre a criação das Redes Estaduais de Atenção à Saúde Auditiva. http://portal.saude.gov.br/portal/sas/ sapd/visualizar_texto.cfm?idtxt=22642.

37. Viana ALA et al. Desenvolvimento e InovaçãoTecnológica: Nova Perspectiva de Abordagem e de Investigação. *Lua Nova* 2011;83:41-77.

38. Eggers SL et al. A preliminary mode of wheelchair service delivery. *Arch Phys Med Rehab* 2009;90(6):1030-8.

39. Suri A. India's wheelchair market is a nascent market with double digit growth rate, *Express Healthcare Magazine* 2012, August 24.

40. Scherer MJ. Living in the state of stuck: How technology impacts the lives of people with disabilities, 3rd edn. Cambridge, MA: Brookline, 2000.

第 39 章　性与生殖的管理

Fin Biering-Sørensen, Marcalee Sipski Alexander, Stacy Elliott,
Giulio Del Popolo, Jean Gabriel Previnaire, Alberto Rodriguez Velez

学习目标

本章学习完成后,你将能够:

- 描述脊髓损伤引起的性健康问题的重要性和范围;
- 讨论脊髓损伤从神经解剖学上是如何影响男性和女性的基本性功能;
- 说明脊髓损伤患者基于性功能的神经评估;
- 分析与治疗男性女性性功能变化有关的心理问题;
- 解释脊髓损伤后女性性功能障碍的治疗方法;
- 比较与妊娠有关的生理变化,并指出脊髓损伤女性患者可能出现的妊娠并发症;
- 解释治疗脊髓损伤男性患者勃起功能障碍的策略;
- 描述治疗脊髓损伤男性患者生育问题可选择的治疗方法和在损伤后他们面对的问题。

引言

每一位脊髓损伤(spinal cord injury, SCI)的患者几乎都会出现性功能的改变,但是 SCI 的患者依然保留有性思维、欲望和性行为的能力。性对于每个人意义不同,包括但不局限于性身份、性行为、性快感、亲昵行为、生育能力、维持恋爱关系以及发展新的关系。残疾人士往往对自己相处起来感到最舒服的人表达自己对于性的疑惑,因此与 SCI 患者一同工作的所有人都需要了解脊髓对性功能的影响。

性以及脊髓损伤的影响

性是与性健康有关的重要行为和结果的基础,如果对于性没有广泛的认识,性健康就无法被定义、理解和运用。目前广泛使用的关于性的一个定义是"人一生中包括性、性别认同和角色、性取向、性本能、性快感、亲昵行为和生殖的核心内容"。

性可以被感受和表现在思想、幻想、欲望、信念、态度、价值观、行为、习惯、角色和关系中,虽然性可以包括上述所有方面,但并不是全部都能被感受或表达的。性受到生物、心理、社会、经济、政治、文化、法律、历史、宗教和精神因素的相互作用的影响[1]。

性功能包括:性兴趣(欲望),生殖器官对性唤起的反应(生殖器唤起),性高潮和射精的反应方式。对于很多人来说性或性关系可以包括插入式生殖器活动(如性交),涉及生殖器的其他性行为(如手刺激或口交)或非生殖器接触行为(如拥抱、接吻、爱抚其他身体部位),除去个人偏好、文化和社会限制,或缺乏完整的性行为知识,非生殖器接触对于追求性快感是没有任何优势的。

由于性是身心合一理念的一个例子,身体的所有部分都会参与到性体验中。Cole 发现 SCI 患者比一般人更愿意谈论性,并且性幻想的水平更高[2,3]。此外,临床医生和研究人员发现性生活满意度仍然是 SCI 患者生活中重要组成部分[4-6]。但是,研究已经反复表明,男性和女性均在 SCI 后性满意度、性活跃度较低。因此,让 SCI 的患者有机会在 SCI 之后谈论、听取和了解性和生殖健康是十分重要的。

脊髓损伤和性功能

脊髓损伤对性的影响：临床检查

为了可以确定脊髓损伤后性功能恢复的可能性，依据脊髓损伤神经学分类国际标准（ISNCSCI）进行一般的医学和神经学检查是很重要的[7]。表格可以从 http://www.asia-spinalinjury.org/elearning/ASIA_ISCOS_high.pdf 下载（InSTeP；http://lms3.learnshare.com/home.aspx；见第 5 章）。在进行神经系统检查时，要特别注意 T_{11}~L_2 和 S_2~S_5 区域的感觉，因为它们在判断未来的性潜力方面具有重要意义。此外，建议评估腹壁和肛门反射，表 39.1 描述了相应的脊髓平面。

表 39.1　体格检查中要检查的反射及相应的脊髓平面

反射	相应脊髓平面
脐上腹壁反射	T_8~T_{10}
脐下腹壁反射	T_{10}~T_{12}
提睾反射	L_1~L_2
球海绵体反射	S_2~S_4
肛周反射	S_3~S_4
肛门指诊反射	S_4~S_5

除了上述检查外，还建议描述 SCI 病变对膀胱、肠道和性功能的影响，并根据以下术语对 SCI 进行分类：

- 圆锥上损伤：对应于脊髓圆锥以上发生的损伤。一般来说，这样的损伤会导致这些器官系统的过度活动或上运动神经元损伤模式。
- 圆锥损伤：包括影响脊髓圆锥的病变。这些损伤常常导致这些器官系统的混合性病变，导致过度活动或收缩。
- 圆锥下损伤：对应马尾神经损伤。这些损伤通常会导致这三个器官系统肌肉的弛缓或下运动神经元受损的表现。

上述检查中包括通过肛门及肛周感觉和肛门自主收缩的保留情况确定 SCI 的完整性信息。

欲了解更多信息，请参阅 ASTeP（http://www.torranceinc.com/clients/asia/asteppreview/player.html）和国际脊髓损伤下尿路基本数据集[8]以及国际脊髓损伤肠道基本数据集[9]（http://www.iscos.org.uk/international-sci-data-sets）。

记忆要点

- 利用脊髓损伤神经学分类国际标准进行神经学评估。
- 注意（识别）T_{11}~L_2 和 S_2~S_5 相关区域的感觉以及腹壁和肛门反射尤其重要，因为这些对于判断未来性潜力具有特殊的重要性。
- 根据损伤水平将病变划分为圆锥上、圆锥、圆锥下，我们可以确定他们的临床表现模式（表 39.1）。

脊髓损伤后性功能的预后

SCI 后的男性和女性均保有性功能，并且依据损伤的平面以及是否为完全性损伤可以感受不同的生殖器唤起（女性表现为阴道润滑和宽度变化，男性表现为勃起）进而引起女性高潮和男性射精。尽管抑郁、性功能低下、激素问题、药物或其他因素可能对性欲产生负面影响，但大多数人在 SCI 后性欲仍然保存完整。男性和女性的生殖器唤起源自两条途径：从 T_{11}~L_2 经由下腹部通路到勃起组织的心因性途径，以及通过 S_2~S_4 介导的骶反射途径。起源于下丘脑室旁核和内侧视前区的心因性途径是通过视觉、听觉和嗅觉刺激以及梦、记忆或幻想来激发的。如果病变高于 T_{11}，那么心因性途径就会被破坏。反射性生殖唤起是由于对生殖器区域的触摸或刺激的传入信号引起的，如果 S_2~S_4 途径完整，则通过传出信号反射性的导致生殖器区域平滑肌松弛。L_2 以下损伤的 SCI 患者通常依赖于心因性唤起，而 T_{11} 以上损伤的患者依赖于反射性唤起。T_{11} 以上的损伤中损伤平面越高，反射性反应越强。不是被大脑引发的反射性勃起可以在没有性刺激的情况下发生（也就是说对于四肢瘫痪的人进行尿路护理可能导致勃起）。但是如果在 L_2 和 S_2 之间的脊髓水平存在损伤，那么就保留了心因性和反射性两种途径，但两条途径之间的脊髓内连接受到损害且通常生殖器唤起并不能完全的得到保留[10-12]。

基于上述发现和 SCI 的平面和完全性的确定，我们可以推测什么样的性反应是可能存在的。表 39.2 显示了不同平面完全性 SCI 女性患者的性功能预后。

T_{11}~L_2 皮肤轻触觉和针刺觉保留越好的女性就越有可能保留心因性的润滑作用[13,14]。反射性润滑和性高潮在保留骶反射的 SCI 女性患者更多见，骶反射主要表现为球海绵体反射或肛门反射阳性[14]。此外，基于实验室的评估已经表明，性高潮可以在骶区浅感觉消失的女性中被诱发。从损伤类型与达到高潮能力的关系来看,只有17%的完全性圆锥下损伤的女性能够达到高潮,而其他类型的SCI患者的这一比例为59%。完全性SCI的女性、不完全性损伤的女性和健全的女性对于与牲高潮相关感觉的描述是相似的。所有女性均可以通过刺激生殖器的方法来获得性高潮;但是脊髓损伤后的女性需要更多的时间来达到高潮并且感觉也经常发生改变[14]。

表39.3显示了不同平面完全性SCI男性患者的性功能的预后。一般来说,大多数SCI患者可以通过心因性($T_{11} \sim L_2$)或反射性($S_2 \sim S_4$)途径而达到勃起,这取决于损伤平面和是否为完全性损伤。数据显示,在$T_{11} \sim L_2$相应皮肤节段感觉保留越完全的男性更可能有心理性勃起[15]。然而,SCI男性的勃起往往不可靠或不足以进行有效性交[16](失败或持续时间/硬度问题)。在SCI后男性也存在性高潮感,并且可能在没有出现射精的情况下发生,但是通常在性质上发生改变[17]。

记忆要点

- 在男性和女性中有两种生殖器唤起的途径:从$T_{11} \sim L_2$经由下腹通路到勃起组织的心因性途径,以及通过$S_2 \sim S_4$介导的骶反射途径。
- 表39.2、39.3显示了不同损伤平面完全性SCI的女性和男性性功能的预后。

SCI患者应何时及如何应对性相关的挑战

在任何创伤性事件(如SCI)后,性欲可能暂时丧失。在SCI之后,欲望也会减少;但是如果这种欲望的丧失持续了很长一段时间并且引起患者痛苦,还应该考虑有未被注意到的医学状况可能成为了促进因素,例如抑郁症、严重营养不良、肌肉萎缩、糖尿病、性激素缺乏、疼痛、痉挛或药物的副作用。

建议医学专业人员在康复过程中尽早开始与患者谈论性和性功能。谈论这些事情可能不容易,但良好的沟通是重要的,将有助于改善SCI患者的亲密关系和性经验。

首先重要的是让患者了解SCI如何影响性反应,并且让他们知道出现这样的情况不仅仅是因为SCI。特别重要的是要让SCI女性知道自己的月经周期可能在SCI后停止,并且通常会持续3~6个月,但是她们仍然能够怀孕,所以她们要和受伤前一样采取避孕措施。

临床医师还必须考虑到SCI患者受伤前就已经存在的性问题,也就是说要询问以前的性功能障碍、过去的性创伤或性虐待、性功能障碍和性传播疾病。考虑损伤发生的年龄和既往的性经历是很重要的。如果患者年龄比较小,他们在SCI之前可能没有/几乎没有性经历,可能需要更多关于性、性欲、怀孕和生殖健康的一般信息。成年SCI患者可能有更多的性经验,所

表 39.2　不同损伤平面的完全性脊髓损伤女性的预后

脊髓损伤	圆锥上损伤			圆锥损伤	圆锥下损伤
	T_{10} 以上	$T_{10} \sim T_{11}$	$T_{12} \sim L_1$	圆锥	马尾
会阴肌肉	失去控制	失去控制	失去控制	部分或完全失去控制	部分或完全失去控制
心因性润滑	完全丧失	部分保留	部分保留	正常	正常
反射性润滑	保留	保留	保留	保留或丧失	丧失

注意:保留有完整肛门反射的患者比丧失完整肛门反射的患者更有可能出现性高潮。

表 39.3　不同损伤平面的完全性脊髓损伤男性的预后

脊髓损伤	圆锥上损伤			圆锥损伤	圆锥下损伤
	T_{10} 以上	$T_{10} \sim T_{11}$	$T_{12} \text{-} L_1$	圆锥	马尾
会阴肌肉	失去控制	失去控制	失去控制	部分或完全失去控制	部分或完全失去控制
心因性润滑	完全丧失	部分保留	部分保留	正常	正常
反射性润滑	保留	保留	保留	保留或丧失	丧失
睾丸敏感性	丧失	丧失	部分保留	正常	正常
射精功能	正常	丧失	部分保留	丧失	丧失

注意:保留有完整肛门反射的患者比丧失完整的肛门反射的患者更有可能出现性高潮。

以他们需要的是 SCI 后的与性活动有关的具体信息，例如：SCI 后怀孕的可能性，如何成为生物学上的父亲，或者 SCI 患者增龄如何影响性欲[6]。

SCI 的身体残疾也会引起一些心理问题，会影响一个人的性自我观，并可能会影响一个人的男性气质和女性气质。心理方面的残疾，例如：失去自尊、恐惧、社会歧视和对身体形象的自卑，可以影响不同方面的性功能，康复小组可以向患者提供计划和心理/医疗支持。康复小组可以从以下心理阶段来应对性相关的挑战。

缺乏安全感和出现变化的第一阶段

当患者意识到 SCI 后所丧失的功能时会十分悲伤。这些信息可能在受伤后马上就获取，或者可以在患者准备好之后依照患者的偏好和意愿来采集，但是开始住院的整个时期，SCI 患者一定要意识和了解到性功能是包含在康复计划中的。

对于很多人来说，重新获得勇气和信心是可能进展到身体和情感亲密关系的第一步。SCI 患者可能会对社会生活中大众对美的定义产生反感，因为这些大众眼里的美往往不包括那些坐着轮椅和带着矫形器的人。此外，他们可能不得不处理社会和文化上对他们可能存在的性问题的偏见。在这个阶段，SCI 的患者需要情绪上的支持来应付挫折，接受焦虑和抵抗。

尝试试验的第二阶段

在 SCI 后出现性活跃和开始享受性生活可能需要时间和大量的试验才能找出最适合每个人的方式。患者可以一个人或与伴侣通过各种方法来充分地理解 SCI 后的身体变化。在这个阶段可能需要指导，例如：有这方面经验的脊髓损伤患者的建议和技巧。追求性快感可以延伸到一切可能的渠道，鼓励 SCI 人士去探索新的性感带，在进行性生活的过程中刺激敏感区域以获得快感。患者应该被告知手淫是一个很好的方式来确定他们的身体如何在 SCI 后出现性反应。虽然大多数 SCI 患者同样是通过刺激生殖器来达到高潮的，但是对于他们来说可能需要更多时间才能达到高潮。另外，SCI 之后，刺激身体的其他部位，例如：耳朵、脖子、腋下、嘴唇、舌头、手、手指、脚、脚趾和脸等都可以产生性快感。邻近正常感觉区域的感觉平面以下皮肤区域（过渡区）被发现是可以提供性快感的敏感区域。其他选择包括使用润滑油、振动器、性玩具等来

改变和增强愉悦的刺激。一般而言，SCI 患者应该与他们的伴侣共同建立一个良好的性氛围。视觉和听觉的刺激、气味和幻想都可以被用来营造一个良好的性氛围。

在 SCI 男性中，建议他们首先自行确定是否存在勃起潜能（心因性或反射性）。例如：在反射性勃起的情况下，他可以评估对刺激的响应（刺激所需的位置以及勃起的时间和质量），并且一旦刺激停止就进行评估（勃起的质量和持续时间），以便计划与性伴侣的性交策略。往往可在振动器的帮助下来评估射精和高潮的潜力，当然也同样可以由患者自己或与伴侣一同评估探索。

在 SCI 女性中，建议她们在进行性活动期间可以接受使用润滑剂。并且我们知道对于许多 SCI 女性患者，她们仍然渴望生殖器刺激并且这种刺激是可以做到的。但是，性高潮可能需要更长的时间才能发生。振动器通常可以帮助女性达到高潮。

医疗技术辅助和医疗技术信息在这个阶段往往是必要的。T_6 及以上病变的患者必须注意：性刺激，特别是性高潮和射精（尤其是使用振动器）会增加发生自主神经反射异常（autonomic dysreflexia，AD）的风险，可能需要采取预防措施（见第 54 章）[18,19]。

对于所有人来说，性和性表达包括各种可能的活动。SCI 患者可能需要探索更广泛的性活动，以便在不可能进行插入性活动或活动进行不充分时寻找性快感。这些活动可能包括非性交的生殖器替代品，如口交或用手或性玩具手动刺激。

对患者的一个建议是考虑对其关注点进行调整：自愿而不是配合，开放而不是恐惧。应该鼓励 SCI 患者获得独立以及接受自身残疾。

接受和享受的第三阶段

最后，患者到了一个从以前的偏见/规则中解脱出来的阶段，身体上的限制被接受，SCI 也被当作一个机会。性生活现在被视为有用且愉快的。患者已经学会享受快乐和亲密的时刻。

综合康复计划的最终目标是帮助 SCI 患者实现功能独立，防止压疮，控制失禁，预防或管理痉挛，利用身体动作和姿势控制，避免挛缩和畸形，并控制疼痛。鼓励患者独立和接受残疾有助于重新获得与性相关的自我印象，这会鼓励患者自己及配偶进行性行为。

- 医学专业人员在康复过程中必须与患者谈论性和性功能，并且越早开始越好。
- 医疗团队可以根据心理阶段来应对有关于性的挑战：
  - 第一阶段充满不安全感和变化。重点应该是恢复勇气和信心，以便之后可能参与身体和情感的亲密关系。
  - 第二阶段是试验阶段，包括帮助患者找出能够获得性快感的最佳方法。
  - 第三阶段是接受和享受患者本人通过学习获得的欢愉时刻和亲密关系。

脊髓损伤是如何影响性功能的

SCI 对于男性和女性有着不同的影响，但是两性也都会出现一些同样的问题。这些问题对性功能有不同程度的影响，但是这些问题是可以被合理解决的，它们包括：

运动功能受损

运动功能的变化取决于 SCI 的平面和严重程度。它有可能会影响手功能和性姿势的选择。鼓励 SCI 患者的伴侣要更加积极一些，并推荐最佳的姿势，减少皮肤摩擦，保护肢体免受伤害（过度拉伸、脱臼、骨折等），使他们的性体验更加愉快。

对于 SCI 患者来说，最好的姿势是让伴侣在上并且采取跪着的姿势，而对于 SCI 女性患者来说，在膝盖下放置一个楔形枕头可以抑制痉挛并且更加容易进行生殖器的接触。

在轮椅上也可以进行一些性活动。如果 SCI 男性患者想要插入，就需要一个良好的靠背，同时轮椅的扶手应该被移除，或者轮椅的扶手还可以被上方的患者伴侣用来提供推力。

感觉改变（表现为损伤区域的麻木或感觉过敏，压疮出现的风险性提高）

当 SCI 影响生殖器感觉的时候，患者也可能想要探索身体其他仍然有感觉存在的敏感区域。但是也应该继续刺激骶区，因为即使在没有感觉的情况下，如果可以提供足够的生殖器区域的刺激可能仍然会导致

高潮，但是和受伤前相比一般来说需要更多的时间[20]。此外，能够刺激生殖器对于没有 SCI 的性伴侣来说是愉快的。

感觉功能减退使得感受性活动中过度的压力，剪切力和摩擦力变得十分困难。因此建议 SCI 患者在性活动结束后进行常规的检查。由于残疾导致的感觉功能改变可能会导致虐待或掩盖性传播疾病，因此应该向患者进行合理的教育。脊髓损伤后的女性极有可能成为虐待或家庭暴力的受害者[21]。

自主神经功能受损（交感神经和副交感神经的改变影响性功能）

自主神经系统会影响生殖器唤起（勃起/阴道润滑）和高潮反应。SCI 男性患者射精功能通常是受损的。在性活动中必须要考虑 AD。

失禁（小便失禁和大便失禁）

考虑一个人生活中社会因素的重要性，患者应该适应使用留置或间歇导尿，以免妨碍性活动。建议 SCI 患者在性活动之前清空他们的膀胱和肠道，以免在性活动中出现尿失禁和难闻的气味。那些有留置导尿管的人可以在勃起的阴茎和尿管上放置避孕套（男性），或者将尿管贴在大腿内侧或腹部（女性），以防止导管脱落和可能发生的损伤。

痉挛状态

肌张力增高和痉挛在性活动中是一个需要注意的障碍。然而，痉挛也可能有助于男性维持勃起并促进射精反射。在治疗痉挛时，医生应该意识到口服药物会导致勃起功能障碍（erectile dysfunction, ED）或性高潮障碍。局部干预（例如阻滞内收肌）可能有助于更容易地进行性活动，同时还没有口服药物的副作用。性行为可能本身就是治疗痉挛的好方法，因为高潮和射精后的全身肌张力会降低长达 24 小时[22]。但是同时也要考虑到性交时的各种刺激可能会导致勃起的丧失并可能引发痉挛。除此之外，要注意可能引起疼痛的姿势和动作。

抑郁和痛苦

疼痛会影响所有人的性欲，这也会发生在 SCI 后。然而，长期使用镇痛剂可能导致雄激素减少，从而降低性欲，也可能会抑制勃起。因此，为了减少因处理疼痛而引起的与性相关的副作用，建议尽量避免使用麻醉镇

痛剂。如果必须使用,那么对于没有生育意愿的男性来说,睾酮替代治疗不仅应该考虑性功能,而且要考虑到骨骼和心脏问题。与抗抑郁药物相似,许多血清素和去甲肾上腺素再摄取抑制剂都能引起性兴奋和性高潮障碍。因此,使用这些药物的时候必须要同时考虑到性功能方面的副作用(表39.4列出了药物及副作用清单)。

表 39.4 常用药物对脊髓损伤后性行为的影响[23-25]

药物	治疗效果	对性的影响	意见
巴氯芬	抗痉挛	勃起功能障碍——无法射精 干扰达到高潮 *	由于反射勃起和射精是痉挛性的反应,所以每一种抗痉挛药都会产生干扰
地西泮	抗痉挛、焦虑/镇静	性欲减退;阳痿和射精困难;性高潮困难(女性)	
阿米替林	抗抑郁药镇痛药(低剂量)	阳痿 影响性欲——干扰达到高潮 *	抑郁可以导致勃起功能障碍和性欲减退
氟西汀	抗抑郁药选择性5-羟色胺再摄取抑制剂	阳痿 影响性欲——干扰达到高潮 *	抑郁可以导致勃起功能障碍和性欲减退
奥昔布宁	副交感神经阻滞剂	阳痿	
普鲁本辛	副交感神经阻滞剂	阳痿	
甲氧氯普安	促胃肠动力/止吐	性欲减退;阳痿	
西咪替丁/雷尼替丁	抗组胺药-胃溃疡H_2受体阻滞剂	阳痿	
苯海拉明	抗组胺药	勃起功能障碍和/或射精问题,可影响性欲 *	性欲可能会间接地被嗜睡所影响
呋塞米	利尿剂	阳痿	
可乐定	高血压	性欲减退 *;减慢射精	
阿替洛尔普萘洛尔	高血压 β-肾上腺素能阻滞剂	阳痿	
哌唑嗪	高血压 α肾上腺素能阻滞剂	减少勃起和射精功能,降低性欲和总体性满意度 *	罕见勃起功能障碍——西地那非组合可以产生具有危险性的血压下降
哌替啶 吗啡羟考酮 可待因	阿片类止痛药镇咳药	阳痿 睾酮降低,闭经,性欲减退	
双氯芬酸	非甾体抗炎药	阳痿(罕见)	
吲哚美辛	非甾体抗炎药	阳痿	
酮康唑	抗真菌	阳痿	
酒精 安非他命 大麻古柯碱 尼古丁	药物滥用/成瘾	阳痿	
他汀类药物和贝特类药物	用于高胆固醇血症	勃起功能障碍 难以达到性高潮——性欲减退 *	干扰睾酮、雌激素和其他性激素的产生
5α-还原酶抑制剂	良性前列腺增生症患者的泌尿问题	持续性勃起功能障碍,抑郁症,性欲减退	即使停用药物后也会持续出现上述问题

*两性。

注意:女性使用许多药物的副作用没有被记录。许多男性出现的问题可能在女性中也存在。

以下因素影响性欲:
- 运动功能受损;
- 感觉改变;
- 自主神经功能受损;
- 失禁(大小便失禁);
- 痉挛;
- 疼痛;
- 抑郁。

- 不推荐使用口服避孕药,因为会增加出现深静脉血栓的风险。
- 可以选择埋植避孕,但是植入的位置要高于损伤平面。
- 由于可能存在感觉缺失和自主神经反射异常,禁止使用阴道内隔膜或宫内节育器,以免发生移位或穿孔。
- 建议可以采用输卵管结扎来避孕。
- 不推荐常规使用子宫切除术。

女性性功能

尽管暂时没有月经,但女性有必要接受避孕教育。

避孕

有关 SCI 女性避孕问题,有许多健全女性可以采用的避孕方式是否适用于 SCI 女性患者还有待研究。因此,医疗服务人员和 SCI 女性患者必须依据个体情况作出最适当的选择。就激素避孕方案而言,许多专业人士并不推荐对脊髓损伤女性使用避孕药,因为会导致深静脉血栓形成的风险增加。只有当损伤很轻并且患者活动较好时才考虑采取口服避孕药来避孕。可以选择埋植避孕,但是要保证植入的位置要高于损伤平面。虽然一些抗癫痫药物可能会降低避孕贴片效果,但避孕贴片也是可以采用的避孕措施。醋酸甲地孕酮(安宫黄体酮)注射剂同样也是可以用来避孕的,骨质疏松被认为是此种办法的禁忌证。对于 SCI 女性患者来说,含有激素的阴道避孕环不是一个好的选择,因为患者无法感受到它是否被挤压移位。除此之外,由于插入困难和感觉缺失,一般不选用像阴道隔膜这样的屏障避孕器。由于感觉缺失,一般禁止使用宫内节育器(intrauterine device, IUD):倘若宫内节育器受到挤压或者引起子宫穿孔,患者可能无法感知,但是可能会引发 AD。不幸的是,上述的避孕方法都不能解决预防性传播疾病的问题。为了确保安全,对于没有一段稳定关系的女性来说,避孕套是一个非常好的选择,性关系中的男性通常应该主动使用避孕套。对于有稳定的感情关系但无生育意愿的女性,可以采用输卵管结扎术。不建议 SCI 女性患者常规采用子宫切除术。

女性性功能障碍的治疗

SCI 女性经常主诉缺乏性欲,性欲没有办法被激发,无法达到性高潮,并且性生活完成度和对于性生活的满意度全部都出现下降。在北欧女性中,有 80% 的女性患者在损伤后有性行为。有调查表明,身体的问题会导致感觉的改变,达到性高潮的难度增加,还会出现膀胱和肠道的问题,以及难以自己移动和改变体位。心理问题包括认为自己缺乏或没有吸引力,缺乏自信,自卑,性欲低,不容易找到伴侣。此外,有报道称在进行性行为之前以及过程中保持良好的心情是十分重要的[26,27]。

如果由于性功能问题令患者感到十分痛苦,那么这些由于 SCI 出现的影响被认为是性功能障碍[28,29]。在考虑女性常见的性问题的治疗时,重要的是要确保女性接受适当的基础教育并且了解 SCI 对他们的反应的影响,并且要确保解决患者的心理问题,例如先前就存在的问题、抑郁、自我形象和恋爱关系问题。SCI 后可以建议女性进行手淫以确保她们了解自己的身体功能,也可以确保将女性身体形象和关于性伴侣的影响最小化。由于缺乏润滑,建议患者使用水性润滑剂。患者应合理安排性活动时间,防止出现疲劳。同时建议患者依靠枕头的帮助采取合适的体位,使用性玩具,以及进行充足的幻想。振动刺激可能对女性有用,但对于 T_6 以上损伤的女性患者,应该提醒她们注意出现 AD 的风险[30]。此外还应该建议患者注意可能出现的皮肤问题并提醒她们应该更加注意检查和关注自己的皮肤。确保女性意识到增加性交时间是必要的。如果处理这些基本问题并不能解决妇女的问题,建议对使用的药物进行检查,并根据潜在的副作用对药物进行调整。这些调整可能包括减少或停用抗抑郁药,调整抗痉挛药物,或减少麻醉镇疼药及其他止痛药。如果上述干预措施都不能改善女性的性反应,那么就可以和她谈论其他她想要考虑的治疗方式。

虽然对女性性功能障碍的治疗已开始研究,但该领域仍处于起步阶段,在双盲安慰剂对照临床试验中还未发现改善性功能的有效方法。因此,我们必须了解已经做了哪些研究来确定治疗女性性功能障碍的方法。实验室研究显示西地那非对提高性唤起能力有效[31]。然而,在一个大样本的临床试验中其疗效无法被证实[32]。在大型试验中表现出缺乏效果的原因可能是结局指标的选择,因为个案报道已经报告了使用西地那非来提高妇女的兴奋性和性高潮是有效的。此外,应该注意在低位 SCI 的女性中,由于失去了对于生殖器的神经支配可能会使药物无效,这一点就像男性 SCI 患者一样。

在欧洲,睾酮贴片被用来治疗女性性欲减退。由于缺乏长期使用的安全性数据,该方法尚未获准在北美使用。目前还没有关于睾丸激素在 SCI 女性患者中是否有效的试验,但如果患者存在激素问题的话,睾丸激素的使用似乎有可能会增加 SCI 女性患者的性欲。

在一项对 SCI 和多发性硬化症女性患者的研究中,研究者对 EROS 真空阴蒂吸引装置的使用进行了评估,初步的数据显示出了它在提高女性的性高潮能力方面是有效的[33]。

最后,奥培米芬(他莫昔芬类似物)最近被 FDA 批准用于治疗与绝经后阴道萎缩有关的性交困难。这种药物也可能会被用于患有性交困难的 SCI 女性。

> **记忆要点**
>
> - 躯体上的问题——感觉改变、难以达到性高潮、膀胱或肠道问题、移动和姿势障碍。
> - 心理问题——自觉无吸引力、缺乏自信、自卑、性欲低下、难以获得伴侣。
> - 提倡手淫和使用性玩具——必须注意皮肤问题或自主神经反射异常。
> - 西地纳非、睾酮贴片和 EROS 真空阴蒂吸引器被试用于改善性欲。
> - 奥培米芬可能被用于治疗有性交困难的 SCI 女性。

生育和妊娠

女性的生育能力通常不会受到 SCI 的影响,除非有伴随的脑损伤或骨盆损伤(影响内分泌系统或妊娠和分娩的机械能力)。可能会出现暂时性下丘脑垂体性腺机能减退相关的闭经(暂时性闭经)。闭经的存在和持续的时间似乎与神经系统损伤的程度无关[34]。然而,月经几乎总是可以恢复(平均约 6 个月),而在 14%~20% 的女性恢复后至少怀孕了一次[35]。不幸的是,大约有四分之一的 SCI 女性感到她们的损伤降低了她们成为母亲的机会[36],在 SCI 之后,大约有一半的育龄妇女不想怀孕[37]。

在 SCI 之后,大多数女性都有可能妊娠和分娩,但与没有神经功能障碍的女性相比,SCI 的女性出现并发症的风险更高。与没有 SCI 的女性相比,SCI 女性更容易出现过早的宫颈扩张和分娩,但是自然流产并不常见[38]。建议在妊娠 28 周后,SCI 女性患者应经常检查是否出现宫颈管消失和宫颈扩张。

妊娠期间,妊娠子宫会改变平衡重心,使转移更困难,干扰腹式呼吸的呼吸机制(特别是在四肢瘫痪者),并对膀胱和肠道造成压力。正因如此,慢性菌尿和复发性尿路感染十分常见[39],并且妊娠期间更容易出现肠道排空的延迟。痉挛状态可能增加。保持会阴部卫生更加困难。出现疲劳、皮肤皲裂、足部水肿、血栓性静脉炎和深静脉血栓形成的风险增加[35,40,41]。

子宫、宫颈和阴道的感觉神经支配来自于下胸段(T_{10}~T_{11})和骶神经(S_2~S_4),也有一些可能来自迷走神经。腹腔内脏传导疼痛的内脏传入纤维与交感神经纤维一起到达 T_{12}~L_2 脊神经节,而来自腹膜内脏的传入纤维与副交感神经纤维一起传到 S_2~S_4 神经节(正如来自阴道开口的躯体感觉一样)。然而,对于健全人来说,子宫内膜是去神经化的,因此,分娩时疼痛的主要部位可能是宫颈[42]。

损伤平面在 T_{10} 或更高的完全性 SCI 女性患者分娩时不会出现疼痛。她们也无法用腹肌来帮助分娩,因此往往需要干预(即产钳助产或剖腹产)。然而,一些损伤平面在 T_{10} 以上的 SCI 女性会感到痛经和胎儿的运动,这可能是来自于盆腔器官周围的内脏神经支配的原因,这类型损伤也会引发 AD 症状。T_{12} 完全性损伤的女性可以感觉到子宫收缩和子宫颈消失 / 扩张及胎儿运动——如果患者对于会阴部撕裂伤不敏感,那么他们的情况就比较危险。不完全性 SCI 的女性患者需要麻醉来进行外阴切开术。大约三分之一的 SCI 女性面临着早产的风险,大约四分之一的女性并不能感受到早产要发生的征兆[37]。异常分娩出现的症状可能包括肌肉或膀胱痉挛增加,AD 的发生,以及出现异常的非特异性疼痛或放射到肩部和上背部的牵涉痛[43]。

在产台上,选择什么样的体位是要考虑的问题,必须考虑运动和机械问题,例如严重痉挛、屈曲挛缩、髋关节脱位、异位骨化,甚至骨折风险。也必须注意要在分娩过程中每隔几个小时改变女性患者的体位,以防止皮肤破裂。由于各种各样的原因,大多数 SCI 患者阴道分娩时,转剖宫产、胎头吸引和产钳助产的风险较高,特别是在有 AD 和 / 或胎儿窘迫的情况下[37,44]。

AD、甚至心律失常都是 SCI 女性患者的严重并发症:虽然损伤平面在 T_5~T_6 水平或以上的完全或不完全 SCI 的女性患者为高危人群,但在分娩和宫缩时,一些损伤平面在 T_6 以下的 SCI 女性患者也可能出现 AD[45,46]。在 SCI 女性患者分娩过程中,必须鉴别 AD 与子痫前期(在妊娠和分娩过程中出现的另外一种高血压情况,即使在没有 SCI 的情况下,也可能导致癫痫发作),通过症状学和血流动力学可以鉴别。虽然 AD 的一些症状,例如高血压、心动过缓或心动过速、出汗、严重头痛等症状可能出现在子宫收缩过程中,但高血压、心动过速和子痫前期的先兆症状在分娩过

程中也会发生[47](AD 与子痫前期之间的差异见第 54 章,以及表 39.5)。在分娩过程中,AD 可导致子宫腔内血管收缩,继发胎儿缺氧和心动过缓,并增加母亲脑出血的风险,导致神经系统的症状或死亡[37-39,48,49]。通过硬膜外麻醉阻断异常的反射弧可以降低 AD 的风险。

在一些研究中表明,SCI 女性妊娠结局中剖腹产的风险更高,而对于外阴切开术、分娩过程失败、臀位分娩、低出生体重等问题,其他研究表明没有 SCI 的女性和 SCI 女性有类似的结果,因此需要做一些质量较高的前瞻性研究[50]。在分娩之后,损伤平面在 T_4 以上的女性患者由于缺少婴儿吸吮传入通路来促进乳汁分泌可能会出现母乳喂养方面的问题。使用主动视觉刺激,应用一些放松技巧,或使用催产素喷雾剂,可以帮助这些病变位置较高的女性进行母乳喂养[51]。但是由于对乳头刺激的不足,哺乳期仍可能在 3 个月左右后停止[38]。

严谨的生育方法是很重要的,这需要经验丰富的多学科医学专业人员、朋辈和指导者的帮助。在理想情况下,应该进行孕前咨询、妊娠期间密切监测、处理分娩和产后问题,如避孕、母乳喂养和适应婴儿需要等。产后抑郁症在 SCI 女性中比没有 SCI 的女性更常见,这个问题应该被关注[37]。目前非常迫切的需要

表 39.5　妊娠和分娩期间自主神经反射异常与先兆子痫的对比

	自主神经反射异常	先兆子痫
病因	通常在 T_6 以上 SCI 平面以下来自内脏器官的痛苦刺激导致自主神经系统的激活	特发性 - 可能的免疫学联系
表现	自主神经节放电	滋养层来源 胎盘血管内皮血管病
临床症状	头痛、阵发性高血压 + 心动过缓、出汗、损伤平面以上竖毛、迷走神经介导的心律失常、鼻塞、面部潮红、瞳孔扩张通常发生在子宫收缩期,而血压可能在子宫松弛后降低	水肿、蛋白尿;稳定的高血压 + 心动过速,恶心和呕吐;贯穿整个阵痛过程的头痛
出现的时间	阵痛和分娩	从 20 周到阵痛和分娩
预防 / 治疗	硬膜外或脊髓麻醉可以预防 AD,经常用于风险较高的患者(T_6 以上损伤的女性患者在 T_6,特别是在完全性损伤、既往出现过 AD 者被认为处于最高风险)	很难预防。既往史或家族史有助于预测子痫。如果严重,则必须中止妊娠(诱导分娩或剖宫产)
如果管理不善,会出现的最凶险情况	癫痫、颅内出血、昏迷	肾衰竭、失明、惊厥、脑卒中
高血压特点	如果未采取脊髓或硬膜外麻醉,分娩时可能需要服用抗高血压药物,但需要进行胎儿监护	降压药物即使在分娩后也可以继续使用,可能在分娩前后数周都需要使用

提高有经验医院之间以及患者之间的知识或研究分享水平,集中资源使女性获得有关其生育能力的适当信息[52]。

关注有婴儿的 SCI 女性是十分重要的,因为有婴儿的 SCI 女性会有更多的需求,并且要面临更多的挑战。运动功能障碍使得对于孩子的护理变得更加困难并且可能需要帮助,因此,专业人士和各位同行有必要向患者提供足够的有关照顾婴儿的知识,为了给孩子提供最好的生活条件可能还需要评估辅助设备和 / 或改造家庭环境。多种援助方法和其他好的建议可以通过以下网站获得:http://disabledparentsnetwork.org.uk/;http://www.nidirect.gov.uk/equipment-for-disabled-parents。

记忆要点

- 月经通常会在损伤 6 个月后恢复;14%~20% 的妇女月经恢复后至少怀孕一次。妊娠 28 周后,SCI 女性应经常检查是否出现宫颈消失和扩张。三分之一 SCI 女性有早产的风险。
- 自主神经反射异常(AD)甚至心律失常是严重的分娩并发症。
- AD 必须与子痫前期相鉴别。
- 在分娩台上一定要选择合适的体位,并且要不时改变姿势。
- T_{10} 及以上完全性 SCI 的女性在分娩中不会有疼痛的感觉。进行剖宫产、使用真空吸引和产钳的风险较高。
- 母乳喂养对于损伤平面在 T_4 以上的 SCI 女性患者可能会是一个问题。

男性性功能

勃起

神经性 ED 可定义为由于起源于中枢神经系统(脊髓和 / 或脊髓上网络)或外周神经通路中的神经损伤而引起的无法获得并维持阴茎勃起状态[53]。大多数 SCI 男性需要接受 ED 的治疗,尽管许多 SCI 的男性能够有一定程度的勃起反应。然而,这些勃起通常无法使患者获得令人满意的性活动[54,55]。SCI 患者的勃起比例从 53%~75% 不等,成功性交的比例为

5%~75%[54]。

考虑到 16~30 岁年龄段依然有着世界范围内最大的创伤性 SCI 群体,因此在 SCI 后保持健康的性生活是一个十分重要并且需要被优先考虑的事情[56]。

SCI 影响勃起功能,但具体的结果取决于损伤平面和程度。依据勃起的持续时间和质量不同进行区分,勃起反应可能各不相同[28,57]。

口服 5 型磷酸二酯酶抑制剂

阴茎海绵体中的平滑肌松弛导致勃起,即引进海绵体组织充满血液而膨胀。由神经和内皮来源的一氧化氮(NO)引起平滑肌松弛。NO 扩散进入平滑肌细胞并引起合成 cGMP 的酶促反应增加,cGMP 是第二种引起平滑肌松弛与勃起的神经递质。PDE5 酶则破坏 cGMP 导致勃起消失。5 型磷酸二酯酶抑制剂(phosphodiesterase type 5 inhibitors,PDE5I),即西地那非(万艾可)、他达拉非(西力士)和伐地那非(艾力达和 Staxyn)通过选择性抑制 PDE5 酶起作用。因此,阻断 PDE5 可以增加 cGMP,通过持续令平滑肌松弛来增加海绵体的血流,从而帮助改善和维持勃起。PDE5I 不能引发勃起,但可以维持或改善勃起状态。因此,摄入药物 30 分钟后,需要刺激以获得心因性和 / 或反射性勃起。PDE5I 被推荐为 ED 和神经系统疾病男性的一线治疗药物[58]。目前市面上所有 PDE5I 均是安全和有效的[59-64]。

目前没有关于不同 PDE5I 在治疗神经源性 ED 疗效和副作用的高水平证据定量研究。然而,最近对混合型 ED 患者的 meta 分析表明,他达拉非是最有效的药物[65]。一项研究表明使用 10mg 他达拉非与使用 50mg 西地那非相比 24 小时内成功性交的比例较高。还有更多正性的反馈表明他达拉非效果较好,因为它使得夫妻无需提前计划就可进行亲密行为[66]。

PDE5I 最常见的副作用是头痛、面红、消化不良和鼻塞。PDE5I 可能诱发四肢性 / 高位截瘫患者出现明显低血压[59,61,62]。

在骶段以上至 T_{11} 水平的上运动神经元病变的患者最有可能使用低剂量药物就可以起效,勃起评估量表评分 ≥ 2 分的残存勃起以及不完全损伤(AIS B~D 级),是口服治疗有效的其他积极因素[59-61]。

口服 PDE5I 治疗罹患 ED 的 SCI 患者和具有罹患 ED 危险因素(例如:吸烟)的 SCI 患者的平均性交成功率在 70% 以上[57,59,61]。除此之外,此类药物被证明中长期使用是有效的并且仅具有轻到中度短暂

的副作用[59,60]。没有证据支持使用西地那非、他达拉非或伐地那非作为患有 ED 的 SCI 患者的诱发勃起药物。

PDE5I 是骶段以上损伤的一线治疗药物。在较低的损伤中，由于缺乏神经支配，所以 NO 释放较少，因此即使是海绵体内注射（ICI）也没有帮助。

血管活性药物的海绵体内注射

如果口服 PDE5I 不能令人满意，那么使用血管活性药物的海绵体内注射（Intracavernosal Injection，ICI）会是解决问题的办法。因为考虑到硝酸盐药物和 PDE5I 会相互发生作用，所以血管活性药物的海绵体内注射是使用硝酸盐药物患者的首选治疗。

直接注射到阴茎海绵体的血管舒张药物包括：罂粟碱、酚妥拉明、前列地尔或前列腺素 E_1（PGE1）或混合物 Bimix（罂粟碱/酚妥拉明）或 Trimix（罂粟碱/酚妥拉明/PGE1）。目前，PGE1 是 FDA 批准的用于海绵体内注射药物治疗的唯一药物。海绵体内注射前列地尔的优点在于其快速起效并且不依赖于维持海绵体内 cGMP 浓度的 NO-PDE-5 系统。注射后 10 分钟左右勃起，持续 30 分钟至 6 小时。为避免长时间勃起（阴茎异常勃起）最严重的急性副作用，SCI 男性患者起始量为 5μg，并以 5μg 为单位逐渐增加。然而圆锥下损伤患者起始剂量应该为 10μg 并且以 10μg 为单位逐渐增加。其他急性不良副作用包括低血压和注射部位的疼痛。据报道 ICI 的远期并发症是白膜纤维化。据报道，有 30%~60% 的 ICI 治疗被停用，主要原因是成本高、操作的侵入性，以及性伴侣无法接受。有些人可能更喜欢 ICI，因为他们发现它提供了更好的"刚性"和更长的勃起持续时间。手灵活性差的人可能需要其伴侣的帮助才能进行注射[67-69]。

阴茎勃起症是一种持续的阴茎勃起，持续时间超过 4 个小时，并且与性刺激无关。缺血性阴茎勃起症的处理应该以一种阶梯式的方式尽可能快地解决问题。第一步是试图从阴茎海绵体排空血液（不论有无灌注）或在海绵体内注射拟交感神经药物。如果上述方法失败，应考虑手术分流[70]。

阴茎假体

三线治疗是使用阴茎假体。外科手术植入阴茎假体不是供 SCI 男性使用的治疗 ED 的首选方法。长期的随访研究表明，阴茎假体在 60%~80% 的病例中产生了令人满意的性交[57]。在早期使用非充气假体的

情况下，高达 25% 的 SCI 患者出现感染、组织分解和假体挤出等并发症。近期，随着半柔性/充气装置的应用，在使用半刚性装置情况下发生穿孔的比例下降为 9%~18%，而使用可充气假体的穿孔发生率下降为 0%~2.7%[71]。

其他治疗 ED 的方法

ED 的其他治疗包括真空收缩装置（vacuum constriction devices，VCD）和用于勃起的尿道给药系统（medicated urethral system for erection，MUSE），这是一个用来将前列地尔栓剂插入尿道口的装置。

在使用 VCD 的情况下，阴茎插入一个刚性圆柱体。一个泵装置产生负压将血液吸入阴茎并产生勃起。收缩带被放置在阴茎的根部以保持勃起。最常见的缺点是勃起时间不足，并且据报道大约 40% 的 SCI 男性患者在使用 VCD6 个月后变得毫无反应[72]。这个装置比较笨重，并且对于手功能差的男性患者需要寻求性伴侣的帮助[57]，尽管设备可以使用自动的按钮功能，但手动泵的使用需要一些握力。

据报道，使用 MUSE 的 SCI 患者普遍表述不满意。最常见的副作用是阴茎疼痛、尿道烧灼感和头晕。MUSE 在治疗过程中被弃用的比例也是相当高的[73]。

未来对于脊髓损伤患者中 ED 的研究可以用骶神经调节（sacral neuromodulation，SNM）作为 PDE5I 的替代方案。研究表明，SNM 可能是治疗不完全性 SCI 患者 ED 的一种有效治疗方法，目的在于改善其神经源性下尿路症状[74,75]。

> **记忆要点**
>
> - 推荐 5 型磷酸二酯酶抑制剂（PDE5I）作为患有勃起功能障碍（ED）的 SCI 患者的一线治疗。
> - 阴茎海绵体（可注射）药物（ICI）注射是 PDE5I 失败的情况下的二线治疗。
> - 只有在所有其他保守治疗失败的情况下，才可考虑使用阴茎假体。

男性性高潮

不论从临床还是神经生理学上来看，SCI 男性患者的性高潮都是不好界定的[57]。这是一种局部的、后天学习的脊髓反射，经由大脑中枢来感受。一般来说，

要获得性高潮的主观体验需要强烈的生殖器刺激,但是生殖器以外的刺激或单纯的大脑信号输入也可能导致一些男性在 SCI 后出现性高潮释放。性高潮通常伴随有肌肉张力的总体增加,之后肌张力再降低[17,76]。

有报道称,SCI 男性患者可以通过强烈的生殖器刺激获得性高潮,或者通过学习变得对于生殖器以外的刺激更加敏感进而获得高潮。对于一些 SCI 男性来说性高潮体验并不是身体上的,而是一种精神状态心理上的反应。SCI 男性的性高潮能力比健全人差。据文献记载,有 42%~65% 的 SCI 男性患者表示具有体验性高潮的能力[17,57,76]。

Sipski 等人在一项以实验室为基础的研究中,对45 名有 SCI 和 6 个健全体格的男性进行了研究,其中79% 的不完全性损伤患者和 28% 的完全性损伤患者达到了高潮[17]。文献显示高潮和射精可能同时发生(约 90%),但高潮的存在并不一定与射精的发生有关。在 SCI 后可能发生干性高潮现象,可能是由于性高潮不射精或性高潮但射精进入膀胱[57,76,77]。

通过对 SCI 患者使用阴茎振动刺激(penile vibrator stimulation,PVS)和 PVS 联合米多君(一种 α1-肾上腺素能激动剂)来研究自主神经刺激对于男性高潮的作用,结果表明 SCI 患者无法依靠自己顺行射精。所研究的 SCI 患者包括那些对 AD 敏感的 C_2~T_6 损伤患者和对 AD 不敏感的截瘫患者,包括 L_3 以下的射精反射通路中断的患者。PVS 和米多君提高射精率的原因主要在于诱导顺行射精[78]。在所有收缩压和舒张压显著增高的患者中都可以观察到顺行射精,相反在血压相对稳定的患者身上则观察不到顺行射精。这表明明显的血压变化是射精的必要条件,而不明显的血压变化预示着无法射精。对于 AD 敏感的 SCI 患者,射精的高潮体验与 AD 的主观体验相关[78-80]。

照顾完全性损伤和生殖器感觉丧失的 SCI 患者的医疗专业人员应告知他们,这种情况并不妨碍他们获得身体高潮的体验。SCI 男性患者需要学习如何协调新出现的体征来促进或者抑制他们的性功能。获得性高潮的能力与所有感觉都有紧密的联系,并且获得性高潮的能力与思想和想象相结合会增强高潮的体验。除此之外,据报道用来治疗 SCI 患者 ED 的 PDE5I 有可能会提高射精率和性高潮的体验[59,61,63,64]。

男性睾酮疗法

与正常男性相比,SCI 男性患者睾酮水平较低并且年龄相关的睾酮下降也出现较早[81-83]。

睾酮替代疗法可能能够被用来提高性欲与性功能,提高肌肉力量,降低出现骨质疏松的风险[83,84]。对于不存在性腺功能减退的患者,可能存在一些心血管方面的益处,因为 SCI 患者在心血管疾病风险替代中处于正常的中程水平可能是有利的[85]。

对于想要成为生物学意义上父亲的患者,为了避免使用外源性睾酮抑制精子生成,那么可能需要其他替代疗法,如人类绒毛膜促性腺激素(hCG)[86]。

对于 SCI 男性患者采取睾酮替代疗法可能是有重要意义的。但是目前尚缺少前瞻性随机研究来证明上述观点。

> **记忆要点**
>
> - SCI 患者的性高潮能力降低。
> - SCI 男性患者的性高潮体验不仅仅是身体上的同时也是心理反应。
> - PDE5I 可能会提高 ED 患者的射精率和高潮体验。
> - 睾酮替代疗法对于伴有性腺功能低下的 SCI 患者是一种治疗选择。

取精

射精

脊髓损伤后射精功能严重受损,只有约 16% 的脊髓损伤患者、12% 的完全性损伤的男性和 33% 的不完全性损伤的男性可以通过手淫或性交进行射精,并且精子质量差[87]。

射精由两个连续的阶段组成:移精和排射。射精由两个连续的阶段组成:排放和排出[54,88-90]。位于脊髓节段 T_{10}~L_2 的交感神经中枢将下腹神经中的传出纤维发送到输精管、精囊和前列腺平滑肌纤维,并引起精子排放所必需的蠕动,这是射精第一阶段。然后将精液推注到前列腺中。副交感神经神经中枢(S_2~S_4)提供前列腺输出神经,并在一定程度上参与精液的形成。射精的第二阶段,或称为排射,此过程的代表是指精液由龟头处的尿道射出。盆底肌肉节律性的收缩推动精液穿过前列腺球部和前列腺海绵体部向远端前进。位于 S_2~S_4 的躯体神经元发出会阴部神经纤维支配这些肌肉。

经由下腹神经(L_1~L_2)的交感神经输入在两个阶段期间维持膀胱颈闭合,从而防止逆行射精。

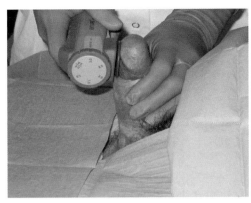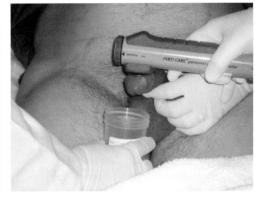

图 39.1　阴茎振动刺激（PVS）:（a）系带刺激。（b）龟头刺激

治疗

阴茎振动刺激（PVS）　PVS 因其安全性和有效性而被推荐作为一线治疗来诱发射精[54,91,92]。刺激阴茎背神经的方法是在系带区或龟头上用振动盘刺激 3 分钟或直到发生顺行射精。如果射精未能出现，那么应该在休息 1~2 分钟后重新进行上述操作。上述刺激最多可重复达十分钟[54,91]。PVS 需要设置适当的频率和振幅，通常分别为 100Hz 和 2.5mm（图 39.1）[54,91,93]。

在 PVS 期间，应该注意患者的躯体反应，最常见的躯体反应是损伤平面以下的腹肌收缩。同时那些不常出现，但很有特异性的反应也同样应该被记录下来，因为这些反应与能否成功射精有关，包括："退缩反应"（髋关节屈曲伴有膝关节屈曲和大腿外展）、下肢痉挛、竖毛[94]。

目前有大量关于射精率的报道。在关于 21 项研究的 meta 分析中，总体射精率为 52.1%，完全（47.4%）和不完全（52.8%）性损伤之间的差异很小[87]。PVS 引起的射精与脊髓射精中枢的完整性密切相关。在 T_{10} 或以上损伤的 SCI 患者中，射精成功率为 75%~86%。而在 T_{10} 以下损伤的患者中这一比例下降到 21%[87,95]，并且这些患者在通过 PVS 引发的射精过程中精液是漏泄出来的，且患者通常并不能感觉到射精的发生[79,96]。当 T_{12}~L_2 段被破坏时，射精率接近 0[87]。有趣的是，在选择性破坏 L_3~L_5 脊髓节段的情况下，射精率会急剧下降，这表明脊髓射精中枢的活动与自主神经和躯体神经中枢的活动是相互协调的[87]。射精与患者的年龄和或者 SCI 后的时间长短没有关系[97]。重复使用 PVS 可以降低射精的阈值，常规家庭使用 PVS 可能是射精康复计划的一部分[76]。

逆行射精主要出现在 T_{10}~L_2 节段 SCI 合并软瘫的患者身上[79,98,99]，单纯逆行射精的发生率为 17%~

29%，逆行射精合并顺行射精的发生率为 16%[79,93,98]。但是逆行射精也同样会出现在存在膀胱颈闭合的圆锥上痉挛性损伤的患者身上。"射精协同失调"或外部（尿道）和内部（膀胱颈）括约肌之间缺乏协调可能是上述问题的原因[100,101]。性刺激或 PVS 所致的射精可能会增加 T_6 以上节段 SCI 患者出现 AD 的风险[80,102,103]。为了评估逆行射精，必须在排出尿液之前和 PVS 排空逆行部分之前将导管插入膀胱采样进行对比。此外，在第一次插管之后如果正在为辅助生殖进行取精术，可以将一种缓冲介质（Ferticult®，FertiPro，比利时）注入膀胱内。

关于射精的机械和药理学的发展　据报道口服 PDE5I 可以提高自慰或性交时射精的发生率[87,98]，并且可能对 PVS 也有一定的帮助。当单纯的 PVS 无效的时候，根据报道我们可以采取其他策略来提高传入刺激的水平，例如：使用两个振动器（图 39.2 "夹芯技术"）[104]或者在 PVS 的同时给予腹部肌肉电刺激[105]。

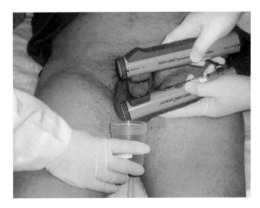

图 39.2　当常规的阴茎振动刺激失败时，可以尝试使用两个振动器的方法（"夹芯技术"）

药物治疗，如毒扁豆碱，已被用于改善 SCI 患者射精。然而，由于副作用高发，此方法并未被广泛接

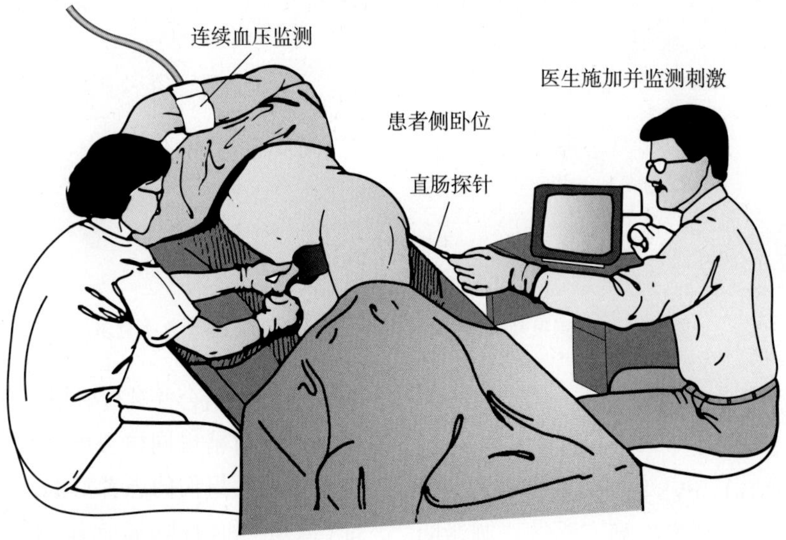

图 39.3　电刺激射精

受[54,96,106]。最近,口服米多君被认为是安全有效的 PVS 辅助治疗,用于 PVS 治疗失败的脊髓损伤患者。在 65% 的病例中,PVS 和米多君联合治疗可以提高射精成功率[98]。

电刺激射精(electroejaculation, EEJ)　EEJ 是通过一个插入直肠并放置在贴近前列腺和精囊区域的直肠壁的电探针来进行的。探针以刺激 5 秒间歇 20 秒的形式放电,在此期间会发生射精(图 39.3)。EEJ 诱发间歇性、非抛射性精液排放并且更多的是精液进入膀胱(54%)而不是顺向射精。因此通过挤压尿道获取尽可能多的精液是十分重要的[54,91,107,108,109,110]。

在操作前和操作后都要进行直肠镜检查,以确认没有先前存在的直肠病变并且要排除 EEJ 对直肠的损伤。应该注意的是在部分保留感觉的男性中,EEJ 会引起显著的不适,因此可能需要清醒镇静或全身麻醉[54,91,111]。与 PVS 一样,EEJ 也会诱发 AD,因此我们需要严格管理患者血压。因为 EEJ 是一个更直接的刺激过程,完整的反射对于诱导射精成功不是必要的条件。因此不论损伤的类型和水平如何,射精成功率都很高(接近 100%)。然而与 PVS 相比,EEJ 中观察到顺行精子运动率和总运动精子计数显著降低[54,91,112]。

前列腺按摩　普遍认为可以通过前列腺按摩获取 SCI 患者的精液[113,114]。将一个手指插入患者直肠,持续按压前列腺和精囊直到精液排出位置。前列腺按摩与精子质量差具有相关性[113-115]。

外科取精术(Surgical sperm retrieval, SSR)　外科取精术包括:睾丸切开取精术(testicular sperm extraction, TESE),经皮睾丸穿刺抽吸术(testicular sperm aspiration, TESA),显微镜下附睾取精术(microepididymal sperm aspiration, MESA),经皮附睾穿刺精子抽吸术(percutaneous epididymal sperm aspiration, PESA),输精管精子抽吸术[91]。

就取精术而言,是将细针穿过阴囊皮肤插入附睾(PESA)或插入睾丸(TESA)。在一次操作过程中,可以在同侧睾丸的不同位置或是在对侧睾丸反复操作。对于 MESA 而言,手术操作涉及暴露睾丸和切开附睾被膜,之后将扩张的输出小管切开并吸出管腔内的液体。传统的 TESE 需要在阴囊皮肤前侧做一个横向的切口,之后切开白膜并且轻柔的按压睾丸从而挤出睾丸实质。经同一个切口可以获得单一或多个样本[115]。

SSR 对超过 85% 的脊髓损伤患者是有效的[116,117]。但是通过 SSR 获得的精子数量通常非常低,这就要求夫妻接受更高水平的辅助生殖技术的帮助。

精子质量

SCI 男性患者精子改变的特点为浓度正常,但是精子活力极度受损[107,112,118-121]。上述精子的改变出现的非常早。在脊髓损伤后的第 16 天精子活力会下降到慢性脊髓损伤模型的程度[119]。

精子质量看起来似乎与损伤后升高的阴囊温度[122]和损伤后时间无关[123,124]。超过 12 周的反复射精可能会改善精子的形态[125]；但是其他的一些研究并没有发现反复射精与精子形态改变的联系[118,126]。与完全性损伤相比，不完全性损伤患者的精子指标更有可能是正常的[124]；颈部损伤与骶部损伤相比，精子正常的可能性更高[127]；间歇性导尿与其他膀胱管理方法相比，精子正常的可能性更高[127,128]；PVS 或手淫获得的精子与 EEJ 相比正常的可能性更高[124,129]。精子活力低似乎并不是简单的由泌尿生殖道的感染所引起的[128]。

SCI 后男性精液出现特征性损伤的机制目前还不清楚。精液因素和免疫机制似乎起着突出的作用[91]。SCI 患者精液中活性氧水平升高，这与精子活力呈负相关[130]。泌尿生殖道感染可以引起活性氧的释放[131,132]，而脊髓损伤患者会频繁出现泌尿生殖道的感染。有进一步的证据表明，异常的精浆环境是 SCI 患者精子活力受损的原因[133]。脊髓损伤患者会出现细胞因子浓度增高，对于精子来说这是有害的[134]。Brackett 等人的研究进一步显示通过加入单克隆抗体直接干扰特定细胞因子的影响，可以提高 SCI 患者的精子活力[134,135]。

其他因素对于 SCI 患者精子活性的影响也一直争论不休[91]，例如：SCI 患者内分泌状态的改变（下丘脑-垂体-睾丸轴的异常[136]以及自主神经系统的损害（支配睾丸、附睾和盆腔器官，包括输精管、精液囊泡和前列腺）[124,137]。

是否为脊髓损伤患者建立系统的精子库仍然是争论的焦点[138]。研究者观察到在 SCI 后的第一周精子质量会出现急剧的下降，而在之后的疾病进程中精液的各项指标并没有出现明显的下降。同时发现，在精液解冻后精子活性会急剧下降（65%），因此 DeForge 认为"除非可以在 SCI 后的一到两周内冷冻精子，否则是没有用处的"[139]。此外，考虑到活性氧的释放以及由于急性炎症（如睾丸炎、附睾炎）导致的输精管道的梗阻，并不能完全排除精子质量进一步受损的可能[138]。

怀孕

许多 SCI 男性患者由于不射精症和精子质量异常丧失了生育能力。1960 年的一项研究表明，只有不到 10% 的 SCI 男性患者可以在没有任何医疗帮助的情况下完成授精[140]。因此，大部分 SCI 男性患者需要接受辅助生殖技术的帮助。选择何种技术取决于患者恢复射精的能力、精液各项指标，以及女性配偶的自身情况。

当精液中至少有 400 万活动精子存在时，通常建议进行家庭授精和/或子宫内授精（intrauterine insemination, IUI），而精子数量低于 400 万的患者需要体外受精（in vitro of ertilization, IVF），可通需要采用单精子卵胞浆内注射。对于女性伴侣应该评估是否存在任何输卵管或子宫病理状态以及是否存在正常的排卵周期[91]。

应该首选侵入性小和成本低的辅助生殖技术，并且不论什么时候都应该首选新鲜的精液。

家庭授精

如果 SCI 的男性配偶在性交过程中无法射精，夫妻可以通过手淫或 PVS 收集该男性配偶的精液。需要用手挤压尿道以确保获得尽可能多的精液。然后将射精吸入 10ml 注射器的针筒中，并在女性伴侣的阴道内灌注。需要让 SCI 患者学会如何在家中进行 PVS 和如何处理 AD[19]。女性配偶也需要进行如何在家中预测排卵的方法。应当在排卵时进行授精。

在一项对 140 名 SCI 患者的大型研究中，每对夫妇的怀孕率为 43%，140 对夫妇中有 57 对至少有一次活产（活产率为 41%）。第一次怀孕的中位时间为

22.8 个月[141]。

子宫内授精

IUI 涉及收集 SCI 男性配偶的精液并且在实验室处理精液,从精液中分离出精子,进而将活动精子和非活动精子分开。对于 SCI 男性患者来说,IUI 所需要的精液通常是通过 PVS 或 EEJ 来收集的。经过处理的精子会被植入子宫内。IUI 可以在女性未服用任何生育药物的未受刺激的周期内进行,也可以在女性服用生育药物刺激排卵的刺激周期中进行[91, 142]。

涉及 121 对[100]和 57 对[143]夫妻的两项大型试验分别报告了每对夫妇 32.2% 和 24.6% 的妊娠率。这个结果与非 SCI 夫妻不育比例相当。同时表明对于不孕的人群在进行 IVF 之前,IUI 是一个值得被考虑的合理的选择。

体外授精 / 胞浆内精子注射

体外授精(IVF)是将精子与从女性体内获得的卵子放置在实验皿中进行授精的过程。将精子 - 卵子混合物置于恒温箱中长达 5 天,令精子使卵子受精。等待胚胎发育到最高质量的囊胚阶段后植入子宫。当活动精子数量过低无法使用传统的 IVF 时,通常使用胞浆内精子注射(Intracytoplasmic Sperm Injection, ICSI)来实现受精。ICSI 技术是将单一的精子注入卵细胞的过程[91]。

同样,男性患有 SCI 的夫妇 IVF 和 ICSI 的结果与非 SCI 不育夫妇的结果相当,试验发现每对夫妇的怀孕率高达 57%[91, 144]。

在 Brackett 的综述中写道[91],其他研究已经证实不育夫妻不论男性配偶是否伴有 SCI,接受 IUI、IVF 和 ICSI 后具有相似的妊娠率[145-147]。如前所述,SCI 男性精子质量的确受损,但结果仍然是积极的,通过利用现有的各种技术,SCI 夫妇能够与需要辅助生殖措施的其他夫妇有相同的概率怀孕。

记忆要点

- 由于不射精症和精液指标异常,大多数 SCI 男性患者丧失了自然生育的能力。
- 当精液中至少有 4 百万活动精子存在时,通常推荐使用家庭授精和 / 或子宫内授精。
- 精子计数低于 400 万需要进行体外授精(IVF),根据情况选择是否使用胞浆内精子注射(ICSI)。

国际脊髓损伤性功能数据集:分类系统

当需要简要描述 SCI 患者的性功能时,建议使用与性和生殖功能有关的国际脊髓损伤基本数据集(表 39.6、39.7)。这为我们提供了一个可以追踪患者性功能变化并且易于确定损伤对患者功能影响的框架。

表 39.6 国际脊髓损伤女性性功能和生殖功能基本数据集[148]

数据收集日期:年 / 月 / 日

是否有兴趣讨论性问题

□是 　□否,但愿意提供病历资料

　　　□否,希望停止关于性问题的讨论

是否存在与脊髓损伤无关的性问题

□否 　□是,详细说明 _____ 　□不清楚

是否存在与脊髓损伤相关的性功能障碍

□是 　□否 　□不清楚

精神性生殖器唤醒

□正常 　□减弱 / 改变 　□缺失 　□不清楚

反射性生殖器唤醒

□正常 　□减弱 / 改变 　□缺失 　□不清楚

性高潮功能

□正常 　□减弱 / 改变 　□缺失 　□不清楚

月经

□正常 　□减弱 / 改变 　□缺失 　□不清楚

□不适用

表 39.7 国际脊髓损伤男性性功能基本数据集[149]

数据收集日期:年 / 月 / 日

是否有兴趣讨论性问题:

□是 　□否,但愿意提供病历资料

　　　□否,希望停止关于性问题的讨论

是否存在与脊髓损伤无关的性问题:

□否 　□是,详细说明 _____ 　□不清楚

是否存在与脊髓损伤相关的性功能障碍

□是 　□否 　□不清楚

精神性生殖器唤醒

□正常 　□减弱 / 改变 　□缺失 　□不清楚

反射性生殖器唤醒

□正常 　□减弱 / 改变 　□缺失 　□不清楚

射精

□正常 　□减弱 / 改变 　□缺失 　□不清楚

性高潮功能

□正常 　□减弱 / 改变 　□缺失 　□不清楚

相关详细说明,请访问:http://www.iscos.org.uk/international-sci-data-sets。

生殖器唤醒与生殖器血管充血增加有关,通常表现为阴蒂充血、外阴肿胀和阴道润滑等体征。精神性生殖器唤醒是指仅通过听觉、视觉、感觉(以及非生殖/副生殖区域的皮肤刺激)或想象性爱的想法而发生的基于大脑觉醒的增加而产生的生殖器血管充血。这一能力与 $T_{11}\sim L_2$ 段的感觉保留程度有关。生殖器反射性兴奋来自生殖器血管充血的增加,这种生殖器充血仅基于生殖器或骶区刺激而发生,并且与骶反射的存在有关。

性高潮是通过性刺激获得的一种良好的感觉,SCI 男性患者在获得高潮后会感到满足。性高潮通常伴有肌张力先整体增加,之后肌张力再降低。此外,在没有骶反射的完全性脊髓损伤的情况下,研究发现达到高潮的可能性会降低。

相关详细说明,请访问:http://www.iscos.org.uk/international-sci-data-sets。

生殖器唤起与生殖器血管充血增加有关,这会导致阴茎肿大、勃起和睾丸充血。精神性勃起完全是基于大脑的唤起,例如:通过听觉、视觉、感觉(以及非生殖/副生殖区域的皮肤刺激)或想象性爱的想法,并且精神性勃起可能 $T_{11}\sim L_2$ 阶段感觉残留的程度有关。反射性勃起仅发生在对生殖器或骶区刺激的基础上,并且可能与骶反射的残留有关。

顺行射精是指精液通过阴茎向外释放的过程。

附录 39.1　SCI 患者可用的性活动相关网站资源

- Wheelchair Sex Love and Intimacy after Spinal Cord Injury: http://www.streetsie.com/spinal-injury-wheelchair-sex/
- Disabled Love Aid Sex Chair: http://www.disabledloveaid.co.uk
- Informing Sexuality after Illness and Disability; i-said UK: http://www.i-said.co.uk
- Intimate Rider: http://www.intimaterider.com
- Sex Smart Films: http://www.sexsmartfilms.com

如同上述女性高潮,研究注意到影响 S2~S5 的下运动神经元完全性损伤者获得高潮的能力会下降。

所有的国际 SCI 数据集的数据收集表格见附录 81.1。

本章重点

- SCI 后患者仍然有可能享受性爱。
- 医疗保健专业人员必须在康复过程中尽早开始谈论性和性功能。
- 与男性和女性的唤醒、射精或性高潮有关的问题的呈现取决于损伤的程度和存在或不存在反射性和心理性刺激。
- 能够让患者愉悦的刺激的方法因人而异,需要试验和时间来找到最适合患者的方法。
- SCI 男性患者大多数可以使用口服 5 型磷酸二酯酶抑制剂(PDE5I)或海绵体内注射药物来获得或改善勃起。
- 无顺行性射精的男性大多数可以通过阴茎振动刺激或电刺激射精(EEJ)来获得精液。
- SCI 后女性通常能够生育,自然分娩。
- T_6 及以上病变的患者必须注意:性刺激,特别是性高潮和射精以及分娩会增加发生自主神经反射异常(AD)的风险。
- 家庭授精、人工授精、体外受精都是 SCI 男性可以选择的方法。

- Sexonomics: http://sexonomics-uk.blogspot.com/2011/04/sexual-ability.html
- Sexual Health Network: http://www.sexualhealth.com
- Spinal Cord Injury Information Network: http://www.uab.edu/medicine/sci/daily-living/sexuality-a-sexual-function
- ISCoS e-learning on sexual function: http://www.elearnsci.org/

（李宏波　译　周谋望　校）

参考文献

1. World Health Organization (WHO) [Internet]. Defining sexual health. Geneva: WHO; 2006. Available from: http://www.who.int/reproductivehealth/topics/sexual_health/sh_definitions/en/index.html
2. Cole TM, Chilgren R, Rosenberg P. A new programme of sex education and counselling for spinal cord injured adults and health care professionals. *Paraplegia* 1973;11(2):111-24.
3. Cole TM. Sex and patients with spinal cord injuries. Epitomes-physical medicine and rehabilitation. *West J Med* 1979;131(2):131-2.
4. Consortium for Spinal Cord Medicine. Clinical practice guidelines. Sexuality and reproductive health in adults with spinal cord injury:

What you should know. A guide for people with spinal cord injury. Consumer guide: Sexuality and reproductive health. Washington, DC: Paralyzed Veterans of America; 2011.

5. Ide M, Fugl-Meyer AR. Life satisfaction in persons with SCI: a comparative investigation between Sweden and Japan. *Spinal Cord* 2001;39(7):387-93.

6. Valtonen K, Karlsson AK, Siosteen A, et al. Satisfaction with sexual life among persons with traumatic SCI and meningomyelocele. *Disabil Rehabil* 2006;28(16):965-76.

7. Kirshblum SC, Burns SP, Biering-Sørensen F, et al. International standards for neurological classification of spinal cord injury. *J Spinal Cord Med* 2011;34(6):535-46.

8. Biering-Sørensen F, Craggs M, Kennelly M, et al. International lower urinary tract function basic spinal cord injury data set. *Spinal Cord* 2008;46(5):325-30.

9. Krogh K, Perkash I, Stiens SA, Biering-Sørensen F. International bowel function basic spinal cord injury data set. *Spinal Cord* 2009;47(3):230-4.

10. Everaert K, de Waard WI, Van Hoof T, Kiekens C, Mulliez T, D'herde C. Neuroanatomy and neurophysiology related to sexual dysfunction in male neurogenic patients with lesions to the spinal cord or peripheral nerves. *Spinal Cord* 2010;48(3):182-91.

11. Giuliano F, Rampin O, Allard J. Neurophysiology and pharmacology of female genital sexual response. *J Sex Marital Ther* 2002;28 Suppl 1:101-21.

12. McKenna KE. The neural control of female sexual function. NeuroRehabilitation 2000;15(2):133-43.

13. Sipski ML, Alexander CJ, Rosen RC. Physiologic parameters associated with sexual arousal in women with incomplete spinal cord injuries. *Arch Phys Med Rehabil* 1997;78(3):305-13.

14. Sipski ML, Alexander CJ, Rosen R. Sexual arousal and orgasm in women: effects of spinal cord injury. *Ann Neurol* 2001;49(1):35-44.

15. Sipski ML, Alexander CJ, Gomez O, Spalding J. The effects of spinal cord injury on psychogenic sexual arousal in males. *Urology* 2007;177(1):247-51.

16. Biering-Sørensen F, Sønksen J. Penile erection in men with spinal cord or cauda equina lesions. *Sem Neurol* 1992;12(2):98-105.

17. Sipski M, Alexander CJ, Gomez-Marin O. Effects of level and degree of spinal cord injury on male orgasm. *Spinal Cord* 2006;44(12):798-804.

18. Consortium for Spinal Cord Medicine, Clinical practice guidelines. Acute management of autonomic dysreflexia: individuals with spinal cord injury presenting to health-care facilities. 2nd ed. Washington, DC: Paralyzed Veterans of America; 2001.

19. Courtois F, Rodrigue X, Côté I, Boulet M, Vezina JG, Charvier K. Sexual function and autonomic dysreflexia in men with spinal cord injuries: how should we treat? *Spinal Cord* 2012;50(12):869-77.

20. Sipski ML, CJ Alexander, Rosen RC. Orgasm in women with spinal cord injuries: a laboratory-based assessment. *Arch Phys Med Rehabil* 1995;76(12):1097-102.

21. Schmerzler JA, Goldstein J, Parkin K. Women, spinal cord injury, and domestic violence: a review. Women and SCI. *Top Spinal Cord Inj. Rehabil* 2001;7(1):37-41.

22. Laessoe L, Sønksen J, Bagi P, et al. Effect of ejaculation by penile vibratory stimulation on bladder capacity in men with spinal cord lesions. *J Urol* 2003;169(6):2216-19.

23. McVary KT. Clinical practice: erectile dysfunction. *N Engl J Med* 2007;357(24):2472-81.

24. Saval A, Chiodo A. Sexual dysfunction associated with intrathecal baclofen use: a report of two cases. *J Spinal Cord Med* 2008;31(1):103-5.

25. Traish AM, Hassani J, Guay AT. Adverse side effects of 5α-reductase inhibitors therapy: Persistent diminished libido and erectile dysfunction and depression in a subset of patients. *J Sex Med* 2011;8(3):872-84.

26. Kreuter M, Siösteen A, Biering-Sørensen F. Sexuality and sexual life in women with spinal cord injury: a controlled study. *J Rehabil Med* 2008;40(1):61-9.

27. Kreuter M, Taft C, Siösteen A, Biering-Sørensen F. Women's sexual functioning and sex life after spinal cord injury. *Spinal Cord* 2011;49(1):154-60.

28. Sipski ML, Alexander CJ. Sexual activities, response and satisfaction in women pre- and post-spinal cord injury. *Arch Phys Med Rehabil* 1993;74(10):1025-9.

29. Basson R, Berman J, Burnett A, Derogatis L, Ferguson D, Fourcroy J, et al. Report of the international consensus development conference on female sexual dysfunction: definitions and classifications. *J Urol* 2000;163(3):888-93.

30. Sipski ML, Alexander CJ, Gomez-Marin O, Grossbard M, Rosen R. Effects of vibratory stimulation on sexual response in women with spinal cord injury. *J Rehabil Res Dev* 2005;42(5):609-16.

31. Sipski ML, Alexander CJ, Rosen RC, Hamer RM. Sildenafil effects on sexual and cardiovascular responses in women with spinal cord injury. *Urology* 2000;55(6):812-15.

32. Alexander MS, Rosen RC, Steinberg S, Symonds T, Haughie S, Hultling C. Sildenafil in women with sexual arousal disorder following spinal cord injury. *Spinal Cord* 2011;49(2):273-9.

33. Alexander MS. Unpublished data 2014.

34. Bughi S, Shaw SJ, Mahmood G, Atkins RH, Szlachcic Y. Amenorrhea, pregnancy and pregnancy outcomes following spinal cord injury: a retrospective cross-sectional study. *Endocr Pract* 2008;14(4):437-41.

35. Jackson AB, Wadley V. A multicenter study of women's self-reported reproductive health after SCI. *Arch Phys Med Rehabil* 1999;80:1420-8.

36. Anderson KD, Borisoff JF, Johnson RD, Steins SA, Elliott SL. Spinal cord injury influences psychogenic as well as physical components of female sexual ability. *Spinal Cord* 2007;45(5):349-59.

37. Ghidini A, Healey A, Andreani M, Simonson MR. Pregnancy and women with spinal cord injuries. *Acta Obstet Gynecol Scand* 2008;87(10):1006-10.

38. Sipski ML. The impact of spinal cord injury on female sexuality, menstruation and pregnancy: a review of the literature. *J Am Paraplegia Soc* 1991;14(3):122-6.

39. Salomon J, Schnitzler A, Ville Y, Laffont I, Perronne C, Denys P, et al. Prevention of urinary tract infection in six spinal cord-injured pregnant women who gave birth to seven children under a weekly oral cyclic antibiotic program. *Int J Infect Dis* 2009; 13(3):399-402.

40. Charlifue SW, Gerhart KA, Menter RR. Sexual issues of women with spinal cord injuries. *Paraplegia* 1992;30(3):192-9.

41. Axel SJ. Spinal cord injured women's concerns: menstruation and pregnancy. *Rehabil Nurs* 1982;7(5):10-5.

42. Tingåker BK, Irestedt L. Changes in uterine innervation in pregnancy and during labour. Curr Opin Anaesthesiol 2010;23(3):300-3.

43. Greensppon JS, Paul RH. Paraplegia and quadriplegia: special considerations during pregnancy, labor and delivery. *Am J Obstet Gynecol* 1986;155(4):738-41.

44. Cross L, Meythaler JM, Tuel SM, Cross AL. Pregnancy following spinal cord injury. *West J Med* 1991;154(5):607-11.

45. Guttman L, Paeslack V. Cardiac irregularities during labor in paraplegic women. *Paraplegia* 1965;3(2):144-51.

46. Wanner MB, Rageth CJ, Zach OA. Pregnancy and autonomic hyperrefelxia in patients with spinal cord lesions. *Paraplegia* 1986;25(6):482-90.

47. Baker ER, Cardena DD, Benedetii TJ. Risks associated with pregnancy in spinal cord injured women. *Obstet Gynecol* 1992;80(3):425-8.

48. Burns AS, Jackson AB. Gynecolgocla and reproductive issues in women with spinal cord injury. *Phys Med Rehabil Clin N Am* 2001;12(1):183-99.

49. McGregor JA, Meeuwsen J. Autonomic hyperreflexia: a mortal danger for spinal cord-damaged women in labor. *Am J Obstet Gynecol* 1985;151(3):330-3.

50. Jackson, AB. Women's health issues. In: Lin VW, Bono CM, Frost FS, et al., editors. Spinal cord medicine. 2nd ed. New York: Demos Medical Publishing; 2010, p. 438-57.

51. Cowley KC. Psychogenic and pharmacological induction of the let-down reflex can facilitate breast-feeding by tetraplegic women: a report of 3 cases. *Arch Phys Med Rehabil* 2005;86(6):1261-4.

52. Basso M, McBride K, Hamilton L, Hodge K, Elliott S, Hocaloski S. Perinatal care for women with spinal cord injuries (abstract). Maastricht, the Netherlands: International Spinal Cord Society Annual Scientific Meeting; 2014.

53. Lue TF. Neurogenic erectile dysfunction. *Clin Auton Res* 2001;11:285-94.

54. Biering-Sørensen F, Sønksen J. Sexual function in spinal cord lesioned men. *Spinal Cord* 2001;39:445-70

55. Smith EM, Bodner DR. Sexual dysfunction after spinal cord injury. *Urol Clin North Am* 1993;20(3):535-42.

56. Wyndale M, Wyndale JJ. Incidence, prevalence, and epidemiology of spinal cord injury: what learns a worldwide literature survey? *Spinal Cord* 2006;44(9):523-9

57. Elliott S, McBride K. Sexual and reproductive health following spinal cord injury. In: Eng JJ, Teasell RW, Miller WC, et al., editors. Spinal cord injury rehabilitatione evidence. Version 5.0. Vancouver, 2014; p. 1-84. http://www.scireproject.com/rehabilitation-evidence/sexual-and-reproductive-health.

58. Hatzimouratidis K, Amar E, Eardley I, et al. European Association of Urology guidelines on male sexual dysfunction: erectile dysfunction and premature ejaculation. *Eur Urol* 2010;57(5):804-14.

59. Lombardi G, Macchiarella A, Cecconi F, Del Popolo G. Ten years of phosphodiesterase type 5 inhibitors in spinal cord injured patients. *J Sex Med* 2009; 6(5):1248-58.

60. Lombardi G, Macchiarella A, Cecconi F, Del Popolo G. Efficacy and safety of medium and long-term tadalafil use in spinal cord patients with erectile dysfunction. *J Sex Med* 2009;6(2):535-43.

61. Lombardi G, Nelli F, Celso M, Mencarini M, Del Popolo G. Treating erectile dysfunction and central neurological diseases with oral phosphodiesterase type 5 inhibitors. Review of the literature. *J Sex Med* 2012;9(4):970-85.

62. Giuliano F, Rubio-Aurioles E, Kennelly M, et al. Efficacy and safety of vardenafil in men with erectile dysfunction caused by spinal cord injury. *Neurology* 2006;66(2):210-16.

63. Soler JM, Previnaire JG, Denys P, Chartier-Kastler E. Phosphodiesterase inhibitors in the treatment of erectile dysfunction in spinal cord-injured men. *Spinal Cord* 2007;45(2):169-73.

64. Rizio N, Tran C, Sørenson M. Efficacy and satisfaction rates of oral PDE is in the treatment of erectile dysfunction secondary to spinal cord injury: a review of literature. *J Spinal Cord Med* 2012;35(4):219-28.

65. Yuan J, Zhang R, Yang Z, et al. Comparative effectiveness and safety of oral phosphodiesterase type 5 inhibitors for erectile dysfunction: a systematic review and network meta-analysis. *Eur Urol* 2013;63(5):902-12.

66. Del Popolo G, Li Marzi V, Mondaini N, Lombardi G. Time/duration effectiveness of sildenafil versus tadalafil in the treatment of erectile dysfunction in male spinal cord-injured patients. *Spinal Cord* 2004;42(11):643-8.

67. Bodner DR, Lindan R, Leffler E, Kursh ED, Resnick MI. The application of intracavernous injection of vasoactive medications for erection in men with spinal cord injury. *J Urol* 1987;138(2):310-1.

68. Hirsch IH, Smith RL, Chancellor MB, Bagley DH, Carsello J, Staas WE Jr. Use of intracavernous injection of prostaglandin E1 for neuropathic erectile dysfunction. *Paraplegia* 1994;32(10):661-4.

69. Kapoor VK, Chahal AS, Jyoti SP, Mundkur YJ, Kotwal SV, Mehta VK. Intracavernous papaverine for impotence in spinal cord injured patients. *Paraplegia* 1993;31(10):675-7.

70. Montague DK, Jarow J, Broderick GA, et al. American Urological Association guideline on the management of priapism. *J Urol* 2003;170(4 Pt 1):1318-24.

71. Zermann DH, Kutzenberger J, Sauerwein D, Schubert J, Loeffler U. Penile prosthetic surgery in neurologically impaired patients: long-term follow-up. *J Urol* 2006;175(3 Pt 1):1041-4.

72. Denil J, Ohl DA, Smythe C. Vacuum erection device in spinal cord injured men: patient and partner satisfaction. *Arch Phys Med Rehabil* 1996;77(8):750-3.

73. Fulgham PF, Cochran JS, Denman JL, et al. Disappointing initial results with transurethral alprostadil for erectile dysfunction in a urology practice setting. *J Urol* 1998;160(6):2041-6.

74. Lombardi G, Mondaini N, Giubilei G, Macchiarella A, Lecconi F, Del Popolo G. Sacral neuromodulation for lower urinary tract dysfunction and impact on erectile function. *J Sex Med* 2008;5(9):2135-44.

75. Lombardi G, Nelli F, Mencarini M, Del Popolo G. Clinical concomitant benefits on pelvic floor dysfunctions after sacral neuromodulation in patients with incomplete spinal cord injury. *Spinal Cord* 2011;49(5):629-36.

76. Elliott S. Ejaculation and orgasm: sexuality in men with SCI. *Top Spinal Cord Inj Rehabil* 2002;8(1):1-15.

77. Alexander M, Rosen RC. Spinal cord injuries and orgasm: a review. *J Sex Marital Ther* 2008;34(4):308-24.

78. Soler JM, Previnaire JG, Plante P, Denys P, Chartier-Kastler E. Midodrine improves orgasm in spinal cord-injured men: the effects of autonomic stimulation. *J Sex Med* 2008;5(12):2935-41.

79. Soler JM, Previnaire JG, Plante P, Denys P, Chartier-Kastler E. Midodrine improves ejaculation in spinal cord injured men. *J Urol* 2007b;178(5):2082-6.

80. Courtois FJ, Charvier KF, Leriche A, Vézina JG, Côté M, Bélanger M. Blood pressure changes during sexual stimulation, ejaculation and midodrine treatment in men with spinal cord injury. *BJU Int* 2008;101(3):331-7.

81. Bauman WA, La Fountaine MF, Spungen AM. Age-related prevalence of low testosterone in men with spinal cord injury. *J Spinal Cord Med* 2014;37(1):32-9.

82. Durga A, Sepahpanah F, Regozzi M, Hastings J, Crane DA. Prevalence of testosterone deficiency after spinal cord injury. *PMR* 2011;3(10):929-32.

83. Clark MJ, Petroski GF, Mazurek MO, et al. Testosterone replacement therapy and motor function in men with spinal cord injury: a retrospective analysis. *Am J Phys Med Rehabil* 2008;87(4):281-4.

84. Bauman WA, Cirnigliaro CM, La Fountaine MF, et al. A small-scale clinical trial to determine the safety and efficacy of testosterone replacement therapy in hypogonadal men with spinal cord injury. *Horm Metab Res* 2011;43(8):574-9.

85. La Fountaine MF, Wecht JM, Cirnigliaro CM, Kirshblum SC, Spungen AM, Bauman WA. Testosterone replacement therapy improves QTaVI in hypogonadal men with spinal cord injury. *Neuroendocrinology* 2013;97(4):341-6.

86. Hussein A, Ozgok Y, Ross L, Rao P, Niederberger C. Optimization of spermatogenesis-regulating hormones in patients with non-obstructive azoospermia and its impact on sperm retrieval: a multicentre study. *BJU Int* 2013;111(3 Pt B):110-4.

87. Chehensse C, Bahrami S, Denys P, Clement P, Bernabe J, Giuliano F. The spinal control of ejaculation revisited: a systematic review and meta-analysis of an ejaculation in spinal cord injured patients. *Hum Reprod Update* 2013;19:507-26.

88. deGroat WC, Booth AM. Physiology of male sexual function. *Ann Intern Med* 1980;92(2 Pt 2):329-31.

89. Rampin O, Giuliano F. Physiology and pharmacology of ejaculation. *J Soc Biol* 2004;198(3):231-6.

90. Giuliano F, Clement P. Physiology of ejaculation: emphasis on serotonergic control. *Eur Urol* 2005;48(3):408-17.

91. Brackett NL. Infertility in men with spinal cord injury: research and treatment. *Scientifica (Cairo)* 2012;2012:578257.

92. Brindley GS. Reflex ejaculation under vibratory stimulation in paraplegic men. *Paraplegia* 1981;19(5):299-302.

93. Sønksen J, Biering-Sørensen F, Kristensen JK. Ejaculation induced by penile vibratory stimulation in men with spinal cord injuries. The importance of the vibratory amplitude. *Paraplegia* 1994;32(1):651-60.

94. Bird VG, Brackett NL, Lynne CM, Aballa TC, Ferrell SM. Reflexes and somatic responses as predictors of ejaculation by penile vibratory stimulation in men with spinal cord injury. *Spinal Cord* 2001;39(10):514-9.

95. Brackett NL, Ibrahim E, Iremashvili V, Aballa TC, Lynne CM. Treatment for ejaculatory dysfunction in men with spinal cord injury: an 18-year single center experience. *J Urol* 2010;183:2304-8.

96. Chapelle PA, Blanquart F, Puech AJ, Held JP. Treatment of anejaculation in the total paraplegic by subcutaneous injection of Physostigmine. *Paraplegia* 1983;21(1):30-6.

97. Iremashvili V, Brackett NL, Ibrahim E, Aballa TC, Lynne CM. Semen quality remains stable during the chronic phase of spinal cord injury: a longitudinal study. *J Urol* 2010;184(5):2073-7.

98. Brackett NL, Ferrell SM, Aballa TC, et al. An analysis of 653 trials of penile vibratory stimulation in men with spinal cord injury. *J Urol* 1998;159(6):1931-4.

99. Rodic B, Curt A, Dietz V, Schurch B. Bladder neck incompetence in patients with spinal cord injury: significance of sympathetic skin response. *J Urol* 2000;163(4):1223-7.

100. Sønksen J, Ohl DA, Wedemeyer G. Sphincteric events during penile vibratory ejaculation and electroejaculation in men with spinal cord injuries. *J Urol* 2001;165(2):426-9.

101. Soler JM, Previnaire JG. Ejaculatory dysfunction in spinal cord injury men is suggestive of dyssynergic ejaculation. *Eur J Phys Rehabil Med* 2011;47(4):677-81.

102. Alexander MS, Biering-Sørensen F, Bodner D, et al. International standards to document remaining autonomic function after spinal cord injury. *Spinal Cord* 2009;47(1):36-43.

103. Previnaire JG, Soler JM, Leclercq V, Denys P. Severity of autonomic dysfunction in patients with complete spinal cord injury. *Clin Auton Res* 2012;22(1):9-15.

104. Brackett NL, Kafetsoulis A, Ibrahim E, Aballa TC, Lynne CM. Application of 2 vibrators salvages ejaculatory failures to 1 vibrator during penile vibratory stimulation in men with spinal cord injuries. *J Urol* 2007;177(2):660-3.

105. Kafetsoulis A, Ibrahim E, Aballa TC, Goetz LL, Lynne CM, Brackett NL. Abdominal electrical stimulation rescues failures to penile vibratory stimulation in men with spinal cord injury: a report of two cases. *Urology* 2006;68(1):204,e9-11.

106. Guttmann L, Walsh JJ. Prostigmin assessment test of fertility in spinal man. *Paraplegia* 1971;9(1):39-51.

107. Brackett NL, Padron OF, Lynne CM. Semen quality of spinal cord injured men is better when obtained by vibratory stimulation versus electroejaculation. *J Urol* 1997;157(1):151-7.

108. Bennett CJ, Seager SW, Vasher EA, McGuire EJ. Sexual dysfunction and electroejaculation in men with spinal cord injury: review. *J Urol* 1988;139(3):453-7.

109. Brackett NL, Ead DN, Aballa TC, Ferrell SM, Lynne CM. Semen retrieval in men with spinal cord injury is improved by interrupting current delivery during electroejaculation. *J Urol* 2002;167(1):201-3.

110. Halstead LS, VerVoort S, Seager SW. Rectal probe electrostimulation in the treatment of anejaculatory spinal cord injured men. *Paraplegia* 1987;25(2):120-9.

111. Ohl DA, Quallich SA, Sønksen J, Brackett NL, Lynne CM. Anejaculation: an electrifying approach. *Semin Reprod Med* 2009;27(2):179-85.

112. Ohl DA, Sønksen J, Menge AC, McCabe M, Keller LM. Electroejaculation versus vibratory stimulation in spinal cord injured men: sperm quality and patient preference. *J Urol* 1997;157(6):2147-9.

113. Arafa MM, Zohdy WA, Shamloul R. Prostatic massage: a simple method of semen retrieval in men with spinal cord injury. *Int J Androl* 2007;30(3):170-3.

114. Momen MN, Fahmy I, Amer M, Arafa M, Zohdy W, Naser TA. Semen parameters in men with spinal cord injury: changes and aetiology. *Asian J Androl* 2007;9(5):684-9.

115. Esteves SC, Miyaoka R, Agarwal A. Sperm retrieval techniques for assisted reproduction. *Int Braz J Urol* 2011;37(5):570-83.

116. Elliott SP. Testis biopsy findings in the spinal cord injured patient. *J Urol* 2000;163(3):792-5.

117. Kanto S, Uto H, Toya M, Ohnuma T, Arai Y, Kyono K. Fresh testicular sperm retrieved from men with spinal cord injury retains equal fecundity to that from men with obstructive azoospermia via intracytoplasmic sperm injection. *Fertil Steril* 2009;92(4):1333-6.

118. Siosteen A, Forssman L, Steen Y, Sullivan L, Wickstrom I. Quality of semen after repeated ejaculation treatment in spinal cord injury men. *Paraplegia* 1990;28(2):96-104.

119. Mallidis C, Lim TC, Hill ST, et al. Collection of semen from men in acute phase of spinal cord injury. *Lancet* 1994;343(8905):1072-3.

120. Brackett NL, Nash MS, Lynne CM. Male fertility following spinal cord injury: facts and fiction. *Phys Ther* 1996;76(11):1221-31.

121. Sønksen J, Ohl DA, Giwercman A, Biering-Sørensen F. Kristensen JK. Quality of semen obtained by penile vibratory stimulation in men with spinal cord injuries: observations and predictors. *Urology* 1996;48(3):453-7.

122. Brackett NL, Lynne CM, Weizman MS, Bloch WE, Padron OF. Scrotal and oral temperatures are not related to semen quality of serum gonadotropin levels in spinal cord-injured men. *J Androl* 1994;15(6):614-9.

123. Brackett NL, Ferrell SM, Aballa TC, Amador MJ, Lynne CM. Semen quality in spinal cord injured men: does it progressively decline postinjury? *Arch Phys Med Rehabil* 1998b;79(6):625-8.

124. Iremashvili VV, Brackett NL, Ibrahim E, Aballa TC, Lynne CM. A minority of men with spinal cord injury have normal semen quality – can we learn from them? A case-control study. *Urology* 2010b;76(2):347-51.

125. Hamid R, Patki P, Bywater H, Shah PJ, Craggs MD. Effects of repeated ejaculations on semen characteristics following spinal cord injury. *Spinal Cord* 2006;44(6):369-73.

126. Sønksen J, Ohl DA, Giwercman A, Biering-Sørensen F, Skakkebaek NE, Kristensen JK. Effect of repeated ejaculation on semen quality in spinal cord injured men. *J Urol* 1999;161(4):1163-5.

127. Rutkowski SB, Middleton JW, Truman G, Hagen DL, Ryan JP. The influence of bladder management on fertility in spinal cord injured males. *Paraplegia* 1995;33(5):263-6.

128. Ohl DA, Denil J, Fitzgerald-Shelton K, et al. Fertility of spinal cord injured males: effect of genitourinary infection and bladder management on results of electroejaculation. *J Am Paraplegia Soc* 1992;15(2):53-9.

129. Brackett NL, Lynne CM. The method of assisted ejaculation affects the outcome of semen quality studies in men with spinal cord injury: A review. *Neuro Rehabilitation* 2000;15(2):89-100.

130. Padron OF, Brackett NL, Sharma RK, Lynne CM, Thomas AJ Jr, Agarwal A. Seminal reactive oxygen species and sperm motility and morphology in men with spinal cord injury. *Fertil Steril* 1997;67:1115-20.

131. Depuydt CE, Bosmans E, Zalata A, Schoonjans F, Comhaire FH. The relation between reactive oxygen species and cytokines in andrological patients with or without male accessory gland infection. *J Androl* 1996;17(6):699-707.

132. Haidl G, Allam JP, Schuppe HC. Chronic epididymitis: impact

on semen parameters and therapeutic options. *Andrologia* 2008;40(2):92-6.

133. Brackett NL, Lynne CM, Aballa TC, Ferrell SM. Sperm motility from the vas deferens of spinal cord injured men is higher than from the ejaculate. *J Urol* 2000;164(3 Pt 1):712-5.

134. Basu S, Aballa TC, Ferrell SM, Lynne CM, Brackett NL. Inflammatory cytokine concentrations are elevated in seminal plasma of men with spinal cord injuries. *J Androl* 2004;25(2):250-4.

135. Cohen DR, Basu S, Randall JM, Aballa TC, Lynne CM, Brackett NL. Sperm motility in men with spinal cord injuries is enhanced by inactivating cytokines in the seminal plasma. *J Androl* 2004;25(2):922-5.

136. Naderi AR, Safarinejad MR. Endocrine profiles and semen quality in spinal cord injured men. *Clin Endocrinol (Oxf)* 2003;58(2):177-84.

137. Brackett NL, Davi RC, Padron OF, Lynne CM. Seminal plasma of spinal cord injured men inhibits sperm motility of normal men. *J Urol* 1996;155(5):1632-5.

138. Karsenty G, Bernuz B, Metzler-Guillemain C, Grillo J, Saïas-Magnan J, Rigot J. Should sperm be cryopreserved after spinal cord injury? *Basic Clin Androl* 2013;23:1.

139. DeForge D, Blackmer J, Garritty C, et al. Fertility following spinal cord injury: a systematic review. *Spinal Cord* 2005;43(12):693-703.

140. Bors E, Comarr E. Neurological disturbances of sexual function with special reference to 529 patients with spinal cord injuries. *Urol Surv* 1960;10:191-222.

141. Sønksen J, Fode M, Lochner-Ernst D, Ohl DA. Vibratory ejaculation in 140 spinal cord injured men and home insemination of their partners. *Spinal Cord* 2012;50(1):63-6.

142. Kafetsoulis A, Brackett NL, Ibrahim E, Attia GR, Lynne CM. Current trends in the treatment of infertility in men with spinal cord injury. *Fertil Steril* 2006;86(4):781-9.

143. Kathiresan AS, Ibrahim E, Aballa TC, Attia GR, Lynne CM, Brackett NL. Pregnancy outcomes by intravaginal and intrauterine insemination in 82 couples with male factor infertility due to spinal cord injuries. *Fertil Steril* 2011;96(2):328-31.

144. Kathiresan AS, Ibrahim E, Aballa TC, et al. Comparison of in vitro fertilization/intracytoplasmic sperm injection outcomes in male factor infertility patients with and without spinal cord injuries. *Fertil Steril* 2011;96(3):562-6.

145. Sønksen J, Sommer P, Biering-Sørensen F, et al. Pregnancy after assisted ejaculation procedures in men with spinal cord injury. *Arch Phys Med Rehabil* 1997;78(10):1059-61.

146. Shieh JY, Chen SU, Wang YH, Chang HC, Ho HN, Yang YS. A protocol of electroejaculation and systematic assisted reproductive technology achieved high efficiency and efficacy for pregnancy for anejaculatory men with spinal cord injury. *Arch Phys Med Rehabil* 2003;84(4):535-40.

147. Brackett NL, Abae M, Padron OF, Lynne CM. Treatment by assisted conception of severe male factor infertility due to spinal cord injury or other neurologic impairment. *J Assist Reproduc Genet* 1995;12(3):210-6.

148. Alexander MS, Biering-Sørensen F, Elliott S, Kreuter M, Sønksen J. International spinal cord injury female sexual and reproductive function basic data set. *Spinal Cord* 2011a;49(7):787-90.

149. Alexander MS, Biering-Sørensen F, Elliott S, Kreuter M, Sønksen J. International spinal cord injury male sexual function basic data set. *Spinal Cord* 2011b;49(7):795-8.

第40章 积极康复

Claes Hultling, Federico Montero, Claes Hultling, Federico Montero

学习目标

本章学习完成后, 你将能够:

- 描述康复的创新概念, 认识到临床专业人士在处理脊髓损伤患者时采取的途径应进行转变;
- 了解让脊髓损伤患者本人参与临床决策制定过程可以为康复结果带来的改善;
- 概括积极康复的关键因素, 包括动机、运动、榜样角色、扩展服务工作者的参与, 以及出院后康复的重要性。

引言——什么是积极康复?

从现实角度上讲, 脊髓损伤(spinal cord injury, SCI)患者为了实现继续生存这一基本需要, 已经自发进行了长期的积极康复(active rehabilitation), 但是这种康复活动并未得到系统的规划。积极康复, 顾名思义, 是一个实践性概念——目前世界范围内越来越多的国家中正在将其系统化、付诸实践和逐渐加深理解。

康复一词意味着服务提供者、看护者和监护人与患者有着共同的康复目标, 即确保患者能够掌握尽可能多的技能, 发挥最大功能, 以增加患者的自主性、独立性及社会参与, 尽可能提高生活质量。康复(rehabilitation)与训练(habilitation)在含义上的区别在于, 患者需要在目前新的状态下重新习得在本次受伤或发生其他健康问题之前已经具备的技能和能力。

积极康复传递的思路是, 使患者获得所有必要的技能和技术, 从而能够进行正常、完整的生活, 在新的环境下尽可能实现独立、自主, 提高生活质量。

积极康复并不意味着患者一定要学习跳伞、滑翔、登山、滑雪、水肺潜水等体育运动, 不过如果情况允许也可以将它们设为康复目标的一部分。对于许多患者来说, 能够转移到便椅上、进出汽车、进城、上班等就已经足够了。这样, 生活就可以变得更方便、有趣和独立。要善于发现机遇, 而不是只看到困难。每位患者都应该由自己来决定在康复的道路上走多远。

如果患者具有强烈的动机并能够保持专注, 积极康复团队必须与患者并肩前进, 通过积极康复的早期

步骤将患者带入一种更为积极的生活方式。目前的积极康复正是这样进行[1-3]。

记忆要点

- 积极康复提供了一种系统化、程序化、结构化的方式, 使SCI患者获得尽可能多的技能和功能。
- 它有助于增加患者的自主性、独立性和社会参与, 从而提高生活质量。
- 每位患者都应该由自己来决定在康复的道路上走多远。

动机——精神和意志

所有医学专业人士都认为, 康复对SCI患者的重要意义首屈一指, 治疗模式中应首要考虑的是将康复作为"未来之路"上的关键要素。患者的动机是整个康复进程中面临的最大挑战之一。如果患者没有康复动机, 就可能会放弃进步的希望。他们会产生虚弱的幻觉, 并有可能真的出现身体机能的持续衰退。说起来容易, 做起来难。积极康复团队中的每一位成员都应该能够识别造成患者动机匮乏的原因。这些原因可能有多种来源, 但在大多数情况下, 可以通过恰当的干预而同时得到解除。

所以, 当你面对一位发生截瘫的25岁摩托车手,

他认为人生失去了价值,所有尝试回到正常轨道的努力都只是浪费时间时,你会怎么做?解决这一困境的关键在于找到开启他精神与心灵的钥匙,让他开始踏上新的人生道路。这一过程需要花费时间,并且需要整个团队包括榜样角色的持久投入。

在开始任何康复进程之前必须首先要彻底认清一件事,那就是你永远不可能让世界上的任何其他人康复。你能真正康复的只有你自己。作为工作团队的成员之一,无论是医生、物理治疗师、作业治疗师、护士、社工、文娱治疗师还是康复教练,你只能在他人的康复过程中起帮助和促进作用。你可以通过设计为 SCI 患者创造便利的环境,使他们更容易进行康复。根据你的学识、经验和技能,你会意识到有多种关键因素会对这一过程产生或大或小的影响。康复工作中最为重要的因素就是患者的动机。你会如何激励一位脊髓损伤患者参与某种需要长期坚持的活动呢?

这种技巧在大学课程中不会讲授,但随着工作时间的增长,你会慢慢积累相关的经验。简单说来,就是会对他人的需求有非常敏锐的感受。你不可能强制他人做任何事,即使你认为他 / 她应该对此事感兴趣。你更应该做的是利用自身的职业敏感去发掘自己可以做些什么,从而为患者点亮漫长康复道路尽头的光[4]。

> **记忆要点**
>
> - 患者的动机是积极康复的重要部分,也是实现功能进步所必需的条件。
> - 任何康复过程都不能由他人强迫进行,只有当患者认识到这是自己应该逐渐掌握的技能时才能开始康复。

榜样角色的作用

每当提及积极康复时,都应重视"榜样角色"的作用。榜样角色无疑是积极康复的基石,通常由一位具有良好社会参与度和较高生活价值感的坐轮椅人士担任。他 / 她可以使因刚刚受伤而感受不到人生乐趣或认为余生无望的患者受到鼓舞。"我跟你一样受了伤,多亏进行了早期训练我才能够继续学业,现在我已经有了稳定的工作和幸福的家庭"——这是具有相似受伤经历的人经常说起的话。

在 Spinalis 脊髓单元的哲学理念中,借助具有相似残疾的榜样角色进行生理与心理训练是 SCI 管理的基础。在积极康复结束后,应重视与榜样角色的接触,从而学会如何走向积极而有意义的人生。核心日常生活活动训练,即为了进行日常生活而必须经历的步骤,会以自然的方式整合在每天的日常活动中。物理治疗师、作业治疗师、文娱治疗师和其他工作人员可以从医学角度或其他辅助方面为患者提供建议和信息,而与新受伤的 SCI 患者具有相同损伤平面的榜样角色可以为他们做出示范。在更加先进的现代化 SCI 中心内,榜样角色正在发挥越来越重要的作用,向新受伤的患者传授各种技能和技术,帮助他们实现尽量正常、完整的生活——尽可能的幸福、独立、自主。

过去的事实已经证明,与未发生损伤的健康人相比,患者在和同样具有 SCI 个人经历的人交流时感觉更好。使用轮椅或罹患 SCI 对于患者来说意味着什么,人们会有许多不同的假设,但只有真正患有 SCI 的人才能切身体会和恰当描述。最重要的是要能够找到一位愿意敞开心扉分享感受的脊髓损伤患者。比一般的医患交流更有效的是康复教练的加入。他们能够和患者分享自己开启人生新阶段的历程。这样可以唤起患者对未来生活的好奇心,特别是人际关系、性、肠道和膀胱卫生,以及其他较敏感的个人生活细节方面的问题[5]。

> **记忆要点**
>
> - 在更加先进的现代化 SCI 中心内,榜样角色正在发挥越来越重要的作用,向新受伤的患者传授各种必备的技能和技术。

康复时机的选择——需要从整体出发

积极康复的含义中包括这样一个事实:对于所有日常生活活动都需要辅助的新发 SCI 患者来说,SCI 中心的看护者也应被视为团队整体的一部分。通常的工作流程首先是与病房的其他工作人员包括护士等一起整理日常内务,帮助患者晨起沐浴穿衣。早餐后开始康复训练。这一流程安排略显尴尬,甚至可能打击患者的积极性,例如:患者早上 7:30 在帮助下穿上了内衣裤,到了上午 10:00 又需要在作业治疗师指导下重新独立穿脱一遍。最好的情况应该是这两个部分联合进行,病房的看护者能够在两个阶段都有参与。当然,不同国家的条件、不同医疗机构的类型和人力及其他资源的配置也是不得不考虑的问题。当新受伤的患者开始接受积极康复,并需要接触作业治疗师、物理治疗师、文娱治疗师、康复教练时,必须对患者的期望和需求保持高度敏感。在许多康复机构中很常见的一个现象是在午餐前后为患者安排高强度的密集训练,而下午四点以后所有的训练都戛然而止,使患者处于"休息"状态。从人道角度来讲,这并不是一个好方法。

在傍晚和夜间较早的时段,可以为患者安排很多种训练任务,作为"康复之路"的一部分。在资源充足和条件允许的前提下,每个康复中心都应尽最大努力为新受伤的患者安排观看电影、餐馆进餐、球类运动、购物等活动[6]。

> **记忆要点**
> - 康复机构应根据每位患者的日常生活活动习惯调整训练和康复方案。
> - 通常用来休息的晚间时段也可以用于进行更有创造性的积极康复训练。

SCI患者的个人努力

很少有其他损伤能像 SCI 这样给患者带来巨大的艰辛和痛苦。轮椅(无论是手动还是电动)将成为他们余生中再也离不开的工具。很多人不想与轮椅产生任何联系,因为它会带来一种羞耻感,一旦使用轮椅,就好像成为了"另一个世界"的人。他们会觉得整个世界都会指着自己说:"从今往后你就是一个残疾、瘸腿、有缺陷、不完整、有障碍的人了——你跟别人不一样了。"在 SCI 发生后的早期阶段,患者很难相信自己还有可能再重新过上满意的生活。

在经过数十年与数千名 SCI 患者深入接触的工作后,我们已经知道,即使发生了脊髓损伤,患者仍然有可能重新过上富足美满的生活。生活质量显然并不仅仅取决于你是否能够用双腿走路或是否需要终生使用轮椅。

我们自然坚定地认为社会应该进行改变,变得对残疾人士更加包容。但是坐轮椅的人也应该和所有其他普通人一样,从自身角度出发,积极行动起来[7,8]。

> **记忆要点**
> - 在经过数十年与数千名 SCI 患者深入接触的工作后,我们已经知道,即使发生了脊髓损伤,患者仍然有可能重新过上富足美满的生活。

运动的作用

运动在积极康复中的作用有多重要? 曾几何时,在 20 世纪 60~80 年代,轮椅运动比现在更有吸引力,更为流行。运动除了给患者带来享受,还可以作为一种训练方式帮助患者获得强健的体魄和顽强的意志,从而增强力量,使日常生活活动变得更加容易。随着年轻人群把越来越多的时间用在电脑游戏上,想让人们参与真正的体育活动变得有些困难。我们认为,人们对参加运动还存在着强烈的争议——除非是完全没有能力运动的人。幸运的是,在许多发展中国家,电脑尚未完全普及,很多残疾人接触不到电脑,而且有很多免费的开阔空间,气候和环境条件也适宜进行户外活动。

在有些国家,康复单元中可以进行的运动包括轮椅技巧、乒乓球、网球、射箭、水上运动、负重训练、步态训练、篮球、橄榄球、帆船、骑马等。轮椅篮球、轮椅橄榄球、乒乓球、网球是目前最为流行的项目。在全世界很多国家中,并不是所有康复机构都具备类似的运动设施和条件,但是应该注意向这个方向转变,为患者提供更好的教育和更多的资源。

> **记忆要点**
> - 体育运动对于提高 SCI 患者的技巧具有非常重要的作用。
> - 运动项目包括轮椅技巧、乒乓球、网球、射箭、水上运动、负重训练、步态训练、篮球、橄榄球、帆船、骑马等。

竞争意识

非常重要的一点是向患者传达"与自己比赛"的信念。让具有相同损伤类型的患者聚在一起,分享相同的看法,即"没有人愿意被当作残废或瘸腿",就会在他们之间产生巨大的影响。重要的是让患者转变对使用轮椅的态度。这是一个渐进发展的过程。许多刚开始使用轮椅的人承认他们在受伤前对别人使用轮椅有一些先入为主的偏见。轮椅使用者群体有非常明显的复杂多样性。其中的每个人都是不同的，但是如果张开双眼敞开心扉，在正确的环境下投入到积极康复中，就会重新获得力量。

时间追溯至 Guttmann 的年代，人们就已经认识到了轮椅运动的重要作用，这也部分归功于 Ludwig 爵士自己的切身感受。阅读上世纪四十至五十年代的历史记载就会发现，开展轮椅运动的势头是多么惊人，更不用说残奥会的盛况了。残奥会为患者开启了一扇新的大门，让很多年轻人重新获得了能量，在不同类型的体育运动中找到了生命的价值。在很多欧洲国家，人们从很久以前就已经认识到，运动是能真正让人恢复活力的关键因素，运动已经成为帮助残疾人重返社会的方式。

花费时间、金钱和精力尝试组织有趣的周末运动是值得的。如果能够进行良好的组织，医疗机构可以用有偿补贴的方式来吸引尽可能多的新发 SCI 患者参加周末运动。如果能够成功使患者积极参与，将会得到多方面的回报。总之，它可以改变患者的生活方式和生活习惯，帮助他们找到自己在康复道路上的方向[9,10]。

> **记忆要点**
>
> - 轮椅人士的群体构成非常多样，可以利用这种多样性和差异性作为推进积极康复的力量。
> - 轮椅运动，包括残奥会在内，可以为青年患者开启一扇新的大门，帮助他们恢复活力。

衰老与SCI

从某种意义上讲，衰老意味着患者到达了一个时间点，需要用他们的成熟和威信来表现这样一个事实，即作为一名脊髓损伤患者他们变得更加脆弱。在逐渐衰老的过程中，患者必须意识到这一点。

人们已经越来越认识到 SCI 患者衰老的重要意义，因为随着 SCI 患者存活率的提高和寿命的延长（越来越接近健康人群的寿命），许多原发和继发并发症也随着衰老而逐渐发生。保持良好的活力和体型，

预防肥胖，可以提高生活质量。积极康复显然可以在这方面为患者带来获益。

> **记忆要点**
>
> - SCI 患者的存活率逐步提高，寿命越来越接近健康人群水平。

出院——"榜样角色"转变为"扩展服务人员"

积极康复的训练方式旨在帮助需要使用轮椅的患者改善日常生活能力。在训练机构或训练单元中进行的运动项目需要经过挑选，因为其目的是教会患者学会床 - 轮椅之间或轮椅 - 汽车之间的双向转移，教会患者驱动轮椅越过减速带及其他常见的障碍物，帮助他们尽可能地自由移动。

在结束住院治疗后，可以让患者出院，并鼓励他们再次入院继续接受身体和心理上的训练。重要的是建立康复单元中的榜样角色与患者的联系。这些榜样角色在患者出院后转变为"扩展服务人员"，可以到患者家中进行访问，可以带患者参加球赛、购物，或进行过夜旅行、短期度假、周末旅行等活动。当患者开始对重返社会和独立生活的相关问题感兴趣时，这些在扩展服务人员的支持下完成的活动将发挥格外重要的作用[11]。

> **记忆要点**
>
> - 对于新发脊髓损伤患者在重返社会和独立生活（包括短途旅行、各种社交活动和公共活动）等方面的疑虑，扩展服务人员可以提供很好的支持。
> - 患者出院后，应鼓励他们再次入院继续接受身体和心理上的训练，并建立康复单元中的榜样角色与患者的联系。

与SCI相伴的"新生活"

许多新发脊髓损伤患者的感觉是崩溃后的一片空白。他们对发生在自己身上的一切还一无所知。他们将会逐渐认识到未来的生活会是什么样子，并逐渐学

会应付新生活的技能。随着新的人生在面前铺展开来，他们会认识到自己还有很多机会可以过上有质量的生活，即使需要完全依赖轮椅也不影响这一点。他们会发现使用轮椅并不是一种灾难。

SCI 损伤管理的好坏可以反映一个国家医疗卫生系统的好坏。所以，政策制定者必须重视对国家和国际规则的理解与遵从，从而提高整体环境的无障碍性，保证有经过良好训练且富有责任心的专业人士为患者提供恰当的康复服务，保证患者在需要的时候能够获得恰当而优质的技术支持和个人帮助。

残疾人群的责任在于借助基本人权法则确保政策制定者和其他权力机构对他们提出的要求作出恰当回应。许多国家级和国际级机构和工具都可以帮助他们获得有尊严的生活。其中，残疾人权利公约（Convention on the Rights for Persons with Disabilities，CRPD）是最为重要的一项。

同时，康复专业人士需要学会认识自己的正确位置，即患者的引路人。而患者才是康复过程中的主体，通过他们自身的努力，才能达到整个团队共同讨论确定的最终目标。

记忆要点

- 政策制定者必须重视对国家和国际规则的理解与遵从，从而提高整体环境的无障碍性，保证有经过良好训练且富有责任心的专业人士为患者提供恰当的康复服务，保证患者在需要的时候能够获得恰当而优质的技术支持和个人帮助。
- 许多国家级和国际级机构和工具都可以帮助他们获得有尊严的生活。其中，残疾人权利公约是最为重要的一项。

结语

积极康复在脊髓损伤患者的伤后病程中发挥着

非常重要的作用。它能够帮助患者建立对未来的积极预期，使新受伤的患者认识到即使罹患 SCI 也同样可以过上相对正常的生活。为了使患者得到更好的康复，必须重视榜样角色和扩展服务人员的作用。

本章重点

- 积极康复是一种系统化、程序化、结构化的方式，可以帮助 SCI 患者获得尽可能多的技能和功能。
- 它能够帮助脊髓损伤患者提高独立性和自主性，帮助他们重返社会，并提高生活质量。
- 任何康复过程开始的前提条件必须是患者本人具备了强烈的动机，并且认识到即将学习的技能是完全可以逐渐掌握的。任何其他人都无法强迫患者进行康复。
- "榜样角色"在新发脊髓损伤患者技能与技术学习过程中正在发挥越来越大的作用。
- 康复机构应根据患者的日常生活习惯调整训练与康复的时间安排。晚间时段也可以被更有效地利用起来进行积极康复。
- 体育运动，包括轮椅运动和残奥会，对于 SCI 患者的技能学习具有非常重要的作用。
- 轮椅人士的群体构成非常多样，可以利用这种多样性和差异性作为推进积极康复的力量。
- 扩展服务人员能够帮助扫除新发脊髓损伤患者在重返社会和独立生活（包括短途旅行、各种社交活动和公共活动）等方面的疑虑，因此是积极康复团队中的重要组成部分。
- 政策制定者必须重视对国家和国际规则的理解与遵从，从而提高整体环境的无障碍性，保证有经过良好训练且富有责任心的专业人士为患者提供恰当的康复服务，保证患者在需要的时候能够获得恰当而优质的技术支持和个人帮助。
- 许多国家级和国际级机构和工具都可以帮助他们获得有尊严的生活。其中，残疾人权利公约是最为重要的一项。

（邢华医　译　刘楠　校）

参考文献

1. Tasiemski T, Kennedy P, Gardner BP, Taylor N. The association of sports and physical recreation with life satisfaction in a community sample of people with spinal cord injuries. *NeuroRehabilitation* 2005;20(4):253-65.

2. Pellatt GC. Patients, doctors, and therapists perceptions of professional roles in spinal cord injury rehabilitation: do they

agree? *J Interprof Care* 2007;21(2):165-77.

3. Lindberg J, Kreuter M, Taft C, Person LO. Original article Patient participation in care and rehabilitation from the perspective of patients with spinal cord injury. *Spinal Cord* 2013;51:834-37.

4. Wolstenholme D, Downes T, Leaver J, Partridge R, Langley J. Improving self-efficacy in spinal cord injury patients through "design thinking" rehabilitation workshops. *BMJ Qual Improv Report* 2014;3(1): u205728-w2340.

5. Stiens SA, Bergman SB, Formal CS. Spinal cord injury rehabilitation. 4. Individual experience, personal adaptation, and social perspectives. *Arch Phys Med Rehabil* 1997;78(3 Suppl.):S65-72.

6. Suarez NC, Levi R, Bullington J. Regaining health and wellbeing after traumatic spinal cord injury. *J Rehabil Med* 2013;45(10):1023-7. Available from: http://dx.doi.org/10.2340/16501977-1226

7. Scelza WM, Kirshblum SC, Wuermser LA, Ho CH, Priebe MM, Chiodo AE. Spinal cord injury medicine. 4. Community reintegration after spinal cord injury. *Arch Phys Med Rehabil* 2007;88(3 Suppl. 1):S71-5.

8. Clifton, S. Spinal cord injury and the joy of work. *Scand J Disabil Res* 2014;16(4):377-90. Available from: http://dx.doi.org/10.1080/15017419.2013.813410

9. Tasiemski T, Sports, recreation and employment following spinal cord injury – a pilot study. *Spinal Cord* 2000;38:173-84.

10. Boldt I, Eriks-hoogland I, Brinkhof MW, De bie R, Joggi D, Von elm E. Non-pharmacological interventions for chronic pain in people with spinal cord injury. *Cochrane Database Syst Rev* 2014;11:CD009177.

11. Van den Berg-Emons RJ, Bussmann JB, Haisma JA, et al. A prospective study on physical activity levels after spinal cord injury during inpatient rehabilitation and the year after discharge. *Arch Phys Med Rehabil* 2008;89(11):2094-101.

第41章 职业康复

B Ramachandran, Kamala Shankar

学习目标

本章学习完成后,你将能够:

- 描述职业康复对于脊髓损伤的重要性和能够带来的获益;
- 描述影响 SCI 患者就业的可干预和不可干预因素;
- 了解国际功能、残疾和疾病分类对脊髓损伤患者职业康复的益处和局限性;
- 发现由联合国残疾人权利公约的发表所带来的全球倡议和范式转移;
- 预测可以进行职业康复的社区康复途径;
- 分析职业康复过程的组成部分,以及如何让脊髓损伤患者获取必要的知识和技能,以便使患者的职业生涯得到保障、维持和发展;
- 解释在职业康复评定和增加就业机会的过程中恰当应用辅助设施的重要性;
- 预测影响就业的障碍,包括雇主和雇员对脊髓损伤者的态度。

引言

职业康复(vocational rehabilitation, VR)的目标是使脊髓损伤患者重新获得谋生的能力。它不是脊髓损伤(spinal cord injuries, SCI)管理中孤立的一部分,而是整体管理干预成功时达到的顶峰状态,包括良好的自我照护、日常生活活动、移动等能力,表明患者对 SCI 带来的各种限制已经做好了心理适应。SCI患者的 VR 与许多其他致残情况的 VR 类似,但同时也存在其特有的不同于其他疾病 VR 的方面,需要临床工作者、医疗辅助人员和 VR 治疗师充分认识这一点。

历史回顾与获益

在过去,VR 的目的是帮助战争中的伤员寻找工作,因为对于在执行国家任务中受伤致残的人,国家有责任对他们进行照顾并满足其需求。从这一朴素谦卑的初衷开始,以慈善理念为基础,随着人们的认识、国家和国际法律特别是联合国残疾人权利公约(UN Convention on the Rights of Persons with Disabilities, UNCRPD)的变化,VR 也在经历着不断地进步和发展。专业术语、分类标准和治疗技术的改变也带来了许多新的变化。在过去的 20 年间,信息和通信技术(information and communication technology, ICT)的飞跃发展使"在家工作"在世界很多地方都成为可能。

本章尝试对 VR 整体情况和 SCI 患者的 VR 进行概述,使读者能够获得相应知识并应用于个人的临床实践中。发达国家的人们已经有较为成熟的 VR 服务体系,由国家或地方政府法律提供资金支持和运营。这些法律及其执行方式在不同国家之间有很大区别。在奥地利、丹麦、西班牙、瑞典和瑞士,患者希望得到获益的请求被自动视为需要进行 VR。在德国、挪威和波兰,这种强制性会弱一些。在澳大利亚、加拿大、法国、意大利、韩国、墨西哥、葡萄牙、英国和美国,VR 则是完全自愿的[1]。

不过,世界上还有大量人口存在于发展中国家,残疾人的花费给经济带来巨大负担。在 UNCRPD、国际劳工组织(International Labour Organization, ILO)、国际功能、残疾与疾病分类(International Classification of Function, Disability and Disease, ICF)和世界卫生组织的社区康复(community-based rehabilitation, CBR)相关文件中均提到了 VR,其重要性可见一斑。

失业是 SCI 患者中普遍存在且令人担忧的问

题。SCI 患者不仅平均得到报酬率（35%）较非残疾人群（79%）低，而且能重返伤前岗位的比例也很小（12%）。满意的就业能带来的好处不仅限于减轻经济负担。研究表明，就业能够提高患者的生活质量，并有可能延长寿命。就业状态与活动耐受性、持久力、生活方式和整体健康状态的自我感觉呈正相关[2]。SCI 后重返工作的人需要较少的治疗，较少出现抑郁症状，整体适应性更好，活动能力水平也更高[3]，还能更好的重返社区。SCI 患者以青年男性为主，从而使 VR 对于个人、社区和国家的意义尤为重要[4]。

VR 医疗服务面向所有存在残疾的人群，并非专门为 SCI 患者准备。视觉、听觉受损或精神异常的人群面临的挑战各不相同。由于大多数青年男性 SCI 患者在受伤事件发生前有工作，所以伤后重返工作应该是大多数患者的康复重点。多数 SCI 患者感觉自己有能力工作并希望能够就业[5,6]。应尝试所有可能的途径，帮助其重返伤前工作岗位，尽可能克服过程中存在的障碍。应借助可用资源对影响就业的可干预因素进行处理。很重要的一点是具备轮椅无障碍工作环境，有合适的住宿设施并便于患者进行个人护理，例如：进行膀胱和肠道管理等。工作场所应具备无障碍卫生间、空间和充分的时间。近来，人们对于支持性就业（supported employment，SE）的兴趣有所复苏。研究表明，SCI 患者在正式就业前先接受支持性就业可以改善预后[7]。除非发生 SCI 的同时伴有颅脑损伤，否则认知功能不是需要担心的问题。从传统意义上讲，保护性和支持性就业更多是为精神障碍人群准备的。

本章作者将讨论基于现有资源对 VR 进行规划和执行的方式，以便世界各地的读者都能够找到有用的信息，可以在临床实践中帮助患者重返工作。

记忆要点

- 失业是 SCI 患者中普遍存在且令人担忧的问题。
- 多数 SCI 患者感觉自己有能力工作并希望能够就业。
- VR 的目标是使脊髓损伤患者重新获得谋生的能力。
- SCI 患者以青年男性为主，从而使 VR 对于个人、社区和国家的意义尤为重要。

- 发达国家的人们可以获得由国家或地方政府法律提供资金支持和运营的 VR 服务。
- 世界上还有大量人口存在于发展中国家，残疾人的花费给经济带来巨大负担。但 VR 尚未得到良好发展。
- VR 的进行需要基于现有资源做好规划和执行。

SCI 后 VR 的影响因素

在进行 VR 最佳实践并获得功能改善之前，很关键的一点是必须认识到 SCI 后 VR 的若干影响因素。首先要了解这些因素，对它们进行分层分类，并优先处理可以干预的因素。这样有助于 VR 最佳实践的应用，改善患者预后。

SCI 后 VR 受到多种因素的影响。大体上可以分为残损因素、活动因素、个人因素和环境因素[4]。我们将进一步对每一类因素进行分析。SCI 患者的 VR 受到大量各种因素的影响，包括性别、年龄、种族、婚姻状况、以前的工作经历等。研究证据表明，男性比女性更容易重返工作[8,9]。年龄是另一个与 VR 呈负相关的个人因素。损伤发生在 18 岁以前的患者更容易重返工作，前提是受伤后仍然有继续学习的主观意愿。受伤年龄在 45~61 岁的患者重返工作的可能性大大降低。已婚患者比单身患者更愿意接受 VR，原因可能是已婚人士受到承担家庭经济负担的责任驱使，也可能是由于得到了来自配偶的支持和鼓励。来自美国的部分数据提示，在种族因素方面，白种人比其他少数民族更容易在 SCI 后重返工作[10]。

环境和受伤前工作经历是另一项影响 VR 的主要因素。虽然受教育培训有限和工作经验有限会阻碍 VR 的进行，但这些环境因素通常都是可以干预的。交通不便、没有无障碍卫生间和社会的态度也是比较容易干预的因素，可以帮助患者结束失业状态[11,12]。与之类似，工作场所的适应性改造对于 SCI 患者也非常重要，可以使患者感觉更舒适。雇主和残疾人组织应负责满足重返工作的 SCI 患者的需求。研究数据还指出，薪酬减少也是阻碍患者重返工作的因素之一。

各种医学问题也会对患者的再就业产生影响,包括疼痛、疲劳、尿路感染、压疮、呼吸功能障碍,以及有些情况下出现的精神异常。存在此类损伤相关并发症的患者很难重返工作。精神异常使 SCI 后 VR 的可能性大大降低,缺少主观动机也会阻碍患者重返工作。

除了个人和环境因素,损伤的性质也是另一项影响 VR 的主要因素。运动功能损伤程度、活动受限程度和 SCI 损伤平面都会对 VR 和重返工作产生影响。损伤较轻、运动评分较高的患者更容易配合 VR,重返工作的可能性也更大[13]。损伤的原因也会对 VR 产生影响。枪伤或刀刺伤患者比手术中受伤的患者更难重返工作。

最后,活动水平也会影响 SCI 后 VR。独立性更好的患者,例如:能够独立驾驶或独立生活的患者更有可能重返工作。较高的受教育程度,不管接受教育是在伤前还是伤后,都会提高 VR 的效果,增加就业可能性。统计数据显示,受教育年限在 16 年及以上的 SCI 患者中有 95% 能够重返工作,而受教育程度在高中以下的患者通常很难再次就业。工作性质也会影响 VR。高强度体力劳动者,例如建筑工人,在伤后更难重返工作。计算机技术的发展提供了大量新的就业机会,也可能会对 SCI 后 VR 产生影响。

收入的公共支持:在部分国家,残疾人可以得到公众基金的支持,SCI 患者可能会发现重新就业的代价比接受残疾资助更大。这类患者更适合做社区服务或志愿者工作。在另一些国家,残疾人不会得到资助,患者可能会发现工作后的花费比接受公共慈善饮食和社会公共医疗服务时更大。未接受过任何补偿或抚恤金的患者重返工作的比例(51%)要高于接受过补偿金的患者重返工作的比例(23%)。在荷兰,患者可以得到高达伤前最高薪酬 70% 的经济补偿,这也许可以解释为何有如此大量的患者伤后未重返工作[4]。

重返工作只是一项指标,其他指标例如维持工作的时间和生产能力等都是评价 SCI 后 VR 的关键因素。所有因素可以归类为可干预因素、不可干预因素和变异因素(表 41.1)。

> **记忆要点**
>
> - 影响 VR 的因素可以分为残损因素、活动因素、个人因素和环境因素,也可以分为可干预因素、不可干预因素和变异因素。
> - 较高的受教育程度,不管接受教育是在伤前还是伤后,都会提高 VR 的效果,增加就业可能性。

ICF作为VR工具

ICF 是世界卫生组织制定的用于评价个体和群体水平健康与残疾情况的框架结构。ICF 由全体 191 个成员国家在 2001 年 5 月 22 日的第五十四届世界健康集会上共同正式签署(WHA 54.21 决议),将其作为描述和评价健康与残疾情况的国际标准。ICF 重点关注对个体功能的影响,为不同情况之间的比较提供基础、共同框架和统一尺度。此外,ICF 对功能障碍的评价不仅限于纯粹的医学或生物学概念范畴,还同时将残疾的其他关键方面纳入考虑。这样可以使环境和其他相互作用因素对个体或群体功能的影响得到考察、分析和记录。适合应用 ICF 的情况包括:①关注个体的力量;②通过给予增强功能能力的干预帮助人们更好地进行社会参与;③考察可能阻碍个体进行社会参与的环境和个人因素。

自从其确立并得到认可以来,ICF 已经被用于对残疾领域的术语和医疗服务进行标准化。这种一致化有助于对医疗服务进行更好的规划。通过评价 SCI 后的功能能力,可以进行更有效的 VR 计划和实施。瑞士截瘫研究小组和瑞士截瘫中心已经在积极推进 ICF

表 41.1 影响 SCI 后重返工作的因素

可干预	不可干预	变异
教育	年龄	环境因素
距离受伤的时间 / 伤后随时间改善的程度	损伤的严重程度 / 平面、是否合并颅脑损伤	公共支持
SCI 相关的医学问题,如膀胱管理	受伤前的就业状态	态度 / 精神特质
工作类型	种族	资源和经济条件
婚姻状况	性别	社区支持
活动能力 / 独立性	以前的工作经历和职业技能	IT/ 计算机技术

在 SCI 患者中的使用。

已有研究支持将 ICF 应用于 VR 以确保评定的综合完整性[14]。Escorpizo 等积极参与了在 VR 中利用 ICF 进行功能能力评定的国际调查研究,并开发了 VR 的 ICF 核心组合[15,16]。90 项 ICF 分类被纳入这一广义核心组合(活动和参与 40 项,环境因素 33 项,身体功能 17 项),而简明核心组合则由 13 项二级分类组成(活动和参与 6 项,环境因素 4 项,身体功能 3 项)[17]。应用 ICF 核心组合对一位 26 岁男性 T_7 损伤患者进行了 VR 综合评估并制定了干预计划[18]。

虽然 ICF 是一项在 VR 及残疾评定中很有应用前景的工具,但各国法律对于 VR 资质的认定存在很大差异,这会给 ICF 的广泛应用带来问题。例如在斯洛文尼亚,ICF 和 VR 相关政策之间缺少合适的衔接点是一大挑战[19]。为了明确是否有进行 VR 的资格,必须对残疾水平进行定量认证,而 ICF 主要关注的是功能能力。这一问题在世界多数国家中均存在。

> **记忆要点**
>
> - ICF 是世界卫生组织制定的用于评价个体和群体水平健康与残疾情况的框架结构。
> - 适合应用 ICF 的情况包括:①关注个体的力量;②通过给予增强功能能力的干预帮助人们更好地进行社会参与;③考察可能阻碍个体进行社会参与的环境和个人因素。

全球倡议

联合国全球声明第 25 条规定,每一个人都有在失业、疾病、残疾、丧偶、年老及其他不受个人控制的困难情况下得到保障的权利。联合国宣布将 1981 年定为残疾人年,将 1983—1992 年定为残疾人十年计划。有三分之二世界残疾人口的亚太地区效仿这一做法,将 1993 年起的十年定为地区残疾人十年计划。许多国际水平的条约也已经相继签署,包括《北京残疾人权力声明》《残疾人权力声明》等。亚太地区还通过了多项残疾人相关的立法。日本和澳大利亚也分别通过了综合性的残疾人法。印度在 1995 年通过了残疾人(Persons with Disabilities,PWD)法案。菲律宾则于 1991 年通过了大宪章。不过,这些法律规定的范畴和执行方式并不一致。

在美国,关键的立法早在 1968 年就已经开始,要求联邦大楼按照联邦规定中与身体残疾相关的标准进行改造。1973 年颁布的康复法案为反歧视和保证就业提供了法律支持。直到 1990 年,美国残疾人法案(Americans with Disabilities Act, ADA)才明确规定了禁止对残疾人就业进行歧视。这一法案在 2008 年进行了修订。几乎所有 SCI 患者都可以得到 ADA 的保护。这一法令保护残疾人在申请工作的过程中免受额外审查。此外,它还规定雇主为残疾人雇员的住宿环境提供便利。

UNCRPD

UNCRPD 促进了对待残疾人态度和方式的数次范式转移。目前,残疾人已被视为有自主权力的主体,可以宣扬自身权利并作出知情决策,而不再是以往概念中需要接受医疗救治和社会保护的慈善服务对象[20]。另一个范式转移是残疾从医学模式向社会模式的转变,将重点转移到为残疾人的社会参与提供机会,也就是人们所熟知的“无障碍化”。还有一项变化是残疾人对 ICT 的接触和利用,在克服许多社会障碍的过程中起关键作用。UNCRPD 第 27 条关于工作与就业的条款声明:“国家政党认可残疾人在就业时与其他人享有平等的权利。包括获得在特定的或可接受的劳动力市场中自由工作以维持生计的机会的权利,以及在开放、包容、无障碍的环境中工作的权利。国家政党应采取措施,包括通过立法,保护并促进对于残疾人就业权利的认识,包括因工作致残的情况。” UNCRPD 于 2007 年 3 月 30 日开放签署,截至 2014 年 6 月,已有 158 个国家签署了这一公约,其中 92 个国家还同时签署了最优实施方案[21]。欧盟同样站在残疾人权利保护的最前线,因此欧盟国家的 SCI 患者有更多机会接受 VR 服务并得到获益。包括美国和印度在内的许多国家正在制定相关法律,以确保 UNCRPD 在各自国内的落实。国际劳工组织也为希望重返工作的残疾人提供保障。

> **记忆要点**
>
> - 联合国宣布将 1981 年定为残疾人年,将 1983—1992 年定为残疾人十年计划。
> - 1973 年颁布的康复法案为美国的反歧视和保证就业提供了法律支持。

发达国家与发展中国家的对比世界：社区康复的作用

低收入国家的 SCI 患者面临更多的困难。青少年难以接受职业培训，成年人则难以重返伤前的工作岗位。工作是 SCI 患者脱离贫穷和保障生活必需品来源的方式。WHO 已经发出倡议，将社区康复作为一种多方面策略，通过残疾人、家庭、社区以及相关政府和非政府组织的多方合作，帮助残疾人得到教育、工作、健康和社会服务等方面的获益[22]。谋生是社区康复的一部分，因为它对于保证青少年和成年 SCI 患者得到社区培训和就业的机会非常关键。工作时人生中的重要活动，可以提供社会和经济参与、个人满足感和个人成长感。除了在真正的经济体中进行有偿工作以外，在家族企业、个人产业、服务或手工艺机构、个人或小群体实业、非正式经济体等机构中工作也是增加就业机会的方式[22]。

在很多低收入国家，缺乏无障碍性环境是一项主要的障碍，公共交通设施和工作场所均不具备无障碍性。住所和工作场所的适应性改装可以方便 SCI 患者就业，但会被认为成本高昂或不可行。非正式经济体能够比正式经济体提供更多的就业机会，还能根据个人的特长、兴趣和需求做出选择。城市和农村的就业机会也存在很大差别。社区康复正是通过为残疾人所在社区创造就业途径而解决这些问题。

技能发展是关键要素。所有四类主要技能——基础技能、技术和职业技能、商业管理技能和核心生存技能——都应让 SCI 患者进行学习，以保证他们能够找到正式体面的工作。自雇式就业仍是低收入国家 SCI 患者就业的主要方式[22]。具体形式包括生产类、服务或手工艺（以个人或群体形式进行），在城市和农村均可进行。社区康复计划可以整体角度出发，帮助 SCI 患者通过开启或扩大其收入来源活动而实现自雇。寻找合作社和乡村银行的小额信贷也是这类康复计划中的医学专业人士的工作内容之一。

在经济资源有限的国家，系统化的 VR 服务可能并不存在，多学科医学专业人士可以联合起来帮助 SCI 患者在当地寻求社区康复服务，以便获得 VR。第一届世界社区康复大会于 2012 年 11 月在印度阿格拉召开。来自 80 多个国家的社区康复从业者、残疾人组织代表、政策制定者、康复医学专家、专科医师、当地和国际非政府组织、政府官员和其他利益相关者参加了这次大会。大会的总体目标是推动社区康复作为全球策略，实现残疾人权利公约的内容。

记忆要点

- WHO 已经发出倡议，将社区康复作为一种多方面策略，通过残疾人、家庭、社区以及相关政府和非政府组织的多方合作，帮助残疾人得到教育、工作、健康和社会服务等方面的获益。
- 所有四类主要技能—基础技能、技术和职业技能、商业管理技能和核心生存技能—都应让 SCI 患者进行学习，使他们更容易找到正式体面的工作。

职业评定和康复的过程

目前已经根据现有可获得的资源和当地经济水平开发了多种 VR 模式，以适应患者的需求（图 41.1）。

- 传统模式：采用 SCI 后就业顾问 / 就业安置的方式。就业顾问可以帮助患者更容易就业。使用包括调查在内的多种工具可以发现患者已经具备的技能或工作培训经历，使职业预后尽可能达到最佳状态。

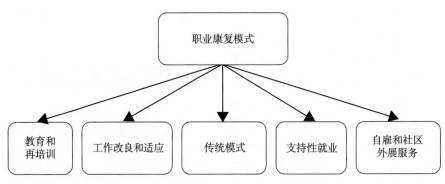

图 41.1　职业康复模式

- 教育和再培训：这类方案需要将额外新增的培训或教育作为职业规划的一部分，并且需要持续培训。
- 支持性就业模式：提供创业机会、快速聘用渠道、持续支持、就业指导和优先录用的帮助。
- 自雇和社区外展服务模式：利用来自社区的资源支持进行家中就业的个体化模式。
- 工作适应/改良模式：管理或工程上的改良对于患者回归先前的工作岗位或就职于新的岗位非常有帮助。

在美国，许多私人和退伍军人部门的项目计划和政策已经兴起，用于改善 SCI 患者的就业结局。不过，推动康复进程以实现就业的步骤有时仍然十分棘手，对于患者和医疗团队均是如此。此外，不同州之间、地区之间、私人机构与公共机构之间均存在着各种差别。VR 包含多种服务，旨在帮助患者重返工作。这一过程应根据每位患者的需求而进行个体化处理，内容包括职业评定和评价、职业培训、一般技能教育、职业顾问、在职培训项目、职位搜索、职位适应和改良等。另外，教育因素和环境因素也应被纳入考虑。Chan 等[23]将 VR 的关键要素定义为：根据患者的选择、功能能力和就业目标进行的综合的个体化决策过程。

在一份英国康复医学会发表的出版物（2010）中写道："目前已经得到广泛认可的是，VR 包含四个关键人群：雇员（寻找工作的人）、（潜在的）雇主、医学专业人士和国家提供的就业服务专业人员（在英国来自就业与退休保障部）或其他 VR 服务人员。"高质量的"重返工作"项目计划应包括充满支持与鼓励的文化环境、具有可行性的辅助措施、对个人倾向性的重视、及时有效的帮助和灵活性[4]。

明确从 SCI 后何时开始进行职业康复是整个过程的第一步。在很多国家，职业康复过程并未在急性期住院期间启动，因为有其他更加紧急的医疗问题需要处理，出院后在门诊进行 VR 似乎更为现实可行。不过，当患者具备主观动机且病情稳定时，VR 的开始时间可以更早一些。传统上，新发 SCI 患者的 VR 可以在康复中心住院期间由顾问和/或多学科团队开始进行。在这一阶段可以充分收集相关信息，以决定是否适合和需要进行进一步的评价。为了帮助患者建立有创造力的生活方式的预期，职业规划应在康复过程的早期就开始进行[24]。

在实现就业之前，VR 可能需要经历若干个步骤，具体如下[25]：

- 引导与规划，医学和心理学测试；

- 对功能性技能和能力，以及之前所接受的教育和技能的评定；
- 工作能力、职业技能、转移技能、在职环境评价、职业兴趣探索；
- 顾问咨询和个人目标设定；
- 评价对教育、再培训和工作适应的需求；
- 就业安置、维持就业、随访和持续支持。

这一过程应在出院后持续进行，并需要国家或社区级机构的合作，确保和维持患者的主流就业状态[26]。

SCI 患者的 VR 过程需要包括医学、心理学及职业评价等诊断性服务。进行这些诊断检查的目的是，明确与残疾相关的功能受限情况，发现可能会与身体残疾产生相互作用并阻碍就业和独立生存的心理社会因素、教育因素、经济因素等。应进行个体化的目标设定并帮助患者实现这些可行的目标。在进行评价的过程中，SCI 患者应全程参与，从而提供直接反馈并指引方向[25]。传统意义上的职业评价和评定过程仅仅是测试和评价。传统评价工具的应用，例如职业模型，需要通过心理学方法进行精确的测量评定。目前这一技术的应用仍有一席之地，通常与借助辅助技术（assistive technology，AT）的功能、情景和环境技术组成一个整体，在评价过程中发挥作用。有效的职业评价应该不仅仅严格局限于评价患者可以做什么，而应该同时更好的关注在进行环境改造后患者能够做什么[25]。

物理治疗医师及多学科团队中的康复专家对鼓励患者充分参与就业起着关键作用。团队可以帮助认识患者的就业潜能；可以通过记录功能障碍和功能优势发现可以采取的代偿策略，例如：AT 和环境改造等；可以将患者适当转诊给 VR 专业人员，或将资源丰富的就业项目计划介绍给求职者。职业顾问可以帮助患者将自身兴趣和就业市场上存在的职位进行匹配。社工和心理学家可以帮助寻找社区资源、家庭支持，以及重返工作和社区所需要的应对系统。脊髓损伤学会可以在国际层面上提供各国的相关资源信息。

职业分析的重点是对工作的描述，对 SCI 从业者的特点涉及较少。康复专业人士需要与熟悉工作性质的人或对工作、职业样本进行实际现场调查，对可转化技能进行评价的人进行深入交流。可转化技能的评价通常见于以下情况，即患者已经掌握的工作技能可以在另一种工作岗位上得以转化应用，和从事与之前完全不相关的工作相比，这样可以加快就业安置速度。

康复顾问可以帮助联系工作面试,部分雇主也愿意提供试用机会。其他方法例如工作样本、模拟工作的情况评价也可用于评价一般就业能力和技能。

如果残疾程度很轻,或之前的工作对教育程度要求高,只需要轻中度体力劳动,则患者重返受伤前的工作还是很有可能的[5]。不过许多 SCI 患者无法再从事受伤前的职业,需要转向其他岗位。对于之前没有正式固定工作、重体力劳动或工作技能很难转化应用的患者,则需要重新接受新工作岗位相关的培训[26]。职业开发和落实过程存在很大变异,并且取决于患者的兴趣、既往工作经历、个人优势、功能限制、居住条件等。职业评价和评定的主要元素自七十年代早期以来未再发生变化,不过其过程发生了演变。可以根据患者的兴趣、知识和以往工作经历开展职业探索活动,而不是仅仅关注患者的功能限制。可针对功能缺陷尝试应用适应性装置和代偿技术,并努力寻求工作机会[26]。通过训练患者使用各种低技术含量和高科技AT,原本认为不可能胜任的工作岗位也会变为可能。低技术含量的改良技术,例如:嘴控操作杆、腕背屈夹板、打字杆等可以帮助颈胸段脊髓损伤的患者完成打字动作。人体工程学前臂支具可以为肩部肌肉提供支持。嘴控操作杆和可以用头部点击的鼠标也可以作为传统鼠标的替代工具。各类软件的应用,包括屏幕键盘、仿真鼠标、语音识别技术等也可以帮助四肢瘫患者使用电脑。当 AT 开始应用于职业评价服务,人们的关注点就会从单纯评价患者寻找办法解决问题的能力和表现,转移到如何将个体的功能能力进行最大化发挥[25, 27]。

> **记忆要点**
>
> - 新发 SCI 患者的 VR 可以在康复中心住院期间由顾问和/或多学科团队开始进行。
> - VR 过程需要包括医学、心理学及职业评价。
> - 职业顾问可以帮助患者将自身兴趣和就业市场上存在的职位进行匹配。
> - 职业开发和落实过程需要根据患者的兴趣、既往工作经历、个人优势、功能限制和现有资源进行个体化决策。

支持性就业

支持性就业(supported employment, SE)指的是在职业教练、职业分析或个人为中心的途径帮助下,通过工作人员初级模型等方式帮助残疾人寻找并保持工作的服务。

支持性就业于 70 年代在美国开始发展起来。自 80 年代中期以来,专业文献中对支持性就业的描述主要是"个人安置"模式。支持性就业已经在世界范围内通过不同门诊模式得以开展,这一概念被用于帮助各类在工作上需要额外帮助的人员强化社区整合与去机构化。在一项美国退伍军人管理局(Veterans Administration, VA)开展的前瞻性随机对照研究中,接受过支持性就业职业康复的人重新得到有竞争力的职位的可能性是仅接受常规治疗者 2.5 倍[7]。来自帕罗奥多退伍军人健康管理系统的 Dr. Doug Ota 进行了一项持续研究,评价接受 SE 的退伍军人是否更容易获得有竞争力的工作职位。在 SCI 中心提供支持性就业服务似乎可以提高患者对于职业问题的注意和认识,有助于改善结局[28]。

在欧盟的一项关于残疾人支持性就业的研究报告中,发现"支持性就业"这一概念在不同国家有着不同的形式。在奥地利、挪威和瑞士,有正式的资助框架、指南和标准,而在捷克、西班牙和英国,多是以项目相关的非正式途径和多种形式的基金资助进行。这样可能会导致支持性就业缺乏连续性和可预测性。该报告将支持性就业定义为:支持残疾人在开放的劳动力市场中获得并保持有偿工作,包括在择业前、择业中和择业后的支持,也包括来自雇主的支持。支持性就业获得成功的关键是来自职业教练的干预,除了帮助残疾人找到工作,还能够在工作过程中提供支持。雇主应感到宽慰的是,使患者重返工作的责任并不应该只由他们来承担[29]。支持性就业相对于福利工厂的优越性在于可以避免将残疾人与正常人群隔离,可以帮助他们学习新技能,提高自尊,建立友谊,并使所有雇员更容易团结在一起[4]。

> **记忆要点**
>
> - SE 指的是在职业教练、职业分析或个人为中心的途径帮助下,通过工作人员初级模型等方式帮助残疾人寻找并保持工作的服务。
> - SE 获得成功的关键是来自职业教练的干预,除了帮助残疾人找到工作,还能够在工作过程中提供支持。

教育和培训

制定了个体化的就业计划之后,就需要对无法重返伤前工作岗位或即将进入新领域的患者进行教育和/或培训。美国某些中心现有的培训示例包括汽车维修、木工、商业和信息技术、餐饮服务、预防医学、叉车驾驶、货物搬运等。在印度,由政府建立的职业培训中心可以提供收音机修理、图书装订、服装加工、电脑基础等方面的培训。完成培训后,下一步是寻找工作或申请小额信贷以便进行创业。在大多数国家都有相应资源可以根据当地就业市场的需求对 SCI 患者进行相关领域的培训。在资源有限的国家,以自谋生计为目的的手工艺/技能培训仍然占主导,政府会借助现有资源与 VR 服务机构合作建立中心。Nahar 等[30]在孟加拉开展的一项研究显示,SCI 患者和家庭为了接收重返工作前的康复治疗和再培训,对免息贷款/小额信贷的需求很大。

> **记忆要点**
>
> ● 在大多数国家都有相应资源,可以根据当地就业市场的需求对 SCI 患者进行相关领域的培训。

社区评定及流程

这一途径通过实景考察对患者在竞争性工作环境中表现出的职业人格和技能进行评价。这一途径可以同时为求职者和雇主搜集并提供大量有用的功能信息,而不仅仅是评价某些具体的技能。例如:观察患者在真实的工作场景下与他人互动的表现,可以让专业人士发掘其有效的应对技能并重点发展。如果发现了问题,则可以对患者和/或环境进行相应改良。此外,教学也可以在工作现场进行,例如教患者在突然受到来自上司或客户的工作压力时如何获取社会或心理资源以改善自身情况。家中就业也可以作为一种选择进行考虑,并能够避免许多生理和环境障碍[27]。电信技术已经改变了整个世界的思考和交流方式,在条件允许的情况下,远程康复和远程工作也值得尝试[25, 27]。

工作适应和改良

工作适应和改良可以大体分为两个领域。管理学改良包括对工作性质及其执行方式的调整(例如增加中间休息的次数等)。工程学改良包括对工作进行物理上和结构上的改变,例如使用起重机抬起重物,或为四肢瘫患者配备可以用语音控制的电脑等。工作改良方面的建议通常由专业人士提出,既是为了让残疾人对此有所了解,也是为了让雇主做出合理的改良以帮助残疾人尽量重返工作。例如:工作改良可以包括调整工作日程表、将每日工作开始的时间延后、针对手功能障碍应用特殊的软件和硬件、有相对封闭的私人空间供患者处理偶尔发生的膀胱事件或者供伴有脑损伤的患者在监护或指导下完成工作[31]。

美国职业康复现状

由于对就业歧视的认识越来越清晰,美国的残疾人就业情况经过若干年以来的发展已经得到了较大的改善。相关法律的保护对象是具有至少一项影响大部分日常生活活动的残疾的个体。几乎所有 SCI 患者都会得到 ADA 的保护。这一法律保护残疾人在申请工作的过程中免受额外审查。此外,它还要求雇主为残疾雇员提供合理的工作改良[31]。在美国,各类通过提供咨询、医疗和心理服务、职业培训和其他服务来帮助残疾人就业的项目均由康复服务管理局(Rehabilitation Services Administration, RSA)负责监管。RSA 为州立 VR 机构提供资金支持,为残疾人提供就业相关服务[32]。每个州都有一个由联邦资助的结构负责管理 VR、支持性就业和独立生活服务。服务范围则各州均有不同。完成就业安置后的随访也很关键。就业后随访期从 90 天到 2 年不等,可以支持 SCI 患者克服工作中新出现的挑战,保证就业满意度[26, 31]。

旨在帮助患者重返工作的项目属于保护性项目,而直接为患者提供收入的项目则为改良性项目。自 20 世纪 70 年代以来,改良性项目有逐渐增加的趋势,因此需要有更多的资源分配给残疾相关项目。表 41.2 列出了项目类型及其提供的服务。

1999 年通过的就业通行证与就业激励促进法案允许设置就业试用期,从而可以保证雇员在这一时期内同样享有政府规定的福利待遇。有许多在线资源可供参考,其中包括美国劳工部就业改良资源在线检索工具(Searchable Online Accommodation Resource, SOAR)[32, 51]。求职者可以通过 SOAR 和社会安全局等机构与 VR 顾问建立联系。确保工作场所的安全性和进行适当的改良也是一项挑战。工作改良网络(Job

表 41.2　美国的项目类型及其服务

项目类型	提供的服务
退伍军人康复与职业教育项目	职业培训、就业改良、重返工作、求职技巧与指导
就业辅助项目	咨询、转诊对存在个人问题或工作相关问题的雇员进行随访。为管理者和监督人员提供咨询
工作中心	在美国劳工部的授权下以略高于最低标准的薪资雇佣残疾人进行工作
残疾人法案	为尚未完成 K-12 的患者提供教育和职业目标方面的帮助
独立生活中心	帮助患者尽可能增强独立性,以完全重返社区为目标
国家远程办公研究所	帮助以在家中为主的残疾人进行家中就业

Accommodation Network,JAN)等组织机构可以在工作场所改良和残疾就业问题等方面提供免费、专业、保密的指导。JAN 是由美国劳工部残疾人就业政策办公室提供的一项服务。其他的主要机构如 Lead Center、Askearn.org、美国劳工与残疾人/青年联合会(National Collaborative on Workforce and Disability/Youth, NCWD)等可以为雇主提供信息,方便其招聘和雇佣残疾人[33,34]。

美国退伍军人管理局系统的康复中心及相关的社区无障碍 VR 服务站点可以提供的服务与联邦/州立系统机构类似。退伍军人管理局的服务项目于第二次世界大战结束后开展,建立了多家脊髓损伤中心[34]。退伍军人管理局系统的职业康复过程具有良好的规范性和综合性。康复团队与得到认证的职业顾问进行联系,由顾问做出综合的职业评定并协助就业安置。辅助技术中心可以处理 SCI 退伍军人对电脑及 IT 方面的整体改良需求。传统上美国退伍军人事务部会通过代偿工作治疗项目为退伍军人提供重返工作的机会,使退伍军人有机会在得到庇护的工作坊工作,或在传统意义上的社区雇主或 VA 体系雇主就业项目中进行工作。职业康复的 SE 模式在存在身体残疾的人群(例如脊髓损伤患者)中尚未得到广泛应用,也未进行临床测试。它作为满足躯体残疾人士的职业康复需求的有效方式,可能具有广阔的前景[28]。

尽管美国与国际的职业康复整体过程相似,但仍存在微妙的差别,特别是在社区和社会的参与及支持方面。例如在印度,韦洛尔基督教医学院的物理医学与康复医学科已经开发了严重残疾人群的职业康复项目,这一项目自 1993 年以来已经在 Mary Varghese 信托基金的大力支持下成功开展。该项目的参与者将被培训从事已由康复机构 VR 研究证明可以胜任的行业。其中最主要的行业是服装制作和自行车维修。与美国不同的是,在韦洛尔,这一过程从住院康复阶段就已经开始。在此期间,社工与患者见面并讨论可以增加收入的选择。关于患者是否需要学习或重新学习就业所需技能的问题很早就已经做出决策,并且这一过程可能会很长,尤其是在严重残疾的情况下。社工和康复团队会对患者的家庭和社区进行访视,以便评估其家庭的无障碍性及周边就业市场的情况。此外还有一个社区康复项目在韦洛尔的贫民区开展,在社区内寻找就业机会[35]。

在资源有限的国家,可以开展社区康复与职业培训以及社区就业。通常情况下,康复专业人员会通过各种不同资源寻找当地的就业机会,包括报纸广告、当地招聘中心等。在印度,职业介绍所发挥着连接求职者和雇主的作用,并有专门的中心满足残疾人士的需求。也可以采用专业化个人求职的方式,这种个人联系的方式优势在于能够咨询与患者残疾情况和特定工作岗位相关的具体问题。

重返工作与福利

有时候残疾人不愿意开始工作是因为他们不想失去政府和有关机构提供的医疗和经济福利。他们还会担心通勤带来的额外花费[31]。尽管 VR 已经做出了很多努力,但并不是每个 SCI 患者都能重新得到他们需要的工作或受伤前从事的工作。在部分情况下,即使接受了大量的教育和培训,他们也只能从事志愿者工作。对于那些无法重新获得劳动力的人,需要让他们实现与社区的重新整合并给予残疾福利和/或社会支持,这是康复医疗服务的一个关键要素(图 41.2)。

记忆要点

- 所有美国 SCI 患者均受到残疾人法案的保护。
- 在资源有限的国家,可以开展社区康复与职业培训以及社区就业。

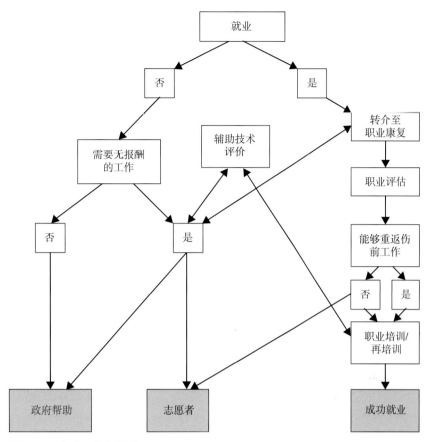

图 41.2　重返工作与福利

障碍

世界卫生组织报告（2011）中强调，仅有少数国家已经能够提供充分的康复医疗服务，各种障碍因素如羞耻感与歧视、转运能力不足、信息技术服务欠缺等，导致残疾人受教育和获得经济收入的机会减少[36]。为了帮助 SCI 患者重返就业和重新获得工作，康复专业人士应对此有所认识并采取干预措施解除患者的就业障碍[37]。

雇员和雇主都可能会感觉到障碍。雇员方面的障碍可以包括躯体、医学、环境、情绪和态度等方面的问题。

生理 / 医学障碍

SCI 患者可能会因为生理障碍而给伤后重返工作带来困难。关节活动度和肌力受损造成的自我照护和移动的受限是首先需要阐述的问题，因为这一因素不仅干扰患者在家中的活动，也同样会干扰家庭以外的活动。移动因素如需要使用轮椅、设备故障、交通工具问题、丧失驾驶能力和环境因数等均需要采取相应措施进行适应和职业改良。在就业场所中遇到的生理障碍也可能影响患者重返工作。通常情况下，SCI 后身体功能的变化会使患者执行工作流程时面临困难，特别是需要进行肠道和膀胱管理和轮椅上的压力缓解动作时。通过增加中间休息的次数改良工作时间表可以带来很大的改善。频发的医学并发症患者需要住院治疗并中断工作。在瑞士进行的一项有 559 名 SCI 患者参与的横断面调查研究中，就业障碍主要与健康问题相关[38]。

肠道 / 膀胱问题

许多 SCI 患者存在大小便失禁，当他们身处家庭以外的地方时会产生不安全感。进行个人卫生护理和肠道管理可能需要比健康人更长的时间，患者必须每天很早就开始进行个人卫生护理，从而难以遵从早八晚五的工作时间安排。让个人护理服务人员很早上门服务具有一定的挑战性。如果肠道管理时间在晚上，那么患者白天会一直感到焦虑，因为有可能发生意外的肠道事件。每餐后都可能由于胃 - 结肠反射而发生便失禁，即使患者已经进行了规律而充分的肠道管理。手功能受损的四肢瘫患者如果决定重返工作，有时会选择耻骨上造瘘，因为很难让个人护理服务人员随时提供帮助。手功能健全的截瘫患者可以自行进行膀胱管理。不过，他们仍然需要更长时间和更频繁的中间休息来完成膀胱管理。至于压力缓解动作，推荐坐轮椅的患者每 15~20 分钟进行一次重心转移以预防压疮，这一要求会干扰工作流程的正常进行。在面对面会议中看到有人进行重心转移动作最初可能会使人觉得尴尬，但是这一点可以通过对共事的人进行宣教来克服。质量差的轮椅和轮椅坐垫会增加压疮发生的概率，这是在发展中国家已经发现的一个问题[39]。

移动和交通

交通工具的无障碍性问题和患者的手功能可能成为就业的障碍。根据 Dowler 等[40]的报道，四肢瘫患者存在与手功能相关的困难，如使用键盘、操作小零件、握笔、分拣物品等；截瘫患者遇到的困难则主要与交通有关，如驾驶、举重物、携带物品、通勤等。对于存在机械通气依赖问题的高位颈脊髓损伤患者，目前已产生相关的辅助技术，例如：利用嘴部或呼吸来驱动的轮椅、用头部或眼球运动来控制的鼠标，以及能够将口述内容进行转码的语音识别软件等。截瘫患者具有驱动电动助力轮椅或手动轮椅的潜力。电动助力手动轮椅能够减少肩部的负荷，从而预防因使用全手动轮椅而造成的肩部过度使用损伤。此外，还可以使用电动门。驾驶可以使 SCI 患者的独立性得到极大的提高，并且许多 SCI 患者具有驾驶能力。移动能力和到达工作地点的能力可以通过评估驾驶能力而得到反映。驾驶康复专家通过综合评价可以明确最符合患者个人需求的适应性装置。一次完整的评价应包括视力筛查、肌力检查、关节活动度检查、协调能力和反应时间评价、判断与决策能力，以及借助适应性装置进行驾驶的能力[41]。

情绪因素和态度问题

SCI 患者在回到受伤前的生活环境或工作环境时可能会经历一段时期的抑郁和焦虑。心理学支持可以对此提供帮助。工作场所中的人们表现出的对残疾人能力的偏见会进一步加重他们的心理压力[42]。当管理层和同事不能充分理解时，同事和客户对残疾人得到额外支持、专门改良和特殊待遇以及共事者工作量增加等问题的态度将成为障碍[43]。

对雇主和同事进行关于 SCI 雇员潜在特殊需求的教育和培训有助于减轻共事者之间的焦虑。重返社区和重返工作在发展中国家面临着更多困难，在这些国家，由于存在社交与移动障碍、不友好的交通运输系统、对残疾的羞耻感、社区的社交排斥等问题，即使低位胸脊髓损伤的患者也难以四处活动[44]。

环境和可及性问题

环境障碍会妨碍残疾人充分参与职业活动和娱乐活动。不符合无障碍性的物理空间，包括台阶、狭窄的门/入口/走廊、小房间等，均需要为使用轮椅者做出改造。建立在平地上的水泥地面单层办公室是最理想的，需要的斜坡最少；对于有多层建筑的工作机构，安装电梯也会让使用轮椅者更容易进出。户外不平整的起伏地带难以进行改造，与之类似，柔软的地面如地毯等会给轮椅移动造成比坚硬的地面更大的阻力。停车位应有足够的大小及充分的侧方空间，以便驾驶改良汽车的患者进出。环境障碍是一项得到公众高度关注的问题，美国为了解决这一问题，于 1968 年颁布了建筑障碍法案。对于居住在乡村地区和交通运输系统尚在发展中的国家的残疾人，出行会非常困难。

在尼泊尔的一项调查中，崎岖的路面和不具备无障碍设施的住房使患者的社区参与变得困难。不合适的轮椅进一步限制了环境的可及性，对于大多数借助设备进行移动的患者来说，社区参与是一项挑战[39]。

雇主的观点

将提供培训和支持的责任由康复专业人员转移给雇主，是促进残疾人重返就业和增加就业机会的切实可行的方式。在雇主和康复专业人士之间构建合作框架可以帮助有残疾的劳动者融入员工群体，并有助于对工作场所进行重新设计[45]。VR 的两个主要的关键点是培训和安置。就业市场开发实践的特点有很多，其主旨是确保雇主雇佣残疾人，将他们作为"未被开发的资源"来满足劳动力需求，提供潜在劳动力供给，而很少考虑和了解雇主的实际运营需求。最初供给侧得到更多的重视，在过去的 10 年间，需求侧也正在得到越来越多的认识，可以直接向雇主提供服务，帮助满足他们的劳动力需求[46]。当人们意识到可以和雇主谈这些事并且有信心得到其支持时，就更容易获得成功[4]。

澳大利亚政府教育、就业和劳动关系部在 2011 年公布的研究显示了雇主在雇佣残疾人方面的观点和残疾人就业服务发挥的作用，研究调查了 40 家用人单位，调查内容广泛，包含了招聘和财政刺激等话题。调查结果显示，被调查者对雇佣残疾人普遍持赞成态度，雇主们认为大多数残疾人具有良好的职业道德,但同时强调了工作适合度的重要性。较大的公司在满足工作场所特殊需求方面的能力更强。较小的公司可能需要预先花费额外的资金进行工作场所的改良,因此雇佣残疾人时存在障碍。工作优化的重要性也得到了强调,即通过分析工作职责、调整工作内容,使其适应求职者的工作能力,这是为了满足雇主需求而应该首要考虑的因素。残疾人劳动者通常被认为是可靠而忠诚的。雇主需要长期切实的财政激励,依据工作生产力给予补贴。雇主感受到的一些挑战包括:需要更多耐心、理解和沟通,在工作场所相关问题上受到患者家属的干涉,难以被客户和同事接受,需要消耗更多资源,督导培训和支持,工作场所相关问题如需要专门的设备,需要面临不确定性如残疾程度会如何进展等。雇主也发现了雇佣残疾人带来的一些获益:增进宽容和相互支持,增加多样性,得到受补贴的劳动力,提高残疾人的自尊,以及雇主因为给社会带来了改变而产生的自豪感[47]。

新西兰社会发展部已经在 2012 年开展委托研究,以了解雇主对雇佣残疾人的态度。106 家用人单位针对包括对潜在雇员的品质要求在内的一系列问题做出了反馈。在对残疾人群进行描述时,雇主们多借鉴自己认识的残疾人形象或描述为"坐轮椅"的人,约有一半(48%)的雇主表示他们所在的机构没有残疾人员工。大多数人认为,对待残疾人的态度(例如认为雇佣残疾人会带来麻烦)、较低的生产力、更高的缺勤率和额外的花费是阻碍他们在各自的工作机构雇佣残疾人的因素。此外,与残疾人相处时的健康和安全风险会使现有员工感到不安。75% 的人表示会受到来自客户和消费者的负面反馈的影响。超过 60% 的雇主表示他们不会或几乎不会雇佣患有精神疾病的残疾人。尽管新西兰的雇主们相信残疾人应该得到公平的机会,尽管已经有正面经验存在,但人们仍然认为理想员工和残疾人的形象是不匹配的。失业率居高不下,失业者得不到充分的代表,并且通常只能从事低薪酬的工作。雇主在调查中建议,应该向他们提供解释残疾人病情或残疾情况的信息,提供应对任何变化的经济支持,以及提供必要的改良措施和对员工及雇主本身的认知培训[48]。

SCI 后重返工作是工作能力随时间变化下的动态过程。可以预见,SCI 后重返工作充满了挑战,但克服障碍并成功重返主流工作还受到个体学习掌控环境的能力、个人决策和学习新技能的能力等因素的影响[24]。

> **记忆要点**
>
> - 为了帮助 SCI 患者重返就业和重新获得工作,康复专业人士应对患者的就业障碍有所认识并采取干预措施将障碍解除。
> - 雇员方面的障碍可能包括躯体、医学、环境、情绪和态度等方面的问题。
> - 雇主会发现雇佣残疾人可以带来一些获益,包括:增进宽容和相互支持,增加多样性,得到受补贴的劳动力,提高残疾人的自尊,以及雇主因为给社会带来了改变而产生的自豪感。

信息通信技术与职业康复

如果有人问我物联网对于我意味着什么,我会毫不犹豫地告诉他:对于我(一个四肢瘫患者)来说,互联网占据了我生活中最重要的部分。它是我的双脚,可以带我去世界任何地方;它是我的双手,帮助我完成我的工作;它还是我最好的朋友——它给我的生活带来了意义。

Dr. Zhang Xu[49]

无障碍化信息通信技术可以在教育、技能、培训、就业以及参与社区经济、文化和社会生活等方面为残疾人提供空前的机会。信息通信技术涵盖的范围非常广泛,包括硬件和软件、设备和计算机、通过电子技术促进信息交流的格式和系统等。

联合国残疾人权利公约对通信的定义包括"语言、文字显示、盲文、触觉通信、大字印刷、无障碍化多媒体,以及书面、音频、明码、人声朗读、放大和替代方式、通信方式和格式,包括无障碍化信息通信技术[50]"。

该公约认为信息通信技术的无障碍性和其他领域如建筑环境、交通工具的无障碍性同等重要。

为了促进存在躯体残疾和运动障碍的人群在学习氛围下接触计算机,有一系列问题需要考虑。其中包括(但不限于)辅助技术的正确方式、计算机工作站和所在建筑的无障碍性等。对于部分用户来说,可能能够使用标准键盘和鼠标,但对于另一部分用户,则可能需要通过替代设备进行点击和输入。替代输入设备可以让患者不使用标准键盘或点击设备也可以控制计算机。例如:比标准按键或键盘更大/更小的替代键盘,改变形状的替代按键,以及可以单手使用的键盘。电子点击设备可以在不用手的情况下对屏幕上的光标进行控制。可以起到替代作用的方式包括超声波、红外线、眼球运动、神经信号及脑电波。键盘过滤器可以在打字时提供帮助,例如单词预测、拼写检查等,以减少必需的按键次数。键盘过滤器可以使用户更快地打出想要的字母,避免误按不需要的按键。吹-吸系统可以在吸气或呼气时被激活。通过戴在头上、含在口中或系在下颌上的操作杆也可以完成按键。用手、脚、下颌等部位操纵的摇杆也可以用于控制屏幕光标。跟踪球是安装在一个底座上的可滚动的球状物,可以用于移动屏幕光标。触摸屏允许用户通过触摸屏幕直接进行选择操作或激活计算机,从而比通过移动鼠标或操作键盘更容易选择某个选项。触摸屏可以和计算机显示器整合为一体,也可以附加在计算机显示器之外。部分操作系统已经可以实现命令或文本输入的语音识别。连续性语言的语音识别软件可以实现文本输入、鼠标控制和软件应用操作,可以设置不同的词汇量等级并针对若干个专业学科编制相应的宏,目前这类软件已经问世。尽管系统中的语音模块不经过专门训练就可以识别单词,但每一位用户仍需要个人专属的语音模块文件,经过调试后实现最佳识别功能。对语音模块的恰当维护需要警惕用户和计算机的错误并对这些错误进行适当的改正。大多数语音命令系统的词汇量都非常大,但仍需要用户添加适当的名词和专业词汇表。一些听写系统需要依赖鼠标控制来进行桌面和听写功能的导航。

因此,为了排除 SCI 患者在培训与应用中的障碍,适应性信息通信技术还有很长的路要走。随着 IT 领域的迅猛发展,必须做好充分准备,将软件程序和相应的知识储备定期更新到最新版本。

记忆要点

- 信息通信技术可以在教育、技能、培训、就业以及参与社区经济、文化和社会生活等方面为残疾人提供空前的机会。
- 为了排除 SCI 患者在培训与应用中的障碍,适应性信息通信技术还有很长的路要走。

结语

英国的 Ludwig Guttman 爵士和美国的 Donald Munroe

在半个世纪以前建立了第一批脊髓损伤中心,给 SCI 患者的生活质量带来了巨大改善。在 21 世纪,随着全世界大量支持残疾人人权的国际法律法规的出现和辅助技术领域的飞速进步,VR 的发展已经为大量 SCI 患者提供了支持。尽管遇到了许多阻碍,随着代偿技术、环境改良、工作改良的出现,以及对雇主、政策制定者和一般社区的教育和培训,重获工作并维持就业状态的潜能已经得到了明显提高。康复医师和康复专业人员处于一个独特的位置,活跃在当地、国家、政治立法、政府和国际等层面上,倡导政策转变,增进人们对 SCI 患者 VR 的了解。许多国际法律如联合国残疾人权利公约正在改变 SCI 患者整体的康复前景,包括为他们提供就业岗位。在已经建立了良好的 VR 服务的国家,VR 过程包括由一名职业顾问进行评估并制定一份个体化的就业计划。训练患者使用公共交通工具和工作场所的其他改良设施、使用辅助技术克服身体残疾等也是 VR 服务的组成部分。在资源有限的国家,社区康复是一项切实可行的替代途径,近期发起的一些有身患残疾的利益相关者参与的倡议已经开始引导自主创业。许多因素会影响 SCI 患者的 VR,但重点关注可改良的因素如教育和计算机技能等,可以提高获得有酬工作的概率。正如联合国残疾人权利公约等以权力为基础的社区康复立法所设想的那样,家中就业、自主创业等 IT 概念的发展正在为 SCI 后 VR 领域带来改变,促使 SCI 患者重返主流社会。借助 VR 项目和辅助技术,SCI 患者能够找到有酬工作,从而减轻残疾相关的失业给社会造成的经济负担,提高生活质量。

本章重点

- 职业康复的目标是使脊髓损伤患者重新获得谋生的能力。
- 借助职业康复项目和辅助技术,SCI 患者能够找到有酬工作,从而减轻残疾相关的失业给社会造成的经济负担,提高生活质量。
- SCI 患者以青年男性为主,从而使职业康复对于个人、社区和国家的意义尤为重要。
- 影响职业康复的因素可以分为残损因素、活动因素、个人因素和环境因素。
- 世界卫生组织已经发出倡议,将社区康复作为一种多方面策略,通过残疾人、家庭、社区以及相关政府和非政府组织的多方合作,帮助残疾人得到教育、工作、健康和社会服务等方面的获益。

- 在资源有限的国家,可以开展社区康复与职业培训以及社区就业。
- 为了帮助 SCI 患者重返就业和重新获得工作,康复专业人士应对患者的就业障碍有所认识并采取干预措施将其解除。
- 为了排除 SCI 患者在培训与应用中的障碍,适应性信息通信技术还有很长的路要走。
- 在 21 世纪,随着全世界大量支持残疾人人权的国际法律法规的出现和辅助技术领域的飞速进步,VR 的发展已经为大量 SCI 患者提供了支持。

- 许多国际法律如联合国残疾人权利公约正在改变 SCI 患者整体的康复前景,包括为他们提供就业岗位。

致谢

感谢针对本章主题开展研究和进行学术工作的所有学生。感谢 Bharat Ramachandran 先生、Krithika Ramachandran 女士、Min Kim 博士、Priya Shankar 女士、Lisa Williams 博士和 Arjun Shankar 先生对本章的编写做出的贡献。

(邢华医 译 刘楠 校)

参考文献

1. Frank AO, Sawney P. Vocational rehabilitation. *J R Soc Med* 2003;96(11):522-24, PMCID: PMC539622.

2. Hess DW, Meade MA, Forchheimer M, Tate DG. Psychological well-being and intensity of employment in individuals with a spinal cord injury. *Top Spinal cord Inj Rehabil* 2004;9:1-10. P 1 High Direct.

3. Wise HH, Brotherton SS, Thomas KJ, et al. Employment outcomes: health factors and role of the physical therapist. *Top Spinal cord Inj Rehabil* 2004;9:11-8. S2 Medium Direct.

4. British Society of Rehabilitation Medicine. Vocational assessment and rehabilitation for people with long term neurological conditions; recommendations for best practice. London: BSRM, 2010.

5. Thomassen PC, Post MW, van Asbeck FW, et al. Return to work after spinal cord injury. *Spinal Cord* 2000;38(1):51-5.

6. Young AE, Murphy CC. A social psychology approach to measuring vocational rehabilitation intervention effectiveness. *Occup Rehabil* 2002;12(3):175-89.

7. Ottomanelli L, Goetz LL, Suris A, et al. Effectiveness of supported employment for veterans with spinal cord injury: results from a randomized multisite study. *Arch Phys Med Rehabil* 2012; 93(5):740-7. PMID: 22541306.

8. Krause JS, Terza JV. Injury and demographic factors predictive of disparities in earnings after spinal cord injury. *Arch Phys Med Rehabil* 2006;87(10):1318-26.

9. James M, DeVivo MJ, Richards JS, et al. Post injury employment outcomes. *Rehabil Phychol* 1993;38(3):151-64.

10. Krause JS, Sternberg M, Maides J, et al. Employment after spinal cord injury: differences related to geographic region, gender, and race. *Arch Phys Med Rehabil* 1998;79(6):615-24.

11. Hills-L, Cullen-E. A study into the employment trends of individuals treated at a spinal cord injury centre. *Int J Ther Rehabil* 2007;14(8):350.

12. Arause JS, Anson CA. Self- perceived reasons for unemployment cited by persons with spinal cord injury: relationship to gender, race, age and level of injury. *Rehab Couns Bull* 1996;39(3):217-27.

13. David W. Hess, David L. Ripley, William O. McKinley, et al. Predictors for RTW after spinal cord injury: 3-year multi centre analysis. *Arch Phys Med Rehabil* 2000;81:359-63.

14. Saltychev M, Kinnunen A, Laimi K. Vocational rehabilitation evaluation and the International Classification of Functioning, Disability and Health (ICF). *J Occup Rehabil* 2013;23:106-14.

15. Escorpizo R, Finger ME, Glässel A, et al. An international expert survey on functioning in vocational rehabilitation using the International Classification of Functioning, Disability and Health (ICF). *J Occup Rehabil* 2011;21:147-55.

16. Escorpizo R, Gmünder HP, Stucki G, et al. Introduction to special section: advancing the field of vocational rehabilitation with International Classification of Functioning, Disability and Health (ICF). *J Occup Rehabil* 2011;21:121-5.

17. http://www.icf-research-branch.org/download/viewcategory/5-icf-core-sets ICF core sets. ICF research branch, 2013. Cited date: February 2015.

18. Glässel A, Rauch A, Selb M, et al. A case study on the application of International Classification of Functioning, Disability and Health (ICF) based tools for vocational rehabilitation in spinal cord injury. *Work* 2012;41(4):465-74.

19. Ptyushkin P, Vidmar G, Burger H, et al. The International Classification of Functioning, Disability and Health (ICF) in vocational rehabilitation and disability assessment in Slovenia: state of law and users' perspective. *Disabi Rehabil* 2011;33(2):130-6.

20. Disability and the United Nations. Enable, United Nations. http://www.un.org/disabilities/default.asp?id=161. Accessed on Feb 2015.

21. Convention on the Rights of Persons with Disabilities, chapter-HUMAN RIGHTS. New York, December 13, 2006. United Nations Treaty Collection. https://treaties.un.org/Pages/ViewDetails.aspx?mtdsg_no=IV-15&chapter=4&lang=en. Cited date: March 2015.

22. WHO Library Cataloguing-in-Publication Data. Community-based Rehabilitation: CBR guidelines. In: Khasnabis C, Motsch KH. Geneva: WHO Press.

23. Chan F, Reid C, Kaskel LM, Roldan G, Rahimi M, Mpofu E. Vocational assessment and evaluation of people with disabilities. *Phys Med Rehabil Clin N Am* 1997;8(2):311-25.

24. Khodairy AT, Gobelet C, Rossier AB, et al. In: Gobelet C, Franchigoni F, editors. Vocational rehabilitation. Springer; 2006. p.165-84.

25. Langton T, Sligar S, Annis J. A new paradigm for vocational evaluation: empowering the VR consumer through vocational information. Pathfinder Associates. 2003; The complete IRI publication is available at http://www.iriforum.org/books.aspx#31

26. Johnson K. Vocational rehabilitation and spinal cord injury. In: Lin VW, editor. Spinal cord medicine: principles and practice. 2nd ed. New York: Demos Medical Publishing, 2010; p. 820-5.

27. Bricout JC. Using telework to enhance RTW outcomes for individuals with spinal cord injuries. *Neurorehabilitation* 2004;61:8-15. E2.

28. Lisa Ottomanelli, Tampa VA, Richmond VA, et al. Spinal Cord Injury Vocational Integration Program: Predictive Outcome Model

Over Time for Employment (PrOMOTE) VA Rehabilitation Research and Development – Multi-Center Study Oct 1, 2010–Sep 30, 2014.

29. European Union. Supported Employment for people with disabilities in the EU and EFTA-EEA, 2011. Luxembourg: Publications Office of the European Union, 2012. Cited date: March 2015.

30. Nahar N, Nuri RP, Mahmud I. Financial aid in the rehabilitation of individuals with spinal cord injury in Bangladesh. *APDRJ* 2012;23(2). doi 10.5463/DCID.v23i2.97.

31. Johnson K, Krause J. Employment after spinal cord injury. In collaboration with University of Washington, Model Systems Knowledge Translation Center, 2011.

32. Reeves C, Reeves D. Vocational rehabilitation – spinal cord injury. Paralysis Resource. Center Available at http://www.christopherreeve.org/site/c.mtKZKgMWKwG/b.4467575/k.76B2/Vocational_Rehabilitation.htm#.

33. The National Spinal Cord Injury Association. http://www.spinalcord.org/resource-center/askus/index.php?pg=kb.printer.friendly&id=71#p1685 Spinal cord injury model systems

34. Margaret H, Lin VW. Spinal cord medicine: principles and practice. 2nd ed. New York: Demos Medical Publishing 2010.

35. http://pmrcmcv.tripod.com/ri.htm. Christian Medical College, Vellore.

36. The World Bank. The World Report on Disability. (June 9, 2011). New York: The World Health Organization.

37. Simon KK, Chan K, Mann DW. Barriers to returning to work for people with spinal cord injuries: a focus group study. *Work* 2005;25:325-32.

38. Marti A, Reinhardt JD, Graf S, Escorpizo R, Post MWM. To work or not to work: labour market participation of people with spinal cord injury living in Switzerland. *Spinal Cord* 2012;50:521-6.

39. Scovil CY, Ranabhat MK, Craighead IB, Wee J. Follow-up study of spinal cord injured patients after discharge from inpatient rehabilitation in Nepal in 2007. *Spinal Cord* 2012;50:232-7.

40. Dowler ID, Batiste L, Whidden E. Accommodating workers with spinal cord injury. *J Voc Rehabil* 1998;10:115-22.

41. National Highway Traffic Safety Administration. Adapting Motor Vehicles For People With Disabilities. DOT 1999.

42. Ottomanelli L, Lind L. Review of critical factors related to employment after spinal cord injury: implications for research and vocational services. *J Spinal Cord Med* 2009;32(5):503-53.

43. Targetta PS, Wehmana PH, McKinleyb WO, Young CL. Successful work supports for persons with SCI: focus on job retention. *J Vocat Rehabil* 2004;21:19-26.

44. Rathore FA. 2010. Spinal cord injuries in the developing world. In: Stone JH, Blouin M, editors. International encyclopedia of rehabilitation. Available from: http://cirrie.buffalo.edu/encyclopedia/en/article/141/ Cited date: February 2015.

45. Fabian E, Luecking R, Tilson G. Employer and rehabilitation personnel views on hiring persons with disabilities: Implications for job development, Journal of Applied Rehabilitation Counseling 61 (1995), 42-49.

46. Luecking RG. Emerging employer views of people with disabilities and the future of job development. *J Vocat Rehabil* 2008;29:3-13.

47. Australian Government Employment Monitoring and Evaluation branch. Employer perspectives on recruiting people with disability and the role of Disability Employment Services. August 2011.

48. Woodley A, Metzger N, Dylan S. Employer attitudes towards employing disabled people – Report; November 2012.

49. Mike Burks, No disability in Digitalized Community. ICDRI. http://www.icdri.org/inspirational/no_disability_in_digitalized_com.htm. Cited date: February 2015

50. Convention on the Rights of Persons with Disabilities. Enable, United Nations. http://www.un.org/disabilities/default.asp?navid=13&pid=150. Cited date: March 2015.

51. U.S. Department of Labor's searchable online accommodation resource (SOAR). Available from: http://askjan.org/cgi- in typeQuery.exe?902http://askjan.org/links/about.htm. Job Accommodation Network, Cited date: February 2015.

第42章　脊髓损伤的管理：患者角度

Nitin Goyal, Shivjeet Raghav, Divya Parashar

学习目标

本章学习完成后,你将能够：

- 了解团队所有成员在"脊髓损伤综合管理"中的角色；
- 在康复机构治疗期间,脊髓损伤患者及其看护者应对正在进行的治疗有一定了解,康复团队成员应具备一个相应的内容清单,我们将在本章中讨论其重要性；
- 让患者和家属/看护者接受脊髓损伤的事实并长期生活下去的过程就像一个陡峭的学习曲线,因此,有些信息可能必须根据他们的理解能力和需求而反复解释多次；
- 离开临床机构后,建立以患者为中心的康复治疗十分重要,其中包括强调对脊髓损伤患者及家属进行有关脊髓损伤的影响和长期管理策略方面的宣教；
- 本章解释强调了最佳生活质量和躯体健康的重要性,鼓励患者重返教育、社会活动,进行运动和娱乐活动,以及在脊髓损伤患者不同年龄阶段进行终身学习；
- 总结了朋辈辅导和咨询机构在终身心理支持和问题解决中的重要性；
- 脊髓损伤患者需要学会自我激励,并能够在残疾状态下关注自我实现。

作者说明：本章内容面向综合康复治疗团队成员,而非面向患者本人。

引言与背景介绍

脊髓损伤(spinal cord injury, SCI)的综合管理取决于相关医学专家组成的多学科团队的努力[1]。团队必须包括 SCI 患者,以及那些即将进行护理或为患者提供支持的人员(视其独立程度而定)。每个 SCI 患者在生理、损伤的性质和程度、家庭和财力支持、教育及就业的独立性、自理活动的灵活性、教育和知识水平、学习动机、经验和独立能力各不相同。对一个人起作用的可能对另一个人不起作用。随着时间和生活条件的变化,患者的需求也会改变。因此,SCI 患者和他们的看护者需要接受多种多样的培训。同时,咨询辅导应当贯穿于他们准备和接受干预、训练的全过程。

患者及看护者对 SCI 进行持续管理时需要对 SCI 的后果和并发症有一个基本的了解。患者在后期对治疗的低依从性可能源于其理解和知识的匮乏。一名新受伤的 SCI 患者需要反复接受 SCI 相关的教育,认识到由于 SCI,他们身体的各个部分都发生了变化,他们可能面临的并发症风险,以及如何管理这些情况。他们需要意识到每个并发症发生在其身上的风险,以及并发症管理的紧迫性。患者出院后对并发症的管理意识可显著影响其生活质量[2]。

本章讨论了患者及其看护人员在康复过程中对康复中心及康复团队的期望。我们为康复人员提出了最佳的方案、方法和行为指导,这将帮助患者掌握必要的技能和行为技巧,重建成功和健康的院外生活基础。

记忆要点

- SCI 的综合管理涉及一个多学科团队,其中除了医疗专业人员,还应该包括 SCI 患者和他们的看护人员。
- 社区中 SCI 患者的生活经验,为新受伤的患者建立新生活提供了充足的信息、安慰和希望。

创伤带来的情感冲击

改变人生的 SCI 事件的猝然发生给患者和他们的家人带来了巨大的压力[3]。大多数人从来没有遇到过这样的创伤,所以创伤本身及其对身体和心理的巨大改变是极其严重的。他们被迫改变生活习惯的方方面面,同时必须忍受创伤后进行自我接受、适应和评价的过程[4]。

已有诸多书籍和文章论述了 SCI 后患者将经历的各阶段[5]。如今人们更关注于压力的评估和应对,许多原来的观点已经被改变[6]。我们建议临床医生不要给患者贴上所谓不同阶段的标签,也不要对他们并未经历这些阶段而感到惊讶。患者所拥有的资源、患者和环境间的动态相互作用、他们的支持来源及他们对形势和环境的评估,都对他们调整适应的结果至关重要[6]。

最初的阶段通常是包括情绪麻木在内的震惊,这个阶段患者的情绪常常在恐慌和混乱之间摇摆,试图摆脱受伤所带来的混乱,持续时间从受伤后的几个小时到几天。必须牢记,不同国家有不同的疏散和转移流程,以及应急小组的反应往往会对患者和家庭的情绪反应产生影响。

当新受伤的患者拒绝接受临床医生的诊断和预后分析时,人们经常讨论到否认情绪。否认通常见于医院护理的最初阶段,平均发生于伤后的三个月。患者所谓的"希望"被临床医师视为拒绝,其实这种情绪对他们艰难度过创伤所带来的精神上、情感上、身体上和社交上的灾难都是很重要的[7]。它缓冲了创伤所带来的诸多影响,逐渐让这些改变渗入患者生活。然而,当它干扰到康复,影响患者回到以往的社会角色时,否认情绪确确实实成为了一个问题。不仅是患者本身,其他家庭成员也可能表现出否认的态度,这使得帮助他们实现生物心理康复治疗方案所制定的目标成为一项艰巨的任务。此外,它可能会促使 SCI 患者去尝试许多在互联网上广泛宣传却未经证实的 SCI "治疗方法"。

患者通常还会经历愤怒和抑郁,主要表现为对受伤所带来损失的反应,例如:损失重要功能(移动、感觉、大小便、性),身体形象的变化,对未来的担心(财务、家庭、职业、生计),缅怀过去和曾经状态,缺乏可以保证基本生活质量的基础设施。人们经历这些情绪的时长会因社会、健康、心理和支持资源不同而各异。

接受伤害可能需要很长时间。尤其是当患者接受创伤所带来的影响并努力向前推进的时候,这并不一定意味着他/她对受伤和新的经历感到高兴,而主要是由于其放弃了不切实际的希望,以及基于现实潜质、能力和局限性而成功地适应了新的角色。这个阶段可能仍然充满了焦虑和悲伤,因为发展变化带来了新的挑战和资源需求。当患者善于应对并重新履行自己的社会角色时,就可以认为这个人的适应取得了成功。要记住,他们需获得必要的资源才能适应操控环境。

与受伤有关的情绪和评价常常是决定患者预后与康复努力效果的主要因素[8]。心理咨询和心理干预有利于 SCI 患者在康复过程中和社区中获取支持资源[9]。

> **记忆要点**
>
> - 突发的 SCI 事件会永远地改变患者和家人的生活,带来巨大的压力。
> - SCI 患者和他们的环境、支持资源、评估方法之间存在着一种动态的相互作用。这对于他们适应的结果至关重要。
> - 一个 SCI 患者在康复过程中会经历包括震惊、否认/希望、愤怒、应对、抑郁、接受和调整在内的不同情绪。

促进心理健康

许多患者、家人和临床医生往往担心受伤后的破坏性情绪会对康复过程产生影响。患者可能会因为他们经历的创伤而感到沮丧,可能因为对未来的恐惧和怀疑而感到焦虑,也可能会感到愤怒和经历一种不公平的感觉,常见如"为什么是我?"的质疑。每个人的特性截然不同,我们无法预见每个人对创伤的反应[10]。在受伤的早期阶段,首要任务是处理患者的情绪。可以预期的是,患者将感到不同程度的焦虑和悲伤,这是调节反应的一部分。但如果这种情绪干扰了康复活动,影响患者本人及他们的人际关系,那么建议由心理学家和/或朋辈咨询员介入支持。

思想影响情绪,情绪作用于行为

当人们在压力情境中无所作为的时候,会产生应激反应(例如:当面临 SCI 所致的各种挑战),或者当人们回应的方式对这种情境无效的时候,压力所带来的影响将进一步恶化。人们忍受压力的时间越长,越难管理这种恶性影响,其后将导致整整一系列心理、生理和情绪的改变,最终产生更深远的问题。所以,当人们面对压力时该怎么做呢? 是什么让人们感受到压力? 他们的判断或评价,他们是怎么想的,他们觉得自己能否处理好这个情况,问题看起来挑战性有多大,将决定人们是否产生压力。每个人根据他们是否有能力应付这个情况而做出决定,如果他们认为自己能力不足,那么就可以避免遇到这种情况或者选择获得新的技能来帮助他们更好地处理。我们可以看到,我们对压力的感知是非常重要的。然而,我们对事件的看法并不总是理性和正确的,这可能导致不恰当的反应。在很多时候,人们在生活中遇到了什么并不是那么重要,更重要的是他们是怎么想的。

如果人们认为他们只是在经历生活,觉得做任何事都是毫无意义的(最多除了治疗之外),那么他们就会变得冷漠、对任何事丧失兴趣,这种感觉导致他们不太可能去做任何事情。建议人们在面对这种情况时做一些对策,不然其关于“生活已经结束”的假定将被强化,他们冷漠和退缩的情绪水平将更高。这种恶性循环会导致很多负面的想法和感觉。然而,如果人们相信他们可以做一些实际的事情来应对这种情境,他们会感觉更好些,而且更有可能采取行动去改变现况。因此,认识到人的想法和感受之间的关系十分重要。人的想法决定了他们的感受。为了应对现况,有一些策略建议如下:①做出承诺:把现况当作是一项挑战,而不是一种威胁,按照 3C 原则:承诺(Commitment)解决现有问题,控制(Control)个人可以改变和适应的方面,并将其视作一个需要克服的挑战(Challenge),这将激励人们坚持下去。②通过娱乐活动来认识到创伤并没有消耗其生命。③专注于功能和个人能达到的目标,不断地衡量进步,看他们已经取得了多少成果。④明确目标并将实现目标的方法具象化,帮助患者克服在通往目标的路上可能遇到的障碍。

采取行动应对

因此必须注意,当人们处于应激反应时,他们会选择采取些行动而不是轻易放弃。他们越回避解决问题,这个问题似乎就越大。回避只是把问题推迟,往往会使人觉得更无力解决问题。

应对是指我们通过动员合适的思想和行动,采取能够处理该情境的措施和步骤。一些有助于应对的常见策略如下[11]:

- 以坚定不移的决心去解决问题,而不是回避它;
- 分析压力的来源;
- 获得有用的信息——进行创伤和管理方面知识的自学;
- 通过积极的问题应对获得主动权;
- 放宽心——把某些事情放置一边;
- 寻求支持;
- 承认情绪反应;
- 适应和接受;
- 忙中偷闲;
- 放松策略。

基于对现实的思考激发斗志

以上讨论的主要是关于积极鼓励人们采取行动来管理自身的残障所带来的后果。积极思维并不意味着简单地看到乐观的一面,因为这不能帮助一个人应对问题。重要的是实际地思考还有哪些可能性,哪些是可以做到的。前来咨询的患者在探讨其 SCI 的预后时,应当鼓励其努力实现其生活中变化和未变化方面的平衡。

记忆要点

- 可以预料患者将产生各种程度的焦虑和悲伤情绪。这些应被视为适应调整过程的一部分,如果情绪干涉康复或者影响其人格,患者可能需要心理学专家和/或朋辈心理咨询的辅助。
- 当个人不适当地处理压力情况时,将产生应激反应,导致心理、生理和情感的变化。
- 压力感受可能不总是理性和正确的,这可能会导致不恰当的反应,包括冷漠、退缩以及消极的想法和感觉。
- 3C 原则:承诺解决现状,控制可以改变和调整的东西,把问题看作是可以克服的挑战。该原则有助于激励个人继续坚持。
- 应对策略包括动员适当的想法和行动来处理问题。
- 现实地思考还有哪些可能性、能做些什么,对于讨论 SCI 的预后至关重要。
- 康复的重点是克服困难、使个人能够应对变化,并且教导一个人尽可能地自力更生。

康复阶段的重要因素

以患者为中心的护理和关怀

由于患者在医院和 SCI 治疗单元接受医疗和管理的时间延长，与他们一起进行工作的专业人员的作用也十分重要。多学科治疗小组必须鼓励患者参与治疗，并确保根据每个患者的爱好、能力和需求进行干预。在一项由 Lindberg 等人进行的研究中[12]，患者提出，个体的期望水平和参与程度因人而异，而且同一个人在康复过程中可能会随时变化，治疗人员对这些变化十分敏感且受其影响。患者对治疗的参与必须得到尊重和真实地记录，包括规划和决策、传授知识和教育、鼓励和激励，以及回归家庭等。专业人士所传达的信息和他们对待患者的方式将影响患者的参与和调整过程。临床医生和康复专业人员在与患者互动时，必须传达关于获得权益、制定规划和决策以及解决问题方面的关键信息。

讨论预后与设定现实希望

关于是否告知创伤的真实预后，目前有两种模棱两可的观点，经常体现在患者角度和主管临床医生角度之间的冲突。然而，这是一个重要的领域，它决定了团队能否对患者的康复目标和出院后的生活进行实际计划。但是，这对患者和家庭来说是一个相当难以接受的消息。一些临床医生认为，在受伤后早期告知患者运动功能的不良预后可能是抑郁和焦虑的来源，可能会影响患者参与综合康复的意愿。目前尚没有数据支持这一说法[13]。不论不良预后的医患沟通做得再优秀，都必然会让患者对他／她的生活产生重大的担忧，包括身体、社会、心理、职业、环境和个人等各个方面。与受伤有关的各种变化经常让患者感到绝望，然而他们会努力保持一个信念——康复的希望[7]。在对患者进行的一项研究中[14]，我们发现了"希望"的变化轨迹中的三个主题：希望完全恢复（常被视作"否认"）；希望自己受伤后能够自力更生；希望能获得最优的生活质量。伤后时间延长、家庭和朋友的影响、评估过程、医疗机构的影响，有助于实现变化轨迹的穿越，这个过程不是线性的也不需要人们为之奋斗[15]。当对预后的期望破灭后，问题开始浮现。如前所述，一旦患者被鼓励讨论预后和其潜在影响时，建议脊柱外科医师／物理治疗师与患者和家属进行初次见面，同时通过关注功能和需要实现的目标激发

其希望。患者可能不接受这个消息，并可能继续执着于复原。然而随着时间推移、教育和逐渐认识自我，希望的对象就会转变（自力更生，重返职业，最佳生活质量）。对于不完全受伤的患者，希望可以通过让他们相信在一段时间内（最多 24 个月），他们仍然能够获得感觉和／或运动功能的改善，并强调他们应该尽快回到其角色和职业。未来在干细胞治疗研究方面的进展也有助于患者保持"期待康复"的长期目标，即专注于照顾自己的身体，以备将来 SCI 治疗方法的出现。

咨询和支持

获得教育和信息除了让患者在应对伤害时实现心理上的缓冲，在康复过程中的作用也是无可替代的。最初患者可能只关注于身体康复，经常抗拒那些暗示了伤害是永久性的干预措施（如关于接受和应对方面的咨询、购买轮椅、使用无障碍设备）。但是，他们应该得到康复团队的支持帮助，方法可以是为其制定目标、开展团队会议，以及在康复治疗期间与治疗师或护士进行一对一的简短沟通。基于舒适、信任、移情和无偏见态度的治疗关系是任何良好患者－临床医生关系的特征[16]。如果患者有严重的情绪和行为障碍，并且有强大的防御机制，那么必须接受心理学家和／或精神科医生的咨询。然而，对于向患者解释创伤和其所带来的影响、传达实用的技巧和建议尤其是在性方面的问题，朋辈咨询员是团队中重要的资源。通常这两种专业人士可以一起工作，心理学家可以提高患者的心理准备程度，朋辈咨询员可以提供信息和教育，让患者更好地掌握和理解。

为未来做好准备

除了自我护理的知识，还应当重视患者受伤后并发症和突发事件的管理、回归个人生活、人际关系、职业需求、休闲和社会追求，以及制定计划、解决问题和做出有效的决策等方面面内容。随着 SCI 患者年龄增长，需注意对患者保持宣教，保障其生理和心理健康[17]。这一点在他们回归社区后和再入院的随访跟踪中尤为重要。SCI 患者移动能力的不便利性是一种持续的障碍，其运动和移动能力、座位和辅助技术，以及环境适应方面需要更多的关注和研究[18]。患者的适应能力受到人口因素（年龄、性别、经济状况、住宅位置、婚姻状况、家庭支持）、医学因素（损伤的持续时间、损伤的节段和完全性）、社会因素（就业状况、教育

水平、护理的情况）的影响[19]，为患者提供适应未来生活的咨询服务时必须考虑这些因素。

医院制度与流程的框架

为了实现康复和融入社区的最佳状态，这个过程的关键是：①以患者为中心；②康复不仅限于患者住院期间，而是延伸至患者返回到家庭 / 社区时[20]。康复不能是"一刀切"，需要在以下问题方面进行个体调整：受伤后的需求变化、患者的目标（和恐惧）、个人情况（家庭、财务）、家庭环境、可用的设施等等。这需要一个整体的方法贯穿整个康复过程，在这个过程中，团队一起工作，尽可能地满足患者躯体、心理和情感的需求。

康复中心需要采用基于国际最佳研究实践的高质量的医疗制度，并融入其所在国家和社会的特定情况。该制度需要正式的文件记录，医院人员需要接受培训。所有医院人员也需要意识到规范执行制度的重要性，以及理解患者陡峭的学习曲线、高水平的创伤情感和对变化的抵抗情绪。

医院制度应吸取朋辈群体关于简单实用解决方案的反馈意见，例如：洗涤和再利用尿液引流袋和导尿管，为了便于肠道管理而注意饮食等。该制度应该以医学研究为依据，根据患者、朋辈群体的反馈意见定期更新。

由于 SCI 的管理需要多学科团队参与，在患者住院康复期间，提供一份所进行的事项 / 活动清单可以为患者带来更多帮助，并且建议列一个分别有各专科医师不同主题的清单。例如，在物理治疗和作业治疗中具体的治疗活动、患者教育课程、咨询会议、支持团体、体育疗法及轮椅技能培训等等。表 42.1 提供了一个清单的范例。

康复过程需要一个人来整合协调康复治疗，他通常是一名"个案管理者"，作为咨询和向上沟通的一个"点"，安排与团队关键成员的引荐和讨论。通过会议制定目标对于了解随访患者的进步和存在的障碍至关重要。正如 Duff[21] 所提到的，"一个有效的目标制定系统提供了一个框架，通过这个框架，个人可以将新技能和机制概念化并付诸实践，通过这个框架，个人可以了解他们所受创伤的影响，并帮助他们调整适应"。个案管理者和患者及其家属以及多学科团队一起，制定短期目标、长期目标和预期的康复结果，并根据进展、目标和发现的障碍定期对他们进行随访（表 42.2）。

正如之前所强调的，康复的重点必须是实现功能目标，强调需要增加家庭和工作 / 学校、休闲、个人和社会参与活动。重点应该是在日常生活、外出、行动、接受教育以及获得关于损伤的信息、制定决策、重返工作、实现个人目标的活动中，最大限度地自力更生[22]。

整个过程概括如下：

- 损伤后的手术 / 保守治疗，如下所示。
- 开始动员患者的时机：当患者能够参与治疗并至少能坐 2 个小时。
- 康复初期会议：脊柱医学专家 / 治疗师对患者进行管理和康复治疗，回答有关预后的问题，介绍团队，并回答任何疑问。

表 42.1　多学科康复治疗的活动清单

#	目标	计划日期	活动日期	评价
	日常物理治疗 设定 SMART* 目标 活动			
	会面辅具技术专家,注重座椅和姿势;明确辅具和设施的需求(轮椅/足托/夹板等)			
	与朋辈咨询员讨论(至少3次,本次为第1次)。第1次会议的目的:SCI 对生活和躯体的影响,前行的道路和希望,膀胱、肠道和皮肤护理基础			
	与康复心理学家的会面(至少3次,本次为第1次) 设定 SMART* 目标			
	与多学科团队开展目标规划会议			
	与职业咨询顾问会面 设定 SMART* 目标			
	参加第一次患者教育会议(目标:参加住院期间的每次会议)			
	与朋辈咨询员讨论(至少3次,本次为第2次)。第2次会议的目的:宣教、自我护理、日常生活活动、与朋辈团体保持联系的需求			
	轮椅技巧培训(初级)			
	水疗培训			
	会见运动治疗师			
	其他治疗性的活动?			
	出院计划			

*SMART 原则:具体的、可衡量的、可实现的、现实的,以及时间依赖的。

表 42.2　目标规划进度表

患者:
日期:
参会团队成员:
缺席团队成员:

需求	目标	对象和日期	目标实现(是/否)? 如果没实现,从①~⑤中选择原因*	超出预期目标?

* 未实现目标的原因:①人员/组织的问题;②患者的问题;③临床并发症;④其他;⑤工作人员未参与会议。

- 需求评估：考虑到每个患者的独特需求，为实现其康复目标必须完成多学科的需求评估，必须通过行为指标来评估患者的独立水平以及其对康复领域关键知识的知晓程度。建议包括：躯体健康保健、日常生活活动、皮肤管理、膀胱和肠道管理、移动性和轮椅、回归社区、心理问题、出院计划。
- 目标规划会议：多学科小组，患者及其家人共同制定清晰而具有建设性的 SMART 目标。此外，多学科小组会议将重点讨论患者在康复、需求、障碍和行动方面的功能进展。
- 患者教育课程使患者和照护人员能够获得知识和实践技能来进行脊髓损伤后的躯体管理。
- 出院计划：出院计划必须始于第一次规划目标时，并贯穿始终，包含以下目标：①患者是否知道出院后如何管理损伤的并发症？②他 / 她的功能状态能否胜任（口头上或躯体上）？③是否需要在社区为其安排资源联络人？

　　患者和他们的照护人员会被 SCI 带来的骤变和大大小小要做的事情所压倒。他们常常会对某项活动是否会有所帮助、应当关注哪些活动以及以后可以参加哪些活动而感到迷茫。个案管理者将能够了解患者的独特需求，并引导他们通过进行"端到端"（end to end）的康复体验，在需要的地方做出必要的推荐和改变。一旦个案管理者对患者的需要和其所需康复领域进行了彻底地评估，就可以列出一个完整的活动清单，这些活动是实现康复目标时可能需要完成的。清单应该根据团队会议和目标规划会议的建议定期修改。对管理者的信任将使患者感到非常欣慰，并有机会毫不犹豫地提出疑惑和问题。如果没有个案管理者这种关键的协调和监督者，康复中心的人员有时可能会遗漏患者在功能训练中出错的情况。

　　康复中心应设立远程医疗 / 远程咨询制度，为院外患者提供应急 / 日常建议。例如，当患者在早晨突然出现血尿而不知道这种情况是否要紧时！

　　康复中心应积极参与手术开展城市的朋辈互助小组。与成功融入社区的患者进行定期互动可给予住院患者极大的支持，为他们提供出院后能够成功生活的希望，宣泄情感创伤，以及为日常生活活动提供建议。他们从朋辈那里学东西更多更快，这种社交也帮助他们建立起一个终生互相支持的朋辈群体网络。

> **记忆要点**
>
> - 康复中心需要采用高质量的医疗制度，根据国际最佳实践成果定制符合所在国家和社会现状的方案。
> - 该制度应该根据医学会议上的前沿进展以及患者、朋辈群体的反馈定期更新。
> - 康复的重点应该是实现功能目标，强调增加家庭和工作 / 学校、休闲、个人和社会参与活动的需要。
> - 个案管理者应该了解患者的独特需求，并引导他们通过"端到端"的康复体验，做出必要的推荐和改变。
> - 康复中心应该设立一个远程医疗 / 远程咨询程序，为院外患者提供应急 / 日常建议。

自我照护

　　SCI 患者和其家人、照护提供者必须充分了解所有 SCI 基本的生活活动，这些基本习惯和知识将帮助他们过上健康、有意义的生活，避免并发症，即：
- 膀胱管理。
- 肠道管理。
- 皮肤护理和压疮。
- 饮食的注意事项。
- 采购和维护物资、辅助装置和设备。
- 定期锻炼和体力活动。
- 疼痛和痉挛。
- 性和生育，妇女的需求和分娩。
- 高节段损伤患者的并发症——自主反射异常、呼吸障碍。
- 骨质疏松症。
- 脚部肿胀。
- 烧伤和伤口。
- 旅途中的护理问题。

　　这些主题已经在第 5 章进行了详细讨论。

获取知识和信息

　　患者应该意识到需要自学 SCI 对身体的影响、潜在并发症、管理这些影响的不同方法、并发症的预警征兆以及治疗策略等知识[23]。由于他们并不总能接受专业医生的培训和管理并发症,他们应该意识到自己需要养成终生学习的习惯,要了解他们的身体、身体表现出的种种迹象,以及治疗和康复的效果。

康复中心应向患者提供一套资料,以供他们自我教育和参考。该手册应该是一本涵盖 SCI 所有方面的综合参考书。Christopher & Dana Reeve 组织、模型系统知识转化中心(Model Systems Knowledge Translation Centre)、美国国家脊髓损伤协会资源中心(National Spinal CordInjury Association Resource Center)都有相关资料,读者也可以从 www. elearnsci. org 获取这些信息:

- SCI 患者健康生活的综合全面记录,包括 SCI 导致的生理变化、并发症(如疼痛、自主神经反射异常和深静脉血栓形成)以及管理方法。
- 膀胱管理。
- 肠道管理。
- 皮肤护理和压疮、烧伤。
- 四肢瘫患者的特定问题,呼吸机支持、呼吸道管理(肺部感染)。
- 运动和身体健康,饮食和营养,体重控制,物理治疗,肌肉疲劳,挛缩和肌肉萎缩。
- 心理问题如应对抑郁、焦虑、痛苦,调整创伤带来的影响,家庭咨询,提高积极性,准备重返社会,以及训练社交的自信心。
- 社交和社会活动的整合,娱乐活动,旅游,参加朋辈小组并互相学习,艺术和创造力。
- 重返工作(就业),教育和技能提升。
- 辅助装置和设备包括:
  - 轮椅、座位和定位设备;
  - 辅助技术;
  - 电脑 / 环境控制;
  - 家庭改良;
  - 汽车与驾驶;
  - 支具和矫形器;
  - 穿衣;
  - 服务性宠物。
- 性与生育。
- 持续健康监测、体检、医生网络、替代医学。
- 干细胞研究、临床试验。
- SCI 儿童。
- 政府援助计划,朋辈互助小组。

应建议 SCI 患者(当他们仍在康复机构住院时)

持续了解最新的康复方法的发展和关于 SCI 患者生活管理的研究。应告知他们各种知识来源,包括报纸和杂志,特别是那些由消费者权益组织出版的知识以及电子资源。除了所在城市和国家的朋辈组织之外,以下网站还可以向患者和消费者提供信息。

- International Spinal Cord Society(ISCoS), http: //www. iscos. org. uk/
- E learn SCI, http: //www. elearnsci. org/
- Spinal Cord Injury Information Network, US, http: //www. uab. edu/medicine/sci/
- Spinal Injuries Association, UK, http: //www. spinal. co. uk/
- Spinal Cord Injury Zone, http: //www. spinalcor-dinjuryzone. com/

  SCI 患者日常问题的处理技巧和适应

- Spinalistips, http: //www. spinalistips. se/all-tips. html
- Christopher & Dana Reeve Foundation, http: //www. christopherreeve. org
- European Spinal Cord Injury Federation, www. escif. org
- Global Spinal Cord Injury Consumer Network, www. globalsci. net
- Apparelyzed: Spinal Cord Injury Peer Support, www. apparelyzed. com
- The Spinal Foundation, www. thespinalfoundation. in
- ParaQuad, www. paraquad. org. au
- Spinal Cord Injuries Australia, www. scia. org. au
- Spinal Injuries Australia, www. spinal. com. au
- United Spinal Association, www. spinalcord. org
- SCI Guide, www. bu. edu/sciguide/

记忆要点

- 康复中心应向患者提供一套资料清单,供他们自学和参考。
- 应建议患者及时了解康复方法的发展和关于 SCI 生活管理的研究进展。

陡峭的学习曲线

SCI 不仅是一个一次性的创伤事件,同时将改变生活境况。面对新的创伤,家庭必须接受其带来的重大变化，面临终身无法自理的可能和机会的丧失。他们先前对残障和残疾人的看法也许会使这个接受的过程变得更困难。SCI给生活带来的不确定性和艰巨任务往往会阻碍人们的接受。这种看法的转变是在康复初期需要取得的重大里程碑性成果。

康复人员需要记住，除了在获得必要技能方面遇到困难之外，新受伤的患者和他们的护理者面临一个全新的、陌生的世界，有一整套新的术语和概念。他们适应创伤的同时需要非常快速地学习。他们还需要学习心理社会技能、建立自尊、学习更好的重返社区应对策略。他们还需要发展财务管理技能，以管理用于医疗费用、辅助和支持设备、家庭和职业规划的可用资源。如果要吸收这些概念并根据指导采取措施，新受伤的患者、照护者和家庭成员需要康复人员仔细地解释和重复这些新概念。

记忆要点

- 伴随着SCI生活的不确定性常常导致患者接受的障碍。
- 患者需要学习社会心理技能、建立自尊和学习重返社区的应对策略，学习财务管理技能，管理用于医疗、辅助和支持设备、职业规划的预算。

随访与终身监督管理

由于SCI患者经首次康复出院后面临着不同程度的并发症，需要强调对回到社区生活的患者给予持续照顾，特别是生活在偏远地区者。在不能提供系统服务的国家，应鼓励发展与家庭医生和/或患者保持联系的组织机构[24]。

患者和看护者应意识到他们的健康需要终生的"自我管理"和"自我拥有"[25]。由于大多数照护者和患者都缺乏SCI和院外并发症的相关意识，因此需要对他们进行自我管理策略的教育。应该强烈建议他们与朋辈支持团体、其他SCI患者等建立独立的联系网络，他们可以成为应对策略的顾问、情感支持、新想法的意见咨询者等。

需要强调的是，"预防是最好的治疗"，患者应当严格遵循健康的自我照护措施，以预防诸如压疮和尿路感染等并发症。此外，还应向患者宣教重返社区和积极生活对促进健康的重要性[26]。

以下的一些适用于部分国家的选项，或许能帮助患者获得所需求的医疗援助：

- 远程医疗：使用远程通信技术，传送或支持传送远程医疗服务和教育。
- 门诊咨询服务：与医生面对面的咨询，接受身体检查、评定日常功能，以及获得健康问题方面的支持。
- 医生和康复人员的家访。
- 医疗康复中心进行病例管理，包括协调急性期与康复阶段之间的照护，延伸重返社区阶段的照护和协作，以及处理患者随着时间推移出现的新需求。康复中心应与社区卫生保健提供者协同合作，给予患者持续的照护和治疗。
- 朋辈小组教育和支持。

在后续护理和终身监督管理中，应鼓励患者和护理者的积极参与。护理人员和患者应该充分理解常规随访护理的必要性和重要性。患者必须与临床医生和康复专业人员承担同等的责任，确保后续的护理项目得到遵守。这些项目将与初级卫生保健提供者合作执行，或在家庭医生的帮助下进行。

应鼓励与各社区机构/卫生保健提供者协作，例如，提供SCI相关的医疗技术和支持，定期评定及交流治疗方案。

记忆要点

- 患者和照护者应意识到他们的健康需要终生的"自我管理"和"自我拥有"。还应该强烈建议他们与朋辈支持团体、其他SCI患者建立独立的联系网络。
- 在出院后，患者需要严格遵循健康的自我照护方法，避免并发症，了解重返社区和积极生活的重要性。
- 在部分国家，患者可以通过一些途径获得所需的医疗援助，包括：远程医疗、门诊咨询、家访、医疗康复中心的病例管理和朋辈小组支持。
- 应当与初级卫生保健提供者、家庭医生协作，或者理想情况下，与附近机构的SCI专家通过远程医疗或网络咨询的方式合作完成患者的终生监督随访。

与朋辈保持联系

朋辈咨询员应该是康复小组的重要成员。对于刚受伤的人来说，获得经历过类似伤害的朋辈支持可以是一个强大的激励因素，这些人作为实际案例表明了SCI之后的生活可以是有意义的，有助于其进行心理适应[27]。在康复团队中，至少应该有一名男性和一名女性朋辈咨询员。

朋辈咨询员可以领会、理解并认识到患者个体的需求。与朋辈咨询员的沟通可以帮助患者意识到，无法执行某些活动并不一定意味着有意义生活的结束。他们与朋辈咨询员讨论性功能障碍的焦虑、膀胱和肠道管理等问题时往往更自在。这些交流的过程引领他们认识到康复的重要性。

如今对于SCI患者来说，来自朋辈的支持比以往任何时候都要重要。随着患者住院康复时间的缩短，SCI急性期患者往往在其神经系统状况稳定之前就要出院，并可能在离开康复中心时，感觉到对SCI后的生活毫无准备。临床研究表明，这些患者容易受到各种躯体和心理问题的影响。因此，生活在社区的朋辈可以构成出院后的支持系统。朋辈的支持常常可以帮助患者解决重返家庭后遇到的新问题，保障患者及时获得康复团队的随访救助[28]。

照护提供者的角度

在主要依靠家庭提供照护的国家地区，康复人员也需要对照护提供者的感受产生共情。或许可以为照护者提供适当的咨询服务，旨在解决照护者和家庭在情感、生理和财务方面的需求。可以与患者和照护者共同设计一些课程，强调双方开放和自由交流的重要性，有助于维持患者 - 照护者关系的动态平衡，帮助照护者了解患者期望获得什么，反之亦然。

支持、援助与设备

患者期望他们的康复中心是个一站式的中心：

- 提供、购买和告知所需的各种耗材（如导尿管和凝胶）和辅助设备（轮椅、靠垫、转移平板等）。康复中心应该有完整的信息，可以出售或直接联系批发供应商提供大幅折扣商品。康复中心应该有一个耗材和设备供应商的全面数据库，并能够提供详细联系方式或由这些供应商上门拜访。
- 在各城市有高性价比的设备维修和维护中心，并与之保持密切联系。

辅助设备的清单如下：

- 各类轮椅，供不同需要的人使用，有各种选择及配件，例如，一些四肢瘫患者需要在扶手上加一块板来支撑双手。
- 为不同需求的人提供各种靠垫。
- 高质量的坐便椅。
- 高质量的淋浴椅 / 凳，实现患者从轮椅的转移和淋浴：
  - 对于无法存放淋浴椅的有限空间，提供可折叠的淋浴椅；
  - 可折叠的淋浴椅可以在旅行时打包携带，适用于带有窄门、小空间的酒店浴室。
- 为辅助褥疮患者，坐便器配备座椅衬垫。
- 转移平板。
- 固定的站立架。
- 液压式站立支架辅助站立和坐，配备起重装置的站立架使患者在没有他人帮助的情况下能够独自站立；可折叠的站立台，可供患者在较小的空间里使用。
- 浴室的辅助装置——扶手杆；转环扶手；L 型的抓杆（一端固定在地面，另一端固定于墙上）；放肥皂、浴液等的大号架子 / 搁板；用螺栓固定在墙上的淋浴椅。
- 专为四肢瘫患者使用的升降机 / 电梯，可用于床边、浴室。
- 便携式坡道，折叠坡道。
- 转移平板。
- 可协助站立的轮椅。
- 下肢使用的电动训练脚踏车。
- 人工驱动的训练踏车，通过链轮系统实现用双手驱动。
- 汽车的手动控制系统。
- 放在腿上工作用的轻便的防滑托盘，边缘有压纹，用来放置移动电话、平板电脑等。

轮椅适宜的选项：

- 四肢瘫患者使用的各种辅助器具。
- 供生活在楼上的患者使用的楼梯升降机、低成本电梯。

- 帮助四肢瘫患者执笔、拿勺子的辅助器具等。
- 计算机语音控制软件。

- 朋辈咨询员为新受伤的患者提供了榜样,用自身的例子说明在 SCI 之后的生活可以是有意义的、有收获的、有成就感的。
- 一个朋辈咨询员也应该是一个 SCI 患者,过着成功而丰富的生活;他获得了良好的康复,对整个康复过程有很好的了解,具有良好的沟通能力,并且对人体的生理学和解剖学、SCI 的影响及应对机制的运用都有很好的认识。

医疗结束后的生活——重返社会、教育、就业

在康复中心的最后几周,患者和家属应该有机会进行出院后生活情境下日常照护的模拟。理想情况下,患者应该能够指导对其进行照护。最佳时机是当出院日期确定后,患者在出院前两周开始与多学科小组进行协商。再住院计划的重点是患者和家庭成员在计划、指导和执行患者全部照护任务时所负担的责任。为出院和继续随访做好最后的准备工作。

当 SCI 患者进行康复治疗时,需要在一开始就把他们回归社区和职业的需求当成一个重要的讨论目标[29]。在他们的目标规划会议上,短期、长期和期望的康复预后应该与他们的功能性生活相适应。作为生物心理社会康复的一部分,应当为患者提供职业咨询服务,以帮助其明确回到工作的可能性,考虑子目标诸如是否进行技能再培训或开始一项新的职业、忍受长时间坐着(俯卧撑等)、无障碍设施的问题、到达及离开工作地点的交通问题、行走的需求和轮椅技能、膀胱引流方法及其实施、重返工作岗位的准备、任何情绪／行为干扰的解决方法。

- 激励和获得自主能力对患者离开医院后的进一步发展至关重要。
- 当出院日期确定后,患者和家庭成员应该遵从多学科小组的建议,模拟出院后的生活状态,负责日常照护,最好在出院前两周开始。
- 应当为患者提供职业咨询服务,以帮助其明确重返工作的可能性,还包括评估其是否需要考虑重新培训或从事新职业。激励和赋权对于人们离开康复中心后的进一步发展至关重要。

自我维护

伴随 SCI 生活的人需要成为"自我维护者",并且应当在康复中就开始这个过程[30]。他们需要知情并有所准备,以便至少在 SCI 和潜在并发症方面"知道要问什么问题",以及他们可能面对的其他问题——辅助设备、金融权利等等。

在治疗和康复期间,患者需要充分了解其福利政策和福利机构,以及残疾人相关法律和有关当局的信息。应向患者充分解释残疾人的医疗和社会模式之间的区别,促使他们成为自我维护者,并通过恰当地执行政府法律和政策来保障自身权利。

与 SCI 患者组织机构的联系可能带来巨大的好处。成员可以相互学习和相互支持,在国家和国际论坛上发出统一的声音。通过自我维权和残疾人运动,提出税收、习俗和消费税方面政策和权利的新要求,以获得更好的生活质量。

- 在治疗和康复期间,患者需要充分了解有关残疾人的福利、政策、机构。
- 应向患者充分解释残疾人的医疗和社会模式之间的区别,以促使他们成为自我维护者,并通过恰当执行政府法律和政策来保障他们的权利。

结语和关键信息

SCI 的综合管理取决于整个多学科团队的努力，需要相关学科医学专家的支持。"团队"里应该包括 SCI 患者，以及那些以后将成为看护者或支持者的人（取决于患者的独立程度）。

为了实现最佳的康复和融入社区，这个过程中至关重要的是：①以患者为中心；②康复不仅着眼于住院阶段——要关注返回到家庭/社区后的时期。

康复不能是"一刀切"，要适应问题中的人；涉及受伤后个人需要的改变、患者的目标（和恐惧）、个人情况（家庭，财务）、家庭环境、设施，等。这需要对康复过程具有整体观念，团队一起工作，以满足尽可能多的需求——包括身体、心理和情感上的。

有一个负责协调康复治疗的人员是非常重要的，他们通常是一个"个案管理者"，作为寻求建议和投诉的统一联络点，并安排与团队关键成员的参考和讨论。通过规划目标对于掌握患者在康复道路上的进展和障碍来说至关重要。

康复的重点必须是实现功能目标，强调增加家庭和工作/学校活动、休闲、个人和社会参与活动的需求。重点是实现在日常生活活动、交通、行动、教育等方面最大限度地自力更生，掌握关于伤害、决策、返回工作和追求个人目标方面的信息。

至关重要的是，SCI 患者、他们的家人和照护者都能充分意识到所有的基本原则，这将帮助他们过上健康有意义的生活，避免并发症。患者应该意识到需要自学 SCI 带来的影响、可能的甚至是已经发生的并发症、管理这些变化的各种方法、并发症的预警信号以及对策。他们应该意识到他们需要养成终生学习的习惯。他们不可能随时都能接触到专业的医学专业人员进行 SCI 并发症的培训和管理，因此患者需要了解他们的身体和身体发出信号，以及哪些治疗和康复措施对他们有用。

朋辈咨询员是康复小组的关键成员，经常起激励患者在创伤后开始成功生活的作用。朋辈支持团体应该访问脊髓损伤单元，与新受伤的患者进行互动，并建议患者与朋辈群体保持联系，以获得终生护理和支持。

本章重点

- SCI 综合管理涉及多学科团队协作，其中应该包括 SCI 患者、他们的家人、照护者以及其他卫生专业人员。
- 为了实现最佳的康复和融入社区，关键是要以患者为中心，将康复贯彻于从住院阶段直至返回家庭/社区后的时期。
- SCI 患者通常会经历一系列的情绪反应，可能包括震惊、否认、愤怒、抑郁、应对、接受和调整，以及内在心理状态和外在环境的动态相互作用。
- 可以预期，患者将出现不同程度的焦虑和悲伤，这是适应反应的一部分。如果它对康复造成干扰，可能需要心理学家和/或朋辈咨询员的支持。
- 3C 原则——承诺解决现有问题；控制可以改变和适应的东西；将其视作一个需要克服的挑战——有助于激励个人坚持下去。
- 应对包括通过激发恰当的想法和行为，制定策略解决现状。康复的重点是克服困难，使个体能够应对变化，并教会一个人尽可能地自力更生。
- 康复的重点应该是实现由包括患者本人和照护者在内的整个团队制定的功能目标。强调需要增加家庭和工作/学校、休闲、个人和社会参与方面的活动。
- 个案管理人员应该能够了解患者的特殊需求，并通过"端到端"的康复体验指导患者在有需求的地方进行必要的推荐和更改。
- 患者应该意识到需要自学 SCI 带来的影响、可能出现的并发症、管理这些变化的不同方法、并发症的预警信号以及对策。
- 康复中心应向每位患者提供一套资料，供其自学和参考。
- 接受激励和提升自主能力对患者离开医院后的进一步发展至关重要。
- 朋辈咨询员作为新受伤患者的榜样，亲身证实了 SCI 之后的生活也可以有意义、有价值、有成就感。
- 当出院日期确定后，患者和家庭成员应该遵从多学科小组的建议，最好在出院前两周开始模拟出院后的日常生活状态，负责日常照护。
- 应为患者提供职业咨询，以帮助其确定重返工作的可能性，包括评估是否需要考虑重新培训或从事新职业。
- 在治疗和康复期间，患者需要充分了解残疾人的福利、政策和有关机构。

（刘京宇 译 刘楠 校）

参考文献

1. Gupta R, Bathen ME, Smith JS, Levi AD, Bhatia NN, Steward O. Advances in the management of spinal cord injury. *J Am Acad Orthop Surg* 2010;18:210-22.

2. Peter C, Muller R, Cieza A, Geyh S. Psychological resources in spinal cord injury: a systematic literature review. *Spinal Cord* 2012;50:188-201.

3. Gill M. Psychosocial implications of spinal cord injury. *Crit Care Q* 1999;22,1-7.

4. Lustig DC. The adjustment process for individuals with spinal cord injury: the effect of perceived pre-morbid sense of coherence. *Rehabil Couns Bull* 2005;48:146-56.

5. Livneh H, Antonak RF. Psychosocial reactions to disability: a review and critique of the literature. *Crit Rev Phys Rehabil Med* 1994;6:1-100.

6. Galvin LR, Godfrey HP. The impact of coping on emotional adjustment to spinal cord injury: review of the literature and application of a stress appraisal and coping formulation. *Spinal Cord* 2001;39:615-27.

7. Lohne V. Hope in spinal cord injured patients: a literature review related to nursing. *J Neurosci Nurs* 2001;33:317-25.

8. Kennedy P, Evans M, Sandhu N. Psychological adjustment to spinal cord injury: the contribution of coping, hope, and cognitive appraisals. *Psychol Health Med* 2009;14:17-33.

9. Kennedy P, Duff J, Evans M, Beedie A. Coping effectiveness training reduces depression and anxiety following traumatic spinal cord injuries. *Br J Clin Psychol* 2003;42(Pt 1):41-52.

10. Martz E, Livneh H, Gontovsky ST. Psychosocial responses to spinal cord injury as predictors of pressure sores. *Int J Clin Health Psychol* 2010;10:203-23.

11. Kennedy P. Coping effectively with spinal cord injuries: workbook. Treatments at work series. Oxford: Oxford University Press; 2008.

12. Lindberg J, Kreuter M, Taft C, Person LO. Patient participation in care and rehabilitation from the perspective of patients with spinal cord injury. *Spinal Cord* 2013;51:834-37.

13. Kirshblum S, Fichtenbaum J. Breaking the news in spinal cord injury. *J Spinal Cord Med* 2008; 31(1):7-12.

14. Parashar D. The trajectory of hope: pathways to finding meaning and reconstructing the self after a spinal cord injury. Spinal Cord 2014; [Ahead of print]

15. Lohne V, Severinsson E. Patients' experiences of hope and suffering during the first year following acute spinal cord injury. *J Clin Nurs* 2005;14:285-93.

16. Angel S, Kirkevold M, Pedersen BD. Rehabilitation after spinal cord injury and the influence of the professional's support (or the lack thereof). *J Clin Nurs* 2011;20:1713-22.

17. Kennedy P, Sherlock O, McClelland M, Short D, Royle J, Wilson C. A multi-centre study of the community needs of people with spinal cord injuries: the first 18 months. *Spinal Cord* 2010;48:15-20.

18. Brown-Triolo DL, Roach, MJ, Nelson K, et al. Consumer perspectives on mobility: implications for neuroprosthesis design. *J Rehabil Res Dev* 2001;39:659-70.

19. Estore IM. The consumer's perspective and the professional literature: what do persons with spinal cord injury want? *J Rehabil Res Dev* 2001;40:93-8.

20. Byrnes M, Beilby J, Ray P, McLennan R, Ker J, Schug S. Patient-focused goal planning process and outcome after spinal cord injury rehabilitation: quantitative and qualitative audit. *Clin Rehabil* 2012;26:1141-9.

21. Duff J. Rehabilitation and goal planning approaches following spinal cord injury: facilitating adjustment. In: Craig, Tran Y, editors. Psychological aspects associated with spinal cord injury rehabilitation: new directions and best evidence. Australia: *Nova Science*; 2008, p. 71-87.

22. Kennedy P, Smithson EF, Blakey, LC. Planning and structuring spinal cord injury rehabilitation: the needs assessment checklist. *Top Spinal Cord Injury Rehabil* 2012;18:135-7.

23. Simpson LA, Eng JJ, Hsieh JTC, Wolfe DL and the SCIRE Research Team. The health and life priorities of individuals with spinal cord injury: a systematic review. *J Neurotrauma* 2012;29:1548-55.

24. Cox RJ, Amsters DI, Pershouse KJ. The need for a multidisciplinary outreach service for people with spinal cord injury living in the community. *Clin Rehabil* 2001;15:600-6.

25. Hammell KRW. Spinal cord injury rehabilitation research: patient priorities, current deficiencies and potential directions. *Disabil Rehabil* 2010;32:1209-18.

26. Miller WC, Forwell SJ, Noreau L, et al. Community integration following spinal cord injury. In: Engg JJ, Teasell RW, Miller WC, et al., editors. Spinal cord injury rehabilitation evidence. Vancouver: SCIRE; 2006, 4.1-4.37.

27. Kroll T. Peer mentoring: tap the experience of others with spinal cord injury. In: Suzanne LG editor. Managing spinal cord injury: a guide to living well after spinal cord injury. Washington, DC: NRH Press; 2005, Chapter 6

28. Haas BM, Price L, Freeman, JA. Qualitative evaluation of a community peer support service for people with spinal cord injury. *Spinal Cord* 2013;51:295-9.

29. Lund ML, Nordlund A, Bernspang B, Lexell J. Perceived participation and problems in participation are determinants of life satisfaction in people with spinal cord injury. *Disabil Rehabil* 2007;29:1417-22.

30. Cole J. Still lives: narratives of spinal cord injury. Cambridge (MA): MIT Press; 2004.

第四篇　心理社会治疗

第43章　脊髓损伤患者及家庭的心理社会适应

Stanley Ducharme, Divya Parashar

学习目标

本章学习完成后,你将能够:

- 描述心理健康专家对脊髓损伤单元的贡献;
- 认识对综合康复至关重要的心理社会服务的范围;
- 将脊髓损伤患者的情绪调整及其家人联系起来;
- 识别脊髓损伤发生后各家庭成员的情绪调整;
- 认识到独立、希望、适应力和身体健康对一个脊髓损伤患者家庭成员的重要性。

引言

创伤性脊髓损伤(traumatic spinal cord injury, TSCI)造成了一种毁灭性的残疾,它对身体和情感方面都有广泛的影响。躯体上,它可能导致四肢完全瘫痪、感觉丧失、肌肉严重萎缩。心血管、泌尿系统和肾功能障碍使这种危及生命的创伤变得更加复杂。在短短几秒钟内,一个人就从一个功能完全正常的成年人变成了一个处处需要依靠他人生存的人。

最早提到脊髓损伤(spinal cord injury, SCI)的记载是公元17世纪的 Edwin Smith 的手术莎草纸记录,并被认为大约起源于公元前3000年。在埃及时代,SCI 被认为是一种无法治疗的致命疾病[1]。希波克拉底第一次描述了 SCI 的并发症,包括对肠道和膀胱失去控制[2]。

直到20世纪40年代,人们对 SCI 的理解几乎没有任何进展。在20世纪40年代早期,有80%~90%的 SCI 患者在几周内就去世了[3]。然而,在第二次世界大战期间,SCI 患者的管理取得了很大的进步。在这段时间里,诞生了康复团队的概念,并第一次用于 SCI 患者。另外,独立 SCI 单元的概念被首次提出[4]。

德裔英国人 Ludwig Guttman 爵士创建了诊治 SCI 的多学科单元,被认为是现代 SCI 治疗之父。同一时期,美国波士顿的 Donald Munro 和退伍军人管理局的 Ernest Bors 为治疗 SCI 建立了区域中心[5]。在20世纪70年代,美国早期的这些区域中心被政府资助的规范化 SCI 中心网络所取代[4]。

任何生理方面的缺陷都同时需要心理和生理上的适应。然而,由于 SCI 的突然性和毁灭性,它是心理受到极端挑战的例子。自20世纪70年代以来,心理健康服务一直被公认为康复过程的一部分。在大多数情况下,由康复心理学家充当这个角色。然而,许多来自心理健康相关领域的人士也经常成为康复小组的成员。这些人包括社会工作者、康复顾问、精神病医生、朋辈咨询员、职业顾问以及精神顾问。

在意识到个人和家庭的社会心理需求之后,心理健康服务在康复中变得愈发普遍。在过去,伤害本身带来的情感冲击常常使心理社会干预十分困难,同时在康复团队中显得不那么重要。在诸如 SCI 这样的情境下,早期的医疗稳定是至关重要的。然而,随着 SCI 后寿命的延长,影响生活质量的问题也变得越来越重要。这些生活问题包括婚姻关系、教育和职业目标、性功能和独立生活等。

统计学上,SCI 发生的平均年龄在16~30岁之间,超过80%是男性[6]。通常情况下,这些年限按照特点分类为:离开家庭、从学校毕业,以及成年奋斗早期。亲密关系和工作能力是主要的发展目标。这同时也是一个藐视权威和宣泄情绪的行为更为普遍的时代。

SCI 的情感调节问题是很困难和令人困扰的。在一瞬间,个人躯体系统的各个方面都发生了彻底的变化。这些变化包括感觉、膀胱和肠道功能、移动性、性功能、运动控制、体温调节和许多自主神经功能[5]。在保持患者通气功能和稳定性的这段生存期,由于要保证个人的躯体需求,创伤的情感后遗症成为次要关注点。SCI 患者及家属的情感需求能否被解决,取决于医院和当地社区的资源情况。

最早一些 SCI 心理学家坚定地认为没有任何特定单一的人格特征与 SCI 或其他残疾有关。Wright[7] 得出结论,没有明确的证据表明残疾类型和特定的人格特征之间存在关联。然而,Trieschmann[5] 经过广泛查阅文献后得出结论,有一些特定性格特质的人更容易发生脊髓损伤。

然而,临床经验也表明,许多 SCI 患者在创伤前的社会心理学既往史经常包括酒精或药物滥用问题以及高风险行为[8]。其他 SCI 患者也被发现天性冲动,倾向于以自我为中心。对于所有的人来说,情感康复过程都是复杂的,既要考虑到受伤前,也包括受伤后的调整[9]。SCI 的调整适应是个人整合情感体验的顶峰,也是他们如何评价和管理内、外部压力的反映。

无论人格特征如何,SCI 都需要密切关注和提高警惕以预防继发并发症。通过个体的适当注意,可以避免或阻止许多临床并发症。该患者需要对自我护理高度负责,并与医生和工作人员合作,而不是与他们作斗争。

心理健康专家可以通过患者和工作人员之间的真诚沟通来促进这一过程,并提供一个健康的途径来释放 SCI 患者的沮丧和负面情绪。心理健康专家需要注意任何自我毁灭或宣泄的行为,SCI 患者能更好地控制任何可能向自己或他人释放的负面情绪。有鉴于此,慢性褥疮、呼吸困难、频繁尿路感染和其他并发症可能是抑郁、缺乏动力或其他心理社会问题的反映。

SCI 领域的心理学专家

要记住,尽管心理健康专业人员在诸多 SCI 治疗单元中发挥效力,但团队的所有成员在促进患者和家庭的心理调整方面也有着重要作用。心理健康专家可以给不同的团队成员提供指导和教育,但是患者和医护工作者之间的互动最终会帮助患者更好地理解损伤本身,并学习如何将这些变化融入新的自我认知。这些细小的积极互动可以帮助患者前进并获得自信。在这方面,团队成员经常求助于咨询专家以识别患者的人格障碍问题、适应不良的应对机制以及其他潜在的困难。

如前文所述,许多专业人士,如社工、朋辈咨询员、

精神科医生、牧师及康复咨询顾问,都在 SCI 单元中提供心理健康服务。在大多数国家,心理学家往往会扮演这个角色。在本章中,为了清晰起见,心理健康专家这个称谓用于描述提供咨询、心理社会评价和其他心理健康相关服务的个人。

心理健康专家在 SCI 单元中的角色通常是多方面的。心理学家经常被要求担任顾问、教育者、心理治疗师、行为专家、神经心理学家和夫妻 / 家庭顾问。通常这些角色在不同患者、不同时期有不同的特点,这取决于 SCI 患者和 / 或工作人员所表达的需求。心理健康专家必须十分机敏地认识到如何最好地进行干预,才能使康复过程顺利、有效地进行。

> **记忆要点**
>
> - 发生 SCI 后患者需要进行心理和身体上的巨大调整。
> - 随着 SCI 后生存率的提高,SCI 患者的生活质量也变得越来越重要。
> - 康复团队的所有成员在患者的心理调整中均扮演着重要的角色。
> - 心理健康专家没有一个具体的角色。它经常根据患者、家庭和工作人员的需要而变动。

社会心理评估

心理健康专家通常会与每位患者在入院后不久进行诊断性面谈。一般来说,每个患者都应该接受心理健康专家的检查,而不仅仅只是那些由内科医生建议的患者。在转诊系统中,并不是所有的问题都易被内科医生所识别,而且在之后的康复项目中可能会出现一些独特的问题。此外,当每个患者都接受社会心理学评估时,社会心理学因素才能被标准化,社会心理学服务才能被接纳成为康复过程中不可分割的一部分。因此,应当鼓励情感问题的交流,视其为康复的正常部分。

心理学评估是一种半结构化的干预,通常是入院后第一次会面的内容。总的来说,联合治疗并充分了解患者的背景和需要,永远不会嫌早。评估通常在康复病房或重症监护室的病床边进行。当与患者的第一次接触发生在外科病房或重症监护病房时,会面事实上会更倾向于支持和教育。这正是患者经历情感创伤

的时期,对患者的宣教和期望可以提供一种稳定感和控制感。患者需要保证身体和心理的安全,需要向一个专业人士表达焦虑、提出问题、寻求安慰。这不是对峙或者解决患者否认情绪的时机。

心理评估通常从患者对受伤的描述开始。这为专业人士提供了基本了解患者及其对受伤的认知和认识的机会。关于家庭、早期的人际关系、支持系统、应对机制、药物滥用、优势、弱点、虐待史、创伤、人际关系等方面的信息,都将有助于人们对创伤进行评估,以及了解他们在处理伤害时将使用的心理应对机制。

在整个康复过程中,心理健康专家和康复团队的其他成员应该对 SCI 患者与自杀有关的任何评论保持警惕。自杀可以表现为公开采取行动、自我忽视或拒绝必要的护理。据报道,SCI 患者的死亡比例为5%~10%[10]。SCI 患者自杀的潜在风险因素包括酒精和药物滥用、精神病史、犯罪史、家庭问题以及在损伤之前或康复过程中曾有过自杀企图。同一名作者发现,自杀率在受伤后 1 年开始降低,在第 5 年之后显著下降。

在这个时候,患者可能会有一些关于生活的矛盾言论;然而,团队成员必须认真对待所有的评论。这些评论可能是对工作人员的恐惧,也可能是情绪过度激动的结果。心理评估有助于将既往的病理学状态与个人在努力应对创伤中的情感需求区分开。

鉴于预测未来行为的最佳预测因素仍然是过去的行为,因此,应当认真采集病史,包括发育、法律、精神、职业、性、社会和物质滥用相关的障碍。在 SCI 人群中,相当多比例的人有酗酒或滥用药物史。通常,在SCI 病房里,这些物质的使用是被禁止的,或者受到环境的限制。然而,临床经验表明,出院后药物滥用的高重返率问题值得随访和严密监测。

在一些 SCI 病房,心理健康专家和互助组织如匿名戒酒会等提供了与药物滥用有关的咨询服务。然而,随着大多数患者的抵抗和一些国家越来越短的住院康复时间,于 SCI 康复期间很少正式开展药物滥用的治疗。药物滥用方面的最新进展提供了一定前景。例如:动机性访谈作为一种简短而有效的干预手段,在其他残疾群体中证实了其早期疗效[11]。

鉴于康复本质上是一个学习的过程,心理学家对个人的学习能力、潜在的认知能力和弱点有一个基本的了解也是很重要的。对早期注意力缺陷、学习障碍、神经损伤和学习风格的认识将有助于团队成员根据个体最有效的学习方法来定制康复计划。鉴于有相当数量的 SCI 患者合并脑损伤,心理健康专家应该能够识别认知障碍和功能障碍[12]。这可以通过正式的神经心理学测试或简短的心理状态测试来完成。任何领域认知障碍的患者均需要在监视下进行康复治疗,以免干扰个人能力,影响康复计划的充分实施。

为了使康复发挥最大效果,工作人员必须充分利用个体的认知能力,采取相应教学方法。例如,有些人可能在一个安静无干扰的环境中学习效果最好。另外一些人可能发现,如果结合所学技能的演示,文字说明的效果会得到增强。文字或视觉上的重复被证实也可能对其他合并注意力障碍或某些短期记忆障碍的患者有效。

一般来说,心理健康专家和 SCI 患者之间的所有互动都为建立治疗关系提供了机会。这样的关系将在以后的康复过程中良好地服务于个体,并为问题、担忧和焦虑提供一个安全的发泄渠道。在世界许多地区,随着住院时间的缩短,心理健康专家和 SCI 患者之间牢固的关系可以使 SCI 个体在院外有需要时能够寻求心理健康服务。在其他情况下,心理学家可以作为SCI 患者和 SCI 多学科团队成员之间的"桥梁",可以提供各种各样的服务,如医疗、设备和评估。

记忆要点

- 临床经验表明,许多 SCI 患者受伤前的心理学病史往往包括酒精或药物滥用问题及高风险行为。
- SCI 病房的心理健康临床医生通常在每位患者入院后不久便进行诊断性面谈。
- 整个康复过程中,心理健康专家和康复团队的其他成员应该警惕 SCI 患者任何关于自杀的评论。
- 对于心理学家来说,基本了解个体的学习能力、潜在认知能力和弱点相当重要。

心理社会调节

对创伤的长期调整是一段时间内逐渐进行的过程。它本质上不是线性的,且对每个人来说都是独一无二的。对大多数人来说,SCI 的心理社会调整是一个势不可挡的过程,涉及他们所有的人类情感和应对机制。它通常从受伤的时刻开始,延伸到个人的生活。

个人需要克服新的挑战和任务,需经过新的适应过程。在一些旧的康复文献中,调节被预期为一个阶段理论过程,个体从震惊、否认状态到最终接受[13,14]。然而随着时间的推移,这种阶段理论已被摒弃,人们逐渐意识到没有普遍一致的调整过程,每个人通过自己独特的途径来实现适应的目标。

原来的调整理论经常暗示每个人都会经历一个可预测的和普适的情绪反应。在这种模式下,康复工作人员的作用往往是帮助个人从一个阶段到下一个阶段的调整。调整被视为一种可预测和有序的过程,是达到接受状态所必经的过程。人们相信抑郁是不可避免的,是迈向调整的积极步骤[15]。

是否让患者直接面对持续性的创伤仍然缺乏经验证据。目前对该问题的研究似乎暗示了团队工作人员尤其内科医师,有责任以直接、支持性的方式回答患者的问题。如果 SCI 患者从未向他/她的医疗服务提供者询问过有关神经损伤预后的问题,将很可能对患者的治疗关系和自尊水平产生潜在伤害,从而导致其出现否认心理。在其他案例中,当患者的否认态度阻止其实现康复潜能时,可能有必要对预后告知采取更有力的积极立场,以提高个体的动机水平。

对许多人来说,可能在一段时间内他们将经历悲伤和抑郁。在其他时候,SCI 患者报告说感到沮丧、愤怒和易怒。残疾的情感经历对每个人都是不同的,没有正确或错误的调整方式。对大多数人来说,学习如何最好地应对受伤的挑战需要时间和练习。随着时间的推移和他人的支持,大多数人都认识到他们可以伴随 SCI 获得一个有意义的、令人满意的和愉快的生活。

该领域的最新研究还表明,心理健康水平并不如许多人所假定的那样取决于受伤程度。相反,对身体能力的丧失感,以及形成生活目的和意义的能力是影响 SCI 积极适应的重要变量[16]。在这个模型中,是对损伤严重程度的感知而不是损伤本身,更影响幸福感。进一步研究这个模型发现,对功能恢复的感知有助于促进心理健康,反过来心理健康又可以为将来的健康获益提供更多能量,从而形成一个积极的反馈回路。

与先前的研究结果一致,Monden 等人发现,SCI 患者认为,尽管创伤性事件导致了 SCI,但他们的积极思想、毅力、决心以及来自朋友和家庭的社会支持是他们适应能力的重要支柱[17]。其中包括乐观、希望和积极的态度。在他们的研究中,出现了六个因素最终影响他们适应 SCI 的顺应性。这些因素包括:心理优势、社会支持、适应应对、观点、悟性,以及作为他人的角色模型[17]。

近年来,也有越来越多的证据表明,SCI 患者在经历创伤后发生了一些积极的变化,最大的变化就是发现他们比自己想象的更强大[18]。在这项研究中,女性和年轻患者出现更积极的变化。此外,生命早期发生的 SCI 更显著地改变个人的心理模式,最终导致更大的积极变化。其他被注意到的积极变化领域包括感到与他人有更多的个人联系,并有更强烈的宗教信仰。作者得出结论,这些早期发现应该指导更全面的理论模型的建设,以了解和预测创伤后的积极发展。

> **记忆要点**
>
> - 从 20 世纪 70 年代起,心理健康专家一直是康复小组的成员。
> - 随着 SCI 患者生存时间越来越长,生活质量问题变得越来越重要。
> - 个体在创伤前的个人特征在整个心理社会适应过程中起着重要的作用。
> - 对心理社会问题的关注可以降低继发性并发症的发生率,如褥疮和尿路感染。

团队内心理健康专家的角色

心理健康专家在 SCI 单元的角色并不仅限于为 SCI 个人提供服务。在康复中心,心理学原理的知识可以帮助创造一个促进成长、激励、健康和包容的治疗环境。心理学家通常能以多种方式来促进这样的环境。

在团队会议期间,由康复工作人员讨论制定治疗目标,心理学家的最终目标是调整个体的知觉,使其成为一个有感觉、目标和愿望的人,而不是简单地作为一个患者。康复小组出于自我保护的意图而低估了患者的痛苦和烦恼,并不罕见。在此过程中,团队成员可以很容易地将患者视为一个诊断类别,而不是一个遭受了灾难性伤害,并处于严重的情绪痛苦之中的人[19]。

为了帮助工作人员把患者看作是一个完整的人,康复团队通常需要分享一些在心理社会评估中获得的相关病史。然而,重要的是,心理健康专家会根据自己的判断来决定与团队其他成员共享哪些信息。心理社会评估的结论中与团队其他成员共享的信息,最好经过讨论并获得患者的许可。这些信息可能包括患者过去的应对策略、优势、人际关系、弱点，以及在他们自己的生活经历背景下，受伤所带来的个人意义。如果工作人员能够认同这个人的需求和弱点，他们通常能够以更关心、更有同情心的方式进行互动。

同样，心理健康专家应该是康复小组的成员中最懂得直接和诚实沟通重要性的人。通常包括理解患者的非文字语言，帮助他们清楚地表达他们的需求。这随后有助于确保患者的情感需求得到倾听，并得到了康复工作人员的处理。对于患者来说，明确地表达需求是一项重要能力，在未来任何的环境中都能很好地服务于他们。最后，精神卫生专业人员应该能够为患者、家庭和工作人员之间的直接沟通提供模型和帮助。在这种情况下，团体治疗技巧可以确保所有人都有机会发言、被倾听、并作出回应。此外，作为引导者，心理学家必须确保不会由于某一个人独占或主导会议，从而牺牲其他人的机会。

工作人员的情绪反应

心理健康专家在许多 SCI 单元中的另一个作用是为工作人员提供情感支持。这可以根据个人情况非正式地进行，或定期安排工作人员支持小组会议。对工作人员提供情感支持的本质通常是帮助成员应对自己因患者产生的情感反应。沮丧、愤怒、甚至是对患者的浪漫感觉都会影响到工作人员和 SCI 患者之间的专业互动和专业护理。在这段时间里，定义 SCI 患者和各员工之间的界限是很有帮助的。

在康复进程的某个时刻，患者和工作人员之间的意见分歧或冲突往往是不可避免的。当患者和工作人员之间发生冲突时，工作人员通常认为这些问题是由患者单独造成的，而且往往意识不到自己对冲突的推动作用[20]。在这种情况下，心理健康专家可能会帮助以非防御性和非评判性的方式澄清矛盾。这通常是帮助重建两个个体之间积极关系重要的第一步。

工作人员"耗竭"是需要心理健康专家关注的另一个领域。在这些情况下，耗竭通常表现为筋疲力尽、缺乏动力以及丧失对工作的热情。康复工作可能会是情感上的挑战，而且在一段时间内，对工作人员的情感资源也有所要求。由于高压环境、情感参与，以及康复的预后，对于在 SCI 单元工作的人员来说，体验负罪感、无助感和沮丧感是司空见惯的事。有时候，家庭个人问题会加剧工作的负担，导致家庭或工作中人际冲突的消失或增加。

与性和 SCI 相关的服务

心理健康专家在性咨询和教育方面的作用涵盖从简单的提供信息到提供性治疗。然而，性教育者的角色可以由康复团队中许多不同专业人士来承担。通常，理想情况下，性行为的教育是由物理治疗师、作业治疗师、护士以及心理学家提供的。在一个真正的多学科模型中，每个专业人员在他们自己的学科范畴内都可以提供有很多帮助[21]。例如，物理治疗师可以提供关于性交姿势的建议和培训，作业治疗师可以帮助改良性设备或玩具，护士可以进行膀胱和肠道功能方面的教育，心理学家可以辅助完善社会技能、身体意象以及情感关系。

一般来说，并非所有康复小组成员都需要积极参与提供性方面的教育。最重要的是个体对这个主题的舒适度以及以一种不带偏见和非主观的方式提供教育和咨询的能力。如果工作人员对手头的工作感到不舒服，那么最好是另一名工作人员承担这一康复领域的工作。团队会议通常是确保性相关问题得到充分解决的理想场所，而不是简单的等待合适时机。由于任何日常生活活动的问题都可以在团队会议上解决，性相关问题可以用类似的方式处理。

在康复期间的任何时候，患者都可能提出关于性的问题。一些人在受伤后的几天内便提出生育和人际关系的问题。其他患者可能最初在讨论性问题时表现出一些不情愿，认为这是个人隐私问题。工作人员对性问题的接受程度可以成为给患者的重要暗示：这是一个合理的康复关注领域。即便患者不提出这个问题，工作人员也应该告诉 SCI 患者，如果患者有任何问题需要有解答，有专业人员可以讨论这个领域。

SCI 之后的性行为是一个已经被广泛探究过的话题，应该得到 SCI 单元中心理健康专家的充分理解[22]。除了教育之外，SCI 患者可能需要关于探索和重新开始性生活的具体建议。在许多情况下，知觉集中练习和增进交流可以帮助伴侣避免在性交中出现焦虑。在受伤后早期，相互取悦和性探索可能是获得性自信的首选方法，并以安全无威胁的方式恢复性行为。

最后，需要以安全和适当的方式进行关于性需求的教育和咨询。在这个康复领域，工作人员尤其需要时刻注意边界以及在必要时设定界限。为了使 SCI 患者感到安全和被照顾，设定明确和严格的性行为界限是很重要的。此外，需要以移情的方式完成界限设定，以免被患者视为惩罚。承认个人的担忧和焦虑有助于指出工作人员的不恰当行为[23]。以这种方式,在设定界限的过程中实现期望的沟通,并明确工作人员和 SCI 患者的角色。

宣教小组

在许多 SCI 单元中,心理健康专家参与开展 SCI 患者和家庭成员的宣教活动。与传统的团体心理治疗相比,接受宣教的小组在康复环境中的治疗效果更好[24]。在这些小组中经常讨论的话题包括性、身体形象、残疾人权利、自信以及家庭关系。在 SCI 中心经常使用的模型包括一个限时讨论的教育小组,其中一个演说者就一个特定主题进行呈现,然后讨论这个话题中的情感内涵。例如,护士或医生可能会就膀胱和肠道功能进行小组讲座。其后,将由心理健康专家主持开展如何应对膀胱和肠道意外的讨论,以及如何与新伴侣或爱人解决这些问题。经验表明,在小组治疗中由既往受伤的患者与新受伤的患者分享经验,是极富有教育意义和价值的。

朋辈咨询员在 SCI 单元中的重要性极高。朋辈咨询员提供了伴随 SCI 生活的亲身体验,他们可以成为新受伤患者的范例,并能展示出让他们在社区中独立生活的技能。朋辈咨询员建立了积极的应对策略。他们也可以参加娱乐和各种社区活动,表明在 SCI 发生之后仍然可以追求生活质量。心理健康专家应当频繁地接触朋辈咨询员,教会他们使用咨询技巧,以及如何最好地识别负面情绪,如抑郁症和自杀意念。

职业问题

职业兴趣测试和教育方面的讨论经常由 SCI 单元中的心理健康专业人员提供[25]。在某种程度上,为 SCI 的年轻患者提供这些服务传达了一个重要的信息,即在 SCI 之后重返校园或工作均是可行的目标。心理健康专家还可以为 SCI 年轻患者及其家人提供宣教,教育他们关于残疾人的特殊教育和当地法律程序。上学方面,心理健康专家可向学校系统提供有关学院住宿及重返社会问题方面的建议。通常情况下,与老师讨论如何让儿童重返课堂是有所裨益的。这些方法可能包括在课堂上与学生进行 SCI 的公开讨论,或者组织关于残疾问题的问答环节。以此类推,让更多适宜年龄的,能在工作场所活动的 SCI 个体做重返工作的准备。正如宣传中提出的,重要的是,不要让人产生 SCI 患者是脆弱的或依赖他人的印象。

记忆要点

- SCI 之后,自杀意念和自我毁灭的行为可以表现为多种形式。诸如缺乏自我护理、拒绝服药、酒精和药物滥用等行为,以及不遵守医嘱,这些都可能是自我毁灭的想法或行为。
- 满足工作人员的情感需求十分重要,以预防其精疲力竭,确保对患者和家庭的护理质量。
- 康复团队中每个成员均为确保 SCI 患者成功调整性行为做出贡献。
- 小组宣教对于 SCI 患者来说是一种有效的教育形式。在这种形式中,患者可以接受专家宣教,也可以与其他患者互相学习。

SCI 后的情绪障碍

抑郁症是普通人群中最常见的精神疾病之一。对于 SCI 患者群体来说也是如此。与其他 SCI 相关问题相比,抑郁症可能得到的关注更多。最初,它被正视为对伤害的逃避反应。Siller 作为早期研究 SCI 的心理学家,宣称焦虑和抑郁反应是对创伤的最首要的反应,通常很容易见于 SCI 之后[26]。Siller 得出结论,一个人在 SCI 之后就应该感到沮丧,是因为 SCI 是件大事,如果毫无反应则意味着患者拒绝接受。

严重的抑郁会影响个体的功能和生活质量。在康复环境中,抑郁患者在出院后的功能独立性和移动能力较差。抑郁情绪可导致较长的住院时间、出院后更多医疗保健次数、康复期间无明显改善以及压疮和尿路感染等继发并发症[27]。非住院治疗的 SCI 抑郁患者有更长的卧床时间,离开床的时间更短,并花钱雇佣更多的服务人员。

当评估 SCI 患者的抑郁时,一定要选择适当的诊断标准。很难区分受伤引起的沮丧反应与足够形成问题的抑郁症之间的区别[28]。功能丧失引发的持续悲伤是意料之中的,且有一定时限。这种类型的悲伤通常对鼓励、支持和同情倾听有良好的反应。当它在合理的时间段内不再有反应时,可能预示这种悲伤是一个更严重的情绪相关问题。

然而,诊断可能存在一定困难。因为许多抑郁症的诊断标准可能是功能的损害,而不是一个人情绪的反映。例如:注意力集中困难、睡眠和食欲问题、性欲低下、体重减轻以及精力下降都可能是创伤的后遗症,而不一定反映严重的抑郁症发作。此外,在某些病例中,可能更适合抑郁症以外的诊断。这些可能包括心境障碍、双相情感障碍、既往心理障碍或药物滥用史。

除了抑郁,还常见一些其他的反应,如愤怒、敌对和戒断。Ullrich 等人的一项研究表明,1997—2007 年间接受康复治疗的退伍军人中有 28% 被诊断为抑郁症[27]。在患有抑郁症的 SCI 患者中,70% 同时被诊断为另一种精神疾病,其中创伤后应激障碍(post-traumatic stress disorder, PTSD)和焦虑症最为常见。这些精神疾病可以是短暂的,也可能贯穿整个康复过程。对有些人来说,不出现抑郁症通常反而会让工作人员和康复团队的其他成员感到困惑。然而,并没有令人信服的证据表明,缺乏强烈的负面情绪或抑郁症预示了患者未来的心理调整能力很差。

有关 SCI 之后焦虑情绪的问题缺乏重视,且很少被记录在案。因此,SCI 后焦虑的流行情况更加不明确。然而,有一项研究表明,SCI 病史超过 1 年的患者的焦虑水平明显高于对照组[29]。类似的,在受伤后的第一个月,临床经验表明,急性护理、康复和重返社区的生理和心理需求可能是 SCI 患者 / 家人焦虑和抑郁的共同来源。

对于大多数 SCI 患者来说,从康复中心出院等重要的时刻尤其令人焦虑。它暗示着将来的康复进程将会慢得多,而且个体在其独立程度上已经达到了一个稳定的水平。此外,完整的康复团队现在必须被一个家庭成员或其他不太了解 SCI 及其潜在并发症的人所取代。有关分离、安全感、与朋友重获联系方面的问题都能加剧焦虑程度,因此出院时个人可能会经历情绪上的痛苦,以及与广泛性焦虑相关的各种症状。

焦虑症的治疗可以分为药物和行为学两种。原则上,在康复过程中,抗焦虑药应该在短期内谨慎使用。典型情况如痛苦的程度严重到削弱个人在物理或作业治疗过程中的学习能力。其他精神类药物的适应症可能包括拒绝参与康复、严重的睡眠障碍或现实测验损害。

在社区中,一旦 SCI 患者可能有自杀意念或者忽视常规自我护理,则建议使用药物治疗。然而应该指出的是,目前在 SCI 患者人群中尚缺乏抗抑郁药物疗效的双盲随机试验研究[30]。因此,应更积极地以患者为中心、小剂量使用精神类药物。调节的过程最好通过行为评估和正确应对来完成,而不是通过被动的药物治疗。减少焦虑的行为技巧可以包括图像引导、放松训练和认知行为疗法。

近年来,心理学家已经开始在 SCI 患者中探讨 PTSD 的发生情况。创伤性事件可能包括一个人曾经暴露于实际或潜在的死亡威胁、严重的创伤或性侵犯。PTSD 是可预期的一系列心理和生理反应的组合,是对生命威胁的正常反应,但这种反应一直持续,超过正常恢复阶段。PTSD 症状持续多年的病例并不罕见。

SCI 的创伤原因,包括车祸、跌倒和暴力行为,似乎将个人置于这些精神疾病症状的风险之中。患有 PTSD 的患者的典型症状通常包括闪回、噩梦、睡眠障碍、过分紧张、回忆骚扰、努力避免思考和情感,以及对事件的不断回忆。人们认为这种回避的努力导致了对事件的错误解释和不断加重的心理痛苦程度。综上所述,Radnitz 等[31]指出,SCI 患者中 PTSD 的发病率与其他受创伤人群相似。需要进一步的研究证实这种精神障碍在 SCI 人群中会造成困扰,以及药物和行为干预的效果。

记忆要点

- 在整个康复过程中,区分抑郁、悲伤和伤感是十分重要的。
- 当情绪反应干扰个人积极参与康复计划时,应谨慎使用治疗抑郁和焦虑的药物。
- 认知行为方法是调节适应 SCI 的最佳方案,在这种方法中,个体能够获得成功并树立自尊。

SCI对家庭的心理社会影响

英国诗人 John Donne 曾说"没有人是一座孤岛"。SCI 患者和他们的家庭照顾者之间的具体情况,就和每个人与他们周围的人存在相互联系一样。考虑到 SCI 所造成的创伤的性质和强度,家庭看护者的健康和福祉影响着 SCI 患者的健康和福祉[32],反之亦然。因此,卫生保健提供者必须考虑到随时间推移而产生的适应变化,不仅是对患者本人,还要考虑到他们的家庭成员。

本章的这部分探讨了许多影响家庭关系的因素,包括抑郁、自杀的意念或尝试、文化因素。具体来说,它研究了如何通过发展独立、改变行为以及促进希望和顺应性来改善这些因素。

家人的抑郁

SCI 不仅彻底影响了个人的生活,也破坏了家庭照顾者的生活。它给家庭带来了新的护理上的巨大压力,且家人往往缺乏训练或准备。这可能将产生压倒性的后果,导致关系的紧张、缺少选择和控制、加剧压力、缺乏支持服务,以及家庭照顾者的财务困难[33,34]。对于准备不足的照顾者,太多的外在影响加上有限的知识、应对策略和社会支持,还反映在较高的抑郁水平和护理负担上[35]。他们的苦恼也有可能部分源于他们对护理工作的主观评价过于繁重以及个人的痛苦[36,37]。照顾者的这种繁重的责任观念常常伴随着个人时间的不足[38]、缺乏情感支持和帮助[39],以及社会隔离导致社会支持的缓慢侵蚀。那些报告有抑郁情绪的看护人员可能会在长达一年甚至更长的时间中持续出现抑郁问题[40,41]。这些看护者也更可能报告压力和超负荷的问题,他们可能比非抑郁的看护者使用更多情绪与身体问题方面的处方(接受药物或其他治疗)[42]。健康护理提供者,尤其是心理学家,可以允许家庭护理人员能够有效地进行训练,从而显著降低其抑郁得分[43]。

家人身体健康的作用

除了没有准备好承担照顾者的角色外,家庭成员还必须适应 SCI 后延长的预期寿命。然而,从护理者的角度来看,全球 SCI 人口增长的趋势仅仅意味着护理年限的增加。这不仅延长了照顾者的“责任负担”,而且还使老年 SCI 患者的照顾者更容易遭受急性的负面健康影响,年龄和创伤的综合影响带来了额外的挑战。SCI 个体的衰老对护理人员提出了更高的要求,使他们的健康、福祉和生活质量更容易受到健康照料者的负面影响。例如:随着年龄的增长,需要更多日常生活活动(activities of daily living, ADL)的援助,这将给照料者和家庭单位带来额外的压力。Gerhart 等人发现四肢瘫患者平均在 49 岁的时候开始需要更多的 ADL 帮助,而截瘫患者的这一平均年龄为 54 岁。ADL 需求更多帮助的个体往往报告更多的衰弱感、肩痛、体重增加,以及心态变化。心理学家可以通过传授长期应对和平衡的策略,帮助护理人员维持护理需求及保持自己身体健康的平衡。

家庭成员的适应无效

在护理者中,对于解决问题存在消极倾向的个体,由于种种原因其抑郁的发生率较高[44]。这些人更有可能使用姑息的、情绪集中的应对策略,并且在有压力的时候,循环出现不合理的想法,而不是解决问题现况[45]。较高的消极倾向也与消极情绪、缺乏自信和持久的悲观情绪有关。以及在压力下,无法调节这些情绪可能会使人产生抑郁[46]。悲观的反思和消极的情绪会扭曲有用的和相关的信息,干扰信息的检索和存储,影响解决方案的执行,降低认知灵活性。消极取向也有损认知功能——给独立解决问题带来负面影响[47]。Elliott、Shewchuck 和 Richards 将几个 SCI 家庭照顾者的社会心理问题与解决问题能力联系起来,发现那些负面问题解决倾向的个体与积极问题解决倾向的个体相比,在第 1 年的护理角色中,更有可能出现焦虑、抑郁及关于健康的抱怨。

独立对家庭的影响

SCI 个体的独立程度可能会影响家庭关系。较独立的脊髓损伤个体倾向于认为他们的家庭环境更有求必应、更开放[48]。甚至在校正了创伤严重程度和残疾变量的情况下,SCI 后个人的生产力依次受到以下因素的影响:教育、驾驶汽车的能力、其他移动设备及年龄。Boekamp 等[49]回顾了关于 SCI 后抑郁潜在原因的文献后发现,社会支持和最近的压力事件可以用来识别抑郁高风险患者,但如果他们功能独立,则不太可能出现抑郁。随着年龄的增长,对独立的期望在稳步下降[50]。家庭设施不足可能会对其适应性和生活质量产生不利影响,并增加个人的依赖性。心理学家和相关专家固然可以在病房中帮助照顾者培养独立性,独立性反过来还会促进看护者根据现有基础以较积极的方式解决问题。

家庭调整

随着人们在受伤后适应生活的过程,脊髓损伤将导致人格和行为的改变。患者和他们的家庭成员对 SCI 的适应方面的看法似乎是相似的。Glass 等[51]比较了 250 名 SCI 患者和其最亲密的亲属对适应调整的看法。患者的看法似乎至少和他们最亲密的家人一样可靠。对 SCI 的适应也随着时间的推移而改变。尽管大多数研究显示,随着时间的推移,对 SCI 的适应的调整越来越多,但从长期来看,这可能并不符实。心理学家可以利用 SCI 患者和他们的看护者之间的这一同步性,使双方能够在面对未来生活质量和现实挑战时采取更长远、更积极的观点。

- 家庭成员的情感问题必须由康复小组成员来解决,以确保患者能够成功重返社区,保障个人和家庭的生活质量。
- 家庭成员的消极取向和思考模式将导致无效的应对结果。
- 对 SCI 的社会心理学调整可能会受到家庭设施不足的影响,设施不足会导致 SCI 个体的独立性下降。

希望

希望对于 SCI 患者和家庭来说都是一个潜在的重要应对策略。Davies[52] 采访了 SCI 患者,发现如果以目标为导向的希望是基于生活真实感知、专注于进程、对事件采取积极解释的,则可以有效帮助个人和家庭应对 SCI。期待的过程可以是一种广义和积极的力量,以减少抑郁、悲伤和无能为力感[53]。Elliot 等[54] 评估了希望和途径(找到实现目标方法的能力)能否预测心理社会相互作用、抑郁和残障。他们发现,一种希望的感觉预示着心理社会内在活动,而这种感觉与抑郁和残障存在负相关。Piazza 等人[55] 报告了 77 名患者的希望、社会支持和自尊之间的预测关系,发现在 SCI 患者中,希望的最佳预测因素是自尊、社会支持和教育。与适应调整一样,心理学家可以帮助个人和他们的照顾者产生希望感,使其作为一种普遍的积极作用,并成为一种目标导向的力量,使他们能够找到前进的途径。

- 希望对患者和家庭都是一个重要的应对策略。
- 希望可以减轻忧伤、沮丧和无能为力的感觉。
- 希望的最佳预测因素似乎是自尊、社会支持和教育程度。

顺应性

心理学文献认为顺应性是一种多维度的结构,构成了一系列的思想(如乐观看法)、感觉(如充满希望、幽默感)和行为(如调动社会和经济资源的能力)。顺应性可以被定义为一个动态过程,包括在重大逆境下的积极适应。这样的定义反映了越来越多的共识,即顺应性不包括固定的人格特征,而是一套可以学习的技能。临床和非临床样本的研究表明,表现出较高顺应性的人在面对急性或慢性创伤性事件时,心理适应能力相对较健康。

在 Simpson 和 Jones[56] 的研究中,家庭照顾者较强的适应能力与积极影响水平的提升、负面影响水平的降低、照顾者负担的减轻均呈显著相关。此外,具有较强顺应性的家庭成员在护理的方法上也表现出不同。根据护理人员管理策略的评级,与那些顺应性较差的家庭相比,顺应性好的家庭其护理策略更显著有效。

Chen 和 Boore[57] 探索了家庭护理人员照顾一个 SCI 亲戚的经历,他从灾难性的生活事件转变到应对挑战、到家庭适应或崩溃的过程。因此,长期的护理政策需要建立在同情和考虑家庭照顾者价值的基础上,而且他们的福利应成为一个主要社会目标。作为一个重要的塑造社会的力量,看护者的价值需要为社会主流所认同。家庭顺应性的概念意味着一个家庭能够成功管理挑战性生活环境的能力,无论是现在还是将来。每个家庭都必须在逆境中找到适合其处境的道路。这条道路应当符合他们的文化定位以及他们的个人力量和资源[58],实现家庭结构的稳定。

SCI 是一场家庭危机,往往是家庭的转折点。此外,家庭的调整和适应反应模型强调了家庭积极参与的过程以平衡家庭的需求与能力。通过这些家庭含义之间的相互作用,达到家庭调整或适应的水平[59]。家庭的顺应性不仅仅是为了解决问题,而是为了阻止问题发生,并且做好迎接未来挑战的准备[58]。

在 SCI 的案例中,心理健康专家,如心理学家,可以与综合康复小组合作,通过使用间接影响顺应性的策略(如希望、调整和应对)来培养护理人员的顺应性。

- 顺应性是一项可以习得的技能。
- 家庭顺应性指的是家庭处理具有挑战性的环境的能力。
- 家庭的顺应性使得家庭可以对未来的挑战做好准备。

SCI对SCI患者伴侣的影响

除了上述可能影响到 SCI 患者照顾者及家庭所有成员的因素,某些因素的影响取决于照顾者与受伤者之间的关系。伴随 SCI 的生活是一个复杂的过程,涉及受伤个人和他们的家庭成员以不同的方式适应身体和心理社会功能的改变。下一节将主要讨论 SCI 对伴侣的影响。最近的文献表明,与其他家庭成员相比,SCI 患者的配偶在护理者角色中承受的压力可能要高于其他家庭成员。

许多生病或受伤的人不仅在身体上,而且也在情感上受益于伴侣[60]。伴侣几乎是成功适应 SCI 后生活环境改变及克服各种挑战的指南针。SCI 带来了数项挑战。Crewe 和 Krause[61]在他们对 301 名被试的纵向研究中发现,婚姻对生活质量有显著的积极影响。分居、离异或丧偶的人比已婚夫妇或单身人士更贫穷,表现在收入水平、家庭冲突、社会交往困难,以及形成新关系、依赖和缺乏外出方面。这表明维持婚姻关系是很重要的,因此 SCI 后分居和离婚的发生率增加令人担忧。

Devivo 和 Fine[62]发现,在受伤后的头三年里,分居和离婚的几率明显升高。这似乎表明,在新生活环境的背景下,伴侣试图重新建立他们的关系是非常困难的。Kreuter 等[63]研究了伴侣受伤后离婚的原因,其中包括:适应新的生理功能障碍,维持人际关系困难和 / 或不愿意与残疾人共同生活。作者强调了相互支持的必要性和重要性,以及保持伴侣关系所面临的挑战。Buchanan 和 Elias 的研究发现 SCI 后导致的性格改变也为伴侣带来了负担[66]。

类似地,对于 SCI 患者的主要护理者来说,身体和心理上的负担在逐渐增加。一项由 Post 等[64]主导的研究表明,护理者的负担与身体残疾程度、日常照料时间和护理者的年龄有关。增加的负担会导致不良后果,包括幸福感降低、压力增加、疲劳、怨恨、抑郁以及忽视自己的健康需求和问题[65]。

类似地,Chan[67]发现,伴侣在应对抑郁和悲观情绪上非常具有挑战性。根据 Angel 和 Buus[68]的报道,

作为一个脊髓损伤患者的伴侣,也意味着他在没有自身身体伤害的情况下也受到了创伤。对受伤伴侣的哀悼以及对他们自己的处境、工作强度以及对未来的不安全感会影响其幸福感。对伴侣的痛苦情感和长期的脆弱状况,无论是在最初的急性期还是远期都产生了实际影响。专家除了对患者负主要责任外,也需要关心患者伴侣的情感支持方面,为其提供具体的情感和物质援助。

记忆要点

- SCI 患者和他们的家人在康复中和出院后都需要保持希望。
- 顺应性包括希望、幽默和积极的人生观,这是一系列可以学习的技能。
- 心理社会干预可以非常有效地帮助家人适应他们的角色,满足 SCI 患者家庭成员的长期需求。

本章重点

- 心理健康专家在康复过程中发挥着重要作用,可以在心理调节、性功能、职业调整和家庭功能等方面提供诸多贡献。
- SCI 个人和家庭成员的心理调整是一个独特的过程,取决于各种因素,如个人对伤害的评估、可用的资源、社会支持、受伤前的功能以及可采取的应对策略。
- 抑郁、焦虑和创伤后应激障碍通常见于 SCI 患者,但实际并不那么普遍。一旦发生这些障碍,可以采取以个体为中心的认知行为方法进行有效的干预,从而促进积极适应和调整。
- 在 SCI 之后,家庭的情感资源倾注于受伤的个体。配偶、孩子、兄弟姐妹和长辈的情感需求常常被忽视。康复工作人员需要认识到整个家庭的需要,并确保维持家庭的稳定和平衡。

（刘京宇　译　刘楠　校）

参考文献

1. Donovan W. Spinal cord injuries-past, present and future. *J Spinal Cord Med* 2007;30(2):85-100.

2. Spyros M, Panagiotis S. Hippocrates: the father of spine surgery. *Spine* 1999;24(13):1381-87.

3. Carroll, D. History of treatment of spinal cord injuries. *Md State Med J* 1970;19:109-12.

4. Donovan WH. Spinal cord injury: past, present and future. *J Spinal Cord Med* 2007;30:85-100.

5. Trieschmann R. Spinal cord injuries: psychological, social and vocational rehabilitation. 2nd ed. New York: Demos; 1988. p. 1-24.

6. Go B, DeVivo M, Richard JS. The epidemiology of spinal cord injury. In: Stover S, DeLisa J, Whitneck, G. editors. Spinal cord injury: clinical outcomes for the model systems. Gaithersburg (MD): Aspen; 1995. p. 21-55.

7. Wright B. Physical disability: a psychosocial approach. New York: Harper and Row; 1983. p. 241.

8. Ducharme S, Freed M. The role of self destruction in spinal cord injury mortality, *Model Syst SCI Dig* 1980;2(4):29-38.

9. Ducharme S, Ducharme J. Psychological adjustment to spinal cord injury. In: Kreuger D, editor. Emotional rehabilitation of physical trauma and disability. New York: SP Scientific Books; 1984. p. 149-57.

10. DeVivo MJ, Kartus PL, Stover SL, Rutt RD, Fine PR. Cause of death in patient with spinal cord injuries. *Arch Phys Med Rehabil* 1989;149:1761-6.

11. Bombardier CH, Buchwald D. Outcome and prognosis of patients with chronic fatigue vs chronic fatigue syndrome. *Arch Intern Med* 1995;155:2105-10.

12. Meyers A. The epidemiology of traumatic spinal cord injury in the United States. In: Nesathurai S, editor. The rehabilitation of people with spinal cord injury. Malden (MA): Blackwell Science; 2000. p. 9-13.

13. Eisenberg M, Gilbert B. Individual and family reactions to spinal cord injury: some guidelines for treatment. In: Eisenberg M, Falconer J, editors. Treatment of the spinal cord injured. Springfield (IL): Charles C. Thomas; 1978. p. 3-18.

14. Shontz F. Reactions to crisis. *Volta Rev* 1965;67:364-70.

15. Vash C. The psychology of disability. In: The person: reactions to disablement. New York: Springer; 1981. p. 26-48.

16. deRoon-Cassini TA, St. Aubin E, Valvano A, Hastings J, Horn P. Psychological wellbeing after spinal cord injury: perception of loss and meaning making. *Rehabil Psychol* 2009;54(3): 306-14.

17. Monden KR, Trost Z, Catalano D, et al. Resilence following spinal cord injury, a phenomenological view. *Spinal Cord* 2014;52:197-201.

18. Kalpakjian CZ, McCullumsmith CB, Fann JR, et al. Post-traumatic growth following spinal cord injury. *J Spinal Cord Med* 2014;37(2):218-25.

19. Gans J. Hate in the rehabilitating setting. *Arch Phys Med Rehabil* 1983;64:176-9.

20. Gans J. Facilitating staff/patient interaction in rehabilitation. In: Caplan B, editor. Rehabilitation psychology desk reference. Rockville (MD): Aspen; 1987. p. 185-216.

21. Ducharme S. Sexuality and physical disability. In: Caplan B, editor. Rehabilitation psychology desk reference. Rockville (MD): Aspen; 1987. p. 419-35.

22. Griffith E, Trieschmann R. Sexual dysfunction in the physically ill and disabled. In: Nadelson C, Marcotte D, editors. Treatment interventions in human sexuality. New York: Plenum Press; 1983. p. 241-77.

23. Ducharme S, Ducharme J. Sexual adaptation. *Semin Neurol* 1983;3(2):135-40.

24. Richards JS, Kewman DG, Pierce CA. Spinal cord injury. In: Frank RG, Elliott TR, editors. Handbook of rehabilitation psychology. Washington, DC: American Psychological Association; 2000. p. 11-27.

25. Krause JS, Anson CA. Adjustment after spinal cord injury: relationship to participation in employment or educational activities. *Rehabil Counsel Bull* 1997;40:202-14.

26. Siller J. Psychological situation of the disabled with spinal cord injuries. *Rehabil Literat* 1969;30:290-6.

27. Ullrich P, Smith B, Blow F, Valenstein M, Weaver F. Depression, healthcare utilization and comorbid psychiatric disorders after spinal cord injury. *J Spinal Cord Med* 2014;37(1):40-5.

28. Richards JS. Psychological adaptation. In: Nesathurai S, editor. The rehabilitation of people with spinal cord injury. Malden (MA): Blackwell Science; 2000. p. 85-9.

29. Hancock FM, Craig AR, Dickson HG, Chang E, Martin J. Anxiety and depression over the first year of spinal cord injury: a longitudinal study. *Paraplegia* 1993;31:349-57.

30. Elliott T, Frank R. Depression following spinal cord injury. *Arch Phys Med Rehabil* 1996;77:816-23.

31. Radnitz C, Schlein I, Walczak S, et al. The prevalence of post-traumatic stress disorder in veterans with spinal cord injury. *SCI Psychol Process* 1995;8:145-9.

32. Robinson-Whelen S, Rintala D. Informal care providers for veterans with SCI: who are they and how are they doing? *J Rehabil Res Dev* 2003;40:511-6.

33. Su D, Amster D, Carlson G. The experiences and perceptions of older family caregivers of people with spinal cord injury living in the community: service implications. *SCI Psychosocial Process* 2002;15:130-8.

34. Boschen KA, Tonack M, Gargaro J. The impact of being a support provider to a person living in the community with a spinal cord injury. *Rehabil Psychol* 2005;50:397-407.

35. Chan RC. Stress and coping in spouses of persons with spinal cord injuries. *Clin Rehabil* 2000;14(2):137-44.

36. Chwalisz K. The perceived stress model of caregiver burden: evidence from the spouses of persons with brain injuries. *Rehabil Psychol* 1996;41:91-114.

37. Haley WE, Waff D, Coleton M, et al. Appraisal, coping, and social support as mediators of well-being in black and white family caregivers of patients with Alzheimer's disease. *J Consult Clin Psychol* 1996;64:121-9.

38. Quittner AL, Opipari L, Regoli M, Jacobsen J, Eigen H. Psychological adaptation. In: Nesathurai S, editor. The rehabilitation of people with spinal cord injury. Malden (MA): Blackwell Science; 1969. p. 85-9.

39. Meade MA, Taylor A, Kreutzer JS, Marwitz JH, Thomas V. A preliminary study of acute family needs after spinal cord injury: analysis and implications. *Rehabil Psychol* 2004;49:150-5.

40. Elliott TR, Shewchuck RM, Richards JS. Family caregiver social problem-solving abilities and adjustment during the initial year of the caregiving role. *J Counsel Psychol* 2001;48(2):223-32.

41. Kris AE, Cherlin EJ, Prigerson H, Carlson MDA, Johnson-Hurzeler R, Kasl SV. Length of hospice enrollment and subsequent depression in family caregivers: 13 month follow-up study. *Am J Geriatr Psychiatry* 2006;14:264-9.

42. Elliott T, Shewchuk R, Richards JS, Chen Y. Predicting changes in depression status in family caregivers of persons with recent spinal cord injuries. Paper presented at the conference conducted by the centers for disease control entitled safety in numbers: working together from research into practice conference; 2003, Atlanta, GA.

43. King C, Kennedy P. Coping effectiveness training for people with spinal cord injury: preliminary results of a controlled trial. *Br J Clin Psychol* 1999;38:5-14.

44. Dreer LE, Elliott TR, Shewchuck R, Berry JW, Rivera P. Family caregivers of persons with spinal cord injury: predicting caregivers at risk for probable depression. *Rehabil Psychol* 2007;52(3):351-7.

45. MacNair RR, Elliott TR. Self-perceived problem solving ability, stress appraisal, and coping over time. *J Res Personal* 1992;26:150-64.

46. Elliott T, Shewchuck R, Richeson C, Pickelman H, Weaver-Franklin K. Problem-solving appraisal and the prediction of depression during pregnancy and in the post-partum period. *J Counsel Dev* 1996;74:645-51.

47. Shewchuk R, Johnson M, Elliott T. Self-appraised social problem solving abilities, emotional reactions, and actual problem solving performance. *Behav Res Ther* 2000;38:727-40.

48. McGowan MG, Roth S. Family functioning and functional independence in spinal cord injury adjustment. *Paraplegia* 1987;25:357-65.

49. Boekamp JR, Overholser JC, Schubert DS. Depression following a

spinal cord injury. *Int J Psychiatry Med* 1996;26(3):329-49.

50. McColl MA, Arnold R, Charlifue S, Glass C, Savic G, Frankel H. Aging, spinal cord injury, and quality of life: structural relationships. *Arch Phys Med Rehabil* 2003;84:1137-44.

51. Glass CA, Jackson HF, Dutton J, Charlifue S, Orritt C. Estimating social adjustment following spinal trauma: who is more realistic? patient or spouse? a statistical justification. *Spinal Cord* 1997;35:320-25.

52. Davies H. Hope as a coping strategy for the spinal cord individual. *Axone* 1993;15:40-6.

53. Lohne V. Hope in patients with spinal cord injury: a literature review related to nursing. *J Neurosci Nurs* 2001;33:317-25.

54. Elliot TR, Witty TE, Herrick S, Hoffman JT. Negotiating reality after physical loss: hope, depression, and disability. *J Personal Social Psychol* 1991;61:608-13.

55. Piazza D, Holcombe J, Foote A, Paul P, Love S, Daffin P. Hope, social support and self-esteem of patients with spinal cord injuries. *J Neurosci Nurs* 2001;23:224-30.

56. Simpson G, Jones K. How important is resilience among family members supporting relatives with traumatic brain injury or spinal cord injury. *Clin Rehabil* 2003;27(4):367-77.

57. Chen HY, Boore JRP. Establishing a super-link system: spinal cord injury rehabilitation nursing. *J Adv Nurs* 2007;57:639-48.

58. Walsh F. Family resilience: a framework for clinical practice. *Family Process* 2003;42:1-18.

59. Patterson JM. Integrating family resilience and family stress theory. *J Marr Family* 2002;64:349-60.

60. Holicky R, Charlifue S. Ageing with spinal cord injury: the impact of spousal support. *Disabil Rehabil* 1999;21(5-6):250-7.

61. Crewe NM, Krause JS. Marital status and adjustment to spinal cord injury. *J Am Paraplegia Soc* 1992;15(1):14-8.

62. Devivo MJ, Fine PR. Spinal cord injury: its short term impact on marital status. *Arch Phys Med Rehabil* 1985;66(8):501-4.

63. Kreuter M, Sullivan M, Dahllof AG, Siosteen A. Partner relationships, functioning, mood and global quality of life in persons with spinal cord injury and traumatic brain injury. *Spinal Cord* 1998;36(4):252-61.

64. Post MWM, Bloemen J, de Witte LP. Burden of support for partners of persons with spinal cord injuries. *Spinal Cord* 2005;43(5):311-9.

65. Weitzenkamp DA, Gerhart KA, Charlifue SW, Whiteneck GG, Savic G. Spouses of spinal cord injury survivors: the added impact of caregiving. *Arch Phys Med Rehabil* 1997;78(8):822-7.

66. Buchanan KM, Elias LJ. Personality and behavior changes following spinal cord injury: self perceptions, partner perceptions. *Axone* 1999;21:36-9.

67. Chan RCK. How does spinal cord injury affect marital relationship? A story from both sides of the couple. *Disabil Rehabil* 2000;22:764-75.

68. Angel S, Buus N. The experience of being a partner to a spinal cord injured person: a phenomenological-hermeneutic study. *Int J Qual Stud Health Well-Being* 2011;6(4):7199.

第44章 家庭照护者与脊髓损伤

Susan Charlifue

学习目标

本章学习完成后,你将能够:

- 了解家庭成员所面临的问题,为脊髓损伤患者提供帮助;
- 描述导致照护者痛苦的因素;
- 识别家庭成员在提供护理上的困难,并帮助减少他们在照护方面的痛苦;
- 分析照护者的健康问题以及健康相关的生活质量问题;
- 解释经济后果是如何影响有脊髓损伤患者的家庭和其照护者;
- 根据照护者的需求、可用资源、不同国家政策优先事项,描述照护者的实践、政策和研究建议。

引言

脊髓损伤(spinal cord injury,SCI)经常导致身体上的限制,例如必须接受他人的帮助以保持健康和促进充分重返社会。得到的帮助涵盖基础的日常活动如肠道和膀胱管理、沐浴、卫生、穿衣修饰,及工具性日常生活活动,包括管理家庭财务、购物或交通等。在美国,每一年均有超过 6 500 万人(占人口的 29%)为慢性病患者、残疾人或年老的亲人、朋友提供照护[1]。尽管尚无更新的数据,据目前已有的报道,几乎 70%的 SCI 患者接受着来自家人的某种形式的援助和支持[2]。虽然许多人有雇佣他人提供照护的能力或需求,但受限于成本、护工的可获得性、文化规范或期望,通常使雇人成为不可能。因此,本章讨论的重点是为 SCI 患者提供帮助的家庭成员。

从大量的护理相关文献中得到的许多结论不能简单地应用于 SCI 患者的照护者,原因有两个:

- 现有的大部分数据都来自于对患有阿尔茨海默病或痴呆患者的照护人员的研究。因为这些发现通常与被照护者的认知功能水平有关,所以可能不适用于 SCI 患者。他们的照护需求更多的是源于身体的局限,而不是认知障碍。照护一个 SCI 患者很可能涉及在床、轮椅和汽车间转移的大量搬运工作,使 SCI 照护人员有身体受伤的危险。
- 阿尔茨海默病和其他需要接受照护的疾病,尤其是

会随着时间的推移逐渐发展的病患,可能让家庭照护者有机会适应他们所爱的人在功能和行为方面的逐渐改变。此外,许多这些疾病通常在发病后的 10 年内导致死亡[3]。相反,创伤性 SCI(traumatic spinal cord injury,TSCI)导致患者的功能突然发生改变,长期需要他人帮助。Elliott 和 Shewchuk[4]认为,由于创伤性损伤的突发性和意外性,照护者很可能会经历更直接的剧变,而不是那些慢性发展的健康问题。

目前关于 SCI 家庭照护的数据还很少,特别是美国以外的研究数据资料。《世界残疾报告》(The World Report on Disability)指出,对于所有残疾人来说,大多数是家人和朋友提供所需的援助和支持,且他们通常是无薪的[5]。据报道,这种无偿援助的预估成本各不相同,在发展中国家,据报每年高达 414 亿澳元[5]和 4 500 亿美元[6]。

许多中年上班族妇女,为家庭里老年、长期患病或残疾的成员提供了大部分的照护[7]。经证实,SCI 的男女比例约为 4∶1[8],这表明大多情况下将是女性家庭成员(特别是配偶和母亲)进行照护。在发展中国家开展的对患有 SCI 或脊髓脊膜突出症的患者家庭护理的研究,清楚地表明女性照护者占了绝大多数。巴西和哥伦比亚的研究人员发现,SCI 患者的照护者中有 81% 是女性[9-11],且 95% 脊髓脊膜膨出儿童患者的照护者是女性[12]。伴随照护工作而产生的众多身

体、情感和社会挑战,可能会导致照护者无法平衡家庭和工作场所的责任。当护理人员不能有效地应付所有的角色责任时,照护者的健康和福祉也可能受到危害[13]。显然,照护者的健康和幸福是一个重要的组成部分,有助于使 SCI 患者尽可能实现功能独立并参与社会活动。它还指出,印度有大量残疾人口,在政策层面上,为他们制定了进步的法案、条例和条款。然而,在基层层面,由于家庭护理而非社区的责任,残疾人持续被忽视和边缘化[14]。

向一个家庭提供援助而不是雇佣护工的决定基于几个因素,包括财政资源、支持服务的地点和可获得性,以及文化价值。例如:在斐济,因为无法获得其他的支持和额外的住宿条件,家庭成员是 SCI 患者的主要照护者[15]。在某些情况下,家庭的文化价值可能会限制他们寻求外部援助的意愿[16]。据报道,南美的文化习俗"规定残疾人应该由家庭成员照护"[9],这使得其不能接受和利用外部的服务。此外,基于性别角色的文化期望可能会给家庭照护者带来额外的压力。一项针对中国台湾的家庭照护者的研究表明,女性对于照护受伤的孩子和丈夫有着"不可推卸的责任"[17]。有人提出,SCI 患者的伴侣照护者是"超出自身可控制事件的受害者"[18]。无论选择与否,家人在向患有 SCI 或其他脊髓神经系统损伤的儿童、父母、兄弟姐妹和亲戚提供援助方面扮演着主要角色。然而,这一重要角色可能会对照护者个人、其他家庭成员、甚至 SCI 患者本人产生潜在的不利影响。

记忆要点

- SCI 影响着患者的整个家庭。
- 家庭成员往往是患者唯一可获得的照护资源。
- 照护一个 SCI 的爱人,既包括身体上的,也包括情感上的投入。

照护者的压力和负担

照护者的风险因素包括性别为女性、低教育程度、与被照护者共同生活、抑郁、社会隔离、财务压力、在照料上花费更多时间,以及不能选择自己是否成为照护者[19]。这些风险因素都可能与 SCI 的家庭照护有关。

一些研究已经开始关注于照护的压力和抑郁情绪,以及他们与一些变量间的联系,如照护者的控制

感[20,21]、家庭功能[22,23]、残疾的严重程度[24]。照护角色的另一个组成部分是对负担或角色压力的评估。负担过重的照护者"可能会经历失业、财务紧张、身体和心理社会功能衰退、社会活动受限以及家庭生活的全面中断,这可能会改变他们对生活质量的感知"[25]。

早在 1986 年,Zarit 等人[24]就定义"负担"为:照护者认为他们的情感或身体健康、社会生活和财务状况,是照护亲属的痛苦结果。负担还包括照护角色之外的许多因素,如家庭承诺、就业及其他需要占用照护者时间和精力的需求[24]。作者报告说,照护者的负担很大程度上取决于他们应付问题的情况,如能否良好地应对患者的残疾和获得相关资源,特别是能否在护理任务中获得协助和偶尔的放松。他们还指出,"通常可以假定照护者的负担与患者的残疾严重程度密切相关"。在他们对 64 位被调查者照护配偶的长达 2 年的纵向调查中,在决定负担的严重程度上,照护者角色的主观因素(如对情感或身体健康的感知、社会生活,以及因提供照护而感觉痛苦)比被照护者的残疾严重程度更为重要。然而,值得注意的是,创伤的严重程度并不会持续影响 SCI 照护者的痛苦。Chandler 和他的同事们在针对 40 个 SCI 伴侣的研究中发现,创伤的严重程度和照护者的痛苦之间缺乏联系[26]。Ünalan 等人[27]比较了社区中 50 名 SCI 主要照护者和 40 个年龄匹配的健康人群对照组的生活质量,虽然证实了照护组的生活质量评分较低,但受伤的严重程度与较低的评分之间没有相关性[27]。然而与之相反,Post 等人[28]在一项对 365 个 SCI 照护者的研究中发现,生理残疾和照护者负担之间有很强的相关性。Elliott 和 Shewchuk 注意到损伤的严重程度与照护者的社会功能、心理健康和抑郁情绪之间存在相似关系[4],Dreer 等人在 121 名 SCI 护理者间开展的研究也响应了这一结论[29]。然而,严重程度本身可能并不是问题的根源,因为有证据表明,SCI 的家庭照护者比非照护者更容易产生压力、疲劳和抑郁,且比他们所爱的 SCI 患者本人更为严重[30]。因此,可能是提供帮助的程度导致了 SCI 照护者的痛苦。

总的来说,这些有关 SCI 照护的文献具有良好的可信度。在一项针对生活在社区中的中老年脊髓损伤患者照护者的研究中(共入组 67 名主要照护者,其中 57 名配偶,10 名其他亲属),Decker 和同事[31]要求看护人员评价其照护残疾人的负担。这项研究发现,那些报告感觉对自己生活更有控制力的个体,表现出更高的生活满意度和更少的抑郁。那些认为负担沉重的

人更容易产生抑郁和低生活满意度。此外还探讨了包括社会支持在内的其他导致抑郁或痛苦的因素。研究表明,社会支持程度越高,SCI 患者伴侣的忧虑情况[32]和心理调试度越好[26],同时社会支持是减轻照护者负担的诸多因素之一[33]。

> **记忆要点**
>
> - 现有的大多数研究表明,家庭照护者在照护的过程中经历了巨大的痛苦。
> - 伤害的严重程度或所需身体援助的数量并不一定体现照护者可能经历的痛苦程度。
> - 有力的社会支持可能减轻照护者的负担。

照护者的健康和健康相关的生活质量

照护者特别关心的是在执行看护任务时受伤的风险。大量研究已将看护工作视作健康问题风险因素,包括更高的传染性疾病暴露风险[34]、对流感和肺炎疫苗的免疫反应更弱[35]、伤口愈合延迟或缓慢[36]、轻度高血压[37,38]、冠心病[39],以及 IL-6 促炎细胞因子分泌过多(在面临不同来源的急性应激时分泌)[40]。即使在没有实际身体伤害或疾病的情况下,照护也会对健康的感知造成负面影响,通常表现为角色紧张、压力或抑郁。与照护相关的症状和健康问题包括健康的感受普遍下降[41]。来自美国普通人群的数据显示,与非照护者相比,自我评价其健康状况为一般或糟糕的照护者显著增加,且照护者报告了更频繁的身体和精神压力[42]。

照护者忽视自己的身体和情感健康的一个重要结果是增加自己受伤或患重病的风险,从而无法向依赖他们的家庭成员提供帮助。值得注意的是,据报道,照护者往往很少进行促进健康的自我照护[43]。他们感知到不良的健康状况,反过来可能导致其更严重的抑郁和更低的生活满意度[44],致使他们更难以应付各种照护责任。这反过来又会影响到受照护者的健康状况。

在南欧进行的一项有关多发性硬化患者健康相关生活质量(health-related quality of life,HRQoL)的多中心研究发现:不仅患者的 HRQoL 受影响,其家庭照护者的 HRQoL 与一般人群相比也是明显受损的。这一发现在女性身上尤为明显[45]。尽管这项研究并不是

针对 SCI 患者人群,但许多相似之处是显而易见的,在巴西进行的研究也证实了这一点。在那项研究中,60名 SCI 患者的照护人员报告的 HRQoL 中躯体因素受的影响大于心理因素。尤其是躯体疼痛和活力项目表现出了最低的 HRQoL 值[10]。来自巴西的第二项研究证实,为四肢瘫患者提供援助的家庭照护者的 HRQoL评分比截瘫患者照护者的更低,这表明提供的援助越多,HRQoL 评分可能越低。

照护者的健康也受到正常衰老过程的影响。在一般人群中,65 岁及以上的照护人员与 18~64 岁的照护者相比,其自评健康更差,且伴随更频繁的身体痛苦[42]。发生 SCI 概率最高的年龄段是 16~30 岁[8],许多人还将伴随 SCI 生活数十年。随着年龄的增长,照护者们也会变老,由于他们可能需要在很长一段时间内持续提供援助,他们会更有可能经历压力、抑郁,或在数年的照护任务中遭受身体伤害。年老的照护者也会觉得,他们不能再为 SCI 家庭成员提供适当的支持,且由于缺乏完成任务所需要的体力和耐力而使受照护者有受伤的危险。

> **记忆要点**
>
> - 家庭照护者存在因进行帮助转移、抬轮椅等重复活动而受到身体伤害的危险。
> - 家庭照护者往往忽略了自己的身体和情感健康需求。
> - 如果家庭照护者生病或受伤,SCI 患者的福祉可能会受累。

经济后果

上文已经强调过存在与照护相关的未付报酬费用,然而不仅如此,还有额外的财务问题和后果需要考虑。基于照护任务的时间要求,照护者可能不得不减少在外面工作的时间,或者完全放弃有偿工作。如果主要照护者也是家庭的主要收入来源,这将进一步损害家庭经济保障。对于一些人来说,照护本身就是一份全职的工作。除了承担照护者的责任外,在美国有将近四分之一的照护者是被雇佣的[42]。甚至即使在不进行带薪工作的情况下,非主要照护者也会承担与家庭或配偶角色不相关的额外任务,并可能发现这些增加的责任几乎没有留给他们个人需要的时间。照护

者经常提供家庭卫生保健，承担大部分或全部家务，成为主要的工资收入者，主要的或唯一的父母，以及医疗保健的保障[46]。Kneipp和他的同事对32名转为接受救济的低收入妇女的照护压力情况进行了抽样调查发现，其中大多数在其他地方拥有全职工作的参与者，都面临着一定程度的负担[47]。来自加拿大的数据显示，家庭照护者用于照护一位父母的平均时间为每周4小时。相比之下，照护一个孩子每周需要10个小时，照护配偶则需要14个小时[48]。对于那些SCI家庭照护者来说，除了照护家人的责任之外，他们还需要维持工作，这一负担是相当繁重的。来自澳大利亚的数据表明，那些需要协助的SCI成员每周需要接受约11个小时的无偿照护[49]。美国国家脊髓损伤统计中心的数据分析表明，对于那些被照护的SCI患者来说，他们平均接受了1周7天，每天约7个小时的帮助（包括支付的和未支付的照护）。一项对13 542名脊髓功能障碍退伍军人的研究显示，自我报告的残疾程度和个人援助需求的增加（由照护时间来衡量）之间存在明显的正相关[50]。除了在照护活动中花费的可见、可量化的时间外，还有额外的"待命"时间，这可能需要照护者长时间保持警觉[51]。对于SCI患者，这段时间可能指在肠道管理中等待灌肠剂发挥作用的时间，还可能是警惕呼吸机报警激活，或只是去捡起掉落的物品、清空附腿尿袋、执行SCI家人提出的其他任务要求。很明显，虽然许多SCI患者不需要家庭成员的帮助，但还有更多的人需要这些协助。对家庭照护者来说，这种可量化和"待命"的时间对照护者维持就业、求学和从事其他社会、娱乐或生产活动的能力有显著的影响。

> **记忆要点**
> - 家庭照护者可能不得不减少或停止带薪的工作，以照护其患SCI的家人，这导致家庭整体收入的减低。
> - 对于必须维持在外工作的家庭照护者来说，额外用于照顾家庭的工作时间是相当可观的。

照护者的获益

鉴于以上信息，成为家庭成员的照护者似乎除了充满困难之外没有其他收获。然而，这并不是全部。家庭照护有许多好处，可以帮助调节压力。除了大量

关于照护者负面情绪的研究，一些研究人员还关注了照护的潜在好处。在意大利进行的一项针对患有肌营养不良个体家庭照护者的研究发现，88%的参与者说他们从照护中得到了一些积极的收获[52]。Schulz和他的同事研究了脑卒中的心理社会影响，报告说照护者的负面影响可能在一定程度上与福利有关[53]。在他们的研究中，尽管照护人员报告了许多与照护有关的痛苦，但他们也报告了一些有益的影响。近75%的人提出，照护家人让他们觉得自己有用。尤其是配偶，他们通常视照护为自我价值的体现。照护还可以改善照护者和患者之间的关系，并为照护者提供陪伴。

不幸的是，关于家庭照护在SCI中积极作用的文献相当有限。通过家庭照护的专题小组讨论研究（研究参与者包括配偶、孩子、父母和SCI患者的其他亲属）发现，照护过程积极促进了家庭的凝聚力、增加对他人的同情心、获得不曾有过的学习和发展技能的机会，以及被欣赏的感觉（作者未公开的数据）。Dickson等人在苏格兰进行的SCI照护的定性研究中也提到了增强家庭纽带的作用[54]。该领域研究的缺乏提示我们未来需要更详细地研究这些问题。

> **记忆要点**
> - 照护带来的所有方面并不都是负面的。
> - 家庭成员通常通过向所爱的人提供帮助来获得一种奖励或获益感。

帮助家庭照护者

重要的是，卫生保健提供者要识别并承认家庭照护者在他们的SCI爱人回家后将承担的工作量。它不会最小化照护者/家庭成员的援助强度以及潜在的身体和情感缺失感。当看护人员接收到真实、准确的信息，他们就不会经常感到不知所措、觉得自己做错了什么。有必要承认压力、抑郁和负担感是正常的，恰当的干预可以使这些感觉最小化。这种干预措施可以在康复过程的早期开展，也可以在创伤后几年的任何时候进行，包括个体或集体训练。例如，一项在60名家庭照护者间进行的问题解决训练研究中，有一半的照护者被分入试验组，参加专注于解决问题的个体强化训练课程；对照组接受"常规关怀"，包括从工作人员处获取SCI管理的信息。试验组的被试采用了较少的无

效问题解决方式,且与对照组相比,他们的社会和生理机能也获得了有益收获。然而,并未观察到照护者的抑郁情绪有所改善[55]。

即使在没有常规干预措施的情况下,医疗服务提供者也可以在许多方面成为家庭照护者的巨大财富。要确保家庭成员接受了足够和适当的训练以管理日常活动,如肠道和膀胱管理、皮肤护理、呼吸系统护理,以及在协助转移和移动方面接受良好培训。通常很难确保在最初的康复阶段获得上述技能,因为在早期这些家庭成员正在学习如何适应 SCI 和如何应对 SCI 带来的挑战与限制。在出院前为家庭提供详细的、个性化的宣教材料也往往不太现实。但至少可以在患者康复和准备回家的过程中,向其提供有关资源的信息。此外,研究表明,见到那些正在接受康复治疗的患者的家庭成员是有所裨益的[56]。例如:在印度的一项研究表明,朋辈支持可以使为 SCI 患者提供家庭照护的配偶感受到更好的生活质量,减少其抑郁和焦虑[57]。

然而,为家庭照护人员提供的支持应当不仅仅由现有康复团队提供。美国家庭照护支持计划要求所有州为家庭照护者提供 5 项基本服务:

- 给照护者提供关于可获取服务的信息。
- 协助照护者获取服务。
- 通过个人咨询、支持团体及培训照护者,帮助照护者在护理相关问题上做出决策和解决问题。
- 提供临时照护,让照护者暂时从照护责任中解脱出来。
- 在有限的基础上提供补充服务,完善家庭照护者提供的护理[58]。

上述服务仅限于符合条件的个人,包括:①60 岁或以上老年人的家庭照护者;②患有阿尔茨海默病或相关疾病患者的照护者(不论年龄);③年龄不超过 18 岁的儿童,其亲戚照护者年龄≥55 岁或照护者是祖父母;④19~59 岁残疾人的亲戚照护者,其年龄在 55 岁或以上。这些标准可能将一些 SCI 患者的家庭照护者排除在外,如为年轻患者提供照护的年轻配偶或成年子女。因此,这些人面对大量的照护工作却可能无法获得同等的援助。此外,并不是所有的服务都是一贯有效的,也存在服务的缺口,如缺乏合适的文化和语言服务、交通不便、缺乏财政援助以及农村地区有限的服务[59]。根据《世界残疾报告》,在其他国家也发现了这样的缺口,例如在新西兰,有 10% 的家庭认为援助未满足家庭照护的需要,7% 认为缺乏临时照护[60]。其

他家庭成员和社区内的朋友可以补充现有服务的一些缺陷,至少在短期内是这样。这样的帮助并不是一定是"亲自"照护 SCI 患者,也可能是对家庭照护者的其他援助,如帮助做家务。尽管资源有限,以社区为基础的康复服务提供者的援助也可以解决一些现有问题。然而,应该指出的是,并不是所有的照护者都愿意利用这些临时的资源,即使是在可行情况下。举个例子,在荷兰的 273 名家庭照护者中,有 187 人由于各种各样的原因没使用临时看护,如受照护者的拒绝(38%)、照护者更愿意亲自护理(28%)、照护者不愿使用临时看护(31%),以及照护者认为她/他对患者的需求了解最充分(22%)[61]。虽然照护者可能有非常正当的理由拒绝来自保健机构或临时护理等机构的援助,但卫生保健提供者最好花时间深入探讨这些问题,以方便今后更好地提供这些服务。

> **记忆要点**
>
> - 家庭照护者所需完成的工作量不应该被轻视。
> - 在最初的康复过程中提供必要的宣教对整个家庭的幸福至关重要。

实践、政策和研究的建议

由于每个国家在需求、可用资源和政策优先项等方面各不相同,因此很难提出广泛适用的实践和政策建议。在美国,联邦政策总体上是忽视家庭照护的。在发达国家中,美国在医疗保健和社会支持两方面的财政支出大致相同,而其他国家的总支出数额相同,但三分之二用于社会支持方面[62]。

实践方面

具体到 SCI 患者,在康复期间,由于一些原因(包括 SCI 患者照护中所需康复项目的预算限制),留给家庭成员的时间很少[63]。此外,在最初的康复过程中,SCI 患者及其家人由于正在试图适应创伤、处理康复计划的要求及准备回归社区等原因,经历着很大的压力。在这个早期阶段,家庭照护者将面临的问题或许不容易显现出来[63]。因此,卫生保健专业人员需要注意发现家庭照护者所面临的痛苦和心理障碍症状。在早期的康复过程中,努力解决照护者的障碍可能有助于减少照护者出院后的痛苦。可以简单地选择提供一

系列教育材料,还可以通过工作人员为 SCI 患者和他们的照护者提供咨询,以确定其可能需要帮助的领域。当卫生保健专业人员与家庭照护者单独讨论他们的压力和担忧时,最好满足家庭照护者的需求。有人建议私下进行这些讨论,而不是在 SCI 患者在场的情况下,以确保照护者在公开讨论中感到舒适。在康复后,如果有机会重新评估 SCI 患者的医疗和心理社会需要,那么评估对象必须要包括家庭照护者,以帮助识别和解决他们在返回家庭和社区后出现的任何新问题。

政策方面

SCI 患者出院后,家庭照护者将需要找到平衡多种角色的最佳方法。在许多情况下,他们可能需要改变或放弃职业追求,除非他们的雇主愿意或能够满足他们的需求。家庭照护者很可能会经历疲劳、旷工、调整或减少工作时间,这些都可能对他们履行工作职责产生负面影响。提供灵活的工作时间将为家庭照护者带来巨大帮助,并且最好可以通过立法来确保这种灵活性。应该承认并强调照护本身是一项需要补偿的工作。为了支持这一观点,一项针对美国医疗补助接受者的研究发现,当配偶获得报酬时,一些质量成本可以因此降低(如大大降低可预防的住院率)[64]。

研究方面

除了现有的研究和干预措施提案,家庭照护仍有很多方面问题需要研究。具体来说,开发评估工具来评估照护人员承受的痛苦和获益程度是很重要的。这些反映心理健康的声音能够捕捉 SCI 家庭照护人员的相关问题,这些问题很容易改变,对临床医生在患者家庭开展工作很有帮助。

一些随机对照试验的证据表明,对神经外伤患者的家庭照护人员进行心理干预可以降低照护人员的痛苦感受,并加强其解决日常问题的能力[63]。干预措施的研究可以帮助照护者提高有益的自我效能 / 自我拥护,并且,这样的研究应该包括多种测量和分析手段,敏感反映治疗的变化轨迹[63]。这种干预措施可以采用面对面或通信手段,为那些受限于距离、交通问题或无法获得临时护理的家庭照护人员提供便利。

需要额外的研究来探索家庭照护所需的工作量,并从照护者和被照护者的角度来确定对需要、诉求、压力源和获益体验的潜在差异。有可能接受家庭成员援助的残疾人士并没有意识到或敏锐地发现

他们的家庭照护者所经历的困难。对这些差异的进一步探索可以识别出需要制定和实施干预措施的领域。

> **记忆要点**
>
> - 卫生保健专业人员在接触家庭照护者时应留意并识别其痛苦情绪和心理问题症状。
> - 支持弹性工作制的立法将有所裨益。
> - 需要在这个缺乏了解的领域进行更多的研究,以更好地确定家庭照护者的需求,并制定干预措施以减轻其痛苦。

结语

通过更好地了解家庭照护者的需求,卫生保健提供者可以提供更多必要的教育和支持,以确保照护者和他们的 SCI 家庭成员都能收获最佳结局。在最初的康复期和接下来的数年里,这些援助能为 SCI 患者的家庭提供未来的支持。意识到家庭照护者也是有需求的,或许将有助于确保 SCI 患者及亲人得到卫生保健专业人员的必要关注,尽量减少照护者的痛苦,并为 SCI 患者和家人带来最大程度的益处。

本章重点

- SCI 的发生影响整个家庭。
- 照护 SCI 伴侣需要照护者身体上和情感上的同时投入。
- 强大的社会支持可能会减轻照护者的负担。
- 家庭照护者往往忽略他们自己身体和情感健康的需求。
- 看护并不全都是负面的。家庭成员常通过向所爱的人提供帮助而获得奖励感或获益感。
- 在最初的康复过程中提供关于照护的必要宣教对整个家庭的幸福至关重要。
- 卫生保健专业人员在与家庭成员碰面时应该留意其痛苦情绪和心理问题相关症状。
- 在最初的康复过程中以及在接下来数年里提供的援助,能为脊髓损伤患者的家庭提供未来的支持。

（刘京宇　译　刘楠　校）

参考文献

1. Caregiver Action Network. Caregiving statistics; 2014 [cited 2014 Feb 10]. Available from: http://caregiveraction.org/statistics/#Caregiving

2. Nosek MA. Personal assistance: key to employability of persons with physical disabilities. *J Appl Rehabil Counsel* 1990;21:3-8.

3. Alzheimer's Foundation of America. About Alzheimer's—life expectancy 2014 [cited 2014 Feb 13]. Available from: http://www.alzfdn.org/AboutAlzheimers/lifeexpectancy.html

4. Elliott TR, Shewchuk RM. Social problem-solving abilities and distress among family members assuming a caregiving role. *Br J Health Psychol* 2003;8(Pt 2):149-63.

5. The World Health Organization. World report on disability. Geneva, Switzerland; 2011. Available at http://www.who.int/disabilities/world_report/2011/en/

6. Feinberg L, Reinhard SC, Houser A, Choula R. Valuing the invaluable: 2011 update—the growing contributions and costs of family caregiving 2011 [cited 2014 Apr 3]. Available from: http://www.aarp.org/relationships/caregiving/info-07-2011/valuing-the-invaluable.html

7. MetLife. The MetLife study of working caregivers costs to working caregivers and employer health care costs. New York: MetLife Mature Market Institute, 2010; Available at https://www.metlife.com/assets/cao/mmi/publications/studies/2010/mmi-working-caregivers-employers-health-care-costs.pdf.

8. National Spinal Cord Injury Statistical Center. Spinal cord injury facts and figures at a glance. Birmingham (AL): University of Alabama at Birmingham; 2013.

9. Arango-Lasprilla JC, Plaza SL, Drew A, et al. Family needs and psychosocial functioning of caregivers of individuals with spinal cord injury from Colombia, South America. *Neuro Rehabil* 2010;27(1):83-93.

10. Blanes L, Carmagnani MI, Ferreira LM. Health-related quality of life of primary caregivers of persons with paraplegia. *Spinal Cord* 2007;45(6):399-403.

11. Nogueira PC, Rabeh SA, Caliri MH, Dantas RA, Haas VJ. Burden of care and its impact on health-related quality of life of caregivers of individuals with spinal cord injury. *Revista Latino-Americana de Enfermagem* 2012;20(6):1048-56.

12. Valenca MP, de Menezes TA, Calado AA, de Aguiar Cavalcanti G. Burden and quality of life among caregivers of children and adolescents with meningomyelocele: measuring the relationship to anxiety and depression. *Spinal Cord* 2012;50(7):553-7.

13. Elliott TR, Shewchuk RM, Richards JS. Caregiver social problem-solving abilities and family member adjustment to recent-onset physical disability. *Rehabil Psychol* 1999;44(1):104-23.

14. Lal R. Disabilities: background and perspective; 2003 [cited 2015 Apr 3]. Available from: http://infochangeindia.org/disabilities/backgrounder/disabilities-background-a-perspective.html

15. Gajraj-Singh P. Psychological impact and the burden of caregiving for persons with spinal cord injury (SCI) living in the community in Fiji. *Spinal Cord* 2011;49(8):928-34.

16. Manigandan C, Saravanan B, Macaden A, Gopalan L, Tharion G, Bhattacharji S. Psychological wellbeing among carers of people with spinal cord injury: a preliminary investigation from South India. *Spinal Cord* 2000;38:559-62.

17. Chen HY, Boore JR. Living with a relative who has a spinal cord injury: a grounded theory approach. *J Clin Nurs* 2009;18(2):174-82.

18. Kreuter M. Spinal cord injury and partner relationships. *Spinal Cord* 2000;38(1):2-6.

19. Adelman RD, Tmanova LL, Delgado D, Dion S, Lachs MS. Caregiver burden: a clinical review. *J Am Med Assoc* 2014;311(10):1052-60.

20. Miller B, Campbell RT, Farran CJ, Kaufman JE, Davis L. Race, control, mastery, and caregiver distress. *J Gerontol* 1995;50B(6):S374-82.

21. Depp C, Sorocco K, Kasl-Godley J, Thompson L, Rabinowitz Y, Gallagher-Thompson D. Caregiver self-efficacy, ethnicity, and kinship differences in dementia caregivers. *Am J Geriatr Psychiatry* 2005;13(9):787-94.

22. Evans RL, Bishop DS, Ousley RT. Providing care to persons with physical disability: effect on family caregivers. *Am J Phys Med Rehabil* 1992;71(3):140-4.

23. Ko JY, Aycock DM, Clark PC. A comparison of working versus nonworking family caregivers of stroke survivors. *J Neurosurg Nurs* 2007;39(4):217-26.

24. Zarit SH, Todd PA, Zarit JM. Subjective burden of husbands and wives as caregivers: a longitudinal study. *Gerontologist* 1986;26(3):260-6.

25. Harris TT, Thomas CM, Wicks MN, Faulkner MS, Hathaway DK. Subjective burden in young and older African-American caregivers of patients with end stage renal disease awaiting transplant. *Nephrol Nurs J* 2000;27(4):383-91, 55; discussion 92, 405.

26. Chandler M, Kennedy P, Sandhu N. The Association between threat appraisals and psychological adjustment in partners of people with spinal cord injuries. *Rehabil Psychol* 2007;52(4):470-7.

27. Ünalan H, Gencosmanoglu B, Akgun K, et al. Quality of life of primary caregivers of spinal cord injury survivors living in the community: controlled study with short form-36 questionnaire. *Spinal Cord* 2001;39(6):318-22.

28. Post MW, Bloemen J, de Witte LP. Burden of support for partners of persons with spinal cord injuries. *Spinal Cord* 2005;43(5):311-9.

29. Dreer LE, Elliott TR, Shewchuk R, Berry JW, Rivera P. Family caregivers of persons with spinal cord injury: predicting caregivers at risk for probable depression. *Rehabil Psychol* 2007;52(3):351-7.

30. Weitzenkamp DA, Gerhart KA, Charlifue SW, Whiteneck GG, Savic G. Spouses of spinal cord injury survivors: the added impact of caregiving. *Arch Phys Med Rehabil* 1997;78(8):822-7.

31. Decker SD, Schultz R, Wood D. Determinants of well-being in primary caregivers of spinal cord injured persons. *Rehabil Nurs* 1989;14(1):6-8.

32. Chan RC. Stress and coping in spouses of persons with spinal cord injuries. *Clin Rehabil* 2000;14(2):137-44.

33. Rodakowski J, Skidmore ER, Rogers JC, Schulz R. Role of social support in predicting caregiver burden. *Arch Phys Med Rehabil* 2012;93(12):2229-36.

34. Kiecolt-Glaser JK, Dura JR, Speicher CE, Trask OJ, Glaser R. Spousal caregivers of dementia victims: longitudinal changes in immunity and health. *Psychosom Med* 1991;53(4):345-62.

35. Kiecolt-Glaser JK, Preacher KJ, MacCallum RC, Atkinson C, Malarkey WB, Glaser R. Chronic stress and age-related increases in the proinflammatory cytokine IL-6. *Proc Natl Acad Sci* 2003;100(15):9090-5.

36. Kiecolt-Glaser JK, Marucha PT, Malarkey WB, Mercado AM, Glaser R. Slowing of wound healing by psychological stress. *Lancet* 1995;346(8984):1194-6.

37. Shaw WS, Patterson TL, Ziegler MG, Dimsdale JE, Semple SJ, Grant I. Accelerated risk of hypertensive blood pressure recordings among Alzheimer caregivers. *J Psychiatr Res* 1999;46(3):215-27.

38. Grant I, Adler KA, Patterson TL, Dimsdale JE, Ziegler MG, Irwin MR. Health consequences of Alzheimer's caregiving transitions: effects of placement and bereavement. *Psychosom Med* 2002;64(3):477-86.

39. Vitaliano PP, Scanlan JM, Zhang J, Savage MV, Hirsch IB, Siegler IC. A path model of chronic stress, the metabolic syndrome, and coronary heart disease. *Psychosom Med* 2002;64(3):418-35.

40. Mausbach BT, von Kanel R, Roepke SK, et al. Self-efficacy buffers

the relationship between dementia caregiving stress and circulating concentrations of the proinflammatory cytokine interleukin-6. *Am J Geriatr Psychiatry* 2011;19(1):64-71.

41. Douglas SL, Daly BJ. Caregivers of long-term ventilator patients: physical and psychological outcomes. *Chest* 2003;123(4):1073-81.

42. Anderson LA, Edwards VJ, Pearson WS, Talley RC, McGuire LC, Andresen EM. Adult caregivers in the United States: characteristics and differences in well-being, by caregiver age and caregiving status. *Prev Chronic Dis* 2013;10:E135.

43. Hoffman GJ, Lee J, Mendez-Luck CA. Health behaviors among Baby Boomer informal caregivers. *Gerontologist* 2012;52(2):219-30.

44. Myaskovsky L, Posluszny DM, Schulz R, et al. Predictors and outcomes of health-related quality of life in caregivers of cardiothoracic transplant recipients. Am J Transplant: *Off J Am Soc Transplant Am Soc Transplant Surg* 2012;12(12):3387-97.

45. Aymerich M, Guillamon I, Jovell AJ. Health-related quality of life assessment in people with multiple sclerosis and their family caregivers. A multicenter study in Catalonia (Southern Europe). *Patient Prefer Adher* 2009;3:311-21.

46. Holicky R. Caring for the caregivers: the hidden victims of illness and disability. *Rehabil Nurs* 1996;21(5):247-52.

47. Kneipp SM, Castleman JB, Gailor N. Informal caregiving burden: an overlooked aspect of the lives and health of women transitioning from welfare to employment? *Public Health Nurs* 2004;21(1):24-31.

48. Turcotte M. Family caregiving: what are the consequences? 2013 Minister of Industry. Available from: http://www.statcan.gc.ca/pub/75-006-x/2013001/article/11858-eng.pdf. [cited February 12, 2015].

49. Middleton JW, Simpson GK, De Wolf A, Quirk R, Descallar J, Cameron ID. Psychological distress, quality of life and burden in caregivers during community reintegration after spinal cord injury. *Arch Phys Med Rehabil* 2014; 95(7):1312-9.

50. Samsa GP, Hoenig H, Branch LG. Relationship between self-reported disability and caregiver hours. *Am J Phys Med Rehabil* 2001;80(9):674-84.

51. Poulin MJ, Brown SL, Ubel PA, Smith DM, Jankovic A, Langa KM. Does a helping hand mean a heavy heart? Helping behavior and well-being among spouse caregivers. *Psychol Aging* 2010;25(1):108-17.

52. Magliano L, Patalano M, Sagliocchi A, et al. "I have got something positive out of this situation": psychological benefits of caregiving

in relatives of young people with muscular dystrophy. *J Neurol* 2014;261(1):188-95.

53. Schulz R, Tompkins CA, Rau MT. A longitudinal study of the psychosocial impact of stroke on primary support persons. *Psychol Aging* 1988;3(2):131-41.

54. Dickson A, O'Brien G, Ward R, Allan D, O'Carroll R. The impact of assuming the primary caregiver role following traumatic spinal cord injury: an interpretative phenomenological analysis of the spouse's experience. *Psychol Health* 2010;25(9):1101-20.

55. Elliott TR, Berry JW. Brief problem-solving training for family caregivers of persons with recent-onset spinal cord injuries: a randomized controlled trial. *J Clin Psychol* 2009;65(4):406-22.

56. Maloni PK, Despres ER, Habbous J, et al. Perceptions of disability among mothers of children with disability in Bangladesh: implications for rehabilitation service delivery. *Disabil Rehabil* 2010;32(10):845-54.

57. Sheija A, Manigandan C. Efficacy of support groups for spouses of patients with spinal cord injury and its impact on their quality of life. *Int J Rehabil Res* 2005;28(4):379-83.

58. Administration on Aging. National Family Caregiver Support Program Washington DC: US Department of Health and Human Services 2014 [cited 2014 April 28]. Available from: http://www.aoa.gov/AoARoot/Press_Room/Products_Materials/fact/pdf/Natl_Family_Caregiver_Support.pdf

59. Whittier S, Scharlach AE, Dal Santo TS. Availability of caregiver support services: implications for implementation of the National Family Caregiver Support Program. *J Aging Social Policy* 2005;17(1):45-62.

60. Clark P, Macarthur J. Children with physical disability: gaps in service provision, problems joining in. *J Paediatr Child Health* 2008;44(7-8):455-8.

61. van Exel J, Moree M, Koopmanschap M, Goedheijt TS, Brouwer W. Respite care–an explorative study of demand and use in Dutch informal caregivers. *Health Policy* 2006;78(2-3):194-208.

62. Lynn J. Strategies to ease the burden of family caregivers. *J Am Med Assoc* 2014;311(10):1021-2.

63. Ramkumar NA, Elliott TR. Family caregiving of persons following neurotrauma: issues in research, service and policy. *Neuro Rehabil* 2010;27(1):105-12.

64. Newcomer RJ, Kang T, Doty P. Allowing spouses to be paid personal care providers: spouse availability and effects on Medicaid-funded service use and expenditures. *Gerontologist* 2012;52(4):517-30.

第 45 章　脊髓损伤的有效应对

Paul Kennedy

学习目标

本章学习完成后,你将能够:

- 描述生物—心理—社会模型在脊髓损伤患者康复中的贡献;
- 识别 SCI 对焦虑、抑郁和生活质量的影响;
- 阐明应对、评估和心理结局之间的关系;
- 分析认知行为疗法对创伤后心理障碍的治疗效果;
- 总结有效应对训练中的关键因素及个人课程的主要内容。

引言

人们在应对脊髓损伤(spinal cord injury, SCI)的后果时所采取的应对策略,不仅决定了心理经历痛苦的程度,而且在身体健康和社会融合方面都很重要。Galvin 和 Godfrey 强调了心理变量在预测患者心理变化和调整方面的重要作用,特别是人们如何看待或"评价"他们的受伤以及他们针对评价结果的应对策略[1]。消极的应对策略,例如:避免接触或逃避,不仅与 SCI 患者抑郁和情绪困扰程度的增加有关[2],还与生活满意度和参与程度的降低相关[3]。同时发现,对创伤的积极调整与积极应对、正面评价有关[4]。最近,Van Leeuwen 等人发现,与 SCI 后幸福感相关的关键心理因素包括在生活中感到有控制、条理感、有希望、有生活目标、自我价值感和自尊感[5]。进一步的研究也发现了心理状态与 SCI 患者的应对策略、功能预后之间的重要关系[6]。在这一纵向研究中,使用了 4 个欧洲脊髓损伤康复中心的大样本,在 12 周时评估患者的应对情况,以解释其创伤后 1 年时 FIM 得分变化 25% 的原因。

生物—心理—社会框架

Engel 开发了生物—心理—社会模型,将更广泛的生物、心理和社会因素纳入健康领域[7]。这一模型通过一种多学科的健康研究方法,更强调环境因素对健康的影响,并整合了分子学和生理学因素。Middleton 和 Craig 建议 SCI 康复治疗采用生物心理社会方法,旨在让受伤患者适应成功,获得令人满意的生活质量和充分的社区整合参与[8]。此外,他们还提出,积极地调整结果将使 SCI 患者获得以下好处:

- 被社区和家庭接纳。
- 维持稳固的关系。
- 充分利用支持性的社会网络和必要的资源。
- 有意义的、令人满意的、有生产力的职业和娱乐活动。
- 进行独立选择的个人权利。
- 心理弹性和积极的心理健康。
- 令人满意的身体健康。

利用生物—心理—社会理论,Kennedy 和 Duff[9]调整了 Folkman 和 Lazarus 的模型[10],以提供一个框架,用来系统阐述 SCI 后调整相关的心理因素。在这个框架内,重要的是要考虑到包括个人情感历史和弱点在内的受伤前因素;对自我、世界和应对模式的信念;对残疾的认识和态度;以及个人、社会和生物因素。在 SCI 之后,个人对新情况进行初步评估,包括对个人影响的初步概念化和对个人威胁的感知。接下来是对个人资源、应对能力以及现况可管理性的二次评估。一般来说,越是认为现实情况可控,个人就越有可能针对应对策略寻求更多的方法,最终在康复、面对挑战和个人持续发展方面更积极地参与。当一些领域被认为无法控制的时候,这些策略通常会关注逃避应对,这往往对情绪健康有负面影响,并可能导致焦虑和抑郁的增加。这些情绪因素的螺旋下降会导致忽视、逃避、药物滥用和酗酒,以及继发性并发症的增加。

对心理健康的影响

Pollard 和 Kennedy 对 87 名 SCI 患者进行了 10 年随访后发现,SCI 后的焦虑和抑郁患病率没有显著性改变,且患者在第 12 周时的应对策略可以解释 10 年后三分之一的抑郁变化[4]。Post 和 Van Leeuwen 回顾了 2000 年以来关于 SCI 后抑郁症患病率的文献[11]。抑郁症一直是许多科研项目的主题,其所占比例展现出从 8.8% 上升到 60% 的巨大改变。然而,大多数研究的患病率在 20%~30% 之间,与一般的人口数据相比,SCI 患者的抑郁症比例更高。Kennedy 等人调查了来自欧洲 14 个脊柱中心的 281 名被试的抑郁情况[6]。这项研究发现,在受伤 6 周后,有 44% 的人达到抑郁症的临床诊断阈值,12 周后这一数据下降到 39%。在 Post 和 Van Leeuwen 对焦虑症的回顾中,他们发现在六项研究中,具有典型临床特征的患者所占比例从 13.2%~40% 不等[11]。在 Kennedy 等人 2000 年的研究中,他们发现在受伤 12 周,抑郁症的发病率为 38%[2]。

Quale 等人发现,在 SCI 人群中,有 6% 符合创伤后应激障碍(post-traumatic stress disorder,PTSD)的诊断标准,9% 被归类为亚阈值[12]。Post 和 Van Leeuwen 统计了 10 项研究,这些研究确定了创伤后应激障碍的比例,发现在大多数研究中,患病率为 7.1%~26.6%[11]。综上所述,研究表明 SCI 后患者的心理压力、情绪障碍和潜在重度抑郁水平显著升高。然而,尽管这些心理障碍的比例相当高,Fann 等人调查了 947 名社区居住的创伤性 SCI 患者,发现接受心理健康治疗的比例非常低[13]。

考虑到生活质量和创伤后的调整,研究表明脊髓损伤人群的生活质量要低于普通人群[14]。然而,对这些发现的深入分析表明,低生活质量得分与继发性并发症、活动限制和参与障碍有关[15],而非仅与身体残疾程度这一因素有关[16]。大多数 SCI 患者报告他们对生活感到满意和幸福[17]。对生活质量的定性研究证实了定量研究结果,它强调了有意义的人际关系、责任感、对生活的掌控感,以及参与有意义的活动,在提高个人生活质量方面的重要性[18]。

评价

Chevalier 等人强调了评估和应对策略对 SCI 长期

适应调整的重要贡献[19]。SCI 患者消极的应对策略例如拒绝和回避治疗与其抑郁和情绪障碍水平升高[2]、生活满意度和参与度降低相关[3]。Kennedy 等人研究了患者对受伤的评估与随后的应对反应之间的关系[6]。这项研究发现,最初将受伤视为挑战的人更倾向于使用适应性应对策略。在第 1 年,与那些认为自己的受伤是一种失败或威胁的人相比,那些将受伤视作挑战的人在随访中对生活质量、焦虑和抑郁指数的评分要高得多。Van Leeuwen 等人发现评价和生活质量之间存在显著相关性[5]。难以置信的是,害怕失望以及对自己残疾的负面看法与生活满意度较低有关,而成长和顺应性与更高的生活满意度有关[20]。对受伤的负面评价增加了个人对他/她的处境不可控制程度的认知,并助长了人们认为自己没有能力或资源来应对创伤的想法。这反过来又会导致个人在康复过程中投入较少的精力,从而变得更加依赖他人。Peter 等人研究了评估和应对策略对参与的影响,抽样调查的对象是 516 名生活在社区的 SCI 患者[21]。他们发现,评估和应对在很大程度上介导了心理对参与的影响,而威胁性的评估对社会参与程度有直接的负面影响。他们认为,小组干预可增进患者的社会参与。

Anderson 等人探索了那些在儿童或青少年时期遭受创伤的成年人的应对策略[22]。259 名被试中的大多数患者使用了积极而非消极的应对策略,99% 的人至少在部分时间里使用了接受策略。超过 90% 的被试使用积极的重构和应对策略,最少使用的策略是脱离接触和药物滥用。这与成年期初发创伤的研究结果类似[2],其中最常用的应对策略也是采取接受这一常见的积极策略。他们还发现,脱离接触和药物滥用是最不常用的策略之一,从而表明,无论是童年时期还是成年期发生 SCI,应对的机制都是相似的。

记忆要点

- 生物—心理—社会模型涵盖了创伤的更广泛内涵。
- 抑郁并不是创伤不可避免的结果。
- 25%~35% 的人出现抑郁。
- 极少人有途径接受心理学治疗。
- 认知评价介导了负面情绪和心理健康。
- 要注重帮助受伤患者从评估危险转变为将受伤视作一个挑战。

在早期康复中的应对和调整

应对和调整不是单一事件,而是随着时间而推移的过程。从急性期医疗处理到康复,到重新融入社区,受伤者的评价、情绪反应和应对行为随着情境的变化发生着改变和发展。在急性期,重点是维持生命稳定,保障安全,以及个人开始试图理解伤害带来的变化及其对未来的影响。积极康复过程的重点是恢复独立和控制力。此时,从医院工作人员引导治疗转变为到个人更多地参与治疗决定和康复活动。在更长的一段时间内,个人会逐渐获得更多关于自己功能预后的信息,可能需要接受有些愿望(如再次行走)是不可能实现的。现在的重点是康复训练的细节,以及学习许多必需的新技能,以便有效地自我护理。对于那些损伤节段较高的患者,他们也需要在决定治疗和管理方案上变得更加独立。在康复的后期阶段,个人会将注意力转移到与社区生活、人际关系、住宿、职业和娱乐相关的问题上。

顺应性

对主要变化的适应性调整和对逆境的适应可以反映一个人应对不利生活事件时所体现的顺应性和资源调整的能力[23]。顺应性被定义为在适应身体残疾和随后损害的影响时,保持心理、社会和身体机能稳定的过程[23]。Bonnano 等人在一项 233 名 SCI 患者的纵向研究(从受伤后 6 周于院内开始随访,到伤后 2 年回归社区)中发现,绝大多数的 SCI 患者表现出相当大的心理顺应性,以及大约 60% 的被试表现出很少的症状[24]。顺应性强的被试的 SCI 相关生活质量问题较少,表现出更多的挑战评估和更少的威胁评估。他们也主要使用接受和战斗的心理策略,减少了社会依赖和行为脱离。这项研究表明,顺应性强的人将主要压力源视作可接受的并且积极地应对挑战。在澳大利亚的 60 名 SCI 受访者中也有类似的发现。Kilic 等人发现,58% 的被试报告了中度到高度的顺应性[25]。他们提出,在 SCI 康复的早期阶段,应引入心理社会干预,促进患者的顺应性应对心理和行为,以防止将来出现情绪困扰。Craig 识别出一些可以促进顺应性和积极情绪的保护性因素[23]。其中包括维持自我效能、培养乐观主义、学习适应技能、学习问题解决技能以及促进社会支持。

认知行为疗法对处理 SCI 后心理问题的效果

认知行为疗法(cognitive behavioral therapy,CBT)

是一种常见的心理问题治疗方法。CBT 组合了多种技术来促进情感和行为的改变,包括认知重组、增加娱乐活动、各种形式放松、解决问题的策略,以及应对技能培训等。Mehta 等人对 SCI 后心理问题治疗的疗效进行了循证综述[26]。他们发现两项研究证实了 CBT 可有效降低重度抑郁症的发病率并可以在 6 个月后起持续降低的效果。Tirch 和 Radnitz 提出了六个 SCI 后的认知失调分类,如下[27]:

- 对自己和他人的过度负面看法;
- 受伤后对自我价值的评估;
- 期望他人的拒绝以及机能不全;
- 期望持续的失败;
- 追求过度的个人权利;
- 过度发展的脆弱感。

在认知行为治疗期间要建立亲密关系,并发展病人对残疾的信念。鼓励个人挑战认知失调和消极信念,并根据现有资源重新评估威胁。它的实现建立在团结协作的基础上。由治疗师在议题设定、监督指导和应对挑战等方面进行引导,病人参与行为试验、思想监测和家庭作业。以希望和成功期望为基础重新制定问题和担忧的解决方案。鼓励患者去发现思想、情感和行为之间的关系。一旦识别到负面假设成为挑战,便鼓励个人使用更理性和现实的框架来回应。Craig 等人发现,与接受常规护理治疗的对照组相比,住院期间接受 CBT 的病人在受伤后 2 年的再入院率更低,处方或非法药物的使用情况更少,且有更多人地反馈自己已经适应了 SCI[28]。Dorstyn 等人调查研究了采用个体化 CBT 方法进行 SCI 急性康复期心理调整的效果[29]。与标准的临床护理相比较,接受 CBT 治疗的患者在整个治疗中表现出抑郁、焦虑和压力的显著改善。然而,在停止治疗后,抑郁症状出现加重。

应对效果训练

应对效果训练(coping effectiveness training,CET)由一系列小组学习会议组成,旨在使人们能够管理 SCI 所产生的需求。CET 基于应对的两个功能:①改变造成痛苦的问题;②调节对问题的情绪反应。一旦识别出可改变的方面,个人就被训练使用问题集中策略,而对于那些不能改变的问题,个人便被训练使用以情绪为中心的策略。CET 结合了本章前面提到的应对和评估的结果,提升个人对他/她应对和管理残疾后果的能力和信心。CET 的内容包括一系列标准化的认知行为策略,如放松技巧和问题解决训练,以及安排活动和挑战消极思想。在本章的后面,我们将会看到更多关于治疗方案的组织和实施关键细节。King 和 Kennedy 等人比较了对照组和完成 CET 项目的病人[30,31]。这些研究发现,与对照组相比,积极治疗组在干预后即刻和治疗后 6 周随访时,均显现出焦虑和抑郁水平的显著降低。除了心理上的益处,CET 患者的定性数据还强调与其他新受伤患者进行小组讨论的重要性,以及与朋辈分享自我管理的经验,也就是说,强调了在最初的康复过程中要为病人提供非正式朋辈支持的机会。除了改善情绪外,CET 还可以改变消极的自我认知,提高在 SCI 应对中的自我效能感。这项研究的一个重要结果是,CET 促进和验证了人们的信念,即 SCI 的许多方面确实是可以管理的[32]。Duchnick 等人将 CET 的有效性与另一种治疗方案相比较[32],发现治疗组与对照组在焦虑和抑郁程度上没有差异,不过通过较少次数的 CET 治疗即可以取得症状的缓解。

CBT 干预

本章的这一部分将提供 CET 的概述,描述会面内容,概述计划一览表,以及干预措施。Kennedy[33,34] 为治疗师和患者制作了详细的手册,解释了有效应对 SCI 的过程。干预措施包括 7 次时长 60~75 分钟的会面,每周进行两次,每次由 6~9 人构成治疗小团体。会面的大纲见知识框 45.1。

在第 1 节中,一旦建立了基本规则,就开始引入压力的概念,最初的方法主要是将压力反应正常化。然后鼓励参与者批判性地思考,发展评估威胁和恐惧的能力,并开始应对。分析压力的原因,讨论好的和坏的应对方法。在第 2 节会面上,我们将对评价进行更详细的探讨。参与者有机会探究个人的损失、威胁和挑战,并考虑如何打破压力,增加一种可变性的感觉,改变情绪反应。时间被用来探索压力的来源和对变化负责的问题元素,以及个人在这个情况下行为的贡献。在第 3 节,重点是解决问题。采用传统的六步问题解决方法,包括:识别问题;预想问题的后果;产生可能的解决方案;选择最好的解决方案;决心实施解决方案;最后评估成功。然后由小组讨论那些 SCI 患者通常经历的严重现实情况。

第 4 节研究了思想、感觉和行为之间的联系和区别。解释了情感的认知模型,以及与消极思想相关的负面情绪螺旋。会面最后强调了安排娱乐活动、放松训练和为自己抽出时间的重要性。第 5 节探讨了消极的想法和消极的假设。这次会面旨在提高个人对消极

知识框 45.1　CET 治疗大纲一览表

第 1 节:介绍压力和应对
1.1　治疗小组和基本规则的实用信息
1.2　压力和压力反应的概念
1.3　压力和应对的认知理论
1.4　应对的类型
第 2 节:评价,应对,打破压力
2.1　评价
2.2　打破压力
2.3　不同的应对类型
2.4　难以改变的问题
2.5　自适应处理
第 3 节:问题解决
3.1　识别问题
3.2　分析问题的后果
3.3　生成解决方案
3.4　选择最佳解决方案
3.5　确定实施方案
3.6　评估
第 4 节:积极应对
4.1　理解情绪
4.2　管理消极的想法
4.3　活动策划和参与
第 5 节:改变消极的想法
5.1　负面假设
5.2　审查证据
5.3　寻找替代物
第 6 节:适应和适应不良的应对
6.1　适应和适应不良的应对
6.2　检查有效的应对策略
6.3　个体化的应对策略
6.4　适应不良的应对策略
第 7 节:沟通及维护社会支持
7.1　自信训练
7.2　维护社会支持
7.3　最终审查

假设的认识,这些负面假设紧随消极思想而来,也是这些思维模式的后果。我们探讨了思想和期望,并提出了有助于改变和挑战它们的途径。例如探寻支持和反对想法的证据、探索看待这种情况的其他角度。

第 6 节探索了适应和适应不良的应对策略。这次会面帮助个人探索管理各种受助情境的方法,强调了应对的动态本质,探讨了适应性应对的个人过程。第 7 节会面的重点是维持社会沟通和社会支持的重要性,强调了维持和发展社会支持的价值。探讨社会支持的重要功能,并特别提出了维护和提高社会支持的途径。

每次会面都有一个明确的、有例可循的通用模式,可以探索参与者所密切关注的特定主题。每节结束时,应总结要点,并针对下一节会面布置家庭作业。

这里讲述的 CET 项目涉及小组干预措施。可以采用这种模式,进行一对一的实施。在使用这种模式时,首先要使创伤带来的心理影响正常化,向患者传达安全感,并从他 / 她那里了解受伤相关的主要个人关注问题。在前几次会面中,关键任务是确定心理需求,探索关于残疾的信念和情感问题。进行类似于小组模式的一对一干预,探究该情境下有效的和无效的

压力应对方法以及压力与应对的关系,并进行鉴定评价。解决问题的方法包括挑战负面预测和负面残疾假设的能力。这种个性化的认知结构重组可以帮助患者在新情况下建立其更可靠的观点,并让他们充分理解到挑战是可控的。应当为他们提供支持和鼓励,并提供特定的技巧来挑战消极的想法、鼓励更多的适应性评估。

本章重点

- 社会心理学因素比生物医学指标能更有效地预测生活质量。
- SCI 后并非所有的人都变得抑郁。
- 对创伤的内在评价与心理状态之间存在着明显的关系。
- CET 可以作为减少创伤后抑郁和焦虑的有效干预手段。
- CET 可以在小组或个体中使用。

(刘京宇 译 刘楠 校)

参考文献

1. Galvin LR, Godfrey HP. The impact of coping on emotional adjustment to spinal cord injury (SCI): a review of the literature and application of a stress appraisal and coping formulation. *Spinal Cord* 2001;39:615-27.

2. Kennedy P, Marsh M, Lowe R, et al. A longitudinal analysis of psychological impact and coping strategies following spinal cord injury. *Br J Health Psychol* 2000;5:157-72.

3. Hansen N, Tate D. Avoidance coping, perceived handicap and coping strategies of persons with spinal cord injury. *SCI Psychosocial Process* 1994;7:195.

4. Pollard C, Kennedy P. A longitudinal analysis of emotional impact, coping strategies and post-traumatic psychological growth following spinal cord injury: a 10-year review. *Br J Health Psychol* 2007;12:347-62.

5. van Leeuwen CM, Kraaijeveld S, Lindeman E, et al. Associations between psychological variables and quality of life in persons with spinal cord injury: a systematic review. *Spinal Cord* 2012;50(3):174-87.

6. Kennedy P, Lude P, Elfström ML, et al. Psychological contributions to functional independence: a longitudinal investigation of spinal cord injury rehabilitation. *Arch Phys Med Rehabil* 2011;92(4):597-602.

7. Engel GL. The need for a new medical model: a challenge for biomedicine. *Science* 1977;196:129-36.

8. Middleton J, Craig A. Psychological challenges in treating people with spinal cord injury. In: Craig A, Tran Y, editors. Psychological aspects associated with spinal cord injury rehabilitation. New York: Nova Biomedical Books; 2008.

9. Duff J, Kennedy P. Chapter 14: spinal cord injury. In: Llewelyn S, Kennedy P, editors. Handbook of clinical health psychology. Chichester: Wiley; 2003. p. 251-78.

10. Folkman S, Lazarus RS. An analysis of coping in a middle-aged community sample. *J Health Social Behav* 1980;21:219-39.

11. Post MW, van Leeuwen CM. Psychosocial issues in spinal cord injury: a review. *Spinal Cord* 2012;50(5):382-89.

12. Quale AJ, Schanke AK, Frøslie KF et al. Severity of injury does not have any impact on posttraumatic stress symptoms in severely injured patients. *Injury* 2009;40(5):498-505.

13. Fann JR, Bombardier CH, Scott-Richards JS, et al. Depression after spinal cord injury: comorbidities, mental health service use, and adequacy of treatment. *Arch Phys Med Rehabil* 2011;92(3):352-60.

14. Martz E, Livneh H, Priebe M, et al. Predictors of psychosocial adaption among people with spinal cord injury or disorder. *Arch Phys Med Rehabil* 2005;86(6):1182-92.

15. Lund ML, Nordlund A, Bernspång B, et al. Perceived participation and problems in participation are determinants of life satisfaction in people with spinal cord injury. *Disabil Rehabil* 2007;29(18):1417-22.

16. Manns PJ, Chad KE. Determining the relationship between quality of life, handicap, fitness and physical activity for persons with spinal cord injury. *Arch Phys Med Rehabil* 1999;80(12):1566-71.

17. Carpenter C, Forwell SJ, Lyn E, et al. Community participation after spinal cord injury. *Arch Phys Med Rehabil* 2007;88(4):427-33.

18. Whalley-Hammell K. Quality of life after spinal cord injury: a meta-synthesis of qualitative findings. *Spinal Cord* 2007;45(2):124-39.

19. Chevalier Z, Kennedy P, Sherlock A. Spinal cord injury, coping and psychological adjustment: a literature review. *Spinal Cord* 2009;47(11):778-82.

20. Dean RE, Kennedy P. Measuring appraisals following acquired spinal cord injury: a preliminary psychometric analysis of the appraisals of disability. *Rehabil Psychol* 2009;54:222-31.

21. Peter C, Müller R, Post MW. Psychological resources, appraisals and coping and their relationship to participation in spinal cord injury: a pathway analysis. *Arch Phys Med Rehabil* 2014;(epub).

22. Anderson CJ, Vogel LC, Chan KM, et al. Coping with spinal cord injury: strategies used by adults who sustained their injuries as children or adolescents. *J Spinal Cord Med* 2008;31(3):290-6.

23. Craig A. Resilience in people with physical disabilities. In Kennedy P, editor. The Oxford handbook of rehabilitation psychology. Oxford: Oxford University Press; 2012. p. 474-91.

24. Bonnano GA, Kennedy P, Galatzer-Lefy IR. Trajectories of resilience, depression and anxiety following spinal cord injury. *Rehabil Psychol* 2012;57(3):236-47.

25. Kilic SA, Dorstyn DS, Guiver NG. Examining factors that contribute to the process of resilience following spinal cord injury. *Spinal Cord* 2013;51(7):553-7.

26. Mehta S, Orenczuk S, Hansen KT. An evidence-based review of the effectiveness of cognitive behavioral therapy for psychosocial issues post spinal cord injury. *Rehabil Psychol* 2011;56(1):15-25.

27. Tirch DD, Radnitz CL. Spinal cord injury. In: Radnitz CL, editor. Cognitive behaviour therapy for persons with disabilities. New Jersey: Jason Ironson Inc. Publishers; 2000.

28. Craig A, Hancock K, Dickson, H. Improving the long-term adjustment of spinal cord injured persons. *Spinal Cord* 1999;37:345-50.

29. Dorstyn DS, Mathias JL, Denson LA. Psychological intervention during spinal rehabilitation: a preliminary study. *Spinal Cord* 2010;48(10):756-61.

30. King C, Kennedy P. Coping effectiveness training for people with spinal cord injury: preliminary results of a controlled trial. *Br J Clin Psychol* 1999;38:5-14.

31. Kennedy P, Duff J, Evans M, et al. Coping effectiveness training reduces depression and anxiety following traumatic spinal cord injuries. *Br J Clin Psychol* 2003;42:41-52.

32. Duchnick JJ, Letsch EA, Curtiss G. Coping effectiveness training during acute rehabilitation of spinal cord injury/dysfunction: a randomized clinical trial. *Rehabil Psychol* 2009;54:123-32.

33. Kennedy P. Coping effectively with spinal cord injuries: workbook. Treatments that work series. Oxford: Oxford University Press; 2008a.

34. Kennedy P. Coping effectively with spinal cord injuries: therapists guide. Treatments that work series. Oxford: Oxford University Press; 2008b.

第46章 脊髓损伤中精神药物的角色

Shashi Bhushan Kumar

学习目标

本章学习完成后,你将能够:

- 认识到管理脊髓损伤患者需要加入并适当借助精神卫生专业人员,包括精神科医生、心理学家和朋辈咨询员;
- 确定脊髓损伤患者中各种精神障碍的流行情况;
- 论证在不同的条件下,各种精神类药物的明确适应证和合理使用方式;
- 概述各种精神疾病治疗药物的常见副作用;
- 总结同时患多种疾病的情况下药物间的重要相互作用。

心理调适

脊髓损伤(spinal cord injury, SCI)常常是灾难性的,几乎所有患者都会遗留不同程度的残疾。SCI 会导致运动、感觉和自主功能紊乱。一般来说,SCI 患者大多数是年轻男性。造成 SCI 的常见原因是机动车事故、高处坠落、体育活动、暴力等。急性期后,SCI 患者必须适应不同的情况,包括自我形象的改变,社区和工作场所的融入。除此之外,他们还得应付继发于 SCI 的情绪和心理问题。

SCI 患者的心理调整对于生活质量的长期改善是必不可少的,人们已经发现,与非残疾人相比,更多的 SCI 患者感到生活质量低下[1]。精神病学症状的发生与残疾导致的日益加重的负担有关[2]。随着受伤后时间延长,那些重返工作以及并发症(尤其是疼痛)较少的患者,生活质量逐渐好转[3]。

治疗团队工作人员也可以促进患者对 SCI 的心理调整,如初级医疗保健中心的医生、护理人员、康复工作人员和精神卫生专家等。工作人员普遍认为抑郁是一种正常现象,是 SCI 患者所必经的阶段[4]。这种将持续抑郁状态视作正常悲伤过程或其中一部分的想法,是及时识别和治疗抑郁的主要障碍。除此之外,医院工作人员也可能将抑郁的缺失判断为病理状况;事实上大多数患者可能不会发生抑郁,也不会经历传统的悲伤阶段[5,6]。因此让参与看护工作的人员了解患者的心理问题是非常重要的。此外,忽视那些不干预康复的应对模式也很重要。与此同时,同样重要的是承认精神疾病的存在,并提供适当护理。

记忆要点

- 大多数 SCI 患者是年轻男性。
- 情绪和心理问题继发于 SCI。
- 对于 SCI 患者,及时识别和治疗心理问题十分重要。
- 忽视调整模式和不要干涉康复同样重要。

精神评估和咨询

人们常期望在医疗 / 手术环境中工作的精神科医生能为患者提供咨询。这种精神咨询类似于对精神疾病患者实施的治疗。然而,在这种情况下精神治疗中最重要的隐私和舒适问题通常无法得到保障,这两点是对患者进行恰当评估所必要的因素。治疗小组通常不会事先告知患者即将进行的精神科咨询。其实患者如果能够事先得到消息,将更愿意讨论问题,并在精神咨询时更放松。在评估期间进行额外的访谈也是很重要的,因为患者可能在与精神科医生的第一次接触中没有袒露太多的东西。精神病学咨询和评估可根据 Lipowaski 分类[7](知识框 46.1)。在 SCI 患者中,精神咨询最常见的原因是各种精神疾病的临床表现和持续的疼痛。

- 躯体疾病的精神病学表现
- 躯体疾病 / 治疗的精神病学并发症
- 躯体疾病 / 治疗的精神病学反应
- 精神障碍的临床表现
- 精神障碍 / 治疗的临床并发症
- 同时患有精神障碍及躯体疾病

精神病学家的咨询方法

在这些情境中,咨询的理由往往含糊不清。为了找到进行咨询的线索,首先与主诊医生 / 咨询医生进行详细的讨论是非常重要的。这将为患者今后的诊断和管理提供非常重要的线索。在咨询期间,必须从家庭成员处搜集额外资料,包括患者发病前的情况、既往病史、个人史及有助于全面了解和管理患者的相关资料。对用药史的回顾也同样重要,尤其是对于精神错乱的患者,持续使用的药物其实可能是罪魁祸首。一旦完成咨询,必须写一个简要的说明(知识框 46.2),提及可能的诊断、计划和治疗建议。必须将其传达给临床医生。

知识框 46.2　精神病学检查格式

精神病学检查
- 呈现主诉和负面病史
- 既往史
- 家族史
- 包括药物滥用在内的个人史
- 发病前的人格特征

心理状态检查
- 表现和行为
- 语言
- 思想
- 感知觉
- 高级心理功能
- 洞察力

精神病学家的角色

发展精神卫生联络服务对于满足患者进行康复的心理社会需求是非常重要的。我们逐渐认识到,患者

心理因素影响疾病的急性期和康复过程。每一个 SCI 治疗机构(尤其是在精神病患者的护理方面)都应该有一个心理健康专家团队,包括临床心理学家、朋辈辅导员、社会工作者和护士。这将有助于在有需要时及早介入。除了患者,护理提供者也需要精神病学的帮助,并能从精神干预中获益,帮助他们管理患者的医疗问题和功能障碍。

记忆要点

- 在外科和内科环境中,都需要进行精神病治疗。隐私和舒适是恰当评估的必要条件。
- 患者的基本信息非常重要。
- 临床医生必须了解精神病的诊断和治疗。

SCI患者的精神障碍

长期的疾病必然会影响患者生活的各个方面,心理影响就是其中之一。它可能导致诸如抑郁、焦虑、创伤后应激障碍(post-traumatic stress disorder, PTSD)、药物滥用、性功能障碍和生活质量低下等症状性精神障碍。在受伤初期,SCI 患者的精神问题发生率相当高,但由于各种原因,其患病率随着时间推移显著下降。一些研究已经证实了这一点[8-11]。在因自杀未遂而受伤的患者中,精神疾病的诊断更为普遍。最常见的诊断有人格障碍(27%)、精神分裂症(16%)和慢性药物滥用(10%)[12]。这些诊断都是针对试图自杀的 SCI 的患者。在患有慢性病如糖尿病、心脏病、高血压和呼吸系统疾病的 SCI 患者中,情绪和焦虑障碍非常普遍[13]。在这群患者中,存在严重的精神健康和药物滥用问题,需要进行正式的心理健康评估和随访[14]。

SCI 患者中有近一半(48.5%)的人遭受精神疾病困扰:抑郁症(37%)、焦虑症(30%)、病理性的压力过大(25%)或 PTSD(8.4%)[11]。与一般人群相比,SCI 患者中情感障碍的发生率增加了两倍甚至更多。健康状况越好和受伤后的时间越长,出现精神疾病的风险越低。以上讨论为 SCI 人群的精神 / 心理问题提供了一些解读。向这些脆弱人群提供精神卫生服务还需要认识到共患病的情况[15]。为了及时发现那些有慢性精神病风险并且需要进行干预的患者,院外的定期随访或许能带来一定益处。SCI

患者的精神障碍可分为两组：一是精神疾病患者遭遇创伤；二是患者在受伤后出现精神障碍（知识框 46.3 ）。

知识框 46.3　SCI 患者常见的精神疾患一览表

- 原发性精神障碍
  - 人格障碍
  - 精神分裂症
  - 抑郁症
  - 药物滥用障碍
  - 焦虑障碍
- 继发性精神障碍
  - 适应障碍
  - 抑郁症
  - 药物滥用
  - 性功能障碍
  - 失眠症
  - 思觉失调
  - 焦虑症和创伤后应激障碍

抑郁

重性抑郁症是 SCI 患者最常见的精神疾患之一[16,17]。整个 SCI 持续期间，抑郁症的患病率有所变化，在创伤初期更为常见[18]。抑郁症带来的影响非常显著。它与住院时间延长[19]、较差的功能独立性及移动能力[20]、褥疮高发病率[21]、健康评估不良[22]、休闲活动[23]及社会交流减少[24,25]这些因素密切相关。不同研究中抑郁和焦虑障碍的患病率总结见表 46.1。有一些药物可能与抑郁的发生有关。知识框 46.4 是一份常见药物的简明清单。

焦虑症

在焦虑障碍患者中，最初阶段可以观察到焦虑混合抑郁。经报道，患者其他精神疾病如惊恐发作、广泛性焦虑症（generalized anxiety disorder, GAD）和 PTSD 发病率高达 14%~22%[29]。在 SCI 患者中，PTSD 是常见的诊断之一，尤其是那些在危及生命的事故中受伤的患者。在一项研究中，大约有 8.8% 的患者在出院后，回顾性提出有 PTSD 相关临床症状，2% 的患者被诊断存在慢性 PTSD 症状[10]。

表 46.1　研究所示创伤后应激障碍和重性抑郁障碍的患病率一览表

研究者	样本量 N	研究类型	结果
Ullrich 等[30]	41 213	对 1997—2007 年数据的回顾性分析	28%（n=41 213）诊断为抑郁症，2007 年诊断为抑郁症的人群中 70%（n=2 615）同时患有 PTSD 和其他焦虑障碍。这些患者使用了更多医疗健康服务和处方药物
Ullrich 等[31]	286	在第 1 年和第 3 年进行纵向年度评估	20% 患者第 1 年出现疼痛和抑郁评分升高。第 3 年时抑郁评分升高，疼痛评分维持稳定。疼痛和抑郁为共患病
Migliorini 等[15]	443；非创伤性 SCI-63	社区的横断面调查比较创伤性 SCI 非创伤性 SCI	37% 患抑郁症，27% 患焦虑症。创伤性 SCI 和非创伤性 SCI 之间无显著性差异
Williamson 等[32]	354	回顾性的图表总结	15% 患 MDD；女性 > 男性
Schonenberg 等[33]	102	出院 4 年后的回顾性分析	12.7% 患 MDD；8.8% 出现 PTSD（出院即刻），2% 在出院 4 年后出现 PTSD
Bonanno 等[8]	233	纵向 4 点评估，6 周至 2 年间	高顺应性的慢性抑郁症患者的生活质量较高
Ullrich 等[31]	87	纵向数据分析（2003—2009）	疼痛和 PTSD 患病率持续较高水平
Al-Owesie 等[34]	102 M-84 F-18	横断面研究（2009.11—2011.3）	女性的焦虑水平（P=0.000 1）和抑郁水平（P=0.004 5）显著高于男性

续表

研究者	样本量 N	研究类型	结果
Abeyasinghe 等[35]	96	横断面研究	41.7% 患 PTSD
ArangoLasprilla 等[36]	2 256	1~5 年回顾性研究（1999—2004）	11.9% 在 1 年时患 MDD；9.7% 在 5 年时患 MDD
Fann 等[17]	947	横断面调查法	23% 患 MDD
Krause 等[37]	927	调查法	10% 患 PTSD
Migliorini 等[11]	443	自我报告的横断面调查法	37% 患 MDD，30% 患焦虑症，8.4% 患 PTSD
Nielson[38]	69	问卷调查法	20% 患 PTSD

PTSD，创伤后应激障碍；MDD，重性抑郁障碍

知识框 46.4　导致抑郁的药物[26]

- 巴氯芬
- 卡马西平
- 皮质类固醇
- 布洛芬
- 吲哚美辛
- 甲基多巴
- 甲硝唑
- 甲氧氯普胺
- 喷他佐辛
- 普萘洛尔
- 哌唑嗪
- 泼尼松
- 苯妥英钠
- 链霉素
- 沙丁胺醇
- 磺胺类药

受伤后的时间以及与创伤有关的自我评价这两个因素与精神病理学密切相关。PTSD 主要与危及生命的创伤事件、疾病和攻击性暴力有关[39]。在 SCI 患者中，各种危险因素如创伤史、创伤反应、创伤中的压力和对不确定性的无法耐受等都被发现与 PTSD 相关[40,41]。造成创伤后应激症状的最明确的危险因素是焦虑、性别为女性和对情绪表达呈消极态度[42]。SCI 的节段也影响 PTSD 的患病率，四肢瘫患者的 PTSD 风险比截瘫患者要低[43]。

药物滥用障碍

在 SCI 人群中，创伤前的酒精和药物滥用十分常见。受伤时服用的酒精和药物被认为是导致 SCI 和创伤性脑损伤的原因[44]。在 SCI 患者中，高达 57% 的人有饮酒习惯[45]。在有焦虑气质、失眠症、反社会特质或人格的患者中，镇静剂和酒精消耗量可能会增加。它也可能与不良的健康维护行为有关[46]。可采取药物滥用筛查的方法，不仅能凸显临床问题，还能显著激励患者改变并引起其对治疗的兴趣[44]。

性功能障碍

这是 SCI 之后所关注的一个重要领域。男性通常有勃起功能障碍和射精障碍，而女性则会出现润滑的问题。在 SCI 后往往出现性行为和性快感的下降，但大多数人仍然对性生活感兴趣。SCI 患者的性功能障碍需要被承认和恰当管理。

人格障碍

SCI 患者中人格障碍的患病率尚未得到专门研究。然而，具有某些人格特征的人，包括那些具有反社会特质、从事高风险行为和冒险运动的人，可能更倾向于发生 SCI。

精神分裂症和精神疾病

SCI 患者中此类疾病的患病率与一般人群相似。精神分裂症是一种严重的精神障碍，表现为阳性症状、阴性症状和认知症状。它还与社会职能障碍有关。精神分裂症是导致残疾的第五大原因[47]。阳性症状包括妄想、幻觉、兴奋和怪异的行为。阴性症状包括兴趣丧失、冷漠、情绪低落、言语贫乏和社会活动减少[48,49]。认知症状主要表现为思维松弛、无逻辑性、语无伦次、病理性赘述、思维中断等。

记忆要点

- 对精神障碍进行评估是非常重要的。
- 各种各样的疾病,如焦虑和抑郁症会增加药物滥用,这一点必须牢记在心。
- 性功能障碍必须被有效识别和治疗。

SCI患者精神疾病的治疗

将精神科和综合医院精神科联系起来在促进综合护理概念方面发挥了重要作用。为了向患者提供充分且适当的康复治疗,有必要采取多学科的方法来了解患者的生理和心理状态。在精神药物治疗之前,除了当前的问题和症状外,还需要对患者发病前的功能水平、职业功能和应对能力进行详细的评估。从家庭成员和看护者处采集到的信息对于了解患者现在和过去的心理状态非常重要。患者通常会关注当前的身体问题,而忽视了心理方面的问题。在这种情况下,更应该进行精神病学评估,并激励患者对精神疾病进行管理,这将有助于其迅速改善。

大多数 SCI 患者存在身体虚弱、疲劳、食欲缺乏以及睡眠障碍的问题,这使得抑郁症的诊断很棘手。然而,这些症状可能只是抑郁症的最初阶段。在 SCI 患者中,我们在诊断抑郁症时必须寻找抑郁的认知表现,如绝望、无用感、自责、内疚、自杀的想法 / 尝试。精神科医生必须与小组中工作人员进行有效合作,以缓解其与严重残疾患者之间的紧张关系。这样的患者可能患有非继发于创伤的精神疾病,有必要谨慎地选择抗抑郁药物或抗精神病药物。治疗偏好和患者的教育程度是选择抑郁治疗模式的重要考虑因素。可以通过物理、药物或心理干预来预防或减少创伤性 SCI 患者的这些问题。这些方法包括:缓解疼痛,预防感觉丧失和睡眠缺乏,维持熟悉的环境,耐心解释和安慰,心理治疗,以及提供所需的药物治疗[50]。

抗抑郁药物、咨询和锻炼可能是这一群体患者抑郁治疗方案的重要组成部分,特别是当它们能被纳入临床或康复治疗中时[51]。在康复阶段进行结构化的心理治疗对于那些感觉自己生活几乎失控的人来说颇有益处[52]。

焦虑症的管理

焦虑症是医疗机构和普通社区常见的诊断之一。它的患病率可能高达 15%~20%。在各种焦虑症中,惊恐发作、广泛性焦虑症及抑郁相关焦虑症更为常见。治疗惊恐发作的主要目的是降低惊恐发作的频率和严重程度。选择性 5- 羟色胺再摄取抑制剂(selective serotonin reuptake inhibitors,SSRI)通常优于三环抗抑郁药(tricyclic antidepressants,TCA),因为 SSRI 比 TCA 副作用更小。

在 SSRI 中,舍曲林、西酞普兰、氟西汀和帕罗西汀更适用于惊恐发作。在 5- 羟色胺 - 去甲肾上腺素再摄取抑制剂(serotonin-norepinephrine reuptake inhibitors,SNRI)中,文拉法辛是广泛性焦虑症的良好选择。特别是在最初的治疗阶段,大多数患者都有相关性焦虑或预期性焦虑,因此加用苯二氮䓬类药物,如氯硝西泮或阿普唑仑。通常需要治疗 2~4 周才能得到改善。一旦病情好转,治疗应该持续几个月。广泛性焦虑症(GAD)对药物治疗和心理干预的综合疗法表现出更好的效果。文拉法辛和舍曲林是 GAD 的良好选择,也可以使用非镇静剂丁螺环酮;然而需要 2~4 个星期才能起效。表 46.2 和表 46.3 显示了用于治疗焦虑症和抑郁症的各种药物。

表 46.2　抗抑郁药物一览表[53-59]

SSRI	常用剂量（mg）	常见副作用	主要适应证	需要考虑的问题
氟西汀	20~60	恶心、呕吐、腹泻、性功能障碍	抑郁症、OCD、神经性暴食症	降低停药症状的风险
舍曲林	50~100	类似于西酞普兰	抑郁症、惊恐发作,所有的焦虑障碍	药效强,腹泻风险高
帕罗西汀	25~50	抗毒蕈碱反应,更常见镇静,停药症状	抑郁症、焦虑症、社交恐惧症	体重增加,停药症状严重,加重性功能障碍

续表

SSRI	常用剂量（mg）	常见副作用	主要适应证	需要考虑的问题
西酞普兰	20~40	恶心、呕吐、腹泻、性功能障碍	抑郁症	
依他普仑	10~20	类似于西酞普兰	抑郁症	高耐受性 / 药效
氟伏沙明	100~200	恶心更常见	抑郁症、OCD	
SNRI				
文拉法辛	75~225	失眠、口干、头晕、头痛、高血压	抑郁症、GAD	会升高血压,恶心、呕吐发生率高
度洛西汀	60~120	便秘、畏食、嗜睡	抑郁症	对疼痛效果好
TCA				
丙咪嗪	50~200	镇静、体位性低血压、心动过速、心律不齐、便秘、尿潴留	抑郁、夜尿增多症	
去甲阿米替林	75~150	更少的镇静 / 降血压	抑郁症	
多虑平	30~300	与丙咪嗪一致	抑郁症	
氯丙咪嗪	25~250	与丙咪嗪一致	抑郁症, OCD	
阿米替林	50~300	与丙咪嗪一致	抑郁症	
其他				
米氮平	15~45	镇静、体重增加、头痛	抑郁症	体重增加风险高
安非他酮	150~450	头痛、震颤	抑郁症、戒烟	性功能障碍少见
曲唑酮	150~300	镇静、头痛、阴茎异常勃起	抑郁症	主要用作镇静剂

GAD,广泛性焦虑障碍; OCD,强迫症。

表 46.3 焦虑症常见药物一览表

药物分类	剂量（mg）
苯二氮䓬类药物	
阿普唑仑	0.25~0.5
氯硝西泮	0.25~1
地西泮	5~10
劳拉西泮	1~2
SSRI	
帕罗西汀	20~60
氟西汀	20~60
舍曲林	50~200
西酞普兰	20~40
三环类抗抑郁药	
氯丙咪嗪	50~125
丙咪嗪	25~150
其他	
丁螺环酮	5~10

抑郁症的管理

抑郁症的治疗可以分为两种,一种是短期治疗,另一种是长期预防复发。与非药物治疗结合,可以提高患者的自尊和应对策略,预防复发效果更好。选择药物是治疗抑郁症的第一步也是非常重要的一步。既往用药反应,家人对相同药物的反应,相关的医疗条件,以及患者的偏好是重要的决定因素。由于它们的安全性和耐受性,SSRI 是最广泛使用的药物。像文拉法辛这样的 SNRI 也是一个不错的选择,在某些情况下可能有更快的反应速度。使用 TCA 与 SSRI 一样有效,但出现副作用可能性更大。尚不能确定症状缓解后继续服用药物的时间。首次发病的抑郁症需要治疗 6~9 个月;超过 2 次发作的需要至少治疗 2 年[70]。双相情感障碍通常还需要使用情绪稳定剂如锂、丙戊酸和卡马西平治疗（表 46.4）。与情绪稳定剂一起,可能还需要辅助使用抗精神病药物和苯二氮䓬类药物。由于疾病的复发性,大多数患有双相情感障碍的患者需要维持治疗。

精神分裂症的治疗

抗精神病药物是急性期治疗和维持期治疗的主要药物。第二代抗精神病药比第一代抗精神病药使用更普遍。常用的药物有利培酮、奥氮平、阿立哌唑和喹硫平。氯氮平通常用于思觉失调的抗拒病例（表46.5）。对于精神病发作，专家建议治疗持续1年[71,72]。抗精神病药的常见副作用见表46.6。

表46.4　常见的情绪稳定剂[60-69]

情绪稳定剂	剂量（mg）	常见副作用	严重副作用
锂	600~1 200	腹泻、细震颤、尿崩症、多尿症、烦渴、痤疮、恶心、呕吐	甲状腺功能减退、中毒
丙戊酸钠	500~2 000	体重增加、震颤、镇静、脱发	血小板减少
卡马西平	200~600	镇静、共济失调、视力模糊、头晕	表皮剥脱性皮肤反应,再生障碍性贫血
拉莫三嗪	200~400	头痛、头晕、良性皮疹、震颤	严重皮疹

表46.5　常见的抗精神病处方药物一览表[73-81,97]

抗精神病药	常用剂量（mg）	镇静/体重增加	锥体外系症状/抗胆碱能症状	低血压/糖尿病	催乳素增加
第二代					
氨磺必利	400~800	极低/低	低/极低	极低/低	高
阿立哌唑	15~30	极低/极低	极低/极低	极低/极低	极低
氯氮平	100~600	高/高	极低/高	高/高	极低
奥氮平	5~20	中度/高	低/低	低/高	低
利培酮	2~6	低/中度	低/低	中度/中度	高
喹硫平	100~600	中度/中度	极低/低	中度/中度	极低
齐拉西酮	40~160	低/极低	极低/极低	低/极低	极低
帕潘立酮	3~12	低/中度	低/低	中度/低	高
伊潘立酮	8~24	中度/低	低/极低	低/低	极低
阿莫沙平	5~10	低/低	极低/极低	极低/极低	极低
第一代					
氯丙嗪	100~500	高/中度	中度/中度	高/中度	高
哌迷清	2~4	低/低	低/低	低/极低	高
氟哌啶醇	10~30	低/低	高/低	低/极低	高
三氟拉嗪	10~30	低/低	高/低	低/极低	高

表46.6　基于不良反应的抗精神病药物的常见选择[75,76,78,82-96,97]

不良反应	推荐的首选	备选方案
急性锥体外系症状	阿立哌唑、奥氮平、喹硫平	氯氮平、利培酮
血脂异常	阿立哌唑	齐拉西酮
葡萄糖耐量（糖尿病）	氨磺必利、阿立哌唑	利培酮
高泌乳素血症	阿立哌唑、喹硫平	氯氮平、奥氮平
体位性低血压	氨磺必利、阿立哌唑、氟哌啶醇	
心脏PT（QT延长）	阿立哌唑	药物低剂量
镇静	氨磺必利、阿立哌唑、利培酮	氟哌啶醇
性功能障碍	阿立哌唑、喹硫平	氯氮平
迟发性运动障碍	氯氮平	阿立哌唑、奥氮平
体重增加	氨磺必利、阿立哌唑、氟哌啶醇	喹硫平、利培酮

心理学治疗

在 SCI 患者中，以下问题需要心理干预：精神障碍、残疾适应障碍，以及无法依从临床和康复治疗。认知行为疗法可以用于抑郁症和焦虑症。小组干预可能成为培养积极应对能力的重要手段，它可以进一步帮助这些患者摆脱抑郁和焦虑。

记忆要点

- 必须灌输整体医护观念。
- 精神障碍的治疗可以分为 2 个部分——短期和长期。
- 药物的选择是制定抑郁症治疗计划的第一步和至关重要的一步。
- SCI 患者的情绪紊乱可以从受伤那天开始，持续终身。

结语

从受伤日起，SCI 患者在一生中经历了不同阶段的情绪困扰，要摆脱这种干扰需要很大的努力。应当及时识别和管理在此期间可能出现的精神障碍。

本章重点

- 精神病症状在 SCI 患者中很常见。
- 患者需要适当的精神咨询；精神卫生专业人员团队对于提供正确的评估、规划和治疗建议是必要的。
- SCI 患者常见的精神障碍是焦虑症、创伤后应激障碍、抑郁症和药物滥用障碍。
- 必须谨慎地选择抗抑郁药和抗精神病药。
- 在焦虑症和抑郁症中，心理干预和药物治疗相结合是更好的选择。
- 抗精神病药物是治疗精神病的主要药物。
- 及时干预精神障碍可以帮助 SCI 患者更好更快地应对和摆脱先前的创伤。

（刘京宇　译　刘楠　校）

参考文献

1. Gerhart KA, Koziol-McLain J, Lowenstein SR, Whiteneck GG. Quality of life following spinal cord injury; knowledge and attitudes of emergency care providers. *Ann Emerg Med* 1994;23:807-12.

2. O'Donnell ML, Varker T, Holmes AC, et al. Disability after injury: the cumulative burden of physical and mental health. *J Clin Psychiatry* 2013;74(2):137-43.

3. Westgren N, Levi R. Quality of life and traumatic spinal cord injury. *Arch Phys Med Rehabil* 1998;79:1433-9.

4. Trieschmann RB. Spinal cord injuries: psychological, social and vocational rehabilitation. New York: Demos Publication; 1988.

5. Bonanno GA, Wortman CB, Lehman DR, et al. Resilience to loss and chronic grief: a perspective study from preloss to 18th month postloss. *J Pers Soc Psychol* 2002;83:1150-64.

6. Wortman CB, Silver RC. The myths of coping with loss. *J Consult Clin Psychol* 1989;57:349-37.

7. Lipowski ZJ. Review of consultation psychiatry and psychosomatic medicine. II: clinical aspects. *Psychosom Med* 1967;29:201-24.

8. Bonanno GA, Kennedy P, Galatzer-Levy IR, Lude P, Elfström ML. Trajectories of resilience, depression, and anxiety following spinal cord injury. *Rehabil Psychol* 2012;57(3):236-47.

9. Osteraker AL, Levi R. Indicators of psychological distress in postacute spinal cord injured individuals. *Spinal Cord* 2005;43(4):223-9.

10. Schonenberg M, Reimitz M, Jusyte A, Maier D, Badke A, Hautzinger M. Depression, posttraumatic stress, and risk factors following spinal cord injury. *Int J Behav Med* 2012.

11. Migliorini C, Tonge B, Taleporos G. Spinal cord injury and mental health. *Aust N Z J Psychiatry* 2008;42(4):309-14.

12. Stanford RE, Soden R, Bartrop R, Mikk M, Taylor TK. Spinal cord and related injuries after attempted suicide: psychiatric diagnosis and long-term follow-up. *Spinal Cord* 2007;45(6):437-43.

13. Banerjea R, Findley PA, Smith B, Findley T, Sambamoorthi U. Co-occurring medical and mental illness and substance use disorders among veteran clinic users with spinal cord injury patients with complexities. *Spinal Cord* 2009;47(11):789-95.

14. Anderson J, Allan DB. Vertebral fracture secondary to suicide attempt: demographics and patient outcome in a Scottish spinal rehabilitation unit. *J Spinal Cord Med* 2011;34(4):380-7.

15. Migliorini CE, New PW, Tonge BJ. Comparison of depression, anxiety and stress in persons with traumatic and non-traumatic post-acute spinal cord injury. *Spinal Cord* 2009;47(11):783-8.

16. Elliott TR, Frank RG. Depression following spinal cord injury. *Arch Phys Med Rehabil* 1996;77:816-23.

17. Fann JR, Bombardier CH, Richards JS, Tate DG, Wilson CS, Temkin N. Depression after spinal cord injury: co morbidities, mental health service use, and adequacy of treatment. *Arch Phys Med Rehabil* 2011;92(3):352-60.

18. Kishi Y, Robinson RG, Forrester AW. Comparison between acute and delayed onset major depresssion after spinal cord injury. *J Nerv Ment Dis* 1995;183:286-92.

19. Malec J, Neimeyer R. Psychological prediction of duration of inpatient spinal cord injury rehabilitation performance of self care. *Arch Phys Med Rehabil* 1983;64:359-63.

20. Umlauf R, Frank RG. A cluster analytic description of patients subgroups in the rehabilitation setting. *Rehabil Psychol* 1983;28:157-67.

21. Herrick S, Elliott T, Crow F. Social support and prediction of health complications among person with spinal cord injury. *Rehabil Psychol* 1994;39:231-50.

22. Schulz R, Decker S. Long term adjustment of physical disability: the role of social support, perceived control, and self blame. *J Pers Soc Psychol* 1985;48:1162-72.

23. Elliott TR, Shewchuck R. Social support and leisure activities following severe physical disability; testing and mediating effect of depression. *Basic Appl Soc Psychol* 1995;16:471-87.

24. Furher M, Rintala D, Hart K, et al. Depressive symptomatology in persons with spinal cord injury who reside in the community. *Arch Phys Med Rehabil* 1993;74:255-60.

25. MacDonald M, Nielson W, Cameron M. Depression and activity patterns of spinal cord injured persons living in community. *Arch Phys Med Rehabil* 1987;68:339-43.

26. Kaplan HI, Sadock's BJ. Kaplan & Sadock's pocket handbook of psychiatry, 5th ed. In: Sadock BJ, Sadock VA, eds. Philadelphia: Lippincott Williams & Wilkins, 2010.

27. Craig AR, Hancock KM, Dickson HG. A longitudinal investigation into anxiety and depression in the first two years following a spinal cord injury. *Paraplegia* 1994;32:675-9.

28. Kennedy P, Rogers BA. Anxiety and depression after spinal cord injury. A longitudinal analysis. *Arch Phys Med Rehabil* 2000;81:932-7.

29. Kennedy P, Evans MJ. Evaluation of post traumatic distress in the first six months following spinal cord injury. *Spinal Cord* 2001;39:1-10.

30. Ullrich PM, Smith BM, Blow FC, Valenstein M, Weaver FM. Depression, health care utilization, and comorbid psychiatric disorders after spinal cord injury. *J Spinal Cord Med* 2014;37(1):40-5.

31. Ullrich PM, Lincoln RK, Tackett MJ, Miskevics S, Smith BM, Weaver FM. Pain, depression, and health care utilization over time after spinal cord injury. *Rehabil Psychol* 2013;58(2):158-65.

32. Williamson ML, Elliott TR. Major depressive disorder and factorial dimensions among individuals with recent-onset spinal cord injury. *Rehabil Psychol* 2013;58(1):10-7.

33. Schonenberg M, Reimitz M, Jusyte A, Maier D, Badke A, Hautzinger M. Depression, posttraumatic stress, and risk factors following spinal cord injury. *Int J Behav Med.* 2014;21(1):169-76.

34. Al-Owesie RM, Moussa NM, Robert AA. Anxiety and depression among traumatic spinal cord injured patients. *Neurosciences (Riyadh)* 2012;17(2):145-50.

35. Abeyasinghe NL, de Zoysa P, Bandara KM, Bartholameuz NA, Bandara JM. The prevalence of symptoms of post-traumatic stress disorder among soldiers with amputation of a limb or spinal injury: a report from a rehabilitation centre in Sri Lanka. *Psychol Health Med* 2012;17(3):376-81.

36. Arango-Lasprilla JC, Ketchum JM, Starkweather A, Nicholls E, Wilk AR. Factors predicting depression among persons with spinal cord injury 1 to 5 years post injury. *NeuroRehabilitation* 2011;29(1):9-21.

37. Krause JS, Saunders LL, Newman S. Posttraumatic stress disorder and spinal cord injury. *Arch Phys Med Rehabil* 2010;91(8):1182-7.

38. Nielsen MS. Post - traumatic stress disorder and emotional distress in persons with spinal cord lesion. *Spinal Cord* 2003;41(5):296-302.

39. White J, Pearce J, Morrison S, Dunstan F, Bisson JI, Fone DL. Risk of post-traumatic stress disorder following traumatic events in a community sample. *Epidemiol Psychiatr Sci* 2014;17:1-9.

40. Otis C, Marchand A, Courtois F. Peritraumatic dissociation as a mediator of peritraumatic distress and PTSD: a retrospective, cross-sectional study. *J Trauma Dissoc* 2012;13(4):469-77.

41. Otis C, Marchand A, Courtois F. Risk factors for posttraumatic stress disorder in persons with spinal cord injury. *Spinal Cord Inj Rehabil* 2012;18(3):253-63.

42. Quale AJ, Schanke AK, Frøslie KF, Røise O. Severity of injury does not have any impact on posttraumatic stress symptoms in severely injured patients. *Injury* 2009;40(5):498-505.

43. Radnitz CL, Hsu L, Tirch DD, et al. A comparison of posttraumatic stress disorder in veterans with and without spinal cord injury. *J Abnorm Psychol* 1998;107(4):676-80.

44. Stroud MW, Bombardier CH, Dyer JR, Rimmele CT, Esselman PC. Preinjury alcohol and drug use among persons with spinal cord injury: implications for rehabilitation. *J Spinal Cord Med* 2011;34(5):461-72.

45. Kolakowsky-Hayner SA, Gourley EV 3rd, Kreutzer JS, Marwitz JH, Cifu DX, Mckinley WO. Pre-injury substance abuse among persons with brain injury and persons with spinal cord injury. *Brain Inj* 1999;13(8):571-81.

46. Krause J. Delivery of substance abuse services during spinal cord injury rehabilitation. *NeuroRehabilitation* 1992;2:45-51.

47. World Health Organisation. The global burden of disease: 2004. Geneva: World Health Organisation; 2008.

48. Carpenter WT Jr, Kirkpatrick B. The heterogeneity of the long term course of schizophrenia. *Schizophr Bull* 1988;14:645-52.

49. Kulhara P, Awasthi A, Chadda R. et al. Negative and depressive symptoms in schizophrenia. *Br J Psychiatry* 1989;154:207-11.

50. Mohta M, Sethi AK, Tyagi A, Mohta A. Psychological care in trauma patients. *Injury* 2003;34(1):17-25.

51. Fann JR, Crane DA, Graves DE, Kalpakjian CZ, Tate DG, Bombardier CH. Depression treatment preferences after acute traumatic spinal cord injury. *Arch Phys Med Rehabil* 2013;94(12):2389-95.

52. Craig A, Hancock K, Chang E, Dickson H. The effectiveness of group psychological intervention in enhancing perceptions of control following spinal cord injury. *Aust N Z J Psychiatry* 1998;32(1):112-8.

53. Taylor MJ, Freemantle N, Geddes JR, et al. Early onset of selective serotonin reuptake inhibitor antidepressant action; systematic review and meta analysis. *Arch Gen Psychiatry* 2006;63:1217-23.

54. Papakostas GI, Perlis RH, Scalia MJ, et al. A meta analysis of early sustained response rates between antidepressant and plecebo for the treatment of major depressive disorder. *J Clin Psychopharmacol* 2006;26:56-60.

55. Gartlehner G, Gaynes BN, Hansen RA, et al. Comparative benefits and harms of second generations antidepressants; background paper for the American College of physicians. *Ann Intern Med* 2008;149:734-50.

56. Cipriani A, Furukawa TA, Salanti G, et al. Comparative efficacy and acceptability of 12 new generation antidepressants. a multiple treatment meta-analysis. *Lancet* 2009;373:746-58.

57. Goldstein DJ, Lu Y, Detke MJ, et al. Duloxetine in the treatment of depression; a double blind placebo-controlled comparison with paroxetine. *J Clin Psychopharmacol* 2004;24:389-99.

58. Mintz DL. Depression. *Psychiatr Clin North Am* 2012;35(1):131-42.

59. Vaughn McCall W. Late life depression. *Psychiatr Clin North Am* 2013;36(4):598-601.

60. Storosum JG, Wohlfarth T, Schene A, Elferink A, van Zwieten BJ, van den Brink W. Magnitude of effect of lithium in short-term efficacy studies of moderate to severe manic episode. *Bipolar Disord* 2007;9(8):793-8. Review.

61. Bowden CL, Mosolov S, Hranov L, et al. Efficacy of valproate verses lithium in mania or mixed mania; a randomized open 12 weeks trial. *Int Clin Psychopharmacol* 2010;25:60-7.

62. Bowden CL, Calabrese JR, McElroy SL, et al. A randomized, placebo-controlled 12-month trial of divalproex and lithium in treatment of outpatients with bipolar I disorder. Divalproex Maintenance Study Group. *Arch Gen Psychiatry* 2000;57(5):481-9.

63. Keck PE Jr, McElroy SL, Nemeroff CB, et al. Anticonvulsants in the treatment of bipolar disorder. *J Neuropsychiatry Clin Neurosci* 1992;4:395-405.

64. Dilsaver SC, Swann SC, Chen YW, et al. Treatment of bipolar depression with carbamazepine: results of an open study. *Biol Psychiatry* 1996;40(9):935-7.

65. Weisler RH, Kalali AH, Ketter TA, SPD417 Study Group. A multicenter, randomized, double-blind, placebo-controlled trial

of extended-release carbamazepine capsules as monotherapy for bipolar disorder patients with manic or mixed episodes. *J Clin Psychiatry* 2004;65(4):478-84.

66. Weisler RH, Keck PE Jr, Swann AC, et al. Extended-release carbamazepine capsules as monotherapy for acute mania in bipolar disorder: a multicenter, randomized, double-blind, placebo-controlled trial. *J Clin Psychiatry* 2005;66(3):323-30.

67. Bowden CL, Calabrese JR, Sachs G, et al. A placebo-controlled 18-month trial of lamotrigine and lithium maintenance treatment in recently manic or hypomanic patients with bipolar I disorder. *Arch Gen Psychiatry* 2003;60(4):392-400.

68. Calabrese JR, Bowden CL, Sachs GS, Ascher JA, Monaghan E, Rudd GD. A double-blind placebo-controlled study of lamotrigine monotherapy in outpatients with bipolar I depression. Lamictal 602 Study Group. *J Clin Psychiatry* 1999;60(2):79-88.

69. Calabrese JR, Bowden CL, Sachs G, et al. A placebo-controlled 18-month trial of lamotrigine and lithium maintenance treatment in recently depressed patients with bipolar I disorder. *J Clin Psychiatry* 2003;64(9):1013-24.

70. National Institute for Health and Clinical Excellence. Depression: the treatment and management of depression in adults (updated edition). CG90 2009. Leicester: British Psychological Society; 2010. www.nice.org.uk/

71. Sheitman BB, Lee H, Strous R, Lieberman JA, et al. The evaluation and treatment of first episode psychosis. *Schizophr Bull* 1997;23:653-61.

72. American Psychiatric Association. Practice guideline for the treatment of patients with schizophrenia. *Am J Psychiatry* 1997;154(Suppl. 4):1-63.

73. Allison DB, Mentore JL, Heo M, et al. Antipsychotic-induced weight gain: a comprehensive research synthesis. *Am J Psychiatry* 1999;156(11):1686-96. Review.

74. Rummel-Kluge C, Komossa K, Schwarz S, et al. Head-to-head comparisons of metabolic side effects of second generation antipsychotics in the treatment of schizophrenia: a systematic review and meta-analysis. *Schizophr Res* 2010;123(2-3):225-33.

75. David SR, Taylor CC, Kinon BJ, Breier A. The effects of olanzapine, risperidone, and haloperidol on plasma prolactin levels in patients with schizophrenia. *Clin Ther* 2000;22(9):1085-96.

76. Haddad PM. Antipsychotics and diabetes: review of non-prospective data. *Br J Psychiatry* 2004;47(Suppl.):S80-6. Review.

77. Bushe C, Sniadecki J, Bradley AJ, Poole Hoffmann V. Comparison of metabolic and prolactin variables from a six-month randomised trial of olanzapine and quetiapine in schizophrenia. *J Psychopharmacol* 2010;24(7):1001-9.

78. Mir S, Taylor D. Atypical antipsychotics and hyperglycaemia. *Int Clin Psychopharmacol* 2001;16(2):63-73. Review.

79. Wirshing DA, Spellberg BJ, Erhart SM, Marder SR, Wirshing WC. Novel antipsychotics and new onset diabetes. *Biol Psychiatry* 1998;44(8):778-83.

80. Wirshing DA, Pierre JM, Eyeler J, Weinbach J, Wirshing WC. Risperidone-associated new-onset diabetes. *Biol Psychiatry* 2001;50(2):148-9.

81. Vanelle JM, Douki S. A double-blind randomised comparative trial of amisulpride versus olanzapine for 2 months in the treatment of subjects with schizophrenia and comorbid depression. *Eur Psychiatry* 2006;21(8):523-30.

82. Caroff SN, Mann SC, Campbell EC, Sullivan KA. Movement disorders associated with atypical antipsychotic drugs. *J Clin Psychiatry* 2002;63(Suppl. 4):12-9.

83. Taylor DM. Aripiprazole: a review of its pharmacology and clinical use. *Int J Clin Pract* 2003;57(1):49-54. Review.

84. Rettenbacher MA, Ebenbichler C, Hofer A, et al. Early changes of plasma lipids during treatment with atypical antipsychotics. *Int Clin Psychopharmacol* 2006;21(6):369-72.

85. Ball MP, Hooper ET, Skipwith DF, Cates ME. Clozapine-induced hyperlipidemia resolved after switch to Aripiprazole therapy. *Ann Pharmacother* 2005;39(9):1570-2.

86. Chrzanowski WK, Marcus RN, Torbeyns A, Nyilas M, McQuade RD. Effectiveness of long-term aripiprazole therapy in patients with acutely relapsing or chronic, stable schizophrenia: a 52-week, open-label comparison with olanzapine. *Psychopharmacology (Berl)* 2006;189(2):259-66.

87. Turrone P, Kapur S, Seeman MV, Flint AJ. Elevation of prolactin levels by atypical antipsychotics. *Am J Psychiatry* 2002;159(1):133-5.

88. Ray WA, Chung CP, Murray KT, Hall K, Stein CM. Atypical antipsychotic drugs and the risk of sudden cardiac death. N Engl J Med 2009;360(3):225-35. *Erratum in N Engl J Med* 2009;361(18):1814.

89. Byerly MJ, Nakonezny PA, Bettcher BM, Carmody T, Fisher R, Rush AJ. Sexual dysfunction associated with second-generation antipsychotics in outpatients with schizophrenia or schizoaffective disorder: an empirical evaluation of olanzapine, risperidone, and quetiapine. *Schizophr Res* 2006;86(1-3):244-50.

90. Dossenbach M, Dyachkova Y, Pirildar S, et al. Effects of atypical and typical antipsychotic treatments on sexual function in patients with schizophrenia: 12-month results from the Intercontinental Schizophrenia Outpatient Health Outcomes (IC-SOHO) study. *Eur Psychiatry* 2006;21(4):251-8.

91. Kerwin R, Millet B, Herman E, et al. A multicentre, randomized, naturalistic, open-label study between aripiprazole and standard of care in the management of community-treated schizophrenic patients Schizophrenia Trial of Aripiprazole: (STAR) study. *Eur Psychiatry* 2007;22(7):433-43.

92. Sacchetti E, Valsecchi P. Quetiapine, clozapine, and olanzapine in the treatment of tardive dyskinesia induced by first-generation antipsychotics: a 124-week case report. *Int Clin Psychopharmacol* 2003;18(6):357-9.

93. Witschy JK, Winter AS. Improvement in tardive dyskinesia with aripiprazole use. *Can J Psychiatry* 2005;50(3):188.

94. Taylor DM, McAskill R. Atypical antipsychotics and weight gain—a systematic review. *Acta Psychiatr Scand* 2000;101(6):416-32. Review.

95. Allison DB, Montore JL, Heo M, et al. Antipsychotic induced weight gain; a comprehensive research synthesis. *Am J Psychiatry* 1996;153:592-606.

96. Newcomer JW, Campos JA, Marcus RN, et al. A multicenter, randomized, double-blind study of the effects of aripiprazole in overweight subjects with schizophrenia or schizoaffective disorder switched from olanzapine. *J Clin Psychiatry* 2008;69(7):1046-56.

97. David T, Carol P, Shitij K, editors. The Maudsley prescribing guidelines in psychiatry, 11th ed. Chichester: Wiley-Blackwell; 2012.

第 47 章　朋辈咨询：一种整体的社会心理康复方法

Theresa M Chase

学习目标

本章学习完成后,你将能够:

- 描述朋辈咨询员的品质和特点;
- 讨论朋辈咨询对脊髓损伤患者的益处;
- 演示一个朋辈咨询项目的设计、实施和评估过程。

作者笔记: 作为一名伴随着脊髓损伤生存了 27 年的幸存者,我经历了各种理念上的朋辈咨询和辅导。首先,作为一个新患残疾的人,在学习打网球时,我向更有经验的 SCI 网球选手学习。其次,作为科罗拉多州 Englewood 市克雷格医院(Craig Hospital)的患者和家庭教育协调员,我为新受伤的患者提供康复过程中的教育、辅导和咨询。最后,我还是同一家医院的院内朋辈咨询计划的协调员。通过所有这些经验,有一件事对我来说一直是正确的:(让患者看到)朋辈“在那里,这样做”是一直非常有用的。目前可能还没有明确的研究来回答“朋辈辅导/咨询对参与者有明显的好处吗?”这个问题。然而证据表明,接受和提供这种支持显然是有积极的效果。我想说的是,本章将为那些正在考虑进行朋辈咨询/辅导项目的人给予合理的支持。我本人鼓励所有善意的可以体现组织理念和标准的项目发展计划,这将为所有参与者带来有益的结果。

什么是朋辈心理咨询?

借助那些具有相似特征、挑战和关注点的朋辈来帮助他人,长期以来在不同领域一直被认为是有效的方法。它是在基本人类交流中对哲学和方法论应用技能的结合,包括积极倾听、问题解决、资源识别和对朋辈的支持。在沟通技巧、积极心理、情感健康以及自我安慰方面的基本知识,是帮助朋辈(同年龄、同等地位和知识水平的人)的基础[1]。本章中“朋辈”这一术语描述了这样一个人:他/她已完成某些康复、重返院外的生活,面对受伤后的挑战取得了一定程度的内在和解,并向众人分享其应对脊髓损伤(spinal cord injury, SCI)所致残疾的相关经验,为 SCI 后采取健康和有益的生活方式提供了可能性。

从更广泛的角度来看,“朋辈咨询”指的是一种以特定方式帮助人们克服困难和挑战的技术,尤其是在经历了 SCI 之后。正是这种技巧化的人际交流和 SCI 生活经验相结合的方式,成就了今天的朋辈咨询。

为了个人和职业发展的目的,朋辈支持在一个富有经验的人和一个缺乏经验的人之间建立了一对一的双向联系[2]。朋辈导师是已经独立生活的残疾人士,他们已经完全融入社区,并有帮助他人实现同样结果的愿望[3]。《构建一个有效的朋辈支持计划》(Building an Effective Peer Support Program, 2011)[4] 将朋辈咨询正式定义为:一个良好组织的朋辈支持计划,它招募、训练、分派和监督一群残疾人,他们的作用是为其他残疾人提供一对一或团体的支持。参与者可以包括有偿或志愿参与的残疾人。

一个富有成效的导师的心理社会功能包括咨询、友谊、角色典范、接受和信任[5]。朋辈支持可以促进个人成长,并提供其他方式无法获得的相关信息。朋辈导师经常提供关于当地支持系统的信息，以及与他们打交道的"前前后后"[6]。朋辈支持可以为处理个人和复杂的问题提供一条途径。朋辈支持在提供帮助、教导和支持各种残疾人方面是有效的。朋辈们可以影响那些无法接触到心理健康或咨询方面专业人士的患者，或者那些选择不接受或无法信任专业人士的患者。朋辈导师为 SCI 患者掌控挑战、实现美满生活提供了鲜活的证明。

虽然对一些人来说朋辈咨询似乎是一个新的概念，但它已经存在并且在不同的环境中运作了很多年，已被证实是非常有价值的。诸如匿名戒酒互助会、加拿大截瘫协会、加拿大儿童学习障碍协会和脑瘫协会等组织已经采用了某些形式的朋辈支持、指导和咨询。这些组织已经证明，以患者为基础的组织可以为其成员提供一项重要的服务。利用朋辈支持和朋辈咨询作为他们服务的一个特点，通常有几个前提如下[7]：

- 朋辈咨询员提供了一个行为榜样。
- 朋辈咨询员可以作为求助者与服务提供者之间的联系。
- 朋辈咨询员可以提供各种独特的生活经历，需要处理类似问题的患者可以从中获益。

脊髓损伤患者除了得到精神上的支持和建议，也可以学习如何积极适应残疾和生活（例如：如何防止压疮和尿路感染），从而产生更高的自我期望、自信和自尊[8]。在一项为期 2 年的研究中，通过分析脊髓损伤成年人的重新整合情况以及其生活质量，发现社会支持和朋辈指导带来了无法估量的益处[9]。此外，始于住院康复期间延续到院外家庭和社区的朋辈指导项目，将给导师和被指导者均带来积极的价值[10]。确切地说，SCI 患者可以从朋辈支持中获益[11]。

一项针对创伤性脑损伤患者的研究报告称，朋辈支持项目被证实是一种有效的干预措施，能最大限度地帮助个人调整，提供有效的压力缓冲作用，提高个人的权利感和自我效能感[12]。提供朋辈支持对双方来说都是一个强有力的成长经验。朋辈支持可以帮助个体获得一种拥有自我决策权的感觉，重燃雄心，并根据他们的经验提供现实生活的解决方案[13]。朋辈支持在非竞争性的环境中提供了一个动态的培养过程，促进独立和自我实现。提供朋辈支持可以培养导师的自豪感、成就感和延续性[2]。朋辈指导为残疾人提供了一个机会，让他们回馈社区，获得一种使命感和更强烈的认同感[14]。朋辈导师有机会接触他人，结识新朋友，并获得有价值的经历。导师也可以学习或强化不同的技能，比如教学，并可能成为职业发展的工具。一位朋辈导师曾表示这帮助她获得自信和为自己挺身而出的能力[15]。

通过学习高教育水平朋辈咨询员的范例[16]，我们发现朋辈提供服务的好处包括获得回馈、鼓励、支持和相互学习经验的机会。此外，朋辈咨询的参与者通过朋辈的支持，能够自己探索所面临挑战的解决方案。

最后，朋辈的支持也有利于牵头组织或医院以及整个社区。公众可以建立更积极的形象，加强与独立生活的残疾人之间的互动[17]。当然，通过增加并参与各种残疾人的娱乐、政治、职业、社会、教育和宗教活动，社区也可以从中获益。这些互动有助于社区形成关注残疾人的正面形象。更重要的是，允许残疾人在社区中发挥更有意义的作用，可以改善公众为残疾人提供服务的质量。朋辈咨询员的发展似乎是一个不断进步的基本技术，让人们可以越来越亲密，而非隔离。建立朋辈支持服务的另一个好处是其成本通常很低，大多数朋辈辅导员或咨询员都是志愿参与其中。

记忆要点

- 朋辈咨询可以提供额外的支持，使 SCI 患者重新融入家庭和社区。
- 朋辈咨询员是一个分享 SCI 残疾相关经历的人，他 / 她已经完成了某些康复，并回归到医院外的生活。
- 大多数时候，朋辈咨询员是志愿者和非专业人士。
- 朋辈心理咨询指的是用一种特殊的方法来帮助人们克服困难和挑战，特别是在 SCI 之后。
- 朋辈们可以接触到那些无法接触或不参与、不信任心理健康咨询专业人士的患者。
- 朋辈咨询员是一个行为榜样，是寻求帮助的人与服务提供者之间的纽带。
- 朋辈咨询可以帮助个人获得一种自我决策感，重燃雄心，并根据他们的经验提供现实生活问题的解决方案。
- 朋辈咨询员的发展似乎是一个不断发展的基本技术，让人们可以变得更紧密，而不是疏离。

朋辈咨询员：理想的特征

朋辈心理咨询的基本前提一般是人们能够找到解决自己困难的方法，并找到实现目标的途径。事实上，朋辈咨询员是咨询者的同类，SCI 后的生活经历为他们提供了联系，而这种关联是再多言语也无法比拟的。这是一种生活体验的共同分享，可以提供一种放松的互动，并由于两个人相同经历的保密性而增强。同时，也可能是在共同参与的集体会议中建立起两个人的平等性。虽然辅导员和咨询员在朋辈心理咨询中扮演着不同的角色，但作为一个人，作为一个分享共同生活经验的个体，他们在会议过程中是平等的，且"肩并肩"地工作。朋辈可以是处于相同处境的人，也可以是具有相同年龄、文化或背景的人。在这种情况下，"朋辈"指的是自己有残疾的人，特别是一个与其他残疾者在同一个社区有共同生活经历的 SCI 患者[6]。

在朋辈心理咨询过程中使用的所有技术，无论关注的是对话中的内容、身体意识还是问题解决，其共同点是他们支持咨询者自我了解和体验，挖掘自己创造力的来源，意识到情感、愿望和身体的需要。在朋辈咨询员和求助者的体验背后，是世界各地残疾人的经验累积。在常规、政治、社会或文化的情境下，会发现许多看似独立的问题。

不是每个人都有成为朋辈导师或咨询员的品质。同理心、倾听和沟通，以及直接、真诚、有道德感和值得信赖，被视作朋辈导师的基本素质。此外，一个朋辈导师或咨询员需要有技巧和经验，至少对残疾人的权利和问题有一定的了解。朋辈导师也应该有能力、灵活、真实、善培养、平易近人和认真[18]。

在平等伙伴关系的基础上，朋辈咨询员分享他们的经验和知识并不一定需要专业资质。但是，对朋辈咨询员来说，这些品质是必不可少的：

- 努力奋斗直到获得自立和自我决策权的经验；
- 识别和应对挑战的经验；
- 对个人身体、心理或情感障碍的认识；
- 自尊和尊重他人的生活选择；
- 对其他朋辈体贴、诚恳和有兴趣。

应该指出的是，并不是所有 SCI 患者都可以成为朋辈咨询员。有效的朋辈咨询员是一个能对他人的问题表现出同理心的人，能够倾听、交流、正直、真诚，能够分享个人经历，信任他人，拥有知识和有用的技能。咨询员应该有广泛而积极的个人特征，自己感到舒适，开放和接纳他人。

这也将涉及认识和接受一个事实，即残疾人与所有其他人拥有相同的权利和责任。也就是说，他们有权订立合同、持有驾驶执照、立遗嘱、结婚、收养或生育子女、持有和转移财产，有接受平等教育的权利和就业机会，有投票权和参与政治事务的机会。这表明，朋辈咨询员必须对与残疾有关的许多问题有广泛的了解。

> **记忆要点**
>
> - 并不是每个人都有成为朋辈导师或咨询员的品质。同理心、倾听和沟通能力、真诚、道德感强、值得信赖，这些品质被视为朋辈导师的基本特质。
> - 咨询员应该有一个广泛而积极的个人特征，对自己感到舒适，开放和接纳他人。
> - 朋辈咨询员必须明确角色定义，在建立人际关系和健康联系的技术方面给予指导和支持。
> - 在赞助机构赋予的权职下，朋辈咨询员可以充当导师、教练或辅助职业顾问。

朋辈咨询员：特征和质量

显然，并不是每一个患有残疾的人都可以做一名朋辈咨询员。那么，对于那些想参加朋辈咨询员培训的人来说，具体要求是什么呢？首先，申请人必须因 SCI 导致了某一类型的残疾[6]，无论是先天原因还是由于创伤或医疗事件。显而易见地，无论何种程度或节段的创伤导致的功能丧失，都不会使一个潜在的咨询员自动认识到残疾人生活在我们的社会中将经历的社会、情感和实践困难。此处的关键是分享处理 SCI 影响的生活经验。在存疑的情境下，决定权在培训师或项目主管手中。

其次，申请人必须处理 SCI 所带来的情绪方面的影响。至少要达到这个程度：个人经历可以在会议期间发挥作用，但不会让情绪直接影响事件的进程。这不是指一味压制情绪，而是如何看待事物，包括调节自己的情绪。在适当的时候，一个朋辈咨询员可以展现出情感，而不是感到可耻而隐藏它。处理残疾的一部分任务是与自己的身体建立一种积极的关系。

再次，需要具备一些与人打交道的经验，无论是在专业方面，还是在自助团体或其他地方。换句话说，申请人需要至少拥有社会技能和对他人感兴趣。

最后，申请人应该能够作为一个角色榜样。这意味着具有能够激励他人的内在独立性和融入社会能力。

实践范围和伦理问题

朋辈心理咨询不是一项专业服务，其通常是免费提供的。这种安排可能会导致出现负面结果时难以找到负责人。出于这个原因，一些专业顾问和心理健康专家不赞成或不支持朋辈心理咨询项目[19]。对一些人来说，培训不足和缺乏充分的道德责任感可能会导致麻烦。为此，原本善意的朋辈导师、咨询员或支持者可能带来的弊大于利。最重要的是，处于领导地位的人要认识到存在潜在的道德问题，并愿意提供培训和监督，以保护项目参与者获得最好的结果。

保密性

在任何咨询关系中，保密性都是最重要的伦理要求，即便这个朋辈咨询关系看起来很随意或非专业。朋辈咨询员必须知道，作为一个支持者，为前来咨询的人保守秘密是最高准则。同时还要接受道德标准方面的培训，比如报告那些可能对自己或他人造成伤害的事件。因此，朋辈咨询员应该能够领会并分析与前来咨询者进行这种特权沟通的潜在可能性和分歧[20]。建议朋辈咨询员更积极主动地告知他们的学员，面对是否保密的困境时，如果获得了可能造成伤害的信息，他们有责任进行报告。

双重关系

当朋辈咨询员将其角色与任何其他类型关系，尤其是性关系混淆时，就会出现伦理问题。在任何援助

职业领域，与学员发生性关系都是不道德的。随着时间推移和共享越来越多的个人时间、体育活动和共同兴趣，朋辈心理咨询中的角色关系可能发生混淆，虽然其不一定是不道德的关系[19]。但要呼吁人们警惕朋辈咨询员和他们的上级监督者之间的关系问题。朋辈咨询员有责任自我监督，并且当这种关系变得微妙和不检点，甚至可能不道德的时候，应当与他们的上级进行讨论[21]。

资格

提供充足和严谨的培训的责任当然在于领导机构。朋辈咨询员的能力包括经磨练的人际关系技巧、成熟的个性、沟通技能，以及在形成朋辈关系后持续进行随访。一个称职的朋辈咨询员具备耐心和自控力，专注于外部，发挥智慧做出适当的决定，并且能够放弃既有利益完全地为他人服务[22]。

无论多么准备充分、训练有素、准备迎接任务的朋辈咨询员，他们自己的日常生活问题都会影响到工作。来自工作和家庭的压力、健康状况的变化，以及其面对的SCI问题都可能会影响到朋辈咨询员参与的时间和程度。当参与者居住地距离很远或没有按计划参加小组会议时，朋辈咨询员将遇到路程时间和交通方式的挑战。此外，朋辈咨询员采取的不同方法或所持的不同人生观可能会导致关系出现矛盾。双方都需要学习从别人的角度看待问题，因此而获得解决问题和解决分歧的能力可能是一个额外的好处。

朋辈咨询的模型

根据社区的需求、潜在咨询者的兴趣、支持组织的资源以及朋辈咨询员的专业知识,有各种各样的朋辈咨询模式[6]。下面提供了一些不同的实施和培训模式的例子以供参考。

"通才"战略

几乎在每个项目中都有一个人作为"通才"进行工作。通常,这个人被安排在"准入"阶段,或者是第一个接触寻求帮助者的人。这类咨询员的责任是找出问题的本质,决定谁最适合与这个人合作,并决定如何指导求助者。一般来说,这个多面手与求助者进行短暂接触,然后移交给那些在该领域更专业的人。

教育顾问

这种方法主要包括传授技能和分享知识。这种类型的咨询员通常被称为朋辈教育者或朋辈导师。这种类型咨询的主要目的是通过培训,帮助个人实现从完全依赖到尽可能独立的转变。培训主要涉及个体缺失的领域,例如:社会技能、管理看护者、创建和使用预算、实现功能需求或学术技能。在康复医学领域,一名熟练的朋辈指导咨询员可以在个人护理、运动和训练的选择、性功能和关系教育、如何在轮椅上养育儿女等方方面面,对新受伤的个体进行教育和培训。在 2011 年,Ljungberg 等人[23]报道了一个将朋辈咨询员纳入院内康复团队的项目,目的是减少可避免的医疗并发症,提高 SCI 患者的整体健康和自我效能,并最终促进重新融入社区和自我护理管理。尽管该研究有很明显的共享局限性,但这种形式的朋辈咨询计划可能是一种积极的尝试。它能够持续减少康复护理的住院时间,使患者转向门诊服务,从而延长了医院介导的护理与重返社区之间的过渡。

扩展

这类工作包括向社区中的残疾人伸出援手,让他们知道哪些机会和服务是可利用的。这种类型的咨询员接触的患者往往没有与外界沟通的能力。在某些程度上,他们已经处于孤立的境地,没有意识到有可用的资源。在这种情况下,可能只有与孤立的患者建立联系,才能促使他们寻求更多的参与。

倡导

这种类型的咨询员的主要功能是帮助人们在系统中工作,使其得到他们应得的东西。这可以被看作是一种教学角色——什么是系统的本质,以及如何通过其层次结构来得到想要的东西。朋辈咨询员的存在就是一个榜样。对于那些经历过类似挣扎的人来说,可谓是最鼓舞人心的。实时学习是分享技能、解决方案、想法和态度的有效方法。

意识到"我不是唯一的人;我并不是唯一一个这样做的人"可以帮助个体在遇到障碍时区分是属于社会常态还是由于自己是残疾人。这或许可以解释为什么个体决定去寻求朋辈咨询会议。它还提示了什么时候人们对会议的需求最强烈。当然,这取决于个人的决定。但可以由此推断,患者在过渡时期经常需要朋辈咨询。或者,换句话说,无论何时当一个人有提高生活自主性的愿望,朋辈咨询员都准备着伸出援助之手。

朋辈咨询已被证实是这一更大自治权的主要促成因素。它帮助个人采取一些他们原本不会采取的措施,比如应聘或更换工作,申请必要的服务,转变与他人的关系,转向更独立的生活,或者寻求更多的援助,计划外出和旅行,并找到适当的医疗服务。个人和社会都从这种态度和独立性的改变中获益良多。

记忆要点

- 一个"通才"与求助者共同工作一段短暂的时间,然后移交给其他更专业的人士。
- 教育顾问(朋辈教育者或朋辈导师)大多进行传授技能和分享知识。
- 拓展顾问帮助那些没有与外界沟通能力的患者。
- 倡导顾问帮助人们在系统中工作,从而得到他们应得的东西。

非正式的朋辈支持

残疾人与其他处于相似境地的人取得联系的另一种最实用的方式是通过非正式会议结识其他残疾人。在我作为克雷格医院(Craig Hospital)的患者和家庭教育协调员工作的 18 年间,经常有以前的患者来找我,要求与新受伤的患者交流。很多时候,我都会想到一个有相似背景和受伤程度,甚至来自同一个城镇或州的患者。我会征求那个新患者的同意，问其是否愿意结识一个遇到过类似伤害或者有共同问题的患者。一旦我得到了患者的许可，他们就会见面并开始一个非正式的了解彼此的过程。我也建议在普通自助餐厅的午餐或晚餐开始这个非正式会面并进行一次谈话，采纳这种方法甚至更有意义。有好几次，从前的患者会在回到门诊进行重新评估时"搭讪"正在参与治疗或训练的新患者。在各个方面，有时非正式的、偶然的会面也可以像预先安排好的一样有效。我认为这是一种更人性化的会面方式。

> **记忆要点**
>
> ● 非正式的朋辈支持可以通过会面和结识其他残疾人的方式开始进行。
> ● 朋辈咨询员培训可以根据组织、社区和项目目标的需求而开展。

基于兴趣的朋辈支持

另一种提供朋辈支持的方式是通过让有共同兴趣爱好的残疾人聚集起来，例如运动队、读书俱乐部、支持小组、性与关系讨论小组或其他任何主题的组织。有些残疾人经常会因为不想被贴上残疾或异常的标签而抗拒加入"支持团体"。然而，一起玩轮椅网球、橄榄球或轮椅篮球可能是一种自然建立友谊的方式，并可以提供机会谈论 SCI 问题。很多时候，仅仅是参与运动、感受竞技挑战并分享团队氛围，就可以提供支持，并可能会引导个人接受更多其所需的朋辈指导或咨询。

> **记忆要点**
>
> ● 基于兴趣的朋辈支持可以通过组织残疾人从事共同兴趣活动的方式来提供。
> ● 残疾人往往因为不想被贴上"残疾"或"异常"的标签而抗拒加入"支持组织"。

正式的朋辈咨询小组

可以根据不同的主题和特定的焦点问题提供朋辈咨询小组。在建立朋辈咨询小组时，对于所提供的会面次数和长度、小组的参与者、作为领导的朋辈顾问，

均没有严格的限制。这一切都取决于求助者的需求和朋辈咨询员的实际情况。这些团体可以通过组织有共同兴趣的人进行每周或每月的聚会，专注于指导或支持宣教。除了邀请社区中相关内容的专家或卫生保健专业人员之外，小组的领导者也可以是朋辈本人。这种提供零食或团体活动的社会单位可以作为一种途径，让人们互相了解并鼓励非正式的朋辈支持。在那之后，可能会根据小组或个人展现出的兴趣，安排更正式的朋辈咨询活动。

一般来说，求助者做出的承诺越肯定、需求越明确，朋辈咨询的效果越好。良好地组织和清晰地沟通、承诺时间、对求助者关心的话题进行讨论并且有一个可靠的日程，均有助于增加求助者的信心。这些内容越清晰，承诺感越高。新形成的群体需要一定的时间和强度才能成长为一个安全的动态单位。如果个人见面或会议是朋辈咨询员和求助者的焦点，那么保持一个固定日期和时间的进程日历是很重要的，并且应承诺可以通过沟通修改日程。再次，必须重视参与者之间的相互尊重。无论选择什么样的结构或设置，它都应该允许并能够理想地促进一种积极、挑战和有活力的氛围。当朋辈咨询成为一种习惯或拖累时，它就会完全失去效力。

> **记忆要点**
>
> ● 朋辈咨询小组可以通过组织有共同兴趣的人进行每周或每月的聚会，专注于指导或支持宣教。
> ● 参与者之间的相互尊重最为重要，同时理想的情况应该是维持一种积极、富有挑战和有活力的气氛。
> ● 当小组或个人表现出兴趣爱好，可以据此安排正式的朋辈咨询活动。

基于互联网的朋辈支持

在这个利用互联网和社交媒体进行沟通以及与偏远地区保持交流的时代，朋辈支持计划得以实现。朋辈支持网站[24]可以提供一个"在那里，这样做"的朋辈咨询员，并且他/她有处理求助者相似 SCI 问题的数年实际生活经验。

寻求支持的人可以通过在"直面残疾"（the Facing Disability）网站的私人邮箱进行书面交流。写邮件的

双方都是匿名的。这项服务是免费的。这项服务中的朋辈咨询员并不是受过训练的专业人士。他们是 SCI 患者，他们曾遇到过寻求支持者现在正面临的同样的问题和困扰。这些朋辈咨询员都是无偿的志愿者，他们愿意利用自己的知识和经验提供情感支持和实际帮助。

> **记忆要点**
> - 可以通过互联网资源获得朋辈支持。这种服务类型的一个例子是网站 www. facingdisability. com。
> - 朋辈支持由具有多年 SCI 生活经验的患者志愿者提供。参与者都是匿名的。

朋辈咨询如何补充专业服务？

朋辈咨询员不是医学专业人员，他们也不应该试着去当一名医疗工作者。朋辈咨询员进行一系列服务，提供社区资源并为其他残疾人提供指导。朋辈咨询员是通过自己生活经验辛苦得到智慧的人。他们付出的友谊和鼓励，常常被称为"下班时间"。朋辈咨询员可能参与倡导改变系统。咨询工作传统上依赖于语言互动。朋辈支持通常不仅仅包括交谈，还包括通过观察另一个有残疾的人学习解决他们自己的问题，这有助于培养自信。朋辈咨询员可以从个人经验、友谊、情感支持、身份识别、有意义的角色以及归属感等方面提供知识。

虽然一般是在专业人员短缺或经济受限的情况依赖朋辈咨询，但有时朋辈支持或咨询也是主动选择的服务。许多患者不承认需要专业的心理咨询，但他们愿意承认朋辈咨询可能是有用的，认为接受朋辈的指导可以避免其接受心理学咨询的威胁。这样他们至少也有了一些可以接受的帮助[25]。朋辈咨询员们有一些其独特的资质：具有作为一个普通人的可信性；他们能够"实现"；具有只有经历过才能获得的特殊见解；是一个能够改善功能和获得满意生活方式的潜在角色榜样。

作为一个在生活中取得成功的普通人，获得信任是极其重要的。然而因为这是一个敏感的话题，并不是所有的受指导者都能与咨询员建立充分的联系。因此降低了朋辈导师或顾问在培训和技能训练中的重要

程度以及对建立融洽关系的期望。类似的，角色榜样是自主选择的，而不是强加的。

> **记忆要点**
> - 朋辈咨询员是那些通过自己生活经验艰难地获得生活智慧的人。
> - 朋辈咨询员可以从个人经验、友谊、情感支持、身份识别、有意义的角色以及归属感等方面提供知识。
> - 许多残疾人不承认其需要专业的心理咨询，但愿意承认朋辈咨询可能是有用的。

发展朋辈咨询项目

一个有组织的朋辈支持计划是指招募、培训、分配和监督一个残疾人团体。它的作用是为其他残疾人士提供一对一或团体支持。朋辈咨询项目是对我们社会中许多不同影响因素的应答。认识到这一点及朋辈咨询在改善服务中的潜力，社会应该采取措施为这些项目提供资金、管理支持和发展机会。在设立一个项目时必须处理的首要问题如下：
- 咨询员是否需要专业的培训？
- 一个朋辈心理咨询项目应该有多么正式？
- 朋辈咨询员是否将得到报酬，他们愿意志愿付出时间和分享经历吗？

需要处理的法律问题如下：
- 采用朋辈咨询员的组织所承担的责任；
- 利用朋辈咨询员所需设立的监督机制；
- 当朋辈咨询员不隶属于某一个授权的朋辈团体监督机构时，针对客户保密权利的有效保障措施。

> **记忆要点**
> - 除了完成全部使命和愿景之外，项目的发展还包括对咨询员的招聘、培训、维护和监督。
> - 最初需要解决的问题包括形式化的进程、培训朋辈咨询员，以及决定朋辈咨询员的薪酬/无报酬状况。
> - 必须在进行任何匹配或分配任务之前关注并处理法律相关问题：责任、监督机制和保密权利。

朋辈咨询员的招聘与培训

对朋辈咨询员的招聘和培训将由主办机构根据项目制定、实施和促进的范围来决定。必须明确，朋辈咨询员要进行彻底的培训，以确保培训质量。对于一个组织来说，着手朋辈咨询项目的开发前，对这个项目的角色和目的有明确的了解是很重要的，同时也保证了朋辈咨询员的质量。

招聘潜在的朋辈咨询员取决于机构打算开展项目的社区情况，以及可能有哪些人可以从事且有兴趣成为一名朋辈咨询员。出于几个因素，选择候选人有一定困难：第一是选择有资格接受培训并能够承担朋辈咨询员责任的潜在候选人。可以通过与个人紧密合作的康复专业人员寻找那些自己经历了康复并重返社区的 SCI 朋辈咨询员。通常情况下会鼓励个体在受伤后大概 1 年时申请成为朋辈导师或咨询员。这段时间允许患者进行调整和治疗，而不需要承担咨询新受伤患者的压力。第二，在招聘前没有一个现成的流程用来分辨哪些可能是优秀的候选人。有时候，项目不得不拒绝和淘汰一些自愿参与工作的志愿者。所以在聘用申请程序中应当包括一些可供参考的特质反馈信息，这很重要，特别是对于那些来自本社区之外的人和机构内专业人士并不熟悉的患者。一般可供参考的特质信息可能包括[3]：

- 认识该申请人的时间长度；
- 是否有任何药物滥用；
- 所有已知的犯罪背景；
- 可靠性、表现能力；
- 耐心、成熟、守时、尊重他人；
- 个人形象，清洁。

在这里应该强调的是，培训不会以颁发证书为结束。任何人作为朋辈咨询员都应该接受一位经验丰富的朋辈咨询员的监督。如果不能实现监督措施，应接受另外一位或两位同行朋辈咨询员的干预。任何朋辈咨询员都不应该孤立地工作。

培训的范围从一个持续数周的结构化的、相当复杂的、详细的候选人训练项目[26]，到一个由志愿者和专业人士组成的宣教会议，其中包括社会工作、心理学或康复咨询专业[25]。

科罗拉多州恩格尔伍德的克雷格医院（Craig Hospital）与家庭服务部门和患者家庭宣教协调员合作开展和实施住院患者的朋辈咨询计划[27]。朋辈导师的招募工作通过许多临床部门的沟通，包括文娱疗法、心理咨询、家庭服务、作业治疗和物理疗法。候选人被推荐给朋辈导师协调员，他们随后与个人进行接触。当找到 8~10 名朋辈咨询员时，则开始一个 2 小时的训练课程。课程涉及基本倾听技巧的培养和实践，总结作为一个朋辈导师应该做和不该做的事情，明确作为一个朋辈导师的责任以及与一个兴趣相投的朋辈进行匹配的机制。

其中一些应该做的事情包括：

- 得到邀请后对患者进行家访；
- 得到允许后协助患者打开信件和进行阅读；
- 为患者读书，玩棋盘游戏；
- 提供陪伴；
- 为患者和家庭成员提供伴随着 SCI 积极生活的个人实践经验；
- 与患者谈论自己的康复经验；
- 一旦有任何问题，联系护理工作人员。

不该做的事情包括：

- 患者的个人护理：进行吸痰、膀胱或直肠护理、穿衣打扮或喂食；
- 急救、用药、心肺复苏或药物复苏；
- 干预患者的治疗、日程或康复计划；
- 限制患者的信仰宣言，向表示不感兴趣或不愿分享的患者延长有关自己信仰的对话；
- 改变任何设备的设置，包括轮椅、床、呼吸机或静脉注射泵；
- 发表护理或康复治疗方面的个人声明而贬低医院员工。

一旦朋辈咨询员完成了第一阶段的训练，就开始探寻他们自己的方式，或成为小组会议的共同领导，或与个人进行一对一的会议。后续的培训或会议可以根据朋辈咨询员的需求安排更具体的主题，并提供机会进行工作报告。

随着时间的推移，朋辈咨询员的留存将是另一个问题。通常情况下，只要他们能以一种支持性的方式与个人见面，接受积极和有用的反馈，接受持续的教育和支持，并被认为是这个项目的重要贡献者，作为机构使命和目标的一部分，这些咨询员就可继续参与其中。

记忆要点

- 为保障朋辈咨询的可靠质量,需要进行朋辈咨询员的招聘和培训。
- 潜在的朋辈咨询员能否被招募取决于他们应聘的社区,以及他们是否有兴趣成为朋辈顾问。
- 任何人作为朋辈咨询员应该接受一位经验丰富的朋辈咨询员监督,否则应接受另外一位或两位同行朋辈咨询员的干预。

结语

　　每个机构都有可能利用朋辈教练、导师或咨询员的能力成功地开发、实施和评估一个朋辈支持项目。每个机构都是独一无二的,就像个人一样,对一个人有用的东西,可能对另一个人就不适合。尽管朋辈支持并不是解决脊髓损伤人群个人问题的灵丹妙药,但有证据表明其有诸多好处,必须被视为具有巨大潜力的一项服务。用本文所建议的技术和程序来实施朋辈咨询计划将会提高朋辈支持项目的成功概率,同时也会对 SCI 患者的独立性和生活质量产生积极的影响。祝贺你的进步,并祝愿你今后发展和执行属于你的独一无二的朋辈咨询计划。

本章重点

- 朋辈咨询是指用一种特殊的方法来帮助人们克服困难和挑战的一种技巧。
- 应该指出的是,并不是所有 SCI 患者都可以成为朋辈咨询员。
- 申请人一定经历过 SCI,具有某类型的残疾,善于处理情感问题,有最低限度的社会技能,对他人感兴趣,并需要有成为角色榜样的能力。
- 朋辈咨询的实践范围应该包括保密、双重关系和具备资质在内的伦理问题。
- 朋辈咨询的模式包括:通才战略、教育顾问、扩展和倡导。
- 非正式的朋辈支持可以通过与其他处于相似处境的残疾人进行非正式会面、与其他残疾人相熟识的方式提供。
- 在当今这个可以通过互联网、社交媒体等途径与偏远地区保持交流的时代,基于互联网的朋辈支持计划得以实现。
- 一个有组织的朋辈支持计划指的是招募、培训、分配和监督一个残疾人群体,目的是为其他残疾人提供支持。
- 朋辈咨询员的招聘和培训将由项目开展、实施的范围来决定,并由主办机构来推动促进。

(刘京宇　译　刘楠　校)

参考文献

1. D'Andrea VJ, Salovey P. Peer counseling-skills and perspectives. California: Science and Behavioral Books Inc.; 1983.

2. Plamondon K, Canadian Coalition for Global Health Research Capacity Building Task Group-Subgroup on Mentorship. Module one: an introduction to mentorship. Canadian Coalition for Global Health Research; Ottawa, ON. 2007.

3. Kruck AM, Lee PW, Reed A, Jones DL, Hammond M, editors. Building an effective course manual: CIL-NET. Houston, TX: A publication of CIL-NET, a program of the IL NET National Training and Technical Assistance Project, Independent Living Research Utilization. 2010.

4. Kruck T, Whitaker Lee P, Reed A, Jones DL, Hammond M. Building an effective peer support program, Online Course Manual. 2011 [cited 2014 Nov 25]. Available from: www.ilru.org/html/publications/training_manuals/Peer_Support.pdf

5. Kram KE. Phases of the mentor relationship. *Acad Manage J* 1983;26(4):608-25.

6. Mason MP. Ask the expert: the benefits of peer mentoring.2008 [cited 2013 Sept 20] Available from: http://brainline.org/content/2009/01/ask-expert-benefits-peer-mentoring.html

7. Sisco P. Peer counseling: an overview. 1992 [cited 2014 Sept 20] Available from: www.independentliving.org/toolsforpower/tools22.html

8. Kroll T, Gilmore BM, Neri MT, Gordon SA, Towle S. Peer mentoring in the prevention of secondary conditions in people with newly acquired spinal cord injury: preliminary findings. *J Spinal Cord Med* 2005; 28(2):133.

9. Boshan KA, Tonack M, Gargaro J. Long term adjustment and community reintegration following spinal cord injury. *J Rehabil* 2003;26(3) 157-64.

10. Balcazar FE, Kelly EH, Keys CB. Using peer mentoring to support the rehabilitation of individuals with violently acquired spinal cord injury. *J Appl Rehabil Counsel* 2011; 42(4):3-11.

11. Haas BM, Price L, Freeman JA. Qualitative evaluation of a community peer support service for people with spinal cord injury. *Spinal Cord* 2013; 51(4):295-99.

12. Hibbard MR, Cantor J, Charatz H, et al. Peer support in the community: initial findings of a mentoring program for individuals with traumatic brain injury and their families. *J Head Trauma Rehabil* 2002;17:112-31.

13. Rigger J. The consumer/counselor relationship: an example of how well it can work. *Am Rehab* 2003;27(1):34-5.

14. Hernandez B. A voice in the chorus: perspectives of young men of color on their disabilities, identities, and peer-mentors. *Disab Soc* 2005;20(2):117-33.

15. Parsons M, Blake S. Peer support: an overview. National Children's

Bureau: Spotlight Briefing, 2004 Nov.

16. Hooker T. Peer coaching: a review of the literature. *Waikato J Educ* 2013;18(2):129-39.

17. Wong, A. T., and K. Premkumar. An introduction to mentoring principles, processes, and strategies for facilitating mentoring relationships at a distance. (2007): 25-37. Available at: http://www.usask.ca/gmcte/drupal/?q=resources

18. Smith WJ, Howard JT, Harrington KV. Essential formal mentor characteristics and functions in governmental and non-governmental organizations from the program administrator's and the mentor's perspective. *Public Person Manage* 2005;34(1):31-58.

19. Corey G, Corey MS, Callanan P. Issues and ethics in the helping profession. 5th ed. California: Brook/Cole Publishing Company; 1998.

20. Othman M. Principles of psychotherapy and management in counseling. 2nd ed. Serdang: University Putra: Malaysia; 2005.

21. Zakaria NS. Peer counseling empowerment and ethical considerations, Online Submission, ASEAN Peers Convention II, Kuala Lumpur, Malaysia, 2007 Mar 23–25.

22. Vriend TJ. Counseling powers and passions more counseling techniques that work. American Association for Counseling and Development, Virginia, 1985.

23. Ljungberg I, Kroll T, Libin A, Gordon S. Using peer mentoring for people with spinal cord injury to enhance self-efficacy beliefs and prevent medical complications. *J Clin Nurs* 2011;(20): 351-8.

24. Peer Counseling Overview Information Page. [cited 2015 Feb 8] Available at: http://www.facingdisability.com/peer_counseling/info/overview 2011-2015

25. Vash CL. Peer counseling and related services In: Backer TE, editor. The psychology of disability. New York: Springer Publishing Company; 1981. p. 216-7.

26. Freeman T, Hoikala W, Ingraham S, Schwartz R. Peer counseling training. The Clearinghouse for Structured/Thematic Groups and Innovative programs, Counseling and Mental Health Center: The University of Texas at Austin, 2006.

27. Craig Hospital Patient & Family Education Program, Peer mentoring program training materials, 2006.

第五篇　脊髓损伤的结局和并发症

第48章　压疮及其他皮肤并发症

Renée E. Maschke, Anke Scheel-Sailer, Pradeep Thumbikat

学习目标

本章学习完成后,你将能够:

- 概括压疮的病理生理及其发生时各种病因的相互作用;
- 识别压疮的分度分期并选择适当的处理方式和敷料以促进愈合;
- 阐述压疮的治疗和预防的基本原则;
- 比较标准化治疗方案和个体化治疗方案的效果;
- 归纳手术治疗压疮的原则;
- 总结预防性评估的作用;阐述在控制及预防压疮中患者教育和团队培训的原则和意义;
- 评价综合管理包括环境、社会心理和整体健康等在内的因素对控制压疮的意义以及在预防、治疗中可能遇到的困难。

引言及历史观念

在人类早期有历史记载的时候,人们就已经认识到了压疮(pus)。人们在5000年前的埃及木乃伊中就发现了压疮[1]。波斯人和阿拉伯人记录了压疮的发生并描述了局部处理的治疗方法。希波克拉底描述了脊髓损伤患者中的压疮,16世纪Ambrose Pare作为早期的手术医生在他的自传里记录了法国贵族发生的压疮。在19世纪,Jean-Martin Charcot阐述了压疮病因的神经营养理论,而非我们现在认识的"压力"病因。Charcot把压疮的产生归因为中枢神经系统的损害[2]。他将表面覆有焦痂死亡率较高的压疮命名为"恶性褥疮"。Brown-Sequard不同意这种理论,他在动物中证实了当避免压力时,压疮就不会发生,已经发生的压疮则会愈合。

19世纪,Koch提出的细菌理论、Lister提出的消毒以及其他进步使人们对压疮病因的认识有了改变[1]。20世纪,对压疮发生和治疗的认识有了更进一步的提高。先进的护理、抗生素的诞生、对营养重要性的认识以及生物力学都对压疮的治疗提供了重要帮助。在压疮的预防和手术技术方面也有进步。

尽管获得了多方面的进步,但压疮仍是脊髓损伤后第二位威胁生命的并发症[3-5]。20世纪40年代,几乎每两名脊髓损伤患者就会发生一例深部压疮。Ludwig Guttmann爵士不认为压疮是脊髓损伤后必然发生的,他证实了全天24小时严格定期翻身和体位摆放避免软组织在骨突处长时间受压可降低压疮的发病率[6]。这个惊人的结果使医护人员接受了他的观点,通过这种简单的演练,结合预防泌尿系统并发症,有效地保护了脊髓损伤患者的生命。他创立了对脊髓损伤患者整体有序的治疗的开端。即使是今天,除去使用更先进的辅助装置和更完善的理论知识,最基本的压疮预防和治疗原则和那个时代也是一样的。皮肤的管理应得到持续护理和关注,应把它当做脊髓损伤患者每日常规[7]。当发生压疮时,有必要多学科会诊来探讨压疮的特殊病因,这有助于确定治疗方案及将来的预防。

本章旨在概述脊髓损伤患者压疮的病生理学并展示不同的治疗及预防策略。作者希望这可以促使医务工作者接受这些组织保护的理论并将其运用于患者的治疗和预防,减少脊髓损伤患者有生之年的压疮发病风险。

压疮的定义、分级和病生理

脊髓损伤患者压疮发病风险高,且在治疗的过程中有着其特殊性。但无论如何,脊髓损伤患者的压疮治疗应尽可能综合整体的指导意见(来自国内和国际的标准及指南)。欧洲压疮顾问小组(European Pressure Ulcer Advisory Panel,EPUAP)和美国压疮顾问小组(American National Pressure Ulcer Advisory Panel,NPUAP)制定了简易参考指南,这是一份他们协作贡献的有循证依据的压疮预防和治疗指南[8]。

压疮的定义

压疮是皮肤及/或皮下组织的局部损伤,通常见于骨突处,是压力或压力联合剪切力作用的结果。多种影响因素会影响压疮的发生及严重程度,但这些因素作用的重要程度目前尚不明确[8]。

国际 EPUAP-NPUAP 分级

在欧洲,压疮被分为四度。通常,深部组织损伤及不能分级的压疮被定为Ⅳ度。美国压疮顾问小组也同意将其从指南中分出。伴随的骨髓炎不作为分度依据,因为它在早期即可出现,并在经过 X 线或骨活检证实后,需要单独诊断。压疮应与其他类型的伤口区分,例如:动静脉溃疡、神经性溃疡、失禁性皮炎等[8-10]。压疮的四度分为:

Ⅰ度

完整皮肤上不发白的红斑,通常位于骨突处。可表现为皮肤无变色、发热、肿胀、硬化或疼痛。色素沉着皮肤不一定能见到皮肤发白,但颜色有可能不同于周围皮肤。局部可出现疼痛、可硬化或软化,温度可高于或低于周围组织。Ⅰ度压疮在黑人中不易发现,可能预示着"高风险"人群[8](图 48.1)。

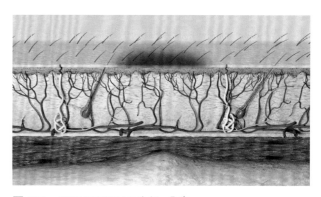

图 48.1 EPUAP/NPUAP 分级:Ⅰ度

Ⅱ度

真皮部分缺损表现为浅表的开放溃疡,基底部呈粉红色,没有坏死组织。Ⅱ度压疮也可表现为完好的或开放/破裂的血清性或浆液性水泡;它可表现为没有坏死组织的清洁浅表溃疡或挫伤(深层组织损伤)。不应把此类压疮认为是皮肤擦伤、胶带伤、失禁性皮炎、皮肤浸渍或表皮脱落[8](图 48.2)。

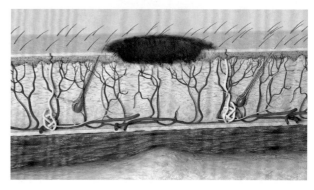

图 48.2 EPUAP/NPUAP 分级:Ⅱ度

Ⅲ度

全层组织损害。皮下脂肪暴露,但骨、肌腱或肌肉不累及。可见坏死组织,但没有覆盖组织缺损的深度。Ⅲ度压疮可有空腔和窦道。Ⅲ度压疮的深度视解剖部位而定。鼻梁、耳、枕部和踝部没有皮下组织(脂肪),Ⅲ度压疮浅表。反之,脂肪明显的部位可发生相当深的Ⅲ度压疮。骨或韧带不可见或不直接可及[8](图 48.3)。

Ⅳ度

全层组织损伤伴骨、肌腱或肌肉的外露。伤口床上有腐肉或结痂。通常有空腔和窦道。IV度压疮的深度取决于解剖部位。鼻梁、耳、枕部和踝部没有皮下组织（脂肪），IV度压疮浅表。IV度压疮可累及肌肉和／或其支持结构（如筋膜、肌腱或关节囊），增加骨髓炎或骨炎的风险。暴露的骨或肌肉可见或可直接触及[8]（图48.4）。

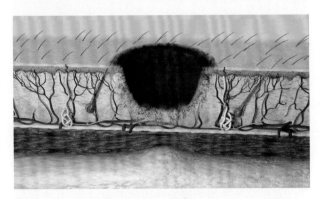

图48.3　EPUAP/NPUAP 分级：III度

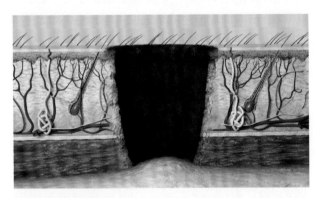

图48.4　EPUAP/NPUAP 分级：IV度

美国的额外分级

　　无法分级——全层皮肤或组织损伤——深度未知　全层组织损伤意味着压疮的实际深度被坏死组织（黄色、黄褐色、灰色、绿色或棕色）和／或伤口床的结痂（黄褐色、棕色或黑色）覆盖。除非彻底清除坏死组织或焦痂暴露伤口基底，否则不能确定压疮的真实深度，但它要么是III度要么是IV度压疮。应注意的是，在一些部位如足跟处，稳定的结痂（干燥、结实、完整无发红或波动感）可视为"机体天然（生物学）覆盖物"，不应除去[8]（图48.5）。

　　可疑深层组织损伤——深度未知　局限的完好皮肤变紫或紫褐色或因压力剪切力损伤下方软组织产生的血泡。在出现皮肤颜色改变或损害前，受累组织可表现为变硬、柔软、湿润、较周围组织冷或热。黑肤色的人中，深部组织损害不易发现。局部损害可发展为

在深色伤口床上覆盖着薄皮水疱。再进一步的发展是表面被焦痂覆盖。即使给予适当的治疗，损害也可迅速发展至累及其他组织[8]（图48.6）。

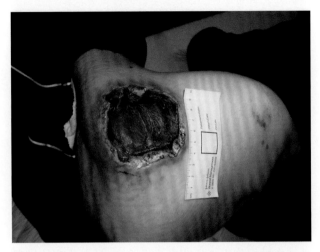

图48.5　EPUAP/NPUAP 分级：无法分级。黑色较厚的坏死组织覆盖着压疮，如不能去除焦痂则不能确定分期

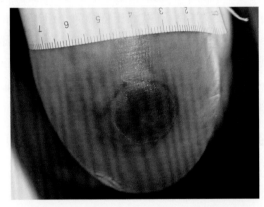

图48.6　EPUAP/NPUAP 分级：可疑深层组织损伤

　　许多词被用于表达因长期压力导致的皮损。褥疮一词来自于拉丁语"decumbere"，意为躺下，强调了制动、压力和软组织损伤[11]。有些学会倾向与使用组织损伤一词，以包含多种发病因素[12]。其他表述还包括压力性溃疡、组织坏死、慢性或营养性溃疡、皮肤溃疡。本章中，我们依据最新文献和 EPUAP/NPUAP 指南使用压疮一词[8]。

病理生理学

　　由于皮肤生物物理学特性测量技术的进步，我们现在已清楚了压疮的发病机制。压疮的产生源于对骨突处皮肤持续的压力。组织可短时间地耐受大强度的压力，而持续超出毛细动脉压的压力会阻断组织的营养和供氧。同样，长时间超出毛细静脉闭合压的压力会阻碍血液的回流，导致代谢废物的蓄积、淋巴瘀滞

和组织损害[13]。反射性毛细血管扩张、血管渗透性增加、水肿、水泡及血栓在达到高峰后出现组织的坏死和溃疡形成[13]。

目前对各危险因素间相互作用的了解尚有限。超过 200 种危险因素会影响压疮的生成[8]，当要确定患者对哪些敏感时，要将这些都考虑进来。危险特征的改变，如年龄、营养状况的变化也要注意考虑。

评价压疮的全部发病因素需要有整体观。从生物物理学的角度，持续超过 7.5mmHg（10mbar）的压力会影响淋巴循环，18.6mmHg（25mbar）的压力会影响软组织灌注[13]。剪切力会进一步减弱毛细血管的耐力[14]。由于自主神经功能异常，受压后，脊髓损伤患者毛细血管耐受力和灌注的恢复会受到不利影响[15,16]。

在不同体位下，患者局部包括骶部、足跟、枕部和坐骨结节的压力最高可达 50~100mmHg（67~133mbar）。这些压力超出了 32mmHg（43mbar）的毛细动脉闭合压，也解释了为什么压疮常发生于这些部位。此外，身体的不同部位有不同的特点。如骶部压疮的易患程度取决于骨突的明显程度、组织特点和坐卧位下的局部压力[17]。处理这些不同病因对预防压疮的加重和再发有重要意义。

患病率和发病率

患病率是指在某一时间点，特定脊髓损伤人群中压疮病例的比例。发病率是指在一定时间段内脊髓损伤人群中新发压疮的病例，预示着个体暴露于压疮的风险。由于脊髓损伤后不同时间点压疮危险因素不同，应认真认识发病率和患病率信息。发病率和患病率的计算可因数据采集方法的不同有很大变化。数据是采集自日常观察、问卷，还是来自病例及队列研究，有很大的差异。此外，对于是否将定义为完整皮肤上不发白的红斑的Ⅰ度压疮纳入，也会影响结果。因此，本章中引用的百分比仅供参考，仅为了阐明压疮在急性期、住院期间和回归社区后的高发病率。

患病率

压疮是脊髓损伤患者第二常见的并发症。85% 的脊髓损伤患者在其有生之年至少患过一次压疮[18,19]。压疮也是脊髓损伤患者再入院第二常见的原因[4]。

关于脊髓损伤住院患者患压疮的回顾性研究报道了患病率从 20 世纪 80 年代[20]的 69.2% 降至最近研究的 31.5%~56%[20,21]。一项回顾性队列研究结果给出急性期的患病率为 36.5%，早期康复期的患病率为

39.4%[23]。

尽管各种综合医疗路径不断发展，人们对压疮有了更多的整体认识，采用了先进的减压装置，但最新数据显示，在住院期间仍有接近半数患者（49.2%）患有压疮（包括Ⅰ度压疮）。如排除Ⅰ度压疮的患者，比例可降至 40.5%[24]。

发病率

压疮的发病率至今无法完全统计，因为回归家庭的这部分脊髓损伤患者的数据不易获得。在新近的一项回顾性研究中，新发压疮在住院患者中的发病率（包括各级压疮）为 2.2 例 / 人年（PY）。排除Ⅰ度压疮后，降至 1.5 例 / 人年。在那些入院时已患有压疮的患者中，压疮的发病率为 2.5 例 / 人年，除去Ⅰ度压疮后为 1.5 例 / 人年[24]。考虑到住院期间压疮的高发病率，这些发病率需要认真解读。Ⅱ度及以上的压疮在脊髓损伤后 1 年内的发病率为 11.5%，问卷调查显示，在伤后 15 年时发病率达到 21%[22]。总结得出的压疮发病率相当高，明确提示了我们压疮的风险，日常检查方案和及时的早期干预对于更好的预防压疮而言是不可或缺的。

> **记忆要点**
>
> - 国际压疮顾问小组指南中根据损伤组织的不同深度（表皮、真皮、肌腱 / 肌肉和骨），提出了压疮的四度分级（美国增加了额外的两级）。
> - 骨突处软组织受到持续的压力和剪切力会导致毛细血管受压、缺氧、缺血和细胞坏死。
> - 需考虑到一系列的内因和外因。
> - 流行病研究指出，压疮在脊髓损伤患者中有着非常高的患病率和发病率。

压疮的整体治疗

压疮的整体管理应在发生压疮时，同时解决预防和治疗问题。手段包括保守或手术治疗或二者联合应用。本章后续部分解答了压疮预防、评定和治疗的关键内容。

皮肤评定和高风险部位

皮肤的评定

压疮管理的基本常规内容是患者或护理者通过观

察和触诊进行每日皮肤检查。早晨起床前是检查皮肤的最佳时间，这时可以发现夜间发生的皮肤变化。晚上睡前也应进行皮肤检查，可发现日间因坐位和活动造成的皮肤改变。经受特殊气候（寒冷、炎热和黏腻）也会增加皮肤问题风险。

由于脊髓损伤造成的神经功能缺损，即使是常规的日常活动也变得艰难。脱衣进行皮肤检查会需要很长时间，常常需要护理人员的帮助。最近一项研究指出，许多患者由于执行能力、时间或认识水平方面的原因没有进行受压部位的脱衣皮肤检查[25]。除观察外，触诊对发现可能意味着组织损害的早期组织改变（硬化）是非常必要的。对于四肢瘫的患者，由于手功能障碍、感觉障碍和转移障碍，常不能独自完成皮肤检查。护理者的帮助是有必要的。镜子对于截瘫患者而言是进行臀部和背部自我检查的简单有效的工具。

常见危险部位

一些特定的解剖部位较其他部位更易患压疮。通常压疮出现在骨突处，我们按其解剖部位和累及深度来描述。骨盆部位的压疮占了全部压疮的70%，其他的15%~25%出现自下肢[26]。卧床患者中，仰卧和上身抬高30°的情况下最易受累的部位为枕部、肩胛骨、骶骨和足跟（图48.7）。侧卧位时，大转子风险最高（图48.8）。坐位下，最易受累的部位为坐骨结节、大转子和足跟（图48.9）。倾向于骨盆倾斜坐立的四肢瘫患者，底部也同样面临着压疮的风险。在俯卧位下，膝、足趾最易受累。穿着质硬瘦紧的鞋子时，足部容易受累。不常见部位的压疮如见于抬高俯卧位时的肘部，胫骨结节和肋骨的压疮。压疮还可见于任何长时间经受持续压力的部位，压力可来自于颈托、胸部支具和夹板。体表任何部位在压力下都不能免于压疮的风险（表48.1）。

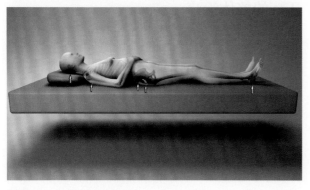

图 48.7 仰卧位压疮部位

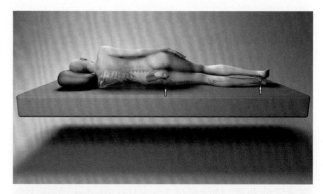

图 48.8 侧卧位压疮部位

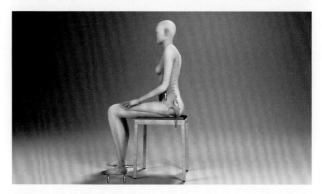

图 48.9 坐位压疮部位

表 48.1　压疮部位

部位	仰卧位	坐位	侧卧位	俯卧位
骶尾部	×××	××	–	–
坐骨	×	×××	–	–
足跟	××	××	–	–
踝	–	×	×	–
足趾	–	×（鞋）	–	足趾尖
转子	–	–	×	–
枕部	×	–	–	–
肘部	–	×	–	×
肩胛	×	–	–	–
髂嵴	–	×（束身衣）	–	×（腹侧）
棘突	×	–	–	–
膝	–	–	–	×

压疮的治疗

伤口的愈合是一个复杂的过程，受多种因素及其相互作用的影响。因此，每个伤口都有其不同的特点。明确划分压疮的愈合阶段，基于治疗确定不同阶段定义和特征，有助于压疮的治疗。

正常愈合过程

任何伤口的正常愈合过程可细分为3期[27]：

炎症期始于皮肤损伤后即刻,特点为中性粒细胞浸润,以防细菌定植,巨噬细胞浸润可杀死细菌清除细胞碎片。

增生期,肉芽组织生长填充组织缺损。成纤维细胞促进胶原组织增生,使伤口愈合强韧有序。伤口边缘收缩,上皮细胞开始生长。

随后的成熟期可长至 2 年。在这一期,胶原纤维的张力增强,最终达到初始时的 70%~80%[28]。

压疮并非一般的伤口。压疮的情况更为复杂,正常愈合过程会受到多种因素的影响,如长时间的压力和剪切力、潮湿和营养不良。一般来说,所有影响压疮形成的因素也同样影响着压疮的愈合。局部伤口感染是抑制肉芽组织生成的重要因素,它使愈合进度停滞在炎症期。另一种结果是上皮再形成由不牢固的肉芽组织覆盖。在大的 Ⅲ 度、Ⅳ 度压疮中,愈合的三个阶段可同时出现。

之前的皮肤科疾病也可加重压疮,如牛皮癣或神经性皮炎,这些会增加皮肤脆性妨碍压疮的愈合。

当发生骨髓炎和深部感染时,压疮很难实现完全愈合(图 48.10)。

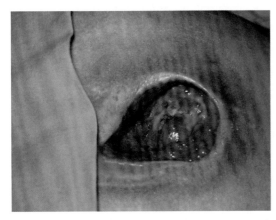

图 48.10　骶部 Ⅳ 度压疮伴深部骨髓炎。愈合的三阶段均有呈现:深层感染伴纤维沉积和化脓,压疮壁上的肉芽组织,以及伤口边缘的表皮增生

压疮愈合过程的记录

清楚可复制的记录对确定压疮性质和大小以及其对治疗的反应是非常重要的。记录应描述其相关的特点并持续观察每日的临床处理。详细精确的记录还用于现代医疗服务一系列处理,因一名患者的处理通常涉及多个学科。对于法医和健康委员会及保险公司之类的赔付者和政府人员,记录对于研究也很重要。为了能在世界范围内比较并利于进一步研究,记录应遵循 ISCoS 的皮肤和体温调节功能数据库[29]。

记录应包括处理措施和处理的时间。例如:在患者刚接受一种新的治疗方案时,或者在治疗方案改变或压疮情况有变化的时候进行记录。要规律进行进一步观察,如每周或换药的时候。记录的频率应视压疮的特性而定。慢性压疮的观察频率不需太高,而有全身症状的新发压疮则需要每天观察。

记录通常包括:

- 压疮的描述(依据目前情况的分级,部位,初次评定的时间,大小,特点如瘘管、窦道,坏死或肉芽的情况,边缘的特点,渗出,以及感染征象)
- 治疗的描述(压疮清理,边缘保护,换药,敷料,以及换药频率)

影像记录[患者知情同意,带有测量参照的统一的拍照角度和距离(如 50cm),统一的放大设置]。压疮的深层破坏部位应在皮肤上标识。

常规治疗目标

治疗的目标是防止压疮恶化,使皮肤恢复正常,可耐受最大压力负荷而不复发。除压疮的局部治疗,对脊髓损伤患者包括生活方式的整体评价对最佳治疗的选择是非常重要的。评价内部和外部的危险因素,尽可能将其降至最低[8,30]。患者和护理者的预防教育是整体治疗方案中的重要部分。鼓励患者改变高风险行为。

局部保守治疗

国际上对压疮的局部处理有所共识,按 TIME 原则,将其分为四部分[30]。治疗指南的改进应在将国际压疮分级和伤口愈合分期考虑在内的规则下进行。TIME 原则支持常换药而不是选用制造商特殊的敷料。它还建议不要频繁更换治疗方案,因为每种特定治疗方法或换药的作用只有在一定时间后才能显现。保证每周进行记录,以监测愈合的过程并确定最有效的治疗。偶尔会因感染、复发或过敏反应在早期停止换药。

T= 去除组织(tissue),清创

I= 控制感染(infection)

M= 湿性(moisture)疗法,促进肉芽生长

E= 边缘(edge)保护,上皮覆盖

去除组织(T)

伤口清创的目的是清除感染和坏死组织以消灭细菌定植的目标[31]。四种可能用到的清创方法包括外

科器械清创/手术、机械清创、酶/自溶清创、生物清创。当需要时，不同的方法可联合使用。没有证据支持哪种方法特别优越。方法的选择因人而异，取决于需清除的坏组织的特点和量、具备的专门技术和材料以及患者的临床情况[31,32]。

外科器械/手术清创用于Ⅲ度、Ⅳ度和不能分度的压疮，它们具有结实的坏死组织，可成活组织和不能成活组织间有着明确的界限。外科器械/手术清创的内容很好理解，但能证明其优越性的证据并不多。毫无疑问，这是最快获得健康伤口床的方法。外科器械/手术清创不具有选择性，坏死组织常连同健康组织一起被清除。相对小的伤口的外科器械清创可在患者床旁进行。要注意避免出血，所以有时需要进行几次有限的清创。大伤口的大范围清创手术应在手术室进行，以保证有效清除全部坏死组织并同时有效止血。

当坏死组织的界限为累及深层组织的时候（Ⅱ或Ⅲ度），或伤口床被纤维蛋白或腐肉覆盖时，应选择其他的清创方法[31]。

机械清创是报道中最常使用的清创方法，它涵盖了非常多种的技术[31]，包括用干纱布擦拭填塞伤口床、干湿换药以及最新的超声雾化无菌盐水和水或盐水脉冲灌洗。

干纱布换药是一种传统的机械清创的方法。它所起的作用包括消灭死腔、保持湿润、吸收分泌物以及机械清创，但文献中关于其效果的报道很少[31]。在干湿换药中，先用浸湿生理盐水的纱布填充感染压疮的空腔，然后用干纱布覆盖。随着浸湿纱布的干燥，它会逐渐黏附在伤口床的组织上，除去敷料时会连带黏附的坏死组织一起去除。这一步骤通常每4~6小时重复一次。这种方法的低花销由护理时间的消费和技术来弥补。干湿换药可短时间用于感染坏死的伤口[31]。但这种使用了数十年的方法在国家卫生医疗质量标准机构（National Institute of Health and Care Excellence，NICE）的指导中不建议使用湿纱布[33]。

超声和脉冲灌洗需要昂贵的设备，不是任何条件下都能实施的。

酶清创是通过蛋白水解酶如胶原酶或弹性蛋白酶使坏死组织分解液化的方法。酶清创较机械清创和缓，但对坏死组织的选择性更强。敷料在伤口上覆盖24小时或更长的时间。周围的正常组织不能被酶制品覆盖，并应用隔离霜保护。酶清创对黑色腐肉无效[32]。

自溶清创是激活患者自身的酶在闭合的环境下分解坏死组织。带有水凝胶片的密封或半密封的敷料能保持伤口的湿润同时吸收过多的渗出物。这种敷料可在伤口上留置3~4天。在换药时，液化的坏死组织被一并去除。这种高选择性的方法同样适用于干燥的黑色焦痂。当有活动性感染的时候，不建议采用密封技术[31]。

蛆疗是生物清创的一种，在很早的时候就已被人们所认识。将丝光绿蝇的幼虫（绿蝇类）直接置于伤口表面一段时间，能消化坏死组织。蛆用于伤口清创的作用机制既包括吞噬坏死组织的机械作用，又包括它们释放酶物质产生的酶作用。但它们不能直接减少细菌的定植。当应用时间过长，有一定风险会影响到重要组织[34]。现有含有这种幼虫的无菌包的先进敷料，但价格相对昂贵。

控制感染（Ⅰ）

压疮的坏死组织清除干净后，下一步就是为肉芽组织的生长创造良好条件。造成延迟愈合的重要因素是微生物群落的数量和毒性。一些菌落总见于Ⅲ和Ⅳ度压疮，但越多的菌落越不利于伤口的愈合。伤口床被菌膜（多糖蛋白复合物）覆盖阻碍了愈合[35,36]。应区别开组织感染和细菌定植。要确定是否存在组织的感染不仅要进行浅表的拭子检查还要进行深部组织的活检[36,37]。

对有细菌定殖或感染的压疮，局部治疗包括机械清理、盐水冲洗和保持湿度的敷料。有报道用络合碘[38]和类似产品消毒，但没有特别的证据支持。现有的多种敷料，每种都有各自的优势。但目前研究没有得到明确的证据。由于不同的敷料用于的情况不尽相同，且也没有统一的结果评定标准，因此很难相互比较，也就没有相关的meta分析。在临床实践中，特殊敷料的选择很大程度受其有效性和价格的影响。

醋酸敷料（5%）对铜绿假单胞菌感染有效[39,40]。考虑到细胞毒性作用[41-43]，目前不推荐在压疮部位长期使用消毒剂。当使用消毒剂时，应在敷料覆盖前用盐水将其冲洗干净。当没有进一步微生物感染的征象时，不再建议采用局部消毒。有多种新型医疗制品可用于伤口的清洁和消毒而不产生额外的坏死。它们有抗菌特点又不具有侵袭性[42,43]，如聚己缩胍/甜菜碱溶液或甘油（膏状）和乙醇酸（凝胶制剂）的混合凝胶。局部银制剂[44-47]和医用蜂蜜有抗菌作用，可采用银离子或蜂蜜浸润的敷料。但在一篇包含了三项研究的综述中[47,48]，经过四周的随访，含银离子的泡沫敷料在促进压疮整体愈合方面并不优于普通泡沫敷料或良好的局部处理，但在减小压疮方面有明显优势。目前尚没有充分的证据推荐将银离子浸润敷料用于感染伤口的治疗[47]。

通常不推荐局部应用抗生素[8]，因为他们对感染组织的穿透力差，还会增加耐药的风险。

全身的特殊大剂量抗生素治疗仅在深部伤口感染、蜂窝织炎、骨髓炎、淋巴管炎、静脉炎或有全身感染证据（血培养阳性、发热及白细胞计数增高）时使用[8]。

湿性疗法（M）

无感染压疮也可表现为渗出严重，这会影响愈合。在肉芽期，局部治疗的目标是平衡肉芽组织生长的湿度。

有一些经典的方法经历了时间的考验，如高渗的盐敷料、蜜敷料、糖敷料等[42,49]。在资源匮乏的地区，这些换药技术仍在使用以保持伤口的湿度并减少细菌定殖[48]，但许多已被更先进的敷料替代。现代敷料的最主要优势是对渗出的高吸收性，这就减少了需要换药的次数，同时保持了促进愈合所需的湿润环境，保护周围组织免于浸润。目前，市面上有大量不同优点的敷料可供选择。敷料的选择、换药的频率以及使用的疗程应是患者情况和产品特点而定，还要视伤口愈合的过程调整换药的需要[8]。

一些主要种类敷料的特点[50]

- 水胶体敷料在压疮表面形成封闭的屏障。它由亲水材料构成，可吸收伤口渗出形成凝胶保持屏障下伤口的湿度，由此促进自溶清创和愈合过程。用于中等程度渗出的Ⅱ度Ⅲ度压疮。敷料还一定程度保护伤口免于摩擦力和剪切力，对高风险部位和Ⅰ度压疮也有用。当水胶体敷料明显吸收渗出饱和时进行换药，通常需要 2~4 天。在有小空腔的伤口，水胶体敷料也可直接以膏的形式用于压疮。
- 藻酸盐敷料是由棕色海藻制成，具有高吸收性，外观像蓬松的棉花。它们和伤口的渗出反应在伤口区域生成亲水凝胶。它们易操作，并可用于深的、渗出严重的、伴或不伴坏死的伤口。盐离子浸润的藻酸盐对感染伤口有效。
- 聚氨酯泡沫敷料用于中等渗出的清洁Ⅱ~Ⅳ度压疮，也可用于骨突处的保护。聚氨酯泡沫是一种高

性价比材质敷料，尤其是非住院或社区条件下，换药不便。

- 含或不含银离子的活性炭敷料主要由浸有银离子的活性炭构成，附着在无纺尼龙套筒上。敷料对渗出具有高吸收性，并通过银的抗菌作用减少细菌的定植。这种敷料可用于感染或清洁的Ⅱ~Ⅳ度压疮。换药的频率取决于渗出量，通常敷料需 3~4 天更换。
- 在古代，蜂蜜就用于治疗压疮和伤口。现今，蜜浸纱布敷料常用于Ⅱ度Ⅲ度感染和非感染压疮[45,46]。高渗蜜可减少渗出。蜜有抗菌作用以及包括刺激肉芽组织生长和促上皮形成在内的促进伤口愈合的效果[48]（表 48.2）。

表 48.2　伤口敷料的特性

敷料类型	应用的特点
透明膜	密封，第二层敷料，自溶清创，保湿，保护高危险部位
纱布	死腔的潮湿湿润填塞物，渗出吸收，保留体液，机械清创
水胶体敷料或膏	密封，保湿，用于清洁的Ⅱ度压疮，自溶清创，填充空腔，保护高危险部位
含或不含银的藻酸盐敷料	吸收渗出，填充空腔，抗菌（银）
聚氨酯泡沫	填塞空腔，吸收和保持渗出，机械清创，保护高危险部位
含或不含银离子的活性炭敷料	吸收渗出，体液保持，抗菌（银）
水凝胶	自溶清创，填塞空腔
蜜敷料	抗菌，刺激肉芽生长

注意事项　正确的敷料选择和使用是非常重要的。错误的敷料使用，如采用半密封敷料（水胶体敷料）治疗感染的Ⅲ度压疮，会因渗出不能及时排出使局部细菌增多导致伤口的恶化。高级敷料没有通用禁忌证，但要根据伤口的情况和治疗的目的来选择。愈合的进度需定期评定，这有助于指导临床进一步的局部治疗。当压疮得到有效治疗，一般应在 2~4 周内愈合。延迟愈合应考虑到治疗的依从性或有效性[49]。

边缘保护，上皮覆盖（E）

伤口周围的皮肤既脆弱又生理活跃，应给予保护使其免于潮湿和来自于伤口敷料的张力，如来自粘贴

材料的张力。在伤口愈合上皮形成的过程中,新生皮肤尤其脆弱。硅油皮肤保护剂或泛醇膏之类的隔离霜可对浸泡和皮炎起一定防护作用。隔离霜和喷雾在一些情况下很有效。

全身治疗

组织氧化

在脊髓损伤后,患者处于分解代谢状态,蛋白质的分解大于合成。在脊髓损伤急性期,由于呼吸功能障碍、低血压和败血症,患者面临着组织低灌注低氧的风险[28,51]。这些增加了压疮的风险。已经出现的压疮,其处于分解代谢状态的压疮基底会表现为紫色或青紫色的外观,同时弹性变差。肉芽稀少或缺失。改善营养状态(见后文营养部分),改善氧供和血压支持有利于打破"分解代谢 - 呼吸衰竭 - 压疮不愈合及蛋白质分解"的恶性循环。

并发症的治疗

脊髓损伤患者会同时存在一系列并发症,特别是在老年患者中。高血压病、心功能衰竭以及动脉硬化都是常见病。糖尿病也是常见并发症,是最常见的导致微血管病变的原因之一。而微血管病变会延迟压疮愈合,特别是足跟部的压疮。糖尿病的治疗目标是控制血糖平稳[52]。肾衰竭和肝功能异常对愈合过程也有不利影响,是预计愈合时间需考虑的因素。慢性肾衰竭的治疗应遵循当地的指南[53]。

贫血常与脊髓损伤伴发,可以引发压疮,也可以是压疮造成的后果[54],但必须按指南通过适当的检查排除其他造成贫血的原因,如铁、叶酸、维生素 B_{12} 缺乏或促红细胞生成素减少[55,56]。低级证据支持采用输红细胞的方法来调整血红蛋白,特别是在计划手术的时候。

辅助治疗

负压伤口疗法

负压伤口疗法(negative pressure wound therapy, NPWT)的原理是创造持续或间断的伤口内负压环境有利于渗出的清除,减少细菌的定植,促进血管化和组织生长[57]。用聚氨酯泡沫或纱布填充伤口,覆以透明膜密封伤口。导管通过透明膜连接泡沫,另一头连接吸引泵产生伤口内负压(-120mmHg)。渗出和液体被吸入吸引罐中。视渗出的情况每 3~4 天换药一次。就护理时间和换药开销而言,低换药频率是非常有利的。但负压伤口疗法前期的高费用使其较其他辅料没

有经济上的优势[58]。负压伤口疗法的主要优势是促进肉芽生长,减小伤口面积,特别是已经有手术计划的时候。它还能改变伤口菌群的类型[59]。

负压伤口疗法在骨盆区域的压疮几乎不易实施,因为在躯体腔道附近不易实现密封。但无论如何,负压伤口疗法是一种重要的先进的压疮处理设备[27]。

电疗

在一些研究和 meta 分析中,直接应用在伤口的电刺激可以提高愈合速度[60]。电作用的机制尚不完全清楚。据推测直接的电刺激能改善组织的血流[61,62]并促进成纤维细胞的移行和增殖[62]。在标准伤口处理的基础上,经伤口覆盖物行一天两次的电刺激。一些研究显示电刺激对 Ⅱ ~ Ⅳ 度压疮的愈合有明显的促进作用,对顽固的 Ⅱ 度压疮也有效[63]。这样有可能降低治疗压疮的开销[64]。采用的电刺激模式目前尚无共识。采用的电刺激模式从高压脉冲[65]和低频电流[66]到双向电流都有,直接作用在伤口床上,每日 45 分钟,共 4 周[64]。

血小板衍生因子

人们认识到血小板衍生因子(platelet derived growth factor, PDGF)能促进慢性顽固性压疮愈合已有很长时间了[8,67]。PDGF 易从患者血液中提取使用,建议使用频率从每周一次到每日一次,共用 4 周[68]。

记忆要点

- 根据患者的全身状况和体位,身体的某些部位有较高的风险罹患压疮。
- 压疮最常见的部位是坐骨结节、骶部、转子区和足跟。持续的危险因素作用、感染和营养不良会影响脊髓损伤患者伤口的愈合。
- 持续规范地观察伤口愈合过程和有效治疗是必需的。
- 保守治疗的原则基础是清创、控制感染、湿性疗法、促肉芽形成和上皮形成。
- 不建议使用局部抗生素。
- 局部治疗的选择取决于伤口的特点和治疗的性价比。
- 没有哪种敷料制品或技术是被证据特别推荐的。

压疮预防和治疗的原则

　　压疮的预防是脊髓损伤后医疗和康复的重要部分。在处理已明确的压疮时,治疗和预防是并重的。预防的策略应与患者的日常活动相协调以获得最佳效果。预防方案应把脊髓损伤后造成压疮风险升高的生理变化纳入考虑。当患者已经发生了压疮,需进行二级预防,因为患者皮肤条件的改变使其处于更高的压疮风险中。绝大部分压疮是可以被预防的,但不是全部。我们的目标是将压疮的发病率降至最低。现代医疗体系对压疮预防的重视是值得肯定的,还应关注此前被忽视的患者护理方面。在处理复发的压疮时,必须将生物心理社会因素纳入考量。很多读者遇到过复发的压疮,这些患者因为一些不明确的原因,实现了新的平衡并不再发生进一步的压疮。通常,患者不受脊髓损伤限制独立生活的义务、自主能力和自由要与预防压疮的注意事项相平衡。与患者充分沟通和患者的配合是成功治疗和预防压疮的先决条件。在患者不同意的情况下,在做决定时,应遵从当地的道德和法律规范。

风险评估（危险因素）

　　风险一词源于中世纪"risicum"一词,描述了航海时落石的危险情形。我们理解中的风险描述了与最佳结局相反的不良事件发生的可能性。风险与不良后果间并非一对一的关系。风险感知是对风险重要性的主观判断,而风险控制表述的是对导致不同预防策略的危险因素的认识。

　　回顾既往文献,有多于 200 种的压疮危险因素,可被分为两组:外因,如压力、摩擦力、剪切力以及失禁导致的潮湿;内因,如感染、低张力、糖尿病、营养不良、自主神经功能异常等[8,69]。证据的质量受研究人群多样性、多种不同健康状态、观察时间和观察事件的影响[69]。对脊髓损伤患者而言,有 18 种特殊的危险因素,分为 6 组:社会人口类(种族);神经病学类(损伤平面和是否完全损伤);功能类(功能独立性评定、脊髓损伤独立性评定);临床类(并发症、既往压疮史、手术史、康复期间的压疮和肺功能);生物学类(白蛋白水平和糖尿病控制不佳);皮肤管理(压疮自查、每日皮肤检查、Salzberg 风险量表、出院后坐立时间)[69]。在一些研究认为发病年龄和脊髓损伤后病程时间是重要的危险因素。一些临床危险因素如个人或遗传因素由于方法学原因尚没有这方面的研究。其他一些

在特殊患者中临床相关的因素,如异位骨化或脊柱侧弯,由于脊髓损伤人数众多,无法得到统计学显著性。因此,有必要进行着眼于确定内外因危险因素的大范围临床和社会心理评定。国际功能分类(international classification of functioning, ICF)划分了病损、结构、功能、活动、参与、环境和个人因素,可为这种风险评估提供框架[70]（表 48.3）。

表 48.3　按 ICF 归类的危险因素

分类	危险因素
疾病	糖尿病,代谢综合征,动脉硬化,痴呆,抑郁,肿瘤,肾功能不全,慢性阻塞性睡眠障碍
身体结构	皮肤情况,高危区域的瘢痕 神经系统:完全性脊髓损伤,损伤节段,痉挛 骨:脊柱侧弯,异位骨化,骨折,挛缩 内分泌系统:白蛋白,蛋白,血糖,贫血,肥胖 膀胱和肠道:尿便失禁 心肺:心功能衰竭,组织灌注不良,呼吸衰竭,感染,慢性肺换气不足
身体功能	精神障碍:神经心理能力降低,抑郁状态,定期毒物接触史(尼古丁、酒精、药物、镇静药) 慢性疼痛,感觉异常 交流能力降低 自主神经紊乱,张力减退,低灌注 食欲减退 水肿,脱水,二便失禁,电解质紊乱 痉挛,肌萎缩 多汗,皮肤敏感
活动和参与	每日皮肤检查,一般个人护理,转移和活动技术,体位改变和减压 进食 人际交往:孤立,社会接触 雇佣情况,运动,休闲娱乐,活动
环境因素	轮椅、坐垫、床垫、药物 可获得的健康服务 教育和环境刺激 保险 收入,社会地位
个人因素	社会人口学特征(年龄、性别、种族) 直接的社会自然关系角色(家庭、生活环境、工作、社交网络) 既往史和个人史(人生重大事件、既往疾病、人生经历) 情感(情绪、愉悦、心境) 思想和信仰(对疾病的认知、自我认知、记忆、重视、态度、信仰、经历和行为模式、需求)

对于脊髓损伤患者常规应用风险评估量表仍有很多争论和讨论。由于脊髓损伤患者本身就具有高压疮风险,因此很难开发出工具识别出较一般脊髓损伤患者风险更高的患者。一些回顾研究尝试评价风险评估量表的收益。目前的建议是对医疗团队定期进行培训,进行每日检查,强化患者教育,并在已建立相关机制的医院进行量表评估[8](表 48.4)。

减压

身体压疮区域应完全解除压力。当同一患者有多处压疮时,很难有一种体位适合护理。在这种情况下,其他受压区域将有发生压疮的倾向。因此,更频繁的翻身、调整体位和皮肤检查是不可或缺的。Ⅰ度压疮唯一的特别治疗是减压,直到发红完全消退。尽可能

表 48.4　风险评估量表和全部因素

变量	Norton	Braden	Water Low	CBO	SCIPUS	SCIPUS-A	Multicenter
一般身体情况	×						
精神/认知状态	×			×	×		
活动能力	×	×			×	×	×
移动能力	×	×	×		×	×	×
神经功能缺陷			×	×			×
完全性脊髓损伤					×		×
四肢瘫/截瘫						×	×
营养状态		×	×	×			
感知觉		×					
失禁	×		×	×	×	×	×
潮湿		×					
摩擦和剪切力			×				
体重指数			×				
性别			×				
年龄			×				
皮肤类型			×				
抗炎药/激素			×				
药物				×			
重大手术或创伤			×				
糖尿病			×	×	×		
肺部疾病			×		×	×	×
心脏疾病			×		×		
肾脏疾病			×		×		
自主神经功能异常/痉挛					×		
体温				×			
血白蛋白					×	×	
血肌酐						×	
红细胞容积			×		×		
吸烟			×		×		
住院/护理单位					×		NA

× 表示量表内包含此因素。

让患者采用特殊的衬垫或床（见支持面概览部分）有助于保护完好的皮肤免于过多的压力或剪切力。无论是否能使用先进的支持面，规律翻身和体位调整是不能被取代的[8]。持续减压需要坚持细心地关注患者的日常和医疗专业人员的护理。俯卧位对骨盆周围的压疮很有帮助。但在一些情况中，如呼吸衰竭，俯卧位无法实现。因此，最终原则是找到患者和护理者可实施的能实现减压的方式，以促进伤口愈合。

压疮的预防可通过将体重更好的分布在不同区域、高压区域的规律减压和定期检查压疮早期征象来实现。几十年来，最常采用的预防方法是由护理者定时调整患者体位[71]。通常的操作是每间隔不超过 2 小时给患者翻身一次，但文献中找不到相关证据[3,72]。关于多长时间应进行一次重量的调整和翻身计划的证据很有限。因此，没有能推荐的标准的翻身时间表。近来研究显示，除了压疮的个人危险因素外，在决定最佳的可操作的翻身计划时，其时间可能为 2~6 小时，支持面的特性应被列入考量[6,73,74]。

有许多技术用于坐于轮椅中的减压。年轻的截瘫患者可通过常做撑起的动作使臀部抬离坐垫 15~20 秒。四肢瘫或老年患者可通过将胸贴近大腿的前倾[75] 或将上肢抵在轮椅扶手躯干侧屈的方法来减压。当不能进行主动减压时，护理者将协助进行减压。不论采用哪种减压技术，压力区域应规律减压，每 20~30 分钟减压 15~20 秒，或每 60 分钟减压 60~120 秒，使血流和氧供得以恢复[76]（见第 32 章"脊髓损伤的护理"）。

支持面概览

不同种类支持面的共同目的是通过持续压力再分布使躯体表面承受的压力最小化，保持正常灌注的皮肤环境。

正常的毛细血管平均压是 32mmHg（43 mbar）[77,78]。因此，保持外部压力小于 32mmHg 足以防止压疮的发生[79]（表 48.5）。

医院标准泡沫床垫的平均界面压力是 100mmHg（66.6mbar）。如患者没有定时改变体位和翻身来预防，则很容易发生压疮。

支持面可分为两大类：被动支持面和主动支持面[80,81]。被动低技术无驱动支持面是更高规格发泡材质的静止表面床垫。市面上所有类型的支持面都较医院标准床垫能更有效地预防压疮[8]。天然羊皮表面床垫能通过柔软的表面和减少剪切力来增加减压效果[82]。主动（或称高技术）支持面是有动力驱动的，可制造出动态的表面。这些装置能更高效地预防压

表 48.5 支持面

设备	作用原理	适应证	利弊
能持续放气的多孔充气衬垫系统	保持皮肤表面低气流。通过部分陷入衬垫实现理想减压和压力分布	高压疮风险，持续的大面积压疮，术后早期	需要电动驱动。持续噪音干扰
独立气腔的交替压力床垫或表层	通过气腔不同的充盈程度变换压力分布	中高压疮风险。术后	需要电动驱动，噪声低
气腔表层	通过被动适应身体和体位改变来实现一定程度的减压	低压疮风险	不需电力。技术含量低，需要定期检查

续表

设备	作用原理	适应证	利弊
高规格发泡材质	通过增加接触面来实现静态减压	低压疮风险	患者活动时更稳定。花销低
天然羊皮	通过柔软的表面和减低剪切力来实现减压	低压疮风险	是泡沫床垫较便宜的表层
普通泡沫床垫		无压疮风险	表面硬,需要更频繁的体位改变和翻身

疮,因为它们的界面压力要低得多,接近毛细血管压力。这种床垫或衬垫由高气室组成,并持续在高压低压间切换(交替压力床垫)。不推荐低气室压差床垫,因为它在膨胀和放气时压力差别不大[8]。使用低损耗床垫/床时,患者由多孔充气厚衬垫系统支撑,在患者皮肤表面有持续的暖气流。当患者嵌入气垫一定程度时,可得到最佳压力分布。气液治疗(air fluidized therapy,AFT)床也称为 Clinitron 床,是一种由极小的硅涂层细珠填充的固体床体,表面覆盖多气孔薄层。当热空气吹过"硅砂",床的感觉就像温水一样,让患者漂浮在上边。这种床的界面压力低于毛细血管压力,因此是最完美的支持面。它可作为压疮患者的治疗床也可用于术后的重点患者,特别是不能俯卧的四肢瘫患者。在脊柱不稳的患者中,AFT 禁止使用。AFT 的使用还受限于建筑结构的限制,因为它非常沉重,不能随意摆放。其他的限制包括需要动力支持以及开销问题。

然而,一定要认识到的是使用压力再分布床垫或坐垫不能替代患者的翻身和体位调整[83](表48.6)。

湿度控制

伤口的湿度控制是获得自然愈合最佳环境的关键因素之一。要谨慎控制伤口湿度以防过干或过湿。要保护受累或暴露区域不受到因失禁造成的有害湿度的

影响。由于尿布会制造潮湿温热的环境,应尽可能淘汰使用。常采用尿管或耻骨上造瘘。当压疮扩展到肛周区域时,即使患者心理上难以接受,也可考虑临时结肠造瘘以促进愈合。

营养

除了减压和湿度控制,营养也是压疮预防和治疗中非常重要的一环。尽管有很多范例证实了营养和压疮间的关系,但营养和供给在压疮预防和治疗中的确切作用尚不明确[8]。最新的研究指出营养不良与脊髓损伤的不良预后有关,因此应定期进行筛查[84]。

脊髓损伤急性期导致的生理和代谢的变化以及康复期的身体功能重组是非常复杂的。因此对营养的需求也是复杂的,还要因人而异[85]。急性脊髓损伤最初会导致体重明显减轻,这是因肌肉和皮下脂肪的减少[84,85],同时还导致免疫系统的改变[84-86]。与之相反,代谢的改变和制动使脊髓损伤患者超重(大于60%的患者),同时还患有营养不良[85]。此外,慢性Ⅲ度、Ⅳ度压疮也会使蛋白、血液和微量元素持续丢失。这种情况导致的分解代谢状态会延迟伤口愈合(图48.11)。低白蛋白(<35g/L)、前白蛋白(<150mg/L)、转铁蛋白(<2g/L),以及低血红蛋白、红细胞容积及淋巴细胞计数可见于分解代谢状态的患者。

表 48.6　轮椅坐垫

设备	作用原理	适应证	利弊
柔软易弯,有联通的气腔	个体化持续的压力再分布。可通过阀门调整	高压疮风险及预防压疮复发	较好的减压。需要定期个体化调整。坐位稳定性差
含气室的坐垫	可根据身体形状和活动相对移动的气室	中压疮风险	易保养,不需要附件,减压稍逊,坐位稳定性更好
泡沫	带有坐位洼陷的泡沫	低压疮风险	整体减压
混合气室泡沫材质	综合二者的作用	中到低压疮风险	使用简单,坐位稳定性好,减压稍差
混合凝胶/泡沫	通过压力区凝胶减压,通过边缘的泡沫实现稳定	低压疮风险	需定时揉捏凝胶部分,具有稳定性和减压效果
蜂巢坐垫	蜂巢结构在不同位置的弹性	低压疮风险	使用简单,不用保养。具有加压及坐位稳定性。因材质老化而失去作用
个体化座椅	在石膏模型上进行个体化制作	高压疮风险	座椅上的位置是不可调整的

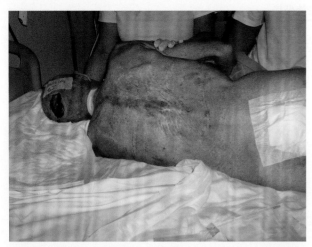

图 48.11　44 岁四肢瘫患者,脊髓损伤后 2 个月,分解代谢状态。尽管已给予肠外营养,他的体重已经降低 22kg,并出现了压疮。采用高级的敷料和负压伤口疗法(negative pressure therapy, NPT)也未能使压疮有愈合趋势,渗出液和血液经压疮不断丢失。通过调整的激进的高蛋白高热量肠内营养(经口或经皮肠道造瘘),患者体重开始增加,头部压疮也得到很好的愈合。骶部压疮面积减小,并通过肌皮瓣旋转缝合伤口

急性期或发生深度压疮后的营养治疗的目的是满足能量需求,纠正不足[51]。有条件可请专门的膳食或营养专家评价营养问题并调整治疗方案。可采用经口、肠内或肠外营养的方式提供营养。要根据患者体重损失的情况和压疮的严重程度提供患者充分的热量(≥126~167kJ/kg 或≥30~40kcal/kg)。还要提供充分的蛋白(每日 1.25~2.0g/kg)、液体、矿物质和维生素。在康复期或回归社区后,应定期检查体重,避免过度超重或消瘦。要确定实际代谢需要,可用热量测定评估患者的需要[85]。

一些指南建议采用一些实验室检查作为评价脊髓损伤患者营养的一部分,如白蛋白、前白蛋白、锌、维生素 A 和维生素 C 测定[85]。由于缺少使用这些方法的证据及其成本问题,临床检查、专门问卷和热量需求计算仍是营养干预的主要途径。营养风险筛查(NRS2002)是广泛采用的评估工具。它简单快捷,敏感性高[85](见第 33 章“营养管理”)。

心理问题及整体心理治疗

近年来,对脊髓损伤患者心理方面问题的关注越来越多。综合生理心理的治疗方法对获得最佳预后有很大的帮助[7,87-89]。当改进治疗方案时,要考虑到文化和社会因素。人们发现在患有压疮的脊髓损伤患者

中,精神/心理并发症发病率相当高(达到 50%)[90],这需要我们发现、诊断并恰当地治疗。

在各级压疮中,心理方面和伤口愈合间都存在着相互作用,应对此进行细致评价[87]。抑郁或压力这些心理状态会影响免疫系统和免疫调节,如肾上腺皮质激素和组胺,它们能影响伤口愈合[91]。在有慢性伤口的患者中,可发现肾上腺皮质激素水平的升高和细胞因子及白细胞水平的降低。

此外,脊髓损伤患者自我认知和自我价值的改变会导致对瘫痪肢体、社会独立性和抑郁的忽视。当发生压疮后,患者经受了更进一步的心理创伤,增加了额外的压力,并与先前的心理创伤相互作用。这些都应被综合整体的治疗方案纳入考虑。治疗的主要目的是激励患者、提高自信、强化自尊和个人责任感,这些是愈合和预防的重要先决条件。

压疮的预防策略需要培训、自我护理、动机以及患者的坚持。心理治疗方案可推动强化它们[70,92-94]。

教育和培训

脊髓损伤患者压疮的预防和治疗需要多学科团队的密切配合[95]。团队中的医务工作者应了解复杂的病生理机制和预防及治疗所需的评估。考虑到新技术的快速发展和患者预期的改变,持续的继续教育是必需的。为保证预防和治疗的标准和统一,在脊髓损伤中心内成立包括社区工作人员参加的多学科的伤口护理团队是很有帮助的。

预防是从患者做起的,因此良好的开展患者教育是至关重要的。当患者从脊髓损伤单元转出时,他们应做到能管理自身护理,应用预防措施并指导护理人员。他们应每日检查皮肤,知道在发生皮肤损伤时怎样处理,知道什么时候寻求专业帮助[96]。实现这种有规划的患者教育是非常重要的。患者教育应由多专业团队进行,应把脊髓损伤水平、皮肤情况和患者生活环境生活方式纳入考虑。在教育过程中,应对有认知问题的患者,如精神问题或脑外伤的患者,给予特别关注。应建议患者尽可能独立但同时也鼓励患者在需要时寻求帮助并纠正可调整的危险因素[97]。

脊髓损伤中的其他皮肤疾病

虽然脊髓损伤后的皮肤并发症很常见,但较少研究是关于这个题目的。在以色列的脊髓损伤单元中,最常见的皮肤问题(压疮除外)是真菌感染(50%),随

后的是发病率明显低于它的（<10%）银屑病、过度角化、细菌感染和孤立性脂溢性皮炎和痤疮[98]。

通常，脊髓损伤后皮肤治疗的改变是由于自主神经损伤导致的[16,29,99]：

体温异常，因血管调节受损所致的体温调节障碍使脊髓损伤患者存在受外界温度影响的体温过低或体温过高的风险。多汗或少汗可能是脊髓空洞或自主神经反射异常这些病理过程的临床征象。多汗可发生在脊髓损伤神经平面以上或以下，而过于潮湿会使皮肤更易于发生细菌和真菌的感染。

念珠菌皮炎是脊髓损伤患者常见的皮肤问题，常累及腹股沟区和会阴区。这些区域易受累是由于它们因出汗、尿便失禁而潮湿。这种情况还可因使用尿布和成人尿裤加重。预防治疗措施包括控制失禁并避免使用尿布。在留取皮肤拭子后，可局部使用抗真菌溶剂或药膏。此外，要保持受累皮肤干燥，在皮肤褶皱和皮肤自然折叠区域应给予特别的注意。

丹毒的病因是 β 溶血链球菌感染，累及皮肤和皮下组织。由于皮肤环境的改变、损伤和应激反应导致的免疫功能改变以及激素类药物的使用，使得脊髓损伤患者较非脊髓损伤患者多见。由于缺少症状同时患者丧失正常感觉，常常要到患者出现发热和红斑这样的全身或局部征象时才能诊断。青霉素（或红霉素）是丹毒的治疗用药。

在急性应激后，银屑病可加重或复发。但单一应激不足以触发银屑病[100]。银屑病的病因学是多因素的，包括遗传、环境和免疫因素。但在许多病例中，银屑病的发病发生在应激事件之后。过大的应激，如脊髓损伤，与银屑病的诱发和再发风险增高是有关的[100]。

脂溢性皮炎常见于脊髓损伤的患者，原因并不清楚。由于目前皮脂腺分泌神经支配并没有组织学证据，不能把其归因于神经原因。脂溢性皮炎可因发热状态诱发或加重，而反复泌尿系统感染会导致发热[101]。

压疮恶性变

长期慢性压疮有小概率转化为高恶性的鳞状细胞癌[102]。虽然其组织学高分化，但 Marjolin 压疮的侵袭性非常强。它会在局部扩散，预后差。长期不愈合伤口外表的改变能提醒观察者需进行组织活检。对这些肿瘤需要采取激进的手术切除，同时联合放疗和化疗[102]。

手术治疗

手术相关的生理因素

众所周知，考虑到不同组织，深部压疮首先累及的是肌肉组织而不是皮肤或皮下组织。这可能是源于肌肉组织代谢需求的增加[13]。人们认为当最短经受 2 小时持续不断压力后肌肉就会出现损伤，而皮肤可在直接压力所致的缺血情况下坚持 12 小时。因此，当皮肤出现明显损坏时，其深处的肌肉已经存在明显损害了。这也解释了压疮典型倒锥形形态的原因[103,104]。

手术简介

虽然大部分压疮可通过非手术方法治愈，但在一些特殊情况下，手术对于这些特定患者是最有效的治疗压疮的方法。但对于选择什么样的患者进行手术尚没有明确的标准。尽管制定了一些指南，但没有达成共识。适应证应严格，治疗方案清晰，治疗目的可行。目标是提高患者的生活质量。

几乎全部的 I 度和 II 度压疮都可通过适当的局部和全身保守治疗达到治疗目的。

手术指征包括[104]：

- 手术关闭深部压疮（III 度和 IV 度）是有好处的。深部压疮常伴有大量组织的损毁。即使通过换药成功愈合，愈合后的部位是大面积的瘢痕，活动性差，与深部组织粘连。可采用手术利用机械性更好的组织来覆盖该区域。
- 减少愈合时间——多数大压疮在保守治疗下需要

数月或数年的时间来愈合。手术治疗的愈合时间更快。

- 避免长期压疮的并发症——长期压疮会导致淀粉样变或组织化生（Marjolin 压疮）。当怀疑有这种改变时，建议采用手术使压疮尽快愈合。
- 骨髓炎——当出现大范围骨髓炎时，应手术清创骨髓炎的骨组织并用健康的软组织覆盖。

保守治疗失败

相对手术适应证包括：

- 功能水平高的患者——手术可使他们回归工作或运动。
- 脊髓损伤患者——患者局部感觉缺失，负重区需要健康组织。这些患者较其他神经疾病所致瘫痪者活动能力更强。

应对所有Ⅲ、Ⅳ度压疮的患者进行手术的评估。是否进行手术取决于对患者整体情况的全面评估。术后的愈合还可能受到其他皮肤疾病的影响，如银屑病，手术应尽可能在皮炎急性恶化治疗后进行。

调查

在进行手术前，应能进行全面的评价。评价应包括患者的一般情况、并发症、患者目前的用药情况，以及对麻醉和手术的耐受。还应评价患者对术前术后医疗的依从性和患者心理状态。对于那些对术后治疗和活动方案依从性差的患者，手术并不利于预后。患者应充分了解手术风险和获益。此外，患者的营养、血液和生理状态都应进行评估。要纠正一切潜在异常。可请营养师进行评估。

X线和CT检查可在必要时进行，以排除骨髓炎和感染征象。需更详尽的评估时可进行 MRI 检查。只要怀疑与深层器官有关（尿道瘘、直肠瘘等），就应进行适当的检查以排除。一旦有这些情况，应在手术关闭压疮前进行治疗。伤口的拭子样本应送培养和药敏检查，以备需要时可进行适当的抗生素治疗。骨组织也需要留取，这可在手术时进行。

当怀疑与深部关节连通时，如转子区压疮连通深部髋关节，应通过合适的检查如 CT、MRI、关节造影排除或确诊。当深部关节受累，在处理好受累关节前，压疮不易愈合。去除受累关节或关节冲洗是必需的。

清创

清创是保守治疗的前驱处置，清创定义为清除坏死组织和引流可能存在的积液。当作为手术关闭压疮伤口的前驱处置时，可采用更为激进的清创。应注意清除瘢痕组织、有瘢痕的皮肤和深部的囊腔。手术清创包括了采用尖锐小器械清创以去除受累组织。在大多数Ⅲ、Ⅳ度压疮中清创需要探至骨突并暴露骨组织表面。清创后，应将骨组织处理成光滑不突出的表面，以减少重建部位的局部压力[105]。清创中，可得到用于诊断菌群生长的标本。组织活检较拭子更佳。如果压疮扩大到骨组织，应进行受累骨组织活检。在大多数Ⅲ、Ⅳ度压疮中，可发现浅表的骨髓炎[106]。但深部骨髓炎并不常见。增加骨活检数量可提高获得可靠微生物诊断的概率。

通常，在这一阶段不需要抗感染治疗。仅在出现全身感染症状或清创后极可能发生败血症或菌血症时建议使用抗生素。如果在清创后就直接关闭创口（一期关闭），应使用抗生素。当有活动的骨髓炎时，需长期使用抗生素。

在清创后，必须进行细致地止血。因为压疮周围的组织极易发炎充血，术后出血和血肿的风险很高。采用手术填塞对减少清创后遗留的开放伤口出血很有必要[104]。在自主神经反射异常的患者中，术中和术后的监测是很有必要的。当发现明显的血压升高时，应使用硝苯地平和卡托普利来控制。但处理时应避免过度控制高血压，因为有时会发生反应性低血压。

一期修复对比二期修复

相对较小的压疮中，坏死和感染组织较少，建议一期修复。一期修复包括在清创后即刻关闭伤口。一期修复的主要好处是减少时间和资源的需求，还可以减少患者的整体住院时间。但该方法不适用于较大压疮及存在大面积坏死的情况。一期修复增加了伤口感染和并发症的风险。

手术修复

手术的一般原则是：当决定手术方式后应采用尽可能少的操作到达治疗目标。治疗压疮所用的手术技术大体可分为以下几类：

植皮

这是一种相对简单的操作，可在有良好血管床并在愈合过程中能制动的部位进行。虽然移植的皮肤可在 10 天左右愈合，但应尽可能在 3 周内避免该区域的机械负荷。植皮的好处是它要求不高,可关闭较大面积的伤口而并发症少。而缺点是植皮处薄、质硬,当经受压力和摩擦时容易损坏。因此不适用于大多数骨盆周围的压疮。但可用于踝和足跟的压疮。植皮还有厚皮片和全层皮片。厚皮片可用于浅表的、肉芽生长好的大压疮及机械压力不高的部位。全层平片具有更好的机械适应性,较厚皮片更难耐受压力损害,但需要受移植部位更充分的准备,也相对更易发生并发症。

直接缝合

该操作在相似组织间进行。直接缝合的好处是避免了对现有伤口的扩张,从技术上更直截了当,如果有进一步需要,还可选择将来的皮瓣关闭。直接缝合的手术规模也相对较小[107,108]。直接缝合的缺点是难以找到必需的组织来实现无张力直接缝合,且手术瘢痕可能覆盖受压区域。如果没有细致逐层自下至上缝合,可能会留下死腔,这有可能成为感染的根源。

尽管人们常认为直接缝合的失败率较皮瓣高,依作者的经验,在认真选择适合患者后,直接缝合的预后非常好,还可以减少对大面积皮瓣的需求。无论缝合哪种压疮,术前准备和术后处理都应非常认真细致。如能遵循这些原则,复发率并不会高于通过皮瓣的方法。

皮瓣缝合

这可能是缝合压疮最常用的方法。皮瓣缝合最大的好处是实现了无张力缝合并且使瘢痕避开了负重骨结构部位。当皮瓣为伤口区带来健康组织、促进血管化的同时,主要的缺点则是手术的规模和为了获得皮瓣而扩大的伤口,一旦愈合不好,将会导致更大更难处理的伤口。皮瓣可根据血供类型或皮瓣内的组织类型分类。自由皮瓣没有独立的血供,而轴型皮瓣含有命名的血管,根据其大小、多功能性和组织柔韧性,可用于多种情况的修复。

基于所含组织的类型,皮瓣可分为单纯皮瓣、筋膜皮瓣和肌皮瓣[107,108]。筋膜皮瓣的血供较大多数随意皮瓣好,适用于大多数Ⅲ度或Ⅳ度压疮。肌皮瓣常用于深层压疮的重建治疗。通过给缺损区域带来大量额外的血供,有助于处理较大的组织缺损。但应注意的是,肌肉对缺血的耐受力差,而且从解剖学看,由于这些压力区在正常情况下是不含肌肉的,因此没有理由将肌肉移植到压疮的缺损。通常,当确定采用肌皮瓣

后,设计的皮瓣应足够大,可以再利用。供区通常直接缝合,还可用于皮肤移植或二次皮瓣。通常在准备皮瓣时需上抬以保护其血管蒂。使用肌皮瓣会导致供区肌肉功能损伤,因此必须认真选择适合的肌肉,特别是在残存肌肉功能的患者中使用时。在完全性脊髓损伤患者中,这一点不那么重要,选择肌皮瓣的范围较大。

其他用于缝合压疮但不常用的技术包括采用感觉皮瓣、自由皮瓣和组织扩张操作。感觉皮瓣用于脊髓损伤的患者,采用有感觉的皮肤覆盖感觉麻痹的皮肤。尽管理论上压疮复发率会因使用感觉皮瓣而降低,但实际经验还很有限。使用感觉皮瓣有时会造成供区的不适感(感觉减退)。

一般用于缝合压疮的皮瓣包括:臀大肌皮瓣用于骶部压疮,腘绳肌和臀大肌皮瓣用于坐骨压疮,阔筋膜张肌和股外侧肌皮瓣用于转子压疮[104]。臀大肌皮瓣具有多用途性,特别是用于治疗骶部压疮,但分离时出血多。可代替臀大肌皮瓣用于缝合骶部压疮的包括胸腰部皮瓣。详细的取皮瓣和移植的手术操作不属于本章的讨论范围,更详细内容建议读者参考整形外科的规范的教科书。

足跟部的压疮大多可通过保守治疗的方法治愈。必要时,也可采用局部肌皮瓣或腓肠筋膜皮瓣。与之相似的是,足趾顶端的压疮大多也可通过保守治疗的方法治愈。但当局部深部有顽固的骨髓炎时,需考虑足趾截断。在身体的其他部位,如上肢,直接缝合或局部皮瓣、筋膜皮瓣均可用于缝合压疮(表 48.7)。

手术操作

直接缝合应包括彻底清创、皮肤边缘切除及伤口清创至暴露新鲜健康组织。轻柔修整深部骨突,去除暴露的炎性的骨组织。逐层缝合伤口。注意避免遗留死腔。因此深层组织间应具有较好的相似性。应采用一根或多根引流以减少血肿的风险。应做出组织间的分层,否则周围组织形成瘢痕,不同层次会卡在一起。缝皮常采用间断缝皮的方法,这样即使有残留或感染也不会致使整个伤口修复失败。

表 48.7　手术皮瓣

压疮	首选皮瓣	备选皮瓣
骶部	臀大肌	局部腰旋转皮瓣
坐骨	腘绳肌	臀大肌
转子	阔筋膜张肌	股外侧肌

取皮瓣的一般原则应依照成形外科技术的要求。在适当地清创后,应标记取皮瓣的界限,切割皮肤及皮下组织直至深筋膜。暴露深筋膜,将其与皮肤缝合在一起,缝合数针深筋膜深部的肌肉以防其滑动到其他的组织层。如果取的是肌皮瓣,松解肌肉和其周围组织,只保留血管蒂。将皮瓣旋转至压疮空腔,逐层缝合(图48.12~48.14)。

在缝合伤口时应格外小心。所有层中都应采用无张力缝合,以保证整个区域中不同层间张力相近、厚度统一。当瘢痕足够坚韧时,可拆除缝线,一般是在术后3周。引流可视情况使用以防止血肿。在笔者单位,通常留置引流1~2周。在一些特别复杂的伤口,引流可留置到3周以上。

术后方案

压疮手术成功与否很大程度取决于术后的护理和治疗。应认识到如果没有良好的术后医疗,压疮的复发在像脊髓损伤这样的高风险人群中是必然的。

抗生素是压疮重建方案中的重要部分[109]。即使换药再认真,所有压疮局部也都定植着多种微生物,因此细菌污染是始终存在的。抗生素可降低术后感染的风险。术后使用抗生素有多种推荐方案,在大多情况下,应用抗生素5~7天。抗生素的使用应覆盖厌氧、革兰氏阴性菌和革兰氏阳性菌。对于使用哪种抗生素并没有共识,关于用药疗程和药物选择的证据也很少。抗菌治疗应按照术前伤口培养的结果。与当地微生物学专科的沟通有助于确定目前对该微生物的推荐用药。在作者所在医院,术后常规联合应用甲硝唑、三代头孢和氟氯西林1周。当微生物对这些耐药时,按微生物学建议用药。

当存在骨髓炎证据时应延长抗生素使用时间[106, 110]。有必要进行6周至3个月的抗生素治疗。监测感染的指标如红细胞沉降率、C反应蛋白有助于指导抗生素用药疗程。

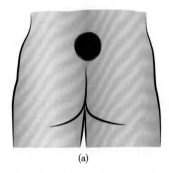
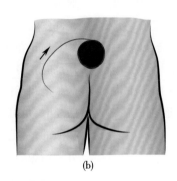
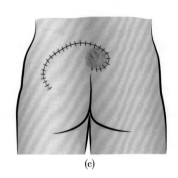

图 48.12　臀大肌旋转皮瓣用于缝合骶部压疮。(a)骶部压疮。(b)下方骶部旋转皮瓣示意图。(c)皮瓣旋转及缝合

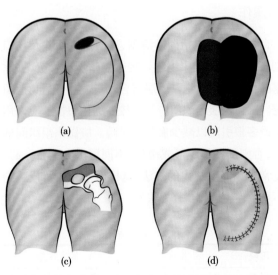

图 48.13　(a)坐骨压疮。(b)清创,制作筋膜皮瓣、翻转,分离股二头肌。(c)打磨坐骨平整,将股二头肌缝至缺损。(d)旋转皮瓣至伤口,缝合

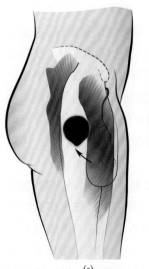
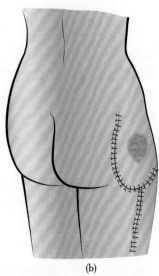

图 48.14　(a)转子后压疮。(b)采用阔筋膜张肌皮瓣覆盖缺损

在数周内避免修复区受压是很重要的[104,111]。这对于皮肤感觉缺失的患者中尤为重要,如脊髓损伤的患者,他们不能感知疼痛因此也不能自我保护。护理患者时应注意避开受累区域。可考虑采用专门的病床,这在多部位压疮的处理中有重要意义。在制动时间方面也同样没有共识。在作者所在医院,患者在轮椅内活动前,需卧床休息并避开受累区域 3 周,留给新修复的瘢痕组织愈合时间,使它们能耐受坐位下增加的压力。活动应逐渐进行,从第一天在轮椅内坐半小时开始,用一周的时间逐渐增加到一天两次,每次 3 小时。在每次活动前后都应检查修复伤口的变化。要确保轮椅和坐垫的合适。当压力分布不理想时,应调整轮椅和坐垫以达到能接受的范围。

为使上述术后复杂的早期护理一致,并提高压疮治疗的质量,多学科协作是非常重要的。护理体系应在常规基础上再评估,还要特别着眼于床垫类型、翻身频率、体位、上下肢力量和活动。还要记录特殊训练,如呼吸训练、瘢痕按摩及其他。这样的一览表是多学科间随时间整合处置的可信基础,特别是在有频繁医务人员流动的时候。

应认识到的是,除非进行了全面的评估,患者很可能重回到最初导致压疮的环境当中。要重视患者的生活方式,重新考虑患者的护理需求,并且要再次评估家庭环境,还要再次评估转移和活动的技巧,可能还需要增加必要的帮助和设施。

> **记忆要点**
>
> - 在特定患者中,手术治疗压疮的效果非常好。
> - Ⅲ度和Ⅳ度压疮应评估是否进行手术。
> - 为达到预期的效果,全面的术前评估和术后处理是必不可少的。
> - 尽量选择适用于患者压疮的术中处理最少的方式。
> - 要治愈骨髓炎必须延长抗生素使用的时间。

结语

脊髓损伤患者是所有人群中压疮发生率最高的。

但不应过分强调压疮在脊髓损伤患者中是不可避免的,实际上,压疮这项严重的潜在致死的高花费并发症可通过由患者及其多学科护理团队经由一系列预防措施来避免或降低危害。压疮预防和治疗的三大关键是减压、皮肤护理和营养。压疮发生的相互作用多因素包括患者自身健康因素、外部危险因素和心理情况。要在全面的教育、预防和治疗框架下对以上因素进行考虑和评估。该措施需要熟练的团队和对整个团队的持续培训。这样才能使相关人员尽可能地了解压疮的复杂发病机制,并基于最新的研究和技术制定每日处置的方案。但压疮不可避免,全面的压疮处理方案可缩短愈合时间、减少开销、降低致残率和死亡率。在处理复杂压疮时,手术是有效的方法。全面的处理方案中,术前准备和术后管理与手术本身同样重要。潜在的危险因素应尽可能解决或减少危害。现有多种手术技术,应考虑某种手术是否适合某一患者,认真权衡其利弊。

压疮的预防应视为最重要的,当压疮发生后,没有什么治疗能优于预防。在预防措施方面的花销如购置高级支持面、患者和护理者的教育,以及对压疮不良后果认识的推广,都能收到很好的经济效益。我们希望将压疮作为衡量各医疗体系中医疗质量的标志,这可以引起人们对压疮预防和治疗的重视,而重视程度很大程度决定了易感人群的发病率和死亡率。

本章重点

- 压疮是由持续作用在软组织上的压力或剪切力导致的局部软组织损害。
- 尽管大多压疮继发于脊髓损伤,但大多数Ⅲ、Ⅳ度压疮是可避免的。
- 预防包括去除或减少内部及外部的危险因素,同时还要进行个体化的患者和护理者教育。
- 不同分期的压疮治疗方案也不同。
- 愈合的过程和治疗效果需要有统一的评价工具和记录。
- 在深层或复杂压疮中,手术是有效的治疗方法。
- 细致的术前、术后管理是至关重要的。
- 多学科团队机制对获得最佳预后至关重要。
- 在全面的风险评估后,应将预防机制纳入预防压疮再发中。

（谷莉　译　周谋望　校）

参考文献

1. Agrawal K, Chauhan N. Pressure ulcers: back to the basics. *Indian J Plast Surg : official publication of the Association of Plastic Surgeons of India* 2012;45(2):244.

2. Levine JM. Historical Perspective on Pressure Ulcers: The Decubitus Ominosus of Jean-Martin Charcot. *J Am Geriatr Soc* 2005;53(7):1248-251.

3. Clark M. Repositioning to prevent pressure sores—what is the evidence? *Nurs Stand* 1998;13(3):58-64.

4. DeVivo M, Farris V. Causes and Costs of Unplanned Hospitalizations Among Persons with Spinal Cord Injury. *TSCIR* 2011;16(4):53-61.

5. Kroll T, Neri MT, Ho P-S. SCI-SCS: results from a prospective survey. *Disabil Rehabil* 2007;29(15):1229-237.

6. Defloor T. The effect of position and mattress on interface pressure. *Appl Nurs Res* 2000;13(1):2-11.

7. SCIRE. Spinal Cord Rehabilitation Evidence. Vancouver, BC: SCIRE Project/Monkey Hill Health Communications; 2010 [cited 2012 17.12.2012]; Available from: http://www.scireproject.com

8. Panel EPUAP NPUA. Prevention and treatment of pressure ulcer; quick reference guide. Washington DC: National Pressure Ulcer Advisory Panel; 2009 [cited 2012 30.11.2012]; 2009:[Available from: http://www.epuap.org/guidelines/QRG_Prevention_in_German.pdf.

9. Kottner J, Gefen A, Lahmann N. Weight and pressure ulcer occurrence: a secondary data analysis. *Int J Nurs Stud* 2011;48(11):1339-348. Epub 2011/05/24.

10. Lahmann NA, Kottner J. Relation between pressure, friction and pressure ulcer categories: a secondary data analysis of hospital patients using CHAID methods. *Int J Nurs Stud* 2011;48(12):1487-494. Epub 2011/08/16.

11. Campbell C, Parish LC. The decubitus ulcer: facts and controversies. *Clin Dermatol* 2010;28(5):527-32. Epub 2010/08/28.

12. Black JM. Moving toward consensus on deep tissue injury and pressure ulcer staging. *Adv Skin Wound Care* 2005;18(8):415-21.

13. Mak AF, Zhang M, Tam EW. Biomechanics of pressure ulcer in body tissues interacting with external forces during locomotion. *Annu Rev Biomed Eng* 2010;12:29-53. Epub 2010/04/27.

14. Manorama AA, Baek S, Vorro J, Sikorskii A, Bush TR. Blood perfusion and transcutaneous oxygen level characterizations in human skin with changes in normal and shear loads–implications for pressure ulcer formation. *Clin Biomech (Bristol, Avon)* 2010;25(8):823-8. Epub 2010/07/29.

15. Jan YK, Brienza DM, Boninger ML, Brenes G. Comparison of skin perfusion response with alternating and constant pressures in people with spinal cord injury. *Spinal Cord* 2011;49(1):136-41. Epub 2010/06/02.

16. Liao F, Burns S, Jan YK. Skin blood flow dynamics and its role in pressure ulcers. *J Tissue Viability* 2013;22(2):25-36. Epub 2013/04/23.

17. Kallman U, Bergstrand S, Ek AC, Engstrom M, Lindberg LG, Lindgren M. Different lying positions and their effects on tissue blood flow and skin temperature in older adult patients. *J Adv Nurs* 2013;69(1):133-44. Epub 2012/04/11.

18. New PW, Rawicki HB, Bailey MJ. Nontraumatic spinal cord injury: demographic characteristics and complications. *Arch Phys Med Rehabil* 2002;83(7):996-1001.

19. Charlifue S, Jha A, Lammertse D. Aging with spinal cord injury. *Phys Med Rehabil Clin N Am* 2010;21(2):383-402. Epub 2010/05/25.

20. Richardson RR, Meyer PR. Prevalence and incidence of pressure sores in acute spinal cord injuries. *Paraplegia* 1981;19(4):235-47.

21. Ash D. An exploration of the occurrence of pressure ulcers in a British spinal injuries unit. *J Clin Nurs* 2002;11(4):470-78.

22. Chen Y, Devivo MJ, Jackson AB. Pressure ulcer prevalence in people with spinal cord injury: age-period-duration effects. *Arch Phys Med Rehabil* 2005;86(6):1208-213.

23. Verschueren JH, Post MW, de Groot S, van der Woude LH, van Asbeck FW, Rol M. Occurrence and predictors of pressure ulcers during primary in-patient spinal cord injury rehabilitation. *Spinal Cord* 2011;49(1):106-12. Epub 2010/06/10.

24. Scheel-Sailer A, Wyss A, Boldt C, Post MW, Lay V. Prevalence, location, grade of pressure ulcers and association with specific patient characteristics in adult spinal cord injury patients during the hospital stay: a prospective cohort study. *Spinal Cord* 2013;51(11):828-33.

25. Stillman MD, Frost KL, Smalley C, Bertocci G, Williams S. Health Care Utilization and Barriers Experienced by Individuals with Spinal Cord Injury. *Arch Phys Med Rehabil* 2014.

26. Kruger EA, Pires M, Ngann Y, Sterling M, Rubayi S. Comprehensive management of pressure ulcers in spinal cord injury: Current concepts and future trends. 2013.

27. Priebe M WL-A, McCormack HE. Medical Management of pressure ulcers. In: V L, editor. Spinal cord medicine Principles and Practice 2nd edition ed. New York: Lin V; 2013. p. 659-72.

28. Diegelmann RF, Evans MC. Wound healing: an overview of acute, fibrotic and delayed healing. *Front Biosci* 2004;9(1):283-89.

29. Karlsson AK, Krassioukov A, Alexander MS, Donovan W, Biering-Sorensen F. International Spinal Cord Injury Skin and Thermoregulation Function Basic Data Set. *Spinal Cord* 2012;50(7):512-16.

30. Moffat CF, Falanga V, et al. Positions document in der Praxis der European Wound Management Association EWMA. 2004 [cited 2014 09.04.2014]; Available from: http://ewma.orgfilead-min/user_upload/EWMA/pdf/Position_Documents/2004/pos_doc_German_04_final.pdf.

31. Strohal R, Dissemond J, O'Brien JJ, et al. EWMA Document: Debridement-An updated overview and clarification of the principle role of debridement. *J Wound Care* 2013;22(1):S1-S52.

32. Salcido R PA, Potter A, et al. Pressure ulcers and wound care 2012 [cited 2014 20.02.2014]; Available from: http://emedicine.medscape.com/article/319284-overview

33. Excellence NIfHAC. Pressure ulcers: prevention and management of pressure ulcers. [cited 2014 29-09-2014]; Available from: http://www.nice.org.uk/guidance/cg179/resources/guidance-pressure-ulcers-prevention-and-management-of-pressure-ulcers-pdf

34. Opletalová K, Blaizot X, Mourgeon B, et al. Maggot therapy for wound debridement: a randomized multicenter trial. *Arch Dermatol* 2012;148(4):432-38.

35. Bjarnsholt T, Kirketerp-Møller K, Jensen PØ, et al. Why chronic wounds will not heal: a novel hypothesis. *Wound Repair Regen* 2008;16(1):2-10.

36. Lewis VL, Bailey MH, Pulawski G, Kind G, Bashioum RW, Hendrix RW. The diagnosis of osteomyelitis in patients with pressure sores. *Plast Reconstr Surg* 1988;81(2):229-32.

37. Rudensky B, Lipschits M, Isaacsohn M, Sonnenblick M. Infected pressure sores: comparison of methods for bacterial identification. *South Med J* 1992;85(9):901-03.

38. Fleischer W, Reimer K. Povidone-iodine in antisepsis–state of the art. *Dermatology* 1997;195(Suppl. 2):3-9.

39. Sloss J, Cumberland N, Milner S. Acetic acid used for the elimination of Pseudomonas aeruginosa from burn and soft tissue wounds. *J Royal Army Med Corps* 1993;139(2):49-51.

40. Salati SA, Rather A. Management of pseudomonal wound infection. *J Surg* 2009;20(1).

41. Vogel L, Wing P, Stripling T. Consortium for Spinal Cord Medicine. *Arch Phys Med Rehabil* 2007;88(8):1083.

42. Knutson RA, Merbitz LA, Creekmore MA, Snipes HG. Use of sugar and povidone-iodine to enhance wound healing: five years' experience. *South Med J* 1981;74(11):1329-335.

43. Eberlein T, Assadian O. Clinical use of polihexanide on acute and chronic wounds for antisepsis and decontamination. *Skin pharmacol and physiol* 2010;23(1):45-51.

44. Lansdown A. Silver I: its antibacterial properties and mechanism of action. *J Wound Care* 2002;11(4):125-30.

45. Simon A, Traynor K, Santos K, Blaser G, Bode U, Molan P. Medical honey for wound care—still the "latest resort"? Evidence-based complementary and alternative medicine 2009;6(2):165-73.

46. Mphande A, Killowe C, Phalira S, Jones HW, Harrison W. Effects of honey and sugar dressings on wound healing. *J Wound Care* 2007;16(7):317.

47. Vermeulen H, van Hattem JM, Storm-Versloot MN, Ubbink DT, Westerbos SJ. Topical silver for treating infected wounds. *Cochrane Database Syst Rev* 2007;1.

48. Al-Waili N, Salom K, Al-Ghamdi AA. Honey for wound healing, ulcers, and burns; data supporting its use in clinical practice. *Sci World J* 2011;11:766-87.

49. Bergstrom N, Bennett M, Carlson C, Allman R, Alvarez O, Frantz R. Clinical practice guideline No. 15: treatment of pressure ulcers. Rockville, MD: US Department of Health and Human Services. Public Health Services, Agency for Health Care Policy and Research 1994:55-56.

50. Guidelines CfSCMCP. Pressure ulcer prevention and treatment following spinal cord injury: a clinical practice guideline for health-care professionals. *J Spinal Cord Med* 2001;24:S40.

51. Dorner B, Posthauer ME, Thomas D. The role of nutrition in pressure ulcer prevention and treatment: national pressure ulcer advisory panel white paper. *Adv Skin Wound Care* 2009;22(5):212-21. Epub 2009/06/13.

52. Nathan DM, Buse JB, Davidson MB, et al. Medical management of hyperglycemia in type 2 diabetes: a consensus algorithm for the initiation and adjustment of therapy a consensus statement of the American Diabetes Association and the European Association for the Study of Diabetes. *Diabetes Care* 2009;32(1):193-203.

53. Stevens PE, Levin A. Evaluation and management of chronic kidney disease: synopsis of the kidney disease: improving global outcomes 2012 clinical practice guideline. *Ann Intern Med* 2013;158(11):825-30.

54. Goodell TT, Moskovitz Z. Characteristics of hospitalised US veterans with nosocomial pressure ulcers. *Int Wound J* 2013;10(1):44-51.

55. Cullis JO. Diagnosis and management of anaemia of chronic disease: current status. *Br J Haematol* 2011;154(3):289-300.

56. Roy CN, Andrews NC. Anemia of inflammation: the hepcidin link. *Curr Opin Hematol* 2005;12(2):107-11.

57. Argenta LC, Morykwas MJ. Vacuum-assisted closure: a new method for wound control and treatment: clinical experience. *Ann Plas Surg* 1997;38(6):563-77.

58. Braakenburg A, Obdeijn MC, Feitz R, van Rooij IA, van Griethuysen AJ, Klinkenbijl JH. The clinical efficacy and cost effectiveness of the vacuum-assisted closure technique in the management of acute and chronic wounds: a randomized controlled trial. *Plast Reconstr Surg* 2006;118(2):390-97.

59. Moues CM, Vos MC, Van Den Bemd GJ, Stijnen T, Hovius SE. Bacterial load in relation to vacuum-assisted closure wound therapy: a prospective randomized trial. *Wound Repair Regen* 2004;12(1):11-17.

60. Koel G, Houghton PE. Electrostimulation: Current Status, Strength of Evidence Guidelines, and Meta-Analysis. *Adv Wound Care* 2014;3(2):118-26.

61. International review. Pressure ulcer prevention: pressure, shear, friction aand microclimate in context. A consensus document. London: Wounds international. 2010.

62. Baker LL, Rubayi S, Villar F, Demuth SK. Effect of electrical stimulation waveform on healing of ulcers in human beings with spinal cord injury. *Wound Repair Regen* 1996;4(1):21-28.

63. Houghton PE, Campbell KE, Fraser CH, et al. Electrical stimulation therapy increases rate of healing of pressure ulcers in community-dwelling people with spinal cord injury. *Arch Phys Med Rehabil* 2010;91(5):669-78.

64. Mittmann N, Chan BC, Craven BC, Isogai PK, Houghton P. Evaluation of the cost-effectiveness of electrical stimulation therapy for pressure ulcers in spinal cord injury. *Arch Phys Med Rehabil* 2011;92(6):866-72.

65. Griffin JW, Tooms RE, Mendius RA, Clifft JK, Vander Zwaag R, El-Zeky F. Efficacy of high voltage pulsed current for healing of pressure ulcers in patients with spinal cord injury. *Phys Ther* 1991;71(6):433-42.

66. Stefanovska A, Vodovnik L, Benko H, Turk R. Treatment of chronic wounds by means of electric and electromagnetic fields. *Med Biol Eng Comput* 1993;31(3):213-20.

67. Robson MC, Phillips LG, Thomason A, et al. Recombinant human platelet-derived growth factor-BB for the treatment of chronic pressure ulcers. *Ann Plas Surg* 1992;29(3):193-201.

68. de Leon JM, Driver VR, Fylling CP, et al. The clinical relevance of treating chronic wounds with an enhanced near-physiological concentration of platelet-rich plasma gel. *Adv Skin Wound Care* 2011;24(8):357-68.

69. Marin J, Nixon J, Gorecki C. A systematic review of risk factors for the development and recurrence of pressure ulcers in people with spinal cord injuries. *Spinal Cord* 2013;51(7):522-27. Epub 2013/04/17.

70. Geyh S, Muller R, Peter C, et al. Capturing the psychologic-personal perspective in spinal cord injury. *Am J Phys Med Rehabil* 2011;90(11 Suppl 2):S79-96. Epub 2011/11/10.

71. Hagisawa S, Ferguson-Pell M. Evidence supporting the use of two-hourly turning for pressure ulcer prevention. *J Tissue Viability* 2008;17(3):76-81.

72. Krapfl LA, Gray M. Does regular repositioning prevent pressure ulcers? *J Wound Ostomy Cont* 2008;35(6):571-77.

73. Defloor T, Grypdonck MF. Validation of pressure ulcer risk assessment scales: a critique. *J Adv Nurs* 2004;48(6):613-21. Epub 2004/11/19.

74. Bill G, Insurance L, Insurance TI, Prescriptions R. Assessing evidence supporting redistribution of pressure for pressure ulcer prevention: a review. 2011.

75. Henderson JL, Price SH, Brandstater ME, Mandac BR. Efficacy of three measures to relieve pressure in seated persons with spinal cord injury. *Arch Phys Med Rehabil* 1994;75(5):535-39.

76. Regan MB, Byers PH, Mayrovitz HN. Efficacy of a comprehensive pressure ulcer prevention program in an extended care facility. *Adv Wound Care* 1995;8(3):49, 51-52, 4-5. Epub 1995/05/01.

77. Krogh A, Landis E, Turner A. The movement of fluid through the human capillary wall in relation to venous pressure and to the colloid osmotic pressure of the blood. *J Clin Invest* 1932;11(1):63.

78. Landis EM, Gibbon Jr JH. The effects of temperature and of tissue pressure on the movement of fluid through the human capillary wall. *J Clin Invest* 1933;12(1):105.

79. Lyder CH. Pressure ulcer prevention and management. *JAMA* 2003;289(2):223-26.

80. Cullum N, McInnes E, Bell-Syer S, Legood R. Support surfaces for pressure ulcer prevention (Review). 2008.

81. McInnes E, Cullum N, Bell-Syer S, Dumville J. Support surfaces for pressure ulcer prevention (Review). 2009.

82. Mistiaen PJ, Jolley DJ, McGowan S, Hickey MB, Spreeuwenberg P, Francke AL. A multilevel analysis of three randomised controlled trials of the Australian Medical Sheepskin in the prevention of sacral pressure ulcers. *Med J Aust* 2010;193(11):638-41.

83. McInnes E, Jammali-Blasi A, Bell-Syer S, Dumville J, Cullum N. Preventing pressure ulcers-Are pressure-redistributing support surfaces effective? A Cochrane systematic review and meta-analysis. *Int J Nurs Stud* 2011 Epub 2011/11/23.

84. Wong S, Derry F, Jamous A, Hirani SP, Forbes A. Is undernutrition

risk associated with an adverse clinical outcome in spinal cord-injured patients admitted to a spinal centre? *Eur J Clin Nutr* 2014;68(1):125-30. Epub 2013/11/21.

85. Dietetics AoNa. Spinal Cord Injury Evidence-Based Nutrition Practice Guideline. 2014; Available from: http://andevidencelibrary.com/topic.cfm?cat=3486

86. Cruse J, Lewis R, Roe D, et al. Facilitation of immune function, healing of pressure ulcers, and nutritional status in spinal cord injury patients. *Exp Mol Pathol* 2000;68(1):38-54.

87. Broadbent E, Koschwanez HE. The psychology of wound healing. *Curr Opin Psychiatry* 2012;25(2):135-40. Epub 2011/12/14.

88. Jones ML, Mathewson CS, Adkins VK, Ayllon T. Use of behavioral contingencies to promote prevention of recurrent pressure ulcers. *Arch Phys Med Rehabil* 2003; 84(6):796-802.

89. Eisenhuth J. Psychologische Aspekte in der Dekubitusprophylaxe. 2012 [cited 2013 30.08.2013]; Available from: http://www.dmgp.de/index.php/psychologie/veroeffentlichungen/182-psychologische-aspekte-in-der-dekubitusprophylaxe

90. Craig A, Tran Y, Middleton J. Psychological morbidity and spinal cord injury: a systematic review. *Spinal* Cord 2009;47(2):108-14. Epub 2008/09/10.

91. Schulz KH, Gold S. Psychische Belastung, Immunfunktionen und Krankheitsentwicklungen Die psychoneuroimmunologische Perspektive. Bundesgesundheitsblatt - Gesundheitsforschung - Gesundheitsschutz 2006;49(8):759-72.

92. Bonanno GA, Kennedy P, Galatzer-Levy IR, Lude P, Elfstrom ML. Trajectories of resilience, depression, and anxiety following spinal cord injury. *Rehabil Psychol* 2012;57(3):236-47. Epub 2012/09/06.

93. Kennedy P, Duff J, Evans M, Beedie A. Coping effectiveness training reduces depression and anxiety following traumatic spinal cord injuries. *Br J Clin Psychol* 2003;42(Pt 1):41-52. Epub 2003/04/05.

94. Kennedy P, Sherlock O, McClelland M, Short D, Royle J, Wilson C. A multi-centre study of the community needs of people with spinal cord injuries: the first 18 months. *Spinal Cord* 2010;48(1):15-20. Epub 2009/06/17.

95. May L, Day R, Warren S. Evaluation of patient education in spinal cord injury rehabilitation: knowledge, problem-solving and perceived importance. *Disabil Rehabil* 2006;28(7):405-13.

96. Guihan M, Garber SL, Bombardier CH, Durazo-Arizu R, Goldstein B, Holmes SA. Lessons learned while conducting research on prevention of pressure ulcers in veterans with spinal cord injury. *Arch Phys Med Rehabil* 2007; 88(7):858-61.

97. Guihan M, Bombardier CH. Potentially modifiable risk factors

among veterans with spinal cord injury hospitalized for severe pressure ulcers: a descriptive study. *J Spinal Cord Med* 2012;35(4):240-50. Epub 2012/08/29.

98. Rubin-Asher D, Zeilig G, Klieger M, Adunsky A, Weingarden H. Dermatological findings following acute traumatic spinal cord injury. *Spinal Cord* 2004;43(3):175-78.

99. Jan Y, Brienza DM, Boninger ML, Brenes G. Comparison of skin perfusion response with alternating and constant pressures in people with spinal cord injury. *Spinal Cord* 2011; 49(1):136-41.

100. Singh LK, Pang X, Alexacos N, Letourneau R, Theoharides TC. Acute immobilization stress triggers skin mast cell degranulation via corticotropin releasing hormone, neurotensin, and substance P: A link to neurogenic skin disorders. *Brain Behav Immun* 1999;13(3):225-39.

101. Reed WB, Pidgeon J, Becker SW. Patients with spinal cord injury: clinical cutaneous studies. *Arch Dermatol* 1961;83(3):379-85.

102. Esther R, Lamps L, Schwartz H. Marjolin ulcers: secondary carcinomas in chronic wounds. *J South Orthop Assoc* 1998;8(3):181-87.

103. Daniel RK, Hall EJ, MacLeod MK. Pressure sores-a reappraisal. *Ann Plast Surg* 1979;3(1):53-63. Epub 1979/07/01.

104. Sørensen JL, Jørgensen B, Gottrup F. Surgical treatment of pressure ulcers. *AJR Am J* 2004;188(1):42-51.

105. Linder RM, Morris D. The surgical management of pressure ulcers: a systematic approach based on staging. *Adv Skin Wound Care* 1990;3(2):32-42.

106. Deloach E, DiBenedetto RJ, Womble L, Gilley DJ. The treatment of osteomyelitis underlying pressure ulcers. *Adv Skin Wound Care* 1992;5(6):32-41.

107. Luscher NJ, de Roche R, Krupp S, Kuhn W, Zach GA. The sensory tensor fasciae latae flap: a 9-year follow-up. *Ann Plast Surg* 1991;26(4):306-10; discussion 11. Epub 1991/04/01.

108. Sheahen T, Simon R, Smith A. Surgery, plastic and reconstructive. Encyclopedia of 20th-Century Technology 2005:772.

109. Garg M, Rubayi S, Montgomerie J. Postoperative wound infections following myocutaneous flap surgery in spinal injury patients. *Spinal Cord* 1992;30(10):734-39.

110. Darouiche RO, Landon GC, Klima M, Musher DM, Markowski J. Osteomyelitis associated with pressure sores. *Arch Intern Med* 1994;154(7):753.

111. Morrison MJ. Wound management: surgical intervention. In: Morrison, editor. The Prevention and Treatment of Pressure Ulcers. New York: Mosby; 2011. p. 55-175.

拓展阅读

1. Consortium for Spinal Cord Medicine. Pressure Ulcer Prevention and Treatment Following Spinal Cord Injury: a Clinical practice guideline for health professionals. August 2000. http://www.pva.org/site/apps/ka/ec/catalog.asp?c=ajIRK9NJLcJ2E&b=6423003&en=7qLDLONrG6IMLYNuF5LJJUOELkKOKUMwGeJPI5NMKuG&CategoryID=322146.

2. Dorner B, Posthauer M, Thomas D. The Role of Nutrition in Pressure Ulcer Prevention and Treatment: National Pressure Ulcer Advisory Panel. 2009 NPUAP Nutrition White Paper 1.

3. The management of pressure ulcers in primary and secondary care. A Clinical Practice Guideline. London: Royal College of Nursing; 2005.

4. Evidence reviews with guideline recommendation. The holistic assessment of individuals with pressure ulcers. http://www.ncbi.nlm.nih.gov/pubmedhealth/PMH0009858/

5. http://pathways.nice.org.uk/pathways/pressure-ulcer-management.

6. Regan M, Teasell RW, Keast D, Aubut JL, Foulon BL, Mehta S. Pressure ulcers following spinal cord injury. In: Eng JJ, Teasell RW, Miller WC, et al., editors. Spinal cord injury rehabilitation evidence. SCIRE, Version 5.0. 1-90. 2014. http://www.scireproject.com/rehabilitation-evidence/pressure-ulcers

第49章 肌肉骨骼并发症

Randal R Betz, H Herndon Murray, Nishit Patel, Ankur Nanda

学习目标

本章学习完成后,你将能够:

- 列出脊髓损伤后肌肉骨骼并发症;
- 清楚阐述脊髓损伤后肌肉骨骼并发症的流行病学和病理生理学;
- 识别这些并发症的临床表现;
- 阐述怎样诊断脊髓损伤后肌肉骨骼并发症;
- 制定脊髓损伤后肌肉骨骼并发症的保守治疗和手术治疗方案。

引言

肌肉骨骼并发症发生于脊髓损伤后的数周内或数年内,可累及的组织包括骨、关节、肌肉或神经系统。这些并发症可轻可重,重可危及生命。因此,临床医生必须了解这些脊髓损伤后潜在可能发生的并发症,注意它们的预防或治疗。

轴性或肢体疼痛

由于神经病理改变导致的关节周围肌肉收缩的增强或减弱,直接后果就是肌肉骨骼疾病。在进行了脊柱融合的截瘫患者中,融合椎体相邻节段的活动度增加会导致背痛或颈痛。根据损伤节段的不同,颈痛在四肢瘫患者中发病率最高可达16%。背痛或躯干疼痛的发病率可高达83%,损伤节段在胸椎水平的患者通常表现出这种疼痛。

肩痛也是脊髓损伤后可见的一种症状。因肩关节病理改变导致的肩痛有多种原因,如肩袖撕裂、盂唇撕裂和盂肱关节骨关节炎。肩痛也有非肩关节病理性原因,如颈神经根病理改变和异位骨化(heterotopic ossification, HO)[2]。在脊髓损伤后5年内的患者,53%的四肢瘫患者和16%截瘫的患者出现肩痛。二者区别主要表现在四肢瘫患者的神经病理性疼痛。伤后20年的时候70%的截瘫患者会出现肩痛,四肢瘫的患者肩痛发病率会更高[1]。

四肢瘫患者肩痛发生率的增高提示多年体位转移和手动驱动轮椅导致的重复牵拉伤[3]。在进行体位转移时,肩关节内压力会超过正常时的2倍。增加的压力使肩袖的血供受阻并导致损伤[4]。相较于健康人,截瘫患者肩袖撕裂的发病率高达4倍(63%对15%)[5]。18%的轮椅使用者肩关节间隙狭窄,这会导致肩袖的撞击。因过劳导致的肌肉失衡是生物力学异常和损伤的原因[6]。神经病理改变还使患者上肢关节承受额外的应力,而上肢并非为负重而存在的。在进行轮椅间转移的时候,肩关节内压力可高达体重的5倍。滑囊炎和肌腱炎的保守药物治疗包括:休息辅以非甾体抗炎药,以及局部封闭以控制疼痛和炎症反应。保守治疗方法包括:相对制动;冷/热/超声波治疗;纠正异常姿势、肌力不平衡、关节活动度受限、错误轮椅内姿势,以及不当的转移技术。

上肢疼痛影响了65%的患者的转移。疼痛常与减压、转移和驱动轮椅有关。63%的患者因此就医,其中90%接受了物理治疗、药物治疗或按摩。尽管只有27%患者接受了轮椅或家庭改造或者关节保护的教育,但几乎所有患者会从这些方法中受益,认为很有帮助的占到26.6%,极有帮助的占到63.6%[7]。

肘部的肌肉骨骼疾病源于肌肉肌腱的牵拉或神经撞击。脊髓损伤患者肘关节疼痛的发病率近15%[3]。大多数上肢疼痛与骨科疾病有关,如肌腱炎和滑囊炎。肘部的卡压可能出现在屈肘姿势下的肘管。此外,由于仅一层韧带结构覆盖关节外表面,也容易发生直接创伤。在电诊断中,轮椅使用者运动传导速度更慢[8]。

约 25% 的完全性四肢瘫患者在伤后 18 个月内出现了腕关节疼痛。相较肩或肘的疼痛,C_6 水平的完全性四肢瘫患者在康复治疗后更常出现腕关节疼痛。C_6 水平四肢瘫的患者屈腕肌瘫痪,只能用伸腕肌维持腕关节的稳定。通过"肌腱固定原理"利用反复伸腕实现日常的抓握的动作也会导致腕关节的损伤。其他导致腕痛的问题有后骨间神经综合征、Wartenberg 综合征和月骨缺血性坏死[9]。49% 的损伤平面在胸 2 及以下截瘫患者会出现腕管综合征的症状和体征。截瘫患者大多的日常生活活动都会出现最大伸腕锁死的动作,如从轮椅上撑起的坐骨减压技术。驱动轮椅时,腕关节被动伸展在腕管处产生的压力及伴随而来的腕部掌侧的损伤,导致了四肢瘫患者中腕管综合征的高发病率[10]。腕管综合征的治疗包括休息、夹板固定和激素注射。如需手术,必须准备好术后恢复期患者的辅助移动装置,如电动轮椅。

由于骨质疏松症、HO、创伤和良性关节积液,SCI 患者易发生膝关节积液。Mukand 等人注意到瘫痪和感觉缺失导致 SCI 患者易患创伤性膝关节积液。对 11 例 SCI 合并膝关节积液患者的 2 年回顾分析发现,膝关节积液的原因是外伤(6 例)、假痛风(2 例)、痉挛、胫骨平台骨折、化脓性关节和膝关节前交叉韧带和外侧副韧带撕裂[11]。Varghese 和 Chung 推测,物理治疗引起的微创伤,或由于肌肉支撑减弱引起的关节位置或关节囊松弛,可能导致了膝关节积液[12]。Buschbacher 等人提出了几种关于在 SCI 患者膝盖中发现非炎性积液的假设。他们认为,关节生物力学的改变可能会刺激组织或导致关节软骨的营养减少。可能是单个或两种机制一同导致积液[13]。

记忆要点

- 根据损伤平面不同,颈痛的发病率可高达 16%,四肢瘫的患者发病率最高。
- 背痛或躯干疼痛发病率高达 83%,胸髓水平的损伤常出现这类疼痛。
- 上肢痛影响了 65% 的患者的转移。疼痛常发生在减压、转移和驱动轮椅时。

脊柱畸形

脊柱畸形常见于儿童脊髓损伤,发病率高达 98%,特别是如果损伤发生在骨成熟之前[14-17]。在 Dearolf 等人关于青春期前儿童损伤的研究中,98% 发生了脊柱侧弯,67% 需要手术矫正。与之相反,若损伤发生在骨成熟之后,脊柱侧弯的发生率为 20%,5% 需要手术[15]。脊柱畸形的原因有肌肉的无力、失衡、残存畸形,或者医源性损害如椎板切除术[18]。由于脊柱畸形导致的问题包括骨盆倾斜、继发于坐位平衡障碍的上肢误用、压疮、疼痛、下肢矫形器佩戴困难和消化道心肺功能异常。由于脊柱侧弯的发病率高,需在青春期前每 3~6 个月进行全脊柱 X 线片,在青春期到骨成熟期需每 6~12 个月检查一次,此后每 2 年一次。本章作者(RRB)接诊过大量伤后 6 个月内侧弯角度从 0° 发展到 50° 的病例。

胸腰骶预防性支具(thoracolumbosacral orthosis,TLSO)可以延缓手术的需求。Mehta 等研究发现,123 名青年脊髓损伤患者中,脊柱侧弯角度小于 20° 时佩戴支具后的手术融合比例为 50%,而没有佩戴脊柱的手术比例为 86%[19]。此外,配搭支具能明显将手术时间平均推迟 4 年,这给了脊柱更多融合前的生长发育时间。但当初始角度为 20°～40° 时,佩戴支具只能将手术比例从 86% 降至 60%,推迟手术时间平均 1 年。这一点至关重要,由于大多骨科医师会等到侧弯角度达到 20°～40° 时才建议患者佩戴支具,而基于这些数据,已经迟了。根据 Mehta 的研究[19],我们建议所有未成年的脊髓损伤患者在伤后即刻在出现侧弯之前就开始配戴预防性支具。这项建议考虑到了支具带来的不利影响,包括活动和独立的受限,如自我导尿[20,21]。除 X 线片的侧弯角度,胸腰骶支具有利于患者的躯干支撑和屈曲曲度,利于坐立和上肢功能。

当 10 岁以上儿童脊柱侧弯的角度超出 40° 时,应考虑脊柱畸形的手术矫形[22]。患儿小于 10 岁,如果灵活性尚可,佩戴支具时能暂时减小(小于 50°),侧弯角度 80° 仍可接受,否则建议等待骨生长最终,在骨融合前采用带生长棒的内固定系统。Samdani 等人研究了脊髓损伤患者脊柱畸形手术的并发症,结果显示弯曲角度是否大于 70° 会导致术后并发症发生率出现显著性差异[23]。

记忆要点

- 未成年脊髓损伤患者的脊柱畸形发病率非常高,大多数需要手术治疗。
- 胸腰骶预防性支具有利于延缓脊柱手术。
- 建议所有未成年脊髓损伤患者在损伤后即刻开始使用预防性支具。
- 在大于10岁的儿童中,如侧弯角度大于40°,建议手术矫正。

Charcot关节病

另一种脊髓损伤特殊的问题是脊柱的 Charcot 关节病,在儿童中的表现和成人一样,且不易诊断治疗。本病的病理生理基础是关节感觉和本体感觉的丧失。它会出现异常机械性退变并最终导致关节/脊柱的破坏。通过临床表现不易诊断。患者会诉背部不确定性的疼痛,可能会丧失之前能达到的坐位平衡。患者可能有"摩擦"或"弹响"声,如果不进行治疗,将会发生神经病理性改变,重可致肌肉迟缓(loss of spasticity)(图 49.1a~f)。Charcot 脊柱的鉴别诊断很难,需排除的两种重要情况是慢性感染和肿瘤[24-27]。活检能明确鉴别,在 Barrey 的回顾研究的 109 名患者中,36% 进行了活检来排除感染或肿瘤[28]。由于 Charcot 脊柱和感染的发病率相似,均为 14%,活检也可在疑似 Charcot 脊柱的患者中明确诊断[29-32]。感染和 Charcot 脊柱伴发的情况发生在脊柱感染侵及骨组织和间盘,影响

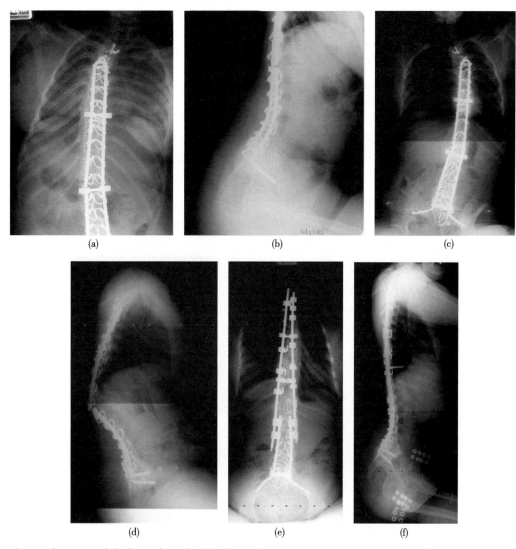

(a)　　　　　(b)　　　　　(c)

(d)　　　　　(e)　　　　　(f)

图 49.1 一名 14.5 岁 Charcot 脊柱患者,在 11 岁时接受融合手术治疗,图示其前后位和侧位平片。(a)和(b)显示了创伤后 T_{12}~L_1 节段钉棒断裂。(c)和(d)是在创伤后 3 个月内拍摄的,患者表现出痉挛减轻、严重的不稳和后凸畸形,待手术处理。(e)和(f)为患者接受多节段内固定扩大修复手术后。除了后侧延长的内固定物,还在脊柱前外侧移植了肋骨瓣以帮助愈合

了其稳定性导致 Charcot 脊柱，或者 Charcot 脊柱出现了假关节积液，积液有时可胀破皮肤表面，产生窦道，脊柱发生继发感染。这种情况下要同时治疗感染和 Charcot 关节。

最终，需要手术来稳定受累的脊柱节段，来获得高质量的融合。治疗的一部分包括坏死和炎症组织的清理。如未计划将脊柱融合到骨盆上，作者强烈建议将融合范围扩大到骨盆，不要遗留任何未融合的节段导致 Charcot 脊柱复发。作者在实践中观察到大量患者在融合节段的下方再发 Charcot 脊柱，因而需要再手术与骨盆融合。

> **记忆要点**
>
> - Charcot 关节病源于关节感觉和本体感觉的缺失，这种缺失导致了关节异常/脊柱破坏。
> - 活检适用于疑似 Charcot 脊柱的病例中，可排除合并的感染。
> - 建议手术治疗以稳定病变的脊柱节段，实现高质量的融合。

关节软组织挛缩

目前没有关于儿童中的关节挛缩发病率的研究。但以第一作者（RRB）的经验，该疾病发病率和成人大致相似。在 Diong 的研究中，前瞻性地做了 92 名成年患者（大于 18 岁）的随访，全部患者中发生至少一个部位关节挛缩的患者占比 66%[95% 可信区间（CI）55~77][33]。关节挛缩定义为随访 1 年间关节活动度较基线下降 10° 以上。根据这个定义，截瘫患者中 47%（95%CI 31~64）出现至少 1 处关节的挛缩。这一比例在四肢瘫的患者中为 83%（95%CI 71~95）。在 Diong 的研究中各关节挛缩的发病率为：肩 43%，肘和前臂 33%，腕和手 41%，髋 32%，膝 11%，踝 40%。不足的是该研究中没有涉及有临床意义的挛缩[33]。

四肢瘫患者有发生上肢关节挛缩的风险，特别是那些肌痉挛严重但拮抗肌又处于下运动神经元损害的患者[34]。C_5 和 C_6 四肢瘫的患者易发生肘屈旋后挛缩。这些患者肱三头肌瘫痪但肱二头肌未受累。他们在坐位或平卧时倾向于肘关节屈曲。特别是如果长时间仰卧位，会使肱三头肌瘫痪的患者难以从屈肘位实现被

动的伸肘。四肢瘫患者轻到中度的屈肘旋前挛缩畸形常采用牵伸、系列矫形器或肉毒毒素注射的治疗策略。另一些挛缩需要手术治疗如肌肉延长或截骨矫正[35]。

髋关节挛缩在儿童脊髓损伤者中常见，并影响移动，特别是在挛缩角度超过 30°~40°。但和成人相似，物理方法的牵伸对真正的关节挛缩能起到的改善活动度的作用有限[36]。通常需要手术松解，但复发率高[37]。髋关节挛缩的管理应是个体化的，基于神经损伤平面、是否有先天性髋臼发育不良，以及移动状态。髋关节挛缩通常采用手术松解、术后渐进支具和物理治疗。但对于有潜力的佩戴或不戴支具下能连续行走的患者，松解手术应慎重。假性屈髋挛缩限制了直立以及下位腰段损伤患者使用交互式髋支具。这种假性屈髋挛缩可通过 Soutter 方法缓解。大龄儿童的髋膝挛缩常由于移动时未关注和长时间使用轮椅所致，因此这些患者挛缩缓解后不会改善移动能力，复发也比较常见。

腘绳肌和踝跖屈挛缩在脊髓损伤后常见，因此预防是很重要的，特别是那些要自己移动的孩子。牵伸、系列支具、神经阻滞和手术松解都是可以采用的方法。要避免腘绳肌过度牵伸以免影响它在坐位时辅助骨盆平衡的作用。在没被过度牵伸的情况下，肌肉的被动张力可防止患者屈髋前倾，反之则不能起到这个作用[38]。

如严重的屈髋畸形影响了坐位或仰卧时，作者采用过双侧股骨截骨（在髓内钉部位）来取代松解造成的大范围的软组织破坏，以实现改善关节活动度。

> **记忆要点**
>
> - 关节挛缩定义为随访 1 年间关节活动度较基线下降 10° 以上。
> - 四肢瘫患者和截瘫患者任一关节挛缩的发生率分别为 83%、47%。
> - 肩关节受累常见于四肢瘫患者，踝关节受累常见于截瘫患者。
> - 关节挛缩的治疗包括拮抗组织的物理牵伸或手术松解。

异位骨化

儿童脊髓损伤患者中异位骨化发病率近 3%，成年人中为 20%[18,39]。和成年人相同，儿童青少年中最易

受累的关节也是髋关节。在儿童青少年中,异位骨化的发病时间平均为脊髓损伤后 14 个月,而在成年人中则为 1~4 个月[40]。

90% 脊髓损伤患者的异位骨化发生于髋周,其他少见的部位包括膝、肘和肩[41,42]。髋关节前内侧面和股骨内上髁是最常受累的区域。异位骨化是关节外的,具有向心性成熟的特点[43]。脊髓损伤后异位骨化的病因学尚不明确,可能与发病机制有关的因素包括:局部创伤、痉挛、组织缺氧、坏死和体液因素[44-47]。

高龄、完全性脊髓损伤、压疮和痉挛加重均与异位骨化的发生正相关[48]。

最常见的早期临床症状为受累肢体关节活动度受限,容易与脊髓休克期过后出现的痉挛混淆。急性炎性反应的常见伴随症状有:发红、肿胀、发热以及疼痛(红肿热痛)。需和深静脉血栓、蜂窝织炎、骨髓炎或化脓性关节炎鉴别。在多数病例中,异位骨化在发生的 6 个月内趋于稳定,不造成或仅有很小的功能影响。但当活跃的成骨持续超过 6 个月的时候,很可能发生骨性关节僵硬,这出现在 10%~20% 的患者中。大多研究显示异位骨化的发病率在 20%~30%,发病高峰为急性损伤后 4~12 周。但只有其中 10%~20% 有临床意义,这些患者中不到 10% 会发展成 Brooker 分级的 IV 级,出现关节僵硬[49]。当有严重的异位骨化时,会影响坐位平衡,导致形成骨盆部位的压疮并加重痉挛[50]。

血液检查会表现为红细胞沉降率、C 反应蛋白和血清碱性磷酸酶的升高[51]。Cipriano 等研究了大量用于诊断异位骨化的影像学技术[52],建议读者查阅参考资料以获取更多的细节信息。本章第一作者(RRB)采用 99 锝(TC-99m)标记亚甲基膦的三期骨扫描作为早期诊断方法,此时预示异位骨化的血液变化可能先于骨形成[53]。本章第二作者(HHM)将 MRI 用于早期诊断。Argyopoulou 等[54]指出 MRI 在早期诊断急性期住院患者的异位骨化方面优于 X 线。MRI 可以在伤后 20 天发现异位骨化的发生,在出现临床症状后平均 1.4 天确诊。而 X 线要到有临床症状后 23 天才能发现。尽早诊断才能早期治疗。当药物预防对异位骨化无效时,可采用更激进的方法如放疗。

在脊髓损伤后前 2 个月使用吲哚美辛可有效预防异位骨化[55]。

因为发病率并不高,用依替膦酸钠预防异位骨化的方法不常规用于儿童脊髓损伤患者[53](Shriners 医院儿科数据库中 12 岁以下患儿发病率不足 5%[18],而

成人中为 20%[38])。

此外,由于可能造成长骨生长板佝偻病样改变,依替膦酸钠禁用于青春期前的儿童[56-58]。如果有任何临床怀疑或骨扫描、超声、MRI 或 CT 的阳性证据,应使用抗炎药如吲哚美辛或托美丁(适用于小于 12 岁的儿童)。据本章第一作者(RRB)的经验,几乎全部髋关节异位骨化的患者均伴随有膝关节无菌非炎性渗出。推测膝关节的渗出可能是由于髋关节异位骨化炎性反应引起的交感神经反应。

异位骨化在儿童和成人中的治疗相似。手术指征是严重的功能受限。异位骨化的切除应在发生后 1~1.5 年。从文献和我们的经验看来,建议不要推迟手术切除的时间,以避免股骨颈皮质疏松和关节内粘连。手术不应延期到骨扫描和碱性磷酸酶正常,这是 20 年前的观点[38,59]。目前建议手术应在出现功能障碍后尽快进行,这时可能距出现异位骨化仅有 1 年。术后,预防非常重要。术后应用吲哚美辛[1~3mg/(kg·d)一日两次或三次,最大剂量 200mg/d]或托美丁[60]。由于理论上存在晚期并发症放射性骨肉瘤的可能,放疗不作为儿童术后的常规治疗。但对于复发及严重的异位骨化,放疗是唯一有效的治疗。

> **记忆要点**
>
> - 异位骨化在儿童脊髓损伤患者中发病率为 3%,在成人中为 20%,髋关节是最常受累的。
> - 在儿童脊髓损伤患者中,异位骨化平均发病时间为伤后 14 个月,成人为伤后 1~4 个月。
> - 高龄、完全性脊髓损伤、压疮和痉挛加重均与异位骨化的发生正相关。
> - MRI 和三期骨扫描可用于脊髓损伤异位骨化的早期诊断。
> - 当出现严重功能障碍时应考虑手术切除异位骨化。

骨质疏松和长骨骨折

在遭受脊髓损伤后短时间内就会发生骨量丢失,在伤后 6~12 个月进入平台。脊髓损伤的儿童和青少年与同年龄性别的孩子相比,骨量仅为后者的 60%[17,61]。

在伤后 16 个月的时候,下肢和骨盆松质骨的骨量丢失达到 50%~70%[62]。四肢瘫的患者还会出现上肢

的骨量丢失,但脊柱的骨量尚可。患者的骨量丢失源于破骨的活跃,表现为高钙血症、高尿钙和甲状旁腺素-维生素D轴的抑制[63]。

Lauer等研究发现,功能性电刺激辅助下的站立、踏步或踏车可提高骨密度近25%[64]。

在骨量丢失的儿童及成人脊髓损伤患者中,14%会出现病理性长骨骨折[18,22]。在脊髓损伤后的20年内,累计的长骨骨折发病率约2.5%[65]。骨折更好发于完全性脊髓损伤和女性患者。成年脊髓损伤患者的骨折可发生于转移时跌倒,而当骨质疏松严重时,很小的应力就可导致骨折,如关节活动度训练。最常见的骨折部位为股骨髁上和胫骨近端,股骨干、胫骨和肱骨骨折也较常见[66,67]。发生病理性骨折的患者表现为肢体的发热肿胀,常规X线片即可发现,在生长发育中的儿童中,诊断病理性骨折需要高度怀疑的证据[18]。诊断成人的骨折,疼痛、肢体肿胀、血肿和骨擦感就很敏感。在一些被延误诊断的通过长骨骺板的骨折病例中,会出现额外的问题。通过骺板的骨折会造成明显的骨膜反应,在X线中的表现类似于恶性骨肿瘤[68]。有经验的儿科放射科医生和儿科骨科医生应仔细鉴别,以避免让孩子遭受不必要的活检或其他检查。治疗的主要目标是减少并发症,促进骨折正常对线愈合,维持骨折前的功能。对于全天轮椅使用者,一定的短缩和成角是可接受的[69],但旋转畸形是不能接受的。治疗病理性骨折建议用可穿脱的夹板[18,22,70]。如果需要用石膏,必须在所有的骨突处放置衬垫并做成两片式以保证能检查皮肤避免压疮。由于骨质疏松,通常不使用内固定钢板或外固定装置,但髓内钉在预防畸形和短缩、允许早期活动中有很大优势。在3~4周内大量的骨痂生长,可减少夹板或石膏的制动限制,在6~8周时恢复活动度,负重(起立床或站立)需等到更晚一些的时候[69,71]。支具辅助下转移需推迟到骨折后6~8周。

当保守治疗不能控制旋转畸形时,需手术干预。痉挛情况下股骨近端骨折、不耐受夹板、血管受累、过度短缩成角影响功能或美观,这些情况也都需要手术治疗[72-74]。

骨折的预防非常重要,但在儿童脊髓损伤患者中更难做到,因为在不同年龄阶段要关注不同的危险动作。看护者要注意危险动作。应鼓励通过支具或功能性电刺激辅助下负重来减少骨量丢失。良好的营养和充足的日照也是非常重要的。脊髓损伤患者较健康人的维生素D缺乏发病率更高,有效安全

的维生素D补充是十分必要的。有研究指出,补充维生素D 2 000IU/d,同时补充钙剂,就可将绝对或相对缺乏提高到相对可接受的水平[75]。尽管没有关于儿童的后续研究,但不建议将双膦酸盐类如阿仑膦酸钠用于原发神经肌肉病的儿童和青年提高骨密度[76]。

> **记忆要点**
>
> - 在遭受脊髓损伤后短时间内就会发生骨量丢失,在伤后6~12个月进入平台。
> - 最常见的骨折部位为股骨髁上和胫骨近端。
> - 成年脊髓损伤患者的骨折可发生于转移时跌倒,而当骨质疏松严重时,很小的应力就可导致骨折。
> - 治疗的主要目标是减少并发症,促进骨折正常对线愈合,维持骨折前功能。

髋关节不稳

在儿童脊髓损伤患者中,髋关节脱位、半脱位和挛缩都是很常见的,特别是年龄小的患者[18,22,70,71,77,78]。在Betz的研究中,如损伤年龄小于5岁,100%会出现髋关节不稳,损伤年龄小于10岁,83%会出现髋关节不稳[22]。在McMarthy和Betz的另一研究中,10岁前受伤的髋关节不稳发病率为93%(图49.2)[78]。

据本章第一作者(RRB)的经验,髋关节不稳不论在四肢瘫还是截瘫、男性还是女性、痉挛性瘫还是弛缓性瘫中均可出现。在青春期后,新发的髋关节脱位最

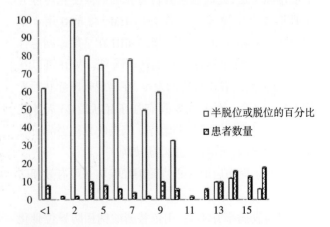

图49.2 不同年龄患者的髋关节半脱位或脱位的百分比:脊髓损伤时≤10岁者为93%,而>10岁者仅9%[78]

可能的原因是感染,任何 X 线诊断的急性的髋关节脱位都应引起足够的注意,须排除感染。

由于 10 岁以前受伤的儿童患者有较高的髋关节脱位和挛缩的发病率,本章第一作者(RRB)建议采用更激进的预防措施,包括主动软组织牵伸、痉挛控制、预防性外展支具以及俯卧睡姿。

髋关节不稳的手术指征尚不明确。随着用于站立和行走的功能性电刺激的发展以及未来可能的脊髓再生,需考虑激进的预防性手术治疗髋关节不稳[18,22,79]。如果患者存在痉挛,而他将来有可能实现生物学修复或应用功能性电刺激,那么要积极地防止髋关节脱位,其中也包括了通过药物或巴氯芬泵控制痉挛。通常,髋关节主要是半脱位,这种激惹会加重痉挛。如果患者是弛缓性截瘫,未来的脊髓损伤生物修复不会恢复运动功能,因此我们不需过于激进地处理髋关节半脱位。我们仅在下腰椎脊髓发育不良,特别是单侧的患者中才采用手术治疗。腰带伤和低运动平面如 $L_3 \sim L_4$ 的患者适合进行髋关节固定。弛缓性截瘫的患者在处理骨结构同时还应处理肌肉的平衡,如附着于大转子的 Lindseth 外斜肌[81,82]。

手术时机的选择

股骨近端内翻截骨伴髋臼后方 Dega 截骨成形术可用于髋关节半脱位的患者[18,78]。通常,大多用于先天性髋脱位的标准截骨不够用于恢复后侧的覆盖,而大多髋关节半脱位和脱位的截瘫患者都是后侧不稳。

额外对髋臼的处理包括反向髋骨三角截骨或 Ganz 截骨可恢复后方半脱位(图 49.3)[79]。

弛缓性瘫痪接受了髋关节固定的患者需要进行肌肉转移以巩固髋关节的稳定。本章第一作者(RRB)推荐行腹外斜肌转移(Lindseth 方案)[80]。这不只有主动转移的效果,还会产生腱固定效果以保持髋关节的稳定性。

痉挛性脊髓损伤患者的髋关节半脱位治疗原则与脑瘫儿童的相似,在尝试复位关节前应先控制痉挛。先尝试口服药,但可能需要植入巴氯芬泵。儿童脊髓损伤患者特有的髋关节术后并发症包括手术髋周的异位骨化。本章第一作者(RRB)建议常规在 12 岁以下儿童中使用抗炎药(吲哚美辛 25mg 一日三次,或托美丁)直到术后 3 个月。此外,还可使用依替膦酸钠 6 周。

记忆要点

- 在儿童脊髓损伤患者中,髋关节脱位、半脱位和挛缩都是很常见的。
- 建议采用激进的预防措施,包括主动软组织牵伸、痉挛控制、预防性外展支具以及俯卧睡姿。
- 股骨近端内翻截骨伴髋臼后方 Dega 截骨成形术可用于髋关节半脱位的患者。
- 痉挛性脊髓损伤患者在尝试复位关节前应先控制痉挛。

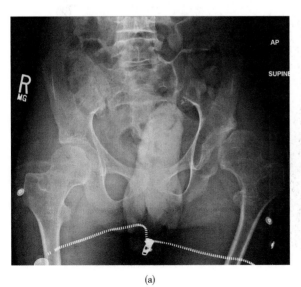

(a)

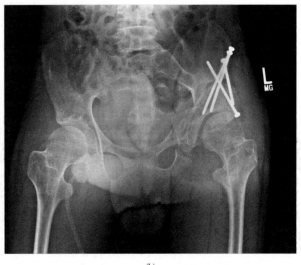

(b)

图 49.3　(a)15 岁骨发育成熟的胸脊髓损伤患者髋关节半脱位术前的正位 X 线片。(b)术后影像,通过 Ganz 截骨实现了后侧良好的覆盖

髋关节不稳和脊柱侧弯

常伴随髋关节半脱位发生的脊柱侧弯给治疗提出了特殊的难题。如充分矫正侧弯和骨盆倾斜有助于矫正早期的髋关节半脱位。在脊柱融合术后,常出现髋关节挛缩,需要进行松解来纠正髋关节半脱位,使患者能实现脊柱侧弯术后的坐位平衡。

偶尔会有假性屈髋挛缩导致的脊柱侧弯(阔筋膜张肌和臀中肌外展挛缩)。假性屈髋挛缩可通过以下方法鉴别:选取屈髋挛缩大于45°的髋关节,使髋做最大的外展,此时屈髋挛缩几乎完全消失。这证明了外展肌和阔筋膜张肌的紧张以及骨盆的侧倾(图49.4a~e)。本章第一作者(RRB)建议进行Soutter松解,即Salter截骨的标准前外侧入路[82]。自接近腋中线的位置起分离髂骨翼隆起至髂前下棘。髂骨翼隆起和臀肌从髂骨外侧面向后剥离,肌肉的力线离开身体中线(不会再出现对肌肉牵拉的矢量)。修整髂嵴以便重新固定后不会出现屈曲挛缩。这种肌肉的松解

矫正了骨盆的倾斜,轻度的脊柱侧弯得以平衡,降低了髋关节反向半脱位发展为全向半脱位或脱位的风险。图49.5(a~e)展示了一例个案。

在一些情况下,脊柱侧弯需要手术治疗,但髋关节半脱位是不稳定的,必须手术矫正。手术的基本原则是在髋关节手术前,先充分纠正脊柱畸形和骨盆侧倾。这是由于:①如果不先纠正骨盆的侧倾,持续处在内收的髋关节不能保持长期的稳定;②脊髓损伤患者的脊柱手术术后深静脉血栓或肺栓塞的发病率较低,而髋关节手术后即使充分预防,深静脉血栓的发病率仍很高,在围术期对深静脉血栓的预防或治疗会使脊柱手术非常困难,特别是当血栓还没有发生的时候。

通常,在脊柱矫正后的数周进行髋关节手术。脊柱手术后,患者使用依诺肝素钠(Lovenox)。至少进行两次多普勒超声来排查深静脉血栓。如果脊柱的伤口干燥且没有任何进行性出血或感染,在术后2~3周时可手术治疗需处理的髋关节半脱位[39, 49, 50, 83]。

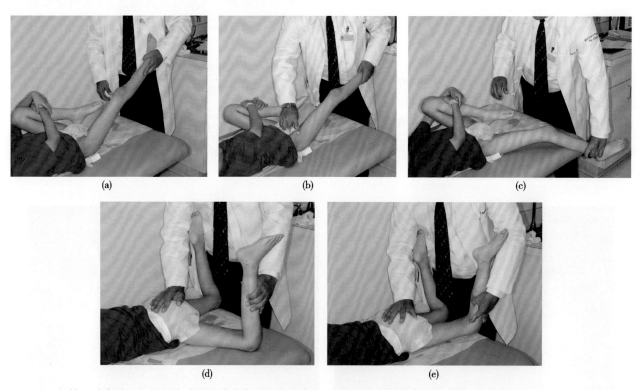

图49.4 假性屈髋挛缩。(a)屈曲对侧髋关节使腰椎前凸减小,右侧髋关节表现为屈曲挛缩。(b)手指的位置指示出了紧张的阔筋膜张肌。(c)右髋外展后屈曲挛缩明显减轻是由于紧张的阔筋膜张肌和臀中肌前束在外展位下被放松。在俯卧位下进行非手术治疗,牵伸阔筋膜张肌(d)和臀中肌(e)

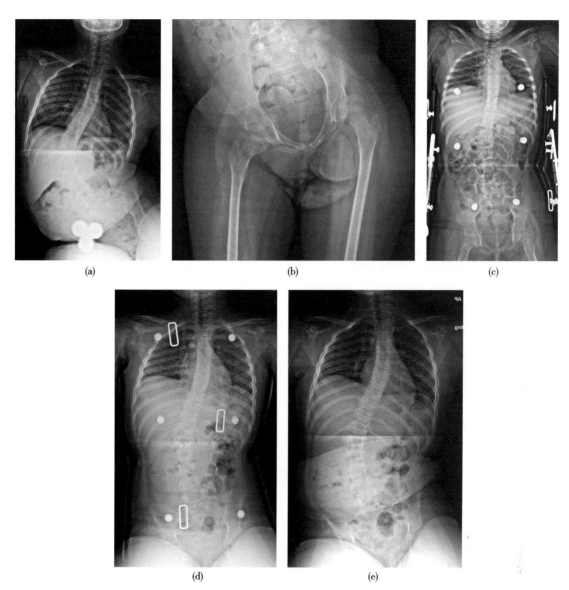

图 49.5　9 岁女孩，安全带伤，T_{12} 节段弛缓性截瘫。(a) 坐位下正位片可见明显的脊柱侧弯和骨盆侧倾。(b) 骨盆正位：右髋明显假性屈髋挛缩，这可能是导致骨盆侧倾和加重脊柱侧弯的原因。(c) 仰卧位脊柱髋关节正位，双髋松解术后：右髋 Soutter 松解，左髋内收屈曲松解。脊柱侧弯明显纠正，髋关节也不再有脱位风险。(d) 佩戴支具下脊柱正位：髋关节松解后，患者既往未佩戴过支具。(e) 未佩戴支具下脊柱正位：双髋松解后。对比 (a) 有明显的改善

脊髓空洞

　　脊髓积水空洞或囊腔的形成被称为脊髓空洞症或脊髓积水[83-86]。脊髓空洞在儿童[87]或成人[88]患者中均可发病，50% 患者会发生脊髓空洞。自伤后 2 个月至数十年，空洞可发生在任何时间，是脊髓损伤后脊髓病变加重的最常见原因。由于它会在患者完成康复后造成新的残疾，因此是毁灭性的[89]。其发病机制包括：损伤节段脊髓血肿的酶溶解，由于蛛网膜下腔出血或残余椎管狭窄导致的蛛网膜炎或脊膜瘢痕，以及残余脊柱后凸畸形导致的脊髓栓系[90-92]。脊髓空洞通常是无症状的，但会明显影响上肢功能，通常表现为上肢的烧灼痛或酸痛，也可表现为感觉平面的上升。不常见的临床表现包括：痉挛的增高或降低，多汗，自主神经反射异常，体位性低血压，长时间坐立后颈部肌疲劳，脊柱侧弯，呼吸肌抑制或迷走心血管反射异常[93]。做上肢手

术的所有患者都应进行术前的颈椎 MRI 检查,以确定不存在会造成进一步运动神经损失的新发或将发的巨大空洞。作者曾见过在肌腱转移术后空洞扩大影响功能的病例。保守治疗和手术治疗都可用于脊髓空洞。在没有或仅有轻度神经功能障碍时可在密切观察下采用保守治疗[94,95]。在神经功能障碍进行性加重或有严重顽固疼痛的时候,考虑采用手术治疗。手术的术式有很多种,包括:空洞切除,脊髓空洞 - 蛛网膜下腔或腹腔分流,蛛网膜炎或脊膜瘢痕切开重建蛛网膜下腔,硬脊膜重建,以及脊髓切断术[96]。

> **记忆要点**
>
> - 近 50% 的脊髓损伤患者会发生脊髓空洞。
> - 脊髓空洞是脊髓损伤后造成脊髓病变加重的最常见原因。
> - 在没有或仅有轻度神经功能障碍时可在密切观察下采用保守治疗。
> - 在神经功能障碍进行性加重或有严重顽固疼痛的时候,考虑采取手术治疗。

脊柱内固定术后的深部伤口感染

因脊柱畸形或外伤进行脊柱内固定融合手术,伴或不伴脊髓损伤的患者,术后的急性深部伤口感染是个特殊的难题和挑战[97-99]。通过及时积极的治疗,感染通常可以得到控制同时还可以保留内固定物[97,98,100]。对于移植物是否应全部清除目前尚无共识,但彻底清除脓液是合理的。术者会采用脉冲灌洗系统来冲洗伤口。

文献中报道的急性伤口感染的处理措施各不相同:对清创过的伤口是保留开放填塞还是采用负压海绵[101,102],或是一期缝合;是关闭伤口保留引流还是抗生素冲洗引流[100],又或是采用抗生素珠链;抗生素疗程用多久[97]。

有些伤口,特别是那些需要重复清创或有巨大空腔需要填充的,需用肌皮瓣关闭伤口[102]。成形手术适用于这种情况。

没有哪种单一抗生素是明确最有效的。葡萄球菌是最常见的病原体,大多感染是多重细菌的,抗生素的使用应以培养结果为依据,有针对性地使用。建议与感染性疾病专家讨论用药。

通常,在未得到培养结果时采用广谱抗生素。口服或静脉抗生素的疗程取决于个体危险因素、病程和临床经验。

新一代钛合金置入物较不锈钢置入物更不易形成生物膜,提高了保留置入物的成功率[97]。

> **记忆要点**
>
> - 葡萄球菌是最常见的病原体。
> - 及时、积极的治疗可以控制深部伤口感染并保留内固定物。
> - 清创及处理伤口合并使用抗生素是控制术区感染的首要方法。

国际脊髓损伤肌骨数据库

国际脊髓损伤肌骨数据库作为国际脊髓损伤数据库的一部分,促进了脊髓损伤患者肌肉骨骼资料的不断总结积累[103]。查看该数据库及其他脊髓损伤数据库请访问 http://www.iscos.org.uk/international-sci-musculoskeletal-data-sets。

结语

骨骼肌肉问题严重影响了脊髓损伤患者的功能。预防是最有效的方法,治疗是为了改善功能预防继发功能障碍。多种潜在的骨科疾病会在成人及发育中的儿童中出现,包括脊柱畸形(98%)、髋关节不稳(43%)、关节挛缩(83%)、异位骨化(3.3%)、病理性长骨骨折(14%),以及脊髓空洞(51%)。保守治疗是治疗时的主要手段。有时,手术治疗会给这些脊髓损伤的患者带来很好的结局。

本章重点

- 脊髓损伤患者有较高的肌肉骨骼并发症的发病率,这会影响到他们的功能。
- 脊髓损伤后主要的肌肉骨骼并发症包括脊柱畸形、关节挛缩、Charcot 关节病、术后伤口感染、髋关节不稳伴脊柱侧弯、异位骨化、骨质疏松和肢体骨折以及脊髓空洞。
- 预防是最有效的方法,治疗是为了改善功能及预防继发功能障碍。

(谷莉 译 周谋望 校)

参考文献

1. Nepomuceno C, Fine PR, Richards S, et al. Pain in patients with spinal cord injury. *Arch Phys Med Rehabil* 1979;60:605-9.

2. Kirshblum S. New rehabilitation interventions in spinal cord injury. *J Spinal Cord Med* 2004;27:342-50.

3. Sie IH, Waters RL, Adkins RH, et al. Upper extremity pain in the post-rehabilitation spinal cord injured patient. *Arch Phys Med Rehabil* 1992;73:44-8.

4. Bayley JC, Cochran TP, Sledge CB. The weight-bearing shoulder. The impingement syndrome in paraplegics. *J Bone Joint Surg Am* 1987;69:676-8.

5. Akbar M, Balean G, Brunner M, et al. Prevalence of rotator cuff tear in paraplegic patients compared with controls. *J Bone Joint Surg Am* 2010;92:23-30.

6. Wylie EJ, Chakera TM. Degenerative joint abnormalities in patients with paraplegia of duration greater than 20 years. *Paraplegia* 1988;26:101-6.

7. Dalyan M, Cardenas DD, Gerard B. Upper extremity pain after spinal cord injury. *Spinal Cord* 1999;37:191-5.

8. Stefaniwsky L, Bilowit DS, Prasad SS. Reduced motor conduction velocity of the ulnar nerve in spinal cord injured patients. *Paraplegia* 1980;18:21-4.

9. Hara Y. Dorsal wrist joint pain in tetraplegic patients during and after rehabilitation. *J Rehabil Med* 2003;35:57-61.

10. Gellman H, Chandler DR, Petrasek J, et al. Carpal tunnel syndrome in paraplegic patients. *J Bone Joint Surg Am* 1988;70:517-9.

11. Mukand J, Sniger W, Kaufman J, et al. Common causes of knee effusions in spinal cord injury: a random study. *Am J Phys Med Rehabil* 1998;77:113-7.

12. Varghese G, Chung TS. Benign hydroarthrosis of knee in patients with spinal cord injury. *Arch Phys Med Rehabil* 1976;57:468-9.

13. Buschbacher R, Coplin B, Buschbacher L, McKinley W. Noninflammatory knee joint effusions in spinal cord-injured and other paralyzed patients. *Am J Phys Med Rehabil* 1991;70:309-12.

14. Bergstrom EM, Short DJ, Frankel HL, et al. The effect of childhood spinal cord injury on skeletal development: a retrospective study. *Spinal Cord* 1999;37:838-46.

15. Dearolf WW 3rd, Betz RR, Vogel LC, et al. Scoliosis in pediatric spinal cord-injured patients. *J Pediatr Orthop* 1990;10:214-8.

16. Lancourt JE, Dickson JH, Carter RE. Paralytic spinal deformity following traumatic spinal-cord injury in children and adolescents. *J Bone Joint Surg Am* 1981;63:47-53.

17. Mayfield JK, Erkkila JC, Winter RB. Spine deformity subsequent to acquired childhood spinal cord injury. *J Bone Joint Surg Am* 1981;63:1401-11.

18. Betz RR. Orthopaedic problems in the child with spinal cord injury. *Top Spinal Cord Inj Rehabil* 1997;3:9-19.

19. Mehta S, Betz RR, Mulcahey MJ, et al. Effect of bracing on paralytic scoliosis secondary to spinal cord injury. *J Spinal Cord Med* 2004;27:S88-92.

20. Anderson JM, Schutt AH. Spinal injury in children: a review of 156 cases seen from 1950 through 1978. *Mayo Clin Proc* 1980;55:499-504.

21. Lau C, McCormack G. Chronic pain management in pediatric spinal cord injury. In: Betz RR, Mulcahey MJ, editors. The child with a spinal cord injury. Rosemont (IL): American Academy of Orthopaedic Surgeons; 1996. p. 653.

22. Betz RR, Mulcahey MJ. Spinal cord injury rehabilitation. In: Weinstein SL, editor. The pediatric spine: principles and practice. New York (NY): Raven Press; 1994. p. 781-810.

23. Samdani AF, Cahill PJ, Hwang S, et al. Larger curve magnitude is associated with markedly increased perioperative complications after scoliosis surgery in patients with spinal cord injury. In: 18th International Meeting on Advanced Spine Techniques. Copenhagen, Denmark, 13–16, 2011 July.

24. Brousse C, Montigny JP, Marroun I, et al. Arthropathie neurogene de la charnier lombo-sacree chez un paraplegique. A propos d'un cas. *Ann Read Med Phys* 2008;51:734-7.

25. Jones EA, Manaster BJ, May DA, et al. Neuropathic osteoarthropathy: diagnostic dilemmas and differential diagnosis. *Radiographics* 2000;20:279-93.

26. Vialle R, Mary P, Tassin JL, et al. Charcot's disease of the spine: diagnosis and treatment. *Spine (Phila Pa 1976)* 2005;30:E315-22.

27. Wagner SC, Schweitzer ME, Morrison WB, et al. Can imaging findings help differentiate spinal neuropathic arthropathy from disk space infection? Initial experience. *Radiology* 2000;214:693-9.

28. Barrey C, Massourides H, Cotton F, Perrin G, Rode G. Charcot spine: two new case reports and a systematic review of 109 clinical cases from the literature. *Ann Phys Rehabil Med* 2010;53:200-20.

29. Mikawa Y, Watanabe R, Yamano Y, et al. Infected Charcot spine following spinal cord injury. *Spine (Phila Pa 1976)* 1989;14:892-5.

30. Morita M, Miyauchi A, Okuda S, et al. Charcot spinal disease after spinal cord injury. *J Neurosurg Spine* 2008;9:419-26.

31. Pritchard JC, Coscia MF. Infection of a Charcot spine. A case report. *Spine (Phila Pa 1976)* 1993;18:764-7.

32. Suda Y, Saito M, Shioda M, et al. Infected Charcot spine. *Spinal Cord* 2005;43:256-9.

33. Diong J, Harvey LA, Kwah LK, et al. Incidence and predictors of contracture after spinal cord injury – a prospective cohort study. *Spinal Cord* 2012;50:597-84.

34. Bryden AM, Kilgore KL, Lind BB, et al. Triceps denervation as a predictor of elbow flexion contractures in C5 and C6 tetraplegia. *Arch Phys Med Rehabil* 2004;85:1880-5.

35. Peljovich A, Bryden A, et al. The treatment of paralytic forearm supination contracture in tetraplegic patients with a rotational radial osteotomy and rigid internal fixation. In: 6th International Conference on Surgical Rehabilitation for Tetraplegia. Cleveland (OH), 1998.

36. Harvey LA, Glinsky JA, Katalinic OM, et al. Contracture management for people with spinal cord injuries. *NeuroRehabilitation* 2011;28:17-20.

37. Lindseth RE. Myelomeningocele. In: Morrissy RT, Weinstein SL, editors. Lovell & Winter's pediatric orthopaedics, 4th ed. Philadelphia: Lippincott-Raven; 1996. p. 503-35.

38. Somers MF. Spinal cord injury: functional rehabilitation. Norwalk (CT): Appleton and Lange; 1992.

39. Garland DE. A clinical perspective on common forms of acquired heterotopic ossification. *Clin Orthop Relat Res* 1991;263:13-29.

40. Garland DE, Shimoyama ST, Lugo C, et al. Spinal cord insults and heterotopic ossification in the pediatric population. *Clin Orthop Relat Res* 1989;245:303-10.

41. Banovac K, Gonzalez F. Evaluation and management of heterotopic ossification in patients with spinal cord injury. *Spinal Cord* 1997;35:158-62.

42. Stover SL, Hataway CJ, Zeiger HE. Heterotopic ossification in spinal cord injured patients. *Arch Phys Med Rehabil* 1975;56:199-204.

43. Dejerine A, Cellier A. Paraosteoarthropathies of paraplegic patients by spinal cord lesion: clinical and roentgenologic study. *Clin Orthop Relat Res* 1991;263:3-12.

44. Naraghi FF, DeCoster TA, Moneim MS, et al. Heterotopic ossification. *Orthopedics* 1996;19:145-52.

45. Michelsson JE, Rauschnig W. Pathogenesis of experimental

heterotopic bone formation forrlowing temporary forceful exercising of immobilized limbs. *Clin Orthop Relat Res* 1983;176:265-75.

46. Hernandez AM, Forner JV, de la Fuente T, et al. The paraarticular ossification in our paraplegics and tetraplegics: a survey of 704 patients. *Paraplegia* 1978;16:272-5.

47. Urist MR. Bone morphogenic protein:the molecularization of skeletal system development. *J Bone Miner Res* 1997;12:343-6.

48. Lal S, Hamilton BB, Heinemann A. Risk factors for heterotopic ossification in spinal cord injury. *Arch Phys Med Rehabil* 1989;70:387-90.

49. Bravo-Payno BB, Esclarin A, Arzoz T, et al. Incidence of risk factors in the appearance of heterotopic ossification in spinal cord injury. *Paraplegia* 1992;30:740-5.

50. Subbarao JV, Garrison SJ. Heterotopic ossification: diagnosis and management, current concepts and controversies. *J Spinal Cord Med* 1999;22:273-83.

51. Furman R, Nicholas JJ, Jivoff L. Elevation of the serum alkaline phosphatase coincident with ectopic bone formation in paraplegic patients. *J Bone Joint Surg* 1970;52A:1131.

52. Cipriano CA, Pill SG, Keenan MA. Heterotopic ossification following traumatic brain injury and spinal cord injury. *J Am Acad Orthop Surg* 2009;17:689-97.

53. Banovac K, Gonzalez F, Renfree KJ. Treatment of hetrotopic ossification after spinal cord injury. *J Spinal Cord Med* 1997;20:60-5.

54. Argyropoulou MI, Kostandi E, Kosta P, et al. Heterotopic ossification of the knee joint in intensive care unit patients: early diagnosis with magnetic resonance imaging. *Crit Care* 2006;10:R152.

55. Banovac K, Williams JM, Patrick LD, et al. Prevention of heterotopic ossification after spinal cord injury with indomethacin. *Spinal Cord* 2001;39:370-4.

56. Bellah RD, Zawodniak L, Librizzi RJ, et al. Idiopathic arterial calcification of infancy: prenatal and post-natal effects of therapy in an infant. *J Pediatr* 1992;121:930-3.

57. Pazzaglia UE, Beluffi G, Ravelli A, et al. Chronic intoxication by ethane-1-hydroxy-1,1-diphosphonate (EHDP) in a child with myositis ossificans progressiva. *Pediatr Radiol* 1993;23:459-62.

58. Silverman SL, Hurvitz EA, Nelson VS, et al. Rachitic syndrome after disodium etidronate therapy in an adolescent. *Arch Phys Med Rehabil* 1994;75:118-20.

59. Freebourn TM, Barber DB, Able AC. The treatment of immature heterotopic ossification in spinal cord injuries with combination surgery, radiation therapy and NSAID. *Spinal Cord* 1999;37:50-3.

60. Wick M, Muller EJ, Hahn MP, et al. Surgical excision of heterotopic bone after hip surgery followed by oral indomethacin application: is there a clinical benefit for the patient? *Arch Orthop Trauma Surg* 1999;119:151-5.

61. Moynahan M, Betz RR, Triolo RJ, et al. Characterization of the bone mineral density of children with spinal cord injury. *J Spinal Cord Med* 1996;19:249-54.

62. Garland DE, Stewart C, Adkins R, et al. Osteoporosis following SCI. *J Orthop Res* 1992;10:371-8.

63. Bauman WA, Garland DE, Schwartz E. Calcium metabolism and osteoporosis in individuals with spinal cord injury. *Top Spinal Cord Inj Rehabil* 1997;2:84-95.

64. Lauer R, Johnston TE, Smith BT, et al. Bone mineral density of the hip and knee in children with spinal cord injury. *J Spinal Cord Med* 2007;30 (Suppl. 1):S10-14.

65. McKinley WO, Jackson AB, Cardenas DD, et al. Long term medical complications after traumatic spinal cord injury: a regional model systems analysis. *Arch Phys Med Rehabil* 1999;80:1402-10.

66. Frisbie JH. Fractures after myelopathy. *J Spinal Cord Med* 1997;20:66-9.

67. Garland DE. Pathologic fractures and bone mineral density at the knee. *J Spinal Cord Med* 1999;22:335.

68. Wenger DR, Jeffcoat BT, Herring JA. The guarded prognosis of physeal injury in paraplegic children. *J Bone Joint Surg Am* 1980;62:241-6.

69. Freehafer AA. Limb fractures in spinal cord injury. *Arch Phys Med Rehabil* 1995;76:823-7.

70. Miller F, Betz RR. Hip joint instability. In: Betz RR, Mulcahey MJ, editors. The child with a spinal cord injury. Rosemont (IL): American Academy of Orthopaedic Surgeons; 1996. p. 353-61.

71. Freehafer AA, Mast WA. Lower extremity fractures in patients with spinal cord injury. *J Bone Joint Surg* 1965;46a:683-94.

72. McMaster WC, Stauffer ES. Management of long bone fractures in the spinal cord injured patient. *Clin Orthop* 1975;112:44-52.

73. Notthee WM. A review of long bone fractures in patients with spinal cord injuries. *Clin Orthop Relat Res* 1982;155:65-70.

74. Freehafer AA, Hazel CM, Becker CL. Lower extremity fractures in patients with spinal cord injury. *Paraplegia* 1981;19:367-72.

75. Bauman WA, Emmons RR, Cirnigliaro CM, et al. An effective oral vitamin D replacement therapy in persons with spinal cord injury. *J Spinal Cord Med* 2011;34:455-60.

76. Dominguez-Bartmess SN, Tandberg D, Cheema AM, et al. Efficacy of alendronate in the treatment of low bone density in the pediatric and young adult population. *J Bone Joint Surg Am* 2012;94:e621-6.

77. Rink P, Miller F. Hip instability in spinal cord injury patients. *J Pediatr Orthop* 1990;10:583-7.

78. McCarthy JJ, Betz RR. Hip disorders in children who have spinal cord injury. *Orthop Clin N Am* 2006;37:197-202.

79. Betz RR, Mulcahey MJ, Smith BT, et al. Implications of hip subluxation for FES-assisted mobility in patients with spinal cord injury. *Orthopedics* 2001;24:181-4.

80. Thomas LI, Thompson TC, Straub LR. Transplantation of the external oblique muscle for abductor paralysis. *J Bone Joint Surg Am* 1950;32:207-17.

81. Dias LS. Myelomeningocele. In: Canale ST, Beaty JH, editors. 2nd ed. St. Louis (MO): C. V. Mosby; 1995. Chapter 14, Operative pediatric orthopaedics. p. 765-6.

82. Smith H. Ankylosis and deformity. In: Edmonson AS, Crenshaw AH, editors. Campbell's operative orthopaedics. 6th ed. St. Louis (MO): The C. V. Mosby Co.; 1980. p. 1153.

83. Furman R, Nicholas JJ, Jivoff L. Elevation of the serum alkaline phosphatase coincident with ectopic bone formation in paraplegic patients. *J Bone Joint Surg Am* 1970;52A:1131-37.

84. Isu T, Iwasaki Y, Akino M, et al. Hydrosyringomyelia associated with a Chiari I malformation in children and adolescents. *Neurosurgery* 1990;26:591-6.

85. Menkes JH, Till K. Malformations of the central nervous system. In: Menkes JH, editor. Textbook of child neurology. 5th ed. Baltimore (MD): Williams & Wilkins; 1995. p. 240-324.

86. Nohria V, Oakes WJ. Chiari malformations, hydrosyringomyelia, and the tethered cord syndrome. In: Weinstein SL, editor. The pediatric spine: principles and practice. New York (NY): Raven Press; 1994. p. 685-705.

87. Hussey RW, Ha C, Vijay M, et al. Prospective duty of the occurrence of posttraumatic cystic degeneration of the spinal cord utilizing magnetic resonance imaging. *J Am Paraplegia Soc* 1990;13:1-20.

88. Backe HA, Betz RR, Mesgarzadeh M, et al. Post-traumatic spinal cord cysts evaluated by magnetic resonance imaging. *Paraplegia* 1991;29:607-12.

89. Bursell J, Little JW, Stiens SA. Electrodiagnosis in spinal cord injured patients with new weakness or sensory loss. *Arch Phys Med Rehabil* 1999;80:904-9.

90. Perrouin-Verbe B, Lenne-Aurier K, Robert R, et al. Post-traumatic syringomyelia and post-traumatic spinal canal stenosis: a direct relationship: review of 75 patients with a spinal cord injury. *Spinal*

Cord 1998;36:137-43.

91. Biyani A, Masri WS. Post-traumatic syringomyelia: a review of literature. Paraplegia 1994;32:723-31.

92. Asano M, Fujiwara K, Yonenobu K, et al. Posttraumatic syringomyelia. *Spine* 1996;21:1446-53.

93. Rossier AB, Foo D, Shillito J, et al. Post-traumatic syringomyelia: incidence, clinical presentation, electrophysiological studies, syrinx protein and results of conservative and operative treatment. *Brain* 1985;108:439-61.

94. El Masry WS, Biyani A. Incidence, management, and outcome of post-traumatic syringomyelia. *J Neurol Neurosurg Psychiatry* 1996;60:141-6.

95. Ronen J, Catz A, Spasser R, et al. The treatment dilemma in posttraumatic syringomyelia. *Disabil Rehabil* 1999;21:455-7.

96. Sgouros S, Williams B. Management and outcome of posttraumatic syringomyelia. *J Neurosurg* 1996;85:197-205.

97. Ahmed R, Greenlee JDW, Traynelis VC. Preservation of spinal instrumentation after development of postoperative bacterial infections in patients undergoing spinal arthrodesis. *J Spinal Disord Tech* 2012;25:299-302.

98. Brodke DS, Fassett DR. Infections of the spine. In: Spivak JM, Connolly PJ, editors. Orthopaedic knowledge update: spine. 3rd ed. Rosemont (IL): American Academy of Orthopaedic Surgeons; 2006.

99. Collins I, Wilson-MacDonald J, Chami G, et al. The diagnosis and management of infection following instrumented spinal fusion. *Eur Spine J* 2008;17:445-50.

100. Levi AD, Dickman CA, Sonntag VK. Management of postoperative infections after spinal instrumentation. *J Neurosurg* 1997;86:975-80.

101. Kuo CH, Wang ST, Yu WK, et al. Postoperative spinal deep wound infection: a six-year review of 3230 selective procedures. *J Chin Med Assoc* 2004;67:389-402.

102. Vicario C, De Juan J, Esclarin A, et al. Treatment of deep wound infections after spinal fusion with a vacuum-assisted device in patients with spinal cord injury. *Acta Orthop Belg* 2007;73:102-6.

103. Biering-Sørensen F, Burns AS, Curt A, et al. International spinal cord injury musculoskeletal basic data set. *Spinal Cord* 2012;50(11):797-802.

第 50 章　呼吸系统并发症

Srikumar V, U Singh

学习目标

本章学习完成后,你将能够:
- 列出脊髓损伤患者常见的呼吸系统并发症;
- 描述常见呼吸系统并发症的诊断和处理;
- 概述预防呼吸系统并发症的策略。

引言

Jackson 和 Groomers[1] 在一项多中心研究中评估了美国脊柱损伤协会残损分级(American Spinal Injury Association Impairment Scale, AIS)A 级、B 级和 C 级患者,发现 84% 的 $C_1 \sim C_4$ 损伤患者和 60% 的 $C_5 \sim C_8$ 损伤患者发生呼吸系统并发症。65% 的 $T_1 \sim T_{12}$ 病变患者出现严重的呼吸系统并发症,常与胸部直接创伤有关。脊髓损伤(spinal cord injury, SCI)$T_1 \sim T_6$ 可能比 $T_7 \sim T_{12}$ 损伤更容易引起呼吸系统相关并发症,因为支气管张力和腹部肌肉组织缺乏交感神经的支配[2]。80% 的颈椎 SCI 住院患者的死亡继发于肺功能不全,其中 50% 的病例是肺炎。不同呼吸系统并发症的发生率随不同损伤平面而变化。$C_1 \sim C_4$ 组肺炎是最常见的,发生率为 63%,其次是通气障碍(40%)和肺不张(40%)。在 $C_5 \sim C_8$ 组中,肺不张最常见,发生率为 34%,其次是肺炎(28%)和通气衰竭(23%)[1]。65% 的 $T_1 \sim T_{12}$ 损伤患者出现肺不张。其他与呼吸系统并发症有关的因素是年龄、先前存在的基础疾病(特别是肺部疾病),以及相关的重大创伤[1,3]。与呼吸系统并发症特别相关还有吸烟史。合并基础及相关疾病的这些患者在最初 5 天内呼吸系统并发症恶化的风险最高[4]。

除了其他潜在创伤患者外,上述 SCI 患者还应具体考虑如张力性气胸、血胸、肋骨骨折和连枷胸等呼吸系统疾病,也应根据"高级创伤生命支持"方案进行适当的排除和管理[5]。脊髓损伤患者的呼吸功能仍然是一个复苏期和初始紧急评估之外需要关心的问题。急性四肢瘫时,呼吸系统并发症的发生率在前 5 天逐渐增加,呼吸衰竭在伤后 3~4.5 天最为常见[1,6]。因此,高位脊髓损伤后第一周应密切监测通气功能。如果没有对四肢瘫、复发性肺炎以及进行支气管镜检查的患者进行专门的呼吸管理,难以维持稳定的呼吸状态[7]。呼吸系统并发症与 AIS 分级和受损神经平面(更高)有关。然而,呼吸系统并发症似乎并不影响神经系统的恢复[8]。

在慢性 SCI 中,胸部疾病与 SCI 的损伤平面或完全性无关,但与肺功能减退、喘息、慢性阻塞性肺疾病、肺炎和支气管炎病史、吸烟史有关[9,10]。第 1 秒用力呼气容积(FEV_1)和用力肺活量(FVC)的纵向变化与脊髓损伤平面和严重程度并没有直接关系,而是由于潜在的可变因素[11]。SCI 患者的肺功能下降远大于年龄相关性下降,且与体重指数增高、吸气肌力和体能下降有关[12]。其机制仍然未知,但可能涉及肥胖相关的系统性炎症[13]。因此,解决诸如肥胖、身体活动和吸烟等因素影响,对于降低慢性 SCI 患者的肺相关死亡率和发病率同样重要。

记忆要点

- 呼吸系统并发症是 SCI 患者出现并发症和死亡的主要原因。
- 神经损伤平面高和 AIS 分级严重可能引发更多的呼吸系统并发症。
- 吸烟史,伴随胸部创伤和肺部基础疾病增加了呼吸系统并发症的风险。
- 常见的并发症是肺不张、肺炎和呼吸衰竭。

肺不张

肺不张定义为一个或多个肺段或肺叶的容量减少。在急性脊髓损伤时,损伤部位黏液堵塞导致阻塞性肺不张。分泌物清除受损(呼气肌力弱)、肺膨胀受损(吸气肌力弱)和卧床不起的状态会发生黏液堵塞。表面活性物质的减少也可以起到加重作用[14]。肺不张亦可继发于误吸、胸腔积液和气胸。在黏液堵塞之后,肺泡中的空气被肺循环吸收,导致含气不足状态并且肺部塌陷。根据黏液堵塞的部位和侧支通气模式,肺不张可以是肺叶或肺段性的。肺不张在四肢瘫患者的左侧的发生率更高[15]。症状因发病的速度和受累面积而异。面积大而迅速演变的肺不张可能会引起胸痛和呼吸困难;较小的可能无症状。肺不张如果不适当干预,可能导致肺炎和呼吸衰竭(见第 30 章 "呼吸系统的管理")。临床查体可发现叩诊浊音,听诊呼吸音减弱,严重时气管发生偏离。临床怀疑肺不张时,拍胸部 X 线片,必要时行 CT 扫描可确认是否存在肺不张。经典的影像征象包括所涉及的肺段或肺叶浊化改变、纵隔移位和横隔膜抬高。严重的情况下,可以在动脉血气分析中检测到低氧血症。纤维支气管镜用于诊断和治疗,以清除黏液和减轻阻塞。支气管镜冲洗可以检查到感染的证据。若患者伴有胸部创伤、移动困难或复发性肺不张时,选择支气管镜进行治疗。管理的关键是执行分泌物清除技术和加湿氧气以达到充分饱和。出现发热可以先用广谱抗生素,后根据病原微生物培养报告调整。支气管扩张剂可能有助于排痰。如果症状恶化,则进行插管和机械通气(mechanical ventilation,MV)。正压通气和更大的潮气量可能有助于复张塌陷的肺段。

记忆要点

- 肺不张定义为在黏液堵塞、误吸、胸腔积液和气胸后,影响部位全部或部分肺的容积减小。
- 症状因病变程度而异。
- 听诊时呼吸音降低应怀疑肺不张。
- 胸片显示肺部透明性下降。
- 治疗包括分泌物清除技术和加湿富氧空气,或严重的情况下行支气管镜检查以减轻阻塞和机械通气。

肺炎

肺炎是由感染引起的肺实质炎症。美国胸科学会定义,在入院后 48 小时内发展为肺炎的是院内获得性肺炎(hospitalacquired pneumonia,HAP),插管 48 小时后发生的肺炎是呼吸机相关性肺炎(ventilator-associated pneumonia,VAP)。发热不是诊断的先决条件,患者可能只有呼吸频率增加、呼吸困难和咳嗽的症状。细菌(需氧革兰氏阴性杆菌)病原体是最常见的院内感染性肺炎病因。吸入上呼吸道分泌物或胃内容物,以及吸入呼吸机设备的杆菌,是常见的感染途径。引起肺炎的常见病原体包括铜绿假单胞菌、克雷伯菌属、大肠杆菌、肺炎链球菌和流感嗜血杆菌[16]。病毒感染也可引起肺炎但罕见,当抗菌治疗无效时应怀疑。肺栓塞(pulmonary embolism,PE)可与肺炎症状相似,因此在这种情况下必须仔细鉴别。诊断主要依据临床表现,常用的标准有以下三种[17]:发热,白细胞增多,痰液变色,血氧饱和度恶化,新发或加重的肺部浸润。支气管肺泡灌洗培养结果阳性支持肺炎。系列胸部 X 线可用于监测对治疗的反应。经验性抗菌治疗 14~21 天是足够的,对于 VAP,为期 7 天的疗程同样有效。应根据疾病的发作(早期还是晚期)、多重耐药的风险因素和感染的严重程度来选择合适的抗生素[16]。对于早发 HAP(住院 4 天内)和无明确多重耐药风险因素的 VAP 可单用头孢曲松、厄他培南、左氧氟沙星或莫西沙星进行治疗。使用抗铜绿假单胞菌头孢菌素、碳青霉烯类,或 β- 内酰胺类加抗铜绿假单胞菌氟喹诺酮类或氨基糖苷加利奈唑胺或万古霉素,以覆盖耐甲氧西林金黄色葡萄球菌的联合治疗,推荐用于晚发性肺炎或与有多重耐药性病原体相关的肺炎[16]。

记忆要点

- 革兰氏阴性杆菌是肺炎的最常见原因。
- 诊断大多是依据临床表现。
- 发热不是诊断的先决条件。
- 治疗包括支持性治疗和适当使用抗生素,后者取决于发病时间和存在多重耐药性的危险因素。

通气失败

为了维持肺泡通气,必须在负荷(胸壁弹性、肺弹性、阻力负荷如支气管痉挛和分泌物）与神经肌肉完整性之间取得平衡。在脊髓损伤中，显然这种平衡是不稳定的，导致通气失败，如 CO_2 分压（ $PaCO_2$ ）升高、呼吸困难和呼吸急促。管理包括气管插管和机械通气（详见第 30 章）。

肺栓塞

　　肺栓塞（pulmonary embolism，PE）是肺动脉闭塞，通常来自下肢深静脉的血栓。急性 SCI 发病率为 4.6%[18]，慢性 SCI 患病率很低。临床表现是多种多样的，包括胸痛、呼吸困难、呼吸急促和血流动力学异常。临床评分系统可以更准确地预测 PE[19, 20]。可以进行 D- 二聚体测定、CT 血管造影、肺血管造影、通气灌注扫描、心电图和超声心动图以帮助诊断。临床强烈怀疑 PE 立即启动低分子量肝素或磺达肝癸钠治疗[21]，而无需等待诊断性检查。当患者收缩压降至 90mmHg 以下时进行溶栓治疗。在严重的情况下，右心室后负荷可导致心室衰竭，必须启动适当的治疗管理以稳定血流动力学。华法林的长期治疗目标是维持国际标准化比率（international normalized ratio，INR）在 2~3，并且如果风险因素持续，则持续治疗至少 3 个月或更长时间。PE 是致命的，因此预防深静脉血栓形成（deep vein thrombosis，DVT）和 PE 的早期诊断至关重要。

记忆要点

- 肺栓塞的诊断困难。
- 临床表现是多种多样的，包括胸痛、呼吸困难、呼吸急促和血流动力学异常。
- 迅速启动低分子量肝素降低死亡率。
- 预防 DVT 至关重要。

神经源性肺水肿

　　神经源性肺水肿（neurogenic pulmonary edema，NPE）是一种罕见的并发症，见于中枢神经系统损伤如头部损伤或脑卒中后。文献报道了颈部 SCI[22] 以及由自主神经反射异常引起的并发症[23]。发病机制未知，但推测为大量交感神经放电[24]导致肺间质和肺泡液增加。患者通常表现为呼吸困难和呼吸急促。胸片显示肺部混浊不清，超声显示心肌壁运动不足，射血分数减少和右心导管测血流动力学可能有助于明确诊断。治疗主要为支持性，补充氧气，必要时机械通气（低潮气量和高呼气末正压）。这是一个在 48~72 小时内缓解的自限性疾病。

记忆要点

- 神经源性肺水肿罕见，发病机制不明。
- 表现为迅速发作的呼吸急促和呼吸困难。
- 胸片显示肺部混浊不清，超声心动图显示心肌壁运动障碍的射血分数减少。
- 支持治疗。

伴随胸部外伤

　　伴随的胸部钝挫伤在机动车事故导致的脊髓损伤患者中常见[25]。这种损伤包括胸壁损伤引起肋骨或胸骨骨折，损伤肺、气管和胸膜，损伤食道以及损伤心脏、心包、大动脉和静脉。与胸椎损伤相关的胸部创伤可以解释呼吸系统并发症高发病率，特别是胸腔积液和气胸[1]。其他肺相关并发症包括肺挫伤或裂伤，支气管撕裂和膈膜破裂。在初步评估时，正常的胸部 X 射线和动脉血气不一定能排除上述损伤；因此，必须对这些相关性伤害保持高度警惕[25]。可能需要进行多组检查（胸部 X 线、CT 扫描、动脉血气分析、主动脉造影，对比食管造影、心电图、超声、支气管镜检查等），这些都是根据具体情况进行的。

　　手术介入在钝器创伤中较少见。显然，主气道或食管破裂以及膈肌撕裂需要立即手术干预。肋骨和胸骨骨折用有效的止痛药行保守治疗。大多数连枷胸的病例行机械通气保守支持疗法。创伤性气胸或血胸需要在疼痛控制之下行胸腔闭式引流手术。根据肺挫伤的范围和严重程度，可以保守治疗，有时需要机械通气或手术治疗。

记忆要点

- 胸部创伤增加了呼吸系统并发症的负担。
- 大多数情况下可以行保守治疗。
- 气胸和血胸可行插管胸腔闭式引流手术。
- 膈肌和呼吸消化道撕裂需进行手术干预。

睡眠呼吸障碍

睡眠呼吸障碍（sleep disordered breathing, SDB）在 SCI 人群中比普通人群更常见[26]。它是以睡眠期间异常呼吸模式为特征的一组疾病。阻塞性睡眠呼吸暂停是最常见的 SDB，尽管患者用力吸气，但呼吸停止至少持续 10 秒[27, 28]。通常表现为打鼾、早晨头痛和白天嗜睡的症状。然而，其涉及的机制尚不清楚。通过测量 $PaCO_2$ 和多导睡眠图可诊断肺通气不足。治疗方案包括无创正压通气、经气管造口的正压通气和膈肌起搏。有些可能只需要在睡眠期间使用呼吸机辅助[29]。

> **记忆要点**
> - 阻塞性睡眠呼吸暂停是最常见的睡眠呼吸紊乱。
> - 多导睡眠图诊断。
> - 使用无创正压通气管理。

呼吸道并发症的预防

在急性 SCI 中，预防呼吸系统并发症是很重要的。密切监测生命和肺部参数，保持足够的氧饱和度是关键。分泌物清除技术、肺部充分的扩张和呼吸肌训练有助于预防短期和长期并发症（如肺不张和肺炎）（详见第 30 章）。

分泌物清除技术

一般认为有效的咳嗽和清除分泌物要求咳嗽峰流速至少为 270L/min[30]。分泌物清除技术包括：手动辅助咳嗽（quad coughing；腹部手术、下腔静脉滤器、肋骨骨折时禁用），使用袋瓣面罩吹气（例如压式苏醒球）或手动辅助咳嗽之前的舌咽呼吸，机械吹气 - 呼气，拍打（手动拍打或手持机械拍打器）、体位引流、吸痰、支气管镜检查，肺内冲击通气，高频胸壁振荡，以及吸入黏液溶解剂或水合剂用于处理顽固分泌物[31]。研究表明，吹气结合手动辅助咳嗽有最一致的、高水平的支持证据[32]。当手工方法不能达到令人满意的清除效果时，可使用机械方法。机械吹气 - 呼气的满意度报告显示分泌物清除率高[33]。禁忌证包括咯血、未经治

疗或近期的气胸、大疱性肺气肿、恶心呕吐、严重慢性阻塞性肺疾病、严重哮喘、颅内压增高和意识障碍。常见的吸气 - 呼气压力设定在 $+40/-40cmH_2O$，对咳嗽治疗有效。应根据分泌物清除的需要制定重复和循环模式。药物如异丙托品[34]、间羟异丙肾上腺素（奥西那林）[35]和沙美特罗[36]可减少气道高反应性，并可能改善分泌清除率；但是不作为常规推荐。下胸段脊髓超大刺激（T_9、T_{11} 和 L_1）可恢复咳嗽（高峰气流率和大气道压力），改善分泌物清除率，减少感染发生率和改善生活质量[37]。肋骨悬吊术，使用钛电缆将后肋（从第五到第八肋）悬挂在肩胛骨两侧的下角上，可改善咳嗽和咳痰[38]。

> **记忆要点**
> - 手动辅助咳嗽是一种简单而有效的分泌物清除手段。
> - 辅助咳嗽前用袋瓣面罩进行呼吸可改善咳嗽流速。
> - 机械通气时，必须定期吸痰。
> - 手动方法失败时使用机械方法。

呼吸肌训练

最近的证据支持进行呼吸肌训练（respiratory muscle training, RMT）或电刺激呼吸肌以促进 SCI 患者的气道廓清。RMT（吸气和呼气）可增加呼吸肌强度，并可能增加颈椎 SCI 患者的肺容量[39]。目前还需进行研究来优化这种训练的重复性和强度，以及其功能性结局，如呼吸困难的感知。已经提出的三种吸气肌训练方法是：阈值训练，阻力训练，以及等 CO_2 过度通气训练[40]。阈值训练器有一个可调的弹簧阀，可以通过收紧弹簧来增加吸气负荷。这种类型的训练对患者是有利的，因为无论呼吸模式如何，吸气肌都受到相同的负荷。阻力训练器有不同大小的孔，调整孔缩小会增加吸气负荷。如果受试者呼吸缓慢，则吸气负荷可能降低，这方面对于患者是不利的。因此，如果使用此设备进行训练，设置目标值就变得非常重要。经过针对受试者的调整，目前已经设计了各种目标值的呼吸速率（流量和 / 或吸气压力）。等 CO_2 过度通气训练器有一个重复呼吸袋，可以调整以确保该患者的 CO_2 水平保持在生理范围

内。这一训练提供了一个目标值来提高通气水平和训练强度。该装置能够在低负荷下进行训练，但是吸气和呼气流速很高，这样可以使吸气和呼气肌以较高的收缩速度进行训练。相比之下，进行阈值和阻力训练者可设置为高负荷，但收缩速度相对较低。吸气肌训练可使膈肌肥厚（超声测得膈肌厚度），吸气肌强度增加[41,42]。合并用流速装置训练 10 周也可改善最大吸气压（PImax）[43]。被动腹式功能性电刺激（functional electrical stimulation，FES）可改善四肢瘫患者独立呼吸的 FVC[44]。腹部 FES 以及自主或辅助咳嗽技术有助于气管切开术患者早日拔管[45]。氧甲氢龙[46]（Oxandrolone，合成代谢类固醇）可增加肌肉质量和力量，进而改善四肢瘫患者的肺部参数，但不作为常规推荐。

记忆要点

- 呼吸肌训练可增强呼吸肌力量。
- 方法包括阈值训练、阻力训练，以及等 CO_2 过度通气训练。

结语

　　脊髓损伤患者的呼吸功能在整个治疗期间仍然是一个问题，呼吸系统并发症对患者预后不利。应采取适当的预防和治疗措施来避免呼吸系统并发症。

本章重点

- 急性脊髓损伤治疗中进行充分的肺部管理可以预防大部分的并发症。
- 肺不张、肺炎和呼吸衰竭是常见的呼吸系统并发症。
- 加湿富氧空气和清除分泌物以维持氧饱和度至关重要。
- 即使在没有发热的情况下也必须怀疑肺炎，并使用适当的抗生素治疗。
- 肺栓塞表现的症状可能是模糊的；保持高度怀疑、早期诊断和低分子肝素治疗可降低死亡率。
- 正压通气可以成功治疗阻塞性睡眠呼吸暂停。
- 呼吸肌训练有利于气道清除。

（曾红　译　刘楠　校）

参考文献

1. Jackson AB, Groomers TE. Incidence of respiratory complications following SCI. *Arch Phys Med Rehabil* 1994;75:270-5.

2. Cotton BA, Pryor JP, Chinwilla I, et al. Respiratory complications and mortality risk associated with thoracic spine injury. *J Trauma* 2005;59:1400-9.

3. Lemons VR, Wagner FC Jr. Respiratory complications after cervical spinal cord injury. *Spine* 1994;19:2315-20.

4. Berlly M, Shem K. Respiratory management during the first five days after spinal cord injury. *J Spinal Cord Med* 2007;30(4):309-18.

5. American College of Surgeons Trauma Committee. Advanced Trauma Life Support for doctors: ATLS student course manual. 8th ed. Chicago (IL) American College of Surgeons; 2008.

6. Claxton R, Wong D, Chung F, Fehlings M. Predictors of hospital mortality and mechanical ventilation in patients with cervical spinal cord injury. *Can J Anaesth* 1998;45:44-149.

7. Wong, SL, Shem K, Crew J. Specialized respiratory management for acute cervical spinal cord injury: a retrospective analysis. *Top Spinal Cord Inj Rehabil* 2012;18(4):283-90.

8. Aarabi B, Harrop JS, Tator CH, et al. Predictors of pulmonary complications in blunt traumatic spinal cord injury. *J Neurosurg Spine* 2012;17(1 Suppl):38-45.

9. Stolzmann KL, Gagnon DR, Brown R, Tun CG, Garshick E. Risk factors for chest illness in chronic spinal cord injury: a prospective study. *Am J Phys Med Rehabil* 2010;89(7):576-83.

10. Postma K, Bussmann JB, Haisma JA, van der Woude LH, Bergen MP, Stam HJ. Predicting respiratory infection one year after inpatient rehabilitation with pulmonary function measured at discharge in persons with spinal cord injury. *J Rehabil Med* 2009;41(9):729-33.

11. Stolzmann KL, Gagnon DR, Brown R, Tun CG, Garshick E. Longitudinal change in FEV1 and FVC in chronic spinal cord injury. *Am J Respir Crit Care Med* 2008;177(7):781-6.

12. Postma K, Haisma JA, de Groot S, et al. Changes in pulmonary function during the early years after inpatient rehabilitation in persons with spinal cord injury: a prospective cohort study. *Arch Phys Med Rehabil* 2013 Aug;94(8):1540-6.

13. Stepp EL, Brown R, Tun CG, Gagnon DR, Jain NB, Garshick E. Determinants of lung volumes in chronic spinal cord injury. *Arch Phys Med Rehabil* 2008;89(8):1499-506.

14. Lanig IS, Peterson WP. The respiratory system in spinal cord injury. *Phys Med Rehabil Clin North Am* 2000;11:29-43.

15. Fishburn MJ1, Marino RJ, Ditunno JF Jr. Atelectasis and pneumonia in acute spinal cord injury. *Arch Phys Med Rehabil* 1990;71(3):197-200.

16. American Thoracic Society and the Infectious Diseases Society of America. Guidelines for the management of adults with hospital-acquired, ventilator-associated, and healthcare-associated pneumonia. *Am J Respir Crit Care Med* 2005;171(4):388-416.

17. Fàbregas N, Ewig S, Torres A, et al. Clinical diagnosis of ventilator associated pneumonia revisited: comparative validation using immediate post-mortem lung biopsies. *Thorax* 1999;54(10):867-73.

18. Waring WP, Karunas RS. Acute spinal cord injuries and the incidence of clinically occurring thromboembolic disease. *Paraplegia* 1991;29(1):8-16.

19. Douma RA, Gibson NS, Gerdes VE, et al. Validity and clinical utility of the simplified Wells rule for assessing clinical probability for the exclusion of pulmonary embolism. *Thromb Haemost* 2009;101(1):197-200.

20. Klok FA, Mos IC, Nijkeuter M, et al. Simplification of the revised

Geneva score for assessing clinical probability of pulmonary embolism. *Arch Intern Med* 2008;168(19):2131-6.

21. Guyatt GH, Akl EA, Crowther M, Gutterman DD, Schunemann HJ for the American College of Chest Physicians Antithrombotic Therapy and Prevention of Thrombosis Panel. Executive summary: antithrombotic therapy and prevention of thrombosis. 9th ed. American College of Chest Physicians evidence-based clinical practice guidelines. *Chest* 2012;141(2 Suppl):7S-47S.

22. Poe RH, Reisman JL, Rodenhouse TG. Pulmonary edema in cervical spinal cord injury. *J Trauma* 1978;18(1):71-3.

23. Calder KB, Estores IM, Krassioukov A. Autonomic dysreflexia and associated acute neurogenic pulmonary edema in a patient with spinal cord injury: a case report and review of the literature. *Spinal Cord* 2009;47(5):423-5.

24. Baumann A, Audibert G, McDonnell J, Mertes PM. Neurogenic pulmonary edema. *Acta Anaesthesiol Scand* 2007;51:447-55.

25. Slack RS, Shucart W. Respiratory dysfunction associated with traumatic injury to the central nervous system. *Clin Chest Med* 1994;15:739-49.

26. Biering-Sørensen F, Jennum P, Laub M. Sleep disordered breathing following spinal cord injury. *Respir Physiol Neurobiol* 2009;169(2):165-70.

27. Fuller DD, Lee KZ, Tester NJ. The impact of spinal cord injury on breathing during sleep. *Respir Physiol Neurobiol* 2013;188(3):344-54.

28. Tran K, Hukins C, Geraghty T, Eckert B, Fraser L. Sleep-disordered breathing in spinal cord-injured patients: a short-term longitudinal study. *Respirology* 2010;15(2):272-6.

29. Castriotta RJ, Murthy JN. Hypoventilation after spinal cord injury. *Semin Respir Crit Care Med* 2009;30(3):330-8.

30. Gauld LM , Boynton A. Relationship between peak cough flow and spirometry in Duchenne muscular dystrophy. *Pediatr Pulmonol* 2005;39(5):457-60.

31. Burns SP. Acute Respiratory Infections in persons with SCI. *Phys Med Rehabil Clin N Am* 2007;18:203-16.

32. Reid WD, Brown JA, Konnyu KJ, Rurak JM, Sakakibara BM. Physiotherapy secretion removal techniques in people with spinal cord injury: a systematic review. *J Spinal Cord Med* 2010;33(4):353-70.

33. Schmitt JK, Stiens S, Trincher R, et al. Survey of use of the insufflator–exsufflator in patients with spinal cord injury. *J Spinal Cord Med* 2007;30(2):127-30.

34. Almenoff PL, Alexander LR, Spungen AM, Lesser MD, Bauman WA. Bronchodilatory effects of ipratropium bromide in patients with

tetraplegia. *Paraplegia* 1995;33:274-7.

35. Schilero GJ, Grimm D, Spungen AM, Lenner R, Lesser M. Bronchodilator responses to metaproterenol sulfate among subjects with spinal cord injury. *J Rehabil Res Dev* 2004;41:59-64.

36. Grimm DR, Schilero GJ, Spungen AM, Bauman WA, Lesser M. Salmeterol improves pulmonary function in persons with tetraplegia. *Lung* 2006;184:335-9.

37. DiMarco AF, Kowalski KE, Geertman RT, et al. Lower thoracic spinal cord stimulation to restore cough in patients with spinal cord injury: results of a National Institutes of Health-Sponsored clinical trial. Part II: clinical outcomes. *Arch Phys Med Rehabil* 2009;90(5):726-32.

38. Yang ML, Li JJ, Gao F, et al. A preliminary evaluation of the surgery to reconstruct thoracic breathing in patients with high cervical spinal cord injury. *Spinal Cord* 2014;52(7):564-9.

39. Berlowitz DJ, Tamplin J. Respiratory muscle training for cervical spinal cord injury. *Cochrane Database Syst Rev* 2013;7:CD008507.

40. Sheel AW, Reid WD, Townson AF, Ayas N. Respiratory management following spinal cord injury. In: Eng JJ, Teasell RW, Miller WC, et al., editors. Spinal cord injury rehabilitation evidence. Version 5.0. Vancouver; 2014. p. 1-54.

41. West CR, Taylor BJ, Campbell IG, Romer LM. Effects of inspiratory muscle training on exercise responses in paralympic athletes with cervical spinal cord injury. *Scand J Med Sci Sports* 2014;24(5):764-72.

42. Mueller G, Hopman MT, Perret C. Comparison of respiratory muscle training methods in individuals with motor complete tetraplegia. *Top Spinal Cord Inj Rehabil* 2012;18(2):118-21.

43. Litchke LG, Russian CJ, Lloyd LK, Schmidt EA, Price L, Walker JL. Effects of respiratory resistance training with a concurrent flow device on wheelchair athletes. *J Spinal Cord Med* 2008;31(1):65-71.

44. McLachlan AJ, McLean AN, Allan DB, Gollee H. Changes in pulmonary function measures following a passive abdominal functional electrical stimulation training program. *J Spinal Cord Med* 2013;36(2):97-103.

45. Lee BB, Boswell-Ruys C, Butler JE, Gandevia SC. Surface functional electrical stimulation of the abdominal muscles to enhance cough and assist tracheostomy decannulation after high-level spinal cord injury. *J Spinal Cord Med* 2008;31(1):78-82.

46. Spungen AM, Grimm DR, Strakhan M, Pizzolato PM, Bauman WA. Treatment with an anabolic agent is associated with improvement in respiratory function in persons with tetraplegia: a pilot study. *Mt Sinai J Med* 1999;66:201-5.

第51章　心血管系统并发症

Nan Liu, Xiaowen Li, Zhiwei Hu, Mouwang Zhou, Fin Biering-Sørensen

---

学习目标

本章学习完成后,你将能够:

- 认识到脊髓损伤后心血管系统并发症常见,并导致并发症发生率和死亡率增加;
- 描述脊髓损伤后心血管系统并发症的病理生理;
- 描述脊髓损伤患者常见的血压异常;
- 概述神经源性休克、心动过缓、直立性低血压和自主神经反射异常的诊断标准;
- 描述神经源性休克的治疗;
- 描述心动过缓的治疗;
- 描述直立性低血压的治疗;
- 认识到脊髓损伤患者处于静脉血栓栓塞的高度危险;
- 描述静脉血栓栓塞的治疗。

引言

脊髓损伤后急性期发生的心血管系统并发症往往需要及时诊治,以避免神经系统受损、并发症发生和死亡[1,2]。神经源性休克、心律失常(包括持续性心动过缓)、低血压(仰卧位静息低血压和直立性低血压)及自主神经反射异常均是由于丧失脊髓以上神经结构对交感神经系统的调控所致,主要发生于T_6或T_6脊髓节段以上严重脊髓损伤的患者[2]。此外,包括深静脉血栓形成(deep vein thrombosis, DVT)和肺栓塞(pulmonary embolism, PE)在内的静脉血栓栓塞(venous thromboembolism, VTE)也是脊髓损伤后急性期常见的并发症。表51.1中显示了脊髓损伤后急性期和慢性期主要的心血管系统并发症。

下述发生在损伤平面以下的情况,使脊髓损伤后交感神经系统活性的改变进一步复杂化,包括:①整体交感神经系统活性降低;②交感神经节前神经元形态改变;③外周α受体高反应性[3]。脊髓损伤后的血压(blood pressure, BP)异常既包括低血压,也包括高血压。在T_6或T_6以上严重脊髓损伤的患者中,可观察到由于血管张力和血压控制失去中枢调节所致的外周血管运动反应异常[4]。低血压可进一步分类为:仰卧

表 51.1　脊髓损伤后急性期和慢性期内主要的心血管系统并发症

心血管系统并发症	
急性期	慢性期
神经源性休克	自主神经反射异常
直立性低血压	直立性低血压
自主神经反射异常	静息低血压
心率异常	高血压
静脉血栓栓塞	坠积性水肿
	冠心病

位静息低血压,以及从仰卧位变换为直立位时的剧烈血压下降,也被称为直立性低血压。脊髓损伤患者的高血压表现为自主神经反射异常发作过程中的阵发性急剧高血压[5]。脊髓损伤后自主神经系统失衡也会增加心律失常的风险,特别是脊髓损伤后的心动过缓[6]。出现低血压和/或心动过缓的表现,是神经源性休克的特征。总之,所有这些并发症均是由于基础交感神经活性降低,而副交感神经对心脏的调控不受抑制所致,这是脊髓损伤后特有的心血管系统病理生理调控异常。除了心血管系统功能障碍以外,脊髓损伤急性期患者由于血流瘀滞和高凝状态还处于静脉血栓栓塞

的高度风险之中。

对于脊髓损伤后随着时间推移血压和心率的纵向变化，Ravensbergen 等人[7]报告在康复治疗期和出院后 5 年低血压的患病率没有发生改变。低血压最常见于颈髓和高位胸髓损伤的患者，而根据美国脊柱损伤协会残损分级（American Spinal Injury Association Impairment Scale, AIS）判定的是否为完全性损伤，不影响低血压发生的概率。他们未发现心动过缓的患病率随时间进展有显著的变化，但是在康复治疗过程中和康复治疗后，心率升高的患病率降低。颈髓和高位胸髓损伤患者收缩压（systolic blood pressure, SBP）、舒张压（diastolic blood pressure, DBP）、静息心率和最大心率最低。收缩压和舒张压随年龄增加而增加，最大心率随年龄增加而下降。

本章中将讨论脊髓损伤后主要心血管系统并发症的病理生理、诊断和治疗。这些心血管系统并发症包括神经源性休克、心动过缓、直立性低血压和静脉血栓栓塞疾病。自主神经反射异常是脊髓损伤患者另一个常见的心血管系统并发症，并且如果处理不当可能会危及生命。有关自主神经反射异常的详细内容详见第 54 章。

记忆要点

- 常见的心血管系统并发症包括神经源性休克、心动过缓、低血压（仰卧位静息低血压和直立性低血压）、自主神经反射异常和静脉血栓栓塞疾病。
- T_6 或 T_6 以上脊髓损伤所致的心血管系统并发症，主要是由于丧失脊髓以上神经结构对交感神经系统的调控。

神经源性休克

急性脊髓损伤导致广泛的功能障碍，不仅累及神经系统功能，还导致血流动力学不稳定[8]。神经源性休克是 T_6 或 T_6 以上脊髓损伤急性期患者常见的并发症，并且可能是严重的并发症，其特征为低血压和 / 或心动过缓[2,9]。作为脊髓休克的一部分，神经源性休克在损伤后立即开始，并且通常持续数日至数周，平均时间为 4~12 周[10]。Levi 等人[11]观察到住院时 16% 的患者存在收缩压低于 90mmHg 的情况，并且在

第 1 周内 82% 的患者表现为容量抵抗性低血压。Guly 等人[12]在完全性脊髓损伤患者中对神经源性休克进行研究，报告颈脊髓损伤患者中的发生率为 19.3%，而胸髓和腰髓损伤患者中分别为 7% 和 3%。此外，在颈脊髓损伤患者中，不同损伤平面之间神经源性休克的发生率没有显著性差异。但是，Bilello 等人[13]报告"高位颈脊髓损伤（C_1~C_5）患者比低位损伤（C_6~C_7）患者明显需要更多的心血管系统干预措施"。Levi 等人[11]还报告了完全性损伤患者神经源性休克的发生率（23.6%）是不完全性损伤患者（5.3%）的 4.5 倍。

病理生理学

神经源性休克是与神经源性低血压相关的组织失去足够的血液灌注[14]。脊髓损伤后的最初反应是由 α 肾上腺素能受体介导的短时间的大量交感神经激活和反射性副交感神经活动，通常持续 3~4 分钟。患者出现反射性心动过缓或快速性心律失常及严重的高血压。Grigorean 等人[15]总结为："交感神经激活是由大量去甲肾上腺素从肾上腺释放及颈脊髓和上胸髓血管活性神经元的破坏所致。"因此，由于丧失交感神经张力，脊髓损伤可能导致低血压和外周血管阻力（peripheral vascular resistance, PVR）降低。Guly 等人[12]提出："心动过缓的发生可能是由于高位脊髓损伤破坏对心脏的交感神经支配，使迷走神经活性不受抑制所致。"但是，Summers 等人[16]对 9 例脊髓损伤神经源性休克的患者进行了研究。尽管全部患者均出现低血压，但血流动力学异常病因中所涉及的循环因素却各不相同，有的为外周血管阻力，有的为心脏疾病。

Zahra 等人[17]在一项动物模型中发现，没有出现神经源性休克的动物是由于心输出量的急剧增加所致，最初是由于心动过速，随后是由于心脏每搏输出量增加。完全性颈脊髓损伤后，平均动脉压（mean arterial pressure, MAP）显著下降，这些动物维持血压和防止循环系统崩溃的机制，可能是血清升压素的增加。但是，人类脊髓损伤后出现神经源性休克的机制仍需要进一步的研究。

诊断

根据 Lo 等人[18]的描述："在处理脊髓损伤患者时，严密监测各种潜在的并发症是必不可少的，需要在对这些并发症有专门知识的、能够提供一定水平医疗护理的部门进行。"尽管对于脊髓损伤患者神经源性

休克尚没有统一的诊断标准，但是神经源性休克的典型表现为收缩压 <100mmHg 同时心率 <80 次 /min[19]。此外，收缩压 <90mmHg 也被用于表明存在神经源性休克[20]。可以对怀疑存在血流动力学不稳定的脊髓损伤患者使用心电图设备连续无创监测血压和心率（每分钟间隔）。此外，可以通过中心静脉置管，使用中心静脉压（central venous pressure, CVP）监测全身容量状态。

除了常规进行的无创监测外，许多脊髓损伤患者还需要使用高级血流动力学监测设备[21]。这些方式，无论有创与否，包括肺动脉导管、经肺热稀释技术、动脉脉搏轮廓 / 波形分析和超声波。对于这些方式的具体适应证，请参见参考文献原文[21]。

在已有的文献中，根据收缩压和心率诊断神经源性休克。但是，治疗目标却是根据平均动脉压设定的。在将来的研究中应该解决这一差异。此外，根据脊髓损伤后残存自主神经功能国际标准（International Standards to document remaining Autonomic Functions after SCI, ISAFSCI），收缩压小于 90mmHg 被定义为静息低血压，而不是神经源性休克。因此，我们建议在 ISAFSCI 进行修订时，应该澄清神经源性休克的定义及其与静息低血压的区别。

治疗

Casha 等人[22] 在其综述中总结出："脊髓损伤患者往往需要进行强化心肺管理，特别是由于出现神经源性休克或试图减少继发损伤。"脊髓医学联合会强烈建议在脊髓损伤后急性期的临床实践中及时诊断和适当处理神经源性休克[22]。神经源性休克的治疗需要纠正心动过缓和低血压。在严重的神经源性休克患者中，为了确保液体负荷到达中心静脉压为 7~10cmH2O，必须进行中心静脉压监测[15]。脊髓医学联合会支持尽早使用适当的液体复苏预防和治疗低血压（收缩压低于 90mmHg）的建议，以保持组织灌注和缓解休克，但是应避免体液负荷过度[23]。此外，Vale 等人[24] 报告了对脊髓损伤患者在伤后第 1 周使用旨在维持平均动脉压为 85mmHg 的心肺治疗方案的结果。他们发现颈脊髓完全性损伤患者（AIS A 级）中 90% 需要血压支持治疗。不完全性脊髓损伤患者和胸髓损伤患者中需要使用的比例相对较低，分别为 52% 和 31%。

Stevens 等人[25] 报告："应该使用液体复苏治疗神经源性休克，直至血管内容量恢复，并且随后可能需要

使用升压药物（如：多巴胺、去甲肾上腺素和去氧肾上腺素）。"此外，如果心率低于 50 次 /min，可能需要给予大剂量阿托品。

首选的升压药物应该是同时具有 α 和 β 肾上腺素能作用的药物，如多巴胺和去甲肾上腺素[9]。这些药物同时具有变力性和变时性作用，同时还具有收缩血管特性，可以抵消交感神经张力丧失的作用，为心脏提供变时性支持，推荐用于颈脊髓和高位胸髓损伤患者[9,23,26]。多巴胺小剂量时主要为 α 肾上腺素能作用，大剂量时主要为 β 肾上腺素能作用，因此是脊髓损伤患者常用的药物。去甲肾上腺素具有一定程度的 α 肾上腺素能作用，但主要为 β 肾上腺素能作用，是对支持血压很有作用的药物，特别是在颈脊髓和高位胸髓损伤患者。去氧肾上腺素主要调节外周血管舒张，但不能对心脏提供所需的变时性作用，可用于下胸髓及腰髓损伤患者，但不用于上胸髓或颈脊髓损伤患者[9,26]。其他潜在的升压药物中，肾上腺素可能促进出现心律失常，因此需要密切观察。多巴酚丁胺主要通过增强心脏功能，作为变力性药物发挥作用，但是可能降低全身血压。因此，这两种药物均是较少用于脊髓损伤患者的药物。

此外，Wood 等人[27] 使用伪麻黄碱作为神经源性休克的辅助治疗药物。如果给予伪麻黄碱后阿托品使用减少，不再使用升压药物或观察到的心动过缓发作改善，则认为治疗有效。他们发现 82% 的患者使用伪麻黄碱治疗有效，因此提出："伪麻黄碱是促进脊髓损伤急性期神经源性休克患者不再使用静脉升压药和 / 或阿托品的有效辅助治疗，但是患者通常会需要长期的治疗[27]。"

> ### 记忆要点
>
> - 神经源性休克的特征为低血压和 / 或心动过缓。
> - 低血压通常是由丧失交感神经张力和外周血管阻力降低所致。
> - 神经源性休克的典型表现为收缩压 <100mmHg 的同时心率 <80 次 /min。
> - 低血压的治疗目标是维持平均动脉压不低于 85mmHg。
> - 首选的升压药应该同时具有 α 和 β 肾上腺素能作用。

心动过缓

心动过缓和心搏骤停是颈脊髓损伤急性期常见的并发症。在脊髓损伤急性期，损伤平面越高、损伤程度越严重，心动过缓的发生率越高[28]。Lehman 等人[29]观察到运动完全性颈脊髓损伤患者中 100% 存在心动过缓，并且导致 15% 的患者出现心搏骤停，而运动不完全性颈脊髓损伤患者中心动过缓的发生率仅为 35%。胸腰髓损伤患者无论是否为完全性损伤，心动过缓的发生率仅为 13%。在脊髓损伤慢性期，颈脊髓损伤患者中伴随自主神经反射异常发作的缓慢型心律失常的发生率较 $T_1 \sim T_6$ 的胸髓损伤高[30]。Claydon 等人[30]报告脊髓损伤后最初 14 天内心动过缓的发生率在 AIS A 级患者为 26%，B 级患者为 14%，C 级患者为 0。此外，颈脊髓损伤患者心动过缓的发生率为 26%，胸髓损伤患者为 13%。心动过缓的程度在损伤后 4~6 天达到峰值，损伤后 3~5 周逐渐自愈[31]。但是，神经损伤平面越高，损伤程度越严重，以及自主神经反射异常发作越频繁的患者，对心血管干预措施的需求也越多[13, 32]。

病理生理学

交感神经激活增快心率、心脏收缩力，并通过引起血管收缩增加外周血管阻力和血压；而副交感神经激活减慢心率。Sanghvi 等人[33]阐述道："心脏的交感神经支配源自 $T_1 \sim T_4$ 脊髓节段灰质中间外侧核的神经元，并且通过颈脊髓接受脊髓以上的神经结构的调控。"因此，T_1 以上的脊髓损伤可能会破坏脊髓以上结构对交感神经信号的调控，而通过迷走神经传递的副交感神经调控保持完整。心动过缓以及有时出现心搏骤停的机制，是由于丧失交感神经支配后，副交感神经占绝对优势所致。并且可能由于气管插管内吸痰或肠道运动引起的迷走神经兴奋引起[33-37]，也可能由于缺乏肺膨胀反射所致的低氧发作引起[35, 36, 38]。此外，脊髓损伤慢性期自主神经反射异常发作也可能引起反射性心动过缓[30]。

诊断

心动过缓的定义为记录到心率低于 60 次 /min，其中 40~60 次 /min 为轻度心动过缓，低于 40 次 /min 为重度心动过缓。此外，还有将心动过缓的严重程度按照下述标准进行分级[15]："①轻度：患者无症状，收缩压保持在 90mmHg 以上，不需要使用药物；②中度：需要医疗干预措施增加心率或维持足够的血压；③重度：包括心脏停搏在内的严重发作。"

对于脊髓损伤急性期患者，必须进行心率监测[15]。通常使用心电图（ECG）作为脊髓损伤患者心律失常的筛查工具。但是，在将心电图检查结果与 24 小时动态心电图监测结果进行比较时，后者比标准 12 导联心电图发现的心律失常患病率更高。因此，推荐将动态心电图监测作为脊髓损伤患者的筛查工具，特别是在急性期[39]。此外，24 小时动态心电图监测还可提供有关心率变异性（heart rate variability, HRV）的信息，是可用于评估脊髓损伤后自主神经调控的无创工具，判定交感神经调控破坏的程度，并说明发生心律失常的可能危险。在急性期，HRV 可监测自主神经功能的改善情况；而在慢性期，其可以记录物理治疗和药物干预措施对功能获益的改善情况[40]。

斜床站立（head-up tilt, HUT）试验可用于说明心脏交感神经调节的变化情况，因此可反映自主神经功能障碍的程度。使用电动自立床进行斜床站立试验，并使用固定带将患者的双下肢和躯干固定，以避免在倾斜过程中刺激交感神经脊髓反射[41]。进行性的斜床站立操作包括在每个中间倾斜角度（15 度、25 度、35 度和 45 度）各停留 5 分钟。在斜床站立过程中，四肢瘫患者心率较非脊髓损伤患者降低[41]，而截瘫患者心率的增加与非脊髓损伤患者类似。但是，Krassioukov 等人[40]提出："截瘫患者心率的增加主要由迷走神经的撤销作用所致，而不是非脊髓损伤患者所表现出的交感神经活性增加。"

治疗

脊髓损伤患者心动过缓的治疗通常包括采取措施预防缺氧、减少气道刺激和促进肠道管理，从而防止血管迷走反射的启动[35]。心动过缓的一线治疗为药物治疗，心脏起搏器作为药物治疗效果欠佳的二线治疗。

通常情况下，根据需要使用阿托品治疗心动过缓发作。阿托品是经典的 M 受体拮抗剂，可增加心率。现在，不同的药物制剂，如氨茶碱和茶碱，已被用于治疗脊髓损伤患者严重的阿托品抵抗性的心动过缓[42-44]。氨茶碱是一种非特异性腺苷受体拮抗剂，属于甲基黄嘌呤类，具有多种药理作用，包括磷酸二酯酶抑制、对细胞内钙的各种影响，以及腺苷受体拮抗作用[45]。茶碱是一种与氨茶碱相似的黄嘌呤衍生物。这些药物的变时性作用所涉及的机制是通过抑制磷酸二酯酶（PDE），从而增加循环腺苷单磷酸，随后儿茶酚胺水平增加所致[44]。

脊髓损伤患者使用心脏起搏器的临床指征为对药物治疗反应差、并且导致心搏骤停需要心肺复苏的严重的心动过缓[46]。可在紧急情况下使用经皮起搏器,然后再经静脉放置起搏器。对于难治性病例,应考虑放置永久性起搏器[35]。在损伤后早期自主神经功能不稳定的情况下,对存在危及生命的心动过缓、低血压和心搏骤停发作的脊髓损伤患者,尽早放置心脏起搏器,可能会有所获益[47]。Rangappa 等人[46]总结为:"需要心脏起搏器的脊髓损伤患者的特征为脊髓损伤平面更高、运动功能丧失更严重、需要机械呼吸支持和强心剂支持、气管切开用于脱机,以及迟发心动过缓并且长时间存在心动过缓。"因此,对具有上述特征的患者应密切监测、及时处理。

> **记忆要点**
>
> - 心动过缓是颈脊髓损伤急性期常见的并发症,血管迷走刺激可导致心搏骤停。
> - 心动过缓定义为记录到心率低于60次/分。
> - 脊髓损伤后心动过缓是副交感神经占绝对优势的结果。
> - 建议使用动态心电图监测作为脊髓损伤患者的筛查工具,特别是在急性期。
> - 心动过缓的治疗包括预防血管迷走反射启动、药物治疗和心脏起搏器。

直立性低血压

直立性低血压是在脊髓损伤后急性期和慢性期均常见的情况。损伤平面和是否为完全性损伤是脊髓损伤患者是否发生直立性低血压最强有力的预测因素[48]。脊髓损伤后的第1周内,发现高达60%的患者存在直立性低血压的证据。但是,在损伤后1个月,仅有颈髓和上胸髓运动完全性损伤患者继续出现直立性低血压发作[48]。其中,颈脊髓损伤患者比其他节段的脊髓损伤患者所经历的直立性低血压发作更多。有意思的是,上胸髓运动完全性损伤患者比颈髓运动不完全性损伤患者直立性低血压的发生率高,表明脊髓损伤的程度对发生直立性低血压有着非常强的影响。但是,Illman 等人[49]通过观察物理治疗过程中直立性操作(包括坐位和站位)后的血压变化,发现在不考虑损伤严重程度的情况下,四肢瘫患者较截瘫患者更可能发生直立性低血压。应该通过自主神经系统是否为完全性损伤的评定对这种不一致的情况进行解释,而不是根据 AIS 判定的运动和感觉是否为完全性损伤。

Sisto 等人[50]在不完全性脊髓损伤患者中调查的结果为直立性低血压的发生率为 21%。他们还提出,在脊髓损伤慢性期的康复治疗或医疗护理阶段,发现和处理直立性低血压非常重要,特别是在颈脊髓损伤的患者[50]。Claydon 等人[5]描述了脊髓损伤慢性期患者存在直立性低血压的情况,14 例颈脊髓损伤患者中的 7 例(50%)观察到直立性低血压,11 例胸脊髓损伤患者中的 2 例(18%)存在直立性低血压。他们还发现通过手掌对正中神经刺激的皮肤交感神经反应(sympathetic skin responses, SSR)可能可以预测处于直立性低血压风险最高的患者,以及直立性低血压的症状。皮肤交感神经反应是一项快速、简便、无创的检查方式,可以在感觉运动损害以外,说明脊髓损伤患者的自主神经系统损害程度[51]。

病理生理学

Sidorov 等人[48]通过文献总结出:"脊髓损伤后,交感神经调控不充分导致的血管反射性收缩缺乏,被认为是脊髓损伤患者最初的低血压和持续性的直立性低血压的主要原因之一[52,53]。"其他的诱发因素包括压力感受性反射功能受损[54,55]、骨骼肌泵性作用缺乏[56]、血浆容量减少、低钠血症[57]和心血管系统失用性改变[58]。血管阻力反应在直立试验过程中的心血管调控起重要作用[59]。为了维持直立体位的血压和脑灌注,通常会通过增加紧张性交感神经传出冲动引起血管收缩。但是,由于脊髓损伤患者脊髓交感神经通路的破坏,这一血管阻力反应可能会受损[52]。Claydon 等人[52]提出:"脊髓损伤后血管阻力反应的任何损害,将更可能引起直立位不耐受"。当主动脉窦的自主神经调控损坏时,血压变异性升高,并反复发作直立性低血压[60]。这一结果凸显了压力感受性反射功能对心血管调节的重要性。有证据表明,四肢瘫及截瘫患者压力感受器对直立位的反应均发生改变[54,55]。脊髓损伤患者由于下肢瘫痪,当体位变化为直立位时,骨骼肌泵性作用缺乏将减少静脉回流,引起循环动力不足,最终降低每搏输出量、心输出量和血压[56]。脊髓损伤急性期可出现低钠血症[60],而脊髓损伤慢性期可观察到坐位水钠潴留受损[57]。这些均可能导致脊髓损伤患者血浆容量减少,并加重直立性低血压的发作。此外,脊髓损伤后心血管系统的失用性改变可能会改变一氧化氮代谢[58],并进一步导致外周血管舒张增加和血压降低,这将加重直立性低血压。

诊断

美国自主神经协会和美国神经病学会在 1996 年制定了直立性低血压的定义[61]。直立性低血压的定义为:体位由仰卧位改变为直立位时,收缩压下降20mmHg 及以上或舒张压下降 10mmHg 及以上,无论是否存在症状。2009 年,在制定 ISAFSCI 的过程中,接受了这一标准并用于脊髓损伤患者直立性低血压的诊断[62,63]。通常情况下,可以通过斜床站立试验诊断直立性低血压。进行性的斜床站立操作包括在每个中间倾斜角度(15°、25° 和 35°)各停留 5 分钟,并在 45° 停留 30 分钟,以保证足够的直立位时间以激活肾素 - 血管紧张素 - 醛固酮系统(renin-angiotensin-aldosterone system,RAAS)。在检查过程中,在每个倾斜角度及 45° 维持倾斜角度中,每间隔 10 分钟询问患者的全身性低血压症状和伴随的脑部低灌注症状(即:眩晕、疲劳、视物模糊、晕厥、头晕)[41]。

除了斜床站立试验,坐立试验(sit-up test,SUT)也可用于检查直立位不耐受,因为其本质上与在轮椅中的坐位姿势相同,但是双侧足部没有支撑,双下肢自膝关节以下下垂。为了不影响检查结果,在患者的腰部放置固定带,确保操作过程为被动活动。通过抬起床头至 90°,并自膝关节以下下降床尾至 90°,将患者被动地移动为直立坐位,并保持 15 分钟。

直立性低血压往往导致脑部低灌注和直立位不耐受症状[52]。脑血流量(cerebral blood flow,CBF)受损被推定为是引起低血压临床症状(即:眩晕、疲劳、视物模糊、晕厥、头晕)的原因[64]。Liu 等人[65]发现脊髓损伤四肢瘫患者在斜床站立试验中的平均动脉压、氧分压和心率与倾斜角度和 AIS 分级相关。

治疗

非药物治疗措施应成为一线治疗,包括:"①建议患者避免诱发因素;②增加盐和液体摄入;③腹部加压弹力带和 / 或弹力袜;④睡眠时床头抬高 10°~20°;⑤减少餐后低血压[52]。"

血压调节异常特别会负面地影响脊髓损伤患者的健康相关生活质量。因此,Carlozzi 等人[66]建议:"临床医务人员应该为患者提供有关诱发因素 / 原因,以

及如何预防 / 治疗血压调节异常的详细信息。"因此,需要对脊髓损伤患者进行预防直立性低血压诱发因素的健康教育。

Gillis 等人[67]的结论为:"尚未证实加压 / 压力治疗、上肢运动和生物反馈治疗在治疗直立性低血压中的临床效用。"有意思的是,尽管使用腹带后用力肺活量、第 1 秒用力呼气容积、呼气峰流量、最大吸气压力和最大持续元音时间能获得改善,但在颈脊髓损伤急性期患者中未能证实对平均动脉压的明显作用[68]。Rimaud 等人[69]近期的一项研究表明完全性截瘫患者无论损伤平面情况,在穿戴逐级加压弹力袜进行最大量运动后可诱导交感神经活性增加及副交感神经活性降低(即:消除迷走神经对心脏的影响)。但是,仍然需要进一步的研究证实逐级加压弹力袜对四肢瘫患者的作用及在直立试验后的作用。

此外,Harkema 等人[70]研究了站立步行训练对颈脊髓损伤患者心血管调控改善的作用。结果坐位静息收缩压增加 24%,训练前站立时出现的直立性低血压不再明显。他们的结论为:"这些结果可能是由于在反复的直立姿势下负重和 / 或心血管适应性反应所引起的双下肢反复的神经肌肉激活所致"。

Lucas 等人[71]目前提出,呼吸频率减慢至 6 次 /min可改善健康人的直立耐受性。他们提出:"这一机制可能是通过在缓慢和深呼吸过程中产生的胸腔负压及其对脑血管和自主神经功能的相关有益影响所介导的。"需要进一步的研究验证这一非药物呼吸治疗策略在脊髓损伤患者中的有效性。

如果非药物治疗措施无效,可能适合使用药物治疗。药物治疗最常包括使用氟氢可的松进行血容量扩充[72,73]或 α 受体激动剂米多君增加外周血管收缩[74-77]。氟氢可的松是一种盐皮质激素,激活盐释放进入血液。其可增加血容量,并提高血管对循环儿茶酚胺的敏感性。米多君是一种选择性 α 受体激动剂,通过激活动脉和静脉血管的 α 肾上腺素受体起作用,使血管张力增加、血压升高。但是,Wecht 等人[78]报告了不同脊髓损伤患者使用米多君治疗效果存在差异,并提出在脊髓损伤患者开具药物处方前,应该分别判定米多君对仰卧位、坐位和直立位血压的作用,以记录治疗效果。Wecht 等人[79]还报告了在四肢瘫患者斜床站立试验过程中使用 L- 硝基 - 精氨酸甲脂(L-NAME)或米多君增加直立位血压,可能还可增加脑血流量,并抑制斜床站立试验后的 RAAS 反应。

除了上述提到的药物以外,也应考虑作为去甲肾

上腺素前体的左旋 -3,4- 二羟基苯丝氨酸（屈昔多巴）。与去甲肾上腺素不同，这一前体形式没有升压作用，并且可以口服给药，吸收后经过多巴脱羧酶转化为去甲肾上腺素，从而增加与内源性去甲肾上腺素相同的神经递质水平[80]。Wecht 等人[81]发现 400mg 剂量屈昔多巴可在长达 3 小时的时间有效增加脊髓损伤患者的坐位血压。

脑血流量改变和认知损害

直立性低血压是脊髓损伤患者严重的并发症，并可能导致脑部低灌注[82]。Handrakis 等人[83]使用包括血管紧张素转化酶抑制剂（angiotensin-converting enzyme inhibitor, ACEI）类药物（依那普利 1.25mg）和 45 度斜床站立试验在内的降压试验，测试交感神经血管调节和血压的中枢调控及其对脑血流量的影响。他们发现尽管交感神经血管运动和血压调控受损，四肢瘫患者和对照组之间在试验后的脑血流量（cerebral blood flow, CBF）改变方面没有显著差异。尽管 T_6 以上脊髓损伤患者的静态脑部自动调节功能似乎保持良好，但是脊髓损伤患者构成脑血管功能的主要机制似乎发生显著的改变，包括：动态脑部自动调节功能（即：$\Delta CBF/\Delta BP$）、针对 $PaCO_2$ 改变的脑血管反应性（即：$\Delta CBF/$ 动脉气体浓度）和神经血管偶联（即：$\Delta CBF/\Delta$ 代谢需求）[84]。

Sahota 等人[82]报告："T_6 以上脊髓损伤患者与对照组相比，动态自动调节功能受损，并且与自主神经功能的损伤程度相关。直立位舒张期脑血流速度［Orthostatic diastolic CBF velocity, CBFV（D）］同样和自主神经功能的损伤程度显著相关。仅在 T_6 以上自主神经功能完全性损伤的患者出现直立过程中的 CBFV（D）下降。此外，症状严重程度与动态自动调节功能的效能相关。"Phillips 等人[85]报告米多君可改善大脑后动脉内的脑血流量，并且可改善 59% 的脊髓损伤患者的直立位耐受性。因此，脊髓损伤患者的脑部低灌注可能特别会影响椎基底动脉区域，导致直立位不耐受的增加。

脊髓损伤患者的长期低血压导致认知损害，表现为记忆力受损，并且可能有注意力和处理速度减慢[86]。Wecht 等人[87]提出脑血流量调节异常可能在脊髓损伤患者出现的认知损害中起重要作用。四肢瘫患者的平均动脉压显著低于非脊髓损伤者和截瘫患者，并且认知表现与认知测试过程中全身血压的变化相关。此外，脑血流量在认知测试过程中没有增

加。而在截瘫患者，尽管全身性低血压不明显，但是在认知测试过程中可观察到显著的脑血流量减少和脑血管阻力指数增加，这些可能导致持续性的脑部低灌注，并最终引起认知损害。T_6 以上脊髓损伤患者在认知测试过程中的脑血流量反应完全丧失。但是，Phillips 等人[88]提出："当脊髓损伤患者的血压随着使用米多君而提高时，神经血管偶联改善 70%，表现为认知功能改善 13%。脊髓损伤患者血压的改善与认知功能的改善相关。"

> ### 记忆要点
>
> - 直立性低血压的定义为：体位由仰卧位改变为直立位时，收缩压下降 20mmHg 及以上，或舒张压下降 10mmHg 及以上。
> - 颈脊髓损伤患者经历直立性低血压发作更多。
> - 缺乏反射性血管收缩是直立性低血压的主要原因。
> - 应找出直立性低血压的原因，并予以适当的治疗。
> - 可通过斜床站立试验和坐立试验诊断直立性低血压。
> - 非药物治疗主要包括对腹部和/或双下肢进行加压/压力治疗。
> - 药物治疗包括补充盐类、盐皮质激素和米多君。
> - 直立性低血压可能导致脑部低灌注和认知损害。

静脉血栓栓塞

静脉血栓栓塞包括深静脉血栓形成和肺栓塞，是脊髓损伤急性期常见的并发症[89]。深静脉血栓形成和肺栓塞风险最高的时间为脊髓损伤后最初的 3 个月内[90]。Maung 等人[91]报告："静脉血栓栓塞的总体发生率为 4.3%，但是根据脊髓损伤平面的不同而有显著差异。上颈髓损伤（C_1~C_4）患者的静脉血栓栓塞发生率为 3.4%，而上胸髓（T_1~T_6）患者的静脉血栓栓塞发生率最高，为 6.3%。腰髓损伤患者静脉血栓栓塞发生率最低，为 3.2%。"但是，Chung 等人[90]发现在调整了年龄、性别和合并症后，颈脊髓损伤患者静脉血栓栓塞发生率最高，而胸髓损伤患者发生肺栓塞的风险最高。

病理生理学

Furlan 和 Fehlings 在其综述中总结为："脊髓损伤急性期患者由于丧失活动能力，并且可能存在纤溶活性改变、血小板功能异常以及止血和纤溶参数的昼夜节律变化受损，而处于深静脉血栓形成和肺栓塞的高度风险之中[2]。"脊髓损伤急性期患者处于静脉血栓栓塞高风险是由下述 Virchow 三联征所致：高凝状态、血流瘀滞和内皮（静脉内壁）损伤。其中，由于凝血因子异常和瘫痪肢体静脉回流受损，血流瘀滞和高凝状态成为两个主要的因素，使患者易于出现血栓形成[92]。急性肺栓塞的病理生理本质上是血流动力学改变。当肺动脉床阻塞超过 30%~50% 时，表示肺动脉压超过 30~40mmHg，将会出现明显的症状[93]。

下肢深静脉血栓形成的临床表现通常包括小腿肿胀、发热和红肿。因此，应该考虑进行常规的观察，并在需要的情况下进行测量。肺栓塞的临床表现各异，包括偶然诊断的肺栓塞、低血压至休克，甚至猝死。但是，即使存在肺栓塞症状，通常也是非特异性的，可能包括咳嗽、呼吸困难、咯血和胸膜炎性胸痛[93]。

诊断

以下 3 项诊断试验对监测深静脉血栓形成非常重要：静脉造影、静脉超声和 D- 二聚体检查[94]。尽管静脉造影被认为是检查症状性或无症状性深静脉血栓形成的"金标准"，但是由于其本质上为有创操作、技术上存在难度并且花费较高，其并不适合作为可能存在深静脉血栓形成患者常规临床评估的筛查试验[95]。静脉超声是一项重要的无创操作技术且性价比较高，可作为脊髓损伤急性期和亚急性期患者的筛查试验或连续监测[96,97]。Powell 等人[96]报告阳性超声诊断结果的频率与损伤平面（四肢瘫或截瘫）、是否运动完全性损伤（AIS A 级 /B 级或 AIS C 级 /D 级）或损伤原因（创伤性或非创伤性损伤）高度相关。Giorgi Pierfranceschi[89]对 94 例脊髓损伤患者进行研究，发现 20 例深静脉血栓形成患者中有 14 例（其中 4 例为双侧）血栓进展至近端（膝关节水平或以上），6 例为远端。D- 二聚体为纤维蛋白降解产物，是血栓形成过程中的主要成分。D- 二聚体检查具有高度敏感性，但也可见于其他疾病状态，包括泌尿系感染、肺炎、异位骨化或压疮，这些可能产生假阳性结果，并降低检查的特异性[98]。Roussi 等人[99]报告 D- 二聚体水平对截瘫和四肢瘫患者深静脉血栓形成均具有良好的阴性预测

值，并可减少 1/3 的多普勒超声检查和 / 或静脉造影检查。Wada 等人[100]支持联合使用 D- 二聚体检查和加压超声进行深静脉血栓形成的评估。筛查可发现脊髓损伤患者无症状的深静脉血栓形成，而无论是否使用血栓预防药物[101]。

脊髓损伤急性期长期以来一直被认为是肺栓塞的主要危险因素。在一项研究中，发现肺栓塞是脊髓损伤患者第三常见的死亡原因[102]。颈脊髓损伤、较少出现痉挛和更大的体质指数，会导致更高的形成致命性肺栓塞的风险[103]。Duru 等人[93]提出："血清 D- 二聚体水平、CT 肺血管造影（computed tomography pulmonary angiogram，CTPA）、通气 - 灌注显像或超声心动图可帮助确立临床诊断可能性及肺栓塞的严重程度。"对于治疗，他们还提出："抗凝是肺栓塞的标准治疗，但是在高风险的肺栓塞病例中，溶栓治疗是一个重要的替代治疗，因为其可提供快速的血栓消散[93]。"CTPA 是首选的检查[104]。Frisbie 等人[105]还提出心电图中发现右束支传导阻滞（right bundle branch block，RBBB）可能是对脊髓损伤慢性期患者肺栓塞有帮助的筛查试验。除了右束支传导阻滞，其他肺栓塞的心电图指示因素包括：房性心律失常、冠状面上电轴右偏、水平面上钟向转位和 S1Q3T3 模式[106]。此外，应该进行胸部 X 线、超声心动图和生化检查，尽管这些检查对于确诊不能提供充分的依据[93]。

治疗

步行可增加双下肢静脉血液流动，因而减少静脉血流瘀滞。尽早下床活动是所有患者预防静脉血栓栓塞所建议的标准治疗[107]。但是，脊髓损伤患者往往不存在步行能力。因此，药物和机械措施是静脉血栓栓塞的主要预防措施[108]。

在不进行抗凝治疗的情况下，给予常规机械措施预防的脊髓损伤急性期患者中，43% 在彩色多普勒超声检查中发现下肢深静脉血栓[109]。药物治疗措施包括口服抗凝药物、小剂量普通肝素（low-dose unfractionated heparin，LDUH）和低分子肝素（low-molecular weight heparin，LMWH）。口服抗凝药物包括阿司匹林、双嘧达莫和华法林，并未证实可获得满意的效果[110]。低分子肝素被认为是脊髓损伤急性期患者抗凝预防的首选[111]。Teasell 等人[94]总结为："有强有力的证据支持使用低分子肝素减少静脉血栓栓塞事件，还发现较高的调整剂量的普通肝素比每 12 小时 5 000 单位的用药更有效，尽管出血并发症也更常

见。"Worley 等人[112]提出在使用的肝素类型(达肝素或小剂量普通肝素)和静脉血栓栓塞或其预防的并发症之间没有明显的关联。在另一项前瞻性多中心研究中[113],使用小剂量普通肝素组的静脉血栓栓塞发生率为 63.3%,而使用依诺肝素组为 65.5%。但是,小剂量普通肝素组肺栓塞的发生率为 18.4%,依诺肝素组为 5.2%。没有出血风险的脊髓损伤患者,建议的药物预防为使用小剂量普通肝素、低分子肝素或华法林,并且应该持续使用 3 个月。但是,如果患者可以做到离床活动,用药时间可以减少[107]。

尽管针对降低高凝状态的药物预防通常被认为是首选的静脉血栓栓塞预防措施,旨在限制静脉血流瘀滞的机械措施同样可减少脊髓损伤后深静脉血栓形成的发生率[94]。机械措施包括连续充气加压装置和逐级加压弹力袜。此外,已有研究将药物预防与不同的机械措施相结合。Green 等人[114]提出充气加压和抗血小板药物(乙酰水杨酸和双嘧达莫)相结合,可证实比单独进行充气加压更有效。还已证实综合性的预防治疗方案,包括外部充气加压装置、逐级加压弹力袜和低分子肝素,可降低脊髓损伤后深静脉血栓形成的风险[92]。此外,在脊髓损伤后预防深静脉血栓的过程中,较早开始联合使用药物和机械措施,比较晚使用更有效[115]。因此,为了降低深静脉血栓形成的风险,建议将机械措施作为药物预防的替代措施或联合使用措施[107]。但是,考虑到发生深静脉血栓形成的 Virchow 三联征中的不同的组成部分,联合使用不同预防措施,旨在针对不同的危险因素,应该可获得叠加效应,并比单独的治疗获得更好的效果[92]。但是,尚缺少关于深静脉血栓形成联合预防措施的高质量研究证据[94],因此需要进一步的研究。

可取出的下腔静脉滤器(vena cava filters, VCF)是脊髓损伤患者一种安全、可行的深静脉血栓形成的二线预防选择[108]。通过将滤器置入下腔静脉,可以阻止最初在双下肢形成的栓子移动至双肺[94]。下腔静脉滤器的经典适应证包括:在抗凝治疗时出现肺栓塞、存在肺栓塞及抗凝禁忌证,以及发现漂浮的髂股静脉血栓。因此,Johns 等人[108]提出:"由上颈髓(C₂ 及 C₃)损伤所致的完全性运动型瘫痪、心肺储备差或尽管进行抗凝治疗仍有下肢静脉血栓的脊髓损伤患者,应该考虑使用下腔静脉滤器。"

有关抗凝治疗的更多信息,请参照美国胸科医师学会(American College of Chest Physicians, ACCP)抗血栓治疗和血栓预防指南(Antithrombotic Therapy and Prevention of Thrombosis Guideline)第 9 版[116]。

记忆要点

- 静脉血栓栓塞包括深静脉血栓形成(DVT)和肺栓塞(PE)。
- 发生静脉血栓栓塞的 Virchow 三联征:高凝状态、血流瘀滞和内皮(静脉内壁)损伤。
- 深静脉血栓形成的诊断试验:静脉造影、静脉超声和 D- 二聚体检查。
- CT 肺血管造影(CTPA)是发现肺栓塞的首选检查。
- 机械措施预防包括连续充气加压装置和逐级加压弹力袜。
- 低分子肝素是推荐的药物治疗选择。
- 下腔静脉滤器可考虑作为脊髓损伤患者静脉血栓栓塞的二线预防选择。

本章重点

- 心血管系统并发症包括:神经源性休克、心动过缓、低血压(仰卧位静息低血压和直立性低血压)、自主神经反射异常和静脉血栓栓塞。
- T₆ 或 T₆ 以上脊髓损伤患者产生心血管系统并发症的主要机制是丧失脊髓以上的交感神经调控。
- 神经源性休克的经典诊断特征为收缩压 <100mmHg,同时心率 <80 次 /min。
- 神经源性休克的治疗目标是保持平均动脉压 ≥85mmHg。
- 心动过缓定义为记录到心率小于 60 次 /min。
- 心动过缓的治疗:防止血管迷走反射的启动,药物治疗和药物治疗无效的情况下使用心脏起搏器。
- 直立性低血压定义为:仰卧位和直立位之间,收缩压下降 20mmHg 及以上,或舒张压下降 10mmHg 及以上。
- 直立性低血压的治疗包括:患者教育、非药物治疗措施(特别是腹部和 / 或双下肢进行加压及压力治疗)和药物治疗(补充盐类、盐皮质激素和米多君)。
- Virchow 三联征:高凝状态、血流瘀滞和内皮(静脉内壁)损伤。
- 静脉血栓栓塞的治疗包括药物治疗和非药物治疗措施。
- 自主神经反射异常是可能危及生命的心血管系统并发症,将在第 54 章中予以讨论。

(李筱雯 译 刘楠 校)

参考文献

1. Jia X, Kowalski RG, Sciubba DM, Geocadin RG. Critical care of traumatic spinal cord injury. *J Intensive Care Med* 2013;28:12-23.

2. Furlan JC, Fehlings MG. Cardiovascular complications after acute spinal cord injury: pathophysiology, diagnosis, and management. *Neurosurg Focus* 2008;25:E13.

3. Teasell RW, Arnold MO, Krassioukov A, Delaney G. Cardiovascular consequences of loss of supraspinal control of the sympathetic nervous system after spinal cord injury. *Arch Phys Med Rehab* 2000;81:506-16.

4. Garstang SV, Miller-Smith SA. Autonomic nervous system dysfunction after spinal cord injury. *Phys Med Rehabil Clin N Am* 2007;18:275-96.

5. Claydon VE, Krassioukov AV. Orthostatic hypotension and autonomic pathways after spinal cord injury. *J Neurotrauma* 2006;23:1713-725.

6. Ravensbergen HJ, Walsh ML, Krassioukov AV, Claydon VE. Electrocardiogram-based predictors for arrhythmia after spinal cord injury. *Clin Auton Res* 2012;22:265-73.

7. Ravensbergen HJ, de Groot S, Post MW, Slootman HJ, van der Woude LH, Claydon VE. Cardiovascular function after spinal cord injury: prevalence and progression of dysfunction during inpatient rehabilitation and 5 years following discharge. *Neurorehabil Neural Repair* 2014;28:219-29.

8. Evans LT, Lollis SS, Ball PA. Management of acute spinal cord injury in the neurocritical care unit. *Neurosurg Clin N Am* 2013;24:339-47.

9. Ball PA. Critical care of spinal cord injury. Spine 2001;26:S27-30.

10. Ditunno JF, Little JW, Tessler A, Burns AS. Spinal shock revisited: a four-phase model. *Spinal Cord* 2004;42:383-95.

11. Levi L, Wolf A, Belzberg H. Hemodynamic parameters in patients with acute cervical cord trauma: description, intervention, and prediction of outcome. *NSG* 1993;33:1007-1016.

12. Guly HR, Bouamra O, Lecky FE;TARN. The incidence of neurogenic shock in patients with isolated spinal cord injury in the emergency department. *Resuscitation* 2008;76:57-62.

13. Bilello JF, Davis JW, Cunningham MA, Groom TF, Lemaster D, Sue LP. CSCI and the need for cardiovascular intervention. *Arch Surg* 2003;138:1127-129.

14. Wuermser LA, Ho CH, Chiodo AE, Priebe MM, Kirshblum SC, Scelza WM. Spinal cord injury medicine. 2. Acute care management of traumatic and nontraumatic injury. *Arch Phys Med Rehabil* 2007;88:S55-61.

15. Grigorean VT, Sandu AM, Popescu M, et al. Cardiac dysfunctions following spinal cord injury. *J Med Life* 2009;2:133-45.

16. Summers RL, Baker SD, Sterling SA, Porter JM, Jones AE. Characterization of the spectrum of hemodynamic profiles in trauma patients with acute neurogenic shock. *J Crit Care* 2013;28:531.e1-5.

17. Zahra M, Samdani A, Piggott K, et al. Acute changes in systemic hemodynamics and serum vasopressin after complete cervical spinal cord injury in piglets. *Neurocrit Care* 2010;13:132-40.

18. Lo V, Esquenazi Y, Han MK, Lee K. Critical care management of patients with acute spinal cord injury. *J Neurosurg Sci* 2013;57:281-92.

19. Zipnick RI, Scalea TM, Trooskin SZ, et al. Hemodynamic responses to penetrating spinal cord injuries. *J Trauma* 1993;35:578-83.

20. Tuli S, Tuli J, Coleman WP, Geisler FH, Krassioukov A. Hemodynamic parameters and timing of surgical decompression in acute cervical spinal cord injury. *J Spinal Cord Med* 2007;30:482-90.

21. Lazaridis C. Advanced hemodynamic monitoring: principles and practice in neurocritical care. *Neurocrit Care* 2012;16:163-69.

22. Casha S, Christie S. A systematic review of intensive cardiopulmonary management after spinal cord injury. *J Neurotrauma* 2011;28:1479-495.

23. Consortium for Spinal Cord Medicine. Early acute management in adults with spinal cord injury: a clinical practice guideline for health-care professionals. *J Spinal Cord Med* 2008;31:403-79

24. Vale FL, Burns J, Jackson AB, Hadley MN. Combined medical and surgical treatment after acute spinal cord injury: results of a prospective pilot study to assess the merits of aggressive medical resuscitation and blood pressure management. *J Neurosurg* 1997;87:239-46.

25. Stevens RD, Bhardwaj A, Kirsch JR, Mirski MA. Critical care and perioperative management in traumatic spinal cord injury. *J Neurosurg Anesth* 2003;15:215-29.

26. Ploumis A, Yadlapalli N, Fehlings MG, Kwon BK, Vaccaro AR. A systematic review of the evidence supporting a role for vasopressor support in acute SCI. *Spinal Cord* 2010;48:356-62.

27. Wood GC, Boucher AB, Johnson JL, et al. Effectiveness of pseudoephedrine as adjunctive therapy for neurogenic shock after acute spinal cord injury: a case series. *Pharmacotherapy* 2014;34:89-93.

28. Hector SM, Biering-Sørensen T, Krassioukov A, Biering-Sørensen F. Cardiac arrhythmias associated with spinal cord injury. *J Spinal Cord Med* 2013;36:591-99.

29. Lehman K, Lane J, Piepmeier J, Batsford WP. Cardiovascular abnormalities accompanying acute spinal cord injury in humans: incidence, time course and severity. *J Am Coll Cardiol* 1987;10:46-52.

30. Claydon VE, Elliott SL, Sheel AW, Krassioukov A. Cardiovascular responses to vibrostimulation for sperm retrieval in men with spinal cord injury. *J Spinal Cord Med* 2006;29:207-16.

31. Piepmeier J, Lehman K, Lane J. Cardiovascular instability following acute cervical spinal cord trauma. *Cent Nerv Syst Trauma* 1985;2:153-60.

32. Krassioukov A, Warburton DE, Teasell R, Eng JJ; Spinal Cord Injury Rehabilitation Evidence Research Team. A systematic review of the management of autonomic dysreflexia after spinal cord injury. *Arch Phys Med Rehabil* 2009;90:682-95.

33. Sanghvi AV, Chhabra HS, Nigam V, Tandon V, Mascarenhas AA. Permanent cardiac pacemaker for cardiac arrest following cervico-dorsal spinal injury. *Eur Spine J* 2009;18(2):S254-S257.

34. Ruiz-Arango AF, Robinson VJ, Sharma GK. Characteristics of patients with cervical spinal injury requiring permanent pacemaker implantation. *Cardiol Rev* 2006;14:e8-e11.

35. Gilgoff IS, Ward SLD, Hohn AR. Cardiac pacemaker in high spinal cord injury. *Arch Phys Med Rehabil* 1991;72:601-603.

36. Frankel HL, Mathias CJ, Spalding JMK. Mechanisms of reflex cardiac arrest in tetraplegic patients. *Lancet* 1975;2:1183-185.

37. Mathias CJ. Bradycardia and cardiac arrest during tracheal suction—mechanisms in tetraplegic patients. *Eur J Intensive Care Med* 1976;2:147-156.

38. Berk JL, Levy MN. Profound reflex bradycardia produced by transient hypoxia or hypercapnia in man. *Eur Surg Res* 1977;9:75-84.

39. Bartholdy K, Biering-Sørensen T, Malmqvist L, et al. Cardiac arrhythmias the first month after acute traumatic spinal cord injury. *J Spinal Cord Med* 2014;37:162-70.

40. Krassioukov AV, Karlsson AK, Wecht JM, Wuermser LA, Mathias CJ, Marino RJ. Assessment of autonomic dysfunction following spinal cord injury: rationale for additions to International Standards for Neurological Assessment. *J Rehabil Res Dev* 2007;44:103-12.

41. Wecht JM, Radulovic M, Weir JP, Lessey J, Spungen AM, Bauman WA. Partial angiotensin-converting enzyme inhibition during acute orthostatic stress in persons with tetraplegia. *J Spinal Cord Med*

2005;28:103-108.

42. Schulz-Stübner S. The use of small-dose theophylline for the treatment of bradycardia in patients with spinal cord injury. *Anesth Analg* 2005;101:1809-811.

43. Weant KA, Kilpatrick M, Jaikumar S. Aminophylline for the treatment of symptomatic bradycardia and asystole secondary to cervical spine injury. *Neurocrit Care* 2007;7:250-2.

44. Sadaka F, Naydenov SK, Ponzillo JJ. Theophylline for bradycardia secondary to cervical spinal cord injury. *Neurocrit Care* 2010;13:389-92.

45. Mader TJ, Bertolet B, Ornato JP, Gutterman JM. Aminophylline in the treatment of atropine-resistant brady asystole. *Resuscitation* 2000;47:105-12.

46. Rangappa P, Jeyadoss J, Flabouris A, Clark JM, Marshall R. Cardiac pacing in patients with a cervical spinal cord injury. *Spinal Cord* 2010;48:867-71.

47. Moerman JR, Christie B 3rd, Sykes LN, Vogel RL, Nolan TL, Ashley DW. Early cardiac pacemaker placement for life-threatening bradycardia in traumatic spinal cord injury. *J Trauma* 2011;70:1485-488.

48. Sidorov EV, Townson AF, Dvorak MF, Kwon BK, Steeves J, Krassioukov A. Orthostatic hypotension in the first month following acute spinal cord injury. *Spinal Cord* 2008;46:65-9.

49. Illman A, Stiller K, Williams M. The prevalence of orthostatic hypotension during physiotherapy treatment in patients with an acute spinal cord injury. *Spinal Cord* 2000;38:741-47.

50. Sisto SA, Lorenz DJ, Hutchinson K, Wenzel L, Harkema SJ, Krassioukov A. Cardiovascular status of individuals with incomplete spinal cord injury from 7 NeuroRecovery Network rehabilitation centers. *Arch Phys Med Rehabil* 2012;93:1578-587.

51. Berger MJ, Hubli M, Krassioukov AV. Sympathetic skin responses and autonomic dysfunction in spinal cord injury. *J Neurotrauma* 2014 May 29. [Epub ahead of print]

52. Claydon VE, Steeves JD, Krassioukov A. Orthostatic hypotension following spinal cord injury: understanding clinical pathophysiology. *Spinal Cord* 2006;44:341-51.

53. Krassioukov A, Claydon VE. The clinical problems in cardiovascular control following spinal cord injury: an overview. *Prog Brain Res* 2006;152:223-229.

54. Wecht JM, De Meersman RE, Weir JP, Spungen AM, Bauman WA. Cardiac autonomic responses to progressive head-up tilt in individuals with paraplegia. *Clin Auton Res* 2004;13:433-38.

55. Munakata M, Kameyama J, Nunokawa T, Ito N, Yoshinaga K. Altered Mayer wave and baroreflex profiles in high spinal cord injury. *Am J Hypertens* 2001;14:141-48.

56. Faghri PD, Yount JP, Pesce WJ, Seetharama S, Vootto JJ. Circulatory hypokinesis and functional electric stimulation during standing in persons with spinal cord injury. *Arch Phys Med Rehabil* 2001;82:1587-595.

57. Frisbie JH. Salt wasting, hypotension, polydipsia, and hyponatremia and the level of spinal cord injury. *Spinal Cord* 2007;45:563-68.

58. Vaziri ND. Nitric oxide in microgravity-induced orthostatic intolerance: Relevance to spinal cord injury. *J Spinal Cord Med* 2003;26:5-11.

59. Bush VE, Wight VL, Brown CM, Hainsworth R. Vascular responses to orthostatic stress in patients with postural tachycardia syndrome (POTS), in patients with low orthostatic tolerance, and in asymptomatic controls. *Clin Auton Res* 2000;10:279-84.

60. Karlsson AK, Krassioukov AV. Hyponatremia-induced transient visual disturbances in acute spinal cord injury. *Spinal Cord* 2004;42:204-207.

61. The Consensus Committee of the American Autonomic Society and the American Academy of Neurology. Consensus statement on the definition of orthostatic hypotension, pure autonomic failure, and multiple system atrophy. *Neurol* 1996;46:1470.

62. Alexander MS, Biering-Sorensen F, Bodner D, et al. International standards to document remaining autonomic function after spinal cord injury. *Spinal Cord* 2009;47:36-43.

63. Krassioukov A, Biering-Sorensen F, Donovan W, et al. International standards to document remaining autonomic function after spinal cord injury. *J Spinal Cord Med* 2012;35:201-10.

64. Pilgrim JA, Stansfeld S, Marmot M. Low blood pressure, low mood? *BMJ* 1992;304:75-8.

65. Liu DS, Chang WH, Wong AM, Chen SC, Lin KP, Lai CH. Relationships between physiological responses and presyncope symptoms during tilting up in patients with spinal cord injury. *Med Biol Eng Comput* 2008;46:681-88.

66. Carlozzi NE, Fyffe D, Morin KG, et al. Impact of blood pressure dysregulation on health-related quality of life in persons with spinal cord injury: development of a conceptual model. *Arch Phys Med Rehabil* 2013;94:1721-730.

67. Gillis DJ, Wouda M, Hjeltnes N. Non-pharmacological management of orthostatic hypotension after spinal cord injury: a critical review of the literature. *Spinal Cord* 2008;46:652-59.

68. Wadsworth BM, Haines TP, Cornwell PL, Rodwell LT, Paratz JD. Abdominal binder improves lung volumes and voice in people with tetraplegic spinal cord injury. *Arch Phys Med Rehabil* 2012;93:2189-197.

69. Rimaud D, Calmels P, Pichot V, Bethoux F, Roche F. Effects of compression stockings on sympathetic activity and heart rate variability in individuals with spinal cord injury. *J Spinal Cord Med* 2012;35:81-88.

70. Harkema SJ, Ferreira CK, van den Brand RJ, Krassioukov AV. Improvements in orthostatic instability with stand locomotor training in individuals with spinal cord injury. *J Neurotrauma* 2008;25:1467-475.

71. Lucas SJ, Lewis NC, Sikken EL, Thomas KN, Ainslie PN. Slow breathing as a means to improve orthostatic tolerance: a randomized sham-controlled trial. *J Appl Physiol (1985)* 2013;115:202-11.

72. Ten Harkel AD, Van Lieshout JJ, Wieling W. Treatment of orthostatic hypotension with sleeping in the head-up tilt position, alone and in combination with fludrocortisone. *J Intern Med* 1992;232:139-45.

73. Groomes TE, Huang CT. Orthostatic hypotension after spinal cord injury: treatment with fludrocortisone and ergotamine. *Arch Phys Med Rehabil* 1991;72:56-58.

74. Mukand J, Karlin L, Barrs K, Lublin P. Midodrine for the management of orthostatic hypotension in patients with spinal cord injury: a case report. *Arch Phys Med Rehabil* 2001;82:694-96.

75. Barber DB, Rogers SJ, Fredrickson MD, Able AC. Midorine hydrochloride and the treatment of orthostatic hypotension in tetraplegia: two cases and a review of the literature. *Spinal Cord* 2000;38:109-111.

76. Nieshoff EC, Birk TJ, Birk CA, Hinderer SR, Yavuzer G. Doubleblinded, placebo-controlled trial of midodrine for exercise performance enhancement in tetraplegia: a pilot study. *J Spinal Cord Med* 2004;27:219-25.

77. Senard JM, Arias A, Berlan M, Tran MA, Rascol A, Montastruc JL. Pharmacological evidence of alpha 1- and alpha 2-adrenergic supersensitivity in orthostatic hypotension due to spinal cord injury: a case report. *Eur J Clin Pharmacol* 1991;41:593-96.

78. Wecht JM, Rosado-Rivera D, Handrakis JP, Radulovic M, Bauman WA. Effects of midodrine hydrochloride on blood pressure and cerebral blood flow during orthostasis in persons with chronic tetraplegia. *Arch Phys Med Rehabil* 2010;91:1429-435.

79. Wecht JM, Radulovic M, Rosado-Rivera D, Zhang RL, LaFountaine MF, Bauman WA. Orthostatic effects of midodrine versus L-NAME on cerebral blood flow and the renin-angiotensin-aldosterone system in tetraplegia. *Arch Phys Med Rehabil* 2011;92:1789-95.

80. Mathias CJ. L-dihydroxyphenylserine (Droxidopa) in the treatment of orthostatic hypotension: the European experience. *Clin Auton*

Res 2008;18 1:25-9.

81. Wecht JM, Rosado-Rivera D, Weir JP, Ivan A, Yen C, Bauman WA. Hemodynamic effects of L-threo-3,4-dihydroxyphenylserine (Droxidopa) in hypotensive individuals with spinal cord injury. *Arch Phys Med Rehabil* 2013;94:2006-2012.

82. Sahota IS, Ravensbergen HR, McGrath MS, Claydon VE. Cerebrovascular responses to orthostatic stress after spinal cord injury. *J Neurotrauma* 2012;29:2446-456.

83. Handrakis JP, DeMeersman RE, Rosado-Rivera D, et al. Effect of hypotensive challenge on systemic hemodynamics and cerebral blood flow in persons with tetraplegia. *Clin Auton Res* 2009;19:39-45.

84. Phillips AA, Ainslie PN, Krassioukov AV, Warburton DE. Regulation of cerebral blood flow after spinal cord injury. *J Neurotrauma* 2013;30:1551-563.

85. Phillips AA, Krassioukov AV, Ainslie PN, Warburton DE. Perturbed and spontaneous regional cerebral blood flow responses to changes in blood pressure after high-level spinal cord injury: the effect of midodrine. *J Appl Physiol (1985)* 2014;116:645-53.

86. Jegede AB, Rosado-Rivera D, Bauman WA, et al. Cognitive performance in hypotensive persons with spinal cord injury. *Clin Auton Res* 2010;20:3-9.

87. Wecht JM, Rosado-Rivera D, Jegede A, et al. Systemic and cerebral hemodynamics during cognitive testing. *Clin Auton Res* 2012;22:25-33.

88. Phillips AA, Warburton DE, Ainslie PN, Krassioukov AV. Regional neurovascular coupling and cognitive performance in those with low blood pressure secondary to high-level spinal cord injury: improved by alpha-1 agonist midodrine hydrochloride. *J Cereb Blood Flow Metab* 2014;34:794-801.

89. Giorgi Pierfranceschi M, Donadini MP, Dentali F, et al. The short- and long-term risk of venous thromboembolism in patients with acute spinal cord injury: a prospective cohort study. *JTH* 2013;109:34-38.

90. Chung WS, Lin CL, Chang SN, Chung HA, Sung FC, Kao CH. Increased risk of deep vein thrombosis and pulmonary thromboembolism in patients with spinal cord injury: a nationwide cohort prospective study. *Thromb Res* 2014;133:579-84.

91. Maung AA, Schuster KM, Kaplan LJ, Maerz LL, Davis KA. Risk of venous thromboembolism after spinal cord injury: not all levels are the same. *J Trauma* 2011;71:1241-245.

92. Aito S, Pieri A, D'Andrea M, Marcelli F, Cominelli E. Primary prevention of deep venous thrombosis and pulmonary embolism in acute spinal cord injured patients. *Spinal Cord* 2002;40:300-303.

93. Duru S, Keleşoğlu A, Ardıç S. Clinical update on pulmonary embolism. *Arch Med Sci* 2014;10:557-65.

94. Teasell RW, Hsieh JT, Aubut JA, Eng JJ, Krassioukov A, Tu L. Venous thromboembolism following spinal cord injury. *Arch Phys Med Rehabil* 2009;90:232-45.

95. Zierler BK. Ultrasonography and diagnosis of venous thromboembolism. *Circulation* 2004;109:I9-14.

96. Powell M, Kirshblum S, O'Connor KC. Duplex ultrasound screening for deep vein thrombosis in spinal cord injured patients at rehabilitation admission. *Arch Phys Med Rehabil* 1999;80:1044-1046.

97. Kadyan V, Clinchot DM, Colachis SC. Cost-effectiveness of duplex ultrasound surveillance in spinal cord injury. *Am J Phys Med Rehabil* 2004;83:191-97.

98. Akman MN, Cetin N, Bayramoglu M, Isiklar I, Kilinc S. Value of the D-dimer test in diagnosing deep vein thrombosis in rehabilitation inpatients. *Arch Phys Med Rehabil* 2004;85:1091-1094.

99. Roussi J, Bentolila S, Boudaoud L, et al. Contribution of D-Dimer determination in the exclusion of deep venous thrombosis in spinal cord injury patients. *Spinal Cord* 1999;37:548-52.

100. Wada M, Iizuka M, Iwadate Y, Yamakami I, Yoshinaga K, Saeki N. Effectiveness of deep vein thrombosis screening on admission to a rehabilitation hospital: a prospective study in 1043 consecutive patients. *Thromb Res* 2013;131:487-92.

101. Furlan JC, Fehlings MG: Role of screening tests for deep venous thrombosis in asymptomatic adults with acute spinal cord injury: an evidence-based analysis. *Spine* 2007;32:1908-916.

102. DeVivo MJ, Krause JS, Lammertse DP. Recent trends in mortality and causes of death among persons with spinal cord injury. *Arch Phys Med Rehabil* 1999;80:1411-1419.

103. Green D, Twardowski P, Wei R, Rademaker AW. Fatal pulmonary embolism in spinal cord injury. *Chest* 1994;105:853-55.

104. Tillich M, Schoellnast H. Optimized imaging of pulmonary embolism. *Eur Radiol* 2005;14: E66-E70.

105. Frisbie JH, Sharma GV. Right bundle branch block as a screening test for pulmonary embolism in chronic spinal cord injury. *Arch Phys Med Rehabil* 2009;90:1241-244.

106. Frisbie JH, Sharma GV. The prevalence of pulmonary embolism in chronically paralyzed subjects: a review of available evidence. *Spinal Cord* 2012;50:400-403.

107. Bang SM, Jang MJ, Kim KH, et al. Prevention of venous thromboembolism, 2nd edition: Korean Society of Thrombosis and Hemostasis Evidence-based Clinical Practice Guidelines. *J Korean Med Sci* 2014;29:164-71.

108. Johns JS, Nguyen C, Sing RF. Vena cava filters in spinal cord injuries: evolving technology. *J Spinal Cord Med* 2006;29:183-90.

109. Chung SB, Lee SH, Kim ES, Eoh W. Incidence of deep vein thrombosis after spinal cord injury: a prospective study in 37 consecutive patients with traumatic or nontraumatic spinal cord injury treated by mechanical prophylaxis. *J Trauma* 2011;71:867-70.

110. Merli GJ, Crabbe S, Paluzzi RG, Fritz D. Etiology, incidence, and prevention of deep vein thrombosis in acute spinal cord injury. *Arch Phys Med Rehabil* 1993;74:1199-205.

111. Halim TA, Chhabra HS, Arora M, Kumar S. Pharmacological prophylaxis for deep vein thrombosis in acute spinal cord injury: an Indian perspective. *Spinal Cord* 2014;52:547-50.

112. Worley S, Short C, Pike J, Anderson D, Douglas JA, Thompson K. Dalteparin vs low-dose unfractionated heparin for prophylaxis against clinically evident venous thromboembolism in acute traumatic spinal cord injury: a retrospective cohort study. *J Spinal Cord Med* 2008;31:379-87.

113. Spinal Cord Injury Thromboprophylaxis Investigators. Prevention of venous thromboembolism in the acute treatment phase after SCI: a randomized multicenter trial comparing low-dose heparin plus intermittent pneumatic compression with enoxaparin. *J Trauma* 2003;54:1116-126.

114. Green D, Rossi EC, Yao JS, Flinn WR, Spies SM. Deep vein thrombosis in spinal cord injury: effect of prophylaxis with calf compression, aspirin, and dipyridamole. *Paraplegia* 1982;20:227-34.

115. Merli GJ, Crabbe S, Doyle L, Ditunno JF, Herbision GJ. Mechanical plus pharmacological prophylaxis for deep vein thrombosis in acute spinal cord injury. *Paraplegia* 1992;30:558-62.

116. Holbrook A, Schulman S, Witt DM, et al. Evidence-based management of anticoagulant therapy: antithrombotic therapy and prevention of thrombosis, 9th ed: American College of Chest Physicians Evidence-Based Clinical Practice Guidelines. *Chest* 2012;141:e152S-84S.

第52章　胃肠并发症

Gururaj M Sangondimath, Harvinder Singh Chhabra

学习目标

本章学习完成后,你将能够:

- 能认识到胃肠并发症是脊髓损伤后的常见并发症,可导致致残率和死亡率的增高;
- 能阐明脊髓损伤后胃肠并发症的病理生理学;
- 能列举出胃肠并发症的危险因素;
- 能阐明诊断胃肠并发症所用的方法;
- 能阐述胃肠并发症的预防和治疗。

引言

胃肠系统功能障碍对脊髓损伤预后有重要的影响。它不仅影响患者的医疗还影响患者的生活方式。超过1/3的被访截瘫患者认为肠道和膀胱的功能障碍是与他们损伤相关的最严重的功能障碍,甚至比下肢功能障碍还要重要[1]。在567名脊髓损伤患者中,63名(11%)患者在伤后第一个月内共发作了87次胃肠并发症[2]。

在20世纪80年代,胃肠疾病在脊髓损伤患者致死性疾病中排第7位[3],未能诊断的胃肠急症占脊髓损伤后死亡的10%[4]。90年代的另一项研究观察到出现肠道问题的患者占脊髓损伤患者的27%~62%[2]。但最新的研究尚未明确这一问题。

胃肠并发症的多种易感因素列在知识框52.1中。

知识框52.1　胃肠并发症的易感因素[6]

- 老龄
- 男性
- 头部损伤
- 多系统创伤
- 颈脊髓损伤[a]
- 完全性神经病理性损伤[a]
- 伤后病程[a]

[a] 最重要的易感因素。

脊髓损伤患者胃肠功能障碍的症状和普通人不同[2]。脊髓损伤患者胃肠并发症可分急性(知识框52.2)和慢性(知识框52.3)。

知识框52.2　急性并发症(1个月内)

- 肠梗阻
- 胃扩张
- 胃食管反流
- 肠系膜上动脉综合征
- 消化系统溃疡
- 胰腺炎

知识框52.3　慢性并发症

- 胃食管反流
- 消化系统溃疡
- 肠系膜上动脉综合征
- 粪便嵌塞
- 憩室病
- 直肠出血(40%)
- 痔疮(36%~75%)
- 肝炎
- 淀粉样变
- 结直肠癌

- 胃肠系统功能障碍对脊髓损伤的预后有重要影响。
- 胃肠并发症对脊髓损伤患者致残率和死亡率有重要影响。
- 脊髓损伤患者胃肠系统功能障碍的症状不同于一般人群。

病理生理学

在脊髓损伤患者中,由于自主神经反射是由内脏壁的神经节调控,消化系统的蠕动、分泌吸收功能通常能够保留。但这些活动更好的协调则需要自主神经系统系统的控制以及一系列的神经递质和肽类。脊髓的受损会导致这些二级调控因子的紊乱,严重影响消化功能[7]。

记忆要点

- 脊髓的受损会导致二级调控因子的紊乱,严重影响消化功能。

胃扩张和肠梗阻

胃扩张和肠梗阻通常在脊髓损伤后的急性期出现,这种胃肠运动功能的受损与严重创伤、制动和卧床有关。肠梗阻比胃扩张更常见,但急性胃扩张更为致命。在大多患者中,肠梗阻能持续 2~5 天[5]。

在脊髓损伤患者中,急性致命胃扩张主要见于四肢瘫患者。脊髓损伤中的重症胃扩张会导致迷走神经控制的呼吸抑制、吸入性肺炎和胃破裂[8]。胃扩张、横膈反射刺激、呃逆,然后吞气而不能嗳气,这种恶性循环会导致急性胃扩张。胃扩张的出现可能预示着更严重的胃肠道紊乱,可能导致麻痹性肠梗阻的发生。胃扩张应被视为临床急症,应尽一切可能避免。在急性损伤的患者中,必须认真频繁地听诊肠鸣音。除骨科限制外,应尽可能得到立位或侧卧位腹平片,以确定是否存在气液平面。

胃扩张 / 肠梗阻的症状包括:

- 腹部膨胀;
- 恶心 / 呕吐,特别是餐后;
- 肠道蠕动差和或肠胃胀气;
- 频繁嗳气。

胃扩张 / 肠梗阻的检查诊断包括:

- 听诊肠鸣音;
- 腹平片:表现为胃、小肠和结肠的扩张;
- 全血细胞计数;
- 血清电解质分析是否存在低钠血症或低氯血症;
- 直立或侧卧位腹平片确定肠梗阻的气液平面。

胃扩张 / 肠梗阻的治疗包括:

- 纠正电解质紊乱和一般支持治疗;
- 鼻胃管行胃肠减压直到症状改善(排气排便或腹平片见异常积气改善)[9];
- 在重症和慢性胃扩张的脊髓损伤患者中,可行胃造口置管减压;
- 肠系膜上动脉综合征的患者予直立体位和饮食支持;
- 经皮经腹刺激也可用于神经性肠梗阻的患者[10]。

记忆要点

- 肠梗阻比胃扩张更常见,但急性胃扩张更为致命。
- 脊髓损伤中的重症胃扩张会导致迷走神经控制的呼吸抑制、吸入性肺炎和胃破裂。
- 在急性损伤的患者中,必须认真频繁地听诊肠鸣音。
- 鼻胃管减压是主要的治疗手段。

胃食管反流

胃食管反流(gastroesophageal reflux disease, GERD)在脊髓损伤人群中的患病率(22%~27%)和严重程度远高于普通人群。胃灼热(61%)、食道痛(33%)和吞咽困难(30%)的症状非常常见。脊髓损伤患者严重的Ⅳ期食道炎的患病率要高于一般人群[11]。这些提醒我们在脊髓损伤患者的临床医疗中应积极评估和治疗有这些问题的患者。诱发 GERD 的因素列在知识框 52.4。

知识框 52.4　促进脊髓损伤患者胃食管反流的因素

临床

- 卧床和制动;
- 胃排空延迟;
- 促胃液素和胃酸分泌增加;
- 进餐不规律;
- 由于便秘、频繁 Valsalva 动作和转移时使用腹肌造成的腹压增高。

药物

- 安定、茶碱、哌替啶、抗胆碱药、解痉药、三环类抗抑郁药、钙通道阻滞剂、硝酸盐(减低下食道括约肌压力)。

其他

- 吸烟、高脂食物、酒精、巧克力、柑橘类果汁、咖啡。

这些问题的发病率之高源于脊髓损伤后胃的感觉异常,因此延误了诊断和治疗。反流的症状通常是非特异性的,而急性食道炎并不需要早期诊断。在 T_7 平面以上的脊髓损伤患者中,唯一的症状是反酸。他们不存在典型的胃灼热症状,诊断通常在患者出现吞咽困难或胃肠道出血后才能明确。约 45% 的有症状的四肢瘫患者在内镜检查中可发现食道炎的表现,91% 活检表现为食道炎。内镜是诊断的标准[11]。

治疗反流的方法是改善该状况的基本要素:食道酸清除能力不佳、功能受损的食道下括约肌和胃酸增加。

床头抬高 30°,减少咖啡因和酒精的摄入,戒烟,限制高脂食物,调整进食时间安排和食量,餐后直立,避免睡前进食,这些都可以改善症状[12]。

抑酸药、组胺 -2(H-2)拮抗肌和质子泵抑制剂(proton pump inhibitors,PPI)可用于调整胃酸量。仅戒烟和限制咖啡因和酒精摄入就可以解决症状[13,14]。

对于那些有明确食道炎且症状顽固者,乌拉胆碱(25mg,4 次 / 天)或甲氧氯普胺(10mg,3 次 / 天)可在增强食道排空的同时提高食道下括约肌(LES)的张力[14,15]。脊髓损伤患者可通过一些新的经非胆碱能途径影响内脏运动的药物获益(如西沙必利、多潘立酮)[16-20]。在复发病例中,可采用胃底折叠术来重建食道括约肌的功能[21]。

记忆要点

- 胃食管反流在脊髓损伤人群中的患病率和严重程度远高于普通人群。
- 脊髓损伤患者不存在典型的胃灼热症状,诊断通常在患者出现吞咽困难或胃肠道出血后才能明确。
- 在脊髓损伤患者中应积极评估和治疗胃食管反流。
- 治疗反流的方法是改善该状况的基本要素:食道酸清除能力不佳、功能受损的食道下括约肌和胃酸增加。

胃排空障碍

在脊髓损伤患者中胃排空可能延迟,也可能是正常的。胃排空时间的增加与脊髓损伤平面的增高和伤后时间的延长相关[22-24]。表现为过早的饱腹感、恶心、嗳气的胃排空延迟通常能通过保守治疗解决。改为小份质软食物、充分咀嚼基本上就可以缓解症状了。餐前 30 分钟静脉注射甲氧氯普胺或乌拉胆碱也是有效的[25]。

记忆要点

- 在脊髓损伤患者中,胃排空可能延迟,也可能是正常的。
- 胃排空时间的增加与脊髓损伤平面高有关。
- 改为小份质软食物、充分咀嚼基本上就可以缓解症状了。

腹痛和急腹症

急腹症在脊髓损伤患者中有 9.5% 的死亡率。脊髓损伤后早期的感觉、运动、反射的丧失掩盖了急腹症的常见征象,如疼痛、压痛、板状腹和强迫体位。脊髓休克期诊断急腹症的关键是认识到其存在的可能性[26]。

脊髓损伤后导致急腹症最常见的原因如下:

- 内脏穿孔（如：消化性溃疡病）；
- 胆囊炎；
- 阑尾炎；
- 肠梗阻；
- 内脏破裂；
- 肠系膜血管栓塞或血栓形成；
- 急性胰腺炎；
- 神经源性疼痛综合征。

　　腹部疾患的早期征象有恶心、呕吐、厌食、烦躁、不安、自觉不适、日常生活模式改变、便失禁或尿失禁、膀胱痉挛或者腹泻。64% 的患者有疼痛，平面低的脊髓损伤患者较平面高的更多见。疼痛表现为烧灼痛，定位界于感觉正常皮肤和无感觉皮肤之间（被描述为束带感）。疼痛可以牵涉到支配受累脏器的皮节所支配的较远端皮肤，因为躯体和内脏感觉汇合传入同一脊髓节段。这种牵涉痛为烧灼痛，伴皮肤针刺觉过敏。肩痛的发生率为 32%，特别是在高节段的脊髓损伤中。这是由于膈肌受刺激通过膈神经传入产生了颈痛或肩痛的病理生理过程。当病程扩散到腹膜，疼痛性质变得尖锐。查体中，32% 出现发热，27% 出现腹胀（全部是高节段脊髓损伤），50% 触诊可及压痛，18% 肠鸣音减低或消失[27]。

　　在梗阻、溃疡穿孔或脏器破裂的病例中，在炎症累及上腹部腹膜前通常不会有腹部不适，该部位的传入神经在上颈段。在急性脊髓损伤中，当怀疑存在伴随脏器损伤时，可用腹腔镜排查[27]。

　　制动和动脉硬化的老年患者有可能在脊髓损伤后出现肠系膜血管血栓形成或栓塞。无创的多普勒超声检查可用于确定是否有血栓或栓塞[27]。

　　有胆结石或接受过胆囊切除的患者占脊髓损伤患者的 17%~31%，他们部分人有糖尿病、肥胖、胆囊疾病家族史等高危因素。排除这些有高危因素的患者，患病率也相当高。超声检查发现，在无症状的脊髓损伤男性中，有 25% 或 26% 发现了胆囊结石，相比之下对照组则为 9% 或 10%。脊髓损伤后 6 个月内进行超声检查，发现胆汁淤积（19%）的发病率相当高，而胆囊结石（8%）尚可。胆石症与脊髓损伤的神经平面、病程、年龄、肥胖或糖尿病均无关[28]，但与脊髓损伤的严重程度有关。脊髓损伤后胆结石增加的原因尚不清楚。空腹胆囊容量减少可能与受损的反射影响了胆囊充盈有关，常见于 T_{10} 水平以上的脊髓损伤[30]。由于失去了正常的感知觉，胆囊疾病的症状和体征均不典型，甚至是不可及，因此病理改变往往重于

诊断[29]。

　　虽然死亡率与对照无明显差异，但脊髓损伤患者并发症发病率高，由腹腔镜转开腹手术率高。

　　急性胰腺炎最早在脊髓损伤后 3 天就有发病[31]。交感神经和副交感神经的失衡导致了壶腹部括约肌的过度刺激，继而发生分泌物淤积胰腺受损。胰腺炎的诊断有赖于血清淀粉酶和脂肪酶的升高[32]。腹部超声和 CT 有助于确诊。治疗方式主要是支持治疗，包括抗生素预防胰腺坏死和感染，麻醉药阵痛，充分水化补液以及肠外营养支持。

　　脊髓损伤患者阑尾炎表现为腹部不适和腹胀。症状体征包括自主神经反射异常（T_6 以上平面）、发热、右下腹包块以及少部分人压痛。92%~100% 患者的延误诊断导致了阑尾穿孔。腹腔镜可早期诊断，降低致残率和致死率。

　　对脊髓损伤患者实施腹部手术是个难题。患者可因麻醉发生血压降低。一些患者因畸形、挛缩、吻合口或痉挛给手术造成困难。此外，这些患者虚弱久病，手术耐受能力差。在腹肌痉挛导致腹压增加的情况下可采用减张缝合。由于血管平滑肌张力异常，患者还可能发生过反射性高血压、肺扩张减低（在高损伤节段的患者），以及长期的肠梗阻。在因阑尾炎接受手术的患者中，肺部并发症发病率高。但如果细致管理，发病率可等同一般人群。

记忆要点

- 脊髓损伤后早期的感觉、运动、反射的丧失掩盖了急腹症的常见征象，如疼痛、压痛、板状腹和强迫体位。
- 在急性脊髓损伤中，有必要用腹腔镜排除可能并发的脏器损伤。
- 对脊髓损伤患者实施腹部手术是个难题。
- 如果细致管理，并发症发病率可等同一般人群。

肠系膜上动脉综合征

　　肠系膜上动脉综合征也被称为石膏综合征，是因肠系膜上动脉持续压迫十二指肠 1/3 的部位造成的[33]。诱因包括体重快速降低（在十二指肠穿过肠系膜上动脉和腰椎及主动脉之间时，保护遮挡它

的肠系膜脂肪丢失)、长时间仰卧和佩戴脊柱支具,这些都是急性四肢瘫患者中常见的情况。症状包括上腹部疼痛呕吐,仰卧时为著。钡造影可显示仰卧时十二指肠在第3段和第4段间截断,而直立时消失。治疗方式是直立体位、增重,顽固病例行空肠造瘘[34]。

> **记忆要点**
> - 肠系膜上动脉综合征也被称为石膏综合征。
> - 最常见的诱因是快速体重丢失。
> - 钡造影可显示仰卧时十二指肠在第3段和第4段间截断,而直立时消失。
> - 治疗方式是直立体位,增重和顽固病例中空肠造瘘。

溃疡病和出血

脊髓损伤患者胃肠道出血和溃疡的发病率在0.5%~22%[35]。在Kiwerski等人的研究中,记录了2.6%的脊髓损伤患者存在上消化道创伤后出血的情况,指出出血常发生在完全性脊髓损伤急性期的患者中[36]。大多患者既往没有消化道溃疡病史。在脊髓损伤慢性期,超过一半有非特异性腹痛的患者造影中显示异常[37]。

在急性期,多因素都可诱发患者的胃炎和溃疡,包括压力、营养不良、低血容量休克和应用激素、抗血栓药以及非甾体抗炎药(nonsteroidal anti-inflammatory drugs, NSAID)。迷走张力保留而胸交感传入缺失导致了这些患者促胃液素分泌增多、胃酸过多[38]。

抗酸药、H2受体阻滞剂和PPI可用于急性期预防应激性胃炎。急性胃出血的治疗要静脉晶体补液,维持血流动力学稳定。特别是在体弱或有心动过速、低血压或血红蛋白低于100g/L的老年患者中,还需吸氧、输红细胞血浆扩容。要纠正凝血障碍。留置鼻胃管是有用的。对于活动性出血,可24小时持续灌注H2阻滞剂或PPI。

怀疑活动性上消化道出血一定要进行内镜检查。在急性出血和血流动力学不稳定时应避免钡餐造影。造影剂会影响内镜的治疗。治疗方法包括经内镜止血或栓塞,或经动脉造影动脉灌注加压素。

> **记忆要点**
> - 脊髓损伤患者胃肠道出血和溃疡的发病率在0.5%~22%。
> - 在急性期,多因素都可诱发患者的胃炎和溃疡,包括压力、营养不良、低血容量休克和应用激素、抗血栓药以及非甾体抗炎药(NSAID)。
> - 急性胃出血的治疗要采用静脉晶体补液,维持血流动力学稳定。
> - 急性严重出血的治疗方法包括经内镜止血或栓塞,或经动脉造影动脉灌注加压素。

粪块梗阻

Gore等人回顾了567例脊髓损伤患者的病历,发现近7%发生过粪块梗阻,这是伤后1个月内最常见的并发症。粪块在结肠的梗阻会很快导致危及生命的并发症。自发结肠穿孔是常见威胁,当结肠黏膜受到理化损伤后,排除梗塞时结肠的穿孔风险更高。此外,直肠的慢性粪块扩张会导致直肠黏膜的粪性溃疡(肠道的压疮)。结肠的粪便过度积存会导致近端消化道的不良影响,是这些患者中导致恶心最常见的原因[39]。此外,继发于直肠扩张的自主神经反射异常是潜在致命的。

查体时,可发现腹胀和粪块。由于阻塞粪便压缩,周围渗出的棕色液体会产生人为性腹泻。腹平片可见粪块和异常积气。

如果患者没有呕吐或腹痛,肠鸣音存在,梗阻(仅)可从远端经直肠慢慢触及。许多脊髓损伤中心常规在入院初3~4天连续采用栓剂进行直肠通便。

仅采用口服通便药解除慢性粪块梗阻是不可行的,还会加重临床症状。如果出现呕吐和肠梗阻,必须采用经鼻-胃管的上消化道减压。栓剂和小容量灌肠通常不起作用,这些制剂仅在阻塞的远端起作用,只能起到促进黏膜分泌的作用。

可尝试磷酸钠、矿物油或蒸馏水灌肠。应尽可能避免肥皂水灌肠,它会损伤直肠黏膜,导致血清电解质紊乱。

Peristeen经肛门灌洗可减轻脊髓损伤患者的便秘,提高肛门的控制,改善与症状相关的生活质量。即使是手功能不好或活动受限的患者,灌肠也可不需他人帮助进行。装置包括带涂层和球囊的直肠导管,由手动泵和储水器组成的控制器。导管置入直肠,充盈球囊固定导管在直肠内的位置,用手动泵将温蒸馏水缓慢泵入。之后,将球囊放气,移除导管,然后排空水和肠内容物[40]。

有时还需要手指清除直肠的粪便。如果检查者可用手指触及粪块,可用利多卡因凝胶做润滑,粉碎清除粪块。若慢性梗阻所处位置更为近端,则需要结肠镜介导的灌洗[41]。

复发、严重的粪块梗阻的患者可能需要手术解除压迫和结肠造瘘[42]。

处理粪块梗阻的最佳方法是预防。部分患者规律口服泻药来预防粪块梗阻。但长期使用刺激性泻药,如比沙可啶、酚酞、番泻叶和药鼠李,会损伤黏膜,最终导致肠蠕动异常[43]。预防还包括增加纤维摄入(15mg)保持粪容积,保证充分液体摄入,以及进行肠道训练使结肠能规律排空[44]。

增容型的泻药包括多聚糖或纤维素,长期用药是安全的。如果该治疗未能预防梗阻的复发,可定期采用高渗性泻药,如镁乳或乳果糖。长期使用时,这两者都可能加重梗阻并导致电解质紊乱(特别是在有肾脏疾病的患者中)。乳果糖在结肠分解为小分子量的混合物,能降低结肠的 pH 并刺激蠕动。

置入电刺激器刺激骶神经前根可用于神经源性膀胱和结肠功能异常的治疗,促进肠道排空[45,46]。

保守治疗不满意的患者,可选择 Malone 手术。在 Malone 顺行控制灌肠中,将阑尾取出至皮肤做成阑尾造口。通过该造口,患者可插入导管并进行清洗结肠直肠的灌肠。在脊髓损伤导致混合了神经源性病变的患者中,在随访 38 和 75 个月时,有效率分别达到 74% 和 87.5%。发生并发症的比例分别为 12.5% 和 67%,包括感染、小肠梗阻和肠坏死[47,48]。

记忆要点

- 粪块梗阻是伤后 1 个月内最常见的并发症。
- 自发结肠穿孔是致命的。
- 仅采用口服通便药解除慢性粪块梗阻是不可行的,还会加重临床症状。
- 有时需要手指清除直肠的粪便。
- 复发、严重的粪块梗阻的患者可能需要手术解除压迫和结肠造瘘。

痔疮

痔疮和痔切除在脊髓损伤患者中较一般人群常见,特别是滥用栓剂、灌肠或化学刺激肠道治疗的患者。脊髓损伤 5 年以上的患者中 58% 患有有症状的痔疮[49]。痔出血见于 76% 的患者,直肠黏膜脱垂还会导致黏膜慢性外部分泌,使肛周皮肤破损。

多数小的痔疮在结束肠道治疗后,置入氢化可的松栓剂是有效的。硬化治疗、弹力带结扎和光凝可用于内痔破裂或持续出血。

记忆要点

- 痔疮和痔切除在脊髓损伤患者中较一般人群常见。
- 脊髓损伤 5 年以上的患者中 58% 患有有症状的痔疮。
- 硬化治疗、弹力带结扎和光凝可用于内痔破裂或持续出血。

直结肠癌

脊髓损伤患者通常较一般人群发现直结肠癌的时机晚,术后的发病率也更高[50]。诊断的延误可源于腹胀、便秘和疼痛,这些症状可受到脊髓损伤后胃肠并发症的干扰。此外,这些患者肠道准备困难,在结肠镜检查中也容易漏诊。

国际脊髓损伤肠道数据库

当记录脊髓损伤患者肠道功能的一般情况时,建议采用国际脊髓损伤肠道数据库[51]。对该数据库采集形式的进一步了解见第 81 章。

本章重点

- 胃肠并发症对脊髓损伤患者的致残率和致死率至关重要。
- 脊髓损伤患者的胃肠功能障碍症状不同于一般人群。
- 脊髓损伤后早期的感觉、运动、反射的丧失掩盖了急腹症的常见征象,如疼痛、压痛、板状腹和强迫体位。

- 未发现的胃扩张和急腹症是致命的。

- 在损伤的急性期,应认真频繁的听诊肠鸣音。

- 为脊髓损伤患者进行腹部手术是个难题。

- 但如果控制得当,发病率可等同于一般人群。

(谷莉 译 周谋望 校)

参考文献

1. Hanson R, Franklin M. Sexual loss in relation to other functional losses for spinal cord–injured males. *Arch Phys Med Rehabil* 1976;57:291-3.

2. Stone JM, Wolfe V, Nino-Murcia M, et al. Bowel care problems and anorectal function after SCI. ASIA Abstracts Dig 1989;74.

3. Apple D, Hudson L. Spinal cord injury, the model: proceedings of the national consensus conference on catastrophic illness and injury, 1989. Atlanta (GA): The Georgia Regional Spinal Cord Injury Care System, Shepherd Center for Treatment of Spinal Injuries, Inc.; 1990.

4. Juler GL, Eltorai IM. The acute abdomen in spinal cord injury patients. *Paraplegia* 1985;23:118-23.

5. Gore RM, Mintzer RA, Calenoff L. Gastrointestinal complications of spinal cord injury. *Spine* 1981;6:538-44.

6. Matsumura JS, Prystowsky JB, Bresticker MA, et al. Gastrointestinal tract complications after acute spine injury. *Arch Surg* 1996;130:751-3.

7. Wattchow DA, Furness J, Costa M. Distribution and coexistence of peptides in nerve fibers of the external muscle of the human gastrointestinal tract. *Gastroenterology* 1988;95:32-41.

8. Sutton RA, Macphail I, Bentley R, et al. Acute gastric dilatation as a late complication of tetraplegia due to very high cervical cord injury. *Paraplegia* 1981;19:17-9.

9. Cosman BC, Sullivan GH, Johnson DL, et al. Gastrostomy for gaseous decompression in quadriplegic man: case report. *Paraplegia* 1991;29:207-10.

10. Richardson R, Cerullo L. Trans abdominal neurostimulation in the treatment of neurogenic ileus. Appl *Neurophysiol* 1979;42:375-82.

11. Stinneford JG, Keshavarzian A, Nemchausky BA, et al. Esophagitis and esophageal motor abnormalities in patients with spinal cord injuries. *Paraplegia* 1993;31:384-92.

12. Behar J, Sheahan DG, Biancani P, et al. Medical and surgical management of reflux esophagitis. A 38-month report of a prospective clinical trial. *N Engl J Med* 1975;293:263-8.

13. Lieberman DA. Medical therapy for chronic reflux esophagitis. Long-term follow-up. *Arch Int Med* 1987;147:1717-20.

14. Johnson DA. Medical therapy for gastroesophageal reflux disease. *Am J Med* 1992;92:S88-97.

15. Humphries T, Castell D. Effect of oral bethanechol on parameters of esophageal peristalsis. *Dig Dis Sci* 1981;26:129.

16. McCallum R, Ippoliti A, Cooney C. A controlled trial of metoclopramide in symptomatic gastroesophageal reflux. *N Engl J Med* 1977;296:354.

17. Smout A, Bogaard J, Grade A. Effects of cispapride, a new gastrointestinal prokinetic substance, on interdigestive and postprandial motor activity of the distal esophagus in man. *Gut* 1985;26:246-59.

18. Binnie N, Creasy G, Edmond P, et al. The action of cisapride on the chronic constipation of paraplegia. *Paraplegia* 1988;26:151-8.

19. Longo WE, Woolsey RM, Vernara AM, et al. Cisapride for constipation in spinal cord injured patients. *J Spinal Cord Med* 1995;18:240-4.

20. Katzka DA. Motility abnormalities in gastroesophageal reflux disease. *Gastroenterol Clin North Am* 1999;28:905-15.

21. Hinder RA, Libbey JS, Gorecki P, et al. Antireflux surgery. Indications, preoperative evaluation, and outcome. *Gastroenterol Clin North Am* 1999;28:987-1005.

22. Fealey R, Szurszewski J, Merritt J, et al. Effect of traumatic spinal cord transection on human upper gastrointestinal motility and gastric emptying. *Gastroenterology* 1984;87:69-75.

23. Shuster M, editor. Motor disorders of the stomach. *Med Clin North Am* 1981;65(1):269-89.

24. Fealy R. Effect of traumatic spinal cord transection on human upper-gastrointestinal motility and gastric emptying. *Gastroenterology* 1984;89:69-75.

25. Segal JL, Milne N. Metoclopramide induced normalization of impaired gastric emptying in spinal cord injury. *Am J Gastroenterol* 1987;82(1):143-8.

26. Berly MH, Wilmot CB. Acute abdominal emergencies during the first four weeks after spinal cord injury. *Arch Phys Med Rehabil* 1984;65:687-90.

27. Charney KJ, Juler G, Comarr A. General surgery problems in patients with spinal cord injuries. *Arch Surg* 1975;110:1083-8.

28. Rotter KP, Larrain CG Gallstones in spinal cord injury (SCI): a late medical complication? *Spinal Cord* 2003;41:105-8.

29. Moonka R, Stiens SA, Resnick WJ, et al. The prevalence and natural history of gallstones in spinal cord injured patients. *J Am Coll Surg* 1999;189:274-81.

30. Chassin SL, Apstein MD, Williams W. Gallbladder dysmotility in spinal cord injury. *Asia Abstracts Dig* 1988.

31. Carey ME, Nance FC, Kirgis HD, et al. Pancreatitis following spinal cord injury. *J Neurosurg* 1977;47:917-22.

32. Sheridan R. Diagnosis of the acute abdomen in the neurologically stable spinal cord-injured patient. A case study. *J Clin Gastroenterol* 1992;15:825-8.

33. Von Rokitansky C. Lehrbuch der pathologischen anatomik. Vienna: Braunmuler and Seidel; 1861.

34. Wilkinson R, Huang C. Superior mesenteric artery syndrome in traumatic paraplegia: a case report and literature review. *Arch Phys Med Rehabil* 2000;81:991-4.

35. Kewalramani L. Neurogenic gastroduodenal ulceration and bleeding with spinal cord injuries. *J Trauma* 1979;19:259-65.

36. Kiwerski, J. Bleeding from the alimentary canal during the management of spinal cord injury patients. *Paraplegia* 1986;24:92-6.

37. Tanaka M, Motoaki U, Motoo K. Gastroduodenal disease in chronic spinal cord injuries. *Arch Surg* 1979;114:185-7.

38. Pollack L, Finkelman I. The digestive apparatus in injuries to the spinal cord and caudaequina. *Surg Clin North Am* 1954;34:259-68.

39. Youle M, Read N. Effect of painless rectal distention on gastrotestinal transit of a solid meal. *Dig Dis Sci* 1984;29:902-6.

40. Christensen P, Bazzocchi G, Coggrave M, et al Outcome of transanal irrigation for bowel dysfunction in patients with spinal cord injury. *J Spinal Cord Med* 2008;31(5):560-7.

41. Wrenn K. Fecal impaction. *N Engl J Med* 1989;321:658-62.

42. Stone JM, Wolfe VA, Nino-Murcia M, et al. Colostomy as treatment for complications of spinal cord injury. *Arch Phys Med Rehabil* 1990;71:514-8.

43. Tedesco F, DiPiro J. Laxative use in constipation. *Am J Gastroenterol* 1985;80:303-9.

44. Consortium for Spinal Cord Medicine. Neurogenic bowel management in adults with spinal cord injury. Washington, DC: Paralyzed Veterans of America; 1998.

45. Chia YW, Lee TK, Kour NW, et al. Microchip implants on the

anterior sacral roots in patients with spinal trauma: does it improve bowel function? *Dis Colon Rectum* 1996;39:690-4.

46. Binnie NR, Smith AN, Creasey GH, et al. Constipation associated with chronic spinal cord injury: the effect of pelvic parasympathetic stimulation by the Brindley stimulator. *Paraplegia* 1988;26:151-8.

47. Teichman JM, Zabihi N, Kraus SR, Harris JM, Barber DB. Longterm results for maloneantegrade continence enema for adults with neurogenic bowel disease. *Urology* 2003;61:502-6.

48. Worsoe J, Christensen P, Krogh K, Buntzen S, Laurberg S. Long-term results of antegrade colonic enema in adult patients: assessment of functional results. *Dis Colon Rectum* 2008;51:1523-8.

49. Dunn KL, Galka ML. A comparison of the effectiveness of Therevac SB and bisacodyl suppositories in SCI patient's bowel programs. *Rehabil Nurs* 1994;19:334-8.

50. Stratton MD, Mckirgan LW, Wade TP, et al. Colorectal cancer in patients with previous spinal cord injury. *Dis Colon Rectum* 1996;39:965-8.

51. Krogh K, Perkash I, Stiens SA, Biering-Sørensen F. International bowel function basic spinal cord injury data set. *Spinal Cord* 2009;47(3):230-4.

第53章 泌尿生殖系统并发症

Jean Jacques Wyndaele，Guido Del Popolo，Thomas Kessler，Jürgen Pannek

学习目标

本章学习完成后,你将能够:

- 了解脊髓损伤后泌尿系统并发症的发病率和影响;
- 探讨尿路感染,包括病因、诊断、最终治疗和通过适当的导尿技术以预防;
- 阐明泌尿生殖系统感染的病因、诊断和治疗;
- 分析诸如尿路结石和肿瘤之类的并发症;
- 总结导尿和外用装置相关的并发症。

引言

神经源性下尿路功能障碍(neurogenic lower urinary tract dysfunction, NLUTD)是致命的并发症。在以往,肾脏疾病与40%致残致死率相关[1,2]。

在肾血流图和放射线核素肾图检查中,176名脊髓损伤患者中有62人结果异常[3]。泌尿系统并发症、制定功能训练方案和压疮是再入院的主要原因[4]。

自我间歇导尿(intermittent self-catheterization, ISC)和定期尿动力学检查的推广为脊髓损伤患者神经源性膀胱的治疗带来了革新[5]。如今,泌尿系统疾病占脊髓损伤患者死亡原因的13%[6]。这意味着良好的尿路功能对脊髓损伤患者预防发病和死亡有重要意义。

膀胱顺应性降低(通常定义为 <10mL/cmH$_2$O)[7]和/或逼尿肌不稳定收缩伴逼尿肌括约肌协同失调导致的储尿期逼尿肌高压是肾功能恶化的主要原因。尽管目前公认储尿期逼尿肌压力 >40cmH$_2$O 会危害上尿路,但这一阈值是源于 McGuire 对脊柱裂患者的研究[8],而没有关于脊髓损伤患者这方面的高等级证据研究。在充盈期,压力作用的时间因素有待进一步研究。更详细的内容请参见第29章。不管怎样,已有充分的临床证据证实逼尿肌高压会导致膀胱-输尿管-肾脏反流、肾盂积水和肾衰竭[9]。逼尿肌括约肌协同失调或逼尿肌无力/无收缩通常导致排尿后的残留,诱发反复的泌尿系统感染,因此排空膀胱的措施,特别

是间歇导尿,是有必要的。此外,脊髓损伤患者神经源性下尿路功能障碍还诱发尿路结石,增加膀胱癌的发病风险,特别是在长期留置尿管的患者中[10]。这些并发症将在本章详细讨论。尿动力学检查的重要性已被广泛认可[11]。由于重复测定可能得到完全不同的结果,因此临床决定不能取决于一次的尿动力学检查。考虑到经治或未治的高压神经源性膀胱高风险的致命性,建议反复进行尿动力学检查[12]。神经源性泌尿系统的积极干预基于定期的随访,其中包括尿动力学检查以实现患者个体化治疗,典型的高压神经源性膀胱(图53.1)伴憩室、假性憩室、小梁和双侧膀胱输尿管肾脏反流危害上尿路的情况已经越来越少了。

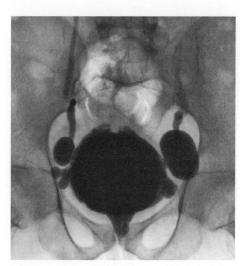

图 53.1 典型的高压神经源性膀胱伴憩室、小梁和双侧膀胱输尿管肾脏反流危害上尿路

为了使脊髓损伤患者认识到尿路功能异常管理不良的危害，我们在患者教育中付出了大量精力，但仍需一些额外的关注。当 70% 的人都认识到危害的时候，仍有超过 60% 的人没有进行定期的泌尿系统随访[13]。Gallien（1998）等人发现他们的患者中 75% 存在泌尿系统并发症，其中大多数是泌尿系统感染[14]。

尿路感染

脊髓损伤后最常见的并发症就是尿路感染。由于方法学的不同[15]，文献中统计发病率差异巨大。尿路感染严重程度不同，需要进行分级。

尿路感染的定义和分级

当微生物进入尿路而未引起症状时，称为无症状菌尿（asymptomatic bacteriuria, ASB）。虽然在一些情况下会建议治疗，如进行侵入性泌尿系统操作前，但无症状菌尿不再被列为尿路感染。菌尿是临床感染的高危因素[16]。如果病原体侵袭泌尿系统，视其侵袭部位（上、下尿路）会引起局部和全身的症状。严重程度评估基于临床表现、危险因素和抗生素的选择。尿路感染分为膀胱炎（cystitis，CY）、肾盂肾炎（pyelonephritis，PN）和尿脓毒血症（urosepsis，US）。尿道炎和男性生殖腺感染单列出来。三类尿路感染的临床表现在表 53.1 列出。

危险因素

目前有一种新的对不同的尿路感染危险因素进行表型分型的观点，通过假设不予干预的最终结果来评价预后。ORENUC 系统分为 6 类，每一类对应一个字母，U 和 C 与神经源性尿路功能异常有关（表 53.2）。间歇导尿（intermittent catheterization，IC）视为"尿道危险因素"。神经源性膀胱失调管理不佳被列为单独一型。留置导尿也被认为是导致感染不良预后的危险因素。

回顾尿路感染危险因素的文献，在脊髓功能异常的成人中，有证据支持增加的残余尿量是危险因素之一，无菌或清洁导尿与间歇导尿的比较有证据冲突，由于心理学、行为学及卫生因素，以及性别、功能水平、病程多种原因，评估风险的证据不足[17]。

重要资料如下：

- 曾保留导尿治疗的患者发生败血症的风险高，特别是在更换为间歇导尿的前 24 小时到 3 天发生尿路感染的时候[18]。
- 对复发或慢性感染尿路感染和尿潴留的患者进行导尿时，感染风险降低，患者可能免于感染。
- 如果出现感染症状，常可发现间歇导尿的不当操作或误用。
- 如果不解决慢性化的原因，开始间歇导尿后慢性感染仍会持续[19]。

表 53.1　膀胱炎、肾盂肾炎和尿脓毒血症的临床表现和严重分级[16]

缩写	临床诊断	临床症状	严重分级
CY-1	膀胱炎	排尿困难，尿频，尿急，耻骨上疼痛；有时会表现为非特异性症状	1
PN-2	轻到中度的肾盂肾炎	发热，侧腹部疼痛，肋脊角压痛；有时表现为非特异性症状，伴或不伴膀胱炎的症状	2
PN-3	严重的肾盂肾炎	同 PY-2，但伴有恶心、呕吐伴或不伴膀胱炎的症状	3
US-4	尿脓毒血症（轻症）	体温大于 38℃ 或小于 36℃； 心率大于 90 次 /min； 呼吸大于 20 次 /min 或 $PaCO_2<32mmHg$（<4.3kPa）； 白细胞 $>12\times10^9/L$ 或 $<4\times10^9/L$ 或 ≥10% 不成熟白细胞； 伴或不伴膀胱炎、肾盂肾炎的症状	4
US-5	尿脓毒血症（重症）	同 US-4，此外同时伴有器官衰竭、低灌注或低血压； 低灌注或灌注异常包括但不限于乳酸酸中毒、少尿或急性精神状态异常	5
US-6	尿脓毒性休克 [a]	同 US-4 或 US-5，但在充分补液的情况下仍低血压，同时存在低灌注或灌注异常的表现，包括且不局限于乳酸酸中毒、少尿或急性精神状态异常。使用正肌力药或血管加压剂的患者在灌注异常时血压不一定会降低。	6

注意：尿脓毒症所致的低血压定义为收缩压 <90mmHg 或在没有其他低血压因素的情况下降低超过 40mmHg。

[a] 尿脓毒血症定义为源于泌尿生殖道的败血症。

表 53.2　按 ORENUC 系统分类的尿路感染的宿主危险因素

表型	危险分类	危险因素示例
O	非已知的危险因素	原本健康的绝经前女性
R	复发尿路感染的危险因素,但不会带来更严重的后果	性行为(频率、杀精剂);绝经后激素水平低下; 分泌型不同的血型; 控制良好的糖尿病
E	会带来更严重后果的额外的泌尿生殖危险因素	早产,新生儿; 妊娠; 男性; 控制不佳的糖尿病; 一定程度的免疫抑制(未定义)
N	带来严重后果的肾脏疾病	一定程度的肾功能不全(未定义); 多囊肾; 间质性肾炎,如止痛药所致的
U	带来严重后果的尿路危险因素,但可以通过治疗解决	输尿管结石导致的输尿管梗阻; 控制良好的神经源性膀胱紊乱; 暂时短期的外部尿管; 无症状菌尿
C	持续导尿和未解决尿路危险因素,可带来严重后果	长期的外部尿管; 未解决的尿路梗阻; 控制不佳的神经源性膀胱紊乱

● 在未发现的严重菌尿的患者中,进行尿动力学检查发生尿路感染的风险非常高[20]。

生物膜

一般意义上的尿路感染,包括导尿的患者,是由于细菌自由活动引起的。但细菌很容易附着在导管表面并形成如菌膜之类的多细胞集合[21]。这使细菌得以在不利环境中存活,还会误导关于菌种和致病菌的微生物学分析,因为该结果反映的是取样时可自由活动的微生物而不是固定在生物膜上的[22]。更糟的是:最新研究显示大肠埃希菌可侵入并在膀胱细胞内成膜(动物研究)。这意味着在间歇导尿的患者中也许考虑到菌膜的问题。这对临床有重要意义,需要新一步研究。

实验室诊断

尿液通常是通过导尿留取标本的[23]。文献中,尿液检查的频率不一。一些建议在脊髓损伤后尿路感染急性期每日检查尿涂片,亚急性期一周1次,此后长期一个月1次或一年数次[24]。在长期随访中,大多数患者仅在每年或每两年的咨询时以及出现意味着尿路感染的症状时或进行侵入性泌尿系统检查时才接受尿液检查[26]。

由于尿管留取尿样不会像自排尿留样那样被尿道周菌群污染,低菌落计数能真实反映膀胱内菌尿的情况[25]。严重菌尿没有明确的诊断标准。对比相应的耻骨上穿刺,间歇导尿留取的尿样菌落计数 10^2cfu/mL 即有较好的敏感性和特异性。多数患者细菌数达到 10^5cfu/mL。国际指南建议,折中考虑到诊断尿路感染的敏感性和实验室微生物定性的可信性,与导尿相关的尿路感染细菌计数要在 10^3cfu/mL 以上。在许多研究中,大肠埃希菌是主要的菌群。

从有症状的尿路感染患者中分离的大肠埃希菌明显异于无症状患者,无症状患者的很可能来自正常粪便中的大肠埃希菌[27]。

脓尿是泌尿生殖系统感染的证据,但在神经源性膀胱患者中对确诊没有帮助[28]。在有症状的导尿患者中未发现脓尿意味着除了尿路感染还有可能为其他诊断[25]。

症状和体征

脊髓损伤患者没有典型的尿痛、尿频、尿急症状。盆腔感觉丧失使诊断更加困难。在一项研究中[25],最常见的单独或伴随出现的临床表现为尿浑浊有异味(51.4%)、尿失禁(51.2%)、疲劳(41.7%)、发热(30.7%)和痉挛加重(30.2%)[29]。还有自主神经反射异常、烦躁不安。

当出现发热、寒战、淡漠或谵妄时,要怀疑尿脓毒症,特别是近期出现过尿管堵塞或更换过尿管的情况下[30]。

当尿气味异常时应提高警惕,因为并非所有尿路感染的患者都具备以上症状,但也不是所有异味都意味着感染。不能单靠异味或尿浑浊就确定有细菌,特别是不能确诊尿路感染[25]。正确的诊断应结合症状、体征和尿液检查。

预防

- 首先,要采取适当的导尿技术。患者、陪护、护士和医生的教育至关重要[31]。Anderson[32]发现每日 3 次间歇导尿是每日 6 次间歇导尿尿路感染发生率的 5 倍,这反映了平衡细菌生长和排除速度的重要性。预防膀胱过度充盈也很重要[33]。如果住院期间间歇导尿由专门人员[34]或患者自己操作,交叉感染的风险会降低[35]。要注意完全排空膀胱[17]。
- 在 2007 年 Cochrane 的综述中,没能证明哪一种尿管、操作或方案优于其他。一些研究认为亲水尿管[36]、大肠埃希菌 83 972 涂层尿管[37]、银涂层合金留置尿管用于住院患者[38]能带来良好预防效果。
- 没有证据证实重复使用尿管会增加感染风险,但这可能使患者感到不适[25]。尚无发表的试验比较不同清洁方法在间歇导尿中对预防菌尿或有症状感染的作用[37]。
- 在神经源性膀胱患者间歇导尿中使用蔓越莓产品的效果尚不明确,因此不推荐使用[25]。
- 预防性使用抗菌剂会导致微生物耐药,因此不推荐[38]。导尿后采用抗生素进行膀胱灌洗会产生截然不同的结果:卡那霉素 - 黏菌素能降低发病率[39]。新霉素无明显效果[40]。庆大霉素灌洗能减低耐药大肠埃希菌菌尿和尿路感染的发病[41]。
- 研究显示单独采用抗坏血酸预防或作为其他抗菌药物的辅助治疗效果不一[42]。
- 大量研究指出不必要的抗生素会增加耐药风险,并使其他患者增加交叉感染耐药菌的风险[42]。
- 脊髓损伤患者逼尿肌肉毒毒素 A 注射能减少尿路感染[43]。

抗菌治疗

治疗菌尿的意义仍不确定,有症状的尿路感染必须治疗。表 53.3 同时列出了病原体敏感性和抗生素有效性的分级。所有尿路感染均应进行基于临床表现、风险型和治疗选择的尿路感染严重评分[42]。

表 53.3　治疗选择

分级	a	b	c
情况	病原体对一般抗生素敏感,有抗菌药物可用	病原体对一般抗生素敏感性减低,但有可替换抗菌药物	病原体多重耐药,和/或没有适当的抗菌药物

记忆要点

- 在脊髓损伤患者中尿路感染是很普遍的,且临床表现不同于非脊髓损伤患者的常见表现。
- 在通过症状和体征怀疑尿路感染时以及下尿路有创操作前,需要进行尿液的检查以确定尿路感染。
- 尿路感染的诊断应结合症状、体征和尿液检查。
- 仅应对有症状的感染应用抗生素治疗。

生殖器感染

尿道炎

在间歇导尿的患者中,2%~19% 的患者存在非特异性尿道炎[44]。虽然采用小号的尿管和润滑剂能减少尿道的刺激和损伤,但亲水涂层的尿管较 PVC 的能更显著地减少损伤。

对于单纯的尿道炎,采用特定的单次剂量的抗生素即可[45]。

睾丸附睾炎

睾丸附睾炎不常见,与精子活性退化有关。睾丸附睾炎有许多危险因素[46]。感染因素包括反复尿路感染史、尿瘘、尿道憩室、尿路结石、排空膀胱方式和尿道狭窄。功能障碍危险因素基于高排尿压、残余尿、膀胱输尿管反流和尿道膀胱反流。附睾炎的病理生理机制尚不清楚。间歇导尿的脊髓损伤患者附睾炎的发病率为 9%~28.5%。在同一研究中,间歇导尿是睾丸附睾炎的独立危险因素,而肌痉挛能降低睾丸附睾炎的发生风险,但机制尚不清楚[47]。治疗需使用数周的抗生素。后续治疗会决定最终是否发展为需要引流的脓肿。一种处理方法是,持续数月肿胀质硬的附睾不需治疗。

前列腺炎

复发的尿路感染还与脊髓损伤男性患者的慢性细菌性前列腺炎有关。而估计的前列腺细菌感染患病率在脊髓损伤男性患者中相当高（如高达30%），相比之下在没有神经源性下尿路功能障碍的男性患者中仅为1%。前列腺炎应采用抗生素前列腺透入治疗，疗程4~8周。应评价治疗的效果，并在微生物学检验结果的基础上重新评价抗生素使用的类型和疗程。细菌性前列腺炎的最常见病原体是大肠杆菌（高达80%），其后是克雷伯菌、铜绿假单胞菌和变形杆菌。在没有神经源性下尿路功能障碍的男性患者中，使用喹诺酮治疗慢性细菌性前列腺的根治率为60%~86%[48]。尚没有关于在伴神经源性下尿路功能障碍的脊髓损伤男性患者中慢性细菌性前列腺炎抗生素治愈率的数据。

细菌性前列腺的诊断有赖于在精液或前列腺分泌物标本和前列腺按摩后的尿液标本中发现白细胞和病原菌。由于神经病理学损害，一般很难获得适合的标本。在脊髓损伤男性患者中，根据药敏结果的长期抗生素治疗常常不能成功根除前列腺中的细菌，这与报道的采用喹诺酮治疗无神经源性下尿路功能障碍患者中慢性细菌性前列腺炎的高根治率（高达86%）矛盾。由于失败率高，无症状的前列腺感染不需要抗生素治疗。

记忆要点

- 亲水涂层尿管能减少尿道炎的发生，尿道炎可用短疗程的抗生素治疗。
- 睾丸附睾炎通过临床来诊断，需长疗程抗生素治疗。要评估演变成脓肿的可能，并行脓肿引流。
- 前列腺炎诊断困难，可因复发慢性尿路感染起病。如有症状，主张使用长疗程抗生素。

尿路结石

脊髓损伤患者尿路结石的发生风险增加。其流行病学是多因素的，包括尿路中的细菌数（如变形杆菌、假单胞菌、克雷伯菌和葡萄球菌），留置导尿，水化不佳，脊髓损伤病程长，完全性损伤，以及高龄[49]。有时并不易诊断，腹平片也不总能反映出膀胱中的卵形结石。通常是在尿路感染难以治疗时行内镜检查时确诊。为预防结石形成，必须保证充分的水化、早期治疗泌尿系统感染并尽可能避免留置导尿。治疗包括增加液体

入量以试图冲出结石。小的膀胱结石可在内镜下通过一定的设备取出。大结石可通过碎石粉碎后取出。上尿路结石可通过内镜、经皮穿刺或开放手术治疗[50]。

记忆要点

- 脊髓损伤患者尿路结石风险增高与留置导尿有关。
- 通过影像学或内镜确诊。
- 预防包括充分水化。
- 治疗主要通过尿路操作。

尿管相关并发症

在神经源性下尿路功能障碍的管理中，尿管扮演了重要的角色。间歇导尿是治疗的选择，但留置导尿（transurethral，TC）和耻骨上（suprapubic，SPC）造瘘也有应用。

间歇导尿的并发症

间歇导尿最常见的并发症是尿路感染。但由于不同研究评价尿路感染的诊断标准不同，很难准确地估计该并发症的发病率和患病率[21]。只有有症状的尿路感染才需要治疗[21]。由于采用不同的导尿管、间歇导尿技术或预防性的医疗措施，没有关于尿路感染患病率的可靠数据[21,51]。适当的间歇导尿和避免膀胱过度扩张是预防尿路感染的方法[52]。

除了泌尿系统感染，尿道狭窄是间歇导尿的常见并发症。尿道狭窄的发病率大约为4%[52]。发病率随随访时间延长而增加，大多数发生在间歇导尿5年后[53]。留置导尿或尿道损伤的病史与间歇导尿中尿道狭窄高发病率有关[54]。在230名进行间歇导尿的男性患者中，如既往曾有留置导尿的经历，尿道改变发生率为26.9%（3.7%狭窄），而没有留置导尿病史患者尿道改变率为16.9%（没有狭窄）[54]。尿道损伤和假道非常少见，但会导致许多并发症[55]。大多数可通过保守治疗治愈，通常是留置一段时期尿管，然后重新开始间歇导尿[56]。

留置导尿并发症

在对脊髓损伤患者的长期随访中，采用留置导尿的患者患多种并发症的概率明显高于用其他方法进

行尿路管理的患者[57]。并发症包括了膀胱输尿管反流、尿道关闭不全和漏尿、肾盂积水、对药物反应不良的严重自主神经反射异常、膀胱结石、尿道口糜烂以及膀胱癌。相较于没有采用过留置导尿的患者，留置导尿的患者败血症和死亡风险均升高[58]。在唯一一项比较耻骨上和经尿道留置导尿的研究中，经长期随访，并发症发病率并没有显著差异，并发症包含肾功、膀胱结石、尿路感染和膀胱癌[59]。膀胱结石的风险约为25%[60]，复发的风险在经尿道留置导尿的患者中要高于经耻骨上造瘘留置的患者[61]。尿管表层材质是膀胱结石形成的危险因素。一些并发症是某些种类尿管特有的[62]。在经尿道留置导尿中，尿道和阴囊的并发症发生率较高，而经耻骨上造瘘留置导尿者的与耻骨上造瘘相关的病理发生率更高。在脊髓损伤患者中，由于小膀胱和慢性菌尿会导致诸如肠道损伤这种少见但严重的并发症，因此耻骨上造瘘是有困难的[63]。通常，耻骨上造瘘术中并发症发生率为10%，30天并发症发生率为19%，死亡率为1.8%[64]。

> **记忆要点**
> - 尿管相关并发症很常见。
> - 在间歇导尿中，主要并发症是尿路感染和长期的尿道损伤／狭窄。
> - 留置导尿的并发症更多。经尿道导尿会导致更高的尿道问题发生率。

外部装置的并发症

男用外部装置包括阴茎套导管和阴茎夹，女性通常使用尿垫或纸尿裤。

阴茎套导管

过敏并不少见，特别是使用了乳胶制品时[65]，尿路感染常见[66]，其他大多并发症少见，但一旦发生即很严重，如阴茎卡压及继发的坏死[67]、皮肤糜烂／溃疡[68]、慢性水肿、瘘管形成[69]或纤维上皮息肉[70]。这些并发症可通过选用适合的阴茎套导管和细致的护理来避免。

一段时间后，阴茎回缩会导致阴茎套导管松弛，需行阴茎假体植入[71]。

纸尿裤和失禁尿垫

纸尿裤最常见的并发症是由于潮湿导致的糜烂性皮炎[69]和压疮[72]。

阴茎夹

大多阴茎夹的应用经验来自前列腺切除术后尿失禁的患者。Cunningham夹会影响海绵体血流速度，直接影响了阴茎的血供[73]。因此，作为压迫的继发损害，尿道和阴茎的皮肤损害是最常见的并发症[74]。目前阴茎夹的使用已越来越少了。

> **记忆要点**
> - 阴茎套导管有一系列的并发症，其中大多可通过适当的使用来避免。
> - 纸尿裤会导致皮肤问题。
> - 极不推荐阴茎夹，它会造成危险。

泌尿系统恶性肿瘤

膀胱癌／前列腺癌

一项中国台湾的研究评价了脊髓损伤后患者前列腺癌和膀胱癌的发生风险，研究建立在54 401名脊髓损伤患者的数据基础上，结果显示男性脊髓损伤患者发生前列腺癌的风险（风险比0.73）明显低于普通人口的发生率，而二者膀胱癌的发生风险没有差异[75]。但一项最新回顾指出，虽然膀胱癌的发生率并不高于一般人群，但脊髓损伤患者的发病年龄更年轻，癌症分期更高[76]。原因可能是症状不典型。多种危险因素被列入探讨，包括长期留置导尿[77]、尿路感染以及膀胱结石[78]，脊髓损伤本身也被列为一种危险因素[79]。尽管对脊髓损伤患者进行膀胱癌筛查是脊髓损伤管理指南和专家共识所推荐的，但并没有循证依据的筛查工具[80]。截至20世纪90年代，大多获得诊断的脊髓损伤患者膀胱癌为鳞癌，而近来报道，尿道上皮癌占上风[81, 82]。

前列腺癌的发病率被低估了，因为在脊髓损伤患者中发现的前列腺癌趋于更晚期，这意味着这部分人群中筛查不足[83]。

肾细胞癌

和健全人群一样，肾细胞癌常为偶然发现，发病率、初次诊断的分期以及治疗皆与正常人无异[84]。

本章重点

- 泌尿系统并发症常见于各阶段的脊髓损伤管理，受

个人因素和护理相关的影响。

- 尿路感染是最常见的并发症。在急性期/术后急性期应进行预防，如果开始间歇导尿，应采用各种手段消灭感染。在长期的留置导尿和间歇导尿中，只有有症状的感染应进行治疗。
- 尿道炎、附睾睾丸炎、前列腺炎有各自的诊断和治疗方案。
- 结石的发生也很常见，可多排尿来进行预防。
- 尿管相关并发症也很常见，特别是在留置导尿的患者中。
- 外部装置需细心护理以防止并发症。
- 尿路肿瘤的处理和正常人群大致相同。

（谷莉 译 周谋望 校）

参考文献

1. Hackler RH. A 25-year prospective mortality study in the spinal cord injured patient: comparison with the long-term living paraplegic. *J Urol* 1977;117:486-88.
2. Ruffion A¹, Villar E, Denys P, et al. Renal failure and neurogenic bladder. *Prog Urol* 2007;17:424-30.
3. Changlai SP¹, Bih LI, Lin DB. Tc-99m MAG3 renal studies: renogram and effective renal plasma flow in spinal cord injury patients. *Urol Int* 1999;63:224-27.
4. Pagliacci MC¹, Celani MG, Spizzichino L, et al. Hospital care of post acute spinal cord lesion patients in Italy: analysis of readmissions into the GISEM study. *Am J Phys Med Rehabil* 2008;87:619-26.
5. Weld KJ¹, Dmochowski RR. Effect of bladder management on urological complications in spinal cord injured patients. *J Urol* 2000;163:768-72.
6. Lidal IB, Snekkevik H, Aamodt G, et al. Mortality after spinal cord injury in Norway. *J Rehabil Med* 2007;39:145-51.
7. Hackler RH, Hall MK, Zampieri TA. Bladder hypocompliance in the spinal cord injury population. *J Urol* 1989;141:1390-393.
8. McGuire EJ, Woodside JR, Borden TA, et al. Prognostic value of urodynamic testing in myelodysplastic patients. *J Urol* 1981;126:205-209.
9. Weld KJ, Graney MJ, Dmochowski RR. Clinical significance of detrusor sphincter dyssynergia type in patients with post-traumatic spinal cord injury. *Urology* 2000;56:565-68.
10. Welk B, McIntyre A, Teasell R, Potter P, Loh E. Bladder cancer in individuals with spinal cord injuries. *Spinal Cord* 2013;51:516-21.
11. Pannek J, Stöhrer M, Blok B, et al. Guidelines on neurogenic lower urinary tract dysfunction. European Association of Urology 2011. Available from:www.uroweb.org/gls/pdf/19_Neurogenic_LR%20II.pdf.
12. Suzuki Bellucci CH, Wöllner J, Gregorini F, et al. Neurogenic lower urinary tract dysfunction—do we need same session repeat urodynamic investigations? *J Urol* 2012;187:1318-323.
13. Cetinel B¹, Onal B¹, Turegun FA¹, Erdogan S². Urologic health condition of spinal cord-injured patients living in Turkey. *Spinal Cord* 2014;52(4):302-306.
14. Gallien P¹, Nicolas B, Robineau S, Le Bot MP, Durufle A, Brissot R. Influence of urinary management on urologic complications in a cohort of spinal cord injury patients. *Arch Phys Med Rehabil* 1998;79(10):1206-209.
15. Wyndaele JJ, Bruschini H, Madersbacher H, Moore K, Pontari M, Wein A. Neurological patients need evidence-based urological care, *Neurourol Urodyn* 2010;29:662-69.
16. Bjerklund Johansen TE, Botto H, Cek M, et al. Critical review of current definitions of urinary tract infections and proposal of an EAU/ESIU classification system, pp 979-93, Chapter 16: Classification of urinary tract infections. In: Naber KG, Scaeffer AJ, Heyns CF, Matsumoto T, Shoskes DA and Bjerklund Johansen TE. Urogenital Infections (Textbook 1182pp). International Consultation on Urological Diseases (ICUD) and European Association of Urology ISBN: 978-90-79754-41-0, Arnheim: 2010.
17. Barkin M, Dolfin D, Herschorn S, Bharatwal N, Comisarow R. The urological care of the spinal cord injury patient. *J Urol* 1983;129: 335-39.
18. Gristina A. Biomaterial-centered infection: microbial adhesion versus tissue integration. *Science* 1987;237:1588-595.
19. Wyndaele JJ, Maes D. Clean intermittent self-catheterization: a 12 year follow up. *J Urol* 1990;143:906-908.
20. Böthig R, Fiebag K, Thiele T, et al. Morbidity of urinary tract infection after urodynamic examination of hospitalized SCI patients: the impact of bladder management. *Spinal Cord* 2013;51:70-73.
21. Wyndaele JJ, Brauner A, Geerlings SE, Bela K, Peter T, Bjerklund-Johanson TE. Clean intermittent catheterization and urinary tract infection: review and guide for future research. *BJU Int* 2012;110(11 Pt C):E910-7. doi: 10.1111/j.1464-410X.2012.11549.x. Epub 2012 Oct.
22. Kai-Larsen Y, Lüthje P, Chromek M, et al. Uropathogenic Escherichia coli modulates immune responses and its curli fimbriae interact with the antimicrobial peptide LL-37. *PLoS Pathog* 2010 22;6:e1001010.
23. National Institute on Disability and rehabilitation Research Consensus Statement Jan 27-29, 1992. The prevention and management of urinary tact infections among people with spinal cord injuries. *J Am ParapSoc* 1992;15:194-204.
24. Hooton TM, Bradley SF, Cardenas DD, et al. Diagnosis, prevention, and treatment of catheter-associated urinary tract infection in adults: 2009 International Clinical Practice Guidelines from the Infectious Diseases Society of America. *Clin Infect Dis* 2010;50:625-63.
25. Gribble MJ, McCallum NM, Schechter MT. Evaluation of

diagnostic criteria for bacteriuria in acutely spinal cord injured patients undergoing intermittent catheterization. *Diagn Microbiol Infect Dis* 1988;9:197-206.

26. Schlager TA, Hendley JO, Wilson RA, Simon V, Whittam TS. Correlation of periurethral bacterial flora with bacteriuria and urinary tract infection in children with neurogenic bladder receiving intermittent catheterization. *Clin Infect Dis* 1999;28:346-50.

27. Cardenas DD, Hooton TM. Urinary tract infection in persons with spinal cord injury. *Arch Phys Med Rehabil* 1995;76:272-80.

28. Loeb M, Bentley DW, Bradley S, et al. Development of minimum criteria for the initiation of antibiotics in residents of long-term-care facilities: results of a consensus conference. *Infect Control Hosp Epidemiol* 2001;22:120-24.

29. Ronco E, Denys P, Bernède-Bauduin C, et al. Diagnostic criteria of urinary tract infection in male patients with spinal cord injury. *Neurorehabil Neural Repair* 2011;25(4):351-58. doi: 10.1177/1545968310383432. Epub 2010 Dec 3.

30. High KP, Bradley SF, Gravenstein S, et al. Clinical practice guideline for the evaluation of fever and infection in older adult residents of long-term care facilities: 2008 Update by the infectious Diseases Society of America Clinical Infectious Diseases. 2009;48:149-71.

31. Barber DB, Woodard FL, Rogers SJ, Able AC. The efficacy of nursing education as an intervention in the treatment of recurrent urinary tract infections in individuals with spinal cord injury. *SCI Nurs* 1999;16:54-56.

32. Anderson RU. Prophylaxis of bacteriuria during intermittent catheterization of the acute neurogenic bladder. *J Urol* 1980;123:364-66.

33. Lapides J, Diokno AC, Gould FR, Lowe BS. Further observations on self-catheterization. *J Urol* 1976;116:169-72.

34. Lindan R, Bellomy V. The use of intermittent catheterization in a bladder training program, preliminary report. *J Chron Dis* 1971;24:727-35.

35. Wyndaele JJ, De Taeye N. Early intermittent self catheterization after spinal cord injury. *Paraplegia* 1990;28:76-80.

36. Li L[1], Ye W, Ruan H, Yang B, Zhang S, Li L. Impact of hydrophilic catheters on urinary tract infections in people with spinal cord injury: systematic review and meta-analysis of randomized controlled trials. *Arch Phys Med Rehabil* 2013;94(4):782-87.

37. Prasad A, Cevallos ME, Riosa S, Darouiche RO, Trautner BW. A bacterial interference strategy for prevention of UTI in persons practicing intermittent catheterization. *Spinal Cord* 2009;47:565-69.

38. Beattie M. Can silver alloy catheters reduce infection rates? *Nurs Times* 2011;107:19-20.

39. Pearman JW. The value of kanamycin-colistin bladder instillations in reducing bacteriuria during intermittent catheterization of patients with acute spinal cord injury. *Br J Urol* 1979;51:367-74.

40. Haldorson AM, Keys TF, Maker MD, Opitz JL. Nonvalue of neomycin instillation after intermittent urinary catheterization. *Antimicrobial Agents and Chemotherapy* 1978;14:368-70.

41. van Nieuwkoop C, den Exter PL, Elzevier HW, den Hartigh J, van Dissel JT. Intravesical gentamicin for recurrent urinary tract infection in patients with intermittent bladder catheterisation. *Int J Antimicrob Agents* 2010;36:485-90.

42. Bjerklund Johansen TE, Botto H, Cek M , Grabe M, Tenke P, Wagenlehner FME, Naber KG. Criteria for health care associated urinary tract infections: an EAU/ESIU update on current definitions. pp 567-74, Chapter 10.2. In: Naber KG, Scaeffer AJ, Heyns CF, Matsumoto T, Shoskes DA and Bjerklund Johansen TE. Urogenital Infections (Textbook 1182pp). International Consultation on Urological Diseases (ICUD) and EAU ISBN: 978-90-79754-41-0, Arheim: 2010.

43. Jia C[1], Liao LM, Chen G, Sui Y. Detrusor botulinum toxin A injection significantly decreased urinary tract infection in patients with traumatic spinal cord injury. *Spinal Cord* 2013;51(6):487-90.

44. Vaidyanathan S, Soni BM, Dundas S, Krishnan KR. Urethral cytology in spinal cord injury patients performing intermittent Catheterization. *Paraplegia* 1994;32:493-500.

45. Naber KG, Bergman B, Bishop MC, et al. EAU guidelines for the management of urinary and male genital tract infections. Urinary Tract Infection (UTI) Working Group of the Health Care Office (HCO) of the European Association of Urology (EAU). *Eur Urol* 2001;40(5):576-88.

46. Allas T et al. Spermograms and epididymitis in paraplegic patients managed by chronic self-catheterisation. *Ann Read Apt Med Phys* 1991;34:37-40.

47. Ku JH, Jung TY, Lee JK, WH Park, Shim HB. Influence of bladder management on epididymo-orchitis in patients with spinal cord injury: clean intermittent catheterization is a risk factor for epididymo-orchitis. *Spinal Cord* 2006;44:165-69.

48. Krebs J, Bartel P, Pannek J. Bacterial persistence in the prostate after antibiotic treatment of chronic bacterial prostatitis in men with Spinal Cord Injury. *Urology* 2014;83(3):515-20.

49. Siroky MB. Pathogenesis of bacteriuria and infection in the spinal cord injured patient. *Am J Med* 2002;8;113(1A):67S-79S.

50. Bartel P, Krebs J, Wöllner J, Göcking K, Pannek J. Bladder stones in patients with spinal cord injury: a long-term study. *Spinal Cord* 2014;52(4):295-97.

51. Getliffe K, Fader M, Allen C, Pinar K, Moore KN. Current evidence on intermittent catheterization: sterile single-use catheters or clean reused catheters and the incidence of UTI. *J Wound Ostomy Continence Nurs* 2007;34:289-96.

52. Wyndaele JJ. Complications of intermittent catheterization: their prevention and treatment. *Spinal Cord* 2002;40(10):536-41.

53. Perrouin-Verbe B, Labat JJ, Richard I, Mauduyt de la Greve I, Buzelin JM, Mathe JF. Clean intermittent catheterisation from the acute period in spinal cord injury patients. Long term evaluation of urethral and genital tolerance. *Paraplegia* 1995;33:619-24.

54. Günther M, Löchner-Ernst D, Kramer G, Stöhrer M. Auswirkungen des aseptischen intermittierenden Katheterismus auf die männliche Harnröhre. *Urologe B* 2001;41:359-61.

55. Pannek J, Göcking K, Bersch U. Perineal abscess formation as a complication of intermittent self-catheterization. *Spinal Cord* 2008;46:527-29.

56. Michielsen DP[1], Wyndaele JJ. Management of false passages in patients practising clean intermittent self catheterisation. *Spinal Cord* 1999;37(3):201-203.

57. Bennett CJ, Young MN, Adkins RH, Diaz F. Comparison of bladder management complication outcomes in female spinal cord injury patients. *J Urol* 1995;153:1458-460.

58. Saint S, Kaufman SR, Rogers MA, Baker PD, Ossenkop K, Lipsky BA. Condom versus indwelling urinary catheters: a randomized trial. *J Am Geriatr Soc* 2006;54:1055-1061.

59. Katsumi HK, Kalisvaart JF, Ronningen LD, Hovey RM. Urethral versus suprapubic catheter: choosing the best bladder management for male spinal cord injury patients with indwelling catheters. *Spinal Cord* 2010;48:325-29.

60. Sugimura T(1), Arnold E, English S, Moore J. Chronic suprapubic catheterization in the management of patients with spinal cord injuries: analysis of upper and lower urinary tract complications. *BJU Int* 2008;101:1396-400.

61. Bartel P, Krebs J, Wöllner J, Göcking K, Pannek J. Bladder stones in patients with spinal cord injury: a long-term study. *Spinal Cord* 2014;52:295-97.

62. Linsenmeyer MA, Linsenmeyer TA. Accuracy of predicting bladder stones based on catheter encrustation in individuals with spinal cord injury. *J Spinal Cord Med* 2006;29:402-405.

63. Hamid R, Peters J, Shah PJ. Pitfall in insertion of suprapubic catheter in patients with spinal cord injuries. *Spinal Cord* 2002;40:542-43.

64. Ahluwalia RS, Johal N, Kouriefs C, Kooiman G, Montgomery BS, Plail RO. The surgical risk of suprapubic catheter insertion and long-term sequelae. *Ann R Coll Surg Engl* 2006;88:210-13.

65. Milanesi N, Bianchini G, D'Erme AM, Francalanci S. Allergic

reaction to condom catheter for bladder incontinence. *Contact Dermatitis* 2013;69:182-83.

66. Johnson ET. The condom catheter: urinary tract infection and other complications. *South Med J* 1983;76:579-82.

67. Ozkan HS, Irkoren S, Sivrioğlu N. Penile strangulation and necrosis due to condom catheter. *Int Wound J* 2013 11. doi: 10.1111/iwj.12102.

68. Bycroft J, Hamid R, Shah PJ. Penile erosion in spinal cord injury–an important lesson. *Spinal Cord* 2003;41:643-44.

69. Bang RL. Penile oedema induced by continuous condom catheter use and mimicking keloid scar. *Scand J Urol Nephrol* 1994;28:333-35.

70. Banerji JS, Shah S, Kekre NS. Fibroepithelial polyp of the prepuce: A rare complication of long-term condom catheter usage. *Indian J Urol* 2008;24:263-64.

71. Perkash I, Kabalin JN, Lennon S, Wolfe V. Use of penile prostheses to maintain external condom catheter drainage in spinal cord injury patients. *Paraplegia* 1992;30:327-32.

72. Van L, Harting M, Rosen T. Jacquet erosive diaper dermatitis: a complication of adult urinary incontinence. *Cutis* 2008;82:72-74.

73. Edlich RF, Winters KL, Long WB 3rd, Gubler KD. Scientific basis for the selection of absorbent underpads that remain securely attached to underlying bed or chair. *J Long Term Eff Med Implants* 2006;16:29-40.

74. Moore KN, Schieman S, Ackerman T, Dzus HY, Metcalfe JB, Voaklander DC. Assessing comfort, safety, and patient satisfaction with three commonly used penile compression devices. *Urology* 2004;63:150-54.

75. Baumrucker GO. A new male incontinence clamp. *J Urol* 1979;121:201-202.

76. Lee WY, Sun LM, Lin CL, et al. Risk of prostate and bladder cancers in patients with spinal cord injury: a population-based cohort study. *Urol Oncol* 2014;32:51.e1-7.

77. Welk B, McIntyre A, Teasell R, Potter P, Loh E. Bladder cancer in individuals with spinal cord injuries. *Spinal Cord* 2013;51:516-21.

78. Pannek J. Transitional cell carcinoma in patients with spinal cord injury: a high risk malignancy? *Urology* 2002;59(2):240-44.

79. Vereczkey ZA, Schmeidler J, Binard JE, Bauman WA. Bladder cancer risk in patients with spinal cord injury. *J Spinal Cord Med* 1998;21(3):230-39.

80. Kalisvaart JF, Katsumi HK, Ronningen LD, Hovey RM. Bladder cancer in spinal cord injury patients. *Spinal Cord* 2010;48:257-61.

81. Cameron AP, Rodriguez GM, Schomer KG. Systematic review of urological follow up after spinal cord injury. *J Urol* 2012;187(2):391-97.

82. West DA, Cummings JM, Longo WE, Virgo KS, Johnson FE, Parra RO. Role of chronic catheterization in the development of bladder cancer in patients with spinal cord injury. *Urology* 1999;53:292-97.

83. Scott PA Sr, Perkash I, Mode D, Wolfe VA, Terris MK. Prostate cancer diagnosed in spinal cord-injured patients is more commonly advanced stage than in able-bodied patients. *Urology* 2004;63:509-12.

84. Brandes SB, Smith JB, Longo WE, Virgo KS, Johnson FE. Renal cell carcinoma in patients with prior spinal cord injury. *J Spinal Cord Med* 2001;24:251-56.

第 54 章　自主神经反射异常

Andrei Krassioukov, Christina-Anastasia Rapidi, Jill Wecht, Lawrence Vogel

学习目标

本章学习完成后,你将能够:
- 描述自主神经反射异常的病生理过程;
- 识别自主神经反射异常的诱发因素;
- 应用知识诊断自主神经反射异常;
- 自主神经反射异常诊断后采取的紧急措施。

引言

　　自主神经反射异常(autonomic dysreflexia, AD)是一种危及生命的急症,由交感系统活性紊乱引起,发生于 T_5 及以上节段脊髓损伤(spinal cord injury, SCI)的患者。其特征是急性重型阵发性高血压,合并波动性头痛、大量出汗、鼻塞、损伤节段以上皮肤发红、心动过缓、恐惧与焦虑,有时还表现为急速进展的认知功能减退。尽管血压极高,但 AD 的体征和症状可较轻或缺如。这可能最终会给诊断带来困难,以及导致适当的管理措施被延误。此外,AD 急症患者可能会出现语言或认知功能障碍,使其难以描述症状或做出反应,不熟悉 AD 的急诊工作人员更难以判断患者意识状态[1,2]。因而,认识这种疾病,尤其是临床表现和急诊管理方面,对急诊工作人员、脊髓损伤患者的护理人员、泌尿外科医生及患者自身都是非常重要的。

　　高达 85% 的 SCI 患者会发生 AD[3-8]。一项纳入48 名接受尿动力学治疗的 SCI 损伤节段高于 T_6 的患者的研究表明,膀胱充盈时他们的收缩期和舒张期血压显著升高,尽管只有 20 名患者血压升高超过150/100mmHg。与损伤节段较低者相比,颈椎损伤患者中此现象更为常见[9]。其他研究也报告了 AD 的发生率在颈椎损伤患者人群(60%)比胸椎损伤患者人群(20%)更高;另外,同一位作者也报告了脊髓损伤的女性群体中 AD 的发生率为 60%,而男性为 46%[7]。尽管非完全性患者的表现更轻,但 AD 在脊髓完全性损伤和非完全性损伤的患者上均有报道[1,10]。

记忆要点

- AD 是一种危及生命的急症,由交感系统活性紊乱引起,发生于 T5 及以上水平的 SCI 患者。
- 卫生保健人员认识该疾病至关重要。

历史

　　AD 的个案报告可追溯至 1860 年和 1890 年[11,12],后者描述的是颈段脊髓损伤患者插尿管之后的现象。他们在一战中罹患 SCI 的患者中观察到与膀胱充盈、导管阻塞后膀胱扩张和灌肠相关的大量出汗与行动过缓的现象[13]。1933 年,人们发现高位脊髓横断的猫能对损伤平面以下的刺激表现出反射性的交感神经放电[14]。20 世纪 30 年代时人们已清楚认识到这些交感神经效应与膀胱充盈的传入信号相关[15,16]。Guttmann 和Whitteridge 在 1947 年发表了一篇影响深远的论文正式描述了 AD,并在描述中纳入了阵发性高血压[17,18]。然而,第一篇关于该病神经生理学基础的详细描述直到 1956 年才由 Kurnick 发表[19]。值得注意的是,用于描述该疾病的术语发生了许多变化,包括:脊髓瘫痪、阵发性神经源性高血压、自主神经反射、交感神经反射亢进、总体反射、膀胱扩张神经营养综合征[20]以及自主神经反射异常[21]。

病理生理学

理解 AD 的病生理过程对理解其触发因素、临床特征及潜在疾病转归至关重要（图 54.1）。经典 AD 的临床特征与自主神经系统（autonomic nervous system，ANS）的功能异常相关，而 ANS 负责调节血压，外周灌注和心率的稳态平衡。到内脏的交感神经系统信号起自位于第二胸椎到第二腰椎的脊神经前根（主要部分位于低于 T_5/T_6 的位置，图 54.1），通过白交通支进入椎旁节，大多数在此发出节后纤维。对神经系统功能完整的人来说，高级中枢通过感受压力感受器活动和延髓血管紧张性活动通路抑制交感系统活性，协调机体的活动。压力感受器是位于颈动脉窦和主动脉弓的牵张受体，感知动脉血压的升高。压力感受器的纤维经由舌咽神经和迷走神经传入。

到达位于延髓的血管运动中枢，大多数中止于孤束核。来自交感神经系统的非肾上腺素能纤维支配全身各处的血管（血管阻力，尤其是动脉血管阻力），引起血管收缩。压力感受器抑制血管收缩神经的张力信号并激活迷走神经支配的心脏，导致血管舒张、内脏血管床扩张引起的代偿性血压下降、心率下降和心输出量降低[22]。在受到膀胱或胃肠道远端刺激后，传入神经（S2，S3，S4）行至脊髓灰质背段，与内神经元形成突触。大多数神经沿着脊髓丘脑外侧束和背柱上行（上行长传导束）至大脑。然而，有些内神经元反射性兴奋 T_5~T_2 的节前交感神经纤维[23]，导致动脉血管收缩伴随继发的脉压减少、盆腔脏器收缩和竖毛肌痉挛。

T_5 及以上节段 SCI 后，高级中枢对胸腰交感神经的抑制减弱或消失，伴随而来的是内神经元连接的增加和增强，产生脊髓内的局部反射。若损伤节段以下存在有害刺激，脊髓会自发产生超出正常范围的强烈反应[24]。这导致损伤节段上下的表现迥异，即在脊髓损伤以下交感神经反应亢进（高血压、苍白、肢体凉、毛发直立、膀胱和肠道痉挛），而损伤节段以上则试图通过压力感受器活动产生代偿（心动过速、潮红、出汗）。

> **记忆要点**
>
> - AD 的经典特征与 ANS 功能异常相关。
> - AD 与下行抑制信号阻断和外周受体高反应相关。
> - 损伤节段以上中枢通过压力感受器和迷走神经对高血压危象进行代偿，从而引起心动过缓。

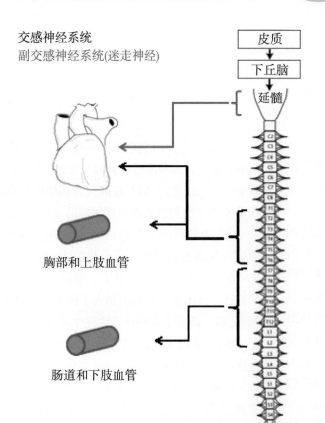

交感神经系统
副交感神经系统(迷走神经)

皮质
下丘脑
延髓

胸部和上肢血管

肠道和下肢血管

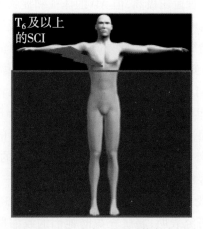

T_6 及以上的 SCI

对 T_6 及以上SCI患者，主要血管床（内脏和腿部）将失去来自脊髓的控制，使得患者处于大量血管收缩的倾向，最终导致AD！

图 54.1 自主神经反射异常的病理生理基础

病因

当身体下部有害刺激激活高级大脑中枢不能抑制的超量交感神经系统反应时，AD 就发生了。当 SCI 高于交感传出平面时，联系脊髓和大脑的长传导束联系中断。因而，抑制通路不能够调节损伤脊髓下段的 ANS 反应。这允许了损伤下段对刺激产生过量的反应。持续存在的有害刺激，如导管阻塞所致膀胱扩张或粪块阻塞等或许也因此导致了不受调控的交感活性兴奋，从而导致损伤节段以下的血管收缩，产生持续性的高血压。持续高血压导致颅内压增高，进一步导致视力模糊、意识障碍、惊厥和蛛网膜下腔出血。

AD 可能由 SCI 损伤节段以下痛觉感受器兴奋或空腔脏器扩张引起。其中泌尿生殖道来源的病因占 81%~87%。膀胱扩张是最常见的触发因素，占病例总体的 75%~85%[25]。这可能由原发性尿潴留、导管阻塞或导管/引流袋本身的问题引起。有趣的是，有一些四肢瘫痪的优秀运动员利用这一现象发挥自己的优势，在重大赛事中，通过故意扩张膀胱诱发轻度、可逆的 AD 状态，以促进交感神经系统活动，从而获得更优异的表现[26]。包括膀胱镜检查和尿动力学检查在内的许多泌尿外科诊断和治疗手段都可导致 AD，这是因为这些操作都会使膀胱充盈[27,28]。碎石和其他各种结石病治疗方法，以及治疗不育症的电刺激射精也会引起 AD[29,30,31-35]。一项前瞻性研究发现，使用柔性膀胱镜可降低诱发 AD 的风险（图 54.2），该研究群体为此前行硬性膀胱镜检查的 39 位患者（其中 6 位发生了 AD），但柔性膀胱镜并不能杜绝 AD 的发生[27]。其他泌尿生殖道病因，如尿路感染和性交活动（勃起、阴道内操作和性交）也可诱发 AD，但不如膀胱扩张常见[24]。此外，即使是简单的泌尿外科操作如插尿管或留置尿管位置变化带来的刺激也可诱发 SCI 患者的 AD。

在剩下不涉及泌尿生殖道病因的 13%~19% 的患者中，AD 可能继发于胃肠道疾病如便秘或粪块梗阻所致的直肠扩张和急腹症[36]。少部分 SCI 患者因压力性溃疡和着装过紧所致的皮肤感染或溃疡产生 AD。高位 SCI 孕妇的 AD 发生率也会增高，尤其是在分娩时。脊髓损伤节段高于 T6 的孕妇有 2/3 会发生 AD[37-40]。其他疾病包括骨折、髋关节脱位、深静脉血栓、肺动脉栓塞和急性阑尾炎也曾被报告诱发了 SCI 患者中 AD 的发生[22]。

记忆要点

- 泌尿生殖道病因占 AD 的 81%~87%。
- 其他已知可能诱发 AD 的常见因素是粪块梗阻和褥疮。

诊断

AD 的经典表现是突发的严重的不受控制的高血压，伴随心动过缓（知识框 54.1）。临床上，症状可能表现多样而不特异，如大量出汗、面部潮红、鼻塞、鸡皮（起鸡皮疙瘩）、焦虑、不适、恶心等。值得注意的是，在血压显著升高时，这些症状表现可能十分轻微或缺如。若未能正确诊断后果严重。

AD 诊断的核心是收缩期血压升高，这种升高常为急性发作并且十分严重。血压较基线升高 20~40mmHg 通常意味着发生了 AD[40]，收缩期血压高于 300mmHg 以及舒张期血压高于 220mmHg 都可能发生[24]。此外，在 50% 的病例中，血压的急速升高可能与一些神经症状相关，如视野模糊和头痛[1]。在一些 SCI 病例中，AD 的诊断可通过可控操作下的膀胱内压测量完成，在膀胱充盈期需监测血压和脉率，该手段也可教育患者注意到警告信号以帮助早期识别[4]。有趣的是 AD 发作自身也可以作为诊断其他疾病的征象，如肾或输尿管结石，因脊髓损伤患者感知功能受损，这些疾病可能直到出现并发症才能被人发现。

尽管需排除其他所有可能导致血压升高的原因，AD 的重要鉴别诊断之一仍是嗜铬细胞瘤；其他原因包括原发性高血压（较为常见）、妊娠毒血症、颅后窝占位性病变、丛集性头痛和偏头痛[1,24]。与嗜铬细胞瘤进行鉴别的重点在于，AD 的症状和体征与脊髓损伤节段相关并伴随心动过缓，但嗜铬细胞瘤的体征则是全身性的并伴随心动过速。

记忆要点

- AD 的经典表现是急性发作的严重不可控的高血压，伴随心动过缓。
- 有些 AD 病例中，尽管血压显著升高，但症状体征可能轻微或缺如。

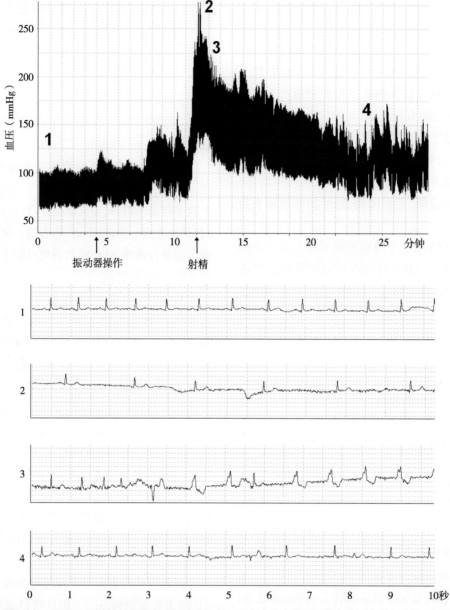

图 54.2 颈段 SCI 男性 AD 病例（C₇ AIS B 级,运动功能完整,感觉功能不完整）,用振动器操作取精。操作过程中连续记录了血压（上图）和 4 段 10 秒的 3 导联心电图（下图,1 为静息状态;2 为射精时;3 为射精后 3 分钟;4 为射精后 20 分钟）。在振动操作之前（静息状态,记录 1）血压相对较低（100/65mmHg）,心率规则,78 次/min。振动器启动（第一个箭头）后,动脉血压逐渐升高,提示 AD 的经典发作。最终,在射精时（记录 2）,动脉血压升至 280/150mmHg 伴随心动过缓（39 次/min,记录 2）,在射精后 3 分钟观察到短暂的室性期前收缩。此前有研究报告在 SCI 患者在振动器操作中可能出现各种心律失常[58]。射精后 15 分钟,动脉血压仍然轻度升高（130mmHg,心率 66 次/min,记录 4）。在接下来的 20~25 分钟,动脉血压和心率逐渐回到静息值。AD 的发作伴随上下肢的明显收缩、额头和颈部的大量出汗,以及前臂立毛肌收缩。有趣的是,在 AD 发作时患者仅报告了轻度头痛（人工观测）

知识框 54.1　AD 的临床特征

症状

- 剧烈头痛
- 大量出汗不仅发生在脊髓损伤上段,也可发生于脊髓损伤下段
- 损伤节段以上皮肤发热潮红
- 感到焦虑、易激惹和恐惧
- 胸口紧缩感
- 膀胱和肠道痉挛
- 立毛肌收缩或起鸡皮疙瘩
- 视物模糊或视野暗点
- 鼻塞

体征

- 全身
  - 突发的、严重的、不受控制的高血压
  - 心动过缓
  - 心房颤动,室性期前收缩,心脏传导功能受损
  - 意识障碍
- 损伤节段以上
  - 头颈部潮红和出汗
  - 黏膜充血
  - 视野缺损
  - 眼睑退缩
- 损伤节段以下
  - 外周寒冷苍白
  - 痉挛发生率升高
  - 阴茎勃起和射精

后遗症及其发生率

未经治疗或治疗不彻底的 AD 的后遗症可十分严重,甚至危及生命。除神经症状外,急剧升高的血压可能导致惊厥[41]、蛛网膜下腔出血[42]、颅内出血[43]、视网膜出血、高血压脑病、心律失常[40-44]、神经源性肺水肿[45]和死亡[40]。

记忆要点

- AD 未治疗或未彻底治疗可能带来严重的危及生命的并发症。

管理

AD 是一种急症。治疗 SCI 的临床医生和护理人员、急诊工作团队和患者自身都应该了解该疾病及其并发症和急救管理。尽管在某些情况下该病的发生可能较为隐匿,但收缩期和舒张期血压较基线 20~40mmHg 的急剧升高可能提示 AD。AD 的急救管理旨在去除诱发因素、缓解症状和阻止并发症的发生。长期成功管理的基石是避免诱发因素和对所有相关人员进行宣教[2]。

急救治疗

一旦诊断确立应立即开始识别和治疗触发因素,并控制高血压。应立即促进周围血液循环以降低血压,然后去除任何可能导致 AD 的诱发因素。膀胱因素是 AD 最常见的病因,其次是粪块梗阻;因而应首先排除此类情形。应立即进行的急救措施如下:

- 将患者立于直立位,通过外周血管池和体位性血压降低作用来降低血压[40,42],并尝试降低颅内血流和血压。
- 松开限制性设备和紧身衣物,如连衣裙、弹力袜、石膏绷带等。
- 建立血压持续监测系统。
- 若患者有留置尿管,需确认尿路管袋是否通畅。轻柔触诊或扫描耻骨联合上区域检查膀胱充盈情况,应避免耻骨联合上区域的叩诊以免可能加重 AD。若膀胱充盈,应检查任何明显的梗阻如明显的扭结或 Flip-Flo 活瓣系统关闭。若无明显异常,可用温盐水冲洗导管,注意冷盐水也可能加重症状。
- 若留置尿管位置不当或冲阻塞尿管失败,置置入新的导尿管。尿管插入可能会产生进一步刺激并加重 AD;因而在插入尿管数分钟之前应先向尿道内滴注利诺卡因凝胶。
- 若已采取上述降压措施并已消除来自膀胱的刺激,但患者仍表现为持续高压,应排除粪块梗阻。然而,去除粪块梗阻也可能应增加传入脊髓的信号而加重 AD。因此在行直肠指诊和去除梗阻数分钟之前也应向直肠内滴注利诺卡因凝胶。
- 若粪块梗阻不是病因,应行腹部轻触诊以排除急腹症,如阑尾炎和肾盂肾炎等。检查应包括外生殖器以排除附睾炎 - 睾丸炎和睾丸扭转。检查所有的受压区以排除褥疮。应考虑少见情形如血栓性痔疮、血栓性静脉炎、晒伤等。

若起初的 1~2 分钟内无法找到 AD 的诱因,或血压升高超过 150mmHg,应立刻采取药物治疗手段,尤其是要在侵入性措施如导管插入术和粪块梗阻去除术之前。文献中缺乏高质量证据支持 AD 的药物管理,但大部分研究为小型研究和少量患者的病例数据。药物选择如下:

- 尼非地平是 AD 急性发作的常用药[10, 46-48]。然而,尽管尼非地平是各种临床情形下高血压急症的首选药之一,临床仍缺乏数据评估其对 AD 患者的有效性和安全性。尼非地平是二氢吡啶类钙离子拮抗剂,有短效作用的胶囊剂型(迅速释放)和多种缓释剂型。它通过外周血管扩张降低动脉血压;反馈性心率加快通常比其微弱的负性肌力和变时作用更强[47]。药物大多通过胃肠道吸收,因而可通过口腔嚼服或饮水吞服 10mg 速释胶囊。Kedas 等报告了护士不当使用尼非地平的病例,多数护士接受的培训要求他们将胶囊放置在患者舌下或在胶囊上打孔倒出药物而丢弃胶囊[49]。另一项在健康人身上做的研究则表明尼非地平舌下含服通过颊黏膜的吸收微不足道,其他研究也证实了这一点[50]。用药后血压在 5~10 分钟内会显著下降,在 30~60 分钟达到作用峰值,作用时长约为 6 小时[51]。尼非地平对任何年龄段和男女性均有效[47]。Thyberg 等在 10 名颈段或胸段 SCI 膀胱镜诱导 AD 的患者身上研究了尼非地平的效果,在舌下含服尼非地平后,于 4 次连续膀胱充盈周期中每隔 30 秒测量一次血压。他们观察到使用尼非地平后所有患者的收缩期和舒张期血压均下降,最大收缩压从平均 147mmHg(范围 119~165mmHg)降低至平均 118mmHg(范围 99~145mmHg),舒张期血压从平均 110mmHg(范围 96~124mmHg)下降至平均 83mmHg(范围 71~99mmHg)[46]。其常见的不良反应是心动过速、面部潮红和头痛。尽管在服用尼非地平后无需监测心血管指标,但应谨慎尼非地平带来的低血压和反馈性心动过速,在非 SCI 患者尤其是老年群体中甚至可能出现心肌梗死[2, 47]。在 AD 和其他高血压危象中使用尼非地平产生的副作用可能是由以下三个机制产生的:自身不受控制的血压骤降、外周血管扩张继发的窃血现象,以及过量儿茶酚胺释放引起的反馈性心率上升。事实上,美国食品和药品监督管理局(Food and Drug Administration,FDA)的心脏咨询委员会不建议在高血压危象时使用尼非地平,因为它的剂量-效

应信息和对此剂量下高血压危象真实风险的评估是不足的[52],然而要想从这样的危及生命的急症治疗中获取对照研究资料极其困难。总之,口服尼非地平对逆转急性严重高血压有效,也因而预防了严重并发症和与 AD 相关的潜在并发症,但使用时仍应小心,同时应配合去除 AD 急性发作的诱因。

- 硝酸盐也常用于 AD 的急性期治疗[2, 7, 48]。尽管据作者了解,目前尚无客观证据支持它对 AD 急性发作的有效性和安全性。据报告,可使用 300~600μg 的甘油三硝酸酯治疗 AD 急性发作,若有必要可在 10 分钟后重复操作,且操作应在严密心血管监护血压的前提下进行。需要注意的是大多 SCI 男性还有勃起功能障碍,因而他们很可能使用了磷酸二酯酶(phosphodiesterase 5,PDE5)抑制剂,如西地那非、他达拉非或伐地那非;而硝酸盐禁用于使用 PDE5 的患者,因为两种药物的同时作用可能会导致血压骤降[2]。因而只有在患者的用药史清楚且可信赖的前提下才能使用硝酸盐类。

- 酚苄明,一种非竞争性 α-肾上腺能受体阻断剂。McGuire 等的病例研究报道了 6 位 AD 患者口服酚苄明 10~20mg/d,用药时间不等[53]。药物作用通过尿动力学检查和同步的膀胱逼尿肌及尿道压力及盆底肌电图来检测。酚苄明治疗过程中,膀胱充盈不能激发 AD 的高血压、头痛和焦虑症状,但仍会出现大量出汗。该研究的重要性在于它解释了 AD 的病理生理过程,而非得出药物或治疗学结论。酚苄明治疗后,AD 过程中尿道对膀胱充盈产生的正常反应消失,这可能是由尿道平滑肌的 α-肾上腺素能受体介导的。Scott 和 Morrow[54] 研究了平均口服剂量 30mg/d 的酚苄明在 20 位男性 AD 患者的作用。所有患者均有颈段或高位胸段 SCI。他们发现药物对减轻搏动性头痛有效,但在最高剂量 60mg/d 时仍不能消除高血压反应。如参考文献 53 所述,药物不能阻止出汗的发生,这是因为尽管交感活性受到抑制,但汗液分泌是由乙酰胆碱调控的。所以该药物并未影响到交感神经系统活性,而是简单地阻断了位于血管和平滑肌的外周受体。

- 卡托普利可用于调控不需紧急降压的 AD 患者的高血压症状是一个安全而有效的选择[2]。Esmail 等的一年期前瞻性开放性试点研究采用了该方案,研究连续纳入 26 位 T$_6$ 以上 SCI 患者。在使用其他非药物治疗的基础上,若收缩压大于或等于 150mmHg

予卡托普利 25mg 舌下含服。若给卡托普利后收缩期血压仍然升高超过 30 分钟,则启动速释尼非地平胶囊粉碎 5mg 口服治疗作为挽救措施,若有必要,15 分钟后再次重复。研究共记录了 33 次 AD 急性发作,其中 5 位患者的 18 次发作使用了该药物方案治疗。卡托普利有效降低了血压,用药 30 分钟后,5 位患者中的 4 位血压从基线(178±188)mmHg 下降到 133mmHg。该方案成功地治疗了 94% 的 AD 发作。据报道,因为无低血压发作,研究者认为卡托普利很安全,尽管我们还应该考虑到在评估疗效时该研究的样本量有限[55]。

- 其他也曾用作 AD 急性发作的试验治疗的药物有血管扩张剂(如硝普钠、二氮嗪)和神经节阻断剂(如咪噻吩、五烷双吡铵)[41]。就作者所知,尚无任何临床研究证据支持使用这些药物,因此也就不在此推荐使用了。

若诱发 AD 急性发作的可逆诱因不明显,或若在开始治疗后 AD 仍复发,需进一步调查以排除上述其他已知能诱发 AD 的病因。

预防措施

预防需避免 AD 潜在诱发因素。推荐如下操作:

- 所有 SCI 患者及其家属和护理者均应知晓该病及其潜在危险、快速识别方法和有效治疗措施。需要强调在潜在危险情形下,应降低患者求医的门槛。
- 应定期更换留置尿管,以避免阻塞和导管相关性感染。
- 更换尿道或耻骨上导管时应提前使用利诺卡因凝胶麻醉,在麻醉区域内小心轻柔操作,以尽可能减少诱发 AD 的传入刺激。
- 一些检查和治疗手段可能增加传入刺激诱发 AD,如尿动力学检查、碎石术、膀胱镜检查、电刺激采精、尿路结石的内镜操作、结直肠操作和其他可能诱发 AD 的操作。进行操作前,应设置心血管监护、使用局麻或全身麻醉或操作前使用尼非地平[9,10,27,46,56]。
- 对尿路感染进行及时和适当的治疗至关重要,反复感染应彻查其病因,如:膀胱管理不当或结石病。
- 良好的肠道和皮肤护理非常重要,尤其应避免低灌注区域发生褥疮和皮肤感染。
- 基于脊髓损伤精确评估的个体化运动耐受程度而进行的合理运动测试和训练,可最小化锻炼和运动诱发 AD 的风险[57]。T4 节段以上脊髓完全损伤的患者表现为显著的心率上升受限,最高心率低于 130 次/min,

因而患者的运动强度受到限制[58,59]。心率超过这个范围可能会诱发患者 AD。

- 有 AD 风险的 SCI 患者应在钱包内放置随身卡片说明情况,以及关于 AD 的病因、临床表现、急救措施的简介。

记忆要点

- AD 是医疗急症,其急性期管理旨在消除诱因、对症治疗和预防并发症的发生。
- 降低血压的一般措施包括立即扩张外周血管池和去除任何诱发因素。
- 若最初 1~2 分钟没能发现 AD 的诱因或血压升高超过 150mmHg,应立即采取药物治疗措施。
- 暂无高质量文献数据支持 AD 的药物治疗。
- 控制 AD 高血压的常用药物包括尼非地平、硝酸盐类和卡托普利。
- 避免诱发因素的预防措施和对相关人员的宣教是长期成功管理的基石。

专家意见

AD 是潜在危及生命的医疗急症,发生于 T5 及以上平面的 SCI 患者,由不可控制的交感活动所致。所有管理 SCI 患者的医护人员包括急诊工作人员应知晓此病。不幸的是,该病并非众所周知,而且由于诊断延误和治疗不当可能会导致不良后果,甚至导致严重并发症或死亡[60]。最常见的诱因来自泌尿生殖道,其次是结直肠扩张,还有其他许多已知的诱因。急救治疗包括立即去除诱发因素和缓解严重高血压的药物治疗。药物治疗包括降低血压的尼非地平、卡托普利和硝酸盐。因为并非所有药物在所有国家都有上市,故药物使用因地域而异。尽管这些药物在如 AD 的高血压危象的急性治疗方面都很有效,但仍应注意其安全性,尤其是导致严重低血压的风险。临床研究的高质量证据的缺乏使得衡量治疗的收益和风险变得尤为困难。目前基于病例报告的证据主要来自控制变量不严格的小病例数量研究。然而,这些有限的证据也是有价值的,因为若对 AD 严重高血压置之不理,将带来颅内出血、视网膜出血、惊厥、神经源性肺水肿和死亡等潜在风险。考虑到选择的困难和治疗延误或不当带来的风险,该疾病的管理仍然重在预防。而预防需要患者及医疗保健者具备充足的知识储备来避免 AD 的诱发因素。这些预防措施包括避免膀胱过度扩张、尿路感染、便秘、褥疮和其他可能会激活自主神经系统的疼痛。所有有创操作都会给患者带来 AD 急性发作的风险,因而在操作时需通过局部麻醉或全麻阻断传入活性。患者应在钱包内放置卡片,以防紧急收治他们的综合医院不了解 AD 的管理。今年的动物实验可能是探索未来治疗选择的关键,尤其是那些涉及调节创伤后神经形成的脊髓可塑性的基因调控研究,因为该模型能导致交感反应亢进,因此应鼓励相关研究[61]。

自主神经反射异常的管理步骤指南

嘱患者直立坐位以诱发体位性低血压反应。

- 解松或去除束缚性衣物,每隔 5 分钟监测患者的心率和血压。
- 从膀胱扩张 / 导管阻塞开始调查 AD 的可能诱因。
- 最后,若患者收缩期血压持续高于 150mmHg,应使用短效速效抗高血压药物,如尼非地平和卡托普利。
- 准备好应对抗高血压药物尼非地平或卡托普利所致的低血压。

本章重点

- 自主神经反射异常(AD)是一种因交感活性亢进引起的以急性发作型高血压为特征的医疗急症。
- 超过 85% 的上胸段(高于 T_5 水平)和颈段 SCI 的患者会发生 AD。尽管它可无明显症状,AD 临床特征包括血压骤升、心率改变(反馈性心动过缓)、焦虑、视野模糊、头痛、潮红和出汗(损伤节段以上)。
- AD 的诱发因素发生于损伤节段以下。
- 诱发 AD 的刺激包括膀胱扩张、泌尿道结石、导尿管牵拉、尿路感染、粪块梗阻、褥疮、指甲内生、骨折、月经、痔疮和有创操作。
- 认识 AD 的诱发因素是预防的关键。
- AD 管理时遵循指南推荐的步骤非常重要。

（曹汐　刘小燮　译　刘楠　校）

参考文献

1. Kewalramani LS. Autonomic dysreflexia in traumatic myelopathy. *Am J Phys Med* 1980;59:1-21.

2. Altaweel W, Corcos J. Management of autonomic dysreflexia. In: Corcos, Schick, editors. Textbook of the neurogenic bladder. Adults and children. London and New York: Martin Dunitz; 2004 p. 525-8.

3. Curt A, Nitsche B, Rodic B, Schurch B, Dietz V. Assessment of autonomic dysreflexia in patients with spinal cord injury. *J Neurol Neurosurg Psychiatry* 1997;62:473-7.

4. Lindan R, Joiner E, Freehafer AA, Hazel C. Incidence and clinical features of autonomic dysreflexia in patients with spinal cord injury. *Paraplegia* 1980;18:285-92.

5. Karlsson AK. Autonomic dysreflexia. *Spinal Cord* 1999; 37:383-91.

6. Trop CS, Bennett CJ. The evaluation of autonomic dysreflexia. *Semin Urol* 1992;10:95-101.

7. Trop CS, Bennett CJ. Autonomic dysreflexia and its urological implications: a review. *J Urol* 1991;146:1461-9.

8. Vaidyanathan S, Soni BM, Sett P, Watt JWH, Oo T, Bingley J. Pathophysiology of autonomic dysreflexia: long-term treatment with terazosin in adult and paediatric spinal cord injury patients manifesting recurrent dysreflexic episodes. *Spinal Cord* 1998;36:761-70.

9. Giannantoni A, Distasi SM, Sciroletto G, et al. Autonomic dysreflexia during urodynamics. *Spinal Cord* 1999;37:308.

10. Dyskstra DD, Sidi AA, Anderson IC. The effect of nifedipine on cystoscopy induced autonomic dysreflexia. *J Urol* (1987); 138:1155-57.

11. Hilton J. Pain and the therapeutic influence of mechanical and physiological rest in accidents and surgical diseases. *Lancet* 1860; 2:401.

12. Bowlby AA. The reflexes in cases of injury to the spinal cord. *Lancet* 1890;1:1071.

13. Head H, Riddoch G. The autonomic bladder, excessive sweating and some other reflex conditions, in gross injuries of the spinal cord. Brain 1917;40:188.

14. Brooks CM. Reflex activation of the sympathetic system in the spinal cat. *Am J Physiol* 1933;106:251.

15. Talat M. Afferent impulses in the nerves supplying the urinary bladder. *J Neurophysiol* 1937;89:1.

16. Watkins AL. Reflex responses of the nictitating membrane and the blood pressure to distension of the bladder and rectum. *Am J Physiol* 1938;121:32.

17. Guttmann L, Whitteridge D. Effects of bladder distension on autonomic mechanisms after spinal cord injuries. *Brain* 1947;70:361.

18. Silver JR. The history of Guttmann's and Whitteridge's discovery of autonomic dysreflexia. *Spinal Cord* 2000;38:581-96.

19. Kurnick NB. Autonomic hyperreflexia and its control in patients with spinal cord lesions. *Ann Intern Med* 1956;44:678.

20. Ascoli R. The neurovegetative syndrome of vesical distension in paraplegics. Prevention and therapy. *Paraplegia* 1971;9:82-4.

21. Comarr AE. Autonomic dysreflexia (hyperreflexia). *J Am Paraplegia Soc* 1984;7:53-7.

22. Ganong WF. Cardiovascular regulatory mechanisms. In: Review of medical physiology. 17th ed. Sanford, CA: Prentice-Hall International Inc.; 1995. p. 542-54.

23. Eade MN. Paroxysmal hypertension in spinal cord injuries (autonomic hyperreflexia). *New Zeal Med J* 1964;63:574.

24. Altaweel W, Corcos J. Pathophysiology of autonomic dysreflexia. In: Corcos, Schick, editors. Textbook of the neurogenic bladder. Adults and children. London and New York: Martin Dunitz; 2004: p. 169-75.

25. Lindan R, Joiner E, Freehafer AA, Hazel C. Incidence and clinical

features of autonomic dysreflexia in patients with spinal cord injury. *Paraplegia* 1980;18:285-292.

26. Wheeler G, Cumming D, Burnham R, et al. Testosterone, cortisol and catecholamine responses to exercise stress and autonomic dysreflexia in elite quadriplegic athletes. *Paraplegia* 1994;32:292-9.

27. Chancellor MB, Rivas DA, Erhard MJ, Hirsch IH, Bagley DH. Flexible cystoscopy during urodynamic evaluation of spinal cord-injured patients. *J Endourol* 1993;7:531-5.

28. Chancellor MB, Kiiholma P. Urodynamic evaluation of patients following spinal cord injury. *Semin Urol* 1992;10:83-94.

29. Perkash I. Autonomic dysreflexia and detrusor-sphincter dyssynergia in spinal cord injury patients. *J Spinal Cord Med* 1997;20:365-70.

30. Kabalin JN, Lennon S, Gill HS, Wolfe V, Perkash I. Incidence and management of autonomic dysreflexia and other intraoperative problems encountered in spinal cord injury patients undergoing extracorporeal shock wave lithotripsy without anesthesia on a second generation lithotriptor. *J Urol* 1993;149:1064-7.

31. Chang CP, Chen MT, Chang LS. Autonomic hyperreflexia in spinal cord injury patient during percutaneous nephrolithotomy for renal stone: a case report. *J Urol* 1991;146:1601-2.

32. Frankel HL, Mathias CJ. Severe hypertension in patients with high spinal cord lesions undergoing electro-ejaculation-management with prostaglandin E2. *Paraplegia* 1980;18:293-9.

33. Szasz G, Carpenter C. Clinical observations in vibratory stimulation of the penis of men with spinal cord injury. *Arch Sex Behav* 1989;18:461-74.

34. Wang YH, Chiang HS, Wu CH, Lien IH. Electroejaculation in spinal cord injured males. *J Formos Med Assoc* 1992;91:413-8.

35. Sonksen J, Biering-Sorensen F, Kristensen JK. Ejaculation induced by penile vibratory stimulation in men with spinal cord injuries. The importance of the vibratory amplitude. *Paraplegia* 1994;32:651-60.

36. Baron Z, Ohry A. The acute abdomen in spinal cord injury individuals. *Paraplegia* 1995;33:704.

37. Craig DI. The adaptation to pregnancy of spinal cord injured women. *Rehabil Nurse* 1990;15:6.

38. Craig DI. Spinal cord injury and pregnancy: the stories of two women. *SCI Nurse* 1994;11:100.

39. Mcgregor JA, Meeuwesen J. Autonomic hyperreflexia: a mortal danger for spinal cord damaged women in labour. *Am J Obstet Gynecol* 1985;151:330.

40. Guttmann L, Frankel HL, Paeslack V. Cardiac irregularities during labour in paraplegic women. *Paraplegia* 1965;66:144-51.

41. Yarkony GM, Katz RT, Wu YC. Seizures secondary to autonomic dysreflexia. *Arch Phys Med Rehabil* 1986;67:834-5.

42. Kursh ED, Freehafer A, Persky L. Complications of autonomic dysreflexia. *J Urol* 1977;118:70-2.

43. Eltorai I, Kim R, Vulpee M, Kasravi H, Ho W. Fatal cerebral hemorrhage due to autonomic dysreflexia in a tetraplegic patient: case report and review. *Paraplegia* 1992;30:355-60.

44. Pine ZM, Miller SD, Alonso JA. Atrial fibrillation associated with autonomic dysreflexia. *Am J Phys Med Rehabil* 1991;70:271-3.

45. Kiker JD, Woodside JR, Jelinek GE. Neurogenic pulmonary edema associated with autonomic dysreflexia. *J Urol* 1982;128:1038-9.

46. Thyberg M, Ertzgaard PE, Gylling M, Granerus G. Effect of nifedipine on cystometry induced elevation of blood pressure in patients with reflex urinary bladder after a high level spinal cord injury. *Paraplegia* 1994;32:308-13.

47. Grossman E, Messerli FH, Grodzicki T, Kowey P. Should a moratorium be placed on sublingual nifedipine capsules given for hypertensive emergencies and pseudo-emergencies? *JAMA* 1996;276:1328-1331.

48. Braddom RL, Rocco JF. Autonomic dysreflexia: a survey of current treatment. *Am J Phys Med Rehab* 1991;70:234.

49. Kedas A, Shively M, Burris J. Nursing delivery of sublingual nifedipine. *J Cardiovasc Nurs* 1989;3:317.

50. van Harten J, Burggraaf K, Danhof M, van Brummelen P, Breimer DD. Negligible sublingual absorption of nifedipine. *Lancet* 1987;2:1363-5.

51. Bauer JH, Reams GP. The role of calcium entry blockers in hypertensive emergencies. *Circulation* 1987;75(6, part 2):174-80.

52. Messerli FH, Kowey P, Grodzicki T. Sublingual nifedipine for hypertensive emergencies. *Lancet* 1991;338:881.

53. Mcguire J, Wagner FM, Weiss RM. Treatment of autonomic dysreflexia with phenoxybenzamine. *J Urol* 1976;115:53.

54. Scott MB, Morrow JW. Phenoxybenzamine in neurogenic bladder dysfunction after spinal cord injury. Autonomic dysreflexia. *J Urol* 1978;119:483.

55. Esmail Z, Shalansky K, Sunderji R, et al. Evaluation of captopril for the management of hypertension in autonomic dysreflexia. Pilot study. *Arch Phys Med Rehab* 2002;38:604.

56. Steinberger RE, Ohl DA, Bennet CJ, Mccabe M, Wang SC. Nifedipine pretreatment for autonomic dysreflexia during electro-ejaculation. *Urology* 1990;36:228-31.

57. Jacobs PL, Nash MS. Exercise recommendations for individuals with spinal cord injury. *Sports Med* 2004;34:727-51.

58. Claydon VE, Hol AT, Eng JJ, Krassioukov AV. Cardiovascular responses and postexercise hypotension after arm cycling exercise in subjects with spinal cord injury. *Arch Phys Med Rehabil* 2006;87:1106-1114.

59. West CR, Romer LM, Krassioukov A. Autonomic function and exercise performance in elite athletes with cervical spinal cord injury. *Med Sci Sports Exerc* 2013; 45(2):261-67.

60. Wan D, Krassioukov AV. Life-threatening outcomes associated with autonomic dysreflexia: A clinical review. *J Spinal Cord Med* 2014; 37(1):2-10.

61. West CR, Crawford MA, Poormasjedi-Meibod MS, et al. Passive hind-limb cycling improves cardiac function and reduces cardiovascular disease risk in experimental spinal cord injury. *J Physiol* 2014; 592(Pt 8):1771-83.

第 55 章 脊髓损伤后疼痛

Philip J Siddall, James W Middleton

学习目标

本章学习完成后,你将能够:

- 了解脊髓损伤后慢性疼痛的发病率及影响;
- 掌握脊髓损伤后疼痛的不同类型及其发生机制,以及可能的影响因素;
- 根据国际脊髓损伤疼痛分类对脊髓损伤后常见的疼痛类型进行分类;
- 说明疼痛的生物心理社会学特性,以及其如何指导全面的疼痛评估,包括与脊髓损伤患者相关的危机状态;
- 重视跨学科疼痛管理的重要性,了解现有治疗方法的有效性证据。

引言

疼痛是脊髓损伤患者所面临的一个主要的问题。它不仅发生频繁,还常常十分严重,并对患者的身体功能、情绪及生活质量产生重大影响。脊髓损伤后疼痛有多种类型,每种类型都有一系列的作用机制。这意味着最佳治疗方案要依赖详尽的评估,以识别出疼痛的特定类型,并将其与恰当有效的治疗进行匹配。遗憾的是,脊髓损伤后疼痛常常难以控制。这意味着疼痛管理不仅需要关注疼痛的缓解,还应当处理可能涉及的身体、情绪、认知及社会因素。

本章将对疼痛的发病率、其对脊髓损伤患者的影响、不同的疼痛类型及其发生机制、疼痛的评估以及现有治疗有效性的证据进行概述。

疼痛的发病率

已报道的脊髓损伤患者的疼痛发病率受多种因素影响而有很大差异,包括抽样人群、调查方法、疼痛定义、诊断标准以及所采用的疼痛类型分类的不同。通过邮递问卷及社区调查所报道的疼痛发病率约为75%~85%[1-3]。这一概率总的来说要高于前瞻性纵向研究所报道的。然而,即便是这些前瞻性研究,也一致报道大约三分之二的脊髓损伤患者有持续性疼痛[4,5],其中三分之一的患者存在严重或极度疼痛[4]。疼痛的发病率随着类型和损伤时间的不同而不同。对脊髓损

伤后特定类型的疼痛进行前瞻性检查发现,肌肉骨骼疼痛是最常见的(损伤后 5 年有 58% 的患者出现),其次是损伤平面的神经病理性疼痛(42%),再次是损伤平面以下的神经病理性疼痛(34%)[4]。

许多脊髓损伤患者表示,尽管他们尝试了多种治疗策略,包括多种止疼药、辅助治疗及物理治疗,疼痛仍然存在[6]。这表明对于许多脊髓损伤后疼痛患者来说,疼痛充分缓解是十分困难的,而发病率研究的结果也支持这一观点。发病率研究表明,如果一个患者在损伤后 3~6 个月存在神经病理性疼痛,那么他很可能在损伤后 3~5 年仍存在疼痛[4]。这表明疼痛自发缓解以及对治疗产生令人满意的反应的概率是很低的,最常见的模式是损伤后持续性疼痛甚至疼痛加重,这就突出了对脊髓损伤患者个体进行有效疼痛管理的重要性。

记忆要点

- 脊髓损伤后疼痛是否常见。
- 损伤后疼痛会持续多年。
- 通常来说很难充分缓解。

脊髓损伤后疼痛的影响

脊髓损伤会引起许多后遗症及并发症,使患者衰弱并产生严重的影响。在所有这些后果中,脊髓损伤后的

疼痛一直是最难以管理的问题之一,尽管也存在一些其他问题会影响日常生活[3]。疼痛对进行身体活动及社会活动的能力有重大影响。疼痛还会影响情绪。研究表明,疼痛与较差的身体、心理及社会功能之间有显著关联[1,5,7,8]。此外,疼痛可能会直接引起睡眠障碍,并导致较差的健康结局。疼痛常常与功能残疾的增加以及社区参与和重返工作的下降相关,这些受限要超出脊髓损伤本身的影响[2,9-13]。这表明疼痛对情绪、日常生活独立性、融入社会及参与的负面影响会总地反映在健康指标上,如生活质量[14-16]及生活满意度的下降[17]。

引起脊髓损伤后疼痛的因素

身体因素

虽然疼痛的出现及其严重程度通常是由损伤性质相关的生物学因素所决定的,但很难描述疼痛与身体因素之间明确的关系,包括损伤平面、神经功能障碍的程度(如完全性损伤)或特定脊髓束支受损[2,7,8,18-20]。然而,无论损伤的性质是完全性还是非完全性,大多数证据强烈表明脊髓丘脑束受损是脊髓损伤后神经病理性疼痛发生的必要(非充分)因素[21-23]。

心理因素

与缺少疼痛与身体因素之间存在明确关联的描述所不同的是,一些心理社会因素与疼痛的出现及严重程度直线的关联更加密切[5,7]。认知、行为、社会及环境因素被认为是疼痛程度、痛苦及功能受限的调节因子。情绪障碍通常与脊髓损伤后疼痛的出现相关,尽管在横断面研究中二者之间的因果关系通常无法明确。高质量证据表明脊髓损伤后慢性疼痛的出现一贯与显著更高水平的压力知觉及抑郁症状相关[3,15,24,25]。一项近期研究支持严重慢性疼痛会降低情绪这一模型,尽管自我效能感会调节(缓冲)慢性疼痛对情绪的影响[26]。

消极认知,如对疼痛的灾难性思维、自我效能感差,以及低接受度和无助感,也被证实会影响疼痛及失

能。灾难感经常可预测脊髓损伤相关慢性疼痛患者发生更严重的疼痛及失能[25,27,28]。自我效能感也被证实是脊髓损伤疼痛患者执行身体任务能力的一个强有力的预测因子[29]。此外,疼痛与脊髓损伤低自我效能感之间的协同作用会进一步降低健康相关生活质量[30]。多个脊髓损伤患者的研究验证了"接受"的概念,患者损伤后对生活价值进行重新评估,与其应对生活及生活质量相关[31,32]。具体对于慢性脊髓损伤相关疼痛患者来说,研究发现对损伤的接受水平显著更低,无助感更高[25]。

社会及环境因素

社会及环境因素对脊髓损伤后疼痛的作用受到的关注相对较小。社会支持被认为是脊髓损伤患者的一个重要保护因素[27,33],尽管从朋友、照顾者及亲人所感受到的消极反应可能会对疼痛产生不利的影响。当研究患者从重要的人身上所感受到的反应对患者产生的影响时,多个研究者发现,感受到惩罚反应对疼痛严重程度有很大影响[8,34],而关心、消极及注意分散的反应可增强或增加失能情况[35]。

脊髓损伤后疼痛的分类

目前已经有多种脊髓损伤后疼痛的分类系统[36-39],这常常导致临床医生之间难以交流,并对有效转化基础研究结果产生不利影响。为了达成共识,国际疼痛及脊髓损伤协会成员组成了一个委员会,以共同解决标准化分类的问题。因此,国际脊髓损伤疼痛(International Spinal Cord Injury Pain, ISCIP)分类得以产生并发布(表55.1)[40]。另一附加出版物对该最初版本中对分类的描述进行了补充,附加出版物中提供了案例图示,以协助读者正确地应用分类[41]。

ISCIP 分类提出了一种分级分类方法,首先第一级将疼痛分为伤害感受性疼痛(肌肉骨骼疼痛或内脏疼痛)、神经病理性疼痛(损伤平面或损伤平面以下)或其他(既不是伤害感受性疼痛也不是神经病理性疼

表 55.1　ISCIP 分类[40]

第一级:疼痛类型	第二级:疼痛亚型	第三级:疼痛主要来源和／或病理改变
伤害感受性疼痛	肌肉骨骼疼痛	如:盂肱关节炎、肱骨外上髁炎、股骨粉碎性骨折、腰方肌痉挛
	内脏疼痛	如:心肌梗死、肠梗阻腹痛、胆囊炎
	其他伤害感受性疼痛	如:偏头痛、手术皮肤切口
神经病理性疼痛	脊髓损伤平面神经病理性疼痛	如:脊髓压迫、神经根压迫、马尾神经压迫
	脊髓损伤平面以下神经病理性疼痛	如:脊髓缺血、脊髓压迫
	其他神经病理性疼痛	如:腕管综合征、三叉神经痛、糖尿病多发神经病变
其他疼痛	—	如,纤维肌痛、I 型复杂区域疼痛综合征、间质性膀胱炎、肠易激综合征
未知疼痛	—	—

痛)。第二级分类将伤害感受性疼痛再细分为肌肉骨骼疼痛及内脏疼痛(以及其他伤害感受性疼痛),将神经病理性疼痛再细分为损伤平面神经病理性疼痛及损伤平面以下神经病理性疼痛(以及其他神经病理性疼痛)。这一级分类概述了脊髓损伤后常见的疼痛类型,与临床目的最为相关。第三级分类的目的是明确特定的病理机制。例如肌肉骨骼疼痛可能是由肩肱关节炎所引起的,而神经病理性疼痛可能是由于神经根挤压所造成的。这一分类方法是本章的分类基础,我们将重点讲述四种主要类型的疼痛(肌肉骨骼疼痛、内脏疼痛、损伤平面神经病理性疼痛及损伤平面以下神经病理性疼痛)。关于在研究设置中使用该分类方法,以及"其他"和"未知"这些术语使用的进一步信息,读者可参考原始参考文献[40,41]。

肌肉骨骼疼痛

肌肉骨骼疼痛发生的部位应至少有一定的感觉保留,而且该部位的疼痛应被认为是来源于肌肉骨骼结构,尽管疼痛可能会以躯体参照式放射。非完全性损伤患者可能会在损伤神经平面以下部位发生肌肉骨骼疼痛。它通常会被描述为钝痛,随活动或体位改变发生或加重,并伴有肌肉骨骼结构触痛。在急性期,肌肉骨骼疼痛通常与尚未愈合的创伤相关,如脊柱骨折、脱位、韧带撕裂以及脊柱失稳。慢性肌肉骨骼疼痛最常见的是与上肢过用或异常负荷有关,这种过用与异常负荷则与维持独立日常生活必要的活动需求相关[42,43],相比四肢瘫患者,在截瘫患者中更为常见[44]。

内脏疼痛

内脏疼痛一般发生于腹部、胸部或骨盆,被认为是由内脏结构所引起的。这种疼痛通常被描述为钝痛或痉挛性疼痛,并与影响内脏功能的因素有关,如进食。

触诊可能出现触痛,尽管损伤的神经平面及感觉障碍程度会影响疼痛的特点及表述。低胸段损伤患者内脏疼痛的特征可能与没有脊髓损伤的正常人群相同。然而,更高颈段或高胸段损伤患者有时候会表现为模糊的、描述不清的、难以定位或解释的总体不适症状。

其他伤害感受性疼痛

其他伤害感受性疼痛指的是难以被归为肌肉骨骼疼痛或内脏疼痛的伤害感受性疼痛。这些疼痛可能与脊髓损伤存在间接的关系,如与自主神经反射异常相关的头痛或皮肤受压区域的疼痛;或者与脊髓损伤没有关系,如偏头痛。

损伤平面神经病理性疼痛

损伤平面神经病理性疼痛是具有经典神经病理性疼痛表现的疼痛,如触电样疼痛、锐痛、闪痛、绞痛或灼痛。疼痛可能是单侧的,也可能是双侧的。发生部位呈节段式,在损伤神经平面的皮节内和／或损伤神经平面以下三个皮节内,不会超出这一范围(图 55.1a)。损伤平面神经病理性疼痛通常与受影响皮节的痛觉异常(由正常的非疼痛刺激引起疼痛)或痛觉过敏(痛觉反应增强)有关。

损伤平面神经病理性疼痛可能是由脊神经根(包括马尾)受损或脊髓自身受损所引起的。有时,疼痛的特征可以帮助明确原因,以确定后续特定的治疗路径。例如:单侧疼痛,脊柱活动会使之加重,则提示疼痛是神经根压迫所致,而不是脊髓自己损伤所引起的。然而,疼痛的来源很难仅通过描述来进行区分。

神经根直接受损可能发生在脊髓损伤当时,也可能由于脊柱失稳、退变或疾病(如椎间盘或小关节撞击)而随后发生。对于迟发性损伤平面神经病理性疼痛患者,尤其是那些感觉平面上升伴或不伴运动功能障碍者，必须考虑脊髓内囊性空洞（瘘管形成）。人们通常会描述为一种可能与感觉过敏（疼痛异常或疼痛过敏）有关的持续性灼痛。

损伤平面以下神经病理性疼痛

损伤平面以下神经病理性疼痛是具有典型神经特征的疼痛，这些特征与通常描述损伤平面神经病理性疼痛者相同，如电击样疼痛、锐痛、闪痛、绞痛或灼痛。疼痛可由噪音、震动或身体冲击诱发，并由于并发症而加重，如尿路感染、便秘或皮肤问题。损伤平面以下神经病理性疼痛常常在损伤后数月甚至数年发生，是最有可能被描述为严重或极度疼痛的脊髓损伤后疼痛。疼痛分布在神经损伤平面以下（图 55.1b），与损伤平面神经病理性疼痛不同的是，其分布会超过损伤神经平面尾端三个皮节。疼痛也可能会出现在损伤神经平面之下的三个皮节之内。这种情况仍称之为损伤平面以下神经病理性疼痛，除非患者能够明确地辨别出两种不同类型的疼痛。这种情况下，患者被认为存在损伤平面神经病理性疼痛和损伤平面以下神经病理性疼痛两种类型的疼痛[4]。

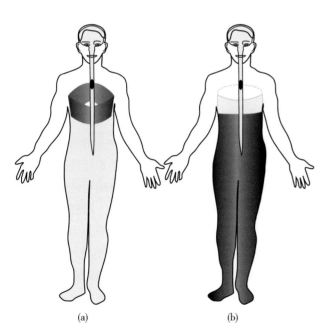

图 55.1　疼痛的分布。（a）脊髓损伤后损伤平面神经病理性疼痛。（b）脊髓损伤后损伤平面以下神经病理性疼痛

其他类型神经病理性疼痛

其他类型神经病理性疼痛可能分布于神经平面以上、范围内或以下，但其发病原因与脊髓损伤无关，包括带状疱疹后神经痛、脑卒中后中枢性疼痛、Ⅱ型复杂区域疼痛综合征（过去被称为灼性神经痛），以及与糖尿病神经病变或单个神经压迫性病变（如腕管综合征）相关的疼痛。尽管在正常人群中也会出现这些类型的疼痛，但是脊髓损伤患者则可能由于在转移及轮椅使用过程中反复伸腕而压迫腕管中的正中神经等原因，更常发生一些类型的疼痛，如腕管综合征。

其他类型疼痛

为了保证其完整性，ISCIP 分类中还纳入了与脊髓损伤无直接关系，并且不属于伤害感受性疼痛或神经病理性疼痛的疼痛。包括 Ⅰ 型复杂区域疼痛综合征（也称为反射性交感神经营养不良或肩手综合征），纤维肌痛，以及肠易激综合征。尽管与损伤本身没有直接关系，但仍可能出现在脊髓损伤患者身上。

> **记忆要点**
>
> - ISCIP 分类提供了一个标准的三级分类系统，对不同类型的脊髓损伤后疼痛进行分类。
> - 常见的脊髓损伤后疼痛类型包括肌肉骨骼疼痛、内脏疼痛及神经病理性疼痛（损伤平面神经病理性疼痛或损伤平面以下神经病理性疼痛）。
> - 疼痛类型通常可以根据位置/分布（相对于神经平面）、描述及其他特征来进行区分，如对姿势、活动或其他刺激的反应。

脊髓损伤后疼痛的机制

肌肉骨骼疼痛

急性伤害感受性疼痛是由骨骼、韧带、肌肉、椎间盘及小关节的结构损害所引起的。外周伤害感受机制通过激活初级伤害刺激感受器并沿伤害感受通路将信号传入大脑而产生疼痛。此外，外周过程如炎症介质的释放以及随后发生的外周致敏会进一步产生疼痛。中枢通路的激活会导致中枢致敏，使疼痛进一步放大。慢性肌肉骨骼疼痛可能会随着转移、自我照顾活动、使用轮椅及拐杖辅助步行过程中的上肢过用而发生。持续的不良姿势和动作，以及与创伤后驼背畸形、麻痹性脊柱侧凸、脊柱节段活动性下降或颈腰椎曲度改变相关的机械缺陷及牵张应力，可能会导致颈部和背部疼痛。痉挛是脊髓损伤后常见的问题，是由脊髓节段反射的正常下行控制受损所引起的。脊髓节段反射的作

用是调节 α 运动神经元放电以及传入刺激相关的肌肉收缩。而痉挛可能与脊髓损伤后的肌肉疼痛相关。

内脏疼痛

内脏疼痛可能是由那些引起内脏结构炎症或扩张的疾病或病理过程所产生的伤害性刺激所导致的,如感染、结石形成及肠梗阻,尽管疼痛的程度及定位可能会由于神经损伤平面的不同而有很大的差异。迷走神经、内脏神经及骨盆神经的传入刺激支配胸、腹及盆腔脏器,会投射到不同的神经节、背角及中枢神经元。来自不同器官传入神经纤维(或牵涉痛情况下的躯体感觉传入纤维)在背角处汇聚使得内脏疼痛的定位及来源辨别变得更加复杂[45]。非特异性情况(如间质性膀胱炎及肠易激综合征)的临床前动物研究及人体研究已经发现了多种可能的内脏疼痛机制,通过外周或中枢致敏放大疼痛。这可能涉及通过一系列受体、第二信使系统、细胞因子及其他尚未明确定义的神经活性物质来激活高阈值或静默的伤害感受器的传入[45]。

神经病理性疼痛

脊髓损伤后神经病理性疼痛在临床上可能会以不同的方式出现,这反映了其应该会有不同的作用机制。然而,由于损伤平面神经病理性疼痛及损伤平面以下神经病理性疼痛的具体机制尚不清楚,鉴于本文的目的,将对二者一起讨论。神经病理性疼痛可能与在外周、脊髓及大脑发生的改变相关。

外周

神经根的撞击可能会导致与外周神经损伤相似的初级传入纤维的功能及结构改变,这可能会导致疼痛。然而,外周发生器在脊髓损伤后神经病理性疼痛的发生及持续中所起到的作用尚不清楚,尤其是那些临床上完全性损伤的患者。一些在标准体格检查中表现为临床完全性损伤的患者可能可以通过电生理技术检查发现通过脊髓还有残留的感觉传递(称为"感觉不完全性"损伤)[46]。在这些临床完全性脊髓损伤患者中,疼痛可能会通过这些残留通路受到来自外周的伤害感受冲动传递的影响[47]。那些在感觉缺失部位出现疼痛(与关节位置或其他伤害感受发生器密切相关)的临床完全性损伤患者似乎就是这种情况。

脊髓

脊髓疼痛发生器的概念(而不是接近脊髓损伤

末端的外周疼痛感受器)源于早期脊髓损伤疼痛研究。值得注意的是,具有邻近损伤平面以上局部麻醉作用的脊髓阻滞会在一些患者身上引起疼痛的缓解,这提示存在一种"激惹焦点",会持续产生被认为是疼痛的信号[48]。对脊髓损伤平面以上邻近后角神经元的异常自发神经元活动的证实也进一步支持了这一概念[49]。

近期有更多的动物及人体研究均已证实邻近脊髓损伤部位的神经细胞出现特性的改变[50]。这包括对外周刺激的反应性增加、背景活动水平的改变以及刺激后的延长放电[51-53]。其他研究也为理解这些脊髓神经元放电特性改变的生理基础提供了证据,发现神经递质及受体的变化可能会导致兴奋的增加或者抑制的减弱。这些变化包括 N- 甲基 -D- 天冬氨酸(N-methyl-D-aspartate, NMDA)、非 NMDA[54] 及代谢型谷氨酸受体[55]、钠通道[56]、γ- 氨基丁酸能物质[57,58]、阿片样物质、5- 羟色胺[59] 及神经营养素[60]的功能改变。

此外,脊髓损伤会引起胶质细胞活化[61],促炎性细胞因子[62,63] 及前列腺素释放增加[64],以及脊髓背角传入纤维的结构重组[65,66](文献回顾见 Finnerup 和 Jensen[23], Hains 和 Waxman[56], Hulsebosch 等[67], 以及 Yeziersk[68])。

大脑

尽管在邻近损伤部位的脊髓中产生异常神经元活动的概念似乎得到了支持,但是在手术切除损伤平面以上一个节段脊髓后,神经病理性疼痛可能还会持续或很快再次发生[69]。这一发现对单一用脊髓或外周变化是否可以解释脊髓损伤后疼痛的发展和维持提出了质疑。多个动物和人体研究为大脑变化与脊髓损伤后神经病理性疼痛的出现相关提供了强有力的支持。一些变化(如丘脑中的异常变化)可能与疼痛的出现没有直接关系[70],一部分变化与疼痛的发展之间的联系仍存在争议[71]。脊髓损伤后丘脑的变化包括丘脑神经元放电的变化[70,72-74]、钠通道的表达[75]、生化改变[76,77],以及丘脑灌注与活动的改变[76,78,79]。

除丘脑的改变外,脊髓损伤后疼痛与皮层变化之间的联系也已经得到了证实[80]。例如:已经证实脊髓损伤后神经病理性疼痛与感觉运动皮层的重塑相关,表现为刺激小指所激活的区域会向正常情况下支配腿部的区域平移[81]。此外,重塑的大小与疼痛强度水平显著相关。

总之,重要的是要注意脊髓损伤后神经病理性疼痛可能由发生在神经系统多个水平的变化的联合机制所引起,包括外周、脊髓以及脊髓上水平[82]（图 55.2）。很有可能的是,作用于多个水平的机制相互作用引起疼痛。例如:已经发现在相对高比例的脊髓损伤后损伤平面以下神经病理性疼痛的患者身上存在损伤平面感觉过敏,磁共振检查发现这一人群的灰质损伤要大于那些没有疼痛的人[83]。这些结果表明,损伤平面神经元兴奋性的增加与损伤导致的脊髓上变化共同作用产生损伤平面以下神经病理性疼痛[23,83]。

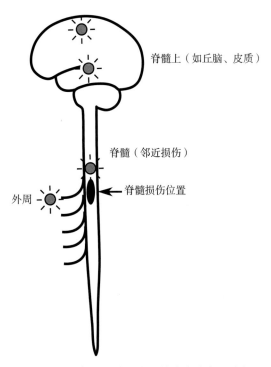

图 55.2　引起脊髓损伤后神经病理性疼痛的变化的位置

脊髓上（如丘脑、皮质）

脊髓（邻近损伤）

脊髓损伤位置

外周

记忆要点

- 脊髓损伤后伤害感受性疼痛通常发生于存在日常生活中肌肉骨骼过用、脊柱畸形相关的机械应力、异常姿势或痉挛者身上。
- 偶有胸部、腹部或骨盆处感受到的疼痛来自于内脏病变的情况。
- 引起损伤平面神经病理性疼痛与损伤平面以下神经病理性疼痛的特定机制被认为彼此有些不同,因为它们发生在损伤后不同的时间段。
- 脊髓损伤后神经病理性疼痛的作用机制相互重叠,包括邻近损伤部位的脊髓以及丘脑及皮层的结构和功能改变。

脊髓损伤后疼痛的评定

通过前面的讨论可以看出,疼痛是一种复杂的现象,一系列的个人及环境因素都会影响到患者对疼痛的感知和感受。这些影响因素包括过去的经验,态度和对健康的信念,个性和应对问题的方式,情绪、行为、社会及文化因素,以及遗传组成因素[84,85]。因此,对疼痛问题的综合评定应该基于疼痛的生物 - 心理 - 社会模型,要考虑到生物、躯体、心理及环境影响因素。这就需要通过跨学科团队的方法来恰当地制定一个以目标为导向的,多方面的疼痛管理计划。比起使用单一方法进行治疗,将药物治疗、行为学治疗及康复治疗策略合理组合会带来更好的长期结局[86]。

通常情况在临床实践中,对脊髓损伤患者进行疼痛评定首先需要获得详尽的病史以及体格检查,随后要进行相关影像学检查以及其他恰当的检查或诊断程序。国际脊髓损伤疼痛基本数据集 B（The International Spinal Cord Injury Pain Basic Data Set: B）是一项用于对脊髓损伤患者进行疼痛标准化数据采集及报告的工具。最近更新的第 2 版[87]可以在国际脊髓学会网站 https://www.iscos.org.uk/international-sci-pain-data-sets 获得（见附录 81.1）。它包含了有关脊髓损伤后疼痛的临床相关信息的核心问题,包括每个特定疼痛问题的定位、类型、持续时间和强度,以及疼痛对活动、情绪及睡眠的影响程度。指导评定及疼痛管理计划所需的其他临床信息包括诱发、加重及缓解的因素,对目前及此前治疗的反应（包括停止治疗的原因）,以及存在的任何与脊髓相关的危险信号,更多细节将在下面进行讨论。

肌肉骨骼疼痛

病史表现为钝痛或锐痛,定位在未受损或至少有一定感觉保留的区域,与活动、体位或动作相关,体检发现触诊有压痛、活动受限、肌肉痉挛,这样的疼痛提示可能是肌肉骨骼疼痛。例如:进行被动运动、主动运动及抗阻运动检查以及撞击征的检查,可能会诱发一些体征提示存在肩关节肌肉失衡、肩袖或肱二头肌腱断裂、肌腱炎或滑囊炎。检查取决于可能的病因,可包括 X 线检查、CT 扫描、超声检查及磁共振检查。就像神经病理性疼痛一样,痉挛突然增加是一种危险信号,提示引起伤害感受性刺激的潜在问题,包括尿路感染、泌尿系结石、附睾睾丸炎、便秘、痔疮、肛裂、胆囊炎、压疮、烧伤、趾甲内生、异位骨化或骨折。

内脏疼痛

尽管是脊髓损伤患者,但出现内脏疼痛也需要进行标准诊断方法,就像在未发生脊髓损伤的患者身上做的一样,应注意排除以下常见的情况,如复发性尿路感染、膀胱及肾结石、输尿管梗阻以及肠道梗阻[88]。其他较常见的情况包括胆石症以及胃食管反流症伴食管炎。

体格检查和其他检查的目的是明确可能引起疼痛的特定病理问题。然而,当来自内脏结构的感觉输入出现异常时,诊断常常十分困难。与可能的病理问题有关的影像学检查及其他检查通常包括:尿道内镜检查,细菌培养和药敏检查,肾脏、膀胱、腹腔超声,尿流动力学检查,腹部 X 片、CT 扫描,以及胃肠镜检查。如果检查未能发现内脏功能障碍的证据,并且针对疑诊内脏疾病的治疗并不能缓解疼痛,则必须考虑将疼痛作为神经病理性疼痛来治疗而不是作为内脏来源疼痛治疗。

其他伤害感受性疼痛

T_6 或以上平面脊髓损伤患者发生剧烈头痛同时伴有血压升高(超出正常值 >20~40mmHg)、出汗以及损伤平面以上出现斑点状红疹,则临床医生应警惕可能是内脏紊乱(最常见的是膀胱扩张或肠道梗阻)引起的自主神经反射异常[89]。

神经病理性疼痛

损伤平面神经病理性疼痛和损伤平面以下神经病理性疼痛发生在感觉异常的区域,并且两者之间可以通过疼痛发生部位与神经功能障碍平面之间的相对位置关系来进行区分。区分这两种类型的疼痛十分重要,因为其潜在作用机制不同,并且据此治疗方法也不相同。如前所述,损伤平面神经病理性疼痛发生在单侧或双侧,神经平面皮节内以及神经平面以下三个皮节之内的任意部位,而损伤平面以下神经病理性疼痛的分布则要超过神经平面以下三个皮节,并且可能一直出现到神经平面处。

病史上,两种类型的疼痛都通常都是以经典的神经病理性疼痛描述词来描述,如灼烧样、针刺样、锐痛、闪痛、绞痛、痛苦的、冷的以及电击样痛,并且一般来说不被机械性应激源(如活动或体位)所诱发。已得到验证的常用神经病理性疼痛筛查工具包括利兹神经病理性疼痛症状与体征评价量表(Leeds Assessment of Neuropathic

Symptoms and Signs, LANSS)[90]、LANSS 自报告量表、DN4 疼痛问卷(Douleur Neuropathique 4 questions)[91] 以及神经病理性疼痛问卷[92]。尽管尚未充分验证,一种脊髓损伤特异性神经病理性疼痛筛查工具,脊髓损伤疼痛量表(Spinal Cord Injury Pain Instrument)已开发出来[93]。

体格检查可能会出现痛觉异常、痛觉减退或痛觉过敏的体征。更详细且细致的定量感觉检查可能有助于进一步描述由损伤所导致的感觉变化[94],这可能在确定神经病理性疼痛的发生可能性方面有一定的预测价值[95]。

虽然不确定,但由神经根压迫所导致的疼痛可能呈单侧分布。影像学检查如 CT 或 MRI 可辅助诊断,证实骨或椎间盘在椎间孔压迫神经根,这与疼痛的发生部位相关。如果检查未能发现外周神经损伤的证据,疼痛则最有可能与中枢改变相关。新发生疼痛或疼痛特征近期发生变化伴渐进性的感觉变化(神经平面上升以及痛觉和温度觉下降分离),肌力下降、肌肉萎缩、呼吸障碍、肌肉痉挛增加、腱反射改变、多汗或者功能恶化是脊髓危险信号,应怀疑可能出现创伤后脊髓空洞症。MRI 可能可以明确瘘管的形成或进展,其可从损伤部位开始向头端或尾端扩展。

其他类型疼痛

对于其他伤害感受性疼痛或神经病理性疼痛的评定,例如:复杂区域疼痛综合征、纤维肌痛或压迫性单神经病变(如腕管综合征)取决于对疼痛的描述、其他存在的特征(如自主神经反射异常)、体格检查所发现的任何感觉障碍的性质以及诊断性检查的结果。这些可能包括肌电图以及神经传导检查、CT 扫描以及 MRI 检查。

心理因素

尽管一些较旧的分类系统将心理性疼痛作为一种脊髓损伤后可独立发生的疼痛类型,单纯的心理性疼痛十分罕见,而且将疼痛贴上心理性的标签似乎并没有什么帮助。也就是说,已知心理因素对脊髓损伤后疼痛有重大影响[7,96,97],并且必须在制定管理计划的过程中进行全面的评估。心理因素可包括:情绪障碍,如抑郁和焦虑;对治疗效果的负面认知或期望;不适宜的应对策略,如恐惧回避及灾难感[28];以及其他因素,如自我效能感低下或失控感。这些会对慢性疼痛、疼痛干扰与生活质量之间的关系起到调控的作用[26,30]。心理性危险信号包括抑郁情绪伴有清晨早醒、食欲改变、体重显著变化、缺乏动力、退出有价值的活动、避免与疼痛相关的活动、担忧疼痛的预后、因为疼痛无法完成日常活动或工作、睡眠紊乱、大量摄入酒精或其他不当物质，以及阿片类药物使用增加。

环境因素

影响疼痛发展及维持的环境因素可能是身体的，也可能是社会的。常见的身体因素要考虑包括每天进行转移的数量和类型，座椅、轮椅使用技术，以及工作场所的人体工学因素。社会强化因素可产生于家庭、朋友或工作的关系中，并且与经济补偿问题有关。在某种程度上与预期相反的是，配偶的惩罚性反应（而不是关心和注意力分散反应）与脊髓损伤后疼痛的严重程度相关[8]。

一份详尽的心理社会病史应该补充录入来自家庭、朋友及其他团队成员的额外信息，通常需要接受过心理学或精神病学规范培训的健康领域专家的协助。心理学问卷也可能用来获取基线测量以及监测病情发展。

> **记忆要点**
>
> - 评估应基于疼痛的生物—心理—社会模型。
> - 评定应包括：详尽的病史，疼痛强度的标准化分级以及与疼痛相关的活动、情绪和睡眠紊乱，体格检查以及进一步的检查，根据需要补充专业的身体和/或心理评定。
> - 新发生的疼痛或新近出现疼痛特征改变（尤其是与渐进性感觉改变相关时）、肌力下降、痉挛增加，或其他异常体征，提示脊髓危险信号，需要进行进一步检查以排除创伤后脊髓空洞症。

脊髓损伤后疼痛的管理

尽管已经尝试了大量的治疗方法，但由于其效果并不理想，脊髓损伤后疼痛的管理通常极具挑战。这些治疗方法包括：止疼药物治疗，如阿片类药物、非甾体类抗炎药、对乙酰氨基酚、三环类抗抑郁药及抗惊厥药；以及物理治疗与替代疗法，如按摩、大麻①、针灸和催眠[6,98,99]。

---

① 译注：这一药物的使用必须严格依照当地相关法规执行。

如前所述，制定疼痛管理计划要由综合评定程序来提供依据，包括通过适当的检查来明确可能的疼痛类型及其影响，以及个人和环境影响因素，应根据患者及其特定的环境进行个体化。在确定开始治疗患者疼痛的最佳方案时，应考虑一系列因素，包括不同治疗方案及方法的优点及潜在风险。开始使用药物治疗时，除了疗效和副作用外，还应该考虑可能的药物之间的相互作用（如阿米替林和曲马多一起使用会引起5-羟色胺综合征），某些药物会对合并疾病（如焦虑抑郁或睡眠模式紊乱）产生期望的非镇痛作用，潜在的药物滥用以及故意或非故意的药物过量风险（例如：当处方强阿片类药物时），以及成本。

采用阶梯式药物治疗方案，单用或合用抗惊厥药、抗抑郁药，以及弱或可能更强的阿片类药物，建议在一开始增加药物用量的过程中要反复进行再评估。提供有关药物作用、获益及可能的副作用的患者教育，以及使其产生客观现实的治疗期望是十分重要的。同样重要的还有患者对慢性疼痛的性质要有很好地理解，包括急性和慢性疼痛的概念、疼痛的爆发，以及疼痛并不总是与损伤对等[100]。

增加药物用量的同时对治疗反应（疗效和耐受性）进行监测，包括评估疼痛缓解量，活动障碍、睡眠、情绪及生活质量的改善，目标实现情况，药物的相互作用以及副作用。通常来说鼓励规律服用止痛药（而不是按需服药），包括服用控释药物。在实践中，由于不能得到很好的改善而改用或加用其他药物之前，应尝试单独使用一线药物至最大剂量，同时进行疗效监测并增加药物用量，来看它是否耐受良好。根据需要，加用或改用其他药物可以用另一种一线用药，或改为二线及三线用药。

永远不能忘记的是，疼痛是一种复杂的现象，情绪、行为及环境因素通常在其中发挥重要作用，影响疼痛的感受。脊髓损伤后慢性顽固性疼痛的管理需要使用多学科团队方法，以在其他情况下对慢性疼痛进行评估；将药物疗法、物理疗法、教育疗法以及认知行为疗法结合应用，通过合理用药提高患者的健康状况及功能；以及重新激发患者的动力，并改善其信念、期望及应对能力，以实现自我管理。

肌肉骨骼疼痛

脊髓损伤后肌肉骨骼疼痛的治疗通常基于药物治

疗,可使用简单的止痛药以及偶尔使用阿片类药物缓解症状,或短期使用非甾体抗炎药改善炎症,同时结合对病因或病理问题的处理。影响因素可包括肌肉无力、失衡或缩短,关节失稳,姿势异常或脊柱畸形,加上脊髓损伤患者生活中的机械负荷增加、附加应力以及与日常功能(如转移、轮椅使用或拐杖辅助步行)或体育活动相关的过用。类似的原则也可用于治疗其他退行性及炎性关节疾病,解决异常的机械负荷因素,管理活动性疾病进程,调节装置或环境,并处理不良的心理社会影响因素。

简单的止痛药或抗炎药

肌肉骨骼疼痛根据症状的药物管理包括使用简单的止痛药、非甾体抗炎药,有时还使用皮质类固醇局部关节注射。定期规律服用对乙酰氨基酚被认为是脊髓损伤后肌肉骨骼疼痛的一线治疗。如果对乙酰氨基酚治疗无效,通常考虑将非甾体抗炎药用作二线治疗。这是由于潜在的胃糜烂风险,其在脊髓损伤患者中更常见,并且在高节段脊髓损伤患者中其症状常被掩盖因而更难被发现。

阿片类药物

在恰当的情况下,弱阿片类作用的药物(如曲马多)也可被用作二线治疗。使用更强的阿片类药物治疗慢性持续性非恶性疼痛(而不是急性疼痛)存在较大争议[101]。根据已发表指南所述,长期使用阿片类药物治疗是三线治疗,应按照每个个案的情况进行考量,并且最好在有多学科支持的情况下使用[102,103]。已知阿片类镇痛药会加重脊髓损伤患者的肠道功能障碍,此外长期使用还可能会引起耐受和依赖(躯体性及心理性)。对长期治疗的考虑将在后面神经病理性疼痛部分进行更详细的讨论。

解痉药

如果因肌肉痉挛出现伤害感受性刺激加重,则需要明确其存在并进行恰当处理。然而大多数时候,脊髓损伤患者的痉挛并不可逆,应更依据症状当其影响到功能或引起继发问题(如疼痛或皮肤破损)的时候进行处理。传统上,推荐使用分级治疗对痉挛进行阶梯式或渐进式管理[104]。这包括一开始使用副作用少且可逆的非侵入性或微创治疗,然而对于有经验的医生来说,根据综合评定的情况,结合使用不同的治疗方法并在更早期应用更积极的治疗手段可能是更理想的方法[105]。

然而一般来说,并没有高级别研究证据指导使用合理方法来治疗脊髓损伤后的痉挛[106],多种药物经常

使用。口服巴氯芬通常是首选,替扎尼定、可乐定及加巴喷丁也被认为是有效的备选方案[107]。地西泮是另一种常用的巴氯芬的辅助用药,通常最初在夜间给药,以辅助睡眠并减少夜间痉挛,尽管苯二氮䓬类药物的使用缺少充分的证据且可能存在一定的副作用。对于伴有明显脊髓上病变的患者(如并发脑外伤),丹曲林是治疗痉挛的首选,以避免由巴氯芬及地西泮引起的镇静作用,尽管肝毒性会限制其使用。

物理治疗

物理治疗有助于控制那些与过用或姿势及步态中存在机械负荷异常有关的慢性肌肉骨骼疼痛,可包括个体化的理疗、水疗、运动训练[108]、姿势教育、转移技术再训练、解决轮椅推杆的生物力学问题以及环境改造(如使用恰当的装置以及调整轮椅轮轴的位置和坐椅),以及其他物理治疗方法。脊髓损伤患者接受长期规律的运动已被证实可以改善疼痛和情绪[109]。

特定的运动干预,包括牵伸紧张的前胸部及肩部肌肉,以及加强后肩部肌肉力量(以逆转长期手动使用轮椅的效应),已被证实对于发生肩关节撞击的轮椅使用者来说可有效降低肩关节疼痛的程度并改善功能[110,111]。并不意外的是,如果不再进行运动锻炼,获益将逐渐消失[112]。减轻体重有助于更容易的转移,可减轻上肢所受的压力。

个体化的运动锻炼及健身方案应基于功能目标,确认其基线水平对于脊髓损伤患者可以耐受,并随着时间的推移逐渐增量。抗阻训练应纳入个体化渐进性运动方案,以增加肌肉力量和耐力,全部主要肌群要运动至无痛疲劳状态(脊髓医学联合会)[113]。如果过用、肌肉疲劳或某个特定活动时使得疼痛加剧,则重要的是要对患者的运动方案进行全面的评估以明确存在问题的位置或任务,并酌情对活动进行调整,实施节奏策略。专门为卫生专业人员及脊髓损伤成年患者制定的体力活动循证指南,以及脊髓损伤后运动训练的综合实践工具在近期已经发表,可在 http://sciactioncanada.ca/guidelines/ 网站获得。

物理治疗与口服药物或局部肉毒毒素注射联合治疗还可能有助于治疗会引起肌肉骨骼疼痛的痉挛。

介入治疗

手术固定是治疗脊柱节段失稳或畸形所引起疼痛的最有效的治疗手段。在这种情况下,疼痛应随着脊柱问题的恢复而解决,但是在恢复之前疼痛症状也需要得到缓解。皮质类固醇激素关节内、炎性肌腱组织周围局

部注射，或作为腕管综合征或其他神经压迫综合征非手术治疗的一部分，可能是口服药物治疗及物理治疗的有效辅助治疗手段。肉毒毒素注射可对治疗局部痉挛有效[106]。如果口服药物及其他手段无法有效缓解痉挛，可考虑通过输液装置鞘内注射巴氯芬[107, 114, 115]。

> ## 记忆要点
>
> - 肌肉骨骼疼痛的管理包括通过药物治疗实现疼痛及炎症的症状缓解。
> - 对疼痛的管理还包括通过运动锻炼、技术再训练、坐位、活动调整、节奏策略以及使用适应性装置来校正引起疼痛的因素（如肌肉力弱 / 失衡、姿势异常或活动中机械负荷异常）。

内脏疼痛

目前对于内脏疼痛的主要治疗是明确并处理所有病理改变。处理复发性症状性尿路感染需要排除其他因素（如尿路结石），以及适当的抗生素治疗（通常进行长周期治疗 10~14 天）。疑似慢性前列腺炎则需要更长时间（长达 6 周左右）的治疗，要选择恰当的抗生素以保证足够的组织渗透。膀胱结石或者输尿管或肾结石梗阻则可能需要进行泌尿系治疗，如碎石洗出术、经皮肾造瘘、体外冲击破碎石术、输尿管镜或开放性肾造口术。如果肠道受影响，短期可能需要进行梗阻解除术，长期来说则需要调整肠道健康及排便规律以解决便秘。自主神经反射异常的存在是一种潜在的医疗紧急事件，需要迅速确诊并解除诱发因素。如果在解除了假定的刺激因素后症状仍持续或血压仍升高，或者难以明确诱因，应开始使用短效降压药进行药物治疗，同时寻找并治疗伤害刺激[89]。对内脏伤害感受通路的调节可以在外周自主神经、脊髓以及脊髓上部位，且今后的药物治疗可能比现有药物可以更精准地针对并调节这些输入[45]。

> ## 记忆要点
>
> - 内脏疼痛的管理主要基于寻找（并治疗）病因，首先包括明确泌尿生殖系统（感染、结石、梗阻）或肠道相关（便秘、梗阻）病理改变。
> - 可能相关的还有自主神经反射异常，其需要紧急处理。

神经病理性疼痛

脊髓损伤后神经病理性疼痛的药物治疗选择包括抗惊厥药、抗抑郁药、弱及强阿片类药物以及更具侵入性的治疗，如鞘内给药[116, 117]。充分控制神经病理性疼痛通常很困难，现有治疗仅能使大约三分之一的患者疼痛缓解 50%[116]。

尽管对于脊髓损伤后不同类型的神经病理性疼痛来说药物治疗整体相似，但非药物治疗选择则可能有很大不同，取决于疼痛是位于损伤平面并由于中枢脊髓受损、神经根压迫或马尾综合征所致；位于损伤平面以下；还是位于损伤平面以上且与脊髓损伤非直接相关（如腕管综合征）。可以预计会出现一些疼痛强度的变化及突然发作，但是严重程度突然增加应警惕存在潜在的伤害性刺激，如尿路感染、便秘等等，与此前已述的引起痉挛加剧的原因相似。

不幸的是，目前用于缓解脊髓损伤后疼痛症状的许多治疗，尤其是用于神经病理性疼痛，缺少有效性证据。仅有相对较少的对照研究验证了脊髓损伤后损伤平面和损伤平面以下神经病理性疼痛治疗的有效性以指导决策，且这些研究通常样本量较小，因此结论可能并不可靠[118]。因此，对治疗的指导也可以基于来自其他神经病理性疼痛情况的研究结果[119, 120]；例如糖尿病或带状疱疹后神经病变，这些病变已知的情况更多，但其作用机制可能与脊髓损伤有很大不同。

一般来说，一线用药通常是一种抗惊厥药，也可与一种三环类抗抑郁药联合使用。二线治疗通常包括加用一种弱阿片类药物或者用 5- 羟色胺去甲肾上腺素再摄取抑制剂（serotonin noradrenaline reuptake inhibitor, SNRI）替代三环类抗抑郁药，强阿片类药物是三线用药，其他证据较少的药物则是四线用药。下文将对目前脊髓损伤后神经病理性疼痛的治疗进行一个总结，根据分类还会特别提到损伤平面神经病理性疼痛与损伤平面以下神经病理性疼痛在治疗上的差异。

抗惊厥药

抗惊厥药被广泛用作脊髓损伤后各种神经病理性疼痛的一线用药，加巴喷丁和普瑞巴林通常被认为是首选最佳用药治疗方案[118, 121]。两种药物都是 γ- 氨基丁酸（gamma-aminobutyric acid, GABA）的结构类似物，与背角突触前电压门控钙通道 α2δ-1 亚基高亲和力结合，减少谷氨酸、去甲肾上腺素及 P 物质释放。

目前，证实普瑞巴林有效性的证据强度要比加巴喷丁更高,后者的研究样本量较小且结果有一定程度的矛盾[118]。一项近期的系统评价发现,在6项样本量相对较小的研究中有4项研究认为加巴喷丁治疗反应良好,直至6个月时的对疼痛的改善具有大的效应量(0.873~3.362)[118]。然而,其中只有两项研究为随机对照交叉设计研究[122,123]。此外,加巴喷丁的有效性似乎在一个亚组患者中持续了更长时间[124]。然而,在唯一一个采用活性安慰剂对照(苯海拉明)的研究中,并未发现加巴喷丁治疗后对疼痛的改善作用比对照组更显著[125]。

三项较大样本量的随机对照研究[126-128]已经证实递增剂量普瑞巴林对脊髓损伤后神经病理性疼痛有效,呈中到大效应量(0.695~3.805)[118]。在一项纳入了137名完全性及非完全性脊髓损伤患者的多中心研究中发现,与安慰剂相比,普瑞巴林有显著的积极疗效,平均维持剂量为460mg/d,50%缓解所需治疗数(numbers need to treat,NNT)为7.1[129]。一项样本量较小的研究,纳入了33名脑卒中后中枢性神经病理性疼痛及脊髓损伤后神经病理性疼痛患者,同样发现普瑞巴林有显著的积极镇痛作用,其NNT值较低,为4.0,且脑损伤组和脊髓损伤组之间在疼痛缓解上没有差异[128]。另一项更近期的随机对照研究也证实了此前的这些结果,发现疼痛得到显著改善,疼痛相关睡眠紊乱显著减少,普瑞巴林治疗组29.5%的患者疼痛评分下降超过50%,而安慰剂组为15.2%(NNT=7)[126]。与此前的研究发现对情绪无改善作用不同的是,这些研究者还发现患者的焦虑抑郁水平也得到了很大的改善[128]。嗜睡是最常见的副作用(33%~41%),而头晕和周围水肿也很常见(约10%~20%)[126,127]。

对于其他的或更老的抗惊厥药的研究,总地来说这些药物在治疗脊髓损伤后神经病理性疼痛上,并没有显示出比安慰剂更好的效果,或者其显示的令人信服的有效性证据非常有限,尽管在其他神经病理性疼痛情况下可能被证实是有效的。拉莫三嗪(200~400mg/d)除了抑制谷氨酸释放外,还通过抑制电压依赖性钠通道而起到细胞膜稳定剂作用,仅在非完全性脊髓损伤并且存在诱发性痛觉异常的亚组患者中才被证实可缓解自发性疼痛[130]。

一项非常小样本的随机对照研究对另一种抗惊厥药托吡酯(作用于钠钙通道,强化GABA能抑制作用,并抑制谷氨酸受体)对脊髓损伤后神经病理性疼痛的有效性进行了验证,其中9名患者接受了托吡酯治疗(800mg/d),同时4名患者接受了安慰剂治疗[131]。在最后2周的治疗中,托吡酯的作用要显著优于安慰剂,然而,这一效应也仅表现在两种主要结局指标中的一种上(疼痛指数),而另一种(疼痛VAS评分)则无此效应。

丙戊酸钠(剂量为600~2 400mg/d)[132]以及左乙拉西坦(每次剂量高达1 500mg,2次/天)[133]的研究均未证实其与安慰剂有显著差异。卡马西平是另一种已经在临床实践中使用多年的治疗脊髓损伤后神经病理性疼痛的药物,但是支持其使用的证据仅限于一项非随机研究[134]。最近以来,奥卡西平已经成为了另一种可能的选择,但是其尚未在脊髓损伤后神经病理性疼痛上进行研究。

抗抑郁药

与抗惊厥药一样,抗抑郁药也经常单独或与抗惊厥药联合用于神经病理性疼痛的治疗。通常,三环类抗抑郁药的镇痛作用机制被认为是与去甲肾上腺素和5-羟色胺再摄取的抑制相关,尽管其他可能的作用包括NMDA受体拮抗剂和钠通道阻滞也可能对其有影响。

尽管使用广泛,但很少有直接证据证实三环类抗抑郁药对脊髓损伤后神经病理性疼痛治疗的有效性。目前已进行了两项设计良好的随机对照研究。其中一项研究在84名合并脊髓损伤后肌肉骨骼疼痛及神经病理性疼痛的患者中比较了阿米替林低到中等剂量10~125mg/d(平均50mg/d)与活性安慰剂(甲磺酸苯托品)的作用,发现与安慰剂之间在治疗上没有差异[135]。然而应当注意的是,因为这项研究纳入了脊髓损伤后混合型疼痛的患者,故不足以对某一类型疼痛患者进行亚组有效性分析。在所有情况下,一小部分(18%)患者会发现阿米替林对缓解疼痛有效,并会在发现有用后继续使用。值得注意的是,副作用包括痉挛(25%)、自主神经反射异常(9%)以及尿潴留(16%),此外还有镇静、便秘以及口干,提示在对可能要使用三环类抗抑郁药进行治疗的患者进行筛查时要注意这一点[135]。在一项8周的三重交叉随机对照研究中,直接比较了高剂量阿米替林(50mg,3次/天)与加巴喷丁(1 200mg,3次/天)和一种活性对照苯海拉明(25mg,3次/天)的作用[125]。在完成研究的22名(共38名)脊髓损伤患者中,阿米替林在那些基线时有多种抑郁症状(CESD-SF≥10)的患者中疗效最佳。

尽管缺乏对脊髓损伤后神经病理性疼痛的有效性证据,并且未来仍需要进行进一步研究以得到明确结论,对经过选择的患者(如那些明显有抑郁情绪者)在临床实践中试用三环类抗抑郁药似乎也是合理的,尤其是其有效性已经在其他神经病理性情况中得到了证据支持。选择性 5- 羟色胺再摄取抑制剂（Selective serotonin reuptake inhibitors，SSRI）副作用更小，但是截至目前仍缺少证据证实其在神经病理性疼痛的治疗上要优于三环类抗抑郁药。5- 羟色胺再摄取抑制剂及 5- 羟色胺受体拮抗剂曲唑酮此前已经在一项随机对照研究中被证实并不优于安慰剂[19]。然而，越来越多的证据支持在其他神经病理性疼痛情况下使用混合型 SNRI，如文拉法辛和度洛西汀。一项近期的随机对照研究，对灵活剂量度洛西汀（60mg/d 或 120mg/d）治疗卒中后或脊髓损伤后神经病理性疼痛进行了研究，发现在缓解疼痛强度方面没有显著效果，但在缓解动态及冷诱发痛觉异常方面要显著优于安慰剂[136]。度洛西汀组对 SF-36 评分中身体疼痛方面有显著改善，但在 SF-36 评分的其他方面、疼痛残疾指数或 EQ-5D 评分中均没有差异。

此前的研究报道，抗惊厥药（卡马西平）与三环类抗抑郁药（阿米替林）联合使用具有叠加效应，且疗效要优于任一种药单药使用[134,137]。最近，在其他神经病理性疼痛（尚未在脊髓损伤患者中进行研究）的治疗中再一次证实，相比单药治疗，联合使用三环类抗抑郁药与抗惊厥药（去甲替林与加巴喷丁）可显著降低疼痛[138]。这些研究为外推至脊髓损伤患者提供了有限的基础，如果单药治疗无效，抗惊厥药联合抗三环类抗抑郁药或弱阿片类药物可能可以产生更大的缓解。在实践中，许多脊髓损伤患者都需要正确选择联合用药，平衡疗效及耐受性，以获得最佳疼痛缓解，以及活动、参与及生活质量的提高。

阿片类药物

有证据表明胃肠外阿片类药物可有效降低脊髓损伤后神经病理性疼痛。两项随机对照研究包括静脉注射吗啡[139]和阿芬太尼[140]，表明可在短期内降低脊髓损伤后神经病理性疼痛。静脉注射吗啡不能缓解自发性疼痛，但可以降低脊髓损伤或脑卒中患者的毛刷诱发痛觉异常[139]。在实验条件下，比较安慰剂，静脉注射阿芬太尼会显著降低创伤性脊髓损伤后中枢性痛觉异常患者的持续性及诱发性疼痛，这与氯胺酮的效果相似[141]。尽管在短期内有效，但阿片类药物治疗并不适合脊髓损伤后神经病理性疼痛的长期治疗。此外，近期在动物研究的基础上出现争议，发现在急性期 / 亚急性期早期使用阿片类药物可能会对脊髓损伤后的病理改变产生不利影响，会加剧兴奋性毒性及胶质细胞活化，并对运动功能恢复、疼痛及一般健康情况产生

负面影响[142]。

使用口服阿片类药物治疗脊髓损伤后神经病理性疼痛的证据强度不高。曲马多是一种弱 μ 阿片激动剂，并抑制去甲肾上腺素和 5- 羟色胺再摄取。一项纳入了 35 名脊髓损伤后神经病理性疼痛患者的 4 周随机对照研究发现，接受曲马多治疗的患者其疼痛强度评分要低于安慰剂组，但由于不良反应而停药者更多（43% 对比 17%）。研究者得出结论，在明确使用加巴喷丁 / 普瑞巴林及三环类抗抑郁药无法获得足够改善后，曲马多可作为二线用药有所获益，但应警惕药物加量应缓慢并个体化以尽量减少副作用[143]。考虑到发生 5- 羟色胺能综合征的可能性，应避免三环类抗抑郁药、SSRI 或 SNRI 与曲马多合用。

使用强阿片类药物，如吗啡、羟考酮、氢吗啡酮、芬太尼及美沙酮治疗脊髓损伤后神经病理性疼痛仍存在争议。证据表明，多种阿片类药物在其他神经病理性疼痛情况中短期（<2 月）有效[144]，但是脊髓损伤后神经病理性疼痛的患者的长期管理仍需要审慎的考虑，因为证明长期有效性的证据很少，且存在潜在的严重副作用，这甚至可能是脊髓损伤患者更关心的问题。鉴于药物耐受性及剂量递增的问题，还有阿片类药物诱发痛觉过敏的可能，药物滥用及发展为身体依赖的潜在可能[119]，以及不良反应（如便秘），会在脊髓损伤患者中更为棘手，强阿片类药物治疗通常应作为合适患者的三线治疗选择。如果要使用则建议使用缓释制剂，并且应有多学科疼痛管理团队加入。

如果决定使用强阿片类药物，则建议对疼痛强度、功能障碍、心理状态、物质及酒精使用史以及社会状况进行详细的记录，还要进行成瘾风险评估（如使用阿片类药物风险工具进行评估）[145]。长期阿片类药物治疗的风险及获益应与患者进行讨论，达成一致的治疗目标对于改善生活质量及功能十分重要。应获得知情同意，概述可能的副作用及风险，包括便秘、嗜睡、药物依赖及耐受、阿片诱导痛觉过敏、激素效应以及意外死亡。一些人建议使用对于阿片类药物处方应进行书面协定，单独的医生进行处方监督及监护，对于那些存在风险者提供多学科疼痛诊所的支持。

调整长效阿片类药物用量至恰当剂量的过程应定期检查并监测治疗反应、耐受性及剂量递增情况、副作用、药物相关行为以及目标实现情况（4A: 镇痛 Analgesia、活动 Activity、副作用 Adverse effects、异常行为 Aberrant behavior）[146]。应使用肠道记录来检测肠道功能，如果便秘成为了问题，则应该根据情况调

整肠道用药及排便习惯。剂量调整完成达到稳定后，如果没有医生的同意，不能自行改变用量（通常无间断给药）。如果足够量的阿片类药物治疗不能实现疼痛充分缓解，达到具有临床意义的目标，应逐渐减量并停药。鉴于药理学存在微妙的差异，对于存在不可接受的副作用或疗效不满意的患者（如药物迅速耐受），可建议更换另一种阿片类药物（按吗啡等价剂量减少用量）。大多数指南都一致认为最大剂量范围为100~120mg吗啡等价剂量，剂量增加至这一范围就应停止或实施强化评估及监测。

其他药物

研究证实，注射大剂量（5mg/kg）利多卡因（一种钠通道阻滞剂）可在短期内缓解脊髓损伤后损伤平面及损伤平面以下神经病理性疼痛[147-149]，其NNT在3到5之间，可减少自发性疼痛、毛刷刺激诱发的疼痛异常以及静力痛觉过敏，但是低剂量（2.5mg/kg）用药则无效[150]。遗憾的是，这种用药方式在临床实践的长期治疗中往往并不可行。然而，已有一例患者报道反复静脉注射利多卡因（利多卡因5mg/kg稀释于150ml生理盐水，2次/日，每次注射大于30分钟，连续给药5天，6个月间隔重复用药）获得长期疗效，该患者为累及三叉神经脊髓束及神经核的脑桥感染所致中枢性神经病理性疼痛[151]。此外，已证实口服利多卡因同类药物美西律450mg/d无效，尽管只有11名患者进行了研究[152]。

NMDA受体拮抗剂氯胺酮肠外给药对于缓解脊髓损伤后损伤平面以下神经病理性疼痛的效果要优于安慰剂并与芬太尼相似[140]。然而与利多卡因情况类似，氯胺酮长期用药也在临床实践中被证明存在问题，并且由于大剂量使用会产生精神错乱效应以及没有有效的口服替代用药而令人担忧。据报道，一名患有四肢瘫、脊髓栓系综合征及脊髓空洞症的女性患者，使用超过15种阿片类及非阿片类药物后均对其严重的难治性神经病理性疼痛没有效果，在使用患者自控镇痛装置小剂量注射氯胺酮超过12个月后疼痛显著缓解（缓解50%）[153]。这两个个案研究都强调，尽管通常认为长期肠外给药治疗是不可行的，但在特殊的情况下，对于口服用药及非药物治疗无效并且由于某些原因禁用鞘内注射的难治病例，其可能可以发挥重要作用。

另一种已经尝试用来治疗脊髓损伤后神经病理性疼痛的肠外用药是丙泊酚，它是一种麻醉剂及GABA$_A$受体激动剂，对44名脊髓损伤后或卒中后疼痛患者单次静脉给药（0.2mg/kg），大约一半的患者可产生长达一个小时的自发性疼痛及异常疼痛缓解[154]。今后还需要进行进一步研究以评估密切监测下持续给药的有效性及安全性。

> ### 记忆要点
>
> - 神经病理性疼痛药物治疗的一线用药是抗惊厥药（普瑞巴林或加巴喷丁），可单独使用或与三环类抗抑郁药（例如：阿米替林或去甲阿米替林）联合使用。
> - 二线用药包括加用弱阿片类药物（不能与三环类抗抑郁药或SNRI联合使用），或用SNRI代替三环类抗抑郁药。
> - 强阿片类药物的使用存在争议，应用作三线用药，其使用需要密切监测药物耐受及剂量递增情况、副作用及依赖性。最大剂量不应超过100~120mg吗啡等价剂量。

介入治疗

如果口服用药不能充分缓解，可考虑髓内给药。然而，作为一种有效性证据有限的侵入性治疗，通过鞘内检查及评议对其长期治疗进行验证通常来说并不提倡，除非进行了综合性多学科评估，且其他非药物治疗策略得到充分探讨。在一项系列个案研究中，在一些患者中吗啡及可乐定鞘内给药[155]被证实是有效的。对于那些存在神经病理性疼痛及痉挛的患者，巴氯芬联合使用吗啡或可乐定可得到额外获益[156]。仅有一项随机对照研究对鞘内给药治疗脊髓损伤后神经病理性疼痛进行了验证，发现在一组脊髓损伤后慢性损伤平面及损伤平面以下神经病理性疼痛患者中，与单独使用其中一种药物相比，鞘内联合注射吗啡及可乐定可在短期内显著缓解疼痛[157]。值得注意的是，阳性反应与有足够的药物可以到达脊髓损伤平面以上相关，那些在损伤处有明显蛛网膜瘢痕形成伴脑脊液阻滞者，对在脊髓损伤平面以下给药的反应不佳。然而，使用这种治疗方法的长期有效性仍不明确。

虽然此前提到，鞘内注射巴氯芬对治疗脊髓损伤后继发的痉挛及痉挛相关疼痛有效，但是其对于脊髓损伤后神经病理性疼痛的效果并不清楚，多项对照研究得到了相互矛盾的结果[114,158]。值得注意的是，大约20%的神经病理性疼痛患者在长期鞘内注射巴氯芬治疗后会出现疼痛加重[158]。

通过蛛网膜下腔注射利多卡因进行脊髓麻醉也可对脊髓损伤后神经病理性疼痛产生镇痛作用[159]，尽管这种效果当然是暂时的，其临床应用有限。它可以提供区域阻滞，作为检查治疗方法（如脊髓刺激）的一部分，其对外周性神经病理性疼痛有更好的效果[159]。

刺激技术

刺激技术，如经皮神经电刺激（transcutaneous electrical nerve stimulation，TENS）及针灸可被考虑用作辅助疗法，据报道，一些脊髓损伤后神经病理性疼痛患者对其有获益[6]。尽管其他措施都未发现疼痛有显著改变，在一项小样本研究中25%受试者被要求接受经皮神经电刺激仪进行治疗[160]。针灸治疗疗效的阳性证据也十分有限，尤其是对于损伤平面以下神经病理性疼痛[161,162]，而疗效也随着时间的推移下降（Finnerup等人的综述）[116]。

脊髓刺激对脊髓损伤后神经病理性疼痛患者的有效性也进行了验证。脊髓刺激的研究质量通常较差，大多是回顾性研究，缺少对脊髓损伤功能障碍、疼痛特征及纳排标准的描述[163]。脊髓刺激对治疗非完全性损伤患者损伤平面神经病理性疼痛更为有效——而不是完全性损伤患者，尽管疗效会随时间的推移而下降[164]。

经颅及硬膜外运动皮层刺激[165]已在多个研究中进行验证，得到了不同的结果。一项双盲随机对照研究，对11名T_4~T_{12}截瘫（2名完全性损伤，9名非完全性损伤）患者运动皮层进行重复经颅磁刺激治疗（repetitive transcranial magnetic stimulations，rTMS），发现真治疗与假治疗效果相似，可显著降低疼痛评分，但只有真rTMS治疗显著增加了热痛觉阈（4℃）[166]。研究发现，经颅直流电刺激（transcranial direct current stimulation，tDCS）治疗5天后，脊髓损伤后神经病理性疼痛的严重程度会在短期内下降[167]。然而，随后的另一项研究使用同样的技术治疗损伤时间较长的患者发现没有获益，这表明tDCS治疗获得阳性反应的能力可能仅限于那些损伤时间相对较短的患者[168]。

经颅直流电刺激也可与其他治疗方法联合使用。在一项假治疗对照双盲平行组设计的研究中，对C_4~T_{12}完全性运动和/或感觉障碍患者进行tDCS联合视错觉治疗，发现脊髓损伤后神经病理性疼痛程度的缓解比两种单一治疗更显著[169]。长期镇痛效应可维持到tDCS联合视错觉治疗后3个月。此外，每日进行tDCS及视错觉治疗后2周，大部分（13/18）脊髓损伤患者神经病理性疼痛程度平均下降（50±16.5)%，

此外热接触诱发电位振幅、热痛觉阈以及神经平面上方皮节区的诱发热痛觉显著改变[170]。

深部脑刺激已用于中枢性神经病理性疼痛的治疗，但其自然是有很大侵入性的，有潜在严重副作用，并且对于缓解脊髓损伤后的长期疼痛并无效果[116]。因此，目前似乎并没有什么理由推荐将其用于脊髓损伤后神经病理性疼痛的治疗。

手术

如果神经病理性疼痛的产生被认为是由结构问题所引起的，则可以通过外科手术来缓解疼痛；例如：从椎管中移除压迫脊髓的骨碎片，对局部神经根或外周神经压迫进行减压，以及神经根或脊髓栓松解。早期诊断脊髓空洞症，定期监测和/或进行适当的神经外科手术治疗是十分重要的，因为这种疾病的进程往往难以预测。尤其是如果治疗晚，由于进行性脊髓软化及不可逆的神经元/轴突损伤，即使通过分流术或通过蛛网膜栓系松解及硬脑膜成形术重建脑脊液流动成功实现手术引流后，病情仍可能继续恶化。

如果尝试手术修复结构问题不能实现疼痛缓解，或引起疼痛加重（事实上是可能发生的），可考虑通过其他侵入性手术破坏或离断异常神经活动部位来解决疼痛问题。已有多个非对照研究验证了不同手术治疗的效果，根据疼痛性质的不同结果存在差异。脊髓束切断术或脊髓横断术已在有限的范围内进行使用，部分结果表明在一部分亚组患者中其治疗有效[79,171]。脊髓背根入髓区显微外科毁损术是一种对近损伤平面的背角过度兴奋神经元进行选择性去传入的手术，其有可能使那些损伤平面神经病理性疼痛患者获得疼痛缓解[172]。其他研究者使用髓内记录自发性及C纤维诱发电活动亢进引导脊髓背根入髓区毁损，发现手术对缓解损伤平面及损伤平面以下神经病理性疼痛均可能有效[173,174]。

记忆要点

- 鞘内用药的长期疗效仍不明确（巴氯芬治疗肌肉痉挛除外），除非已经进行了综合性多学科评估且非药物治疗手段已经用尽，否则不应考虑使用。
- 其他侵入性治疗（对脊髓或大脑进行刺激以及通过损毁性手术实现去神经传入）的作用仅限于某一类型的患者，其证据较差，且在一开始治疗成功后，效果会随着时间的推移呈下降趋势。

心理治疗

如前所述,认知、行为及情绪因素被认为是疼痛强度、痛苦、活动受限及生活质量的重要调节因子,包括抑郁[24-26]、灾难性思维[28]、自我效能感差[26,27]、恐惧逃避、低接受度和无助感[26]的强烈消极联系。社会环境因素也很重要[175]。现有大量的方法可对影响疼痛及痛苦的心理及环境因素进行处理,这可能包括药物治疗(如抗焦虑药或抗抑郁药)及非药物治疗策略。

有越来越多的证据表明,认知行为疗法干预是可行的,并且与其他慢性疼痛状况相似,对脊髓损伤患者也是有效的[176-179]。最近一项随机对照试验(治疗脊髓损伤后神经病理性疼痛)[177]发现与等候治疗患者对照组相比,接受认知行为疗法及健康教育(每周进行3小时的疗程,持续超过10周,随后每3周随访一次)的患者尽管疼痛强度没有下降,但疼痛相关失能显著降低,并且焦虑水平下降,活动参与增加(n=61)。其他多项研究也支持对患有脊髓损伤及慢性疼痛的患者进行多学科基于小组的认知行为疼痛治疗计划是有效的,研究发现患者情绪得到改善且疼痛的干扰减少,同时焦虑及疼痛灾难感显著下降[178],焦虑抑郁水平显著下降,睡眠质量改善,并且心理一致感提高[179]。

此外,早期一项纳入了10名脊髓损伤患者的初步研究发现,与接受慢性疼痛健康教育(仅提供信息)相比,那些接受了8次每次90分钟以"去灾难感"为重点的认知重建治疗的患者的疼痛强度下降[176]。应用放松及冥想技术也有助于降低可能会加重疼痛的肌张力及压力,改善睡眠并提高对脊髓损伤后疼痛的应对能力。据报道,自我催眠也有助于降低疼痛程度及相关的不愉快感[180]。受试者通常可以从与其他有相似情况者进行会面,学习相关疼痛机制和"慢性疼痛"模式(如"疼痛并不总是与损伤相等")及自我管理策略,并从中大量获益。干预的重点是重新激发人的动力,并调节信念、期望及应对能力,使患者可以自我管理,然而为脊髓损伤患者进行任何类型的心理治疗公认的障碍是:大多数患者是年轻男性。知识框55.1所示为多学科脊髓损伤疼痛管理计划所采用的策略类型和内容。

近年来,fMRI研究发现完全性脊髓损伤的损伤平面以下神经病理性疼痛患者会出现体感感觉皮层重塑[81],疼痛强度与重塑范围相关,这使得人们开始对其他认知治疗方法感兴趣,以通过技术去逆转皮层神

知识框 55.1　多学科脊髓损伤疼痛管理计划推荐框架及内容

教育

- 建立疼痛、急性及慢性、外周及中枢的概念
- 脊髓损伤疼痛类型、机制及治疗
- 疼痛通路及机制,包括传入通路
- 疼痛调节剂门控理论
- 疼痛的影响
- 整合治疗

技能

- 疼痛的正确对待
- 牵伸
- 坐位及姿势
- 分级运动、活动升级及再调整
- 逐级暴露疗法
- 调整活动节奏
- 应对疼痛发作
- 休息及睡眠
- 放松技术
- 心理脱敏疗法
- 分散注意力
- 自我催眠
- 改变思维模式
- 冥想
- 问题解决
- 设置目标、计划及时间管理
- 保持及建立习惯
- 建立小组
- 人际关系
- 生活评价及生活意义

经重塑以及假定的基于皮层的疼痛机制,如想象及视错觉治疗。在一项研究(应用步行视错觉)中,马尾损伤患者的神经病理性疼痛得到缓解[181]。相反,一项完全性脊髓损伤患者应用下肢运动想象进行治疗的研究发现,患者疼痛加重且出现令人不愉快的幻感觉[182]。研究结果的差异可能与脊髓损伤的平面及是否为完全性损伤相关,获得阳性反应则为非完全性马尾损伤。然而,使用认知策略(如运动想象)可能会对某一特定亚组患者有帮助,并且提供了一种令人感兴趣的非侵入性替代策略。

记忆要点

● 同其他情况下的慢性疼痛一样,脊髓损伤后慢性顽固性疼痛的管理需要多学科团队方法。
● 这包含了医疗、物理治疗、教育以及认知行为疗法,使患者实现自我管理。

治疗总结

　　总之脊髓损伤后疼痛的治疗存在诸多挑战,尤其是脊髓损伤后神经病理性疼痛往往对治疗十分顽固。虽然有大量的治疗方案选择,但是即便是最有效的治疗手段也只会在一部分患者中产生显著缓解。尽管这一点有些令人沮丧,但是大多数疼痛患者都可能获得一定程度的疼痛缓解。实现这一结果的最好的办法是,使用系统的方法仔细评估疼痛的类型以及很可能引起疼痛的病理改变。此外,如果适当地考虑到其他可能引起疼痛的心理社会及环境因素,并恰当的处理它们,治疗则更可能有效。

　　此前发表了一个为评估及治疗提供方向的流程[117],本章对其更新版本进行了介绍(图 55.3、55.4)。与所有的流程及治疗指南一样,它难以做得非常确凿,这一流程并不意味着规定。然而,它对本章的信息进行了汇集,并为基于明确疼痛类型的治疗提供了一些方向,同时它让我们记住,对于任何疼痛情况,明确并解决所有脊髓危险信号或心理社会影响因素是评定及治疗的重要组成部分。

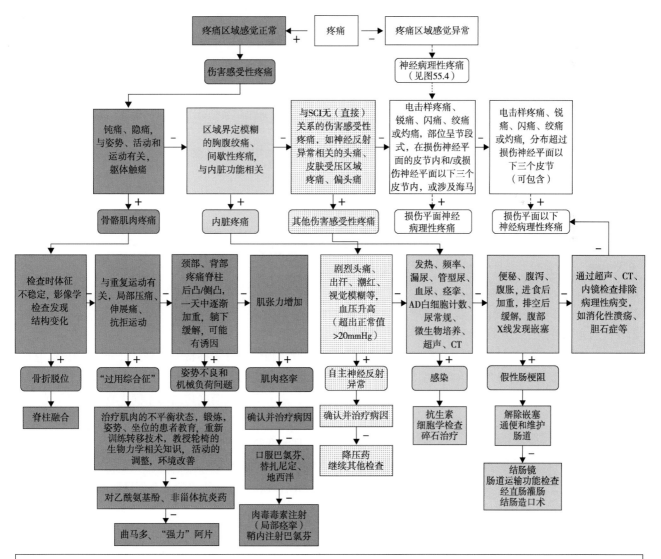

图 55.3　脊髓损伤后伤害性疼痛的评定及治疗流程图

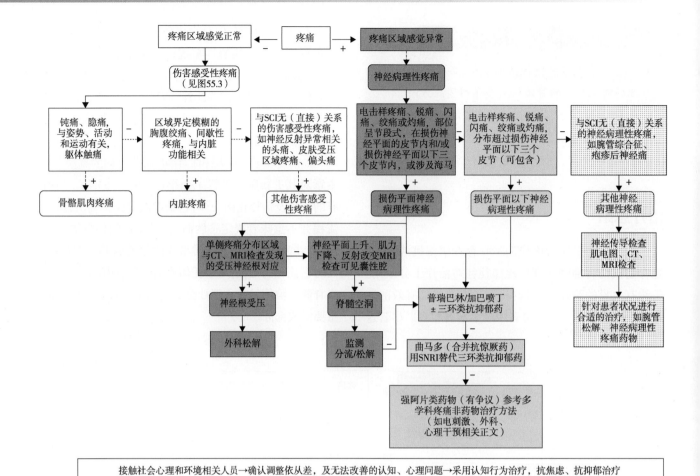

图 55.4 脊髓损伤后神经病理性疼痛的评定及治疗流程图

结语

疼痛在脊髓损伤后十分常见,可对生活质量产生重大影响,并会导致患者身体功能、心理功能及社会功能较差。我们对脊髓损伤后发生的不同类型的疼痛机制有了更好的理解,但遗憾的是,这种理解还并未带来治疗上的主要进展。尤其是神经病理性疼痛仍然是一个难以得到满意治疗的情况,许多患有这种类型疼痛的患者即便接受了现有最好的治疗,仍持续忍受着严重的疼痛。

虽然对许多患者来说,要使疼痛得到令人满意的缓解仍存在挑战,但是近年来这一问题的重要性得到越来越多的认识,正在进行许多研究以明确更好的治疗。包括开发作用于受体及递质的新化合物,这些受体及递质已证实与疼痛的产生相关;还有基于"治疗性重塑"概念的令人兴奋的创新策略,作用于基于皮层的疼痛机制,设法通过纠正运动输出与感觉反馈之间的错误匹配逆转皮层重塑[183]。希望这些研究进展可以进入临床实践,以改善那些受到脊髓损伤后疼痛

影响的患者的生活。

本章重点

● 脊髓损伤后疼痛十分常见,并且往往非常严重。

● 脊髓损伤后疼痛对身体功能、情绪状况及生活质量有重大影响。

● 脊髓损伤后有多种特征明显且已分类的疼痛,它们的表现及机制不相同。

● 评定时应设法明确疼痛的不同生物学、身体、心理、社会及环境影响因素,以及可以指明需要解决的病理改变的潜在危险因素。

● 现有大量的治疗方法可用于脊髓损伤后疼痛的治疗和管理,然而,药物治疗及有创操作通常仅能使慢性疼痛不完全缓解。

● 脊髓损伤后疼痛的评定及治疗依赖于综合跨学科团队方法,利用所有的药物及非药物治疗手段,以实现可能的最佳结局。

（刘小燮　译　刘楠　校）

参考文献

1. Jensen MP, Kuehn CM, Amtmann D, Cardenas DD. Symptom burden in persons with spinal cord injury. *Arch Phys Med Rehabil* 2007;88:638-45.

2. Ravenscroft A, Ahmed YS, Burnside IG. Chronic pain after SCI. A patient survey. *Spinal Cord* 2000;38:611-4.

3. Widerström-Noga EG, Felipe-Cuervo E, Broton JG, Duncan RC, Yezierski RP. Perceived difficulty in dealing with consequences of spinal cord injury. *Arch Phys Med Rehabil* 1999;80:580-6.

4. Siddall PJ, McClelland JM, Rutkowski SB, Cousins MJ. A longitudinal study of the prevalence and characteristics of pain in the first 5 years following spinal cord injury. *Pain* 2003;103:249-57.

5. Störmer S, Gerner HJ, Grüninger W, et al. Chronic pain/dysaesthesiae in spinal cord injury patients: results of a multicentre study. *Spinal Cord* 1997;35:446-55.

6. Norrbrink Budh C, Lundeberg T. Non-pharmacological pain-relieving therapies in individuals with spinal cord injury: a patient perspective. *Complement Ther Med* 2004;12:189-97.

7. Richards JS, Meredith RL, Nepomuceno C, Fine PR, Bennett G. Psycho-social aspects of chronic pain in spinal cord injury. *Pain* 1980;8:355-66.

8. Summers JD, Rapoff MA, Varghese G, Porter K, Palmer RE. Psychosocial factors in chronic spinal cord injury pain. *Pain* 1991;47:183-9.

9. Norrbrink Budh C, Hultling C, Lundeberg T. Quality of sleep in individuals with spinal cord injury: a comparison between patients with and without pain. *Spinal Cord* 2005;43:85-95.

10. Putzke JD, Richards JS, Hicken BL, DeVivo MJ. Interference due to pain following spinal cord injury: important predictors and impact on quality of life. *Pain* 2002;100:231-42.

11. Rose M, Robinson JE, Ells P, Cole JD. Pain following spinal cord injury: results from a postal survey. *Pain* 1988;34:101-2.

12. Widerström-Noga EG, Duncan R, Felipe-Cuervo E, Turk DC. Assessment of the impact of pain and impairments associated with spinal cord injuries. *Arch Phys Med Rehabil* 2002;83:395-404.

13. Widerström-Noga EG, Felipe-Cuervo E, Yezierski RP. Chronic pain after spinal injury: interference with sleep and daily activities. *Arch Phys Med Rehabil* 2001;82:1571-7.

14. Anke AGW, Stenehjem AE, Stanghelle JK. Pain and life quality within 2 years of spinal cord injury. *Paraplegia* 1995;33:555-9.

15. Rintala D, Loubser PG, Castro J, Hart KA, Fuhrer MJ. Chronic pain in a community-based sample of men with spinal cord injury: prevalence, severity, and relationship with impairment, disability, handicap, and subjective well-being. *Arch Phys Med Rehabil* 1998;79:604-14.

16. Westgren N, Levi R. Quality of life and traumatic spinal cord injury. *Arch Phys Med Rehabil* 1998;79:1433-9.

17. Budh CN, Osteraker AL. Life satisfaction in individuals with a spinal cord injury and pain. *Clin Rehabil* 2007;21:89-96.

18. Beric A, Dimitrijevic MR, Lindblom U. Central dysesthesia syndrome in spinal cord injury patients. *Pain* 1988;34:109-16.

19. Davidoff G, Roth E, Guarracini M, Sliwa J, Yarkony G. Function limiting dysesthetic pain syndrome among traumatic spinal cord injury patients: a cross-sectional study. *Pain* 1987;29:39-48.

20. Nashold BS. Paraplegia and pain. In: Nashold BS, Ovelmen-Levitt J, editors. Deafferentation pain syndromes: pathophysiology and treatment. New York: Raven Press; 1991. p. 301-19.

21. Bowsher D. Central pain of spinal origin. *Spinal Cord* 1996;34:707-10.

22. Defrin R, Ovry A, Blumen N, Urca G. Characterization of chronic pain and somatosensory function in spinal cord injury subjects. *Pain* 2001;89:253-63.

23. Finnerup NB, Jensen TS. Spinal cord injury pain—mechanisms and treatment. *Eur J Neurol* 2004;11:73-82.

24. Cairns MD, Adkins RH, Scott MD. Pain and depression in acute traumatic spinal cord injury - origins of chronic problematic pain. *Arch Phys Med Rehabil* 1996;77:329-35.

25. Wollaars MM, Post MWM, van Asbeck FWA, Brand N. Spinal cord injury pain: the influence of psychologic factors and impact on quality of life. *Clin J Pain* 2007;23:383-91.

26. Craig A, Tran Y, Siddall P, et al. Developing a model of associations between chronic pain, depressive mood, chronic fatigue, and self-efficacy in people with spinal cord injury. *J Pain* 2013;14:911-20.

27. Raichle KA, Hanley M, Jensen MP, Cardenas DD. Cognitions, coping, and social environment predict adjustment to pain in spinal cord injury. *J Pain* 2007;8:718-29.

28. Turner JA, Jensen MP, Warms CA, Cardenas DD. Catastrophizing is associated with pain intensity, psychological distress, and pain-related disability among individuals with chronic pain after spinal cord injury. *Pain* 2002;98:127-34.

29. Rudy TE, Lieber SJ, Boston JR, Gourley LM, Baysal EM. Psychosocial predictors of physical performance in disabled individuals with chronic pain. *Clin J Pain* 2003;19:18-30.

30. Middleton J, Tran Y, Craig A. Relationship between quality of life and self-efficacy in persons with spinal cord injuries. *Arch Phys Med Rehabil* 2007;88:1643-8.

31. Elfstrom M, Ryden A, Kreuter M, Taft C, Sullivan M. Relations between coping strategies and health-related quality of life in patients with spinal cord lesion. *J Rehabil Med* 2005;37:9-16.

32. Elfstrom ML, Kreuter M, Ryden A, Persson LO, Sullivan M. Effects of coping on psychological outcome when controlling for background variables: a study of traumatically spinal cord lesioned persons. *Spinal Cord* 2002;40:408-15.

33. Beedie A, Kennedy P. Quality of social support predicts hopelessness and depression post spinal cord injury. *J Clin Psychol Med Settings* 2002;9:227-34.

34. Conant LL. Psychological variables associated with pain perceptions among individuals with chronic spinal cord injury pain. *J Clin Psychol Med Settings* 1998;5:71-90.

35. Stroud MW, Turner JA, Jensen MP, Cardenas DD. Partner responses to pain behaviors are associated with depression and activity interference among persons with chronic pain and spinal cord injury. *J Pain* 2006;7:91-9.

36. Bryce TN, Ragnarsson KT. Epidemiology and classification of pain after spinal cord injury. *Top Spinal Cord Inj Rehabil* 2001;7:1-17.

37. Cardenas DA, Turner JA, Warms CA, Marshall HM. Classification of chronic pain associated with spinal cord injuries. *Arch Phys Med Rehabil* 2002;83:1708-14.

38. Donovan WH, Dimitrijevic MR, Dahm L, Dimitrijevic M. Neurophysiological approaches to chronic pain following spinal cord injury. *Paraplegia* 1982;20:135-46.

39. Siddall PJ, Taylor DA, Cousins MJ. Classification of pain following spinal cord injury. *Spinal Cord* 1997;35:69-75.

40. Bryce TN, Biering-Sorensen F, Finnerup NB, et al. International Spinal Cord Injury Pain Classification: part I. Background and description. *Spinal Cord* 2012a;50:413-7.

41. Bryce TN, Biering-Sorensen F, Finnerup NB, et al. International Spinal Cord Injury Pain (ISCIP) classification: part 2. Initial validation using vignettes. *Spinal Cord* 2012b;50:404-12.

42. Dalyan M, Cardenas DD, Gerard B. Upper extremity pain after spinal cord injury. *Spinal Cord* 1999;37:191-5.

43. van Drongelen S, de Groot S, Veeger HEJ, et al. Upper extremity musculoskeletal pain during and after rehabilitation in wheelchair-using persons with a spinal cord injury. *Spinal Cord* 2006;44:152-9.

44. Curtis KA, Drysdale GA, Lanza D, Kolber M, Vitolo RS, West R. Shoulder pain in wheelchair users with tetraplegia and paraplegia.

Arch Phys Med Rehabil 1999;80:453-7.

45. Wesselmann U, Baranowski AP, Borjesson M, et al. Emerging therapies and novel approaches to visceral pain. Drug discovery today. *Ther Strategies* 2009;6:89-95.

46. Dimitrijevic MR. Neurophysiology in spinal cord injury. *Paraplegia* 1987;25:205-8.

47. Wasner G, Lee BB, Engel S, McLachlan E. Residual spinothalamic tract pathways predict development of central pain after spinal cord injury. *Brain* 2008;131:2387-400.

48. Loubser PG, Clearman RR. Evaluation of central spinal cord injury pain with diagnostic spinal anesthesia. *Anesthesiology* 1993;79:376-8.

49. Loeser JD, Ward AA, White LE. Chronic deafferentation of human spinal cord neurons. *J Neurosurg* 1968;29:48-50.

50. Vierck CJ, Siddall PJ, Yezierski RP. Pain following spinal cord injury: animal models and mechanistic studies. *Pain* 2000;89:1-5.

51. Christensen MD, Everhart AW, Pickelman JT, Hulsebosch CE. Mechanical and thermal allodynia in chronic central pain following spinal cord injury. *Pain* 1996;68:97-107.

52. Hao JX, Xu XJ, Yu YX, Seiger A, Wiesenfeld-Hallin Z. Transient spinal cord ischaemia induces temporary hypersensitivity of dorsal horn wide dynamic range neurons to myelinated, but not unmyelinated, fiber input. *J Neurophysiol* 1992;68:384-91.

53. Yezierski RP, Park SH. The mechanosensitivity of spinal sensory neurons following intraspinal injections of quisqualic acid in the rat. *Neurosci Lett* 1993;157:115-9.

54. Bennett AD, Everhart AW, Hulsebosch CE. Intrathecal administration of an NMDA or a non-NMDA receptor antagonist reduces mechanical but not thermal allodynia in a rodent model of chronic central pain after spinal cord injury. *Brain Res* 2000;859:72-82.

55. Mills CD, Hulsebosch CE. Increased expression of metabotropic glutamate receptor subtype 1 on spinothalamic tract neurons following spinal cord injury in the rat. *Neurosci Lett* 2002;319:59-62.

56. Hains BC, Waxman SG. Sodium channel expression and the molecular pathophysiology of pain after SCI. *Prog Brain Res* 2007;161:195-203.

57. Drew GM, Siddall PJ, Duggan AW. Mechanical allodynia following contusion injury of the rat spinal cord is associated with loss of GABAergic inhibition in the dorsal horn. *Pain* 2004;109:379-88.

58. Gwak YS, Tan HY, Nam TS, Paik KS, Hulsebosch CE, Leem JW. Activation of spinal GABA receptors attenuates chronic central neuropathic pain after spinal cord injury. *J Neurotrauma* 2006;23:1111-24.

59. Hains BC, Willis WD, Hulsebosch CE. Serotonin receptors 5-HT1A and 5-HT3 reduce hyperexcitability of dorsal horn neurons after chronic spinal cord hemisection injury in rat. *Exp Brain Res* 2003;149:174-86.

60. Hains BC, Willis WD, Hulsebosch CE. Differential electrophysiological effects of brain-derived neurotrophic factor on dorsal horn neurons following chronic spinal cord hemisection injury in the rat. *Neurosci Lett* 2002;320:125-8.

61. Hains BC, Waxman SG. Activated microglia contribute to the maintenance of chronic pain after spinal cord injury. *J Neurosci* 2006;26:4308-17.

62. Peng XM, Zhou ZG, Glorioso JC, Fink DJ, Mata M. Tumor necrosis factor-alpha contributes to below-level neuropathic pain after spinal cord injury. *Ann Neurol* 2006;59:843-51.

63. Detloff MR, Fisher LC, McGaughy V, Longbrake EE, Popovich PG, Basso DM. Remote activation of microglia and pro-inflammatory cytokines predict the onset and severity of below-level neuropathic pain after spinal cord injury in rats. *Exp Neurol* 2008;212:337-47.

64. Zhao P, Waxman SG, Hains BC. Extracellular signal-regulated kinase-regulated microglia-neuron signaling by prostaglandin E2 contributes to pain after spinal cord injury. *J Neurosci* 2007;27:2357-68.

65. Kalous A, Osborne PB, Keast JR. Acute and chronic changes in dorsal horn innervation by primary afferents and descending supraspinal pathways after spinal cord injury. *J Comp Neurol* 2007;504:238-53.

66. Ondarza AB, Ye Z, Hulsebosch CE. Direct evidence of primary afferent sprouting in distant segments following spinal cord injury in the rat: colocalization of GAP-43 and CGRP. *Exp Neurol* 2003;184:373-80.

67. Hulsebosch CE, Hains BC, Crown ED, Carlton SM. Mechanisms of chronic central neuropathic pain after spinal cord injury. *Brain Res Rev* 2009;60:202-13.

68. Yezierski RP. Pathophysiology and animal models of spinal cord injury pain. In: Yezierski RP, Burchiel KJ, editors. Spinal cord injury pain: assessment, mechanisms, management. Progress in pain research and management. Vol. 23. Seattle: IASP Press; 2002. p. 117-36.

69. Melzack R, Loeser JD. Phantom body pain in paraplegics: evidence for a central "pattern generating mechanism" for pain. *Pain* 1978;4:195-210.

70. Gerke MB, Duggan AW, Xu L, Siddall PJ. Thalamic neuronal activity in rats with mechanical allodynia following contusive spinal cord injury. *Neuroscience* 2003;117:715-22.

71. Radhakrishnan V, Tsoukatos J, Davis KD, Tasker RR, Lozano AM, Dostrovsky JO. A comparison of the burst activity of lateral thalamic neurons in chronic pain and non-pain patients. *Pain* 1999;80:567-75.

72. Jeanmonod D, Magnin M, Morel A. Thalamus and neurogenic pain: physiological, anatomical and clinical data. *Neuroreport* 1993;4:475-8.

73. Koyama S, Katayama Y, Maejima S, Hirayama T, Fujii M, Tsubokawa T. Thalamic neuronal hyperactivity following transection of the spinothalamic tract in the cat: involvement of N-methyl-D-aspartate receptor. *Brain Res* 1993;612:345-50.

74. Lenz FA, Kwan HC, Dostrovsky JO, Tasker RR. Characteristics of the bursting pattern of action potentials that occurs in the thalamus of patients with central pain. *Brain Res* 1989;496:357-60.

75. Hains BC, Saab CY, Waxman SG. Changes in electrophysiological properties and sodium channel Na(v)1.3 expression in thalamic neurons after spinal cord injury. *Brain* 2005;128:2359-71.

76. Gustin SM, Wrigley PJ, Youssef AM, et al. Thalamic activity and biochemical changes in individuals with neuropathic pain after spinal cord injury. *Pain* 2014;155:1027-36.

77. Pattany PM, Yezierski RP, Widerström-Noga EG, et al. Proton magnetic resonance spectroscopy of the thalamus in patients with chronic neuropathic pain after spinal cord injury. *Am J Neuroradiol* 2002;23:901-5.

78. Ness TJ, San Pedro EC, Richards JS, Kezar L, Liu HG, Mountz JM. A case of spinal cord injury-related pain with baseline rCBF brain SPECT imaging and beneficial response to gabapentin. *Pain* 1998;78:139-43.

79. Pagni CA, Canavero S. Cordomyelotomy in the treatment of paraplegia pain - experience in two cases with long-term results. *Acta Neurol Belg* 1995;95:33-6.

80. Gustin SM, Wrigley PJ, Siddall PJ, Henderson LA. Brain anatomy changes associated with persistent neuropathic pain following spinal cord injury. *Cerebral Cortex* 2010;20:1409-19.

81. Wrigley PJ, Press SR, Gustin SM, et al. Neuropathic pain and primary somatosensory cortex reorganization following spinal cord injury. *Pain* 2009;141:52-9.

82. Carlton SM, Du J, Tan HY, et al. Peripheral and central sensitization in remote spinal cord regions contribute to central neuropathic pain after spinal cord injury. *Pain* 2009;147:265-76.

83. Finnerup NB, Gyldensted C, Nielsen E, Kristensen AD, Bach FW, Jensen TS. MRI in chronic spinal cord injury patients with and without central pain. *Neurology* 2003;61:1569-75.

84. Cleeland CS. Measurement of pain by subjective report. In: Chapman CR, Loeser JD, editors. Issues in pain measurement. New York: Raven Press; 1989. p. 391-403.

85. Mogil JS, Devor M. Introduction to pain genetics. In: Mogil JS, editor. Progress in Pain Research and Management. Vol. 28. Seattle:IASP Press; 2004.

86. Gallagher RM. Rational integration of pharmacologic, behavioral, and rehabilitation strategies in the treatment of chronic pain. *Am J Phys Med Rehabil* 2005;84:S64-76.

87. Widerstrom-Noga E, Biering-Sorensen F, Bryce TN, et al. The international spinal cord injury pain basic data set (version 2.0). *Spinal Cord* 2014;52:282-6.

88. Finnerup NB, Faaborg P, Krogh K, Jensen TS. Abdominal pain in long-term spinal cord injury. *Spinal Cord* 2008;46:198-203.

89. Krassioukov A, Eng JJ, Warburton DE, Teasell R. A systematic review of the management of orthostatic hypotension after spinal cord injury. *Arch Phys Med Rehabil* 2009;90:876-85.

90. Bennett M. The LANSS Pain Scale: the Leeds assessment of neuropathic symptoms and signs. *Pain* 2001;92:147-57.

91. Bouhassira D, Attal N, Alchaar H, et al. Comparison of pain syndromes associated with nervous or somatic lesions and development of a new neuropathic pain diagnostic questionnaire (DN4). *Pain* 2005;114:29-36.

92. Krause SJ, Backonja MM. Development of a neuropathic pain questionnaire. *Clin J Pain* 2003;19:306-14.

93. Bryce TN, Richards JS, Bombardier CH, Dijkers MP, Fann JR, Brooks L, Chiodo A, Tate DG, Forchheimer M. Screening for neuropathic pain after spinal cord injury with the spinal cord injury pain instrument (SCIPI): a preliminary validation study. *Spinal Cord* 2014;52:407-412.

94. Finnerup NB, Johannesen IL, Fuglsang-Frederiksen A, Bach FW, Jensen TS. Sensory function in spinal cord injury patients with and without central pain. *Brain* 2003;126:57-70.

95. Finnerup NB, Norrbrink C, Trok K, et al. Phenotypes and predictors of pain following traumatic spinal cord injury: a prospective study. *J Pain* 2014;15:40-8.

96. Haythornthwaite JA, Benrud-Larson LM. Psychological aspects of neuropathic pain. *Clin J Pain* 2000;16:S101-5.

97. Kennedy P, Frankel H, Gardner B, Nuseibeh I. Factors associated with acute and chronic pain following traumatic spinal cord injuries. *Spinal Cord* 1997;35:814-7.

98. Cardenas DD, Jensen MP. Treatments for chronic pain in persons with spinal cord injury: a survey study. *J Spinal Cord Med* 2006;29:109-17.

99. Murphy D, Reid DB. Pain treatment satisfaction in spinal cord injury. *Spinal Cord* 2001;39:44-6.

100. McGrath PA, Dade LA. Effective strategies to decrease pain and minimize disability. In: Price DD, Bushnell MC, editors. Psychological modulation of pain: integrating basic science and clinical perspectives. Seattle: IASP Press; 2004. p. 73-96.

101. Large RG, Schug SA. Opioids for chronic pain of non-malignant origin—caring or crippling. *Health Care Anal* 1995;3:5-11.

102. Kahan M, Mailis-Gagnon A, Wilson L, Srivastava A. Canadian guideline for safe and effective use of opioids for chronic noncancer pain. *Can Family Phys* 2011;57:1257-66.

103. Nicholas MK, Molloy AR, Brooker C. Using opioids with persisting noncancer pain: a biopsychosocial perspective. *Clin J Pain* 2006;22:137-46.

104. Merritt JL. Management of spasticity in spinal cord injury. *Mayo Clin Proc* 1981;56:614-22.

105. Gormley ME, Jr, O'Brien CF, Yablon SA. A clinical overview of treatment decisions in the management of spasticity. *Muscle Nerve* 1997;(Suppl.)6:S14-20.

106. Taricco M, Pagliacci MC, Telaro E, Adone R. Pharmacological

interventions for spasticity following spinal cord injury: results of a Cochrane systematic review. *Eura Medico Phys* 2006;42:5-15.

107. Hsieh JTC, Wolfe DL, Townson AF, Short C, Connolly SJ, Mehta S, Curt A, Foulon BL. Spasticity Following Spinal Cord Injury. In: Eng JJ, et al. editors. Spinal Cord Injury Rehabilitation Evidence. Version 4.0; 2012. Available at: http://www.scireproject.com/rehabilitation-evidence/spasticity.

108. Hicks AL, Martin KA, Ditor DS, et al. Long term exercise training in persons with spinal cord injury: effects on strength, arm ergometry performance and psychological well-being. *Spinal Cord* 2003;41:34-43.

109. Latimer AE, Ginis KAM, Hicks AL, McCartney N. An examination of the mechanisms of exercise-induced change in psychological well-being among people with spinal cord injury. *J Rehabil Res Dev* 2004;41:643-52.

110. Nawoczenski DA, Ritter-Soronen JM, Wilson CM, Howe BA, Ludewig PM. Clinical trial of exercise for shoulder pain in chronic spinal injury. *Phys Ther* 2006;86:1604-18.

111. Curtis KA, Tyner TM, Zachary L, et al. Effect of a standard exercise protocol on shoulder pain in long-term wheelchair users. *Spinal Cord* 1999;37:421-9.

112. Ditor DS, Latimer AE, Ginis KA, Arbour KP, McCartney N, Hicks AL. Maintenance of exercise participation in individuals with spinal cord injury: effects on quality of life, stress and pain. *Spinal Cord* 2003;41:446-50.

113. Consortium for Spinal Cord Medicine. Upper limb function following spinal cord injury: A clinical practice guideline for health-care professionals. 2005. Accessed 22 April 2014. Available at: http://www.pva.org/site/c.ajIRK9NJLcJ2E/b.8907633/k.4A9/PDFs_Clinical_Practice_Guidelines_CPGs.htm

114. Herman RM, D'Luzansky SC, Ippolito R. Intrathecal baclofen suppresses central pain in patients with spinal lesions: a pilot study. *Clin J Pain* 1992;8:338-45.

115. Lewis KS, Mueller WM. Intrathecal baclofen for severe spasticity secondary to spinal cord injury. *Ann Pharmacother* 1993;27:767-74.

116. Finnerup NB, Yezierski RP, Sang CN, Burchiel KJ, Jensen TS. Treatment of spinal cord injury pain. Pain: *Clin Updates* 2001;9:1-6.

117. Siddall PJ, Middleton JW. A proposed algorithm for the management of pain following spinal cord injury. *Spinal Cord* 2006;44:67-77.

118. Guy S, Mehta S, Leff L, Teasell R, Loh E. Anticonvulsant medication use for the management of pain following spinal cord injury: systematic review and effectiveness analysis. *Spinal Cord* 2014;52:89-96.

119. Dworkin RH, O'Connor AB, Backonja M, et al. Pharmacologic management of neuropathic pain: evidence-based recommendations. *Pain* 2007;132:237-51.

120. Moulin DE, Clark AJ, Gilron I, et al. Pharmacological management of chronic neuropathic pain—consensus statement and guidelines from the Canadian Pain Society. *Pain Res Manag* 2007;12:13-21.

121. Attal N, Mazaltarine G, Perrouin-Verbe B, Albert T. Chronic neuropathic pain management in spinal cord injury patients. What is the efficacy of pharmacological treatments with a general mode of administration? (oral, transdermal, intravenous). *Ann Phys Rehabil Med* 2009;52:124-41.

122. Levendoglu F, Ogun CO, Ozerbil O, Ogun TC, Ugurlu H. Gabapentin is a first line drug for the treatment of neuropathic pain in spinal cord injury. *Spine* 2004;29:743-51.

123. Tai Q, Kirshblum S, Chen B, Millis S, Johnston M, DeLisa JA. Gabapentin in the treatment of neuropathic pain after spinal cord injury: a prospective, randomized, double-blind, crossover trial. *J Spinal Cord Med* 2002;25:100-5.

124. Putzke JD, Richards JS, Kezar L, Hicken BL, Ness TJ. Long-term use of gabapentin for treatment of pain after traumatic spinal

cord injury. *Clin J Pain* 2002;18:116-21.

125. Rintala DH, Holmes SA, Courtade D, Fiess RN, Tastard LV, Loubser PG. Comparison of the effectiveness of amitriptyline and gabapentin on chronic neuropathic pain in persons with spinal cord injury. *Arch Phys Med Rehabil* 2007;88:1547-60.

126. Cardenas DD, Nieshoff EC, Suda K, et al. A randomized trial of pregabalin in patients with neuropathic pain due to spinal cord injury. *Neurology* 2013;80:533-9.

127. Siddall PJ, Cousins M, Otte A, Phillips K, Griesing T. Pregabalin safely and efficaciously treats chronic central neuropathic pain after spinal cord injury. *Neurology* 2005;64:A399-400.

128. Vranken JH, Dijkgraaf MGW, Kruis MR, van der Vegt MH, Hollmann MW, Heesen M. Pregabalin in patients with central neuropathic pain: a randomized, double-blind, placebo-controlled trial of a flexible-dose regimen. *Pain* 2008;136:150-7.

129. Siddall PJ, Cousins MJ, Otte A, Griesing T, Chambers R, Murphy TK. Pregabalin in central neuropathic pain associated with spinal cord injury: a placebo-controlled trial. *Neurology* 2006;67:1792-800.

130. Finnerup NB, Sindrup SH, Flemming WB, Johannesen IL, Jensen TS. Lamotrigine in spinal cord injury pain: a randomized controlled trial. *Pain* 2002;96:375-83.

131. Harden RN, Brenman E, Saltz S, Houle TT. Topiramate in the management of spinal cord injury pain: a double-blind, randomized, placebo-controlled pilot study. In: Yezierski RP, Burchiel KJ, editors. Spinal cord injury pain: assessment, mechanisms, management. Progress in pain research and management. Vol. 23. Seattle: IASP Press; 2002. p. 393-407.

132. Drewes AM, Andreasen A, Poulsen LH. Valproate for treatment of chronic central pain after spinal cord injury. A double-blind cross-over study. *Paraplegia* 1994;32:565-69.

133. Finnerup NB, Grydehoj J, Bing J, et al. Levetiracetam in spinal cord injury pain: a randomized controlled trial. *Spinal Cord* 2009;47:861-67.

134. Erzurumlu A, Dursun H, Gunduz S. The management of chronic pain in spinal cord injured patients. The comparison of effectiveness of amitriptyline and carbamazepine combination and electroacupuncture application. *J Rheumatol Med Rehabil* 1996;7:176-80.

135. Cardenas DD, Warms CA, Turner JA, Marshall H, Brooke MM, Loeser JD. Efficacy of amitriptyline for relief of pain in spinal cord injury: results of a randomized controlled trial. *Pain* 2002;96:365-73.

136. Vranken JH, Hollmann MW, van der Vegt MH, et al. Duloxetine in patients with central neuropathic pain caused by spinal cord injury or stroke: a randomized, double-blind, placebo-controlled trial. *Pain* 2011;152:267-73.

137. Sandford PR, Lindblom LB, Haddox JD. Amitriptyline and carbamazepine in the treatment of dysesthetic pain in spinal cord injury. *Arch Phys Med Rehabil* 1992;73:300-1.

138. Gilron I, Bailey JM, Tu D, Holden RR, Jackson AC, Houlden RL. Nortriptyline and gabapentin, alone and in combination for neuropathic pain: a double-blind, randomised controlled crossover trial. *Lancet* 2009;374:1252-61.

139. Attal N, Guirimand F, Brasseur L, Gaude V, Chauvin M, Bouhassira D. Effects of IV morphine in central pain—a randomized placebo- controlled study. *Neurology* 2002;58:554-63.

140. Eide K, Stubhaug A, Oye I, Breivik H. Continuous subcutaneous administration of the N-methyl-D-aspartic acid (NMDA) receptor antagonist ketamine in the treatment of post-herpetic neuralgia. *Pain* 1995;61:221-8.

141. Eide PK, Stubhaug A, Stenehjem AE. Central dysesthesia pain after traumatic spinal cord injury is dependent on N-methyl-D-aspartate receptor activation. *Neurosurgery* 1995;37:1080-7.

142. Woller SA, Hook MA. Opioid administration following spinal cord injury: implications for pain and locomotor recovery. *Exp*

Neurol 2013;247:328-41.

143. Norrbrink C, Lundeberg T. Tramadol in neuropathic pain after spinal cord injury: a randomized, double-blind, placebo-controlled trial. *Clin J Pain* 2009;25:177-84.

144. Attal N, Cruccu G, Haanpaa M, et al. EFNS guidelines on pharmacological treatment of neuropathic pain. *Eur J Neurol* 2006;13:1153-69.

145. Webster LR, Webster RM. Predicting aberrant behaviors in opioid-treated patients: preliminary validation of the Opioid Risk Tool. *Pain Med* 2005;6:432-42.

146. Passik SD, Weinreb HJ. Managing chronic nonmalignant pain: overcoming obstacles to the use of opioids. *Adv Ther* 2000;17:70-83.

147. Attal N, Gaud V, Brasseur L, et al. Intravenous lidocaine in central pain: a double-blind, placebo-controlled, psychophysical study. *Neurology* 2000;54:564-74.

148. Backonja M, Gombar KA. Response of central pain syndromes to intravenous lidocaine. *J Pain Symptom Manage* 1992;7:172-8.

149. Finnerup NB, Biering-Sorensen F, Johannesen IL, et al. Intravenous lidocaine relieves spinal cord injury pain: a randomized controlled trial. *Anesthesiology* 2005;102:1023-30.

150. Kvarnstrom A, Karlsten R, Quiding H, Gordh T. The analgesic effect of intravenous ketamine and lidocaine on pain after spinal cord injury. *Acta Anaesthesiol Scand* 2004;48:498-506.

151. Cahana A, Carota A, Montadon ML, Annoni JM. The long-term effect of repeated intravenous lidocaine on central pain and possible correlation in positron emission tomography measurements. *Anesth Analg* 2004;98:1581-4.

152. Chiou Tan FY, Tuel SM, Johnson JC, Priebe MM, Hirsh DD, Strayer JR. Effect of mexiletine on spinal cord injury dysesthetic pain. *Am J Phys Med Rehabil* 1996;75:84-7.

153. Cohen SP, DeJesus M. Ketamine patient-controlled analgesia for dysesthetic central pain. *Spinal Cord* 2004;42:425-8.

154. Canavero S, Bonicalzi V. Intravenous subhypnotic propofol in central pain: a double-blind, placebo-controlled, crossover study. *Clin Neuropharmacol* 2004;27:182-6.

155. Glynn CJ, Jamous MA, Teddy PJ, Moore RA, Lloyd JW. Role of spinal noradrenergic system in transmission of pain in patients with spinal cord injury. *Lancet* 1986;2:1249-50.

156. Middleton JW, Siddall PJ, Walker S, Molloy AR, Rutkowski SB. Intrathecal clonidine and baclofen in the management of spasticity and neuropathic pain following spinal cord injury: a case study. *Arch Phys Med Rehabil* 1996;77:824-6.

157. Siddall PJ, Molloy AR, Walker S, Mather LE, Rutkowski SB, Cousins MJ. The efficacy of intrathecal morphine and clonidine in the treatment of pain after spinal cord injury. *Anesth Analg* 2000;91:1493-8.

158. Loubser PG, Akman NM. Effects of intrathecal baclofen on chronic spinal cord injury pain. *J Pain Symptom Manage* 1996;12:241-7.

159. Loubser PG, Donovan WH. Diagnostic spinal anaesthesia in chronic spinal cord injury pain. *Paraplegia* 1991;29:25-36.

160. Norrbrink C. Transcutaneous electrical nerve stimulation for treatment of spinal cord injury neuropathic pain. *J Rehabil Res Dev* 2009;46:85.

161. Nayak S, Shiflett SC, Schoenberger NE, et al. Is acupuncture effective in treating chronic pain after spinal cord injury? *Arch Phys Med Rehabil* 2001;82:1578-86.

162. Rapson LM, Wells N, Pepper J, Majid N, Boon H. Acupuncture as a promising treatment for below-level central neuropathic pain: a retrospective study. *J Spinal Cord Med* 2003;26:21-6.

163. Lagauche D, Facione J, Albert T, Fattal C. The chronic neuropathic pain of spinal cord injury: which efficiency of neuropathic stimulation? *Ann Phys Rehabil Med* 2009;52:180-7.

164. Cioni B, Meglio M, Pentimalli L, Visocchi M. Spinal cord stimulation in the treatment of paraplegic pain. *J Neurosurg* 1995;82:35-9.

165. Nguyen JP, Lefaucheur JP, Decq P, et al. Chronic motor cortex stimulation in the treatment of central and neuropathic pain. Correlations between clinical, electrophysiological and anatomical data. *Pain* 1999;82:245-51.

166. Defrin R, Grunhaus L, Zamir D, Zeilig G. The effect of a series of repetitive transcranial magnetic stimulations of the motor cortex on central pain after spinal cord injury. *Arch Phys Med Rehabil* 2007; 88:1574-1580.

167. Fregni F, Boggio PS, Lima MC, et al. A sham-controlled, phase II trial of transcranial direct current stimulation for the treatment of central pain in traumatic spinal cord injury. *Pain* 2006;122:197-209.

168. Wrigley PJ, Gustin SM, McIndoe LN, Chakiath RJ, Henderson LA, Siddall PJ. Longstanding neuropathic pain after spinal cord injury is refractory to transcranial direct current stimulation: a randomized controlled trial. *Pain* 2013;154:2178-84.

169. Soler MD, Kumru H, Pelayo R, et al. Effectiveness of transcranial direct current stimulation and visual illusion on neuropathic pain in spinal cord injury. *Brain* 2010;133:2565-7.

170. Kumru H, Soler D, Vidal J, et al. The effects of transcranial direct current stimulation with visual illusion in neuropathic pain due to spinal cord injury: an evoked potentials and quantitative thermal testing study. *Eur J Pain* 2013;17:55-66.

171. Tasker RR, DeCarvalho GTC, Dolan EJ. Intractable pain of spinal cord origin: clinical features and implications for surgery. *J Neurosurg* 1992;77:373-8.

172. Sindou M, Mertens P, Wael M. Microsurgical DREZ otomy for pain due to spinal cord and/or caudaequina injuries: long-term results in a series of 44 patients. *Pain* 2001;92:159-71.

173. Edgar RE, Best LG, Quail PA, Obert AD. Computer-assisted DREZ microcoagulation: posttraumatic spinal deafferentation pain. *J Spinal Disord* 1993;6:48-56.

174. Falci S, Best L, Bayles R, Lammertse D, Starnes C. Dorsal root entry zone microcoagulation for spinal cord injury-related central pain: operative intramedullary electrophysiological guidance and clinical outcome. *J Neurosurg* 2002;97:193-200.

175. Widerstrom-Noga EG, Felix ER, Cruz-Almeida Y, Turk DC. Psychosocial subgroups in persons with spinal cord injuries and chronic pain. *Arch Phys Med Rehabil* 2007;88:1628-35.

176. Ehde DM, Jensen MP, Engel JM, Turner JA, Hoffman AJ, Cardenas DD. Chronic pain secondary to disability: a review. *Clin J Pain* 2003;19:3-17.

177. Heutink M, Post MWM, Bongers-Janssen HMH, et al. The CONECSI trial: results of a randomized controlled trial of a multidisciplinary cognitive behavioral program for coping with chronic neuropathic pain after spinal cord injury. *Pain* 2012;153:120-8.

178. Nicholson Perry K, Nicholas MK, Middleton JW. Comparison of a pain management program with usual care in a pain management center for people with spinal cord injury-related chronic pain. *Clin J Pain* 2010;26:206-16.

179. Norrbrink Budh C, Kowalski J, Lundeberg T. A comprehensive pain management programme comprising educational, cognitive and behavioural interventions for neuropathic pain following spinal cord injury. *J Rehabil Med* 2006;38:172-80.

180. Jensen MP, Barber J, Romano JM, et al. Effects of self-hypnosis training and EMG biofeedback relaxation training on chronic pain in persons with spinal-cord injury. *Int J Clin Exp Hyp* 2009;57:239-68.

181. Moseley GL. Using visual illusion to reduce at-level neuropathic pain in paraplegia. *Pain* 2007;130:294-8.

182. Gustin SM, Wrigley PJ, Gandevia SC, Middleton JW, Henderson LA, Siddall PJ. Movement imagery increases pain in people with neuropathic pain following complete thoracic spinal cord injury. *Pain* 2008;137:237-44.

183. Kerr CE, Wasserman RH, Moore CI. Cortical dynamics as a therapeutic mechanism for touch healing. *J Altern Complem Med* 2007;13:59-66.

第56章　脊髓损伤后痉挛状态

Müfit Akyüz, Elif Yalçın

学习目标

本章学习完成后,你将能够:

- 说出痉挛状态的定义;
- 识别脊髓损伤患者痉挛状态的临床并发症、阴性症状及阳性症状;
- 讨论痉挛状态的病理生理学;
- 练习痉挛状态的评估和评定;
- 分析痉挛状态对日常活动有利作用和有害影响之间的平衡;
- 总结患者和家庭的教育在痉挛状态管理中的重要性;
- 比较痉挛状态状态的非药物,药物和手术治疗;
- 说出不同治疗方式的适应证和副作用。

引言

痉挛状态是中枢神经系统(central nervous system, CNS)上运动神经元通路损害或功能障碍后一种常见的后遗症。脊髓损伤(spinal cord injury, SCI)患者通常会在一段时间的脊髓休克后出现痉挛状态。

痉挛状态通常会对生活质量产生负面影响。SCI患者中痉挛状态可能出现各种不同的症状和病理生理学表现[1-4]。痉挛状态产生的影响从轻度神经系统表现到严重痉挛状态均有[2,4,5]。某些情况下痉挛状态有利于维持肌张力、肌容积、血液循环等[6,7]。临床上,痉挛状态可能以痉挛、僵硬和阵挛为特征。所有这些症状都会引起功能性并发症,并需要治疗。尽管痉挛状态很常见,但有效管理脊髓损伤患者的痉挛并不容易[8]。

认识到痉挛状态只是上运动神经元综合征导致功能障碍的因素之一是很重要的。另一方面,阴性症状如肌肉无力、协调性缺乏也可能导致功能恶化。

定义

痉挛状态是上运动神经元综合征的表现之一,它可能继发于许多神经系统疾病,如脑卒中、多发性硬化、脊髓损伤、脑损伤和脑瘫[9,10]。已经有许多学者尝试描述痉挛状态,阐释其复杂程度。通常,痉挛状态被描述为"一种运动障碍,其特征是由于上运动神经元综合征之一的牵张反射兴奋性增高所致的速度依赖性紧张性牵张反射增强(肌张力)并伴有腱反射亢进"。这个定义是 Lance 在 1980 年提出的,也是最常被引用的定义[11]。

随后,在 1994 年,Young 拓展了 Lance 的定义,其中包含了上运动神经元综合征的其他症状。他将痉挛状态描述为"一种因脊髓内初级传入异常导致的速度依赖性紧张性牵张反射增强为特征的运动障碍"[12]。

Pandyan 等人[13]提出了一个新的定义,将痉挛状态描述为"上运动神经元病变导致的感觉运动控制障碍,表现为间歇或持续性肌肉不自主激活"。痉挛状态另一种修订定义提出,痉挛状态是上运动神经元综合征的一种症状,以继发于脊髓反射过度兴奋的牵张反射亢进为特点[14,15]。该定义包括了其他子定义,如内源性张力性痉挛、内源性位相性痉挛和外源性痉挛。内源性张力性痉挛描述了牵张反射中的异常肌张力部分,而内源性位相性痉挛描述了牵张反射中的位相成分。内源性张力性痉挛表现为肌张力增加,而内源性位相性痉挛表现为腱反射亢进和阵挛。反射亢进被认为是肌肉对外部叩击肌腱产生的一种过度反应。阵挛被定义为"可导致远端关节摆动的不自主的节律性肌肉收缩,特别是在踝关节处。它可以通过突然迅速牵伸肌肉而诱发[16,17]。

外源性痉挛描述了外在脊髓屈曲或伸展反射的过度活跃[14,15]。这些痉挛状态的新定义已被推荐用于反映痉挛状态的多维性[18,19]。文献中关于痉挛状态的定义各不相同,一些研究中认为痉挛状态包括如阵挛,腱反射亢进和"痉挛"一词中的痉挛等症状[4,20,21],而其他研究中则将认为这些是与痉挛相关但独立的症状[22-26]。

2006年,SPASM联盟在更实际和更具有临床意义的基础修订了原有的定义,提出了一个最新的定义。其定义如下:"假设所有的非自主活动都涉及反射,痉挛状态是与上运动神经元病变有关的骨骼肌的间歇性或持续性的不自在的活动过度[27]。"

发病率和预防

据报道,65%~78%的创伤性SCI患者会出现痉挛状态。其中约三分之一的患者认为痉挛状态是十分严重的问题,近一半患者需要药物治疗控制症状[3,4]。根据美国脊柱损伤协会(American Spinal Injury Association,ASIA)损伤量表(ASIA Impairment Scale,AIS)评定的严重程度和损伤平面可能有助于评估脊髓损伤患者是否会出现痉挛状态。93%颈髓损伤AIS A级患者和78% AIS B级~D级患者出现过痉挛状态。同样,72%胸部脊髓损伤AIS A级患者和73% AIS B级~D级曾出现过痉挛状态[4]。据报道,脊髓损伤平面较低的患者发生痉挛状态的概率降低[3,4]。

痉挛状态的临床影响

痉挛状态通常会导致不适、疼痛和疲劳。痉挛状态还会引起睡眠障碍,而这将直接影响患者的生理和心理状态。痉挛状态限制了关节活动和活动能力。过度兴奋的肌肉产生的不对称拉力会导致身体各部分之间的不平衡。长此以往,这种未经治疗的不平衡状态将导致身体畸形,例如后凸畸形或关节挛缩,且这些畸形往往难以治疗。痉挛状态会影响患者的体位摆放,影响压疮所需的受压区域的护理。痉挛状态会限制日常活动,例如步行、坐以及转移和自我照护活动。痉挛状态会使患者产生负面的自我形象。痉挛状态可能会导致部分患者职业残疾。而这些会导致沟通障碍和社会孤立[28,29]。

此外,对照顾者而言,痉挛状态使得护理工作更为复杂。某些情况下,由于严重痉挛,患者的体位摆放或者床轮转移对护理人员而言都是一种挑战[4,8,29,30]。卫生清洁工作特别是针对手掌部、腋窝、肘部和会阴区等部位的卫生清洁工作会变得特别困难。痉挛状态是肠道膀胱护理和性关系的一个障碍因素。痉挛状态会从很多方面对康复治疗产生不利影响[28,29,31]。

另一方面,痉挛状态并不总是有害的。躯干肌肉的痉挛有利于维持坐位。髋关节和膝关节伸肌痉挛有助于站立、转移和步行。手指屈曲痉挛有利于患者握住如叉子、笔或牙刷之类的物品。尽管没有客观证据,但目前认为痉挛状态在预防脊髓损伤患者骨质疏松症和潜在的深静脉血栓风险中有一定作用。痉挛状态在一定程度上有助于预防肌肉萎缩。某些情况下,痉挛加重可能是患者新发尿路感染的一种征象。因此,临床医生必须评估痉挛状态的积极作用和消极影响以决定治疗方案(表56.1)[8,9,14,29,31,32]。

表56.1 痉挛积极作用和消极影响

积极作用	消极影响
有助于站立	疼痛
改善转移和步态	疲劳
可以早期提示泌尿道感染	睡眠障碍 关节挛缩,身体畸形 肠道/膀胱功能障碍
很少或没有证据支持的其他可能的积极作用: ● 预防骨质疏松症 ● 降低深静脉血栓形成的潜在风险 ● 预防肌肉萎缩	压疮 活动困难 不恰当的体位 性功能障碍 职业残疾 自尊受损 增加照顾者负担

记忆要点

● 痉挛状态是上运动神经元综合征的一种症状,伴随许多神经系统疾病如脑卒中、多发性硬化症、脊髓损伤、脑损伤和脑瘫而发生。

● 引用最多的关于痉挛状态的定义是Lance提出的"一种运动障碍,其特征是由于上运动神经元综合征之一的牵张反射兴奋性增高所致的速度依赖性紧张性牵张反射增强(肌张力)并伴有腱反射亢进",这是引用最多的定义。

● 更新、在某些方面更被接受的定义由SPASM联盟提出,即"假设所有的非自主活动都涉及反射,痉挛状态是与上运动神经元病变有关的骨骼肌间歇性或持续性的不自主的活动过度"。Pandyan 等[13]提出了另一个定义:"上运动神经元病变导致的感觉运动控制障碍,表现为间歇或持续性肌肉不自主激活。"

● 有时痉挛状态有助于功能恢复,有时则会导致功能受限。

● 因此,临床医生必须评估痉挛状态的积极作用和消极影响以决定其治疗方案。

病理生理学

痉挛状态的确切机制尚不确定,但显然非常复杂。脊髓损伤后几周或几个月才可能会出现痉挛状态。伤后立即会出现的是弛缓性瘫痪和腱反射消失,这段时间称为脊髓休克。痉挛状态是上运动神经元病变如 SCI 和脑卒中的常见症状[33]。

大脑和脑干的上运动神经元纤维会投射到脑干和脊髓中的下运动神经元[8]。脊髓前角有两种类型的运动神经元:α 和 γ 运动神经元。α 运动神经元支配骨骼肌的梭外肌纤维。较小的 γ 运动神经元通过 A 型 γ 纤维将神经冲动传递至肌梭的梭内肌纤维。肌梭是牵张反射的感受器。它们发送有关肌肉长度变化幅度和速度的信息。每个肌梭包含有细小的梭内肌纤维,两端附着于梭外肌纤维。梭内肌的牵伸是依靠对牵伸敏感的特殊感受器 Ia 和 II 型纤维识别的。Ia 纤维组成初级感受器,其对牵伸速率敏感,II 型纤维组成次级感

受器[34]。

痉挛的主要临床特征是肌张力增加。肌张力是放松状态下肌肉对被动活动的抵抗力。肌肉紧张是由肌肉的黏弹性和来自脊髓运动神经元的神经兴奋引起的[5]。当被牵伸时,肌梭 Ia 传入神经会激活脊髓运动神经元,这将导致主动肌收缩和拮抗肌松弛(图 56.1)。这种牵张反射受到脊髓上通路和脊髓通路、活动、姿势及感觉的调节[5]。上运动神经元病变和长时间固定后,肌肉的形态结构可能会出现一些变化,如肌节缩短、弹性组织丢失、结缔组织和脂肪代替肌浆蛋白。而这个过程会增加肌肉张力,也可能导致挛缩和关节活动度减少。

然而,痉挛的特征是牵张反射兴奋性异常增高[11]。牵张反射异常增高的张力成分导致了肌张力的增高,而牵张反射异常活跃的位相性成分导致了肌腱过度抽搐。α 运动神经元对 Ia 纤维刺激的过度反应可导致速度依赖性肌张力增高[8]。

许多脊髓通路(兴奋性通路和抑制性通路,如 Ia-交互抑制、回返性抑制、突触前抑制和中间神经元)都能影响运动神经元的最终反应,因此它们都参与了牵张反射兴奋性的调节。兴奋性通路的兴奋性过度增加或抑制性通路的过度抑制都可能导致牵张反射的兴奋性增加[35]。

影响这些兴奋性和抑制性通路的可能病理机制是运动神经元兴奋性增强,这可能是由于细胞水平上继发的形态学改变导致的,如轴突芽生和去神经超敏性,或者由于运动神经元性质改变导致的,如 γ 传出纤维过度兴奋,突触前抑制减少或消失,Ia-交互抑制和其他节段性抑制通路减弱,肌梭传入神经递质释放增加,

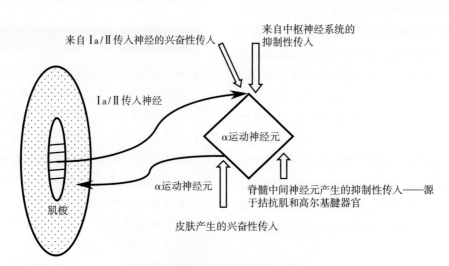

图 56.1 牵张反射的基本神经通路(包括肌梭中的肌肉受体、中枢和运动神经元传出到梭外肌纤维)以及神经通路对运动神经元最终反应的影响

中间神经元兴奋性增强[10,36,37]。

SCI 后一定时间才出现痉挛状态提示了细胞水平形态学变化对痉挛状态的影响[10]。脊髓损伤后,脊髓神经元受损的轴突会退变。接下来的几周里,在恢复过程中,正常的肌肉传入神经会发出新的突触末梢,并增加脊髓通路的兴奋性[38]。这种轴突芽生也有助于解释为什么 SCI 后痉挛性肌张力增高会延迟一段时间才出现。出现轴突芽生的部分失神经支配神经元的去神经超敏性可能参与了几种痉挛在脊髓层面的机制[37]。

脊髓运动神经元不是那种仅能整合冲动信号的被动简单的细胞。它们的细胞膜可以产生持续增加的电流(persistent increased currents,PIC),这可以增加冲动发放速率并产生持续的去极化(平台电位)[35,36]。下行抑制通路有规律地控制 PIC,脊髓损伤后 PIC 不再受控制,这可能导致失控的、增强的运动神经元冲动发放频率[10]。

在 SCI 大鼠模型中,Bennett 证实平台电位总是出现在慢性痉挛状态中,但从未出现在急性时[39]。即便难以进行类似的人类研究,但研究者相信平台电位在痉挛时被激活并可能促进痉挛发生[40]。平台电位的 PIC 不受抑制地激活可能在痉挛发展中起重要作用。

γ 运动神经元兴奋性增高导致的牵张反射过度活跃和肌梭控制受损被认为是痉挛发生的重要机制。

但在脊髓损伤和偏瘫患者中,从肌梭的观察中从未发现兴奋性增加[41]。因此,人们不再认为这种机制是痉挛潜在的病理生理机制了。

在意向性运动中,拮抗肌必须放松以使主动肌适当收缩。这个过程是由双突触通路介导的,称为 Ia-交互抑制。这种抑制作用的减少可能在痉挛发展中起重要作用。可能发生了病理性的协同收缩并干扰运动和功能。在痉挛性 SCI 患者中已经证实 Ia 交互抑制会减弱[42]。

Crone 等[43]证明,这种抑制作用甚至会被相互易化所取代,随着脊髓损伤患者出现跟腱反射活跃,这种易化作用也会出现。

其他节段性抑制机制包括由 Renshaw 细胞介导的回返性抑制减弱,以及由高尔基腱器官的 Ib 传入纤维激活引起的自身 Ib 抑制。自身 Ib 抑制减弱似乎是可能的,但回返性抑制减弱似乎不太可能参与痉挛的发展[36]。

突触前抑制是运动神经元兴奋性最重要的调节机制之一。突触前抑制受下行通路支配,主要通过脊髓背侧网状核通路。突触前抑制减弱可能是运动神经过度兴奋的重要机制。研究表明,痉挛性 SCI 患者和多发性硬化患者的突触前抑制作用会减弱,但在脑卒中偏瘫患者中却不会[44,45]。

在 Ia 传入神经纤维的反复激活之后,激活的传入神经纤维释放的神经递质会减少。这种递质释放的减少会导致 Ia 纤维兴奋性出现延迟性减弱,称为兴奋后抑制[36]。兴奋后抑制减少会增加运动神经元放电频率并增强其兴奋性。

在痉挛性脊髓损伤患者中已经发现兴奋后抑制减弱的现象[46],并且这可能参与了痉挛的病理生理学机制。脊髓中间运动神经元是调节反射反应的另一个重要成分。它们主要参与了多突触通路如屈肌反射等。中间神经元兴奋性增加可能会导致多突触屈肌反射及伸肌痉挛的幅度增加[10,47]。这种高兴奋性可能是脊髓损伤后痉挛病理生理学的重要机制。

但这些机制在痉挛病理生理学中的作用和重要性尚不清楚。El Basiouny 等[10]指出,这些机制中,运动神经元和中间神经元兴奋性过高是最可能的机制,它们在痉挛的病理生理学中扮演着重要角色。其他机制如轴突芽生、突触前抑制减弱、突触后抑制和 Ia-交互抑制(具有不同或不确切的作用程度)可能参与了痉挛的病理生理学。更好地了解这些机制及其对痉挛的影响能提供更好的评估和治疗方案。

> **记忆要点**
>
> - 牵张反射兴奋性过度增高是痉挛病理生理机制的基础。
> - 这可能是由于兴奋性通路的兴奋性异常增加或抑制性通路的异常减弱引起的。

痉挛的临床评估与评定

痉挛的临床评估包括不同的目标。其中一些目标包括区分开痉挛与肌张力增高的其他原因、痉挛严重程度的评定和对日常功能活动影响的评估[5]。痉挛应区别于肌张力增高的其他原因,如强直、协同收缩或挛缩。痉挛鉴别诊断时,速度依赖性和折刀样现象是其特点和显著特征。痉挛的肌张力增高是速度依赖性的,即牵伸速度越快,阻力就越大。根据折刀样现象,痉挛的肢体最初抵抗运动,然后突然释放阻力,非常类似于折叠刀具时的阻力。此外,痉挛具有选择性分布,抗重力肌肉更易受到影响。

强直是肌肉整个运动范围内非选择性的肌张力增高,并且不具有速度依赖性。Gegenhalten(德文"张力过强")或"反张"是肌张力与施加的力成正比的增加。畸张症(catatonia)是一种神经精神症综合征,伴随着广泛的精神、神经和医学状况,伴有运动、行为、情感和自主神经功能障碍[48]。

痉挛的评定是非常困难的,因为痉挛取决于各种因素,包括患者身体和心理状况导致的有害刺激。重要的是要记住,痉挛程度会随着环境温度、时间、疲劳、姿势和肢体位置的不同而变[32]。

评估痉挛对决定管理方案和追踪治疗结果至关重要。在决定治疗方法之前,应该获得痉挛的基线测量结果,以确保能观察到客观的治疗效果[5,32]。各种量表用于临床检查中痉挛的标准化评估。所有的量表都可以量化评估痉挛的不同方面,但是没有一个量表是临床上广泛适用的(知识框 56.1)。

知识框 56.1   痉挛的评定

- 临床量表
  - 改良 Ashworth 量表、Tardieu 量表
  - Penn 痉挛频率量表
  - Ledds 上肢痉挛影响量表
  - 髓内收痉挛量表
  - 视觉模拟评定、数字评定量表
- 生物力学评定:等速测力计、钟摆测试
- 临床神经生理学测量

Ashworth 和改良 Ashworth 量表是最常用的临床量表(知识框 56.2)。阻力被分为 0~4 级(Ashworth 量表)和 0~5 级(改良 Ashworth 量表)。改良 Ashworth 量表已被证明可用于临床中评估痉挛程度[49,50]。这些量表是临床上有用、可靠的评估方法,并且不需要任何仪器。它们非常便于在临床中应用。但是,它们也存在一些不足。例如:这两种量表都不能区分痉挛和软组织挛缩。这些量表的评分者间信度较差,而检查者检查时应用的力也不同[51]。这些评定是在患者仰卧位放松下进行。因此,某些情况下,它们不能评估活动对痉挛的影响。有时,虽然仰卧位时的痉挛程度很轻微,但在转移、步行或肠道/膀胱管理等活动中可以观察到痉挛程度明显增加。因此,在痉挛的评定中,除

了这些量表以外,必须在活动中观察患者,以确定痉挛的真实影响[52]。

知识框 56.2   Ashworth 和改良 Ashworth 量表

Ashworth 量表

0= 肌张力无增加

1= 肌张力轻微增加,在屈曲或伸直时有被"卡住"的感觉

2= 肌张力明显增加,但肢体被动活动容易进行

3= 肌张力显著增加,肢体被动活动困难

4= 肢体在被动屈伸时强直

改良 Ashworth 量表

0= 肌张力无增加

1= 肌张力轻微增加,表现为被动屈伸受累肢体时,在 ROM 末端有被"卡住"的感觉或最小阻力释放

1(+)= 肌张力轻度增加,表现为有被"卡住"的感觉,并在 ROM 后 1/2 最小阻力释放

2= 大部分 ROM 内肌张力明显增加,但肢体被动活动容易进行

3= 肌张力显著增加,肢体被动活动困难

4= 肢体在被动屈伸时强直

ROM,关节活动度。

其他量表包括 Tardieu 量表和改良 Tardieu 量表,这些量表最近应用较多。它们都测量了肢体在慢速和快速被动运动的阻力大小。Tardieu 量表最初是在 20 世纪 50 年代开发的,并且已经进行了多次修订[53]。最新版本量表的评定标准如下:

患者在坐位进行上肢测试,在仰卧位进行下肢测试
评定方法:

- 肌肉阻力大小评定:评分为 0~5,部分版本中评分为 0~4。
- 0 分指对被动关节活动无阻力,而 5 分是指关节不能活动。

关节角度:改良 Tardieu 量表需评定 R1 和 R2。R1 是肌肉出现阻力反应的角度,R2 是关节活动的全范围。

速度:

- V1 尽可能慢。
- V2 重力作用下肢体下落的速度。
- V3 尽可能快地移动肢体。

全关节活动范围(R2)应以非常低的速度(V1)

进行评定。肌肉出现阻力的角度（R1）被定义为在快速牵伸（V3）时出现卡住或阵挛的角度。然后从 R2 中减去 R1,这代表肌肉的动态张力成分[53-55]。

痉挛状态的其他临床评定包括 Penn 痉挛频率量表和痉挛频率得分（知识框 56.3）。这些都可以用于追踪治疗效果[49,50,52]。钟摆测试通过伸直患者膝关节到水平位置,然后使用量角仪测量小腿的摆动来评估膝关节痉挛状态[52,56]。

知识框 56.3　痉挛频率量表

Penn 痉挛频率量表

0= 无痉挛

1= 刺激时产生轻度痉挛

2= 不规律、严重的痉挛,小于 1 次 /h

3= 痉挛发作大于 1 次 /h

4= 痉挛发作大于 10 次 /h

痉挛频率量表

0= 无痉挛

1= 每天 1 次痉挛或更少

2= 每天痉挛发作在 1~5 次之间

3= 每天痉挛发作大于等于 5 次,小于 10 次

4= 痉挛发作 10 次 /h 或更多,或持续收缩

患者报告的量表,如视觉模拟量表和数字评分量表可以提供额外的信息,但它们不足以单独进行精确的临床评估[14,57]。其他可以应用的评定包括电生理、神经生理学和生物力学测量。比起临床实践,通常它们在科研领域更有用（知识框 56.1）[52,58]。

生物力学方法,如等速测力计也被用于评估痉挛。这种评定方法的主要优点是能够标准化所施加的牵伸速度和幅度。采用等速测力计可以量化肌肉因被动牵伸而产生的速度依赖性阻力。等速测力计为科学研究提供了客观的痉挛评估结果[52,59-61]。

各种电生理学技术已经用于评估和量化痉挛,并探索痉挛背后的神经机制。H 反射研究是其中最常用的技术,H 反射在电生理上类似于绕过肌梭的肌肉牵张反射弧。T 反射（机械刺激导致的肌肉牵张反射）,F 波和屈肌退缩反应是其他一些常用的技术[52,58]。

这些研究对于探索痉挛的病理生理非常有价值,但它们与临床痉挛评估参数之间没有很好的相关性,且并不能提供简单可靠的评估。因此,它们在痉挛的临床评估中应用价值有限[52]。

通常在我们日常的临床工作中,Ashworth 和改良 Ashworth 量表是最佳选择。它们似乎更实际,也更容易执行。Tardieu 和改良 Tardieu 量表很少使用,而电生理学方法在作者所在中心仅用于研究领域。

记忆要点

● 评估痉挛对决定治疗方案和追踪治疗效果至关重要。

● 痉挛状态的评估非常困难,因为痉挛取决于各种因素,包括患者身体和心理状态导致的有害刺激。

● 可以使用临床量表以及生物力学和神经生理学测量来评估和测量痉挛。

● Ashworth 和改良 Ashworth 量表是痉挛标准评估中最常用的量表。

● 等速测力计和肌电图有助于量化评估痉挛状态,这是科学研究或探索痉挛病理生理学所需的,然而它们在日常的临床工作中应用价值有限。

治疗

痉挛状态的处理基于患者的临床评估。痉挛不总是有害的或烦人的,并不总是需要被治疗。某些情况下,痉挛可能会对患者产生积极作用。在瘫痪肢体中,痉挛可能使患者获得更好的步行、站立、转移功能,还可以防止深静脉血栓形成。另一方面,严重的痉挛可能会在很多方面阻碍日常活动和功能。在这种情况下,应该考虑给予治疗[62]。

痉挛状态的管理应该是一个积极主动的多学科合作过程。痉挛的评估和管理需要团队合作。该团队应该是由物理医学和康复专家、神经学家、物理治疗师、职业治疗师、康复护士、矫形器师、心理学家、矫形外科医生和神经外科医生组成的多学科专家组。该团队应对患者进行评估并制定患者特有的问题列表。考虑到痉挛可能对患者有用,治疗计划应根据团队决策制定。

痉挛的管理必须基于这样一个目的,即在痉挛对患者日常活动的有利作用和有害影响之间取得平衡[8]。痉挛的管理旨在减少并发症,如防止挛缩、减轻疼痛、改善支具导致的皮肤破损、体位和卫生清洁护理,或减少功能上的问题,包括站立、步行和转移活动[24]。

痉挛治疗主要是物理治疗和预防措施。这些都应该在痉挛管理的第一步中首先考虑。所有的药物治疗和手术治疗都应视为是对物理治疗和预防措施的补充治疗方法[27,63]。

在考虑治疗方案时应考虑多种因素。首先,痉挛病程长短,严重程度和分布会影响治疗方法的选择。对于弥漫性痉挛的患者,全身治疗方法(例如口服药物)可能是最适合的。局部治疗(例如肉毒素或苯酚注射)更有益于局灶性肌肉痉挛的治疗,如肘屈肌或踝跖屈肌肌张力增高。

治疗的第一步是确定由患者和治疗团队一起决定并都同意的治疗目标。目标应该与患者相关并且易于理解。达标率量表(goal attainment scaling, GAS)是治疗目标达到何种程度的一种评定方法[64]。与患者和照顾者讨论并确定的目标可以是短期、中期或长期的。减轻不适、疼痛和肌肉痉挛、改善坐姿平衡、站立和行走、促进日常生活活动、改善身体形象和自尊以及预防并发症是其中一些预期目标。

对改善功能,提高移动和步行的速度而言,促进转移活动和改善上肢活动能力是重要目标。在某些情况下,预期目标可能是性功能障碍得到改善。对独立移动而言,操控轮椅的耐力和舒适度是非常重要的目标。减少佩戴支具、矫形器和卫生清洁活动的时间和难度能够改善患者的日常生活活动,并且还会减轻护理人员的负担。

达标率量表(GAS)评分为下[64]:

-2: 比预期差得多

-1: 比预期稍差

0: 实现预期目标

+1: 比预期好一点

2: 比预期结果好得多。

Merritt 根据痉挛治疗方案的选择提出了一个金字塔系统[65]。首先,痉挛的管理应考虑最保守的治疗方法。这些一线保守疗法包括每日牵伸计划和避免潜在的有害刺激。根据对保守治疗的反应,可以考虑逐步采取躯体康复计划、药物干预、注射治疗、鞘内注射巴氯芬(intrathecal baclofen, ITB)以及最后的手术治疗[28]。

某些情况下很难区分严重痉挛和强直挛缩。为了实现预期目标、选择适宜的抗痉挛治疗,这种区分是非常重要的。局麻药镇静或神经阻滞下检查可作为痉挛和挛缩的鉴别诊断。如果是强直挛缩,抗痉挛治疗将是无效的,需要手术治疗[63,66,67]。

预防措施

痉挛的定义强调了痉挛是一个取决于体位和速度的动态过程。除了这些因素外,许多外部因素也可能影响每天的痉挛严重程度,甚至是在同一天的不同时间[29]。

有一些常见的诱发或加重痉挛的因素,如疼痛、挛缩、尿路感染、膀胱结石、便秘、尿潴留、指(趾)甲内生和静脉血栓形成(知识框 56.4)。患者的坐姿和休息的姿势也可能导致痉挛状态加重。在一些患者中,焦虑、压力和忧虑等心理因素可能是导致痉挛恶化的主要原因[5,8,29]。

知识框 56.4　加重痉挛的因素

- 压疮
- 指(趾)甲内生
- 皮肤感染
- 损伤
- 尿路感染
- 膀胱结石
- 便秘
- 静脉血栓形成
- 创伤后脊髓空洞症
- 不合适的坐垫
- 狭窄的矫形器

痉挛状态的显著变化提醒患者、护理人员和医生注意寻找潜在的诱发因素。痉挛加重可能是泌尿道感染或指甲内生的最初症状。在痉挛管理的第一步中,确定并消除这些因素非常重要。患者和照顾者的健康教育中应该强调,避免这些诱发是痉挛管理方案的重要组成部分。应该强调合适的体位,以防止压疮,这是痉挛的一个显著诱发因素。规律的膀胱和肠道管理对于预防其他加重因素如便秘、尿潴留和感染很重要。

非药物治疗

除药物或手术治疗之外,非药物治疗方法作为第一线治疗在痉挛管理中起主要作用[23,62,68]。非药物治疗主要旨在减少运动神经元兴奋性,并减少异常感觉输入[69]。

被动关节活动和牵伸训练

众所周知,关节的被动活动度(range of motion, ROM)和牵伸训练可改善肌肉和关节的粘弹特性,减少肌腱损伤[5,70]。被动 ROM 训练和牵伸训练也能通过降低运动神经元兴奋性来减轻痉挛。被动 ROM 训练和牵伸训练也可减少痉挛的慢性并发症,如僵硬、挛缩、纤维化和萎缩。基于这些效应,被动 ROM 训练和牵伸训练仍然是痉挛管理的基本原则[5,70]。

应该采取稳定持续的牵伸训练。这些训练的好处可能会持续数个小时[28,71],但这些练习的临床获益尚不清楚[72]。这些治疗方法的疗效仍有待确定和量化评价[31]。在康复初期,这些被动 ROM 训练和牵伸训练由物理治疗师实施。随后,患者和护理人员可以自行完成这些练习[29,73]。已有报道表明,利用斜床或站立床长时间被动站立也可以为痉挛肢体提供被动牵伸,并能够暂时降低肌张力[23,29]。

支具、体位、站立

坐位、卧位和立位中四肢和躯干的正确体位可以降低痉挛程度,减少挛缩风险。一些姿势如下肢剪刀位(双侧髋关节伸展,内收和内旋),windswept 位("暴风肆虐",即一侧髋关节屈曲、外展、外旋以及对侧髋关节伸展、内收和内旋),以及 fort-leg 位都可能会加重痉挛。患者和家属应该注意避免这些体位[74]。支具可以提供被动牵伸、降低痉挛。踝足矫形器(ankle-foot orthosis, AFO)这类装置能改善步行时的功能,并且还能减少休息时的痉挛。

系列支具类似于支具,能较长时间地维持肢体的拉伸位。系列支具通常与肉毒毒素注射联合应用。该技术主要通过增加软组织延展性减少挛缩。此外,系列支具可能会使反射兴奋性降低[75]。

斜床、站立架、轮椅辅助下的站立能提供持续的牵伸,减少痉挛。除了减少痉挛之外,站立对心理状态、骨密度、肺通气量、肠道和膀胱功能也有积极影响[23,73,76,77]。研究者相信,负重比单独牵伸更有益,这种获益可以持续到第二天[5,23],但长期效果仍然不明确[78]。

肌肉力量训练

渐进性肌肉力量训练可以使主动肌和拮抗肌达到平衡,尤其是在不完全性脊髓损伤患者中[71,79]。

物理因子治疗

用于控制痉挛状态的物理因子治疗包括超声波、冷疗、振动疗法、冲击波治疗、磁刺激、经皮电神经刺激(transcutaneous electrical nerve stimulation, TENS)和功能性电刺激(functional electrical stimulation, FES)[5]。关于这些物理因子治疗有效性的信息很少,目前临床上还没有关于这些物理因子的应用指南[5]。

超声治疗

研究显示,在健康人群中,超声联合静态牵伸较单纯静态牵伸能显著提高肌肉伸展性[70,80]。Ansari 等人[81,82]在小部分患者中发现了连续性超声对于减少痉挛的效果。他们认为,除了黏弹性效应之外,超声波还会通过增加组织温度来降低肌梭对牵伸和 α 运动神经元兴奋性的敏感性。然而,同样的研究人员后来又报道,超声波和红外线治疗对痉挛的电生理和临床评定结果没有影响[83]。

冷疗

冷疗可以通过冰袋或含有氯乙烷的喷雾剂实现[80]。冷疗可能会导致神经传导速度减慢,皮肤感受器敏感性降低,并改变中枢神经系统的兴奋性[31,71]。冷疗的持续时间应该约为 20 分钟。对冷过敏的患者不应该采用这种治疗方法。此外,对冠心病患者应慎用,特别是在上肢中,以预防心绞痛发作的风险[80]。据称,持续冷疗可以抑制作为上运动神经元综合征组成部分的阵挛。与对照组相比,冷疗组阵挛的临床和电生理学评定结果均有统计学意义上的差异[84]。

热疗

热疗通过促进神经递质释放降低痉挛状态。表面施加热可以诱导钙离子返回肌浆网。联合被动牵伸能增强热疗的疗效[8,71]。

振动疗法

据研究,振动疗法也有抗痉挛作用。研究表明肌张力获得了暂时性的(30 分钟)显著改善。此外,也有报道,在振动治疗后肌电图参数(F 波)和运动功能参数得到了改善[85]。据研究,使用全身振动平台可降低痉挛患者的肌张力,并改善粗大运动功能[86,87]。另一种观点则表明,治疗男性脊髓损伤患者射精障碍的阴茎振动刺激可显著降低下肢肌肉张力,且这种效应能持续数小时[88,89]。

电刺激

肌肉或外周神经刺激技术常用于减少痉挛。已有研究表明,在 SCI 患者中,被动 ROM 训练和牵伸训练基础上增加电刺激将能更有效低降低痉挛[76,90-92]。单独的肌肉刺激也可以减少痉挛,但它的作用只能持续24 小时[93]。短暂的疗效、培训的必要性是这种治疗方法的主要缺点。有多种电刺激方法可用于治疗痉挛状态,如拮抗肌电刺激、痉挛肌肉的强直性收缩、FES 和TENS[28,31,71,79]。据报道,电刺激的有效性可持续 10分钟至 3 小时[28,31,79]。

FES 通过肌肉群的协调收缩提供有目的的运动。被动运动联合 FES 已被证明在脊髓损伤中更为有效[76,90-92]。

硬膜外刺激

用硬膜外电极刺激脊髓背侧柱可减少痉挛状态。硬膜外刺激的有效性因电极位置和刺激参数而异。激活脊髓中的抑制性网络通路并增加突触前抑制是硬膜外刺激的可能机制。但硬膜外刺激减少脊髓损伤患者痉挛和疼痛的长期疗效可能尚不确切[94-97]。

重复经颅磁刺激

重复性经颅磁刺激(repetitive transcranial magnetic stimulation, rTMS)是一种非侵入性技术,它能改变刺激部位的皮质兴奋性,并经过突触改变远隔部位的皮质兴奋性。已经在健康个体中证实,rTMS 后上肢和下肢 Hmax/Mmax 振幅的比值会降低[98-100]。研究还显示 rTMS 能减少多发性硬化、脑性瘫痪、痉挛性四肢瘫患者的痉挛状态[101,102]。Kumru 等[103]证实,利用高频rTMS 调节初级运动皮质兴奋性可以改变不全 SCI 患者的下肢痉挛状态。他们发现,兴奋性 rTMS 治疗后所有患者的痉挛状态都有显著的临床改善。

但重复性磁刺激和硬膜外刺激仍处于实验阶段,尚未建立规范的治疗流程。

药物治疗

口服药物

抗痉挛药物大致可分为三类:

- GABA 激动剂:这些药物作用于 γ- 氨基丁酸(gamma-aminobutyric acid, GABA)能系统(巴氯芬,地西泮)。
- α-2 肾上腺素激动剂:这些药物作用于 α-2 肾上腺素能系统(替扎尼定)。
- 外周作用:这些药物作用于神经肌肉水平,阻止钙释放到肌肉中(丹曲林)[8,104]。

即使这些药物已经使用了很多年,但对于如何选择、如何加量和如何停药还没有循证指南,只是在选择和服用有效药物有一些建议。在决定药物治疗时应考虑到受伤时间、痉挛发作时间、严重程度、预后、认知状态、合并的医疗问题、痉挛分布和经济情况等因素[24]。需要注意的是患者对一种药物无反应但可能对另一种药物有反应。在判定某种药无效之前应该达到该药物的最大可耐受剂量,这也是很关键的。如果单一药物不足以控制,或者由于副作用而仅允许低剂量,则可以联合使用两种药物。在选择合适的药物时应考虑到潜在的严重副作用[5,8,105]。表 56.2 列举了常用口服抗痉挛药物的基本特征。

表 56.2　常用口服药物

药物	作用机制	开始剂量	剂量和最大剂量	副作用
(巴氯芬) Lioresal	突触前抑制 GABA-B 受体	5~10mg	每周增加 10mg; 最大:120~200mg	肾脏疾病时调整剂量,突然撤药后存在发生惊厥和幻觉的风险
地西泮	通过促进 GABA-A 的突触后作用实现突触前抑制	2.5mg	能耐受的量	肝脏疾病时调整剂量
替扎尼定	α-2 激动剂,α-2 受体的突触前抑制效果,阻断兴奋性神经递质的释放或促进抑制性神经递质	2~4mg	每周增加 2~4mg; 最大:36mg	镇静、低血压
可乐定	α-2 激动剂,增加脊髓水平的突触前抑制	0.1mg/d	最大:0.4mg/d	低血压 心动过缓
丹曲林钠	通过肌浆网干扰钙释放	25mg/d	每周增加 25~50mg; 最大:400mg	肌肉无力,肝毒性

地西泮 地西泮似乎是最古老的药物,已被用于治疗痉挛[106]。它也是苯二氮䓬类药物中治疗痉挛最常用的药物。苯二氮䓬类药物通过提高 GABA 能递质的效率发挥作用。地西泮不是像 GABA 那样直接发挥作用,而是在突触后附近与 GABA-A 受体结合,它促进 GABA 介导的氯离子传导,因此使细胞膜超极化[24,30,104,107,108]。地西泮主要用于脊髓源性尤其是不完全性脊髓损伤导致的痉挛,这可能是由于药物结合区主要在脑干。研究发现,与治疗脑卒中和多发性硬化症患者的痉挛相比,地西泮在治疗脊髓损伤患者的痉挛方面更有效[24,108]。文献中很少提及用地西泮治疗脑卒中、创伤性脑损伤、脑瘫和血管意外患者的痉挛。

地西泮的主要副作用是对中枢神经系统的影响,并对认知水平和行为状态产生影响,导致镇静、嗜睡、注意力或记忆障碍。地西泮也可能导致肌肉无力、运动失调和成瘾。嗜睡和行为改变是限制其白天使用的副作用。地西泮治疗影响睡眠的痉挛特别有用。氯硝西泮是另一种苯二氮䓬类药物,其镇静作用比地西泮弱,且成瘾风险较低;它通常用于减少夜间痉挛[5,28,109]。

巴氯芬 巴氯芬已被作为抗痉挛药使用超过 30 年。它是 SCI 患者最常用的口服抗痉挛药,也是 SCI 痉挛的第一线治疗药物。与地西泮不同,巴氯芬是 GABA 的结构类似物,是 GABA-B 受体的激动剂。巴氯芬能减少钙内流并抑制兴奋性神经递质如谷氨酸和天冬氨酸释放。它下调 Ia 感觉传入神经、脊髓中间神经元和运动神经元的兴奋性。当巴氯芬与 GABA-B 受体结合时,单突触和多突触脊髓反射都受到抑制[24,107,108,110]。巴氯芬通常的起始剂量为 5mg,一天两次。每周增加剂量 5~10mg,直至获得最佳效果。推荐的最大剂量是 90~120mg/d。最常见的副作用是肌肉乏力、嗜睡和头晕,有时可以导致性功能障碍和尿失禁。需要注意的是巴氯芬可以降低癫痫发作的阈值,癫痫患者应慎用。突然停药可能会导致癫痫发作和幻觉。目前还没有关于巴氯芬直接导致人类胎儿畸形的研究。然而,动物研究报道高剂量巴氯芬会影响胸骨骨化和导致脐膨出。根据这些研究,怀孕期间应谨慎使用巴氯芬[5,107]。

应该强烈警告患者和护理人员突然撤药的后果。有时,母亲使用巴氯芬时突然停药可能会导致新生儿惊厥,因此建议在婴儿分娩后缓慢停用巴氯芬,以防止新生儿惊厥发生[5,107,111,112]。母乳喂养的母亲应该被告知有关母乳中巴氯芬分布的情况[5]。

替扎尼定 替扎尼定是一种中枢作用的 α-2 肾上腺素能受体激动剂[24,30,108]。它在脊髓和脊髓上水平均能结合 α-2 受体。替扎尼定可改善脊髓和大脑的去甲肾上腺素能活性,抑制脊髓中间神经元和源自蓝斑的传导束的兴奋性。替扎尼定治疗的主要副作用是口干、镇静、胃肠道功能紊乱、低血压和急性肝炎。在治疗的前几个月监测转氨酶很重要。据报道,替扎尼定与其他抗痉挛药如地西泮或巴氯芬相比,肌肉乏力并不是一个很严重的问题[113]。起始剂量为 2mg,夜晚服用;逐渐增加 2mg 至每日最多 36mg,分为 3~4 次服用[5,113]。

可乐定 可乐定是一种主要用于治疗高血压的 α-2 肾上腺素能激动剂[24,109]。肾上腺素能神经也位于中枢神经系统的突触前神经末梢。可乐定通过增加 α-2 介导的感觉传入的突触前抑制、抑制脊髓多节突触反射来减少脊髓水平的痉挛[114,115]。心动过缓、抑郁、嗜睡、晕厥和低血压是可乐定的一些副作用[116]。其半衰期是大约 15~19 小时,药物主要通过肝脏机制代谢,但一部分以活性形式通过肾脏排泄。因此需要根据肝肾功能调整给药剂量,特别是在肾脏疾病中。起始剂量为每日 0.1mg(最大剂量为 0.4~0.6mg/d),应根据血压的耐受情况谨慎、逐渐增加剂量[117]。

丹曲林钠 丹曲林钠是唯一一种作用于肌肉组织而非周围神经系统的药物[118]。丹曲林钠可阻断肌浆网中的钙离子释放并下调骨骼肌的收缩活动[5]。因为它直接作用于肌肉组织,比起其他抗痉挛药物镇静作用小得多。起始剂量为第一周每日 25mg,每日增加 25mg 至最大剂量 100mg,每日分 3~4 次服用。主要副作用是反复发生的严重肝毒性,因此定期监测肝功能非常重要[24,118]。其他副作用包括消化道症状、肌肉无力和镇静。由于肌肉无力,很少有 SCI 患者能够使用丹曲林治疗。

其他口服药物

加巴喷丁和普瑞巴林 关于这些 GABA 能药物治疗痉挛的疗效的信息很少[119,120]。它们对于与痉挛相关的疼痛特别有效。胃肠功能紊乱、精神错乱、抑郁和睡眠障碍是这些药物的一些副作用。加巴喷丁剂量应该从第 1 天 300mg 每天一次开始,第 2 天 300mg 每天两次,第 3 天 300mg 每天三次,然后根据患者的反应每 2~3 天增加 300mg 至每天最多 3 600mg。普瑞巴林的剂量为 75mg,每天两次,可逐步增加到 300mg 每天两次[5]。

大麻素　研究显示大麻素对痉挛的治疗有一定影响[24]。大麻素在部分脊髓损伤患者中显现出治疗痉挛的有效性。这种效应可能是由于其抑制多突触反射而不是一般的放松反应[104, 109]。

赛庚啶　赛庚啶是一种较少使用和报道的药物。它是一种组胺和血清素拮抗剂。该药通过抑制脊髓和脊髓上 5-羟色胺能兴奋性输入降低痉挛状态[109]。

局部治疗：神经阻滞和肉毒毒素

局部注射技术通常优先用于治疗局灶性痉挛。有三种用于治疗痉挛的化学神经介导剂。这些局部使用的药物包括苯酚、乙醇，以及最近发展起来的肉毒毒素。这种治疗方式的主要优点是减少了全身副作用[24, 28]。表 56.3 总结了常见的局部使用药物及其临床特性。

神经阻滞　两种化学药物苯酚和酒精用于治疗痉挛状态已经很长时间了。这些药物可以产生局灶性化学去神经作用[8, 109]。这些药物对于治疗大肌群的痉挛疗效较好，如使用 3%~6% 苯酚治疗大腿内收肌痉挛[5]。应用这种方法最常见的情况是阻断闭孔神经以改善剪刀步态或会阴部卫生情况。Akkaya 等[121]证实，在用苯酚进行闭孔神经阻滞术后，髋外展 ROM 明显增加，卫生功能评分显著下降。这些药物的主要机制是变性和非选择性组织破坏，包括神经凝固和肌肉坏死。这两种破坏性作用都部分参与了阻断过程[8, 109]。注射后，神经再生从几天到几个月不等，大概 4~6 个月[8, 31, 71]。

局部药物注射有两种方法：一种是运动神经阻滞，另一种是运动点阻滞。运动点注射更困难，因为目标是要注射到小的运动神经分支，所以需要进行肌肉内多次注射[104]。另一方面，运动神经阻滞手术也并不容

易，还需要电刺激和或超声波进行定位[122]。

与肉毒毒素注射相比，神经阻滞的优点是效果更长，持续时间长达 1 年，成本更低，药物稳定性更好[29]。对于肉毒毒素剂量不足以达到满意疗效的髋内收肌而言，神经组织是一个很好的选择。

注射浓度和体积、阻滞部位、血管并发症、皮肤副作用、过度乏力、感觉丧失、伤口感染和全身性副作用可能会影响注射后疗效的持续时间[8]。

据报道，大多数接受苯酚或乙醇注射的患者保留了一定的运动功能，但比之前降低约 25%[8, 109]。注射部位疼痛、由于阻滞不完全导致的阻滞后疼痛、慢性感觉迟钝、感觉性感觉迟钝、血管并发症、永久性神经损伤、皮肤刺激、急性全身副作用（震颤、抽搐和心血管性虚脱）、组织坏死是神经阻滞常见的一些副作用[28, 31, 71, 123, 124]。

与注射苯酚相比，乙醇注射的不良反应报道较少[109]。

在许多临床状况下，这些药物被成功用于降低痉挛状态。研究发现，对髋内收肌痉挛患者使用透视下和周围神经刺激器引导下闭孔神经阻滞能够减轻痉挛，缓解疼痛，增加髋关节 ROM，更好地保持局部卫生，疗效持续约 3 个月[121, 122]。

此外，闭孔神经的神经松解术对臀部-座位交界处压力有积极影响，而这种压力对压疮的发展具有至关重要的作用[125]。

肉毒毒素　肉毒毒素是已知最有效的神经毒素，免疫学上它具有七种不同的毒素（A、B、C1、D、E、F 和 G 型）。A 型和 B 型目前可用于治疗[8, 25, 28]。肉毒毒素 A 型品种包括 onabotulinumtoxin A（肉毒杆菌毒素 Botox）和 abobotulinumtoxin A（肉毒杆菌毒素 Dysport）。可用的 B 型肉毒毒素为 Myobloc[65]。

肉毒毒素所有这些亚型均能阻断神经肌肉接头处的乙酰胆碱释放，阻断肌肉的不自主收缩。肉毒毒素

表 56.3　常用局部抗痉挛药物

药物	机制	最大剂量或浓度	起效	有效期	注射部位
局部麻醉剂	阻断离子通道	利多卡因 <4~5mg/kg 布比卡因 <3mg/kg	数分钟	数小时	神经或肌内运动点
乙醇（>10%）	组织损伤，轴索变性，循环受损	10%~50%	<1h	2~36 个月	神经或肌内运动点
苯酚（>3%）	组织损伤，轴索变性，循环受损	<1g（5% 苯酚 20ml）	<1h	3~36 个月	神经或肌内运动点
肉毒毒素	突触前阻滞乙酰胆碱释放	3 个月内 <600 U	几天	3~6 个月	肌内运动点

的作用机制可分为三个阶段：结合、胞饮和阻断乙酰胆碱释放。肉毒素松弛肌肉的作用可以通过神经发芽和神经再支配被逆转[8,25,126,127]。

注射部位可能存在局部并发症（疼痛、水肿和红斑），并且可能出现罕见的全身反应（恶心和疲劳）[64,65]。非常少见地，肉毒毒素可引起短暂性语言障碍，尤其是在颈肌注射时[127]。最常见的不良事件是肌肉过度无力[64,65]。

肉毒毒素治疗的相对禁忌证为：固定挛缩，合并神经肌肉疾病和使用氨基糖苷类，妊娠或出血性疾病[65]。

肉毒毒素被认为是治疗局灶性痉挛的一种恰当方法，且其缺点很少（如价格较贵、3~6 个月的有效持续时间相对较短）[123,127]。虽然肉毒毒素不是治疗广泛痉挛的首选药物（如用于 SCI），但通过肉毒毒素注射到某些肌肉群，特别是髋内收肌中，可以改善疼痛、卫生和舒适性以及功能活动[28]。

单块肌肉肉毒毒素的剂量不同，从手部小肌肉 10个单位到下肢大肌肉 200 个单位。

在注射之前，应与患者和家属一起讨论治疗目标。注射后 4 或 6 周，应对患者进行评估，以确定治疗目标是否已实现。如果能达到目标，3~4 个月后可再次注射[64]。

鞘内注射

有很多种不同的用于治疗广泛性痉挛的鞘内注射药，一般来说鞘内注射巴氯芬是最常用的注射剂。

鞘内注射巴氯芬（ITB）　ITB 是一种内科治疗和外科手术相结合的治疗方法。通过植入式可调控泵实现了巴氯芬的鞘内给药。ITB 的治疗适应证与口服巴氯芬相同。然而，对于 ITB，用非常低的剂量即可获得相同的临床效果，大约为口服剂量的 1%[109]。

口服巴氯芬的生物利用度非常低。通过使用ITB，相对小剂量的药物可以使脊髓 GABA 能神经元周围含有高浓度巴氯芬。通过这种方式，可以明显减少痉挛而没有显著的副作用。

这种治疗方式仅适用于无法通过口服药物治疗的严重痉挛患者。虽然这是一种侵入性手术，但 ITB 被认为是一种有效的治疗脊髓损伤患者痉挛的方法[70]。通常，这种治疗方法对下肢痉挛状态比上肢更有效。皮下泵通过导管将可调节剂量的巴氯芬储存并输送到脊髓蛛网膜下腔。剂量可以根据需要和患者痉挛的严重程度进行调节。

第一步应该进行筛选来评估巴氯芬泵置入的效果。首先，通过临时导管施加初始剂量（50μg）。其次，随访观察患者的副作用和疗效。如果达到了共同决定的治疗目标，则将置入永久性泵和导管。如果患者对 50μg 剂量没有反应，也可以接着尝试75μg 和 100μg。如果仍然没有观察到疗效，应终止试验[5]。

ITB 有一些潜在的严重副作用。应该告知患者和家人并使其了解这些并发症。可能出现一些局部并发症，如感染、皮肤糜烂、脑脊髓液渗漏以及泵周围的血肿形成。其中一些甚至可能危及生命。ITB 突然中止可能导致高热、精神错乱、痉挛状态反弹和肌肉强直，类似于抗精神病药物引起的恶性综合征。应充分告知患者长期定期监测的必要性，以及如果泵停止运行出现报警，应如何处理。如果不能定期监测（通常每 1~3 个月一次），这种干预措施就不合适。当泵的电池寿命结束时应取出并更换（通常为 5~7 年）[128]。

鞘内可乐定　鞘内可乐定也曾被成功应用过，但可以观察到血流动力学副作用[61]。在对其他治疗无效的特定患者中，鞘内注射 0.5~4.0mL 的 5% 苯酚甘油可能是一种有用的治疗方案[129]。这种方法仅适用于非常罕见的伴有严重痉挛的进行性神经系统疾病。一般选择不能步行的、尿失禁和性功能障碍的患者进行治疗[130]。

鞘内注射吗啡　已经证实鞘内注射吗啡可以减少脊髓损伤后的痉挛状态，剂量为每泵 13mg，日剂量为2~4mg[131,132]。但鞘内吗啡在痉挛管理中的有效作用仍不明确。胃肠道不适、瘙痒、低血压和尿潴留是治疗期间出现的副作用。尽管瘙痒是最常见的并发症，但呼吸抑制是最危及生命的并发症[109]。

手术

其他治疗方案不足以治疗的严重痉挛，可考虑选择手术治疗[28,30]。

外科干预包括神经外科和骨科手术。肌腱移植术、肌腱切断术和肌腱延长术属于骨科手术方式，而选择性背侧神经根切断术和脊髓切开术是神经外科手术。选择性背侧神经根切断术是通过手术切除腰骶脊髓的背侧神经根。这种手术可以减少感觉输入，降低其兴奋性。一般来说，这种手术很少用于 SCI 患者[28,30,133]。这种手术方式通常用于脑瘫患儿，对于特定的 SCI 患儿也是一种很有价值的治疗方法[134]。

记忆要点

- 痉挛状态管理应该是一个积极主动的多学科过程。
- 痉挛状态评估和管理需要包括物理医学和康复专家、神经学家、物理治疗师、作业治疗师、康复护士、矫形器师、心理学家、整形外科医生和神经外科医生在内的多学科团队。
- 痉挛的特点如病程长短、严重程度和痉挛的分布等将影响治疗方法的选择。
- 评估痉挛对日常活动的有用和有害影响以决定是否需要治疗很重要。并不是每个痉挛患者都需要治疗。
- 消除诸如疼痛、挛缩、尿道感染、膀胱结石和便秘等诱发因素是管理的第一步。
- 非药物治疗、药物治疗或手术治疗是治疗痉挛的主要方法。
- 非药物治疗包括被动关节活动和牵伸运动、支具、体位和物理方式（超声波、冷疗、振动疗法、冲击波、磁刺激、经皮电神经刺激和功能性电刺激）。
- 药物治疗包括口服药物（巴氯芬、地西泮、替扎尼定、可乐定和丹曲林钠）和局部治疗（神经阻滞和肉毒毒素）。巴氯芬通常是治疗的第一线选择。

- 当其他治疗方式疗效欠佳时，鞘内注射巴氯芬和其他鞘内治疗可用于治疗广泛性痉挛。手术治疗包括神经外科手术（选择性背侧神经根切断术和脊髓切开术）和骨科手术（肌腱转移术、肌腱切断术和肌腱延长术）。这些方法可能对儿童 SCI 患者有益。

本章重点

- 痉挛是一种常见的症状，是属于上运动神经元病变的脊髓损伤常见的并发症。
- 在某些情况下，痉挛是一个复杂的问题，会造成严重的残疾。另一方面，在某些情况下，痉挛可能会产生一些有益效果。
- 痉挛的病理生理学机制复杂且不确定，主要是牵张反射兴奋性异常增高。
- 评估和量化痉挛并不容易，但对于决定治疗方法和跟踪治疗效果至关重要。
- 痉挛患者应该由一个合适的多学科小组进行管理，可以采用非药物、药物或手术治疗方案。同时，有些痉挛患者可能不需要治疗。

（王剑雄 译 刘楠 校）

参考文献

1. Levi R, Hultling C, Seiger A. The Stockholm spinal cord injury study: 2. Associations between clinical patient characteristics and post-acute medical problems. *Paraplegia* 1995;33:585-94.

2. Levi R, Hultling C, Nash MS, Seiger A. The Stockholm spinal cord injury study: 1. Medical problems in a regional SCI population. *Paraplegia* 1995;33:308-15.

3. Maynard FM, Karunas RS, Waring WP, III. Epidemiology of spasticity following traumatic spinal cord injury. *Arch Phys Med Rehabil* 1990;71:566-9.

4. Sköld C, Levi R, Seiger A. Spasticity after traumatic spinal cord injury: nature, severity, and location. *Arch Phys Med Rehabil* 1999;80:1548-57.

5. Kheder A, Nair KPS. Spasticity: pathophysiology, evaluation and management. *Practical Neurol* 2012;12:289-98.

6. Johnson RL, Gerhart KA, McCray J, Menconi JC, Whiteneck GG. Secondary conditions following spinal cord injury in a population-based sample. *Spinal Cord* 1998;36:45-50.

7. Noreau L, Proulx P, Gagnon L, Drolet M, Laramee MT. Secondary impairments after spinal cord injury: a population-based study. *Am J Phys Med Rehabil* 2000;79:526-35.

8. Adams MM, Hicks AL. Spasticity after spinal cord injury. *Spinal Cord* 2005;43:577-86.

9. Rekand T. Clinical assessment and management of spasticity: a review. *Acta Neurol Scand* 2010;122 (Suppl.) 190:62-6.

10. ElBasiouny SM, Moroz D, Bakr MM, Mushahwar VK. Management of spasticity after spinal cord injury:Current techniques and future directions. *Neurorehabil Neural Repair* 2010;24(1):23-33.

11. Lance JW. Symposium synopsis. In: Feldman RG, Young RR, Koella WP, editors. Spasticity: disordered motor control. Chicago: Year Book Medical Publishers; 1980. p. 485-94.

12. Young RR. Spasticity: a review. *Neurology* 1994;44:512-20.

13. Pandyan AD, Gregoric M, Barnes MP, et al. Spasticity: clinical perceptions, neurological realities and meaningful measurement. *Disabil Rehabil* 2005;27:2-6.

14. Hsieh JTC, Wolfe DL, Miller WC, Curt A. Spasticity outcome measures in spinal cord injury: psychometric properties and clinical utility. *Spinal Cord* 2008;46:86-95.

15. Decq P. Pathophysiology of spasticity. *Neurochirurgie* 2003;49 (2–3 Part 2):163-84.

16. Beres-Jones JA, Johnson TD, Harkema SJ. Clonus after human spinal cord injury cannot be attributed solely to recurrent muscle-tendon stretch. *Exp Brain Res* 2003;149:222-36.

17. Rossi A, Mazzocchio R, Scarpini C. Clonus in man: a rhythmic oscillation maintained by a reflex mechanism. *Electroencephalogr Clin Neurophysiol* 1990;75:56-63.

18. Benz EN, Hornby TG, Bode RK, Scheidt RA, Schmit BD. A physiologically based clinical measure for spastic reflexes in spinal cord injury. *Arch Phys Med Rehabil* 2005;86:52-9.

19. Priebe MM. Assessment of spinal cord injury spasticity in clinical trials. *Top Spinal Cord Inj Rehabil* 2006;11:69-77.

20. Dietz V. Spastic movement disorder. *Spinal Cord* 2000;38:389-93.

21. St George CL. Spasticity. Mechanisms and nursing care. *Nurs Clin North Am* 1993;28:819-27.

22. Sheean G. The pathophysiology of spasticity. *Eur J Neurol* 2002;9(Suppl. 1): 3-9.

23. Bohannon RW. Tilt table standing for reducing spasticity after spinal cord injury. *Arch Phys Med Rehabil* 1993;74:1121-2.

24. Elovic E. Principles of pharmaceutical management of spastic hypertonia. *Phys Med Rehabil Clin N Am* 2001;12:793-816.

25. Kita M, Goodkin DE. Drugs used to treat spasticity. *Drugs* 2000;59:487-95.

26. Lundy-Ekman L. Neuroscience fundamentals for rehabilitation. Toronto: W.B. Saunders; 2002.

27. SPASM (A European Thematic Network to Develop Standardised Measures of Spasticity). CREST–Centre for Rehabilitation and Engineering Studies, University of New-Castle, Stephenson Building, Claremont Road, Newcastle uponTyne, NE17RU,UK. *Disabil Rehabil* 2006;28(Suppl. 1):S1-S75.

28. Kirshblum S. Treatment alternatives for spinal cord injury related spasticity. *J Spinal Cord Med* 1999;22:199-217.

29. Laessee L, Nielsen JB, Biering-Sorenson F, Sonksen J. Antispastic effect of penile vibration in men with spinal cord lesion. *Arch Phys Med Rehabil* 2004;85:919-24.

30. Burchiel KJ, Hsu FP. Pain and spasticity after spinal cord injury: mechanisms and treatment. *Spine* 2001;26:146-60.

31. Jozefczyk PB. The management of focal spasticity. *Clin Neuropharmacol* 2002;25:158-73.

32. Yelnik AP, Simon O, Parratte B, et al. How to clinically assess and treat muscle overactivity in spastic paresis. *J Rehabil Med* 2010;42:801-7.

33. Ivanhoe CB, Reistetter TA. Spasticity: the misunderstood part of the upper motor neuron syndrome. *Am J Phys Med Rehabil* 2004;(Suppl. 83): S3-S9.

34. McGuire JR. Spasticity and other signs of the upper motor neuron syndrome. In: Brashear A, Elovic EP, editors. Spasticity: diagnosis and management. New York: Demos Medical Publishing; 2011. p. 147-51.

35. ElBasiouny SM, Schuster JE, Heckman CJ. Persistent inward currents in spinal cord motoneurons: important for normal function but potentially harmful after spinal cord injury and amyotrophic lateral sclerosis. *Clin Neurophysiol* 2010;121(10):1669-79.

36. Nielsen JB, Crone C, Hultborn H. The spinal pathophysiology of spasticity—from a basic science point of view. *Acta Physiol* 2007:189;171-80.

37. Roy RR, Edgerton VR. Neurobiological perspective of spasticity as occurs after a spinal cord injury. *Exper Neurol* 2012;235:116-22.

38. Katz RT, Rymer WZ. Spastic hypertonia: mechanisms and measurement. *Arch Phys Med Rehab* 1989;70:144-55.

39. Bennett DJ, Li Y, Siu M. Plateau potentials in sacrocaudalmotoneurons of chronic spinal rats, recorded in vitro. *J Neurophysiol* 2001;86(4):1955-71.

40. Gorassini MA, Knash ME, Harvey PJ, Bennett DJ, Yang JF. Role of motoneurons in the generation of muscle spasms after spinal cord injury. *Brain* 2004;127(Pt 10):2247-58.

41. Hagbarth KE, Wallin G, Löfstedt L. Muscle spindle responses to stretch in normal and spastic subjects. *Scand J Rehabil Med* 1973;5(4):156-9.

42. Boorman GI, Lee RG, Becker WJ, Windhorst UR. Impaired "natural reciprocal inhibition" in patients with spasticity due to incomplete spinal cord injury. *Electroencephalogr Clin Neurophysiol* 1996;101(2):84-92.

43. Crone C, Johnsen LL, Biering-Sørensen F, Nielsen JB. Appearance of reciprocal facilitation of ankle extensors from ankle flexors in patients with stroke or spinal cord injury. *Brain* 2003;126:495-507.

44. Nielsen J, Petersen N, Crone C. Changes in transmission across synapses of Ia afferents in spastic patients. *Brain* 1995;118:995-1004.

45. Faist M, Mazevet D, Dietz V, Pierrot-Deseilligny E. A quantitative assessment of presynaptic inhibition of Ia afferents in spastics. Differences in hemiplegics and paraplegics. *Brain* 1994;117:1449-55.

46. Nielsen J, Petersen N, Ballegaard M, Biering-Sørensen F, Kiehn O. H-reflexes are less depressed following muscle stretch in spastic spinal cord injured patients than in healthy subjects. *Exp Brain Res* 1993;97(1):173-6.

47. Hiersemenzel LP, Curt A, Dietz V. From spinal shock to spasticity: neuronal adaptations to a spinal cord injury. *Neurology* 2000;54(8):1574-82.

48. Daniels J. Catatonia: clinical aspects and neurobiological correlates. *J Neuropsychiatry Clin Neurosci* 2009;21:371-80.

49. Ashworth B. Preliminary trial of carisopodol in multiple sclerosis. Practitioner 1964;67:540-2.

50. Bohannon RW, Smith MB. Inter-rater reliability of a modified Ashworth scale of muscle spasticity. *Phys Ther* 1987;67:206-7.

51. Mutlu A, Livanelioglu A, Gunel MK. Reliability of ashworth and modified ashworth scales in children with cerebral palsy. *BMC Musculoskelet Disord* 2008;9:44.

52. Beiring-Sorensen F, Neilsen JB, Klinge K. Spasticity-assessment; a review. *Spinal Cord* 2006;44:708-22.

53. Haugh AB, Pandyan A D, Johnson GR. A systematic review of the Tardieu Scale for the measurement of spasticity. *Disabil Rehabil* 2006;28(15):899-907.

54. Boyd RN, Graham HK. Objective measurement of clinical findings in the use of botulinum toxin type A for the management of children with cerebral palsy. *Eur J Neurol* 2007;6(S4):23-35.

55. Patrick E, Ada L. The Tardieu scale differentiates contracture from spasticity whereas the ashworth scale is confounded by it. *Clin Rehabil* 2006;20(2):173-82.

56. Wartenberg R. Pendulousness of the leg as a diagnostic test. *Neurology* 1951;1:18-24.

57. Lechner HE, Frotzler A, Eser P. Relationship between self- and clinically rated spasticity in spinal cord injury. *Arch Phys Med Rehabil* 2006;87:15-9.

58. Fisher MA. H reflex and F waves. Fundamentals, normal and abnormal patterns. *Neurol Clin* 2002;20:339-60.

59. Franzoi AC, Castro C, Cardone C. Isokinetic assessment of spasticity in subjects with traumatic spinal cord injury (ASIA A). *Spinal Cord* 1999;37:416-20.

60. Akman MN, Bengi R, Karatas M, Kilinc S, Sozay S, Ozker R. Assessment of spasticity using isokinetic dynamometry in patients with spinal cord injury. *Spinal Cord* 1999;37:638-43.

61. Sinkjaer T. Muscle, reflex and central components in the control of the ankle joint in healthy and spastic man. *Acta Neurol Scand Suppl* 1997;170:1-28.

62. Ward AB. Spasticity treatment with botulinum toxins. *J Neural Transm* 2008;115:607-16.

63. Ward AB. Botulinum toxin in spasticity management. *Br J Ther Rehabil* 1999;6:26-34.

64. Royal College of Physicians, British Society of Rehabilitation Medicine, Chartered Society of Physiotherapy, Association of Chartered Physiotherapists Interested in Neurology. Spasticity in adults: management using botulinum toxin. National guidelines. London: RCP; 2009.

65. Strommen JA. Management of spasticity from spinal cord dysfunction. *Neurol Clin* 2013, 31:269-86.

66. Ward AB. A summary of spasticity management: a treatment algorithm. *Eur J Neurol* 2002;9:48-52.

67. Viel E, Pellas F, Ripart J, Pélissier J, Eledjam JJ. Peripheral nerve blocks and spasticity. Why and how should we use regional blocks? *Presse Med* 2008;37(12):1793-801.

68. Smania N, Picelli A, Munari D, et al. Rehabilitation procedures

in the management of spasticity. *Eur J Phys Rehabil Med* 2010;46(3):423-38.

69. Dietz V. Spinal cord lesion: effects of and perspectives for treatment. *Neural Plast* 2001;8:83-90.

70. Zahavi A, Geertzen JH, Middel B, Staal M, Rietman JS. Long term effect of intrathecal baclofen on impairment, disability and quality of life in patients with severe spasticity of spinal origin. *J Neurol Neurosurg Psychiatry* 2004;75:1553-7.

71. Abbruzzese G. The medical management of spasticity. *Eur J Neurol* 2002, 9 (Suppl. 1): 30-4.

72. Prabhu RK, Swaminathan N, Harvey LA. Passive movements for the treatment and prevention of contractures. *Cochrane Database Syst Rev* 2013 28;12:CD009331. doi: 10.1002/14651858.

73. Gracies JM. Pathophysiology of impairment in patients with spasticity and use of stretch as a treatment of spastic hypertonia. *Phys Med Rehabil Clin N Am* 2001;12:747-68.

74. Abramson AS. Exercise in paraplegia. In: Basmajian JV, editor. Therapeuptic exercise. 3rd ed. Baltimore (MD): Williams and Wilkins; 1985.

75. Elovic EP, Eisenberg ME, Jasey NN. Spasticity and muscle overactivity as components of the upper motor neuron syndrome. In: Frontera W, editor. Delisa's physical medicine and rehabilitation. Principles and practice. 5th ed. Philadelphia: Lippincott Williams and Wilkins; 2010. p. 1319-44.

76. Stevenson VL. Spasticity management. *Clin Rehabil* 2010;24:293-304.

77. Kunkel CF, Scremin AM, Eisenberg B, Garcia JF, Roberts S, Martinez S. Effect of "standing" on spasticity, contracture, and osteoporosis in paralyzed males. *Arch Phys Med Rehabil* 1993;74:73-8.

78. Shields RK, Dudley-Javoroski S. Monitoring standing wheelchair use after spinal cord injury: a case report. *Disabil Rehabil* 2005;27:142-6.

79. Gracies JM. Physical modalities other than stretch in spastic hipertonia. *Phys Med Rehabil Clin N Am* 2001;12:769-92.

80. Robinson CJ, Kett NA, Bolam JM. Spasticity in spinal cord injured patients: 1. Short-term effects of surface electrical stimulation. *Arch Phys Med Rehabil*. 1988;69(8):598-604.

81. Al Khodairy AT, Gobelet C, RossierAB. Has botulinum toxin type A a place in the treatment of spasticity in spinal cord injury patients? *Spinal Cord* 1998;36:854-8.

82. Ansari NN, Adelmanesh F, Naghdi S, Tabtabaei A. The effect of physiotherapeutic ultrasound on muscle spasticity in patients with hemiplegia: a pilot study. *Electromyogr Clin Neurophysiol* 2006;46:247-52.

83. Ansari NN, Naghdi S, Bagheri H, Ghassabi H. Therapeutic ultrasound in the treatment of ankle plantar flexor spasticity in an unilateral stroke population: a randomized, single-blind, placebo-controlled trial. *Electromyogr Clin Neurophysiol* 2007;47:137-43.

84. Boyraz I, Oktay F, Celik C, Akyuz M, Uysal H. Effect of cold application and tizanidine on clonus: clinical and electrophysi-ological assessment. *J Spinal Cord Med*. 2009;32(2):132-9.

85. Albert T, Yelnik A. Physiotherapy for spasticity. *Neurochirurgie* 2003;49:239-46.

86. Noma T, Matsumoto S, Etoh S, Shimodozono M, Kawahira K. Anti spastic effects of the direct application of vibratory stimuli to the spastic muscles of hemiplegic limbs in post-stroke patients. *Brain Inj* 2009;23:623-31.

87. Ness LL, Field-Fote EC. Effect of whole body vibration on quadriceps spasticity in individuals with spastic hypertonia due to spinal cord injury. *Restor Neurol Neurosci* 2009;27:621-31.

88. Ahlborg L, Andersson C, Julin P. Whole body vibration training compared with resistance training: effect on spasticity, muscle strenght and motor performance in adult with cerebral palsy. *J Rehabil Med* 2006,38;302-8.

89. Alaca R, Göktepe AS, Yildiz N, Yılmaz B, Gunduz S. Effect of penile vibratory stimulation on spasticity in men with spinal cord injury. *Am J Phys Med Rehabil* 2005:84;875-9.

90. Krause P, Szecsi J, Straube A. Changes in spastic muscle tone increase in patient with spinal cord injury using functional electrical stimulation and passive leg movements. *Clin Rehabil* 2008;22(7):627-34.

91. Murillo N, Kumru H, Vidal-Samso J, et al. Decrease of spasticity with muscle vibration in patients with spinal cord injury. *Clin Neurophysiol* 2011;122:1183-9.

92. Van der Salm A, Veltink PH, ljzerman MJ, et al. Comparison of electric stimulation methods for reduction of triceps surae spasticity in spinal cord injury. *Arch Phys Med Rehabil* 2006;87(2):222-8.

93. Granat MH, Ferguson AC, Andrews BJ, et al. The role of functional electrical stimulation in the rehabilitation of patients with incomplete spinal cord injury—observed benefits during gait studies. *Paraplegia* 1993;31(4):207-15.

94. Pinter M, Gerstenbrand F, Dimitrijevic M. Epidural electrical stimulation of posterior structures of the human lumbosacral cord: 3. Control of spasticity. *Spinal Cord* 2000;38:524-31.

95. Hunter JP, Ashby P. Segmental effects of epidural spinal cord stimulation in humans. *J Physiol* 1994;474:407-19.

96. Saade NE, Tabet MS, Atweh SF, Jabbur SJ. Modulation of segmental mechanisms by activation of a dorsal column brainstem spinal loop. *Brain Res* 1984;310:180-4.

97. Midha M, Schmitt J. Epidural spinal cord stimulation for the control of spasticity in spinal cord injury patients lacks long-term efficacy and is not cost-effective. *Spinal Cord* 1998;36:190-2.

98. Valero-Cabre A, Oliveri M, Gangitano M, Pascual-Leone A. Modulation of spinal cord excitability by subthreshold repetitive transcranial magnetic stimulation of the primary motor cortex in humans. *Neuroreport* 2001;12:3845-8.

99. Berardelli A, Inghilleri M, Rothwell JC, et al. Facilitation of muscle evoked responses after repetitive cortical stimulation in man. *Exp Brain Res* 1998;122:79-84.

100. Perez MA, Lungholt BK, Nielsen JB. Short-term adaptations in spinal cord circuits evoked by repetitive transcranial magnetic stimulation: possible underlying mechanisms. *Exp Brain Res* 2005; 162:202-2.

101. Centonze D, Koch G, Versace V, et al. Repetitive transcranial magnetic stimulation of the motor cortex ameliorates spasticity in multiple sclerosis. *Neurology* 2007;68:1045-50.

102. Valle AC, Dionisio K, Pitskel NB, et al. Low and high frequency repetitive transcranial magnetic stimulation for the treatment of spasticity. *Dev Med Child Neurol* 2007; 49:534-8.

103. Kumru H, Murillo N, Samso JV, et al. Reduction of spasticity with repetitive transcranial magnetic stimulation in patients with spinal cord injury. *Neurorehabil Neural Repair* 2010; 24(5):435-41.

104. Rode G, Maupas E, Luaute J, Courtois-Jacquin S, Boisson D. Medical treatment of spasticity. *Neurochirurgie* 2003;49:247-55.

105. Shakespeare D, Boggild M, Young CA. Antispasticity agents for multiple sclerosis: a systematic review. *Cochrane Database Sys Rev* 2003; CD001332.

106. DeJak JJ, Lowry R. Use of diazepam (valium) for spasticity in spinal cord injury. *Proc Annu Clin Spinal Cord Injuries Conf* 1964;13:78-81.

107. Dalton CM, Keenan E, Jarrett L, et al. The safety of baclofen in pregnancy: intrathecal therapy in multiple sclerosis. *Mult Scler* 2008;14:571-2.

108. Kita M, Goodkin DE. Drugs used to treat spasticity. *Drugs* 2000;59:48795.

109. Gracies JM, Nance P, Elovic E, McGuire J, Simpson DM. Traditional pharmacological treatments for spasticity: Part II. General and regional treatments. *Muscle Nerve Suppl* 1997;6:S92-120.

110. Barolat G, Singh-Sahni K, Staas WE, Jr, Shatin D, Ketcik B, Allen K. Epidural spinal cord stimulation in the management of spasms in spinal cord injury: a prospective study. *Stereotact Funct Neurosurg* 1995;64:153-64.

111. Ratnayaka BDM, Dhaliwal H, Watkin S. Neonatal convulsions after withdrawal of baclofen. *BMJ* 2001;323:85.

112. Moran LR, Almeida PG, Worden S, et al. Intrauterine baclofen exposure: a multidisciplinary approach. *Paediatrics* 2004;114:267-9.

113. Groves L, Shellenberger MK, Davis CS. Tizanidine treatment of spasticity: a meta-analysis of controlled, double-blind, comparative studies with baclofen and diazepam. *Adv Therap* 1998; 15:241-51.

114. Li Y, Harvey PJ, Li X, Bennett DJ. Spastic long-lasting reflexes of the chronic spinal rat studied in vitro. *J Neurophysiol* 2004;91:2236-46.

115. Schomburg E, Steffens H. The effect of DOPA and clonidine on reflex pathways from group II muscle afferents to alphamoto-neurones in the cat. *Exp Brain Res* 1988;71:442-6.

116. Nance PW, Shears AH, Nance DM. Clonidine in spinal cord injury. *Can Med Assoc J* 1985;133(1):41-2.

117. Yablon SA, Sipski ML. Effect of transdermal clonidine on spinal spasticy. *Am J Phys Med Rehabil* 1993;72:154-7.

118. Pinder RM, Brogden RN, Speight TM, Avery GS. Dantrolene sodium: a review of its pharmacological properties and therapeutic efficacy in spasticity. *Drugs* 1977;13:3-23.

119. Merritt JL. Management of spasticity in spinal cord injury. *Mayo Clin Proc* 1981;56(10):614-22.

120. Bradley LJ, Kirker SG. Pregabalin in the treatment of spasticity: a retrospective case series. *Disabil Rehabil* 2007;11:1-3.

121. Akkaya T, Unlu E, Alptekin A, Gumus HI, Umay E, Cakci A. Neurolytic phenol blockade of the obturator nerve for severe adductor spasticity. *Acta Anaesthesiol Scand* 2010;54(1):79-85.

122. Yalcin E, Akyüz A, Ilgu O, Ozer NB. Ultrasonographically guided obturator nerve block for adductor spasticity in a paraplegic patient. *Spinal Cord* 2014; 52(Suppl 2):S24-6.

123. Parziale JR, Akelman E, Herz DA. Spasticity: pathophysiology and management. *Orthopedics* 1993;16:801-11.

124. Ward AB. Long-term modification of spasticity. *J Rehabil Med* 2003;41(Suppl.):60-5.

125. Yasar E, Tok F, Taskaynatan MA, et al. The effects of phenol neurolysis of the obturator nerve on the distribution of buttock-seat interface pressure in spinal cord injury patients with hip adductor spasticity. *Spinal Cord* 2010;48(11):828-31.

126. Walter JS, Sacks J, Othman R, et al. A database of self-reported secondary medical problems among spinal cord injury patients: its role in clinical care and management. *J Rehabil Res Dev* 2002; 39: 53-61.

127. Barnes M. Botulinum toxin—mechanisms of action and clinical use in spasticity. *J Rehabil Med* 2003;41:56-9.

128. Seema R, Khurana DO, Garg DS. Spasticity and the use of intrathecal baclofen in patients with spinal cord injury. *Phys Med Rehabil Clin North Am* 2014;253:655-69.

129. Pinder C, Bhakta B, Kodavali K. Intrathecal phenol:an old treatment revisited. *Disabil Rehabil* 2008;30:381-6.

130. Kelly RE, Gautier-Smith PC. Intrathecal phenol in the treatment of reflex spasms and spasticity. *Lancet* 1959;2(7112):1102-5.

131. Erickson DL, Lo J, Michaelson M. Control of intractable spasticity with intrathecal morphine sulfate. *Neurosurgery* 1989;24(2):236-8.

132. Erickson DL, Blacklock JB, Michaelson M, Sperling KB, Lo JN. Control of spasticity by implantable continuous flow morphine pump. *Neurosurgery* 1985;16(2):215-7.

133. Nordmark E, Josenby AL, Lagergren J, et al. Long term outcomes five years after selective dorsal rhizotomy. *BMC Pediatr* 2008;8:54-69.

134. Reynolds RM, Morton RP, Walker ML, Massagli TL, Browd SR. Role of dorsal rhizotomy in spinal cord injury-induced spasticity. *J Neurosurg Pediatr* 2014;27:1-5.

扩展阅读

1. SpAsTeP e-learning programme on ASIA website. http://lms3.learnshare.com/home.aspx

第六篇　出院前康复计划和随访

第 57 章　出院前计划

Ruth Marshall

学习目标

本章学习完成后，你将能够：

- 确认制订完整的康复计划的重要性；
- 明确每个小组成员在计划和促进患者出院中的任务；
- 讲述出院前处方和设备，以促进患者社区独立；
- 概述患者及其家人或其他照料者（护工或志愿者）的角色；
- 讲解出院前对照料者进行培训的重要性。

引言

出院计划如何简化住院康复到家庭的过渡，从而影响健康和生活质量，促进社会经济效益，正逐渐成为卫生系统改革的关键领域。出院计划是在出院前为患者制订个体化计划，目的是降低费用和改善患者的预后。应确保患者是在恰当的时间出院，并充分了解医院将提供的其他服务[1]。关于出院或出院前康复计划的大部分文献内容是从急性期医疗机构到老年人或心理健康社区[1-7]。而康复文献中很少涉及出院计划；这就好像是一个"假定"，认为出院计划不需要研究，但是苏格兰校际指南网络脑卒中和脑损伤康复指南中已有关于出院计划的章节[8,9]。

虽然脊髓损伤（spinal cord injury，SCI）患者的出院计划流程应与其他疾病相同[2-10]，但缺乏有力的证据证明它在脊髓损伤康复中的实施情况。了解出院前计划在出院前 - 出院后计划这一连续谱中的作用，以及它如何使康复效果达到最佳，是我们面临的挑战。本章定义了出院前计划是什么，并将脊髓损伤康复中个体化出院计划的制订和实施的临床经验进行了细化。

出院计划分三部分：出院前、出院及出院后计划。同样，由此形成的合作组织也分三部分：脊髓损伤单元（SCI unit，SCIU）小组、患者，以及家属 / 照料者 / 同伴，再加上参与程度较少的咨询师、消费者协会、保险公司或法律团队等。出院前计划是由治疗团队和患者共同制订的，以便按照计划出院。出院前计划可定义为动态的、全面的、合作过程，从入院开始，贯穿整个住院过程直至出院。它虽然常简称为"出院计划"，但本章介绍的"出院前计划"必须在预期或计划出院日期前进行。

在制订出院计划时，对患者及其照料者（无偿和有偿）的出院需求进行早期评估非常重要。出院可分三部分：出院前、出院和出院后。每位患者对干预的需求程度取决于他们的社会参与能力[8]。脑损伤患者在住院康复到居家康复的过渡过程中需遵循出院相关政策[9]。

SCI 患者出院计划的制订流程应与脑卒中或脑损伤患者相同，但却鲜有记录。

记忆要点

- 出院可分为三部分：出院前、出院和出院后。
- 在制订出院计划时，对患者及其照料者的出院需求进行早期评估非常重要。

出院前计划：谁负责？

有关出院计划制订不周对脊髓损伤患者出院的影响，近期证据尚不足[11-12]。所有 SCIU 团队都应意识到认真制订出院前计划的必要性，以确保患者按照规定流程出院。确保 SCI 患者甚至有时还包括患者家属都能参与制订出院计划，是所有临床医师的责任。

制订出院计划是一个过程，自 SCI 患者入院后就应尽快开始，不管是脊髓损伤后急性期还是收入康复病房，或返回社区后再次住院。

患者进行门诊康复也应制订出院计划，如果已经制订明确的康复目标，并量化康复结局或终点，出院计划也就不成问题。

在任何时候，患者及其家属和 / 或支持小组都需要参与制订出院计划，并需要提供咨询予以支持。

此外，保险公司或者政府机构，可以资助住房改造和 / 或设备和 / 或支持工作者，他们和 SCIU 团队也应参与出院计划的制订。

> **记忆要点**
>
> - SCIU 团队应仔细做好出院预案。
> - 确保脊髓损伤患者及其家人（如果情况允许）都能参与出院计划的制订过程，是所有临床医师的责任。
> - 可以资助住房改造和 / 或设备和 / 或支持工作者的保险公司或者政府机构也应参与出院计划的制订。

明确早期预后

早期制订出院计划需要患者了解自己功能恢复或者活动能力的预后情况，还有他们对住房条件的需求。即使患者不能确认损伤的严重程度，治疗团队也应从患者入院开始就注意这个问题，因为出院前计划延迟将导致患者出院延迟。

对不完全性脊髓损伤或马尾损伤患者而言，治疗团队很难提供一个精确的预后，因此在讨论患者预后及制订康复目标时，治疗团队应注意，随着患者病情改善，其预后及目标也需要修订。特别是当还不清楚患者将来能否在家自主活动，即室内步行或上下楼梯时，及时修订预后更为重要。在这种情况下，患者及其家属会期望完全康复，若仍需借助轮椅活动，进出还需斜坡或者水平通道的话，他们会很失望甚至发怒。

> **记忆要点**
>
> - 患者需要了解功能恢复或者活动能力的预后情况，以便 SCIU 可以早期制订出院计划。

清单

设定目标是康复过程的重要组成部分。

创建清单是制订出院前计划的重要组成部分，患者和治疗团队均可从中获益。

出院时康复目标有哪些？分别就治疗团队或者患者而言，哪些目标已经实现？

患者需要做什么呢，只是回家吗？他们需要与治疗团队一起或者单独创建清单。患者出院前需要安排好以下事项：设备到货、完成住房改造、购买食物、预约当地医生（若患者搬到另一个地方或者以前没有家庭医生的话也可找当地医生）、安排转运等。对 SCIU 而言，清单有时是通用的，但他们经常创建新的清单，尤其是为了满足有特定需求的患者。

> **记忆要点**
>
> - 创建清单是制订出院前计划的重要组成部分。
> - 清单有助于脊髓损伤患者实现其特定需求。

护理需求的早期评定

患者是否需要个人护理帮助，或他们是否能自理？

如果需要护理支持，护理范围及类型需要多长时间才能量化？能在康复早期进行吗？是否有必要等到康复治疗后评定了患者的独立性后再进行？

如果需要护理支持，如何提供，又由谁提供，如果需要外部护理支持，怎样资助？

在多学科或跨学科的 SCIU 团队中，作业治疗师（occupational therapists，OT）负责吃饭、穿衣、如厕、洗澡等日常生活能力的评估和训练，而物理治疗师（physiotherapists，PT）负责步行和转移训练，因此 OT 针对患者个人护理需求提供指导，PT 针对转移提供指导。然而，重要的是护理人员（注册护士、尚未注册的护士、护士助理等）也要参与评定和指导，因为患者可能在治疗室能够完成练习但却无法（或者不愿）在病房里练习。

如果 SCIU 不是多学科或跨学科团队模式，这些任务可能以不同的方式处理，若出院计划及时有效，这些任务仍需要完成。

设备需求的早期评定

SCIU 团队成员应尽快开具步行设备和个人护理辅具处方，以避免造成延迟出院。

一般来说，开具辅具和设备处方是护理和保健学科范畴。医务人员需要开具药物或置入物处方如患者所需导管型号或出院前所需的鞘内注射泵，也有可能开具上肢或步态矫形器处方。在某些 SCIU，医务人员还可能在批准支付前再次核对处方。

诸如排泄辅助用具等物品可在临近出院时开具处方，而复杂的步行设备则需提前进行，且开具处方前需要明确支付来源。

因此：

- 医务人员可开具药物处方，可转诊给其他人员，可对活动限制提供建议；他们可能参与，也可能不参与开具设备处方。医务人员通常会为保险公司、律师、政府机构、重返工作单位、驾驶和/或学习等提供医疗报告，这些报告可能会，也可能不会对出院计划产生影响。
- 护理人员可开具排泄辅助用具和伤口敷料等处方。
- OT 和护理人员可开具个人护理辅具处方，而且常常相互配合。
- OT、PT、矫形器师和医务人员可开具上肢矫形器处方，然而，OT 常常起主导作用。OT、矫形器师或助理技师可制作上肢矫形设备。
- PT、矫形器师和医务人员可开具下肢矫形器处方，但由矫形器师制作。PT 可开具步态辅具处方。
- 根据各 SCIU 不同，OT、PT 或助理技师将作为首要治疗师参与轮椅处方的制定，但减压垫、身体支持辅具（如轮椅）和电动移动设备常以团队形式开具处方。如果有压疮的重大风险或已发生相关事件，这一点就极为重要了。

- 病床和减压床垫的处方可由护理人员或专职医护人员负责。升降装置也是如此。
- 受过专门驾驶训练的 OT，可以开具改进的驾驶设备处方，提供合理改装车辆的建议。

社区生活的早期评定

有许多问题需要向患者询问，入院后应尽快进行。

有住房吗？如果没有，是否需要寻找住所或在社区中寻找替代住所（支持护理、住院护理等）？

如果没有住房，SCIU 团队，尤其是社工和/或出院计划制订者，需尽快开始寻找住房。

如果有住房，但不便利，又需要做什么，如何获得资助？

在某些情况下，入院康复前询问患者有无适宜住房很必要，若不知出院后的去向，患者甚至不可能入院。

出院前常需要家访，最好和患者一起。通常由 OT 进行，但也可由这个多学科团队的其他成员完成，家访需要多次进行，尤其是因住房改造等因素使患者活动能力发生变化时。必须在出院前甚至出院前一天晚上，对出入口尤其是新建的坡道进行安全评估。家访的目的是使工作人员（医院和社区）、患者及其家庭（和支持工作者）明确实际和可能存在的问题，并指出患者回归社区后可能出现的其他问题。

因此，由 OT 或者多学科团队里其他成员进行家访，在评估患者在家庭或社区环境中独立生活的能力或其需求方面起着至关重要的作用。患者住院治疗时，若离家特别远，那么治疗师可能无法亲自进行家访。在这种情况下，需要通过区域性治疗模式进行家访。遗憾的是，并非所有社区 OT 和 PT 都擅长这种模式，尤其是在评估轮椅安全出行的住房上。因此，转诊 SCIU 工作人员需要给社区治疗师提出指导原则，如门的宽度、坡道的标准以及轮椅转弯所需空间的大小。通过视频会议和"电话康复"，SCIU 治疗师可以在社区治疗师的帮助下进行虚拟家访。

> **记忆要点**
>
> - 出院前家访通常由 OT 或多学科团队的其他成员完成，最好和患者一起。
> - 若治疗师无法亲自家访，需要通过区域性治疗形式进行家访。
> - 通过视频会议和"电话康复"，SCIU 的治疗师可以在社区治疗师的帮助下进行虚拟家访。

出院计划会议

治疗小组需要定期与患者及其家人 / 支持小组领导 / 保险人 / 律师会面，以确保及时安排出院。对于刚刚诊断 SCI 的患者，尤其是高脊髓节段损伤患者，治疗小组常需要组织几次会议以便其康复完成时可及时出院。若社区护理有基金资助，在征求患者同意后，由基金资助的护理团队也应参与所有出院计划会议。

治疗小组需要和患者及其家属进行明确的沟通，这一点至关重要。

应向患者、家属和其他有关人员提供会议纪要以及所有文件的复印件。不管病历是电子版还是纸质版，其中一份复印件应归入患者的病历。如果可能，应要求患者确认收据。

理想情况下，与患者共同制订并交给患者的初期康复目标计划书上将显示其预期出院日期，但在患者康复治疗过程中出院日期可能随患者功能改善情况发生改变。

若寻求康复治疗的患者来自社区，而不是急性期医院时，应尽可能在其入院前明确预期住院时间，确保其及时出院。这意味着应在入院前进行评定。

> **记忆要点**
>
> - 治疗小组需要定期与患者及其家人 / 支持小组领导 / 保险人 / 律师会面，以确保及时安排出院。
> - 治疗小组需要和患者及其家属进行明确的沟通，这一点至关重要。应向患者、家属和其他有关人员提供会议纪要以及所有文件的复印件。
> - 患者入院时，初期康复目标计划和评定书应尽量指明预期住院时间，以便其及时出院。

培训

出院前应对患者、家属及其护理人员进行培训，尽管这种帮助及训练可能需要长期进行。赋予患者权力，进行自身护理，这样的长期训练是理想的，但遗憾的是并非总能如愿以偿。

招聘护理和监护人员的机构需要对其照护能力进行长期的培训和认证，包括安全的人工操作技术、感染控制，以及个人特殊活动。SCIU 团队很少能够长期提供这种类型的培训，尤其是在患者出院之后。

患者和照料者都需要指导手册、社区课堂、在线课程、网络聊天群以及其他教育资源。

> **记忆要点**
>
> - 出院前应对患者、家属及其护理人员进行培训，尽管这种帮助及训练可能需要长期进行。
> - 患者和照料者都需要手册、社区课堂、在线课程、网络聊天群以及其他教育资源。

过渡

尽管试验性的离院并非总是可行，但这对确保患者安全出院很有帮助。这将有助于患者及其照料者明确重返社区的障碍，制订下一步康复目标，这都需要在康复治疗（住院或门诊）完成之前进行。

有些患者要么没有合适的改造住房，要么需要门诊治疗,但离康复中心很远,这些患者都需要过渡性住所。

近期出院的SCI患者再入院

如果非计划再入院发生在患者出院后不久,则需要评估出院前计划是否有不足、再入院是否在预料之中或者可以预防。若出院计划失败的原因未能得到调查和改进,那可能面临更大的失败。

再入院和"老"患者

如果曾接受 SCI 康复治疗的慢性 SCI 患者再入院,因再入院原因不同,患者未必需要完整的出院计划。但是,患者应该使用清单,以确保其入院原因解决之后的出院不会延迟。

门诊康复计划

根据患者家附近或住院 SCIU 的设备,以及门诊康复的经济承受能力,患者出院后可以接受长期康复治疗。门诊康复计划也需要制订康复目标以及可实现、可量化的结局指标,而且不能和维持治疗计划混淆,后者旨在保持患者独立性和健康(或预防功能减退),并不能进一步改善活动或自理能力。

就像住院康复计划需要制订目标,门诊和社区康复计划也需要以目标为导向。通过定期复查和评估,治疗师应保证患者在达到平台期后不再继续接受治疗,因为平台期后更进一步的改善不可能很快出现。临床经验表明,SCI 患者出院后数月或数年功能活动还可改善,但需要家庭训练计划和治疗师偶尔的复查。

出院记录和沟通

出院记录必须准确,并应提供给患者和社区医务人员。如果患者的资料正在使用,应保留患者的出院信息。虽然患者的隐私至关重要,但应将其提供给第一级护理团队、配属的健康专业人员以及护理机构,以便其更好地服务 SCI 患者。出院前应对患者的私人医生/家庭医生/社区医护人员进行访问,如果不能亲自进行,可考虑"远程医疗"方式,一方是 SCI 团队和患者,一方是社区医务人员。

出院记录应包括以下内容:
● 诊断;
● 检验检查及其结果;
● 用药和治疗时间;
● 外伤/疾病病史,合并症,并发症和病情演变;
● 能力水平(levels of achievement)、活动能力、恢复情况及预后(包括 FIM™ 或 SCIM™、患者的目标,以及其他观察指标);
● 团队护理方案;
● 出院治疗报告;
● 需要在社区完善的进一步检查,日期或期限;
● 需要在医院完善的进一步检查,日期;
● 医院随访,日期,包括检查和/或治疗;
● 交通安排(包括谁负责);
● 医院名称,电话号码,SCIU 联系方式(包括电话号码、电子邮件和/或互联网信息);
● SCIU 随访医师的名字,社区随访团队名字,护士联系方式;
● 外伤日期,SCIU 就诊日期和出院日期;

- 特别的建议或注意事项。

　　门诊患者的出院记录不需要如此详细,但是仍需要所有临床医师的报告以及随访建议。

障碍意识——事先准备

　　墨菲定律提出"会出错的事总会出错,而且出现在最糟糕的时间",所以为可能发生的问题做好准备也是出院前计划的一部分。阻碍从康复机构出院的因素很常见,各种原因都会导致患者住院时间延长,如等候住房改造、居家护理、长期支持性的照护和服务以及康复设备。

　　其他阻碍因素则在资源配置不足上更常见,当患者住处离 SCIU 较远,出院回家后家庭圈子之外几乎没有康复设施。例如:在社区中提供无用的设备可能导致迅速恶化和早期再入院。充气垫在某些气候条件下可能不合适,窄径轮胎的西式轮椅不能在社区内未修整的或沙质道路上使用。

记忆要点

- 出院记录必须准确,并应提供给患者以及第一级护理团队、配属的健康专业人员、护理机构以及社区医务人员。

结语

　　不管采取何种康复措施,出院前计划具有共同特点,其重要性不容忽视。出院前计划是出院计划制订过程的重要组成部分,其益处虽无正式文字记录,但却不言而喻。

　　要更好地理解如何采用团队方式,让患者及其家人共同参与制订出院前计划,增加 SCI 患者住院康复治疗后重返社区的机会,以便取得最好的临床效果。

本章要点

- 在制订出院计划时,对患者及其照料者的出院需求进行早期评估非常重要。

- 脊髓损伤单元(SCIU)团队应仔细做好出院预案。

- 确保脊髓损伤患者及其家人(如果情况允许)都能参与出院计划的制订过程,是所有临床医师的责任。

- 可以资助住房改造和 / 或设备和 / 或支持工作者的保险公司或者政府资助机构也应参与出院计划的制订。

- 患者需要了解功能恢复或者活动能力的预后情况,以便 SCIU 早期制订出院计划。

- 患者入院时,初期康复目标计划和评定书应尽量指明预期住院时间,以便其及时出院。

- 创建清单是制订出院前计划的重要组成部分。清单有助于脊髓损伤者实现其特定需求。

- 在 SCIU,作业治疗师(OT)负责日常生活能力评估和训练,物理治疗师(PT)负责步行和转移训练。

- SCIU 团队成员应尽快开具步行设备、个人护理辅具以及保险公司、律师、政府机构、重返工作单位、驾驶和 / 或学习所需的医疗报告,以避免延迟出院。

- 治疗小组需要定期与患者及其家人 / 支持小组领导 / 保险人 / 律师会面,以确保及时安排患者出院。

- 治疗小组需要和患者及其家属进行明确的沟通,这一点至关重要。应向患者、家属和其他有关人员提供会议纪要以及所有文件的复印件。

- 出院前家访通常由 OT 或多学科团队的其他成员完成,最好和患者一起进行。

- 通过视频会议和"电话康复",SCIU 治疗师可以在社区治疗师的帮助下进行虚拟家访。

- 出院前应对患者、家属及其护理人员进行培训。患者和照料者都需要指导手册、社区课堂、在线课程、网络聊天群以及其他教育资源。

- 试验性的离院对确保患者安全出院很有帮助。没有合适的改造住房,或者需要长期门诊治疗的患者,需要过渡性住所。

- 门诊和社区康复计划需要以目标为导向。通过定期复查和评估,治疗师应保证患者在达到平台期后不再继续接受治疗,因为平台期后获得更进一步改善的可行性不大。

- 出院记录必须准确,并应提供给患者和第一级护理团队、配属的健康专业人员、护理机构以及社区医务人员。

（张娜　译　刘楠　校）

参考文献

1. Shepperd S, Lannin NA, Clemson LM, McCluskey A, Cameron ID, Barras SL. Discharge planning from hospital to home. Cochrane Database of Syst Rev 2013;(1): Art. No.: CD000313. DOI: 10.1002/14651858.CD000313.pub4.

2. Preyde M, Macaulay C, Dingwall T. Discharge planning from hospital to home for elderly patients: a meta-analysis. *J Evid Based Soc Work* 2009;6(2):198-216.

3. Steffen S, Kosters M, Becker T, Puschner B. Discharge planning in mental health care: a systematic review of the recent literature. *Acta Psychiatr Scand* 2009;120(1):1-9.

4. Phillips CO, Wright SM, Kern DE, Singa RM, Shepperd S, Rubin HR. Comprehensive discharge planning with postdischarge support for older patients with congestive heart failure: a meta-analysis. *JAMA* 2004;291(11):1358-67.

5. Hosein FS, Bobrovitz N, Berthelot S, Zygun DA, Ghali WA, Stelfox HT. A systematic review of tools for predicting severe adverse events following patient discharge from intensive care units. *Crit Care* 2013;17(3):R102.

6. Fox MT, Persaud M, Maimets I, Brooks D, O'Brien K, Tregunno D. Effectiveness of early discharge planning in acutely ill or injured hospitalized older adults: a systematic review and meta-analysis. *BMC Geriatr* 2013;13:70.

7. Nurjannah I, Mills J, Usher K, Park T. Discharge planning in mental health care: an integrative review of the literature. *J Clin Nurs* 2014;23(9/10):1175-85.

8. Scottish Intercollegiate Guidelines Network. Management of patients with stroke: rehabilitation, prevention and management of complications and discharge planning. Edinburgh: SIGN (publication 118); 2010.

9. Scottish Intercollegiate Guidelines Network. Brain injury rehabilitation in adults—a national clinical guideline. Edinburgh: SIGN (publication 130); 2013.

10. Lambrinou E, Kalogirou F, Lamnisos D, Sourtzi P. Effectiveness of heart failure management programmes with nurse-led discharge planning in reducing re-admissions: a systematic review and meta-analysis. *Int J Nurs Stud* 2012;49(5):610-24.

11. New PW. Prospective study of barriers to discharge from a spinal cord rehabilitation unit. *Spinal Cord* 2014. doi: 10.1038?sc.2014.166 [Epub ahead of print].

12. New PW, Scivoletto G, Smith E, et al. International survey of perceived barriers to admission and discharge from spinal cord injury rehabilitation units. *Spinal Cord* 2013;51(12):893-7.

第58章　社区融入

KomalKamra

学习目标

本章学习完成后,你将能够:

- 明确社区融入定义;
- 讨论脊髓损伤患者对社区融入的需求;
- 讲述脊髓损伤患者对便利性的需求;
- 概述社区融入的策略;
- 向患者家人和朋友解释脊髓损伤患者的真正需求;
- 评价决策者和执行者在促进患者便利性方面起何作用;
- 支持脊髓损伤患者作为社区平等成员生活的权利。

引言

人是群居动物,需要与人相处,爱与被爱,需求与被需求,关心与被关心,维护权利以及履行责任。从出生起,孩子就伴随父母、兄弟姐妹,还有家人、朋友、邻居和其他社会成员的爱长大。关心和分享得以发展,而这些关系是在相互让步中孕育的,而并非是物质。从医学角度讲,脊髓损伤(spinal cord injury, SCI)是一种复杂的疾病,影响患者生活,并导致终身残疾[1],脊髓损伤患者经历着痛苦和折磨。对脊髓损伤而言,任何良好的康复过程都需要一个重要因素,即重建社会关系并成功融入环境。影响 SCI 患者回归社区的重要外部因素也需要解决。尽管社区融入是 SCI 患者最重要的康复内容之一,但迄今为止,大多数关于康复的文献或者忽略了这一问题,或者仅进行了表面处理。

对残疾的社会应对(比如 SCI 导致的)已从隔离到社区整合(community integration)再到社区融入(community inclusion)。社区融入是康复的终极目标[2],定义是"作为家庭和社区生活的一部分,参与正常生活和工作,成为家庭、社会团体乃至整个社会的积极有贡献的成员"[3]。国际功能、残疾和健康分类(International Classification of Functioning, Disability and Health, ICF)参与概念中包含"被动参与",意味着参加、被包容、被接受或获得需要的资源[4,5]。简单地说,社区融入可以定义为:"被接受,并能充分参与家庭和社会生活。"[6]

本章回顾了影响 SCI 患者的生活态度及社会关系,讨论了更广泛的社区融入以及医疗保健专业人员的态度。本章总结了提供援助和支持的三方面,正规机构和家庭护理、家庭和朋友的无偿照顾,以及消费者决定的有偿个人援助。

记忆要点

- 对残疾的社会处理(比如 SCI 导致的)已从隔离到社区整合再到社区融入。
- 社区融入定义是"作为家庭和社区生活的一部分,参与正常生活和工作,成为家庭、社会团体乃至整个社会的积极有贡献的成员"。

社区融入的障碍

了解阻碍社区融入的原因,无论潜在的或真实的,很重要,目的在于清除这些障碍。其中一些原因深深植根于人类心灵之中,而另一些则是医学的、社会的或完全生理的。

SCI 患者必须处理的两个非常重要的问题,一是膀胱和肠道功能的部分或完全丧失,二是活动能力部分或完全丧失,必须使用辅助器具如轮椅。

当膀胱充盈或者急于解大便时,成人很容易完成。SCI 患者一直寻找备选策略,并一直担心失禁问题。

第二个问题是使用辅助器具活动。人们对轮椅的关注有些过度。"我在轮椅上看起来不太好或不像样"是大部分 SCI 患者所想。坐轮椅时,患者需要不断活动上身以避免压疮,这在社交聚会上令人尴尬。使用轮椅时,患者要面对每个阶段的生理障碍,这会影响其四处活动的念头。这些问题很重要,它会使 SCI 患者失去信心,尤其是在发展中国家。

上述问题会打击 SCI 患者的自信心,严重时可完全不与外界联系,也会产生消极情绪,常导致行为改变、否认、抑郁甚至攻击。最终,他们可能需要心理上甚至精神上的帮助。

克服医学、心理和生理障碍对社区融入同等重要,这些一同被称为社区融入策略。SCI 患者的生活质量取决于消除歧视以及生理所致的所有障碍,也取决于建立支持性关系和社区融入[1]。

记忆要点

- 了解阻碍社区融入的原因很重要。
- SCI 患者的两个重要障碍是膀胱/肠道功能的丧失以及活动需要辅助器具如轮椅。
- 医学、心理和生理障碍也需要处理,以便实现社区融入。

康复的作用

SCI 患者康复的最终目标是推动其承担或恢复其适合的社会角色[7]。参与社区活动与患者生活质量密切相关[8]。然而,今天 SCI 康复所讲的大部分内容是将患者功能受限降到最低;实现社区参与最大化的具体干预措施是有限的[9]。

社区整合问题复杂,但它是受伤或残疾患者康复的最终目标[2]。要想康复成为现实,SCI 患者必须积极消除所有障碍。确定功能、心理和结构障碍很重要,有助于促进 SCI 患者参与治疗计划,改善长期健康状况,引领社区融入。最常提及的问题分为三个方面:

- 内在的(如缺乏动力、缺乏活力、缺乏兴趣);
- 资源的(如治疗费用,不知到哪里进行恰当的治疗);
- 结构或建筑的(如设备以及教授轮椅技能的博学的导师的可及性)[10]。

重返社会有几种不同的模式可以实现,其中专家中心模式是最好的,它可降低成本,减少并发症和再住院情况。这些中心的多学科团队最擅长处理各种障碍,实现社会融入。SCI 患者自然优先考虑膀胱和肠道功能控制和活动能力。治疗工作旨在提高患者上下肢功能,以及教育其可以独立进行日常活动的技术。心理健康服务和指导也同样重要:抑郁症与功能改善不理想以及并发症增加有关。需要在不同的层面上(患者、家人和朋友以及社会)克服心理和生理障碍,后者包括方针决策和执行级别的变更。康复不当可能阻碍社区融入。

社区生活所需的医疗和社会资源有限是充分参与社区活动的一个重要障碍[11]。独立生活中心可提供朋辈指导、交通、住房、支持等。然而,这样的中心常常缺乏,尤其是发展中国家,而且无论在哪里,这些中心和医疗康复社区之间的交流往往是不够的[9]。

疼痛是 SCI 的一个主要问题,它影响患者的活动以及他们融入社区的程度。在康复治疗阶段和向社区过渡的早期,都需要解决疼痛问题[12]。

受伤程度较轻、受伤时间较长、受伤年龄较轻的患者社区参与常常较好;然而并非总能如此,因为家庭支持、情绪调节和应对方式对其影响显著[13,14]。受教育程度高、身体健康、负面情绪少对康复有积极影响,而发病前药物滥用及学习行为障碍对康复有消极影响[15]。伤后抑郁[16]、收入情况、受教育程度与抑郁症[17]和自杀倾向有关[18]。

急性期后,由于久坐不动的生活方式,SCI 患者处于健康谱的最低端[19]。SCI 患者必须恢复健身和娱乐活动,避免肥胖和其他疾病,如糖尿病[20,21]。另一方面,过度使用引起的损伤也必须避免[22]。

SCI 后的许多不确定因素中,人们关心潜在的和现有的关系,特别是婚姻关系。受伤后结婚者适应更多,而受伤前结婚者离婚更多。性咨询必须是康复方案的一个组成部分[23]。

在康复期间,应鼓励来自家人和朋友的照料者参加康复活动。然而,必须注意避免配偶、父母和亲戚的压力和倦怠,这样的病例报道很常见[24]。外聘照料者是一个很好的选择,但 SCI 患者遭受陌生照料者和卫生员身体虐待和性虐待的发生率较高[25]。这些问题极大地影响了社区融入,在康复过程中必须加以解决。

如果社会愿意支持,高节段 SCI 患者的生活也会愉悦并丰富多彩;对康复过程采用传记式记录,可以最大限度地提高生活质量[26]。

> **记忆要点**
>
> - 康复重要的是确保功能最大化以及患者尽可能独立。
> - 要想康复成为现实,SCI 患者必须积极消除所有障碍。
> - 如果社会愿意支持,高节段 SCI 患者的生活也会愉悦并丰富多彩。
> - 社区生活所需的医疗和社会资源有限是充分参与社区活动的一个重要障碍。

家人和朋友的作用

当刚受伤的患者面对急性期状态时,他的家人也在努力了解和适应生活的变化。当一位母亲在照料受伤的孩子时,她也在努力了解情况的严重性。配偶、兄弟姐妹、儿子或女儿,这些亲密的人将受到沉重的打击。家人无法预料未来等待他们的是什么。最直接的影响是他们所爱的人再也不能行走,这种无能为力将导致孤立。

从急性期就开始处理这些问题是康复的一个非常重要的部分,因为亲密的家庭成员和朋友可以在患者社会心理康复中发挥重要作用。第一步是对家人进行 SCI 教育;这必须由专业人员来做,包括心理学家、患者教育工作者和朋辈咨询员。关于怎么做没有真正的规则,但它必须是个性化的,因此,重要的是要了解完整的家庭背景。某个或某些家庭成员,以及朋友,将担负具有挑战性的照料者责任。康复专业人员的任务是明确照料者并提供情感支持,避免其感到压力和倦怠,使这种照料关系在关键时期得以延续。当 SCI 患者开始康复后,照料者的支持可能慢慢减至最少甚至消失。辅助技术人员和技术培训师在处理 SCI 患者社区融入问题方面至关重要。

在高收入国家,需要大量辅助的 SCI 患者可以采用个人辅助的独立生活模式,经济效益好。而在低收入国家,社区康复(community-based rehabilitation,

CBR)很重要。不论哪个国家,社会网络、自助团体和残疾人组织都可以促进患者的社区参与。参加体育活动比如节假日的体育运动、文化聚会等可以促进生理和心理健康,尤其是患者家人和朋友一起参加的时候。类似这样的支持系统有助于把 SCI 患者及其家人的伤害降至最低,也有助于防止家庭关系紧张。这是 SCI 患者走向社区融入的第一步。

应使 SCI 患者及其家人充分知情,以便出院后他们可对自己的医疗保健负责。SCI 患者心理健康,可以像往常一样参加所有家庭活动,包括需要决策的活动。家人必须督促 SCI 患者自己做决定;小到当天膳食的选择,大到假期的规划、工作的类型等等。家人应该辅助,但不能过度保护,过度关心,过度承担责任。

朋友在 SCI 患者恢复到正常生活中起着关键性的作用。朋友的接受对于罹患灾难性疾病的人来说是至关重要的,比如 SCI。亲密的朋友也要充分了解患者身体的最新状况,以便在需要时随时帮助他们。重返朋友圈对 SCI 患者是一个很好的鼓励,伤后也可以回归正常的生活。

在一些社区,大家庭、邻居和社会有时会产生消极作用。有些人认为疾病如 SCI 是上天的诅咒,是对过去所作所为的惩罚,而社会环境可能把患者当做罪人或被遗弃的人,使其不能被社区容纳,这将对已经深受折磨的患者及其亲人造成沉重的打击。反之,在家庭体系包容而强大、有着正向信仰的环境里,社会关系的造成的痛苦可能会减少。人们会认为悲剧是一种上天给予的挑战,患者在早期常有良好的接受度,并在家庭的无条件的关怀中得到加强。

> **记忆要点**
>
> - 家人和朋友在脊髓损伤患者从急性期到恢复独立的过程中起着至关重要的作用。
> - 心理学家、患者教育工作者和朋辈咨询员可对患者家人进行有关身体状况及如何处理的教育。

无障碍/消除生理障碍的作用

经过良好康复训练的 SCI 患者准备开始独立生活,这有助于患者与家人、朋友和社会的互动和融入。然而,周围的物质环境对患者生活的影响是巨大的。在家里,活动能力会影响患者日常生活及其与家人的互动。进行简单的家居改造有利于实现患者独立。比如，门稍微加宽，门前地垫与地面平齐，电开关和门栓伸手可及等。如果床与轮椅处于同一水平，而患者熟悉正确的转移方法，那么当需要时他将毫不犹豫地转移到轮椅上。一旦坐上轮椅，可以进出房间以及无障碍场所。这不仅有助于 SCI 患者完成日常生活，也给了他们活动的机会。他们可以到洗手间如厕洗漱，可以晒太阳，可以做饭，可以到客厅和家人聊天，到餐桌和家人一起吃饭，等等。既然可以在家中活动，患者就不会感到无助和悲伤。

总的来说，这种些许的改变是可行的。一个恢复良好的 SCI 患者如果有能力处理日常生活活动的话，他或她可以选择独自生活。他们喜欢的居住地不受限制，可以靠近教育、工作或者朋友所在地。

下一个挑战是面对房子外面的自然环境。这些环境未必是无障碍的，而且很多无法进行改造。希望在受伤前的学校继续上学的孩子，可能突然面临学校校舍无法进入的情况。这需要学校当局有足够的敏感性并愿意进行改造。一个小斜坡很容易取代进入校舍的那几步台阶。教室、操场和卫生间也是如此，这也应延伸至工作地点、礼拜场地、购物和休闲活动场所等。房子与这些地方之间也必须是无障碍的。

如果所有的地方都采用通用设计，那就无需考虑通行问题了。虽然大多数国家的土地法规定强制执行，但遵守范围不同。如若应用，它不仅对残疾人有用，也对老年人、照顾婴儿车 / 童车内孩子的父母以及暂时性残疾，比如骨折的人有用。障碍的范畴很广，有些是针对特殊需求产生的特殊问题，因此，为所有人设计的通用设计很少得到完全遵守。这阻止了患者活动，影响了有特殊需求的患者的完全参与能力，从而导致患者边缘化。

我们可以陪着脊髓损伤患者从家前往工作地点。房子在一楼，大楼没有电梯，他需要帮助，一旦出了大楼，人行道高于地面，没有帮助他无法通行；这种情况会在每个十字路口出现。患者需要到离家很远的工作单位上班，公共交通不便，患者则需要自己承担交通费用，这或许会超越其支付能力。工作地点的情形类似。他的办公室在三楼，电梯太小，不能容纳他的轮椅。他需要被抬起来，即使有人帮忙，也很危险。工作地点的桌子有木栏用于歇脚，但轮椅不能完全进去。他离工作电脑距离很远，工作姿势不适，并进一步导致了更多的问题。文件柜的设计方式不合理，他每次取文件时

都得求助。办公室没有方便患者进行简单操作的卫生间，如清洁间歇导尿（clean intermittent catheterization，CIC），这项操作患者可以独立完成。在回家的路上，他需要携带一些食品杂物，需要从 ATM 取钱，这些全都不方便。患者想参加朋友的生日聚会，场地是草坪，轮椅会被崎岖不平的草地卡住，他只能待在草坪的一角，不能自由活动。这种情况在发展中国家很普遍。

请注意上段中出现的"需要帮助"的次数。很多时候他都只能做出妥协，不去做自己想做的事情。这会导致患者产生消极思想，有时甚至逃避活动以避免向他人寻求帮助。SCI 患者感到限制和约束，因此需要预先规划每次活动。此外，还有其他医学问题。在上面的例子中，每个人都在聚会上喝酒时，他却需要约束自己，因为不知道什么时候才能回家做下一个 CIC。他必须注意饮食，以防影响自己的肠道管理。

以上所有的约束使 SCI 患者变得消极，他们可能辍学或者辞职，被迫选择自己不喜欢的事情。如果呆在家里，他们情绪状况和经济负担会随着时间推移而增加，并发症也会出现，最终结果是致命的[27, 28]。

简而言之，对于使用轮椅的患者应考虑以下内容：
- 避免突然发生垂直方向的变化（例如弯道、台阶、车辙、沟槽），以确保路线连续、可通行。
- 避免人行道的行进方向上坡度（拱形）过多，它会使轮椅的控制变得困难。
- 在盆、桌、凳下提供足够的前伸空间和可用间隙，使患者和轮椅踏板以及前轮得以进入。
- 房间门道够宽、空间够大，以便轮椅进出及转圈。
- 避免妨碍轮椅活动的地面装饰（例如砾石、草或长绒地毯）以及无法提供足够摩擦力的地面（例如抛光地面）。

为残疾人规划服务设施时需要考虑的因素包括：
- 这不仅影响残疾人，也影响他们的家人和照料者。
- 农村或偏远社区的残疾人、他们的家人和照料者所面临的其他不利条件。
- 母语非当地语言者需要更多的机会和支持。
- 随着年龄增长，残疾的可能性也会增加。
- 随着人口老龄化，残疾人口的数量持续增加。

创建一个便利和包容的社区将最大限度地减少残疾的影响，并有助于社区融入。

关于这一部分的进一步细节，读者可以参考第 35 章。

辅助技术的作用

辅助技术是一个通用术语，包括辅助性、适应性和康复性设备，以提高残疾人的独立能力。辅助器具在SCI患者日常生活中起关键性作用。约80%~90%的SCI患者需要轮椅。转移板可以帮助患者安全轻松转移。高节段损伤的患者可能需要特定的手部运动辅具来握住勺子、笔等；一些患者可能还需要呼吸和发声的辅助装置。这些装置不仅对生命至关重要，还能提高患者生活质量，从而增强社区的包容度。

四肢瘫患者使用电动轮椅更舒适，而截瘫患者则可以使用普通轮椅或手动轮椅。轮椅的类型取决于受伤的节段、康复训练期间和之后的独立程度，以及日常活动和特殊情况如体育赛事、旅行等活动。许多SCI患者需要外加座厕椅，若条件可行，应该教导患者如何转移到马桶上。

让需求各不相同的SCI患者能得到适合自己的辅助器具，这一点很重要。这也必须在患者可承担的经济范围内。设备维修必须有保障。应教导患者及其家人如何维护轮椅以及如何解决小问题，对于大的维修问题，患者必须了解该去哪里、和谁联系，这保证了安全和健康，增加了使用者的信心。

毫无疑问，使用适当的辅助器具有助于患者更多地参与社区生活[29-31]，重新融入社会[32,33]。这些辅具在促进SCI儿童学习和发育[34]，以及活动、教育和社会参与方面发挥着关键作用[35]。辅助技术极大地促进了成功就业[36]。

重要的是，患者在康复治疗过程中，应确认其需求，以便在患者离开康复中心之前教导他们这些设备如何采购以及如何正确使用。当然，随着生活的继续，要常常重新评估这些需求。自然环境可导致患者活动不便，如路边石、地面不平等[37]。这就需要在康复过程中学习轮椅技术；它可促进自由，从而更大程度地参与社区生活[38]。前轮离地是手动轮椅的一项重要技能，因为它在完成许多任务如上下坡的弯道、陡峭的斜坡和交叉路口的坑洞时是必不可少的[39]。尽管轮椅技术对于手动轮椅使用者安全有效地解决自然环境中遇到活动障碍很重要，但是许多使用手动轮椅的SCI患者很难完成社区出行和高级技能，因为这些在康复过程中常被忽视[40]。

有关本节的进一步细节，读者可以参考第38章。

休闲娱乐活动的作用

通过各种休闲相关的活动，比如轮椅运动项目，残疾人之间的社会关系可以得到有意义的发展。娱乐和休闲活动也是包括残疾人在内的所有人提高生活质量的一个重要内容。许多休闲娱乐活动为聚会、参与社交活动以及发展友谊提供了机会。常常是这些关系使休闲活动变得最有意义。因此，支持的一个关键部分就是帮助SCI患者参与社交活动、拥有人际关系[41]。

享有卫生服务的作用

SCI患者需要通过医疗服务不断进行评估，以评价各项系统并处理并发症。如果患者知道在需要的时候会得到这些服务，他们会感到很安全，并勇敢的生活下去。

社区康复的作用

社区康复(community-based rehabilitation, CBR)是在普通社区范围内帮助残疾人康复、均等化机会、减轻贫困以及社会融入的发展策略,这是通过残障人士、他们的家人,以及相关的官方和非官方健康、教育、职业、社会和其他服务机构的共同努力来实现的。SCI 患者,尤其是经济情况较差者,最可能会从这些服务中获益。

国家和执行机构的作用

国家亟需满足 SCI 患者的需求。在一些医疗保险政策覆盖急症和残疾的国家,SCI 患者会得到很好的照顾,包括从急性期医疗到康复、教育、就业以及提供辅助器具;事实上,在这些国家,SCI 患者的终身照护是强制性的。

然而,在许多国家,尤其是发达国家,情况并非如此。医疗系统负担过重,SCI 患者经常得不到充分的救治,因为他们需要多学科的治疗。SCI 患者住院时间长被认为是负担,可能骨折刚刚稳定,患者就被送回家,而对康复过程知之甚少。资金和信息的缺乏使患者及其家人只能听天由命,最终使他们失去康复机会。

尽管存在一些政府项目,但为数不多,且信息也尚未得到恰当的宣传。这些项目大多是针对低收入阶层的,他们最不可能获取这些信息。因此,必须不仅制度到位,而且确保制度实施。就 SCI 患者而言,他们活动不便且资源有限,制度必须去覆盖他们。

当然,非政府组织和自助团体基础广泛,便于向患者伸出援手,特别是在发展中国家。他们可以在基层工作,在 SCI 患者社区融入中,他们从帮助患者进出建筑物和交通工具,到提供职业康复和反歧视措施,确保

儿童和成年人可以重返学习、独立生活,可以赚钱并参与家庭和社区生活。

立法和政策的作用

残疾不是无能,它是我们身边的不可思议的多样性的一部分。我们需要了解残疾人不想要施舍,而是机会。施舍创造差距,优越者"慷慨"地赠送他们不需要的东西。然而,团结建立在平等之上,人与人不同,但权利平等。立法应消除障碍,给予残疾人士自由:与其他人不同的自由。

过去几十年来,由于残疾人自身的倡导,社会对残疾的态度发生了巨大的变化。残疾人为实现社会的全面包容和参与而奋斗。就概念而言,焦点已经发生转变,残疾不再是个体缺陷,而是个体健康、功能及其生理、社会以及环境相互作用的结果。残疾已是人权问题。这种有记载的转变[42-44]促成了联合国《残疾人权利公约》(Convention on the Rights of Persons with Disabilities, CRPD)[45]。公约提议残疾人可根据自己的意愿融入和参与社会活动。从 20 世纪 60 年代末和 70 年代末美国加利福尼亚伯克利独立生活的先驱者开始,SCI 患者在许多国家的残疾人运动中发挥着主导作用[42]。CRPD 还需要以不贬低 SCI 患者的方式实施预防策略[46]。

然而,即使在签署 CRPD 的国家,条约的履行也有所不同。例如:CRPD 第 24 条明确详细地指出了为实行所有残疾人的各级受教育权,立法、政策和规划需要做什么[47]。一些高收入国家已经制定了实施教育融合理念的法律和政策,包括像英国《反歧视法》等反歧视条款,以解决受到教育排斥的个人投诉[48]。然而,如果立法更积极,则更有效。例如:在丹麦,法律要求教育部提供补偿援助,残疾人需要完成与他们同龄人相同的教育课程,以便能够在学术上获得成功。在法国,学校需要对残疾学生采取积极的措施,并在身体和教学方法上做出调整[49]。

在低收入和中等收入国家经常存在立法障碍,包括明确允许残疾儿童不受教育的法律[50]。联合国教科文组织认为,在这些国家实施全纳教育的最大障碍

是未能制定一项支持全纳教育的法律和政策框架[51]。即使在像南非这样的国家，政府已经率先明确了全纳教育的障碍，但因缺乏法律和资金支持的规划导致进展甚微[52]。自上而下的方案未能充分考虑农村当地情况，不太可能成功[53]。

目构成，回答时必须使用李克特五分量表法（Likert scale），从 1= 总是不同意，到 5= 总是同意。

记忆要点

- 联合国《残疾人权利公约》（CRPD）提议残疾人可根据自己的意愿融入和参与社会活动。
- 英国、丹麦、法国和南非等国家在解决残疾人问题上采取了重要措施。

记忆要点

- 科学量化脊髓损伤患者的社区融入的工具包括 CHART、CHIEF 和 CIM，这些方法有助于制定和执行社区融入计划。

社区融入的评价

为科学量化，可通过多种方法对 SCI 患者的社区整合进行评估，这有助于卫生专业人员在处理患者问题时确定自己的行动方案，也有助于政策制定者和实施者制定和执行相关政策促进社区融入。下文列出一些这样的方法：

- 克雷格障碍评定报告技术（Craig Handicap Assessment and Reporting Technique, CHART）[54]：它用于评价社区参与。作为一种间接测定，该技术量化了残疾人个体重新融入社区的程度，它的发展是基于世界卫生组织的 1980 残疾模型[55]。该技术评价残障的六个方面：①身体独立性：维持一种常规实际的独立生活的能力；②活动性：在他/她周围环境实际活动的能力；③职业：与性别、年龄和文化相符的打发时间的能力；④社会整合：参与并维持社会关系的能力；⑤经济自给自足：维持社会经济活动和独立的能力；⑥认知独立：自我适应周围环境的能力。
- 克雷格医院环境因素量表（Craig Hospital Inventory of Environmental Factors, CHIEF）[56]：它的目标是提供一种工具，可以量化环境因素，并能更好地理解各种环境因素阻碍或促进残障人士生活的程度[57]。CHIEF 有 25 项，旨在量化环境阻碍因素的频率、幅度和总体影响。环境障碍指的是阻止残疾人参与家庭和社区生活以及他们需要或想做的事情的阻碍因素，包括社会、态度和政策障碍，以及身体障碍和建筑设施障碍。
- 社区整合措施（community integration measure, CIM）：它共有 10 项，旨在量化社区整合的水平，基于个人态度、观念及其信念[58]。CIM 由一系列共 10 个项

结语

确保医疗和康复充分，服务和环境到位，将大大减少总体成本，增加社会劳动力，提升个人自尊和生活质量。SCI 是可预防、可幸存的，不妨碍患者获得卫生保健和社会融入。它需要各级，包括个人、社会、政府和其他利益相关者的行动。如果没有有效地消除歧视和障碍，SCI 将永远是一场灾难。一旦这些问题完全解决，SCI 患者将会获得真正解放。他们可以像其他人一样过着充实快乐的生活，通过借助医疗保健、个人帮助和辅助器具，SCI 患者应该能够重返学习，独立生活，工作获得收入，并参与家庭和社区生活。

本章要点

- 从医学角度讲，脊髓损伤（SCI）是一种复杂的疾病，影响患者生活，并导致终身残疾。
- 社区融入定义是"作为家庭和社区生活的一部分，参与正常生活和工作，成为家庭、社会团体乃至整个社会的积极有贡献的成员"。
- 了解阻碍社区融入的原因很重要。
- SCI 患者的两个重要障碍是膀胱/肠道功能的丧失以及活动需要辅具如轮椅。
- 医学、心理和生理障碍也需要处理，以便实现社区融入。
- 社区生活所需的医疗和社会资源有限是充分参与社区活动的一个重要障碍。
- 要想康复成为现实，SCI 患者必须积极消除所有障碍。
- 家人和朋友在脊髓损伤患者从急性期到恢复独立的过程中起着至关重要的作用。
- 心理学家、患者教育工作者和朋辈咨询员可对患者家人进行有关身体状况及如何处理的教育。
- 脊髓损伤患者的周围环境影响其生活，家庭和工作

场所的便利性必须优先考虑。

- 家庭和工作场所都应该进行简单地改造，以便患者无障碍活动。
- 使用辅助器具有助于患者更多地参与社区、社会和公民生活，也有助于成功就业。
- 国家亟需满足 SCI 患者的需求，包括从急性期治疗到全面的康复、教育和工作。
- 联合国《残疾人权利公约》（CRPD）提议残疾人可根据自己的意愿融入和参与社会。
- 科学量化脊髓损伤患者的社区融入的工具包括 CHART、CHIEF 和 CIM，这些方法有助于制定和执行社区融入计划。

（张娜 译 刘楠 校）

参考文献

1. WHO. Disabilities and rehabilitation. International perspectives on spinal cord injury. Geneva: WHO; 2013.
2. Wood-Dauphinee S, Williams JI. Reintegration to normal living as a proxy to quality of life. *J Chronic Dis* 1987;40:491-9.
3. Dijkers M. Community integration: conceptual issues and measurement approaches in rehabilitation research. *Top Spinal Cord Inj Rehabil* 1998;4:1-15.
4. World Health Organization. International classification of functioning, disability and health: ICF. Geneva: WHO; 2001.
5. World Health Organization. Towards a common language for functioning, disability and health: ICF. Geneva: WHO; 2002.
6. www.elearnsci.org. United Kingdom: International Spinal Cord Society; 2011. Available from: http://www.elearnsci.org/pages.aspx?id=3&page=Disclaimer_Certificate. [cited Mar 25, 2015]
7. Corrigan JD, Demling R. Psychometric characteristics of the community integration questionnaire: replication and extension. *J Head Trauma Rehabil* 1995;10:41-53.
8. Dijkers MP. Correlates of life satisfaction among persons with spinal cord injury. *Arch Phys Med Rehabil* 1999;80:867-76.
9. Forchheimer M, Tate DG. Enhancing community re-integration following spinal cord injury. *NeuroRehabilitation* 2004;19:103-13.
10. Scelza WM, Kalpakjian CZ, Zemper ED, et al. Perceived barriers to exercise in people with spinal cord injury. *Am J Phys Med Rehabil* 2005;84:576-83.
11. Charlifue S, Gerhart K. Community integration in spinal cord injury of long duration. *NeuroRehabilitation* 2004;19:91-101.
12. Donnelly C, Eng JJ. Pain following spinal cord injury: the impact on community reintegration. *Spinal Cord* 2005;43:278-82.
13. Forchheimer M, Tate DG. Enhancing community re-integration following spinal cord injury. *NeuroRehabilitation* 2004;19:103-13.
14. Holicky R, Charlifue S. Aging with spinal cord injury: the impact of spousal support. *Disabil Rehabil* 1999;21:250-7.
15. Putzke JD, Richards JS, Hicken BL, et al. Predictors of life satisfaction: a spinal cord cohort study. *Arch Phys Med Rehabil* 2002;83:555-61.
16. Bombardier CH, Richards JS, Krause JS, et al. Depression of major depression in people with spinal cord injury: implications for screening. *Arch Phys Med Rehabil* 2004;85:1749-56.
17. Krause JS, Kemp B, Coker J. Depression after spinal cord injury: relation to gender, ethnicity, ageing and socioeconomic indicators. *Arch Phys Med Rehabil* 2000;81:1099-109.
18. Kishi Y, Robinson RG, Koshier JT. Suicidal ideation among patients with acute life-threatening physical illness: patients with stroke, traumatic brain injury, myocardial infarction, and spinal cord injury. *Psychosomatics* 2001;42:382-90.
19. Dearwater S, LaPorte R, Robertson R. Activity in the spinal cord injured patients: epidemiologic analysis of metabolic parameters. *Med Sci Sports Exerc* 1986;16:541-4.
20. Mollinger L, Sparr G, Ghatet A. Daily energy expenditure and basal metabolic rates of patients with spinal cord injury. *Arch Phys Med Rehabil* 1985;66:420-6.
21. Bauman WA, Spungen AM. Disorders of carbohydrate and lipid-metabolism in veterans with paraplegia or quadriplegia: a model of premature aging. *Metabolism* 1994;43:749-56.
22. Figoni SF. Spinal cord disabilities: paraplegia and tetraplegia. In: Durstine JL, Moore GE, editors. ACSM's exercise management for persons with chronic diseases and disabilities. 2nd ed. Champaign (IL): Human Kinetics; 2003. p. 247-53.
23. Kreuter M. Spinal cord injury and partner relationships. *Spinal Cord* 2000;38:2-6.
24. Post MW, Bloemen J, de Witte LP. Burden of support for partners of persons with spinal cord injuries. *Spinal Cord* 2005;43:311-9.
25. Young ME, Nosek MA, Howland C, et al. Prevalence of abuse of women with disabilities. *Arch Phys Med Rehabil* 1997;78 (12 Suppl. 5):S34-8.
26. Hammell KW. Quality of life among people with high spinal cord injury living in the community. *Spinal Cord* 2004;42:607-20.
27. O'Connor PJ. Prevalence of spinal cord injury in Australia. *Spinal Cord* 2005;43:42-6.
28. Middleton JW, Dayton A, Walsh J, et al. Life expectancy after spinal cord injury: a 50-year study. *Spinal Cord* 2012;50:803-11.
29. Chan SC, Chan AP. User satisfaction, community participation and quality of life among Chinese wheelchair users with spinal cord injury: a preliminary study. *Occup Ther Int* 2007;14:123-43.
30. Glumac LK, Pennington SL, Sweeney JK, et al. Guatemalan caregivers' perceptions of receiving and using wheelchairs donated for their children. *Pediatr Phys Ther* 2009;21:167-75.
31. Rushton PW, Miller WC, Mortenson WB, et al. Satisfaction with participation using a manual wheelchair among individuals with spinal cord injury. *Spinal Cord* 2010;48:691-6.
32. Scherer MJ, Cushman LA. Measuring subjective quality of life following spinal cord injury: a validation study of the assistive technology device predisposition assessment. *Disabil Rehabil* 2001;23:387-93.
33. Bingham SC, Beatty PW. Rates of access to assistive equipment and medical rehabilitation services among people with disabilities. *Disabil Rehabil* 2003;25:487-90.
34. Judge S, Floyd K, Jeffs T. Using an assistive technology toolkit to promote inclusion. *Early Childhood Educ J* 2008;36:121-6.
35. Ameratunga S, Officer A, Temple B, et al. Rehabilitation of the injured child. *Bull World Health Organ* 2009;87:327.
36. Hedrick B. Employment issues and assistive technology use for persons with spinal cord injury. *J Rehabil Res Dev* 2006;43:185-98.
37. Meyers AR, Anderson JJ, Miller DR, et al. Barriers facilitators, and access for wheelchair users: substantive and methodologic lessons from a pilot study of environmental effects. *Soc Sci Med* 2002;55:1435-46.
38. Kilkens OJ, Post MW, Dallmeijer AJ, et al. Relationship between manual wheelchair skill performance and participation of persons with spinal cord injuries 1 year after discharge from inpatient rehabilitation. *J Rehabil Res Dev* 2005;42(3 Suppl. 1):65-73.
39. Kirby RL, Smith C, Seaman R, et al. The manual wheelchair

wheelie: a review of our current understanding of an important motor skill. *Disabil Rehabil Assist Technol* 2006;1:119-27.

40. Oyster ML, Smith IJ, Kirby RL, et al. Wheelchair skill performance of manual wheelchair users with spinal cord injury. University of Pittsburgh, Pittsburgh, Pennsylvania; VA Pittsburgh Healthcare System, Pittsburgh, Pennsylvania. *Top Spinal Cord Inj Rehabil* 2012;18:138-9.

41. Heyne LA, Schleien SJ, McAvoy LH. (n.d.). Making friends: using recreation activities to promote friendship between children with and without disabilities. Minneapolis: Institute on Community Integration.

42. Driedger D. The last civil rights movement. London: Hurst; 1989.

43. Oliver M. The politics of disablement. Basingstoke: Macmillan and St Martin's Press; 1990.

44. Charlton J. Nothing about us without us: disability, oppression and empowerment. Berkeley (CA): University of California Press; 1998.

45. United Nations. United Nation's Convention on the Rights of People with Disabilities. Geneva: United Nations; 2006. Available from: http://www2.ohchr.org/english/law/disabilities-convention.htm [cited Mar 26, 2015].

46. Wang CC. Portraying stigmatized conditions: disabling images in public health. *J Health Commun* 1998;3:149-59.

47. Rieser R. Implementing inclusive education: a commonwealth guide to implementing Article 24 of the UN Convention on the Rights of People with Disabilities. London: Commonwealth Secretariat; 2012.

48. Bines H, Lei P, editors. Education's missing millions: including disabled children in education through EFA FTI processes and national sector plans. Milton Keynes: World Vision UK; 2007 Available from: http://www.worldvision.org.uk/upload/pdf/Education%27s_Missing_Millions_-_Main_Report.pdf [cited Mar 26, 2015].

49. Organization for Economic Co-operation and Development. Inclusion of students with disabilities in tertiary education and employment, education and training policy. Paris: Organization for Economic Co-operation and Development; 2011.

50. Momin AKM. Impact of services for people with spinal cord lesion on economic participation. *Asia Pac Disabil Rehabil J* 2004;15:53-67.

51. UNESCO. Guidelines for inclusion: ensuring access to education for all. Paris: United Nations Educational, Scientific and Cultural Organization; 2005.

52. Dube AK. The role and effectiveness of disability legislation in South Africa. London: Disability Knowledge and Research Programme; 2005. Available from: http://www.dfid.gov.uk/r4d/PDF/Outputs/Disability/PolicyProject_legislation_sa.pdf [cited Mar 26, 2015].

53. Engelbrecht P, Oswald M, Forlin C. Promoting the implementation of inclusive education in primary schools in South Africa. *Br J Spec Educ* 2006;33:121-9.

54. Hall KM, Dijkers M, Whiteneck G, et al. The Craig handicap assessment and reporting technique: metric properties and scoring. *Top Spinal Cord Inj Rehabil* 1998;4:16-30.

55. World Health Organization. International classification of impairment, disability and handicap. Geneva: WHO; 1980.

56. Whiteneck GG, Harrison Fellix CL. Quantifying environmental factors: a measure of physical, attitudinal, service, productivity and policy barriers. *Arch Phys Med Rehabil* 2004;85:1324-35.

57. Harrison-Felix C. The Craig hospital inventory of environmental factors. The center for outcome measurement in brain injury. 2001. Available from: http://www.tbims.org/combi/chief. 2001. [cited Mar 26, 2015].

58. Minnes P, Carlson P, McColl MA, et al. Community integration: a useful construct, but what does it really mean? *Brain Inj* 2003;17:149-59.

第 59 章　脊髓损伤患者的随访

Nazirah Hasnan, Julia Patrick Engkasan, Kumaran Ramakrishnan, Aishah Ahmad Fauzi, Yusniza Mohd Yusof, Ohnmar Htwe, Akmal Hafizah Zamli

学习目标

本章学习完成后,你将能够:

- 简述在专科诊所中对脊髓损伤进行定期评估的作用;
- 讨论脊髓损伤后早期和晚期不同的后续治疗方案;
- 阐述后续工作,这取决于国家卫生系统的机构和康复中心的能力;
- 发现早期膀胱或肠道并发症,如有需要,可改变后续治疗方案;
- 概述预防呼吸道、心血管、营养、皮肤和肌肉骨骼并发症的后续管理;
- 对膀胱、肠道和性功能的管理进行总结。

引言

在 SCI 患者的生命周期中,为了生存和良好的生活质量,需要对脊髓损伤(spinal cord injury, SCI)患者在专业诊所进行定期和反复评估。这些评估的目的是确保最佳的健康照护,减少并发症,防止再次住院,改善社区参与并重返工作,维持患者现有功能,并将长期卫生保健费用最小化。住院患者康复后的结构化随访需要在专门的康复中心进行。及时预防、监测和治疗并发症可以减少对 SCI 个体的影响[1-3]。

如前几章所述,SCI 的结果是多器官的生理变化,可能导致一系列的并发症,这些并发症会影响他们的健康、体能、功能结果、活动和参与[3,4]。最重要的是,并发症是死亡的一个重要原因。年龄、四肢瘫和损伤严重程度是引起并发症的最常见的危险因素[5-7]。以前的报告显示,在出院后不久,并发症是很常见的。在出院后,日常生活活动(activities of daily living, ADL)不适应,结构训练的减少,缺乏来自护理人员和 / 或同伴的指导可能导致新出院患者的并发症发生。研究还表明,独居的人面临着更高的风险[8,9]。在后期阶段,体重增加、体重指数增加、缺乏运动、吸烟、饮食不良和饮酒等生活方式因素会增加患并发症的风险。

患有 SCI 的个体发展并经历了一系列继发性健康问题,这些疾病可能是病理、损伤、功能限制,或者是由于 SCI 而导致的其他残疾。此外,有证据表明,一些与衰老相关的健康状况较早出现。这些疾病包括心血管疾病、糖尿病和骨质疏松症[10-15]。最近的研究结果支持这样的结论:SCI 患者的各个器官系统有过早衰老的迹象[4]。

人们已经确定,脊髓损伤人群的预期寿命会缩短。尽管在受伤后的第一年死亡率会提高,但在随后的几年里没有任何变化。早期的医疗管理可能不会提高 SCI 的长期生存率。在伤后第一年中,慢性压疮、截肢、抑郁症、感染症状和住院史都会提高死亡率。因此,健康因素被认为是预期寿命最直接、最重要的预测因素,在随访期间可以评估和干预。

绝大多数的 SCI 患者都是出院后回到社区里自己的家中。社会的融合和参与是实现高质量生活和保持情感健康的关键。在随访中,重要的是记录社会参与的信息,以便采取适当的行动和建议来提高他们的结果[16]。

随访内容

常规随访的主要目的是预防并发症并降低死亡率。

随访目标

随访的目标在创伤后的早期和后几年是不同的。在最初的 3 年里,这些目标包括支持和监测患者从住院到家庭环境的转变。在这一阶段,结合患者教育和确保患者理解是至关重要的,以防止由于缺乏信息而导致的并发症。在前 3 年,建议每 3~6 个月进行一次随访[17]。

从长远来看,如果没有现存的并发症,每年的随访就足够了。随访目的是整合继续康复过程中的疾病预防措施、治疗、健康维护和社区服务。后续行动对于监测和监控脊髓损伤导致的潜在并发症非常有用,包括识别和监测脊髓损伤后继发性疾病和其他疾病。这对于每位患者都是独一无二的,因为它涉及与年龄、受伤程度、伤害完整性、受伤后的时间、并发症、护理情况以及其他个人和与环境因素有关的风险。纳入患者教育是这一过程中的关键[17]。

方法

进行随访的方法取决于国家的卫生系统的机构和康复中心 SCI 中心对其服务进行个体化的能力。一般来说,大部分医疗机构都能够以门诊咨询的形式进行随访。患者在农村且不能进行门诊咨询的情况下,远程医疗可作为一种选择。在一些国家,康复团队定期开展脊髓损伤农村支援计划。对于那些由于各种因素无法去医院的人来说,家访也可以作为随访的一部分。可以考虑采用混合模式的随访方法,以确保大多数(如果不能包括全部)出院的 SCI 患者得到监测并预防代价高昂的并发症。根据资源和设施的不同,这些后续工作还应包括跨学科审查,因为 SCI 人员的需求并不局限于医疗需求。但是,这种模式需要更广泛的规划和资源。全面的跨学科 SCI 重新评估每 3~5 年进行一次,患者在医院接受为期 3~4 天的评估,包括医疗咨询、治疗、护理和心理评估以及必要的实验室和放射学检查,这是理想的方式。可以通过这种方式避免

因不同的评估而重复访问。

组成部分

每年随访的内容至少应包括:对记录的检查,病史采集,体格检查,血液、尿液和放射学检查,以及轮椅和设备的评估。病史采集应该包括关怀情况、社区整合和新的生活困境或变化[17-19]。

评定方案

关于文献中推荐的后续程序目前没有达成共识。但是,随访的主要特点除了 SCI 特定的内容以外,还应涉及普通和初级保健问题。并非所有评估都应每年进行一次;一些特定的评估可以每年进行 2~3 次,或进行 5 次,甚至每年进行 10 次[20]。表 59.1 给出了后续部分的概述。

记忆要点

- 在 SCI 患者的整个生命周期中,需要在 SCI 专科诊所进行定期评估和重新评估,以确保他们的生存和良好的生活质量。
- 评估的目的是确保最佳的健康维护,减少并发症,防止重新住院,改善社区参与和恢复工作,保持功能,并将长期的医疗费用降到最低。
- 后续行动的目标在早期创伤和伤后几年有所不同。
- 年龄、四肢瘫和损伤程度是导致并发症发展的最常见的影响因素。
- 社会融合和参与是实现高质量生活和情感幸福的关键。

表 59.1　随访组成部分一览

每年评估	3~5 年评估	5 年评估	10 年评估
- 在确认健康前 3~5 年的年度评估	- 医生进行全面的病史和体格检查	- 多学科评估	- 肺炎球菌疫苗(T_8 和更高节段损伤)
- 医生进行全面病史和身体检查	- 评估设备和身体姿态	- 医生进行身体检查	- 其他
- 肾功能测试、血脂和空腹血糖	- 对 ROM、挛缩和功能状态的评估	- 对功能和独立性的评估	- 膀胱镜检查
- 流感免疫接种	- 肾功能测试、脂质谱和空腹血糖	- 评估设备的适当性和家庭改造	- 结肠镜检查
- 在泌尿系统管理发生变化后进行年度评估	- 完成泌尿道的评估	- 评估生活状况、照护者、适应性、就业、社区参与和参与的变化	

ROM,活动度

- 采取后续行动的方法取决于所在国家的卫生系统机构和康复中心的能力。
- 文献中尚没有就推荐的随访方案形成共识。
- 每隔 3~5 年,应进行一次综合性的跨学科科学再评估,患者将在医院接受 3~4 天的评估。
- 年度随访至少应包括:对记录的检查,病史采集,体格检查,血液、尿液和放射学检查,以及轮椅等设备的评估。

代谢和心血管检查

随着 SCI 的进展,有限的移动和久坐不动的生活方式使 SCI 患者患肥胖症、心血管疾病和糖尿病的风险更高。不运动导致肌肉萎缩,使之相对多脂,身体脂肪含量升高和 / 或瘦体重减少[21-23]。患者也有自主神经反射异常,包括血压异常、心率变异性增加、心律失常,以及心血管系统对运动不敏感[24]。SCI 和 2 型糖尿病之间有很强的联系,这并不能由 2 型糖尿病的已知风险因素解释[25]。心血管疾病(cardiovascular disease,CVD)是慢性 SCI 患者死亡的主要原因[26,27]。在 SCI 中,心血管疾病的患病率更高,为 30%~50%,而正常人群中只有 5%~10%[22,28]。就死亡率而言,与身体健全的人相比,SCI 的人在更年轻的时候死亡率更高[29]。在 SCI 中,糖尿病患病率为 20%,是普通人群的三倍[30]。类似地,有 23% 的 SCI 个体出现了前驱糖尿病状态,大约是相同年龄的普通人群的两倍[31]。与单纯 SCI 相比,在 SCI 合并糖尿病患者中,伤口愈合速度较慢[30]。

随访基本原则

考虑到 SCI 中代谢异常的高患病率,以及潜在并发症的重要性,随访提供了一个提供预防措施、患者教育、监测和及时治疗的绝佳机会。积极检测潜在的代谢问题的方法是很重要的,因为有 SCI 的人可能不会因为他们的神经损伤而表现出典型的症状。同样重要的是,使患者对此类疾病的风险和如何实施预防措施有认识。

随访方案

对潜在问题的筛选、识别和处理是重要的后续目标。到目前为止,还没有专门为 SCI 设计的代谢疾病的筛选时间表。对可能的心血管疾病和糖尿病的筛查应该在受伤后立即开始,因为很明显,异常的碳水化合

物和脂质代谢与瘫痪有关。目前没有关于筛查频率的时间表,但建议每年至少要进行一次。

在病史记录中,应询问吸烟、饮食习惯、锻炼或身体活动、心血管疾病的家族史、糖尿病和疑似心血管疾病或糖尿病的症状。体格检查应该包括体重、身高(尽可能测量)、臂展、腰围、脉搏率和血压。口服葡萄糖耐量试验(oral glucose tolerance test,OGTT)和脂质谱(总胆固醇、低密度脂蛋白、高密度脂蛋白、甘油三酯)检查必须常规进行。研究表明,对于 SCI 患者,OGTT 是一种更好的检测糖尿病的方法,优于空腹血糖或 HbA1C[32,33]。

记忆要点

- 有限的移动和久坐不动的生活方式使 SCI 患者患肥胖症、心血管疾病和糖尿病的风险更高。
- SCI 和 2 型糖尿病之间有很强的联系。
- 心血管疾病是慢性 SCI 患者死亡的主要原因。
- 体格检查应包括体重、身高(尽可能获取)、臂展、腰围、脉搏率和血压等指标。
- 口服葡萄糖耐量试验和脂质谱[总胆固醇、低密度脂蛋白(LDL)、高密度脂蛋白(HDL)、甘油三酯]检查必须常规进行。

泌尿道检查

SCI 之后,对于个人的适当的泌尿系统随访并没有明确的共识,并且对于如何长期监测个体以早期发现泌尿系统并发症的问题上几乎没有达成共识。没有任何研究考察了随访评估的最佳频率。许多人每年都评估上尿路和下尿路的功能。当个体出现症状,改变了药物,或者膀胱管理在某种程度上进行了改变时,泌尿系统评估的进行应更频繁。泌尿系统评估的重要组成部分是对上和下尿路的评估[34]。上尿路的评估包括评估诸如肾脏扫描和评估解剖学等功能的测试,如超声检查、CT 扫描和静脉肾盂造影(intravenous pyelogram,IVP)。下尿路评估包括通过尿动力学确定膀胱和括约肌功能,通过膀胱镜检查膀胱反流和膀胱结构。

随访基本原则

应该注意的是,尿流动力学检查(urodynamic study,UDS)是确定损伤后膀胱功能的重要评估,这一

检查应评估脊髓休克、脊髓反射、膀胱类型,并指导膀胱管理决策如间歇性导尿。目前尚无指南建议随访频率。大多数情况下都是进行基线的 UDS 随访,根据症状的变化和上尿路情况恶化的风险,常规每年、每两年或其他间隔周期性进行。有充分的证据表明,超声检查肾脏和泌尿系统是一种有用的、具有成本效益的、非侵入性的方法,适合用于常规的长期随访,以发现 SCI 患者的上尿路问题。与 IVP 或肾脏扫描相比,超声检查对诊断上尿路异常有很好的敏感性,而且它不会使患者暴露于辐射。如果超声检查结果阳性,则应通过肾扫描进行进一步的检测[34]。

血清肌酐对 SCI 的早期肾功能恶化不敏感。由 24 小时尿样测定的肌酐清除率是一种检查肾小球滤过率的方法,用于测量 SCI 的肾功能,但应用的方程式应使用适当的校正因子[35]。膀胱癌是一种罕见但可能致命的疾病。相比一般人群,SCI 患者的膀胱癌发生得更早,分期更晚。呈现症状可能是非典型的,早期识别对于改善手术切除预后很重要。

随访方案

每次随访都有必要评估膀胱管理。如有复发性尿路感染、血尿或尿失禁病史则应进一步检查,如肾脏超声检查结石。在前 3 年(然后是两年一次),每年的尿路(肾脏超声)成像检查是很重要的。如果有异常,需转诊泌尿科。除非患者特别要求,否则不建议对前列腺癌进行筛查。长期 SCI、吸烟史或留置导尿管超过 10 年的患者患膀胱癌的风险更高。尽管对这些患者进行筛查变得越来越普遍,但没有证据表明每年进行肿瘤标记物或膀胱镜检查有效或符合筛查的原则[36]。检测早期恶性肿瘤,需要权衡其潜在益处与筛查行为相关的潜在风险及不便。

记忆要点

- 对于 SCI 患者的适当的泌尿系统随访尚没有明确的共识。
- 泌尿系统评估的重要组成部分是对上尿路和下尿路的评估。
- 上尿路评估包括肾功能等功能测试,以及解剖学的检查,如超声检查、CT 扫描和 IVP。
- 下尿路评价包括:尿流动力学检查以确定膀胱和括约肌功能,膀胱镜检查膀胱输尿管反流,膀胱镜检查以评估膀胱解剖结构。

- 关于推荐的随访频率也无共识。大多数情况下进行基线的 UDS 随访,根据症状的变化和上尿路情况恶化的风险,常规每年、每两年或其他间隔周期性进行。
- 有充分的证据建议将肾和尿道超声检查作为一种有用的、具有成本效益的、非侵入性的方法,用于常规的长期随访,以发现 SCI 患者的上尿路问题。
- 膀胱癌是一种罕见但可能致命的癌症。长期 SCI、吸烟史、尿频或留置导尿管 5 年以上的患者,患膀胱癌的风险最高。

肠道管理随访

神经源性肠功能障碍对 SCI 患者有相当大的生理和心理影响[37,38]。肠功能障碍的严重程度随脊髓损伤阶段更高、脊髓损伤程度更重和损伤时间更久而增加[39]。在成功地重新融入社会之前,需要对他们的肠道功能进行合理的控制——无论是工作、学校还是社会活动。肠功能障碍导致了社会活动的主要限制,并降低了 SCI 患者的生活质量[40,41]。正因为如此,SCI 患者需要具备知识和技能来维持有效的肠道管理以维持社会融入。

随着疾病持续时间的增加和患者的年龄增长,神经源性肠功能障碍会恶化。Han 等人报告说,SCI 患者中有 62.5% 的人患有慢性胃肠道症状,其中包括排便困难、严重便秘、与排便有关的疼痛或失禁[42,43]。其他报告的并发症包括:过长的排便时间、痔疮、腹胀、自主神经功能障碍、肠内出血、肛裂和直肠脱垂[44,45]。研究还表明,慢性 SCI 的患者的结肠镜检查率较高,其中大多数是腺瘤或癌[46,47]。

神经源性肠功能障碍对生活质量的负面影响随病程增加[43,48]。随时间进展,SCI 患者不得不限制饮食和户外活动[43]。为克服肠道问题,患者必须改变饮食方案。随 SCI 时间的增长,患者口服药物和指排空情况也增加,有些不得不求助于结肠造口术[43,45]。此外,身体活动能力、患其他疾病、生活方式的改变不仅导致肠功能障碍,也要求患者改变肠道管理方案。

随访原则

很明显,在整个 SCI 患者的生命周期中,肠功能障碍和肠道管理都需要持续下去,并且随着时间的推移,潜在的并发症也会出现。随访能够持续地评估在肠道护理方面的个人需求,而肠道管理需要满足不断变化的需求。卫生服务提供者在预防和早期发现以及及时干预治疗潜在并发症方面发挥着重要作用。随访也有助于持续的患者教育和技能发展。长期以来,患者能够掌握肠道护理的知识对于成功的自我管理是至关重要的。

随访方案

在每一项随访中,都必须进行历史记录,而临床检查和实验室或影像检查则在很大程度上依赖于出现的症状。在任何时候,如果患者有主诉,就必须询问有关的因素或可能的原因,比如生活方式/饮食、疾病和活动的改变。

必要的病史询问细节见表 59.2。

表 59.2　随访中的病史获取

病史	细节
患者和护理人员的角度看到的排便问题	肠道习惯的显著变化,如失禁,大便形状、颜色、气味变化,或直肠出血
平常的排便规律细节	排便方式,药物辅助,时间,姿势,频率
目前排便计划的成果	进行肠护理的时间,大便稠度,失禁或便秘发生率

每次随访都需要进行腹部体格检查。腹部检查可以检测出器官肿大和可能梗阻的排泄物。直肠检查只能在有临床指征时进行,并且可能对检出息肉、肛裂和痔疮有帮助。在进行常规检查以监测 SCI 的肠道功能方面,还没有达成共识。尽管一些研究显示,SCI 患者的结肠镜检查中出现病变的概率很高,但这种检查是侵入性的,而且在那些有神经源性肠功能障碍的人身上进行结肠镜检查可能相对困难[46,47]。此外,Han 等人在一项病例对照研究中报告说,SCI 患者胃肠道异常(息肉、炎症性肠病和直肠炎)的患病率与一般人群相似,这表明结肠镜检查的频率与一般人群应相同[49]。

对于患者的肠道问题,他们的随访时间是没有标准的。主治医师应根据他们需要解决的问题作出适当的决定。然而,那些似乎表现良好的人应该每年至少重新评估一次。神经源性肠道的评估和治疗是一个多学科的团队活动。主治医师将负责整体治疗,但受过训练的护士可协助评估和患者教育。治疗师可以评估患者的功能能力和适应性设备的适用性。在某些情况下,患者的家庭和护理人员可能会参与其中。

记忆要点

- 神经源性肠功能障碍对 SCI 患者有相当大的生理和心理影响。
- 有 SCI 的患者患有慢性胃肠道症状,包括排便困难、严重便秘、与排便有关的疼痛或失禁。
- 其他报告的并发症包括:过长的排便时间、痔疮、腹胀、自主神经失调、肠超负荷、肛裂和直肠脱垂。
- 神经肠道评估和治疗是一个多学科的团队活动。主治医师将负责整体治疗,但受过训练的护士可协助评估和患者教育。
- 在每一次随访时都需要进行腹部检查。
- 在进行常规调查以监测 SCI 的肠道功能方面,目前还没有达成共识。尽管一些研究显示,SCI 患者的结肠镜检查中出现病变的概率很高,但这种检查是侵入性的,而且在那些有神经原性肠功能障碍的人身上进行结肠镜检查可能相对困难。

营养随访

营养是一个重要的组成部分,无论是在 SCI 的急性还是在慢性阶段,都需要及时地处理和管理。SCI 后的营养不良表现为营养不足和营养过剩。在 SCI 的急性期,营养状况将会受到严重的代谢状态和肌肉量减少的影响,从而导致蛋白质和热量的显著减少。这可能会阻碍伤口愈合,减少有氧代谢能力,增加感染的可能。然而,在慢性阶段,由于肌肉量减少和功能的丧失,过度营养会导致代谢率的变化,胰岛素抵抗的增加会导致高血糖,以及过量的热量和脂肪。这些会增加患冠心病的风险[50]。

随访原则

最佳营养状态是监测预防与 SCI 相关的不必要的并发症的一个方面。临床评估期间的客观测量可以帮助临床医生在随访期间监测营养状况,以确保其处于最佳水平。临床评估可通过人体测量和生化参数进行。在世界范围内,已经有几项人体测量评估被用于量化肥胖(基于身体脂肪百分比界定),包括:体重指数(BMI)、三头肌厚度和臂围。然而,由于体重减轻、肌肉萎缩和身体脂肪的相对增加,这三种测量方法在评估 SCI 人群的营养状况时是不合适和无效的[51]。BMI 测量的是身体的总重量(包括肌肉骨骼的质量和脂肪量）。肌肉和骨骼比脂肪组织的密度更大。与四肢瘫的患者相比，截瘫患者的肌肉骨骼质量可能更高。因此，在四肢瘫痪的个体中，体重指数可能会导致肥胖的程度被低估，而截瘫患者则不然。尽管如此，到目前为止，还没有用于评估 SCI 患者体重指数的校正系数[52]。另一种测量体重的方法是用理想体重（IBW）来量化一般的营养状况[53]。对身体健全的人的计算（单位：kg）的估计如下（1 英寸 ≈ 2.54cm，1 英尺 ≈ 30.48cm）：

男性：IBW=50kg+2.3kg×［身高（英寸）–5 英尺］
女性：IBW=45.5kg+2.3kg×［身高（英寸）–5 英尺］

SCI 患者计算方法如下[50]。对于截瘫患者，建议将 IBW 减少 10%~15%，而四肢瘫痪者则减少 15%~20%。患者的营养状况可按其实际体重（ABW）的比例分类，如表 59.3 所示。

表 59.3　根据体重的营养状况

体重	营养状况
超过 IBW 200%	病理性肥胖
超过 IBW 150%	肥胖
超过 IBW 120%	超重
IBW ± 10%	正常
80%~90% IBW	轻度营养不良
70%~80% IBW	中度营养不良
少于 70% IBW	严重营养不良

在身体健全和 SCI 患者人群中，由于内脏脂肪堆积，与外围的皮下脂肪相比，中央肥胖有更高的患缺血性心血管和代谢疾病的风险。腰围是监测身体健全和 SCI 人群肥胖的替代指标之一。因此，腰围有可能成为一种非常有用的工具，用于测定 SCI 个体的肥胖程度，因为它相对容易获得，随着时间的推移可以持续监测，并且不需要对身高的估计。腰围测量提供了一个更简单实用的工具来监测 SCI 人群的肥胖情况。Ravensbergen 等人认为，在 SCI 中，确定有心血管疾病风险的最佳截止点为腰围 94cm，具有 100% 的敏感度和 79% 的特异度[54]。

蛋白质是维持组织生长、稳定和重建细胞运输系统、激素、酶和抗体的基本营养。人血清白蛋白、前白蛋白和转运蛋白是监测蛋白质水平的三个主要参数，其中人血清白蛋白最能反映慢性营养状态阶段。血红蛋白和血细胞比容是输送氧气到组织和器官以保持其活力的重要成分。它是维持积极健康生活的重要组成部分。维生素 C 和锌的缺乏与伤口愈合不良和皮肤完整性和弹性降低有关。维生素 C 有利于酸化尿液，预防尿路感染。可以在随访期间对患有 SCI 相关并发症的患者（如褥疮和营养摄入不足者）补充维生素 C 和锌。

随访计划

在年度评估中，除了体格检查外，可以测量的生化参数包括蛋白质水平、血红蛋白、白细胞计数、脂质谱、钙、维生素 D 和空腹血糖。在确定微量营养素水平方面没有具体的参数。对于稳定的慢性 SCI 患者，他们脂质谱发生异常的风险很高，从而增加了因脂肪和热量摄入过多、缺乏活动和肌肉量减少而导致的心血管疾病的风险。在 SCI 人群的随访中，脂质谱的监测和脂肪及热量摄入的营养咨询是至关重要的。

记忆要点

- 不论是 SCI 的急性还是慢性阶段，营养都是一项重要的组成部分，需要及时处理和管理。
- 在临床评估期间的客观测量可以帮助临床医生在随访期间监测营养状况，以确保其处于最佳水平。
- 临床评估可以用人体测量学和生化方法进行。
- 体重指数、三头肌厚度和臂围对 SCI 人群的营养状况评估是无效的，因为他们体重减轻、肌肉萎缩和身体脂肪增加，而不只是肌肉量减少。
- 与四肢瘫痪者相比，截瘫的患者可能有更高的瘦体重。
- 另一种通过测量体重来量化一般营养状况的方法是使用 IBW。
- 测量腰围是一个更简单、更实用的方法，可用于监测 SCI 人群的肥胖情况。
- 人血清白蛋白、前白蛋白和转移蛋白是监测蛋白质水平的三个主要参数，其中人血清白蛋白最能反映慢性营养状态阶段。
- 在每年的评估中，除了人体测量之外，可以测量的生物化学参数包括蛋白质水平、血红蛋白、白细胞计数、脂质谱、钙、维生素 D 和空腹血糖。

呼吸随访

SCI 患者的睡眠呼吸障碍大大超过一般人群的发病率，阻塞性睡眠呼吸暂停（obstructive sleep apnea，OSA）是主要的形式[55,56]。如果没有得到诊断，OSA

可能会导致危及生命的问题。多导睡眠法是治疗 OSA 诊断的金标准。然而,它比较昂贵且使用不广泛。使用诸如 STOP 和 STOP-Bang 之类的筛选问卷可能有助于及早发现和进一步转诊[57]。然而,对于颈和高胸椎节段瘫痪患者,这种通用量表的判别效度并不特别好。询问关于日间极度嗜睡的问题(如 Epworth 困倦量表的前三个问题)和有关的呼吸暂停/打鼾情况,以及 BMI/颈围测量,可能对筛查也有帮助。对每一个 10 岁以上的患者,都应该对吸烟情况和戒烟意向进行评估。所有吸烟患者,不管他们抽多少烟,都应该提供戒烟建议。建议接种肺炎球菌疫苗,特别是 T_8 水平以上损伤的患者。

记忆要点

- SCI 患者的睡眠呼吸障碍大大超过一般人群的发病率,而 OSA 是其主要的形式。
- 询问关于日间极度嗜睡和出现呼吸暂停/打鼾的情况,以及 BMI/颈围测量,可能有助于筛查。
- 所有吸烟患者,不管他们抽多少烟,都应该提供戒烟建议。
- 建议接种肺炎球菌疫苗,特别是 T_8 水平以上损伤的患者。

性生活、生育和生殖健康

性和性健康是重要的生活品质,可能会实际影响到 SCI 患者。性功能恢复被认为是截瘫患者最重要的生活品质。在四肢瘫痪的患者中,恢复性功能被认为具有在恢复手和手臂功能后的第二高优先级[58,59]。因此,对于 SCI 的综合管理,参与 SCI 护理的卫生保健专业人员需要具备与性功能障碍及其管理策略相关的基本知识和技能。

随访原则

重要的是要确定在最初的康复过程中,以及在后续随访期间,SCI 患者对性行为的兴趣和准备。这可以通过语言或非语言交流的反应中得到证实,将性话题放在常规的临床病史询问中,它向患者传递的信息是:性是康复过程中固有的一部分。在一开始,重要的是要获得一份详细的性史,确定存在的或伴随的性功

能障碍,这与 SCI 损伤及损伤前后无关。

随访计划

考虑到在一生中,SCI 个人的需求和问题可能会发生变化,因此,满足这一需求的随访护理是至关重要的。SCI 发生后的性问题可能会随着时间的推移而发生变化,因此,在后续的研究中,必须进一步询问性史。到目前为止,还没有一个专门针对 SCI 患者性和性健康问题的标准随访时间表。由于性和性健康是整体康复管理的一个组成部分,在日常的康复过程中,可以确定和解决与这一生活质量有关的问题。每一项后续行动的干预计划都是基于已经出现的具体问题,并根据特定的 SCI 个人及其伴侣的偏好和目标进行调整。除了多学科的团队管理之外,朋辈咨询员的加入和参与也会有所帮助。

性

卫生专业人员应该能够通过留意和详细历史记录,识别出 SCI 后诸如性欲望、心理和反射性勃起功能、射精功能、性高潮功能等性障碍问题,以及(伴侣)关系问题。使用国际 SCI/女性性功能数据集可能会有所帮助[60]。可能影响性功能的心理功能障碍的症状也需要被询问,比如:自我感知的身体形象,感觉不吸引人,缺乏自尊,对自己的性能力缺乏自信。类似地,可能还会对包括抑郁症在内的调整、焦虑和情绪障碍的症状进行筛查。除了特定于性的历史和临床评估之外,对并发生理功能障碍或可能对性功能有负面影响的问题的识别也至关重要。这些问题的细节见表 59.4。

表 59.4 影响性功能的因素

问题	影响因素
膀胱问题	复发性尿路感染、失禁可能会影响性欲和功能
肠道问题	失禁、便秘可能会损害性欲和功能
自主神经功能障碍	自主神经功能障碍或体位性低血压可能会显著影响性行为
痉挛	可能影响性交姿势
疼痛:骨骼肌肉的和神经病理性的	可能影响心理状态和性交姿势
疲劳和持久性差	可能影响性行为表现
药物	常用的药物制剂用于管理 SCI 并发症如抗胆碱能药、α 受体阻滞剂、抗痉挛药和抗抑郁药物,可能也会干扰性功能

生育

对于女性,需要了解月经周期的变化、频率和月经量的变化情况。还应询问避孕方法和偏好。提倡对 SCI 患者有计划地怀孕。在随访中,关于月经和避孕的问题应该作为常规内容。对潜在的产前、分娩和产后并发症的知识,应在适用的情况下进行探讨[61]。对于男性,关于精子质量和数量的潜在问题,精子检查的方法和可选项,以及辅助生殖技术的潜在需求,都应涉及[62]。在随访中应有相应的宣教。

性健康

关于采用健康生活方式的知识,包括戒除吸烟、过量饮酒、滥用药物、暴饮暴食和肥胖,也应向患者指出,因为这些会影响性反应和生育能力,非 SCI 患者也是如此。还应寻求有关非处方药、草药、补充剂和替代疗法的信息和认识,并提供适当的教育和建议。

评定和调查

来自病史的信息与其他医学检查和详细的神经学评估相结合,可能使临床医生能够临床预测和诊断 SCI 患者的特定性功能障碍。这对于临床医生、科学工作者和他们的配偶来说是至关重要的,他们可以在需要的时候全面规划具体的干预策略。不论对于男女患者,临床医生检查生殖器官是很重要的,以排除可能影响性行为和生育能力的局部问题。对包括乳房、宫颈、子宫、卵巢、前列腺、睾丸等性器官恶性肿瘤的筛查,按照普通人群的常规进行。对包括艾滋病毒/艾滋病在内的性传播疾病的咨询、预防和筛查按照个人要求进行。恶性肿瘤筛查的调查和检测,如肿瘤标记物和巴氏涂片检查,都按普通人群的常规进行。

记忆要点

- 性和性健康是生活结果的重要品质,可能会实际影响到 SCI 患者。
- 重要的是要确定 SCI 患者的兴趣和准备,在最初的康复过程中以及在后续审查期间讨论性问题。
- 每次随访时的干预计划都基于特定的问题,并根据特定的 SCI 个人及其伴侣的偏好和目标进行调整。

- 卫生专业人员应该能够通过留意和详细历史记录识别出 SCI 后的性障碍,如性欲、心理因素和反射性勃起功能、射精功能、性高潮功能问题,以及(伴侣)关系问题。
- 对于女性,应该询问关于月经周期的可能变化、频率和月经量变化的信息。还应询问避孕方法和偏好。
- 在任何时候都提倡有计划地生育。

痉挛管理

痉挛是 SCI 中常见的表现,可能会导致严重的残疾[63]。轻中度的强直性痉挛可能对功能有积极作用,例如使一些患者能够站立和转移。轻度到中度的痉挛有助于改善腿部的血液循环,从而避免水肿,降低深静脉血栓形成的风险,同时维持下肢的肌肉体积,防止肌肉萎缩[64]。

随访原则

痉挛有神经源性成分,导致肌肉过度收缩;也有生物力学成分,导致肌肉和其他软组织的硬化和缩短[65]。治疗模式需要同时处理这两种成分,以减少痉挛的有害影响。痉挛的不利影响包括灵活性的降低,增加的轻瘫/虚弱、疲劳、共同性运动和疼痛。肌肉的缩短和软组织的硬化可能导致关节挛缩,这可能导致关节错位、定位不良和褥疮。痉挛可能具有功能性影响,它会阻碍转移,影响床、轮椅或汽车的使用,干扰 ADL 和卫生习惯的保持,包括膀胱、肠道的护理和性功能[66]。

痉挛的管理因人而异,通常采用药物制剂和非药物治疗结合的策略[67]。非药物治疗包括:减少疼痛刺激,牵伸和矫正治疗,冷疗和热疗,功能性电刺激,水疗,催眠疗法,以及针灸[68]。

常用的药物包括:巴氯芬、乙哌立松、替扎托尼定、加巴喷丁和苯二氮䓬[69]。这些药物可以组合在一起以实现最优控制。在一些国家,鞘内注射是一种治疗广泛性痉挛的治疗方法,它能有效地减少与痉挛有关的并发症和改善生活质量[70]。与其他药物治疗方式相比,它也可能具有成本效益[71]。局部痉挛可以通过巴氯芬、肉毒杆菌毒素肌肉注射进行管理[72]。它的效果是暂时的,但可能会通过牵伸和加强目标肌肉的肌力而延长。

随访计划

在随访中,临床医生需要确定痉挛的程度是否增加并且干扰了患者的功能活动。痉挛的严重程度和模式的变化可能提示有新的问题。

在随访中,对痉挛的病史和临床评估,无论是新发的还是持续的,都必须常规进行。在评估痉挛时,必须对痉挛的程度以及它对患者的日常功能和生活质量的影响有一个全面的了解。如果患者不能对他或她的问题进行个人描述,应该从那些最了解患者的人那里获得信息。在评估不同的治疗方案时,也应包括对可行性的评估。在临床检查中,重要的是评估活动和被动运动的范围,以及任何并发症,如疼痛和/或异常肢体姿势。最广泛使用的评估量表是 Ashworth 量表[73]和改良的 Ashworth 量表[74]。使用视频和比较连续多次评估是有用和实用的。患者的教育对他们来说很重要,因为需要让他们意识到症状的改变可能提示更严重的病变,需要仔细的检查和进一步的随访。

记忆要点

- 在随访中,临床医生需要确定痉挛程度是否增加并干扰患者的功能活动,因为这可能提示有新的问题。
- 对痉挛的管理因人而异,通常是药物和非药物治疗结合。
- 耐心教育对患者来说很重要,因为需要让他们认识到症状的改变可能提示更严重的病变,需要仔细的检查和进一步的随访。

皮肤和肌肉骨骼系统随访

在 SCI 患者中,皮肤和肌肉骨骼的并发症,如压疮、骨量减少、骨质疏松、骨折和过度使用损伤等常见,因此医生必须注意预防这些并发症。尽管压疮是可以预防的,但它们仍然是 SCI 患者的主要卫生保健问题[75,76]。肌肉骨骼系统的维护对于 SCI 患者来说至关重要,他们可以进行基本和高级的 ADL。如果患者出现这些并发症,早期诊断和及时治疗对于改善患者的生活质量至关重要。年度评估应该包括一个结构化的检查表,以检查常见问题和一般体格检查和神经检查。

皮肤:压疮

随访原则

在急性护理或康复的住院患者中(专业的 SCI 急性期医疗机构),压疮的患病率是 30%,而在社区中居住的患者的压疮患病率为 17%~33% 不等[77-82]。在慢性 SCI 患者中,交感神经麻痹者皮肤的生物力学属性较躯体感觉麻痹者更显著地改变[83]。压力是造成压疮发展的最重要因素。俗话说"没有压力,没有压疮",这句话现在仍然是正确的。皮肤上的一些变化,如随着患者年龄的增长,弹性和骨骼肌肉含量的降低,以及通常作为填充物的肌肉质量的下降,都会导致压疮,尤其是在臀部或身体的其他骨性部位。压疮作为一种众所周知的 SCI 并发症,显著影响了 SCI 患者的生活质量、发病率、死亡率和总体卫生保健费用[84]。因此,医生必须注意预防和治疗压疮,以降低 SCI 患者的发病率和死亡率。

随访计划

在随访期间,医生必须留意并确定压力溃疡的危险因素(表 59.5)[85-90]。

表 59.5　压疮的危险因素

危险因素	原因
生理因素	重度抑郁
	焦虑障碍
	缺乏动力
	缺乏合作
	不活动
	自我忽视
	生活满意度低
	难以适应残疾
	医疗依从性查
认知障碍	伴随的脑损伤
	药物的使用
	物质滥用
	已有的认知功能障碍或新发残疾
	感染继发谵妄
社会或环境因素	缺乏护理设备的支持
物质滥用	对健康方案的依从性不高
机械因素	体位不当
	脊柱侧凸或脊柱弯曲
	轮椅座位不合适
营养	营养的特定生化指标:
	蛋白、白蛋白、血红蛋白、血细胞比容、淋巴细胞计数、锌和维生素 C

皮肤检查必须定期进行,以监测溃疡的迹象,特别注意骶骨、坐骨结节、转子区和脚跟。如果出现溃疡,应获得有关患者掌握的减压技术和实践、营养状况和并发症的详细历史,如糖尿病、高血压和高胆固醇血症。建议使用 SCI 的患者前往专门的坐位评估门诊,以提高他们的独立性、知识和意识,并尽可能降低压疮的发生率。有人注意到,去过专门的坐位评估门诊的患者的皮肤管理表现得分要高得多[91]。

骨骼:骨量减少和骨质疏松

骨质疏松症是 SCI 的一个众所周知的结果,它发生在几乎所有的 SCI 患者身上。这将导致下肢骨折的发生率增加。在 SCI 患者中观察到的骨质流失模式与骨质疏松症患者的骨质疏松症不同,这是由于其他原因,如内分泌失调和骨质疏松。骨骼健康也依赖于肌肉功能,在这种情况下,骨质流失可能是由于负荷降低或完全缺失,或肌肉功能/拉力降低或完全缺失而导致的机械负荷下降,从而导致骨骼脆弱。残疾的持续时间和当前的活动状态是髋骨骨密度(bone mineral density,BMD)的独立预测因子[92]。SCI 患者的骨质流失局限于损伤程度以下的区域,原因是负荷不佳(如机械刺激减少/完全缺失)。骨质疏松症常发生在腿部,而不是坐在轮椅上的患者的手臂。由于在推进轮椅和截瘫患者的转移中有上肢的持续负荷,上肢骨骼的矿化会增加[93-95]。

随访原则

在 SCI 之后,损伤的水平以下的肌肉质量迅速而显著地减少,且减少速度随着时间的推移而增加[96,97]。骨质流失始于 SCI 的急性期,其速率快、呈线性;然而,在事件发生后的 1~2 年里,骨量会达到了一个较低而稳定的水平。在 SCI 发生后 1 年,股骨颈(27%)、中轴(25%)和远端股骨(43%)与对照受试者相比,已经出现了 BMD 的减少。在接下来的 10 年里,骨盆和下肢的骨量持续减少,但在 10 年之后,骨质流失速度较慢,脱矿率超过 50%[98]。

随访计划

只有在至少有 30%~40% 的骨质流失时,才可以在普通的放射学检查上发现骨质疏松症。此外,普通影像只能提供粗略的定性评估。推荐的、常用的评估骨量的方法是双能 X 线吸收法(dual energy X-ray absorptiometry,DXA)。DXA 允许对骨量进行区域量化[99]。一项研究报告说,在 20~39 岁年龄组中,损伤

发生后 12 个月即可检测到骨密度下降,而骨折阈值则在 SCI 之后的 1~9 年达到[100]。

在 SCI 发生后保存和维持骨量对于降低骨量减少、骨质疏松和骨折的风险是至关重要的。在 SCI 发生后,低创伤性骨折的风险增加,尤其是在下肢。关于安全与预防的教育至关重要。身体活动、运动、移动和诸如站立和行走等负重活动史应该记录一份清单。还应获得用药史和使用诸如功能性电刺激和机器人技术等技术来使用机械负荷的历史。

骨骼:脆性骨折

骨质疏松症会增加骨折的风险。与瘫痪有关的骨质疏松症和制动使人容易骨折。SCI 中大多数的骨折都发生在病变的神经层面以下,尤其是在膝关节周围。脆性骨折是由低暴力伤害造成的,这些伤害不足以在转移过程中骨折,如:腿部扭曲,在床上翻身,以及从轮椅上或在弯曲的膝盖上跌倒在地板上[101,102]。由于感觉的丧失,疼痛通常是不存在的;因此,在检查其他骨折迹象时,必须格外警惕,如:局部肿胀、痉挛加重、自主运动障碍发作和不明原因发热。临床医生即使在轻微的创伤和/或骨折的临床症状出现时也应做影像学检查。

其他骨骼肌肉问题

SCI 后的肌肉骨骼问题是非常普遍的,对一个人的健康和生活质量是有害的。即使是相对较小的肌肉骨骼问题也不应被低估,因为这些问题会导致严重的继发性残疾和较差的生活质量。在所有 SCI 患者中,有三分之一的人存在严重的慢性疼痛问题。

随访原则

颈背部疼痛 许多因素导致了颈部和背部的疼痛。下肢、上肢和躯干肌肉的无力会改变整个身体的生物力学,并对身体产生过度的压力。躯干肌肉的不平衡和异常的生物力学导致了不良的转移,严重的痉挛会对脊柱产生过度的压力,从而导致颈部和背部疼痛问题。脊柱侧凸也会作为并发症出现,特别是在高节段的 SCI 患者。研究人员报告说,在 SCI 中,振动是肌肉骨骼背部疼痛的潜在病因。在轮椅推进过程中,振动对脊柱的影响,特别是在跨越障碍、颠簸和其他障碍物时,以及在穿越不平坦或粗糙地形时的循环振动会导致背部疼痛[103-105]。

上肢问题 在 SCI 患者中,上肢问题的患病率很

高，因为在日常活动中，他们比身体健全的个体更依赖上肢（例如进行移动、转移和自我保健）。截瘫患者在转移和负重中都需要使用上肢。随之而来的是，上肢关节和附近的软组织可能因持续过度使用而受到伤害。此外，肌肉的低代谢率和缓慢的愈合能力，肌肉骨骼系统力传递的异常，以及慢性过度使用损伤可能导致的结构变化，都导致生物力学异常。肩痛是他们最常见的问题[106-109]。在瘫痪患者中，肩关节（通常情况下是非负重关节）的过度负荷对这些关节施加了过多的压力，特别是在转移过程中，重复的动作导致手臂有受伤的危险。因此，SCI患者必须学会适当的姿势和代偿方法来防止这种类型的伤害。在轮椅的推进过程中有：前臂的内旋和肘部的伸展，以及在推进过程开始时手腕的伸展和手的抓握[110]。肘和手的这个姿势会导致外上髁炎。肘部肌肉骨骼问题的产生是由于肌肉和肌腱的拉伤或神经撞击（例如肘部的尺骨神经痛）[111,112]。在SCI患者中，肘部疼痛的发生率大约是15%[113]。手腕过屈和过伸已经被证明可以极大地增加腕管内的压力。有SCI患者患腕管综合征（carpal tunnel syndrome，CTS）的风险也更高。CTS的发生率随着瘫痪的持续时间的增加而增加[114,115]。身体重量和轮椅推进过程的生物力学是影响SCI轮椅使用者罹患CTS的因素[116]。

随访方案

预防措施对于管理有肌肉骨骼问题的SCI患者是至关重要的。脊髓损伤患者必须接受人体工程学、适当的转移技术、轮椅使用和体位，以及定期锻炼以防止肌肉萎缩和关节挛缩相关教育。其主要目的是减轻脆弱的上肢关节的压力。如果患者的躯干肌肉很弱，那么适当的轮椅是必不可少的。在随访中，应获得患者掌握和实施的预防措施的病史，并进行跨学科评估，以评估所有可能出现的问题。患者必须接受正确使用轮椅技术的教育和培训。如果环境或健康状况或护理状况发生变化，应进行家访和工作现场访问。

记忆要点

- SCI患者存在皮肤和肌肉骨骼的并发症，如压疮、骨量减少、骨质疏松、骨折和过度使用损伤等；因此，医生必须注意预防这些并发症。
- 压疮是一种众所周知的SCI并发症，显著影响了SCI患者的生活质量、发病率、死亡率和总体卫生保健费用。

- 在随访期间，医生必须注意确定压疮的风险因素。
- 必须定期进行皮肤检查，以监测压疮的迹象，特别注意骶骨、坐骨结节、转子区和脚跟。
- 骨质疏松症是SCI后的一个众所周知的结果，它发生在几乎所有的SCI患者身上。这就导致了下肢骨折的发生率增加。
- 残疾的持续时间和当前的移动状况是髋部骨密度的独立预测因子。
- 骨质疏松症常发生在坐轮椅患者的腿部，而不是手臂。DXA是一种常用的评估骨量的方法。
- 在SCI中，大多数的骨折都发生在SCI病变的神经水平以下，尤其是在膝关节周围。
- 由于感觉丧失，往往不存在主诉疼痛；因此，在检查其他骨折迹象时，必须格外警惕，如局部肿胀、痉挛加重、自主运动障碍发作和不明原因发热。
- 下肢、上肢和躯干肌肉的无力，改变了整个身体的生物力学，并对身体施加了过度的压力。这就导致了颈部和背部的问题。
- SCI患者的上肢问题的普遍性很高，因为在日常活动中，他们需要更多地依赖上肢（例如进行移动、转移和自我照护）。
- 肩部疼痛是SCI患者最常见的问题。对于瘫痪患者中应注意其肩关节的过度负荷（通常情况下是非负重关节）。
- 轮椅的推进包括前臂的内旋和肘部的伸展，以及在推进过程开始时手腕的伸展和手的抓握。肘和手的这个姿势会导致外上髁炎。
- 手腕过屈和过伸会极大地增加腕管的压力。SCI患者有更高的风险发展为CTS。
- SCI患者必须接受人体工程学、适当的转移技术、轮椅使用和定位，以及定期锻炼以防止肌肉萎缩和关节挛缩的相关教育。

社区参与和重返工作

SCI患者始终把参与就业和经济自给自足列为重要和优先事项[117]。然而，据报道，以身体康复为重点的脊椎康复机构可能无法使正在恢复的个体在现实世界中获得充分的生命力，因此返回社区的个人仍然希

望恢复功能和 / 或接受治疗[118]。对就业决策的影响往往较早开始,包括自信、对体力劳动能力的看法、工作选择的不确定性以及雇主的期望等因素[119]。

在最近的一篇综述中,Ottomanelli 和他的同事们发现,SCI 患者的有偿就业的平均比例大约是 35%[120]。传统上,对于 SCI 患者来说,职业康复仅仅是在个人完成了一个相当长的多学科的住院医疗康复项目之后,作为一种门诊或社区活动而进行的。因此,SCI 患者平均回到工作岗位的时间大约是 5 年也就不足为奇了[121-123]。

对于 SCI 患者来说,重返伤前岗位的途径是更快的。因此,强烈建议康复小组对于受伤前有工作的患者尽一切努力加强这一途径[122]。如果不可能实现重返原岗位,那么在 SCI 患者出院后和再次工作之间的间隔可能会更长一些,或者根本就不会再次工作。加强职业参与的一种方法是实施一项早期职业康复计划,其中的一些要素可以在患者仍在住院时就开始[124-126]。

记忆要点

- SCI 患者一贯将参与就业和经济自给自足列为重要和优先事项。
- 对就业决策的影响往往较早开始,包括自信、对体力劳动能力的看法、工作选择的不确定性以及雇主的期望等因素。
- 对于 SCI 患者来说,重返伤前岗位的途径是更快的。因此,强烈建议康复小组对于受伤前有工作的患者尽一切努力加强这一途径。

结语

SCI 的永久性的特性以及伴随而来的并发症、继发性健康状况,以及与生活质量和安乐有关的社会心理因素的风险,都提醒我们需要对 SCI 患者的整个生命周期进行定期和全面的审查。

本章重点

- 在 SCI 患者的整个生命周期中,需要在 SCI 专科诊所进行定期评估和重新评估,以确保他们的生存和良好的生活质量。
- 评估的目的是确保最佳的健康维护,减少并发症,防止再次入院,改善社区参与和恢复工作,保持功能,

并将长期的医疗费用降到最低。

- 后续行动的目标在创伤早期和伤后几年有所不同。
- 年龄大、四肢瘫和损伤程度重是导致并发症发展的最常见的影响因素。
- 社会融合和参与是实现高质量生活和情感幸福的关键。
- 随访的方法取决于患者所在国家和地区的卫生系统组织和康复中心的能力。
- 目前的文献中没有关于推荐的随访方案的共识。
- SCI 和 2 型糖尿病之间有很强的关联。
- 冠心病是慢性 SCI 患者死亡的主要原因。
- 体格检查应包括体重、身高(尽可能测量)、臂展、腰围、脉搏和血压等指标。
- 对 OGTT 和脂质谱(总胆固醇、LDL、HDL、甘油三酯)的检查必须常规进行。
- 关于 SCI 后个人的适当的泌尿系统随访没有明确的共识。
- 泌尿系统评估的重要组成部分是对上尿路和下尿路的评估。
- 有充分的证据建议将肾和尿道超声作为一种有用的、具有较高成本效益的、非侵入性的方法,用于常规的长期随访,以发现 SCI 患者的上尿路问题。
- 神经源性肠道的评估和治疗是一个多学科的团队工作。主治医生将负责整体治疗,但受过训练的护士可协助评估和患者教育。
- 在每一次随访中都需要进行腹部检查。
- 对于监测 SCI 患者肠道功能方面的常规检查,目前还没有达成共识。尽管一些研究显示,在 SCI 患者的结肠镜检查中发现病变的概率很高,但这种调查是侵入性的,而且在有神经源性肠功能障碍的患者身上可能相对难以进行。
- 在 SCI 之后,睡眠呼吸障碍大大超过了一般人群的发病率,而 OSA 是主要的形式。
- 建议接种肺炎球菌疫苗,特别是 T_8 水平以上损伤的患者。
- 不论是 SCI 的急性还是慢性阶段,营养都是一项重要的组成部分,需要及时处理和管理。
- 在临床评估期间的人体测量数据可以帮助临床医生在随访期间监测营养状况,以确保其处于最佳水平。
- 临床评估可以通过人体测量学和生化检查进行。
- 体重指数、三头肌厚度和臂围用于 SCI 人群中评估营养状况是无效的,因为与单纯瘦体重减轻相比,SCI 患者有体重减轻、肌肉萎缩和身体脂肪

增加。

- 测量腰围是一个更简单、更实用的方法,可用于监测SCI人群的肥胖情况。

- 人血清白蛋白、前白蛋白和转移蛋白是监测蛋白质水平的三个主要参数,其中人血清白蛋白最能反映慢性营养状态阶段。

- 卫生专业人员应该能够通过留意和详细历史记录识别出SCI后的性障碍,如性欲、心理因素和反射性勃起功能、射精功能、性高潮功能问题,以及(伴侣)关系问题。

- 在任何时候都提倡有计划地生育。

- 在随访中,关于月经和避孕的问题应该作为常规内容。对潜在的产前、分娩和产后并发症的知识,应在适用的情况下进行探讨。

- 对于男性,关于精子质量和数量的潜在问题,精子检查的方法和可选项,以及辅助生殖技术的潜在需求,都应涉及。

- 在随访中,临床医生需要确定痉挛程度是否增加并干扰患者的功能活动,因为这可能提示有新的问题。

- SCI患者存在皮肤和肌肉骨骼的并发症,如压疮、骨量减少、骨质疏松、骨折和过度使用损伤等;因此,医生必须注意预防这些并发症。

- 压疮是一种众所周知的SCI并发症,显著影响了SCI患者的生活质量、发病率、死亡率和总体卫生保健费用。

- 骨质疏松是SCI的一个众所周知的结果,它发生在几乎所有的SCI患者身上。这就导致了下肢骨折的发生率增加。

- 残疾的持续时间和当前的移动状况是髋部骨密度的独立预测因子。

- 下肢、上肢和躯干肌肉的无力,改变了整个身体的生物力学,并对身体施加了过度的压力。这就导致了颈部和背部的问题。

- SCI患者的上肢问题的普遍性是很高的,因为在日常活动中,他们需要更多地依赖上肢(例如进行移动、转移和自我照护)。

- 肩部疼痛是SCI患者最常见的问题。对于瘫痪患者应注意其肩关节的过度负荷(通常情况下是非负重关节)。

- 轮椅的推进包括前臂的内旋和肘部的伸展,以及在推进过程开始时手腕的伸展和手的抓握。肘和手的这个姿势会导致外上髁炎。

- 手腕的过屈和过伸已经被证明极大地增加了腕管的压力。SCI患者有更高的风险发展为CTS。

- SCI患者必须接受关于人体工程学、适当的转移技术、轮椅使用和定位,以及定期锻炼以防止肌肉萎缩和关节挛缩的教育。

- 对于SCI患者来说,重返伤前岗位的途径是更快的。因此,强烈建议康复小组对于受伤前有工作的患者尽一切努力加强这一途径。

（张元鸣飞　译　刘楠　校）

参考文献

1. Thomlinson J. Effects of aging with disability. Ranchos Los Amigos Seminar. 1998.

2. Bauman WA, Waters RL. Aging with a spinal cord injury. In: Kemp B, Mosqueda LA, editors. Aging with a disability: what the clinician needs to know. Baltimore (MD): Johns Hopkins University Press; 2004. p. 153-74.

3. Haisma JA, van der Woude LH, Stam HJ, et al. Complications following spinal cord injury: occurrence and risk factors in a longitudinal study during and after inpatient rehabilitation. *J Rehabil Med* 2007;39(5):393-8.

4. Jensen MP, Truitt AR, Schomer KG, et al. Frequency and age effects of secondary health conditions in individuals with spinal cord injury: a scoping review. *Spinal Cord* 2013;51(12):882-92.

5. Buchholz AC, Bugaresti JM. A review of body mass index and waist circumference as markers of obesity and coronary heart disease risk in persons with chronic spinal cord injury. *Spinal Cord* 2005;43(9):513-8.

6. Janssen TW, van Oers CA, van Kamp GJ, et al. Coronary heart disease risk indicators, aerobic power, and physical activity in men with spinal cord injuries. *Arch Phys Med Rehabil* 1997;78(7):697-705.

7. Tate DG, Forchheimer MB, Krause JS, et al. Patterns of alcohol and substance use and abuse in persons with spinal cord injury: risk factors and correlates. *Arch Phys Med Rehabil* 2004;85(11):1837-47.

8. McKinley WO, Jackson AB, Cardenas DD, et al. Long-term medical complications after traumatic spinal cord injury: a regional model systems analysis. *Arch Phys Med Rehabil* 1999;80(11):1402-10.

9. Cardenas DD, Hoffman JM, Kirshblum S, McKinley W. Etiology and incidence of rehospitalization after traumatic spinal cord injury: a multicenter analysis. *Arch Phys Med Rehabil* 2004;85(11):1757-63.

10. Hitzig SL, Eng JJ, Miller WC, et al. An evidence-based review of aging of the body systems following spinal cord injury. *Spinal Cord* 2011;49(6):684-701.

11. Rimmer JH, Chen MD, Hsieh K. A conceptual model for identifying, preventing, and managing secondary conditions in people with disabilities. *Phys Ther* 2011;91(12):1728-39.

12. Kemp B, Thompson L. Aging and spinal cord injury: medical, functional, and psychosocial changes. *SCI Nurs* 2002;19(2):51-60.

13. Bauman WA, Spungen AM. Disorders of carbohydrate and lipid metabolism in veterans with paraplegia or quadriplegia: a model of premature aging. *Metabolism* 1994;43(6):749-56.

14. Ohry A, Shemesh Y, Rozin R. Are chronic spinal cord injured patients (SCIP) prone to premature aging? *Med Hypotheses* 1983;11(4):467-9.

15. Capoor J, Stein AB. Aging with spinal cord injury. *Phys Med Rehabil Clin N Am* 2005;16(1):129-61.

16. DeVivo MJ. Discharge disposition from model spinal cord injury care system rehabilitation programs. *Arch Phys Med Rehabil* 1999;80(7):785-90.

17. Sims B, Manley S, Richardson GN. A model of lifetime services. In: Whiteneck GG, et al., editors. Aging with spinal cord injury. New York: Demos; 1993. p. 365-7.

18. Lanig IS, Chase TM, Butt LM, et al. A practical guide to health promotion after spinal cord injury. ed. Gaithersburg (MD): Aspen; 1996.

19. Stover SL, DeLisa JA, Whiteneck GG. System benefits. In: Spinal cord injury: clinical outcomes from the model systems. Gaithersburg, MD: Aspen; 1995. p. 324.

20. Hosack K. Spinal cord injury re-evaluations and follow-up care. Craig Hospital: Craig Hospital; 2014. p. 1-7.

21. Bauman WA, Spungen AM. Metabolic changes in persons after spinal cord injury. *Phys Med Rehabil Clin N Am* 2000;11(1):109-40.

22. Bauman WA, Kahn NN, Grimm DR, et al. Risk factors for atherogenesis and cardiovascular autonomic function in persons with spinal cord injury. *Spinal Cord* 1999;37(9):601-16.

23. Spungen AM, Adkins RH, Stewart CA, et al. Factors influencing body composition in persons with spinal cord injury: a cross-sectional study. *J Appl Physiol (1985)* 2003;95(6):2398-407.

24. Myers J, Lee M, Kiratli J. Cardiovascular disease in spinal cord injury: an overview of prevalence, risk, evaluation, and management. *Am J Phys Med Rehabil* 2007;86(2):142-52.

25. Cragg JJ, Noonan VK, Dvorak M, et al. Spinal cord injury and type 2 diabetes: results from a population health survey. *Neurology* 2013;81(21):1864-8.

26. DeVivo MJ, Krause JS, Lammertse DP. Recent trends in mortality and causes of death among persons with spinal cord injury. *Arch Phys Med Rehabil* 1999;80(11):1411-9.

27. Garshick E, Kelley A, Cohen SA, et al. A prospective assessment of mortality in chronic spinal cord injury. *Spinal Cord* 2005;43(7):408-16.

28. Levi R, Hultling C, Seiger A. The Stockholm Spinal Cord Injury Study: 2. Associations between clinical patient characteristics and post-acute medical problems. *Paraplegia* 1995;33(10):585-94.

29. Whiteneck GG, Charlifue SW, Frankel HL, et al. Mortality, morbidity, and psychosocial outcomes of persons spinal cord injured more than 20 years ago. *Paraplegia* 1992;30(9):617-30.

30. Lavela SL, Weaver FM, Goldstein B, et al. Diabetes mellitus in individuals with spinal cord injury or disorder. *J Spinal Cord Med* 2006;29(4):387-95.

31. Lee MY, Myers J, Hayes A, et al. C-reactive protein, metabolic syndrome, and insulin resistance in individuals with spinal cord injury. *J Spinal Cord Med* 2005;28(1):20-5.

32. Bauman WA, Spungen AM. Carbohydrate and lipid metabolism in chronic spinal cord injury. *J Spinal Cord Med* 2001;24(4):266-77.

33. Duckworth WC, Solomon SS, Jallepalli P, et al. Glucose intolerance due to insulin resistance in patients with spinal cord injuries. *Diabetes* 1980;29(11):906-10.

34. Cameron AP, Rodriguez GM, Schomer KG. Systematic review of urological followup after spinal cord injury. *J Urol* 2012;187(2):391-7.

35. Chikkalingaiah KB, Grant ND, Mangold TM, et al. Performance of simplified modification of diet in renal disease and Cockcroft-Gault equations in patients with chronic spinal cord injury and chronic kidney disease. *Am J Med Sci* 2010;339(2):108-16.

36. Welk B, McIntyre A, Teasell R, et al. Bladder cancer in individuals with spinal cord injuries. *Spinal Cord* 2013;51(7):516-21.

37. Krassioukov A, Eng JJ, Claxton G, et al. Neurogenic bowel management after spinal cord injury: a systematic review of the evidence. *Spinal Cord* 2010;48(10):718-33.

38. Bloemen-Vrencken JH, Post MW, Hendriks JM, et al. Health problems of persons with spinal cord injury living in the Netherlands. *Disabil Rehabil* 2005;27(22):1381-9.

39. Liu CW, Huang CC, Chen CH, et al. Prediction of severe neurogenic bowel dysfunction in persons with spinal cord injury. *Spinal Cord* 2010;48(7):554-9.

40. Liu CW, Huang CC, Yang YH, et al. Relationship between neurogenic bowel dysfunction and health-related quality of life in persons with spinal cord injury. *J Rehabil Med* 2009;41(1):35-40.

41. Krogh K, Nielsen J, Djurhuus JC, et al. Colorectal function in patients with spinal cord lesions. *Dis Colon Rectum* 1997;40(10):1233-9.

42. De Looze D, Van Laere M, De Muynck M, et al. Constipation and other chronic gastrointestinal problems in spinal cord injury patients. *Spinal Cord* 1998;36(1):63-6.

43. Han TR, Kim JH, Kwon BS. Chronic gastrointestinal problems and bowel dysfunction in patients with spinal cord injury. *Spinal Cord* 1998;36(7):485-90.

44. Harari D, Sarkarati M, Gurwitz JH, et al. Constipation-related symptoms and bowel program concerning individuals with spinal cord injury. *Spinal Cord* 1997;35(6):394-401.

45. Coggrave M, Norton C, Wilson-Barnett J. Management of neurogenic bowel dysfunction in the community after spinal cord injury: a postal survey in the United Kingdom. *Spinal Cord* 2009;47(4):323-30; quiz 331-3.

46. Rabadi MH, Vincent A. Colonoscopic lesions in veterans with spinal cord injury. *J Rehabil Res Dev* 2012;49(2):257-63.

47. Hayman AV, Guihan M, Fisher MJ, et al. Colonoscopy is high yield in spinal cord injury. *J Spinal Cord Med* 2013;36(5):436-42.

48. Faaborg PM, Christensen P, Finnerup N, et al. The pattern of colorectal dysfunction changes with time since spinal cord injury. *Spinal Cord* 2008;46(3):234-8.

49. Han SJ, Kim CM, Lee JE, et al. Colonoscopic lesions in patients with spinal cord injury. *J Spinal Cord Med* 2009;32(4):404-7.

50. Dionyssiotis Y. Malnutrition in spinal cord injury: more than nutritional deficiency. *J Clin Med Res* 2012;4(4):227-36.

51. Eriks-Hoogland I, Hilfiker R, Baumberger M, et al. Clinical assessment of obesity in persons with spinal cord injury: validity of waist circumference, body mass index, and anthropometric index. *J Spinal Cord Med* 2011;34(4):416-22.

52. Rajan S, McNeely MJ, Warms C, et al. Clinical assessment and management of obesity in individuals with spinal cord injury: a review. *J Spinal Cord Med* 2008;31(4):361-72.

53. Segun TD, Daniel DS, Marcie Chase RD. Nutritional management in the rehabilitation setting. Medscape Drugs Dis. http://emedicine.medscape.com/article/318180-overview.

54. Ravensbergen HR, Lear SA, Claydon VE. Waist circumference is the best index for obesity-related cardiovascular disease risk in individuals with spinal cord injury. *J Neurotrauma* 2014;31(3):292-300.

55. Tran K, Hukins C, Geraghty T, et al. Sleep-disordered breathing in spinal cord-injured patients: a short-term longitudinal study. *Respirology* 2010;15(2):272-6.

56. Jensen MP, Hirsh AT, Molton IR, et al. Sleep problems in individuals with spinal cord injury: frequency and age effects. *Rehabil Psychol* 2009;54(3):323-31.

57. Abrishami A, Khajehdehi A, Chung F. A systematic review of screening questionnaires for obstructive sleep apnea. *Can J Anaesth* 2010;57(5):423-38.

58. Anderson KD. Targeting recovery: priorities of the spinal cord-injured population. *J Neurotrauma* 2004;21(10):1371-83.

59. Biering-Sorensen I, Hansen RB, Biering-Sorensen F. Sexual function

in a traumatic spinal cord injured population 10-45 years after injury. *J Rehabil Med* 2012;44(11):926-31.

60. Alexander MS, Biering-Sorensen F, Elliott S, et al. International spinal cord injury male sexual function basic data set. *Spinal Cord* 2011;49(7):795-8.

61. Sipski ML. The impact of spinal cord injury on female sexuality, menstruation and pregnancy: a review of the literature. *J Am Paraplegia Soc* 1991;14(3):122-6.

62. DeForge D, Blackmer J, Garritty C, et al. Fertility following spinal cord injury: a systematic review. *Spinal Cord* 2005;43(12):693-703.

63. Walter JS, Sacks J, Othman R, et al. A database of self-reported secondary medical problems among VA spinal cord injury patients: its role in clinical care and management. *J Rehabil Res Dev* 2002;39(1):53-61.

64. Rekand T, Hagen EM, Gronning M. Spasticity following spinal cord injury. *Tidsskr Nor Laegeforen* 2012;132(8):970-3.

65. Barnes MP, Johnson GR. Upper motor neuron syndrome and spasticity: clinical management and neurophysiology. Cambridge: Cambridge University Press; 2001.

66. Krause JS. Self-reflected problems after spinal cord injury: implications for rehabilitation practice. *Top Spinal Cord Inj Rehabil* 2007;12(3):35-44.

67. Aydin G, Tomruk S, Keles I, et al. Transcutaneous electrical nerve stimulation versus baclofen in spasticity: clinical and electrophysiologic comparison. *Am J Phys Med Rehabil* 2005;84(8):584-92.

68. Kumru H, Vidal J, Kofler M, et al. Alterations in excitatory and inhibitory brainstem interneuronal circuits after severe spinal cord injury. *J Neurotrauma* 2010;27(4):721-8.

69. Roussan M, Terrence C, Fromm G. Baclofen versus diazepam for the treatment of spasticity and long-term follow-up of baclofen therapy. *Pharmatherapeutica* 1985;4(5):278-84.

70. Penn RD, Savoy SM, Corcos D, et al. Intrathecal baclofen for severe spinal spasticity. *N Engl J Med* 1989;320(23):1517-21.

71. Postma TJ, Oenema D, Terpstra S, et al. Cost analysis of the treatment of severe spinal spasticity with a continuous intrathecal baclofen infusion system. *Pharmacoeconomics* 1999;15(4):395-404.

72. Richardson D, Sheean G, Werring D, et al. Evaluating the role of botulinum toxin in the management of focal hypertonia in adults. *J Neurol Neurosurg Psychiatry* 2000;69(4):499-506.

73. Ashworth B. Preliminary trial of carisoprodol in multiple sclerosis. *Practitioner* 1964;192:540-2.

74. Bohannon RW, Smith MB. Interrater reliability of a modified Ashworth scale of muscle spasticity. *Phys Ther* 1987;67(2):206-7.

75. Carlson CE, King RB, Kirk PM, et al. Incidence and correlates of pressure ulcer development after spinal cord injury. *J Rehabil Nurs Res* 1992;1(1):34-40.

76. Fuhrer MJ, Garber SL, Rintala DH, et al. Pressure ulcers in community-resident persons with spinal cord injury: prevalence and risk factors. *Arch Phys Med Rehabil* 1993;74(11):1172-7.

77. Yarkony GM, Heinemann AW. Pressure ulcers. In: Stover SL, DeLisa JA, Whiteneck GG, eds. Spinal cord injury: clinical outcomes from the model systems. Gaithersburg, MD: Aspen Publishing; 1995.

78. Mawson AR, Biundo JJ, Neville P, et al. Risk factors for early occurring pressure ulcers following spinal cord injury. *Am J Phys Med Rehabil* 1988;67(3):123-7.

79. Young JS, Burns PE. Pressure sores and the spinal cord injured. *SCI Dig* 1981a;3a:9-25.

80. Young JS, Burns PE. Pressure sores and the spinal cord injured. Part II. *SCI Dig* 1981b;3:11-48.

81. Rubin-Asher D, Zeilig G, Klieger M, et al. Dermatological findings following acute traumatic spinal cord injury. *Spinal Cord* 2005;43(3):175-8.

82. Stover SL, Hale AM, Buell AB. Skin complications other than pressure ulcers following spinal cord injury. *Arch Phys Med Rehabil* 1994;75(9):987-93.

83. Park JW, Seo CH, Han SH, et al. Sympathetic influence on biomechanical skin properties after spinal cord injury. *Spinal Cord* 2011;49(2):236-43.

84. Gelis A, Dupeyron A, Legros P, et al. Pressure ulcer risk factors in persons with SCI: part I: acute and rehabilitation stages. *Spinal Cord* 2009;47(2):99-107.

85. Cox DJ, Gonder-Frederick L. Major developments in behavioral diabetes research. *J Consult Clin Psychol* 1992;60(4):628-38.

86. Krause JS, Kjorsvig JM. Mortality after spinal cord injury: a four-year prospective study. *Arch Phys Med Rehabil* 1992;73(6):558-63.

87. Salzberg CA, Byrne DW, Cayten CG, et al. A new pressure ulcer risk assessment scale for individuals with spinal cord injury. *Am J Phys Med Rehabil* 1996;75(2):96-104.

88. Jackson J, Carlson M, Rubayi S, et al. Qualitative study of principles pertaining to lifestyle and pressure ulcer risk in adults with spinal cord injury. *Disabil Rehabil* 2010;32(7):567-78.

89. Vidal J, Sarrias M. An analysis of the diverse factors concerned with the development of pressure sores in spinal cord injured patients. *Paraplegia* 1991;29(4):261-7.

90. Cleaveland BL, Denier CA. Recommendations for health care professionals to improve compliance and treatment outcome among patients with cognitive deficits. *Issues Ment Health Nurs* 1998;19(2):113-24.

91. Kennedy P, Berry C, Coggrave M, et al. The effect of a specialist seating assessment clinic on the skin management of individuals with spinal cord injury. *J Tissue Viability* 2003;13(3):122-5.

92. Smith EM, Comiskey CM, Carroll AM. A study of bone mineral density in adults with disability. *Arch Phys Med Rehabil* 2009;90(7):1127-35.

93. Dauty M, Perrouin Verbe B, Maugars Y, et al. Supralesional and sublesional bone mineral density in spinal cord-injured patients. *Bone* 2000;27(2):305-9.

94. Garland DE, Stewart CA, Adkins RH, et al. Osteoporosis after spinal cord injury. *J Orthop Res* 1992;10(3):371-8.

95. Saltzstein RJ, Hardin S, Hastings J. Osteoporosis in spinal cord injury: using an index of mobility and its relationship to bone density. *J Am Paraplegia Soc* 1992;15(4):232-4.

96. Castro MJ, Apple DF, Hillegass EA, et al. Influence of complete spinal cord injury on skeletal muscle cross-sectional area within the first 6 months of injury. *Eur J Appl Physiol Occup Physiol* 1999;80(4):373-8.

97. Wilmet E, Ismail AA, Heilporn A, et al. Longitudinal study of the bone mineral content and of soft tissue composition after spinal cord section. *Paraplegia* 1995;33(11):674-7.

98. Reiter AL, Volk A, Vollmar J, et al. Changes of basic bone turnover parameters in short-term and long-term patients with spinal cord injury. *Eur Spine J* 2007;16(6):771-6.

99. Jaovisidha S, Sartoris DJ, Martin EM, et al. Influence of heterotopic ossification of the hip on bone densitometry: a study in spinal cord injured patients. *Spinal Cord* 1998;36(9):647-53.

100. Szollar SM, Martin EM, Sartoris DJ, et al. Bone mineral density and indexes of bone metabolism in spinal cord injury. *Am J Phys Med Rehabil* 1998;77(1):28-35.

101. Jiang SD, Dai LY, Jiang LS. Osteoporosis after spinal cord injury. *Osteoporos Int* 2006;17(2):180-92.

102. Craven B, Robertson L, McGillivray C, et al. Detection and treatment of sublesional osteoporosis among patients with chronic spinal cord injury. *Top Spinal Cord Inj Rehabil* 2009;14(4):1-22.

103. DiGiovine CP, Cooper RA, Wolf E, et al. Analysis of whole-body vibration during manual wheelchair propulsion: a comparison of seat cushions and back supports for individuals without a disability. *Assist Technol* 2003;15(2):129-44.

104. VanSickle DP, Cooper RA, Boninger ML, et al. Analysis of vibrations induced during wheelchair propulsion. *J Rehabil Res Dev* 2001;38(4):409-21.

105. Tai C, Liu D, Cooper R, et al. Analysis of vibrations during manual wheelchair use. *Saudi J Disabil Rehabil* 1998;4(3):186-91.

106. Gironda RJ, Clark ME, Neugaard B, et al. Upper limb pain in a national sample of veterans with paraplegia. *J Spinal Cord Med* 2004;27(2):120-7.

107. Gianini PES, Chamlian TR, Arakaki JC. Shoulder pain in spinal cord injury. *Acta Ortopédica Brasileira* 2006;14(1):44-7.

108. Brose SW, Boninger ML, Fullerton B, et al. Shoulder ultrasound abnormalities, physical examination findings, and pain in manual wheelchair users with spinal cord injury. *Arch Phys Med Rehabil* 2008;89(11):2086-93.

109. Dalyan M, Cardenas DD, Gerard B. Upper extremity pain after spinal cord injury. *Spinal Cord* 1999;37(3):191-5.

110. Boninger ML, Cooper RA, Shimada SD, et al. Shoulder and elbow motion during two speeds of wheelchair propulsion: a description using a local coordinate system. *Spinal Cord* 1998;36(6):418-26.

111. Crane L, Klerk K, Ruhl A, et al. The effect of exercise training on pulmonary function in persons with quadriplegia. *Paraplegia* 1994;32(7):435-41.

112. Stefaniwsky L, Bilowit DS, Prasad SS. Reduced motor conduction velocity of the ulnar nerve in spinal cord injured patients. *Paraplegia* 1980;18(1):21-4.

113. Sie IH, Waters RL, Adkins RH, et al. Upper extremity pain in the postrehabilitation spinal cord injured patient. *Arch Phys Med Rehabil* 1992;73(1):44-8.

114. Gellman H, Gelberman RH, Tan AM, et al. Carpal tunnel syndrome. An evaluation of the provocative diagnostic tests. *J Bone Joint Surg Am* 1986;68(5):735-7.

115. Aljure J, Eltorai I, Bradley WE, Lin JE, Johnson B. Carpal tunnel syndrome in paraplegic patients. *Paraplegia* 1985;23(3):182-6.

116. Boninger ML, Cooper RA, Baldwin MA, et al. Wheelchair pushrim kinetics: body weight and median nerve function. *Arch Phys Med Rehabil* 1999;80(8):910-5.

117. Simpson LA, Eng JJ, Hsieh JT, et al. The health and life priorities of individuals with spinal cord injury: a systematic review. *J Neurotrauma* 2012;29(8):1548-55.

118. Nunnerley JL, Hay-Smith EJ, Dean SG. Leaving a spinal unit and returning to the wider community: an interpretative phenomenological analysis. *Disabil Rehabil* 2013;35(14):1164-73.

119. Fadyl JK, McPherson KM. Understanding decisions about work after spinal cord injury. *J Occup Rehabil* 2010;20(1):69-80.

120. Ottomanelli L, Lind L. Review of critical factors related to employment after spinal cord injury: implications for research and vocational services. *J Spinal Cord Med* 2009;32(5):503-31.

121. Krause JS. Years to employment after spinal cord injury. *Arch Phys Med Rehabil* 2003;84(9):1282-9.

122. Krause JS, Terza JV, Saunders LL, et al. Delayed entry into employment after spinal cord injury: factors related to time to first job. *Spinal Cord* 2010;48(6):487-91.

123. Ramakrishnan K, Mazlan M, Julia PE, et al. Return to work after spinal cord injury: factors related to time to first job. *Spinal Cord* 2011;49(8):924-7.

124. Buffington ALH, Malec JF. The vocational rehabilitation continuum: maximizing outcomes through bridging the gap from hospital to community-based services. *J Head Trauma Rehabil* 1997;12(5):1-13.

125. Lukasczik M, Wolf HD, Gerlich C, et al. Current state of vocationally oriented medical rehabilitation–a German perspective. *Disabil Rehabil* 2011;33(25-26):2646-55.

126. van Lierop BAG, Frans N. Early work-related interventions in a medical rehabilitation setting. *Int J Disabil Manage* 2006;1:74-86.

第 60 章　脊髓损伤患者的衰老

Gordana Savic , Susan Charlifue

学习目标

本章学习完成后,你将能够:

- 定义平均寿命的最新趋势和长时间脊髓损伤患者的死亡原因;
- 确定人类衰老中与脊髓损伤有关的继发并发症类型;
- 明确可能的干预方式去阻止、延缓或减少衰老的负面影响;
- 应用获得的信息去跟进脊髓损伤人群的治疗。

引言

人口老龄化正成为下一个全球性的大型公共卫生挑战。根据世界卫生组织(World Health Organization, WHO)的统计,65 岁及以上的人口数量预计将由 2010 年的 5.24 亿增长至 2050 年的接近 15 亿,多数人口增长发生在发展中国家[1]。同时,脊髓损伤后早期、长期生存率的提高和老年人脊髓损伤的发生率增加,导致了伴随脊髓损伤而衰老的人口数量的增长。

平均寿命与脊髓损伤死亡原因

虽然脊髓损伤患者平均寿命仍短于一般人群,但其在二战后明显增加[2-8]。这不仅反映了一般人群寿命的增加,还提示了急性和慢性脊髓损伤护理效果的显著提升。一项英国的脊髓损伤人群研究表明,50 年研究中(1943—1992),两家最早的脊髓中心的死亡率分别下降了 71% 和 82%,在之后的研究年限中,死亡率下降减缓[6]。美国最近的研究表明,虽然早期伤后生存率显示进一步提高,但长期生存率在 90 年代末显示出减缓趋势或甚至反转了[7,9]。这一领域未来的研究还会提供有价值的新信息,以及帮助进一步延长寿命的干预措施。

脊髓损伤后预期寿命的最大的预测因素是脊髓损伤的水平、损伤的完整性、损伤年龄和损伤年限。高死亡率与高损伤平面、更多完全性神经损伤、损伤年龄大,以及处于损伤早期有关[6-8,10-12]。最近一项澳大利亚的研究评估了 25~65 岁脊髓损伤患者的预期寿命,与年龄校正后的一般人群相比,C_1~C_4 节段 AIS A~C 级 相差 69%~64%,C_5~C_8 节 段 AIS A~C 级 相差 74%~65%,T_1~S_5 节 段 AIS A~C 级 相差 88%~91%,所有 AIS D 级损伤相差 97%~96%[8]。

高早期死亡率和较短的平均寿命也与呼吸机依赖有关[13,14]。心理、行为和社会经济因素也被认为可能对平均寿命有影响[12,15-17]。这是未来研究新干预措施的另一领域。

随着平均寿命的延长,脊髓损伤相关的因素被慢慢从死亡原因中移除,并开始接近一般老化人群。因肾脏因素造成的死亡仍在脊髓损伤患者中多见,但之前的研究表明,他们已不是死亡的直接原因[2,4,6,18]。呼吸和心血管因素,以及伤病包括自杀和恶性肿瘤被认为是过去几十年间造成死亡的主要因素[5-8,12,19,20]。然而,脊髓损伤人群的死亡风险仍高于一般人群,特别是呼吸、泌尿、感染和自杀因素,这些是未来干预措施中应重点关注的。

了解死亡率和死亡原因相关信息,是提升治疗方法和延长脊髓损伤患者寿命的必要前提。不幸的是,发展中国家对平均寿命和死亡原因还知之甚少。有些已发表的研究表明,第一年早期损伤后死亡率高达 49%,但没有关于长期生存的研究[21-23]。

衰老

衰老是一个影响所有生命体的生理过程。它的特点是再生能力下降、脆性增加和渐进式功能退化[24]。在人类中,衰老大约于 25 岁开始发生,当细胞凋亡超过细胞再生,导致器官系统逐渐失去功能,最终个体死亡。衰老是一个非常慢的过程,约每年失去 1% 的功能。由于人体器官强大的功能储备,衰老的影响通常不会在开始就显露出来,而是直到储备能力到达临界值,约初始功能的 40% 时才会显露[25, 26]。

虽然现在还没有通用的关于"老年人"的数值定义,但大多数发达国家已经接受了将实际年龄 65 岁作为"老年人"的定义标准,但是像很多西化概念一样,这可能并不适用于欠发达国家。由于这个原因,现在联合国已经同意将截点定为 60 岁以上,以此指代老年人口[27]。

作为一个拓宽概念,衰老所带来的后果不仅仅是器官系统的生理改变。它包含了个体日常活动,心理健康和社会参与的方方面面的改变,每一项又都同时影响着衰老本身。

脊髓损伤的衰老

直到 20 世纪 80 年代,脊髓损伤的衰老问题才成为一项话题。在那之前,大多数脊髓损伤的患者无法生存那么久去体会衰老所带来的影响。医学的进步、急救服务的提高、早期紧急住院治疗和康复治疗,以及专业脊髓损伤中心的建立和终身随访,都带来了脊髓损伤后平均寿命的提高。此外,更多老年人发生急性脊髓损伤后存活(详见本书的第 24 章和第 64 章相关内容),这也帮助提升了伴有脊髓损伤而衰老的人口数

量。随着在 90 年代第一个关于衰老的大型队列研究出版[3, 28-32],这一话题开始变得热门,出现了大量出版物和优质的综述[26, 33-37]。

脊髓损伤的衰老被认为是一种过早的或加速的衰老[38]。渡过急性脊髓损伤期耗尽了大量的人体储备,可能相当于好几年的自然衰老过程。急性期过后,需要高水平的能量消耗维持日常生活,进一步改变了人体储备,只留下了很小的安全范围。这意味着当衰老的负面影响开始显著的时候,人体会更快到达临界值,导致提前的(加速的)衰老。对于脊髓损伤的患者来说,与老龄有关的慢性疾病可能比一般人群发生得更早。然而,特定疾病的早期表现可能由于患者失去感觉而被掩盖了,或者因脊髓损伤而出现非典型的表现,或可能在最终确诊前比常人更早地发生进展。由于脊髓损伤带来的多系统损害,一个器官系统的继发并发症可以对其他系统功能造成影响,对患者已经脆弱的健康造成叠加影响,使得脊髓损伤患者的护理变得更加复杂。在老年人治疗中,不同疾病的多重用药,以及药代动力学和药效动力学的变化也要时刻留意[39]。

Menter 提出了一个脊髓损伤衰老的模型,包括急性、维持和下降三个期[40]。急性恢复期,通常被认为是康复初期,包括脊髓损伤后的 1~2 年,在这期间患者从损伤后几乎失去功能到重获最大范围的功能,与脊髓损伤的节段和程度相一致。维持期持续数年,在这期间患者维持康复初期恢复的功能水平。持续时间多有不同,取决于许多个体因素,在这期间可以采取预防措施来阻止或延缓继发性躯体疾病和即将发生的功能下降。最后,下降期,在这期间衰老过程和脊髓损伤的并发症共同导致器官储备耗损,整体功能的下降。在这期间会采取许多干预措施去减小功能丢失的影响,或使取代丧失的功能。

除了人体的生理性衰老,Menter 描述了衰老中另外两个主要的重叠过程:家庭和社区中社会角色的改变,这是随着衰老不可避免的;还有一个是自我实现,也被认为是精神成长。这种成长可能是衰老因素中最重要的,因为它可以使得个体生理和社会上的改变不那么具有破坏性[40]。

衰老是一个非常个体化的过程,它的影响和后果取决于许多相互关联的因素(基因、并发症、生活方式、社会支持、经济和当地条件等)。脊髓损伤和衰老的合并会对生理独立性造成重大影响,并且可能会使之后的主要生活方式改变成为必然。反之,这也需要心理上的适应,与刚发生脊髓损伤时的心理适应也

不同[25]。

脊髓损伤衰老的研究

尽管在过去的 25 年间,关于脊髓损伤衰老的研究出版物数量在增长,但仍然需要相关的进一步研究来关闭知识上存在的缺口,并基于证据提出最好的干预措施。对于现有证据研究的共识受限于研究地域,因为主要研究衰老的地区在欧洲、北美和澳洲。进一步的局限性是由于研究方法;横向研究缺乏时间效应,纵向研究受制于"幸存者效应",并且多数观察性研究不能捕捉到患者人生的最后几年,在这段时间里,衰老带来的脊髓损伤的严重并发症最常发生。

记忆要点

- 脊髓损伤的衰老被认为是一类提前的和加速的衰老。
- 由于脊髓损伤带来的多系统损害,单系统的继发并发症可对其他系统和功能造成影响。
- 衰老和脊髓损伤的合并可以对患者生理独立性造成重大影响,并且可能会使其之后的主要生活方式的改变成为必然。

脊髓损伤器官系统的衰老

脊髓损伤继发的身体状态和并发症将会在本书第五篇中详细介绍。本节将会给出一个关于衰老可能如何影响一些器官系统的简短总结。

有时去区分是实际年龄还是损伤期间带来的影响是很困难的,因为这两个平行变化是同时发生的,但是某些器官系统和功能似乎受其中一个的影响更大。

免疫系统

在正常人体衰老过程中,其中一个显著的变化就是免疫衰老,渐进和全面的免疫功能减少可影响所有固有和获得性免疫的细胞和器官[41]。它表现为细胞介导的免疫功能和体液免疫应答的降低[42,43]。免疫衰老对感染性疾病患病率和严重性的升高,以及老年人疫苗效力的减少负有部分责任。老年人的慢性感染、常见并发症和多重用药增加了免疫缺陷。

最近的研究证据表明,如不考虑损伤年龄,那么免疫功能的下降在脊髓损伤早期即可发生,并且一

直维持[44,45]。这在最近被认为是继发脊髓损伤介导的免疫缺陷综合征(SCI-induced immune deficiency syndrome, SCI-IDS)[46,47]。自主神经系统的分散和中枢神经系统的破坏被认为是最主要的原因[48,49]。此外,脊髓损伤普遍的反复和持续感染,合并应激原的累积,进一步影响了脊髓损伤患者的免疫应答,使得他们更容易发生感染,并且治疗效果降低。

目前有许多不同策略被提出来抵消免疫衰老带来的影响,如减少终生抗原载量、消除慢性感染、胸腺功能再生和抗炎药物的预防性治疗[41]。脊髓损伤的患者现在推荐的干预措施包括健康的生活方式、适当免疫、阻止和有效治疗常见感染,如泌尿、呼吸和褥疮感染。

人体组成、代谢和激素变化

脊髓损伤后会即刻开始发生人体组成的变化,并且一直持续进行。瘦体重(由骨骼肌和骨组成)会逐渐减少,人体脂肪含量会相对增加[50,51]。合成激素、睾酮和生长激素的减少改变了皮质醇反应,由于麻痹导致的运动水平下降进一步增加了这些变化。由于这些人体组成的变化,常用于评估肥胖的体重指数(kg/m²),用于脊髓损伤患者时可能会低估肥胖程度,这时候腰围指标可能是更好的评估肥胖的方法[52]。

脊髓损伤后的糖脂代谢紊乱的特点主要为胰岛素敏感性改变、葡萄糖耐量降低和高密度脂蛋白(high-density lipoprotein, HDL)减少[53,54]。脊髓损伤的患者系统性炎症发生风险增加,C 反应蛋白(C-reactive protein, CRP)升高,这被认为是心血管疾病(cardiovascular disease, CVD)的危险因素之一[55,56]。这些代谢变化,合并人体组成和活动量的改变,可以使脊髓损伤后心血管疾病的发生率升高。由于脊髓损伤人群和普通人群代谢综合征的危险因素模式不同,需要个体化风险评估和治疗[57-60]。

心血管系统

心血管疾病是普通人群死亡的主要原因,是脊髓损伤人群的第二死亡原因[6-8,61]。它也是影响脊髓损伤后疾病发病率的主要原因,并且与个体损伤平面、损伤完全性和损伤年龄有关[62,63]。虽然年龄和基因易患性是两个不能被影响的心血管危险因素,但一些已经存在于脊髓损伤患者中的其他危险因素,可能会提高心血管疾病的患病风险。这包括刚才已经提到的代谢改变(CRP、血脂检查、胰岛素敏感性)、自主神经调

节（心率和血压调节改变、自主神经反射异常）、静态的生活方式和缺乏有氧运动、损伤后体重增长、人体组成的改变。由于缺乏脊髓损伤特定的心血管疾病预防指南，通常沿用普通人群的指南[34,35]。需要注意的是，对脊髓损伤患者心血管疾病的风险评估可能低于实际风险，尤其是对于 T_6 节段以上损伤，因为患者的低静息血压。因此，所有的危险因素在个体评估管理中都要单独考虑和处理[59]。

呼吸系统

呼吸道疾病（包括肺炎）现在是脊髓损伤人群的主要死亡原因[6-8]。随着人体衰老，由于肺活量逐渐下降和免疫系统减弱，呼吸道疾病的风险和严重性增加。脊髓损伤本身已经影响了肺活量和免疫应答，再加上有效咳嗽和气道清理，后两者进一步增加了衰老带来的呼吸道疾病风险[64]。脊髓损伤的衰老患者更容易患肺炎，并可迅速恶化，需要快速响应其至人工通气。脊髓损伤的患者更易有睡眠呼吸暂停和睡眠相关的通气不足[65-67]。颈脊髓损伤更易带来睡眠中的通气不足，并且随着衰老进展风险持续增加[68]。持续正压通气（continuous positive airway pressure，CPAP）治疗是对睡眠呼吸障碍的最普遍治疗，并且对可以耐受这一疗法的患者很有帮助，但是这一治疗的接受率却相对较低[65,69]。呼吸道感染预防包括季节性流感和针对细菌的定期疫苗接种。除了人工协助咳嗽外，推荐使用咳嗽辅助机（有排气管）来帮助无效咳嗽的个体清理气道[70]。

泌尿生殖系统

随着衰老，人们通常会经历膀胱容量下降和自主控制的减弱，并且伴有女性绝经后改变和男性慢性前列腺疾病改变。脊髓损伤本身可造成自主排尿的完全或部分丧失，需要采取不同方法排空膀胱，预防尿路反复感染、结石、肾积水和可能的肾脏损伤。随着衰老，这些问题可能会更严重，并且可能需要改变膀胱管理，采取额外治疗，或再入院治疗[71]。三项来自世界不同地方的大型研究发现，排尿问题是长期脊髓损伤患者再入院的最频繁的原因[72-74]。据报道，超过半数的脊髓损伤患者需要在生活中改变排尿方式[75,76]。看起来膀胱管理的方式本身并不会影响肾脏功能，只要避免反复的膀胱输尿管反流即可[77]。随着患者的衰老，尿路恶性肿瘤发生率升高，必然需要动态监视。膀胱癌已被认为与神经源性膀胱[78]和使用导管[79]有关，

前列腺癌通常在脊髓损伤患者发现时较其他人进展更甚[80]。

规律肾功监管在许多中心已经成为长期脊髓损伤随访的规定部分，可早期发现和治疗继发并发症，或根据需要改变膀胱管理方法。这在过去几十年间已经使得泌尿因素的死亡显著下降[6,7,19]。

胃肠道系统

脊髓损伤对胃肠道系统有显著影响，尤其是对肠道功能，这将对一个人的生活质量（quality of life，QOL）有重大影响[81]。自主控制和感觉的丧失意味着脊髓损伤患者必须使用不同行为的、身体的和药物方面的技术帮助其在想排便的时间成功完成肠道排泄，而在其他时间控制肠道不排泄。据报道，有 30% 的长期脊髓损伤患者有肠道事件，超过 40% 的有便秘。其他问题包括腹痛和腹胀、痔疮、直肠出血，以及完成肠道排泄过程的时间延长[3,76,82,83]。

肠道功能可能会随着时间进一步恶化，作为自然衰老的结果，可能需要修整或甚至完全改变肠道管理[84]。因此，在规律随访中解决肠道管理问题是很重要的。适当的肠道管理变化，包括饮食、生活方式、药物调整，可解决大多数问题。手动疏泄可能第一次成为了患者生活中必要的部分，而对于更多棘手的肠道难题，有报道显示结肠造口和经直肠灌肠对于严格选定的个体有效[85-87]。

在随访中应该谨记，脊髓损伤的患者患胆结石的概率是常人的 7 倍，但似乎并不需要预防性治疗[88,89]。随访应该包括周期性筛查肠道肿瘤，即使脊髓损伤患者并无额外风险。然而值得注意的是，便潜血阳性可能并不是针对这一人群的可靠的筛查手段，因为患者可能反复出现直肠远端的病理异常并伴有出血[90]。

皮肤

脊髓损伤患者有患压疮的高风险。由于失去感觉，受损的循环和站立或平躺时间延长，他们的皮肤对压力、剪切和摩擦力都很脆弱。如果存在尿便失禁，可导致额外的皮肤受损。随着患者衰老，皮肤失去弹性，变得更加薄和干燥，甚至更易破损[91-93]。据报道，30% 的受伤达 20 年的脊髓损伤患者患有压疮[3,94]，受伤达 40 年的患者发生压疮的概率增加到 40%[76]。

预防压疮是脊髓损伤后皮肤护理的关键组成部分，对于 Ⅰ 和 Ⅱ 度压疮的迅速处理。更严重的 Ⅲ 和 Ⅳ

度压疮需要长期治疗和卧床,无论是在家或是医院。压疮是再入院的最频繁原因,并且经常有最高的床位使用率,占超过 33% 的再入院周转天数[72-74, 95]。

已有关于预防和治疗脊髓损伤压疮的基于循证实践的指南[96],然而,现在依然存在理论和预防治疗上的矛盾[97,98]。行为的危险因素可由脊髓损伤患者和他/她的家人照顾者解决,如定期减少压力,仔细的日常皮肤监管,使用健康均衡膳食,还有戒烟[99-101]。其他预防方法包括坐位和姿势评估改进,轮椅、坐垫、床、床垫和其他设施的适应或改变[96,99, 102]。

神经系统

除了脊髓损伤造成的最初的神经功能损害,患者的神经系统可随时间进一步破坏,由于空洞形成,导致运动或感觉丧失,以及疼痛和痉挛状态的改变[103-106]。外周压迫性神经病,多发生于腕部正中神经和腕部肘部尺神经,因长时间使用轮椅和拐杖造成[106,107]。推荐对脊髓损伤患者进行规律地神经功能监管,捕捉任何神经早期的变化,采取最好的措施。

96% 的脊髓损伤患者有不同类型的疼痛[108],神经病理性疼痛达到 60%[109-111]。疼痛可以影响许多基本的日常生活活动(activities of daily living, ADL)并且与缺乏心理功能和社会融入有关[112,113]。根据病因学,伤害感受性疼痛通常可以或多或少被治愈。然而,神经病理性疼痛可以是非常有治疗抵抗性的,通常会持续患者的终身。一个跨学科的生物-心理-社会学方法被提出用于治疗顽固性疼痛,包括了选择性用药、应用新的神经电刺激术,以及应用认知途径修饰疼痛感受[111, 114, 115]。

随着脊髓损伤平均寿命的延长,心理功能的逐渐恶化可发生于脊髓损伤的患者,也同样适用于普通人群。现在还不清楚这种恶化是否在脊髓损伤后发展更快,因为对老年人痴呆的常规筛查在大多数国家才刚被引进[116, 117]。据报道,四肢瘫患者出现的低静息血压和显著的直立性低血压可能对高级心理功能产生持续影响[118, 119]。

肌肉骨骼系统

失去肌肉重量和力量、退化的关节改变、骨质疏松和姿势改变都与老龄化有关,并且随脊髓损伤衰老的人群可能会比正常同龄人更早出现这些问题,且更严重。

退行性关节炎(骨性关节炎)是老年人最大的致

残的因素之一。脊髓损伤后,退变性关节改变会提前出现,并且比正常同龄人更严重,这是由于患者过度使用和改变机械应力,尤其在上肢[120,121]。事实上所有的日常活动,尤其是举重、转移、手动使用轮椅或用助行器走动,会导致对肌肉骨骼系统的磨损累积。尤其易受损的是肩部和整个肩胛带,疼痛是主要症状[122,123]。除了老龄,其他危险因素是损伤时间、高 BMI、使用手动轮椅、不良坐姿、灵活性减少、肩袖和肩胛稳定肌肉的不平衡[122]。一项恢复肌肉平衡的运动提案,包括伸展前肩部肌肉组织和加强后肌肉组织,被发现对于降低轮椅使用者的肩痛是有效的[124]。相似的运动包含在瘫痪退伍军人的美国联合指南中,且推荐对个体功能、人类工程学、设备、疼痛程度进行定期评估,作为定期健康回顾的一部分[125]。

脊髓损伤后骨质疏松发生得更早,因为患者瘫痪、无法活动,且随衰老进一步进展,增加了伤后骨折的风险[126,127]。老年人骨折有许多并发症风险,需要长时间住院治疗、康复治疗和护理[128]。脊柱畸形也随衰老而进展,原因为骨质疏松,甚至更多是因为瘫痪后的肌肉失衡,且可能需要在今后生活中进行坐位重新评估和改进[129]。

记忆要点

- 脊髓损伤本身和正常的人类衰老均对免疫功能进行性和总体性下降有影响。
- 代谢和人体组成的变化、自主控制的改变、久坐的生活方式、缺乏有氧运动,以及活动改变可能会增加脊髓损伤后心血管疾病的风险。
- 随着衰老,脊髓损伤患者患呼吸道疾病的风险和严重程度增加。
- 患者需要改变以后生活中膀胱和肠道的管理方式。
- 脊髓损伤患者有高风险患压疮,且风险随着衰老持续增长。
- 外周压迫性神经病会在长时间使用轮椅和拐杖后形成。
- 神经病理性疼痛可能有很高的治疗抵抗性,通常会持续患者终身。
- 事实上在脊髓损伤患者中,所有的日常活动都会导致对肌肉骨骼系统的磨损累积。
- 定期监管、预防措施和生活方式适应可以帮助阻止或延缓许多晚期并发症。

功能独立性

一般来说,衰老人群会经历身体功能的逐渐丧失,这是由于关节僵直,肌力丧失,感觉传入和协调减少,心血管和呼吸效率降低,且疼痛和疲劳程度增加[34,35]。脊髓损伤的个体由于其疾病本身已经经历了一些程度上的活动受限,合并衰老带来的变化,这不可避免地导致身体功能的进一步丧失[76,130-133]。由于已经减少的功能储备和增加的身体需要,脊髓损伤的患者可能早期就会失去身体独立性。一项研究发现,四肢瘫的患者平均在 49 岁时表现出身体协助需要的增加,截瘫的患者则是在 54 岁[130]。这项研究和其他研究显示,患者需要更多身体协助的原因主要是疼痛尤其是肩痛、虚弱和疲劳[32,130,132]。体重增长和姿势改变也被认为是促成因素[130]。

幸运的是,干预措施对身体功能是很有帮助的,相对容易实施,而且如果在早期开展将会极度有效。这些措施包括:改变转移技术,使用滑梯,重量轻的轮椅和助力轮椅,或者由手动改为电动轮椅,这些都可以维持或延长身体独立性。如果需要更多身体协助,支持系统需要尽可能对患者生活损伤小。为了能够及时干预,应周期性地对 ADL 变化、设备和协助进行重新评估,这应作为脊髓损伤后规律随访的一部分。

想要过渡到更高水平的协助从来都不是容易的,且人们通常会对所有失去独立性的变化表示抗拒。这个任务就经常落在专业医疗机构的肩上,他们要去帮助患者接受这种改变,并且不将其看作是失败,而是一种维持掌控的方式[129]。

> **记忆要点**
> - 脊髓损伤后,较正常人群而言,患者将会更早地经历身体独立性的下降和对身体协助需要的增加。
> - 不同的干预措施和适应手段可延长身体独立性或替代丧失的功能。

家庭和社会问题

衰老不仅影响脊髓损伤的患者,也影响了他们的家人、朋友和更广的社交圈。通常家庭成员和朋友可为脊髓损伤患者提供帮助(详见第 44 章),然而随着

脊髓损伤患者的衰老,照料者也在衰老。随着时间流逝,衰老的照料者可能无法继续提供与之前相同质量的协助,并且自身可能也需要额外的帮助,无论是通过医疗社会服务或自己想办法安排。在发展中国家,由于缺乏资金来源和支持设备,常常需要关系密切的亲属和其他家庭成员提供照料来代偿[134]。

随着衰老,人们可能也会经历孩子离开家庭、失去配偶、爱人或亲友,这些会进一步侵蚀患者的社交网和获得的支持。有收入的人们最终会退休,他们退休后经常会有财政紧缩和担忧。据报道,老龄合并长期脊髓损伤会放大个人对财政不安全感的认知[32]。患者可能会因身体独立性丧失而无法积极参加社会活动,在财务上捉襟见肘,还需要依赖他人协助才能出行。解决社会和环境障碍需要社会全体积极努力,这在脊髓损伤护理相关问题中是最具全球差异性的一个方面[134]。

> **记忆要点**
> - 衰老不仅影响脊髓损伤的患者,也影响了他们的家人、朋友和更广的社交圈。
> - 解决社会和环境障碍需要社会全体积极努力。

心理问题和生活质量

抑郁症被认为与老龄[135-137]和脊髓损伤[138-140]都有关联。对于一般人群来说,抑郁症年龄相关的预测因素包括身体健康问题、相关的残疾,以及社会隔离,这些都会在脊髓损伤的患者中出现[135]。脊髓损伤后,老年人和长期损伤的人被发现有更严重的抑郁[76,141]。然而,尽管在脊髓损伤后出现了不同水平的压力,但其并未随衰老而变得更糟。研究表明,据脊髓损伤患者描述,他们在年老时处理情绪问题的压力减小了,有些人甚至发现随着时间进展,压力水平降低了,这可能是对脊髓损伤的积极心理适应的结果[76,142,143]。

许多研究发现,脊髓损伤后的生活满意度和生活质量仍然相对好和稳定,虽然随着患者衰老,用药和功能问题体现得更为明显[32,40,76,144-151]。对于这一现象的解释是优先度和价值观的改变、随着衰老而提高的生活技能,还有样本残存(selective survival)和同辈效应(cohort effect)。

- 抑郁症被认为与老龄和长期的脊髓损伤都有关联。
- 虽然随着患者衰老,其用药和功能问题体现得更为明显,但脊髓损伤后的生活满意度和生活质量仍然相对好和稳定。

脊髓损伤衰老的挑战和成功的关键

提高脊髓损伤的长期生存寿命意味着随脊髓损伤衰老的患者面临更多的脊髓损伤继发并发症,也有与正常衰老有关的问题。对于老年人的护理必须是终身护理,与初期康复一样,整合入社区,并规律随访。针对近期对这一话题的回顾,整理出如下成功应对脊髓损伤衰老的关键点[34,35,37]:

- 基于循证学证据的准备是关键。
- 需要对所有人进行教育,包括:脊髓损伤患者,护理者,卫生服务提供者,配套服务,以及政策制定者。
- 监管:理想情况是由专业脊髓损伤中心的跨学科团队进行,这样脊髓损伤的患者可以接受规律随访,早期发现问题并解决问题。
- 采取预防措施可以延缓和减少(如果不能完全消除)衰老的负面影响。
- 及时干预可以最小化和改善后续的身体状况。
- 好的配套支持系统可以代替失去的功能和独立性。
- 衰老患者面对的社会和环境障碍应该由整个社会解决。

目前已有推荐的随访政策[35,152],但是可能并不能全球都接受,因为它们非常依赖国家指南、地方政策和资源。但至少应该做到对脊髓损伤后的身体状况的定期积极监管,以及周期性地根据需求变化进行评估,并包括常规预防筛查和干预。

WHO 与国际脊髓损伤学会的联合出版物中指出:"维持脊髓损伤患者的长期健康状态需要承认以下几点:①他们有健康问题的高风险,这与脊髓损伤本身有关,因此他们需要持续的普通或专业服务;并且②他们也有与普通人群同样的健康问题风险,因此需要主流服务如保健、预防照护(疫苗接种、健康筛查),以及对急慢性疾病的治疗"[134]。

在世界上不同地域应用通用原则时需要适应当地文化、经济和医疗保健系统。要始终记住任何一个人都是独特的个体,所有的干预措施都需要适应每个人的个人需要和情况。

最后,脊髓损伤和其他残障的衰老人群不应被认为是负担。随着残疾而衰老可能会是下一个公共卫生挑战,但是这也是健康管理水平总体提高的最好证明,也是凝聚终生经历、知识和智慧的无价财富,是处理和克服逆境的智慧。

本章重点

- 患者脊髓损伤后的平均寿命短于一般人群,程度取决于损伤平面和损伤完全性、损伤时年龄和损伤年限,以及其他个人因素。
- 长期脊髓损伤的患者主要死亡因素是呼吸、心血管、恶性肿瘤、肾脏问题,以及损伤包括自杀。
- 脊髓损伤代表了一个加速衰老的模型,患者身体衰老带来的负面影响比普通人更早显现。
- 衰老合并已经存在的由脊髓损伤造成的多系统损害,将影响患者所有器官系统、功能独立性、社会生活和心理健康。
- 成功处理脊髓损伤衰老的关键包括对所有相关人员的宣教、定期监管、及时干预以阻止、延缓或最小化衰老的负面影响,并且代偿失去的功能。

(张之良 张娜 译 周谋望 校)

参考文献

1. World Health Organization. Global health and aging. 2011. [accessed April 2014]. Available from: http://www.nia.nih.gov/sites/default/files/global_health_and_aging.pdf. 2011.

2. Geisler WO, Jousse AT, Wynne-Jones M, Breithaupt D. Survival in traumatic spinal cord injury. *Paraplegia* 1983;21:364-73.

3. Whiteneck GG, Charlifue SW, Frankel HL, et al. Mortality, morbidity, and psychosocial outcomes of persons spinal cord injured more than 20 years. *Paraplegia* 1992;30:617-30.

4. DeVivo MJ, Stover SL. Long-term survival and causes of death. In: Stover SL, DeLisa JA, Whiteneck GG, editors. Spinal cord injury: clinical outcomes from the model systems. Gaithersburg (MD): Aspen; 1995. p. 289-316.

5. Hartkopp A, Bronnum-Hansen H, Seidenschnur AM, Biering-Sorensen F. Survival and causes of death after traumatic spinal cord injury. A long-term epidemiological survey from Denmark. *Spinal Cord* 1997;35(2):76-85.

6. Frankel HL, Coll JR, Charlifue SW, et al. Long-term survival in spinal cord injury: a fifty year investigation. *Spinal Cord* 1998;36:266-74.

7. DeVivo MJ, Kraus JS, Lammertse DP. Recent trends in mortality

and causes of death among persons with spinal cord injury. *Arch Phys Med Rehabil* 1999;80:1411-9.

8. Middleton JW, Dayton A, Walsh J, Rutkowski SB, Leong G, Duong S. Life expectancy after spinal cord injury: a 50-year study. *Spinal Cord* 2012;50(11):803-11. Comment in *Spinal Cord* 2013;51(12):937. *Spinal Cord* 2013;51(12):938-9.

9. Strauss DJ, DeVivo MJ, Paculdo DR, Shavelle RM. Trends in life expectancy after spinal cord injury. *Arch Phys Med Rehabil* 2006;87:1079-85.

10. Yeo JD, Walsh J, Rutkowski S, Soden R, Craven M, Middleton J. Mortality following spinal cord injury. *Spinal Cord* 1998;36:329-36.

11. Catz A, Thaleisnik M, Fishel B, et al. Survival following spinal cord injury in Israel. *Spinal Cord* 2002;40:595-8.

12. Lidal IB, Snekkevik H, Aamodt G, Hjeltnes N, Biering-Sørensen F, Stanghelle JK. Mortality after spinal cord injury in Norway. *J Rehabil Med* 2007;39(2):145-51.

13. DeVivo MJ, Ivie CS 3rd. Life expectancy of ventilator-dependent persons with spinal cord injuries. *Chest* 1995;108(1):226-32.

14. Shavelle RM, DeVivo MJ, Strauss DJ, Paculdo DR, Lammertse DP, Day SM. Long-term survival of persons ventilator dependent after spinal cord injury. *J Spinal Cord Med* 2006;29(5):511-9.

15. Krause JS, DeVivo MJ, Jackson AB. Health status, community integration, and economic risk factors for mortality after spinal cord injury. *Arch Phys Med Rehabil* 2004;85:1764-73.

16. Krause JS, Carter R, Zhai Y, Reed K. Psychologic factors and risk of mortality after spinal cord injury. *Arch Phys Med Rehabil* 2009;90(4):628-33.

17. Krause JS, Saunders LL, DeVivo MJ. Income and risk of mortality after spinal cord injury. *Arch Phys Med Rehabil* 2011;92(3):339-45.

18. Geisler WO, Jousse AT, Wynne-Jones M. Survival in traumatic transverse myelitis. *Paraplegia* 1977;14(4):262-75.

19. Soden RJ, Walsh J, Middleton JW, Craven ML, Rutkowski SB, Yeo JD. Causes of death after spinal cord injury. *Spinal Cord* 2000;38:604-10.

20. Hagen EM, Lie SA, Rekand T, Gilhus NE, Gronning M. Mortality after traumatic spinal cord injury: 50 years of follow-up. *J Neurol Neurosurg Psychiatry* 2010;81(4):368-73.

21. Iwegbu CG. Traumatic paraplegia in Zaria, Nigeria: the case for a centre for injuries of the spine. *Paraplegia* 1983;21(2):81-5.

22. Levy LF, Makarawo S, Madzivire D, Bhebhe E, Verbeek N, Parry O. Problems, struggles and some success with spinal cord injury in Zimbabwe. *Spinal Cord* 1998;36(3):213-8.

23. Gosselin RA, Coppotelli C. A follow-up study of patients with spinal cord injury in Sierra Leone. *Int Orthop* 2005;29(5):330-2.

24. López-Otín C, Blasco MA, Partridge L, Serrano M, Kroemer G. The hallmarks of aging. *Cell* 2013 6;153(6):1194-217.

25. Charlifue S. Research into the aging process. In: Whiteneck GG, et al. editors. Aging with a spinal cord injury. New York (NY): Demos; 1993. p. 9-21.

26. Hitzig SL, Eng JJ, Miller WC, Sakakibara BM; SCIRE Research Team. An evidence-based review of aging of the body systems following spinal cord injury. *Spinal Cord* 2011;49(6):684-701. Review.

27. World Health Organization. Health Statistics and information systems: definition of an older or elderly person. 2014. [accessed April 2014]. Available from: http://www.who.int/healthinfo/survey/ageingdefnolder/en/

28. Whiteneck GG, Charlifue SW, Gerhart KA et al. editors. Aging with a spinal cord injury. New York (NY): Demos; 1993.

29. Krause JS, Crewe NM. Chronologic age, time since injury, and time of measurement: effect on adjustment after spinal cord injury. *Arch Phys Med Rehabil* 1991;72(2):91-100.

30. McColl MA, Rosenthal C. A model of resource needs of aging spinal cord injured men. *Paraplegia* 1994;32(4):261-70.

31. McGlinchey-Berroth R, Morrow L, Ahlquist M, Sarkarati M,

Minaker KL. Late-life spinal cord injury and aging with a long term injury: characteristics of two emerging populations. *J Spinal Cord Med* 1995;18(3):183-93. Comment in *J Spinal Cord Med* 1995 Oct;18(4):255.

32. Pentland W, McColl MA, Rosenthal C. The effect of aging and duration of disability on long term health outcomes following spinal cord injury. *Paraplegia* 1995;33(7):367-73.

33. Capoor J, Stein AB: Aging with spinal cord injury. *Phys Med Rehabil Clin N Am* 2005;16.129 61.[Review].

34. Charlifue S, Jha A, Lammertse D. Aging with spinal cord injury. *Phys Med Rehabil Clin N Am* 2010;21(2):383-402. Review.

35. Jha A, Charlifue S. Aging in spinal cord injury. In: Kirshblum S, Campagnolo DI, editors. Spinal cord medicine. 2nd ed. Philadelphia: Lippincott, Williams & Wilkins; 2011. p. 500-13.

36. Sakakibara BM, Hitzig SL, Miller WC, Eng JJ; SCIRE Research Team. An evidence-based review on the influence of aging with a spinal cord injury on subjective quality of life. *Spinal Cord* 2012;50:570-8. [Review].

37. Groah S, Charlifue S, Tate D, et al. Spinal cord injury and aging: challenges and recommendations for future research. *Am J Phys Med Rehabil* 2012;91(1):80-93. Review.

38. Ohry A, Shemesh Y, Rozin R. Are chronic spinal cord injured patients (SCIP) prone to premature aging? *Med Hypotheses* 1983;11(4):467-9.

39. Short DJ. Clinical issues involving multiple organ systems. In: Whiteneck GG, et al. editors. Aging with a spinal cord injury. New York (NY): Demos; 1993. p. 183-90.

40. Menter RR. Issues of aging with spinal cord injury. In: Whiteneck GG, et al. editors. Aging with a spinal cord injury. New York (NY): Demos; 1993. p. 1-8.

41. Franceschi C, Bonafè M. Centenarians as a model for healthy aging. *Biochem Soc Trans* 2003;31(2):457-61.

42. Pfister G, Savino W. Can the immune system still be efficient in the elderly? An immunological and immunoendocrine therapeutic perspective. *Neuroimmunomodulation* 2008;15(4-6):351-64.

43. Weiskopf D, Weinberger B, Grubeck-Loebenstein B. The aging of the immune system. *Transpl Int* 2009;22(11):1041-50.

44. Nash MS. Known and plausible modulators of depressed immune functions following spinal cord injuries. *J Spinal Cord Med* 2000;23(2):111-20.

45. Cruse JM, Lewis RE, Dilioglou S, Roe DL, Wallace WF, Chen RS. Review of immune function, healing of pressure ulcers, and nutritional status in patients with spinal cord injury. *J Spinal Cord Med* 2000;23(2):129-35.

46. Riegger T, Conrad S, Schluesener HJ, Immune depression syndrome following human spinal cord injury (SCI): a pilot study. *Neuroscience* 2009;158(3):1194-9.

47. Kopp MA, Druschel C, Meisel C, et al. The SCIentinel study—prospective multicenter study to define the spinal cord injury-induced immune depression syndrome (SCI-IDS)—study protocol and interim feasibility data. *BMC Neurol* 2013;13:168.

48. Cruse JM, Keith JC, Bryant ML Jr, Lewis RE Jr. Immune system-neuroendocrine dysregulation in spinal cord injury. *Immunol Res* 1996;15(4):306-14.

49. Campagnolo DI, Bartlett JA, Keller SE. Influence of neurological level on immune function following spinal cord injury: a review. *J Spinal Cord Med* 2000;23(2):121-8.

50. Kocina P. Body composition of spinal cord injured adults. *Sports Med* 1997;23(1):48-60.

51. Bauman WA, Spungen AM, Adkins RH, Kemp BJ. Metabolic and endocrine changes in persons aging with spinal cord injury. *Assist Technol* 1999;11(2):88-96.

52. Jones LM, Legge M, Goulding A. Healthy body mass index values often underestimate body fat in men with spinal cord injury. *Arch Phys Med Rehabil* 2003;84:1068-71.

53. Bauman WA, Spungen AM. Metabolic changes in persons after

spinal cord injury. *Phys Med Rehabil Clin N Am* 2000;11(1):109-4.

54. LaVela SL, Weaver FM, Goldstein B, et al. Diabetes mellitus in individuals with spinal cord injury or disorder. *J Spinal Cord Med* 2006;29:387-95.

55. Frost F, Roach MJ, Kushner I, et al. Inflammatory C-reactive protein and cytokine levels in asymptomatic people with chronic spinal cord injury. *Arch Phys Med Rehabil* 2005;86:312-7.

56. Gibson AE, Buchholz AC, Martin Ginis KA. SHAPESCI Research Group: C-reactive protein in adults with chronic spinal cord injury: Increased chronic inflammation in tetraplegia vs paraplegia. *Spinal Cord* 2008;46:616-21.

57. Jones LM, Legge M, Goulding A. Factor analysis of the metabolic syndrome in spinal cord-injured men. *Metabol* 2004;53:1372-77.

58. Liang H, Chen D, Wang Y, Rimmer JH, Braunschweig CL. Different risk factor patterns for metabolic syndrome in men with spinal cord injury compared with able-bodied men despite similar prevalence rates. *Arch Phys Med Rehabil* 2007;88(9):1198-204.

59. Groah SL, Spungen MI, Bauman WA. Cardiovascular disease in individuals with spinal cord injury: toward best practice. *Top Spinal Cord Inj Rehabil* 2009;14(3):84-98.

60. Groah SL, Nash MS, Ward E, et al. Cardiometabolic risk in community-dwelling persons with spinal cord injury. *J Cardiopulm Rehabil Prev* 2011;31:73-80.

61. World Health Organization. The top ten causes of death. 2013 [accessed April 2014]. Available from: http://www.who.int/mediacentre/factsheets/fs310/en/

62. Groah SL, Weitzenkamp D, Sett P, Soni B, Savic G. The relationship between neurological level of injury and symptomatic cardiovascular disease risk in the aging spinal injured. *Spinal Cord* 2001;39(6):310-7.

63. LaVela SL, Evans CT, Prohaska TR, Miskevics S, Ganesh SP, Weaver FM. Males aging with a spinal cord injury: prevalence of cardiovascular and metabolic conditions. *Arch Phys Med Rehabil* 2012;93(1):90-5.

64. Schilero GJ, Spungen AM, Bauman WA, Radulovic M, Lesser M. Pulmonary function and spinal cord injury. *Respir Physiol Neurobiol* 2009;166(3):129-41.

65. Burns SP, Kapur V, Yin KS, Buhrer R. Factors associated with sleep apnea in men with spinal cord injury: a population-based case-control study. *Spinal Cord* 2001;39(1):15-22.

66. Biering-Sorensen F, Biering-Sorensen M. Sleep disturbances in the spinal cord injured: an epidemiological questionnaire investigation, including a normal population. *Spinal Cord* 2001;39:505-13.

67. Biering-Sørensen F, Jennum P, Laub M. Sleep disordered breathing following spinal cord injury. *Respir Physiol Neurobiol* 2009;169(2):165-70.

68. Castriotta RJ, Murthy JN. Hypoventilation after spinal cord injury. *Semin Respir Crit Care Med* 2009;30(3):330-8.

69. Burns SP, Rad MY, Bryant S, Kapur V. Long-term treatment of sleep apnea in persons with spinal cord injury. *Am J Phys Med Rehabil* 2005;84(8):620-6.

70. Consortium for Spinal Cord Medicine. Respiratory management following spinal cord injury: a clinical practice guideline for health-care professionals. *J Spinal Cord Med* 2005;28(3):259-93.

71. El-Masri WS, Chong T, Kyriakider AE, Wang D. Long-term follow-up study of outcomes of bladder management in spinal cord injury patients under the care of the Midlands Centre for Spinal Injuries in Oswestry. *Spinal Cord* 2012;50(1):14-21.

72. Savic G, Short DJ, Weitzenkamp D, Charlifue S, Gardner BP. Hospital readmissions in people with chronic spinal cord injury. *Spinal Cord* 2000;38(6):371-7.

73. Middleton JW, Lim K, Taylor L, Soden R, Rutkowski S. Patterns of morbidity and rehospitalisation following spinal cord injury. *Spinal Cord* 2004;42(6):359-67

74. Cardenas DD, Hoffman JM, Kirshblum S, McKinley W. Etiology and incidence of rehospitalization after traumatic spinal cord injury: a multicenter analysis. *Arch Phys Med Rehabil* 2004;85(11):1757-63.

75. Drake MJ, Cortina-Borja M, Savic G, Charlifue SW, Gardner BP. Prospective evaluation of urological effects of aging in chronic spinal cord injury by method of bladder management. *Neurourol Urodyn* 2005;24(2):111-6.

76. Savic G, Charlifue S, Glass C, et al: British ageing with SCI study: changes in physical and psychosocial outcomes over time. *Top Spinal Cord Inj Rehabil* 2010;15:41-53.

77. Sekar P, Wallace DD, Waites KB, et al. Comparison of long-term renal function after spinal cord injury using different urinary management methods. *Arch Phys Med Rehabil* 1997;78:992-7.

78. Kalisvaart JF, Katsumi HK, Ronningen LD, Hovey RM. Bladder cancer in spinal cord injury patients. *Spinal Cord* 2010;48(3):257-61.

79. West DA, Cummings JM, Longo WE, Virgo KS, Johnson FE, Parra RO. Role of chronic catheterization in the development of bladder cancer in patients with spinal cord injury. *Urology* 1999;53(2):292-7.

80. Scott Sr PA, Perkash I, Mode D, Wolfe VA, Terris MK. Prostate cancer diagnosed in spinal cord-injured patients is more commonly advanced stage than in able-bodied patients. *J Urol* 2004;63:509-12.

81. Liu CW, Huang CC, Yang YH, Chen SC, Weng MC, Huang MH. Relationship between neurogenic bowel dysfunction and health-related quality of life in persons with spinal cord injury. *J Rehabil Med* 2009;41(1):35-40.

82. Menter R, Weitzenkamp D, Cooper D, Bingley J, Charlifue S, Whiteneck G. Bowel management outcomes in individuals with long-term spinal cord injuries. *Spinal Cord* 1997;35(9):608-12.

83. Coggrave M, Norton C, Wilson-Barnett J. Management of neurogenic bowel dysfunction in the community after spinal cord injury: a postal survey in the United Kingdom. *Spinal Cord* 2009;47(4):323-30; Quiz 331-3.

84. Faaborg PM, Christensen P, Finnerup N, Laurberg S, Krogh K. The pattern of colorectal dysfunction changes with time since spinal cord injury. *Spinal Cord* 2008;46:234-8.

85. Coggrave MJ, Ingram RM, Gardner BP, Norton CS. The impact of stoma for bowel management after spinal cord injury. *Spinal Cord* 2012;50(11):848-52.

86. Christensen P, Bazzocchi G, Coggrave M, et al. A randomized, controlled trial of transanal irrigation versus conservative bowel management in spinal cord-injured patients. *Gastroenterology* 2006;131(3):738-47.

87. Christensen P, Bazzocchi G, Coggrave M. Outcome of transanal irrigation for bowel dysfunction in patients with spinal cord injury. *J Spinal Cord Med* 2008;31(5):560-7.

88. Xia CS, Han YQ, Yang XY, Hong GX. Spinal cord injury and cholelithiasis. *Hepatobiliary Pancreat Dis Int* 2004;3(4):595-8.

89. Rotter KP, Larraín CG. Gallstones in spinal cord injury (SCI): a late medical complication? *Spinal Cord* 2003;41(2):105-8.

90. Johnston MV, Diab ME, Chu BC, et al. Preventive services and health behaviors among people with spinal cord injury. *J Spinal Cord Med* 2005;28:43.

91. Chen Y, DeVivo MJ, Jackson AB. Pressure ulcer prevalence in people with spinal cord injury: age-period-duration effects. *Arch Phys Med Rehabil* 2005;86:1208-13.

92. Hitzig SL, Tonack M, Campbell KA, et al. Secondary health complications in an aging Canadian spinal cord injury sample. *Am J Phys Med Rehabil* 2008;87:545-55.

93. Regan MA, Teasell RW, Wolfe DL, et al. A systematic review of therapeutic interventions for pressure ulcers after spinal cord injury. *Arch Phys Med Rehabil* 2009;90:213-31.

94. McKinley WO, Jackson AB, Cardenas DD, DeVivo MJ. Long-term medical complications after traumatic spinal cord injury:

a regional model systems analysis. *Arch Phys Med Rehabil* 1999;80:1402-10.

95. Charlifue S, Lammertse DP, Adkins RH: Aging with spinal cord injury: changes in selected health indices and life satisfaction. *Arch Phys Med Rehabil* 2004;85:1848-53.

96. Consortium for Spinal Cord Medicine Clinical Practice Guidelines. Pressure ulcer prevention and treatment following spinal cord injury: a clinical practice guideline for health-care professionals. *J Spinal Cord Med* 2001;24 (Suppl. 1):S40-101.

97. Caliri MHL: Spinal cord injury and pressure ulcers. *Nurs Clin North Am* 2005;40:337-47.

98. King RB, Porter SL, Vertiz KB. Preventive skin care beliefs of people with spinal cord injury. *Rehabil Nurs* 2008;33(4):154-62.

99. Coggrave MJ, Rose LS. A specialist seating assessment clinic: changing pressure relief practice. *Spinal Cord* 2003;41(12):692-5.

100. Gélis A, Dupeyron A, Legros P, Benaïm C, Pelissier J, Fattal C. Pressure ulcer risk factors in persons with spinal cord injury part 2: the chronic stage. *Spinal Cord* 2009;47(9):651-61.

101. Guihan M, Bombardier CH. Potentially modifiable risk factors among veterans with spinal cord injury hospitalized for severe pressure ulcers: a descriptive study. *J Spinal Cord Med* 2012;35(4):240-50. Erratum in *J Spinal Cord Med* 2012;35(6):635.

102. Kennedy P, Berry C, Coggrave M, Rose L, Hamilton L. The effect of a specialist seating assessment clinic on the skin management of individuals with spinal cord injury. *J Tissue Viability* 2003;13(3):122-5.

103. Schurch B, Wichmann W, Rossier AB. Post-traumatic syringomyelia (cystic myelopathy): a prospective study of 449 patients with spinal cord injury. *J Neurol Neurosurg Psychiatry* 1996;60(1):61-7.

104. El Masry WS, Biyani A. Incidence, management, and outcome of post-traumatic syringomyelia: in memory of Mr Bernard Williams. *J Neurol Neurosurg Psychiatry* 1996;60(2):141-6.

105. Wang D, Bodley R, Sett P, Gardner B, Frankel H. A clinical magnetic resonance imaging study of the traumatised spinal cord more than 20 years following injury. *Paraplegia* 1996;34(2):65-81.

106. Nogajski JH, Engel S, Kiernan MC. Focal and generalized peripheral nerve dysfunction in spinal cord-injured patients. *J Clin Neurophysiol* 2006;23(3):273-9.

107. Bursell JP, Little JW, Stiens SA. Electrodiagnosis in spinal cord injured persons with new weakness or sensory loss: central and peripheral etiologies. *Arch Phys Med Rehabil* 1999;80(8):904-9.

108. Dijkers M, Bryce T, Zanca J. Prevalence of chronic pain after traumatic spinal cord injury: a systematic review. *J Rehabil Res Dev* 2009;46(1):13-29.

109. Finnerup NB, Johannesen IL, Sindrup SH, Bach FW, Jensen TS. Pain and dysesthesia in patients with spinal cord injury: a postal survey. *Spinal Cord* 2001;39(5):256-62.

110. Siddall PJ, McClelland JM, Rutkowski SB, Cousins MJ. A longitudinal study of the prevalence and characteristics of pain in the first 5 years following spinal cord injury. *Pain* 2003;103(3):249-57.

111. Baastrup C, Finnerup NB. Pharmacological management of neuropathic pain following spinal cord injury. *CNS drugs* 2008;22(6):455-75.

112. Widerström-Noga EG, Felipe-Cuervo E, Yezierski RP. Chronic pain after spinal injury: interference with sleep and daily activities. *Arch Phys Med Rehabil* 2001;82(11):1571-7.

113. Jensen MP, Hoffman AJ, Cardenas DD. Chronic pain in individuals with spinal cord injury: a survey and longitudinal study. *Spinal Cord* 2005;43(12):704-12.

114. Siddall PJ. Management of neuropathic pain following spinal cord injury: now and in the future. *Spinal Cord* 2009;47(5):352-9.

115. Widerström-Noga EG, Finnerup NB, Siddall PJ. Biopsychosocial perspective on a mechanisms-based approach to assessment and treatment of pain following spinal cord injury. *J Rehabil Res Dev* 2009;46(1):1-12.

116. Lin JS, O'Connor E, Rossom RC, Perdue LA, Eckstrom E. Screening for cognitive impairment in older adults: a systematic review for the U.S. preventive services task force. *Ann Intern Med* 2013;159(9):601-12. *Erratum in Ann Intern Med* 2014;160(1):72. Comment in Ann Intern Med 2014;160(4):JC12.

117. Velayudhan L, Ryu SH, Raczek M, et al. Review of brief cognitive tests for patients with suspected dementia. *Int Psychogeriatr* 2014;26(8):1247-62.

118. Jegede AB, Rosado-Rivera D, Bauman WA,. Cognitive performance in hypotensive persons with spinal cord injury. *Clin Auton Res* 2010;20(1):3-9.

119. Wecht JM, Bauman WA. Decentralized cardiovascular autonomic control and cognitive deficits in persons with spinal cord injury. *J Spinal Cord Med* 2013;36(2):74-81.

120. Lal S. Premature degenerative shoulder changes in spinal cord injury patients. *Spinal Cord* 1998;36:186-9.

121. Akbar M, Balean G, Brunner M, et al. Prevalence of rotator cuff tear in paraplegic patients compared with controls. *J Bone Joint Surg Am* 2010;92(1):23-30.

122. Dyson-Hudson TA, Kirshblum SC. Shoulder pain in chronic spinal cord injury, part I: epidemiology, etiology, and pathomechanics. *J Spinal Cord Med* 2004;27(1):4-17.

123. Brose SW, Boninger ML, Fullerton B. Shoulder ultrasound abnormalities, physical examination findings, and pain in manual wheelchair users with spinal cord injury. *Arch Phys Med Rehabil* 2008;89(11):2086-93.

124. Curtis KA, Tyner TM, Zachary L, et al. Effect of a standard exercise protocol on shoulder pain in long-term wheelchair users. *Spinal Cord* 1999;37(6):421-9.

125. Paralyzed Veterans of America Consortium for Spinal Cord Medicine. Preservation of upper limb function following spinal cord injury: a clinical practice guideline for health-care professionals. *J Spinal Cord Med* 2005;28:434-70.

126. Garland DE, Stewart CA, Adkins RH, et al. Osteoporosis after spinal cord injury. *J Orthop Res* 1992 May; 10(3):371-8.

127. Bergström EMK, Savic G, Frankel HL, Chowdhury RJ, Short DJ. Outcomes of lower limb fractures after spinal cord injury. *Topics Spinal Cord Injury Rehabil* 2011;16(Suppl. 1):43.

128. Savic G, Bergström EMK, Frankel HL, Chowdhury RJ, Short DJ. Lower limb fractures after spinal cord injury. *Top Spinal Cord Injury Rehabil* 2012;18(Suppl. 1):207.

129. Bergström EMK. Aging with spinal cord injury. In: Bromley I, editor. Tetraplegia and paraplegia: a guide for physiotherapists. 6th ed. Edinburgh: Elsevier Churchill Livingstone; 2006. pp. 345-352.

130. Gerhart KA, Bergstrom E, Charlifue SW, Menter RR, Whiteneck GG. Long-term spinal cord injury: functional changes over time. *Arch Phys Med Rehabil* 1993;74(10):1030-4.

131. Charlifue SW, Weitzenkamp DA, Whiteneck GG. Longitudinal outcomes in spinal cord injury: aging, secondary conditions, and well-being. *Arch Phys Med Rehabil* 1999:1429-34.

132. Thompson L. Functional changes in persons aging with spinal cord injury. *Assist Technol* 1999;11(2):123-9.

133. Liem NR, McColl MA, King W, Smith KM. Aging with a spinal cord injury: Factors associated with the need for more help with activities of daily living. *Arch Phys Med Rehabil* 2004;85;1567-77.

134. World Health Organization. International perspectives on spinal cord injury. Geneva: WHO Press; 2013.

135. Roberts RE, Kaplan GA, Shema SJ, Strawbridge WJ. Does growing old increase the risk for depression? *Am J Psychiatry* 1997;154(10):1384-90.

136. Djernes JK. Prevalence and predictors of depression in populations of elderly: a review. *Acta Psychiatr Scand* 2006;113(5):372-87.

137. Yang Y. Is old age depressing? Growth trajectories and cohort variations in late-life depression. *J Health Soc Behav* 2007;48(1):16-32.

138. Kennedy P, Rogers BA. Anxiety and depression after spinal cord injury: a longitudinal analysis. *Arch Phys Med Rehabil* 2000;81(7):932-7.

139. Kemp BJ, Kahan JS, Krause JS, Adkins RH, Nava G. Treatment of major depression in individuals with spinal cord injury. *J Spinal Cord Med* 2004;27(1):22-8.

140. Dryden DM, Saunders LD, Rowe BH, et al. Depression following traumatic spinal cord injury. *Neuroepidemiology* 2005;25(2):55-61.

141. Krause JS, Kemp B, Coker J. Depression after spinal cord injury: relation to gender, ethnicity, aging, and socioeconomic indicators. *Arch Phys Med Rehabil* 2000;81(8):1099-109.

142. Gerhart KA, Weitzenkamp DA, Kennedy P, Glass CA, Charlifue SW. Correlates of stress in long-term spinal cord injury. *Spinal Cord* 1999;37(3):183-90.

143. Boeninger DK, Shiraishi RW, Aldwin CM, Spiro A 3rd. Why do older men report low stress ratings? Findings from the Veterans Affairs Normative Aging Study. *Int J Aging Hum Dev* 2009;68(2):149-70.

144. Eisenberg MG, Saltz CC. Quality of life among aging spinal cord injured persons: long term rehabilitation outcomes. *Paraplegia* 1991;29(8):514-20.

145. Charlifue S, Gerhart K. Changing psychosocial morbidity in people aging with spinal cord injury. *NeuroRehabilitation* 2004;19(1):15-23.

146. Krause JS, Broderick L. A 25-year longitudinal study of natural course of aging after spinal cord injury. *Spinal Cord* 2005;43(6):349-56.

147. Krause JS, Coker JL. Aging after spinal cord injury: a 30-year longitudinal study. *J Spinal Cord Med* 2006;29(4):371-6.

148. Pollard C, Kennedy P. A longitudinal analysis of emotional impact, coping strategies and post-traumatic psychological growth following spinal cord injury: a 10-year review. *Br J Health Psychol* 2007;12(Pt 3):347-62.

149. Whiteneck G, Forchheimer M, Krause JS. Quality of life and health in the last years after spinal cord injury. *Topics Spinal Cord Injury Rehabil* 2007;12(3):77-90.

150. DeVivo MJ, Chen Y. Trends in new injuries, prevalent cases, and aging with spinal cord injury. *Arch Phys Med Rehabil* 2011; 92(3):332-8.

151. Van Leeuwen CM, Post MW, van der Woude LH et al. Changes in life satisfaction in persons with spinal cord injury during and after inpatient rehabilitation: adaptation or measurement bias? *Qual Life Res* 2012;21(9):1499-508.

152. Whiteneck GG, et al. Where do we go from here? In: Whiteneck GG, et al. editors. Aging with a spinal cord injury. New York (NY): Demos; 1993. p. 361-9.

第61章　脊髓损伤研究和临床实践的疗效评估

Marcel WM Post

学习目标

本章学习完成后,你将能够:
- 确定是否需要评估疗效;
- 概述评估方法;
- 描述评估的心理测量标准;
- 确定评估标准化的必要性。

引言

人们期待卫生保健专业人员提供尽可能高的护理质量。Donabedian[1]提出了一个有用的医疗质量概念方案,由三个主要部分组成:结构、过程和疗效。"结构"是指卫生保健机构的设施、设备、人员和管理。"过程"是指管理过程、记录保存、诊断、治疗计划、遵循治疗指南、患者参与治疗等。"疗效"指的是卫生保健上的努力将可能得到的益处。时至今日,对卫生保健关于结构和过程的评估逐渐变得可行,因为这些信息可以获得[1]。然而,最近,鉴于好的疗效是经由良好地组织和管理的医疗保健而获得的产物,医疗保健的效果已成为关注的焦点[2]。

临床测试,如血压监测或步行速度、临床医师评估以及患者的自我报告都可用于评估疗效。

临床试验主要关注与特定治疗相关的神经功能恢复、功能或生活质量(quality of life, QoL)方面的变化[4]。然而,在康复治疗中,经常会有许多干预措施需要持续较长时间,有时甚至达数月,因此疗效并不总是显而易见的[3]。

疗效评估不仅与临床试验中非常相关,而且在日常临床实践中也是如此。所谓的"常规疗效评估"可用于临床实践:

- 监测患者病情的进展情况,以确定康复进展或特定干预措施的有效性;

例如:每周使用手持式测力计监测肌肉力量的恢复情况,直至达到平台期。
- 以可量化的方式告知患者和家属的进展情况;

例如:以图解、图形这种生动的形式来显示功能状态的得分,以帮助与患者和家属的沟通。
- 证明支付者的报销或认定准则;

例如:提供当年接受临床相关改善或在日常生活活动(activities of daily living, ADL)中达到独立的患者比例数据。
- 为质量改进提供数据;

例如:将疗效数据与其他康复中心的数据进行比较,以从显示出最佳疗效的中心学习。

常规疗效评估与日常临床决策制定(包括评估、制定治疗计划、执行该治疗计划并评估其结果)并无太大区别。主要区别在于在疗效评估中通常使用患者组的数据。

许多研究表明,临床实践中经常会发生差异,例如做某种手术采用的不同技术,会导致治疗结果存在差异,例如手术干预后的死亡率[5]。通过联系不同的时间和不同的疗效,常规疗效评估被用于了解有关治疗的有效性和效率。使疗效数据对卫生保健人员和普通大众透明,可以使医疗专业人员不断学习、识别和分享最佳临床实践。这种努力已被证明可以改善疗效,而且成本通常较低[6]。它与实验研究,特别是随机临床试验(randomized clinical trials, RCT)是不同类型的知识。这些研究对确定最佳实践是必要的。然而，RCT 的证据对于许多干预措施并不适用。此外，随机对照试验漫长而昂贵，通常实践于高于平均水平质量的中心机构，采用高度选择的患者群体，并且需要训练有素和积极主动的专业人员。因此，RCT 不适用于普通临床实践[7]。常规疗效评估是随机对照试验的必要补充，以揭示康复团队或医院之间常规疗效的差异。

因为存在许多疗效评估方法，在本章的范围内无法提供针对这些方法（甚至某一方法）的评论性综述。因此，本章的目的是为读者提供对疗效评估标准的理解，并为读者提供选择评估方式的工具。

首先，本章将简要介绍疗效评估，并讨论评估标准化的必要性。其次，讨论可以在互联网上找到和选择评估方法的最重要资源。再次，简要概述进行评估的通用质量标准，包括选择评估方法所需采取的步骤。在简要描述几种常用的方法之后，本章最后提出了一些关于最先进的脊髓损伤疗效评估的评价。

> **记忆要点**
>
> - 疗效评估不仅与临床试验中非常相关，而且在日常临床实践中也是如此。
> - 通过联系不同的时间和不同的疗效，常规疗效评估被用于了解有关治疗的有效性和效率。
> - 常规疗效评估是与实验研究特别是随机对照试验不同类型的知识。

标准化疗效评估

多年来，已经制定了许多通用的和针对具体情况的评估方法。因此，研究人员和临床医生在为患者的问题选择最佳措施时面临着挑战。此外，缺乏标准化阻碍了研究之间的比较，从而影响我们对脊髓损伤（spinal cord injury，SCI）疗效的理解。因此，通过选择及推荐可用于研究和临床实践的具有良好心理特性的措施，提高测量结果一致性是至关重要的[8]。

近年来已经开发了几项旨在收集、描述和推荐针对特定领域的疗效评估的举措。其中之一是 2006 年召开的"脊髓损伤评估和疗效的先进技术"会议[8]。国际专家组根据描述和评估心理证据[9]的框架评估

了疗效评估方法，并将结果发表在一系列从神经影像学[10]、功能评估[11]到参与[12]的大范围的评估相关的文章中。

由美国国家神经疾病和卒中研究所开发的通用数据元素项目是近期的一个进展。该项目旨在开发针对临床研究的通用和特定疾病的数据的标准，以提高研究机构的效率，改善数据质量并促进数据共享（www.commondataelements.ninds.nih.gov）。2014 年，他们开发了用于脊髓损伤的第一套通用数据元素[13]。专家组成员确定了数据元素类型，分为核心数据元素（需要纳入每项脊髓损伤研究）、补充数据元素（建议在对研究目的适用的情况下纳入研究）或探索性数据元素（有希望，但需要更多证据）。数据元素可以是单个项目，如年龄或就业状况，但许多问题都可以使用标准化度量（如生活质量评分）来衡量。因此，专家组确定了许多与脊髓损伤患者相关的指标，并根据这些标准进行了评估和分类[13]。

由国际修复发现协作组织（International Collaboration On Repair Discoveries，ICORD）开发的工具包（http://www.scireproject.com/comcome-measures/list）是帮助实现临床实践中标准化和实施疗效预测的有用工具。该工具包是用于脊髓损伤临床实践的经过精心验证并推荐的一套核心评估方法。它通过德尔菲（Delphi）法开发，包含 33 项评估措施，推荐用于脊髓损伤临床实践中的各种结构和背景。该工具包还包含一个泛用的指南，用于在临床实践中实施疗效评估。

> **记忆要点**
>
> - 通过选择和推荐可用于研究和临床实践的具有良好心理评估特性的疗效评估方法以提高疗效评估的一致性非常重要。
> - 由美国国家神经疾病和卒中研究所开发的通用数据元素项目是近期的一个进展。
> - 由国际修复发现协作组织（ICORD）开发的工具包是帮助实现临床实践中标准化和实施疗效预测的有用工具。

追踪疗效评估

有多个组织都提供基于网络的关于疗效评估指标和选择疗效评估指标的指南信息，以提高疗效评估标

准的一致性。有些网站提供广泛的评估方法的评价，有些网站只提供项目，或不带论证的总结建议。

脊髓损伤康复证据（Spinal Cord Injury Rehabilitation Evidence, SCIRE）项目是加拿大的一项合作研究项目。SCIRE 涵盖了与脊髓损伤康复和社区重返社会相关的一整套主题。疗效评估页面包括超过 100 项评估（http://www.scireproject.com/outcome-measures），这些评估已在脊髓损伤研究中使用或验证，并已通过检索核实文献[14]。给出了每个评估的详细设计描述、每个评估的可用性、如何评估、对其心理评估学特性的评论以及参考文献。关于疗效评估的 371 页的 SCIRE 章节可以免费下载。几项关于特定类别评估的评论，如痉挛状态评估，已被发表在了同行评审的期刊上[15]。

上面已经提到的工具包包括所含的 33 项评估的概要信息：临床使用、评估属性、管理和评分（http://www.scireproject.com/outcome-measures/list）。

参与和生活质量（Participation and Quality of Life, PAR-QoL）工具包是一项教育资源，用于帮助脊髓损伤临床医生和研究人员进行疗效工具选择（www.parqol.com）[16]。该网站提供被用于评估二级健康状况的信息，这些信息包括使用哪些生活质量和参与疗效评估，并详述：①这些评估工具是否对二级卫生健康状况影响敏感；②他们在脊髓损伤群体中是否在心理和 / 或临床上可靠有效（有效，可靠）；③每个评估的基础生活质量构造。PAR-QoL 有助于分析某一项二级卫生健康状况疗效的评估，并包括可能与脊髓损伤相关但尚未在脊髓损伤中使用或验证过的测量。这一工具包有 70 项疗效测量的描述可用，其中一部分未包含在 SCIRE 数据库中。

之前描述的通用数据元素项目选出了一些在脊髓损伤研究中常用的评估。这些评估没有附带描述或评估，但包括了最常见和首选的评估（www.commondataelements.ninds.nih.gov/SCI.aspx#tab=Data_Standards）。

美国物理治疗协会（American Physical Therapy Association, APTA）的神经科提供了一些疗效评估的建议（www.neuropt.org）。脊髓损伤特别工作组与康复评估数据库（Rehabilitation Measures Database, RMD）合作，审查了 67 项措施，包括日常活动和参与的评估（见下文）。该建议使用了 4 点量表（强烈建议，推荐使用，合理使用但目标群体中证据有限，不建议使用），以用于以下各种情况：急性、亚急性和慢性，以及用于

入门级学习。本网站推荐给那些对该评估的细节以及对 RMD 的评论感兴趣的读者。

开发 RMD（www.rehabmeasures.org）旨在帮助临床医生和研究人员确定用于评估康复各阶段患者疗效的可靠和有效的评估方法。该数据库涵盖整个康复领域，并提供 277 项评估方法（2014 年 12 月）的大量循证评估，包括简要描述每种评估的心理评估学特性、管理和评分指导，并带有指向 PubMed 文献摘要的代表性文献列表。

如果上述数据库没有提供所需的信息，则可以使用涵盖面更广的其他数据库来找到所需评估方法，例如：

- PROQOLID（患者报告的疗效和生活质量数据库；www.proqolid.org），其中包含超过 800 项评估方法的免费的简单描述。该数据库在描述某种评估的可使用的语言方面特别齐全。访问这些数据需要订阅，而对于许多方法则需要付费。
- 基于证据的物理治疗中心（www.cebp.nl）提供了很多评估方法的副本，但未对所包含的评估进行分析。

记忆要点

- 多个组织提供基于网络的关于疗效评估的信息和关于选择疗效评估的指导。
- SCIRE 项目涵盖了与脊髓损伤康复和社区整合的一整套主题。
- 疗效评估页面包含超过 100 项评估的描述（http://www.scireproject.com/outcome-measures）。
- SCIRE 工具包包含所有 33 个评估的摘要信息。
- PAR-QoL 工具包是帮助脊髓损伤临床医生和研究人员选择评估工具的教育资源。
- APTA 的神经科提供了疗效评估建议（www.neuropt.org）。
- RMD（www.rehabmeasures.org）确定了在康复各个阶段评估患者疗效的可靠和有效的措施。

评估标准

理想的评估方法应该是免费的、被良好评估并且标准化的、快速和易于使用的，并且无论实施多频繁，

以何种方式或由谁来管理,都可获得准确的分数。但是,符合以上标准的评估方法很少,"准确"这一点难以达到。因此,又开发了心理评估学作为评价"评估"本身的各种标准。许多作者使用术语"临床标准学"来解决所有这一主题的问题。心理评估学和临床评估学两个术语通常但并非总是[17]如本章所做的那样被认为是同义词。在这里,基于 Fitzpatrick 等人[18] 和 Terwee 等人[19] 的工作,我们只描述最常见的标准。感兴趣的读者可参考 SCIRE 和 RMD 数据库以及关于这些标准和其他标准的更多信息的进一步阅读建议。

可靠性

完全可靠的评估标准可以使每次评估得到相同的分数,当然这是在评估标准没有改变的前提下。可以通过以下方式评估可靠性:不同评估者(评估者间)、重复评估同一评估者(评估者内)或重复患者自我评估(测试 - 重新测试)。可靠性可以使用 Cohen 的 kappa 检验二分类或分类变量的疗效评分,或者在连续变量的疗效评分的情况下使用组间系数(intra-class coefficient, ICC)来检验。Kappa 和 ICC 的值在 0~1 之间,如果低于 0.4 则通常认为结果较差,在 0.4 到 0.75 之间为良,达 0.75 或以上则为优。然而将 0.4 作为边界值的判定非常宽松,一些作者建议在研究中使用 0.70 作为边界值。如果要作为某个患者的临床决策工具,可靠性应为 0.90 或以上。

内部一致性

内部一致性或同质性通常被称为可靠性。它反映了评估中的项目表现相同特征的程度。内部一致性通常使用克隆巴赫 α 系数(Cronbach's alpha)来检验,如果低于 0.7,则被认为差,在 0.7 和 0.8 之间为良,达 0.8 或以上则为优。

内容效度

如果评估项目在一起能够充分反映所评估对象的构象,则认为这一评估有内容效度。在问卷调查中内容效度的问题最为相关,但内容效度在临床测试中也可能存在问题,例如手功能测试。评估中的所有项目应充分反映构象,并且构象的所有相关方面应反映在评估项目中。目前没有关于效度的定量测试,效度通常由专家小组进行评估。制定评估时纳入患者是另外一种确保内容效度方式。

结构效度

结构效度是一种统计学方法,用于评价该评估是否充分反映了该测量的潜在结构,或该结构的不同组成部分(如果可行的话)。虽然统计检验看起来是客观和确切的,但对于结构效度,它也被认为几乎没有明确的截止点可用。可以使用上面提到的克隆巴赫 α 系数来检验单向性。更复杂的是因子分析(或主成分分析),它用探索的方式,可以将评估项目用一个或多个维度显示出来。项目响应、基于理论的方法(如 Rasch 分析)提供了更为严格的单一性测试,并且能够测试项目是否可以依据从更容易到更难的层次结构进行排序。如果评估中的项目满足一定的标准,总分可以转换为区间水平评估。然而,使用和解释这些统计数据需要许多高级统计知识。

如果一个度量包含多个分量表,则可以使用相同的因子 / 主分量分析来测试不同分量表中的项目是否确实包括不同的因子或分量。具体地说,是计算所有项目间的相关性,以测试同一分量表中的项目是否比与其他分量表中项目的相关性更强。如果是,就证明其具有结构效度。同样,检查不同分量表和参考评估之间的相关性可以用来分析量表是否可以被视为具有不同的维度。所得到的相关系数表有时称为多项方法模型。了解作者是否提前预测了相关模式的假设并测试了这些假设,这一点很重要。如果有多于 75% 的预期的(无论高或低)的相关性,就可以认为是有结构效度的证据。

标准、汇聚和预测效度

评估应该与其他评估相同结构的评估方法强相关。如果一个参考评估被认为是"金标准",那么它称为校标效度;如果参考评估仅仅是同一个结构的另一个评估,那么称为聚合效度评估。通常,低于 0.3 的相关性被认为是差,在 0.3 和 0.6 之间为良,0.6 或以上为优。然而,如果考虑到即使是 0.7 的相关性也只有 49% 的共享方差,这个 0.3 的边界值就显得非常宽松了。如果这两个方法用于评估相同的结构,那么 0.3 是不够的,推荐将 0.6 或 0.7 作为边界值。

如果参考评估是未来的状态,则称为预测效度。在连续变量疗效评估的情况下,相关强度的相同考虑可以使用。在未来二元变量状态的情况下(例如在脊髓损伤之后是 / 否恢复独立步行),疗效可以在接受者操作特征曲线中体现。曲线下方的区域面积表示未来状态的预测的准确性,并且该值低于 0.7 为差,在 0.7 和 0.9 之间是良,0.9 或以上为优。在筛查评估方法或诊断性试验的情况下,他们的心理评估质量通常用该评估的敏感性和特异性来体现。灵敏度是该评估方法确诊或得出阳性结果的能力,特异度是该评估方法将假阳性最小化的能力。通过调整边界值,灵敏度或特异度可以最大化。筛查评估方法通常是不完美的,对于大多数筛查来说,不错过"病例"(假阴性)不如包括和进一步检测非病例(假阳性),因此通常选择一个可带来高灵敏度的边界值,例如以 0.9 为边界值,或者牺牲较好的特异性,例如以 0.6 为边界。

响应性

　　响应性也称为对变化的敏感性,或者潜在的条件变化时显示变化的能力。干预改变开始和结束之间的疗效评估得分的变化可以表示为效应大小(基线和随访分数之间的平均差除以基线分数的标准差),如果低于 0.5 为小,如果在 0.5 和 0.8 之间为中,如果为 0.8 或以上则为大。类似的统计量是标准化反应均值,其计算方法为相同的均值的差除以该差的标准差。尽管这在统计上是不正确的,但目前已采用了相同的边界值来解读这一统计数据。表达反应性的相关术语有:最小可检测差异,不能归因于偶然性的最小得分变化和最小重要差异,反映临床相关变化的最小得分变化。最小可检测差异应该小于最小重要差异;否则由于仪器的不可靠性而无法区分由随机误差引起的重要改进(或劣化)。

地板效应和天花板效应

　　评估应该针对其使用的人群。如果 15%~20% 或更多的参与者得分为最低分或最高分,则说明该评估对该人群的适用性差。例如:用于严重残疾人群时效果良好的量表,可能对于轻微残疾群体则表现出巨大的天花板效应。无论患者的状况是否改善,都无法获得超过最高分的更好的分数。因为这个原因,在某一组中,具有强烈天花板效应(或地板效应)的评估不太能够证明该组的变化。

可解读性

　　最后,评分的可解读性很重要。评分是否具有临床意义?评分变化的多少是否具有临床解释?是否被描述过具有意义的边界值或不具有意义的边界值?Rasch 分析可以证明项目之间的明确层次结构,有助于对评分进行解释。

选择评估

　　选择一项评估方法时的第一步也可能是最困难的一步是确定需要衡量的内容。康复是一项复杂的活动,通常具有多种结果,因此需要在不同的评分之间进行选择,例如:评价步行、轮椅技能、自我护理活动和 / 或括约肌的功能独立性量表(Functional Independence Measure,FIM),属于仅适用于某个或某一系列特定领域而不通用于其他领域的评估方法。神经功能的显著改善可能在生活质量调查上不会有反应,而生活质量改变可能与可观察到的神经功能或功能性疗效的变化无关[4]。此外,评估的内容应以可用的术语定义。例如:如果康复计划或临床试验旨在改善步态,则应该明确以下项目是否部分或全部被评估:步态速度、耐力、步态模式、步态中的能量消耗、走斜坡或不平坦地形的能力。

　　第二步是定义如何评估,例如:通过患者的自我报告,通过治疗师的定性观察,通过评估时间、距离、肌肉活动、重心等。显然,评估什么以及如何评估,在某种程度上是相关的,例如:步态速度通常以米/秒和距离码数或米数为单位来度量。在其他情况下,有更多的选择,有时候实操性起主要决定作用,例如:询问患者在过去的4周内尿失禁的频率,比在4周内持续观察患者行为以获得信息更实际。

第三步是收集适用的评估项目与评估方法,并判断其心理评估学特性。所有心理评估学特性都很好的评估方法很少见,研究的目标可能会决定是否优先考虑某些特性,例如:变化的敏感性优先于评估者间可靠性。

通常需要在以下因素之间衡量:评估的综合性和评估的精确度,以及该评估的实用性如治疗师需要用于管理和对该评估评分的时间,患者的负担,管理该评估所需的专业知识和必要设备成本等。测试的问题或问卷的项目可能会使人感到被冒犯、痛苦、疲惫或无聊,因此评估的管理负担也是一项重要的考虑因素。

> **记忆要点**
>
> - 选择一项评估方法时的第一步也是最困难的一步是确定需要衡量的内容。
> - 第二步是定义如何评估。
> - 第三步是收集适用的评估方法。规定评估什么和怎样评估,并收集这些评估的心理评估学特性的信息并考虑其实用性。

不同领域的评估

本节描述了许多常用的评估方法,按照功能领域排序为:步行、轮椅出行能力、手臂/手功能、一般功能状态、参与情况、健康和健康相关的生活质量和幸福感。本章无法就这些评估的心理评估学特性进行讨论,因此本章没有提供心理评估相关信息。关于几乎所有评估的信息都可以在前面提到的SCIRE、Par-QoL和RMD网站上找到。

步行

Hoffer量表是一项古老的步行分类的量表[20]。它的类别有:完全轮椅者、运动步行者(仅在锻炼时行走)、家庭步行者(在室内和房子周围走动),以及社区步行者(只在较长距离时使用轮椅,或根本没有轮

椅)。这种简单的量表提供了临床上有用但粗略的分类。

脊髓损伤的行走指数(Walking Index for SCI,WISCI Ⅱ)是脊髓损伤特定的运动表现指标[21]。WISCI Ⅱ用于评估脊髓损伤个体是否能够行走10米。根据使用设备、支具和身体协助的不同,将步行在从0(无法站立和/或由两人协助的步行)到20(在没有设备、支具和辅助的情况下走动)的21个等级上进行评分。WISCI Ⅱ是临床试验中脊髓损伤后步行改善疗效的敏感指标。WISCI Ⅱ的设计目的不是为了体现具有较高水平行走能力的人之间的差异,或者评估较高行走能力的人们的行走能力是否有改变。

对较高步行能力差异更敏感的评估方法是其他许多通用的基于时间或基于距离的测试,例如:计时测试和去程测试,10米步行测试以及2分钟、5分钟和6分钟步行测试。

轮椅出行能力

目前已经开发了几种轮椅行动能力的评估标准。轮椅环行(Wheelchair Circuit)用于衡量康复期间手动操作轮椅的改善情况[22]。它由八项任务组成,并有一个表现得分、一个时间得分(10米冲刺和"8"字)和一个身体能力得分(心率储备百分比)。该测试因为在社区研究中具有天花板效应而受到批评,并且近年来又发布了几项其他评估方法[23]。

一项全面的标准化评估是轮椅技能测试(Wheelchair Skills Test, WST)[24]。目前已有手动轮椅使用者、电动轮椅使用者和摩托车使用者等多个WST单独版本。版本4.2包含10个领域内的29个(小型摩托车版本)至32个(手动轮椅版本)任务:刹车、扶手、脚踏、滚动、转向、到达、转移、折叠/打开、障碍物和前轮抬离地面等[25]。根据各项任务可以判断表现的水平及确定治疗目标。此外还有由脊髓损伤患者和/或其助手完成的自我报告版本[26]。

手臂/手功能

许多表现测试和自我报告问卷可用于测试四肢瘫痪患者的手臂/手功能。一些旧的通用的评估方法,如Jebsen手功能测试和积木盒障碍测试(Box and Block Test)仍然用于脊髓损伤研究和临床实践[27,28]。目前已有一些四肢性瘫痪的评估方法,下文中只提及其中广为人知的评估方法。

"抓取和释放测试"旨在测试Freehand系统对

C_5~C_6 脊髓损伤个体的功能影响,但它也被应用于其他节段的脊髓损伤患者[29]。测试要求受试者在 30 秒内尽可能快地移动总共六个物体,这六个物体的大小、形状和重量各不相同。测试可以计算每手和每个任务的时间,以及每手的总时间。

Van Lieshout 测试是从一项全面的标准化职业评估中发展而来的,由 19 项任务组成[30],其简化版包含 10 项任务,如从桌上拾起硬币和打开瓶子。该测试不评估所需时间,而是评估完成质量,每个任务的评分范围是 0(不可能)到 5(与健康个人如何完成此任务相仿)。

最近,分级的重新定义的力量、感觉和理解评估(Graded Redefined Assessment of Strength, Sensibility, and Prehension)是对现有评估的组合和改进,并提供对感觉、力量和理解的综合评估。该测试使用 Semmes Weinstein 单丝测试感觉,测试轻触觉和两点辨别觉。肌肉力量测试使用徒手肌力测试,将十块关键肌通过五级六分法分级。基于患者表现的理解测试是 Sollerman 手功能测试的修改版本[31, 32]。

除了这些对表现的评估外,目前还开发了一些手臂 / 手功能的问卷。上肢能力测试有 32 项,应由临床医师进行评估[33]。四肢瘫功能障碍指数是 1980 年开发的,它提供了一种敏感的用于衡量四肢瘫痪患者的康复效果的功能量表[34],并有一个 6 项的短表可供使用[35]。

继发并发症

脊髓损伤继发并发症量表提供了对继发疾病及其严重程度的全面评估[36]。其中 16 项体现了皮肤、肌肉骨骼、疼痛、肠 / 膀胱和心血管领域的问题。评分量表使用从 0(无 / 不显著)到 3(显著 / 慢性问题)的四分量表。

此外,许多特定领域的评估方法可用于评估某些继发疾病的影响,如神经源性膀胱和肠功能障碍、神经源性疼痛和肌肉骨骼疼痛、压疮、痉挛状态和性功能。

功能状态

Barthel 指数和改良的 Barthel 指数 10 项评定量表是针对 ADL 独立性(移动、自我护理、控制能力)的简单测量方法[37, 38]。Barthel 指数最初是为了评估住院患者康复期出院的准备情况。改良后的版本每个项目有 5 个对应的类别,而之前版本里每个项目为 2~4 个对应的类别。这两个版本都被批评为对疗效无反应

并且具有天花板效应。

FIM 有 18 个项目,有 7 个对应类别,并提供一个总分和两个子项分,分别对应物理功能(13 项)和认知功能(5 项),以及总共 6 个子量表评分:自我护理、移动、转移、控制、交流和社会认知[39]。FIM 已成为最常用的功能状态指标。它在脊髓损伤人群中显示出良好的心理评估特性。然而,人们批评它对脊髓损伤个体的小幅改善的反应性较差。目前已经开发了各种更短的版本以及面谈版和 / 或自我报告版的 FIM[40]。

针对这些批评,目前已开发出脊髓独立性量表(Spinal Cord Independence Measure, SCIM Ⅲ)[41]。该量表的当前为第 3 版,由 19 个项目组成,并提供总分和三个子量表评分:自我护理、呼吸和括约肌管理[42]。SCIM Ⅲ 已经被广泛接受为脊髓损伤康复治疗的疗效指标[11]。自我报告版本也已开发出来[43]。

参与情况

Craig 残疾评估和评估技术(Craig Handicap Assessment and Rating Technique, CHART)旨在评估社区背景下的残疾程度[44]。它评估的是受访者完成对应角色时所需要的无残疾人的帮助,通过帮助的小时数、提供帮助的人数等体现。CHART 包含 32 个项目分为六个领域:身体独立、认知独立、移动、作业情况、社会融合和经济自足。每个领域都以 0~100 进行评分。最高分数对应于大多数非残疾人履行角色的情况。目前已经开发了一个涵盖相同领域的 19 项的短表(CHART-SF)。

对参与和自治的影响是衡量参与自主程度的一个评估项目[45]。通过这一评估方法,评估了患者参与的实际情况与期望的参与情况之间的一致性。该评估包含五个领域的 35 个项目,每个领域有一个关于感知问题的附加项目。这些领域包括户外独立、室内独立、家庭角色、社会关系以及有偿工作和教育。

Utrecht 康复参与评估量表是最近编制的一份调查问卷[46]。它包含 32 项内容,并评估了患者参与频率、经历的参与受限,以及在生产、休闲和社会关系领域对参与的满意度。

健康和健康相关生活质量

脊髓损伤康复和研究中使用了几种通用的健康、健康状况或健康相关的生活质量评分。其中,医疗效果研究 36 项简表(Medical Outcome Study 36-item Short

Form,SF-36)的受欢迎程度最高[47]。这个36项的调查问卷衡量了八个领域的患者感知的健康方面：躯体功能、社会功能、身体问题导致的角色限制、情绪问题导致的角色限制、心理健康、体力、疼痛、一般健康状态，以及一个关于健康情况变化的单项[48]。人们一直在批评许多不适合轮椅使用者的评估项目如行走方面的躯体功能量表，目前已经提出了几种改变措施，例如：将行走改为移动，或增加轮椅移动项目，但迄今为止这些方法还没有得到太多的应用[47]。

疾病影响概况68项量表(Sickness Impact Profile 68,)是一个包含128项的原始量表的简版，面向功能健康状态的评估[49]。它包含68个影响功能的健康问题的项目，并提供总分、三项领域评分(身体、心理、社会健康状况)和六个子量表评分：身体自主性、移动控制、心理自主与沟通、情绪稳定性、行动范围和社交行为。一个简单的记录程序解决了行走项目不适用的问题[50]。

幸福感与生活满意度

许多通用的量表已被用来评估脊髓损伤患者的幸福感和生活满意度。在这些量表中有几个已经被证明是有效度的。

生活满意度量表(Satisfaction with Life Scale)是一个简短的衡量方法，包含五个具有7种不同回答的项目[51]。它衡量整体生活满意度，而不是对特定领域的满意度，在脊髓损伤研究中广泛使用。

生活满意度问卷(Life Satisfaction Questionnaire,LiSat-9,LiSat-11)设计为一个核对清单，用于评估整个生活满意度以及八个生活领域的满意度，如自我照顾能力、职业情况以及与朋友和熟人的关系[52]。LiSat-11包含两个额外的项目：身体健康的满意度和心理健康的满意度[53]。

世界卫生组织生活质量量表简表(World Health Organization Quality of Life BREF)是原本有100项的原始量表[54]的简化版(24项)，用于衡量对健康和功能的四个领域的满意度：身体健康、心理健康、社会关系和环境。因此可以将其归类为与健康相关的生活质量评估，但也可以作为对生活满意度的评估。

Ferrans和Powers的生活质量指数-脊髓损伤评估量表(Ferrans and Powers' QoL Index-Spinal cord injury version)是对四个项目的生活满意度的评估指标，分别为健康和功能、心理和精神、社会和经济以及家庭[55]。每项评分都是6分的Likert量表(从非常不满意到非常满意)。

记忆要点

- 目前已有许多经验证用于脊髓损伤研究和临床实践的评估。
- 每个领域的疗效都有多种可供选择的评估。

结语

疗效评估是实施质量改进和问责制的重要工具。本章中描述的标准应能够指导在已有的可用的评估中进行知情选择。

我们强烈建议选择标准化和有效度的疗效评估方法。寻求评估方法的用户通常会觉得现有的评估完全不能满足他们的需求。他们的解决办法是制定自己的评估或通过例如删除部分项目、添加其他项目、改变评分规则等来调整现有的评估。尽管从用户的角度来看这不是一个大问题，但是这种做法应该是不鼓励的，因为使用一种被修改的评估方法，就等于使用自行开发的评估方法，阻碍了其结果与其他研究的比较，从而阻碍了科学知识的积累。

考虑到这一点，我们应该承认只有少数评估得到了充分效度验证。相关者之间的可靠性信息，特别是响应性往往不可用。很多心理评估学方面的工作仍需完成。此外，基于证据的评估建议总是保守的，因为更新、也许更好的评估需要时间才能被充分研究和证据支持，这些支持证据与现有的已确立的评估方法的支持证据相符。

本章仅提供了关于疗效评估和方法的基本信息。感兴趣的读者可以利用这些建议进一步阅读或访问 Cosmin 网站(www.cosmin.nl)。网站 www.scireproject.com/outcome-measures 和 www.parqol.com 以及 www.rehabmeasures.org 也提供了许多评估方面的资源。

本章重点

- 疗效评估是实施质量改进和问责制的重要工具。
- 本章的目的是帮助理解心理评估学标准和选择评估方法。
- 疗效评估不仅在临床试验中有用，而且在常规临床实践中也是如此。
- 常规疗效评估旨在通过将实践变化与结果变化相关联来获得关于治疗的有效性和效率的知识。
- 通过选择和推荐可用于研究和临床实践的具有良好

心理评估学特性的评估来提高疗效评估的一致性是非常重要的。

- 多个组织机构提供基于网络的疗效评估指标和选择疗效评估指标的指导，以提高疗效评估标准的统一性。

（姚卜文　张娜　译　周谋望　校）

参考文献

1. Donabedian A. Evaluating the quality of medical care. *Milbank Mem Fund Q* 1996;44(3; Pt. 2):166-203.

2. Heinemann AW. Putting outcome measurement in context: a rehabilitation psychology perspective. *Rehabil Psychol* 2005;50:6-14.

3. Wade DT. Outcome measures for clinical rehabilitation trials: impairment, function, quality of life, or value? *Am J Phys Med Rehabil* 2003;82(Suppl.):S26-31.

4. Steeves JD, Lammertse D, Curt A, et al. Guidelines for the conduct of clinical trials for spinal cord injury (SCI) as developed by the ICCP panel: clinical trial outcome measures. *Spinal Cord* 2007;45:206-21.

5. Dasenbrock HH, Clarke MJ, Witham TF, Sciubba DM, Gokaslan ZL, Bydon A. The impact of provider volume on the outcomes after surgery for lumbar spinal stenosis. *Neurosurgery* 2012;70(6):1346-53.

6. Larsson S, Lawyer P, Garellick G, Lindahl B, Lundström M. Use of 13 disease registries in 5 countries demonstrates the potential to use outcome data to improve health care's value. *Health Aff (Millwood)* 2012;31:220-27.

7. Apisarnthanarax S, Swisher-McClure S, Chiu WK, et al. Applicability of randomized trials in radiation oncology to standard clinical practice. *Cancer* 2013;119(16):3092-9.

8. Alexander MS, Anderson KD, Biering-Sorensen F, et al. Outcome measures in spinal cord injury: recent assessments and recommendations for future directions. *Spinal Cord* 2009;47(8):582-91.

9. Johnston MV, Graves DE. Towards guidelines for evaluation of measures: an introduction with application to spinal cord injury. *J Spinal Cord Med* 2008;31:13-26.

10. Lammertse D, Dungan D, Dreisbach J, et al. Neuroimaging in spinal cord injury: an evidence-based review for clinical practice and research. *J Spinal Cord Med* 2007;30:205-14.

11. Anderson K, Aito S, Atkins M, et al. Functional recovery measures for spinal cord injury: an evidence-based review for clinical practice and research. *J Spinal Cord Med* 2008;31:133-44.

12. Magasi SR, Heinemann AW, Whiteneck GG; Quality of Life/Participation Committee. Participation following traumatic spinal cord injury: an evidence-based review for research. *J Spinal Cord Med* 2008;31:145-56.

13. Biering-Sørensen F, Charlifue S, DeVivo MJ, et al. Using the spinal cord injury common data elements. *Top Spinal Cord Inj Rehabil* 2012;18:23-7.

14. Miller WC, Chan WL, Noonan VN, et al. Outcome measures. In: Eng JJ, Teasell RW, Miller WC, et al., editors. Spinal cord injury rehabilitation evidence. Version 4.0. Vancouver; 2013. p. 28.1-366.

15. Hsieh JT, Wolfe DL, Miller WC, Curt A; SCIRE Research Team. Spasticity outcome measures in spinal cord injury: psychometric properties and clinical utility. *Spinal Cord* 2008;46(2):86-95.

16. Hitzig SL, Noreau L, Balioussis C, Routhier F, Kairy D, Craven BC. The development of the spinal cord injury participation and quality of life (PAR-QoL) tool-kit. *Disabil Rehabil* 2013;35(16):1408-14.

17. Wright JG, Feinstein AR. A comparative contrast of clinimetric and psychometric methods for constructing indexes and rating scales. *J Clin Epidemiol* 1992;45(11):1201-18.

18. Fitzpatrick R, Davey C, Buxton MJ, et al. Evaluating patient-based outcome measures for use in clinical trials. *Health Technol Assess* 1998;2:i-iv, 1-74.

19. Terwee CB, Bot SD, de Boer MR, et al. Quality criteria were proposed for measurement properties of health status questionnaires. *J Clin Epidemiol* 2007;60(1):34-42.

20. Hoffer MM, Feiwell E, Perry R, Perry J, Bonnett C. Functional ambulation in patients with myelomeningocele. *J Bone Joint Surg Am* 1973;5:137-48.

21. Ditunno PL, Ditunno JF, Jr. "Walking index for spinal cord injury (WISCI II): scale revision." *Spinal Cord* 2001;39(12):654-6.

22. Kilkens OJ, Post MW, van der Woude LH, Dallmeijer AJ, van den Heuvel WJ. The wheelchair circuit: reliability of a test to assess mobility in persons with spinal cord injuries. *Arch Phys Med Rehabil* 2002;83(12):1783-8.

23. Cowan RE, Nash MS, de Groot S, van der Woude LH. Adapted manual wheelchair circuit: test-retest reliability and discriminative validity in persons with spinal cord injury. *Arch Phys Med Rehabil* 2011;92(8):1270-80.

24. Kirby RL, Swuste J, Dupuis DJ, et al. The Wheelchair Skills Test: a pilot study of a new outcome measure. *Arch Phys Med Rehabil* 2002;83(1):10-8.

25. Kirby RL, Dupuis DJ, Macphee AH, et al. The wheelchair skills test (version 2.4): measurement properties. *Arch Phys Med Rehabil* 2004;85(5):794-804.

26. Rushton PW, Kirby RL, Miller WC. Manual wheelchair skills: objective testing versus subjective questionnaire. *Arch Phys Med Rehabil* 2012;93(12):2313-8.

27. Jebsen RH, Taylor N, Trieschmann RB, Trotter MJ, Howard LA. An objective and standardized test of hand function. *Arch Phys Med Rehabil* 1969;50(6):311-9.

28. Mathiowetz V, Volland G, Kashman N, Weber K. Adult norms for the Box and Block test of manual dexterity. *Am J Occup Ther* 1985;39(6):386-91.

29. Wuolle KS, Van Doren CL, Thorpe GB, Keith MW, Peckham PH. Development of quantitative hand grasp and release test for patients with tetraplegia using a hand neuroprosthesis. *J Hand Surg: Am* 1994;19:209-18.

30. Post MW, Van Lieshout G, Seelen HA, Snoek GJ, Ijzerman MJ, Pons C. Measurement properties of the short version of the Van Lieshout test for arm/hand function of persons with tetraplegia after spinal cord injury. *Spinal Cord* 2006;44(12):763-71.

31. Kalsi-Ryan S, Curt A, Fehlings MG, Verrier MC. Assessment of the Hand in Tetraplegia Using the Graded Redefined Assessment of Strength, Sensibility and Prehension (GRASSP): impairment versus function. *Top Spinal Cord Inj Rehabil* 2009;14(4):34-46.

32. Sollerman C, Ejeskär A. Sollerman Hand Function Test: a standardized method and its use in tetraplegic patients. *Scand J Plast Reconstruct Hand Surg* 1995;29:167-76.

33. Marino RJ, Shea JA, Stineman MG. The Capabilities of Upper Extremity Instrument: reliability and validity of a Measure of Functional Limitation in tetraplegia. *Arch Phys Med Rehabil* 1998;79:1512-21.

34. Gresham GE, Labi ML, Dittmar SS, Hicks JT, Joyce SZ, Stehlik MA. The quadriplegia index of function (QIF):sensitivity and reliability demonstrated in a study of third quadriplegic patients. *Paraplegia* 1986;24:38-44.

35. Marino RJ, Goin JE. Development of a short-form quadriplegia index of function scale. *Spinal Cord* 1999;37(4):289-96.

36. Kalpakjian CZ, Scelza WM, Forchheimer MB, Toussaint LL. Preliminary reliability and validity of a spinal cord injury secondary conditions scale. *J Spinal Cord Med* 2007;30:131-9.

37. Mahoney FI, Barthel DW. Functional evaluation: the Barthel Index. *Md State Med J* 1965;14:61-5.

38. Shah S, Vanclay F, Cooper B. Improving the sensitivity of the Barthel Index for stroke rehabilitation. *J Clin Epidemiol* 1989;42(8):703-9.

39. Keith RA, Granger CV, Hamilton BB, Sherwin FS. The functional independence measure: a new tool for rehabilitation. *Adv Clin Rehabil* 1987;1:6-18.

40. Dijkers MP, Yavuzer G. Short versions of the telephone motor Functional Independence Measure for use with persons with spinal cord injury. *Arch Phys Med Rehabil* 1999;80(11):1477-84.

41. Catz A, Itzkovich M, Agranov E, Ring H, Tamir A. The spinal cord independence measure (SCIM): sensitivity to functional changes in subgroups of spinal cord lesion patients. *Spinal Cord* 2001;39(2):97-100.

42. Itzkovich M, Gelernter I, Biering-Sorensen F, et al. The Spinal Cord Independence Measure (SCIM) version III: reliability and validity in a multi-center international study. *Disabil Rehabil* 2007;29(24):1926-33.

43. Fekete C, Eriks-Hoogland I, Baumberger M, et al. Development and validation of a self-report version of the Spinal Cord Independence Measure (SCIM III). *Spinal Cord* 2013;51(1):40-7.

44. Whiteneck G, Charlifue S, Gerhart K, Overholser J, Richardson G. Quantifying handicap: a new measure of long-term rehabilitation outcomes. *Arch Phys Med Rehabil* 1992;73:519-26.

45. Cardol M, de Haan RJ, van den Bos GA, de Jong BA, de Groot IJ. The development of a handicap assessment questionnaire: the Impact on Participation and Autonomy (IPA). *Clin Rehabil* 1999;13:411-9.

46. Post MW, Van der Zee CH, Hennink J, Schafrat CG, Visser-Meily JM, Berdenis van Berlekom S. Validity of the Utrecht Scale for evaluation of rehabilitation-participation (USER-Participation). *Disabil Rehabil* 2012;34:478-85.

47. Whitehurst DG, Engel L, Bryan S. Short form health surveys and related variants in spinal cord injury research: a systematic review. *J Spinal Cord Med* 2014;37(2):128-38.

48. Ware JE, Jr, Sherbourne CD. The MOS 36-item short-form health survey (SF-36). I. Conceptual framework and item selection. *Med Care* 1992;30(6):473-83.

49. de Bruin AF, Buys M, de Witte LP, Diederiks JP. The sickness impact profile: SIP68, a short generic version. First evaluation of the reliability and reproducibility. *J Clin Epidemiol* 1994;47(8):863-71.

50. Post MW, de Bruin A, de Witte L, Schrijvers A. The SIP68: a measure of health-related functional status in rehabilitation medicine. *Arch Phys Med Rehabil* 1996;77(5):440-5.

51. Diener E, Emmons RA, Larsen RJ, Griffin S. The satisfaction with life scale. *J Pers Assess* 1985;49:71-5.

52. Fugl-Meyer A, Bränholm IB, Fugl-Meyer K. Happiness and domain-specific life satisfaction in adult Northern Swedes. *Clin Rehabil* 1991;5:25-33.

53. Melin R, Fugl-Meyer K, Fugl-Meyer A. Life satisfaction in 18-64 year old Swedes in relation to education, employment situation, health and physical activity. *J Rehabil Med* 2003;35:84-90.

54. WHOQOL Group. Development of the World Health Organization WHOQOL-BREF quality of life assessment. *Psychol Med* 1998;28:551-8.

55. May LA, Warren S. Measuring quality of life of persons with spinal cord injury: substantive and structural validation. *Qual Life Res* 2001;10:503-15.

第七篇　特殊问题的考虑

第62章 被忽视的创伤性脊髓损伤

Harvinder Singh Chhabra, Mohit Arora, Raghavendra V

学习目标

本章学习完成后,你将能够:

- 定义被忽视的创伤性脊髓损伤;
- 概述被忽视的创伤性脊髓损伤的发生率和原因;
- 描述被忽视的创伤性脊髓损伤的结果(临床表现);
- 了解被忽视的创伤性脊髓损伤及其并发症的治疗,以及其治疗为什么更具挑战性;
- 描述被忽视的创伤性脊髓损伤如何影响临床结局。

引言

研究证明,对脊髓损伤(spinal cord injury, SCI)患者进行早期治疗[1-3],尤其是在有组织的多学科 SCI 护理体系中[4],其功能和神经学表现会更好。将患者早期转移到最佳的治疗中心可以减少患者的住院时间和总体死亡率,以及其并发症的数量和严重程度[5]。然而,这些研究的大部分都是在高收入国家进行的。在低收入和中等收入国家,SCI 的患者往往很晚(受伤后几个月或几年)才到最佳治疗中心就医。他们要么没有充分治疗、要么完全没有治疗并且在家无人照看。

作者的一项研究[6]涉及 1 138 名印度的 SCI 患者,其中大约 8% 的 SCI 患者在 24 小时内进入最佳治疗中心。然而,18.4%、31.3% 和 16.8% 的患者分别在伤后 2、7 天和 30 天内进入中心,而 10.4%、15.1% 的患者分别在损伤 1 月后和 3 月后才进入中心。有时,SCI 患者会被最初的治疗中心耽搁。然而,更多的情况下,他们在仅完成最初的一部分治疗(只有椎骨骨折的保守或手术治疗)后便出院回家。有时,患者根本没有接受任何治疗,因为他们没有去任何中心。

尽管在中低收入国家,SCI 患者通常很晚才就医,但是缺乏描述结果的文献报道。本章将综述现有的文献资料以明确被忽视的创伤性脊髓损伤(neglected traumatic spinal cord injury, Neg-TSCI)的发生率、原因、

结果、治疗原则以及预防建议。Neg-TSCI 的外科治疗见本书第 17 章。

记忆要点

- 将脊髓损伤患者早期转移到最佳治疗中心可以改善其功能和神经学表现,减少并发症的数量和严重程度、住院时间以及总体死亡率。
- 在中低收入国家,SCI 患者往往很晚才到最佳治疗中心就医,并且他们要么没有充分治疗、要么完全没有治疗而且在家无人照看。

什么是Neg-TSCI?

Sengupta[3]将被忽视的脊髓损伤定义为"没有及时治疗的损伤,发现时已经太晚,(治疗)选择受限"。Hassan[7]认为被忽视的脊髓损伤是"损伤与正确诊断间隔超过 3 周的损伤"。Rajasekaran 等人[8]认为,在高收入国家,被忽视的脊髓损伤这个术语通常指的是"在最初的诊断中被遗漏的损伤",而在中低收入国家,这个术语指"遗漏的损伤,以及没有治疗或没有充分治疗的损伤"。因为早期的研究[3,8,9]仅描述了延迟开始治疗对椎骨骨折手术治疗的影响,所以作者在 2013 年发表的研究[10]中描述了其对整体结局的影响。由

于已进行了一部分治疗,所以作者将 Neg-TSCI 描述为"没有及时开始综合治疗的损伤"。

> **记忆要点**
>
> ● 被忽视的创伤性脊髓损伤(Neg-TSCI)被定义为没有及时开始综合治疗的损伤。

Neg-TSCI的原因

　　Neg-TSCI 的原因总结在表 62.1 中。漏诊是高收入国家 Neg-TSCI 的最常见原因[3]。在不同的研究中,无论是否有神经功能障碍,脊髓损伤的总体发病率都在 4%~30% 之间变化[11,12]。这种损伤在颈椎更常见,其发生率是胸腰椎损伤的 4.5 倍(22.9% 对比 4.9%)[12,13]。它们多见于无意识或醉酒患者以及多发伤患者。漏诊的颈椎损伤在头部损伤患者中更为常见,尤其是在老年患者或强直性脊柱炎患者中[3]。

表 62.1　Neg-TSCI 的原因

主要原因	次要原因
被忽视的诊断	多发伤
	意识水平改变
患者就医时间晚	尝试其他形式的治疗
	无视损伤的严重性
	很难进入最佳医院
	经济原因
首次入院时未充分康复或未康复即出院	医院无病床可用
	由于经济原因患者/家属要求出院
	医生和医院管理者对脊髓损伤康复重视度低
	专业人员缺乏对康复重要性的认识
	患者及其家属缺乏对康复重要性的认识

　　在诊断这些损伤时一个最常见的错误就是没有获得足够的系列颈椎 X 线片[14]。初始创伤系列的 X 线片包括横切面侧视图、仰卧前后位视图和开口位齿状视图。没有观察到颈胸联合处的颈椎 X 线片是不完整的[15,16]。应检查侧位 X 线片以观察四条光滑曲线:前椎体线、后椎体线、棘层线,以及棘突尖端连接线(图 62.1)。成年人正常的椎前软组织阴影长度

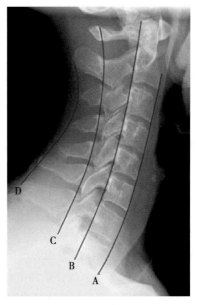

图 62.1　图示用于对线评估的四条平行线。A 为前椎体线,B 为后椎体线,C 为棘层线,D 为后棘突线

在 C_2 处为 5~7mm、C_6 处为 15~22mm[17-19]。在没有明显骨折或脱位的情况下,我们应该寻找:隐藏的脊髓损伤的迹象,这可能涉及椎前软组织阴影的异常扩大;上述四条线中的任一条对线异常;前半脱位在成年人超过 3.5mm,儿童超过 4mm;小泪滴骨折;局灶性脊柱后凸超过 11°;或相对于相邻椎体的棘突间距扩大[20,21]。前寰枢椎间隙在成人大于 3mm、在儿童大于 5mm 表明横韧带损伤。需要注意的是,绝对测量并不重要,但应注意任何的角度或对线的突然变化。

　　由于 X 线平片往往不足以观察颅颈和颈胸交界处,也可能不显示韧带损伤,因此,计算机断层扫描(computerized tomography,CT)和磁共振成像(magnetic resonance imaging,MRI)应该有助于评估这些损伤[3]。众所周知,某些骨折在普通平片上常常被遗漏。一项研究报道,23% 齿状的、16% 泪滴状的、14% 小面状的和 10%Hangman 骨折出现延迟的放射诊断。Webb 等[22]在研究颈椎屈曲损伤后的晚期椎骨畸形时描述了一个四联征可警告临床医生可能发生不稳定的过度屈曲性颈髓损伤,包括:椎间隙扩大、前方半脱位、泪滴骨折,以及局灶性后凸畸形。

　　与高收入国家相比,在中低收入国家中漏诊为主要原因的 Neg-TSCI 仅占 5%。首次入院后过早出院以及前往最佳护理中心就医时间太晚,是中低收入国家 Neg-TSCI 的主要原因,分别占这类损伤的 32% 和 43%。患者最初就医的医院往往无法提供综合康复设

施。椎骨病变治疗后，患者就带着继续锻炼的建议被送回家中，而不是被建议转诊去最佳的脊髓损伤或康复中心。很多时候，尽管医院有康复设施，患者也很早出院，因为医生/管理人员对康复的重视程度较低。患者去最佳护理中心就诊时间过晚，一般是不知道去何处就医或财务上受限。忽视损伤的严重性以及尝试其他形式的治疗也是导致患者晚期才进入最佳护理中心的原因。

专业人员或患者及其家属缺乏对康复重要性的认识，以及医生和医院管理人员对脊髓损伤康复的低重视，是导致41%患者过早出院的主要原因[10]。另外，在12%的患者中，尝试其他形式的治疗以及忽视损伤的严重性是其晚期才进入最佳护理中心的主要原因。医生和医院管理者对脊髓损伤康复的重视度低、患者/家属尝试其他形式的治疗、患者/家属忽视损伤的严重性被认为是因为对Neg-TSCI缺乏认识或认识不足。因此可以说缺乏认识或认识不足是Neg-TSCI的主要原因，占53%的比例。再加上缺乏认识或认识不足作为次要原因的情况，一共占Neg-TSCI发生原因的59%。这指出了在预防忽视方面提高认识的重要性。

正如中低收入国家所预计的那样，经济因素包括会导致患者很晚才进入最佳护理中心以及追求过早出院，这也是Neg-TSCI发生的一个常见原因，占25%的比例[10]。作者的研究发现，在Neg-TSCI群体中有较高比例的SCI患者处于低收入状态，这表明经济因素可能是导致忽视脊髓损伤的一个很重要的原因。但是，在被忽视的和未被忽视的群体中，中等收入的患者数量相当均匀。此外，在Neg-TSCI群体中还有很多高收入的患者。这表明导致忽视发生的原因还有其他因素，事实上可能超过经济因素。难以进入最佳医院接受治疗是导致Neg-TSCI发生的一个重要原因，占比16%。在大多数中低收入国家，很少有医院提供脊髓损伤治疗的综合服务。在农村地区，想要去一间能提供部分治疗如急性期治疗的医院就诊，往往都是件难事。

Neg-TSCI 的发病率

在高收入国家，有或无脊髓损伤患者Neg-TSCI的主要原因被漏诊的发生率在4%~30%不等。

Neg-TSCI在中低收入国家的确切百分比未知，并且在文献中也没有很好地记载。然而，印度的一项研究报道，25.5%的Neg-TSCI病例是在损伤30天后发现的。

记忆要点

- 漏诊是高收入国家Neg-TSCI的常见原因；
- 从最初就诊的医院过早出院，以及到最佳护理中心就诊时间过晚，是中低收入国家Neg-TSCI最常见的原因。

Neg-TSCI的后果（临床表现）

众所周知，忽视的后果可能是毁灭性的。最严重的后果是进行性神经功能障碍，此外还有并发症发生率增加、住院时间延长、治疗更复杂，以及整体受损等常见后果。尽管被忽视的脊髓损伤在颈椎更为常见（是胸腰椎的4.5倍），但由于胸腰椎椎管相对较窄，所以严重的后遗症如进行性畸形或继发性神经功能障碍在被忽视的胸腰椎损伤中更为常见。

Neg-TSCI的后果主要是由于开始综合治疗（尤其是康复）过晚、长期固定以及在家无人照看。在作者的研究中，95%的患者在进行综合性治疗之前，在家都是无人照看的。83%的患者在接受部分治疗（椎骨骨折的保守或外科治疗）后就被送回家或者自行回家了。7%的患者根本没有治疗，因为他们没有到任何地方接受治疗，而5%的患者正在尝试替代治疗。

进行性神经功能障碍：幸运的是，这种最严重的后果并不常见。研究[23,24]证明，事故现场对患者的处理不当、延迟进入最佳护理中心以及延迟接受正确治疗都可能会导致患者发生进行性神经功能障碍。

并发症发生率增加：Neg-TSCI不仅容易引起并发症发生率的增加[25]，而且通常会使相关并发症更加严重以及治疗较难。与Neg-TSCI相关的并发症列于表62.2。

压疮[5,25,26]、持续性疼痛，以及尿路、胃肠道、肺、肌肉骨骼和心理社会并发症在Neg-TSCI患者中较为普遍。

只有将上肢列为综合护理计划的一部分，康复阶段才能实现最佳的手部功能。在缺乏这种护理的情况下，被忽视的瘫痪的手很快就会出现水肿、疼痛、痉挛、关节松弛、僵硬、挛缩和皮肤质量差等诸多问题。在急性和早期康复期（前6周）中非常常见的水肿，为纤维化和僵硬提供了平台。疼痛可能是由于水肿、牵拉、关节半脱位、滑囊炎和神经源性原因等引起。在被忽视的手上常常可见较差的皮肤，这可能会限制整体功能、延缓手术或使手术变得困难。被忽视的手会导致日常生活活动中无法获得最好的功能，职业培训受损，生活质量变差(图62.2)。所有关节,特别是上肢的关节,如果不进行综合康复训练和护理,可能会变得僵硬和挛缩。

表 62.2　与 Neg-TSCI 相关的潜在并发症

类型	并发症	
	短期忽视	长期忽视
椎骨	脊柱不稳定	伴有或不伴有疼痛的进行性脊柱畸形 骨质疏松
肌肉骨骼	未经治疗的骨创伤	挛缩 畸形 异位骨化 萎缩
神经系统	神经学恶化(尤其是在不完整的情况下) 神经性疼痛	慢性疼痛 痉挛
循环系统	外周肿胀 深静脉血栓形成 自主神经反射异常	慢性肿胀 低血压 自主神经反射障碍
皮肤	压疮(轻度) 烧伤	压疮(重度) 烧伤
泌尿生殖系	尿路感染 失禁	被忽视的膀胱 膀胱结石 肾结石 膀胱训练困难
胃肠道	肠道训练困难 便秘 腹泻	腹胀 粪石 肠道功能障碍 痔疮
呼吸系统	肺不张 肺炎 呼吸衰竭 反复感染 呼气障碍	肺不张 肺炎 呼吸衰竭 反复感染 呼气障碍
社会心理	抑郁 否认	严重的抑郁 否认
性	心理幸福感 对性活动的恐惧/缺乏兴趣 对伴侣的回避/不信任	性生活不满 生育问题
系统性	贫血症	败血症
代谢/营养	高钙血症 低蛋白血症 负氮平衡	肥胖 糖尿病

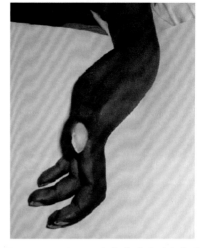

图 62.2　Neg-TSCI 患者的手畸形和挛缩

压力性溃疡在 Neg-TSCI 中较常见。被忽视的压力性溃疡很可能是有迂回多束瘘管、广泛的骨侵蚀和/或化脓性关节炎的深层洞穴损伤[28]。出现压力性溃疡的 Neg-TSCI 还有许多明显的衰弱性后果,包括挛缩、永久性瘢痕、畸形、骨髓炎和脓毒症[29](图62.3)[27]。

在脊髓损伤的治疗彻底改变之前,与神经源性膀胱相关的并发症是患者发病和死亡的最常见原因[30,31]。同样,在 Neg-TSCI 中,对神经源性膀胱的治疗延迟会导致并发症的发生率升高以及治疗难度增加。高压引起黏膜缺血并使患者容易发生尿路感染(urinary tract infections,UTI)的反复发作,而 UTI 又容易导致睾丸炎/附睾炎和尿路感染。被忽视的膀胱可能会发生渐进的结构改变,包括膀胱壁增厚、小梁形成、囊肿、憩室、尿液淤滞、继发膀胱结石形成、膀胱功能容量下降。逼尿肌反射亢进和高压储存易导致相关的上尿路并发症[32]。逼尿肌外括约肌协同失调的存在会恶化压力相关的变化。逼尿肌肥大可引起穿过膀胱壁的输尿管受压,也会导致上尿路停滞或尿液从膀胱反流到肾。随后发生上尿路的改变,包括继发于梗阻或膀胱输尿管反流的肾积水(图62.4),肾/肾周感染和肾功能进行性恶化,最终导致肾衰竭。这些变化始于早期阶段,但进展缓慢,因此通常需要数月至数年才能出现并发症。然而,一旦它们的结构发生了改变,便是不可逆转的,就需要更大的干预来恢复其正常功能。被忽视的膀胱可能会出现漏尿、复发性感染、经常性发热、血尿、脓尿和/或由于膀胱过度膨胀导致的腹部肿块、疼痛。

在被忽视的肠道问题方面,延迟治疗容易导致积粪、肠道功能障碍和相关的并发症如痔疮,这反过来又是需要长时间和复杂肠道训练的原因。反复大便失禁除了影响人的心理外还可能会导致皮肤损害。

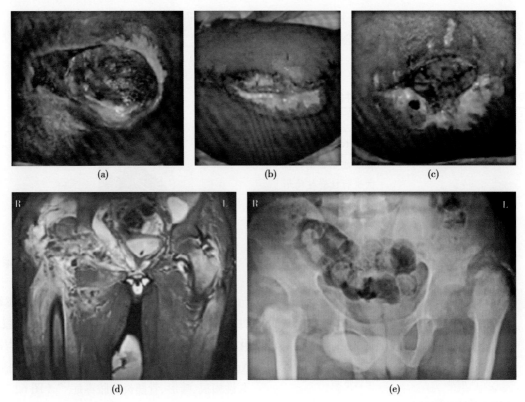

(a) (b) (c)

(d) (e)

图62.3 Neg-TSCI 患者的Ⅳ级骶骨(a)和双侧转子(b)和(c)溃疡,该患者有双髋脓毒性关节炎(右>左)(d和e)。在其他医院接受了的不成功的治疗双侧转子溃疡的"关闭手术"。患者左膝和双侧脚后跟也有压疮。治疗很复杂,需要清创右髋和骶骨溃疡,然后进行手术。虽然溃疡愈合了,但大大增加了住院时间和费用

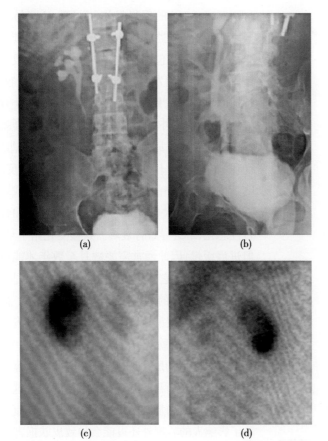

(a) (b)

(c) (d)

图62.4 一名 Neg-TSCI 患者的膀胱尿道造影(a和b),显示右侧的膀胱输尿管反流为Ⅲ级和Ⅳ级。右后斜位(c)和右前斜位(d)肾扫描显示无功能右肾

创伤后脊柱后凸畸形

这种畸形的发生率和严重程度在 Neg-TSCI 中较高。细节已在第 17 章讨论过。

受损的后果

在 Neg-TSCI 中,身体和社会心理康复更具挑战性。Neg-TSCI 具有较高的并发症发生率,且这些并发症较严重、较复杂,较难治疗。因此,Neg-TSCI 对功能结果会产生不利影响。由于并发症和较复杂的治疗,他们需要更长时间的住院治疗。这就增加了总体成本。因此,整体结果受到损害。

> **记忆要点**
>
> - 因为没有及时开始治疗,所以被忽视的脊髓损伤的后果很严重。
> - 进行性神经功能障碍是最严重的后果,幸好不常见。并发症发生率增加,住院时间延长,治疗较复杂,整体受损,是 Neg-TSCI 常见的后果。
> - 压疮、持续性疼痛,以及尿路、胃肠道、肺、肌肉骨骼和心理社会并发症,在 Neg-TSCI 患者中较为普遍。

Neg-TSCI的治疗

Neg-TSCI 的治疗原则与未被忽视的创伤性脊髓损伤的治疗原则相同。然而,综合治疗的延迟使得现在的治疗变得具有挑战性且更加复杂。这以及并发症的治疗导致更长期的治疗。

急性期治疗

Neg-TSCI 常见于急性期后。患者可能已在别处获得急性期治疗,或没有治疗。对于前往最佳护理中心就诊的患者,应评估是否需要针对急性期或相关问题进行治疗。

椎骨病变的治疗

详见第 17 章中的相关讨论。

康复治疗

Neg-TSCI 可能需要复杂的康复计划。由于挛缩、

过度痉挛、畸形、皮肤不健康和压疮等情况的发生率增加,身体康复可能比较复杂。

髋、膝、踝关节挛缩和畸形可能会干扰垫上活动、坐和站立,而手和肩的僵硬可能会干扰手功能和日常生活活动(activities of daily living, ADL)训练。这些都需要进行治疗,以便脊髓损伤能够得到充分恢复(图 62.5)。实现目标所需的时间与并发症的存在和严重程度呈正比。

肠道和膀胱训练更复杂,需要更长时间。粪石、肠道功能障碍和相关并发症如痔疮是导致肠道训练延长的原因。类似地,反射亢进、膀胱收缩、结石和瘘会影响膀胱训练。

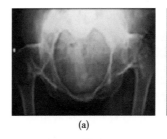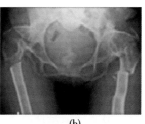

(a)　　　　　　　(b)

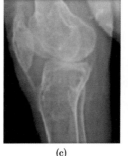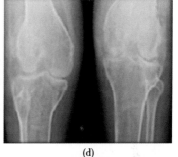

(c)　　　　　　　(d)

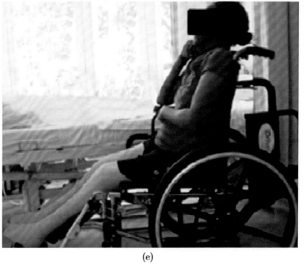

(e)

图 62.5 (a)由于异位骨化引起的髋部融合。(c 和 d)受伤后 13 年接受康复治疗的妇女的膝挛缩。受伤后,患者在一定程度上被限制在床上。(b)转子下截骨术,膝挛缩释放术。(e)需定制座椅以改善轮椅座位。患者还需要治疗痉挛、骨软化、骶骨压疮和膀胱结石(膀胱碎石术)

开始治疗的延迟也增加了心理问题,导致患者往往需要更长时间的心理干预。

> **记忆要点**
>
> - Neg-TSCI 的治疗原则与未被忽视的创伤性脊髓损伤的治疗原则相同。
> - 综合治疗的延迟使得现在的治疗变得具有挑战性且更加复杂。
> - 患者通常需要更长时间的治疗。

预防

漏诊在很大程度上可以通过遵守除外创伤患者椎骨损伤的正确方案来预防,通常适用于合并多发伤和意识水平改变的情况。检查者的预期和仔细的临床和放射学评估是预防被忽视的脊柱创伤时最重要的方面。除非已确定没有脊髓损伤,否则就需要保持脊柱处于受保护和固定状态,直到患者清醒并且其临床和神经学评估完成并确认其是安全的。有一些标准化的临床标准指明了某些情况下放射学检查不是必需的。例如:根据 Nexus 标准,如果患者有充分意识,没有喝醉或吸毒,在体检时发现有颈部钝伤而无颈部压痛,且无分散疼痛,则不需要做 X 线检查(详见第6章)。

我们不应该根据质量不理想的初始 X 线片来除外脊柱损伤。颅颈和颈胸交界处成像在最初的放射片中往往是模糊的。此时应毫不犹豫地增加游泳位或仰卧倾斜位成像或 CT 扫描。

在临床检查或初始 X 线检查中,对任何脊髓损伤的怀疑都应进行进一步进行适当的影像学检查,如 CT 和 / 或 MRI 扫描。现在很多专家喜欢将多探头 CT 扫描作为首选,因为它不仅可以检测出任何脊柱骨折,还有助于检测相关的损伤[33,34]。对于无意识或醉酒的患者,即使最初的 X 线片和 CT 扫描没有显示骨折,也不能排除脊柱损伤,因为没有进行 MRI 检查就不能排除韧带损伤。

如果患者需要在颈椎损伤被排除前进行麻醉,则可使用纤维光学喉镜将颈部固定在硬质颈托中通过气管插管实施。

许多患者在接受综合治疗之前,都处于在家无人照看的状态。因此可以说,缺乏认识或认识不足是导致 Neg-TSCI 的主要原因。这指出了在减少治疗延迟和预防忽视方面提高认识的重要性。通过建立适当的基础设施并为需要帮助的患者提供财政支持,也可以减少延迟治疗的情况。

需要通过政府和非政府机构开展的宣教来强调在脊髓损伤后避免延误综合治疗及延误进入脊髓损伤中心进行治疗的重要性。目前迫切需要建立更多的脊髓损伤治疗中心。

> **记忆要点**
>
> - 漏诊在很大程度上可以通过遵守除外创伤患者椎骨损伤的正确方案来预防,通常适用于如果合并多发伤和意识水平改变的情况。
> - 颅颈和颈胸交界处成像在最初的放射片中往往是模糊的,而游泳位 / 仰卧倾斜位成像或 CT 扫描可看清这些区域。
> - 需要通过宣教来强调在脊髓损伤后避免延误综合治疗及延误进入脊髓损伤中心进行治疗的重要性。
> - 目前迫切需要建立更多的脊髓损伤治疗中心。

结语

Neg-TSCI 已称为一个复杂的挑战性问题。它导致与脊髓损伤相关的并发症更为常见,其治疗更复杂,成本更高,难度更大。这些问题使得 Neg-TSCI 的治疗难度更大、时间更长、价格更昂贵,并且结果不太乐观。需要通过宣教来强调在脊髓损伤后避免延误综合治疗及延误进入脊髓损伤中心进行治疗的重要性。

本章重点

- Neg-TSCI 是没有及时开始综合治疗的损伤。
- Neg-TSCI 在中低收入国家常见。
- 漏诊是高收入国家 Neg-TSCI 的常见原因,首次入院后过早出院以及到最佳护理中心就医时间过晚是中低收入国家 Neg-TSCI 的主要原因。治疗过晚的原因一般是:专业人员、患者和管理人员缺乏认识或认识不足,患者财务上的限制,以及很难进入合适的医院就诊。
- Neg-TSCI 增加了康复的复杂性,使身体和社会心理康复变得更具挑战性。

- Neg-TSCI 具有较高的并发症发生率,且这些并发症较严重、较复杂,较难治疗。

- Neg-TSCI 对功能和神经学结局产生不利影响。它们的治疗更昂贵,需要更长的住院时间。因此,患者整体结局受到不利影响。

（李芳　译　刘楠　校）

参考文献

1. Scivoletto G, Morganti B, Molinari M. Early versus delayed inpatient spinal cord injury rehabilitation: an Italian study. *Arch Phys Med Rehabil* 2005;86:512-6.

2. Sumida M, Fujimoto M, Tokuhiro A, Tominaga T, Magara A, Uchida R. Early rehabilitation effect for traumatic spinal cord injury. *Arch Phys Med Rehabil* 2001;82:391-5.

3. Sengupta DK. Neglected spinal injuries. *Clin Orthop Relat Res* 2005;431:93-103.

4. DeVivo MJ, Kartus PL, Stover SL, Fine PR. Benefits of early admission to an organised spinal cord injury care system. *Paraplegia* 1990;28:545-55.

5. Parent S, Barchi S, LeBreton M, Casha S, Fehlings MG. The impact of specialized centers of care for spinal cord injury on length of stay, complications, and mortality: a systematic review of the literature. *J Neurotrauma* 2011;28:1363-70.

6. Chhabra HS, Arora M. Demographic profile of traumatic spinal cord injuries admitted at Indian Spinal Injuries Centre with special emphasis on mode of injury: a retrospective study. *Spinal Cord* 2012;50:745-54.

7. Hassan MG. Treatment of old dislocations of the lower cervical spine. *Int Orthop* 2002;26:263-7.

8. Rajasekaran S, Kamath V, Basu S, Gupta S. Neglected spinal trauma. In: Jain AK, Kumar S, editors. Neglected musculo-skeletal injuries. 1st ed. Delhi: Jaypee Brother Medical Publisher; 2011. p. 142-59.

9. Basu S, Malik FH, Ghosh JD, Tikoo A. Delayed presentation of cervical facet dislocations. *J Orthop Surg (Hong Kong)* 2011;19:331-5.

10. Chhabra HS, Arora M. Neglected traumatic spinal cord injuries: causes, consequences and outcomes in an Indian setting. *Spinal Cord* 2013;51:238-44.

11. Gerrelts BD, Petersen EU, Mabry J, Petersen SR. Delayed diagnosis of cervical spine injuries. *J Trauma* 1991;31:1622-6.

12. Reid DC, Henderson R, Saboe L, Miller JD. Etiology and clinical course of missed spine fractures. *J Trauma* 1987;27:980-6.

13. Svircev JN, Little JW. Chapter 42: Syringomyelia. In. Lin VW, editor. Spinal cord medicine: principles and practice. New York: Demos Medical Publishing; 2003. p. 569-75.

14. Davis JW, Phreaner DL, Hoyt DB, Mackersie RC. The etiology of missed cervical spine injuries. *J Trauma* 1993;34:342-6.

15. Ireland AJ, Britton I, Forrester AW. Do supine oblique views provide better imaging of the cervicothoracic junction than swimmer's views? *J Accid Emerg Med* 1998;15:151-4.

16. Ross SE, Schwab CW, David ET, Delong WG, Born CT. Clearing the cervical spine: initial radiologic evaluation. *J Trauma* 1987;27:1055-60.

17. Balderson RA, Auerbach JD. Imaging techniques. *Semin Spine Surg* 2007;19:57-124.

18. Clark CR, Igram CM, el-Khoury GY, Ehara S. Radiographic evaluation of cervical spine injuries. *Spine* 1988;13:742-7.

19. Herkowitz HN, Garfin SR, Eismont FJ, Bell GR, Balderson RA. The spine. Philadelphia: Saunders; 2011.

20. Crim JR, Moore K, Brodke D. Clearance of the cervical spine in multitrauma patients: the role of advanced imaging. *Semin Ultrasound CT MR* 2001;22:283-305.

21. White AA 3rd, Johnson RM, Panjabi MM, Southwick WO. Biomechanical analysis of clinical stability in the cervical spine. *Clin Orthop Relat Research* 1975;109:85-96.

22. Webb JK, Broughton RB, McSweeney T, Park WM. Hidden flexion injury of the cervical spine. *The J Bone Joint Surg Br* 1976;58:322-7.

23. Poonnoose PM, Ravichandran G, McClelland MR. Missed and mismanaged injuries of the spinal cord. *J Trauma* 2002;53:314-20.

24. Rogers WA. Fractures and dislocations of the cervical spine; an end-result study. *J Bone Joint Surg* 1957;39A:341-76.

25. Aung TS, El Masry WS. Audit of a British Centre for spinal injury. *Spinal Cord* 1997;35:147-50.

26. Dalyan M, Sherman A, Cardenas DD. Factors associated with contractures in acute spinal cord injury. *Spinal Cord* 1998;36:405-8.

27. Chhabra HS. Rehabilitation of neglected spinal cord injuries. In: Jain AK, Kumar S, editors. Neglected musculoskeletal injuries. 1st ed. Delhi: Jaypee Brother Medical Publisher; 2011. p. 160-76.

28. Benito-Ruiz J, Baena-Montilla P, Mena-Yago A, Miguel I, Montanana-Vizcaino J. A complicated trochanteric pressure sore: what is the best surgical management? Case report. *Paraplegia* 1993;31:119-24.

29. Allman RM. Epidemiology of pressure sores in different populations. *Decubitus* 1989;2:30-3.

30. Edokpolo LU, Stavris KB, Foster HE. Intermittent catheterization and recurrent urinary tract infection in spinal cord injury. *Top Spinal Cord Inj Rehabil* 2012;18:187-92.

31. Anthony BS, David RA, John DF. Rehabilitation and chronic issues after spinal cord injury: the management of neurogenic bladder and sexual dysfunction after spinal cord injury. *Spine* 2001;26:S129-36.

32. Dykstra DD, Sidi AA, Scott AB, Pagel JM, Goldish GD. Effects of botulinum A toxin on detrusor-sphincter dyssynergia in spinal cord injury patients. *J Urol* 1998;139:919-22.

33. Gong JS, Xu JM. Value of multidetector spiral CT in diagnosis of acute thoracolumbar spinal fracture and fracture-dislocation. *Chin J Traumatol/Chin Med Assoc* 2004;7:289-93.

34. Wintermark M, Mouhsine E, Theumann N, et al. Thoracolumbar spine fractures in patients who have sustained severe trauma: depiction with multi-detector row CT. *Radiology* 2003;227:681-9.

第63章　小儿脊髓损伤的特殊考量

Lawrence C Vogel, Kathy Zebracki, MJ Mulcahey

学习目标

本章学习完成后,你将能够:

- 明确成人脊髓损伤和小儿脊髓损伤康复的不同;
- 掌握并处理青年脊髓损伤人群脊柱畸形及髋关节发育不良问题;
- 熟悉安全带损伤的三个主要部分;
- 熟悉无影像学异常脊髓损伤的发病率。

引言

本章将回顾儿童及青少年脊髓损伤(spinal cord injury, SCI)的独特临床表现及处理[1]。儿童 SCI 的独特性源于解剖、生理特性相对于成人的不同,以及随生长发育而变的特性。儿童 SCI 的特异性表现及并发症包括:无影像学异常脊髓损伤(SCI without radiological abnormalities, SCIWORA),神经学表现延迟出现、高钙血症、脊柱侧弯及髋关节脱位等肌肉骨骼并发症。而且,由于婴儿、幼儿和儿童的口头表达能力有限,可能无法准确表达与自主神经反射异常(autonomic dysreflexia, AD)相关的头痛或感觉迟钝等症状。此外,由于 10 岁以下儿童头部与躯体的比例较大,当把他们固定于标准脊柱固定板上时,他们的颈部就会出现屈曲。因此,如果需要进行脊柱固定,就要把躯干垫高 2~4cm,头部保持在固定板水平,或者应用儿童专用的脊柱固定板,以避免出现颈椎过度屈曲[2]。

青年 SCI 与成人 SCI 的通用处理原则从根本上不同。鉴于父母及家人对儿童发育的重要性,青年 SCI 应在以家庭为中心的环境下进行治疗[3]。青年 SCI 的处理必须依循与成长伴行的变化而随时调整,制订与躯体及心理情况相符的方案,包括文娱治疗、儿童时期教育以及学龄儿童的义务教育。针对儿童及父母进行关于今后可能出现的残疾并发症的教育称为预期指导(anticipatory guidance),对每个发育阶段之间以及最终向成人期的成功过渡都很重要。预期指导虽然以正常的发育预期为考量,但必须在现有功能及需求水平下

进行,从而让儿童及家庭为潜在并发症的出现以及各阶段之间的过渡做好准备,例如从应用假肢的精力旺盛的儿童向驱动轮椅的大童或青少年过渡或性发育与性功能指导等。

儿童 SCI 的处理有赖于多个专业领域相配合的工作团队,以涵盖涉及的方方面面,如 SCI 特殊教育、皮肤/膀胱及大肠管理、娱乐休闲活动、能动性、自理活动、社会服务、心理咨询、职业辅导、并发症的预防及处理等。儿童所承担的自理活动会逐年增加,直至最终能够完全独立进行自理活动[4,5]。由于依从性差带来的结果可能很严重甚至致命,因此儿童所承担责任的渐进性改变十分复杂。例如:压疮的发病率比较高,因此,进行定期减压及皮肤检查就很关键。虽然 9 岁的 SCI 儿童可能能够进行减压操作及皮肤检查,但他们却可能忘记去做或者就是不愿意做。而与此同时,深知这些操作对孩子的健康非常重要的父母则会急不可耐地让孩子承担起这部分职责。想在其中达到很好的平衡状态是非常富有挑战性的,父母在为孩子提供一张安全网的同时也必须要让孩子逐渐承担护理职责。在这个动态过程中,SCI 工作组应该分别为孩子和父母提供指导和鼓励。儿童 SCI 处理的终极目标是过渡至成人期,过渡规划从儿童早期开始,在青春期逐渐强化[4,5]。为了促进过渡,要鼓励青少年积极参与门诊治疗,同时鼓励他们逐渐脱离父母的陪伴。过渡规划包括独立居住、就业、经济来源、社会关系及健康管理。儿童 SCI 的目标之一是像社会中具有独立功能的健康成人一样,拥有满意的、有创造性的生活。在受伤之

后,要尽快建立并在患儿、家长及相关医务人员的心中建立这样的远期目标,让其扎根于患儿的生活,最终保证患儿更好地过渡至成人期。

除了 SCI 的三级保健需求之外,也一定要有全面的初级保健,包括预防医学、卫生保健以及伴随疾病的处理等[6]。除了常规儿童免疫之外,SCI 患儿还必须接受肺炎球菌疫苗注射和每年一次的流感疫苗注射。

> **记忆要点**
>
> - 儿童的生长发育会影响 SCI 的表现和并发症。
> - 处理儿童 SCI 必须以家庭为中心,并考虑到从婴儿期到儿童期,再到青少年期的躯体、心理和认知特性的变化。
> - 儿童 SCI 的主要保健目标是过渡至成人期,包括独立居住、就业、经济来源、社会关系及健康管理。

流行病学

美国 15 岁以下患者的年龄特异性 SCI 发病率小于 10/100 万,新西兰为 8.6,瑞典为 2.4[7-9]。与成人 SCI 相似的是,青少年期男性 SCI 比例高于女性;然而,随着损伤年龄的减小,男性患儿的比例也逐渐下降,到 5 岁及 5 岁以下时,患儿的男女比例就相同了(表 63.1)[7,10]。在美国,与成人 SCI 相似,未成年人的高发病率也受儿童 SCI 的影响[7,10]。儿童及青少年 SCI 患者的预期寿命与神经平面和损伤类型相关,严重损伤越少,存活越久(表 63.2)[7]。

应用脊髓损伤神经学分类国际标准(International Standards for Neurological Classification of Spinal Cord Injury, ISNCSCI)来判断小儿 SCI 的神经平面和损伤程度时很受限制。对儿童 SCI 人群的研究表明,ISNCSCI 运动和感觉检查应用于 6 岁及 6 岁以上患儿的信度总体满意[11]。不过,肛门直肠检查则并不如此可信,其应用于小儿及年轻患者时需抱持怀疑态度[12]。神经平面和损伤程度的不同随年龄而不同(表 63.3)[7,10]。相较于青少年 SCI 患者,12 岁及 12 岁以下 SCI 患儿更倾向于出现截瘫及完全性损伤。低龄 SCI 患儿的截瘫发生率更高可能因为此年龄段 SCI 的常见原因中机动车事故更多见,且幼儿的安全带损伤发生率更高。此外,青少年发生 C_1~C_3 节段损伤的发生率为 4.3%~4.5%,幼儿的发生率更高(8.2%~9.6%)。上位颈椎损伤的高发生率可能与婴儿及幼儿的头部比例大、颈部肌肉发育不全以及小关节呈水平方向有关[13]。

在美国,所有年龄段儿童 SCI 的最常见原因都是机动车事故(表 63.3)。12 岁及 12 岁以下 SCI 患儿的第二常见原因为医源性/手术创伤,其后是坠落伤,而青少年的第二常见原因则为暴力伤及运动伤[7,10]。儿童 SCI 的独特原因包括安全带损伤、产伤、虐待以及咽炎、骨骼发育不良、青少年类风湿性关节炎和唐氏综合征所致的颈椎损伤。髓核栓塞(nucleus pulposus embolism)及类横贯性脊髓炎(mimicking transverse

表 63.1 不同损伤年龄的性别比

损伤年龄(岁)	男性(%)	女性(%)
0~5	51	49
6~12	58	42
13~15	69	31
16~21	83	17
22+	81	19

表 63.2 伤后存活至少 1 年的 SCI 患者的预期寿命(年)[7]

目前年龄(岁)	2008 美国人口	不依赖呼吸机				依赖呼吸机
		AIS D 级	AIS A,B,C 级			
		任何平面	截瘫	C_5~C_8	C_1~C_4	
10	68.8	62.0	54.6	49.6	45.7	33.1
15	63.8	57.1	49.7	44.8	40.9	28.5
20	59.0	52.4	45.1	40.4	36.6	24.9
25	54.3	47.8	40.8	36.2	32.7	21.9
30	49.5	43.2	36.4	32.0	28.7	18.7
50	31.0	25.4	19.7	16.3	13.8	7.1

AIS,美国脊柱损伤协会残损分级

表 63.3　美国国家脊髓损伤数据库及国家圣地兄弟会脊髓损伤数据库中
报告的 SCI 患者的病因及神经学表现；2005—2011[7]

患者样本				
损伤年龄（岁）	0~5	6~12	13~15	16~21	>22
样本量	80	107	197	1 535	5 914
病因（%）					
车祸	60.0	57.0	41.1	51.8	41.5
暴力伤	5.0	3.7	12.2	20.4	9.4
运动伤	0.0	9.4	25.9	17.3	8.5
高处坠落	7.5	7.5	7.6	6.8	31.2
医源性 / 手术伤	16.3	18.7	8.1	0.8	4.6
其他	11.2	3.7	5.1	2.9	4.8
损伤平面（%）					
C_1~C_4	23.3	12.5	17.1	24.0	33.2
C_5~C_8	21.7	24.0	34.8	28.9	27.1
T_1~T_6	23.3	28.1	20.9	19.0	13.6
T_7~S_5	31.7	34.4	26.7	27.8	25.4
正常	0.0	1.0	0.5	0.4	0.7
损伤程度（%）					
AIS A 级	80.7	68.4	55.6	56.8	39.1
AIS B 级	8.8	8.4	13.3	15.5	13.0
AIS C 级	3.5	7.4	10.6	11.5	17.0
AIS D 级	7.0	14.7	20.0	15.9	30.3
AIS E 级	0.0	1.1	0.6	0.4	0.7

AIS，美国脊柱损伤协会残损分级

myelitis）也能导致脊髓损伤[14]。体重不足 27kg 的儿童更易发生安全带损伤，因为安全带作为前方固定支点升至骨盆缘之上，可在腰椎中段产生屈曲 / 分离暴力[15, 16]。安全带损伤的三个部分包括脊髓损伤、腹内脏器损伤及腹壁擦伤。虽然脊柱的致伤外力局限作用于腰椎中段，神经损伤平面却可以从胸椎中段到圆锥或马尾而变化不定。最常见的椎体受损部位为 L_2~L_4，表现为牵引型损伤及 Chance 骨折。此外，23%~30% 安全带所致 SCI 损伤患儿为 SCIWORA。最常见的腹内脏器损伤包括小肠或大肠撕裂或穿孔。腹壁直接因安全带受损，可表现为擦伤和挫伤至皮肤全层缺失。为了预防安全带损伤，18kg 以上且不足 145cm 高的患儿应该使用放于后排的加高座椅。

新生儿 SCI 的发病率不高，约为 1/60 000[17]。出生时的扭转暴力所致的上颈椎损伤最为常见。与此相反，臀位分娩所致的 SCI 则以下颈椎损伤最常见。胸椎或腰椎损伤最少见，可源于脐动脉导管或心血管分流产生的逆向空气栓塞所致的血管闭塞。缺血缺氧性脑病和臂丛神经或膈神经损伤可能与新生儿 SCI 有关。新生儿弛缓性瘫痪的鉴别诊断包括神经管缺陷、椎旁肌萎缩、先天性肌张力不全和先天性强直性肌营养不良。

寰枢椎不稳与韧带松弛有关，唐氏综合征患儿中有 15%~20% 有此情况，且大多没有症状[18]。寰枢间隙（atlantodens Interval，ADI）超过 4.5mm 即视为异常，但只有同时伴有神经学症状时才需要手术矫正。对于 ADI 增加的无症状患者是否需要限制高风险活动尚有争议。

病理生理学

儿童具有特有的脊柱解剖及生物力学特性，包括脊柱的弹性大于脊髓、小关节浅平且呈水平向、椎体前缘呈楔形、椎体终板的生长区比较脆弱以及钩状突发育不良，这些都是发生无影像学异常脊髓损伤（SCIWORA）的基础。SCIWORA 在 5 岁及 5 岁以下的受伤患儿中占 72%[19,20]，在 6~12 岁受伤的患儿中比例降至 35%，在 13 岁以上受伤的患儿中比例降至 20%[21]。对于 SCIWORA，虽然 X 线平片、断层扫描、CT、脊髓造影和动态屈/伸影像都是正常的，但大多患儿的 MRI 表现异常[22]。神经异常包括脊髓中断、出血及水肿。神经外的 MRI 表现包括前纵韧带或后纵韧带断裂、椎间盘异常或终板骨折。MRI 异常表现的严重程度通常与神经功能障碍的程度及预后相关。

在 25%~50% 的 SCI 患儿中，神经学表现会延迟 30 分钟至 4 天出现[23]。很多神经功能障碍延迟出现的患儿表现为一过性的、短暂的神经学症状，如主观无力或感觉异常。

继发健康问题

高钙血症

生长期儿童及青少年，尤其是青少年及青年男性的骨转换比较快，因而在 SCI 伤后 3 个月内，源于制动所致的骨吸收明显增加，较易出现高钙血症[24,25]。高钙血症典型的临床表现包括隐匿起病的腹痛、恶心、呕吐、周身不适、精神不济、多尿、多饮以及口渴。高钙血症须与外科急腹症进行鉴别，因为其表现酷似急腹症且患儿在受伤时确实有可能同时伴有腹腔内损伤。急腹症可能源于腹腔内损伤所致的肠梗阻。二者可以通过血清钙是否升高进行鉴别。患儿血清磷正常，碱性磷酸酶正常或轻度升高。

高钙血症可通过静脉注射帕米膦酸二钠（1mg/kg，最大剂量为每 4 小时 60mg）处理[26]。另外，要尽早活动并安排负重方案。高钙血症的并发症包括尿路结石、肾钙质沉着症及肾脏衰竭。Tori 和 Hill[25] 发现 18 例高钙血症患儿中有 10 例（55%）出现了尿路结石，而没有高钙血症的患儿中，患尿路结石的比例仅为 18%。

自主神经反射异常

SCI 患儿自主神经反射异常（AD）的病理生理机制、临床表现及治疗与成人 SCI 相似[27-30]。二者的不同在于患儿血压的多变、合适的血压袖带型号、交流能力的不同以及对父母或监护人的依赖情况。

血压随患者年龄和体型不同而变化。随着儿童以成人的行为模式逐渐长大为青少年，血压亦逐渐增高[31]。颈段和上胸段 SCI 患儿的基础血压低于一般人群。由于 SCI 患儿的低血压是年龄和神经损伤综合作用的结果，因而一定要常规确定基础血压。血压超出基线 20mmHg 即应考虑为出现了 AD。为儿童测量血压时要选择合适尺寸的血压袖带，儿童见到医务人员还有可能比较紧张，这使得儿童血压测量有些复杂。

从婴儿期到幼儿期，小儿的认知和言语水平千差万别，很可能不能像成人那样清楚描述出 AD 的症状。例如：虽然学龄前儿童已经具有表达能力，但往往不能说出剧烈头痛，而只是表现为含糊的易怒情绪而已。尽管 AD 可能危及生命，但 SCI 患儿和家长的相关知识却很匮乏[32]。教师、校医、教练以及社区医务人员等照顾 SCI 患儿的成人都应接受有关 AD 诊断和治疗的知识。

处理儿童 AD 时要足够冷静且有信心。大部分 AD 在发作时对症处理即可缓解症状。保守治疗无效的病例，可以选择硝酸甘油或硝苯地平，吞服或嚼服。反复发作的 AD，则须应用哌唑嗪或特拉唑嗪。

体位性低血压

与成人 SCI 相似，SCI 患儿也容易出现体位性低血压,可能出现棘手的症状并对日常活动及康复训练产生不良影响[30]。小儿可能难以准确描述体位性低血压的症状,而是表现为易怒或无精打采。体位性低血压的处理包括水化疗法、逐渐恢复至直立体位、使用腹带以及逐级加压弹力袜(graduated compression stocking,GCS)。

对于无法穿戴市面上一般GCS的患儿,可以考虑定制下肢弹力袜。不要用绑小腿的弹性绷带,因为受力不均匀的捆绑可能导致静脉阻塞压缩,增加了发生深静脉血栓(deep venous thrombosis,DVT)或骨筋膜隔室综合征的风险[33]。此外,弹性绷带内可能含有乳胶成分,应用的时候还要慎防乳胶过敏。体位性低血压的保守处理无效时,还可以应用盐皮质激素(可的松)和α受体激动剂(如伪麻黄碱、麻黄碱和米多君)。

多汗症

多汗症指过度出汗,主要见于四肢瘫及胸段脊髓损伤患儿,与损伤节段脊髓近端交感神经过度活动相关[30]。与AD相似,交感活动的增强与SCI平面以下的伤害性刺激有关。如果多汗症导致患儿尴尬、功能受损或者增加了压疮的风险,就应该进行治疗,主要为减缓或去除诱发因素。丙胺太林[34]或东莨菪碱[35]经皮吸收制剂等药物可能具有一定疗效。

体温调节障碍

热调节障碍的严重程度与SCI的平面和程度有关。T_6或T_6以上平面损伤的SCI患儿失去了主要脏器交感神经和平面以下躯体随意运动功能的上位中枢控制,从而导致了变温状态。患儿无法通过损伤平面以下的血管舒张和出汗降低身体核心温度,也无法通过损伤平面以下的血管收缩和寒战来升高核心温度。这种热调节障碍使得患儿的体温受环境温度或训练等活动的影响,从而出现过高或过低的风险。婴儿和低龄儿的体表面积较大,且认知及解决问题的能力有限,体温往往更容易受环境温度的影响。

发热

SCI后头三个月内频繁发热是个难题,病因的多样化、感觉丧失以及婴儿和幼儿没有能力描述咽喉痛等症状,都让问题变得复杂[36]。除此之外,患儿会比成人更容易出现发热且体温更高。尿路感染是最常见的发热原因,其他潜在原因包括压疮、DVT、异位骨化、病理性骨折、肺部疾病、药物热、术区感染以及附睾炎。合并腹腔疾患的患儿,其症状及体征可能并不明显,当有发热、畏食、腹胀、恶心和呕吐时,需要引起高度警惕。发热也可能源于自主神经功能障碍所致的体温调节异常[37]。

SCI患儿出现发热之后,要结合病史、体格检查以及实验室和影像学检查,以明确临床诊断。体格检查既要包括中耳炎或肺炎等一般儿童常见问题,也要包括SCI相关的特异性问题,如骨折或异位骨化所致活动受限引起的肢体肿胀,或附睾炎引起的阴囊肿胀等。实验室检查一般尿常规及培养、血常规、C反应蛋白和红细胞沉降率。肝功能检查、血清淀粉酶和脂肪酶以及腹部及盆腔B超或CT可用于明确腹腔内问题。

疼痛

疼痛是儿童SCI人群的主要问题之一,可能导致严重失能,对上学、工作以及社会交往造成不良影响[38, 39]。疼痛可能源于骨折未愈合期力学不稳导致受损平面神经根受压,从而表现为起自损伤部位的放射痛,也可能是中枢性疼痛或感觉迟钝。婴儿及幼儿交流能力不足导致了其疼痛评定的复杂性。某些SCI患儿也可出现咬指尖等自虐或自残行为,可能是感觉迟钝的表现[40]。

感觉迟钝应通过多种手段进行跨专业干预,包括物理因子治疗、心理干预及药物治疗。物理因子治疗包括物理治疗、水疗及经皮神经电刺激(transcutaneous electrical neural stimulation,TENS)。药物治疗通常选择阿米替林、可乐定以及卡马西平、苯妥英及加巴喷丁等抗惊厥剂。

乳胶过敏症

SCI患儿容易对乳胶出现速发型过敏反应,可能与频繁、过度接触含乳胶成分的产品尤其是医疗用品和设备有关[41]。过敏反应可以由皮肤、黏膜或静脉注射直接接触乳胶引起,也可以通过浆膜通路或者由乳胶抗原的空气传播引起。乳胶过敏可表现为局部或全身荨麻疹、哮鸣、血管性水肿或过敏反应。

与速发型过敏反应一致的接触史或者借由体外试验可进行乳胶过敏的诊断。如果出现不明原因的术中过敏反应,即应考虑乳胶过敏的可能性。以下食物和乳胶也有一定关系:苹果、胡萝卜、芹菜、番木瓜、马铃薯、番茄、甜瓜、猕猴桃、香蕉、油梨(鳄梨)及栗子[42]。

鉴于乳胶过敏的潜在危险,必须把 SCI 患儿置于无乳胶环境,将易感患儿的风险降至最低,从过敏反应的源头进行预防。要对患儿及其父母进行乳胶过敏的宣教,对乳胶过敏的患儿要佩戴医疗警示标志并随身携带自动注射的肾上腺素。

静脉血栓

静脉血栓栓塞症(venous thromboembolism, VTE)包括深静脉血栓(DVT)和肺栓塞,是 SCI 后常见且严重的并发症。小儿 SCI 后 DVT 的发病率明显低于成人,6 岁以前受伤的患儿为 0%,6 至 12 岁受伤的患儿为2%[20,43]。相比之下,13~15 岁受伤的患儿的 DVT 发病率为 8%,16~21 岁为 9%。DVT 患儿中,有 25% 会出现血栓后综合征,表现为水肿、静脉曲张、静脉溃疡及疼痛[44]。

SCI 患儿 DVT 的临床表现和诊断与成人相似。当患儿同时有肢体肿胀和发热时,还要与异位骨化、长骨骨折及化脓性关节炎或骨髓炎等疾病鉴别。低至中度风险的患儿,可检测 D- 二聚体水平来筛查[45]。若D- 二聚体升高,则应进行多普勒检查来明确诊断。多普勒检查包括两种成分:多普勒成分用于测量静脉血流,而超声波则用于明确栓子。肺栓塞应凭借螺旋 CT进行诊断,效果优于通气灌注扫描。

目前还没有出版预防急性儿童 SCI 的标准指南。只要患儿临床情况稳定,就要进行早期主动及被动活动。所有年龄的急性 SCI 患儿都应应用逐级加压弹力袜进行机械性预防,对于那些年龄太小、没办法穿戴市面上常规弹力袜的患儿,应考虑为其定制下肢长筒袜。年长一点的患儿和青少年患儿在 SCI 的最初两周可以应用充气式加压套袖。鉴于青春期之前的患儿的 DVT 发病率较低,对于那些有下肢骨折、骨盆骨折等其他风险因素的患儿,应禁用抗凝治疗。只要患儿有凝血功能异常且无活动性出血或其他禁忌证,就应在伤后 24~72 小时内开始应用低分子肝素(low-molecular-weight heparin, LMWH)进行预防性抗凝治疗。应用 LMWH 进行预防性抗凝治疗的目标是使抗凝因子Xa 的浓度达到 0.1~0.3U/mL。预防性抗凝治疗的时间为 8 周或直到患儿从康复中心出院。然而,对于那些运动功能完全丧失或者有下肢骨折或 DVT 病史等其他危险因素的患儿,则需将抗凝治疗持续至 12周或直至出院。

DVT 的处理包括应用 LMWH 或静脉内应用未分级肝素(unfractionated heparin, UFH)[46]。首选治疗为 LMWH,因为其与出血、骨质疏松及肝素诱导的血小板减少症的风险下降有关。应用 LMWH 抗凝时应监测抗凝因子 Xa 的水平,使其达到 0.5~1.0U/mL 水平[46]。UFH 需要静脉内应用,目标是使活化部分凝血活酶时间(APTT)达到 60~85 秒或抗凝因子 Xa 的水平达 0.35~0.70。在应用 LMWH 或 UFH 的最初 72 小时内,开始应用华法林,以期国际标准化比值(INR)达 2.5(范围 2~3)[46]。抗凝治疗的时程通常为 3~6个月,一旦出现血栓,则需连续穿戴 GCS 两年,以此降低血栓后综合征的发病率及严重程度[47]。

呼吸问题

呼吸问题会影响颈段或胸段 SCI 患儿,其程度与神经平面及 SCI 程度呈正比。C_2~C_4 损伤的患儿因膈肌、肋间肌及腹肌无力而出现典型的呼吸功能损害,其中 C_2~C_3 损伤的患儿往往需要慢性通气支持。下颈椎及上胸椎 SCI 患儿的呼吸功能障碍源于肋间肌及腹肌无力。最后,中段及下段胸椎 SCI 患儿会由于腹肌无力而出现咳嗽无力。在 SCI 的急性期,患儿可能出现呼吸衰竭、肺不张、肺炎、与神经肌肉无力相关的急性呼吸窘迫综合征或其他与肺相关的并发症,如肺挫伤、血胸或气胸。

在 SCI 急性期过后,患儿仍然可能出现各种各样的肺部并发症,包括肺炎以及睡眠呼吸紊乱等。不管神经平面在哪个节段,所有 SCI 患儿都应该接种肺炎球菌疫苗及每年接种流感疫苗。咳嗽无力的患儿可以通过手法辅助(quad cough)、机械通气器[48]等仪器辅助或者刺激下胸段脊髓来活化呼吸肌等来辅助咳嗽[49]。睡眠呼吸障碍表现为睡眠障碍、白天困倦、坐立不安、认知变化、便秘或体重减轻。年龄小一些的四肢瘫患儿罹患慢性肺泡通气不足的风险非常高,应该进行睡眠功能评估[50]。睡眠呼吸障碍患儿可以进行持续正向气道加压或者双层正向气道加压治疗。

痉挛

SCI 患儿痉挛的处理与成人 SCI 患者相似。临床评估包括全面的病史采集及体格检查,重点关注损伤平面以下的伤害性刺激等潜在的诱发因素,诸如髋关节脱位等可能并不明显。痉挛的治疗目标是改善功能、预防并发症、缓解疼痛,治疗中应兼顾痉挛及其治疗手段的利和弊。痉挛的处理包括避免诱发痉挛的因素,建立平衡膀胱、大肠及皮肤护理的方案,以及关节活动度、牵伸及体位摆放等常规方案。

应用抗痉挛药物时必须考虑其对发育期儿童认知发育的影响，因此必须仅限于痉挛明显影响患儿的功能且保守治疗无效时应用。首选药物为巴氯芬，起始剂量为 0.125mg/kg，2~3 次 / 天；大于等于 12 岁的患儿起始剂量为 5mg，2~3 次 / 天。日极量为 1~2mg/kg，3~4 次 / 天（12 岁及以上患儿为 80mg/d）。其他可选用的抗痉挛药物有地西泮、可乐定、丹曲洛林、加巴喷丁及替扎尼定。对于标准化处理无效的患儿，还可应用鞘内巴氯芬注射、选择性脊神经后根切断术以及肉毒毒素局部注射等治疗[51,52]。鉴于巴氯芬鞘内注射的良好疗效，其在 SCI 患儿的应用越来越多；然而，应用时必须考虑泵芯置入和再灌注的费用，以及较少见的严重副作用等问题[21]。

压疮

与成人 SCI 一样，压疮也是儿童 SCI 的常见并发症之一，且可影响生活的各个方面[53]。小一些的患儿可能因为玩耍或活动时不注意而受伤，从而存在皮肤破裂的风险。此外，他们缺乏大孩子按要求进行减压等预防性处理的能力。随着患儿逐渐长大，预防性处理的责任人将由父母转移至患儿自身。当患儿的体型随年龄增长逐渐增大，还须根据其体型变化选用调整所用设备。因此，在每一个发育阶段为患儿开具轮椅及减压垫处方时，必须与其当下的压力分布图保持一致。

神经源性膀胱及大肠

SCI 患儿神经源性膀胱的标准化处理是间歇性导尿。3 岁或 3 岁以下患儿但凡有反复尿路感染或肾脏衰竭时都应该进行间歇性导尿[54,55]。5~7 岁患儿应该开始自主导尿操作。SCI 患儿应该在伤后 6~12 个月内进行肾脏超声、排尿性膀胱尿道造影以及尿流动力学检查等泌尿系统评估，之后每年复查一次肾脏超声，有反复泌尿系统感染、持续性尿失禁或反复发作的自主神经功能异常的患儿随时进行尿流动力学检查。尿失禁的处理包括给予抗胆碱能药物、调整摄水量及导尿方案、肉毒毒素等[56]。膀胱容量有限、对抗胆碱能药物无反应的患儿可进行膀胱扩大术[57]。

手功能受限（C_6 或 C_7 损伤）或者由于各种原因（例如：如厕困难或不能主动外展下肢的女性）无法进行自行间歇性导尿的患儿可以选用自控式导尿管[58,59]。

SCI 患儿肠道管理的重要目标包含以下元素：完全及定期排空、便利、美观、自控及预防并发症[54,55]。患儿年龄达到 2~4 岁或者更小但是有便秘或者腹泻时，即应启动肠道训练。肠道训练应该在马桶或者便桶上进行，应训练并鼓励患儿应用 Valsalva 手法增加腹压。肠道训练方案包括手指刺激、手法排空、使用各类通便剂（如番泻叶或聚乙二醇）、栓剂（甘油、比沙可啶及含有比沙可啶和聚乙二醇的栓剂），或者小分子灌肠剂（多库酯钠或液体甘油）。在应用栓剂或小分子灌肠剂之前必须用手法移动粪团，以便药物与直肠壁直接接触。由于液体可能滞留或过早排出，因此不常规推荐大分子灌肠剂。肠道管理的另一个措施是经 Peristeen 肛门排灌系统，可以促进下段肠道的排空[60]。

对于保守治疗无效的患儿，应该考虑应用马龙顺行灌肠法（Malone antegrade continence enema procedure）。在腹壁造瘘，直接通过盲肠阑尾应用灌肠剂，从而实现肠道排空[61]。

心血管问题

由于久坐不动的生活模式以及代谢综合征的高发病率，SCI 患者罹患心血管疾患的概率增加，这是致死及致残的一个明确原因[62,63]。由于传统的肥胖测量 BMI 低估了体脂含量，导致患儿 SCI 的评定变得很复杂[64]。SCI 患儿的静息代谢率较低，总肌肉量下降，更易出现肥胖[65]。考虑到他们的余生还很长，通过建立正确的营养及适应性的生活方式来降低其心血管并发症的风险对于 SCI 患儿而言很重要。训练对于预防心血管并发症很重要，但是 SCI 患儿的体力有限，并不容易实现。颈椎或上段胸椎损伤需要训练受损的心血管调节功能，表现为心输出量及氧容量降低、体温增高及运动性低血压[30]。SCI 患儿参与适龄的娱乐活动非常重要，这样可以达到提高心血管适应性、增加含氧量、肌力以及耐力的目的。SCI 患儿需要定期评估心血管风险因子，如肥胖、久坐不动的生活模式、吸烟、高脂血症、高血压及家族史。

脊柱畸形

脊柱畸形是骨骼发育成熟前发生 SCI 的患儿极其常见的问题，其中 98% 出现脊柱侧凸，67% 需要手术治疗（图 63.1）[66]。脊柱畸形源于肌萎缩或失衡、残余畸形，也有可能是医源性的。脊柱畸形可能导致骨盆倾斜、坐位平衡障碍、疼痛、压疮或胃肠道及心肺问题。应该在青春期前每 3~6 个月进行脊柱影像学检查，青春期之后骨骼成熟之前每 6~12 个月检查，之后每 1~2 年检查。

当脊柱曲度小于等于 20° 时预防性应用胸腰骶矫形器（thoracolumbosacral orthoses, TLSO）可以降低脊柱手术率或延缓手术时机[67]。但是，当原始曲度在 20°~40° 之间时，预防性应用矫形器的疗效就降低了。矫形器的副作用主要为干扰患儿活动性，影响自主导尿等自理活动[68]。无论脊柱畸形多严重，TLSO 都有助于促进脊柱支撑欠佳的患儿的坐位平衡及上肢功能性活动。

10 岁以上的患儿若曲度超过 40°，则须行脊柱手

术。对于小些的患儿，只要柔韧性尚可，可允许曲度达到 80°；若柔韧性不好，则建议应用成长型脊柱系统，直至脊柱发育完成，即可行融合手术。

髋关节畸形

髋关节脱位、半脱位及挛缩在儿童 SCI 尤其是低龄受伤的患儿中非常常见（图 63.2）[69]。在一个病例观察研究中，5 岁及 5 岁以下患儿 100% 出现髋关节不稳，10 岁以下患儿为 83%。虽然应用髋关节外展矫形器可能有益处，但目前尚无证据显示哪种方法能够有效预防髋关节半脱位。髋关节不稳手术治疗的适应证也尚不明确。对于伴有痉挛的患儿，为了

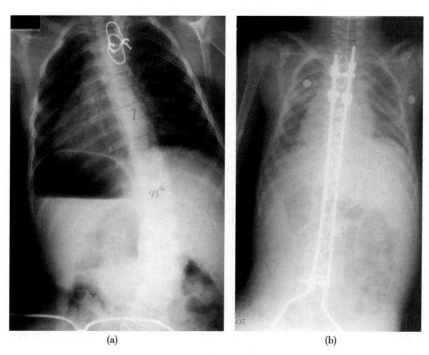

图 63.1　（a）影像学检查显示脊柱受伤后胸腰椎侧曲 45°。（b）伤后 15 个月接受融合术后的影像学成像

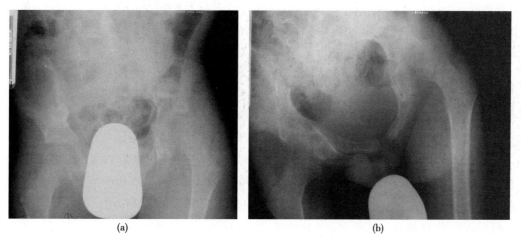

图 63.2　盆腔影像学检查显示进展性半脱位。（a）伤后 7 个月的左髋。（b）伤后 12 个月的髋

将来有生物学修复或应用功能性电刺激（functional electrical stimulation，FES）的机会，应寻找更为积极的防治方法。有效处理重度痉挛可能有利于预防髋关节半脱位。然而，也有可能是半脱位的髋关节加重了痉挛。髋关节不稳的手术治疗方法包括髋关节挛缩的手术松解、关节囊缝合、股骨内翻截骨以及髋臼加深等[70]。

异位骨化

SCI 患儿异位骨化（heterotopic ossification，HO）的发病率为 3%，成人期发生 SCI 的患者则为 20%[71]。与成人相似，SCI 患儿的 HO 以髋关节最为常见。不过，SCI 患儿平均在伤后 14 个月出现 HO，成人则为伤后 1~4 个月[72]。对于 SCI 患儿并不常规应用依替膦酸二钠预防 HO，一方面的原因是儿童 SCI 患者 HO 的发生率相对较低，另一方面则是因为青春期前患儿有出现佝偻病样改变的可能[73]。HO 可通过骨扫描、超声、MRI 或 CT 的阳性表现进行诊断。如果能在急性演变之初开始应用吲哚美辛等抗炎药物，可能有一定疗效。SCI 患儿很少因为 HO 进行手术治疗，但是如果导致了明显的功能受限也是可以考虑的。鉴于放疗存在长期效应，低龄儿童应禁忌术后放疗。

骨质疏松及病理性骨折

SCI 患儿在伤后很快就会出现骨质疏松，伤后 6~12 个月进入平台期，骨密度为同龄、性别匹配组的 60%[74]。约有 14% 的 SCI 患儿会出现长骨的病理性骨折，最常表现为肢体肿胀、发热。病理性骨折最好发的部位为股骨远端及胫骨近端。由于影像学改变可能并不明显，成长期患儿病理性骨折的诊断容易漏诊。与之相反，另一个极端则是把骺板骨折误诊为影像学相似的恶性骨肿瘤[74]。

SCI 患儿免不了会做一些危险性动作，因此预防他们出现病理性骨折非常困难。骑车、站立、上下台阶、FES 及补充维生素 D 都可以减轻骨质疏松[29,75]。儿童 SCI 康复的重要组成部分为正确的训练及充足的转移设备。

SCI 患儿病理性骨折的理想化治疗为使用可拆卸的矫形器。不过，如果应用石膏，必须垫好内衬并制成前后托，以方便观察、预防压疮。由于患儿有骨质疏松，应少应用内固定或外固定。不过，髓内钉可能有助于预防后期畸形或短缩，还能允许早期活动。骨痂通常在 3~4 周内大量生长，此时可以停用矫形器或石膏

并恢复关节活动度练习。

康复

SCI 患儿的康复是一个有着动态目标的动态过程，须以独立性及与同龄人相符的参与性为重点。

活动性

活动性的观察不仅限于步行活动（离床活动），还应包括更深入的、贯穿患儿从家庭到学校、到社区、到更大的世界等各个层面的行为。活动性的种类包括床上的活动以及转移至室内及社区内的各种活动，因年龄段及神经损伤程度的不同而变化。活动性会影响每个发育阶段的活动及参与特性，对从儿童到青少年阶段的整个阶段的表现至关重要[76]。一个极端情况是，患儿在出生时就发生了 SCI，则活动性受限会影响婴儿对周围环境的探知，进而会影响患儿的整体发育。青少年可能会由于活动性受限而丧失了参与社区内同龄健康孩子的"闲逛"等一些自发活动的机会。

直立活动性

SCI 患儿可以采用各种方式进行站立及其他步行活动。所用矫形器和辅具的类型以及步行活动的程度及时程取决于以下因素：年龄、体型、依从性、认知、偏好、骨骼肌肉系统并发症（脊柱畸形、挛缩或痉挛），以及神经损伤的程度[77]。患儿的年龄越小、神经损伤越轻，步行活动的范围就越大。上胸段（T_1~T_6）损伤四肢瘫的患儿一开始只能在治疗环境内进行步行活动，下段胸椎至上段腰椎（T_7~L_2）损伤的患儿可以在家庭环境进行步行活动，L_3 及 L_3 以下节段损伤的患儿或 AIS D 级的患儿则可以在社区内进行步行活动[77]。

儿童期患儿体型较小、精力旺盛、没那么在意外貌，因此比青春期患儿及成年患者的步行活动要更活跃[77]。9~15 个月的患儿可以开始在站立架或站立器（parapodia）内练习站立。截瘫的学步期患儿及低龄儿童可以借助矫形器及辅具步行，而四肢瘫患儿则须继续使用站立架或站立器。在青年期尤其是青少年期，他们更倾向于应用轮椅作为活动的第一选择，步行活动则会有所减少。从步行活动向轮椅活动的转变反映了个体从儿童到青少年及青年的成长过程中的活动性需求的变化。

到了青少年期，体型增加，需求亦有变化，设备也需要作出相应更新。例如：婴儿及学步期幼儿可能会逐渐从爬过渡至应用站立器站立及活动，再过渡至应用婴儿车进行轮上活动。学前及低年级学龄儿童可能会在室内爬行，但是会在学校应用各种矫形器及辅具进行步行活动或站立。12~15 个月大小的患儿应该能够独立操作合适的轮椅活动。除了那些神经损伤较轻、可以自如完成社区内活动的患儿之外，年长些的患儿及青少年但凡没有禁忌，一开始还是都需要应用轮椅活动。

能够控制头部且没有严重挛缩的患儿可以应用站立器，在不需要上肢辅助的情况下站立，从而用双手进行各种活动（图 63.3）[78]。站立器在 9~12 个月的婴儿期即可以开始应用，这也是站立功能发育的时期。站立器的初始功能是进行治疗区域或室内的步行活动，但它也同时促进了独立活动性的恢复，且给了患儿直立及平视同龄人的机会。患儿可以通过左右转身进行步行活动，也可以借助助行器或肘拐，应用摆至步及摆过步的方法步行。大多数患儿会在 7~10 岁停止使用站立器，主要原因是站立

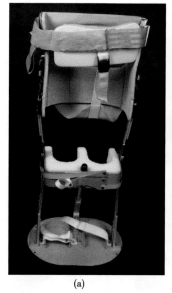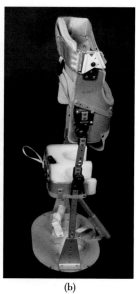

(a)   (b)

图 63.3 站立器。（a）前面观。（b）侧面观

器的体积庞大、不美观，这种运动模式的效率也较为低下。

适用于患儿的静态及动态站立设备有很多，包括站立型轮椅、站立架以及移动站立设备等（图 63.4）[79]。站立设备最初在室内、学校或职业活动中应用，如教室里黑板前的操作、柜台前准备食物等。

很多矫形器都可以帮助 SCI 患儿进行步行活动。交替步行矫形器（reciprocating gait orthoses, RGO）应用电缆系统或安装在骨盆架上的不锈钢摇杆，可同时实现一个髋关节屈曲、对侧髋关节伸展。L_2 及更高节段损伤的截瘫患儿都可以应用 RGO，最小可以在 15~18 个月大小的患儿开始应用（图 63.5）[77,79]。胸椎或上段腰椎（T_1~L_2）损伤的截瘫患儿也可以应用髋-膝-踝-足矫形器（hip knee-ankle-foot orthoses, HKAFO）步行，采取摆至步或摆过步（图 63.6）。下段胸椎或上段腰椎（T_7~L_2）截瘫的患儿也可以应用膝-踝-足矫形器（knee-ankle-foot orthoses, KAFO）步行，且 L_2 节段损伤且屈髋肌力较强的患儿可以进行交替步行。应用 KAFO 和 HKAFO 步行的速度较慢且比较耗能，需要患儿用上肢支撑大部分体重，因此应用较为受限。

L_3 节段神经损伤的患儿可以进行社区内步行活动，但通常需要踝-足矫形器（ankle-foot orthoses, AFO）（图 63.7）或 KAFO。下段腰椎至上骶段损伤的患儿可以应用 AFO 进行社区内步行活动。下骶段损伤的患儿也可以进行社区内步行活动，且很少需要辅具或矫形器，最多需要踝上 AFO。

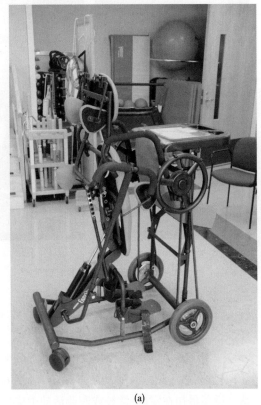

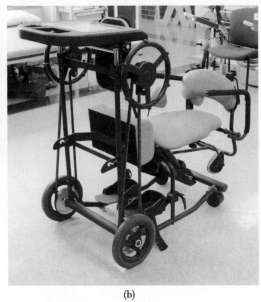

(a)

(b)

图 63.4 移动站立设备。(a)站位侧面观。(b)坐位斜面观

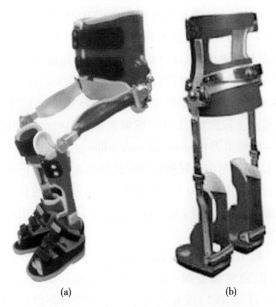

(a)

(b)

图 63.5 交替步行矫形器。(a)侧面观。(b)背面观

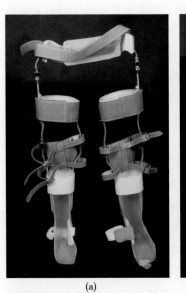
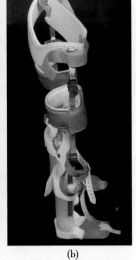

(a)

(b)

图 63.6 髋-膝-踝-足矫形器。(a)前面观。(b)侧面观

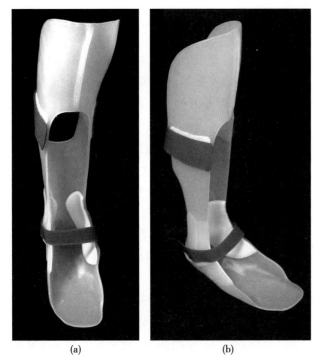

(a)　　　　　**(b)**

图 63.7　踝 - 足矫形器。(a) 前面观。(b) 侧面观

其他可供步行运动应用的选择包括 FES 系统及外骨骼。FES 系统已经被证实是切实可行的[80]。青少年可以应用 FES 系统在家中站立,可以允许他们在站立的时候完成伸手够向高处等一般性活动。Parastep 系统通过对股四头肌、腘绳肌及臀肌的表面电刺激实现步行活动,已经获得美国食品及药品监督管理局的批准,可以在市场上购买。置入性 FES 系统则尚未实现产业化[81]。目前已有几种外骨骼,既可用于步行训练,亦可用于社区内步行活动。

患儿在应用任何形式的直立活动装备时,都要仔细观察肩、肘及腕关节,以免出现过度使用综合征及疼痛。为了预防上肢疼痛及过度使用综合征,患儿应该进行常规上肢训练来保持肌力及关节活动范围。

轮椅及坐位

大多数 SCI 患儿需要应用轮椅进行社区内活动,因此 12~15 个月大小的患儿就应开始应用量身定做的轮椅以达到独立性最大化[79,82]。为了保证正确安装及维护,要每年进行轮椅及坐位评估。在骨骼发育成熟之前,轮椅应具有生长潜力,可以调整座位的深度和宽度以及脚踏板的高度。患儿独立驱动轮椅的能力决定了患儿需要手动还是电动轮椅。12~15 个月大小的患儿应能够独立应用手动和电动轮椅。如果愿意,低位四肢瘫(C$_7$~C$_8$)或截瘫患儿一般应用手动轮椅。C$_6$ 水平的四肢瘫患儿可以应用手动轮椅,但若需要长

距离活动时,则需要电动或电动辅助型轮椅。与之相反,上段四肢瘫(C$_5$ 及以上)患儿则需应用电动轮椅。低位或高位截瘫患儿可以选择手推启动、电动辅助型轮椅。

对应用手动轮椅的患儿,一定要关注上肢的长期过用综合征。随着 SCI 患儿长大,应每 1~2 年评估轮椅的推进力学与构造,包括后轮与座位的位置[83]。最后,要为患儿开具重量最轻的、低于 9kg 的轮椅,以便可以用更小的力量驱动,可调节性更好,使用的费用也更少。

应用动力型轮椅的类型取决于神经损伤的程度。C$_5$ 或以下节段损伤的患儿通常应用操纵杆,C$_5$ 损伤或 C$_6$ 损伤且肌力较差的患儿可以应用 T 形架改良。C$_4$ 或以上节段损伤的患儿可以应用用嘴抿或吹气或用头部活动来控制的交互界面。电动轮椅应具备倾斜或倚靠的功能以允许患儿进行减压,还要为颈部控制差的患儿提供头部支撑。

为了预防压疮,轮椅必须应用基于压力分布图研究的定制减压座位系统。鉴于 SCI 患儿一直在生长发育,需要对轮椅进行每年一次的评估。这些评估对患儿而言也是个有用的反馈,可以让患儿了解压力较高的部位,以及可以通过哪些重力转移方法改变压力。

交通

有助于出入社区、提高参与性的转运对所有年龄的患者都很重要,其中对于青春期的患儿尤为重要,因为这可以更好地提高患儿的独立性。C$_5$ 水平损伤的患者可以驾驶改良机动车,因此对其进行正确的驾驶技能评估并为其开具机动车改良处方也很重要。截瘫患儿通常具备独立从超轻手动轮椅转移至机动车驾驶室以及将轮椅转移至车内的能力。大多数四肢瘫患者应用改良的厢式货车,配有轮椅升降及自动锁定系统。机动车内应为不同年龄的 SCI 患儿配备不同大小的保护装置,包括婴儿及幼儿的儿童座椅、大童的助推器、针对躯干支撑力差的患儿的特殊固定系统、青少年三点限制带,以及那些把轮椅锁好之后,针对仍然坐在轮椅里的患儿的限制保护装置。

上肢功能

患儿出现屈肘及前臂旋后挛缩等上肢并发症的概率与成人相近。5 岁以下的四肢瘫患儿由于习惯用双手抓握且把物体放在两个手掌中间的运动模式,可能出现掌指关节伸展挛缩。夜间或午休时在手内在肌阳性位(intrinsic plus position)应用预防性夹板有助于预

防不可逆的掌指关节伸展挛缩。

　　有很多静态及动态矫形器可供选择,包括个体化制作的,有助于改善四肢瘫患儿的手功能[84]。有或没有背侧支撑的万能护腕(universal cuffs)虽然工艺上差些,但是却用途广泛且很有效。即使对于婴幼儿,也可以为其量身定做万能护腕,来协助抓握瓶子、婴儿饼干及玩具。患儿通常由于难以穿脱衣物及梳妆打扮而放弃了手的抓握活动,而手腕驱动的屈肌铰链矫形器则有助于实现手的抓握和放松。上肢功能的手术重建以肌腱移位为代表,已经成功用于4岁的SCI患儿并助其重获手的主动功能[85]。

　　不适合做重建手术的四肢瘫患儿,目前已有研究尝试为其置入功能性电刺激(FES)系统以重获抓握及放松功能。不过遗憾的是,Freehand系统在市场上已经买不到了[86]。临床试验已经证实这种可置入工艺可用于6岁患儿。近来在市面上可以见到一种通过表面电刺激产生捏及抓握的针对SCI患儿及成年患者的系统——Bioness系统。

基于活动的康复

　　基于活动的康复是指进行以提高功能为目的的重复性动作,最终在神经或肌肉水平产生变化。常见的例子有FES、被动自行车及运动训练、应用手动跑台或机器人训练等各种辅助设备实现的减重步行训练。SCI患儿进行FES辅助的自行车练习及被动自行车练习可以增加骨密度、肌容积,增强肌力,降低静息心率[87]。SCI患儿通常都要进行步行训练;然而,还需要更进一步的研究指导临床医生根据患者的年龄、神经损伤水平及严重程度等具体情况为其选择合适的治疗方法。

> ### 记忆要点
>
> - SCI患儿的康复是一个有着动态目标的动态过程,须以患儿独立性及与同龄人相符的参与性为重点。
> - 活动性干预的目标应该动态可变,且直接针对提高独立性及参与性。
> - 轮椅处方应该是动态可变的,包括轮椅大小和座椅系统,以及在患儿整个生存期都应预防上肢过用综合征。
> - 对于四肢瘫患儿,可以选择夹板、矫形器或手术进行上肢功能重建,以提高其独立性及参与性。

心理社会问题

　　大多数SCI患儿都是原本能够全面参与自己人生的健康人,却在突然之间发生了脊髓损伤。这个突发事件及功能上的极大改变对患儿个体及家庭都造成了重大的影响[88]。虽然学龄前儿童可能还不能理解SCI的远期影响,但他们也受到了不熟悉的医院环境以及相关流程、治疗及功能受限的负面影响。大童及其父母虽然可能已经对SCI的定义有了一定认识,但却可能注意不到其对日常活动的影响,包括对排尿、排便、减压及各种药物治疗等日常活动的影响。此外,患儿及家长还必须面对持续一生的照护的负担。

　　对于SCI患儿,最初针对损伤的调整与正常儿童发育期的技能及挑战密不可分。例如:学步儿童(幼儿期)及学前儿童(学龄前期)玩平行游戏或过家家游戏就是对其而言的重要事件。游戏是患儿发育过程中不可分割的组成部分,因此,儿科专家为了在康复过程中引导患儿进行各种尝试,把游戏整合于治疗之中是很有益的。学龄期儿童专注于构建自我认知及独立性。在SCI发生后,这些患儿立刻在以往能够独立进行的如厕、穿衣、洗澡、进食等方面变得依赖于他人,从而导致了挫败感及依赖需求。除此以外,学龄期也是儿童建立友谊及在集体中树立形象的时期,SCI之后,他们可能会感到被孤立,或感觉被学校及社区环境排除在外了。

　　青春期可能是所有年龄段中遭受损伤后最为艰难的年纪[89]。青少年在从同龄人交往过程中产生的独立性要比与家人相处时多。在这个发育阶段,个人形象、声誉、融入人群以及自尊尤为重要[90]。在青春期发生的SCI扰乱了患儿向成人期过渡的独立性、职业规划及成人身份的建立。遭受SCI之后,青少年变得更为依赖父母,且通常在伤后早期康复时段减少了与同龄人相处的时间。这种独立性的缺失可能表现为患儿对父母及工作人员变得易怒[91]。患儿可能表现出睡眠增多、在头上盖毯子等行为,以逃避自己去看以及被他人看到,还会拒绝治疗或参加社区活动。到了隐私意识和性欲特别突出的年纪,由工作人员及父母辅助排便、排尿、洗澡也会让患儿感到羞辱。青春期内分泌紊乱等生理特点也会让患儿更易罹患尿路感染、压疮及抑郁等SCI相关并发症。

　　除了SCI患儿必须面对的心理问题之外,也要考虑到他们的父母及家人的心理需求。父母通常会由于各种原因而表现出负罪感,如总是觉得自己在 SCI 发生中有一定责任,或者责怪自己没能预防 SCI 的发生等。在急性住院期及早期康复期,父母承担了经济方面的巨大压力,包括工作上不得不请假,以及还要考虑家里其他人的需求等。通过一对一或者家庭咨询、教育及提供资源来帮助父母在困境中重新掌控人生非常重要。父母可能会担心患儿无法独立生活、无法找工作或经济独立、无法成家等,因此必须为他们给出功能及独立性转归的现实预期,从而让他们能够对患儿保持合理的期望、提出合理的目标要求。如果患儿家长与其他家长及比较成功的 SCI 患者进行交流会收益很多。兄弟姐妹也是患儿家庭的重要成员,也要为他们提供正确的支持,允许他们表达想法及恐惧。

让 SCI 患儿在社区活动的各个方面跟上同龄人非常重要。例如:学龄儿童通常会出席同学的生日宴会,而 SCI 患儿则可能不会被邀请,因为同学家长可能会感到不舒服,也可能是因为他们的房屋不够方便。于是,SCI 患儿便会被社交孤立,这必然会对其自尊心造成不良影响。必须定期评估患儿的社区参与性,以确保能够及时为其提供包括整合各种资源在内的正确的指导。

上学

上学是所有青少年生活中不可分割的部分,对其心理社会层面的发育以及为未来就业做准备很关键,进而对其成人期的独立生活及生活满意度也很重要[92]。必须让 SCI 患儿在受限最小的环境下接受到全方位的教育。同时伴发脑外伤的患儿可能还需要额外的教育干预,且必须以非常包容的方式给予。除了基本的校园内也就是所谓的学业教育之外,SCI 患儿还得尽可能地多参与一些课外活动。无论从社会心理还是生理适应性角度而言,SCI 患儿都应该上体育课,以及参与创新的、与同学互动的课间休息活动。

一旦从早期康复中心出院,患儿就应尽快返回学校,且最好是他们受伤之前所在的学校。SCI 患儿及其父母经常由于各种原因而不愿意返校,比如需要轮椅及辅助设备、需要导尿以及因社会排斥而出现的焦虑。如果延迟归校,对于 SCI 患儿而言,想要重新回到学校就更为困难了。此外,出院后快速归校也有利于患儿重返受伤前的生活模式。

学校工作人员必须掌握与 SCI 相关的、危及生命的并发症,例如:AD 及体温调节障碍,还需了解其他各种与 SCI 相关的并发症,如压疮需要定时减压、特制座椅系统、观察皮肤,以及避免接触暖气片导致烫伤等。受伤神经平面较高的患儿可能需要进食、如厕及书写方面的辅助。导尿时要注意保护隐私,对于需要辅助的患儿,还需要有良好受训过的工作人员。跟同学充分交流对 SCI 患儿而言非常重要,其中包括跟朋友的私密相处。

SCI 患儿的职业规划需要以发展观来考虑其整个人生。家务劳动是其未来就业的基础,因此父母必须让患儿能够参与某些家务劳动。应鼓励大些的幼童及小些的青少年患儿承担一些社区工作,如修剪草坪、看管孩子,待其成长为青少年即可正式承担这些工作。很难说哪些家务劳动或工作对于 SCI 患儿是合适的,尤其对于那些重度神经损伤患儿而言。因此,SCI 患儿的工作经历往往比同龄人少,而这在其步入成年以后也将成为不利因素[93]。

性

必须从发育的角度,以恰当方式提及性问题,且不单指 SCI 专业领域,还要包括所有青年人共通的性相关问题。这一点尤为重要,因为有特殊需求的 SCI 患儿往往被"婴儿化"(infantilized),在接受照顾时被视为无性人[94]。无论受伤患儿的年龄多大,自其受伤伊始即应开始与其父母谈及性的话题,以便父母能够对患儿将来出现的性问题有正确的认知。没有伴发脑损伤的 SCI 患儿通常不会影响生殖系统的发育及青春期,如月经初潮等[95]。

在婴儿期及幼儿早期,应就患儿未来会出现的性及生育方面的问题向照护者进行宣教。要为学龄患儿及青少年提供符合其发育年龄的正确的性知识,如生育、性功能、生殖器的发育及月经。当患儿在 9~12 岁,且在校期间出现性的发育时,他们可能会问 SCI 对性功能及发育的影响等问题。青少年可能有更多关于勃起、射精、性交、生育、避孕及怀孕等方面的问题。

记忆要点

- 心理社会问题是 SCI 患儿能够成功调整社会参与性及生活满意度等相关方面的关键因素。
- 心理社会及性相关问题随着患儿所处发育阶段的不同而变化,必须在每一个阶段进行正确干预。
- 在受伤之初就要以使其成为一个有创造力的成人为目的,让患儿全面参与社区活动,从而拥有高质量的生活,为其从青少年过渡至成年人做好准备。
- 儿童期及青春期的教育及职业训练应以有意义的职业为导向,可包括有酬劳的兼职。

本章重点

- 儿童期发生 SCI 的独特性包括流行病学、表现及并发症,与儿童期及青春期生长发育的完整性有关。
- SCI 患儿的处理必须考虑到每个发育阶段的不同,且以使其成长为有创造力的成人为目的,能够全面参与社区活动,拥有高质量的生活。
- 由于发生儿童发生 SCI 的年龄小,而相对生存期较长,必须重视在患儿整个人生中维持最佳功能状态及预防年龄相关的并发症。

（杨延砚　译　周谋望　校）

参考文献

1. Vogel LC, Zebracki K, Mulcahey MJ, Betz RR, editors. Spinal cord injury in the child and young adult. London: Mac Keith Press; 2014.
2. Herzenberg JK, Hensinger RN, Dedrick DK, et al. Emergency transport and positioning of young children who have an injury of the cervical spine. The standard back-board may be hazardous. *J Bone Joint Surg* 1989;71A:15-22.
3. Bray GP. Rehabilitation of the spinal cord injured: a family approach. *J Appl Rehabil Counsel* 1978;9:70-8.
4. Anderson CJ, Johnson KA, Klaas SJ, et al. Pediatric spinal cord injury: transition to adulthood. *J Voc Rehabil* 1998;10:103-13.
5. Zebracki K, Anderson CJ, Chlan KM, Vogel LC. Outcomes of adults with pediatric-onset spinal cord injury: longitudinal findings and implications on transition to adulthood. *Top Spinal Cord Inj Rehabil* 2010;16(1):17-25.
6. Vogel LC. Long-term prophylactic medical care. In: Betz RR, Mulcahey MJ, editors. The child with a spinal cord injury. Rosemont (IL): American Academy of Orthopaedic Surgeons; 1996. p. 679-88.
7. Chen Y, DeVivo MJ. Epidemiology. In: Vogel LC, Zebracki K, Mulcahey MJ, Betz RR, editors. Spinal cord injury in the child and young adult. London: Mac Keith Press; 2014. p. 15-27.
8. Augutis M, Levi R. Pediatric spinal cord injury in Sweden: incidence, etiology and outcome. *Spinal Cord* 2003;41(6):328-36.
9. Dixon GS, Danesh JN, Caradoc-Davies TH. Epidemiology of spinal cord injury in New Zealand. *Neuroepidemiology* 1993;12(2):88-95.
10. Zebracki K, Vogel L. Epidemiology of childhood-onset spinal cord injuries in the United States. In: Rahimi-Movaghar V, Jazayeri SB, Vaccaro AR editors. Epidemiology of spinal cord injuries. Hauppauge (NY): Nova Science Publishers Inc.; 2012. p. 19-28.
11. Mulcahey MJ, Vogel L, Betz R, Samdani A, Chafetz R, Gaughan J. The international standards for neurological classification of spinal cord injury: psychometric evaluation and guidelines for use with children and youth. *Phys Med Rehabil* 2011;92:1264-9.
12. Vogel LC, Samdani A, Chafetz R, Gaughan J, Betz RR, Mulcahey MJ. Intra-rater agreement of the anorectal exam and classification of injury severity in children with spinal cord injury. *Spinal Cord* 2009;47:687-91.
13. Vogel LC, DeVivo MJ. Etiology and demographics. In: Betz RR, Mulcahey MJ, editors. The child with a spinal cord injury. Rosemont (IL): American Academy of Orthopaedic Surgeons; 1996. p. 3-12.
14. Han J, Massagli T, Jaffe K. Fibrocartilagenous embolism—an uncommon cause of spinal cord infarction: a case report and review of literature. *Arch Phys Med Rehabil* 2004;85:153-7.
15. Prince JS, LoSasso BE, Senac MO Jr. Unusual seat-belt injuries in children. *J Trauma Acute Care Surg* 2004;56:420-7.
16. Bruny JL, Bensard DD. Hollow viscous injury in the pediatric patient. *Semin Pedatr Surg* 2004;13:112-8.
17. Medlock MD, Hanigan WC. Neurologic birth trauma. Intracranial, spinal cord, and brachial plexus injury. *Clin Perinatol* 1997;24:845-57.
18. Nader-Sepahi A, Casey AT, Hayward R, Crockard HA, Thompson D. Symptomatic atlantoaxial instability in Down syndrome. *J Neurosurg* 2005;103:231-7.
19. Launay F, Leet AI, Sponseller PD. Pediatric spinal cord injury without radiographic abnormality: a meta-analysis. *Clin Orthop Relat Res* 2005;433:166-70.
20. Schottler J, Vogel LC, Sturm P. Spinal cord injuries in young children: a review of children injured at five years of age and younger. *Dev Med Child Neurol* 2012;54:1138-43.
21. Dan B, Motta F, Vles JS, et al. Consensus on the appropriate use of intrathecal baclofen (ITB) therapy in paediatric spasticity. *Eur J Paediatr Neurol* 2010;14:19-28.
22. Felsberg GJ, Tien RD, Osumi AK, et al. Utility of MR imaging in pediatric spinal cord injury. *Pediatr Radiol* 1995;25:131-5.
23. Hamilton MG, Myles ST. Pediatric spinal injury: review of 174 hospital admissions. *J Neurosurg* 1992;77:700-4.
24. Maynard FM. Immobilization hypercalcemia following spinal cord injury. *Arch Phys Med Rehabil* 1986;67:41-4.
25. Tori JA, Hill LL. Hypercalcemia in children with spinal cord injury. *Arch Phys Med Rehabil* 1978;59:443-7.
26. Kedlaya D, Branstater ME, Lee JK. Immobilization hypercalcemia in incomplete paraplegia: successful treatment with pamidronate. *Arch Phys Med Rehabil* 1998;79:222-5.
27. Hickey KJ, Vogel LC, Willis KM, Anderson CJ. Prevalence and etiology of autonomic dysreflexia in children with spinal cord injuries. *J Spinal Cord Med* 2004;27:S54-60.
28. McGinnis KB, Vogel LC, McDonald CM, Porth S, Hickey KJ, Davis M, Bush P, Jenkins D. Recognition and management of autonomic dysreflexia in pediatric spinal cord injury. *J Spinal Cord Med* 2004;27:S61-74.
29. Zebracki K, Hwang M, Patt PL, Vogel LC. Cardiovascular dysfunction and vitamin D deficiency in pediatric spinal cord injury. *J Pediatr Rehabil Med* 2013;6:45-52.

30. Krassioukov A. Autonomic dysfunction following spinal cord injury. In: Vogel LC, Zebracki K, Mulcahey MJ, Betz RR, editors. Spinal cord Injury in the child and young adult. London: Mac Keith Press; 2014. p. 182-96.

31. Hwang M, Zebracki K, Betz RR, Mulcahey MJ, Vogel LC. Normative blood pressure and heart rate in pediatric spinal cord injury. *Top Spinal Cord Inj Rehabil* 2013;19(2):87-95.

32. Schottler J, Vogel L, Chafetz R, Mulcahey MJ. Patient and caregiver knowledge of autonomic dysreflexia among youth with spinal cord injury. *Spinal Cord* 2009;47:681-6.

33. Vogel LC, Lubicky JP. Lower extremity compartment syndrome in an adolescent with a spinal cord injury. *J Spinal Cord Med* 2001;24:278-83.

34. Canaday BR, Stanford RH. Propantheline bromide in the management of hyperhidrosis association with spinal cord injury. *Ann Pharmcother* 1995;29:489-92.

35. Staas WE, Nemunaitis G. Management of reflex sweating in spinal cord injured patients. *Arch Phys Med Rehabil* 1989;70:544-6.

36. Bosques G, Vogel LC. Medical complications and management. In: Vogel LC, Zebracki K, Mulcahey MJ, Betz RR, editors. Spinal cord injury in the child and young adult. London: Mac Keith Press; 2014. p. 197-208.

37. Unsal-Delialioglu S, Kaya K, Sahin-Onat S, Kulakli F, Culha C, Ozel S. Fever during rehabilitation in patients with traumatic spinal cord injury: analysis of 392 cases from a national rehabilitation hospital in Turkey. *J Spinal Cord Med* 2010;33:243-8.

38. Bryce TN, Ragnarsson KT. Pain after spinal cord injury. *Phys Med Rehabil Clin N Am* 2000;11:157-68.

39. Bryce TN, Palermo T. Pain. In: Vogel LC, Zebracki K, Mulcahey MJ, Betz RR, editors. Spinal cord injury in the child and young adult. London: Mac Keith Press; 2014. p. 242-56.

40. Vogel LC, Anderson CJ. Self-injurious behavior in children and adolescents with spinal cord injuries. *Spinal Cord* 2002;40:666-8.

41. Vogel LC, Schrader T, Lubicky JP. Latex allergy in children and adolescents with spinal cord injuries. *J Pediatr Orthop* 1995;15:517-20.

42. Fisher AA. Association of latex and food allergy. *Cutis* 1993;52:70-1.

43. Vogel L, Betz R, Mulcahey M. Pediatric spinal cord disorders. In: Kirshblum S, Campagnolo DI, editors. Spinal cord medicine. 2nd ed. Philadelphia: Lippincott Williams & Wilkins; 2011. p. 533-64.

44. David M, Andrew M. Venous thromboembolic complications in children. *J Pediatr* 1993;123:337-46.

45. Bates SM, Jaeschke R, Stevens SM, et al. Diagnosis of DVT. Antithrombotic therapy and prevention of thrombosis. 9th ed. American College of Chest Physicians Evidence-Based Clinical Practice Guidelines. *Chest* 2012;141(2 Suppl.):e351S-418S.

46. Monagle P, Chan AKC, Goldenberg NA, et al. Antithrombotic therapy in neonates and children. Antithrombotic therapy and prevention of thrombosis. 9th ed. American College of Chest Physicians Evidence-Based Clinical Practice Guidelines. *Chest* 2012;141(2 Suppl.):e737S-801S.

47. Kahn SR. How I treat postthrombotic syndrome. *Blood* 2009;114(21):4624-31.

48. Tollefsen E, Fondenes O. Respiratory complications associated with spinal cord injury. *Tidsskr Nor Laegeforen* 2012;132:1111-14.

49. DiMarco AF, Kowalski KE, Geertman RT, et al. Lower thoracic spinal cord stimulation to restore cough in patients with spinal cord injury: results of a national institutes of health-sponsored clinical trial. Part II: clinical outcomes. *Arch Phys Med Rehabil* 2009;90(5):726-32.

50. Porth SC. Recognition and management of respiratory dysfunction in children with tetraplegia. *J Spinal Cord Med* 2004;27(Suppl.):S75-9.

51. Davidson L. Spasticity. In: Vogel LC, Zebracki K, Mulcahey MJ, Betz RR, editors. Spinal cord injury in the child and young adult. London: Mac Keith Press; 2014;167-181.

52. Delgado MR, Hirtz D, Aisen M, et al. Practice parameter: pharmacologic treatment of spasticity in children and adolescents with cerebral palsy (an evidence-based review): report of the quality standards subcommittee of the American Academy of Neurology and the Practice Committee of the Child Neurology Society. *Neurology* 2010;74:336-43.

53. Hickey KJ, Anderson CJ, Vogel LC. Pressure ulcers in pediatric spinal cord injury. *Top Spinal Cord Inj Rehabil* 2000;6(Suppl.):85-90.

54. Merenda L, Dean G. Neurogenic bladder and bowel: assessment, management, and outcomes. In: Vogel LC, Zebracki K, Mulcahey MJ, Betz RR, editors. Spinal cord injury in the child and young adult. London: Mac Keith Press; 2014. p. 153-66.

55. Merenda L, Brown JP. Bladder and bowel management for the child with spinal cord dysfunction. *J Spinal Cord Med* 2004;27(Suppl. 1):S16-23.

56. Akbar M, Abelt R, Seyler TM, et al. Repeated botulinum—a toxin injections in the treatment of myelodysplastic children and patients with spinal cord injuries with neurogenic bladder dysfunction. *BJU Int* 2007;100:639-45.

57. Kass EJ, Koff SA. Bladder augmentation in the pediatric neuropathic bladder. *J Urol* 1983;129:552-5.

58. Mitrofanoff P. Trans-appendicular continent cystotomy in the management of the neurogenic bladder. *Chir Pediatr* 1980;21:297-305.

59. Chaviano AC, Anderson CJ, Matkov TG, et al. Mitrofanoff continent catheterizable stoma for pediatric patients. *Top Spinal Cord Inj Rehabil* 2000;6:30-5.

60. Pacilli M, Pallot D, Andrews A, Downer A, Dale L, Willetts I. Use of peristeen transanal irrigation for bowel management in children: a single-center experience. *J Ped Surg* 2014;49:269-72.

61. Herndon CDA, Rink RC, Cain MP, et al. In situ Malone antegrade continence enema in 127 patients: a 6-year experience. *J Urol* 2004;172:1689-91.

62. DeVivo MJ, Krause JS, Lammertse DP. Recent trends in mortality and causes of death among persons with spinal cord injury. *Arch Phys Med Rehabil* 1999;80:1411-19.

63. Nelson MD, Widman LM, Abresch RT, et al. Metabolic syndrome in adolescents with spinal cord dysfunction. *J Spinal Cord Med* 2007;30:S127-39.

64. McDonald CM, Abresch-Meyer AL, Nelson MD, Widman LM. Body mass index and body composition measures by dual X-ray absorptiometry in patients aged 10 to 21 years with spinal cord injury. *J Spinal Cord Med* 2007;30:S97-104.

65. Patt PL, Agena SM, Vogel LC, Foley S, Anderson CJ. Estimation of resting energy expenditure in children with spinal cord injuries. *J Spinal Cord Med* 2007;30:S83-7.

66. Dearolf WW III, Betz RR, Vogel LC, et al. Scoliosis in pediatric spinal cord-injured patients. *J Pediatr Orthop* 1990;10:214-8.

67. Mehta S, Betz RR, Mulcahey MJ, McDonald C, Vogel LC. Effect of bracing on paralytic scoliosis secondary to spinal cord injury. *J Spinal Cord Med* 2004;27:S88-92.

68. Chavetz RS, Mulcahey MJ, Betz RR, et al. Impact of prophylactic thoracolumbosacral orthosis bracing on functional activities and activities of daily living in the pediatric spinal cord injury population. *J Spinal Cord Med* 2007;30:S178-83.

69. Rink P, Miller F. Hip instability in spinal cord injury patients. *J Pediatr Orthop* 1990;10:583-7.

70. McCarthy JJ, Weibel B, Betz RR. Results of pelvic osteotomies for hip subluxation or dislocation in children with spinal cord injury. *Top Spinal Cord Inj Rehabil* 2000;6(Suppl.):48-53.

71. Betz RR, Orthopaedic problems in the child with spinal cord injury. *Top Spinal Cord Inj Rehabil* 1997;3:9-19.

72. Garland DE, Shimoya ST, Lugo C, et al. Spinal cord insults and heterotopic ossification in the pediatric population. *Clin Orthop* 1989;245:303-10.

73. Silverman SL, Hurvitz EA, Nelson VS, et al. Rachitic syndrome after disodium etidronate therapy in an adolescent. *Arch Phys Med Rehabil* 1994;75:118-20.

74. Lauer R, Johnston TE, Smith BT, et al. Bone mineral density of the hip and knee in children with spinal cord injury. *J Spinal Cord Med* 2007;30:S10-14.

75. Johnston TE, Smith BT, Oladeji O, et al. Outcomes of a home cycling program using functional electrical stimulation or passive motion for children with spinal cord injury: a case series. *J Spinal Cord Med* 2008;31:215-21.

76. Rosen L, Arva J, Furumasu J, et al. RESNA position on the application of power wheelchairs for pediatric users. *Assit Technol* 2009;21:218-26.

77. Vogel LC, Mendoza MM, Schottler JC, Chlan KM, Anderson CJ. Ambulation in children and youth with spinal cord injuries. *J Spinal Cord Med* 2007;30:S158-64.

78. Vogel LC, Lubicky JP. Pediatric spinal cord injury issues: ambulation. *Top Spinal Cord Inj Rehabil* 1997;3(2):37-47.

79. Calhoun CL, Schottler J, Vogel LC. Recommendations for mobility in children with spinal cord injury. *Top Spinal Cord Inj Rehabil* 2013;19(2):142-51.

80. Johnston TE, Betz RR, Smith BT, Mulcahey MJ. Implanted functional electrical stimulation: an alternative for standing and walking in pediatric spinal cord injury. *Spinal Cord* 2003;41:144-52.

81. Chaplin E. Functional neuromuscular stimulation for mobility in people with spinal cord injuries. *The Parastep I System. J Spinal Cord Med* 1996;19:99-105.

82. Krey CH, Calhoun CL. Utilizing research in wheelchair and seating selection and configuration for children with injury/dysfunction of the spinal cord. *J Spinal Cord Med* 2004;27:S29-37.

83. Consortium for Spinal Cord Medicine. Preservation of upper limb function following spinal cord injury: a clinical practice guideline for health-care providers. *J Spinal Cord Med* 2005;28:433-70.

84. Mulcahey MJ. Upper extremity orthoses and splints. In: Betz RR, Mulcahey MJ, editors. The child with a spinal cord injury. Rosemont (IL): American Academy of Orthopaedic Surgeons; 1996. p. 375-92.

85. Mulcahey MJ, Betz RR, Smith BT, Weiss AA. A prospective evaluation of upper extremity tendon transfers in children with cervical spinal cord injury. *J Pediatr Orthop* 1999;19:319-28.

86. Mulcahey MJ, Betz RR, Smith BT, et al. Implanted FES hand system in adolescents with SCI: an evaluation. *Arch Phys Med Rehabil* 1997;78:597-607.

87. Johnston TE, Smith BT, Oladeji O, Betz RR, Lauer RT. Outcomes of a home cycling program using functional electrical stimulation or passive motion for children with spinal cord injury: a case series. *J Spinal Cord Med* 2008;31:215-21.

88. Anderson CJ. Psychosocial and sexuality issues in pediatric spinal cord injury. *Top Spinal Cord Inj Rehabil* 1997;3:70-8.

89. Kennedy P, Gorsuch N, Marsh N. Childhood onset of spinal cord injury: self-esteem and self-perception. *Br J Clin Pyschol* 1995;34:581-8.

90. Mulcahey MJ. Returning to school after a spinal cord injury: perspectives from four adolescents. *Am J Occup Ther* 1992;46:305-32.

91. Augutis M, Levi R, Asplund K, Berg-Kelly K. Psychosocial aspects of traumatic spinal cord injury with onset during adolescence: a qualitative study. *J Spinal Cord Med* 2007;30:S55-64.

92. Anderson CJ, Vogel LC. Employment outcomes of adults who sustained spinal cord injuries as children or adolescents. *Arch Phys Med Rehabil* 2002;83:791-801.

93. Anderson CJ, Vogel LC. Work experience in adolescents with spinal cord injuries. *Dev Med Child Neurol* 2000;42:515-7.

94. Sipski Aleander M, Alexander CJ. Recommendations for discussing sexuality after spinal cord injury/dysfunction in children, adolescents and adults. *J Spinal Cord Med* 2007;30:S65-70.

95. Anderson CJ, Mulcahey MJ, Vogel LC. Menstruation and pediatric spinal cord injury. *J Spinal Cord Med* 1997;20:56-9.

第64章 老年人群脊髓损伤康复策略

Kazunari Furusawa, Fumihiro Tajima

学习目标

本章学习完成后,你将能够:

- 阐述老年人群与年轻人群在脊髓损伤病因学、并发症以及预后的区别;
- 明确老年人群特有的医疗和社会问题;
- 制定适合老年人群脊髓损伤的治疗方法。

引言

老年人群(年龄 ≥ 65 岁)在高收入国家人口基数中占据较大比例,可达 15%~20%,而这些人中有一大部分因罹患老龄相关性疾病,都需要住院治疗[1]。而目前人群寿命呈持续增长趋势,这有可能会增加老年人群罹患脊髓损伤的比重[2]。

相较于年轻人群,老年人在罹患脊髓损伤之前可能已经存在一定的躯体功能障碍,因此罹患脊髓损伤的老年人群残留功能会变得更少,同时还会叠加其他的疾病问题[3,4]。在住院治疗期间,罹患脊髓损伤的老年患者并非需要特殊的康复治疗手段,但在一些医疗问题处理和康复治疗策略上一定要有特殊的考量。

老年人群脊髓损伤按患病的时间点可以划分为两类:①在老龄阶段患病(迟发脊髓损伤,late-onset SCI);②在青年时患病,并伴随疾病步入老年(早发/既往脊髓损伤,early-onset SCI)。而本章的学习重点在于迟发脊髓损伤人群。

老年人群外伤性脊髓损伤流行病学

发病率

了解脊髓损伤的流行病学特征是制定预防策略的首要任务。然而有关脊髓损伤的流行病学资料来自多个国家,而且鲜有老年人群脊髓损伤相关资料。

目前数据表明,老年人群脊髓损伤发病率远高于年轻人群[5]。加拿大一项研究指出成年人年龄校正发病率为 41.79/100 万(15~64 岁),而 65 岁及以上人群年龄校正发生率为 50.87/100 万[5]。

在发达国家,老年人群脊髓岁损伤发病率呈上升趋势。在芬兰,50 岁及以上人群因跌倒引发的颈脊髓损伤原始发病率在 1970 年(52%)至 2004 年(120%)期间增长明显[6]。美国数据显示,脊髓损伤平均发病年龄已经由 20 世纪 70 年代的 28.3 岁增加到 2005—2008 年间的 37.1 岁[7]。而数据构成中 60 岁及以上人群新增发病率从 20 世纪 70 年代的 4.6% 增加到 2005—2008 年间的 13.2%[7]。最近两个来自斯堪的纳维亚地区的研究从近几十年的数据中也计算出了这种上升趋势[8,9]。在挪威,不完全性颈髓损伤在 60 岁及以上人群中发病有所增加[8];在芬兰,颈髓损伤(包含四肢瘫和不完全性损伤)发病率在 55 岁以上人群中也有增加[9]。而这些增长的数据表明人口老龄化在加剧,而且老年人将构成脊髓损伤的生力军[10]。而有意思的是,发展中国家外伤导致脊髓损伤患者的平均年龄要明显低于发达国家[11]。

病因

老年脊髓损伤患者在发病机制上与年轻人群相比差异很大[10]。老年人群较容易受到较小程度的创伤影响,很多时候跌倒后即可引发脊髓损伤[5,6,10]。来自美国某独立机构的脊髓损伤数据库(3 481 人)通过调查 70 岁及以上人群脊髓损伤发病原因,最终发现因跌倒引发脊髓损伤的人数占罹患脊髓损伤总人数的 74%。而一项来自加拿大的研究数据指出 65 岁以上罹患脊髓损伤人群中有 63% 是因跌倒而引发[5]。如上所述,在50岁及以上的芬兰人群中,因跌倒引发严重脊髓损伤的发病率似乎呈惊人的上升趋势[6]。

受伤节段(损伤平面)与程度

四肢瘫性损伤占据老年人群脊髓损伤的比重较大,这与年轻人群截然不同[5,10]。Pickett[5]等人报告指出,颈髓损伤患者占60岁以上罹患脊髓损伤总人数的94%,而这一数据在60岁以下人群中为70%。老年患者因平地跌倒的发生率很高,当在跌倒时头部会撞击地面,因此较容易伤及上颈椎[10]。

老年人对低能量创伤多表现为椎体和脊髓损伤,而且多表现为不完全性神经功能损伤[4]。Fassett[10]等人指出老年脊髓损伤患者人群中有63%为AIS C级和D级损伤,而这一数据在年轻人群中为40%。

脊髓损伤在老年人群中发生率增加引起了临床和社会的极度关注。而有关研究老年人群脊髓损伤流行病学特点的结果表明,应将老年人脊髓损伤的防治重点放在较容易引发问题的平地跌倒上。

> **记忆要点**
>
> - 老年人群脊髓损伤发病率明显高于年轻人群。
> - 发达国家老年人群脊髓损伤的发生率近年呈上升趋势。
> - 老年人群对较小的创伤刺激较敏感,因跌倒引发的损伤更多表现为不完全性脊髓损伤。

老年人群外伤性脊髓损伤评定及分类要点

损伤类型及分类

老年脊髓损伤患者评定要依据该类人群特有的病理生理表现、与年龄相关的功能失调以及其他并发症。老年人群较容易罹患脊髓损伤的原因有以下几点:①增龄导致骨骼质量改变[10];②增龄易发颈椎管狭窄[10];③跌倒相关性损伤易发,原因在于老年人视力不佳、前庭系统功能障碍以及异常的下肢本体感觉[12];④机动车事故高发[10]。

与年轻患者不同,老年脊髓损伤患者很少产生较重的神经功能障碍(损伤多为AIS C级和D级)[10]。国际神经病学标准化委员会(The International Neurological Standards Committee)将不完全性脊髓损伤分为5个类型:中央索综合征(central cord syndrome,CCS),Brown-Séquard综合征(Brown-Séquard syndrome,又称脊髓半切综合征),前索综合征(anterior cord syndrome),脊髓圆锥综合征(conus medullaris)和马尾综合征(cauda equina syndromes)。老年患者发生颈椎损伤的风险较高[13]。中央索综合征多是由于颈椎在一定的退变基础上发生了伸展性损伤。这些患者的功能恢复程度各异,但多以部分功能残留和痉挛较为常见。创伤性中央索综合征(traumatic CCS,TCCS)经研究显示有较好的预后[14]。然而,相较于年轻人群,老年脊髓损伤患者的预后要明显差于年轻人群[15,16]。

对于老年脊髓损伤患者而言,非常有必要评估其认知功能的异常情况,因为这一点会影响患者的康复结局。目前年龄已被公认是一个明显负性影响认知功能的因素。此外,老年脊髓损伤患者也要考虑脑外伤的因素在里面,因为由跌倒引发的外伤既可引发脊髓损伤也可以引发脑外伤,而且外伤性颈脊髓损伤患者会有较高的脑外伤发生率,只是损伤程度不重而已[17]。综上所述,老年人群更容易发生跌倒相关的颈脊髓损伤。

> **记忆要点**
>
> - 在评估老年脊髓损伤患者时,重点在于充分明确其独特的病理生理学特点、增龄性相关功能障碍以及其他并发症,同时也不要忽略认知功能异常。

临床处理及康复要点

老年脊髓损伤患者常规的临床检查是非常重要的,这是因为这类人群有较高的脊髓损伤后疾病发病率和死亡率[18]。DeVivo等人[19]研究指出50岁以上罹患脊髓损伤的人群7年生存率为22.7%,而这一数据在普通人群中为86.7%。增龄引起的器官功能下降是每一个老年个体都要面临的问题,而且对疾病的易感性也是增龄的结果[20]。而且,疾病后会导致活动受限,这会使失用相关的并发症增加,这一点在老年人群患者中比较突出。而罹患脊髓损的老年人群高死亡率的原因可能在于机体的代偿能力非常有限[10]。

肺炎是脊髓损伤后存活期(伤后达30年)内的主

要致死因素[21]。脊髓损伤节段水平和损伤程度与伤后呼吸系统并发症的发生有直接关系[22]。与老年人群肺部并发症发生相关的因素还包括：年龄、既往疾病史（特别是肺部相关的）、吸烟、较严重的创伤等[23]。另外，吞咽困难和胃内容物反流会引起吸入性肺炎。吞咽困难已知是老年人群急性颈髓损伤后较为常见的继发并发症。因此对吞咽障碍做出及时的评估和诊断对降低肺部并发症的发生风险是非常必要的。

对老年人群而言，对其现存的神经系统问题要给予明确检查和诊断。有报道称曾指出帕金森病等神经肌肉系统疾病患者可合并脊髓损伤[24,25]。这是因为神经肌肉功能障碍可产生震颤、肌肉僵硬、曳行步态（shuffling gait）、驼背姿势（stooped posture）等症状表现，另外这些人群有较高的跌倒风险。而且，那些罹患帕金森症的患者通常骨骼质量不佳[24]，跌倒会增加脊柱骨折的风险。因此患者现存的神经肌肉功能障碍应该在任何的康复目标设定中有所体现。

DeVivo[4]等人通过对1973—1985年间的866名住院患者数据进行分析，并计算出罹患脊髓损伤的老年人群（61岁及以上）和年轻人群各类并发症的相对风险度（表64.1）。数据采集计算于患者出院和伤后2年的时间节点。结果显示，与16~30岁的对照组相比，61岁以上患者在出院前发生发生肺炎的风险为2.1倍，胃肠出血的风险为2.7倍，肺栓塞的风险为5.6倍，肾结石的可能性高16.8倍。

表 64.1 年龄 60 岁及以上人群和年轻人群康复结局相对风险率

条件	相对风险率
肺炎	2.1
胃肠出血	2.7
肺栓塞	5.6
第一次出院前患尿结石	16.8
伤后第二年再入院情况	3.9
住院期间人工辅助通气	2.1
转入养老院	22.7
养老院照护 2 年	71.8

61岁以上患者相比16~30岁患者人群在伤后第二年的再住院率为3.9倍；出院前需要人工辅助通气的风险为2.1倍；出院后转入养老院的风险为22.7倍；损伤后第二年转入养老院治疗2年的风险为71.8倍。

对老年脊髓损伤患者康复治疗而言，在专科治疗

技术方面并没有其他特别之处。但是，老年脊髓损伤患者却有如下特质：①增龄性并发症和既往疾病史，如认知功能更异常、疼痛等；②有限的机体代偿能力，比如很难增加肌肉力量；③诸多不完全性神经系统损伤；④较短的预期寿命，以上特点我们在设定康复目标时都要有所考量。老年患者表现为诸多临床问题和各种功能异常的复合体。针对这一人群的处理应该综合全面评估，在治疗上也要多种方法综合应对。

记忆要点

- 老年脊髓损伤患者较高的发病率和死亡率归因于有限的机体代偿能力。
- 肺炎是导致脊髓损伤患者伤后存活期内死亡的主要因素。
- 吞咽困难已知是老年人群急性颈脊髓损伤后较为常见的继发并发症。早期对吞咽障碍做出评估和诊断对降低肺部并发症的发生风险是非常必要的。
- 老年患者表现为诸多临床问题和各种功能异常的复合体。针对这一人群的处理应该综合全面评估，在治疗上也要多种方法综合应对。
- 老年脊髓损伤患者的康复基础在于通过运动训练提高机体残存功能。

预后和目标设定

Fassett等人通过一个独立的机构[10]管理着1978—2005年底期间登记在册的3 481名脊髓损伤患者的所有数据。他们通过数据分析指出，相较年轻人群，老年（70岁及以上）脊髓损伤患者神经功能受损通常不是很严重，但是老年脊髓损伤人群在住院期间和后续一年内的死亡率非常高（27.7% 对比 3.2%，$p<0.001$）。老年人群死亡率与神经损伤的严重程度直接相关（1年死亡率，AIS A级损伤为66%，D级损伤为23%，$p<0.001$）。老年脊髓损伤患者死亡率在上述研究的两个时期内比较稳定，但是1年死亡率却明显大于40%，而且大于上述两个时期内的数值。

相较于年轻人群，康复治疗可以使老年人群在日常生活活动中受益[20]，但是老年患者却很难实现恢复神经功能和独立步行能力[4]。除此之外，这些老年患者同时伴有其他神经系统疾病，这会使预后变得更

差[24]。而且,肺通气功能受损也是老年脊髓损伤患者普遍存在的问题,这也导致了较高的死亡率发生[26]。

虽然老年脊髓损伤患者功能下降是不争的事实,但是这类人群的心理功能状态并未走下坡路。尽管有报道指出老年人群有较高的抑郁症发病率,但也有研究指出,尽管这些人同时还有其他的慢性病,但这类人群的生存质量并未因脊髓损伤而变得更差[27]。原因可能在于老年患者相较年轻人群可以产生与疾病相对应的适当预期,从而使其能更好地应对生活压力。

记忆要点

- 相较年轻人群,老年脊髓损伤患者死亡率较高。
- 老年病学方面的目标设定同样也较为困难,原因在于:
  - 老年人群同时存在增龄性疾病、既往并发症以及认知功能障碍;
  - 和完全性损伤相比,他们更有可能出现不完全的神经损伤。

并发症

压疮

尽管医学已取得长足进步,有了一些诸如预防压疮的专用床以及早期的营养支持,但压疮仍然是脊髓损伤后十分常见的继发并发症。压疮会潜在地影响日常生活活动、职业活动,严重时会威胁生命。

增龄本身就是压疮发生的一个危险因素。Eastwood[28]等人分析了 Model Systems 中 1990—1997 年间 3 904 名脊髓损伤者伤后一年的出院随访数据。他们的分析结论指出,在损伤第一年后运动功能独立性测量结果较差、患者损伤节段和年龄因素与压疮的发生有关。

Rochon[29]等人对 364 名脊髓损伤患者进行筛查,从而获得与罹患压疮的相关风险因素。研究最终从 364 名患者中发现 81 名压疮患者,并通过单一因素分析明确了以下风险因素:压疮发生与 Frankel 分级 A 级到 B 级[比值比(OR)=5.7]、白蛋白(OR=4.9)、低血红蛋白(OR=2.5)、年龄 60 岁及以上(OR=1.9),以及三个独立的共病指标:累积疾病评估量表

(OR=3.7)、Charlson 指数(OR=2.2)、国际疾病分类第 9 版(International Classifcation of Diseases-Ninth Revision, ICD-9)(OR=4.2)。

老年脊髓损伤人群较容易发生压疮的原因如下:①这些人群存在加重动脉硬化的风险因素,而且小血管循环能力下降;②这些人很难通过调整姿势来缓解臀部压力;③一些老年患者营养失调,身体骨突明显。老年人群预防压疮的着眼点应重点放在缓解压力的动作以及调整平衡患者营养状态上。

疼痛

神经病理性疼痛是脊髓损伤患者较为严重的临床症状。脊髓损伤相关性疼痛会妨碍患者参与日常活动并且会影响生活质量[30]。Modirian[30]等人在研究了 1 295 名脊髓损伤患者后总结出了疼痛的分型和部位,以及产生和减轻疼痛的相关因素。脊髓相关性疼痛者占调查总人数的 64.9%,其中 8.8% 患者有疼痛病史,但在检查时并无主诉不适,26.3% 的患者没有任何疼痛表现。疼痛较容易发生的部位依次是:下肢远端(46.5%),下肢近端(40.9%),骨盆周围(24.5%),上肢(5.7%)。神经病理性疼痛强度表现为夜间明显重于全天的其他时间[31]。Dijkers 等人[32]对文章进行 meta 分析指出完全性损伤与疼痛的发生和发展之间没有必然联系。Furlan 和 Fehling[33]通过分析美国第三次全国脊髓损伤研究的数据指出,创伤发生时的年龄与损伤后各个时期疼痛得分变化之间没有明显相关性。以上结论表明后续仍需要对脊髓损伤引发的神经病理性疼痛进行深入的研究和学习。

痉挛

痉挛的评定对于预后的评估是非常重要的。痉挛在增加肌肉容积和张力、延缓骨质疏松以及维持站立能力方面有积极作用[34]。明确痉挛之于脊髓损伤患者积极作用和不良影响之间的平衡关系是非常重要的。

正如前文所述,老年脊髓损伤患者的神经功能障碍通常表现不严重[10]。患者实现活动需要在药物作用下将痉挛控制在合适的水平,同时再结合矫形器的辅助来实现。抗痉挛药物可有效减轻牵张反射的作用,同时又不会影响肌肉力矩输出。替扎尼定和巴氯芬在屈肌反射和伸肌反射表现出的差异作用值得进一步研究抗痉挛药物的患者特异性管理[35]。据报道,运动训练可以通过降低跖屈肌兴奋性、踝阵挛和股四头

肌痉挛来减轻痉挛[36]。

神经源性肠道

神经源性肠道代表了结肠功能紊乱，这是因为结肠失去了中枢神经系统支配控制，是脊髓损伤患者主要的生理和心理问题[37]。

罹患脊髓损伤者的结肠直肠功能会遭受毁灭性打击[38]。例如：大量的研究表明，便秘是各年龄段脊髓损伤患者经常发生的问题[38]，尤其在老年患者和损伤史较长的患者中更为常见[39]。

大便失禁经常限制患者参与日常活动[40]。Lynch等人对 467 名脊髓损伤患者，以及 668 名年龄和性别与之匹配的人群作为对照组进行研究发现，大便的控制能力在对照组中随着年龄增加逐渐变差，但在脊髓损伤患者中并未因年龄和损伤时间的增加而发生变化[41]。而另外一个研究报道也指出，老年脊髓损伤患者中有很大一部分存在大便失禁的问题[42]。

创伤性中央索综合征（TCCS）被认为是最常见的脊髓不完全性损伤的一个类型[43]，常见于有颈椎退变的患者在跌倒时发生颈部过伸损伤（不伴骨折）时。TCCS 有较好的预后和完全的神经和功能恢复[43]。另一项研究旨在研究 TCCS 患者年龄因素在大肠管理和大肠护理相关日常活动中的具体影响[15]。结果表明，相较于年轻患者，老年（年龄 ≥ 70 岁）患者中仅有极少的比例可做到"自主排便和独立的肠道管理"。

以上研究表明老年脊髓损伤患者神经源性大肠的管理需要不断改进。因为使神经源性大肠的问题得到有效缓解能改善这些患者的生活质量。

神经源性膀胱

大多数人群随增龄会出现膀胱功能和尿道顺应性下降，以及膀胱逼尿肌收缩亢进和膀胱残余尿增多[38]。此外，老年个体本身也存在发生泌尿系感染和肾功能下降的高风险因素[38]。

显而易见，上述改变也会影响罹患脊髓损伤的患者。报道指出，在脊髓损伤人群中，诸如泌尿系感染和小便失禁等膀胱功能异常的发病率与增龄存在相关性（老年群体 > 年轻群体）[44,45]，但也有报道指出并未发现这种相关性存在[42]。研究结果存在差异的原因可能在于研究方法和 / 或对诸如泌尿系感染、小便失禁等泌尿系问题的定义不同。

年轻的脊髓损伤患者通常有着较好的膀胱管理结果。Scivoletto[2]等人对老年和年轻组脊髓损伤患者进行比较发现，年轻组中的大部分患者可实现自主排空[2,46]，并指出老年组脊髓损伤患者膀胱功能恢复困难存在以下因素：①老年组患者应对损伤能力下降；②既往存在影响排尿的因素，如良性前列腺增生、膀胱膨出等；③膀胱逼尿肌活动延迟或减弱；④临床医生和护士的错误观念，比如长期留置导尿是安全有效处理膀胱问题的方法。

膀胱功能障碍的管理在老年组脊髓损伤患者中是比较棘手的，年轻组也是如此。老年组脊髓损伤患者神经源性膀胱的治疗需要综合考虑上述因素，以及神经病学结果和患者日常活动能力。

呼吸和心血管系统并发症

Rabadi[47]等人试图通过研究 147 例罹患创伤性脊髓损伤的退伍军人相关数据，从而得出有关死亡率的相关指标，最终推断得出引起死亡的三个主要原因，分别是：感染，如肺部感染（21%）、泌尿系感染（14%）、压疮导致的感染（11%）；心血管系统疾病，如充血性心力衰竭（16%）、冠心病（13%）、房颤（2%）；恶性肿瘤（16%）。在本研究中，回归分析数据显示，损伤年龄也是一个预测脊髓损伤相关死亡率的指标。研究指出损伤时高龄是预测脊髓损伤后相关死亡率的有效指标，而且相较一般人群，这类患者更可能是因为心血管系统疾病引起的死亡。

Osterthun[48]等人通过对罹患创伤或非创伤性脊髓损伤患者的心血管系统和呼吸系统功能进行为期 6.2 年的随访研究，研究发现在随访期内有 27 人死亡（12.2%），主要死亡原因是：心血管疾病（37.0%）、肺部疾病（29.6%），以及恶性肿瘤（14.8%）。损伤时高龄、非创伤脊髓损伤、既往病史是死亡的独立预测指标。因此研究推断导致死亡的主要原因是心血管疾病和肺部疾病。

Glaser[49]指出，心肺能力（有氧运动能力）很难得到发展和保持，而且很容易受到静态生活方式影响而进一步变弱。而有证据表明采取适当的方法进行锻炼可以显著改善体适能（physical fitness）、功能独立性以及轮椅适用人群的康复预期。Shiba[50]在 1986—1988 年和 2006 年通过测量 8 个脊髓损伤患者长期从事体育运动过程中的最大耗氧量（VO_{2max}），从中发现了一个较为稳定的最大耗氧量数值。而研究结论也指出体能可以作为反应脊髓损伤患者长期从事体育运动的运动水平的指标。

记忆要点

- 精准预防或治疗脊髓损伤并发症时要充分了解相关并发症对老年组和年轻组人群影响的异同点。
- 增龄本身就可能是压疮发生的一个风险因素。
- 老年患者很少有较严重的神经功能障碍。有活动需求的老年患者在很大程度上需要通过药物控制来获得适当肌张力，并在矫形器辅助下实现活动。
- 便秘在老年人群中较普遍，而且这些人病史比较长。
- 在外伤性中央索综合征的患者中，相比年轻患者，老年患者很少能实现"自主排便"或"独立的大肠管理能力"。
- 心血管疾病和肺部疾病是脊髓损伤患者的主要死因。损伤时高龄，也可能是脊髓损伤后死亡率的预测指标。
- 老年组脊髓损伤患者同年轻组患者一样，应该接受长期和一定强度的康复治疗，从而能提高体适能、功能独立性以及最终康复预期。

本章重点

- 近年发达国家的老年脊髓损伤发病率呈上升趋势。
- 老年患者对较小的创伤即很敏感，通常这些人极可能会因跌倒而继发脊髓损伤。
- 相较于年轻的脊髓损伤患者，老年脊髓损伤患者本身残存功能较低，同时又叠加了一些既往并发症。
- 相较于年轻组脊髓损伤患者，老年组患者中很大一部分因心血管疾病和肺部疾病而死亡。
- 罹患脊髓损伤的老年患者应同年轻组患者一样，应该接受长期和一定强度的康复治疗。
- 老年患者表现为诸多临床问题和各种功能异常的复合体。针对这一人群的处理应该综合全面评估，在治疗上也要多种方法综合应对。
- 罹患脊髓损伤的老年患者应该从康复治疗中获得并保持一定的体力活动或运动，从而应对脊髓损伤后的诸多不良影响。

（邢剑　杨延砚　译　周谋望　校）

参考文献

1. WHO Regional Office for Europe's Health Evidence Network (HEN): do current discharge arrangements from inpatient hospital care for the elderly reduce readmission rates, the length of inpatient stay or mortality, or improve health status? WHO; 2005.

2. Scivoletto G, Morganti B, Ditunno P, Ditunno JF, Molinari M. Effects on age on spinal cord lesion patients' rehabilitation. *Spinal Cord* 2003;41:457-64.

3. New PW, Epi MC. Influence of age and gender on rehabilitation outcomes in nontraumatic spinal cord injury. *J Spinal Cord Med* 2007;30:225-37.

4. DeVivo MJ, Kartus PL, Rutt RD, Stover SL, Fine PR. The influence of age at time of spinal cord injury on rehabilitation outcome. *Arch Neurol* 1990;47:687-91.

5. Pickett GE, Campos-Benitez M, Keller JL, Duggal N. Epidemiology of traumatic spinal cord injury in Canada. *Spine (Phila Pa 1976)* 2006;31:799-805.

6. Kannus P, Palvanen M, Niemi S, Parkkari J. Alarming rise in the number and incidence of fall-induced cervical spine injuries among older adults. *J Gerontol A Biol Sci Med Sci* 2007;62:180-3.

7. DeVivo MJ, Chen Y. Trends in new injuries, prevalent cases, and aging with spinal cord injury. *Arch Phys Med Rehabil* 2011;92:332-8.

8. Hagen EM, Eide GE, Rekand T, Gilhus NE, Gronning M. A 50-year follow-up of the incidence of traumatic spinal cord injuries in Western Norway. *Spinal Cord* 2010;48:313-8.

9. Ahoniemi E, Alaranta H, Hokkinen EM, Valtonen K, Kautiainen H. Incidence of traumatic spinal cord injuries in Finland over a 30-year period. *Spinal Cord* 2008;46:781-4.

10. Fassett DR, Harrop JS, Maltenfort M, et al. Mortality rates in geriatric patients with spinal cord injuries. *J Neurosurg Spine* 2007;7:277-81.

11. Rahimi-Movaghar V, Sayyah MK, Akbari H, et al. Epidemiology of traumatic spinal cord injury in developing countries: a systematic review. *Neuroepidemiology* 2013;41:65-85.

12. Richardson JK, Hurvitz EA. Peripheral neuropathy: a true risk factor for falls. *J Gerontol A Biol Sci Med Sci* 1995;50:M211-5.

13. The Spinal Cord Injury Rehabilitation Evidence (SCIRE). Available from: http://www.scireproject.com/rehabilitation-evidence

14. Tow AP, Kong KH. Central cord syndrome: functional outcome after rehabilitation. *Spinal Cord* 1998;36:156-60.

15. Furusawa K, Tokuhiro A, Ikeda A, et al. Effect of age on bowel management in traumatic central cord syndrome. *Spinal Cord* 2012;50:51-6.

16. Penrod LE, Hegde SK, Ditunno JF. Age effect on prognosis for functional recovery in acute, traumatic central cord syndrome. *Arch Phys Med Rehabil* 1990;71:963-8.

17. Macciocchi S, Seel RT, Thompson N, Byams R, Bowman B. Spinal cord injury and co-occurring traumatic brain injury: assessment and incidence. *Arch Phys Med Rehabil* 2008;89:1350-7.

18. Liang HW, Wang YH, Lin YN, Wang JD, Jang Y. Impact of age on the injury pattern and survival of people with cervical cord injuries. *Spinal Cord* 2001;39:375-80.

19. DeVivo MJ, Kartus PL, Stover SL, Rutt RD, Fine PR. Seven-year survival following spinal cord injury. *Arch Neurol* 1987;44:872-5.

20. Kennedy P, Evans MJ, Berry C, Mullin J. Comparative analysis of goal achievement during rehabilitation for older and younger adults with spinal cord injury. *Spinal Cord* 2003;41:44-52.

21. DeVivo MJ, Krause JS, Lammertse DP. Recent trends in mortality and causes of death among persons with spinal cord injury. *Arch*

Phys Med Rehabil 1999;80:1411-9.

22. Shem K, Castillo K, Wong SL, Chang J, Kolakowsky-Hayner S. Dysphagia and respiratory care in individuals with tetraplegia: incidence, associated factors, and preventable complications. *Top Spinal Cord Inj Rehabil* 2012;18:15-22.

23. Lemons VR, Wagner FC, Jr. Respiratory complications after cervical spinal cord injury. *Spine* 1994;19:2315-20.

24. Babat LB, McLain RF, Bingaman W, Kalfas I, Young P, Rufo-Smith C. Spinal surgery in patients with Parkinson's disease: construct failure and progressive deformity. *Spine* (Phila Pa 1976) 2004;29:2006-12.

25. Koller H, Acosta F, Zenner J, et al. Spinal surgery in patients with Parkinson's disease: experiences with the challenges posed by sagittal imbalance and the Parkinson's spine. *Eur Spine J* 2010;19:1785-94.

26. Chaudhry S, Sharan A, Ratliff J, Harrop JS. Geriatric spinal injury. *Semin Spine Surg* 2007;19:229-34.

27. George LK. Social factors and illness. In: Binstock RH, George LK, editors. Handbook of ageing and the social sciences. 4th ed. San Diego: *Academic Press*; 1996. p. 229-52.

28. Eastwood EA, Hagglund KJ, Ragnarsson KT, Gordon WA, Marino RJ. Medical rehabilitation length of stay and outcomes for persons with traumatic spinal cord injury–1990-1997. *Arch Phys Med Rehabil* 1999;80:1457-63.

29. Rochon PA, Beaudet MP, McGlinchey-Berroth R, et al. Risk assessment for pressure ulcers: an adaptation of the National Pressure Ulcer Advisory Panel risk factors to spinal cord injured patients. *J Am Paraplegia Soc* 1993;16:169-77.

30. Modirian E, Pirouzi P, Soroush M, Karbalaei-Esmaeili S, Shojaei H, Zamani H. Chronic pain after spinal cord injury: results of a long-term study. *Pain Med* 2010;11:1037-43.

31. Celik EC, Erhan B, Lakse E. The clinical characteristics of neuropathic pain in patients with spinal cord injury. *Spinal Cord* 2012;50:585-9.

32. Dijkers M, Bryce T, Zanca J. Prevalence of chronic pain after traumatic spinal cord injury: a systematic review. *J Rehabil Res Dev* 2009;46:13-29.

33. Furlan JC, Fehlings MG. The Impact of age on mortality, impairment, and disability among adults with acute traumatic spinal cord injury. *J Neurotrauma* 2009;26:1707-17.

34. Teasell R, Allatt D. Managing the growing number of spinal cord-injured elderly. *Geriatrics* 1991;46:78-89.

35. Chu VW, Hornby TG, Schmit BD. Effect of antispastic drugs on motor reflexes and voluntary muscle contraction in incomplete spinal cord injury. *Arch Phys Med Rehabil* 2014;95(4):622-32.

36. Manella KJ, Field-Fote EC. Modulatory effects of locomotor training on extensor spasticity in individuals with motor-incomplete spinal cord injury. *Restor Neurol Neurosci* 2013;31:633-46.

37. Krassioukov A, Eng JJ, Claxton G, Sakakibara BM, Shum S. Neurogenic bowel management after spinal cord injury: a systematic review of the evidence. *Spinal Cord* 2010;48:718-33.

38. Jha A, Charlifue S. Aging in SCI. In: Kirshblum S, Campagnolo DI, editors. Spinal cord medicine. 2nd cd. Philadelphia: Wolters Kluwer/Lippincott Williams & Wilkins; 2010. p. 500-13.

39. Faaborg PM, Christensen P, Finnerup N, Laurberg S, Krogh K. The pattern of colorectal dysfunction changes with time since spinal cord injury. *Spinal Cord* 2008;46:234-8.

40. Stiens SA, Bergman SB, Goetz LL. Neurogenic bowel dysfunction after spinal cord injury: clinical evaluation and rehabilitative management. *Arch Phys Med Rehabil* 1997;78:S86-102.

41. Lynch AC, Wong C, Anthony A, Dobbs BR, Frizelle FA. Bowel dysfunction following spinal cord injury: a description of bowel function in a spinal cord-injured population and comparison with age and gender matched controls. *Spinal Cord* 2000;38:717-23.

42. Weitzenkamp DA, Jones RH, Whiteneck GG, Young DA. Ageing with spinal cord injury: cross-sectional and longitudinal effects. *Spinal Cord* 2001;39:301-9.

43. Bosch A, Stauffer ES, Nickel VL. Incomplete traumatic quadriplegia. A ten year review. *JAMA* 1971;216:473-8.

44. Hitzig SL, Tonack M, Campbell KA, et al. Secondary health complications in an aging Canadian spinal cord injury sample. *Am J Phys Med Rehabil* 2008;87:545-55.

45. Drake MJ, Cortina-Borja M, Savic G, Charlifue SW, Gardner BP. Prospective evaluation of urological effects of aging in chronic spinal cord injury by method of bladder management. *Neurourol Urodyn* 2005;24:111-6.

46. Madersbacher G, Oberwalder M. The elderly para- and tetraplegic: special aspects of the urological care. *Paraplegia* 1987;25:318-23.

47. Rabadi MH, Mayanna SK, Vincent AS. Predictors of mortality in veterans with traumatic spinal cord injury. *Spinal Cord* 2013;51:784-8.

48. Osterthun R, Post MW, van Asbeck FW, van Leeuwen CM, van Koppenhagen CF. Causes of death following spinal cord injury during inpatient rehabilitation and the first five years after discharge. A Dutch cohort study. *Spinal Cord* 2014;52:483-8.

49. Glaser RM. Arm exercise training for wheelchair users. *Med Sci Sports Exerc* 1989;21:S149-57.

50. Shiba S, Okawa H, Uenishi H, et al. Longitudinal changes in physical capacity over 20 years in athletes with spinal cord injury. *Arch Phys Med Rehabil* 2010;91:1262-6.

第 65 章　女性脊髓损伤患者的若干问题

Carlotte Kiekens, Géraldine Jacquemin, Ellen Roels

学习目标

本章学习完成后,你将能够:

- 描述女性脊髓损伤的发病率、患病率和病因学特征,并且与男性患者相比较;
- 总结女性脊髓损伤患者的特点,包括转移能力和生物力学特点;
- 分辨这些健康相关问题的处理原则;
- 说明女性脊髓损伤患者的特殊问题,包括骨代谢、皮肤、痉挛、疼痛、激素、妇科及生殖相关问题、膀胱和肠道管理;
- 分析女性脊髓损伤患者的并发症及衰老问题;
- 总结影响女性脊髓损伤患者幸福感和生活质量的相关因素,如抑郁、身体感知、自我形象、性别认同、性格弱点和不良习惯、重返工作或重返社会中遇到的问题;
- 解释女性脊髓损伤患者遇到这些特殊问题时的抵触心理;
- 描述临床医生可以给女性脊髓损伤患者提供的干预措施。

引言

女性脊髓损伤(spinal cord injury, SCI)患者有特殊的需求。因为她们在脊髓损伤患者中占少数,因此常常遇到双重障碍:“残疾”和“女性”。由于男性患者占绝大多数,因此康复界有更加关注男性患者的趋势。

随着女性患者的逐渐增多和脊髓损伤流行病学的变化,随着医学界对脊髓损伤的不断认知和对女性问题的逐渐关注,康复领域也应该比之前投入更多在女性脊髓损伤患者身上。然而,女性脊髓损伤患者常常感觉被歧视,并且希望得到个性化的照顾。她们很难获得令人满意的生活质量。妇女在经济、社会参与和身心健康方面都存在不利因素,这些都是影响生活质量的因素[1]。不幸的是,截至目前,关于女性脊髓损伤患者的数据不多,即便有文献,也是小样本量的。同样,数据大多来自西方国家和高收入国家,但这些地区的女性脊髓损伤患者并不多。

在这一章节,我们将会收集女性脊髓损伤患者的数据。我们将会覆盖医学、心理学及社会学方面的问题,还有脊髓损伤对女性的特有影响。

我们相信,对于那些对脊髓损伤感兴趣的人,或者是希望提高社会对女性脊髓损伤患者认知的人,这个章节应该是很重要的。

流行病学

关于女性脊髓损伤患者的流行病学资料不多。对于创伤性脊髓损伤(traumatic SCI, TSCI),男性的发病率更高,男女比例大约(3~4):1,这可能是因为男性更多参与高风险作业[2]。国际脊髓损伤共识(international perspectives on spinal cord injury, IPSCI)报告[3]描述,成年患者脊髓损伤的发生与性别活动高度相关,如饮酒、驾驶、高风险体育运动。13岁以后由运动导致的创伤性脊髓损伤患者中,男性较女性多见,由暴力导致的脊髓损伤在所有年龄段中均为男性多于女性[3]。低收入国家,如津巴布韦和印度,男女比例更悬殊,分别为8.1:1和13.5:1[2,4,5]。这些国家的文献数据并没有说明这种比例的具体原因,但是很有可能这些国家的女性大部分在家从事家务活动,男性更多在外从事高风险活动、工作或者运动,并且更多暴露于暴力活动[4]。在创伤性脊髓损伤患者中,女性占

21%~30%[6,7]。

近些年，创伤性脊髓损伤发病率的男女比例有所下降[5,7-9]。因此，脊髓损伤患者中女性的比例看起来有所提高。也可以归因于女性比男性的生存率高。

关于非创伤性脊髓损伤（nontraumatic spinal cord injury，NTSCI），报道显示男性的发病率也较女性高，但是男女比例没有创伤性脊髓损伤那么大的悬殊。患病率也一样：一项澳大利亚的研究显示，非创伤性脊髓损伤的患病率，男性为每百万人口 197.8 例，女性为每百万人口 169.1 例[10]。导致脊髓损伤的先天性因素，例如脊膜膨出和脊柱裂，未见明显的男女差异[11]。

随着世界范围内非创伤性脊髓损伤发病率的增加，女性患者的比例也相对增加，尤其在高收入国家。

> **记忆要点**
>
> ● 女性脊髓损伤的发病率和患病率都较男性低，特别是创伤性脊髓损伤，尤其是在低收入国家。但是有改变的趋势。

性别差异

恢复和预后

在脊髓损伤患者的神经恢复和功能预后方面，性别可能起一定的作用，但文献数据报道不一致。脊髓损伤康复证据（spinal cord injury evidence，SCIRE）工程中总结到，根据美国 Model Systems 的数据，无论是性别还是种族，对脊髓损伤患者出院目标、平均住院日和神经功能预后都没有决定性的影响[12]。

这个可能是由于缺乏对女性患者的研究，并且这些研究中的样本量较小。例如：Greenwald 等[13]和 Scivoletto 等[14]的研究显示，性别对那些经过急性期康复治疗后的脊髓损伤患者的功能预后并没有显著影响。Sipski 等[15]的研究样本量相对较大，报道了女性脊髓损伤患者在神经学和功能学上恢复状况的一些差异。在损伤 1 年后，女性患者神经学恢复程度较男性高，评价标准是美国脊柱损伤协会运动项目的总评分。原因可能是雌激素对中枢神经系统的保护作用。另外，创伤性脊髓损伤的男性患者大多损伤较重，

甚至是完全损伤。然而，就同样的损伤程度而言，男性倾向于有更好的功能恢复，因为其功能独立性测量（Functional Independence Measure，FIM）运动功能评分较高[15]。

> **记忆要点**
>
> ● 一些研究表明，女性脊髓损伤患者的神经学恢复较好。
> ● 男性倾向于更好地功能学恢复。

移动能力和生物力学特点

与男性相比，女性在上肢结构、力量和生物力学特点上都有所不同[16]。原因可能是女性的关节更松弛，并且有更多的雌激素[17]。与男性相比，女性的肌肉容量较小，同等容量下肩关节肌肉的力量较小、肩关节力矩较小，所以女性的上肢更容易损伤，并且主诉疼痛，尤其是肩关节，其次是腕关节及手[18,19]。女性比男性更常出现影像学上的退行性改变[20]，并且 2 年后女性患者的 MRI 表现更糟。肩关节影像学提示，女性脊髓损伤患者肩袖损伤的发病率更高[17]。似乎女性患者驱动轮椅时使用的力更大，更容易出现劳损，但轮椅的移动速度与男性相比并没有明显的变化。这就意味着女性比男性需要用更大的力来克服这些劣势。与男性相比，女性脊髓损伤患者需要花 2 倍的时间在家务活动上，包括过顶活动，造成潜在的损伤[19]。肩痛在女性脊髓损伤患者中更普遍[18]。据报道，大部分轮椅的设计更倾向于适合男性使用，女性花在调试轮椅上的时间更少[17]。

Forslund 等的研究比较了男性和女性脊髓损伤患者的转移能力[21]。两组的表现各不相同，男性患者在转移之前先坐下来，而女性在转移的过程中不断地通过上肢来调整力量[21]。女性表现出更大的躯干旋转，进而产生更高价值的扭矩。因为男性的转移技巧看起来更加有效且容易调整，所以应该给女性提供更多的转移训练，并且提供更多的辅助技术和环境改造，保证女性患者双侧上肢的受力均衡。尽管一些研究表明早期男性患者的轮椅技巧要比女性好，但是一段时间以后这种差异就不明显了[22,23]。康复团队应尽量给患者进行合适的轮椅训练，并且教授女性脊髓损伤患者完整的轮椅技巧[24]。康复训练过程中，避免上肢过度劳损的方法有肩关节稳定性训练、肘关

节及腕关节肌肉的力量训练(包括等长收缩和等张收缩)。

> **记忆要点**
> - 由于身体结构的差异,女性脊髓损伤患者更容易出现上肢的损伤和疼痛。
> - 预防女性的上肢过度劳损是必要的,方法包括教育、训练和更加合适的轮椅。

健康问题

在这一部分,我们将讲述脊髓损伤中与性别相关的健康问题,重点为女性患者。

骨代谢

近乎所有的脊髓损伤患者都会出现受损平面以下的骨质疏松。确切的病因和病理生理改变尚不明确,但是可能与不负重、神经源性因素和血液循环因素、内分泌因素等相关。雌激素及负重可能是影响骨骼健康最重要的因素。动物研究已经开始探索不负重和雌激素对骨代谢的影响,但关于人的研究仍然受限。从研究报道看来似乎急性完全性脊髓损伤的女患者膝关节的骨量较男性患者低10%[25]。这也能解释为什么女性脊髓损伤患者较男性出现骨折的风险更高[26]。Slade 等[27]的研究表明,女性脊髓损伤患者膝关节的非负重骨的骨量丢失比绝经后女性更多。这项研究纳入的脊髓损伤的女性患者都是伤后不久,并且年龄没有过大者。这也证明,骨小梁的损伤可能发生在伤后早期,而脊髓损伤患者的损伤或年龄与骨的恶化和时间没有关系。这项研究进一步证明,雌激素缺乏和非负重状态的联合对骨骼恶化的影响比单独每一个参数都大。

绝经前妇女使用双膦酸盐类药物时应谨慎,因为这些药物对胎儿的影响尚且未知[26]。对于有深静脉血栓形成病史或高风险的女性患者,不应该使用雌激素和选择性雌激素调节剂[28]。

> **记忆要点**
> - 女性脊髓损伤患者的骨量丢失较男性明显;
> - 女性比男性发生低能量创伤骨折的风险更大。

皮肤

急性期女性脊髓损伤患者压疮的发生率与男性患者相同[29,30]。在脊髓损伤恢复期,与男性相比,女性患者压疮的发生率更低[30,32]。然而,女性患者压疮的后果看起来更严重(更长时间不能活动)[33]。众所周知,患者体重增加或坐位时压力的变化都会影响压疮。因此,女性在怀孕或绝经后出现压疮的风险更大,在这些阶段应该给女性患者更多的教育和预防措施。

> **记忆要点**
> - 女性脊髓损伤患者在她们生命的特殊阶段(怀孕,更年期)出现压疮的风险更大。

痉挛

尽管一些作者发现女性脊髓损伤患者跟腱反射的出现较男性患者多[16],但另一项研究[30]发现男性患者更容易出现痉挛。女性确实有一些特殊的诱发痉挛的因素,如月经、怀孕或更年期,这可能会增加她们的痉挛。此外,妇女痉挛的后果将不同,例如下肢痉挛会使间歇导尿(intermittent catheterization, IC)、月经管理和性交变得更加难以实现。康复团队在制定痉挛管理计划时应考虑这些特殊情况。

> **记忆要点**
> - 一项研究发现男性脊髓损伤患者发生痉挛的风险较女性高。
> - 对于女性患者,诱发痉挛的因素及其后果与男性不同,康复团队应重视这些差异。

激素和妇科问题

对于那些在成年前即遭到脊髓损伤的女孩,月经初潮一般是正常出现的,但是患有脊柱裂的女孩性成熟更早,在 12 岁之前 12%~16% 的女孩出现月经初潮,但是正常女孩的比例是 0~6%[34-36]。这种差异可能与脑积水病史有关。月经初潮后遭受脊髓损伤的妇女通常在最初的 3~6 个月内出现闭经。伤后一年 89% 的妇女月经恢复,继而生育能力恢复至病前[37]。

因此,伤后不久就应该开始节育。至于避孕方式的使用和选择,应考虑每个女性的危险因素:如心血管疾病和血栓栓塞的风险。由于感觉功能丧失、慢性尿路感染(urinary tract infections,UTI)或妇女子宫脱垂,使用宫内节育器可能比较危险[36]。可以使用避孕套,并可获得防止性传播疾病(sexually transmitted disease,STD)的好处。脊柱裂的人经常表现出乳胶过敏,所以应该给她们提供无乳胶的避孕套。尽管关于这一主题的文献很少,而且没有共识[38,39],但避免成人乳胶过敏也是明智之选。长远考虑,对于那些不再想要孩子的女性,输卵管结扎术也是可以考虑的。

女性脊髓损伤患者的月经周期和行经时间似乎是相似的。痛经相对减少,但经前期综合征相对增加[35]。有报道显示经前期痉挛增加,膀胱反射亢进,自主神经症状加重[35,37,40]。月经期间,膀胱和肠道可能发生变化,因为患者手功能下降,其个人卫生将会变成负担[36,37]。月经期间的卫生处理可能导致导尿管扭曲,进一步导致尿失禁或尿潴留。月经期间自我导尿变得更加困难。对于40岁以上的女性患者,脊髓损伤将导致伤后立刻或12个月之内过早绝经[35,41]。

女性脊髓损伤患者更年期的变化与正常女性大致相同[37,42]。然而,围绝经期的症状可能会掩盖脊髓损伤的相关症状,例如自主神经反射异常、感染、体温调节异常和脊髓囊性病变。因此,建议对脊髓损伤的并发症进行密切监测[43]。雌激素的下降会影响骨代谢(骨质疏松)、皮肤的完整性、泌尿系统和心血管系统的健康状况。对于脊髓损伤的女性患者,更年期可能使这些系统的衰退进一步加速[36]。激素替代疗法(hormone replacement therapy,HRT)可能有利于这些女性更年期综合征、萎缩性阴道炎的治疗,并减少尿路感染的发生,但应该充分考虑其风险获益比,因为HRT会增加血栓栓塞的风险。我们很难决定是否应用HRT,因为缺乏这方面的数据。然而,在处理女性脊髓损伤患者更年期相关问题时,至少应该考虑并讨论HRT的问题[44,45]。

记忆要点

- 女性脊髓损伤患者在伤后3~6个月出现闭经,过后其生育功能可恢复至病前状态。
- 所有脊髓损伤的女性患者均应节育,但需考虑不同节育方式的风险。
- 对于绝经期妇女可以考虑激素替代疗法(HRT)。

关于怀孕的问题

女性脊髓损伤患者怀孕的比例较低,是诸如性生活减少、在人际关系上投入减少、不想要孩子或者是认为很难照顾孩子等继发性因素所致[35,37,46]。怀孕期间,女性脊髓损伤患者会遇到不同的问题,因此我们强烈推荐进行多学科、多中心的随访研究。为了预防新生儿神经管畸形,必须告知女性脊柱裂患者,必须每天服用叶酸4mg(10倍于正常剂量0.4 mg)[36,47]。朋辈指导有助于提高分娩效率[48]。由于体重的增长、脊柱稳定性下降及日常生活活动(activities of daily living,ADL)依赖性的增加,患者可能需要额外的辅助措施。对于那些原本可以步行的、损伤平面较低或者不完全损伤的患者,一旦怀孕将无法步行。脊髓损伤女性患者可能的妊娠并发症包括自主神经反射异常、痉挛、深静脉血栓、尿路感染、皮肤破裂和子宫脱垂[35,46]。如果子宫的感觉受损,母亲无法感知胎动,应学会通过触摸腹壁来实现。女性脊髓损伤患者怀孕后膀胱管理被中断,导致常出现尿路感染,为了避免早产,与正常孕妇相比,我们需要更加积极地治疗尿路感染。因此,怀孕期间充足的液体摄入是必要的,也是为了预防便秘。Salomon等[49]针对6位女性的研究发现,每周口服抗生素可明显减少尿路感染的发生,且无产科并发症出现,新生儿预后良好。女性脊髓损伤患者怀孕期间还可能出现其他问题,如贫血、乏力、水钠潴留和水肿。分娩方式取决于损伤平面。子宫由T_{10}~L_1神经支配。当损伤位于这一水平时,宫缩乏力,需要剖宫产。对于盆底肌力量较弱的患者,比如马尾神经损伤或脊柱裂患者,会阴撕裂的风险增加,应该实施剖宫产。剖宫产同样适用于存在骨盆/髋关节/脊柱严重畸形的患者,或是下肢严重挛缩的患者。在产钳辅助下,经阴道分娩也是可以实现的。对于T_6及以上的损伤,有必要给予硬膜外麻醉和持续血压监测,防止出现自主神经反射异常[50]。损伤平面在L_1及以上的女性患者也许不能采取任何形式的分娩,因为可能出现腹肌痉挛。胎膜破裂可能与尿失禁相混淆。因此,建议在28周以后定期进行宫颈检查,并在36周后住院。在分娩过程中,严格预防压疮是极其重要的,定期排空膀胱避免膀胱过度膨胀或自主神经反射异常也是至关重要的。

出生后,对母亲和孩子的额外照顾都是必要的,这些都需要提前做好安排,并要注意对母亲进行心理疏导。职业治疗师或前辈朋友可以提供一些帮助和指导。

婴儿的吸吮可以激活触觉感受器,进而诱发母乳分泌。在神经功能完整的母亲或 T_6 以下的脊髓损伤患者,感觉信号可通过 $T_4 \sim T_6$ 的背根神经传入到脊髓,然后到下丘脑,释放催产素入血并诱发乳汁的分泌。损伤平面在 T_6 及以上的患者,乳头的感觉可能会减弱,上述泌乳反射可能会受影响。Liu 等[51]报道了一例 Brown-Séquard 综合征(脊髓半切综合征)的女性患者患侧乳房不分泌的病例。然而,通过一些办法,四肢瘫的女性患者仍然可以成功地进行母乳喂养,甚至长期母乳喂养,例如增加哺乳次数、心理意象、采用放松技巧和缩宫素鼻喷雾[52,53]。

记忆要点

- 女性脊髓损伤患者的怀孕率低。
- 怀孕的女性脊髓损伤患者需要多学科随访,同时需要朋辈指导。
- 女性脊柱裂患者需要提前口服 10 倍于常规剂量的叶酸($4 \sim 5 \text{mg/d}$)。
- 怀孕的风险可能有:血栓栓塞性疾病、自主神经反射异常和尿路感染,因此预防措施是必要的。
- 早产很常见,建议从 28 周开始定期产检。
- 阴道分娩可能实现,除了那些损伤平面在 $T_{10} \sim L_1$,宫缩乏力的患者。
- 对于有自主神经反射异常风险的女性患者,应给予硬膜外麻醉。
- 无论是在院内还是出院后,给予母亲和孩子适当的护理都是很重要的。损伤平面在 $T_4 \sim T_6$ 及以上的患者,泌乳反射可能会受影响。

膀胱管理

早期的研究发现,女性脊髓损伤患者更倾向于留置导尿,而男性患者更多的应用体外集尿器。然而,近期的研究发现在膀胱管理策略上,男性和女性没有差异,无论是创伤性脊髓损伤还是非创伤性脊髓损伤[54]。目前脊髓损伤患者神经源性膀胱的管理标准是清洁间歇导尿(clean intermittent catheterization, CIC)。因为解剖差异,对于女性,CIC 的操作实际上更加困难。痉挛和坐姿不平衡可能是限制因素。并不是所有具有正常手功能的女性都能在厕所或轮椅上独立完成 CIC 的操作。这将给日常活动和生活质量造成重大的负担。对于那些不能实施 CIC 的女性患者,可以选择可控性经皮尿流改道,将导尿管通过肚脐或脐周的造瘘口插入膀胱内,通过患者本人或照顾人员即可实现排尿。对于那些神经源性逼尿肌过度活动导致尿失禁的患者,造瘘往往和膀胱扩大成形术一起实施[55]。对于不适合手术治疗、没有足够手功能或者是没人帮助完成 CIC 的女性脊髓损伤患者,可以选择经尿道导尿或耻骨联合上导尿。

性别对脊髓损伤患者出现尿路感染的影响有争议[28]。患者对尿失禁的恐惧限制了其社交和性活动。除了导致尿失禁的常见原因,比如尿路感染和神经源性逼尿肌过度活动,我们还应该考虑到盆底肌松弛、萎缩性尿道炎和萎缩性阴道炎的存在。雌激素软膏的应用可以逆转雌激素不足导致的萎缩性变化。我们不推荐用大号的导尿管来解决上述尿失禁问题,因为这样做会导致尿道组织的破坏[28]。对于女性脊髓损伤患者,已经开始应用骶神经根电刺激器来实现排尿。然而在电刺激器植入的同时,骶神经后根切断术可能会降低患者获得性高潮的能力[28]。对于无症状细菌尿(asymptomatic bacteriuria, ABS),一般不做特殊处理,这在男性患者和女性患者是一样的,除了孕妇。在怀孕期间,较大的子宫压力和激素的变化都会导致尿失禁和尿路感染。对于脊髓损伤的孕妇,与采取间歇导尿、Credé 法排尿或自主排尿的患者相比,留置导尿的患者更常出现尿路感染。但是所有这方面报道的证据级别都很低[55]。由于发展成为肾盂肾炎的概率较正常人群高($30\% \sim 65\%$),因此治疗女性脊髓损伤患者的 ABS 势在必行。

记忆要点

- 对于女性脊髓损伤患者,实施清洁间歇导尿比较困难,可控性尿流改道是一个选择。
- 尿失禁对女性的社会学影响较大。

肠道管理

女性脊髓损伤患者的肠道管理和男性患者相同。似乎性别对自主排便没有影响[14]。应该告知女性患者,怀孕期间补充铁剂和怀孕本身都会导致便秘的增加。

并发症与衰老

性别的差异在脊髓损伤并发症中似乎不明显。然而,急性期过后,男性似乎更容易出现压疮和深静脉血栓及肺栓塞[13,15]。长期来看,男性患者更多出现糖尿病,而女性更多出现肌肉骨骼疼痛(后背痛、手部疼痛及其他影响日常生活的疼痛)和乏力[30,33,56]。关于皮肤问题的结论不统一:一些文献报道女性更多见[30,33],而一项法国的研究则表明女性压疮的发生率较低[29,32]。随着年龄的增长,男性比女性更容易改变自己的适应能力,遇到的转移问题更少。尽管男性和女性对于其自身生活质量的评价都差不多,但女性衰老得更快,而男性则将其描述为一个"复杂的"过程。最近一项对脊髓损伤者在出院后 1~5 年内的继发状况的研究发现,女性患者的肺部感染、低血压、水肿的风险增加。此外,妇女的神经病理性疼痛和肌肉骨骼疼痛的严重程度比男性高,月经期间神经病理性疼痛也会增加。因此,作者认为性别(女性)本身就是这些健康状况的一个危险因素[31]。

卫生保健和健康筛查

一部分研究表明很少的女性患者接受巴氏涂片检查和/或乳腺 X 线检查[57,58],另外一些研究表明正常女性接受巴氏涂片检查的比例相同[59,60]。损伤的严重程度、年龄和收入都是影响疾病预防的因素。损伤的严重程度可以阻碍残疾妇女进行乳腺的自检[58]。阻碍残疾妇女获得无障碍预防保健的因素包括环境、信息、态度和经济状况。其他因素,例如体位和自主神经反射异常都可以影响疾病的筛查[61,62]。此外,对于女性患者,需要特别注意性别、绝经、怀孕、虐待、预防性病和避孕情况[61]。

建议配备残疾人方便使用的诊室、检查桌和床[63],给卫生专业人员进行脊髓损伤和相关医学问题的培训;给患者及其照顾人员进行预防保健及其方法的培训[64]。在这一环节上朋辈咨询的作用可能更加突出,尤其是在那些缺乏专业技术人员和设施的低收入国家。我们还建议有专门的时间进行预防保健(包括口腔护理),因为残疾人相关的预防保健往往被忽略[57]。

性教育与咨询

无论患者患病时处于何种年龄,个体化的性教育与咨询都是必要的[65]。性教育和性活动之间已被证明存在正相关。性教育应该贯穿始终,因为性需求在患者的一生中都会改变[66-68]。

成年患者在发病前可能已有性生活史,脊髓损伤对性行为的影响是巨大的,因此需要调整。20 世纪 90 年代早期 Tepper 进行的大规模调查发现,不到一半的受访者接受了性教育或辅导,而女性受访者中未接受性教育或性咨询服务的比例为前者的两倍多[69]。2006 年的一项研究显示,女性的性满意度高于男性,但女性接受性咨询的程度低于男性。与创伤性脊髓损伤相比,上述两种差异在非创伤性脊髓损伤(脊髓脊膜膨出)中更加明显[70]。最近一项来自于马来西亚的调查显示,只有 24% 的脊髓损伤女性患者有性生活,而 67% 患者表示对性生活感兴趣。只有 50% 的人在康复过程中获得过性方面的信息[71]。

成人的性咨询服务不应该局限于关于机理和操作方面的信息,同时还应该根据患者的发育水平和生活背景来决定,要考虑患者的自身需求、喜好和问题。在任何情况下,都应保持专业的界限。使用教育媒体应尊循患者的实际情况和国家法律[65]。尤其是对女性,教育的内容必须包括节育、预防和识别性病。对性健康教育干预时机进行的纵向研究显示,出院后 6 个月的康复时间似乎是性功能和认识干预的关键时期[72]。

有关青少年或青少年性行为和性发育所受影响的资料较少。很多时候,性和生育问题在这个人群中没有解决(例如在特殊学校教育中不包含这方面内容),或者仅以针对一般人的方式(在普通学校教育中)给予性教育,而没有考虑到脊髓损伤或脊柱裂的影响。虽然这可能不能一概而论,父母会溺爱孩子,更加关注其他问题如上学、步态表现或体育参与能力。有残疾的儿童更容易发生性虐待,而且被发现得较晚[73]。女性脊柱裂患者更常被虐待[74]。涵盖性别、生育率和预防保健问题(性传播疾病、筛查等)的身体和心理方面的年龄特异性性教育非常重要,应为患者、其父母及最终伴侣提供这方面的教育。

还应该向康复小组提供具体的教育,因为患者不愿意参与咨询的主要原因似乎是技术和专业知识的缺乏,而不是语言、文化甚至态度[75]。Annon 在 20 世纪 70 年代开发的许可、有限信息、具体建议和强化治疗(permission, limited information, specific suggestions, and intensive therapy, PLISSITT)模型仍然是一个有用的工具,可根据不同的兴趣和舒适程度,为所有工作人员和患者的参与提供机会[75, 76]。

同伴和支持团体是脊髓损伤后妇女性行为调整过程的重要辅助手段[77]。在资源不足和 / 或缺乏专业保健专业人员的国家,受过训练的朋辈咨询员可以代替专业医疗保健提供者。

记忆要点

- 女性脊髓损伤患者性生活满足感较强。
- 脊髓损伤的女性更容易遭受虐待。

日常生活活动、健身和运动

众所周知,在普通人群众,由于身体结构上和生理上的差异,男性和女性的身体条件、运动能力和运动习惯都是不一样的。这一点在脊髓损伤患者中同样存在。女性脊髓损伤患者血清高密度脂蛋白胆固醇(high-density lipoprotein-cholesterol, HDL-C)水平更高,较少出现超重和肥胖,但是她们的瘦体重较男性偏低[78-80]。男性脊髓损伤患者总热量和脂肪的摄入高于女性[80]。似乎脊髓损伤患者的酒精及钠的摄入较正常人群高,尽管这在女性患者中的报道不多[80]。

随着肥胖、代谢综合征和糖尿病等危险因素的发病率逐渐增高,脊髓损伤患者的心血管疾病逐渐被重视[81]。因此,运动和生活方式干预是必要的。不幸的是,大部分研究只涉及男性,关于女性患者的研究很少。在脊髓损伤或脊柱裂的青少年患者中,代谢综合征的患病率很高,女孩的危险因素与男孩不同,她们的总体脂肪和躯干脂肪均较高,更加肥胖,血清高密度脂蛋白水平更高,血清总胆固醇水平偏低[82]。关于身体条件,与女性相比,男性脊髓损伤患者具有更大的峰值有氧输出功率(POpeak)、平均功率、峰值摄氧量(VO$_2$peak)、平均速度和上肢肌肉力量(用手持式测力法)[83-85]。在 Wingate 厌氧试验(Wingate anaerobic

test)中,女性患者的速度疲劳指数明显升高,表明其力量下降幅度更大。女性的峰值功能较低,原因可能是女性的瘦体重较少。Van Koppenhagen 发现,在轮椅运动测试中,男性患者出院 1 年内的轮椅运动能力较女性患者偏高,但是出院 5 年后,男女性患者之间的这种差异消失[85]。他还描述了轮椅运动能力的四个轨迹:①高进步得分;②住院期间进步得分,出院后退步得分;③微小的进步得分;④低分上涨(住院期间低得分,出院后急剧增长)。95% 的女性患者表现出微小的进步得分(第 3 种轨迹),意味着她们开始时的运动能力较低,5 年内峰值有氧输出功率(POpeak)只增长了52%,但男性患者表现为高进步得分[85]。

这些研究表明,女性脊髓损伤患者的心血管和肌肉骨骼系统的负担过重,这是很危险的。应该给予患者个性化的治疗方案。上述因素也解释了为什么女性患者的康复需求更高,所需时间更长。

一项对 49 名男性和 30 名女性残奥运动员的轮椅运动量表的研究表明,自我效能感不存在性别差异,虽然此前有报道显示男子篮球轮椅运动员的得分较高[22, 86]。

关于妇女参与体育活动的具体文献很少。女性在家庭和个人护理等日常生活方面比男性花费更多的时间[87]。Rauch 等[88]从国际功能、残疾和健康分类(International Classification of Function, Disability and Health, ICF)的角度总结了可能的影响因素,明确指出其中的性别差异。这些差异可归类为性别角色、社会支持、运动员(获得)认同性、兴趣和一般行为模式。妇女对家庭生活负有更大的责任,更缺乏社会支持,更加依赖他人。她们更喜欢娱乐活动,而不是竞技体育,更喜欢参加集体活动。现有的运动项目无法满足女性患者的需求,因为她们觉得这些项目更加男性化,有表演的成分。未来应该更加侧重于开发针对于女性脊髓损伤患者的运动项目[88]。

值得一提的是,在 2002 年,国际残疾人奥林匹克委员会(International Paralympic Committee, IPC)已经成立了"女子运动委员会",其宗旨是"倡导和提供有关战略和政策的意见,以便在残疾人体育和残疾人运动的各个层面充分纳入妇女和女孩,并明确限制参与的障碍,推荐政策和倡议以增加参与度"[89]。在 2012 年伦敦残奥会上,只有 35.4% 的参赛者是女性,甚至比奥运会中的女运动员的比例(44.2%)都要少[90]。尽管在 2000 年国际奥委会要求妇女担任至少 20% 的领导职位,2003 年 IPC 更是设定了 30% 的更高标准[90]，然而直到 2013 年，这一目标尚未达成。妇女体育委员会（Women in Sport Committee）和 Agitos 基金会在 2014 年推出试点女性指导计划（WoMentoring Programme），重点是在欧洲特别是东欧，以强化这一目标，并鼓励 IPC 成员单位实际推广该项举措[89,91]。

> **记忆要点**
>
> - 脊髓损伤患者的身体结构和生理功能存在性别差异。
> - 女性患者的康复要求更高，需要更长时间。
> - 女性患者比男性更容易超负荷。
> - 女性参与体育运动比较少，却从事更多的家务活动。

心理社会问题

精神卫生

脊髓损伤女性患者出现心理压力的比例与正常女性大致相同[92]。但是身边有脊髓损伤患者的女性出现的心理压力却不同。损伤后 1 年似乎男性和女性的抑郁率都较高[93,94]。有研究表明，脊髓损伤 5 年时女性的抑郁率可能会更高[95]。在美国，与男性患者相比，女性患者出现心理障碍的时间更长，抑郁更明显，对照料者更加不满，但是女性患者对其人际关系感觉更舒服[96]。

那些感觉压力较大、被孤立、移动能力差、就业和社会支持程度较差的女性，更常出现抑郁的症状[97]。早期发现脊髓损伤后的心理问题至关重要，因为早期干预效果明显[98]。脊髓损伤女性患者需要长期的心理疏导或朋辈支持[99]。Hughes 的一项小型研究[100]表明，由朋辈督导的自我调整策略可以加强患者的自我认同感和社会关联性，从而缓解压力，改善身心健康。

Rivera 发现在脊髓损伤的妇女中，护理者的角色通常由母亲、姐妹和女儿承担[101]。妇女更多地由有偿服务员或配偶或父母以外的亲属来照顾，而男性则常常由他们的配偶照顾[102]。如果患者由丈夫照料，则需要特别注意传统护理角色的互换，因为这可能会影响夫妻感情和性生活。

> **记忆要点**
>
> - 脊髓损伤女性抑郁的原因各有不同。
> - 女性患者不常由配偶照料。

生活质量

每位女性都带着自己特有的价值观开始康复和新生活，因此需要个性化的康复方案。Tate 等提出经济因素、身体因素、心理因素和社会因素都对患者的生活质量有影响。这些因素之间的相互作用，都有助于增强或减弱另一个因素。而且在每一项因素中，女性都会遇到障碍。目前尚未报道满意度是否与性别有关[43,103,104]。但就目前所知道的，社会支持对患者满意度提高非常重要，尤其是对女性患者[105]。

> **记忆要点**
>
> - 妇女在经济、社会参与和身心健康方面都存在不利因素，这些都是影响生活质量的因素。
> - 社会支持对女性的生活满意度的影响较男性更为重要。

身体感知、自我形象和性别认同

脊髓损伤会导致严重的生理变化，也影响患者的情绪、心理和导致自我认同的缺失，尤其是对于女性患者[106]。女性脊髓损伤患者感觉自己没有吸引力、缺乏自信，并且在人际交往中出现困难[68,107]。生理上的变化导致患者产生不舒服的体验，并且这种体验会随着患者对自己身体控制能力的下降而加重，例如无法移动、排尿困难和排便困难等，并且随着患者隐私的暴露而加重。

因此，我们应该给脊髓损伤的女性患者一些独处的时间，并且鼓励她们按照自己喜欢的方式来穿戴和化妆。物理疗法对身体感知有积极的影响[106]。

已有研究证实，每周三组功能性电刺激，治疗 9 周后患者的身体感知能力和自信心均得到改善[109]。其他方法包括宣教学习、朋辈咨询、舞蹈、运动、放松和瑜伽。

随着人际交往的增加，患者被注视时的不适感会逐渐减退。随着她们对自己身体状况变化的逐渐认识，这种不适感也会逐渐减退。

腰围较小、脂肪较少的女性患者对自己的外观满意度较高,与刚受伤的患者相比,受伤时间较久的患者的外观满意度较高[110]。一些作者报道了朋辈咨询和榜样的重要性[66,99]。尿失禁和排尿无法自理对患者的自我形象产生了负面影响,值得一提的是,三名四肢瘫的女性患者,通过可控性尿流改道,其身体感知、自我形象满意度和性别认同感均得到了提高[111]。

> **记忆要点**
> - 生理和身体感知的变化直接导致脊髓损伤女性患者性别认同感和自信心的丧失。
> - 不管是在医院、康复机构还是在家里,都应该尊重患者的隐私。

弱势

我们需要了解双重弱势的概念:一个是"女性",一个是"残疾人"。联合国残疾人权利公约第6、15和16条规定了残疾人的权利[112],并且规定有6条具体措施来保障残疾妇女和女童的人权和基本自由。

确实,一部分女性残疾人会遭到虐待。行动不便的女性患者更容易遭到虐待。在孟加拉国,由于封建迷信、宗教信仰和婚嫁制度等原因,研究中受访的38位女性脊髓损伤患者的婚姻和夫妻生活出现了问题。这些女性都经历了生理和心理上的双重虐待[113]。

脊髓损伤女性受虐待的方式各有不同:心理上的、生理上的、性方面的、经济的、照顾方面的和来自生活环境的等[114]。生活上的虐待表现为伤害、漠视、不管不顾、强迫、侵犯个人空间。

虽然脊髓损伤女性患者被虐待的比例与正常女性相当,但施虐者却有差异:医务或照护服务人员出现得更多。残疾妇女被虐待的时间也更长[115]。此外,在康复单元中女性脊髓损伤患者的弱势感也有报道[108],包括无法保护隐私、与相关人员缺乏交流、病房中女性患者少,这些都是加重女性患者弱势感的因素。相反,注意保护患者隐私、让患者感到安心、给予患者鼓励,这些措施将会使患者保持积极的心态。因此,康复团队在患者伤后早期就应该注意,减少患者脆弱感的出现。我们相信,通过朋辈咨询或小组活动,可以

提高患者的自信心,降低患者的弱势感,防止虐待的发生。

> **记忆要点**
> - 脊髓损伤女性患者遭受的虐待各有不同:生理上的、心理上的、性方面的、经济上的、照顾和环境上的。
> - 康复团队有一个重要作用就是减少患者的脆弱感。
> - 康复机构和咨询人员,包括女性患者都应该重视日益增长的虐待问题。

重返工作/家庭

脊髓损伤女性承担着各种各样的角色,例如工人、爱人、母亲、运动员、学生、志愿者、家庭成员和老板[116]。McColl发现脊髓损伤女性每周花在生产活动上的时间比男性多8个小时或更多,如家务、学习、志愿服务和自我提升,而男性花更多时间在工作上[33]。

残疾男性的就业机会几乎是残疾妇女的两倍。当残疾妇女工作时,她们往往遇到不平等的雇用和晋升标准、接受不平等的培训和再培训、获得不平等的信贷和其他生产资源、获得不平等的收入,她们很少参与经济决策[117]。在同等的教育水平下,与正常女性相比,脊髓损伤妇女更不容易获得有偿工作[118]。一项研究表明,脊髓损伤女性需要更多的实践和情感层面的支持,使她们能够更加有意义地参与日常工作[119]。在孟加拉国,残疾妇女被认为是没有生产力的,并且不被社会所接受。来自家庭、社会和生理上的限制阻碍了她们重新融入主流系统接受教育,进而阻碍了她们参加有偿的工作[113]。

> **记忆要点**
> - 脊髓损伤妇女在工作中遭受着不平等待遇。

母亲的角色

很少有关于脊髓损伤对患者母亲身份的影响的文献报道,但是有少量的报道结果却是非常积极的。在家庭成员之间,脊髓损伤的妈妈并没有感觉到有什么

不同,孩子也不认为他们的妈妈与正常人有什么不同。此外,拥有一个脊髓损伤的父母似乎对孩子并无影响[120]。相反,脊髓损伤母亲认为自己的孩子不够坚强,不容易适应周围的环境[121]。Ghidini 的文章调查了 24 位已生育的女性,其中 23 位女性表示家长的身份提高了他们的生活质量,并且表示如果有机会他们还想再要一个孩子[46]。另外一项研究表明,脊髓损伤并未对父母满意度、父母压力、家庭功能和儿童适应性产生消极影响[121]。

> **记忆要点**
>
> ● 脊髓损伤母亲的家庭关系没有产生变化。
> ● 母亲角色可以提高脊髓损伤女性的生活质量。

社会参与

脊髓损伤女性患者的社会参与度取决于很多因素,其中之一就是她们适应了"新身体",这是一个不断发展的过程[106]。另外一个因素是女性患者的人际关系和她们对其他人的影响能力[116,122]。此外,活动的危险程度也是影响她们参与度的一个因素[123]。

康复团队可以通过确认妇女的特定心理需求并解决这些问题,以及帮助她们适应身体的变化等方式,在康复早期对患者的社会参与进行干预[106]。

一旦回到家,患者就有许多障碍需要克服。它们可以是环境的、经济的、生理的和心理的。在家里,脊髓损伤妇女会继续做家务。随着年龄的增长,这些家务活变得越来越困难,并且患者很难(从护理人员或机构等)获得她们所需要的帮助[99]。男性患者常有配偶照顾,但是更多的女性患者单身或丧偶,需要更多的照顾者协助[33,102]。有些情况下,女性在出行过程中的依赖性更大,而男性一般都有自己的轮椅等出行工具[33,102]。这就影响了女性患者的户外活动,例如运动、拜访朋友或者购物。女性患者参与社会活动少的另外一个原因是没有人给她们提供参与的机会(例如残疾人运动会中女子项目比男子项目少)。

康复团队中,尤其是作业治疗师、文体治疗师或心理治疗师,在帮助脊髓损伤妇女获得最佳参与和有意义的角色方面发挥了重要作用。政策制定者也可以通过改善来自环境、态度和财政方面的障碍,对患者的社会参与度产生积极影响。

> **记忆要点**
>
> ● 女性脊髓损伤患者在社会参与层面遇到更多的障碍。

结语

在这一章中,我们已经看到,女性脊髓损伤患者的残疾体验与男性不同。这是健康问题以及社会心理的问题。性别差异在脊髓损伤患者的某些方面(例如工作、运动、虐待)表现得更明显。

不幸的是,关于女性脊髓损伤患者的相关研究较少,并且现有的文献大部分集中在高收入国家,关于中低收入国家的报道很少。因为文化、经济和社会环境方面的差异,在国家与国家之间,女性患者遇到的障碍都是不一样的,因此,有必要获得更多的信息来解决问题,并且在全世界范围内改善女性脊髓损伤患者的社会参与度。

为了更好地理解脊髓损伤女性患者,并对她们提供帮助,我们推荐以下步骤:

● 建议脊髓损伤相关研究将女性的形态、生理、心理和社会学方面的特殊性考虑在内;
● 鼓励妇女接受教育和赋予妇女权力;
● 组织朋辈咨询员培训,提高社会支持水平;
● 提高医护人员的知识和技能;
● 提高对康复社区的认识;
● 改善针对女性患者的特殊护理和设施;
● 提供侧重于女性患者的需求和偏好的休闲和体育活动;
● 通过意识活动、教育、财政奖励和政策,解决脊髓损伤妇女的态度障碍;
● 传播《残疾 / 残疾人权利国际公约》(World Report on Disability/Convention on the Rights of Person with Disabilities)/《脊髓损伤国际共识》(International Perspectives on SCI)。

我们相信,通过成功应对遇到的障碍,脊髓损伤妇女将会过上令人满意的生活,并且成功履行她们所渴望的社会角色,例如伴侣、母亲、学生、工人、运动员或艺术家。

本章重点

- 脊髓损伤患者中女性占小部分。
- 在某些社会（文化环境或地区），女性脊髓损伤患者的日常生活会遇到额外的挑战："残疾人"和"女性"的双重身份。
- 关于女性患者的研究较少。
- 由于形态和生理上的性别差异，女性脊髓损伤患者在许多方面与男性不同，如新陈代谢、衰老、性生活、体力活动和转移能力。
- 女性患者膀胱管理的难度更大。
- 女性脊髓损伤患者的残疾体验与男性不同。
- 阻碍女性患者重新融入社会的一些因素必须解决，如经济、文化、态度、生理等方面的问题，尤其是在低收入国家。
- 女性脊髓损伤患者可以有满意的性生活，可以生育和做母亲。
- 女性脊髓损伤患者更需要朋辈的支持。

（王文婷 刘璐 佟帅 杨延砚 译 周谋望 校）

参考文献

1. Tate DG, Roller S, Riley B. Quality of life for women with physical disabilities. *Phys Med Rehabil Clin N Am* 2001;12(1):23-37. Epub Feb 21, 2002.

2. Ackery A, Tator C, Krassioukov A. A global perspective on spinal cord injury epidemiology. *J Neurotrauma* 2004;21(10):1355-70. Epub Jan 28, 2005.

3. Biering-Sorensen F, Brown DJ, Officer A, Shakespeare T, von Groote P, Wyndaele JJ. IPSCI: a WHO and ISCoS collaboration report. *Spinal Cord* 2014;52(2):87. Epub Feb 08, 2014.

4. Hoque MF, Grangeon C, Reed K. Spinal cord lesions in Bangladesh: an epidemiological study 1994–1995. *Spinal Cord* 1999;37(12):858-61. Epub Dec 22, 1999.

5. Ning GZ, Wu Q, Li YL, Feng SQ. Epidemiology of traumatic spinal cord injury in Asia: a systematic review. *J Spinal Cord Med* 2012;35(4):229-39. Epub Aug 29, 2012.

6. Dahlberg A, Kotila M, Leppanen P, Kautiainen H, Alaranta H. Prevalence of spinal cord injury in Helsinki. *Spinal Cord* 2005;43(1):47-50. Epub Nov 03, 2004.

7. DeVivo MJ, Chen Y. Trends in new injuries, prevalent cases, and aging with spinal cord injury. *Arch Phys Med Rehabil* 2011;92(3):332-8. Epub Mar 01, 2011.

8. Hagen EM, Eide GE, Rekand T, Gilhus NE, Gronning M. A 50-year follow-up of the incidence of traumatic spinal cord injuries in Western Norway. *Spinal Cord* 2010;48(4):313-8. Epub Oct 14, 2009.

9. Nijendijk JH, Post MW, van Asbeck FW. Epidemiology of traumatic spinal cord injuries in the Netherlands in 2010. *Spinal Cord* 2014;52(4):258-63. Epub Jan 22, 2014.

10. New PW, Farry A, Baxter D, Noonan VK. Prevalence of non traumatic spinal cord injury in Victoria, Australia. *Spinal Cord* 2013;51(2):99-102. Epub June 06, 2012.

11. Copp AJ, Stanier P, Greene ND. Neural tube defects: recent advances, unsolved questions, and controversies. *Lancet Neurol* 2013;12(8):799-810. Epub June 25, 2013.

12. Wolfe DH, Hsieh J, Mehta S. Rehabilitation practices 2014. Available at: http://www.scireproject.com/rehabilitation-evidence/rehabilitation-practices/key-points

13. Greenwald BD, Seel RT, Cifu DX, Shah AN. Gender-related differences in acute rehabilitation lengths of stay, charges, and functional outcomes for a matched sample with spinal cord injury: a multicenter investigation. *Arch Phys Med Rehabil* 2001;82(9):1181-7. Epub Sep 12, 2001.

14. Scivoletto G, Morganti B, Molinari M. Sex-related differences of rehabilitation outcomes of spinal cord lesion patients. *Clin Rehabil* 2004;18(6):709-13. Epub Oct 12, 2004.

15. Sipski ML, Jackson AB, Gomez-Marin O, Estores I, Stein A. Effects of gender on neurologic and functional recovery after spinal cord injury. *Arch Phys Med Rehabil* 2004;85(11):1826-36. Epub Nov 03, 2004.

16. Schultz MM, Lee TQ, Nance PW. Musculoskeletal and neuromuscular implications of gender differences in spinal cord injury. *Top Spinal Cord Inj Rehabil* 2001;7(1):72-86.

17. Boninger ML, Dicianno BE, Cooper RA, Towers JD, Koontz AM, Souza AL. Shoulder magnetic resonance imaging abnormalities, wheelchair propulsion, and gender. *Arch Phys Med Rehabil* 2003;84(11):1615-20. Epub Nov 26, 2003.

18. Pentland WE, Twomey LT. The weight-bearing upper extremity in women with long term paraplegia. *Paraplegia* 1991;29(8):521-30. Epub Oct 01, 1991.

19. Hatchett PE, Requejo PS, Mulroy SJ, Haubert LL, Eberly VJ, Conners SG. Impact of gender on shoulder torque and manual wheelchair usage for individuals with paraplegia: a preliminary report. *Top Spinal Cord Inj Rehabil* 2009;15(2):79-89. Epub July 03, 2010.

20. Lal S. Premature degenerative shoulder changes in spinal cord injury patients. *Spinal Cord* 1998;36(3):186-9. Epub Apr 29, 1998.

21. Forslund EB, Granstrom A, Levi R, Westgren N, Hirschfeld H. Transfer from table to wheelchair in men and women with spinal cord injury: coordination of body movement and arm forces. *Spinal Cord* 2007;45(1):41-8. Epub May 04, 2006.

22. Fliess-Douer O, Vanlandewijck YC, Post MW, Van Der Woude LH, De Groot S. Wheelchair skills performance between discharge and one year after inpatient rehabilitation in hand rim wheelchair users with spinal cord injury. *J Rehabil Med: Off J UEMS Eur Board Phys Rehabil Med* 2013;45(6):553-9. Epub May 23, 2013.

23. Kilkens OJ, Dallmeijer AJ, Angenot E, Twisk JW, Post MW, van der Woude LH. Subject- and injury-related factors influencing the course of manual wheelchair skill performance during initial inpatient rehabilitation of persons with spinal cord injury. *Arch Phys Med Rehabil* 2005;86(11):2119-25. Epub Nov 08, 2005.

24. Boninger ML, Koontz AM, Sisto SA, et al. Pushrim biomechanics and injury prevention in spinal cord injury: recommendations based on CULP-SCI investigations. *J Rehabil Res Dev* 2005;42(3 Suppl. 1):9-19. Epub Oct 01, 2005.

25. Garland DE, Adkins RH. Bone loss at the knee in SCI. *Top Spinal Cord Inj Rehabil* 2001;6(3):37-46.

26. Craven CK, Krassioukov A, Ashe MC, Eng JJ. Bone health following spinal cord injury 2014. Available at: http://www.scireproject.comVersion 5.0

27. Slade JM, Bickel CS, Modlesky CM, Majumdar S, Dudley GA. Trabecular bone is more deteriorated in spinal cord injured versus estrogen-free postmenopausal women. *Osteoporos Int: journal established as result of cooperation between the*

European Foundation for Osteoporosis and the National Osteoporosis Foundation of the USA 2005;16(3):263-72. Epub Sep 01, 2004.

28. Estores IM, Sipski M. Women's issues after SCI. *Top Spinal Cord Inj Rehabil* 2004;10(2):107-25.

29. Gelis A, Dupeyron A, Legros P, Benaim C, Pelissier J, Fattal C. Pressure ulcer risk factors in persons with SCI: part I: acute and rehabilitation stages. *Spinal Cord* 2009;47(2):99-107. Epub Mar 09, 2008.

30. Haisma JA, van der Woude LH, Stam HJ, et al. Complications following spinal cord injury: occurrence and risk factors in a longitudinal study during and after inpatient rehabilitation. *J Rehabil Med: Off J UEMS Eur Board Phys Rehabil Med* 2007;39(5):393-8. Epub June 06, 2007.

31. Adriaansen JJ, Post MW, de Groot S, et al. Secondary health conditions in persons with spinal cord injury: a longitudinal study from one to five years post-discharge. *J Rehabi Med: Off J UEMS Eur Board Phys Rehabil Med* 2013;45(10):1016-22. Epub Oct 08, 2013.

32. Gelis A, Dupeyron A, Legros P, Benaim C, Pelissier J, Fattal C. Pressure ulcer risk factors in persons with spinal cord injury part 2: the chronic stage. *Spinal Cord* 2009;47(9):651-61. Epub Apr 08, 2009.

33. McColl MA, Charlifue S, Glass C, Lawson N, Savic G. Aging, gender, and spinal cord injury. *Arch Phys Med Rehabil* 2004;85(3):363-7. Epub Mar 20, 2004.

34. Anderson CJ, Mulcahey MJ, Vogel LC. Menstruation and pediatric spinal cord injury. *J Spinal Cord Med* 1997;20(1):56-9. Epub Jan 01, 1997.

35. Jackson AB, Wadley V. A multicenter study of women's self-reported reproductive health after spinal cord injury. *Arch Phys Med Rehabil* 1999;80(11):1420-8. Epub Nov 24, 1999.

36. Jackson AB, Mott PK. Reproductive health care for women with spina bifida. *Sci World J* 2007;7:1875-83. Epub Dec 07, 2007.

37. Charlifue SW, Gerhart KA, Menter RR, Whiteneck GG, Manley MS. Sexual issues of women with spinal cord injuries. *Paraplegia* 1992;30(3):192-9. Epub Mar 01, 1992.

38. Mertes PM, Mouton C, Fremont S, et al. Latex hypersensitivity in spinal cord injured adult patients. *Anaesth Intens Care* 2001;29(4):393-9. Epub Aug 22, 2001.

39. Monasterio EA, Barber DB, Rogers SJ, Able AC, Fredrickson MD. Latex allergy in adults with spinal cord injury: a pilot investigation. *J Spinal Cord Med* 2000;23(1):6-9. Epub Apr 07, 2000.

40. Phadke CP, Balasubramanian CK, Ismail F, Boulias C. Revisiting physiologic and psychologic triggers that increase spasticity. *Am J Phys Med Rehabil/Assoc Acad Physiatrists* 2013;92(4):357-69. Epub Apr 27, 2013.

41. Bughi S, Shaw SJ, Mahmood G, Atkins RH, Szlachcic Y. Amenorrhea, pregnancy, and pregnancy outcomes in women following spinal cord injury: a retrospective cross-sectional study. *Endocr Pract: Off J Am Coll Endocrinol Am Assoc Clin Endocrinol* 2008;14(4):437-41. Epub June 19, 2008.

42. Kalpakjian CZ, Houlihan B, Meade MA, et al. Marital status, marital transitions, well-being, and spinal cord injury: an examination of the effects of sex and time. *Arch Phys Med Rehabil* 2011;92(3):433-40. Epub Feb 01, 2011.

43. Dannels A, Charlifue S. The perimenopause experience for women with spinal cord injuries. *SCI Nurs: Publ Am Assoc Spinal Cord Inj Nurses* 2004;21(1):9-13. Epub June 05, 2004.

44. Becker H, Stuifbergen A, Tinkle M. Reproductive health care experiences of women with physical disabilities: a qualitative study. *Arch Phys Med Rehabil* 1997;78(12 Suppl. 5):S26-33. Epub Jan 09, 1998.

45. Khong S, Savic G, Gardner BP, Ashworth F. Hormone replacement therapy in women with spinal cord injury—a survey with literature review. *Spinal Cord* 2005;43(2):67-73. Epub Dec 01, 2004.

46. Ghidini A, Healey A, Andreani M, Simonson MR. Pregnancy and women with spinal cord injuries. *Acta Obstet Gynecol Scand* 2008;87(10):1006-10. Epub Sep 03, 2008.

47. Visconti D, Noia G, Triarico S, et al. Sexuality, pre-conception counseling and urological management of pregnancy for young women with spina bifida. *Eur J Obstetr Gynecol Reproduct Biol* 2012;163(2):129-33. Epub May 02, 2012.

48. Tebbet M, Kennedy P. The experience of childbirth for women with spinal cord injuries: an interpretative phenomenology analysis study. *Disabil Rehabil* 2012;34(9):762-9. Epub Oct 21, 2011.

49. Salomon J, Schnitzler A, Ville Y, et al. Prevention of urinary tract infection in six spinal cord-injured pregnant women who gave birth to seven children under a weekly oral cyclic antibiotic program. *Int J infect Dis: IJID: Off Publ Int Soc Infect Dis* 2009;13(3):399-402. Epub Nov 07, 2008.

50. Skowronski E, Hartman K. Obstetric management following traumatic tetraplegia: case series and literature review. *Aust New Zealand J Obstetr Gynaecol* 2008;48(5):485-91. Epub Nov 27, 2008.

51. Liu N, Krassioukov AV. Postpartum hypogalactia in a woman with Brown-Sequard-plus syndrome: a case report. *Spinal Cord* 2013;51(10):794-6. Epub June 12, 2013.

52. Cowley KC. Psychogenic and pharmacologic induction of the let-down reflex can facilitate breastfeeding by tetraplegic women: a report of 3 cases. *Arch Phys Med Rehabil* 2005;86(6):1261-4. Epub June 15, 2005.

53. Cowley KC. Breastfeeding by women with tetraplegia: some evidence for optimism. *Spinal Cord* 2014;52(3):255. Epub Jan 22, 2014.

54. New PW, Epi MC. Influence of age and gender on rehabilitation outcomes in nontraumatic spinal cord injury. *J Spinal Cord Med* 2007;30(3):225-37. Epub Aug 10, 2007.

55. Karsenty G, Chartier-Kastler E, Mozer P, Even-Schneider A, Denys P, Richard F. A novel technique to achieve cutaneous continent urinary diversion in spinal cord-injured patients unable to catheterize through native urethra. *Spinal Cord* 2008;46(4):305-10. Epub Aug 19, 2007.

56. Norrbrink Budh C, Lund I, Hultling C, et al. Gender related differences in pain in spinal cord injured individuals. *Spinal Cord* 2003;41(2):122-8. Epub Feb 22, 2003.

57. Lavela SL, Weaver FM, Smith B, Chen K. Disease prevalence and use of preventive services: comparison of female veterans in general and those with spinal cord injuries and disorders. *J Womens Health (Larchmt)* 2006;15(3):301-11. Epub Apr 20, 2006.

58. Broderick LE, Krause JS. Breast and gynecologic health-screening behaviors among 191 women with spinal cord injuries. *J Spinal Cord Med* 2003;26(2):145-9. Epub June 28, 2003.

59. Nosek MA, Howland CA. Breast and cervical cancer screening among women with physical disabilities. *Arch Phys Med Rehabil* 1997;78(12 Suppl. 5):S39-44. Epub Jan 09, 1998.

60. Guilcher SJ, Newman A, Jaglal SB. A comparison of cervical cancer screening rates among women with traumatic spinal cord injury and the general population. *J Womens Health (Larchmt)* 2010;19(1):57-63. Epub Jan 22, 2010.

61. Schopp LH, Sanford TC, Hagglund KJ, Gay JW, Coatney MA. Removing service barriers for women with physical disabilities: promoting accessibility in the gynecologic care setting. *J Midwifery Women's Health* 2002;47(2):74-9. Epub May 22, 2002.

62. Donnelly C, McColl MA, Charlifue S, et al. Utilization, access and satisfaction with primary care among people with spinal cord injuries: a comparison of three countries. *Spinal Cord* 2007;45(1):25-36. Epub May 31, 2006.

63. Burns AS, Jackson AB. Gynecologic and reproductive issues in women with spinal cord injury. *Phys Med Rehabil Clin N Am* 2001;12(1):183-99. Epub Feb 21, 2002.

64. Persaud D. Barriers to preventive health practices in women with

spinal cord impairments. *SCI Nurs: Publ Am Assoc Spinal Cord Inj Nurses* 2000;17(4):168-75. Epub June 01, 2002.

65. Consortium for Spinal Cord Medicine. Sexuality and reproductive health in adults with spinal cord injury: a clinical practice guideline for health-care professionals. Washington DC: Paralyzed veterans of America. 2010. http://www.pva.org

66. Forsythe E, Horsewell JE. Sexual rehabilitation of women with a spinal cord injury. *Spinal Cord* 2006;44(4):234-41. Epub Sep 21, 2005.

67. Hess MJ, Hough S. Impact of spinal cord injury on sexuality: broad-based clinical practice intervention and practical application. *J Spinal Cord Med* 2012;35(4):211-8. Epub Aug 29, 2012.

68. Kreuter M, Siosteen A, Biering-Sorensen F. Sexuality and sexual life in women with spinal cord injury: a controlled study. *J Rehabil Med: Off J UEMS Eur Board Phys Rehabil Med* 2008;40(1):61-9. Epub Jan 08, 2008.

69. Tepper M. Sexual education in spinal cord injury rehabilitation: current trends and recommendations. *Sex Disabil* 1992; 10(1):15-31.

70. Valtonen K, Karlsson AK, Siösteen A. Satisfaction with sexual life among persons with traumatic spinal cord injury and meningomyelocele. *Disabil Rehabil* 2006;28(16):965-76.

71. Julia PE, Othman AS. Barriers to sexual activity: counselling spinal cord injured women in Malaysia. *Spinal Cord* 2011;49(7):791-4. Epub Feb 16, 2011.

72. Fisher TL, Laud PW, Byfield MG, Brown TT, Hayat MJ, Fiedler IG. Sexual health after spinal cord injury: a longitudinal study. *Arch Phys Med Rehabil* 2002;83(8):1043-51. Epub Aug 06, 2002.

73. Alexander MS, Alexander CJ. Recommendations for discussing sexuality after spinal cord injury/dysfunction in children, adolescents, and adults. *J Spinal Cord Med* 2007; 30(Suppl. 1):S65-70. Epub Sep 19, 2007.

74. Verhoef M, Barf HA, Vroege JA, et al. Sex education, relationships, and sexuality in young adults with spina bifida. *Arch Phys Med Rehabil* 2005;86(5):979-87. Epub May 17, 2005.

75. Hartshorn C, D'Castro E, Adams J. "SI-SRH"—a new model to manage sexual health following a spinal cord injury: our experience. *J Clin Nurs* 2013;22(23-24):3541-8. Epub Mar 04, 2014.

76. Madorsky JG, Dixon TP. Rehabilitation aspects of human sexuality. *West J Med* 1983;139(2):174-6. Epub Aug 01, 1983.

77. Ekland M, Lawrie B. How a woman's sexual adjustment after sustaining a spinal cord injury impacts sexual health interventions. *SCI Nurs: Publ Am Assoc Spinal Cord Inj Nurses* 2004;21(1):14-9. Epub June 05, 2004.

78. de Groot S, Dallmeijer AJ, Post MW, Angenot EL, van den Berg-Emons RJ, van der Woude LH. Prospective analysis of lipid profiles in persons with a spinal cord injury during and 1 year after inpatient rehabilitation. *Arch Phys Med Rehabil* 2008;89(3):531-7. Epub Feb 26, 2008.

79. de Groot S, Post MW, Postma K, Sluis TA, van der Woude LH. Prospective analysis of body mass index during and up to 5 years after discharge from inpatient spinal cord injury rehabilitation. *J Rehabil Med: Off J UEMS Eur Board Phys Rehabil Med* 2010;42(10):922-8. Epub Aug 30, 2010.

80. Groah SL, Nash MS, Ljungberg IH, et al. Nutrient intake and body habitus after spinal cord injury: an analysis by sex and level of injury. *J Spinal Cord Med* 2009;32(1):25-33. Epub Mar 07, 2009.

81. Myers J, Lee M, Kiratli J. Cardiovascular disease in spinal cord injury: an overview of prevalence, risk, evaluation, and management. *Am J Phys Med Rehabil/Assoc Acad Physiatrists* 2007;86(2):142-52. Epub Jan 26, 2007.

82. Nelson MD, Widman LM, Abresch RT, et al. Metabolic syndrome in adolescents with spinal cord dysfunction. *J Spinal Cord Med* 2007;30(Suppl. 1):S127-39. Epub Sep 19, 2007.

83. Bhambhani Y. Physiology of wheelchair racing in athletes with spinal

cord injury. *Sports Med* 2002;32(1):23-51. Epub Jan 05, 2002.

84. Haisma JA, Bussmann JB, Stam HJ, et al. Changes in physical capacity during and after inpatient rehabilitation in subjects with a spinal cord injury. *Arch Phys Med Rehabil* 2006;87(6):741-8. Epub May 30, 2006.

85. van Koppenhagen CF, de Groot S, Post MW, et al. Patterns of changes in wheelchair exercise capacity after spinal cord injury. *Arch Phys Med Rehabil* 2013;94(7):1260-7. Epub Mar 21, 2013.

86. Martin JJ. Multidimensional self-efficacy and affect in wheelchair basketball players. *Adapt Phys Activ Q: APAQ* 2008;25(4):275-88. Epub Aug 29, 2008.

87. Hetz SP, Latimer AE, Ginis KA. Activities of daily living performed by individuals with SCI: relationships with physical fitness and leisure time physical activity. *Spinal Cord* 2009;47(7):550-4. Epub Dec 24, 2008.

88. Rauch A, Fekete C, Cieza A, Geyh S, Meyer T. Participation in physical activity in persons with spinal cord injury: a comprehensive perspective and insights into gender differences. *Disabil Health J* 2013;6(3):165-76. Epub Jun 19, 2013.

89. Women in sport, an IPC report, 2012. http://www.paralympic.org/the-ipc/committees/women-in-sport.

90. SHARP Center for Women and Girls. Women in the olympic and paralympic games an analysis of participation and leadership opportunities April 2013 research report. 2013. http://irwg.research.umich.edu/pdf/Olympic%20Report%20Press%20Release%20FINAL.pdf

91. WoMentoring Programme, a paralympic initiative, 2014. Available at: http://www.paralympic.org/agitos-foundation/programmes/womentoring-programme

92. Lequerica AH, Forschheimer M, Tate DG, Roller S, Toussaint L. Ways of coping and perceived stress in women with spinal cord injury. *J Health Psychol* 2008;13(3):348-54. Epub Apr 19, 2008.

93. Kalpakjian CZ, Albright KJ. An examination of depression through the lens of spinal cord injury. Comparative prevalence rates and severity in women and men. *Women's Health Issues: Off Publ Jacobs Institute of Women's Health* 2006;16(6):380-8. Epub Dec 26, 2006.

94. Bombardier CH, Richards JS, Krause JS, Tulsky D, Tate DG. Symptoms of major depression in people with spinal cord injury: implications for screening. *Arch Phys Med Rehabil* 2004;85(11):1749-56. Epub Nov 03, 2004.

95. Hoffman JM, Bombardier CH, Graves DE, Kalpakjian CZ, Krause JS. A longitudinal study of depression from 1 to 5 years after spinal cord injury. *Arch Phys Med Rehabil* 2011;92(3):411-8. Epub Mar 01, 2011.

96. Krause JS, Broderick L. Outcomes after spinal cord injury: comparisons as a function of gender and race and ethnicity. *Arch Phys Med Rehabil* 2004;85(3):355-62. Epub Mar 20, 2004.

97. Hughes RB, Swedlund N, Petersen N, Nosek MA. Depression and women with spinal cord injury. *Top Spinal Cord Inj Rehabil* 2001;7(1):16-24.

98. North NT. The psychological effects of spinal cord injury: a review. *Spinal Cord* 1999;37(10):671-9. Epub Nov 11, 1999.

99. Pentland W, Walker J, Minnes P, Tremblay M, Brouwer B, Gould M. Women with spinal cord injury and the impact of aging. *Spinal Cord* 2002;40(8):374-87. Epub July 19, 2002.

100. Hughes RB, Robinson-Whelen S, Taylor HB, Hall JW. Stress self-management: an intervention for women with physical disabilities. *Women's Health Issues: Off Publ Jacobs Institute Women's Health* 2006;16(6):389-99. Epub Dec 26, 2006.

101. Rivera PA, Elliott TR, Berry JW, Shewchuk RM, Oswald KD, Grant J. Family caregivers of women with physical disabilities. *J Clin Psychol Medical Settings* 2006;13(4):425-34. Epub Aug 22, 2008.

102. Shackelford M, Farley T, Vines CL. A comparison of women and men with spinal cord injury. *Spinal Cord* 1998;36(5):337-9. Epub May 28, 1998.

103. Dijkers MP. Correlates of life satisfaction among persons with

spinal cord injury. *Arch Phys Med Rehabil* 1999;80(8):867-76. Epub Aug 24, 1999.

104. Putzke JD, Richards JS, Hicken BL, DeVivo MJ. Predictors of life satisfaction: a spinal cord injury cohort study. *Arch Phys Med Rehabil* 2002;83(4):555-61. Epub Apr 05, 2002.

105. Rintala DH. Social support and the well-being of persons with spinal cord injury living in the community. *Rehabil Psychol* 1992;37(3):155-63.

106. Chau L, Hegedus L, Praamsma M, et al. Women living with a spinal cord injury: perceptions about their changed bodies. *Qualitative Health Res* 2008;18(2):209-21. Epub Jan 25, 2008.

107. Kreuter M, Taft C, Siosteen A, Biering-Sorensen F. Women's sexual functioning and sex life after spinal cord injury. *Spinal Cord* 2011;49(1):154-60. Epub May 12 2010.

108. Samuel VM, Moses J, North N, Smith H, Thorne K. Spinal cord injury rehabilitation: the experience of women. *Spinal Cord* 2007;45(12):758-64. Epub Sep 05, 2007.

109. Dolbow DR, Gorgey AS, Cifu DX, Moore JR, Gater DR. Feasibility of home-based functional electrical stimulation cycling: case report. *Spinal Cord* 2012;50(2):170-1. Epub Aug 19, 2011.

110. Bassett RL, Martin Ginis KA, Buchholz AC. A pilot study examining correlates of body image among women living with SCI. *Spinal Cord* 2009;47(6):496-8. Epub Jan 28, 2009.

111. MS T. Sexual education in spinal cord injury rehabilitation: current trends and recommendations. *Sex Disabil* 1992;10:15-31.

112. United Nations. Convention on the rights of persons with disabilities. Available at: http://www.unorg/disabilities/convention/conventionfullshtml. 2006.

113. Aziz A. Women with spinal cord injury in Bangladesh. Maastricht: International Spinal Cord Society; 2014.

114. Hassouneh-Phillips DS, McNeff E. Understanding care-related abuse and neglect in the lives of women with SCI. *SCI Nurs: Publ Am Assoc Spinal Cord Inj Nurses* 2004;21(2):75-81. Epub Nov 24, 2004.

115. Young ME, Nosek MA, Howland C, Chanpong G, Rintala DH. Prevalence of abuse of women with physical disabilities. *Arch Phys Med Rehabil* 1997;78(12 Suppl. 5):S34-8. Epub Jan 09, 1998.

116. Quigley MC. Impact of spinal cord injury on the life roles of women. *Am J Occup Ther: Off Publ Am Occup Ther Assoc* 1995;49(8):780-6. Epub Sep 01, 1995.

117. O'Reilly A. Employment barriers for women with disabilities. In: The Right to Decent Work of Persons with Disabilities. IFP/Skills Working Paper No. 14. Geneva: International Labour Organization (ILO), 2003.

118. Nosek NA, Walter LJ. Community integration of women with spinal cord injuries: an examination of psychological, social, vocational, and environmental factors. *Top Spinal Cord Inj Rehabil* 1998;4(2):41-55.

119. Isaksson G, Skar L, Lexell J. Women's perception of changes in the social network after a spinal cord injury. *Disabil Rehabil* 2005;27(17):1013-21. Epub Aug 13, 2005.

120. Westgren N, Levi R. Motherhood after traumatic spinal cord injury. *Paraplegia* 1994;32(8):517-23. Epub Aug 01, 1994.

121. Alexander CJ, Hwang K, Sipski ML. Mothers with spinal cord injuries: impact on marital, family, and children's adjustment. *Arch Phys Med Rehabil* 2002;83(1):24-30. Epub Jan 10, 2002.

122. Isaksson G, Josephsson S, Lexell J, Skar L. To regain participation in occupations through human encounters–narratives from women with spinal cord injury. *Disabil Rehabil* 2007;29(22):1679-88. Epub Sep 14, 2007.

123. Lysack C, Neufeld S, Dillaway H. Do risk perceptions explain sex differences in community integration and participation after spinal cord injury? *J Spinal Cord Med* 2013. Epub Oct 05, 2013.

第66章 欠发达国家脊髓损伤综合管理面临的挑战

Harvinder Singh Chhabra, Shruti Sharma, Mohit Arora

学习目标

本章学习完成后,你将能够:

- 认识到在最不发达国家管理脊髓损伤所面临的挑战;
- 了解院前急救的知识、评估、管理和康复方案的应用;
- 阐述辅助设备、社区包容、职业培训和家庭照护服务的重要性,特别是在最不发达国家;
- 描述旨在预防和克服这些挑战的策略。

引言

"脊髓损伤后的生活可以是快乐的、有意义的、值得活着的。"这句话描述的情形似乎遥不可及,直到70年前,脊髓损伤(spinal cord injury, SCI)的管理革命才给许多人带来了希望[1]。但是,一段时间以来,这些管理的好处大部分只在设立了众多脊髓损伤中心的发达国家才有。

然而,尤其在欠发达国家或最不发达国家,这种情形仍然遥不可及,他们对脊髓损伤管理的社会资源较匮乏[2,3]。这可能是由于各种原因造成的。与其他疾病相比,脊髓损伤的发生率相对较低,但其管理费用要高得多[4,5]。如果花费相似,其他疾病的治疗效果可能会更明显,获益人口更多[6]。此外,治疗的直接获益并不明显。

在欠发达和最不发达国家,脊髓损伤者在按照既定的标准获得最佳治疗效果的过程中遇到了很多的挑战[7]。这些挑战几乎影响到了脊髓损伤患者护理的各个方面[8]。许多因素,诸如缺乏训练有素的专业人员、服务不充分或不恰当、缺乏全面关怀、缺乏无障碍环境和经济障碍,对脊髓损伤患者的全面管理及重返社会构成巨大挑战。"可能"与"实际可用"之间存在巨大差距。

此外,许多脊髓损伤患者无法在第一时间得到恰当的治疗。被忽视的创伤性脊髓损伤(neglected-traumatic SCI, Neg-TSCI)指的是那些不能及时得到综合治疗的损伤。Neg-TSCI使椎体病变的处理及患者的身心康复变得更加复杂,其并发症的出现更多,更为严重,且难以处理。导致患者的住院时间延长,花费增加,并且对功能预后产生不利影响[9]。

尽管脊髓损伤的全面管理在资源匮乏的环境下会遇到明显的挑战,但是没有足够的相关文献可供参考。本章旨在概述欠发达和最不发达的国家所面临的挑战(以下统称为欠发达国家),以及克服这些挑战的一些方法。

记忆要点

- 欠发达国家和最不发达国家尚未开发适合脊髓损伤管理的基础设施和服务。
- 诸如缺乏训练有素的专业人员、缺乏服务、缺乏综合关怀、缺乏无障碍环境和财政障碍等因素给脊髓损伤的综合管理带来了巨大的挑战。
- 在"可能"和"实际可用"之间存在差距。

院前管理

院前管理大大改善了脊髓损伤患者的预后,包括由受过训练的人员进行疏散、现场急救,在医疗急救人员的监督下转运患者[10-12]。美国的统计数据显示，在 20 世纪 70 年代，急救医疗服务的实施大大提高了脊髓损伤患者的生存机会，完全性脊髓损伤的比例从 1972 年的 62% 下降到 1986 年的 21%[13]。

尽管其在挽救生命和改善预后方面具有重要意义，但院前管理可能是欠发达国家脊髓损伤管理中最被忽视的部分之一，结果导致发病率和死亡率显著升高。Tiska 等发现，在加纳，严重受伤人员（因交通事故）的死亡率为 51%，而在西雅图为 21%[14]。一旦出现创伤，患者通常由未经正规训练的人员接走和转移[15]。在受伤的地方通常没有恰当的急救和固定设施。在欠发达国家，经常使用各种交通工具，包括自动人力车、手推车、公交车、吊床（图 66.1）等，这些交通工具完全不适合运送疑似脊髓损伤的患者[6,8]。2008 年的一项研究显示，在巴基斯坦 83 名脊髓损伤患者中，没有一人得到现场固定，并且只有 18 人接受了救护车转运[8]。除了缺乏正式的院前管理系统外，缺乏足够的设备和较长的运输时间也对欠发达国家的院前管理构成巨大挑战。

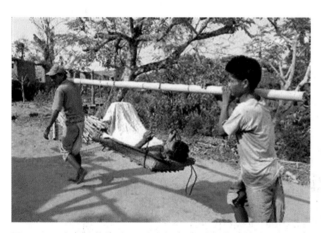

图 66.1　吊床虽然完全不适合疑似脊髓损伤患者，但仍然在欠发达国家使用

尽管院前管理的原则不变，但需要根据当地环境和设备的可用性进行调整。因此，可以使用头部两侧紧密折叠的衣服或卷起的毛巾（"马颈轭"技术）来固定[16,17]。如果没有专门的运输设备如背板，也可以选择毯子或篷布[18]。

需要给施救者提供与周围环境相匹配的培训。这些特殊环境下使用的课程和手册，通常由一线急救人员参与编写[11,12,16,19,20]。在加纳，Tiska 等人[14] 为职业驾驶员制定了一个专门的课程，用以提高患者的生存率。Sasser 等[21] 也指出，即使在资源有限的国家，也可以通过教会人们如何在受伤地点给患者提供基

本的生命支持来挽救生命，防止残疾。招募精心挑选的志愿者和非医学专业人员，并为他们提供培训以及基本用品和设备，有助于建立有效的院前管理系统[21]。

> **记忆要点**
>
> - 院前管理是欠发达国家脊髓损伤管理中最容易被忽视的部分之一，这导致发病率和死亡率明显升高。
> - 缺乏正式的院前管理系统和足够的设备，以及到最近的医疗机构需花费较长的时间等是目前面临的巨大挑战。
> - 招募志愿者和非医学专业人员，给他们培训、基本用品和设备，有助于在欠发达地区的可用资源范围内建立有效的院前管理系统。

适当的基础设施和机构

在过去的 20 年里，欠发达国家把注意力集中在建立管理机构上，于是专门的脊髓损伤中心应运而生了。然而，这些中心和机构的数量常常不足以满足人们的需求[22]。Salinas 和 Medina 的结论是，超过一半的欠发达国家没有建立神经康复机构。在对马拉维、莫桑比克、纳米比亚、赞比亚和津巴布韦的关于包括脊髓损伤在内的残疾人的生活条件调查表明，这些国家在提供医疗康复服务方面存在差距[7,22,24,25]。发达国家和欠发达国家的脊髓损伤中心数量明显不同。而脊髓损伤中心覆盖的人口差异更加明显，凸显出基础设施和服务的差距。

> **记忆要点**
>
> - 欠发达国家在过去十年中一直致力于设立专门的脊髓损伤中心，但往往还不足以满足需要。

综合管理的启动

一些研究已证实接受早期康复的患者预后较好，特别是在一个有组织的多学科的脊髓损伤护理系统中[2,4,6,26,27]。而在欠发达国家，早期康复和有组织的

多学科的脊髓损伤护理系统都是问题。脊髓损伤患者往往很晚才到权威的康复中心去(甚至是伤后几个月或几年),期间经常有治疗不足或没有治疗的情况,且在家中经常没有人看管[21]。在一项研究中,研究人员对在该中心就诊的脊髓损伤患者进行的人口统计学调查表明,只有8.1%的患者在伤后24小时到达该中心。约有25.5%的患者在损伤1个月后到达,3个月后到达的占15.1%[24]。另一项在印度进行的调查显示,脊髓损伤与康复单元之间的平均延迟时间为45天[19]。像津巴布韦这样的发展中国家,患者很少在24小时内得到明确的照护处理[15]。

脊髓损伤的综合管理的延迟,既增加了管理的复杂性,又导致并发症的发生率升高以及住院时间延长,增加了费用成本,并对预后产生不利影响[9]。因此,作者特意使用了被忽略的创伤性脊髓损伤(Neg-TSCI)这个术语。相关内容在第62章有详细讨论。

记忆要点

- 在欠发达国家,脊髓损伤患者往往较晚才去康复中心就诊。他们要么接受了不恰当的治疗,要么没有接受治疗,且在家中经常没有人看管。
- 脊髓损伤的综合管理的延迟会导致并发症发生率增加和预后不良。

全面评估

在欠发达国家,相当比例的脊髓损伤患者无法获得或无法负担得起良好的放射学评估[17, 18, 28]。例如在许多医院,计算机断层扫描(computed tomography, CT)或磁共振成像(magnetic resonance imaging, MRI)等先进的成像技术并不适用[29, 30]。有人估计,有一半以上的发展中国家没有建立神经放射学机构[23]。

在新兴国家,其他检查如尿流动力学检查和肾脏扫描条件也很有限,从而影响患者的管理[31]。

急性期的管理

急性期的院内管理可能不会像脊髓损伤管理的其他方面一样被忽视。这可能是因为急性期管理所需的基础设施通常几乎与其他创伤相同。一项调查表明,所有 Neg-TSCI 中有 72.1% 在急性期管理(包括手术)之后被送回家,而只有 9.8% 没有得到任何急性期管理。Rathore FA 在 2013 年的调查也有类似的发现[2]。

由于亚洲人群中深静脉血栓(deep vein thrombosis, DVT)的发病率远低于西方人群,所以在亚洲人群中通常不进行预防性抗凝治疗[32, 33]。然而,另一项研究[34]表明印第安人脊髓损伤患者 DVT 的发生率为 3%~10%,明显低于西方文献的报道。

记忆要点

- 在欠发达国家,急性期住院管理不像其他管理一样被忽视。
- 普遍认为亚洲人 DVT 的发病率明显比欧美地区低,因此往往不进行预防性抗凝治疗。

膀胱管理

在发展中国家,膀胱管理是一个大问题。由于神经源性膀胱的评估办法很有限,影响了膀胱管理的启动[31]。诸如肾脏放射性核素扫描等复杂检查则更少。虽然简单和便宜的尿流动力学评估方法是可用的,但有关这些技术和获得这些技术的渠道都是有限的[36-38]。

清洁间歇导尿(clean intermittent catheterization, CIC)显著影响了脊髓损伤患者的泌尿系统管理[39]。在欠发达国家,相当一部分患者在脊髓损伤中心无法得到恰当的康复,他们不实施间歇导尿,而是继续留置导尿管,或者采取集尿器、反射性排尿,甚至 Credé 手法排尿[40]。

许多患者的康复介入较晚,所以清洁间歇导尿的实施也较晚[41],甚至在患者入院后仍留置尿管一段时间。原因是缺乏相关工作人员来实施间歇导尿技术,还有一些患者拒绝此操作[15]。许多患者在住院期间学习过间歇导尿的操作,但出院后又重新开始留置尿管。

对于间歇导尿,我们推荐使用一次性导尿管[42]。由于医疗保险和报销等问题,欠发达国家的大多数脊髓损伤患者无法承担一次性导尿管的费用,不得不反复使用,或者直接留置尿管或采用集尿器[31, 40]。

间歇导尿所采用的可重复使用的导尿管的类型不同。虽然研究显示[40,44]红色橡胶导尿管对尿道黏膜有损害,但在发展中国家还在继续应用[41,43]。对乳胶导尿管过敏的并发症在文献中有详细描述[45]。推荐的可重复使用的导尿管包括 Nelaton 和 Folcys[46]。

处理可重复使用导尿管的方法很多,尽管世界卫生组织建议用肥皂和自来水清洗[43,47,48],但在欠发达国家仍然使用各种方法,如煮沸、高压蒸汽灭菌[49,50]和 Savlon 清洗等。

关于可重复使用导尿管的储存,世界卫生组织建议采用一个定期清洗的棉布袋[49,50]。然而,仍然可见使用各种方法,例如储存在 Savlon / 清洁剂中[49,50]。处理不当和不适当的储存大大增加了泌尿生殖系统并发症的危险[51,52]。

由于评估不足、认识不足、资源有限,特别是缺乏尿流动力学评估,相关药物的使用也不足[35,53]。

> **记忆要点**
>
> - 欠发达国家有关神经源性膀胱的评估程序和获取这些程序的渠道都很有限。
> - 许多无法进行适当康复治疗的患者没有采取清洁间歇导尿,而是继续留置尿管,或采取集尿器、反射性排尿,甚至 Credé 手法排尿。
> - 一次性导尿管使用的限制进一步增加了神经源性膀胱处理的难度。
> - 关于可重复使用导尿管的使用、处理和储存方法已有指南可参考,但是这方面的知识没有得到充分的传播。

肠道管理

在许多农村地区,现实阻碍了肠道管理的进行。普通人可能只需去田野里就能排便[54]。而在中东、亚洲和非洲的很多地方,普遍的做法是利用固定在地面的马桶或蹲式厕所(图 66.2)。由于需要下蹲,所以这些设施并不适合于脊髓损伤患者[54]。

肠道训练启动的延迟也会增加肠道管理的复杂性。可以导致粪石、肠梗阻以及相关的并发症,如痔疮,这些都是需要长期和复杂的肠道训练的原因[9]。如果管理不当,也容易导致压疮和自主神经反射异常[9]。

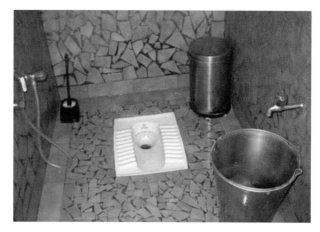

图 66.2　使用蹲厕是许多欠发达国家的惯例,但不适合 SCI 患者

在一些欠发达国家,社会信仰会阻碍患者的独立性,例如家人期望照顾患者[54,55]。由于人口资源丰富和亲属过度关爱的态度,大部分时间患者在床上完成肠道护理。在这种情况下,慢性大便失禁相当普遍。在巴基斯坦一项关于脊髓损伤患者的研究中,86% 的患者报告有定期或偶尔的便失禁[54]。

> **记忆要点**
>
> - 肠道训练启动的延迟使患者容易出现粪石、肠梗阻以及相关的并发症如痔疮,以及压疮和自主神经反射异常。
> - 家人想要照顾患者的做法可能会阻碍患者独立性的发挥。

性和生育问题

在欠发达国家,性咨询和管理是最容易被忽视[9,56]。另一项研究(正在出版)发现,高达 60% 的脊髓损伤患者和 57% 的配偶没有得到充分的性辅导。突出的原因是缺乏意识和文化因素[57-59]。

印度的情况就是欠发达国家性管理面临挑战的一个例子。根据一些宗教史诗,夫妻之间的性关系应该主要是为了生孩子。过度放纵性关系,甚至是夫妻之间的关系,被认为是一种罪过,被认为会导致严重的疾病。关于性的讨论被认为是禁忌。性问题不仅是常见的,而且主要与无知、误解和消极态度,特别是文化禁忌有关。影响性的其他社会文化因素包括父母和其他人的性态度和价值观,即性"肮脏"、手淫惩罚和男女双重行为标准。与男性相比,女性处于不利的地位。在任何情况下,她们都应该忠于丈夫。就像婚前性行为一样,女性因违反婚姻忠诚而受到的惩罚比男性更大。由于亚洲社会男性角色的传统性质,作为主要的工资收入者和户主,脊髓损伤对亚洲的男性患者的影响更大。这些社会文化因素加大了脊髓损伤患者在性管理方面面临的挑战。

与发达国家相比,欠发达国家脊髓损伤者的性活动频率较低。大多数患者现在的性生活与伤前水平相比更差。这可能是由于脊髓损伤的并发症、伴侣不满、性活动期间伴侣的互动减少、自尊心影响以及受伤后性生活恢复不足所致。与西方的文献报道[61-64]相比,伴侣的满意度也较低[59]。

与男性相比,女性对性的满意度更低。最常见的原因是主流文化认为,与一个生病的女性发生性行为是违反常理的,并且可以传染男性伴侣。其他一些可能的解释是,伴侣的态度冷漠、肠道及膀胱功能障碍和隐私不足[60]。

关于生育的咨询和管理更加滞后[46,65]。设施不足是一个问题,如果设备齐全,患者的承受能力也是一个问题。

> **记忆要点**
>
> - 性的咨询与管理在欠发达国家最容易被忽视。
> - 主要原因是缺乏意识和文化禁忌。
> - 生育咨询和管理也缺乏足够的重视。

相关并发症的预防

欠发达国家报告的并发症种类与发达国家相似,但发病率明显上升[66],可能是由于管理不充分和不恰当,以及管理开始得较晚所致。可预防性并发症的发生频率高表明医疗保健专业人员普遍缺乏意识,患者无法坚持终身预防制度[67]。

在脊髓损伤管理革命之前,尿路感染是发病率和死亡率的主要原因。现代技术和方案大大降低了相关的发病率。但是,欠发达国家的情况可能没有大幅改善[51,52]。

欠发达国家脊髓损伤患者的泌尿系统和肾脏并发症,如尿路感染(urinary tract infections,UTI)、附睾炎、前列腺炎、窦道、瘘管、肾积水、肾盂肾炎、肾衰竭和终末期肾病的发病率维持在很高的水平。尽管没有充分的证据,但是这些并发症的发病率和死亡率仍然占主导地位[8]。可能的原因包括:神经源性膀胱的评估和伴随用药不当,膀胱治疗方法不当,可重复使用导尿管的使用、处理和存储不当等。

压疮是脊髓损伤治疗的又一重大挑战(图66.3)。在资源缺乏环境下,压疮仍是发病率和死亡率最高的并发症[68,69]。在巴基斯坦、尼日利亚、印度和非洲等地进行的研究表明,压疮仍然是导致患者死亡的主要原因之一。原因可能是伤口护理和卫生条件。

发达国家脊髓损伤患者中可预防的继发性疾病(例如未经治疗的压疮感染)不再是主要的死亡原因,但这种情况在欠发达国家并没有大的改变[70]。

痉挛及其继发的挛缩是长期问题。康复治疗和药品资源不足可能导致其发病率进一步上升。严重的挛缩有时需要截肢[15]。

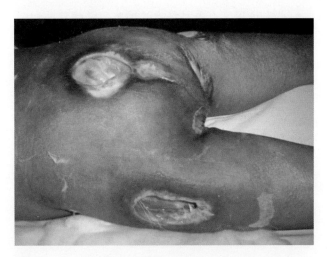

图66.3　在欠发达国家,脊髓损伤患者往往出现多个压疮

> **记忆要点**
>
> - 并发症的种类类似于发达国家,但发病率较高,可能是由于管理不充分和不恰当,以及启动较晚。
> - 欠发达国家脊髓损伤患者的泌尿生殖和肾脏并发症的发生率仍然很高。
> - 压疮和可预防的继发感染是脊髓损伤管理的又一重大挑战。
> - 痉挛和继发性挛缩的发病率有所增加。

综合康复

众所周知,为了获得更好的预后,脊髓损伤患者需要多学科综合康复队伍和综合管理服务[7]。然而,在欠发达国家,对脊髓损伤患者的管理,各个学科通常都不合适[71]。许多欠发达国家的脊髓损伤管理方面的专家越来越少,许多地方根本没有专家[72]。在大多数情况下,康复治疗是不够的,并且通常与物理疗法相混淆,而不是多学科概念[73]。物理治疗师的工作往往由团队其他成员代替,即职业治疗师或者辅助技术人员等[8]。

康复护理的综合服务可以优化治疗结果,但在欠发达国家的大部分医疗机构中通常无法获得。心理康复、性/生育管理、职业咨询、朋辈咨询和文体治疗等重要组成部分要么被忽视,要么被巧妙地避开了。

> **记忆要点**
> ● 欠发达国家的脊髓损伤管理通常不具备多学科合作,多学科概念行不通。

辅助设备和其他医疗设备

适合发达国家的轮椅设计通常不适合大部分欠发达国家,特别是崎岖、未铺砌的农村环境[15]。现有的轮椅不适合在农村地区使用,因为它们既不够坚固,不能承受很大重量,也没有足以满足粗糙地面摩擦的足够大的轮子。事实上,现有的许多轮椅不适合脊髓损伤人士,因为他们没有可拆卸的侧臂或摆动的脚踏板等基本组件(图66.4)。此外,欠发达国家的大多数脊髓损伤患者,特别是低社会经济阶层的人,只能获得标准轮椅(图66.5),而不是按照他们的需求定制的轮椅[74]。经济负担能力也是一个主要问题,尤其在较低的社会经济阶层[24]。

低成本的轮椅和配件(如减压轮椅垫)可替代高成本产品的性能和耐用性[35,36]。不幸的是,人们对这些替代品的认识有限。由于利润率低,很少有私营行业参与,非营利组织必须与政府合作[75]。在欠发达国家,对于那些高颈段脊髓损伤患者,得到这样的辅助设备是很困难的[15]。在所有需要辅助设备的残疾人中,只有约5%~15%的患者能够得到设备[76]。在南非,这一比例是17%~37%。据报道,在使用辅助器具的患者中,男性多于女性,城市居民多于农村居民。经济是主要的制约因素[77]。

> **记忆要点**
> ● 在欠发达国家所有残疾人中,只有5%~15%可以获得辅助器具。
> ● 轮椅不适合在农村使用。
> ● 经济负担能力也是一个重要问题,尤其是在低收入阶层。
> ● 虽然低成本的轮椅和辅助装置可以用,但患者在这方面的意识有限,且不易获得。

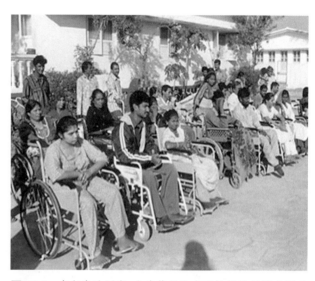

图66.4　在欠发达国家,大多使用没有可拆卸的侧臂或摆动的脚踏板等基本组件的轮椅,其实这种轮椅并不适合脊髓损伤患者

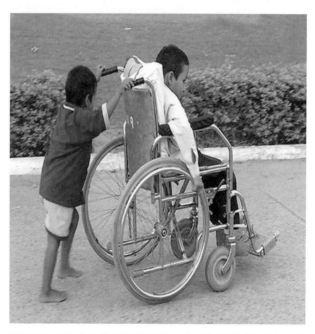

图66.5　SCI患儿使用标准轮椅。在欠发达国家,很少有人根据自己的需求定制轮椅

家庭照护服务

在欠发达国家,家庭照护服务具有特殊的意义,因为在这种情况下,脊髓损伤患者出院后在恢复正常生活方式上面临更大的挑战,且很少有人返回医院随访。不幸的是,在欠发达国家,几乎没有这方面的 SCI 管理服务。

> **记忆要点**
>
> ● 欠发达国家几乎没有家庭照护服务。

出院后的随访

在很多欠发达国家,脊髓损伤患者的随访是一个大问题。主要原因包括财政限制、进入脊髓损伤中心困难、没有适合轮椅使用者的基础交通设施[6]。一项尼日利亚的研究表明,脊髓损伤轮椅患者出院后首次随访的比例是 3%,第二次随访的比例下降至 1.5%[78]。

> **记忆要点**
>
> ● 欠发达国家脊髓损伤患者的随访率很低。

社区包容

在欠发达国家,社区和家庭的无障碍改造很有限,很大程度上限制了脊髓损伤患者的移动。道路和基础设施不合适,限制了患者在社区内的转移(图 66.6a

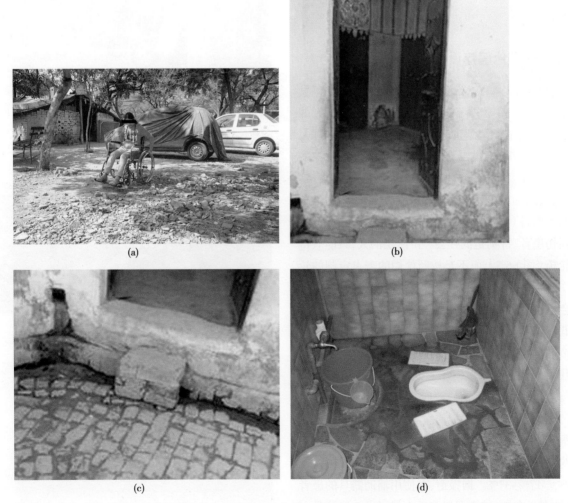

  (a)   (b)

  (c)   (d)

图 66.6　(a)崎岖的地形是社区转移的主要障碍。(b)进入房间通常有障碍。(c)许多地方常见的砾石路面不适合轮椅使用。(d)蹲式厕所和浴室构造一般也不适合轮椅使用

和 c）。交通工具也是一个限制。脊髓损伤患者在社区内实现独立转移并重返工作是很困难的。原因包括来自各方面的障碍、社区居民的歧视、缺乏就业机会[6]。患者居住的房屋结构也不适合使用轮椅（图 66.6b 和 d），只有少数人能负担得起改造房屋的费用。

文化因素在患者的预后中发挥着重要作用[79]。脊髓损伤患者及其家属往往不愿意接受损伤持续存在。有时候他们也会寻求精神和信仰治疗者等替代疗法[8,80]。根据津巴布韦的一项研究，或许社区包容的最大障碍是患者的心理状态。大多数患者认为自己完全没有用，不幸的是很多家庭成员也这么认为[15]。男性和女性都害怕被配偶遗弃。对他们灌输积极的态度可能是非常困难的，而一个完全没有康复动力的患者还可能会因为挛缩的进展而增加障碍[15]。在缺乏本土的和文化上相关的辅助咨询和心理服务的情况下尤其如此。

> **记忆要点**
>
> - 在欠发达国家，社区和家庭缺乏无障碍设施，这对脊髓损伤患者是一个巨大的挑战。
> - 阻碍患者融入社区的因素包括道路、基础设施等不完善，房屋和建筑的不合理等。

职业康复

在欠发达国家，脊髓损伤患者重返职业也是一个巨大的挑战，在孟加拉国的一项调查研究中表明，大约只有 50% 的患者成功重返工作[81]。Chhabra 和 Arora 在亚洲地区的调查显示，10%~20% 的脊髓损伤患者重返工作[82]。在津巴布韦幸存的脊髓损伤患者中，有33% 没有任何收入，依靠家庭和朋友的经济支持[83]。还有一些地区缺乏社会保障。残疾和贫穷之间往往形成恶性循环。在印度南部，大多数脊髓损伤患者生活在贫困线以下[84]。据报道，在加纳，因缺乏就业选择或社会支持，一些有运动障碍的人只能被迫进行非法乞讨[85]。

按照专家的说法，职业康复不足是重返职业的主要障碍，其次是政府缺乏相关认知、缺乏就业机会和心理因素。

> **记忆要点**
>
> - 在欠发达国家，脊髓损伤患者重返职业的概率很低。

预后和长期生存

对脊髓损伤患者的管理面临很多困难，这些困难进一步导致管理的不充分和不恰当，从而影响患者的预后。在印度进行的一项研究表明，推迟启动管理策略将会影响患者功能预后和生理、心理的康复，并且增加了相关并发症的风险。这些并发症更加难以管理，从而导致更长的住院时间，增加成本，并影响总体预后。

发展中国家脊髓损伤患者 1 年死亡率最高，在撒哈拉以南的一些非洲国家，脊髓损伤相当于是致死性的疾病[86]。

在欠发达国家，脊髓损伤相关疾病的死亡率和发病率都非常高，1 年死亡率最高。在撒哈拉以南的一些非洲国家，脊柱脊髓损伤在一年内可能是一种致命的疾病[86]。一项研究表明，在 1960 年代初的津巴布韦，约有 90% 的四肢瘫痪者在出院后 1 年内死亡。尽管 1998 年津巴布韦的 1 年死亡率下降至 49%，但是这么高的数字表明，还需要做很多工作来改善脊髓损伤患者的困境[15]。在 2004 年的塞拉利昂，伤后 28 个月的死亡率为 83%[86]。另一项 15 年前在尼日利亚进行的研究显示，25% 的外伤性截瘫病例在住院期间死亡，其中约 60% 的患者出现褥疮，所有患者均出现泌尿系感染[74]。欠发达国家没有长期的纵向的生存数据。

> **记忆要点**
>
> - 脊髓损伤患者的管理启动的延迟，或者是管理不充分或不恰当，都会影响患者的整体预后。
> - 欠发达国家脊髓损伤相关疾病的 1 年内死亡率最高。

预防计划的制定和实施

在欠发达国家，脊髓损伤的发病率和流行病学数据存在很大差异。一项关于脊髓损伤患者的全球报告表明,外伤性脊髓损伤的发病率和流行病学信息很少,特别是在欠发达国家,这也限制了损伤的预防、医疗保健和其他社会规划[86]。欠发达国家的脊髓损伤人口统计学数据与发达国家相比有显著差异[24]。由于缺乏准确的数据,限制了有效预防方案的制订。预防方案的实施和执行不充分,从而加剧了方案制定的难度。

据世界卫生组织统计,90% 的道路交通死亡事件发生在欠发达国家[87]。在欠发达国家,预防方案制定起来面临很大的挑战,尽管机动车数量迅速上升,但主要的交通方式仍然是步行、骑自行车和安全系数较低的车辆,如拥挤的小卡车(图 66.7),没有乘客的保护措施[49]。这种较高的交通量与碰撞风险的暴露程度增加有关,而基础设施发展的缓慢进一步加剧了这个问题。

许多研究表明,欠发达国家脊髓损伤的主要原因是高空坠落,例如从阳台、电线杆、楼梯、树木(图 66.8)等处坠落[24],很少使用安全预防措施。

在许多欠发达国家,人们常常用头顶重物(图 66.9)。搬运工经常头顶重达 100 公斤的重物。尽管只有孟加拉国[88]、加纳[89]和塞拉利昂[90]报道了这种做法,但是在大多数欠发达国家这种做法却很常见。在孟加拉国的一项研究[83]中,颈脊髓损伤的患者大多数是年轻人,作为搬运工和农民,头顶农产品、肥料或大米,由于头部过重的负荷而坠落造成脊髓损伤。对于新手和儿童,当负荷超过 50 公斤时,由于头部重负荷而导致脊髓损伤的风险大大增加[88]。由于搬运者必须始终保持头部直立来维持平衡,很难看清道路情况。不平整的或比较光滑的路面常常会导致跌倒。60% 的病例发生在农村地区,农田或泥泞的路上。因为这里几乎没有安全规定和预防方案,因此这种伤害继续有增无减。

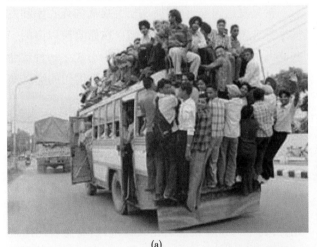

(a)

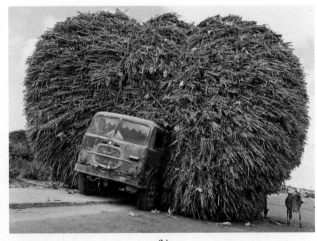

(b)

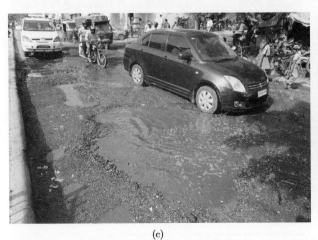

(c)

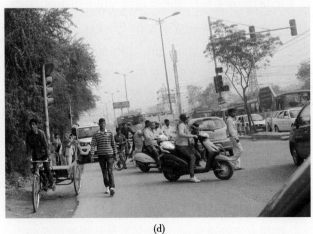

(d)

图 66.7　欠发达国家的道路交通安全的巨大挑战:a 和 b 显示超载车辆,c、d 显示不利的驾驶条件,d 图中行人、非机动和机动两轮车辆混在同一条拥挤的道路上

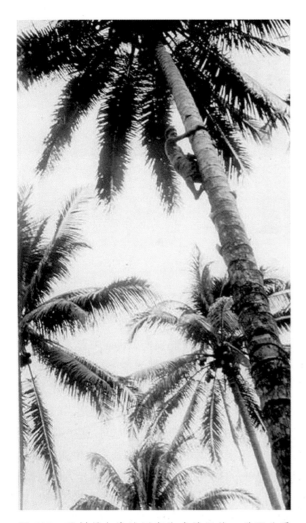

图 66.8 爬树是欠发达国家许多地区的一种职业需要，但是很少采取安全防范措施。在很多地区，从树上落下是 SCI 的主要原因

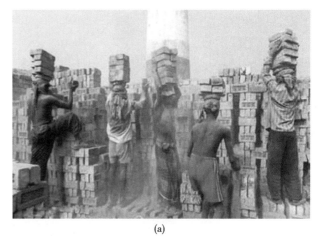

(a)

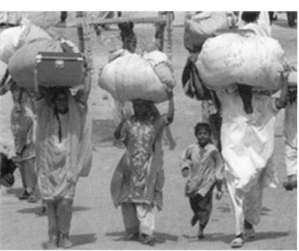

(b)

图 66.9 在许多欠发达国家，头部负重是常见的做法，也是导致脊髓损伤的常见原因

高收入国家的采矿活动往往组织良好，并受到严格管制[91-93]，而欠发达国家由于贫困、失业率高、执法不力和腐败等原因，可能会造成不安全的采矿行为。例如：在非洲，不断增加的小型和非正式采矿作业缺乏安全管理机制[94,95]，矿业伤害事件可能不上报，统计数据无法获得或记录。

最可怕的挑战

Chhabra 和 Arora 所做的一项研究显示，患者和消费者认为院前护理、身体和性康复以及家庭护理服务是印度的脊髓损伤管理最大的挑战[82]。社会心理康复、社区融合、终身随访、职业康复、出院计划和预防也被认为是重大的挑战。有人认为，对于大多数其他欠发达国家来说也是如此。

影响因素

在 Chhabra 和 Arora[82] 的研究中，专家、患者和消费者认为，缺乏对脊髓损伤的认知、文盲／教育不足、经济困难和脊髓损伤患者没有到达专门从事脊髓损伤管理的权威机构，是阻碍住院患者管理的最重要因素。心理因素和缺乏训练有素的人力和技术被认为是一般重要的因素，而心态和社会信仰是最不重要的因素。

记忆要点

- 关于欠发达国家脊髓损伤患病率和发病率的资料不足，因此无法制定有效的预防方案。预防方案的实施和执行也是不够的。
- 交通量大、头顶重物、不安全的采矿作业，都对脊髓损伤的预防造成了阻碍。

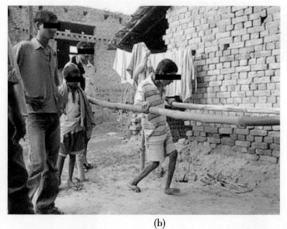

(a) (b)

图 66.10 欠发达国家的残疾人通常采用创新的方式克服挑战,恢复生产性的生活方式

专家、患者和相关人员认为身体康复不充分是阻碍脊髓损伤患者融入社会的最重要因素。经济因素是次重要因素。职业康复不足、工作场所和社区改造问题、心理康复不足、社区意识不足以及辅助技术的缺乏是其他重要的影响因素。

克服挑战

Chhabra 和 Arora[82]的研究显示,专家、患者和消费者一致认为,强大的家庭和配偶支持可以帮助脊髓损伤患者克服挑战。强大的社区支持、强烈的宗教信仰、创新精神(图 66.10)以及廉价而丰富的人力资源是其他重要的积极影响因素。其他研究[8,96]也有类似的发现。虽然脊髓损伤患者在发展中国家面临很多挑战,但是越来越多的人在帮助下可以回到主流社会。

记忆要点

- 院前管理、身体和性康复、家庭照护、心理康复、社区融合、终身随访、职业康复、出院计划和预防是脊髓损伤患者管理面临的最大的挑战。
- 专家、患者和相关人员认为,缺乏对脊髓损伤的认知、文盲/教育不足、经济困难和脊髓损伤患者没有到达专门从事脊髓损伤管理的权威机构,是阻碍住院患者管理的最重要因素。
- 身体康复不充分和经济障碍是阻碍脊髓损伤者融入社会主流的最重要因素。
- 强大的家庭和配偶的支持是帮助脊髓损伤患者克服挑战的最重要的因素。其他重要因素包括强大的社区支持、强烈的宗教信仰、创新以及廉价和丰富的人力资源。

结语

在欠发达国家,脊髓损伤患者面临着无数挑战,这些挑战几乎影响到综合管理的各个方面。院前管理是最容易被忽视的部分之一,导致发病率和死亡率明显增高。缺乏正式的院前护理系统、缺乏适当的设备、到最近的医疗机构需花费较长的时间,这些都是问题。过去二十年来,欠发达国家把注意力集中在建设脊髓损伤中心上,但这些中心常常不足以满足人们的需求。急性期管理、膀胱/肠道管理、性和生育的管理都是这些国家进行脊髓损伤患者管理时面临的挑战。并发症经常出现,原因是管理不充分或不合适,以及脊髓损伤患者管理启动的延迟。此外还有缺乏综合康复设施和多学科理念的问题。出院后随访、家庭照护服务和社区包容等都是欠发达国家落后的领域,这又进一步阻碍了脊髓损伤患者的管理。很多因素限制了脊髓损伤的全面管理,例如缺乏训练有素的劳动力、缺乏设备、缺乏综合关怀、缺乏无障碍环境和经济原因等。

强大的家庭、配偶和社区支持,积极的态度,创新,廉价的劳动力和丰富的人力资源,是克服欠发达国家脊髓损伤面临的挑战的主要力量。

本章要点

- 在欠发达国家,很多因素限制了脊髓损伤综合管理的实施,在“可能”和“实际可用”之间存在距离;
- 缺乏正式的院前护理系统和足够的设备,以及到最近的医疗机构需花费较长的时间,是欠发达国家脊髓损伤管理中最容易被忽视的部分之一,结果导致发病率和死亡率明显升高;

- 尽管欠发达国家把注意力集中在建立专门的脊髓损伤中心上,但仍不足以满足人们的需求;
- 有关急性期管理、膀胱/肠道管理以及性和生育管理的问题增加了欠发达国家进行脊髓损伤管理时面临的挑战;
- 综合管理的不充分、不恰当,以及管理开始较晚,都可以导致并发症的发生率较高;
- 在欠发达国家,脊髓损伤管理一般不具备多学科综合康复模式,因此多学科概念无法实施;

- 在欠发达国家,出院后随访、家庭照护服务和社区融合等严重不足是限制脊髓损伤患者获得最佳预后的主要障碍;
- 很多因素限制了脊髓损伤的全面管理,例如缺乏训练有素的劳动力、缺乏设备、缺乏综合关怀、缺乏无障碍环境和经济原因等;
- 强大的家庭、配偶和社区支持,积极的态度,创新,廉价的劳动力和丰富的人力资源,是克服欠发达国家脊髓损伤面临挑战时的主要力量。

（王文婷　刘璐　佟帅　杨延砚　译　周谋望　校）

参考文献

1. Donovan WH. Spinal cord injury — past, present, and future. *J Spinal Cord* Med 2007;30:85-100.

2. Rathore FA. Neglected traumatic spinal cord injuries: experience sharing from Pakistan. *Spinal Cord* 2013;51:652-3.

3. Scovil CY, Ranabhat MK, Craighead IB, Wee J. Follow-up study of spinal cord injured patients after discharge from inpatient rehabilitation in Nepal in 2007. *Spinal Cord* 2012;50:232–7.

4. Rahimi-Movaghar V, Moradi-Lakeh M, Rasouli MR, Vaccaro AR. Burden of spinal cord injury in Tehran, Iran. *Spinal Cord* 2010;48:492-7.

5. Kirshblum SC, Priebe MM, Ho CH, Scelza WM, Chiodo AE, Wuermser LA. Spinal cord injury medicine. 3. Rehabilitation phase after acute spinal cord injury. *Arch Phys Med Rehabil* 2007;88:S62-70.

6. Rathore FA. 2010. Spinal Cord Injuries in the Developing World. In: JH Stone, M Blouin, editors. International Encyclopedia of Rehabilitation. Available from: http://cirrie.buffalo.edu/encyclopedia/en/article/141/

7. Chiu WT, Lin HC, Lam C, Chu SF, Chiang YH, Tsai SH. Review paper: epidemiology of traumatic spinal cord injury: comparisons between developed and developing countries. *Asia Pac J Public Health* 2010;22:9-18.

8. Rathore MFA, Hanif S, Farooq F, Mansoor SN. Traumatic spinal cord injuries at a tertiary care rehabilitation institute in Pakistan. *J Pakistan Med Assoc* 2008;58:53.

9. Chhabra H, Arora M. Neglected traumatic spinal cord injuries: causes, consequences and outcomes in an Indian setting. *Spinal Cord* 2012;51:238-44.

10. Armstrong BP, Simpson HK, Crouch R, Deakin CD. Prehospital clearance of the cervical spine: does it need to be a pain in the neck? *Emerg Med J* 2007;24:501-3.

11. Flabouris A. Clinical features, patterns of referral and out of hospital transport events for patients with suspected isolated spinal injury. *Injury* 2001;32:569-75.

12. Podolsky S, Baraff LJ, Simon RR, Hoffman JR, Larmon B, Ablon W. Efficacy of cervical spine immobilization methods. *J Trauma* 1983;23:461-5.

13. Meyer PR, Heim S. Surgical stabilization of the cervical spine. In: Meyer PR, editor. Surgery of spine trauma. New York (NY): Churchill Livingstone; 1989.

14. Tiska MA, Adu-Ampofo M, Boakye G, Tuuli L, Mock C. A model of prehospital trauma training for lay persons devised in Africa. *Emerg Med J* 2004;21:237-9.

15. Levy LF, Makarawo S, Madzivire D, Bhebhe E, Verbeek N, Parry O. Problems, struggles and some success with spinal cord injury in Zimbabwe. *Spinal Cord* 1998;36:213-8.

16. Shrestha D, Garg M, Singh GK, Singh MP Sharma UK. Cervical spine injuries in a teaching hospital of eastern region of Nepal: a clinico-epidemiological study. *J Nepal Med Assoc* 2007;46:107-11.

17. Kelly JC, O'Briain DE, Kelly GA, Mc Cabe JP. Imaging the spine for tumour and trauma–a national audit of practice in Irish hospitals. *Surgeon* 2012;10:80-3.

18. Berne JD, Velmahos GC, El-Tawil Q, et al. Value of complete cervical helical computed tomographic scanning in identifying cervical spine injury in the unevaluable blunt trauma patient with multiple injuries: a prospective study. *J Trauma* 1999;47:896-902.

19. Nigam V. Care of post traumatic spinal cord injury patients in India: an analysis. *Indian J Orthop* 2007;41:295-9.

20. Winter B, Pattani H. Spinal cord injury. *Anaesth Intensive Care Med* 2008;9:401-3.

21. Sasser SM, Varghese M, Joshipura M, Kellermann A. Preventing death and disability through the timely provision of prehospital trauma care. Geneva: *World Health Organization*; 2006. p. 507.

22. Khetarpal S, Steinbrunn BS, McGonigal MD, et al. Trauma faculty and trauma team activation: impact on trauma system function and patient outcome. *J Trauma* 1999;47:576-81.

23. Salinas LCR MM. Stroke in Developing Countries. In: Bogousslavsky J, Caplan LR, Dewey HM, Diserens K, Donnan GA MM, editors. Seminars in clinical neurology stroke: selected topics. 1st ed. New York (NY): *Demos Medical Publishing*; 2006. p. 49-62.

24. Chhabra HS, Arora M. Demographic profile of traumatic spinal cord injuries admitted at Indian Spinal Injuries Centre with special emphasis on mode of injury: a retrospective study. *Spinal Cord* 2012;50:745-54.

25. Rathore MF, Hanif S, Farooq F, Ahmad N, Mansoor SN. Traumatic spinal cord injuries at a tertiary care rehabilitation institute in Pakistan. *J Pak Med Assoc* 2008;58:53-7.

26. Scelza WM, Kirshblum SC, Wuermser LA, Ho CH, Priebe MM, Chiodo AE. Spinal cord injury medicine. 4. Community reintegration after spinal cord injury. *Arch Phys Med Rehabil* 2007;88:S71-5.

27. Priebe MM, Chiodo AE, Scelza WM, Kirshblum SC, Wuermser LA, Ho CH. Spinal cord injury medicine. 6. Economic and societal issues in spinal cord injury. *Arch Phys Med Rehabil* 2007;88:S84-8.

28. Tederko P, Krasuski M, Dobies B. Accuracy of diagnoses in patients with spinal cord injury referred to hospital rehabilitation departments. *Ortop Traumatol Rehabil* 2012;14:125-36.

29. Udosen A, Ikpeme A, Ngim N. A prospective study of spinal cord injury in the University Of Calabar Teaching Hospital, Calabar, Nigeria: a preliminary report. *Internet J Orthoped Surg* 2006;5(1).

30. Hitimana J, Perez M, Kinasha A, Kakande I. Clinical Presentation and outcome of Neurosurgical conditions at Butare Teaching Hospital, Rwanda. *ECAJS* 2009;14:50-6.

31. Linsenmeyer TA, Linsenmeyer MA. Impact of annual urodynamic evaluations on guiding bladder management in individuals with spinal cord injuries. *J Spinal Cord Med* 2013;36:420-6.

32. Hugenholtz H. Methylprednisolone for acute spinal cord injury: not a standard of care. *CMAJ* 2003;168:1145-6.

33. Ng HJ, Lee LH. Trends in prevalence of deep venous thrombosis among hospitalised patients in an Asian institution. *Thromb Haemost* 2009;101:1095-9.

34. Halim TA, Chhabra HS, Arora M, Kumar S. Pharmacological prophylaxis for deep vein thrombosis in acute spinal cord injury: an Indian perspective. *Spinal Cord* 2014;52:547-50.

35. Biering-Sørensen F, Bagi P, Høiby N. Urinary tract infections in patients with spinal cord lesions: treatment and prevention. *Drugs* 2001;61:1275-87.

36. Abrams P, Andersson KE, Birder L, et al. Fourth international consultation on incontinence recommendations of the international scientific committee: evaluation and treatment of urinary incontinence, pelvic organ prolapse, and fecal incontinence. *Neurourol Urodyn* 2010;29:213-40.

37. Stöhrer M, Blok B, Castro-Diaz D, et al. EAU guidelines on neurogenic lower urinary tract dysfunction. *Eur Urol* 2009;56:81-8.

38. Wyndaele JJ, Kovindha A, Madersbacher H, et al. Neurologic urinary incontinence. *Neurourol Urodyn* 2010;29:159-64.

39. Perrouin-Verbe B, Labat JJ, Richard I, Mauduyt de la Greve I, Buzelin JM, Mathe JF. Clean intermittent catheterisation from the acute period in spinal cord injury patients. Long term evaluation of urethral and genital tolerance. *Paraplegia* 1995;33:619-24.

40. De Ridder DJMK, Everaert K, Fernández LG, et al. Intermittent catheterisation with hydrophilic-coated catheters (SpeediCath) reduces the risk of clinical urinary tract infection in spinal cord injured patients: a prospective randomised parallel comparative trial. *Eur Urol* 2005;48:991-5.

41. Biering-Sørensen F, Nielans HM, Dørflinger T, Sørensen B. Urological situation five years after spinal cord injury. *Scand J Urol Nephrol* 1999;33:157-61.

42. Hudson E, Murahata RI. The "no-touch" method of intermittent urinary catheter insertion: can it reduce the risk of bacteria entering the bladder? *Spinal Cord* 2005;43:611-4.

43. Kovindha A, Mai WNC, Madersbacher H. Reused silicone catheter for clean intermittent catheterization (CIC): is it safe for spinal cord-injured (SCI) men? *Spinal Cord* 2004;42:638-42.

44. Giannantoni A, Scivoletto G, Di Stasi SM, et al. Clean intermittent catheterization and prevention of renal disease in spinal cord injury patients. *Spinal Cord* 1998;36:29-32.

45. Nacey JN, Tulloch AGS, Ferguson AF. Catheter-induced urethritis: a comparison between latex and silicone catheters in a prospective clinical trial. *Br J Urol* 1985;57:325-8.

46. Larsen LD, Chamberlin DA, Khonsari F, Ahlering TE. Retrospective analysis of urologic complications in male patients with spinal cord injury managed with and without indwelling urinary catheters. *Urology* 1997;50:418-22.

47. Wu Y, Hamilton BB, Boyink MA, Nanninga JB. Reusable catheter for long-term sterile intermittent catheterization. *Arch Phys Med Rehabil* 1981;62:39-42.

48. Ahoniemi E, Savolainen S, Malmivaara A, et al. Update on current care guidelines: spinal cord injury. *Duodecim* 2013;129:262-3.

49. Mock C, Lormand JD, Goosen J, et al. Guidelines for essential trauma care. The journal of trauma: injury, infection, and critical care. Geneva: WHO; 2005. p. 652-3.

50. World Health Organization (WHO). Promoting independence following a spinal cord injury. A manual for mid-level rehabilitation workers. Geneva: WHO; 1996.

51. Whiteneck GG, Charlifue SW, Frankel HL, et al. Mortality, morbidity, and psychosocial outcomes of persons spinal cord injured more than 20 years ago. *Paraplegia* 1992;30:617-30.

52. Cardenas DD, Hooton TM. Urinary tract infection in persons with spinal cord injury. *Arch Phys Med Rehabil* 1995;76:272-80.

53. Sarrias M, Ramirez JM, Vidal J. The Guttmann Institute of Barcelona. *Spinal Cord* 1998;36:514-9.

54. Yasmeen R, Rathore FA, Ashraf K, Butt AW. How do patients with chronic spinal injury in Pakistan manage their bowels? A cross-sectional survey of 50 patients. *Spinal Cord* 2010;48:872-5.

55. Raissi GR, Mokhtari A, Mansouri K. Reports from spinal cord injury patients: eight months after the 2003 earthquake in Bam, Iran. *Am J Phys Med Rehabil* 2007;86:912-7.

56. Rathore FA, Mansoor SN. Factors associated with the development of pressure ulcers after spinal cord injury. *Spinal Cord* 2013;51:84.

57. Althof SE, Levine SB. Clinical approach to the sexuality of patients with spinal cord injury. *Urol Clin North Am* 1993;20:527-34.

58. White MJ, Rintala DH, Hart KA, Fuhrer MJ. Sexual activities, concerns and interests of women with spinal cord injury living in the community. *Am J Phys Med Rehabil* 1993;72:372-8.

59. Sharma SC, Singh R, Dogra R. Assessment of sexual functions after spinal cord injury in Indian patients. *Int J Rehabil Res* 2006;29:17-25.

60. Nag M. Sexual behaviour in India with risk of HIV/AIDS transmission. *JSTOR Heal Transit Rev* 1995;5:293-305.

61. Valtonen K, Karlsson AK, Siösteen A, Dahlöf LG, Viikari-Juntura E. Satisfaction with sexual life among persons with traumatic spinal cord injury and meningomyelocele. *Disabil Rehabil* 2006;28:965-76.

62. Kreuter M. Spinal cord injury and partner relationships. *Spinal Cord* 2000;38:2-6.

63. Fisher TL, Laud PW, Byfield MG, Brown TT, Hayat MJ, Fiedler IG. Sexual health after spinal cord injury: a longitudinal study. *Arch Phys Med Rehabil* 2002;83:1043-51.

64. Phelps J, Albo M, Dunn K, Joseph A. Spinal cord injury and sexuality in married or partnered men: activities, function, needs, and predictors of sexual adjustment. *Arch Sex Behav* 2001;30(6):591-602.

65. Heruti R, Katz H, Menashe Y. Treatment of male infertility due to spinal cord injury using rectal probe electroejaculation: the Israeli experience. *Spinal Cord* 2001;39:168-75.

66. Chacko V, Joseph B, Mohanty SP, et al. Management of spinal cord injury in a general hospital in rural India. *Paraplegia* 1986;24:330-5.

67. Ackery A, Tator C, Krassioukov A. A global perspective on spinal cord injury epidemiology. *J Neurotrauma* 2004;21:1355-70.

68. Burns AS, O'Connell C. The challenge of spinal cord injury care in the developing world. *J Spinal Cord Med* 2012;35:3-8.

69. Gosselin RA, Coppotelli C. A follow-up study of patients with spinal cord injury in Sierra Leone. *Int Orthop* 2005;29:330-2.

70. Nwadinigwe CU, Iloabuchi TC, Nwabude IA. Spinal cord injury. Natl Assoc Resid Dr Niger 2003;13:161-5.

71. Wells JD, Nicosia S. The effects of multidisciplinary team care for acute spinal cord injury patients. *J Am Paraplegia Soc* 1993;16:23-9.

72. Singh R, Sharma SC, Mittal R, Traumatic spinal cord injuries in haryana : an epidemiological study. *Indian J Community Med* 2003;28:184-6.

73. Rathore MFA, Rashid P, Butt AW, Malik AA, Gill ZA, Haig AJ. Epidemiology of spinal cord injuries in the 2005 Pakistan earthquake. *Spinal Cord* 2007;45:658-63.

74. Hunt PC, Boninger ML, Cooper RA, Zafonte RD, Fitzgerald SG, Schmeler MR. Demographic and socioeconomic factors associated with disparity in wheelchair customizability among people with traumatic spinal cord injury. *Arch Phys Med Rehabil* 2004;85:1859-64.

75. Iwegbu CG. Traumatic paraplegia in Zaria, Nigeria: the case for a

centre for injuries of the spine. *Paraplegia* 1983;21:81-5.

76. Armstrong W, Borg J, Krizack M, Lindsley A, Mines K, Reisinger K, Sheldon S. Guidelines on the provision of manual wheelchairs in less-resourced settings. World Health Organization. Geneva: World Health Organization; 2008. p. 131.

77. May-Teerink T. A survey of rehabilitative services and people coping with physical disabilities in Uganda, East Africa. *Int J Rehabil Res* 1999;22:311-6.

78. Nwadinigwe CU, Iloabuchi TC, Nwabude IA. Traumatic spinal cord injuries (SCI): a study of 104 cases. *Niger J Med* 2004;13:161-5.

79. Burns A, O'Connell C, Landry M. Spinal cord injury in postearthquake Haiti: lessons learned and future needs. *PM&R* 2010;2:695-7.

80. Burke D, Brown D, Hill V, Balian K, Araratian A, Vartanian C. The development of a spinal injuries unit in Armenia. *Spinal Cord* 1993;31:168-71.

81. Hansen CH, Mahmud I, Bhuiyan AJ. Vocational reintegration of people with spinal cord lesion in bangladesh – an observational study based on a vocational training project at crp. *Asia Pacific Disabil Rehabil J* 2007;18:63-75.

82. Chhabra HS, Arora M. Challenges in comprehensive management of SCI in Asian Spinal Cord Network region and especially in India : findings of a survey of experts, patients, and consumers. New Delhi; Forthcoming 2015

83. Owen TJ, Halliday JL, Stone CA. Neural tube defects in Victoria, Australia: potential contributing factors and public health implications. *Aust N Z J Public Health* 2000;24:584-9.

84. Samuelkamaleshkumar S, Radhika S, Cherian B, et al. Community reintegration in rehabilitated South Indian persons with spinal cord injury. *Arch Phys Med Rehabil* 2010;91:1117-21.

85. Kassah AK. Begging as work: a study of people with mobility difficulties in Accra, Ghana. *Disabil Soc* 2008;23:163-70.

86. Cripps RA, Lee BB, Wing P, Weerts E, Mackay J, Brown D. A global map for traumatic spinal cord injury epidemiology : towards a living data repository for injury prevention. *Spinal Cord* 2010;49:493-501.

87. Koshy AV, Kryger B, Sobel R, Winslow M, Duhayon J. World report on road traffic injury prevention. Geneva: WHO; 2004. pp. 1-66.

88. Hoque MF, Grangeon C, Reed K. Spinal cord lesions in Bangladesh: an epidemiological study 1994-1995. *Spinal Cord* 1999; 37:858-61.

89. Jumah KB, Nyame PK. Relationship between load carrying on the head and cervical spondylosis in Ghanaians. *West Afr J Med* 1994; 13:181-2.

90. Jäger HJ, Gordon-Harris L, Mehring UM, Goetz GF, Mathias KD. Degenerative change in the cervical spine and load-carrying on the head. *Skeletal Radiol* 1997;26:475-81.

91. Sanmiquel L, Freijo M, Edo J. Analysis of work related accidents in the Spanish mining sector from 1982-2006. *J Safety Res* 2010;41:1-7.

92. Hodous TK, Layne LA. Injuries in the mining industry. *Occup Med* 1992;8:171-84.

93. Boden LI. Government regulation of occupational safety: underground coal mine accidents 1973-75. *Am J Public Health* 1985;75:497-501.

94. ILO. Social and labour issues in small-scale mines. Report TMSSM/1999. Geneva: Author; 1999.

95. ILO. Accelerating action against child labour. Geneva: ILO; 2010 p. 98.

96. Zeilig G, Dolev M, Weingarden H, Blumen N, Shemesh Y, Ohry A. Long-term morbidity and mortality after spinal cord injury: 50 years of follow-up. *Spinal Cord* 2000;38:563-6.

第67章 合并伤:创伤性脊髓损伤及创伤性颅脑损伤

Ellen Merete Hagen, Rikke Middelhede Hansen

学习目标

本章学习完成后,你将能够:

- 描述与创伤性脊髓损伤及创伤性颅脑损伤同时发生相关的流行病学因素;
- 讨论导致创伤性脊髓损伤合并创伤性颅脑损伤的原因;
- 具有判断合并诊断的能力;
- 总结康复治疗过程中面临的问题及一般处理方法。

引言

创伤性脊髓损伤(traumatic spinal cord injury, TSCI)可能导致多个器官的永久性功能障碍、终生功能丧失、并发症发病率增高、生活质量下降[1]。创伤性颅脑损伤(traumatic brain injury, TBI)是重要的全球性公共卫生问题,也是创伤性死亡及失能的重要原因之一[2-4]。

当患者遭受创伤后同时具备 TBI 及 TSCI 的特征性临床及诊断表现时,即可判断其具有两者的合并诊断。TBI 的诊断依据为伴有意识改变的头部创伤,相关体征可为意识错乱、意识丧失(loss of consciousness, LOC)、遗忘症(记忆缺失),伴或不伴其他神经功能缺陷。在受伤之初即可借助特定评定方法进行 TBI 分

类,包括 LOC 的持续时间、创伤后遗忘症的持续时间,以及 Glasgow 量表(Glasgow Coma Scale, GCS)评分。可以根据严格的标准将颅脑损伤划分为轻度、中度及重度(表 67.1),这将有助于进行正确的临床处理及预后判断。生理状态、认知和/或情感障碍随着 TBI 程度的加重而加重,从轻度 TBI(mild TBI, MTBI)到中度 TBI,再到重度 TBI。大部分 TBI 都属于轻度范畴[2]。

很多患者同时发生 TSCI 及 TBI[6-11],这可能导致患病增加、生活质量下降、康复效果受到显著影响以及急性康复期的延长[12,13]。在急救及急性治疗期漏诊或忽视头部创伤的情况也很常见[14]。颅脑损伤可能首先表现为与患者损伤程度相符的失能或功能性活动受限[14]。资料采集方法的不同导致了 TBI 及 TSCI 并发的比例有所变化[14]。

表 67.1　TBI 严重程度的标准化分类

TBI 严重程度	轻度	复杂轻度	中度	重度
最初的意识错乱或精神状态改变	文字记载或病史	文字记载或病史	文字记载或病史	文字记载或病史
最初的 GCS 评分	13~15	13~15	9~12	3~8
PTA 持续时间	<24h	<24h	<1w	>1w
LOC	如果有, <1h	如果有, <1h	有	有
神经影像学改变	无	有	有	有

GCS, Glasgow 量表;LOC,意识丧失;PTA,创伤后遗忘症。

流行病学——发病率及患病率

见诸报道的 TSCI 合并 TBI 的比例为 16%~74%，变异很大[13, 15-18]。当初始诊断为 TSCI 时，合并诊断的发病率更高。Michael 等发现，初始诊断为 TSCI 的患者并发 TBI 的概率为 24%，而初始诊断为 TBI 的患者并发 TSCI 的概率则为 6%[18]。SCI 模型系统的数据显示，28.2% 的 SCI 病例至少存在 MTBI，11.5% 存在伴有显著认知障碍的重度颅脑损伤[19]。由于 TSCI 患者的生存率越来越高，其合并诊断的发病率及患病率也有所增长[17]。在一项关于 TSCI 的前瞻性研究中，34% 患者合并轻度 TBI，26% 合并重度 TBI[13]。颈椎创伤合并 TBI 的比例报道为 4%~8%[20]。

> **记忆要点**
>
> - 在 TSCI 患者中，见诸报道的合并 TBI 的比例为 16%~74%，变异很大。
> - 当初始诊断为 TSCI 时，合并诊断的发病率更高。

TSCI患者中漏诊的TBI

两项研究报道了 TSCI 患者中漏诊 TBI 诊断的概率为 59~74%[16, 21]。交通事故（road traffic accidents，RTA）中漏诊 TBI 断的概率（43%）小于其他原因所致 TSCI（75%）[21]，这个差异可能是因为交通事故所致的高能量创伤会导致身体的多发伤，医生诊断时会注意更严重的损伤，而处理高处坠落或其他非交通事故原因所致的 TSCI 时则会较少预料到有 TBI 的发生[21]。在一项特别的研究中，用神经影像学手段诊断 TSCI 合并的 TBI，结果显示发病率为 50%，低于用意识改变来判断所得的结果。有 16% 中至重度 TBI 患者的神经影像学并无阳性改变。在这些病例中，应用 GCS 评分、创伤后遗忘症（post traumatic amnesia，PTA）或其他脑功能变化指标评定时有可能会导致误诊[9]。

我们用一个案例来说明识别及诊断 TSCI 合并 TBI 所遇到的挑战。

病例分析

一名 24 岁的患者，步行时被时速 80km/h 的汽车撞倒。患者意识丧失，初始 GCS 评分为 3 分。最初的颅脑及脊髓 CT 无异常表现。发现以下骨折：下颌的粉碎性骨折及脱位、牙齿松动、口内出血、左侧外耳道骨折、小腿的双骨折、左侧肺挫伤、肋骨骨折。患者难以自主移动头部及上肢。

3 天后的颅脑 MRI 显示左侧额叶有一个小的硬膜下血肿（图 67.1）。GCS 评分缓慢增加至 11 分。由于 C 反应蛋白增高，进行了针对中枢神经系统感染的筛查。伤后 14 天的腰椎穿刺显示血性液体浸润（serosanguineous liquor）。MRI 显示 C$_3$ 水平脊髓损伤，不伴脊椎骨折（图 67.2）。创伤后遗忘期持续至 51 天。

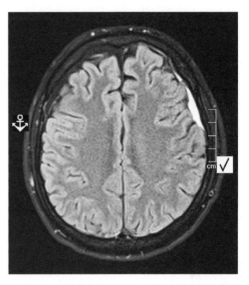

图 67.1　颅脑 MRI 显示左侧额叶硬膜下出血（Dark Fluid 序列）

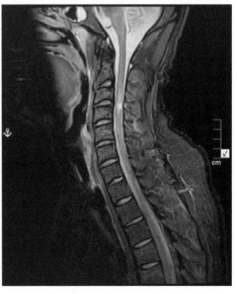

图 67.2　脊髓 MRI 显示 C$_3$/C$_4$ 水平水肿（T$_2$ STIR 序列）

入住脊髓损伤病房时，SCI 分级为不完全性四肢瘫，神经平面为 C_3，AIS 分级为 C 级。脊髓独立性测评（SCIM）为 44 分（8+22+14）。神经心理学测评提示 TBI 所致的认知障碍。

出院时，患者表现为不完全性四肢瘫，神经平面在 C_6，AIS D 级，6 分钟步行测试结果：腰带辅助下 242 米，住院天数（length of stay, LOS）（ICU、神经外科、创伤性脑外伤病房及脊髓损伤病房）为 186 天。

患者出院回家时每天有几个小时需要在陪护人员及辅助器具的辅助下进行个体活动。患者在一个市级诊所继续进行针对 TSCI 及 TBI 的康复治疗。

记忆要点

- 交通事故（RTA）所致 TSCI 患者合并 TBI 诊断的漏诊率低于其他原因所致的 TSCI（75%）。

风险因素

增加合并 TBI 风险的因素包括：
- 交通事故；
- 高处坠落；
- 跳水损伤；
- 颈椎 TSCI；
- 完全性 TSCI；
- 酒精中毒[9,17]。

交通事故及高处坠落伤患者比运动伤或暴力伤患者更易合并 TBI，且合并重度 TBI 的概率也更高[15]。

原因

TSCI 合并 TBI 的原因因性别、年龄、种族及地理位置的不同而变化。最常见的原因为交通事故、高处坠落及暴力损伤[22-24]。

性别及年龄

男性患者同时发生 TBI 及 SCI 的概率更高，超过 50% 患者的年龄段在 15~30 岁[22-24]。男性 TSCI 患者合并 TBI 的概率轻微高于不合并 TBI 者[17]。

TSCI 的水平和程度

完全性 TSCI 合并 TBI 的概率增加[24]。研究显示，TSCI 的神经平面越高，合并 TBI 的风险越大[9,17]。

研究显示上颈椎损伤患者合并颅底骨折、创伤性蛛网膜下腔出血及脑挫伤血肿的风险增加[25]。Macciocchi 等发现 C_1~C_4 水平损伤的 TSCI 患者合并 TBI 的风险最高[9,13]。T_1~S_3 水平损伤且 AIS 为 D 级、运动功能完整的患者，比其他水平及分级的患者合并 TBI 诊断的风险显著降低。不过，TSCI 损伤平面及程度对合并 TBI 的严重程度并无显著影响。

现场意识丧失及失忆

现场意识丧失及失忆可能源于 TBI，但也要检查是否有酒精、药物滥用、低血糖及其他可能导致意识丧失的医源性原因。对于颈髓损伤而言，合并 TBI 是最强的独立风险因子（相对风险为 8.5）[26]。

酒精及药物滥用

在受伤时存在酒精及药物滥用与 TSCI 和 TBI 均有很强的因果关系[27]。有研究检测了受伤时患者的酒精含量，结果清楚地显示了酒精中毒与创伤性损伤相关。酒精是很多 TBI 的主要因素[22]。酗酒患者合并 TSCI 与 TBI 的风险增高[17]，TBI 的严重程度也较高[24]。酒精或药物滥用导致的 TBI 可能导致之后的 TSCI[6]。一项近期研究显示，对于 TSCI 患者，饮酒与合并 TBI、并发症风险增加及死亡率增高相关[28]。

医源性原因

抗凝治疗使患者易于因小创伤而诱发出血[29,30]。慢性阻塞性肺部疾病、缺氧、癫痫及心律失常均可能导致损伤。研究显示，患有癫痫或糖尿病的司机发生交通事故的概率略高于健康人群[29]。合并诊断与 ICU 内的住院天数呈正相关[31]。患有糖尿病的老人与健康人群相比，发生跌倒的相对风险为 1.97[32]。

记忆要点

- 最常见的原因为交通事故、高处坠落及暴力损伤。
- 男性的发病率高于女性。
- C_1~C_4 水平损伤的患者出现 TSCI 合并 TBI 的概率最高。
- 在受伤时存在酒精及药物滥用与 TSCI 和 TBI 均有很强的因果关系。

TSCI和TBI的临床评估

在明确排除之前，必须假定每个头部损伤或意识丧失的患者都存在脊髓损伤，必要时需进行临床及影像学评估。对重度损伤的诊断通常不会有什么问题。TSCI 患者合并轻度 TBI 时，诊断可能比较困难，有时候甚至在患者回到家里之后才表现出相应征象。

诊断要点依然为全面的临床病史、体格检查、CT/MRI 等影像学检查以及实验室检查。

临床病史

临床病史对判断创伤所致后果至关重要。

- 损伤是高能量还是低能量创伤？
- 患者丧失意识的时间是长还是短？
- 患者是否有与创伤相关的失忆？

病史可为我们提供所需线索。为了判断是否存在 TBI 的风险，必须要记录每一个细节（知识框 67.1）。

知识框 67.1　轻度及中度 TBI 可能的症状

- 头痛
- 头晕
- 失眠
- 平衡障碍 / 协调运动障碍
- 情绪易激惹 / 情绪不稳
- 抑郁 / 焦虑
- 记忆力减退
- 执行功能障碍
- 行为表现
- 局灶性肌无力 / 麻木
- 视觉障碍
- 沟通障碍

临床检查

- 细致的体格检查。
- 当患者昏迷时，通常在事故现场、急诊室以及进入病房后都要进行 GCS 尤其是其扩展版的评定[33]。这些数据可能会提供有意义的信息。
- 存在 TSCI 时，临床检查一定要包含脊髓损伤神经学分类国际标准[34]。
- 推荐应用 SCIM 进行 TSCI 的功能测试，应用 FIM 进行 TBI 的功能测试[35,36]。基于本章作者的经验，TSCI 合并 TBI 时，推荐应用 SCIM。
- 低血压及血氧不足作为继发性损伤时，不但使预后变差，还增加了 TBI 的风险[4]。
- 当我们发现患者无法进行日常生活活动时，进行神经心理学检查很有意义，如可应用韦氏成人智力检查来明确患者在哪些方面的活动中力不从心[37,38]。

记忆要点

- 病史及临床检查是诊断合并诊断的关键步骤。

影像学检查

除了传统的 X 线成像，主要应用的影像学检查为 CT 和 MRI。

对于疑似合并 TBI 而又没做过颅脑神经影像学检查的 SCI 患者，建议进行头颅 CT 扫描。头颅 CT 扫描对于显示颅骨骨折部位及其他急性创伤通常要优于 MRI。在 MRI 上显示的单侧或多灶性损伤，尤其是位于额叶的损伤，与 TBI 所致的神经心理学症状相关。丘脑或胼胝体各个部位等颅脑深层结构的损伤则与中至重度颅脑损伤相关。不过，中度 TBI 也可能出现胼胝体后半部分的独立损伤[5]。

弥散张量成像是用于探查 SCI 合并 TBI 患者的 TBI 相关白质损伤的敏感工具[39]。在 SCI 合并 TBI 的患者中，可以应用弥散张量成像来显示可能由 TBI 导致的肌无力相关的特殊颅脑运动通路的损伤[5]。认识到肌无力与 TBI 相关，有助于临床医生为合并损伤的患者制订合理的物理治疗及作业治疗方案。

Wer 等发现，当 SCI 合并颅脑损伤的患者出现损伤的轴向扩散时，胼胝体及额区（也作前额区）的各向异性（fractional anisotropy, FA）分数可相应降低且表现得比较敏感[40]。FA 分数下降与运动及感觉功能障碍以及日常生活活动的独立性丧失均有相关。

记忆要点

- 弥散张量成像是用于探查 SCI 合并 TBI 患者的与 TBI 相关白质损伤的敏感工具。

实验室检查

准确判断损伤是否与糖尿病等既有疾患相关很重要。

研究发现,血糖水平高及血红蛋白水平低与 TBI 患者功能转归差相关[4]。很多老年患者在进行长期抗凝治疗,微小的创伤即可导致出血。感染也可能导致意识水平下降,尤其是在老年患者表现得更明显,因而作者建议进行白细胞计数筛查。还要考虑到酒精或其他药物的滥用情况[17,41]。

神经心理学检查

认知缺陷会影响患者适应其生理活动受限、学习代偿性技能以及实现最大程度自立的能力[14]。

当患者不能完成日常活动时,可以应用神经心理学检查进行筛查,以此保证治疗方案的最优化。例如可用韦氏成人智力检查来判断患者在哪些领域的技能不足[37]。

治疗

颅脑手术优先于 SCI。在颅脑手术过程中,必须保持头部处于中立位且有足够的制动措施。如果脊柱存在骨折,应在颅脑手术术中及术后进行影像学检查。在脑外科病房,应有多学科专家组成的合作组针对脊柱骨折进行讨论,判断病因并决定治疗的先后顺序[42]。

合并诊断的并发症

TSCI 合并中至重度 TBI 时,出现并发症的风险增加[5,43]。

- 头部及颈部创伤:颅骨骨折,面部、血管及眼部损伤。
- 脑震荡后综合征:头痛、头晕、听力丧失、睡眠障碍、颈痛。
- 异位骨化(heterotopic ossification, HO):独立 TBI 或 TSCI 患者中有 10%~70% 可能出现 HO,但当患者有合并诊断、痉挛、康复治疗前制动期延长、长骨骨折和 / 或创伤后昏迷持续的时间超过 2 周时,该概率增加[44]。
- 自主神经功能障碍:重度颅脑损伤的并发症,表现为间歇性烦躁不安、多汗、高热、血压增高、心动过速、呼吸急促及伸肌姿势——阵发性自主神经失调所致

的肌张力异常[45]。自主神经反射异常(autonomic dysreflexia, AD)是一种 SCI 患者可能出现的临床急症[46],常见于 T_6 及以上节段 SCI 的患者[47],表现为急性动脉压增高及心动过缓,偶尔亦可表现为心动过速[46]。

- 静脉血栓栓塞:深静脉血栓及肺栓塞是在 TSCI 及 TBI 的康复过程中均很常见的并发症[48]。
- 神经内分泌功能异常:在二者伴发的情况下,可能会出现严重的神经内分泌功能异常[5,43]。
  - 高血糖症;
  - 钠调节功能异常;
  - 高钙血症;
  - 下丘脑 - 垂体轴功能障碍。
- 吞咽困难。
- 癫痫:癫痫及梗阻性脑积水是中至重度 TBI 及 TSCI 伴发时常见的创伤后并发症[5]。
- 神经心理学症状:中至重度 TBI 伴有合并诊断时,出现心理病理学情况的风险很高,可能表现为适应性障碍以及抑郁、焦虑、激越、侵犯、冲动行为、记忆障碍、注意力 / 关注力障碍、睡眠障碍等神经心理学及认知障碍[8,35-38,49]。神经心理学及认知障碍易见于额叶和 / 或颞叶、杏仁体及大脑边缘系统损伤的患者。激越、侵犯及睡眠障碍尤其常见于 Rancho Los Amigos 认知功能分级评分为 6 的 TBI 患者[5]。
- 加巴喷丁、阿片类药物及巴氯芬可用于减轻神经病理性疼痛及痉挛,然而却有影响恢复及认知功能的可能,且还需在病房进行相应的康复治疗以重获功能。这些药物的应用必须在指导下进行。

> **记忆要点**
>
> - 常见并发症有异位骨化、自主神经功能障碍、静脉血栓栓塞、神经内分泌功能障碍及痉挛。

康复及转归

TBI 和 TSCI 伴发时除了影响患者的心理状态、收入及社会功能水平、在家庭中的角色及职能、排尿、排便、性功能之外,还将对住院时长产生巨大影响。由于他们出现并发症的概率很高,他们需要由多

学科协作组进行持续一生的干预，以为其提供一个安全网[14]。

Toronto 的一项研究显示，与不伴有 TBI 的 SCI 相比，SCI 伴有 TBI 时，攻击医务人员或其他人的次数及情感暴发的次数有所不同[7]。心理测验中的偏执及精神分裂得分更高，神经心理学表现更差，住院康复天数更长，需要更高的护理级别，经济花费也更高。TBI 患者的治疗及康复相关花费要比普通 SCI 患者高很多[50]。

美国国家残疾及康复研究机构 SCI 模型系统（National Institute of Disability and Rehabilitation Research SCI Model System）的一项研究发现，截瘫患者合并重度 TBI 时，运动表现比不伴有 TBI 的截瘫患者更差，急性康复期住院天数也更长。鉴于处理事情的效率、理解力、记忆力及解决问题的能力受损，患者在 SCI 中心的康复过程中只能重获未达最佳标准的运动技能[13]。然而，无论认知功能障碍如何，四肢瘫患者的运动表现均与是否伴有 TBI 无关。我们知道，重度 TBI 患者出院后有调整困难的问题。Richards 等的一项研究表明，与单纯 SCI 患者及伴有轻度 TBI 的 SCI 患者相比，伴有中至重度 TBI 的 SCI 患者在伤后 2 年时的个人及家庭调整困难更为严重[51]。

35%~60% 的 TBI 患者可能伴有肢体失用。美国国家脊髓损伤统计中心（National Spinal Cord Injury Statistical Center）的报告显示，28.2% 的 TSCI 患者伴有意识丧失，至少有轻度 TBI，11.5% 的患者可表现出足以诊断为重度 TBI 的认知及行为改变[52]。

同时发生 TBI 及 TSCI 的患者需要广泛的生理、心理、教育及医疗支持[14]。有几种药物可用于控制痉挛、神经病理性疼痛、癫痫及烦躁不安等可能影响功能恢复及认知水平的 SCI 及 TBI 的并发症，且需要在合并诊断病房里进行康复治疗以实现功能重塑。这些药物必须在指导下应用。

合并有 TSCI 及 TBI 患者的康复需求很高。TBI 可能会影响 SCI 的康复、生活质量及重返社区[7]。基于作者的经验，如果 TBI 为重度，必须在开始 SCI 康复之前，先针对 TBI 进行康复治疗。TBI 的程度会影响 SCI 康复的功能结局。需要首先关注的是同时合并有 SCI 及 TBI 的患者在康复过程中的认知或行为成分，直至患者能够表现出记住所学信息的能力[15]。要像处理 SCI 功能障碍一样密切评估及治疗 TBI 的认知及行为功能障碍。为了从 SCI 康复中受益，TBI

及 TSCI 患者必须能够遵从指示，能够学习新技能，并具有良好的依从性。在实践中要避免处理多重任务，可能不得不简化任务或将其分解为小的碎片任务成分。患者通常在安静的、免打扰的环境中呈现最佳表现，因而应该避免过多的刺激（知识框 67.2、67.3）。

SCI 康复后的功能表现和颅脑损伤严重程度之间并不一定线性相关[5]。当 TBI 为轻度时，可能在康复过程中或者患者出院回家之后、之前微妙的变化变得明显时才得以诊断。轻度 TBI 患者在处理问题的效率、理解力、记忆力及解决问题的能力方面具有功能障碍，可能影响到功能结局[13]。

知识框 67.2　针对意识错乱 / 躁动的 SCI 伴中至重度 TBI 患者的康复策略

- 安排其住在离护士站比较近的单人病房
- 只要需要保障安全时才进行限制
- 配有束身衣 / 腹部绑带的支具及鼻饲管可以缓解患者的烦躁不安，且降低了患者无意间将其拔出的概率
- 如果可能，进行 24 小时陪护
- 将日程变化 / 过度刺激 / 注意力干扰最小化
  - 导尿等护理操作规律化
  - 在日间最清醒的时间段按一定规律安排治疗
- 维持合适的睡眠—清醒周期
  - 避免日间镇静
  - 夜间用药，以控制失眠 / 躁动
- 应用可倾斜式轮椅，以助减压及缓解烦躁不安
- 医务人员对患者经常进行定向力确认
- 治疗建议
  - 由一个治疗师针对每个问题进行同期治疗
  - 给患者的指示必须简短、一步到位
  - 要有休息间期，以避免疲劳 / 挫败；一旦疲劳即停止该段训练
  - 在日间患者最清醒的时间段进行治疗
  - 在免除干扰的安静区域内进行治疗
  - 第一时间强硬地处理攻击性 / 不恰当的行为
  - 应用正向反馈奖励成功
  - 针对患者 / 家庭进行心理支持 / 治疗
- 对家属进行健康宣教，讲述 TBI/SCI、短期 / 长期目标以及他们的角色

知识框 67.3 针对意识错乱的 / 无躁动的中至重度 TBI 合并 SCI 患者的康复策略

半清醒半糊涂的 / 无躁动的 / 行为不恰当的

- 最好在治疗厅的安静区域进行治疗
- 患者能够为了完成任务对安排及指导作出很好的应答
- 目前总是能够完成一步及两步指令
- 患者依然需要休息间期，依然要避免过度刺激
- 医务人员或陪人给予的 24 小时陪护仍然很重要

意识错乱的 / 行为恰当的，到自主的 / 行为恰当的

- 现有治疗可能以针对 SCI 康复干预为主
- 可以在开放的治疗厅进行治疗
- 定向群组、记忆日志及在房间签到有所帮助
- 核对清单及周围环境中的提示有助于患者计划 / 实施减压及导尿等重要的 SCI 活动
- 患者最终必须学会并能够说出支具及治疗为什么很重要
- 截瘫患者必须学会穿 / 脱支具、在床上换衣服、操控轮椅
- 家属宣教（包括膀胱护理等所有护理内容）
- 让患者及家属加入支持组很有用

记忆要点

- TBI 合并 TSCI 时除了影响患者的心理状态、收入及社会功能水平、在家庭中的角色及职能、排尿、排便、性功能之外，还将对住院时长产生巨大影响。
- 合并重度 TBI 时，必须先针对 TBI 成分进行康复治疗，之后才是 TSCI。
- 治疗策略必须是个体化的，康复组要有耐心且具有弹性工作时间。

结语

交通事故导致 TBI 合并 TSCI 的风险最高。TSCI 合并 TBI 给康复过程带来挑战。患者通常必须先完成 TBI 康复，之后才开始 TSCI 康复。然而，某些轻度 TBI 患者可能直至出院回家后才能诊断。合并诊断的患者出现并发症的概率很高，需要由多学科合作组进行终生干预。提高对 TSCI 合并 TBI 的认识以及增强相关科学研究很重要。

本章重点

- 各项研究所示 TSCI 患者合并 TBI 的差异很大，概率为 16%~74%。
- 最常见的原因为 RTA、跌倒及暴力。
- TSCI 及中至重度 TBI 患者出现并发症的概率增高。
- TSCI 合并 TBI 需要进行综合康复治疗。
- 需要首先处理 SCI 合并 TBI 患者康复中的认知及行为问题。

（杨延砚 译 周谋望 校）

Nott 等在最近的一项横断面病例对照研究中比较了具有合并诊断的连续取样患者（n=30）及 SCI 组（n=30）与 TBI 组（n=30），结果发现，对于具有合并诊断的成人患者，平均康复出院后 3.6 年时的康复后功能表现超过了预期，这可能受到了患者住院时间较久从而学会了代偿性技能及返回社区后的调整策略等康复因素的影响[53]。

参考文献

1. Barker RN, Kendall MD, Amsters DI, Pershouse KJ, Haines TP, Kuipers P. The relationship between quality of life and disability across the lifespan for people with spinal cord injury. *Spinal Cord* 2009;47(2):149-55.

2. Cassidy JD, Carroll LJ, Peloso PM, et al. Incidence, risk factors and prevention of mild traumatic brain injury: results of the WHO Collaborating Centre Task Force on mild traumatic brain injury. *J Rehabil Med* 2004;43(Suppl.):28-60.

3. Thurman DJ, Jeppson L, Burnett CL, Beaudoin DE, Rheinberger MM, Sniezek JE. Surveillance of traumatic brain injuries in Utah. *West J Med* 1996;165(4):192-6.

4. Steyerberg EW, Mushkudiani N, Perel P, et al. Predicting outcome after traumatic brain injury: development and international validation of prognostic scores based on admission characteristics.

PLoS Med 2008 5;5(8):e165.

5. Kushner DS, Alvarez G. Dual diagnosis: traumatic brain injury with spinal cord injury. *Phys Med Rehabil Clin North Am* 2014;25(3):681-96.

6. Ayyoub Z, Badawi F, Vasile AT, Arzaga D, Cassedy A, Shaw V. Dual diagnosis: spinal cord injury and brain injury. In: Lin VW, editor. Spinal cord medicine: principles and practice. New York: Demos Medical Publishing, Inc.; 2003. p. 509-24.

7. Bradbury CL, Wodchis WP, Mikulis DJ, et al. Traumatic brain injury in patients with traumatic spinal cord injury: clinical and economic consequences. *Arch Phys Med Rehabil* 2008;89(12):S77-84.

8. Elovic E, Kirshblum S. Epidemiology of spinal cord injury and traumatic brain injury: the scope of the problem. *Top Spinal Cord Inj Rehabil* 1999;5(2):1-20.

9. Macciocchi S, Seel RT, Thompson N, Byams R, Bowman B. Spinal cord injury and co-occurring traumatic brain injury: assessment and incidence. *Arch Phys Med Rehabil* 2008;89(7):1350-7.

10. Paiva WS, Oliveira AM, Andrade AF, Amorim RL, Lourenco LJ, Teixeira MJ. Spinal cord injury and its association with blunt head trauma. *Int J Gen Med* 2011;4:613-5.

11. Zafonte RD, Elovic E. Dual diagnosis: traumatic brain injury in a person with spinal cord injury. In: Kirshblum S, Campagnolo DI, DeLisa JA, editors. Spinal cord medicine. Philadelphia: Lippincott Williams & Wilkins; 2002. p. 261-74.

12. Macciocchi SN, Bowman B, Coker J, Apple D, Leslie D. Effect of co-morbid traumatic brain injury on functional outcome of persons with spinal cord injuries. *Am J Phys Med Rehabil* 2004;83(1):22-6.

13. Macciocchi S, Seel RT, Warshowsky A, Thompson N, Barlow K. Co-occurring traumatic brain injury and acute spinal cord injury rehabilitation outcomes. *Arch Phys Med Rehabil* 2012;93(10):1788-94.

14. Arzaga D, Shaw V, Vasile AT. Dual diagnoses: the person with a spinal cord injury and a concomitant brain injury. *SCI Nurs* 2003;20(2):86-92.

15. Sommer JL, Witkiewicz PM. The therapeutic challenges of dual diagnosis: TBI/SCI. *Brain Injury* 2004;18(12):1297-308.

16. Tolonen A, Turkka J, Salonen O, Ahoniemi E, Alaranta H. Traumatic brain injury is under-diagnosed in patients with spinal cord injury. *J Rehabil Med* 2007;39(8):622-6.

17. Hagen EM, Eide GE, Rekand T, Gilhus NE, Gronning M. Traumatic spinal cord injury and concomitant brain injury; a cohort study. *Acta Neurol Scand Suppl* 2010;122(190):51-7.

18. Michael DB, Guyot DR, Darmody WR. Coincidence of head and cervical spine injury. *J Neurotrauma* 1989;6(3):177-89.

19. Go BK, DeVivo M, Richards J. The epidemiology of spinal cord injury. In: Stover SL, DeLisa JA, Whiteneck G, editors. Spinal cord injury clinical outcomes from the model systems. 1st ed. Gaithersburg (MD): Aspen; 1995. p. 21-55.

20. Holly LT, Kelly DF, Counelis GJ, Blinman T, McArthur DL, Cryer HG. Cervical spine trauma associated with moderate and severe head injury: incidence, risk factors, and injury characteristics. *J Neurosurg* 2002;96(3):285-91.

21. Sharma B, Bradbury C, Mikulis D, Green R. Missed diagnosis of traumatic brain injury in patients with traumatic spinal cord injury. *J Rehabil Med* 2014;46(4):370-3.

22. Dawodu ST. Traumatic brain injury (TBI) – definition, epidemiology, pathophysiology. Medscape Reference: Drugs, Diseases Procedures 2011.

23. Abelson-Mitchell N. Epidemiology and prevention of head injuries: literature review. *J Clin Nurs* 2008;17(1):46-57.

24. DeVivo MJ. Epidemiology of traumatic spinal cord injury: trends and future implications. *Spinal Cord* 2012;50(5):365-72.

25. Iida H, Tachibana S, Kitahara T, Horiike S, Ohwada T, Fujii K. Association of head trauma with cervical spine injury, spinal cord injury, or both. *J Trauma* 1999;46(3):450-2.

26. Blackmore CC, Emerson SS, Mann FA, Koepsell TD. Cervical spine imaging in patients with trauma: determination of fracture risk to optimize use. *Radiology* 1999;211(3):759-65.

27. Kolakowsky-Hayner SA, Gourley EV, Kreutzer JS, Marwitz JH, Cifu DX, McKinley WO. Pre-injury substance abuse among persons with brain injury and persons with spinal cord injury. *Brain Inj* 1999;13(8):571-81.

28. Mansfield K, Meyer K, Ugiliweneza B, Kong M, Nosova K, Boakye M. Traumatic spinal cord injury with concomitant brain injury: in-hospital complication rates and resource utilization. *JSM Neurosurg Spine* 2014;2(2):1017.

29. Hansotia P, Broste SK. The effect of epilepsy or diabetes mellitus on the risk of automobile accidents. *New Engl J Med* 1991;324(1):22-6.

30. Alrajhi KN, Perry JJ, Forster AJ. Intracranial bleeds after minor and minimal head injury in patients on warfarin. *J Emerg Med* 2015;48(2):137-42.

31. Thompson HJ, Dikmen S, Temkin N. Prevalence of comorbidity and its association with traumatic brain injury and outcomes in older adults. *Res Gerontol Nurs* 2012;5(1):17-24.

32. Kennedy RL, Henry J, Chapman AJ, Nayar R, Grant P, Morris AD. Accidents in patients with insulin-treated diabetes: increased risk of low-impact falls but not motor vehicle crashes—a prospective register-based study. *J Trauma* 2002;52(4):660-6.

33. Nell V, Yates DW, Kruger J. An extended Glasgow Coma Scale (GCS-E) with enhanced sensitivity to mild brain injury. *Arch Phys Med Rehabil* 2000;81(5):614-7.

34. Kirshblum SC, Burns SP, Biering-Sorensen F, et al. International standards for neurological classification of spinal cord injury (revised 2011). *J Spinal Cord Med* 2011;34(6):535-46.

35. Bluvshtein V, Front L, Itzkovich M, et al. SCIM III is reliable and valid in a separate analysis for traumatic spinal cord lesions. *Spinal Cord* 2011;49(2):292-6.

36. Grey N, Kennedy P. The functional independence measure: a comparative study of clinician and self-ratings. *Paraplegia* 1993;31(7):457-61.

37. Fisher DC, Ledbetter MF, Cohen NJ, Marmor D, Tulsky DS. WAIS-III and WMS-III profiles of mildly to severely brain-injured patients. *Appl Neuropsychol* 2000;7(3):126-32.

38. Dean RE, Kennedy P. Measuring appraisals following acquired spinal cord injury: a preliminary psychometric analysis of the appraisals of disability. *Rehabil Psychol* 2009;54(2):222-31.

39. Yuh EL, Cooper SR, Mukherjee P, Yue JK, Lingsma HF, Gordon WA, et al. Diffusion tensor imaging for outcome prediction in mild traumatic brain injury: a TRACK-TBI study. *J Neurotrauma* 2014;31(17):1457-77.

40. Wei CW, Tharmakulasingam J, Crawley A, et al. Use of diffusion-tensor imaging in traumatic spinal cord injury to identify concomitant traumatic brain injury. *Arch Phys Med Rehabil* 2008;89(12 Suppl):S85-91.

41. Levy DT, Mallonee S, Miller TR, et al. Alcohol involvement in burn, submersion, spinal cord, and brain injuries. *Med Sci Monit* 2004;10(1):CR17-24.

42. Vaccaro AR, Fehlings MG. Spine and spinal cord trauma: evidence-based management. 1 ed. New York: Thieme Medical Publishers, Inc.; 2010.

43. Galang G, Sathe G. Double Jeopardy in Dual Diagnosis: Challenges in patients with traumatic spinal cord injury and brain injury. UPMC Rehab Grand Rounds 2010 Summer (March 03, 2015). Available from: http://www.rehabmedicine.pitt.edu/docs/RGR_PDFs/RGR_7_10.pdf

44. Aubut JA, Mehta S, Cullen N, Teasell RW, ERABI Group, SCIRE Research Team. A comparison of heterotopic ossification treatment within the traumatic brain and spinal cord injured population: an evidence-based systematic review. *NeuroRehabilitation* 2011;28(2):151-60.

45. Blackman JA, Patrick PD, Buck ML, Rust RS, Jr. Paroxysmal autonomic instability with dystonia after brain injury. *Arch Neurol* 2004;61(3):321-8.

46. Krassioukov A, Blackmer J, Teasell RW, Eng JJ. Autonomic dysreflexia following spinal cord injury. In: Eng JJ, Teasell RW, Miller WC, et al. Spinal Cord Injury Rehabilitation Evidence. Version 4.0. 2012. p. 1-34.

47. Mathias CJ, Low DA. Autonomic disturbances in spinal cord injuries. In: Robertson D, Biaggioni I, Burnstock G, Low PA, Paton JFR, editors. Primer on the autonomic nervous system. 3rd ed. San Diego: Academic Press; 2012. p. 505-9.

48. Kelly BM, Yoder BM, Tang CT, Wakefield TW. Venous thromboembolic events in the rehabilitation setting. *PM R* 2010;2(7):647-63.

49. Kirshblum SC, Burns SP, Biering-Sorensen F, et al. International

standards for neurological classification of spinal cord injury (Revised 2011). *J Spinal Cord Med* 2011;34(6):535-46.

50. García-Altés A, Pérez K, Novoa A, et al. Spinal cord injury and traumatic brain injury: a cost-of-illness study. *Neuroepidemiology* 2012;39(2):103-8.

51. Richards JS, Osuna FJ, Jaworski TM, Novack TA, Leli DA, Boll TJ. The effectiveness of different methods of defining traumatic brain injury in predicting postdischarge adjustment in a spinal-cord

injury population. *Arch Phys Med Rehabil* 1991;72(5):275-9.

52. McKenna C, Thakur U, Marcus B, Barrett AM. Assessing limb apraxia in traumatic brain injury and spinal cord injury. *Front Biosci (Schol Ed)* 2013;5:732-42.

53. Nott M, Baguley I, Heriseanu R, et al. Effects of concomitant spinal cord injury and brain injury on medical and functional outcomes and community participation. *Top Spinal Cord Inj Rehabil* 2014;20(3):225-35.

第 68 章　复杂突发情况下的脊髓损伤

Eric Weerts

学习目标

本章学习完成后,你将能够:

- 弄清楚在复杂突发情况下处理脊髓损伤的主要问题;
- 概述数据库收集过程及有限资源下的脊髓损伤早期发现;
- 在复杂突发情况下运用已知的脊髓损伤处理原则解决中长期的过渡问题。

引言

复杂突发情况下的脊髓损伤(spinal cord injury, SCI)已成为一个被高度关注的主题,尤其是在自然灾害及一系列的经验教训后。复杂的突发情况可以根据几个因素而变化,例如:发生事件的社会经济背景(对地震具备高反应能力的环境对比对灾害处理准备不足的环境)[1],事件在时间和空间上的程度和规模,以及对不稳定社会经济环境中武装冲突下的幸存者的复杂反应[2]。鉴于这种特殊的干预环境,要考虑早期发现和筛查 SCI 可能征象的合适方法以便作为一个临时措施,以解决 SCI 患者最迫切的需求。将专业技能知识快速传递到当地应急人员和 SCI 患者的直接环境是避免损伤后立即出现并发症的最佳途径。SCI 专业知识及其实践可应用于这些情况:提供初步概念、快速测量工具、培训工作人员以及这些服务的相互配合。

复杂突发事件的定义

世界卫生组织定义:"复杂突发事件是由战争、内乱和大规模人员流动造成的扰乱民生和威胁生命的情况,因而导致所有紧急反应都必须在艰难的政治和安全环境中进行。复杂突发事件结合了内部冲突与人民的大规模流离失所、大规模饥荒或食物短缺、脆弱的或失败的经济、政治和社会制度。通常,复杂突发事件也因自然灾害而加剧[3,4]。"

针对复杂灾害的研究可以解决以下几个方面的问题:确定 SCI 特定需求的正确方法、复杂紧急情况期间

SCI 的脆弱性,以及 SCI 患者的发病率和死亡率[5]。

这些方面可能会导致需要一个针对特定突发情况时间线的自适应方法(图 68.1)。协调服务和监测所需反应的背景(无论是基本需求如食物 / 住房还是特殊需求如卫生和损伤后早期康复服务)应包括监测时间线以便为这种自适应方法提供空间,和这种方法如何影响复杂突发情况下 SCI 患者以及时间和空间内他们紧急的需求。

记忆要点

- 世界卫生组织定义:"复杂突发事件是由战争、内乱和大规模人员流动造成的扰乱民生和威胁生命的情况,导致所有紧急反应都必须在艰难的政治和安全环境中进行。"
- 正确的方法有助于确定在复杂突发情况期间脊髓损伤的特定需求和脆弱性。

SCI处理的主流与复杂应急需求的区别

最近发生的许多复杂灾害(2010 年的海地地震;2005 年的巴基斯坦地震;2008 年的四川地震)[6]提供了关于应如何应对、早期发现和处理 SCI 的另一种视角。要在一场灾难所致受伤总人数中评估 SCI 人数是具有挑战性的,因为这取决于导致严重受伤事件的各种因素。表 68.1 列出了与受伤总数相比,SCI 所占的比例。

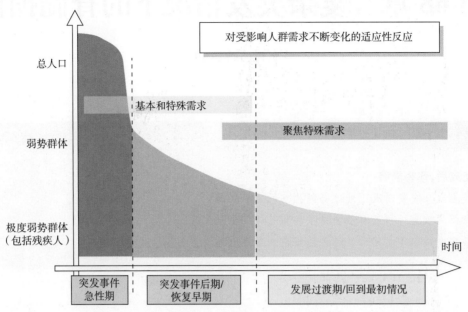

图 68.1 复杂应急反应时间轴 / 线和需求适应模式

表 68.1　近期地震中 SCI 患者人数与受伤总数的比较

地震 / 年份	估计的 SCI 患者数	估计的 伤者总数
中国玉树 2010	15+	12 100
海地 2010	150+	300 000
中国 2008	100+	374 000
巴基斯坦 2005	650–750	106 000
伊朗 2003	200+	30 000

　　因此,对 SCI 患者需求的响应需要根据范围和重点对每一环节进行调整。

　　需求的预测可以根据导致灾难的各种因素来调节。已知灾害发生的时间(夜间或白天)、基础设施的类型,以及有牺牲者的建筑物使用的建筑材料,可大致预测受伤类型。在灾害国家 / 地区制定防灾政策和方法,并在当地实施,会有助于减轻灾害后果。康复团队在关键时间窗内对受害者进行的救援、在受伤后的最初几天对他们进行的治疗,以及在救援时是否有辅助呼吸设备可用(对于高度损伤),也会决定伤员的 SCI 类型。

　　SCI 专业人员明白,长期护理的负担对家庭成员 / 护理者和社会来说都非常沉重,因此及时和平衡地分配资源以确保 SCI 各阶段的最佳治疗,防止危害较大的并发症和不必要的治疗,确保在治疗过程中最大限度的社区融入以及家庭成员 / 亲属和护理者的参与是非常重要的。请注意,救助 SCI 受害者的慈善关注度在灾难发生时很高,而它更需要的长期关注度却会随时间逐渐消失。

> **记忆要点**
>
> - 在灾难期间估计 SCI 人数是具有挑战性的。
> - 对 SCI 患者需求的响应需要根据时间、地区、政策和防灾情况来调整。

突发情况下的SCI评估和识别原则

　　鉴于人力资源和处理复杂医疗信息方法的稀缺性,评估和数据收集必须便于操作并且具有 SCI 特异性。必须注重迅速获得受影响地区的 SCI 人数,并给出所遇到的 SCI 特征和类型。对于在灾害发生之前就已患有 SCI 的人,必须估计和考虑该灾害对他们造成的影响。通过询问受害者 / 家庭护理人员脊柱骨折情况以及对受损椎骨旁感觉皮节的检测可以帮助确定完全损伤和不完全损伤。这有助于获得疑似 SCI 最可靠的指征。为了更加快速地识别迫切的 SCI 护理的需求,由训练有素的专业人员进行功能测量 / 观察,运动评分、肠和膀胱状态 / 日志 / 观察,视诊皮肤并发症 / 体位,使用"神经三角形"区分四肢瘫和截瘫患者(C_6 拇指或 C_8 小指或 T_1 肘关节内侧的任何感觉变化),都有助于在分诊和转诊服务过程中更好的检查效果。

复杂突发情况下的SCI处理原则

由于缺乏材料、培训和意识导致最初的固定和运输不充分时,有必要适应当地的专有技术以及一系列实用的基本原则。需要固定脊柱时,手术与非手术(可能时)的选择取决于是否有可以及早干预的高级别/安全手术室、熟悉 SCI 长期护理需求的训练有素的脊柱外科医生,以及适用于一般卫生条件下可避免术后感染风险的外科材料。

压疮和手术伤口的处理可能伴随着外科手术材料缺乏而出现Ⅳ期压力性溃疡(压疮)和手术伤口。处理必须集中于定期皮肤检查、卫生、清洁水和消毒剂的谨慎使用。压疮护理需要可用材料的创新,同时遵守伤口护理的基本原则(洁净,潮湿环境)[7]。护理人员需要接受压疮预防的训练。

未受过训练的卫生人员对肠道处理问题所知甚少,这可能受到文化/态度的影响。取决于环境的不同厕所类型可能会给 SCI 患者带来适应方面的挑战。未发现的问题的风险可能会在 SCI 发病后 10 天才显现,应格外注意。

应注意早期通过对膀胱功能进行训练以及应用安全留置导管来解决膀胱问题。长时间留置导管导致膀胱功能检查延迟可能会产生不必要的护理需求。第一时间安全导管的供应有限,导致导管需要重复利用(确保在受过训练的专业人员的指导下进行恰当的洗涤和管理)。从长远来看,应由训练有素的人员及早向患者/家属/护理人员提供后续咨询。

鉴于患者教育材料应迅速让潜在目标获知,手册需要尽可能简单、文字少、图像多、使用当地语言、容易被文盲理解,并有适用于低文化水平人群的连环画,这也可帮助尚不熟悉 SCI 处理的当地卫生人员深入了解 SCI。网站 http://www.physiotherapyexercises.com 提供了解释基本咨询和患者活动技术方面的实用的在线信息资源。

在更个性化的方法上,早期阶段的个人咨询应限于与 SCI 患者本人及其密切照看者讨论患者进展状态的基本信息。随后,允许受过培训的人员向患者及其家属提供分享问题想法/答案,以及朋辈咨询等小组教育活动,小组活动可以提供实用的有针对性的信息,并给予情感和导师支持。如果有具有 SCI 生活经验的训练有素的朋辈咨询员,这将促进中期患者与医疗团队的联系。

服务和利益相关方的协调:在复杂突发情况下的活动

为了确保对复杂突发情况做出最佳反应,通过指定机构与政府或协调机构,协商部署前的支持和部署后活动间的安排,会有助于对可预见的问题进行提前计划。协调为该领域服务的不同非政府组织和政府组织之间的工作,并建立具有共同目标的组织和网络之间的地方联系,将有助于简化正在进行的护理。

建立灾害应急 SCI 专家数据库,并赋予救援人员期望和责任,将有助于制定审查和认证专家的标准和机制。国际物理医学与康复医学学会以及国际脊髓学会的灾害管理小组委员会正在发展这一能力。应伴随提供具有成本效益的培训机会(如网络研讨会、本地供应商),利用专业协会为现有专家和当地工作人员获取机构支持,以及利用那些已经参与受影响地区工作的组织。

当复杂突发情况发生在欠发达的地区时(在灾难/冲突发生之前没有应对复杂创伤的全面护理的地方),从复杂突发情况到促进持续护理和解决 SCI 护理相关慢性问题的过渡问题就会出现。在复杂突发情况下,开发/重建大规模的投入和投资方式以及培训当地的供应商往往会让开展 SCI 持续护理的意识和机会提升到新的层次。以下活动和举措可以推出实施,例如:为提高 SCI 发生高风险地区对固定和运输需求意识的抢占活动,制订在边远地区安全运送受害者的可替代方法,并建立适用于 SCI 的共同标准。脊髓损伤国际观点报告可以作为向当地和国家利益相关者提供信息的重要来源,以长期和/或适应当地情况开展 SCI 护理的可持续模式[8]。在这样一个时期的起步过程中,应考虑以下基本原则:开发简单的工具(如清单)以及急性和康复护理的参考文件,使受伤人员入住满足最低护理标准的指定 SCI 中心,尊重患者的尊严,在需要医疗保健机构提供慈善支持而联系媒体之前先获得患者同意,采用适应当地环境、资源和文化的治疗方法,促进对低成本替代方案的认识和获取,优先采用简单设备,配备耐用设备和创建维修机构,教育患者相关人员正确使用设备,提供多种简单形式的健康信息(印刷品、音频、图片)。复杂突发情况后的重建或归一化过程应考虑到所需的网络和周围环境,包括建设无障碍住房和 / 或社区,赋权当地社区进行重建,雇用移动服务小组,设置当地服务点或方便患者的交通方式以便进行长期随访,建立患者登记、转诊系统和跟踪机制,征集患者作为朋辈导师,并考虑小组间对等支持,沿用现有的自助小组机制。

记忆要点

- 与政府或协调机构协商有助于提前计划可预见的问题,简化持续护理。
- 建立 SCI 专家数据库以及利用专业协会为现有专家和当地工作人员获取机构支持,有助于他们照顾受影响的地区。

可持续发展规划的观点

　　想定的发展过程是:在复杂突发情况下应用 SCI 处理方面的经验,进而推进到一项长期方法来,解决 SCI 未满足的需求。有助于这种方法的规划要素可包括以下内容:与国际合作伙伴建立长期合作关系,以保证资金、基础设施和人员培训的机会;提供本地和国际培训机会;支持当地利益相关者参加国际会议;促进持续的捐助者支持(个人、基金会);将 SCI 专题纳入相关国家的现有社会制度中;通过与民间组织和政府利益相关者的(慈善)活动建立本地的筹资能力 / 渠道;与当地组织和社区建立持续的伙伴关系;通过使用国际报告作为参与和理解 SCI 的依据,使相关国家的政府利益相关者进行 SCI 处理的预防、医疗、康复、社会经济管理。

本章重点

- 在灾难期间估计 SCI 人数是具有挑战性的。
- 必须注重及时获取受影响地区 SCI 患者的人数,并确认遇到的 SCI 特点和类型。
- 突发情况区别于其他情况的要素有时间、环境、灾难性质、冲突类型以及在短时间内的需求转变等。
- 应急干预指南和原则可为紧急处理中的康复活动提供基本分类。
- 复杂突发情况下的救援人员对 SCI 的关键知识和并发症的预防并不十分了解。必须继续宣教。
- 对 SCI 患者需求的响应,需要根据时间、地区、政策和灾难中的准备情况进行调整。
- 与政府或协调机构协商有助于提前计划可预见的问题,简化持续护理。
- 建立 SCI 专家数据库以及利用专业协会为现有专家和当地工作人员获取机构支持,有助于他们照顾受影响的地区。

(李芳 译 刘楠 校)

参考文献

1. Tasiemski T, Nielsen S, Wilski M, et al. Quality of life in people with spinal cord injury—earthquake survivors from Sichuan province in China. APDRJ 2010;21:28.

2. Chackungal S, Nickerson JW, Knowlton LM, et al. Best practice guidelines on surgical response in disasters and humanitarian emergencies: report of the 2011 Humanitarian Action Summit Working Group on Surgical Issues within the Humanitarian Space. *Prehosp Disaster Med* 2011;26:429-37.

3. Burns AS, O'Connell C, Rathore F. Meeting the challenges of spinal cord injury care following sudden onset disaster: lessons learned. *J Rehabil Med* 2012;44:414-20.

4. Zhang L, Liu X, Li Y, et al. Emergency medical rescue efforts after a major earthquake: lessons from the 2008 Wenchuan earthquake. *Lancet* 2012;379:853-61.

5. Wisner B, Adams J, editors. Environmental health in emergencies and disasters: a practical guide. Geneva: WHO; 2002.

6. Gosney JE, Reinhardt JD, Groote PMV, et al. Medical rehabilitation of spinal cord injury following earthquakes in rehabilitation resource-scarce settings: implications for disaster research. *Spinal Cord* 2013;51:603-9.

7. Stephenson FJ. Simple wound care facilitates full healing in post-earthquake Haiti. *J Wound Care* 2011;20:5,6,8,10.

8. Bickenbach J, Bodine C, Brown D et al., editors. International perspectives on spinal cord injury report. Geneva: WHO–ISCoS; 2012.

第69章　残疾人权力、法律和权利

Gaurav Sachdev, Federico Montero, Harvinder Singh Chhabra

学习目标

本章学习完成后,你将能够:

- 认识到社会中阻碍残疾人活动的各种障碍;
- 确定残疾,并弄清楚增加其发病率的各种因素;
- 明白社区康复的重要性;
- 概述残疾人的各项基本权利;
- 总结联合国为造福残疾人而设立的各种宣言和法律。

引言

人们因心理、生理或感官障碍而患有残疾。像其他人一样,他们有权享有平等的机会以及享受公民和社会成员的一切权利。在社会中,身体和社会障碍妨碍了他们的充分参与,结果,世界各地的数百万儿童和成年人经常面临被隔离和缺少尊严的生活[1]。由于难以将脊髓损伤(spinal cord injury, SCI)患者与其他残疾人的权力、法律和权利等问题分开,因此本章总体讨论残疾问题。

我们应在不同层次的经济、社会发展和不同文化背景下分析残疾人(persons with disabilities, PWD)的状况。政府最终负责改善残疾人的条件,因此,应该实施与残疾有关的明确且设计良好的政策。除政府、社会、各组织外,个人同样承担责任。政府还应保障残疾人有机会达到与同胞同等的生活水平。非政府组织(nongovernmental organizations, NGO),特别是那些被残疾人认可的组织,可以通过研究需求、提出合适的解决方案以及提供配套服务来帮助政府。包括欠发达和最不发达国家农村地区在内的所有人口共享财政和物质资源可能会对残疾人带来重大影响,从而推进社区服务范围的扩大和经济条件的改善。国际残疾人年(International Year of Disabled Persons, IYFDP)的主要成果是制定了联合国大会于1982年12月3日第37/52号决议通过的关于残疾人的世界行动纲领(World Program of Action, WPA)[2]。WPA是加强残疾预防、康复和机会均等化以及使残疾人参与社会生活和国家发展的一项全球战略。WPA还强调需要从人权角度来处理残疾问题。联合国还向所有成员国建议,他们应最大限度地利用其资源为和平服务,包括预防残疾和满足残疾人的需求。如果成员国不采取有效措施,残疾的后果将阻碍他们各自国家的发展。因此,所有国家的总体发展规划中必须包含采取有效措施防止各种损害,以及提供各种资源使残疾人得到康复和均等的机会。无论其发展水平如何,这些概念在所有国家有相同的适用范围和紧迫性。

记忆要点

- 残疾人有权享有平等的机会以及享受公民和社会成员的一切权利,但身体和社会障碍阻碍了他们的全面参与。
- 政府、社会、各种组织和个人都有责任改善残疾人的条件。
- 关于残疾人的世界行动纲领是增强残疾预防、康复和机会均等化的一项全球战略。
- 联合国向所有成员国建议,他们应最大限度地利用其资源为和平服务,包括预防残疾和满足残疾人的需求。

世界残疾报告

为了克服对残疾人的消极态度如无知和偏见等，教育和提高认识也是必需的。

根据世界残疾报告（World Report on Disability）[3]，世界上有 10 亿多残疾人。这占据了世界人口的 15%，并且这个数字还在增长。增长的原因有慢性病的高发病率、高暴力率、人口数量的增加，以及伴有较高生存率的交通事故伤，最后且最重要的原因是贫困。报告指出，即使在身体障碍被消除之后，消极的态度也是残疾人不得不面对的主要障碍。这会导致教育水平低下，经济活动受限，贫困指数更高和依赖程度更大，以及有限的参与社会活动。提高认识和挑战消极态度往往是为残疾人创造的易于融入社会的第一步。

IPSCI- 世界卫生组织 - 国际脊髓学会报告

最近世界卫生组织 - 国际脊髓学会关于 SCI 的国际观点报告[4]指出"创伤性和非创伤性 SCI 的发病率可能为每百万人中 40~80 例"。根据 2012 年世界人口估算，每年大约有 25 万 ~50 万人受到 SCI 的影响。国家层面的研究报告指出创伤性 SCI 的发病率为（13~53）/100 万。从历史上看，高达 90% 的 SCI 是创伤性的，但最近的研究数据表明，非创伤性原因有轻微的增加趋势。

残疾的定义

世界卫生组织在"国际功能、残疾和健康分类"[5]中提供了一个非常有用的残疾概念化方法，其包括各种要素并且提供了一个有用的框架，这个框架可用于统计、研究、临床问题、政策制定等多个领域。这些概念定义如下：
- 身体功能是身体系统的生理功能（包括心理功能）；
- 身体结构是身体的解剖部位，如器官、四肢及其组成部分；
- 损伤是身体功能或结构的问题，如显著差异或损失；
- 活动是指个体执行任务或采取行动；
- 参与是指参与生活的情况；
- 活动受限是指个体在进行活动时可能遇到的困难；
- 参与受限是指个体在参与生活中可能遇到的问题；
- 环境因素是生理、社会和心理环境的补充，是人们居住和生活的环境。

与环境相关的问题（环境因素）被归类为一个关键问题，其可超越损伤本身，决定残疾，这是相当重要的。这是根据残疾的社会模式和人权方法定的，且与本章稍后讨论的《残疾人权利公约》的原则一致。

> **记忆要点**
> - 根据"世界残疾报告"，世界上有 10 多亿残疾人，约占世界人口的 15%。
> - 残疾人数增加的原因有慢性病的高发病率、高暴力率、人口数量的增加以及伴有较高生存率的交通事故伤和贫困。

贫困和残疾

目前已经广泛认为贫困与残疾密切相关，并且它是导致许多残疾的主要原因[6-8]。预计许多国家的 SCI 人数的增加都直接或间接地与贫困及贫困相关因素有关。事实上，与暴力、酗酒、吸毒和贩毒密切相关的伤害，越来越多地影响着社会上贫困的青少年。青少年参与暴力行为的情况，是其 SCI 发生的主要原因。贫困也影响着康复进程，并进一步影响社会融合与参与。

所以，无论是在发达国家还是在发展中国家，排除康复服务的质量以外，如果贫困与暴力、吸毒和其他破坏性行为的社会环境有关，那么贫穷本身就会使许多 SCI 患者变得无法独立[8,9]。而且，贫困可能会使他们容易出现早期并发症和早期病死。在欠发达国家，尽管现有数据有限，但可预防的继发损害仍然是 SCI 患者死亡的主要原因[10]。

> **记忆要点**
> - 贫困已被认为与残疾密切相关，并且是导致许多残疾的主要原因。
> - 与暴力、酗酒、吸毒和贩毒密切相关的伤害，越来越多地影响着社会上贫困的青少年。

社区康复（基于社区的包容性发展）

作为对大多数残疾人尤其是在低收入国家的残疾人缺乏服务或获得现有服务的回应，世卫组织设计并实施了"社区康复"战略。社区康复的目标包括：

- 确保残疾人能够最大限度地提高生理和心理能力，获得正常的服务和机会，并成为社区和社会的积极贡献者。
- 通过社区内的变革，激活社区来促进和保护残疾人的人权，例如消除参与障碍。

尽管社区康复最初注重医疗康复，但多年来，随着国家和社区相关的社会经济与文化方面的发展，它经历了调整、变化并采用不同的方式贯彻其原则。世界各地大多数残疾人的贫困状况是对社区康复战略提出新方法和重定向的关键因素，这是 2003 年由世界卫生组织与联合国组织、非政府组织和残疾人组织合作在芬兰赫尔辛基举办的"关于社区康复的国际协商会"的结果。载于报告中的这次国际协商的建议[11]，以及最新制定的涉及《残疾人权利公约》原则的社区康复指南，已由世界卫生组织、国际劳工组织、联合国教科文组织和国际残疾人联合会共同发布[12]。

世界卫生组织、国际劳工组织和联合国教科文组织在 2004 年[13]联合发布的文件中描述了社区康复的原则和基础，该文件考虑到了赫尔辛基国际协商中提出的新焦点。

记忆要点

- 社区康复旨在确保残疾人能够最大限度地提高生理和心理能力、获得正常的服务和机会，并成为社区和社会的积极贡献者。
- 通过社区内的变革，社区康复可激活社区以促进和保护残疾人的人权。
- 世界卫生组织、国际劳工组织和联合国教科文组织在 2004 年联合发布的文件中描述了社区康复的原则和基础，该文件考虑到了赫尔辛基国际协商中提出的新焦点。

残疾和联合国组织

联合国在残疾事业的早期工作中提出了残疾人福利的观点[14]，即适当开展福利方案来处理残疾问题。在 1950 年的第六次会议期间，社会委员会审议了"身体残疾的社会康复"和"盲人的社会康复"两份报告。后来，经济及社会理事会同意制定身体障碍及失明防治的康复方案。

在 20 世纪 50 年代末，联合国组织将残疾问题的重点从福利角度转移到促使残疾人融入社会。1969 年 12 月 11 日通过的"社会进步与发展宣言"确认了"联合国宪章"规定的基本自由和原则，并强调需要保护残疾和身心残障人士的权利和福利。

20 世纪 70 年代，残疾人人权的概念开始在国际上更为广泛接受。大会在此期间通过了两项关于残疾人的主要声明。1971 年 12 月 20 日"智力障碍人士权利宣言"为通过国家和国际行动保护权利提供了一个框架。大会在 1975 年 12 月 9 日通过的"残疾人权利宣言"鼓励对残疾人权利进行国家和国际的保护。宣言提出了这个事实，即残疾人有权享有与其他人相同的政治和公民权利，包括采取必要的措施使其能够自给自足。"宣言"重申了残疾人的教育、医疗服务和就业服务的权利。它进一步指出残疾人享有获得经济和社会保障，就业，与家人住在一起，参与社会和创造性事件，保护其免遭剥削、虐待或侮辱，以及寻求法律帮助的权利。1976 年 12 月 16 日，大会宣布将 1981 年定为国际残疾人年，致力于使残疾人全面充分融入社会。

国际残疾人年——1981 年庆贺了许多方案、研究项目、政策创新和建议的诞生，包括 11 月 30 日至 12 月 6 日在新加坡举行的首届残疾人国际大会。大会在 1982 年 12 月 3 日通过了关于残疾人的世界行动纲领。该方案将残疾政策重组为三个不同的领域：预防、康复和机会均等化。

1982 年 12 月宣布的联合国残疾人十年（1983—1992 年）宣布了一系列旨在改善残疾人地位和现状的活动。1992 年 12 月 16 日，大会呼吁各国政府将每年 12 月 3 日定为国际残疾人日。

1993 年 12 月 20 日，大会通过了"残疾人机会均等标准规则"。这些规则是决策者可以在国家内部、国家之间以及国际组织和政府机构之间形成技术和人权合作的工具。

联合国组织的主要发展目标之一是继续提升世界上更多弱势群体包括残疾人的生活质量。仍然需要解决的最重要问题之一是使残疾人通过计算机可以获取新兴信息技术。芬兰赫尔辛基国家福利和健康研究与发展中心（STAKES）代表联合国办事处发表的《发展行动中的残疾维度：包容性规划手册》，有助于指导发展规划人员通过新知识、新技术和新方法找到有效的方式将残疾人纳入该过程。

记忆要点

- 在 20 世纪 50 年代末，联合国组织将残疾问题的重点从福利角度转移到促使残疾人融入社会。
- "智障人士权利宣言"为通过国家和国际行动保护权利提供了一个框架，"残疾人权利宣言"鼓励对残疾人权利进行国家和国际的保护。
- 大会宣布将 1981 年定为国际残疾人年，致力于使残疾人全面充分融入社会。
- 1992 年 12 月 16 日，大会呼吁各国政府将每年 12 月 3 日定为国际残疾人日。
- 1993 年 12 月 20 日，大会通过了"残疾人机会均等标准规则"。
- 仍然需要解决的最重要问题之一是使残疾人通过计算机可以获取新兴信息技术。
- 芬兰赫尔辛基国家福利和健康研究与发展中心（STAKES）发表的《发展行动中的残疾维度：包容性规划手册》，有助于指导发展规划人员通过新知识、新技术和新方法找到有效的方式将残疾人纳入该过程。

《残疾人权利公约》：残疾新范式

联合国 2006 年通过的联合国《残疾人权利公约》旨在"促进、保护和确保所有残疾人能充分和平等地享受所有人权和基本自由，以及促进对他们固有尊严的尊重"。《残疾人权利公约》认识到社会作为确定残疾问题的重要组成部分的作用，但这一概念也在其他有关文件中得到认可，例如前面讨论的国际功能、残疾和健康分类。

虽然残疾人一直有权享有与其他人一样的权利，但这是他们的权利首次得以在具有约束力的国际文书中全面列出。该公约的发展体现在对残疾和残疾人的理解发生了转变。在过去的几十年中，对残疾的理解发生了重大变化。重点不再是残疾的个人有什么问题，而是认为残疾是个体与环境相互作用的结果，这个环境不能容纳个体差异并且会限制或妨碍个体参与社会。这种理解被称为残疾的社会模式。

《残疾人权利公约》赞同这一模式，并明确认为残疾是一个人权问题。从这个角度来看，需要鉴定和克服妨碍残疾人充分行使权利的社会、法律、经济、政治和环境障碍。从人权观点来看，残疾涉及国家和社会各阶层思维和行事方式的演变，使得残疾人不再被认为是由他人决定的慈善机构的接受者，而是权利的拥有者。创造允许广泛人员包括残疾人的有意义的参与的环境，是尊重、支持人类多样性的基于人权的方法。保护和促进他们的权利不仅仅是提供与残疾有关的服务，而是应采取措施改变侮辱和排斥残疾人的态度和行为。还要落实消除障碍的政策、法律和方案，以及保障残疾人行使公民、文化、经济、政治和社会权利的能力。为了真正行使权利，需要取代限制权利的政策、法律和方案，例如：禁止残疾人移民的移民法，禁止残疾人结婚的法律，允许对残疾人进行医学治疗使其对此没有自由和知情同意的法律，允许对精神或智力残疾者进行拘留的法律，以及因他或她有残疾而拒绝给予医学治疗的政策。此外，方案、提高认识和社会支持对于改变社会运作方式以及消除阻碍残疾人全面参与社会的障碍是必要的。另外，需要向残疾人提供充分参与社会的机会以及适当的方式来维护其权利[15]。

生物心理社会模式是一种表明生物、心理（包括思想、情感和行为）以及社会（社会经济、社会环境和文化）因素的模型或方法，这些因素在人类患病中发挥重要作用。它认为对健康最好的理解是在生物、心理、和社会方面均良好，而不仅是生物方面的完好[16]。这与医学中的生物医学模式相反，生物医学模式是指每种疾病过程都可以用偏离正常功能的潜在差异如病毒、基因或发育异常、损伤等解释[17]。

国际功能、残疾和健康分类被采纳为世界残疾报告的概念框架，它将功能和残疾标识为健康与环境因素（包括个人和环境因素）之间的动态互动。提倡的国际功能、残疾和健康分类"生物 - 心理 - 社会模式"，代表了医疗和社会模式之间可行的调和。个人因素如动机和自尊，可以影响一个人参与社会的程度。环境因素包括产品和技术，自然和人工环境，支持和关系，态度，以及服务、系统和政策。

许多国家已经批准了《残疾人权利公约》，但仍有很长的路要走,以期获得关于这一国际条约影响的证据、关于其改善物理空间可行性的证据以及关于其通过技术援助促进积极和富有成效的生活的实现的可能性的证据。

> ### 记忆要点
>
> - 联合国 2006 年通过的联合国《残疾人权利公约》旨在"促进、保护和确保所有残疾人能充分和平等地享受所有人权和基本自由,以及促进对他们固有尊严的尊重"。
> - 残疾被认为是个体与环境相互作用的结果,这个环境不能容纳个体差异并且会限制或妨碍个体参与社会;这种理解被称为残疾的社会模式。
> - 许多国家已经批准了《残疾人权利公约》,但仍有很长的路要走,以期获得关于这一国际条约影响的证据、关于其改善物理空间以及对残疾人技术援助可行性的证据。

残疾人的权利

《残疾人权利公约》是一项广泛的人权条约,涵盖了公民、文化、经济、政治和社会权利的全部范围。《残疾人权利公约》详细阐述了现有人权对残疾人的意义,并明确了缔约国保护和促进这些权利的责任[18]。

残疾人权利如下:

- 法律面前人人平等,包括应消除将残疾作为剥夺个人合法权利的理由。向残疾人提供支持助其作出自己的决定,消除其指定监护人代表他们作决定的实践。
- 人身自由和安全,除其他事项外,要确保不能仅仅因为他们的残疾,包括精神和智力残疾,就把他们在没有自由选择和知情同意的前提下置于精神病和其他机构。
- 不受酷刑或残忍、不人道或有辱人格的待遇或惩罚,包括应追查机构是否采取了以下做法和治疗,包括电击疗法和残疾人笼床、违背个人意愿对他

们施加旨在纠正残疾的侵入性或不可逆转的医学处理。
- 活动自由,除其他事项外,审查国家是否因个人的残疾而扣留其旅行证件。
- 受教育的权利,除其他事项外,检查残疾学生是否会因残疾而被排除在普通教育制度之外,以及检查是否提供了有效的个体化支持措施,以最优化符合入学目标的学术和社会发展。
- 医疗权,除其他事项外,残疾人可获得基本药物,以及根据其知情同意为其提供治疗的权利。
- 劳动权,除其他事项外,检查劳动法是否禁止在工作场所中的对残疾人的歧视。
- 享有适当生活水准的权利,除其他事项外,审查社会方案和政策框架、减贫战略、国家发展计划和项目,例如与千年发展目标相关的项目,以确保其包括促进和保护残疾人的食物权、衣物权、住房权以及其他权利。
- 参与公共和政治生活的权利,除其他事项外,选举监督要确保用无障碍格式提供选举材料(如盲文书面材料和带有手语解释的电视广告),以及确保残疾人可以进入投票站(例如从坡道进入)。
- 参与文化生活的权利,除其他事项外,检查是否明确认可并支持手语和聋文化,以及版权保护是否不禁止残疾人访问诸如有声读物等文化物品。

公民、文化、经济、政治和社会权利是相互关联、相互依存、不可分割的。理解这种相互依存关系对监督残疾人的权利很重要。例如:监督机构需要监测残疾人是否因残疾的存在而被剥夺了自由(人身自由和安全的权利),残疾人是否在没有自由选择和知情同意的情况下受到了医学治疗(医疗权、身心健全、不受酷刑),以及在机构中的残疾人是否享有足够的食物、衣物、光线、卫生条件等(适当生活水准的权利)。

关于经济、社会和文化权利,《残疾人权利公约》重申各国有义务逐步执行它们,因为这已经在关于经济、社会和文化的国际公约的第 2 条以及关于《儿童权利公约》的第 4 条中得到认可。经济、社会和文化权利的充分实现可能受到有限资源的限制,这一认识要与采取措施以最大化一个国家的可用资源的需求相平衡,并应在必要时寻求国际合作[19]。

- 《残疾人权利公约》是一项广泛的人权条约,涵盖了公民、文化、经济、政治和社会权利的全部范围。
- 残疾人的权利
  - 法律面前人人平等;
  - 人身自由和安全;
  - 不受酷刑或残忍、不人道或有辱人格的待遇或惩罚;
  - 活动自由;
  - 受教育的权利;
  - 医疗权;
  - 劳动权;
  - 享有适当生活水准的权利;
  - 参与公共和政治生活的权利;
  - 参与文化生活的权利。
- 《残疾人权利公约》重申各国有义务逐步执行残疾人的经济、社会和文化权利,因为这已经在关于经济、社会和文化的国际公约的第2条以及关于《儿童权利公约》的第4条中得到认可。

经济权力基础

为了实现残疾人的经济权力,以下是必要的[20]:

- 教育:残疾儿童应该与非残疾儿童一样,享有相同的受教育权。他们可能也需要积极的干预和专门的服务。但是在发展中国家的大多数残疾儿童既没有接受专门的服务也没有接受义务教育[20]。教育是使残疾人获得经济权力的有力工具。教育是使残疾人获得履行职能或进行经济活动所需的知识和技能的手段。教育有助于获得劳动力市场所需的技能。经济权力教育是一个持续的过程,应该尽早开始。学前教育应使儿童能够掌握语言、手语、使用工具、日常生活等基本技能。早期技能教育有助于儿童获得自信、增强自尊心。残疾使孩子难以上学。农村地区的情况比较显著,那里不仅教育和培训服务有限而且残疾儿童也很难获得这些服务。
- 医疗:残疾人的医疗和经济权力是相互依存的。在大多数情况下,残疾人可能需要长期医疗。获得价廉和优质的医疗服务对促进残疾人参与经济活动至关重要。

- 就业:国际劳工组织指出,发展中国家的残疾人失业率较突出。即使能力合格,大量的残疾人也无法就业。这就导致残疾人没有稳定的收入,就不得不依赖家人或者好心人。残疾人就业是实现其经济权力的关键,需要体现在政府和私营部门、非政府组织等工作场所的就业情况上。
- 辅助功能(Accessibility):提升残疾人经济权力的关键是确保他们能够获得实体设施、运输、信息通信和技术以及每个人都可以使用的其他设施和服务。在发达国家和发展中国家,建筑物进出和交通运输系统等公共空间在很大程度上依然缺乏针对残疾人群的辅助功能。这样做会限制残疾人在创业或就业方面的经济参与。此外,残疾人无法使用无障碍方式获取信息,如手语、大型印刷品、人类读者服务、象形图、盲文等。因此,他们很难会被通知去参与他们所在地区内存在的经济机会。
- 社会保障:考虑到残疾人在参与有偿经济活动方面面临的挑战,有必要通过社会保障措施来缓冲这些劣势。这些措施对决定他们踏入经济活动市场以及持续参与经济活动是至关重要的。来自非洲若干国家的经验证实,社会保障是包括残疾人在内的贫困人口经济权力的驱动力。除了减少贫困,它还能促进公平,刺激经济增长,以及确保更好地利用稀缺资源。社会保障措施和经济权力相辅相成。

为了实现残疾人的经济权力,以下是必要的:

- 教育是使残疾人获得经济权力的有力工具,也是使残疾人获得履行职能或进行经济活动所需的知识和技能的手段。
- 残疾人的医疗和经济权力是相互依存的,获得价廉和优质的医疗服务对促进残疾人参与经济活动至关重要。
- 残疾人就业是实现其经济权力的关键。
- 获取实体设施、运输、信息通信和技术以及每个人都可以使用的其他设施和服务,是提升残疾人经济权力的关键。
- 社会保障措施对决定残疾人踏入经济活动市场以及他们持续参与经济活动是至关重要的。

世界各地立法促进权利和权力

许多国家已采取重要措施以消除或减轻参与障碍。在许多情况下颁布的法律是为了保证残疾人享有上学、就业和获取社区设施的权利和机会，以及消除文化和身体障碍，并禁止对他们的歧视。

- 美国：1990 年《美国残疾人法》（The Americans with Disabilities Act, ADA）
- 澳大利亚：1992 年《残疾歧视法》（The Disability Discrimination Act, DDA）
- 印度：2014 年《残疾人权利法》（The Right of Persons with Disabilities Bill）
- 哥斯达黎加：第 7600 条，1996 年《残疾人机会平等法》
- 南非：2000 年《促进平等和防止不公平歧视法》
- 巴基斯坦：2002 年《残疾人国家政策》
- 英国：2010 年《平等法》

结语

我们需要采取若干措施来支持残疾人能力和权力的结构缺乏，需要做更多的工作来克服残疾人士面临的能力（信息、关系、技能、战略）差距。由于大多数残疾人被剥夺了教育和决策参与权，他们通常具有较低的组织、管理和宣传能力。这种情况正在慢慢改变。活动建设（movement building）过程需要在财务和人力资源方面进行长期投资。对于基层 / 边缘化或新兴组织尤其如此。团体需要持续的支持，因此，根据残疾人自己的时间安排为其提供工具以继续发展他们的权力是至关重要的。

本章要点

- 根据世界残疾报告，大约 15% 的世界人口患有残疾，而且这个数字还在增长，增长的原因有慢性病的高发病率、高暴力率、人口数量的增加，以及伴有较高生存率的交通事故伤和贫困。
- 残疾人有权享有平等的机会以及享受公民和社会成员的一切权利，但身体和社会障碍妨碍了他们的充分参与。
- 政府、社会、各种组织和个人都有责任改善残疾人的条件。
- 关于残疾人的世界行动纲领是加强残疾预防、康复和机会均的一项全球战略。
- 联合国向所有成员国建议，他们应最大限度地利用其资源为和平服务，包括预防残疾和满足残疾人的需求。
- 贫困已被认为与残疾密切相关，并且是导致许多残疾的主要原因。
- 社区康复旨在确保残疾人能够最大限度地提高生理和心理能力，获得正常的服务和机会，并成为社区和社会的积极贡献者；通过社区内的变革，社区康复可激活社区以促进和保护残疾人的人权。
- 联合国 2006 年通过的联合国《残疾人权利公约》旨在"促进、保护和确保所有残疾人能充分和平等地享受所有人权和基本自由，以及促进对他们固有尊严的尊重"。
- 根据《残疾人权利公约》，残疾被认为是个体与环境相互作用的结果，这个环境不能容纳个体差异并且会限制或妨碍个体参与社会；这种理解被称为残疾的社会模式。
- 为了实现残疾人的经济权力，教育、医疗、就业、辅助功能和社会保障是必要的。
- 许多国家颁布法律以保证残疾人享有上学、就业和获取社区设施的权利和机会，以及消除文化和身体障碍，并禁止对他们的歧视。

（李芳　译　刘楠　校）

参考文献

1. World Programme of Action Concerning Disabled Persons. Objectives, Background and Concepts. [accessed March 2015]. Available at: http://www.un.org/esa/socdev/enable/diswpa01.htm
2. United Nations General Assembly document. Question of Aging. 3 Dec 1982. [accessed March 2015]. Available at: http://www.un.org/documents/ga/res/37/a37r051.htm
3. World Health Organization. World Report on Disability, World Health Organization/World Bank. Malta: World Health Organization; 2011.
4. World Health Organization/The International Spinal Cord Society, World Health Organization. International perspectives on spinal cord injury. World Health Organization/The International Spinal Cord Society, World Health Organization, 2013.
5. International Classification on Functioning, Disability and Health. 54th World Health Assembly on May 22, 2001 Resolution WHA 54-21.
6. Hammell WK. Quality of life among people with high spinal cord injury living in the community. *Spinal Cord* 2004;42:607-20.
7. Weerts E, Wyndaele JJ. Accessibility to spinal cord injury care worldwide: the need for poverty reduction. *Spinal Cord* 2011;49:767.

8. Krause JS, Dismuke CE, Acuna J, et al. Race–ethnicity and poverty after spinal cord injury. *Spinal Cord* 2014;52:133-8.

9. Sekaran P, Vijayakumari F, Hariharan R, Zachariah K, Joseph SE, Senthil Kumar RK. Community reintegration of spinal cord-injured patients in rural south India. *Spinal Cord* 2010;48:628-32.

10. Farooq AR, Sahibzada NM. Factors associated with the development of pressure ulcers after spinal cord injury. *Spinal Cord* 2013;51:84.

11. World Health organization. Report on "International consultation to review Community Based Rehabilitation (CBR)". Helsinki, Finland: World Health Organization. 2003.

12. World Health Organization. CRB Guidelines, World Health Organization; 2010.

13. World Health Organization. CRB. A Strategy for rehabilitation, equalization of opportunities, poverty reduction and social inclusion of people with disabilities. World Health Organization; 2004.

14. The United Nations and Disabled Persons—The First Fifty Year. [accessed March 2015]. Available at: http://www.un.org/esa/socdev/enable/dis50y00.htm

15. Monitoring the Convention on the Rights of Persons with Disabilities Guidance for human rights monitors. Professional training series No. 17. New York and Geneva, 2010. [accessed March 2015]. Available at: http://www.ohchr.org/Documents/Publications/Disabilities_training_17EN.pdf

16. Santrock JW. A Topical approach to human life-span development. 3rd ed. St. Louis (MO): McGraw-Hill; 2007.

17. George LE. "The need for a new medical model: a challenge for biomedicine". *Science* 1977;196:129-36.

18. United Nations High Commissioner for Human Rights. Report of the United Nations High Commissioner for Human Rights on progress in the implementation of the recommendations contained in the study on the human rights of persons with disabilities (A/HRC/4/75, para 19).

19. Convention on the Rights of Persons with Disabilities, arts. 4(2) and 32.

20. Josephta M. Economic empowerment of persons with disabilities through inclusive social protection and poverty reduction, Panel presentation at Sixth conference of state parties on the convention on the rights of persons with disabilities, United Nations Headquarters, New York; 2013.

第八篇　转化医学研究

第 70 章　脊髓损伤研究：以修复为靶点

Kanchan Sarda, Harvinder Singh Chhabra

引言

多年以来，哺乳动物的神经元被认为是不可再生的，也不可能发生轴突生长。20 世纪 80 年代的突破性研究发现认为，中枢神经系统（central nervous system，CNS）具有长距离再生的固有能力，但是这一能力通常受到细胞外环境中各类分子的抑制[1]。细胞外环境中还有可能缺乏促进和引导轴突向正确的靶向位点再生的分子。因此，也许可以推测，如果具备支持性的直接环境，中枢神经系统轴突是可以再生的。成体中枢神经系统神经元的再生不是一步完成的过程，而是需要许多不同的细胞分子过程共同参与才能实现功能再生。

正如第 2 章中详细讲述的那样，脊髓初始损伤后将发生一系列复杂的多步骤级联反应事件，导致损伤的进展。因此，限制这些时间导致的损伤和促进修复与再生可能对于脊髓损伤（spinal cord injury，SCI）后功能能力的恢复至关重要。已有大量坚实的临床前证据表明，脊髓损伤后会存在一定程度的功能恢复[2]。不过，这些临床前实验的临床转化并不十分成功。到目前为止，尚不存在能够有效恢复脊髓损伤后功能的有前景的治疗方法。这可能是由于我们缺乏在细胞分子水平上对初始损伤后病理生理过程的认识。以我们对脊髓损伤病理生理学的认识，目前已经明确的

是，为了促进功能恢复必须控制炎症反应，抑制神经元凋亡和坏死，促进神经元再生，并促进轴突再生和髓鞘再生[3]。必须将初始损伤后级联反应事件中发生的多个过程作为靶点进行操控才能实现这一目的。因此，用于促进脊髓损伤后功能恢复的实验性干预措施均是基于以这些事件为靶点的途径/策略，总结见图 70.1。本章将讨论一些靶点，已有若干以这些靶点为基础的物理化学和分子策略在临床前水平和/或临床水平进行了应用。对这些策略的潜在机制进行深入了解将有助于设计更好的策略以实现脊髓损伤后的功能恢复。

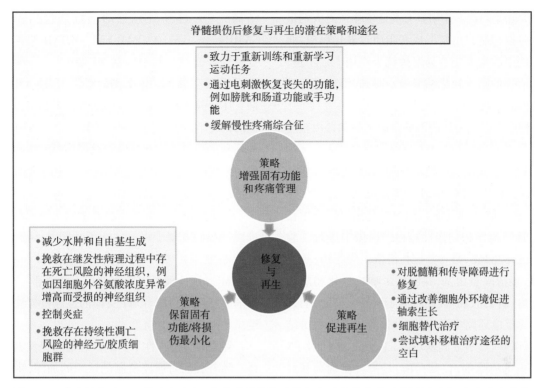

图70.1 脊髓损伤后干预策略和途径:促进脊髓损伤后修复和再生的策略列在椭圆形中,为实现这些策略推荐的途径列在方框中

保留固有功能

这类途径用于调控细胞受到损伤后的正常修复机制,从而促进脊髓损伤后的修复和再生。所有这些途径的主要策略是通过限制继发性级联反应事件的进展,为内源性修复机制提供良好的环境,对损伤后修复和再生产生影响,从而引发再生和修复。这一策略和所应用的途径包括减轻水肿和自由基生成、通过控制细胞外环境挽救神经组织、控制炎症和挽救存在风险的神经元/胶质细胞群。下一节将对此进行详细讨论。

减轻水肿和自由基生成

脊髓损伤后的继发性损伤反应包括离子稳态的丧失、谷氨酸兴奋毒性、线粒体功能障碍及微血管破裂等,所有这些都在初始损伤后立即发生[4]。这将导致一系列复杂的级联反应事件,引起自由基的生成,而自由基会反馈参与到继发性损伤反应中,造成活性氧自由基(reactive oxygen species,ROS)的持续生成,最终造成神经元死亡[5]。

继发性氧化损伤反应的主要成分包括活性氧自由基和活性氮自由基(reactive nitrogen species,RNS)、脂质过氧化反应(lipid peroxidation,LP)的扩布、脂质自由基(lipidradicals,LOO·)和烷氧基(alkoxy radicals,LO·)的生成等[5]。抑制初始脊髓损伤程度的治疗性干预措施已经转向抑制或限制这些氧化通路要素。因此,潜在的抗氧化剂治疗性干预措施包括能够①抑制或清除ROS和RNS及②能够抑制LP扩布或限制脂质自由基生成/活化的化合物。由于ROS和RNS产生于损伤的起始阶段,以这些分子作为靶点的可行性有限。因此,首选的策略是以LP的扩布和脂质自由基的生成为靶点应用抗氧化剂。

将这一策略应用得最为成功的治疗药物是糖皮质类固醇激素甲泼尼龙(methylprednisolone,MP)[5]。最初应用这一药物是因为其具有减轻脑水肿的作用[6],后来发现大剂量甲泼尼龙冲击治疗可以有效抑制猫脊髓损伤模型的自由基反应和脂质过氧化反应[7]。经观察发现甲泼尼龙的这一作用具有剂量依赖性。大剂量甲泼尼龙可以抑制自由基形成和脂质过氧化反应,而较低剂量的甲泼尼龙更容易发挥抗炎作用[8]。不过,甲泼尼龙治疗的临床转化结果尚不明确,亟待进行更多临床前和临床研究[8-11]。

另一种已经得到公认的能够限制水肿和自由基生成的药物是甲磺酸替拉扎特(也称拉扎洛依)[12]。这一药物是脂质过氧化反应的有效抑制剂,已经表明其具有神经保护作用且副作用小于甲泼尼龙[12]。

最近,有少数几种其他药物的抗氧化治疗作用在不同动物脊髓损伤和创伤性脑损伤模型中进行了验证。包括:U-83836E,是一种拉扎洛依二代药物;褪黑素,能够直接清除自由基,并间接影响抗氧化物酶的内源性表达;青霉胺和苯乙肼,属于碳酰基清除剂,并能够与氧化反应通路中形成的 LP 来源的乙醛共价结合;四甲基哌啶、过氧亚硝基(peroxynitrite, PN)及 PN 来源的自由基清除剂;白藜芦醇,是一种在葡萄和红酒中发现的多酚类化合物;环孢素 A;EPC-K1,是一种与维生素 E 和维生素 C 连接的磷酸二酯;大剂量纳洛酮;能够通过活化 Nrf2/ARE 信号通路激活内源性抗氧化反应的小分子[13-15]。

> **记忆要点**
>
> - 继发性损伤反应会导致级联反应事件,引起自由基的生成,造成神经元死亡。
> - 这一途径以应用抗氧化剂限制自由基生成为靶点。
> - 已经进行过测试的抗氧化剂包括甲泼尼龙、替拉扎特、U-83836E、青霉胺、苯乙肼、四甲基哌啶、环孢素 A、EPC-K1、纳洛酮,以及 Nrf2/ARE 信号通路的小分子抑制剂。

通过控制细胞外环境挽救神经组织

对谷氨酸兴奋毒性作用及其机制的认识可以增进我们对介导神经元死亡的关键下游信号通路的理解,并发现新的治疗靶点。导致谷氨酸兴奋毒性的一个主要原因是谷氨酸受体的 N- 甲基 -D- 天冬氨酸亚型(N-methyl-D-aspartate subtype, NMDAR)[16] 或 α- 氨基 -3- 羟基 -5- 甲基 -4- 异噁唑丙酸亚型(alpha-amino-3-hydroxy-5-methyl-4-isoxazolepropionate, AMPA)[17] 的激活。谷氨酸受体拮抗剂已经被发现能够在数种脊髓损伤动物模型中带来神经保护作用并改善行为学

结局[18-20]。已经研究过的拮抗剂包括 AMPA 受体(AMPA receptor, AMPAR)和 NMDAR 的竞争性和非竞争性抑制剂。其中包括 MK-801[21],一种非竞争性离子通道阻断剂,以及 NBQX[22],一种 AMPAR 拮抗剂。在脊髓挫伤模型中应用这些化合物可以观察到明显的行为学改善和神经保护作用[22,23]。NMDA 拮抗剂加环利定和胍丁胺在其他脊髓损伤模型中表现出神经保护作用[24]。在脊髓挫伤模型中应用 I 型代谢型谷氨酸拮抗剂可以观察到行为学改善和神经保护作用[20]。

关于兴奋毒性级联反应激活的次级通路的研究新进展使我们发现了可能的新干预靶点。给予 N- 硝基左旋精氨酸甲基酯(NG-nitro-L-arginine methyl ester, L-NAME)预处理可以观察到形态学改善[25]。利用激动剂或腺苷进行腺苷 A1 受体的位点特异性激活也已经显示出有前景的结果[26]。

谷氨酸兴奋毒性下游的次级通路仍然有待充分阐释。随着我们对通路机制的认识的加深,将会有更多机会为这类干预措施设计更好的策略。

> **记忆要点**
>
> - 这一途径的靶点是利用谷氨酸受体拮抗剂控制谷氨酸浓度。
> - 可以导致谷氨酸兴奋毒性的谷氨酸受体亚型是 N- 甲基 -D- 天冬氨酸亚型或 α- 氨基 -3- 羟基 -5- 甲基 -4- 异噁唑丙酸亚型。
> - 这些受体的拮抗剂可以通过竞争性或非竞争性抑制作用发挥功能。
> - 主要的拮抗剂包括:MK-801、NBQX、gacylidine、胍丁胺和 I 型代谢型谷氨酸拮抗剂。
> - 新发现的可能的干预靶点包括 N- 硝基左旋精氨酸甲基酯和腺苷 A1 受体的激活。

控制炎症

在一次免疫反应的过程中,白细胞释放各类因子,对其周围细胞的行为和生存产生正向影响[27]。目前已经发现,实质内注射溶血卵磷脂或内毒素会导致伴有脱髓鞘和星形细胞增生的局部炎症反应,同时还伴随着少突胶质祖细胞的增殖和少突胶质细胞生成[28]。注射酵母聚糖(一种酵母细胞壁制剂)会引发炎症并导致神经元和胶质细胞的死亡[29,30]。不过同时也能够促进轴突的再生。因此,在神经炎症实验模型中

CNS 修复的机制下,可能潜藏着小胶质细胞 / 巨噬细胞与 T 细胞之间复杂而不为人知的交互作用[31]。这一发现引起了观念上的转变,人们开始考虑利用白细胞的功能来促进 CNS 修复的可能性,促使"治疗性疫苗"出现,即通过引发免疫反应来促进 CNS 修复[32]。研究已经显示,T 细胞可以通过释放神经营养因子直接促进神经保护作用,也可以通过调节小胶质细胞或巨噬细胞的功能间接促进神经保护作用。"保护性自身免疫"这一概念由此产生[33]。研究还发现,CNS 疫苗如髓磷脂疫苗等,与神经干细胞联合应用时可以提高恢复能力[34]。干细胞在周围神经系统和中枢神经系统中具有免疫调节作用的报道为这一点提供了支持[35]。不过,尽管免疫细胞能够触发干 / 祖细胞的增殖和迁移,但也发现促炎信号会抑制神经前体细胞的增殖和迁移,并诱导胶质祖细胞凋亡[36]。

在以炎症为靶点的其他策略中,免疫抑制药物已被用于限制炎症反应。已发现应用甲泼尼龙(一种强效糖皮质激素)可以成功抑制脊髓损伤实验模型的神经炎症[37]。它也已经被应用于人类脊髓损伤的治疗,但是这一药物的疗效和安全性最近正在受到质疑[38]。在一些啮齿类动物模型中,全身应用白介素 -10(interleukin-10,IL-10,一种抗炎细胞因子)可以限制继发性神经变性,促进运动功能恢复[39]。不过,这一疗效在不同的实验模型中并不一致[40]。

淋巴细胞在神经保护作用与神经变性作用之间的平衡尚未得到充分的阐释。因此,在使其成为促进脊髓损伤后修复的有效策略之前还需要在这一方向上进行更多的研究。

小胶质细胞和浸润单核细胞来源的巨噬细胞对 CNS 进行常规监视,并为神经元和胶质提供营养支持[41]。因此,推测它们具有内源性神经保护作用。小胶质细胞和巨噬细胞的成功活化可以通过吞噬作用有效清除 CNS 损伤后产生的髓磷脂碎片[41]。据报道,这些细胞可以分泌细胞因子和生长因子,能够支持神经元存活、少突胶质细胞形成、髓鞘再生和血管生成[42]。中枢神经系统巨噬细胞可以通过调节谷氨酸兴奋毒性和促进受损轴突的生长来保护和修复受损的中枢神经系统。已有若干项临床前研究证实了脊髓中活化的小胶质细胞和单核来源巨噬细胞的治疗潜能[43,44]。这些临床前研究为一项应用活化巨噬细胞的 I 期临床试验提供了基础,该临床试验已经完成,未出现任何与巨噬细胞移植相关的不良反应[45]。

也有一些研究报道,巨噬细胞的活化在促进再生

的同时也会释放神经毒性分子[28]。研究显示,当小胶质细胞和巨噬细胞的活化程度超过某一尚未明确的阈值时,就会加重组织损伤。在这类病例中,巨噬细胞 / 小胶质细胞耗竭可以起到神经保护作用[46]。在多种不同物种和损伤形式的脊髓损伤模型中,利用巨噬细胞特异性毒素、抗体介导整合素阻断、趋化因子拮抗剂、药物制剂如米诺环素等抑制单核细胞浸润,可以减少神经元(轴突)和髓鞘的继发性丢失[13,46-48]。

鉴于小胶质细胞和巨噬细胞能够提供神经保护反应(无论是通过其活化还是耗竭),认识这类细胞活化通路上的时间事件就显得非常重要。这些知识可以帮助我们决定给予干预措施的时机和类型,以实现神经保护和 / 或修复。与此同时,考虑到中枢神经系统巨噬细胞快速而持续更新的特性,这些细胞可以作为体外基因操作的候选对象,发挥给药载体的作用。

抗炎药物也已经进行过尝试并且在限制继发性损伤方面取得了一定程度上的成功。已发现静脉内应用抗血管形成复合物 CM101 能够改善运动功能并具有一定程度的神经保护作用[49]。类似的作用在啮齿类脊髓挫伤模型中使用环氧合酶(cyclooxygenase,COX-2)抑制剂后也已经被发现[50]。抑制促炎因子如 IL-β 受体也可以改善行为学结局[51]。

另一种减轻炎症的干预策略是应用全身低温或脊髓局部降温的方式减轻由炎症导致的继发性损伤[52,53]。这一方式也已经开始进行神经创伤 I 期临床试验[54]。

挽救存在危险的神经元/胶质细胞群

如第 2 章所述,细胞死亡会以坏死或凋亡的形式发生。坏死导致的细胞死亡是一个被动现象,而凋亡死亡通路则涉及主动机制[55]。凋亡涉及一系列级联反应事件,可以被多种触发因素激活,并可以在初始损伤后数周才发生[56]。细胞的主动参与和较长的预防凋亡发生"机会时间窗"使凋亡通路成为一个可能的干预靶点[57]。

这类干预的靶点之一是抑制胱天蛋白酶(caspase),一种半胱氨酸依赖的天冬氨酸特异性蛋白酶[56]。这类酶受到蛋白水解活动的调控和激活,在多种疾病情况下的凋亡通路中发挥重要作用[56,58]。这类酶的抑制剂已经得到了详尽的研究,许多药物生产商正在开发用于胱天蛋白酶抑制剂 I 期临床试验的药物[13]。这类抑制剂多数是 *bcl-2* 原癌基因的产物,是强效的死亡抑制物和程序性细胞死亡的抑制剂。在脊髓损伤动物模型中直接注射编码 bcl-2 蛋白的质粒可以挽救神经元免于死亡[59]。

钙蛋白酶是可被钙离子激活的蛋白酶,在细胞死亡时的细胞骨架降解中发挥重要作用[13]。这也是可能的干预靶点,有少数几家药物生产商开发的抑制性药物已经在脊髓损伤动物模型中证实了这类干预的有效性[13]。

具有促进再生能力的药物也已经被尝试用于挽救面临死亡的神经元,如 GM-1 神经节苷脂[60,61]。

据推测,在提供恰当环境的条件下,轴突可以再生。根据这一策略,外源性神经营养因子已经在多种脊髓损伤动物模型中进行了应用并取得了一定成功[62-65],包括神经生长因子(nerve growth factor, NGF)、胶质源性神经营养因子(glial-derived neuronotrophic factor, GDNF)、睫状神经营养因子、神经营养因子 -3 及 4/5(neuronotrophic factor-3 and 4/5, NT-3、NT-4/5)、成纤维细胞生长因子(fibroblastic growth factor, FGF)、脑源性神经营养因子(brain-derived neuronotrophic factor, BDNF)等[62-65]。

> **记忆要点**
>
> - 这类途径采取的策略是限制凋亡性细胞死亡。
> - 包括抑制凋亡性细胞死亡通路中的酶(胱天蛋白酶和钙蛋白酶抑制剂)、应用具有促进再生能力的药物(GM-1 神经节苷脂)、外源性神经营养因子等。

促进再生

这类途径用于促进脊髓损伤后的再生。所有这些途径的策略是使用能够改变细胞微环境或替代受损细胞组织的介质引起再生。这一策略及采取的途径包括脱髓鞘和传导障碍的修复、通过改善细胞外微环境促进生长、细胞替代、损伤缺损的桥接等。

> **记忆要点**
>
> - 这类策略提供能够改变细胞微环境或直接替代受损细胞组织的介质。
> - 这类策略的目标是促进修复和再生。
> - 所有这类策略遵循的基本原则是修复和/或替代受损的细胞或细胞微环境。

脱髓鞘和传导障碍的修复

脱髓鞘是指构成神经元轴突外鞘的髓磷脂蛋白的破坏。在中枢神经系统中,脱髓鞘是由于合成和维护髓磷脂外鞘的少突胶质细胞受到直接攻击所致[66,67]。脱髓鞘使轴突暴露于自由基和炎性细胞因子的有害作用,导致细胞死亡和轴突脱髓鞘[68]。脱髓鞘还会引起动作电位的变化和离子转移,这些效应与自由基和炎性细胞因子共同作用将导致神经元死亡[69]。因此,修复策略应包括:①抑制电压依赖的钠通道,和/或②抑制由损伤早期成串动作电位增加导致的神经元损伤。

已经发现钠通道阻断剂河豚毒素[2,3-二羟基 -6- 硝基 -7- 磺酰氨基 - 乙酸苯(f)喹啉]在动物模型中能够挽救神经组织和改善行为学恢复[22]。

电压敏感钾通道阻断剂 4- 氨基吡啶(4-aminopy-ridine, 4AP)已经被用于抑制脊髓损伤后出现的成串动作电位,并已经在临床前实验中显示出有前景的结果。目前正在进行这一阻断剂的 II 期和 III 期临床试验[70]。

细胞替代策略也已经进行过尝试,并已经在替代脱髓鞘轴突或产生新的髓磷脂方面取得了一定成功[71-73]。

通过改善细胞外环境促进生长

基于 Aguayo 等[74]关于细胞外环境具有阻碍轴突生长和再生的抑制性特质的发现,可以推测,如果具备

支持性的直接环境,中枢神经系统轴突可以再生长。有若干策略已经被用于为轴索生长提供良好的环境。包括:

- 细胞外基质(extracellular matrix, ECM)蛋白的抑制/降解;
- 消除星形胶质细胞;
- 神经营养因子局部给药;
- 以细胞内直接机制为靶点。

细胞外基质蛋白在受损中枢神经元再生失败中所起的关键作用正在逐渐被研究发现[75]。已有的文献中描述了多种吸引性和排斥性轴突引导分子。其中包括纺锤蛋白(netrin)[76]、脑信号蛋白(semaphorin)[77]、肝配蛋白(ephrin)[78]、生腱蛋白(tenascin)[79]、整合素[80]以及包括硫酸软骨素蛋白多糖(chondroitin sulfate proteoglycans, CSPG)在内的多种基质蛋白多糖[80]。已有报道发现,利用软骨素酶ABC降解CSPG可以使后索损伤大鼠出现功能恢复[81]。与之相似,IN-1抗体能够中和髓磷脂抑制剂Nogo,从而促进长束再生[82,83]。以急性脊髓损伤患者为研究对象的抗Nogo-A抗体Ⅰ期和多中心、多国家Ⅱ期临床试验也已经成功开展[84]。另一种髓磷脂来源的生长抑制蛋白,髓磷脂相关糖蛋白,也已经被研究发现和描述[85,86]。它也可以作为这类干预措施的一个可能靶点。

CSPG被认为主要由活化的星形胶质细胞、少突胶质前体细胞和脑膜细胞合成[87]。因此,任何以限制这些细胞功能为目标的策略也都能够改善抑制性环境。消除活化的星形胶质细胞已经在多种动物脊髓损伤模型中实现。消除策略包括应用溴化乙锭、X线辐射或胶质细胞毒素[87,88]。由于这些途径并不特异性针对星形胶质细胞,相关风险较高,所以仅停留在实验阶段。

另一途径是通过神经营养因子局部给药提供易化性的细胞外环境。这一途径与应用外源性神经营养因子挽救面临死亡的神经细胞相似。事实上,

有若干种神经营养因子同时具有嗜神经作用,其中包括NGF和NT-3[65]。鞘内注射NGF、NT-3、GDNF或BDNF已经在后根切断后再生方面取得了一定成功[89]。其中使解剖、功能和行为学恢复最佳的是GDNF治疗[89]。

另一种途径是以神经元胞体内促进轴索生长的胞内机制为靶点。以此为目的,肌苷[82](一种嘌呤核苷,又称次黄嘌呤核苷)和环磷酸腺苷[90](cyclic adenylic acid, cAMP)已被发现能够在体外和啮齿类脊髓中促进轴索外生。AIT-082(Neotrofin)是一种人工合成的次黄嘌呤衍生物,含有一个对氨基苯甲酸基团,在细胞培养体系中和体内均能促进轴突出芽和星形细胞合成NGF、NT-3和bFGF[91]。已有四家康复中心测试了Neotrofin在脊髓损伤亚急性期(≤伤后21天)的作用。这四家机构分别是Ranchos Los Amigos、Gaylord、Craig及Thomas Jefferson康复中心。

细胞替代治疗

细胞替代策略的目标是通过对因变性而损失的细胞进行补充促进功能恢复,目的是挽救、替代这些损伤组织,或者为受损的成体神经元提供再生途径,进而与脊髓环路进行整合或促进其再生,使损伤后功能得到恢复。

可以补充的细胞和组织包括干细胞(胚胎干细胞、胎儿干细胞、成体干细胞)、嗅鞘细胞、施万细胞、背根神经节、肾上腺组织、杂交瘤、周围神经或移植的施万细胞管[92,93]。在动物模型中取得成功效果的细胞种类有嗅鞘细胞、少突胶质细胞、施万细胞和干细胞[93]。

大量的临床前数据表明,每种细胞都能带来一定程度的功能恢复。不过,目前仅开展了少数几项人体

试验。由于部分试验设计欠妥,目前尚未得到确切的数据结论[93,94]。

此外,通过分子技术(基因治疗)对细胞进行修饰从而改变移植细胞的分泌产物的方法也已经进行了尝试。转染了 NGF 的啮齿类同基因成纤维细胞能够使 NT-3 反应型细胞出现轴索生长[95]。

其他已经被转染过神经营养因子并在促进轴索生长和行为学恢复方面取得一定成功的细胞种类包括施万细胞和胚胎来源神经前体细胞[62,94,96,97]。

这类策略在未来具有很好的前景,特别是当只增加一种治疗因素就能够产生行为学改善(如慢性疼痛的缓解)时。围绕脊髓损伤后细胞干预的临床前和临床结果的详细综述可以参阅相关文献[92,93,98]。

> **记忆要点**
>
> - 细胞替代途径通过替代丧失的细胞来恢复功能。
> - 可以补充的细胞核组织包括干细胞(胚胎干细胞、胎儿干细胞、成体干细胞)、嗅鞘细胞、施万细胞、背根神经节、肾上腺组织、杂交瘤、周围神经或移植的施万细胞管。
> - 大量的临床前数据表明,每种细胞都能带来一定程度的功能恢复。
> - 临床数据很少且不确切。

桥接策略

这一策略是基于脊髓损伤会导致病灶形成和广泛瘢痕的事实。据推测,胶质瘢痕会阻碍轴突出芽这一损伤后内源性反应,因为瘢痕会形成物理屏障和抑制性微环境[99]。为了克服这一情况,人们对能够提供良好环境的桥接物质进行了探索[72,100]。包括细胞和胎儿组织移植、人工生物工程材料等[72,100]。将胚胎脊髓组织移植入成年脊髓的研究在大鼠、小鼠和灵长类动物中已经取得了颇有前景的结果[100]。将胎儿中缝细胞(raphe cells)移植入宿主脊髓后可以观察到轴突伸展、突触形成和行为学改善[101]。已有报道将胎儿组织整体移植给出现创伤后脊髓空洞症的慢性脊髓损伤患者[102-104]。尽管移植后未出现结局的恶化,但由于实验设计存在缺陷,这类临床试验的结果仍无定论。

其他策略还包括 Schwann 细胞移植、多根肋间神

经移植的啮齿类动物脊髓损伤模型研究[72,105]。这些策略可以带来一定程度上的功能改善。临床试验也已经尝试过移植嗅鞘细胞和周围神经[92]。这些内容将在第 72 章进行详细讨论。

已有研究表明人神经祖细胞和胚胎干细胞能够使啮齿类动物模型产生功能恢复。不过,到目前为止的临床转化研究中尚未发现功能恢复的确切证据[100,106]。

组织工程提供了一种新的医学治疗方式,可以作为传统移植治疗的替代方法,能够调节细胞行为和组织演变,利用新型生物材料开发和设计人工合成的细胞外基质类似物,用于支持三维细胞培养和组织再生[107]。

这类生物材料已被用于为支持内源性轴突出芽提供物理桥接和有益基质。起初,这类生物材料被单独用于动物模型。不过,近来已经与生长因子和细胞进行联合应用,通过多因素途径克服胶质瘢痕带来的微环境限制和物理间隔[107,108]。

目前的研究提示,利用细胞移植、基质材料和生长因子的多因素途径可能是促进脊髓损伤后修复和再生的理想方式[93]。

> **记忆要点**
>
> - 这一途径的靶点是脊髓损伤病灶产生的物理间隔。
> - 包括利用细胞、胎儿组织移植或人工生物工程材料对这种间隔进行桥接并恢复功能。
> - 最近,生物材料已经与生长因子和细胞进行联合应用,通过多因素途径克服胶质瘢痕带来的微环境限制和物理间隔。
> - 目前的研究提示,利用细胞移植、基质材料和生长因子的多因素途径可能是促进脊髓损伤后修复和再生的理想方式。

增强固有功能及疼痛管理

即使成体 CNS 中受损纤维的自发再生非常有限,许多不完全性脊髓损伤患者仍能表现出明显的功能恢复[109]。这种可能在损伤后若干年中持续进行的恢复过程有赖于损伤部位残留神经环路的重组。已有功能

学和解剖学证据表明，通过活动和特殊的实验操作可以促进这种自发的重塑[109]。这些研究为更好地理解康复治疗的作用和开发治疗脊髓损伤的新途径开拓了道路。

脊髓损伤治疗的另一个方面是慢性疼痛的管理。大多数脊髓损伤患者都会出现慢性中枢性疼痛（chronic central pain，CCP）综合征并严重影响生活质量[110]。因此，在功能恢复的同时减少慢性中枢性疼痛是脊髓损伤后修复策略开发的一个重要方面。

记忆要点

- 许多不完全性脊髓损伤患者会出现明显的功能恢复。
- 这种恢复过程可能有赖于损伤部位残留神经环路的重组。
- 已有证据表明，通过活动和特殊的实验操作可以促进这种自发的重塑。
- 慢性中枢性疼痛严重影响脊髓损伤患者的生活质量。
- 在功能恢复的同时减少慢性中枢性疼痛是脊髓损伤后修复策略开发的一个重要方面。

尝试运动任务再训练与再学习

如前所述，通过活动和特殊的实验操作可以促进自发重塑。猫脊髓损伤模型研究已经表明，即使在丧失脊髓上传入的情况下，强化步行训练也可以产生后肢迈步反应[111]。目前已有确切证据表明，这类感觉运动通路的效能具有使用依赖性[111-113]。被动和主动活动练习均可以用于诱发功能性关节活动度和感觉反馈。重复被动活动练习可以激活 H 反射，并能够"调节"脊髓马尾环路，使特定的脊髓反射在丧失脊髓上控制的情况下"正常化"[114,115]。对大鼠和人类患者使用机动自行车训练可以在一定程度上使运动神经元电生理活动正常化、H 反射习惯化并减少痉挛的发生。这一训练方式还被发现能够影响运动神经元的树突结构[116-118]。

主动活动练习的途径已经在不完全性脊髓损伤病例中进行了研究。包括运动训练、上肢重复训练、整体运动训练或环境丰富运动[115]。尽管通过运动训

练进行损伤后活动可以促进运动恢复，但对于为达到明显功能恢复所需的这类训练的强度及其作用，目前仍存在争议[109]。猫脊髓横断损伤模型研究提示，运动训练后的恢复具有任务特异性，并与感觉反馈机制有关[113,119]。

啮齿类和猫科动物脊髓损伤模型进行运动训练后可以观察到抑制性分子表达减少、神经营养因子表达增加、腰髓移植物电生理特性改变等[111,120]。这些结果提示，运动训练也能够在细胞水平影响神经重塑。

不过，关于训练的负面作用也有一些报道，例如被训练任务和未被训练任务的恢复之间存在干扰[121-123]。对于猫脊髓损伤模型，接受跑台步行训练的猫存在站立困难，而接受站立训练的猫则存在步行困难[123]。类似的观察结果在大鼠脊髓损伤模型中也有报道[124]。

这些观察结果提示，再训练引起的中枢神经系统重建可能不会同时带来多种功能的恢复，并且实际上可能对其他功能的恢复不利。

记忆要点

- 这一策略是利用被动和主动训练增强固有的神经重塑。
- 研究提示，运动训练后的恢复具有任务特异性，并与感觉反馈机制有关。
- 被动和主动活动练习均可以用于诱发功能性关节活动度和感觉反馈。
- 运动训练已被报道能够减少抑制性分子表达、增加神经营养因子表达，以及在脊髓损伤后接受细胞移植的动物模型中引起电生理特性的改变。
- 再训练引起的中枢神经系统重建可能不会同时带来多种功能的恢复。

恢复丧失的功能

克服被动和主动随意运动训练局限性的另一个途径是借助神经假体用电刺激激活神经结构。神经假体途径包括功能性电刺激（functional electrical stimulation，FES）、功能性神经肌肉刺激（functional neuromuscular stimulation，FNS）和硬膜外脊髓刺激

（epidural spinal cord stimulation，ESCS）。功能性电刺激可以刺激腓肠神经诱发伸肌撤退反射，引起肢体运动[125]。功能性电刺激治疗已被用于帮助带动不完全性脊髓损伤患者的下肢进入步行周期的摆动相，从而增加功能性移动能力和速度，减少做功，提高肢体协调性[126-129]。不过，功能性电刺激在以提高运动能力为目的的重复训练中的应用仍然有限，因为伸肌撤退反射容易出现习惯[115]。为了克服这一局限性，已尝试了刺激肌肉运动点的功能性神经肌肉刺激途径。目前已经可以观察到功能性神经肌肉刺激引起的肌肉疲劳性降低、肌萎缩逆转和骨密度增加[128,129]。在不完全性脊髓损伤慢性期病例中，功能性神经肌肉刺激与踏车训练相结合也有可能促进恢复[130,131]。

硬膜外脊髓刺激已被作为控制疼痛的一项理疗而应用[132]不过，研究表明它也可以减轻脊髓损伤后痉挛。硬膜外脊髓刺激还能够改善人类和动物的迈步运动和步行能力[133-135]。

最初功能性电刺激技术被用于提高脊髓损伤患者的移动能力。不过随着生物工程的发展，已经不再仅限于在移动能力方面的应用。目前它已经被用于为呼吸（刺激膈神经）、肠道/膀胱活动（Vocare 膀胱系统）和上下肢功能（HandMaster 和 Freehand 系统）等提供辅助[136-139]。

另一个正在兴起的途径是脊髓内微刺激的应用，可以直接接触被称为中枢模式发生器的脊髓运动环路，从而激活和恢复下肢运动功能[140]。与之类似，脑-机接口（brain-computer interface，BCI）技术尝试在脑和肌肉之间建立桥接联系，是一个有前景的发展方向[141]。

基于极化环境对于神经系统发育的必要性，据推测施加弱电场有可能促进轴突的再生。这一点已经在体外实验中得到证实，将单根神经突起暴露于直流电场中可以引发即刻反应[142]。随后 Brogens 等证实，施加弱直流电场可以使动物模型的轴突再生率增加[143]。其他研究者也已经报道了在多种动物模型中的类似发现[144,145]。不过由于伦理问题目前尚未在人体中进行同样的试验。

许多基于功能性电刺激的设备已经被设计出来供人体使用。其中一部分已经得到了美国食品药品监督管理局（Food and Drug Administration，FDA）的批准，另有一些正在进行临床试验[139]。这些设备与其他策略联合使用有可能在实现脊髓损伤后修复和再生方面发挥重要作用。

记忆要点

- 这一途径使用神经假体来激活神经结构。
- 包括功能性电刺激、功能性神经肌肉刺激和硬膜外脊髓刺激的使用。
- 最初仅限于在移动能力方面的应用。目前已经被用于为呼吸、肠道/膀胱活动和上下肢功能等提供辅助。
- 新兴技术包括脊髓内微刺激和脑机接口技术。
- 弱电场的应用已经在动物中进行了测试。不过，由于伦理方面的困难尚未在人体中进行相同的试验。
- 许多基于功能性电刺激的设备已经被设计出来供人体使用。其中一部分已经得到了 FDA 的批准，另有一些正在进行临床试验。

缓解慢性疼痛

如前所述，大多数脊髓损伤患者会出现慢性中枢性疼痛并严重影响生活质量。

来自临床研究和动物实验的证据提示，脊髓损伤之后痛觉通路中的神经元会出现病理性改变，从而出现中枢敏化[146]。为了克服这一情况，需要通过留置泵或口服形式给予非阿片类镇痛剂，包括 γ-氨基丁酸 B（gamma-aminobutyric acid B，$GABA_B$）激动剂巴氯芬、加巴喷丁、阿米替林等[147-150]。传统上这类药物被用于治疗痉挛（巴氯芬）[151]、抗惊厥治疗（加巴喷丁）[152]和抗抑郁治疗（阿米替林）[153]。已有研究表明这类药物在减轻骨骼肌肉疼痛（巴氯芬）和慢性中枢性疼痛综合征（加巴喷丁、普瑞巴林）方面取得了一定成功[75,148,149]。已有一项阿米替林治疗感觉异常性疼痛的 I 期临床试验正在进行[154]。

细胞移植缓解慢性中枢性疼痛综合征的作用也已经进行过研究。不过，这一领域仍有大量工作有待进行。

记忆要点

- 大多数脊髓损伤患者会出现慢性中枢性疼痛并严重影响生活质量。为了减轻这种疼痛，需要给患者应用非阿片类镇痛药物，例如巴氯芬、加巴喷丁、阿米替林等。
- 细胞移植缓解慢性中枢性疼痛综合征的作用也已经进行过研究。
- 这一领域仍有大量工作有待进行。

结语

由文献证据可知，已有大量的途径和策略以不同病理生理过程为靶点尝试实现脊髓损伤后修复和/或再生，总结见表 70.1。至少动物模型研究已表明这些途径能够带来不同程度的功能恢复。不过，需要铭记于心的是脊髓损伤后病理生理过程的复杂性，难以想象某个方案可以仅使用一种途径就足以产生某种反应，且作用强大到足以实现脊髓神经学和功能上的恢复。因此，未来的脊髓损伤研究将涉及实现脊髓再生

表 70.1　为实现脊髓损伤后修复和再生所采用的途径总结

途径	采用的介质	作用机制	病理靶点
策略：保留固有功能/损伤最小化			
减轻水肿和自由基生成	甲泼尼龙，甲磺酸替拉扎特，U-83836E，褪黑素，青霉胺，苯乙肼，四甲基哌啶，白藜芦醇，环孢素 A，EPC-K1，纳洛酮，Nrf2/ARE 信号通路小分子抑制剂	以脂质过氧化反应和脂质自由基生成为靶点抑制或限制氧化通路中的环节	细胞死亡
挽救在继发性损伤过程中存在死亡风险的神经组织	MK-801，NBQX，加环利定，胍丁胺，I 型促代谢型谷氨酸拮抗剂，L-NAME，腺苷，腺苷 A1 受体激动剂	使用谷氨酸受体拮抗剂限制谷氨酸兴奋毒性	细胞死亡
控制炎症	治疗性疫苗，甲泼尼龙，白介素-10，巨噬细胞特异性毒素，抗体介导的整合素阻断，趋化因子拮抗剂，米诺环素，CM-101，COX-2 抑制剂，白介素 β 受体抑制剂，全身低温疗法，脊髓局部降温	控制诱发炎症反应的免疫功能并由此促进修复	脱髓鞘，轴突回缩/变性
挽救存在持续凋亡风险的神经元/胶质细胞群	胱天蛋白酶及钙蛋白酶抑制剂，GM-1 神经节苷脂，神经生长因子，胶质源性神经生长因子，睫状神经营养因子，神经营养因子-3，神经营养因子 4/5，成纤维细胞生长因子，脑源性神经营养因子	提供有利环境以减少细胞死亡	轴突回缩/变性，细胞死亡
策略：促进再生			
脱髓鞘及传导障碍的修复	河豚毒素，4-氨基吡啶，细胞替代策略	抑制电压依赖性钠通道；抑制由损伤早期成串动作电位增加导致的神经元损伤；替代受损的细胞	脱髓鞘，细胞死亡
通过改善细胞外环境促进神经突生长	硫酸软骨素 ABC，IN-1 抗体，抗 Nogo-A 抗体，单酰基甘油抑制剂，溴化乙锭，X 线辐射，胶质细胞毒素，神经生长因子，神经营养因子-3，胶质源性神经生长因子，脑源性神经营养因子，碱性成纤维细胞生长因子，肌苷，环磷酸腺苷，AIT-082，neotrofin	通过清除生长抑制因素提供有利环境；调控细胞内信号转导或轴突导向	出芽失败/异常，轴突回缩/变性，细胞死亡

续表

途径	采用的介质	作用机制	病理靶点
	策略：促进再生		
细胞替代治疗	干细胞(胚胎、胎儿、成体)，嗅鞘细胞，施万细胞，背根神经节，肾上腺组织，杂交瘤，周围神经，移植的施万细胞管	通过替代丧失的细胞/受损的组织来恢复功能	细胞死亡，轴突回缩/变性，脱髓鞘
尝试弥合移植途径的不足	细胞、胎儿组织移植物或人工生物工程材料	克服脊髓损伤病灶处存在的物理间隔	轴突回缩/变性；轴突导向
	策略：增强固有功能及疼痛管理		
尝试运动任务再训练与再学习	被动和主动运动训练	激发固有的神经重塑	神经重塑
通过电刺激恢复丧失的功能，例如膀胱肠道功能或手功能	功能性电刺激，功能性神经肌肉刺激，硬膜外脊髓刺激，脊髓内微刺激，脑机接口，弱电场	使用神经假体进行电刺激以激活神经结构	神经重塑
缓解慢性疼痛综合征	巴氯芬、加巴喷丁、阿米替林、细胞移植	抑制痛觉通路中神经元的中枢敏化	慢性中枢性疼痛综合征

和修复的多因素途径。包括应用生长因子、生物材料、细胞干预和健全的神经康复计划在内的多学科途径将可能成为实现脊髓损伤后修复和再生的关键。

本章重点

- 20世纪80年代的突破性研究发现认为轴突具有再生长的固有能力。据推测，如果具备支持性的直接环境，轴突是可以再生的。
- 用于促进脊髓损伤后功能恢复的实验性干预措施均基于以初始损伤后级联反应中的不同事件为靶点的途径/策略。

- 这些策略包括保留固有功能、促进再生、增强固有功能和疼痛管理。
- 这些策略采用不同的药物、组织/细胞移植物、生物材料和康复治疗措施。
- 至少在临床前研究模型中表明这些途径能够不同程度的恢复功能。
- 不过，难以想象某个方案可以仅使用一种途径就足以产生某种反应，其作用强大到足以实现脊髓神经学和功能上的恢复。
- 包括应用生长因子、生物材料、细胞干预和健全的神经康复计划在内的多学科途径将可能成为实现脊髓损伤后修复和再生的关键。

（邢华医 译 刘楠 校）

参考文献

1. Richardson PM, McGuinness UM, Aguayo AJ. Axons from CNS neurons regenerate into PNS grafts. *Nature* 1980;284:264-5.

2. Ramer LM, Ramer MS, Bradbury EJ. Restoring function after spinal cord injury: towards clinical translation of experimental strategies. *Lancet Neurol* 2014;13:1241-56.

3. Garbossa D, Boido M, Fontanella M, et al. Recent therapeutic strategies for spinal cord injury treatment: possible role of stem cells. *Neurosurg Rev* 2012;35:293-311; discussion 311.

4. Liverman CT, Altevogt BM, Joy JE. Copyright © National Academy of Sciences. All rights reserved. Unless otherwise indicated, all materials in this PDF File are copyrighted by the National Academy of Sciences. Distribution, posting, or copying is strictly prohibited without written permiss. 2005.

5. Bains M, Hall ED. Antioxidant therapies in traumatic brain and spinal cord injury. *Biochim Biophys Acta - Mol Basis Dis*

2012;1822:675-84.

6. Reulen H., Hadjidimos A, Hase U. Steroids in the Treatment of Brain Edema. In: Schürmann K, Brock M, Reulen H-J, Voth D, editors. Brain Edema/Cerebello Pontine Angle Tumors. Springer Berlin Heidelberg; 1973. page 92-105.

7. Hall ED, Baker T. Further studies of glucocorticoid effects on spinal cord function: single and repetitive monosynaptic transmission and apparent Ia afferent transmitter turnover. *J Pharmacol Exp Ther* 1979;210:112-5.

8. Hall ED, Springer JE. Neuroprotection and acute spinal cord injury: a reappraisal. *NeuroRx* 2004;1:80-100.

9. Bracken MB, Collins WF, Freeman DF, et al. Efficacy of methylprednisolone in acute spinal cord injury. *JAMA* 1984;251:45-52.

10. Bracken MB, Shepard MJ, Hellenbrand KG, et al. Methylprednisolone and neurological function 1 year after spinal cord injury. Results of the National Acute Spinal Cord Injury Study. *J Neurosurg* 1985;63:704-13.

11. Bracken MB, Shepard MJ, Collins WF, et al. A randomized, controlled trial of methylprednisolone or naloxone in the treatment of acute spinal-cord injury. Results of the Second National Acute Spinal Cord Injury Study. *N Engl J Med* 1990;322:1405-11.

12. Hall ED. Pharmacological treatment of acute spinal cord injury: how do we build on past success? *J Spinal Cord Med* 2001;24:142-6.

13. Blight AR, Zimber MP. Acute spinal cord injury: pharmacotherapy and drug development perspectives. *Curr Opin Investig Drugs* 2001;2:801-8.

14. Hall ED, Vaishnav RA, Mustafa AG. Antioxidant therapies for traumatic brain injury. *Neurotherapeutics* 2010;7:51-61.

15. Hall ED. Antioxidant therapies for acute spinal cord injury. *Neurotherapeutics* 2011;8:152-67.

16. Lipton SA. Paradigm shift in neuroprotection by NMDA receptor blockade: memantine and beyond. *Nat Rev Drug Discov* 2006;5:160-70.

17. McAdoo DJ, Hughes MG, Nie L, et al. The effect of glutamate receptor blockers on glutamate release following spinal cord injury. Lack of evidence for an ongoing feedback cascade of damage → glutamate release → damage → glutamate release → etc. *Brain Res* 2005;1038:92-9.

18. Görgülü A, Kiriş T, Unal F, Turkoğlu U, et al. Superoxide dismutase activity and the effects of NBQX and CPP on lipid peroxidation in experimental spinal cord injury. *Res Exp Med (Berl)* 2000;199:285-93.

19. Li S, Stys PK. Mechanisms of ionotropic glutamate receptor-mediated excitotoxicity in isolated spinal cord white matter. *J Neurosci* 2000;20:1190-8.

20. Mills CD, Johnson KM, Hulsebosch CE. Group I metabotropic glutamate receptors in spinal cord injury: roles in neuroprotection and the development of chronic central pain. *J Neurotrauma* 2002;19:23-42.

21. Faden AI, Lemke M, Simon RP, et al. N-methyl-D-aspartate antagonist MK801 improves outcome following traumatic spinal cord injury in rats: behavioral, anatomic, and neurochemical studies. *J Neurotrauma* 1988;5:33-45.

22. Rosenberg LJ, Teng YD, Wrathall JR. 2,3-Dihydroxy-6-nitro-7-sulfamoyl-benzo(f)quinoxaline reduces glial loss and acute white matter pathology after experimental spinal cord contusion. *J Neurosci* 1999;19:464-75.

23. Yu CG, Marcillo AE, Fairbanks CA, et al. Agmatine improves locomotor function and reduces tissue damage following spinal cord injury. *Neuroreport* 2000;11:3203-7.

24. Mills CD, Hulsebosch CE. Increased expression of metabotropic glutamate receptor subtype 1 on spinothalamic tract neurons following spinal cord injury in the rat. *Neurosci Lett* 2002;319:59-62.

25. Yüceer N, Attar A, Sargon MF, et al. The early protective effects of L-arginine and Ng-nitro-L-arginine methyl ester after experimental acute spinal cord injury. A light and electron microscopic study. *J Clin Neurosci* 2000;7:238-43.

26. Phillis JW, Goshgarian HG. Adenosine and neurotrauma: therapeutic perspectives. *Neurol Res* 23:183-9.

27. Benowitz LI, Popovich PG. Inflammation and axon regeneration. *Curr Opin Neurol* 2011;24:577-83.

28. Popovich PG, Longbrake EE. Can the immune system be harnessed to repair the CNS? *Nat Rev Neurosci* 2008;9:481-93.

29. Yin Y, Cui Q, Li Y, et al. Macrophage-derived factors stimulate optic nerve regeneration. *J Neurosci* 2003;23:2284-93.

30. Popovich PG, Guan Z, McGaughy V, et al. The neuropathological and behavioral consequences of intraspinal microglial/macrophage activation. *J Neuropathol Exp Neurol* 2002;61:623-33.

31. Kotter MR, Setzu A, Sim FJ, et al. Macrophage depletion impairs oligodendrocyte remyelination following lysolecithin-induced demyelination. *Glia* 2001;35:204-12.

32. Hauben E, Schwartz M. Therapeutic vaccination for spinal cord injury: helping the body to cure itself. *Trends Pharmacol Sci* 2003;24:7-12.

33. Schwartz M, Kipnis J. Protective autoimmunity: regulation and prospects for vaccination after brain and spinal cord injuries. *Trends Mol Med* 2001;7:252-8.

34. Ziv Y, Avidan H, Pluchino S, et al. Synergy between immune cells and adult neural stem/progenitor cells promotes functional recovery from spinal cord injury. *Proc Natl Acad Sci U S A* 2006;103:13174-9.

35. Ben-Hur T. Immunomodulation by neural stem cells. *J Neurol Sci* 2008;265:102-4.

36. Andrews T, Zhang P, Bhat NR. TNFalpha potentiates IFNgamma-induced cell death in oligodendrocyte progenitors. *J Neurosci Res* 1998;54:574-83.

37. Fu ES, Saporta S. Methylprednisolone inhibits production of interleukin-1beta and interleukin-6 in the spinal cord following compression injury in rats. *J Neurosurg Anesthesiol* 2005;17:82-5.

38. Sayer FT, Kronvall E, Nilsson OG. Methylprednisolone treatment in acute spinal cord injury: the myth challenged through a structured analysis of published literature. *Spine J* 6:335-43.

39. Bethea JR, Nagashima H, Acosta MC, et al. Systemically administered interleukin-10 reduces tumor necrosis factor-alpha production and significantly improves functional recovery following traumatic spinal cord injury in rats. *J Neurotrauma* 1999;16:851-63.

40. Takami T, Oudega M, Bethea JR, et al. Methylprednisolone and interleukin-10 reduce gray matter damage in the contused Fischer rat thoracic spinal cord but do not improve functional outcome. *J Neurotrauma* 2002;19:653-66.

41. Rotshenker S. Microglia and macrophage activation and the regulation of complement-receptor-3 (CR3/MAC-1)-mediated myelin phagocytosis in injury and disease. *J Mol Neurosci* 2003;21:65-72.

42. Li W-W, Setzu A, Zhao C, et al. Minocycline-mediated inhibition of microglia activation impairs oligodendrocyte progenitor cell responses and remyelination in a non-immune model of demyelination. *J Neuroimmunol* 2005;158:58-66.

43. Prewitt CM, Niesman IR, Kane CJ, et al. Activated macrophage/microglial cells can promote the regeneration of sensory axons into the injured spinal cord. *Exp Neurol* 1997;148:433-43.

44. Donnelly DJ, Popovich PG. Inflammation and its role in neuroprotection, axonal regeneration and functional recovery after spinal cord injury. *Exp Neurol* 2009;209:378-88.

45. Knoller N, Auerbach G, Fulga V, et al. Clinical experience using incubated autologous macrophages as a treatment for complete spinal cord injury: phase I study results. *J Neurosurg Spine* 2005;3:173-81.

46. Popovich PG, Guan Z, Wei P, et al. Depletion of hematogenous macrophages promotes partial hindlimb recovery and neuroanatomical repair after experimental spinal cord injury. *Exp Neurol* 1999;158:351-65.

47. Eng LF, Lee YL. Response of chemokine antagonists to inflammation in injured spinal cord. *Neurochem Res* 2003;28:95-100.

48. Gris D, Marsh DR, Oatway MA, et al. Transient blockade of the CD11d/CD18 integrin reduces secondary damage after spinal cord injury, improving sensory, autonomic, and motor function. *J Neurosci* 2004;24:4043-51.

49. Wamil AW, Wamil BD, Hellerqvist CG. CM101-mediated recovery of walking ability in adult mice paralyzed by spinal cord injury. *Proc Natl Acad Sci U S A* 1998;95:13188-93.

50. Yamamoto T, Nozaki-Taguchi N. Analysis of the effects of cyclooxygenase (COX)-1 and COX-2 in spinal nociceptive transmission using indomethacin, a non-selective COX inhibitor, and NS-398, a COX-2 selective inhibitor. *Brain Res* 1996;739:104-10.

51. Nesic O, Xu GY, McAdoo D, et al. IL-1 receptor antagonist prevents apoptosis and caspase-3 activation after spinal cord injury.

J Neurotrauma 2001;18:947-56.

52. Tisherman SA, Rodriguez A, Safar P. Therapeutic hypothermia in traumatology. *Surg Clin North Am* 1999;79:1269-89.

53. Hansebout RR, Tanner JA, Romero-Sierra C. Current status of spinal cord cooling in the treatment of acute spinal cord injury. *Spine (Phila Pa 1976)* 9:508-11.

54. Hayes KC, Hsieh JT, Potter PJ, et al. Effects of induced hypothermia on somatosensory evoked potentials in patients with chronic spinal cord injury. *Paraplegia* 1993;31:730-41.

55. Elmore S. Apoptosis: a review of programmed cell death. *Toxicol Pathol* 2007;35:495-516.

56. Emery E, Aldana P, Bunge MB, et al. Apoptosis after traumatic human spinal cord injury. *J Neurosurg* 1998;89:911-20.

57. Beattie MS, Farooqui AA, Bresnahan JC. Review of current evidence for apoptosis after spinal cord injury. *J Neurotrauma* 2000;17:915-25.

58. Bredesen DE. Apoptosis: overview and signal transduction pathways. *J Neurotrauma* 2000;17:801-10.

59. Shibata M, Murray M, Tessler A, et al. Single injections of a DNA plasmid that contains the human Bcl-2 gene prevent loss and atrophy of distinct neuronal populations after spinal cord injury in adult rats. *Neurorehabil Neural Repair* 2000;14:319-30.

60. Geisler FH, Coleman WP, Grieco G, et al. The Sygen multicenter acute spinal cord injury study. *Spine (Phila Pa 1976)* 2001;26:S87-98.

61. Geller HM, Fawcett JW. Building a bridge: engineering spinal cord repair. *Exp Neurol* 2002;174:125-36.

62. Jones LL, Oudega M, Bunge MB, et al. Neurotrophic factors, cellular bridges and gene therapy for spinal cord injury. *J Physiol* 2001;533:83-9.

63. Kwon BK, Tetzlaff W. Spinal cord regeneration: from gene to transplants. *Spine (Phila Pa 1976)* 2001;26:S13-22.

64. Lacroix S, Tuszynski MH. Neurotrophic factors and gene therapy in spinal cord injury. Neurorehabil *Neural Repair* 2000;14:265-75.

65. Schwab ME. Repairing the injured spinal cord. *Science* 2002;295:1029-31.

66. Gledhill RF, Harrison BM, McDonald WI. Pattern of remyelination in the CNS. *Nature* 1973;244:443-4.

67. Gledhill RF, Harrison BM, McDonald WI. Demyelination and remyelination after acute spinal cord compression. *Exp Neurol* 1973;38:472-87.

68. Irvine KA, Blakemore WF. Remyelination protects axons from demyelination-associated axon degeneration. *Brain* 2008;131:1464-77.

69. Waxman SG. Demyelination in spinal cord injury. *J Neurol Sci* 1989;91:1-14.

70. Hulsebosch CE, Hains BC, Waldrep K, et al. Bridging the gap: from discovery to clinical trials in spinal cord injury. *J Neurotrauma* 2000;17:1117-28.

71. Lu J, Féron F, Ho SM, Mackay-Sim A, et al. Transplantation of nasal olfactory tissue promotes partial recovery in paraplegic adult rats. *Brain Res* 2001;889:344-57.

72. Bunge MB. Bridging areas of injury in the spinal cord. *Neuroscientist* 2001;7:325-39.

73. Xu XM, Chen A, Guénard V, et al. Bridging Schwann cell transplants promote axonal regeneration from both the rostral and caudal stumps of transected adult rat spinal cord. *J Neurocytol* 1997;26:1-16.

74. Richardson PM, McGuinness UM, Aguayo AJ. Peripheral nerve autografts to the rat spinal cord: studies with axonal tracing methods. *Brain Res* 1982;237:147-62.

75. Hulsebosch CE. Recent advances in pathophysiology and treatment of spinal cord injury. *Adv Physiol Educ* 2002;26:238-55.

76. Yu TW, Bargmann CI. Dynamic regulation of axon guidance. *Nat Neurosci* 2001;4 Suppl:1169-76.

77. Pasterkamp RJ, Verhaagen J. Emerging roles for semaphorins in neural regeneration. *Brain Res Brain Res Rev* 2001;35:36-54.

78. Klein R. Excitatory Eph receptors and adhesive ephrin ligands. *Curr Opin Cell Biol* 2001;13:196-203.

79. Joester A, Faissner A. The structure and function of tenascins in the nervous system. *Matrix Biol* 2001;20:13-22.

80. Yamaguchi Y. Heparan sulfate proteoglycans in the nervous system: their diverse roles in neurogenesis, axon guidance, and synaptogenesis. *Semin Cell Dev Biol* 2001;12:99-106.

81. Bradbury EJ, Moon LDF, Popat RJ, et al. Chondroitinase ABC promotes functional recovery after spinal cord injury. *Nature* 2002;416:636-40.

82. Benowitz LI, Goldberg DE, Madsen JR, et al. Inosine stimulates extensive axon collateral growth in the rat corticospinal tract after injury. *Proc Natl Acad Sci U S A* 1999;96:13486-90.

83. Schnell L, Schwab ME. Axonal regeneration in the rat spinal cord produced by an antibody against myelin-associated neurite growth inhibitors. *Nature* 1990;343:269-72.

84. Zörner B, Schwab ME. Anti-Nogo on the go: from animal models to a clinical trial. *Ann N Y Acad Sci* 2010;1198 Suppl:E22-34.

85. McKerracher L, David S, Jackson DL, et al. Identification of myelin-associated glycoprotein as a major myelin-derived inhibitor of neurite growth. *Neuron* 1994;13:805-11.

86. Mukhopadhyay G, Doherty P, Walsh FS, et al. A novel role for myelin-associated glycoprotein as an inhibitor of axonal regeneration. *Neuron* 1994;13:757-67.

87. McKerracher L. Spinal cord repair: strategies to promote axon regeneration. *Neurobiol Dis* 2001;8:11-8.

88. McGraw J, Hiebert GW, Steeves JD. Modulating astrogliosis after neurotrauma. *J Neurosci Res* 2001;63:109-15.

89. Ramer MS, Priestley JV, McMahon SB. Functional regeneration of sensory axons into the adult spinal cord. *Nature* 2000;403:312-6.

90. Qiu J, Cai D, Dai H, et al. Spinal axon regeneration induced by elevation of cyclic AMP. *Neuron* 2002;34:895-903.

91. Di Iorio P, Virgilio A, Giuliani P, et al. AIT-082 is neuroprotective against kainate-induced neuronal injury in rats. *Exp Neurol* 2001;169:392-9.

92. Li J, Lepski G. Cell transplantation for spinal cord injury: a systematic review. *Biomed Res Int* 2013:1-32.

93. Chhabra HS, Sarda K. Stem cell therapy in spinal trauma: Does it have scientific validity? *Indian J Orthop* 2015;49:56-71.

94. Weidner N, Blesch A, Grill RJ, et al. Nerve growth factor-hypersecreting Schwann cell grafts augment and guide spinal cord axonal growth and remyelinate central nervous system axons in a phenotypically appropriate manner that correlates with expression of L1. *J Comp Neurol* 1999;413:495-506.

95. Grill RJ, Blesch A, Tuszynski MH. Robust growth of chronically injured spinal cord axons induced by grafts of genetically modified NGF-secreting cells. *Exp Neurol* 1997;148:444-52.

96. Keirstead HS, Nistor G, Bernal G, et al. Human embryonic stem cell-derived oligodendrocyte progenitor cell transplants remyelinate and restore locomotion after spinal cord injury. *J Neurosci* 2005;25:4694-705.

97. Murray M, Fischer I. Transplantation and gene therapy: combined approaches for repair of spinal cord injury. *Neuroscientist* 2001; 7:28-41.

98. Mariano ED, Batista CM, Barbosa BJAP, et al. Current perspectives in stem cell therapy for spinal cord repair in humans: a review of work from the past 10 years. *Arq Neuropsiquiatr* 2014;72:451-6.

99. Horner PJ, Gage FH. Regenerating the damaged central nervous system. *Nature* 2000;407:963-70.

100. Zompa EA, Cain LD, Everhart AW, et al. Transplant therapy: recovery of function after spinal cord injury. *J Neurotrauma* 1997;14:479-506.

101. Privat A, Mansour H, Rajaofetra N, et al. Intraspinal transplants

of serotonergic neurons in the adult rat. *Brain Res Bull* 1989;22:123-9.

102. Thompson FJ, Reier PJ, Uthman B, et al. Neurophysiological assessment of the feasibility and safety of neural tissue transplantation in patients with syringomyelia. *J Neurotrauma* 2001;18:931-45.

103. Falci S, Holtz A, Akesson E, et al. Obliteration of a posttraumatic spinal cord cyst with solid human embryonic spinal cord grafts: first clinical attempt. *J Neurotrauma* 1997;14:875-84.

104. Wirth ED, Reier PJ, Fessler RG, et al. Feasibility and safety of neural tissue transplantation in patients with syringomyelia. *J Neurotrauma* 2001;18:911-29.

105. Cheng H, Cao Y, Olson L. Spinal cord repair in adult paraplegic rats: partial restoration of hind limb function. *Science* 1996;273:510-3.

106. McDonald JW, Liu XZ, Qu Y, et al. Transplanted embryonic stem cells survive, differentiate and promote recovery in injured rat spinal cord. *Nat Med* 1999;5:1410-2.

107. Subramanian A, Krishnan UM, Sethuraman S. Development of biomaterial scaffold for nerve tissue engineering: Biomaterial mediated neural regeneration. *J Biomed Sci* 2009;16:108.

108. Johnson PJ, Tatara A, McCreedy DA, et al. Tissue-engineered fibrin scaffolds containing neural progenitors enhance functional recovery in a subacute model of SCI. *Soft Matter* 2010;6:5127-37.

109. Onifer SM, Smith GM, Fouad K. Plasticity after spinal cord injury: relevance to recovery and approaches to facilitate it. *Neurotherapeutics* 2011;8:283-93.

110. Segatore M. Understanding chronic pain after spinal cord injury. *J Neurosci Nurs* 1994;26:230-6.

111. Lovely RG, Gregor RJ, Roy RR, et al. Effects of training on the recovery of full-weight-bearing stepping in the adult spinal cat. *Exp Neurol* 1986;92:421-35.

112. Lovely RG, Gregor RJ, Roy RR, Edgerton VR. Weight-bearing hindlimb stepping in treadmill-exercised adult spinal cats. *Brain Res* 1990;514:206-18.

113. De Leon RD, Hodgson JA, Roy RR, et al. Retention of hindlimb stepping ability in adult spinal cats after the cessation of step training. *J Neurophysiol* 1999;81:85-94.

114. Skinner RD, Houle JD, Reese NB, et al. Effects of exercise and fetal spinal cord implants on the H-reflex in chronically spinalized adult rats. *Brain Res* 1996;729:127-31.

115. Lynskey JV, Belanger A, Jung R. Activity-dependent plasticity in spinal cord injury. *J Rehabil Res Dev* 2008;45:229-40.

116. Gazula V-R, Roberts M, Luzzio C, et al. Effects of limb exercise after spinal cord injury on motor neuron dendrite structure. *J Comp Neurol* 2004;476:130-45.

117. Reese NB, Skinner RD, Mitchell D, et al. Restoration of frequency-dependent depression of the H-reflex by passive exercise in spinal rats. *Spinal Cord* 2006;44:28-34.

118. Kiser TS, Reese NB, Maresh T, et al. Use of a motorized bicycle exercise trainer to normalize frequency-dependent habituation of the H-reflex in spinal cord injury. *J Spinal Cord Med* 2005;28:241-5.

119. De Leon RD, Hodgson JA, Roy RR, et al. Locomotor capacity attributable to step training versus spontaneous recovery after spinalization in adult cats. *J Neurophysiol* 1998;79:1329-40.

120. Vaynman S, Gomez-Pinilla F. License to run: exercise impacts functional plasticity in the intact and injured central nervous system by using neurotrophins. *Neurorehabil Neural Repair* 2005;19:283-95.

121. Petruska JC, Ichiyama RM, Jindrich DL, et al. Changes in motoneuron properties and synaptic inputs related to step training after spinal cord transection in rats. *J Neurosci* 2007;27:4460-71.

122. Krajacic A, Ghosh M, Puentes R, et al. Advantages of delaying the onset of rehabilitative reaching training in rats with incomplete spinal cord injury. *Eur J Neurosci* 2009;29:641-51.

123. Grasso R, Ivanenko YP, Zago M, et al. Recovery of forward stepping in spinal cord injured patients does not transfer to untrained backward stepping. *Exp Brain Res* 2004;157:377-82.

124. García-Alías G, Barkhuysen S, Buckle M, et al. Chondroitinase ABC treatment opens a window of opportunity for task-specific rehabilitation. *Nat Neurosci* 2009;12:1145-51.

125. Field-Fote EC. Combined use of body weight support, functional electric stimulation, and treadmill training to improve walking ability in individuals with chronic incomplete spinal cord injury. *Arch Phys Med Rehabil* 2001;82:818-24.

126. Field-Fote E. Spinal cord stimulation facilitates functional walking in a chronic, incomplete spinal cord injured subject. *Spinal Cord* 2002;40:428.

127. Postans NJ, Hasler JP, Granat MH, et al. Functional electric stimulation to augment partial weight-bearing supported treadmill training for patients with acute incomplete spinal cord injury: A pilot study. *Arch Phys Med Rehabil* 2004;85:604-10.

128. Stein RB, Gordon T, Jefferson J, et al. Optimal stimulation of paralyzed muscle after human spinal cord injury. *J Appl Physiol* 1992;72:1393-400.

129. Bélanger M, Stein RB, Wheeler GD, et al. Electrical stimulation: can it increase muscle strength and reverse osteopenia in spinal cord injured individuals? *Arch Phys Med Rehabil* 2000;81:1090-8.

130. Page SJ, Levine P, Strayer J. An electric stimulation cycling protocol for gait in incomplete spinal cord injury. *Arch Phys Med Rehabil* 2007;88:798-800.

131. Donaldson N, Perkins TA, Fitzwater R, et al. FES cycling may promote recovery of leg function after incomplete spinal cord injury. *Spinal Cord* 2000;38:680-2.

132. North RB, Wetzel FT. Spinal cord stimulation for chronic pain of spinal origin: a valuable long-term solution. *Spine (Phila Pa 1976)* 2002;27:2584-91; discussion 2592.

133. Minassian K, Persy I, Rattay F, et al. Human lumbar cord circuitries can be activated by extrinsic tonic input to generate locomotor-like activity. *Hum Mov Sci* 2007;26:275-95.

134. Ichiyama RM, Gerasimenko YP, Zhong H, et al. Hindlimb stepping movements in complete spinal rats induced by epidural spinal cord stimulation. *Neurosci Lett* 2005;383:339-44.

135. Gerasimenko YP, Avelev VD, Nikitin OA, et al. Initiation of locomotor activity in spinal cats by epidural stimulation of the spinal cord. *Neurosci Behav Physiol* 2003;33:247-54.

136. Glenn WW, Phelps ML, Elefteriades JA, et al. Twenty years of experience in phrenic nerve stimulation to pace the diaphragm. *Pacing Clin Electrophysiol* 1986;9:780-4.

137. Baer GA, Talonen PP, Shneerson JM, et al. Phrenic nerve stimulation for central ventilatory failure with bipolar and four-pole electrode systems. *Pacing Clin Electrophysiol* 1990;13:1061-72.

138. Kachourbos MJ, Creasey GH. Health promotion in motion: improving quality of life for persons with neurogenic bladder and bowel using assistive technology. *SCI Nurs* 2000;17:125-9.

139. Kirshblum S. New rehabilitation interventions in spinal cord injury. *J Spinal Cord Med* 2004;27:342-50.

140. Bamford JA, Mushahwar VK. Intraspinal microstimulation for the recovery of function following spinal cord injury. *Prog Brain Res* 2011;194:227-39.

141. Vaughan TM, McFarland DJ, Schalk G, et al. The Wadsworth BCI Research and Development Program: at home with BCI. *IEEE Trans Neural Syst Rehabil Eng* 2006;14:229-33.

142. Jaffe LF, Poo MM. Neurites grow faster towards the cathode than the anode in a steady field. *J Exp Zool* 1979;209:115-28.

143. Borgens RB, Roederer E, Cohen MJ. Enhanced spinal cord regeneration in lamprey by applied electric fields. *Science* 1981;213:611-7.

144. Borgens RB, Blight AR, McGinnis ME. Behavioral recovery induced by applied electric fields after spinal cord hemisection in

guinea pig. *Science* 1987;238:366-9.

145. Borgens RB, Toombs JP, Breur G, et al. An imposed oscillating electrical field improves the recovery of function in neurologically complete paraplegic dogs. *J Neurotrauma* 1999;16:639-57.

146. Woolf CJ. Evidence for a central component of post-injury pain hypersensitivity. *Nature* 306:686-8.

147. Loubser PG, Akman NM. Effects of intrathecal baclofen on chronic spinal cord injury pain. *J Pain Symptom Manage* 1996;12:241-7.

148. Attal N, Brasseur L, Parker F, et al. Effects of gabapentin on the different components of peripheral and central neuropathic pain syndromes: a pilot study. *Eur Neurol* 1998;40:191-200.

149. Ashburn MA, Staats PS. Management of chronic pain. *Lancet* 1999;353:1865-9.

150. Sandford PR, Lindblom LB, Haddox JD. Amitriptyline and carbamazepine in the treatment of dysesthetic pain in spinal cord injury. *Arch Phys Med Rehabil* 1992;73:300-1.

151. Furr-Stimming E, Boyle AM, Schiess MC. Spasticity and intrathecal baclofen. *Semin Neurol* 2014;34:591-6.

152. Al-Bachari S, Pulman J, Hutton JL, et al. Gabapentin add-on for drug-resistant partial epilepsy. *Cochrane Database Syst Rev* 2013;7:CD001415.

153. Leucht C, Huhn M, Leucht S. Amitriptyline versus placebo for major depressive disorder. *Cochrane Database Syst Rev* 2012;12:CD009138.

154. Cardenas DD, Warms CA, Turner JA, et al. Efficacy of amitriptyline for relief of pain in spinal cord injury: results of a randomized controlled trial. *Pain* 2002;96:365-73.

第71章 从实验性治疗到有效的人体应用：脊髓损伤的转化科学

John D Steeves, John LK Kramer

学习目标

本章学习完成后,你将能够:

- 描述临床医生或相关临床专业人员为何需要关于转化科学的信息;
- 讨论一项科学发现的独立重复研究的价值;
- 讨论治疗措施在人体应用之前的开发;
- 识别未经过正当的临床试验项目就向患者销售的治疗措施;
- 解释临床试验项目的分期和目标。

为何要了解转化医学?

不可否认的是,临床医生和相关临床专业人员不需要了解一项治疗措施"从实验台转化到床旁"的全部细节,但理解一些基本原则对于讨论脊髓损伤(spinal cord injury, SCI)患者的治疗选择是非常重要的。如今人们可以接入互联网,患者及其家庭成员或朋友毫无疑问会搜索相关信息和治疗策略。现有的数据量庞大而复杂,整理这些信息具有挑战性。但是遵从几项基本策略就可以帮助所有人将无根据的治疗广告的夸张宣传和正当确凿的科学信息区分开来。互联网是利大于弊的,使用时主要应将真实的信息从没有证据支持的夸张炒作中过滤出来。仅从个人观点上来看,维基百科的信息是一个很好的起点,因为其中的信息通常都是准确的。其他能够提供准确信息的网站见本章结尾。

作为一线临床工作者,你将是与脊髓损伤患者首次接触或长期联系的连接点。患者会视你为专家而征求你的建议和意见。因此,了解一些关于转化医学必需步骤的知识可以帮助你指导患者做出最充分的知情决策。你的意见可能仅仅是请患者考虑某种药物或细胞移植治疗措施在转化过程中的某个基本问题或步骤是否得到了充分的回答。

简单说来,脊髓损伤患者会寻求你的意见,而"我不知道"不是一个能令人满意的回答。要毫不犹豫地向在脊髓损伤领域具有专业声望的其他临床专业人员或科学家进行咨询。我们所有人都有责任向公众提供准确的信息和知识。

记忆要点

- 作为一名临床医生或相关临床专业人员,你会被问到大量对治疗措施选择的意见。
- 回答无法提供任何指导将不能为患者带来帮助。
- 你可以帮助脊髓损伤患者找到准确的信息来源。
- 你可以教会他们向提供某种具体治疗策略的人询问正确的问题。
- 通过理解以下基本信息,你努力进行的周密思考就可以帮助个体做出最充分的知情决策。

科学发现的独立重复研究的价值

临床试验花费昂贵,更重要的是,没有人愿意将患者资源浪费在一项进行人体应用的合法性微乎其微或完全没有的科学发现上。在众多因素中,临床前研究项目需要使用综合了盲法（研究者不知道被评估的动物是实验组还是对照组）评估、充足的样本量和与人体研究相似的"功能"结局评定方法的高质量实验方案对他们的发现进行验证[1-4]。

一项原始科学发现的独立重复研究可能是推进某项有潜力的治疗方法从实验室转化为可能的有效治疗措施并应用于某种人类疾病的最重要的环节。公众通常比科学家对一项科学发现的正确性更有信心。这并不代表科学家对他们的发现撒谎，它只是意味着一项发现的成功复现通常并不容易。诸如溶解药物的水的质量或收集分析数据的方式等细节都会改变实验的结果。科学家是人，即使他们被训练得能够发现和避免错误，但错误仍然会发生。因此，当另一个人或团队能够独立得出相同的结果时，参与将治疗措施向临床应用转化的工作人员将会对这项发现的价值更有信心。

科学发现的独立重复和扩展[1]可以用多种方式实现，包括如下几种：

- 独立于第一次实验的科学家采用与初次实验相同的方法重复一项临床前发现[1,2]。
- 采用略有不同的临床前模型（例如：不同的疾病严重程度）或改变治疗方案重复原始发现。这样可以同时验证原始发现的重要性和确切性。
- 在不同的物种中复现实验性治疗措施的相似获益结局可以证实该治疗措施的基本特性并提高其为人类带来获益的可能性。
- 最后，在很多时候，科学家发现一项干预带来获益的情况是在动物模型中人为造成某种疾病后立即给予该干预的情况下实现的。不幸的是，患者很难在某种突发创伤或疾病后几分钟内就得到治疗。因此，如果认为一项实验性治疗措施是能够为人类带来获益的方式，则应在具有临床意义的时间窗内进行干预证明（例如某种急性症状出现数小时后）。同样，如果认为一项干预措施对某种慢性疾病患者有益，其应在疾病慢性期动物模型中表现为有益。

此时，你可能会疑惑，上述独立重复实验通常是否在启动临床试验之前完成。简单的回答是：不一定。目前不存在管理或希望验证临床前数据质量的政府机构。这也是需要对研究记录和后续的独立重复研究进行同行评议的原因。人们希望通过这种过程避免存在问题的治疗途径走向人体研究。最有前景的治疗措施是受到专利保护的，因为用于人体的治疗措施的开发

非常昂贵（详见后述）。有时，为专利投资的人们不希望他们的专利内容被发布给其他科学家，因为他们担心有人会开发出具有竞争性的产品。

因此，在充分的经济支持下，任何临床前治疗措施都可以被开发，并在未进行独立重复的情况下推进。至于在经过医院研究审查委员会或恰当的政府管理机构的严格审查后，实验性治疗措施能否获批进行人体研究，则是另一个问题了。

在部分国家，实验性治疗措施（多数为细胞移植治疗）已经在未完成任何独立临床前验证或临床试验或未获得政府管理机构批准的情况下向患者进行销售。我们将会在后面的内容中再次讨论这一情况。

> **记忆要点**
>
> - 实验性治疗措施的开发困难而昂贵。因此，原始科学发现的独立复现是至关重要的，这可以提供足够的信心以便为人体研究投入必需的经济和人力资源。
> - 重复研究可以通过多种方式实现，所有这些方式都可以证实或推翻一项原始发现的价值，也可以扩展我们对于某项治疗措施的价值的认识。
> - 部分科学发现无法进行重复，因为专利持有者希望保护他们的发现并减少竞争。

人体应用之前的治疗措施开发

除了独立重复研究以外，任何一项实验性治疗措施在启动人体研究之前还必须回答另外几个重要的特性问题（例如安全性和毒理学）。如果这些问题没有得出合理的答案，任何管理机构或医院及大学的研究审查委员会可能都不会考虑允许一项人体研究在自己的研究机构内进行。为了确保客观性，许多治疗措施的特性都由独立的合同研究组织进行检测。此时涉及的开发过程包括大量的附加实验，并且花费昂贵[1,4,5]。

此外，实验性治疗措施可以不经过临床前动物模型研究而直接进入脊髓损伤临床试验。最有可能的情况是某项治疗措施以往已用于另一种不同疾病的临床治疗，但涉及与脊髓损伤相关的治疗靶点。这一转化途径的优势是既往已经了解了该治疗措施对人体的安

表 71.1 实验性治疗措施进行人体研究之前必须明确的特性

治疗措施的特征	途径	结果
给予治疗的机会时间窗	检测不同时间点提供治疗实现的结局获益	明确人类受试者可能得到治疗获益的时间限制
配制方式	检测不同的药物形式、细胞种类或康复训练程序	发现能够发挥最佳作用并且副作用最小的配制方式
给药途径	探索能够实现治疗获益的最有效途径(例如:经静脉给药、脊髓实质内给药等)	明确应用于人体治疗的潜在最佳给药途径
剂量	检测不同水平(剂量反应)的治疗措施(如药物剂量、移植细胞数量、康复疗程的长度和数量等)	明确能够有潜力实现有意义的获益而不带来非预期的副作用或不良事件的最佳剂量
不良反应	明确能够引起非预期的副作用或不良事件的剂量	明确能够耐受的治疗剂量
药物、移植细胞或康复策略的转归	药物:药效动力学(药物对人体的作用)或药代动力学(人体对药物的作用),如吸收、分布、代谢、排泄 细胞与宿主的整合、分布、生存、致瘤性 康复治疗:探索获益的持续性	概括应用该治疗措施能够预期实现的获益持续时间(长度) 对人体与治疗干预的相互作用得到更好的认识
作用机制	发现干预措施的作用靶点或生物学作用(例如改变了生化通路)	为后续(下一代)治疗措施的开发提供信息

全性和毒理学。

因此,当这类治疗干预措施向脊髓损伤(新的疾病种类)中的应用进行转化时,引起不良事件或有害副作用的风险会降低。不过,"超说明书"处方必须能够比现有常规替代药物更好地满足患者需求,并且必须有来自另一项针对新的疾病种类的人体研究证据支持(即一项证实了安全性和有效性的独立临床试验)。

记忆要点

- 在将一项治疗措施应用于试验参与者之前,需要在动物模型中证实其有效、安全且无有害副作用。
- 对表 71.1 中概括的特性给出满意的回答是至关重要的。
- 如果一项治疗措施对另一种相关疾病具有共同的作用机制或已证实能够带来获益,则可以进入脊髓损伤的临床治疗应用。这将缩短开发过程,因为对安全性和毒理学已经有所认识。不过,必须完成独立的脊髓损伤临床试验以证实其有效性。

未完成正当临床试验项目即已向患者销售的治疗措施

关于开展正当脊髓损伤临床试验的指南正在变得越来越重要[6-12]。基本细胞培养和外科移植技术的开发相对价廉,且只需要少量的生物学或外科学专业经验。因此,提供这类移植治疗的"营利性"医疗机构快速涌现,尽管他们尚未完成任何临床前研究或临床试验。事实上,一些运营者声称他们正在为一项临床试验纳入受试者,但参与这项试验需要付费!

如果有人声称参与临床试验需要付费,那么根据所有国家级试验管理机构的共识,这一定不是一项临床试验[10]。临床试验的参与者绝不会被要求为实验性治疗措施付费。你应拒绝参加并向你的医生和国家政府卫生机构举报这家医疗机构。

由于看起来能够提供很重要的获益或"治愈"疾病,这类移植治疗对脊髓损伤患者的吸引力是可以理解的。还有一点可以理解的是,绝望的人会采取绝望的措施,但没有道德底线的人也会利用他人的绝望。那些声称的获益结局通常使用的是未经任何正规评价体系确认过的毫无经验的媒体报道。"营利性"医疗机构依靠的是来自抱有希望的患者的道听途说,或者更糟糕的情况是来自为了营利而带有偏倚的工作人员的虚假宣传。到 2014 年为止, 没有确切证据表明细胞移植治疗方式能够为脊髓损伤患者带来任何获益, 但正当的临床试验目前正在进行 (见下文)。

为了向的权衡人体研究可能风险与获益的一系列复杂决策提供一定的客观帮助, 由科学家及临床医生组成的国际专家小组最近制定并公布了一组初版脊髓损伤临床试验指南。这一系列文章详细探讨了脊髓损伤后的自发恢复程度[6], 总结了试验结局测量指标和途径[7], 讨论了纳入 / 排除标准和伦理问题[8], 并总结了若干种试验设计和方案[9]。

此外, 同一组来自全球的作者们还为一般公众和相关医学专业人员创建了一份文书, 题为《脊髓损伤的实验性治疗: 你应该知道哪些事》(第 2 版, 2012)。这份文书回答了脊髓损伤患者在选择治疗方案时可能提出的许多问题。该文书可以免费下载和传播, 在 http://www.icord.org 可以获取。

记忆要点

- 体外培养细胞生长和将细胞移植给人体所需的必要技术相对简单。因此, 有许多 "营利性" 医疗机构正在向希望得到 "治愈" 并愿意为此花费大量金钱的无知人群提供未经验证的治疗方式。
- 目前没有独立证据表明这类细胞移植治疗能够带来任何获益。脊髓损伤患者需要知道所有正当的脊髓损伤临床试验均不能也不会要求患者为接受的治疗干预付费。
- 简单地说, 不要参加任何要求付费的药物治疗和 / 或细胞移植试验。如果这种治疗真的正当, 就应该已经由医院提供了。

临床试验项目的分期和目标

一项临床试验项目的每个阶段都有明确的目标, 因此需要不同的参数、方案、结局评价指标和终点, 从而对每个阶段的研究工作进行管理。

对于药物或细胞移植治疗, I 期临床试验以初期安全性探索为中心, 包括对不同治疗剂量的反应进行评价。当然, 安全性需要在所有的后续试验阶段中进行持续监测。I 期临床试验有时需要尝试采集功能结局的初步数据, 主要是为试验项目争取持续的资金支持。

II 期临床试验仍然为探索性, 重点是初步明确干预措施的功能性生物学活性和 / 或功能获益。通常会评价多种不同的临床或功能结局指标, 以确定在哪个终点有可能敏感且准确地测量出可信的有临床意义的结局。

III 期临床试验为核心研究, 在此期必须明确一种干预措施是否能够带来有临床意义的获益, 并在该治疗措施通过有关管理机构的审查之前进行获益与任何相关风险的权衡。对于像脊髓损伤这样的疾病来说, 难以对一项治疗措施带来的有临床意义的获益进行定义。目前, 尚未确立界定有临床意义差异的阈值。现有的最佳界定方式是某项身体结构功能 (例如神经学指标) 的显著改变与受试者的日常生活活动或生活质量的改善具有高度相关性。

在通过管理部门的审查并作为标准临床实践被采用后, 大多数干预措施会进入监测期 (IV 期临床试验), 有更多的异质性患者群体应用这一干预措施进行治疗。在这一期, 仍然可能会继续检测药效、最佳给药途径和在不同目标人群中的安全性等附加问题。

这使得我们需要重视考虑如何设计和实施一项临床试验。简单说来, 试验参与者的相似性 (同质性) 越高, 就越容易可靠地检测到干预措施带来的哪怕是微小的获益。具体地说, 人类大多数疾病的起源、表现和进展过程都不是均一的。一项临床试验的潜在受试者不可能像实验室临床前研究中的动物那样同质均一。科学家们通常会制作在多个方面与人类疾病相符的创伤性脊髓损伤的良好模型, 但难以用动物模型完全模拟人类疾病。此外, 人类脊髓损伤还可能由多种非创伤时间导致, 包括: 血供不足、感染、椎管狭窄 (椎管直径变窄) 或脊柱肿瘤等。

因此, 即使是像脊髓损伤这样许多人认为相对均一的疾病, 也会在以下方面存在异质性:

- 损伤平面可以是脊髓从头端到尾端长度上的任何部位 (从呼吸机依赖的高位颈脊髓损伤, 到可以独立移动的马尾损伤)。
- 损伤的严重程度 (从不完全性脊髓损伤, 到损伤平面以下感觉运动完全丧失)。
- 从出现感觉运动损害之后的进展, 例如: 持续恶化的程度, 或从急性期到亚急性期再到慢性期等时间点的自发恢复。

因此, 在初次检测一项实验性干预措施时, 明智的做法是选择与临床前研究中采用的疾病类型最为接近的研究对象。尽管这一点显而易见, 但临床前动物模型和人类脊髓损伤的内在差异仍然会使其成为一个重要的问题。事实上，早期临床人体研究通常会纳入完全性脊髓损伤患者，但大部分临床前研究出于可行性的原因多采用不完全性损伤来证实疗效，因为神经损伤严重程度较轻的动物更容易进行护理。总而言之，关键是要尽可能减小研究受试者间的差异。如果我们以脊髓损伤为例，损伤较轻（不完全性损伤）的患者比感觉运动完全丧失的患者出现更多的自发恢复亦不足为奇。因此，具有异质性的脊髓损伤患者群体潜在的结局差异可能会混淆、削弱甚至完全抵消对治疗干预措施的疗效的检测，以致研究者可能错误地总结为没有疗效。

可见需要设置（安慰剂）对照组，在所有可能的方面与试验研究组的构成相匹配。一旦某项治疗干预措施被证实对某个同质性目标群体有益，后续就会有更大的机会（和更多的可用资金）对同一疾病的其他形式或严重程度进行研究。

需要快速识别并准确筛选合适的（同质的）受试者是所有希望招募足够数量的恰当受试者的急性期临床试验面临的主要挑战。无论临床目标人群是什么，纳入和排除标准都会大量减少符合条件的研究对象数量，最初有资格的受试者中只纳入不到 10% 的情况也很常见。

无论是自发出现还是治疗所致，中枢神经系统急性期或亚急性期临床试验过程中出现的恢复都会受到一系列因素的影响，实验性干预措施只是其中一个因素。例如：目前已经认识到，脊髓损伤初始创伤后保留了残存功能的神经环路会发生神经重塑（即突触连接的形成和强度发生改变），对脊髓损伤平面以下的功能恢复有帮助。与之类似，任何观察到的功能活动的改善都可能是通过康复治疗获得了新技能所致，例如能够完成某项活动的代偿行为的形成。

康复训练目前已作为标准治疗向所有患者提供，也包括纳入临床试验的受试者，不过这些标准在不同机构中和不同时间上具有很大变异。康复训练和代偿策略尽管有益，并有可能对于强化治疗措施带来的疗效很关键，但仍会被视为临床试验中的混杂因素。此外，由于如脊髓损伤这样的神经系统疾病的复杂本质，当患者未出现功能恢复时，我们将无从得知其原因。这可能意味着治疗无效，也可能是由于无数我们尚未了解或无法识别的原因或机制所致（例如患者缺乏尝试进行自我照护活动的动机）。简单地说，阴性结果很难或不可能进行解释。

一些可能影响临床试验结果准确解读的潜在混杂

因素列于表 71.2[1]。其中一些因素的影响是进行试验的研究者无法控制的。由于试验开始和结束的日期不同，研究对象可能已经受到了急诊、基础医疗和康复治疗等各方面差异的影响。伴随的合并损伤可能对其他身体组织或细胞功能产生不同影响，会改变恢复进程。不过，也有许多混杂因素可以由研究者进行控制，从而避免其影响对临床试验结果的准确解读（表 71.2）。应用合理的实验设计和研究方案的，可以使这些混杂因素的影响消除或减弱。混杂因素也许能够被研究者控制，也许不能，但无论如何都应在整个研究过程中进行跟踪，并在数据分析时加以考虑。

表 71.2　可能影响临床试验结果准确解读的混杂因素

可能的混杂因素	该混杂因素能够被研究者控制（是 / 否）
先前的急诊处理或基础医疗护理、重症治疗护理和 / 或正在进行的患者管理	否
与治疗无关的手术操作（及手术时机）	否
其他器官的损害或疾病发生后的继发性临床并发症	否
研究对象在参与试验期间进行康复活动的起始时间、类型和强度	否
不合适的研究方案设计或实验结果统计学分析	是
不恰当的试验参与者纳入和排除标准（如疾病的类型、严重程度或发病时间）	是
缺少对参与者进入实验组或对照组的"盲法"随机分配	是
缺少恰当的与实验治疗组的标准相匹配的对照组研究对象	是
研究者或研究对象的期望和偏倚，因为研究者知道提供给研究对象的治疗类型	是
不恰当、不敏感或不可靠的临床结局评价工具和 / 或主要结果测量指标（临床试验终点）	是
缺少对试验结局测量指标的独立"盲法"评估	是
结局评价的观察者内信度和观察者间信度差（缺少对试验评价者的持续培训）	是
缺少充分的随访评价以观察获益的持久性（通常应随访至试验完成后 12 个月）	是

在某些中枢神经系统疾病（例如脊髓损伤）的慢性期,会出现相对静止的功能基线,在损伤超过 1~2 年后功能几乎不再继续恢复。因此,一些慢性期研究可以纳入的研究对象病史长度范围相对较宽。慢性期日常生活活动功能的变异性降低,以更小的样本量或以每个参与者作自身对照就可以更容易的检测到治疗措施的疗效。不过,在慢性期,通常难以应用对受损的组织或细胞活动产生有阳性获益的生物学影响。

大部分临床试验还会对纳入研究对象的年龄规定上限和下限。下限一般设定为法定成人年龄（18~21 岁）,这样从伦理的角度考虑可以向潜在的受试者直接提供知情同意,并可以得到充分的理解和许可。上限（一般为 55~70 岁）通常主要受到两方面考虑的影响。首先,与较年轻的受试者相比,年老受试者的自发恢复速度可能与较年轻的受试者不同,并且他们衰退的功能能力也和年轻的受试者不同,导致实验结果的不一致[13]。衰老通常伴随着已经存在或同时发生的其他健康问题,可能也会影响或改变临床试验的结果。

正如以上所概括的那样,脊髓损伤临床试验的通用实施指南已经开发出来并正在不断完善。我们鼓励读者熟悉这些学习资料。不过所有临床试验都应遵守一些国际指南,特别是由国际人用药品注册技术协调会制定的指南（可在 http://www.ich.org 获取）。此外,任何临床试验都应至少遵循赫尔辛基宣言、贝尔蒙特报告和所在国家的标准规定的伦理指南[14]。

除了对研究对象的干预应合乎伦理以外,设计一项规范的临床试验项目的基本目标之一是去除任何对结果有影响的偏倚。此处的偏倚定义为任何与实验设计、实施、分析和 / 或结果解读相关的因素导致对治疗获益的估计偏离其真实值的系统趋势。需要牢记的是,当一项试验的研究对象知道自己最近接受过某种实验性治疗并期待或希望能够得到获益时,就相对容易得到阳性反应（即所谓的"安慰剂效应"）。

因此,随机对照和盲法评估是临床试验的必需标准,以便消除研究者和研究对象的偏倚。在一项研究开始之前,全部试验方案应在研究实施所在地的相应管理机构进行注册（例如 http://prsinfo.clinicaltrials.gov）。毫无疑问,所有的临床试验结果,无论阳性还是阴性,均应提交并公布。

简而言之,没有恰当的对照数据和盲法评估的人体试验不能作为关键临床试验,也无法证明一种干预措施作为治疗方法的有效性。（由研究对象）为一项实验性治疗付费则自动意味着这不是一项临床试验,因为研究者受到了经济利益的驱动（即存在偏倚）。

记忆要点

难以保证能够为一项理想的临床试验项目打下最优的基础,但预先进行规划是具有指导意义的。临床项目的经济支持存在困难,并且通常会限制进行试验和试错学习的机会。需要考虑的方面包括:

- 令人信服的（可独立复现）临床前数据和对治疗作用机制的认识,以便得到足够的研究热情和经济支持来承受试验早期阶段的所有微小挫折。
- 设定的纳入标准能够提供足够均一的患者群体,以便在选定的终点显示出疗效。
- 用前瞻性设计的标准来确立具有临床意义的疗效（临床终点）,以便使他人确信真实获益能够抵消开发成本和干预风险。
- 用敏感而可靠的结局评价指标来展示治疗措施的客观可测的疗效。
- 对疾病自然病程的清晰认识,包括可预期的自发（未经治疗的）恢复。
- 了解潜在的混杂因素,以及如何控制这些混杂因素以使其对试验结果的影响最小化。
- 具备应对部分成功的计划（例如出现微小的治疗获益）,并能够认识到在Ⅲ期核心试验中出现部分成功的结果可能会导致进退两难。
- 认识到利用恰当的安慰剂对照进行随机化研究可以为验证某种临床干预提供最强有力的证据。
- 恰当的统计学方法可以确保实验方案通过最符合伦理原则且最有效的方式利用患者资源。由于篇幅所限,本章无法再讨论新兴的分析方法,例如:可能比传统的"均值比较"统计分析更适用于部分临床试验的 Bayesian 模型和应答者分析。

本章重点

- 作为一名临床医生或临床相关专业人士,你可以帮助脊髓损伤患者对治疗选择做出最佳的知情决策。

- 一项科学发现的独立复现是至关重要的，可以提供足够的信心以便为人体研究投入必需的经济和人力资源。

- 为一项实验性治疗付费即意味着这不是一项临床试验，因为研究者受到了经济利益的驱动（即存在偏倚）而倾向于报告阳性结果。

- 临床试验的必备标准包括，纳入相对均一的研究对象，随机分配进入实验组或对照组，并由不知道研究对象属于哪一组的检查者进行盲法评估。

（邢华医　译　刘楠　校）

参考文献

1. Steeves JD. Considerations for the translation of pre-clinical discoveries and the conduct of valid spinal cord injury clinical trials. In: Lin VW, ed. Spinal cord medicine, 2nd edn. New York Demos; 2010; pp 930-8.

2. Kwon BK, Okon EB, Tsai E, et al. A Grading system to evaluate objectively the strength of pre-clinical data of acute neuroprotective therapies for clinical translation in spinal cord injury. *J Neurotrauma* 2011; 28:1525-43.

3. Tetzlaff W, Okon EB, Karimi-Abdolrezaee S, et al. A systematic review of cellular transplantation therapies for spinal cord injury. *J Neurotrauma* 2011;28:1611-82.

4. Steeves JD, Kramer JLK, Zariffa J. 2011. Are you "tilting at windmills" or undertaking a valid clinical trial? *Yonsei Med J* 52: 701-16.

5. Curt A. The translational dialogue in spinal cord injury research. *Spinal Cord* 2012;50:352-7.

6. Fawcett JW, Curt A, Steeves JD, et al. Guidelines for the conduct of clinical trials for spinal cord injury (SCI) as developed by the ICCP Panel: Spontaneous recovery after spinal cord injury and statistical power needed for therapeutic clinical trials. *Spinal Cord* 2007; 45:190-205.

7. Steeves JD, Lammertse D, Curt A, et al. 2007. Guidelines for the conduct of clinical trials for spinal cord injury (SCI) as developed by the ICCP Panel: Clinical trial outcome measures. *Spinal Cord* 2007;45:206-21.

8. Tuszynski MH, Steeves JD, Fawcett JW, et al. Guidelines for the conduct of clinical trials for spinal cord injury (SCI) as developed by the ICCP Panel: Clinical trial inclusion/exclusion criteria and ethics. *Spinal Cord* 2007;45:222-31.

9. Lammertse D, Tuszynski MH, Steeves JD, et al. Guidelines for the conduct of clinical trials for spinal cord injury (SCI) as developed by the ICCP Panel: Clinical trial design. *Spinal Cord* 2007; 45:232-42.

10. Steeves JD, Kramer JK, Fawcett JW, et al. Extent of spontaneous motor recovery after traumatic cervical sensorimotor complete spinal cord injury. *Spinal Cord* 2011;49:257-65.

11. Zariffa J, Kramer JK, Fawcett JW, et al. Characterization of neurological recovery following traumatic sensorimotor complete thoracic spinal cord injury. *Spinal Cord* 2011;49:463-71.

12. Kramer JK, Steeves JD, Curt A, et al. The functional implications for recovery of two motor levels after cervical sensorimotor complete SCI. *Neurorehabil Neural Repair* 2012;26:1064-71.

13. van Middendorp JJ, Hosman AJ, Donders AR, et al. A clinical prediction rule for ambulation outcomes after traumatic spinal cord injury: A longitudinal cohort study. *The Lancet* 2011;377: 1004-1010.

14. Donovan WH. Ethics, health care and spinal cord injury: research, practice and finance. *Spinal Cord* 2011;49:162-74.

扩展阅读

SCI Information Websites*

1. Academy of Spinal Cord Professionals (ASCIP). http://www.academyscipro.org

2. American Spinal Injury Association (ASIA). http://www.asia-spinalinjury.org

3. CareCure Community. http://sci.rutgers.edu

4. China Spinal Cord Injury Network. http://www.chinasci.net

5. Christopher and Dana Reeve Foundation. http://www.christopherreeve.org

6. Craig H. Neilsen Foundation. http://www.chnfoundation.org

7. elearnSCI (online information on SCI care and treatment). http://www.elearnsci.org

8. European Multicenter study about Spinal Cord Injury (EMSCI). http://www.emsci.org

9. European Spinal Cord Injury Federation. http://www.escif.org

10. EuroStemCell. http://www.eurostemcell.org

11. Fondation internationale pour la recherché en paraplégie (Switzerland). http://www.irp.ch

12. Institut pour la Recherche sur la Moëlle épinière et l'Encéphale (France). http://www.irme.org

13. ICORD (International Collaboration on Repair Discoveries). http://www.icord.org

14. International Society for Stem Cell Research (ISSCR). http://www.isscr.org

15. International Spinal Cord Society (ISCoS). http://www.iscos.org.uk

16. International Spinal Research Trust. http://www.spinal-research.org

17. Japan Spinal Cord Foundation. http://www.jscf.org

18. Miami Project to Cure Paralysis. http://www.themiamiproject.org

19. Neil Sachse Foundation. http://www.nsf.org.au

20. NINDS Spinal Cord Injury Information Page. http://www.ninds.nih.gov/disorders/sci/sci.htm

21. Paralyzed Veterans of America. http://www.pva.org

22. Rehabilitation Research and Training Center (RRTC) on Secondary Conditions (USA). http://sci-health.org

23. Rick Hansen Foundation (Canada). http://www.rickhansen.com

24. SCIRE (Spinal Cord Injury Rehabilitation Evidence). http://www.scireproject.com

25. SCOPE (Spinal Cord Outcomes Partnership Endeavor). http://www.scopesci.org

26. Spinal Cord Injury Canada. http://www.spinalcordinjurycanada.ca

27. Spinal Cord Injury Network (Australia). http://spinalnetwork.org.au

28. Spinal Cure (Australia). http://www.spinalcure.org.au

29. United Spinal Association (USA). http://www.unitedspinal.org

30. Wings for Life. http://www.wingsforlife.com

*Note: Each site has multiple links for further information.

第72章 人类脊髓损伤后细胞移植：概述

Kanchan Sarda, Harvinder Singh Chhabra

学习目标

本章学习完成后,你将能够:

- 描述人类脊髓损伤细胞干预的发展;
- 解释干细胞的类型及其分类;
- 应用所学知识描述用于人类脊髓损伤细胞移植的若干细胞类型;
- 分析这些细胞群在促进人类脊髓损伤后修复中的作用;
- 为基于临床数据的研究设计未来的方向。

引言

近年来在科学和技术上的进步已经使脊髓损伤患者的生存率和生活质量得到了提高,寿命得到了延长。外科管理、药物干预、细胞干预和康复的发展为实现脊髓损伤后修复和再生的未来治疗方式铺平了道路。除细胞移植以外,所有这些领域的内容都已经包含在本书其他章节中。细胞移植的临床前基础在第70章中已经进行了介绍。本章将以临床前研究提供的疗效证据及其在临床试验中引起的反应为基础,讲述细胞干预措施的发展。

什么是干细胞?

在过去的 20 年里,"干细胞移植"得到了大量的关注,并被作为"包治百病"的治疗措施来宣传[1]。随着近来干细胞研究的进展,多种严重疾病的研究人员、临床医生和患者对新的治疗方法的开发寄予了厚望。不过,必须具备严密精确的科学和医学证据才能驾驭这些细胞的潜能,以创造一种标准的治疗模式,作为现有标准化治疗措施的临床替代选择[2]。同样重要的是需要理解真正的干细胞和用于移植的细胞群之间的差异。

实际上,"干细胞"这一名词的应用非常宽泛,与其确切的生物学定义并不一致。用最简单的方式来说,"真正的"干细胞是具有无限自我复制和通过有丝分裂分化(发育)为多种细胞类型的潜能的细胞[3,4]。

大多数细胞移植物通常为来源于干细胞的祖细胞,具有有限的自我复制和分化潜能。生物学家根据它们分裂和分化的能力使用术语将其进行分类,在接下来的部分中会进行讲述。

全能细胞

卵子与精子融合后形成早期囊胚,经过最初的几次细胞分裂形成了全能细胞。这些细胞能够产生构成一个有机生物体的所有不同的细胞,包括胚胎外组织(如胎盘)。全能细胞具有最大的潜能或可塑性。这些细胞可以无限分裂。经过大约 4 天的细胞分裂后,全能细胞开始分化(发育)为由多能内细胞团和外细胞层构成的囊胚[4]。

多能细胞

在发育的第 4 天,胚芽形成两层结构,外层将成为胎盘,内层将形成人体的全部组织。来自囊胚内细胞团的多能细胞可以形成内胚层、中胚层和(神经)外胚层,并能够形成所有的组织器官,但不包括胚胎外组织如胎盘[4]。

随着多能干细胞的继续分裂,它们开始分化为专能细胞[4]。

专能细胞

多能细胞在胚胎和胎儿发育过程中经过进一步分化（有限制性的特化）形成专能细胞。专能细胞能够形成某一种特定组织中的不同细胞类型。事实上，这些细胞和更有限制性的祖细胞才是最常被用于植入损伤组织以促进修复的细胞类型。

祖细胞

祖细胞比"真正的"干细胞可塑性小，并且进一步分化的能力更加有限。例如，神经祖细胞只能分化为脑和脊髓中不同类型的神经元及胶质细胞。祖细胞的自我复制能力也有限[4]。

根据它们的起源或来源，这些细胞可以划分为胚胎干细胞、胎儿干细胞和成体干细胞。

记忆要点

- 随着近年来干细胞研究的进展，对多种严重疾病的新型治疗措施的开发被寄予了厚望。
- 不过，必须具备严密精确的科学和医学证据才能创造一种标准的治疗模式。
- 同样重要的是需要理解真正的干细胞和用于移植的细胞族群之间的差异。
- 实际上，"干细胞"这一名词的应用非常宽泛，与其确切的生物学定义并不一致。
- 大多数细胞移植物通常是来源于干细胞的祖细胞。

细胞移植途径的临床转化

细胞和组织移植物有可能促进修复和再生，包括替代因损伤或疾病而丧失的神经元和胶质细胞、提供基底（骨架）使轴突外生形成新的神经环路、减轻有害的炎症和继发性细胞损伤、促进血管形成（血管生成作用）、释放有益的细胞因子、生长因子和细胞外基质因子，和/或（通过少突胶质前体细胞）刺激髓鞘再生等[5]。

选择用于移植的细胞群

已有多种细胞群被检测过在人类脊髓损伤中的疗效。这些细胞群是根据其内在特性和临床前实验的结果而被挑选出来的。尽管临床前证据为在人体中测试这些候选细胞群提供了良好的基础，但有时临床转化会因伦理限制而受到阻碍。例如：根据其内在特性，可以预见胚胎干细胞（embryonicstem cells，ESC）能够作为首选细胞群，因为这类细胞具有多能分化的特性。但是，动物研究发现它们会导致畸胎瘤的形成[6]。

逻辑上的次优选择是胎儿来源的细胞。这些细胞具有无畸变的优势，并具有专能分化特性。事实上，有若干项临床前研究已经在多种疾病中应用了这类细胞。[7]这类细胞在临床移植应用中的主要局限性是用于提取这类细胞群的胎儿组织的可获得性。脐带来源的细胞用于人类脊髓损伤的疗效已经进行过检测[8]。不过，胎儿和胚胎组织的应用也因围绕其产生的伦理和道德问题而受到限制。

为了克服这些问题，也为了便于获取，进行检测大多数的细胞群来源于成体组织。尽管接受检测的成体细胞类型主要是分化能力有限的祖细胞，但这些研究的结果令人鼓舞[9]。也可能是这类细胞的易得性和道德与伦理上的可接受性促进了它们在临床前和临床研究中的应用。成体细胞群包括施万细胞（Schwann cells，SC）、嗅鞘胶质细胞（olfactory ensheathing glial cells，OEG/OEC）和来自骨髓及脂肪组织的间充质干细胞（mesenchymal stem cells，MSC）[9]。

如前所述，人胚胎干细胞由于存在形成畸胎瘤的风险而无法直接用于移植。不过，由于其具有分化潜能，已经利用其获得了具有限制性分化能力的细胞群并在临床前实验中进行了检测，其中一个细胞群还已经在一项人类脊髓损伤临床试验中进行了检测[10]。

在一项突破性的发现中，Takahashi 和 Yamanaka[11]证明了将完全分化的成体细胞转化为未分化的胚胎干细胞样多能细胞的可行性，即所谓的诱导多能细胞。这项发现为细胞移植开辟了更远的道路，有望提供用于治疗的干细胞而避免应用胚胎引起的争议。不过，这项技术仍然很不成熟，在考虑将其作为一种治疗选择进行临床试验之前必须经过严格的临床前测试。接下来的部分将讨论多种经过了临床试验测试的细胞类型。

周围神经来源的施万细胞

施万细胞在 1839 年由 Theodor Schwann 发现,并表明其能够为周围神经轴突提供髓鞘。施万前体细胞被发现存在于神经嵴的发育干细胞中。当与神经纤维建立连接后,施万细胞或其前体细胞会使周围神经轴突髓鞘化[12]。在已有的临床前研究中,施万细胞可以由周围神经中分离出来并在体外培养,以便为移植提供足够数量的细胞。最近,研究人员还从不同干细胞群或神经祖细胞例如脂肪来源的干细胞和皮肤来源的前体细胞中获得了施万细胞[13-15]。

施万细胞被认为能够在周围神经系统(peripheral nervous system, PNS)受损后支持轴突外生[12]。Zhou 等[16]报道了 6 例临床病例在接受施万细胞移植后出现恢复。不过,由于研究对象的选择标准和治疗后评估方法不佳,研究结果存在局限性。Saberi 等[17]进行了为期 2 年的随访,对施万细胞移植治疗进行了安全性评价。报道发现脊髓损伤慢性期(受伤后 28~80 个月)患者在接受纯化的施万细胞移植后可能出现一过性感觉异常或肌痉挛加重。结果提示施万细胞治疗的临床试验具有安全性。不过,在应用施万细胞群的进一步临床试验进行之前还需要更多的临床前可重复数据,尤其是大型动物研究数据。

嗅鞘胶质细胞

嗅鞘细胞可以使鼻腔嗅黏膜神经元发出的轴突重新进入大脑的嗅球并与第二级神经元形成突触[18]。这些细胞见于嗅觉上皮,被认为是一类特殊的胶质细胞,在周围神经系统与中枢神经系统(central nervous system, CNS)均存在,并与星形胶质细胞和施万细胞在某些特定的特性和功能上具有相同之处[19]。凭借其细胞特异性特点,嗅鞘细胞比施万细胞更有可能挽救脊髓损伤后的神经功能。研究表明,啮齿类嗅鞘细胞移植入脊髓损伤实验动物模型后能够支持轴突再生[20],并能够在再生的或脱髓鞘的轴突周围形成髓鞘,从而实现快速的跳跃式传导[21]。因此已有提议认为,嗅鞘细胞可能是一种合适的细胞,可用于对脊髓创伤或难以修复的脱髓鞘(例如多发性硬化慢性期)进行移植介导的修复。这些数据提示,移植的嗅鞘细胞具有与施万细胞相似的修复能力,但可能还具有更多优势,因为它可以迁移并整合至 CNS 受损后特有的星形细胞增多区域[22]。

Huang 等[23]对 16 例脊髓损伤慢性期患者进行了嗅鞘胶质细胞移植。由此得出的结论是,他们的治疗方案对损伤后 38 个月以内的脊髓损伤慢性期患者是安全可行的。对年龄在 18~32 岁,损伤后时间在 6 个月至 6.5 年的 AIS A 级脊髓损伤患者进行脊髓切开术并移除瘢痕组织,然后将自体嗅黏膜移植物植入损伤部位。作者得出的结论为,研究方案可行、相对安全且具有潜在获益[24]。不过,报道的治疗方案的疗效未能在胸脊髓损伤慢性期患者中得到复现[25, 26]。最近报道了 1 例 38 岁的完全性脊髓损伤慢性期男性患者在接受了嗅鞘细胞和嗅神经成纤维细胞混合物移植及腓肠神经移植后出现了神经学恢复[27]。不过,需要进一步在更大的群体中进行研究才能明确这一治疗途径的疗效。

间充质干细胞

间充质干细胞是具有自我复制和多系分化能力的间质细胞。这种能够自我复制的专能干细胞群最初在骨髓中被发现。根据国际细胞治疗学会的声明,从定义上来讲,专能间充质干细胞必须①在标准培养条件下对塑料有黏附性;②表达 CD105、CD73 和 CD90,缺乏 CD45、CD34、CD14 或 CD11b、CD79a 或 CD19 和人白细胞抗原(human leukocyte antigen, HLA)-DR 的表达;③能够在体外分化为成骨细胞、脂肪细胞和成软骨细胞[28]。

由于其专能的特性、来源的可获得性和相对的安全性,间充质干细胞被认为是有望用于修复的细胞源,并且已有报道表明其被植入受辐射小鼠[29, 30]和人类[31]体内后均能自发向神经元分化。

对脊髓损伤患者进行间充质干细胞体内治疗应用的主要限制在于它们在移植后存活率低、很少向神经元分化、易形成胶质瘢痕和囊腔、存在抑制性细胞环境、移植时间点的选择,以及移植物/宿主免疫反应[32-34]。此外,在临床前研究中观察到的对结局的显著影响有赖于间充质干细胞的移植方式[35]。

研究已经发现了除骨髓以外的其他间充质细胞来源,例如脂肪组织、羊水、胎盘、脐带血(umbilical cord blood, UCB)和一些胎儿组织如肝、肺和脾等[36-39]。这其中,来源于脐带血和脂肪组织的间充质干细胞作为首选细胞来源具有许多优势,如易于收集、可获得性高和增殖能力强等[2]。

脊髓损伤的骨髓移植治疗已经是许多临床前和临

床研究关注的焦点。大量的临床前研究表明其在促进脊髓损伤后修复和再生方面具有潜在作用。研究发现移植的骨髓细胞(bone marrow cells, BMC)能够通过产生神经元或髓鞘形成细胞来改善中枢神经损伤动物模型的神经功能障碍[40,41]。骨髓细胞已通过直接向损伤的脊髓注射、静脉注射、鞘内注射或脊髓动脉内注射等方式进行过移植[42-44]。与应用胚胎干细胞相比,利用骨髓细胞对脊髓损伤患者进行干细胞治疗具有更多优势,因此应用也更广泛。我们在骨髓移植治疗血液系统疾病方面的广泛经验已经积累了大量关于骨髓细胞的科学数据[2]。已提出若干假说来解释骨髓细胞对脊髓损伤动物模型的作用。首先,骨髓细胞可以通过产生神经元或髓鞘形成细胞来改善神经功能障碍;其次,移植的骨髓细胞无法分化为神经元,而是通过产生细胞外基质引导轴突再生来发挥作用;最后,移植的骨髓细胞能够增强神经网络重构的代偿机制,并激活内源性干细胞[41,42]。

在一篇病例报道中,Ichim 等[43]对一位 29 岁的 AIS A 级脊髓损伤患者进行了为期 10 个月的治疗,三个治疗周期中联合应用间充质干细胞和 CD34 细胞共进行了 13 次鞘内给药和两次静脉注射。治疗结束后感觉功能和下肢肌力出现了显著恢复。该患者在移植后 6 个月的分级为 AIS D 级,未出现不良的免疫反应。不过,该研究缺少足够的证据支持这一恢复是由细胞移植引起,而非自发恢复。

在另一项研究中,观察了鞘内应用间充质干细胞对完全性脊髓损伤慢性期患者的作用[45]。对 45 例患者每月进行一次自体间充质干细胞移植,共治疗 6~12 个月,与对照组相比未能带来任何显著改善。此外,治疗组病例中有 23 例出现了神经病理性疼痛。作者由此得出结论,在进行大范围的间充质干细胞临床试验之前还需要有更深入的临床前研究数据。在另一项相似的研究中,Bhanot 等[46]发现,脊髓损伤慢性期患者进行椎板切除术后在损伤部位给予自体间充质干细胞,得到的结果模棱两可。

Park 等[47]评价了自体骨髓细胞移植联合粒细胞巨噬细胞 - 集落刺激因子(granulocyte macrophage-colony-stimulating factor, GM-CSF)在六位完全性脊髓损伤患者中的疗效。感觉功能的改善在手术后立刻出现。骶段的感觉恢复在术后 3 周至 7 个月内出现。术后 3~7 个月时出现了显著的运动改善。4 例患者出现了神经功能的改善,表现为 AIS 分级从 A

级变为 C 级。另外还有 1 例患者由 AIS A 级改善为 B 级,1 例患者仍为 AIS A 级。未发现神经症状的即刻加重。GM-CSF 治疗的副作用如发热(38℃)和肌痛有所报道。未发现引起死亡率和疾病发生率增加的严重并发症。损伤后 4~6 个月的核磁共振成像(magneticresonance imaging, MRI)随访研究发现了骨髓细胞移植区域的轻度强化,但未见空洞形成。作者总结道,骨髓细胞移植联合 GM-CSF 治疗是一种安全的治疗方案,能够有效治疗脊髓损伤患者,特别是完全性损伤急性期的患者。

Karamouzian 等[48]通过腰穿将自体间充质干细胞移植入 11 位完全性胸脊髓损伤患者的脑脊液。尽管两组研究对象均未出现不良反应和并发症,但两组间的功能改善程度也未见明显差异。

Syková 等[44]研究了未经处理的自体骨髓移植在脊髓损伤患者中应用的安全性、治疗时间窗、植入策略、给药方式和功能改善等方面。他们报道了来自 20 例完全性脊髓损伤患者的数据,接受移植时为受伤后 10~467 天。共 6 例患者(7 例急性期患者中的 5 例和 13 例慢性期患者中的 1 例)接受了动脉内移植,其中 5 例在 3 个月内观察到运动和 / 或感觉功能改善。他们得出的结论是,自体骨髓细胞移植较为安全,植入后至今(11 例患者随访超过 2 年)未出现并发症,但仍需要进行更长期的随访来确定植入治疗的绝对安全。作者尚未明确观察到的获益效应是由细胞治疗引起。不过,急性期患者和其中 1 例在接受细胞移植治疗前功能状态已维持稳定数月的慢性期患者的移植后结局仍然很有前景。作者建议,损伤后 3~4 周作为移植治疗的时间窗对于利用任何一种干细胞治疗脊髓损伤均具有重要意义。

为了评价人骨髓细胞自体移植联合 GM-CSF 的安全性与治疗效果,Yoon 等[49]开展了一项纳入 35 例完全性脊髓损伤患者的 Ⅰ / Ⅱ 期开放标签非随机研究。这些患者在术前和随访中接受了 AIS 神经学评估、电生理监测和 MRI 检查。平均随访周期为损伤后 10.4 个月。在第 4 个月时,MRI 分析可发现脊髓增粗和细胞植入位点处的小强化灶,但未见任何不良病灶,例如恶变、出血、新的囊腔形成或感染等。此外,骨髓细胞移植联合 GM-CSF 未显示与任何增加疾病发生率的临床严重不良事件有关。在接受治疗的急性期和亚急性期患者中有 30.4% 出现了 AIS 分级的改善(由 AIS A 级变为 B 级或 C 级),而在慢性期患者治疗组中则未观察到明显改善。

Jarocha 等[50]在一项初步研究中报道了自体骨髓单核细胞移植用于儿童脊髓损伤慢性期患者的安全性和可行性。尽管作者声称发现了由细胞移植带来的相当程度的神经功能改善,但其证据基础并不确定。

在一项有 14 例脊髓损伤患者的病例系列研究中,Amr 等[51]报道了在脊髓损伤慢性期进行的骨髓来源间充质干细胞、壳聚糖 - 层粘连蛋白支架及周围神经联合移植。[51]作者报道了感觉和神经功能的改善,并认为联合治疗有助于胶质瘢痕的桥接,因此能够促进功能和神经学恢复。

Pal 等[52]通过腰穿为 20 例损伤后 6 个月以内的患者和 10 例损伤后 6 个月以上的患者进行了骨髓细胞移植。研究未报道任何不良反应。基线和随访 1 年时的 MRI 扫描未见明显差异。与此类似的是,躯体感觉诱发电位(somatosensory-evoked potentials,SSEP)、运动诱发电位(motor-evoked potentials,MEP)和神经传导速度测定均未见明显变化。

来源于自体脂肪组织的间充质干细胞移植也已经进行了尝试。在 Ra 等[53]的一项研究中,8 例脊髓损伤慢性期患者接受了来源于自体脂肪组织的间充质干细胞移植。研究报道了一些移植后的不良反应,且电生理记录(SSEP 和 MEP)未见改变。

人脐带血细胞

脐带血或脐带组织来源的干细胞可以在婴儿出生后从胎盘组织中分离。脐带血中含有造血干细胞,其中单核细胞成分还含有间充质干细胞。[54,55]此外,胎盘组织(如胎膜和华通胶组织)也可用于获取专能细胞[56,57]。脐带血细胞被认为介于胚胎干细胞和成体干细胞之间[58]。与胚胎干细胞和成体骨髓来源的干细胞相比,脐带血来源的干细胞具有若干优势。这些优势包括:脐带血的来源原则上不受限制,传播感染的风险较低,可立即获得,对 HLA 差异的耐受性更强,以及导致严重移植物抗宿主疾病的发生率较低[59]。这是由于脐带血来源的细胞尚未成熟,且富含能够抑制免疫反应的调节性 T 细胞[60]。

临床前研究发现了人脐带血细胞(human umbilical cord blood cells,hUCBC)移植带来的行为学疗效,并认为这些获益可能来自移植细胞分泌的因子[61]。不过,只有少量的小规模"开放标签"人体研究发现了不同程度的获益。目前,中国脊髓损伤网正在进行一项脊髓损伤临床试验(ClinicalTrials.gov 识别号:NCT01046786)。

神经干 / 祖细胞

神经干 / 祖细胞(Neural stem/progenitor cells,NS/PC)于 1989 年在小鼠脑室下区首先被发现,并于 1992 年首次从小鼠纹状体组织和脑室下区被分离出来[39,62]。这些细胞能够自我复制并在体外和体内产生中枢神经系统细胞的主要表型(神经元、星形胶质细胞及少突胶质细胞)[63]。移植入受损的脊髓后,神经干 / 祖细胞能够形成成熟的神经元表型,并在某些脊髓损伤模型中带来神经功能的恢复[64]。不过,由于从胎儿组织获取神经干 / 祖细胞存在伦理和安全问题,这类细胞的移植受到了限制。尽管存在这些挑战,科学界仍有部分专家相信神经干 / 祖细胞是脊髓损伤细胞治疗的理想候选对象,因为移植后可以观察到功能改善、肿瘤形成率低,并有机会进行自体移植[65-68]。最近的两项临床试验均涉及这类细胞的移植治疗,其中一项正在进行(StemCells Inc. 主导),一项正在筹备当中(Neuralstem.Inc. 主导)。

人胚胎干细胞

胚胎干细胞是来源于早期胚胎内细胞团的多能干细胞[69]。它们能够无限复制,并能够分化为全部三个胚层和形成机体的所有细胞类型。胚胎干细胞是第一种被检测其再生潜能的细胞群。这类细胞在体外和动物模型体内均能分化为神经元细胞。不过由于其具备分化为所有细胞类型的能力,最终被发现具有致肿瘤性[70]。

胚胎干细胞在临床上的应用潜力引起了研究人员和临床医生的极大兴趣。同时也得到了媒体的关注。不过,关于其安全性和疗效仍有一些问题有待解决。[71-73]

最广为人知的临床试验之一(GRNOPC1)是将人胚胎干细胞来源的少突胶质前体细胞移植给完全性胸脊髓损伤的截瘫患者[10]。到目前为止,长期随访尚未报道任何严重的不良事件。不过在 2011 年 11 月,Geron 宣布已经终止其脊髓损伤干细胞研究项目,主要是由于经济原因。

细胞移植：事实与虚构

如前所述，细胞治疗承载了巨大的希望，尤其是在那些目前治疗选择有限或无法治疗的疾病的管理方面[74]。不过，正如所有新兴的技术一样，在不断进展的知识基础上创造新的应用技术是一个缓慢的过程。在公众的期望和向临床应用发展的现实之间存在着明显的鸿沟，这一现象在其他新兴生物技术中也已被观察到[75]。干细胞生物学具有高度的复杂性和变异性，使用细胞作为治疗措施与应用小分子药物也几乎没有相似性。传统的关于药物吸收、分布、代谢、排泄和毒性的临床前管理研究并不适用于以细胞为基础的治疗，部分原因是由于无法追踪移植细胞的分化和迁移[76]。以细胞为基础的治疗可能导致细胞的长期植入、给药剂量的放大以及细胞后代的继续生长和分化。在所有国家，报道治疗获益的媒体都可能会加剧"对治疗作用的错误理解"，特别是关于神经系统疾病的报道[77]。分析显示大多数以细胞为基础的临床试验尚处于Ⅰ期或Ⅱ期，而参与者可能会将这种早期安全性试验与治疗获益混为一谈。这种对治疗作用的错误信念可能来自于语言组织不佳的同意书或试验注册时对临床试验的描述，会破坏知情同意的效力[78]。实际情况中，大多数治疗措施会在Ⅰ期和Ⅱ期试验失败，而那些被证明既安全又有效的治疗措施通常需要 2~10 亿美元的投入和 10~15 年的时间才能通过审批并被医学界采用[79]。伦理方面的挑战仍然存在，特别是对于"干细胞旅游业"的情况，这主要是由于世界各地的临床机构正蜂拥着向脆弱的患者推销尚未被验证的治疗方式。干细胞治疗的倡议者应共同努力使用中肯的表述，当患者及其家庭极度渴望得到能够缓解痛苦和改善健康的治疗时，不应让他们有不现实的期望[80]。

尽管这一领域很有前景，但通向临床应用的道路漫长而崎岖，相关技术的发展也可能无法预料。以国际干细胞研究学会的名义制定的干细胞临床转化指南（Guidelines for the Clinical Translation of Stem Cells）[81]代表着负责干细胞转化科学的真正"路线图"。由国际脊髓学会发表的关于脊髓损伤细胞治疗的立场声明也在反复重申这一观点[82]。

结语及未来策略

研究促进脊髓损伤后修复和再生的新途径是目前多项临床试验的焦点。一些试验已经得到了世界范围内的关注，其结果值得期待。其中包括中国脊髓损伤网开展的应用锂和人脐带血细胞的临床试验、StemCells Inc. 开展的人神经干细胞试验和 Neuralstem Inc. 开展的人脊髓来源神经干细胞试验。以上提到的试验和其他临床试验均正在进行，在此无法提供全部名单。建议读者参考 www.clinicaltrial.gov 及 www.scope-sci.org 网站以了解目前这一领域内正在进行的临床试验最新清单。已经完成的临床试验及其概述列于表 72.1。

随着我们对脊髓损伤的临床、分子学、生物力学、生物化学和细胞基础的认识的快速发展，以及组织工程和干细胞生物学领域的进步，可以预见未来的临床试验将融合临床医生、药师、细胞生物学家和生物材料工程师的参与，从而找到多管齐下的策略以实现脊髓损伤后的修复和再生。

表72.1 已发表的脊髓损伤细胞治疗临床试验总结

序号	作者	年份	研究类型	研究对象群体	细胞群	给药途径	结局/结论	局限性
1.	Park 等[47]	2005	探索性研究	6例完全性脊髓损伤性期患者	自体骨髓细胞移植联合应用GM-CSF	细胞移植入损伤部位并皮下注射GM-CSF	5例研究对象表现出AIS分级的改善且无严重并发症。作者总结认为该治疗方式是安全的	需要长期和更综合的病例对照临床研究以明确疗效
2.	Syková 等[44]	2006	探索性研究	20例完全性脊髓损伤患者	未经处理的自体骨髓细胞	动脉内应用	5~6位接受了经动脉细胞移植的患者出现了改善，但13例慢性期患者中仅有1例出现改善	疗效无法确定
3.	Huang 等[23]	2006	前瞻性研究	16例脊髓损伤慢性期患者	胎儿嗅鞘细胞	移植到损伤部位	安全可行	疗效未研究
4.	Lima 等[24]	2006	探索性研究	损伤后6个月至6.5年的AIS A级脊髓损伤患者	嗅黏膜自体移植物	脊髓切开移除瘢痕后移植到损伤部位	可行，相对安全，有潜在获益	报道的疗效未能在胸髓损伤慢性期患者中得到重复
5.	Yoon 等[49]	2007	I/II期开放标签非随机研究	35例完全性脊髓损伤患者	自体骨髓细胞移植联合应用GM-CSF	移植到损伤部位	急性期和亚急性期组对治疗的反应优于慢性期组	
6.	Saberi 等[17]	2008	病例系列	4例脊髓损伤慢性期患者	施万细胞	移植到损伤部位	认为施万细胞治疗具有安全性	研究对象选择标准和治疗评估方法不佳。脊髓损伤慢性期（损伤后28-80个月）患者接受细胞移植后有一过性感觉异常或肌肉痉挛加重的报道
7.	Chhabra 等[26]	2009	单盲，I/IIa期探索性研究	6例AIS A级患者	嗅黏膜自体移植物	脊髓切开移除瘢痕后移植到损伤部位	到移植后1年仍安全可行。疗效未报道	样本量小
8.	Pal 等[52]	2009	探索性研究	30例脊髓损伤慢性期患者，20例损伤后时间<6个月，10例损伤后时间>6个月	体外扩增的自体骨髓来源间充质干细胞	通过穿刺给予单剂1×10^6个细胞	移植后1年安全可行。未报道严重不良事件	样本量小；缺少对照

续表

序号	作者	年份	研究类型	研究对象群体	细胞群	给药途径	结局/结论	局限性
9.	Ichim 等[43]	2010	病例报道	29岁AIS A级脊髓损伤患者	间充质干细胞及CD34阳性细胞	多次鞘内注射及静脉注射	感觉功能和下肢肌力明显改善	研究中没有充分证据支持恢复是由细胞移植引起而非自发恢复
10.	Kishk 等[45]	2010	病例对照	完全性脊髓损伤恢复期患者	间充质干细胞	每月一次鞘内注射	与对照组相比未见明显改善	非随机化试验
11.	Bhanot 等[46]	2011	病例报道	脊髓损伤慢性期患者	自体间充质干细胞	椎板切除术后移植到损伤部位	研究结果模棱两可	证据不足，试验设计不佳
12.	Mackay-Sim 等[25]	2011	单盲对照I期临床试验	3例AIS A级脊髓损伤患者	嗅黏膜自体移植物	将取自鼻腔活检并经纯化的嗅鞘细胞注射在损伤部位	到移植后1年均安全可行	样本量小
13.	Ra 等[53]	2011	I期试验	8例损伤后时间>2个月的脊髓损伤慢性期患者	脂肪组织来源的间充质干细胞	单剂经静脉给药	随访3个月未报道严重不良事件	样本量小；研究对象选择不严谨（AIS A-C级患者均被纳入）
14.	Karamouzian 等[48]	2012	非随机对照试验	31例完全性胸脊髓损伤患者（试验组11例，对照组20例）	自体间充质干细胞	腰穿	与对照组相比未见明显改善	
15.	Lammertse 等[83]	2012	随机单盲对照试验	43例研究对象（治疗组26例，对照组17例）	激活的巨噬细胞	注射在脊髓损伤部位的尾侧边缘	与对照组相比未见明显改善	
16.	Zhou 等[16]	2012	病例报道	6例患者	激活的自体施万细胞	椎板切除术后细胞移植	有功能恢复的报道	在应用施万细胞群的进一步临床试验进行之前还需要更多的数据，尤其是大型动物研究数据
17.	Jarocha 等[50]	2014	探索性研究	儿童脊髓损伤慢性期患者	自体骨髓单核细胞	椎管内及静脉内给药	自体骨髓单核细胞移植具有安全性和可行性	尽管作者声称由干细胞移植带来的相当程度的神经功能改善，但其证据基础并不确定
18.	Amr 等[51]	2014	病例系列	14例脊髓损伤慢性期患者	骨髓来源的间充质干细胞与壳聚糖-层粘连蛋白支架和外周神经移植物联合移植	注射在脊髓缺失的部位并利用壳聚糖-层粘连蛋白作为粘合剂	感觉功能和神经学改善	需要进行随机对照试验对数据进行验证

本章重点

- 随着近来干细胞研究的进展,多种严重疾病的研究人员、临床医生和患者对新的治疗方法的开发寄予了厚望。

- 不过,必须具备严密精确的科学和医学证据才能创造一种标准的治疗模式。

- 同样重要的是需要理解真正的干细胞和用于移植的细胞族群之间的差异。

- 实际上大多数细胞移植物通常是来源于干细胞的祖细胞。

- 有多种细胞类型已经在临床试验中进行过检测,包括施万细胞、嗅鞘胶质细胞、间充质干细胞/基质细胞、人脐带血细胞、神经干/祖细胞及人胚胎干细胞。

- 多数研究为Ⅰ期或Ⅱ期临床试验。

- 这些研究提供的证据强度和等级均较低。因此即使大多数策略看起来相对安全,但无法对其疗效做出任何结论。

- 研究促进脊髓损伤后修复和再生的新途径是目前多项临床试验的焦点。

（邢华医 译 刘楠 校）

参考文献

1. Rachul C, Zarzeczny A, Bubela T, Caulfield T. Stem cell research in the news: more than a moral status debate. *SCRIPTed* 2010;7:311-23.

2. Chhabra HS, Sarda K. Stem cell therapy in spinal trauma: Does it have scientific validity? *Indian J Orthop* 2015; 49:56-71.

3. Stem Cell Basics: Introduction. In Stem Cell Information [World Wide Web site]. Bethesda, MD: National Institutes of Health, U.S. Department of Health and Human Services, 2015 [cited Monday, April 06, 2015] Available at http://stemcells.nih.gov/info/basics/pages/basics1.aspx

4. Can A. A concise review on the classification and nomenclature of stem cells. *Turkish J Hematol* 2008;25:57-9.

5. Zompa EA, Cain LD, Everhart AW, et al. Transplant therapy: recovery of function after spinal cord injury. *J Neurotrauma* 1997;14:479-506.

6. Prokhorova TA, Harkness LM, Frandsen U, et al. Teratoma formation by human embryonic stem cells is site dependent and enhanced by the presence of Matrigel. *Stem Cells Dev* 2009; 18:47-54.

7. O'Donoghue K, Fisk NM. Fetal stem cells. *Best Pract Res Clin Obstet Gynaecol* 2004;18:853-75.

8. Kang K-S, Kim SW, Oh YH, et al. A 37-year-old spinal cord-injured female patient, transplanted of multipotent stem cells from human UC blood, with improved sensory perception and mobility, both functionally and morphologically: a case study. *Cytotherapy* 2005;7:368-73.

9. Prockop DJ. Further proof of the plasticity of adult stem cells and their role in tissue repair. *J Cell Biol* 2003;160:807-9.

10. Lebkowski J. GRNOPC1: the world's first embryonic stem cell-derived therapy. Interview with Jane Lebkowski. *Regen Med* 2011;6:11-3.

11. Takahashi K, Yamanaka S. Induction of Pluripotent Stem Cells from Mouse Embryonic and Adult Fibroblast Cultures by Defined Factors. *Cell* 2006;126:663-76.

12. Agudo M, Woodhoo A, Webber D, et al. Schwann cell precursors transplanted into the injured spinal cord multiply, integrate and are permissive for axon growth. *Glia* 2008;56:1263-70.

13. Park H-W, Lim M-J, Jung H, et al. Human mesenchymal stem cell-derived Schwann cell-like cells exhibit neurotrophic effects, via distinct growth factor production, in a model of spinal cord injury. *Glia* 2010;58:1118-32.

14. Xu Y, Liu L, Li Y, et al. Myelin-forming ability of Schwann cell-like cells induced from rat adipose-derived stem cells in vitro. *Brain Res* 2008;1239:49-55.

15. Biernaskie J, Sparling JS, Liu J, et al. Skin-derived precursors generate myelinating Schwann cells that promote remyelination and functional recovery after contusion spinal cord injury. *J Neurosci* 2007;27:9545-59.

16. Zhou X-H, Ning G-Z, Feng S-Q, et al. Transplantation of autologous activated Schwann cells in the treatment of spinal cord injury: six cases, more than five years of follow-up. *Cell Transplant* 2012;21 Suppl 1:S39-47.

17. Saberi H, Moshayedi P, Aghayan H-R, et al. Treatment of chronic thoracic spinal cord injury patients with autologous Schwann cell transplantation: an interim report on safety considerations and possible outcomes. *Neurosci Lett* 2008;443:46-50.

18. Ramón-Cueto A, Avila J. Olfactory ensheathing glia: properties and function. *Brain Res Bull* 1998;46:175-87.

19. Li Y, Carlstedt T, Berthold C-H, Raisman G. Interaction of transplanted olfactory-ensheathing cells and host astrocytic processes provides a bridge for axons to regenerate across the dorsal root entry zone. *Exp Neurol* 2004;188:300-8.

20. Lakatos A, Barnett SC, Franklin RJM. Olfactory ensheathing cells induce less host astrocyte response and chondroitin sulphate proteoglycan expression than Schwann cells following transplantation into adult CNS white matter. *Exp Neurol* 2003;184:237-46.

21. Ramón-Cueto A, Cordero MI, Santos-Benito FF, et al. Functional recovery of paraplegic rats and motor axon regeneration in their spinal cords by olfactory ensheathing glia. *Neuron* 2000;25:425-35.

22. Imaizumi T, Lankford KL, Kocsis JD, Hashi K. [The role of transplanted astrocytes for the regeneration of CNS axons]. *No To Shinkei* 2001;53:632-8.

23. Huang H, Chen L, Wang H, et al. Safety of fetal olfactory ensheathing cell transplantation in patients with chronic spinal cord injury. A 38-month follow-up with MRI. *Zhongguo Xiu Fu Chong Jian Wai Ke Za Zhi* 2006;20:439-43.

24. Lima C, Pratas-Vital J, Escada P, et al. Olfactory mucosa autografts in human spinal cord injury: a pilot clinical study. *J Spinal Cord Med* 2006;29:191-203; discussion 204-6.

25. Mackay-Sim A, St John JA. Olfactory ensheathing cells from the nose: clinical application in human spinal cord injuries. *Exp Neurol* 2011;229:174-80.

26. Chhabra HS, Lima C, Sachdeva S, et al. Autologous olfactory [corrected] mucosal transplant in chronic spinal cord injury: an Indian Pilot Study. *Spinal Cord* 2009; 47:887-95.

27. Tabakow P, Raisman G, Fortuna W, et al. Functional Regeneration of Supraspinal Connections in a Patient With Transected Spinal Cord Following Transplantation of Bulbar Olfactory Ensheathing

Cells With Peripheral Nerve Bridging. *Cell Transplant* 2014; 23:1631-1655.

28. Otto WR, Wright N a. Mesenchymal stem cells: from experiment to clinic. *Fibrogenesis Tissue Repair* 2011;4:20.

29. Brazelton TR, Rossi FM, Keshet GI, et al. From marrow to brain: expression of neuronal phenotypes in adult mice. *Science* 2000;290:1775-9.

30. Mezey E, Chandross KJ, Harta G, et al. Turning blood into brain: cells bearing neuronal antigens generated in vivo from bone marrow. *Science* 2000;290:1779-82.

31. Mezey E, Key S, Vogelsang G, et al. Transplanted bone marrow generates new neurons in human brains. *Proc Natl Acad Sci U S A* 2003;100:1364-9.

32. Nakajima H, Uchida K, Guerrero AR, et al. Transplantation of mesenchymal stem cells promotes an alternative pathway of macrophage activation and functional recovery after spinal cord injury. *J Neurotrauma* 2012;29:1614-25.

33. Mothe AJ, Bozkurt G, Catapano J, et al. Intrathecal transplantation of stem cells by lumbar puncture for thoracic spinal cord injury in the rat. *Spinal Cord* 2011;49:967-73.

34. Boido M, Garbossa D, Fontanella M, et al. Mesenchymal stem cell transplantation reduces glial cyst and improves functional outcome after spinal cord compression. *World Neurosurg* 2014;81:183-90.

35. Kang E-S, Ha K-Y, Kim Y-H. Fate of transplanted bone marrow derived mesenchymal stem cells following spinal cord injury in rats by transplantation routes. *J Korean Med Sci* 2012;27:586-93.

36. Cho S-R, Kim YR, Kang H-S, et al. Functional recovery after the transplantation of neurally differentiated mesenchymal stem cells derived from bone barrow in a rat model of spinal cord injury. *Cell Transplant* 2009;18:1359-68.

37. In 't Anker PS, Scherjon SA, Kleijburg-van der Keur C, et al. Isolation of mesenchymal stem cells of fetal or maternal origin from human placenta. *Stem Cells* 2004;22:1338-45.

38. Romanov YA, Svintsitskaya VA, Smirnov VN. Searching for alternative sources of postnatal human mesenchymal stem cells: candidate MSC-like cells from umbilical cord. *Stem Cells* 2003;21:105-10.

39. Campagnoli C, Roberts IA, Kumar S, et al. Identification of mesenchymal stem/progenitor cells in human first-trimester fetal blood, liver, and bone marrow. *Blood* 2001;98:2396-402.

40. Akiyama Y, Honmou O, Kato T, et al. Transplantation of clonal neural precursor cells derived from adult human brain establishes functional peripheral myelin in the rat spinal cord. *Exp Neurol* 2001;167:27-39.

41. Chopp M, Zhang XH, Li Y, et al. Spinal cord injury in rat: treatment with bone marrow stromal cell transplantation. *Neuroreport* 2000;11:3001-5.

42. Sasaki M, Honmou O, Akiyama Y, et al. Transplantation of an acutely isolated bone marrow fraction repairs demyelinated adult rat spinal cord axons. *Glia* 2001;35:26-34.

43. Ichim TE, Solano F, Lara F, et al. Feasibility of combination allogeneic stem cell therapy for spinal cord injury: a case report. *Int Arch Med* 2010;3:30.

44. Syková E, Homola A, Mazanec R, et al. Autologous bone marrow transplantation in patients with subacute and chronic spinal cord injury. *Cell Transplant* 2006;15:675-87.

45. Kishk NA, Gabr H, Hamdy S, et al. Case control series of intrathecal autologous bone marrow mesenchymal stem cell therapy for chronic spinal cord injury. *Neurorehabil Neural Repair* 2010;24:702-8.

46. Bhanot Y, Rao S, Ghosh D, et al. Autologous mesenchymal stem cells in chronic spinal cord injury. *Br J Neurosurg* 2011;25:516-22.

47. Park HC, Shim YS, Ha Y, et al. Treatment of complete spinal cord injury patients by autologous bone marrow cell transplantation and administration of granulocyte-macrophage colony stimulating factor. *Tissue Eng* 2005; 11:913-22.

48. Karamouzian S, Nematollahi-Mahani SN, Nakhaee N, et al. Clinical safety and primary efficacy of bone marrow mesenchymal cell transplantation in subacute spinal cord injured patients. *Clin Neurol Neurosurg* 2012;114:935-9.

49. Yoon SH, Shim YS, Park YH, et al. Complete spinal cord injury treatment using autologous bone marrow cell transplantation and bone marrow stimulation with granulocyte macrophage-colony stimulating factor: Phase I/II clinical trial. *Stem Cells* 2007;25:2066-73.

50. Jarocha D, Milczarek O, Kawecki Z, et al. Preliminary study of autologous bone marrow nucleated cells transplantation in children with spinal cord injury. *Stem Cells Transl Med* 2014;3:395-404.

51. Amr SM, Gouda A, Koptan WT, et al. Bridging defects in chronic spinal cord injury using peripheral nerve grafts combined with a chitosan-laminin scaffold and enhancing regeneration through them by co-transplantation with bone-marrow-derived mesenchymal stem cells: Case series of 14 patient. *J Spinal Cord Med* 2014;37:54-71.

52. Pal R, Venkataramana NK, Bansal A, et al. Ex vivo-expanded autologous bone marrow-derived mesenchymal stromal cells in human spinal cord injury/paraplegia: a pilot clinical study. *Cytotherapy* 2009;11:897-911.

53. Ra JC, Shin IS, Kim SH, et al. Safety of intravenous infusion of human adipose tissue-derived mesenchymal stem cells in animals and humans. *Stem Cells Dev* 2011;20:1297-308.

54. Lim JY, Park SI, Oh JH, et al. Brain-derived neurotrophic factor stimulates the neural differentiation of human umbilical cord blood-derived mesenchymal stem cells and survival of differentiated cells through MAPK/ERK and PI3K/Akt-dependent signaling pathways. *J Neurosci Res* 2008;86:2168-78.

55. Kögler G, Sensken S, Airey JA, et al. A new human somatic stem cell from placental cord blood with intrinsic pluripotent differentiation potential. *J Exp Med* 2004;200:123-35.

56. Kim D-W, Staples M, Shinozuka K, et al. Wharton's Jelly-Derived Mesenchymal Stem Cells: Phenotypic Characterization and Optimizing Their Therapeutic Potential for Clinical Applications. *Int J Mol Sci* 2013;14:11692-712.

57. Saeidi M, Masoud A, Shakiba Y, et al. Immunomodulatory effects of human umbilical cord Wharton's jelly-derived mesenchymal stem cells on differentiation, maturation and endocytosis of monocyte-derived dendritic cells. *Iran J Allergy Asthma Immunol* 2013;12:37-49.

58. McGuckin CP, Forraz N, Baradez M-O, et al. Production of stem cells with embryonic characteristics from human umbilical cord blood. *Cell Prolif* 2005;38:245-55.

59. Van Heeckeren WJ, Fanning LR, Meyerson HJ, et al. Influence of human leucocyte antigen disparity and graft lymphocytes on allogeneic engraftment and survival after umbilical cord blood transplant in adults. *Br J Haematol* 2007;139:464-74.

60. Danby R, Rocha V. Improving engraftment and immune reconstitution in umbilical cord blood transplantation. *Front Immunol* 2014;5:68.

61. Hu S-L, Luo H-S, Li J-T, et al. Functional recovery in acute traumatic spinal cord injury after transplantation of human umbilical cord mesenchymal stem cells. *Crit Care Med* 2010;38:2181-9.

62. Temple S. Division and differentiation of isolated CNS blast cells in microculture. *Nature* 1989;340:471-3.

63. Reynolds BA, Weiss S. Generation of neurons and astrocytes from isolated cells of the adult mammalian central nervous system. *Science* 1992;255:1707-10.

64. Reubinoff BE, Itsykson P, Turetsky T, et al. Neural progenitors from human embryonic stem cells. *Nat Biotechnol* 2001;19:1134-40.

65. Hyun JK, Kim H-W. Clinical and experimental advances in regeneration of spinal cord injury. *J Tissue Eng* 2010;2010:650857.

66. Cummings BJ, Uchida N, Tamaki SJ, et al. Human neural stem cells differentiate and promote locomotor recovery in spinal cord-injured mice. *Proc Natl Acad Sci U S A* 2005;102:14069-74.

67. Kim BG, Hwang DH, Lee SI, et al. Stem cell-based cell therapy for spinal cord injury. *Cell Transplant* 2007;16:355-64.

68. Volarevic V, Erceg S, Bhattacharya SS. Review Stem Cell-Based Therapy for Spinal Cord Injury. *Cell Transplant* 2013;22:1309-23.

69. Blair K, Wray J, Smith A. The liberation of embryonic stem cells. *PLoS Genet* 2011;7:e1002019.

70. Cao F, Lin S, Xie X, et al. In vivo visualization of embryonic stem cell survival, proliferation, and migration after cardiac delivery. *Circulation* 2006;113:1005-14.

71. Sahni V, Kessler JA. Stem cell therapies for spinal cord injury. *Nat Rev Neurol* 2010;6:363-72.

72. Martins-Taylor K, Xu R-H. Concise review: Genomic stability of human induced pluripotent stem cells. *Stem Cells* 2012;30:22-7.

73. Bretzner F, Gilbert F, Baylis F, Brownstone RM. Target populations for first-in-human embryonic stem cell research in spinal cord injury. *Cell Stem Cell* 2011;8:468-75.

74. Weissman IL. Translating stem and progenitor cell biology to the clinic: barriers and opportunities. *Science* 2000;287:1442-6.

75. Sung JJ, Hopkins MM. Towards a method for evaluating technological expectations: revealing uncertainty in gene silencing technology discourse. *Technol Anal Strateg* 2006;18:345-59.

76. Goldring CEP, Duffy PA, Benvenisty N, et al. Assessing the safety of stem cell therapeutics. *Cell Stem Cell* 2011;8:618-28.

77. Kimmelman J. Gene Transfer and the Ethics of First-in-Human Experiments: Lost in Translation. New York, NY: Cambridge University Press; 2009.

78. Scott C, DeRouen M, Crawley L. The language of hope: therapeutic intent in stem-cell clinical trials. *AJOB Prim Res* 2010;1:203-14.

79. Paul SM, Mytelka DS, Dunwiddie CT, et al. How to improve R&D productivity: the pharmaceutical industry's grand challenge. *Nat Rev Drug Discov* 2010;9:203-14.

80. Petersen A. The ethics of expectations: biobanks and the promise of personalised medicine. *Monash Bioeth Rev* 2009;28:5.1-12.

81. Hyun I, Lindvall O, Ahrlund-Richter L, et al. New ISSCR guidelines underscore major principles for responsible translational stem cell research. *Cell Stem Cell* 2008;3:607-9.

82. Blight A, Curt A, Ditunno JF, et al. Position statement on the sale of unproven cellular therapies for spinal cord injury: the international campaign for cures of spinal cord injury paralysis. *Spinal Cord* 2009;47:713-4.

83. Lammertse DP, Jones LAT, Charlifue SB, et al. Autologous incubated macrophage therapy in acute, complete spinal cord injury: results of the phase 2 randomized controlled multicenter trial. *Spinal Cord* 2012; 50:661-71.

第九篇　预防

第73章　脊髓损伤的预防原则

Douglas J Brown

学习目标

本章学习完成后,你将能够:

- 了解为什么预防如此重要;
- 大体了解脊髓损伤的费用——包括非财政费用(含个人负担费用)以及社会财政费用;
- 理解使投资者重视预防是一项挑战;
- 了解脊髓损伤一级预防、二级预防和三级预防之间的差异;
- 解释地区性和国家性预防方案受阻的多重复杂原因;
- 了解制定预防方案的步骤;
- 了解如何确定一项预防行动是否有效;
- 了解如果一项预防方案或行动取得成功后下一步要做什么;
- 了解如何长期支持一项预防方案。

预防胜于治疗,尤其是对没有治愈方法的疾病。

背景

脊髓损伤(spinal cord injury, SCI)可导致肢体瘫痪,对肠道和膀胱的随意控制丧失,男性失去生理性勃起功能和不育,感觉特别是触觉和痛觉丧失,不能深呼吸和咳嗽。这些将造成肢体肌肉和骨骼失用、大小便失禁、性功能障碍以及进一步导致压疮、泌尿系感染、病理性骨折、肺炎和严重的精神障碍,因而使生存期减少、就业率降低。目前尚无治愈 SCI 的方法。在这种背景下,预防成为最有效的方法。

SCI 的治疗在个人、社会、财政层面均是昂贵的。个人和家庭承担的经济费用和社会费用仅是巨大费用中的一部分。其他费用由国家和政府承担。其中,经济费用是十分巨大的。患者数量相对较少,但财政费用高昂,对不论是发达国家还是发展中国家均产生明显影响。世界卫生组织的报告《2013 年脊髓损伤国际观点》中明确说明了这一问题在全球的严重程度和范围,以及必要举措建议[1]。

发达国家中仅有澳大利亚做出了费用评估。

2007—2008 年度 1 万余名 SCI 患者的费用约 20 亿澳元。偏瘫患者的终生费用约 540 万澳元,四肢瘫患者约为 970 万澳元[2]。由于患者的生存期接近正常,所以其费用是累计增加的。另外,SCI 患者数量并非一成不变,而是每年逐渐增加,所以其费用也逐渐增加。

目前尚无发展中国家的 SCI 财政费用数据,但通常认为费用必然是极低的,因为大多数 SCI 患者在早期已经死亡。然而其代价十分巨大,因为 SCI 患者通常是家庭的支柱,需要养家糊口及供孩子上学。SCI 摧毁了孩子的光明未来,孩子不得不辍学并养活自己。这些家庭的下一代将继续贫困。由于贫困者的购买力低下,不能刺激经济发展,所以会对经济产生长期的影响。

此外,教育程度高的中产阶级的快速发展使 SCI 造成的损失变得更加明显。人们对 SCI 预防和治疗相关知识的渴求明显增加。预防逐渐成为了最佳选择。

任何国家都存在有限的财政资源和技术型人力资

源之间的复杂竞争。虽然有明显争议，SCI 相关问题常常被其他医疗问题和社会问题掩盖。

在更广泛的社会和政治背景下，在国家、地区和地方政府层面，SCI 预防与国防、医疗服务、教育、对外政策、基础设施建设、交通运输、社会服务等其他重要资源相比，其获益和风险有待评判。

在大多数情况下，缺乏精确、可靠、全面的信息或数据使专家和政策制定者难以看到 SCI 预防和正确治疗带来的巨大价值。

预防通常不是医疗行业的焦点。但是，预防项目对于疾病的预防特别有效，尤其是免疫接种可预防感染性疾病。相反，SCI 的预防通常超越医疗范围以外，涉及很多利益相关者。例如：道路交通事故造成的 SCI 的预防涉及交通工具设计、道路设计、法律约束、文化道德规范、个人行为等方面。道路交通事故的预防也能减少其他严重创伤如颅脑外伤的致残率和死亡率[3]。

虽然这不是医学问题，但通常将医生作为预防宣传的最佳人选。医生知道 SCI 的后果，也知道大多数 SCI 是可以预防的。因此，医生能够与其他利益相关者尤其是承担 SCI 财政费用的人合作共事。另外，医生也有宣传 SCI 预防的道德义务。

因此，SCI 预防可遵循损伤和疾病原因以及预防方案的一般趋势。预防不是一项独立活动，也不是医学活动，而是个人、家庭、社区、国家、国际范畴的日常活动、习惯、规范、行为。

成功的预防措施不仅能减少直接的医疗费用，也能减少由于生产力丧失、重大的社会损失、社会支持增加所带来的间接费用。成功的预防也能创造就业机会和其他社会经济效益。

要使预防项目成功且可持续（而非短暂）所面临的挑战包括：

- 理解和强调现有的社会规范和信念；
- 获得病因研究和采取预防行动的经费；
- 解决缺乏所有权的问题；
- 提高人类采取预防行动的能力；
- 强调科学 - 政策之间无关联的问题；
- 解决与其他重要事项的竞争问题；
- 维持对项目结果的政治需求。

最终，预防项目的目标是通过制定和建立以下文化而减少 SCI 发生率：

- 安全文化；
- 危险最小化的文化；
- 责任（对自身负责和对其他人的健康幸福负责）的文化。

记忆要点

- SCI 在个人、社区和社会层面的人力和财力消耗是非常巨大的。
- SCI 在所有国家包括发展中国家的费用都是高昂的。
- 目前 SCI 不能治愈。
- SCI 预防的费用比治疗花销和其他社会花销更低。
- 预防不是一个医学问题，而是整个社会面临的挑战。
- SCI 预防是减少创伤的预防措施的一部分。
- SCI 预防是政府的重要事务。
- 关于病因和费用的准确信息对于吸引投资是必需的。
- 社会变革意味着包括教育在内的社会预防项目需要相应改变。

脊髓损伤的预防

一级预防

创伤性 SCI 极少是意外发生的，因此通常能够预防。SCI 的病因和预防与大多数创伤的病因和预防是相似的，因此 SCI 预防措施通常遵循这些趋势，并成为了注重预防所有重大创伤和疾病的重大项目的一部分。

预防创伤性 SCI 的核心原则是：

- 事故发生环境的管理；
- 事故相关人员和 / 或设备的管理。

这些形成了道路交通事故预防举措的基础。

但事实是，事故通常发生于更加复杂的生态系统。除了明显的环境、机械和人为因素，还需要考虑一些不确定因素。个人、家庭、亚文化和文化制度、法律和法律约束以及经济等其他因素在有效预防中具有重要作用，必须得到理解和控制。

非创伤性 SCI 是可预防的，特别是继发于其他疾病如结核病的非创伤性 SCI。

二级预防

关于如何使最初的损伤得到控制或逆转的内容详见第 7 章。

三级预防

预防残疾转变为残障、预防或减轻并发症的相关内容请参考第五篇：脊髓损伤的结局和并发症。

记忆要点

- 一级预防主要是意外事故的预防。
- 由于创伤性 SCI 的原因是多重的，所以一级预防较为复杂。
- 一级预防包括环境、个人、社会等因素。
- 二级预防是在创伤初期预防进一步损伤。
- 三级预防主要是预防 SCI 并发症。

预防是复杂的问题

预防是一个复杂的问题，取决于政治、文化和人为因素。

由于 SCI 发生的环境背景各异，所以预防也必须因地制宜。预防方案必须兼顾局部环境、国家的疾病预防政策、教育水平、事故发生风险等方面。

预防是值得的

SCI 治疗的费用昂贵，而 SCI 预防的投入是划算的。

记忆要点

- 预防涉及社会的各个层面，包括公民自身。
- 预防是划算的方法。

问题

SCI 的预防需要深入理解其发病原因。制定有效的短期行动和长期方案需要不局限于人口学（如年龄、性别）和损伤级别的可靠信息（数据）。数据必须包括综合方案注重的主要因素。

病因变化趋势和预防活动的数据收集分析的质量

欠佳，以及预防措施未经证明且监测不足，导致 SCI 状态并不明确。SCI 相关死亡率以及 SCI 存活率等数据需要计算。

预防项目可利用的基本数据通常是匮乏的。即使预防项目已经建立，项目评价所需的数据也常常未收集。数据收集后，由于缺乏通用的可比较的数据标准，项目和活动间的比较通常难以实现或不能实现。这是预防活动在资源有限又竞争激烈的政策和资金方面的重大障碍。

但是，项目评价具有以下作用：

- 中止无效的项目；
- 继续进行有效的项目。

不幸的是，数据收集过程经常由于个人、文化和政治因素而被忽视。

预防活动的客观评价也能防止成功的项目被反转，例如：成功的佩戴摩托车头盔法规被撤销[4-6]。

统一的 SCI 数据标准和收集系统（包括病因学数据）的建立以及共享的数据分析和呈现是建立可持续的、成功的全球性和地区性预防项目的必要条件，前者会使预防的价值得以客观展现。

- 数据收集有助于明确问题的程度和严重性。
- 数据收集有助于明确问题的主导因素并提示干预的时机。

记忆要点

- 预防依赖质量良好的数据信息。
- 数据对于明确问题是至关重要的。
- 数据对于建立有效的整体方案是非常重要的。
- 数据对于明确每个预防项目的组成部分是必需的。
- 数据对于项目评价并决定是否继续或中止是必需的。

取得成功的策略

成功的数据建立、收集、分析和传输需要全面科学的流行病学、生物力学、人体工程学方法。同样，预防工作和活动一定是以流行病学、生物力学和行为科学的方法为基础。

预防需要以广泛接受的科学的病因模型为基础，具有可比较的合理的计划、系统设计、执行、监督部分。

模型通常具有区域性特点,世界卫生组织损伤外因国际 分 类(International Classification of External Causes of Injury, ICECI)有助于形成一个关于原因多样性的概念模型。要正确理解原因,必须关注每一个重要的领域。

任何预防方案应该注意以下方面:
- 具体的原因;
- 与其他预防项目广泛合作;
- 生态系统方法;
- 持续性;
- 分级方法;
- 适应性;
- 利益相关者的参与。

多种原因可导致 SCI。病因分类是复杂的:
- 第一层面是机械因素,例如:道路交通事故、高处坠落、低处坠落、在浅水区跳水、橄榄球、骑马等。
- 第二层面是损伤的环境,例如:运输、工作、体育竞技、娱乐、家庭环境等。

因此,用于一般损伤及 SCI 的原因分类的统一的数据标准是必要的,可作为理解损伤原因的第一步。

任何环境的 SCI 预防项目必须遵循一般的预防科学原则和前述的原则,但后者必须与具体的 SCI 原因相适应。

预防项目是预防方案的精髓,但常常仅限于提高认识和提供事实信息,希望因此能引起行为改变。不幸的是,仅靠这种有限的方法不能取得成功。仅提供知识极少能引起行为学改变。为了使项目取得效果,必须超越个人行为改变,达到整个生态系统的改变。

预防项目必须可以开始于一项能够扩展范围的预防行动,除非其目标是作为社会背景的一部分以促进环境和行为改变,否则其效果是有限的。

因此,既然后代仍处于损伤的危险中,预防项目应该得以持续,但我们可能无法从现有的预防行动中获益。

应该设立分级组织。预防项目可能有短期行动,后者可扩大为长期行动,应确保特殊的问题能被成功引入,并纳入长期的教育和文化中。

随着形势的变化,可能需要新的预防行动。例如:在许多发展中国家具有从畜力车、手推车或步行运输向自行车和摩托车运输的变化,一些国家则是由汽车取代摩托车进行运输。因此,预防活动也需要适应新的运输形式。

总体方案应该先识别问题,然后制定高效的预防项目和被全部利益相关者共享的指南。利益相关者通常规模庞大,需要密切合作。

例如:道路交通事故导致的 SCI 的预防涉及一系列部门:运输、公安、健康卫生、教育、通信、私营部门、非政府组织、学术机构、各类从业者以及区域性部门和当地部门。因此,为了取得效果,通常需要采用系统性方法。该方法详见世界卫生组织关于全球道路安全状态的报道(http://www.who.int/violence_injury_prevention/road_safety_status/2009/en/)以及本书后面章节。

相反,坠入浅水区导致的 SCI 的预防主要是使高危人群(通常是年轻男性)提升意识、改变行为,使危险最小化。这包括针对目标人群及其父母和老师的一系列社区措施,以及利用各种社会渠道,例如学校。这可以是个人自身健康责任总项目的一部分。该教育项目可能包括目标区域的亚健康和疾病预防,例如:安全性行为,非法药物、酒精、吸烟的危害,以及通过良好饮食和运动促进健康。

新的预防项目都是独特的,但应优先涉及一些常见的重要步骤或活动,可参考 4E 法则:
- 评估(Evaluate)问题——优质、可靠、完整、全面的数据是关键。
- 对全部利益相关者(包括社区)进行关于问题及解决方法的教育(Educate)。
- 利用项目的情感(Emotional)价值。
- 加强(Enforce)法律、制定新法律或改进现有法律。

第一步是发现和确定问题。这需要准确的信息。收集数据应该突出特定资源环境、国家或地区 SCI 的常见原因、场景、类型,并有助于明确能够实现预防活动的区域。

建立一个国家或地区的 SCI 概况需要收集以下信息:
- 人口学;
- 公共政策和立法;
- 国家或地区性发展和实施项目;
- 合作、领导、管理、能力;
- 广泛数据的收集(使项目得到针对性评价);
- 医院急救能力;
- 每一项问题和每一种情况特有的其他事项和挑战。

- 预防方案取得成功需要所有利益相关者的共同合作。
- 成功的方案必须包括社会因素（例如文化制度）和个人因素（例如教育）。
- 制定有效的方案、项目和短期行动需要精确的信息。
- 必须通过评价以证实其价值。
- 如果取得成功，应该坚持完成。

利益相关者的责任义务

应该制定一个为所有利益相关者共享的预防方案，并可由此制定预防项目的指南。可进行强调特定问题的特定行动，例如：特定的预防活动、入院前处理和急诊处理、公众教育。立法及其强制力是利益相关者预防方案的一部分。

应该招募并训练适宜的人力完成预防项目及其各种行动。这需要经过训练的人力资源、通信资源以及学术能力和基础建设能力，也需要有效利用利益相关者网络及伙伴。世界卫生组织发布的暴力和损伤预防指导书可用于指导训练相关的管理人员和专家。

旨在降低损伤率的预防项目应该有社区参与，这不仅需要知识上的理解，也需要情感上的接受，甚至对预防的热爱。后者通常是健康教育行动的主要部分，可使人们产生对于保护自己及所爱的人的愿望，并理解对减少创伤和社区成员悲剧的需要。因此，预防项目的重要部分将以情感背景和社区教育为目标，其期望的结局是文化的改变。

- 不同的项目和行动有不同的利益相关者。
- 人力资源必须经过训练，确保预防项目的工作人员之间以及工作人员与目标人群之间的沟通是高效的。
- 为取得最佳结果，社区的参与是非常重要的。

方案的制定

制定方案应注重以下方面：

- 长期项目；
- 方案相关的短期项目和行动；
- 社区参与是非常重要的；
- 项目评价对于方案的总结和制定下一步项目或行动是必需的。

评价对于确定项目的有效性和找到需要改善的部分是非常重要的。数据收集是一个项目制定、完成、改善和评价的关键。

这可能涉及新的方法，包括利用全球卫星系统精确定位道路中的事故多发区（black spots）作为数据收集和道路交通事故预防项目的一部分，也可能需要使生物机械工程师理解如何设计防护服和防护设备，从而使人们在容易发生事故的活动中受到保护。在岸边头顶重物时受伤的人数数据收集是很容易的。

持续的数据收集对于评价预防项目对终点的作用是非常重要的。数据的真实性和质量一向是关键。不能因为这是一个好主意就执意认为预防项目一定在发挥作用。

良好的数据能使成功的项目获得持续资助，并使未得到显著性改善结果的项目被淘汰。

结果评价应该包括健康结局（获益）和个人或人类获益（通常难以评价）。此外，经济学评价是非常重要的，有助于确定承担项目费用者和项目获益者。

结果评价根据数据质量而异，最佳的结果评价地点通常是社区而不是官僚主义环境。数据收集应该关注以下方面：

- 费用最小化和（预防损伤的）费用效率。
- 费用的用处——提高生活质量。
- 费用的获益——同一单元的费用和结局，例如费用-获益比。
- 参考时限——最好足够进行获益评价。
- 基本费用以及额外费用，全部费用必须包含系统的建立和维护费用。

事故相关死亡率通常是最简单的健康结局评价方法，也有助于判断严重损伤（例如头部、脊髓、胸部、腹部和盆腔损伤）的变化。某些死亡率和致残率的变化更加复杂，需要相应的复杂的报告系统。这些可应时出现。

各种SCI的预防行动涉及更广泛的问题。道路交通事故导致的SCI不仅涉及交通工具、道路、人性相关问题的管理，也涉及酒精滥用、酒精管理法律条例、加强酒精相关立法等。上述问题应受到重视,评价不应受到行动未规范进行、法律约束不强等问题影响。

除非收集的数据是准确的,否则无法确定行动是否发挥作用以及未发挥作用的原因。好的预防行动若未经认真执行或有效管理,则有可能直接被判定为不成功,而不是判定为执行不力、需要改进。

如果执行问题被发现,则可得到重视。这意味着数据收集应围绕每个预防项目的每个预防行动各分期的具体问题进行设计。

本章重点

- 预防工作具有长期目标和短期目标。
- 脊髓损伤预防涉及高危人群,因此,社区参与对于取得成功是非常重要的。
- 必须明确预期结果。
- 准确、完整的数据收集对于项目评价是必需的。
- 评价是判断项目是否成功以及未成功原因的基本要素,据此可作出调整,以确保将来取得成功。

（祁文静　译　刘楠　校）

参考文献

1. Jerome B, Bodine C, Brown D, et al., editors. International perspectives on spinal cord injury. World Health Organization/The International Spinal Cord Society; 2013. Available at: http://who.int/disabilities/policies/spinal_cord_injury/report/en/

2. Access Economics Pty Limited for The Victorian Neurotrauma Initiative. The economic cost of spinal cord injury and traumatic brain injury in Australia; 2009e June. April 2015. Available at: https://www.tac.vic.gov.au/about-the-tac/our-oranisation/research/tac-neurotrauma-research/vni/the20economic20cost20of20spinal20cord20injury20and20traumatic20brain20injury20in20australia.pdf.

3. Peden M, Scurfield R, Sleet D, et al., editors. World report on road traffic injury prevention. Geneva: World Health Organization; 2004.

4. Watson GS, Zador PL, Wilks A. The repeal of helmet use laws and increased motorcyclist mortality in the United States, 1975-1978. *Am J Public Health* 1980;70(6) 585.

5. Mertz KJ, Weiss HB. Changes in motorcycle-related head injury deaths, hospitalizations, and hospital charges following repeal of Pennsylvania's Mandatory Motorcycle Helmet Law. *J Public Health* 2008;98:1464-7.

6. Derrick AJ, Faucher LD. Motorcycle helmets and rider safety: a legislative crisis. *J Public Health Policy* 2009;30(2);ProQuest 226.

第74章　道路交通事故所致脊髓损伤的预防

Michael Fitzharris, Sujanie Peiris, Sara Liu

学习目标

本章学习完成后,你将能够:

- 明确全世界道路交通事故的负担以及为降低道路交通事故发生率所作出的努力;
- 认识到就发生率而言,道路交通事故足以成为创伤性脊髓损伤的主要原因;
- 明白为了预防事故和减轻损伤采取系统性方法的重要性;
- 了解为达到交通安全的"安全系统"方法;
- 了解道路交通事故损伤预防方案的原则;
- 理解预防项目应对不同的道路使用者(行人或车辆)采取针对性措施;
- 总结目前可用于减少道路创伤和创伤性脊髓损伤的预防措施。

全球道路交通事故和创伤性脊髓损伤的负担

道路创伤和创伤性脊髓损伤的发生率

2010 年,全世界范围的道路交通事故(road traffic crash, RTC)导致全年约 124 万人死亡[1,2]。据《全球疾病负担》项目报道,道路交通事故自 1990 年导致死亡的第 10 位原因跃居 2013 年的第 5 位原因,超过 HIV/AIDS(第 6 位)、疟疾(第 8 位)、溺水(第 20 位)、高处坠落(第 28 位)。

作为许多国家快速进入汽车化时代所面临的巨大挑战,特别是在经济资源竞争和在房产、健康、教育和其他社会政策的投资竞争的背景下,早年人们已预测到逐渐增多的道路交通事故将成为导致死亡的主要原因[1,3]。据估计,全球道路交通事故死亡率平均从 1990—2020 年将增加 65%,其中增幅主要来自中低收入国家,因为快速的汽车化是其经济发展的特点[1,4]。在撒哈拉以南非洲和南亚,交通事故相关的死亡率分别增加 80% 和 144%,其中,行人和摩托车驾驶员等处于弱势的道路使用者是最容易发生危险的。相反,高收入国家的死亡率减少 30% 被认为是由于预防项目持续进行和医疗水平提高所致[4]。后者是格外重要的,因其说明,设计良好的系统性预防项目以及良好的院前急救治疗在减少道路交通事故中死亡和受伤人数是很重要的。

虽然死亡人数是粗略估计的,世界卫生组织称"非致命性事故损伤尚未被充分统计"[2]。2004 年世界卫生组织《道路交通事故预防的世界报告》称每年有约 2 000 万~5 000 万人受伤或残疾,保守估计道路交通事故导致死亡者∶受伤需要住院治疗者∶轻微损伤者之比为 1∶15∶70。

在这种环境下,道路交通事故成为创伤性脊髓损伤(traumatic spinal cord injury, TSCI)的首位原因[5],后者在全部交通事故损伤中占 1.4%[2]。

在寻找预防道路交通事故和减少 TSCI 风险的具体措施时,应该认识到道路交通事故所致死亡和损伤以及 TSCI 的分布在世界范围是不同的[2]。的确,不同测量方法之间具有巨大差异[2]。因此,明确道路交通事故中死亡和受伤的绝对人数是很重要的,这些数据可使我们了解道路事故相关 TSCI 的大致规模。当对预防措施进行重要性排序以及为预防项目寻找投资时,这些数据具有重要的参考价值。

道路交通事故导致的死亡和损伤情况在世界范围各异

具体而言,中等收入国家道路交通事故的年致死率是最高的,为 20.1/100 000;中等收入国家的道路事故致死人数在全世界人数中占80%,而中等收入国家的人口数量是全世界人口的72%,拥有全世界注册交通工具的52%。低收入国家的道路事故致死率为18/100 000,但拥有全世界注册交通工具的1%,在全世界道路事故致死者中占12%,与其人口占比12%是相同的。相反,高收入国家在全世界道路交通事故致死者中占8%,而其人口占全世界人口的16%,拥有全世界注册交通工具的47%[2]。存在上述差异的原因与社会、经济、发展等一系列因素有关,在这种情况下,道路安全预防项目势在必行[2,3]。

交通相关创伤性脊髓损伤的发生率在世界范围各异

世界范围TSCI发生率的差异见本书中Lee和同事的研究工作及其他资料[6]。类似地,在《脊髓损伤国际视角》[5]中有证据表明,交通事故导致的TSCI在非洲地区占70%,在美洲、地中海东部、东南亚(包括印度、泰国)占40%,在欧洲约占50%,在西太平洋地区(包括中国、日本、越南)占比接近60%。

明确受伤的道路使用者的种类和年龄的意义:对预防项目的提示和发展中国家面临的挑战

为了理解当事故发生时如何预防道路交通事故和减少TSCI发生率,应该认识到死亡和受伤人群的一般情况也是因地区而异的。高收入国家的道路事故致死者中超过一半发生于汽车驾驶员及乘员,而低中收入国家则大多数为"处于弱势"的道路使用者——包括行人、摩托车手、自行车手。行人在低收入国家的风险尤其高,在致死者中占比超过三分之一,这说明经济情况即机动车拥有率非常低,以及驾驶去工作地点和学校的需求非常低[3]。此前认为在道路交通事故中发生TSCI的大多数人是机动车驾驶员,但是该结论是基于高收入群体的数据得出的[7]。目前尚缺乏关于TSCI机制的低中收入群体的原始数据。由于各种道路使用者群体的TSCI预防和一般道路事故死亡和损伤预防的方法不同,这对设计预防项目提出了挑战。如前所述,道路安全措施的制定和实施将会降低道路事故的发生率和严重程度,从而有助于减少TSCI的发生率。

在全世界范围内,道路事故致死多数发生于年轻人,其中近60%的年龄在15~44岁,而高收入国家中年龄≥70岁者的比例是低中收入国家的3倍多,这很

大程度上是由于人口寿命的延长[2]。在年龄谱的另一端,低收入国家0~4岁和5~14岁儿童致死人数分别为高收入国家的2倍和3倍。事故的流行病学直接反映了TSCI病因学,例如:在美国,45岁以下人群约占全部病例的40%,而交通事故是45岁以下人群发生TSCI的首要原因[5,8]。加拿大[9]、澳大利亚[10-12]等其他地区也符合上述年龄分布特点。

与全世界的道路交通事故数据相似,TSCI的发生率在男性中更高[13-16]。

记忆要点

- "全球疾病负担"(Global Burden of Disease)项目记载道路损伤在2013年度死亡原因中位列第5位。
- 道路事故致死和损伤情况在世界范围内各异;全球道路事故致死中80%发生于中等收入国家,8%发生于高收入国家。
- 在撒哈拉以南非洲和南亚,交通损伤致死率分别增加了80%和144%,其中最危险的是行人和摩托车驾驶员等处于弱势的道路使用者。
- 目前认为预防项目的持续进行和医疗水平的提高,使得高收入国家的道路事故致死率降低了30%。
- 道路交通事故是TSCI的主要原因,而TSCI在全部交通事故损伤中占1.4%。
- 交通相关TSCI的发生率在世界范围内各异。
- 高收入国家超过一半的道路事故致死者是汽车驾驶员及乘员,而低中收入国家的道路事故致死者大多数是"处于弱势"的道路使用者,包括行人、摩托车驾驶员、自行车驾驶员。
- 全球范围青少年和青年人群在道路事故致死者中占比较高,其中60%为15~44岁。
- 与全世界道路事故的数据相似,TSCI的发生率在男性中更高。

预防的重要性:行动的基础

目前全世界道路事故数据可用于描述公共健康危机。道路事故损伤对国家的社会和经济发展具有重大影响,约占GDP的2%[1,3]。在个人层面,道路事故对

伤者和国家社会构造的影响被逐渐认识[3]。TSCI 的影响请参见《脊髓损伤国际视角》[5]和本章内容。

这些数据对院前急救和康复服务的影响是不言而喻的。在全世界范围内,该领域的重要性见于《十年全球道路安全行动计划 2011—2020》第 5 条"事故后的反应"[17],前者是联合国 2010—2020 十年道路安全行动的一部分[18,19]。联合国十年行动的目标是使道路事故损伤人数"首先稳定,然后减少"。为实现该目标,需要采取预防项目等措施,若"不采取任何措施",仅由于人口增长和汽车化水平提高,将导致全世界范围内道路事故致死和损伤的数量出现前所未有的增加[3,18,20,21]。虽然全球数据提示这可能是低中收入国家面临的危机,近期的全球部分城市模型显示,如果不采取行动,情况将会改变[22]。考虑到道路事故是 TSCI 的主要原因,其增多将导致更多人群发生 TSCI。

记忆要点

- 道路事故损伤对国家的社会和经济发展具有重大影响,约占 GDP 的 2%。

道路事故预防的系统性方法

交通相关 TSCI 的发生率如此之高,我们应该重视

减少道路事故发生率以及减少事故中 TSCI 的风险。早在 1964 年,Haddon 和同事介绍了预防和减轻道路事故和其他意外损伤的机会,也强调了预防项目评价的重要性[23]。1972 年,Haddon 提出了由 3 个事故词汇(事故前、事故中、事故后)和 3 个因素(人、交通工具、环境)组合的矩阵,组合起来可产生实践和理论用处,可用于明确道路损毁的现象和知识、对策的选择、行动和项目的效率。在寻找不同道路使用者的预防机会时,Haddon 从不同的道路使用者类型(即驾驶员、行人等)产生了"第二种矩阵"。关注事故各分期的各种因素以及特定因素,可减少道路事故的发生率和严重性。Haddon 矩阵(表 74.1)的重要性在于巩固了我们对道路损伤预防的理解。

记忆要点

- 1972 年,Haddon 提出了由 3 个事故词汇(事故前、事故中、事故后)和 3 个因素(人、交通事故、环境)组合的矩阵,组合起来可产生实践和理论用处,可用于明确道路损毁的现象和知识、对策的选择、行动和项目的效率。
- 对于不同道路使用者的不同预防机会,Haddon 从不同的道路使用者类型(即驾驶员、行人等)产生了"第二种矩阵"。

表 74.1　用于道路事故和损伤预防的 Haddon 矩阵[1,24]

分期	目标	因素		
		人	交通工具	环境
事故前	事故预防	信息	车辆性能	道路设计和布局
		态度	光线	限速
		损害	制动	行人设施
		加强警力	操作	
			车速控制	
事故中	事故中损伤的预防	约束装置的应用	驾驶员和乘员的约束装置	保护性路边设施
		损害	其他安全性设备	
			保护性设计	
事故后	维持生命	急救技能	道路畅通	救援设施
		就医	火灾风险	交通堵塞

预防道路交通事故的安全系统方法

高收入国家减少道路交通事故死亡和残疾的核心是采取预防道路交通事故的安全系统方法（图74.1）[1,25]。安全系统方法"可明确造成致死性和严重损伤事故的错误根源或设计缺陷，并着重减轻损伤的严重性和后果"[1]。

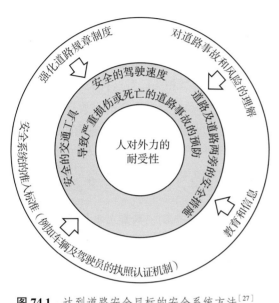

图74.1　达到道路安全目标的安全系统方法[27]

安全系统方法暗含着碰撞是设计和管理不善的"系统"的必然结果，当碰撞事故超出人对损伤的生理耐受力时，则发生损伤。强调从人到交通工具和环境等道路交通系统的全部要素，如果预防工作仅以其中一项要素为目标，将更大程度地减轻事故的发生率[25]。因此，设计一个适应人类错误和确保人对损伤的耐受力不被超越的"系统"，则受伤人数将会减少。

该系统取得成功的基础是"行动计划"的制订和实施，而"行动计划"则需以事故数据和循证的干预措施为基础设定目标[25,26]。"行动计划"由一系列"对策"或预防方案组成，每项对策仅针对系统的一部分，而全部对策则针对整个道路交通系统的安全性问题。

采用整体观和重复循环的方法去发现问题、制定方案、执行方案、评价、调整、再评价是循证的安全系统的核心，对于减少道路交通事故以及循证的道路安全系统的产生和持续变革是至关重要的[1,25]。成功的道路安全预防方案举例如下：

● 采取交通工具安全标准，即要求交通工具必须通过法定的事故测试项目，确保交通工具符合最低的安全标准[1,2,17]。

● 要求交通工具安全技术符合以下条件[2,17]：
  - 具有专门设计用于减少头部和胸部损伤风险的前方[28]和侧方气囊[29]。
  - 采取已知能显著减少翻车事故和偏离道路事故的稳定性控制等事故免除技术[30]，加强可保护行人的紧急情况刹车系统[31]。
  - 可确保较高安全带使用率的安全带提醒系统[32,33]。

● 确保设定限速并强制执行，限速的设定需考虑周围路况，包括在人群密集区域、学校、人行道区域应设定更低限速[1,2,17]。

● 强制摩托车驾驶员和后座乘员戴头盔[1,2,17,34]。

● 确保"处于弱势的道路使用者"能使用适宜的设施，包括人行道、自行车道，使上述行人、自行车能够与车辆分流[1,2,17,25]。

● 提供安全、有效、可负担的公共交通服务[1,2,17]。

● 立法禁止酒后驾驶，可采取大众传媒运动普法、公开或秘密执法，具有驾驶执照者的血液酒精浓度（blood alcohol concentration，BAC）应低于0.05，实习期的汽车驾驶员、摩托车驾驶员、专职（商业客车）司机BAC应为0.00[1,2,17]。

● 强制使用前座和后座安全带，强制使用适龄的儿童约束装置[1,2,17,35]。

● 驾驶员执照认证系统[1,2,17,36]。

● 确保道路设计符合安全性要求，例如：充足的车道分流和车道划线、安装隔离系统和路肩封闭以保障道路两旁的安全[37]、照明系统、行人和自行车设施、警示牌。随着车辆的制造达到"五星级"标准（http://www.globalncap.org/），道路的修建或改造也应达到"五星级"国际道路评价项目目标标准（international Road Assessment Program，iRAP，http://www.irap.net/）。

大多数循证的道路安全系统出现于高收入国家，而基本的预防原则仍适用于低中收入国家。但是，在努力将道路安全项目由一个国家照搬至另一个国家时，应该使道路安全实践者和医生认识到车辆总数、车辆用途、文化制度、资源限制等差异[38]。

我们也应该意识到，上述道路安全行动计划和具体对策依赖有效的宣传和广泛的民众认可、政府内多部门合作并由一个部门主导，以及企业和非政府组织（例如：汽车协会、医疗行业、道路安全宣传机构）的合作[1]。当然，国家、领导层、相关专业人员、关键人物的合作和协调是将道路安全行动计划文件转化为死亡和损伤降低的实际结果的关键[39]。

道路事故导致的TSCI损伤类型

根据澳大利亚的事故数据,颈椎损伤约占全部 TSCI 的 50%,其次是胸椎(约 20%)和腰椎损伤(约 12%)[14]。美国也具有类似特点[16]。众所周知,上段颈椎损伤(枕骨 /C_1/C_2)通常是致命的,下段颈椎损伤较复杂,其类型根据头颈姿势、作用部位、负荷方向而异,其损伤可导致四肢瘫[15, 40, 41]。胸腰椎损伤相对少见,通常由过屈导致,损伤类型轻为伸展损伤、横突骨折,重则由压迫、爆裂、折叠、骨折 - 脱位损伤导致截瘫[40, 42]。

理解事故类型和 TSCI 亚型之间联系的重要性

大量证据表明,在交通事故发生时汽车乘员、行人、自行车驾驶员、摩托车驾驶员的动力学或运动形式与特定的 TSCI 类型相关。对这种关联的理解可帮助我们进一步了解预防安全系统的重要性,特别是许多 TSCI 损伤亚型可能有多种原因。现有的一些方案与汽车乘员和"处于弱势的道路使用者"TSCI 的预防密切相关(表 74.2),当然,这些方案也可能减轻其他类型损伤。

这种联系的一个例子是翻车事故发生颈椎骨折 - 脱位的风险很高[40]。颈椎骨折 - 脱位的特点是头 - 颈复合体受压,当汽车乘员(和车辆)在翻倒时,头部触及车顶,车顶触及地面,车体可能被压扁,同时由于安全带的作用不足,躯干重量施加于颈椎[7, 11, 15, 41, 43]。前面所述的很多措施能够预防翻车事故,应该得到提倡。在翻车事故中减轻车顶挤压力量对于颈椎损伤的预防具有重要作用。

表 74.2 汽车乘员和处于弱势的道路使用者 TSCI 预防的相关方案[44]

对策	改善的设备 / 部件	改善设备 / 部件的基本原理
汽车乘员		
安全带设计	4/5 点式安全带(例如安全带张力装置)[45]	负荷通过安全带转移至乘车人,座椅设计可减轻损伤的后果
强制性气囊	车顶、B柱、侧梁内置气囊	减轻对头部的挤压,因而减轻椎体压缩性骨折
增强车顶强度	车辆管理标准可增强车顶强度	减轻车顶形变,从而减轻头部与车顶接触时颈部负荷,尤其是发生翻车事故时;车顶内垫也是好方法
改善地板底盘设计	增强足部空间和地板底盘——保证横向空间和使用加固材料	减小横向形变,因此减小座椅的纵向位移
改善座椅底座设计	进一步研究负荷转移形式	负荷作用于骨盆时(目前常见情况)可诱发屈曲型骨折
使用预防挥鞭伤座椅	改善现有的座椅背和头部约束	减轻颈部屈伸活动(颈椎应力损伤),控制转移至脊柱的负荷
头部约束	采用支撑或约束的形式以减轻头颈相对运动	通过减轻颈部受到的负荷而减轻过屈、过伸、张力性损伤

续表

对策	改善的设备/部件	改善设备/部件的基本原理
摩托车、自行车和行人保护的选择（"处于弱势的道路使用者"）		
颈部支撑系统	围绕颈部的支撑用具，与头盔共同使用，确保驾驶员在外力作用时头颈复合体共同运动	预防头颈之间向前、后、侧方过度运动
背部保护系统	驾驶员穿戴的质硬的壳样护具，用于吸收强硬的外力	当驾驶员坠落时，保护骨性脊柱、背部、肋骨免受直接的外力作用
颈部支持气囊	围绕于颈部的气囊，嵌入摩托车手、自行车手的外套或衣领（例如 Hövding 自行车安全气囊）	减轻颈部过屈/过伸损伤和头部受到的外力
发动机盖气囊	自发动机盖后方弹出，弯曲成 U 形气囊	减轻外作用力，降低行人和驾驶员受到严重的头部和/或颈部创伤的可能性

其他研究发现了缺少头部约束等座椅设计缺陷、安全带类型与颈椎挥鞭样损伤发生率之间的关系；反之，先进的座椅设计可预防颈椎扭伤[40,46,47]。类似地，乘员约束系统例如气囊、座椅系统通过预防头部与车辆内部结构的严重撞击达到减少屈曲损伤[28,40,48]以及弹跳损伤的目的[49]，而除了简单的汽车安全带系统[40]以外还有高级约束系统能有效减少胸腰椎损伤[33]。

> ### 记忆要点
>
> - 道路交通事故是 TSCI 的主要原因，虽然全世界造成道路使用者死亡和受伤的类型有所差异。
> - 根据澳大利亚的事故数据，颈椎损伤约占全部 TSCI 的 50%，其次是胸椎（约 20%）和腰椎损伤（约 12%）。
> - 上段颈椎损伤（枕骨/C_1/C_2）通常是致命的，下段颈椎损伤较复杂，可导致四肢瘫。胸腰椎损伤可导致截瘫。
> - 现有的一些方案与汽车乘员和"处于弱势的道路使用者"TSCI 的预防密切相关。

行人、自行车、摩托车驾驶员的保护

处于弱势的道路使用者（摩托车驾驶员、行人、自行车）SCI 及其他损伤的预防是具有挑战性的，依赖于减轻"被甩"和"落地"动作的损伤风险的保护性装备（表 74.2），减少事故风险的行为干预、提供安全的道路环境（如确保行人及自行车与机动车分离）[1,25]。当然，建立安全系统对于保证道路使用者的安全是必要条件。

建立行人、自行车、摩托车驾驶员安全系统在低中等收入国家迫在眉睫，因其汽车化水平正在快速发展，但现有主要运输形式仍然是步行、自行车、公共交通运输，交通工具超载仍然常见。在没有充分的规划以及车辆数量增加的情况下，不仅交通事故风险将持续增加，还会出现交通拥堵问题。如果基础设施发展速度减慢，该问题将更加复杂。在这种背景下，技术转化和采取"安全系统"干预的获益将带来交通相关致死率和致残率的快速下降，并进一步使低中收入国家 TSCI 发生率降低。

> ### 记忆要点
>
> - 制定预防方案的系统性方法需要明确。
> - 处于弱势的道路使用者（摩托车、行人、自行车）SCI 的预防是具有挑战性的，依赖于多种预防措施。
> - 低中收入国家的汽车化水平增长迅速，提供安全系统所面临的挑战更为巨大。
> - 技术转化和采取"安全系统"干预的获益将带来交通相关致死率和致残率的快速下降，并进一步使低中收入国家 TSCI 发生率降低。
> - 使道路运输系统更加安全的方法将产生最佳的安全结局。

结语

　　道路事故是全球性问题,也是造成人类痛苦的一项重要原因。现有很多预防道路事故和减轻事故损伤的循证方法。采取安全系统方法是短期预防工作的基石。旨在降低道路交通事故发生率和严重程度的安全系统措施可明显减少 TSCI 发生率,得到强烈推荐。一些干预措施可专用于预防 TSCI;这需要以系统方法进行积极探索。临床医师在促进道路安全项目的社会和政治层面具有重要的宣传作用,并可能因此使一些人的生活获得改变。

本章重点

- 道路交通事故是导致死亡的第 5 位原因,造成每年超过 120 万人死亡和 5 000 万人受伤。
- 道路交通事故对伤者、家庭以及社会的影响是巨大的。
- 道路交通事故的致死和致伤率在全世界范围内具有明显差异,低中收入国家比高收入国家的发生风险明显升高。在很多发展中国家,行人和摩托车的风险尤其高。
- 由道路事故导致 TSCI 的比例因地区而异。
- 采取预防道路事故的系统方法可有效减少道路事故发生率。
- 道路事故发生时,很多措施能够有效降低损伤的严重性。
- 道路事故的很多预防方案也能够减少 TSCI 的风险。
- 现有的一些方案与汽车乘员和处于弱势的道路使用者 TSCI 的预防直接相关。
- "安全系统"方法是短期的道路安全措施的基石。
- 临床医师在促进道路安全项目中具有重要的宣传作用。

（祁文静　译　刘　楠　校）

参考文献

1. Peden M, Scurfield R, Sleet D, et al. World report on road traffic injury prevention. Geneva: World Health Organisation; 2004.

2. World Health Organization. Global status report on road safety 2013: supporting a decade of action. Geneva: World Health Organization; 2013.

3. Bowman D, Fitzharris M, Bingham CR. Making a positive impact: striking a balance between legislative reach and road safety. *Ann Health Law* 2013;22:281-306.

4. Kopits E, Cropper M. Traffic fatalities and economic growth. Washington, DC: The World Bank; 2003.

5. World Health Organization. International perspectives on spinal cord injury. Geneva: World Health Organization; 2013.

6. Lee BB, Cripps RA, Fitzharris M, Wing PC. The global map for traumatic spinal cord injury epidemiology: update 2011, global incidence rate. *Spinal Cord* 2014;52(2):110-6.

7. O'Connor P, Brown D. Relative risk of spinal cord injury in road crashes involving seriously injured occupants of light passenger vehicles. *Accid Anal Prev* 2006;8(6):1081-6.

8. National Spinal Cord Injury Statistical Center. Complete public version of the 2011 annual statistical report for the spinal cord injury model system. Birmingham (AL): National Spinal Cord Injury Statistical Center; 2011.

9. Pickett GE, Campos-Benitez M, Keller JL, Duggal N. Epidemiology of traumatic spinal cord injury in Canada. *Spine* 2006;31(7):799-805.

10. Access Economics. The economic cost of spinal cord injury and traumatic brain injury in Australia. Report by Access Economics Pty Limited for The Victorian Neurotrauma Initiative; 2009.

11. O'Connor P. Injury to the spinal cord in motor vehicle traffic crashes. *Accid Anal Prev* 2002;34(4):477-85.

12. O'Connor P. Incidence and patterns of spinal cord injury in Australia. *Accid Anal Prev* 2002;34(4):405-15.

13. National Spinal Cord Injury Surveillance Center. The 2007 annual statistical report for the spinal cord injury care systems. Birmingham, Alabama: National Spinal Cord Injury Surveillance Center; 2008.

14. Henley G. Spinal cord injury, 1999-2005. Adelaide: Australian Institute of Health and Welfare (AIHW) National Injury Surveillance Unit, Research Centre for Injury Studies, Flinders University; 2009.

15. McElhaney JH, Nightingale RW, Winklestein BA, Chancey VC, Myers BS. Biomechanics of cervical trauma. In: Nahum AM, Melvin J, editors. Accidental injury: biomechanics and prevention. 2nd ed. New Jersey: Springer; 2002.

16. Sekhon L, Fehlings M. Epidemiology, demographics, and pathophysiology of acute spinal cord injury. *Spine* 2001;26: S2-12.

17. World Health Organization. Plan for the decade of action for road safety 2011-2020. Geneva: World Health Organization; 2010.

18. Commission for Global Road Safety. Make roads safe: a decade of action for road safety. London: Commission for Global Road Safety; 2009.

19. United Nations General Assembly. Resolution proclaiming a Decade of Action for Road Safety 2011-2020 (A/64/L.44/Rev.1). New York: United Nations; 2010.

20. McMahon K, Ward D. Make Roads Safe: A new priority for sustainable development. London: Commission for Global Road Safety; 2007.

21. Watkins K. The missing link: road traffic injuries and the millennium development goals. London: Commission for Global Road Safety; 2010.

22. McClure R J, Adriazola-Steil C, Mulvihill C, et al. Simulating the dynamic effect of land use and transport policies on the development and health of populations. *American Journal of Public Health* 2015,105(S2):S223-S229.

23. Haddon Jr, W, Suchman E, Klein D. Accident research: methods and approaches. New York: Harper and Row; 1964.

24. Haddon Jr, W. A logical framework for categorising highway safety

phenomena and activity. *J Trauma* 1972;12(3):193-207.

25. Organization for Economic Co-operation and Development. Towards zero: ambitious road safety targets and the safe system approach. Paris: Organization for Economic Co-operation and Development; 2008.

26. Elvik R. Quantified road safety targets: an assessment of evaluation methodology. Oslo: Institute of Transport Economics; 2001.

27. World Health Organization. Global status report on road safety: time for action. Geneva: World Health Organization; 2009.

28. Fitzharris M, Fildes B, Newstead S, Logan D. Crash-based evaluation of ADR69: past success and future directions. Canberra: Australian Transport Safety Bureau; 2006.

29. Fitzharris M, Stephan K. Assessment of the need for, and the likely benefits of, enhanced side impact protection in the form of a Pole Side Impact Global Technical Regulation. Clayton: Monash University; 2013.

30. Fitzharris M. Electronic stability control and side impact crashes: 100% cure or a case of realigning safety priorities, Paper Number 13-0248. 23rd International technical conference on the enhanced safety of vehicles, 2013; Seoul, Korea; 2013. 1–12. http://www-esv.nhtsa.dot.gov/Proceedings/23/files/23ESV-000484.PDF

31. Kusano KD, Gabler HC. Safety benefits of forward collision warning, brake assist, and autonomous braking systems in rear-end collisions. *IEEE Trans Intell Transp Syst* 2012;13(4):1546-55.

32. Lie A, Krafft M, Kullgren A, Tingvall C. Intelligent seat belt reminders – do they change driver seat belt use in Europe? *Traff Inj Prev* 2008;9:446-9.

33. O'Neill B. Preventing passenger vehicle occupant injuries by vehicle design: a historical perspective from IIHS. *Traff Inj Prev* 2009;10(2):113-26.

34. Fitzharris M, Dandona R, Kumar GA, Dandona L. Crash characteristics and patterns of injury among hospitalized motorised two-wheeled vehicle users in urban India. *BMC Public Health* 2009;9(1):11.

35. Zaza S, Sleet DA, Thompson RS, Sosin DM, Bolen JC. Reviews of evidence regarding interventions to increase use of child safety seats. *Am J Prev Med* 2001;21(4 Suppl. 1):31-47.

36. Langley JD, Wagenaar AC, Begg DJ. An evaluation of the New Zealand Graduated Driver Licensing System. *Accid Anal Prev* 1996;28(2):139-46.

37. Corben B, Deery H, Mullan N, Dyte D. The general effectiveness of countermeasures for crashes into fixed roadside objects, Report

111. Clayton: Monash University Accident Research Centre; 1997.

38. Mohan D, Tiwari G. Road safety in low-income countries: issues and concerns regarding technology transfer from high-income countries. In: Trust GTS, editor. Reflections on the transfer of traffic safety knowledge to motorising nations. Vermont South, Vic: ARRB Transport Research; 1998. p. 27-56.

39. Johnston IR, Muir C, Howard EW. Eliminating serious injury and death from road transport: A crisis of complacency. Boca Raton (FL): Taylor & Francis Group; 2014.

40. Soloman L, Warwick D, Nayagam S. Apley's system of orthopaedics and fractures. 8th ed. London: Arnold; 2001.

41. Viano DC, Parenteau CS. Analysis of head impacts causing neck compression injury. *Traff Inj Prev* 2008;9(2):144-52.

42. Denis F. The three column spine and its significance in the classification of acute thoracolumbar spinal injuries. *Spine* 1983;8:817-31.

43. Greaves I, Garner J, Ryan J, Porter K. Spinal injuries. In: Greaves I, Porter K, Garner J, editors. Trauma care manual. London: Taylor & Francis; 2008 pp. 135-146.

44. Peiris S, Fitzharris M. Evidence based strategies for the prevention of spinal cord injuries due to road traffic crashes. 52nd annual meeting of the international spinal cord society. Istanbul, Turkey: ISCOS; 2013.

45. Gibson T, Clarke A, Pisaniello L, Stephan M, Fusco L, Judd R. Evaluation of an improved performance anti-submarining seat belt system. Proceedings of the 22nd international technical conference on the enhanced safety of vehicles (ESV); 2011; Washington, DC: NHTSA; 2011.

46. Viano DC. Seat design principles to reduce neck injuries in rear impacts. *Traff Inj Prev* 2008;9(6):552-60.

47. Farmer CM, Zuby DS, Wells JK, Hellinga LA. Relationship of dynamic seat ratings to real-world neck injury rates. *Traff Inj Prev* 2008;9(6):561-7.

48. Fildes B, Fitzharris M, Koppel S, Vulcan P. Benefits of seatbelt reminder systems. Canberra: Australian Transport Safety Bureau, 2002.

49. Ferguson SA, Schneider LW. An overview of frontal air bag performance with changes in frontal crash-test requirements: findings of the Blue Ribbon Panel for the evaluation of advanced technology air bags. *Traff Inj Prev* 2008;9(5):421-31.

第75章 跌倒/跌落所致脊髓损伤的预防

Harvinder Singh Chhabra, Gaurav Sachdev, Rajesh Sharawat

学习目标

本章学习完成后,你将能够:

- 了解跌倒的不同类型;
- 识别不同跌倒类型的危险因素;
- 掌握不同跌倒类型的预防策略;
- 发现预防方案成功背后的原因。

引言

跌倒是导致一个人意外跌停于地面或其他更低平面的事件。每年全世界约有 25 万~50 万人发生脊髓损伤[1],其中 21.8% 由于跌倒所致。45 岁以上人群脊髓损伤的主要原因是跌倒损伤[2]。

国际疾病分类-10(International Classification of Disease-10, ICD-10)将跌倒/跌落编码为"损伤的其他外因"下面的 W00~W19。[3]。这包括同一平面跌倒、从更高平面跌落以及其他类型跌落等多种跌倒损伤。ICD-10 关于跌倒的编码有很多,且均有广泛的情形描述(表 75.1)。

跌倒及其损伤的预防向医疗提出了巨大的挑战。但是,跌倒不应被误解为仅是意外。损伤预防的基础是损伤是可以预防和预测的[4]。大多数脊髓损伤是由于道路交通事故、跌倒或暴力等可预防的原因所致[1]。

我们应努力明确并实行预防计划,以减少发生任何原因导致的继发性脊髓损伤的可能性。虽然预防计划各不相同,但最终目标均是预防脊髓损伤的发生。

表 75.1 ICD-10 中关于跌倒类型的分类

SI 序号	ICD-10 编码	跌倒的情形描述	SI 序号	ICD-10 编码	跌倒的情形描述
1	W00	在涉及冰和雪的同一平面上跌倒	11	W10	在楼梯或台阶上跌倒或从楼梯和台阶上跌落
2	W01	在同一平面上滑倒、绊倒、摔倒			
3	W02	溜冰、滑雪、溜旱冰或滑板时的跌倒	12	W11	在扶梯上跌倒或从扶梯跌落
4	W03	被他人碰撞或推动引起的在同一平面上的其他跌倒	13	W12	在脚手架上跌倒或从脚手架跌落
			14	W13	从房屋或建筑结构上跌落或跌出
5	W04	在被他人运送或搀扶时跌倒	15	W14	从树上跌落
6	W05	涉及轮椅的跌落	16	W15	从悬崖跌落
7	W06	涉及床上的跌落	17	W16	潜水或跳水导致损伤(非溺水或浸没)
8	W07	涉及座椅的跌落	18	W17	从一个平面至另一平面的其他跌落
9	W08	涉及其他家具的跌落	19	W18	在同一平面的其他跌落
10	W09	涉及游乐设施的跌落	20	W19	未特指的跌落

流行病学

公共卫生（或更具体而言，是以预防为导向的群体健康）对于改善卫生健康系统的最重要的贡献是提供相关的、切实有效的流行病学数据，以供影响整个卫生健康系统各方面的决策和政策的制定[5]。

不幸的是，目前的数据无法提供全球的脊髓损伤患病率。不同文献报道的全球脊髓损伤患病率波动于236~1 009/100万人。中国、印度等人口大国的数据未经代表性统计，此地区的总患病率可能被低估。目前尚无非洲或南美洲的数据发表[6]。

已建立数据的地区中，西欧的跌倒发生率最高（37%），其次是澳大利亚和北美（分别为29%和20%）。这可能与西欧的人口结构老龄化比澳大利亚和北美加剧（>60岁人口分别为23.9%、18.9%和18%）有关[7]。

但是，某些国家的数据（通常局限于特定的研究）有巨大差异。巴基斯坦发表的一项研究显示，在南亚，陆路运输相关脊髓损伤较欧洲国家明显降低，跌倒仍然是脊髓损伤的主要原因。跌倒发生率最高的是巴基斯坦，发生率是82%，尤其是从树木和房顶跌落[8]。孟加拉国的跌倒发生率也较高（63%），跌倒的43%为从树上跌落，20%是在背负重物时跌倒[9]。Mukhida等[10]的研究给出了尼泊尔19岁以下人群的数据，61%的脊髓损伤是由于跌倒（主要从房顶跌落，这与其他地区主要从树上跌落不同）。印度学者的研究[11]显示，跌倒最常见于房顶（22%），其次是电缆及电线杆（15.33%）、台阶（14.67%）、树木（12%）。高处跌落（85.33%）较低处跌倒（14.67%）更常见。大多数跌倒发生于家庭住所或周围环境（66%）。跌倒损伤患者的神经学平面包括颈椎上段（0.36%）、颈椎下段（32.79%）、胸椎（28.97%）、胸腰椎（29.16%）、腰椎（8.72%）。跌倒损伤最常见的是胸腰椎和颈椎水平。

全世界的跌倒损伤以日本占比（42%）最高，这可能与损伤时高龄有关。日本人口老龄化突出，2009年数据显示60岁及以上人群占29.7%。三分之一的跌倒发生于地面，50岁以上人群的高处跌落发生率下降，而地面跌倒的发生率继续增加[12]。

跌落是儿童住院的首要原因，占儿童期损伤原因的37%。生长和发育在儿童跌落风险中具有重要作用[13]。

记忆要点

- 目前的数据不足以提供全球的脊髓损伤患病率。
- 跌倒仍然是东南亚国家脊髓损伤的主要原因。
- 发达国家脊髓损伤第二位常见原因是跌倒。
- 50岁以上人群高处跌落的发生率下降，而地面跌倒的发生率继续增加。

跌倒的类型

跌倒可分为高处跌落或低处跌倒。高处跌落更常见，而在老年人中低处跌倒更常见。一些初步研究显示，高处跌落是很多欠发达国家地区脊髓损伤的主要原因。随着工业化程度增加，在工作场所跌倒的发生率增加。

高处跌落：屋顶、树上的跌落

高处跌落（85.33%）比低处跌倒（14.67%）更常见[11]。高处跌落最常发生于建筑工地，其次是公共建筑。高处跌落是致死性损伤的最常见原因，也是工作地点死亡的唯一重要原因[14]。在食品和饮料工业场地高处跌落是致死性损伤的第三位原因，占全部致死性损伤的20%[15]。房顶跌落是新兴国家如印度农村和城郊地区（上述地区的房顶通常没有栏杆）的常见原因[11]。电线杆跌落发生于作业地点或见于某些地区的偷电行为。电休克使人失去平衡并向后方跌落，导致背部着地。本研究中，高处跌落导致脊柱损伤的患者中发生腰椎和胸腰椎受伤的比例分别为34.2%和24.9%[11]。

低处跌倒：老年人的跌倒

70岁以上人群的跌倒发生率增加。体位性低血压、使用多种药物、认知、视力、平衡、步态及力量减弱等多种因素都会增加跌倒和跌倒损伤的风险。随着危险因素个数增加，损伤的风险也增加[16]。

65岁以上人群每年有28%~35%发生跌倒。70岁以上人群每年发生跌倒的比例增加至32%~42%[17]。跌倒的发生率随着年龄和虚弱程度而增加。居住在疗养院的老年人比居住在家中的老年人的跌倒频率更高。大约30%~50%住在长期疗养机构的人每年跌倒一次,40% 的人跌倒多次[18]。

跌倒更容易导致颈椎损伤(33.33%),通常是齿突骨折、脊髓损伤、颈椎过伸 - 牵拉损伤("翻书"骨折)[19]。

工作场所的跌落

跌落损伤见于很多位于高处的工作场所,例如堆叠货架、屋顶、大型卡车卸货或筒仓入口处。

根据国际劳工组织(International Labor Organization, ILO)的数据显示,2008 年全球的致命性工伤事故的致死人数为 32.1 万[20]。此外,每年大约有 3.17 亿劳动者遭受非致命性工伤,并导致每年 4 天以上的生产力损失。致死性高处跌落发生率最高的工作场所是建筑工地,其次是农业产地[21]。根据损伤、疾病和危险事故调节报告系统(Reporting of Injuries, Diseases and Dangerous Occurrences Regulations, RIDDOR),2012—2013 年英国最常见的致死原因是高处跌落,约占劳动者致死性损伤的三分之一(31%)[22]。

组织管理对于确保安全计划的成功是至关重要的。委托管理通常会提高工作场所的安全性,也会使组织的其他部分的安全性得以改进。随着时间推移,将形成工作场所的安全文化,每个人都有责任营造一个安全、健康的工作场所。此外,高处作业者应在上岗前经过专业训练,知晓可能发生的危险,遵守必要的安全工作流程(包括使用适宜的个人保护设备)[23]。

儿童的跌落

在美国,意外跌落是 14 岁以下儿童非致命性损伤的主要原因[24]。每年约有 290 万儿童因跌落相关损伤而需要急诊治疗,其中以 5 岁以下儿童最多[24]。跌落是最常见的需要医治的损伤类型之一,也是最常见的需要住院治疗的非致命性损伤[25-27]。

超过 80% 的 4 岁以下儿童的跌落损伤发生于家中,5~14 岁儿童中,大约半数损伤发生于家中,四分之一发生于学校。婴儿有从家具或楼梯跌落的风险[28-30],学步幼儿有从窗口跌落的风险,年龄更大的儿童有从游乐设备跌落的风险。

由于缺少安全保护设备(例如窗口护栏)或住房条件较差,低收入家庭的儿童更容易受伤[31-33]。

老年人的危险因素

跌倒通常是由于各种危险因素之间复杂的相互作用所致。生物学因素包含与身体相关的个体特征。生物学危险因素包括一个人的年龄、相关疾病、认知功能损害。行为学危险因素包括使用多种药物、饮酒过量。环境危险因素包括建筑设计缺陷、地面湿滑、地毯松动、光照不足。社会经济学危险因素包括低收入水平和低教育程度、家居环境差、缺少社会联系和社区资源。生物学因素、行为学因素、环境危险因素之间的相互作用增加了跌倒的风险(图 75.1)。例如:肌力降低导致失能以及更加虚弱,因而由于一些危险环境会导致跌倒风险增加[34,35]。

生物学危险因素

生物学危险因素指与身体相关的个体特征,包括不可变的生物学因素,例如:年龄、性别、种族。此外,体力和认知能力下降等增龄相关的因素以及合并其他疾病也属于生物学因素。

人口老龄化

人口老龄化是人类的胜利,也是社会面临的挑战[36]。60 岁以上人群数量的增长速度较其他年龄段更快。预计 2006 年 60 岁以上人群数量达到 6.88 亿,2050 年将接近 20 亿。不仅如此,80 岁以上人群极易发生跌倒及其不良后果,该组人群也是老年人中增长速度最快的。预计到 2050 年,80 岁以上人群将占全部 60 岁以上老年人的 20%[37]。

相关疾病

虽然少数跌倒具有单一原因,但大多数是由于个人环境的长期或短期诱因与短期的致病因素之间相互作用所致。

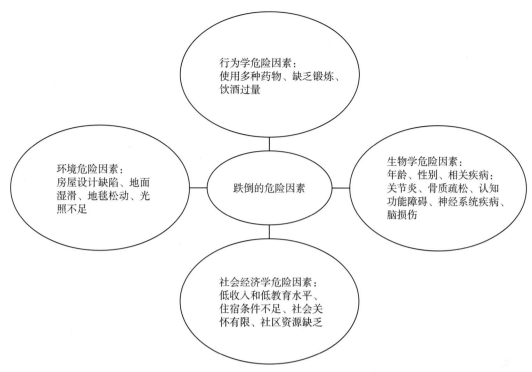

图 75.1　老年人跌倒的危险因素模型

患有关节炎、抑郁症、骨质疏松、认知功能障碍、视力障碍、平衡功能障碍、步态障碍或肌力降低等疾病以及使用 4 种以上处方药物的人群发生跌倒的风险本就增加。而且,危险因素越多,跌倒风险越高[38,39]。

认知功能障碍

认知和感觉功能障碍会增加跌倒的风险,但目前尚无证据支持对认知障碍患者采取干预能有效减少跌倒[40]。

行为学危险因素

行为学危险因素包括人类活动或情感等相关因素,通常是可调整的。摄入多种药物、饮酒过量、久坐的生活方式等危险因素可在不同层面进行干预。

药物

老年人服用的药物通常较年轻人更多。此外,随着年龄增长,老年人的药物吸收和代谢机制也会发生改变。老年人如果不在专业人员的指导下用药,则可能通过多种方式对跌倒风险产生影响。未控制的疾病状态或不坚持用药可能激发或产生意识程度、判断力、协调能力的变化、头晕、平衡机制以及发现并适应障碍物能力的变化、僵硬或无力加重。在为老年人增加新的药物时,医学专业人员应全面了解既往用药史,包括非处方药物。

虽然跌倒与服用多种药物之间有明确的关系,但是与个体用药种类相关的跌倒危险是不确定的[41,42]。与跌倒风险增加最相关的药物包括 5- 羟色胺(5-HT)再摄取抑制剂、苯二氮䓬类、抗惊厥药物、I A 类抗心律失常药物[41,43]。

饮食因素

健康、平衡饮食对于健康的增龄是至关重要的。摄入充足的蛋白质、钙、必需维生素和水对于保持健康是非常重要的。如果摄入不足,可能导致无力、跌倒后恢复不佳以及损伤风险增加。越来越多的证据支持饮食中的钙和维生素 D 摄入可使骨密度降低者的骨质量得到改善,因而降低发生骨质疏松和跌倒的风险。饮食摄入钙和维生素 D 不足的老年人有发生跌倒及骨折的风险。酒精摄入过量是跌倒的一个危险因素。每周饮酒 14 个以上标准杯与老年人跌倒风险增加有关[35]。

环境危险因素

物理环境在老年人跌倒中具有重要作用。物理环境相关因素是老年人跌倒的最常见原因,占其 30%~50%。家庭住所和公共环境的一些危险因素与视力或平衡功能障碍等其他危险因素相互作用,造成跌倒和跌倒相关损伤[35]。例如：楼梯可能会造成跌倒——研究显示容易发现的楼梯危险性包括台阶不平或过高/过低、表面湿滑、台阶边缘无警示标志、扶手不连续或不牢固、光照不足或过强。由于大约一半跌倒发生于室内，所以家中环境对于避免跌倒是至关重要的。家庭住所跌倒风险特别高的一种情况是入室的走道不规整、厨房和浴室地垫松动、电线散落、门口台阶不便利。房屋周围环境差（例如：花园路径和人行道有裂缝或由于雨、雪、苔藓造成湿滑）也是危险的。入户台阶和夜间照明不足也可导致危险发生[35]。

环境因素包括个人生理状态和周围环境之间的相互作用，包括家庭住所的危险和公共环境的危险。上述因素本身不是导致跌倒的原因，而是其他个体因素及其与环境因素相互作用导致跌倒。家庭住所危险因素包括台阶狭窄、楼梯表面湿滑、地垫松动、光照不足[44]。

社会经济学危险因素

社会经济学危险因素是指与社会状况、个体经济情况以及社区应对能力相关的因素。这些因素包括低收入、低教育、住宿条件不足、缺少社会联系、健康和社会关怀不足（特别是偏远地区）以及社区资源缺乏[35]。

> **记忆要点**
>
> - 生物学危险因素包括个体的年龄、相关疾病、认知功能受损。
> - 行为学危险因素包括使用多种药物、饮酒过量。
> - 环境危险因素包括房屋设计缺陷、地面湿滑、地垫松动、光照不足。
> - 社会经济学危险因素：低收入和低教育水平、住宿条件不足、社会关怀和社区资源缺乏。

跌倒的影响

很多75岁以上老年人不经常独自出门的原因是担心跌倒。近5年发生跌倒的人群中，10%最终丧失了生活自理能力。这一数字随着年龄而增长——80岁以上老年人中14%由于跌倒而丧失生活自理能力。

跌倒的影响常常超出了年龄带来的躯体影响[45]。

跌倒对老年人的心理健康带来的巨大影响以及进一步缺乏自信或担心再次跌倒，将造成一个人孤立于社会环境。

跌倒对于家庭、社区和社会的经济学影响是极重要的。全世界老年人因跌倒导致的医疗支出正在明显增加。

跌倒相关的花费包括两个方面：

- 直接花费包括医疗（如药物）和服务（如医疗机构的治疗和康复咨询）的费用。在澳大利亚和芬兰，65岁以上老年人每一次跌倒损伤事件的平均医疗费用分别是3 611美元（2001—2002年，原始费用是6 500澳元）和1 049美元（1999年，原始费用是944欧元）。预计到2040年总费用将增加至2 400亿美元[46]。
- 间接花费是个人或家庭抚养人因遭受跌倒相关损伤而无法从事工作造成的本应产生的社会生产力的损失，例如收入的损失。除了上述大量的直接花费，跌倒也会造成巨大的家庭间接花费，例如家庭抚养人的生产力损失。在英国平均每年损失的薪水约为4万英镑[47]。即便在道德和文化层面，家庭抚养人更容易被接纳，但跌倒仍然给家庭经济带来重大负担。

> **记忆要点**
>
> - 跌倒可造成自理能力丧失。
> - 跌倒可导致个人自信丧失、孤立和孤独。
> - 损伤的直接花费包括药物、医学干预等。
> - 间接花费包括家庭抚养人的生产力丧失。

预防策略

最有效的损伤预防策略是3E预防原则：教育、强制执行、工程学（Education，Enforcement，Engineering）[35]：

- 教育是公共健康的基础，可向公众告知可能的危险和安全措施，有助于提高公众行为的安全性。例如：为减少老年人跌倒的运动和调整生活方式而进行的教育。
- 强制执行是使用法律系统影响行为和环境，可有效预防损伤，特别是与教育联合应用时，法律、条例和规则的充分强制执行会增加预防计划的有效性。
- 工程学是利用环境和产品设计策略，以减少损伤事件的机会或减少相关人员遭受损伤的能量。最佳的工程学措施是被动的——即不需要使用者"用力"的措施。例如：在工作场所安装防护栏系统或在游乐场安装安全地面。

高处跌落

高处跌落的最常见原因是从树上跌落、高处作业时跌落或高层建筑内工作人员缺乏安全防范意识。

预防从树上跌落的安全措施包括[58]：

- 在使用前检查绳索、安全带和仪器设备。
- 有他人在地面接应。
- 穿戴适宜的个人保护服装和设备。
- 高处攀爬作业人员应该保持穿戴攀登绳索或皮带。
- 带有铁制链芯的皮带应该与安全带合用以增加安全性。
- 攀登绳索不应张力过大。攀登时绳索应处于垂直方向，并固定一点，这样攀登者可摇摆躲避危险。
- 攀登绳索的长度应足以使攀登者降落至地面。

高处（包括电线杆）工作的安全设施包括[59]：

- 地面的工作人员必须对来自电线的任何风险保持警惕。
- 未经训练的工作人员不能在电线或分支线等可能摇晃跌落的地点工作。
- 避免跌落或触碰输电线路。
- 在电线附近爬树时不能使用金属梯。

低处跌倒——老年人的跌倒

老年人的跌倒通常是多种内部和外部危险因素相互作用的最终结果。强调多个危险因素的多方位干预措施是预防跌倒的最有效方法[48]。教育作为单一的干预措施是不够的，但它却是管理跌倒危险策略的一项重要部分[49]。

运动

干预策略包括专业指导的平衡和步态训练以及增强肌肉训练，它们已被证明可有效减少有危险的老年人跌倒[50,51]。运动可延缓生物学老化过程[52]。运动可间接影响失能的其他方面，如心理社会功能[53]。运动直接使肌肉增强并改善平衡功能，从而预防跌倒。运动使骨骼增强，从而预防骨折[54]。已有研究表明改善下肢肌力和平衡训练可减少住在护理院的虚弱患者的跌倒和跌倒相关损伤的风险；渐进性抗阻训练可增加肌力和改善活动能力[55]。

药物干预

使用药物总数增加与跌倒风险升高有关[48]。减少和中断精神药物包括苯二氮䓬、其他催眠药物、抗精神病药、抗抑郁药超过 14 周，跌倒率可减少 39%[56]。需要特别注意的是精神药物，因为有强烈证据支持，提示使用这些药物与跌倒的发生相关[57]。

环境改造

家庭设施评估和改造对于有跌倒史的老年人能有效降低危险[35]。相关因素包括：

- 照明的评估和改进；
- 地毯 / 地垫和其他跌倒风险的识别和移除；
- 为浴室和厕所的台阶安装扶手。

工作场所的跌落

预防工作场所跌落的方案包括在任何工作区域（包括屋顶）设计安全入口或出口；屋顶通风口安装于低处；空调机组和其他屋顶固定设施例如卫星电视天线应远离房屋边缘；屋顶使用不易碎的材料；永久性防跌落安全网；可考虑在屋顶结构上用檩条拉杆叠放和移动屋顶护板。在安装期间，防护栏系统的任何部位应能抵抗 0.55kN（约等于 55kg）的外力。如果屋顶边缘保护的倾斜度超过 15°，边缘保护应能承受额外的作用力。如果屋顶倾斜度更高，应在屋顶斜面的踢脚板上方安装下横栏。中横栏和加密安全网板都能防止人和物体从屋顶跌落或滑落[58]。

工作场所高处跌落的预防步骤

- 明确所有人员的责任：雇主有责任确保工作环境的安全，包括预防跌落。管理或控制工作场所的责任人必须尽量确保工作场所以及出入通道是安全、没有危险的。设备的生产商、进口商和供应商必须确保工作场所使用的任何设备都是经过设计、建造和检测的，用于所设计、制造或供应的目的时是安全的。雇员有责任按照雇主提供的信息、指示和培训进行工作，在需要的任何地点放置安全警示[59]。
- 识别跌落的危险：雇主必须明确可能造成雇员跌落超过 2 米的全部工作任务。这些任务可能包括：
  - 在任何设备或结构上进行制造、拆除、维修或保养工作；
  - 在易碎或不稳定的平面工作；
  - 设备需要进入工作场所；

– 在倾斜或湿滑的平面工作；

– 在边缘、孔洞、深坑、长杆附近工作。

- 评估风险：应该考虑的危险因素包括：

 – 工作场所的性质、大小和布局；

 – 将要进行工作的持续时间、范围和类型（例如：是否需要视力检查或是否需要安装或维修？工作将需要多长时间？）；

 – 员工进入或进行工作需要的高度是多少？

 – 员工的培训经历和经验（例如：是经过培训人员还是学生？）；

 – 如何到达工作区域（应考虑地形、距离、设备是否容易到达）？

 – 工人和工作地点设备的数量和活动（例如：工人或叉车是否会干扰跌落的预防措施？工人和设备的活动路线是否交叉而增加跌落的风险？）；

 – 工作环境（例如：是否刮大风或湿滑？是否光线差、平面倾斜、工作区域上下存在其他危险如电线、刺穿危险或树木？）。

- 预防跌落的安全性措施包括：

 – 被动防跌落装置：位于高处的工作台包括固定工作台、车载升降台、台阶型平台、建筑维护机、脚手架、防护栏、安全网、特种叉车如指令拣选叉车、檩条拉杆等；

 – 工作定位系统：工业管道进入系统或行进限制系统；

 – 跌落损伤预防系统：安全网、坠台或防跌落控制系统。

- 实施跌落预防措施：当存在高处跌落的风险时，负责人必须采取将危险控制于合理范围的措施。这需要给予充分的指导、信息和员工培训。

- 发生跌落时的应急预案：预案应该能使发生跌落的员工得到营救并尽早得到医疗急救。

- 现场设备维护：确保所使用的任何设备都是为了手中的工作任务而设计和制造的，并且能够安全使用。确保工人使用的跌落预防装置接受了适当维护并按照规定使用。

儿童的跌落

儿童的跌落预防应该采用双管齐下的策略：

- 对于儿童的有效干预措施包括：

 – 多方面的社区计划；

 – 婴幼儿家具的工程学改造；

 – 游乐场的设备和其他物品；

 – 强制使用窗口护栏。

- 其他的有效预防策略包括：

 – 使用护栏/安全门；

 – 家居改造计划；

 – 公众教育运动；

 – 对个人和社区进行跌落发生时儿童急救的培训。

搬运重物时的跌倒

在亚洲国家，搬运重物可能会采用以头部或背部负重的做法，此时意外跌倒导致的脊柱损伤是一个公共健康问题。我们应该识别这种跌倒的危害。

环境评估

- 如果没有足够的安全性措施，应检查物体的体积大小、致密或松散、重量，因为这些因素会增加跌倒的风险。

- 货架是否处于稳定的平台。

- 采用坡道、吊车、叉车等工作场所设备使物体升降至需要的水平，而不是人为搬动。

- 有无台阶、平台、机械辅助、扶梯，因为这些因素可能增加滑倒或跌倒的风险。

- 货架上的物体应适当叠放。

 如果经过危险评估发现有跌倒的可能，而且环境使风险增加，则应该采取跌倒预防措施。

减少危险

- 降低货架高度或安装更多货架：减少从货架高处跌落风险的最有效方法是将货架的高度降低，使工人能够在地面或固定台面上拿到货物。如果不能实现，减少跌落风险的次优方法是安装更多货架，使物品不必存放于高处（这一点是可行的）。

- 使用位于高处的工作台：如果工人需要到达高度2米以上的货架，可考虑使用包含扶手、安全台阶以及顶部平台围栏的高处工作台（可以是固定、临时或可移动的），使个人能到达货架高度并放置物品。台阶式平台是一种升高的工作台，可在多种情况下帮助抵达货架。与其他跌落预防措施一样，只能在经过危险评估后证明其安全的情况下，才能使用这些类型的辅助设施。

- 使用手动或机械方法实现工人或物体的升降：人工运送材料和物体上下台阶可导致跌落，所以通过手动或机械方法将重物运送至不同的高度或平面的工作台是应该考虑的。市面有售的坡道和起重机能够解决这一问题。有的高处工作台还包括机械起重机。

- 叉车：若仓库或储藏设施需要货物分拣或提取，在可行的地点应尽量使用指令拣选叉车或升降式工作辅助车。
- 抵达货架的不可取方法：绝对不允许通过攀爬或使用未经设计用于高处工作的设备（例如通过家具或其他设备）。大的、重的或笨重的物体绝不应在上下扶梯时搬运，因为在这种情况下发生跌落的风险很高。

哪些干预措施是有效的？

跌倒风险的复杂性和多因素性要求我们应采取前瞻性和系统性预防体系，包括政策、预防证据和实践。

- 政策是对于综合全面的跌倒预防体系至关重要的基础设施和支持的保障。
- 预防证据能够确保已经证实的干预措施得到有效实施。
- 实践是指根据政策的标准和方案 / 规范将证据应用于实际。

成功的预防计划

儿童不会飞翔（城市建筑窗口跌落预防计划）

这是一项旨在预防 0~6 岁儿童从高处跌落的计划。其目的是：

- 加强对开窗时的危险防范意识；
- 扩大影响范围；
- 向公众提供信息和技术支持；
- 提供与生产商讨论关于窗口护栏设计和制造的机会；
- 扩大机构间的合作和参与；
- 鼓励房屋业主自发安装窗口护栏；
- 明确并追踪自发安装的窗口护栏；
- 促进对事故的准确追踪；

- 参与产品规格和标准的行业讨论。

在纽约，该计划在启动 2 年内使窗口跌落和致死率分别降低了 50% 和 35%[60]。

加拿大老年人跌倒和损伤预防

1999 年，加拿大不列颠哥伦比亚省已经建立了设置优先级别的协作过程，以减少跌倒和跌落相关损伤几率。该协作过程涉及对其适用范围区域数据和问题性质的分析以及区域的利益相关者会议，以明确需要改变的优先区域。

最终的产品是一份跌倒相关的发病率和死亡率的综合报告、一篇关于跌倒危险因素和有效预防策略的文献综述，以及 31 项政策和预防的优先次序推荐[61]。利益相关者参与推荐意见制定的过程对于这种领导模式是至关重要的。最终，该省老年人的跌倒预防计划数量明显增多，跌倒相关的死亡和住院数量明显减少[62]。

结语

本章列出了制定不同级别预防方案的框架。一些国家预防指南和工作预防指南是可行的，但是，预防脊髓损伤仍然需要继续努力。跌倒所致脊髓损伤常见于发展中国家。精心策划和组织的教育是预防方案成功的保障。跌倒预防方案还需要对环境的检查和组织机构之间的协作。世界卫生组织宣传的预防策略包括 3E 原则（教育、强制执行、工程学）应得以实施。

本章重点

- 在亚洲，跌倒是导致损伤的最常见原因。
- 跌倒预防计划具有重大意义。
- 事故是可以预防的。
- 预防计划应该分不同年龄阶段实行，即老年人、儿童等。
- 应该在发展中国家建立跌倒预防计划。

（祁文静　译　刘楠　校）

参考文献

1. World Health Organization. Spinal Cord Injury. (Accessed March 2015). Available from: http://www.who.int/mediacentre/factsheets/fs384/en/.
2. American Spinal Injury Association. Prevention Committee Resources. Facts on SCI Prevention. (Accessed March 2015).

Available from: http://www.asia-spinalinjury.org/committees/prevention_facts.php.
3. ICD-10 Version:2010. Accidents. Other external causes of accidental injury. (Accessed March 2015). Available from: http://apps.who.int/classifications/icd10/browse/2010/en#/W00-W19.

4. Information Sheets. www.ihs.gov/MedicalPrograms/PortlandInjury. Injuries are not Accidents. (Accessed March 2015). Available from: information Sheets www.ihs.gov/MedicalPrograms/PortlandInjury.

5. Bloland P, Simone P, Burkholder B, et al. The Role of Public Health Institutions in Global Health System Strengthening Efforts: The US CDC's Perspective. *PLoS Medicine* 2012; 9:4.

6. Cripps RA, Lee BB, Wing P, Weerts E, Mackay J, Brown D. A global map for traumatic spinal cord injury epidemiology: towards a living data repository for injury prevention. *Spinal Cord* 2011;49: 493-501.

7. World Population Ageing. United Nations: Department of Economic and Social Affairs PD. New York: United Nations; 2009.

8. Raja IA, Vohra AH, Ahmed M. Neurotrauma in Pakistan. *World J Surg* 2001;25: 1230-7.

9. Hoque MF, Grangeon C, Reed K. Spinal cord lesions in Bangladesh: an epidemiological study 1994–1995. *Spinal Cord* 1999;37: 858-86.

10. Mukhida KI, Sharma MR, Shilpakar SK. Pediatric neurotrauma in Kathmandu, Nepal: implications for injury management and control. *Childs Nerv Syst* 2006;22:352–62.

11. Chhabra HS, Arora M. Demographic profile of traumatic spinal cord injuries admitted at Indian Spinal Injuries Centre with special emphasis on mode of injury: a retrospective study. *Spinal Cord* 2012;50: 745-54.

12. Shingu H, Ohama M, Ikata T, Katoh S, Akatsu T. A nationwide epidemiological survey of spinal cord injuries in Japan from January 1990 to December 1992. *Paraplegia* 1995;33:183-8.

13. Prevention of Injury Guidance Document, Standards, Programs & Community Development Branch Ministry of Health Promotion, Ontario, May 2010.

14. Vasudeva Murthy CR, Harish S, Girish Chandra YP. The study of pattern of injuries in fatal cases of fall from height. *Al Ameen J Med Sci* 20 1 2;5(1):45-52.

15. Injuries Statistics on Fall From Height in Food and Manufacturing Industries. Health and Safety Executive. (Accessed March 2015). Available from: http://www.hse.gov.uk/food/falls.htm.

16. WHO global report on fall prevention in older age. (Accessed March 2015). Available from: http://www.who.int/ageing/publications/Falls_prevention7March.pdf.

17. Fall Prevention in Older Age. WHO data on ageing. (Accessed March 2015). Available from: http://www.who.int/ageing/projects/falls_prevention_older_age/en/.

18. Al-Faisal W. Falls Prevention for Older Persons. WHO Publication Eastern Mediterranean Regional Review. October 2006. (Accessed March 2015). Available from: http://www.who.int/ageing/projects/EMRO.pdf.

19. Jabbour P, Fehlings M, Vaccaro AR, Harrop JS. Traumatic spine injuries in the geriatric population. *Neurosurg Focus* 2008;25:1-7.

20. ILO. Global trends and challenges on occupational safety and health. ILO Introductory Report to the XIX World Congress on Safety and Health at Work. Istanbul, Turkey: International Labour Office (ILO); 2011.

21. Research report 116 on Falls from height – Prevention and risk control effectiveness. Prepared by BOMEL Limited. (Accessed March 2015). Available from: http://www.hse.gov.uk/research/rrpdf/rr116.pdf.

22. Report on Slips & trips and falls from height in Great Britain, 2014. Health and Safety Executive. (Accessed March 2015). Available from: http://www.hse.gov.uk/statistics/causinj/slips-trips-and-falls.pdf.

23. Technical Advisory for Working at Height; WSH Council. (Accessed March 2015). Available from: https://www.wshc.sg/files/wshc/upload/cms/file/2014/Technical_Advisory_for_Working_At_height.pdf

24. Centers for Disease Control and Prevention. Leading Causes of Nonfatal Injury Reports. Available at: webapp.cdc.gov/sasweb/ncipc/nfilead.html [cited 2012 March 18].

25. Lallier M, Bouchard S, St-Vil D, et al. Falls from heights among children: a retrospective review. *J Pediatr Surg* 1999;34:1060.

26. Hambidge SJ, Davidson AJ, Gonzales R, Steiner JF. Epidemiology of pediatric injury-related primary care office visits in the United States. *Pediatrics* 2002;109:559.

27. Zuckerbraun NS, Powell EC, Sheehan KM, et al. Community childhood injury surveillance: an emergency department-based model. *Pediatr Emerg Care* 2004;20:361.

28. Agran PF, Winn D, Anderson C, et al. Rates of pediatric and adolescent injuries by year of age. *Pediatrics* 2001;108:E45.

29. Mack KA, Gilchrist J, Ballesteros MF. Injuries among infants treated in emergency departments in the United States, 2001–2004. *Pediatrics* 2008;121:930.

30. Zielinski AE, Rochette LM, Smith GA. Stair-related injuries to young children treated in US emergency departments, 1999–2008. *Pediatrics* 2012;129:721.

31. Garrettson LK, Gallagher SS. Falls in children and youth. *Pediatr Clin North Am* 1985;32:153.

32. Mosenthal AC, Livingston DH, Elcavage J, et al. Falls: epidemiology and strategies for prevention. *J Trauma* 1995;38:753.

33. Hong J, Lee B, Ha EH, Park H. Parental socioeconomic status and unintentional injury deaths in early childhood: consideration of injury mechanisms, age at death, and gender. *Accid Anal Prev* 2010;42:313.

34. Poster on Spinal Cord Injuries From Falls Worldwide: Regional Incidences and Prevention. The Prevention Committee of the International Spinal Cord Society. (Accessed March 2015). Available from: http://www.asiaspinalinjury.org/committees/Prevention_Falls_Murray2.pdf

35. WHO Global report on falls prevention in older Age, 2007.

36. World Health Organization. Active ageing: a policy framework. Geneva: WHO; 2002.

37. United Nations (UN). World population prospects: the 2004 revision. New York, USA: UN; 2004.

38. Tinetti ME, Speechley M, Ginter SF. Risk factors for falls among elderly persons living in the community. *N Engl J Med* 1988;319:1701-7.

39. Nevitt MC, Cummings SR, Kidd S, Black D. Risk factors for recurrent nonsyncopal falls: a prospective study. *JAMA* 1989;261:2663-8.

40. Kannus P, Parkkari J, Niemi S, et al. Prevention of hip fracture in elderly people with use of a hip protector. *New Engl J Med* 2000;343(21):1506-13.

41. Leipzig RM, Cumming RG, Tinetti ME. Drugs and falls in older people: a systematic review and meta-analysis. I. Psychotropic drugs. *J Am Geriatr Soc* 1999;47:30-9.

42. Leipzig RM, Cumming RG, Tinetti ME. Drugs and falls in older people: a systematic review and meta-analysis. II. Cardiac and analgesic drugs. *J Am Geriatr Soc* 1999;47:40-50.

43. Thapa PB, Gideon P, Cost TW, Milam AB, Ray WA. Antidepressants and the risk of falls among nursing home residents. *N Engl J Med* 1998;339:875-82.

44. Division of Aging and Seniors, PHAC. Canada. Report on senior's fall in Canada. Ontario, Division of Aging and Seniors: Public Health Agency of Canada; 2005.

45. Report on Ageing well in Hampshire Older People's Well-Being Strategy: April 2014 – March 2018. (Accessed March 2015). Available from: http://www.royalvoluntaryservice.org.uk/news-and-events/news/psychological-impact-of-falls-devastating-for-older-people

46. Cummings SR, Rubin SM, Black D. The future of hip fractures in the United States. Numbers, costs, and potential effects of postmenopausal estrogen. *Clinical Orthopaedics and Related Research* 1990;(252):163-66.

47. The University of York. The economic cost of hip fracture in the

U.K. England: Health Promotion; 2000.

48. Tinetti ME. Preventing falls in elderly persons. *N Engl J Med* 2003;348:42-9.

49. Hornbrook MC, Stevens VJ, Wingfield DJ, Hollis JF, Greenlick MR, Ory MG. *Gerontologist* 1994;34:16-23.

50. Vu MQ, Weintraub N, Rubenstein LZ. *JAMDA* 2004;5:401-6.

51. Means KM, Rodell DE, O'Sullivan PS. *Am J Phys Med Rehab* 2005;84:238-50.

52. Adamo ML, Farrar RP. *Ageing Res Rev* 2006;5:310-31.

53. Friedman SM, Munoz B, West SK, Rubin GS, Fried LP. *J Am Geriatric Soc* 2002:50:1329-35.

54. Roddy E, Zhang W, Doherty M. *Ann Rheum Dis* 2005;64:544-8.

55. Tinetti ME. Guideline for the prevention of falls in older persons. *J Am Geriatr Soc* 2001;49:664-72.

56. Campbell AJ, Robertson MC, Gardner MM, Norton RN, Buchner DM. *J Am Geriatr Soc* 1999;47:850-3.

57. Leipzig RM, Cumming RG, Tinetti ME. *J Am Geriatr Soc* 1999;47:30-9.

58. Report on Code of Practice, Prevention of Falls at Work Places, Commission for Occupational Safety and Health; 2004. (Accessed March 2015). Available from: https://www.commerce.wa.gov.au/sites/default/files/atoms/files/code_falls.pdf

59. Worksafe victoria/prevention of falls_basic steps to preventing falls from heights, 2005.

60. New York City Department of Health. Children can't fly: a New York department of health initiative. A window falls prevention program. Available from: http://www.oninjuryresources.ca/BestPractices/ChildrenWindowFalls.htm. Cited: April 2013.

61. Scott VJ, Peck S, Kendall P. Prevention of falls and injuries among the elderly: a special report from the office of the provincial health officer. Victoria, British Colombia, Provincial Health Office, B.C. Ministry of Health, (British Columbia Injury Research and Prevention Unit; 2006. British Columbia: Vancouver; 2006 [cited 2007 August 27]. Available from: http://www.injuryresearch.bc.ca/

62. Herman M, Gallagher E, Scott VJ. The evolution of seniors' falls prevention in British Columbia. Victoria, British Columbia, Ministry of Health. 2006 [cited August 27, 2007]. Available from: http://www.health.gov. bc.ca/library/publications/year/2006/falls_report.pdf

第76章　水中事故所致脊髓损伤的预防

Herndon Murray，Emma Louise Harrington，Jason Mark Barnes

学习目标

本章学习完成后，你将能够：

- 知道水中事故为何具有季节性；
- 理解跳水为何是不必要的危险，而不是固有的危险；
- 证明旨在预防跳水损伤的工作需要采用循证医学方法；
- 分析基于学校的损伤预防计划和点对点传递是有效的。

引言

虽然跳水预防计划的呼吁已有数十年，但是我们仍处于了解什么干预措施能有效减少每年跳水损伤数量的开始阶段。跳水相关脊髓损伤的周期性显示其在每年夏季流行，高峰在5月至8月，高发人群是青年男性。现阶段尚不清楚标准的跳水预防措施如录像、标语和公共服务公告是否有效。到目前为止，媒体宣传和报道作为一种预防手段似乎是有希望的，其优势是可能吸引公众。更有力的证据支持，通过学校传播损伤预防计划是有效的。以学校为基础的预防计划已被证明能增进理解、保持知识和持续改变行为。此外，安全信息点对点传递似乎是使青年人行为发生积极改变的最有效方法。

在美国，每年新发约12 000例脊髓损伤患者（美国脊柱损伤协会数据）[1]。损伤的主要机制是机动车事故、跌落、暴力、摩托车碰撞、跳水事故和手术并发症。仅在美国，每44分钟就有1人发生脊髓损伤，共有约26.5万脊髓损伤患者[2]。机动车碰撞造成了35.1%的脊髓损伤，跳水则造成了4.75%。为了能有效减少跳水所致脊髓损伤的数量，我们需要理解高危人群的特点。虽然全球的统计数据有所波动，但在美国，跳水事故是导致男性脊髓损伤的第4位原因，是导致女性脊髓损伤的第5位原因。在全国范围内，每年新发约770例脊髓损伤患者。四肢瘫患者终生的医疗费用是极高的，可达到150万~450万美元[3]。而且，这种损伤鲜有恢复。驾车是一个固有的危险，因为我们大多数人每天都会驾车，但是跳水是一种完全能够避免的不必要的危险[3]。一次跳水造成的灾难性后果不会产生显著的统计学意义，所以医疗专业人员有义务推动和实施循证方案，从而阻止这种夏季流行性损伤。

记忆要点

- 在美国，脊髓损伤的第1位原因是车祸，第4位原因是跳水事故。
- 汽车驾驶是一种固有的危险，跳水损伤是一种完全能够避免的不必要的危险。
- 灾难性跳水损伤的高危人群是青年男性。

危险因素

2011年夏季，就诊于Shepherd中心的11个青年男性脊髓损伤患者都是由于跳水导致（图76.1）[3]。此次爆发性事故促使Shepherd中心对10年来（即2004—2014年）脊髓损伤相关的经验数据进行了回顾性研究。

Shepherd中心的研究结果与全国和国际上关于跳水损伤的性别分布数据的结果相似。在为期10年的研究中，参与跳水运动的89%为男性，11%为女性[3]。Shepherd的数据反映出青年男性发生跳水所致脊髓损伤的危险性最高。来自加拿大的Barss等人的一项研究[4]收集了44年的数据，具有44%的回应率，发现了

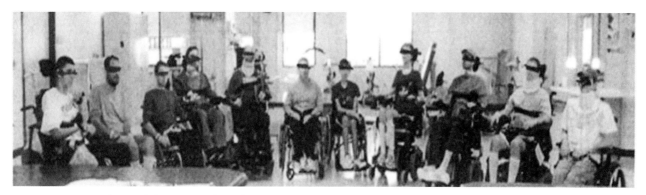

图 76.1　Shepherd 中心的青年男性脊髓损伤患者。问：这些年轻人的共同特征是什么？答：他们都是在 2011 年夏季因跳水事故导致截瘫,现在进行脊髓损伤康复治疗

类似的结果,即他们的脊髓损伤病例中男性占 92%,女性仅占 8%。青年男性发生跳水损伤的危险性最高,正如 Barss 等人发现 85% 的跳水所致脊髓损伤患者年龄小于 35 岁(图 76.2)[4]。类似地,Shepherd 中心的研究发现 73% 的跳水损伤发生于 10~29 岁人群[3]。

　　Shepherd 的研究表明,季节是跳水所致脊髓损伤的重要危险因素。大部分跳水损伤是在相对较短的时间内发生,78% 的事故发生在夏季的四个月间即 5、6、

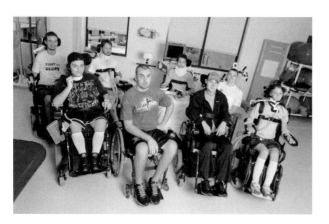

图 76.2　跳水所致脊髓损伤主要累及青年男性

7、8 月(图 76.3)。此前的国内外文献也显示相似的特点。5~8 月期间就诊于 Shepherd 中心的患者中出现了 14~29 岁青年男性由于跳水损伤所致四肢瘫的暴发疫情[5]。其发生率是可观的,机动车碰撞事故是其余 8 个月导致脊髓损伤的最常见原因。在夏季,青少年和 20~29 岁青年男性四肢瘫患者的病因中 57% 是跳水损伤,而机动车碰撞事故仅占 27%。美国国家脊髓损伤数据库显示在 2000—2012 年间,脊髓损伤总人数为 14 291,其中 620 人与跳水有关,这在损伤的全部病因机制中占 4.3%[3]。

　　关于这些损伤通常在哪里发生的数据有限。从 Shepherd 中心的回顾性研究看,跳水事故通常发生于游泳池(36%)、海洋(34%)以及河流(16%)和湖泊(11%)[3]。在不同的地理区域,这些数字可能会有很大差别;然而,这些发现对浅水区域的存在提出了质疑。Shepherd 中心跳水损伤重点工作组赞同 Barss 等人在 2008 年研究中的发现:"几乎没人知道跳水时头部先入水的危险性(图 76.4)"[4]。浅水域以及缺乏对这种高危行为的认识和教育是主要的问题。在游泳

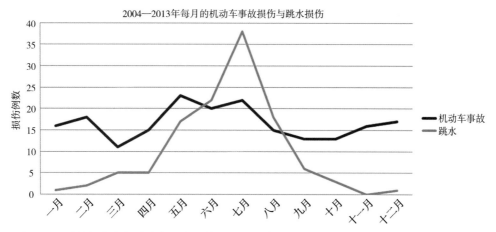

图 76.3　跳水损伤与机动车事故损伤发生率的季节变化

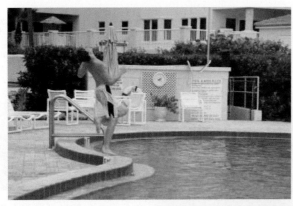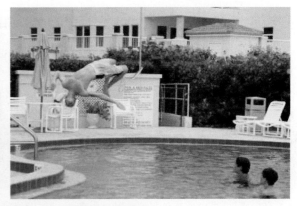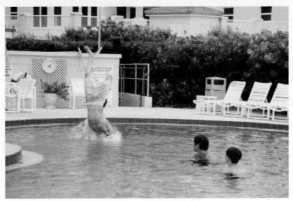

图 76.4 跳水时不要头部先入水

课上,你会学习如何跳水;在奥运会,我们观看跳水运动员争夺金牌。很少有人意识到头部先入水有可能造成无法承担的不必要的后果。不管位置如何,浅水域直接撞击人类脊椎是造成灾难性损伤的重要原因,就像在海浪中跳水。看到这些事实,可能会形成将水体或水上运动妖魔化的趋势[3]。避免引起下意识反应以及将水上运动或水体本身妖魔化,而是进行关于高危行为和对情形认识的相关教育,这也许会收到更好的效果。

记忆要点

- 研究显示青年男性发生跳水导致脊髓损伤的危险性最高。
- 浅水域跳水是问题的主要部分。
- 季节是跳水所致脊髓损伤的重要危险因素,78%的事故发生在夏季的四个月,即5、6、7、8月
- 预防宣教重点是脚先入水,不论是第一次跳水还是以后每一次跳水都是一样。
- 目前仍缺乏研究和文献来明确问题和制定循证解决方案。

预防方案

对预防方案的呼吁已有时日。1973 年已有记载"水中脊髓损伤必须通过预防方案解决"。而 40 多年后的今天,文献回顾了同样的灾难性事实,并发出了同样的呼声。不幸的是,在过去几十年的跳水预防工作一直是互不理睬、单打独斗的状态。随着我们的预防工作不断前进,必须得到足够证据。循证实践的定义是"对人群样本进行高质量研究得到获益和危害的风险估算,从而协助临床决策"[5]。如果我们不花费必要的时间和资金进行高质量的研究,就不可能知道什么预防工作对目标人群能够产生实际效果。多年来的一些干预措施被证明是没有好处的(而且浪费宝贵的资源)。甚至还有证据显示一些干预措施对预定的人群有害,这些都是警示案例[6]。作为医生,我们的首要职责是"不伤害"——如果没有评价,就不可能衡量这一原则的落实程度,无论本身是否出于好意(可能造成"好心办坏事")。当我们理解什么是可行的,什么是行不通的,我们就可以定义一种更有目的性的行动方针,即精准地利用资源,获得更高的投资回报比。虽然循证的预防方案是非常重要的,但在实施和调整方案时必须谨慎,因为要在维持方案精确性的同时衡量文化敏感性。

一个被证明无效的方案例子是 Bhide 在 2000 年发表的"跳水所致脊髓损伤的预防：高中生跳水安全视频传播和使用的评价"[7]。这项行动制作了跳水安全录像并向 92 所高中发送，希望能向学生展示。最终的研究显示，目标群体中只有 6% 的学生看到了这部录像。他们对这个项目的评价被证明是必不可少的，并做了世界范围的跳水预防工作报告[7]。

加利福尼亚"清除计划"

与 Shepherd 中心类似，Hoag 跳水损伤预防项目的诞生是因为研究人员发现跳水相关脊髓损伤的发生率总是在夏季急骤升高。Hoag 于 1979 年开始"清除计划"（Project Wipeout），当年夏季有 5 位在当地海滩发生脊髓损伤的患者就诊[8]。该方案包括制作和发布海滩安全信息，其目标受众是高危人群即年龄在 16~30 岁之间的儿童和青年人。同时与当地消防部门、教师和家长合作，作为脊髓损伤预防和海滩安全的资源。Hoag 将他们的损伤预防信息带给学校、社区组织和媒体（清除计划）（图 76.5）[8]。

记忆要点

- 跳水时绝不能头部先入水。

各国的预防项目

Barss 等人最新发表的研究题目为"在加拿大魁北克游泳池和自然场所跳水发生脊髓损伤的危险因素和预防：一项为期 44 年的研究"[4]。他们发现"年轻人对于游泳池危险意识的缺乏十分惊人"和"几乎没有研究数据证明年轻人知道跳水时头部先入水的危险"[4]。Barss 等人指出年轻人经常"从屋顶、窗户和二楼阳台跳水，不管是否饮酒"[4]。在文献中，Barss 等人提到"很少有人会注意禁止跳水标志"。这是很重要的，当文献质疑这些标志的有效性时，常常会呼吁跳水预防行动将"禁止跳水"标志放置于水体附近（以便被人们注意到）。Barss 等人同时也发现"跳水是一项高风险的活动"，"任何跳水都可能导致终生残疾或死亡"[4]。

记忆要点

- 许多预防项目正在进行中，但我们不能确定这些项目是否有效。

传媒运动

公共卫生信息通常是通过媒体传播的。无论是通过电视、广播还是网络，这种方法都具有一定价值。Wakefield 在《柳叶刀》杂志发表的题为"通过大众传媒运动改变健康行为"的文章称，大众传媒运动使广大受众的健康行为产生积极变化，同时也防止健康行为出现消极变化。Wakefield 得出结论，有适当的资源、服务和产品，以及以社区为基础的项目和政策实行将支持积极的行为改变[9]。

2001 年 Katoh 等[10]提供了日本的一个成功的传媒运动案例（图 76.6）。他们制作并向全国所有小学

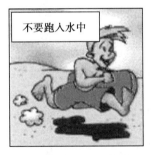
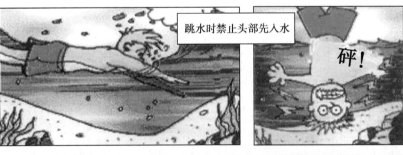
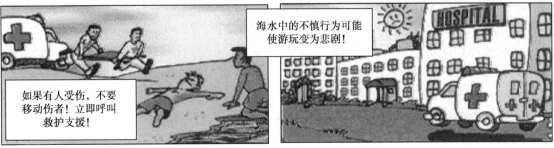

图 76.5 损伤预防信息

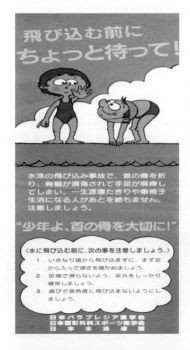
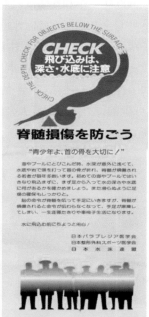
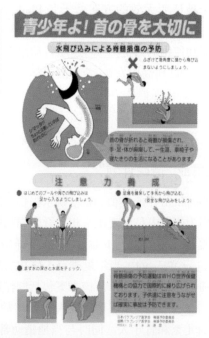

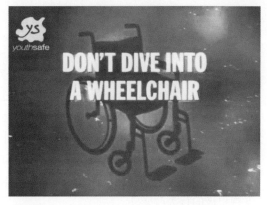
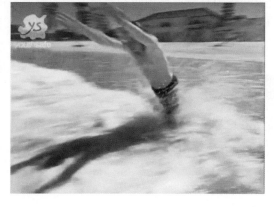

图 76.6　含有预防方案的日本传媒运动

和初中发送了说明跳水危险的海报。因此,许多地方教育委员会禁止在学校游泳池跳水。结果,2001 年只有 1 人因跳水而遭受脊髓损伤,而 1990—1992 年则有 144 人。

　　另一个传媒运动案例是由青少年安全和脊柱安全组织制作的名为"不要跳入轮椅"的视频。

点对点实践

　　更成功的损伤预防措施之一是国际项目"思考第一(ThinkFirst)"。由于继发性脑损伤和脊髓损伤数量增多,该计划于 1986 年由美国神经外科医师协会发起。ThinkFirst 源于一门侧重于教授儿童安全行为的小学课程。Gerhardstein[11]在一篇题为"青少年损伤预防项目 ThinkFirst:循证实践——我们是否已做出改变?"的文章中对该项目做出了评价。Gerhardstein 的结论是目前对损伤预防的理解逐渐增多;而且,人们越来越懂得行为的选择对保护自己免受损伤非常重要。也许最重要的是,在项目结束数月后,学生们报告说遭受过损伤的演讲者比项目的其他内容更令人难忘[11]。这一发现凸显了学生们直接倾听受伤的同伴经历并学习的必要性,因为它一再被证明对年轻的目标受众产生了更大的影响,超过了教师、警察、消防队员或成年人等官方人员的影响。

　　支持该理论的另一个研究是 2013 年 Poduri 报告的"评估和评价现有项目及其对全国脊髓损伤的成功防治"[12]。Poduri 的研究显示了倾听一个受伤同伴的演讲是促使学生做出安全行为的最佳办法。与讲述警示案例、展示行为后果或损伤事实相比,同龄人的影响更大[12]。

　　采用这种方法的是脊髓损伤模型系统之一的密歇根大学。其计划的一部分是通过视频和公共服务公告的形式使脊髓损伤患者发声。

- 点对点项目是有效的,因为倾听受伤同伴的演说后,年轻人通常出现积极的行为改变。

Shepherd大脑和脊髓课程

Shepherd 中心在 Cobb 县各学校实施项目的第三年中了解了点对点项目和学校开展项目的力量。大脑和脊髓损伤预防课程特别针对七年级科学课程,目前在全县 10 所学校授课。该课程是通过 Shepherd 中心损伤预防项目和 Cobb 县教育领导人共同努力开发的。

按照格鲁吉亚学生的通用核心标准,课程旨在向青少年传授关于大脑和脊髓损伤的知识,同时减少危险行为和降低严重损伤发生率。学生将采用基于真实患者的案例研究方法对创伤性脊髓损伤和脑损伤造成的伤病、康复和日常生活中的挑战进行探索。Shepherd 中心把青少年患者带到学校,与学生以同龄人身份交流,巩固预防信息的作用。该项目为期三周,涵盖全国范围内 5~8 年级生命科学课程的内容标准。学生完成课程单元学习后将获得一些新的理解,主要是脑和脊髓损伤的灾难性影响,认识到安全倡导在预防中的重要性。批判性思维能力也是本单元的学习目标,因为学生必须扩展解剖学知识、治疗和医学行业的知识,才能完成他们的学习过程。为了确保能理解和获得这些知识,在过去的学期中课外团队对课程进行了彻底的研究。虽然最终的数据尚未公布,但初步结果似乎是积极的、令人鼓舞的。

很明显,我们的预防教育方法必须侧重提高对危险行为相关损伤严重程度的认识及了解。我们需要长期宣传的一个信息是:损伤几乎总是能够预防的,行为的选择对于预防损伤是很重要的。利用媒体宣传运动有助于扩大受众,并应与其他预防手段共同实施。在学校实施的预防项目也通过理解、获得知识和持续性行为等实现行为改变,特别是当年轻人直接从同龄人听到安全信息时。自 2011 夏季创纪录以来,Shepherd 中心的跳水相关脊髓损伤入院率呈下降趋势,从 2011 年总计 28 例降至 2013 年的 10 例[3]。虽然这种变化可能是暂时的,但我们希望这一趋势得到持续。

- 以学校为基础的预防项目需要个人参与,并且费时、相对昂贵,但是被证明是有效的。

本章重点

- 研究表明,年轻男性发生跳水所致脊髓损伤的危险最高。
- 浅水域是问题的很大一部分;Shepherd 中心的研究表明跳水意外通常发生在游泳池(36%)或海洋(34%),其次是河流(16%)和湖泊(11%)。
- 季节是跳水所致脊髓损伤的重要危险因素;78% 的事故发生在夏季的 4 个月间。
- 面向青少年的关于脑和脊髓损伤的课程已被证明能减少危险行为和严重损伤的发生率;大多数项目依赖于当地消防部门、教师和家长的参与,实现向学校、社区组织和媒体传播预防信息。
- 通过媒体传播的公共卫生信息,无论是电视、广播还是网络,都已证明具有某些优点。传媒运动的一个范例是一个由青少年安全和脊柱安全组织制作的名为"不要跳入轮椅"的视频。
- 学生倾听受伤同伴讲述经历的效果比听教师、警察、消防人员或成年人等官方人员宣教更有效。

（祁文静　译　刘楠　校）

参考文献

1. ASIA. (n.d.). American Spinal Injury Association. Available from: www.asia-spinalinjury.org. Cited date: February 2015.

2. NSCISC: National Spinal Cord Injury Statistical Center. [cited 2014 Feb]. Spinal Cord Injuries at a Glance. Available at https://www.nscisc.uab.edu/

3. Barnes J. Preventing the preventable: how to reduce diving accident spinal cord injuries in teenagers and young adults. 2014.

4. Barss P, Djerrari H, Leduc B, Lepage Y, Dionne C. Risk factors and prevention for spinal cord injury from diving in swimming pools and natural sites in Quebec, Canada: a 44-year study. *Accid Anal Prev* 2008;40(2):787-97. Available at http://www.ncbi.nlm.nih.gov/pubmed/18329434 \o "Accident;" analysis and prevention.

5. Greenhalgh T (2010). How to Read a Paper: The Basics of Evidence-Based Medicine (4th edition.). NJ: John Wiley & Sons. p. 1.

6. Petrosino A, Turpin-Petrosino C, Hollis-Peel ME, Lavenberg JG. "Scared straight" and other juvenile awareness programs for preventing juvenile delinquency. Cochrane Library 2013. Available at http://www.cochrane.org/CD002796/BEHAV_scared-straight-and-other-juvenile-awareness-programs-for-preventing-juvenile-delinquency

7. Bhide VM, Edmonds VE, Tator CH. Prevention of spinal cord injuries caused by diving: evaluation of the distribution and usage of a diving safety video in high schools. *Inj Prev* 2000;6(2):154-156.

8. Project Wipeout. (n.d.). Available from: Hoag.org: www.hoag.org/Why-HOAG/Pages/Project-Wipeout/Project-Wipeout. March 2015.

9. Wakefield M, Loken B, Hornik R. Use of mass media campaigns to change health behavior. *Lancet* 2010;376(9748):1261-71. Available at http://www.ncbi.nlm.nih.gov/pubmed/20933263 \o "Lancet."

10. Shingu H, Ohama M, Ikata T, Katoh S, Akatsu T. A nationwide epidemiological survey of spinal cord injuries in Japan from January 1990 to December 1992. *Paraplegia* 1995;33:183-188.

11. Gerhardstein D. ThinkFirst for teens injury prevention program: evidence-based practice—are we making a difference? *SCI Nurs* 2007;24:3.

12. Poduri K. Assessing and evaluating existing programs and their successes in prevention of SCI across the country. Las Vegas (NV): Academy of the Spinal Cord Injury Professionals; 2013.

第77章　运动相关脊髓损伤的预防

Andrei Krassioukov , Janice J Eng , Christie WL Chan , Charles Tator

学习目标

本章学习完成后,你将能够:

- 简述各种运动相关脊髓损伤占所有运动相关脊髓损伤以及创伤性脊髓损伤的比例;
- 明确各种运动相关脊髓损伤的发生率;
- 阐述各国的运动相关脊髓损伤发生率;
- 区分各种运动相关脊髓损伤的特点(如损伤平面);
- 总结目前的干预方案和即将实施的新方法。

引言

脊髓损伤具有严重的终身危害,给伤者及其家庭和社会带来沉重的经济负担。加拿大的一项研究表明,创伤性脊髓损伤患者的人均终身经济负担为150万~300万美元,1 389名幸存的创伤性脊髓损伤患者首次住院的年经济负担估计为26.7亿美元[1]。此外,继发的相关并发症严重降低了脊髓损伤患者的生活质量,并给卫生医疗系统造成巨大负担[2]。了解脊髓损伤的原因可能有助于在第一时间预防这种灾难性损伤的发生。

脊髓损伤可以是由于参与体育运动而导致的少见结果。通过放弃参与运动而预防脊髓损伤并不是好办法,因为运动不仅对身体健康很重要,而且是许多人生活中的重要组成部分[3]。通过运动俱乐部和协会组织与他人建立联系,可促进社会互动、增强人们的归属感并提供情感支持[4]。调查显示,2003 年参加了一个以上社会活动组织的加拿大人中,大部分参与的是运动和娱乐组织(28%)[4]。根据世界卫生组织,体育活动和运动有助于改善饮食和消化功能,并减少烟草、酒精和毒品的使用[5]。

考虑到运动相关脊髓损伤带来的对个人情感和躯体的严重损害以及社会财政负担,对流行病学的深入了解很重要。理解运动相关脊髓损伤的模式和发生率将有助于制定干预措施,从而减少运动相关脊髓损伤的发病率。

记忆要点

- 脊髓损伤具有严重的终身危害,给伤者及其家庭和社会带来沉重的经济负担。
- 理解脊髓损伤的原因可能有助于设计合适的预防计划。

运动相关脊髓损伤概述

尽管许多运动项目都与脊髓损伤有关,但导致大多数损伤的只有少数运动项目。

跳水

跳水相关脊髓损伤最常导致颈脊髓损伤,因为通常是由于头部撞到游泳池、河流或湖泊的地面而受伤。这些损伤常见于夏季,且常常发生于比脊髓损伤平均年龄更小的人群。危险因素包括饮酒、户外游泳、在深度不明的地方跳水、不知道如何正确跳水,以及被推入水中[6]。

滑雪

最常见的滑雪相关脊髓损伤是颈脊髓损伤,一项研究表明这些脊髓损伤中59% 由跌倒所致、20% 由跳跃所致。滑雪相关脊髓损伤常发生于比脊髓损伤平均年龄更小的人群中。危险因素包括行为轻率、不戴头盔、不遵守滑行界限规则、超出个人运动能力和技能水平的滑行[7]。

橄榄球

众所周知,争球是导致大多数橄榄球相关脊髓损伤的原因[8-12]。争球是橄榄球运动中的重要部分,在比赛中断后(例如小犯规后)用于重新开始比赛。当双方球队各自八名球员(统称"前锋")发生身体接触并争夺控球权时,就发生了争球[13]。此时使运动员发生的过屈伤是造成颈椎损伤的主要致伤外力,而颈椎损伤是造成瘫痪和死亡等最严重后果的脊髓损伤类型[8]。橄榄球相关脊髓损伤的另一个主要原因是争球失败。造成脊髓损伤的最常见位置是前排争球运动员——这是由于争球失败时前排球员已经倒下,后面的运动员继续向前推,使前排球员发生颈椎过屈伤[8]。

马术

与其他运动相比,马术相关脊髓损伤中女性比例较高,通常导致不完全性四肢瘫,其次是完全性截瘫。损伤机制之一是运动员摔下时臀部着地,导致腰骶椎轴向负荷及爆裂骨折[14]。

冰球

冰球相关脊髓损伤通常是颈椎损伤,最常见的原因是背后冲撞。其他因素包括进攻、冒险心态、自我感觉不可战胜、加速冲撞和球员的体型。损伤机制之一是当撞击另一物体如场地防护板、其他球员或冰面时,头部受到轴向作用力[15]。

美式足球

美式足球最常见的损伤水平是颈椎损伤,其损伤机制是拦截动作。拦截是一种用头盔攻击对手的惩罚技术。在拦截过程中,颈部向下弯曲。当受到轴向作用力时,如果椎旁肌肉不能分散外力,则脊柱弯曲可能导致骨折、半脱位或小关节脱位[16]。

> **记忆要点**
> - 跳水、滑雪、冰球、马术、橄榄球和美式足球相关的脊髓损伤主要是颈部脊髓损伤。
> - 跳水相关脊髓损伤通常见于夏季,特别是年轻人。
> - 滑雪的危险因素包括行为轻率、不戴头盔等。
> - 橄榄球相关脊髓损伤的主要原因是争球和争球失败。

> - 与其他运动相比,马术相关脊髓损伤中女性比例较高,通常导致不完全性四肢瘫。
> - 冰球相关脊髓损伤最常见的原因是背后冲撞。损伤机制是当撞击另一物体如场地防护板、其他球员或冰面时,头部受到轴向作用力。
> - 美式足球损伤的机制是拦截动作。

流行病学

收集流行病学资料并阐明预防工作的改进部分对于以预防为导向的健康事业是非常重要的。不幸的是,许多国家都缺乏公开的数据。下面将介绍我们从58篇论文中整理的结果。

全球运动相关脊髓损伤的比较

来自25个国家的52个研究计算得出的关于运动相关脊髓损伤占所有创伤性脊髓损伤的比例和每个国家的平均发生率中,六个国家[土耳其(3.0%)[17]、约旦(2.6%)[18]、尼泊尔(2.0%)[19]、马来西亚(2.0%)[20]、中国(1.8%)[21-23]、尼日利亚(1.7%)[24]的运动相关脊髓损伤的发生率(≤3%)在所有创伤性脊髓损伤中占比较低。

运动相关脊髓损伤发生率最高的六个国家从高到低分别是俄罗斯(32.9%)[25]、斐济(32%)[26]、新西兰(20%)[27]、冰岛(18.8%)[28]、法国(15.8%)[29]和加拿大(13.1%)[30-36],上述国家运动相关脊髓损伤在所有创伤性脊髓损伤中占比均超过13%。这可能是因为脊髓损伤风险较高的运动(如冰球、滑雪、单板滑雪和橄榄球)在这些国家非常流行[37]。这也可能意味着有必要改善这些国家的规章、装备或安全意识以减少损伤的发生率。对造成这些国家大多数运动相关脊髓损伤的运动项目进行仔细研究,可能会找到干预措施的重点。

虽然全世界的人们都参加运动,但是只有25个国家公布了运动相关脊髓损伤比例的数据。显然,我们缺乏大多数国家的数据,这提示我们有必要建立报告系统从而精确追踪脊髓损伤的流行病学和病因学[38]。收集运动相关脊髓损伤的准确统计数字对于明确每个国家的重点工作领域是非常重要的。将运动作为脊髓损伤病因的研究中,只有少数侧重于研究运动相关脊髓损伤的流行病学。

全球发生脊髓损伤最多的运动

根据九个国家数据计算得出的 10 项运动相关脊髓损伤在全部运动相关脊髓损伤中的占比以及最小和最大百分比见图 77.1。发生脊髓损伤最多的运动包括跳水[7.7%（德国）~64.9%（中国）][27,31-33,39-50]、滑雪[1.2%（爱尔兰）~48.3%（挪威）][31,32,42-45,48-50]、橄榄球[0.7%（德国）~74%（新西兰）][27,31-33,42,43,45,48-50]、马术[1.3%（日本）~41.8%（爱尔兰）][14,31-33,39,41,44,45,47,50]。显然，各种运动相关脊髓损伤的发生率在不同国家存在差异。这可能是运动的普及程度及各国的预防标准等多种因素所致。此外，一些运动项目本身发生脊髓损伤的风险更高。

各国发生脊髓损伤最多的运动项目

18 项研究提供了关于九个国家中 11 项常见运动相关脊髓损伤占全部运动相关脊髓损伤比例的数据（图 77.2）。其中五个国家（美国、日本、丹麦、中国、加拿大）的跳水 / 水上运动相关脊髓损伤在其他所有运动相关脊髓损伤中占比最高，一般为 22.4%（日本）[42-44]~45.4%（美国）[40,41,46,47]，而中国高达 64.9%[48]。滑雪相关脊髓损伤占比最高的国家是挪威（48.3%）[49]和德国（10.9%）[45]。马术和橄榄球相关脊髓损伤占比最高的国家分别是爱尔兰（41.8%）[50]和新西兰（74%）[27]。

即使是同一项运动的脊髓损伤发生率在各国也有明显差异。例如：日本和美国的跳水相关脊髓损伤比例相差 23%。文化差异可能会影响结果。Shingu 等[42]报道日本所有运动相关脊髓损伤中 3.4% 在酒后发生，而美国全部运动相关脊髓损伤中 30% 是在酒后发生。造成跳水相关脊髓损伤发生率居高不下的另一个原因可能是美国存在许多无人看管的偏远的游泳场所以及私人游泳池。缺乏监管可能会促发高风险行为，与医院的距离可能阻碍了受伤后初期所需的医疗急救[51]。了解一项运动导致脊髓损伤风险增加的原因也许能够指出改进预防的方向。

全部运动相关脊髓损伤的特点

1973—2013 年的数据表明，运动相关脊髓损伤患者出院时最常见的神经系统结局是不完全性四肢瘫（46.9%），其次是完全性四肢瘫（37.4%）、不完全性截瘫（5.9%）和完全性截瘫（5.7%）[52]。不到 1% 的人出院时神经功能完全恢复[1]。在过去的 15 年间，运动相关脊髓损伤中不完全性四肢瘫患者的比例增加，而完全性截瘫和完全性四肢瘫的比例轻度下降[52]。

各项运动相关脊髓损伤的特点

六项运动（马术、冰球、滑雪、单板滑雪、跳水和美式足球）相关损伤的神经平面数据见图 77.3。其中四项运动（跳水、滑雪、美式足球和马术）最常导致脊髓损伤（图 77.1）。颈椎损伤通常由四项运动相关

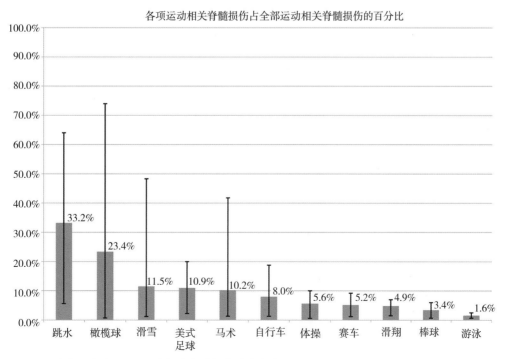

图 77.1　九个国家中 11 项运动相关脊髓损伤的发生率

各国各项运动相关脊髓损伤占全部运动相关脊髓损伤的比例

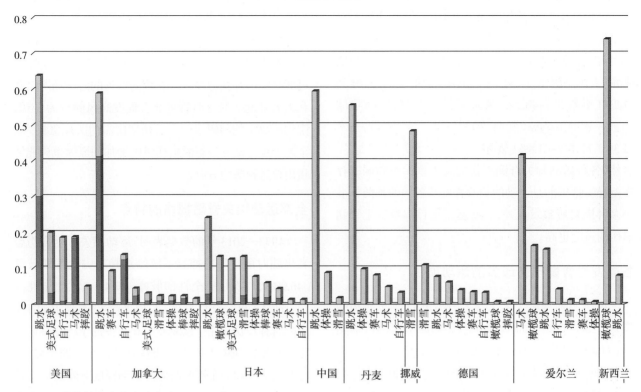

图 77.2 脊髓损伤发生率最高的 11 项运动

各项运动的损伤分类

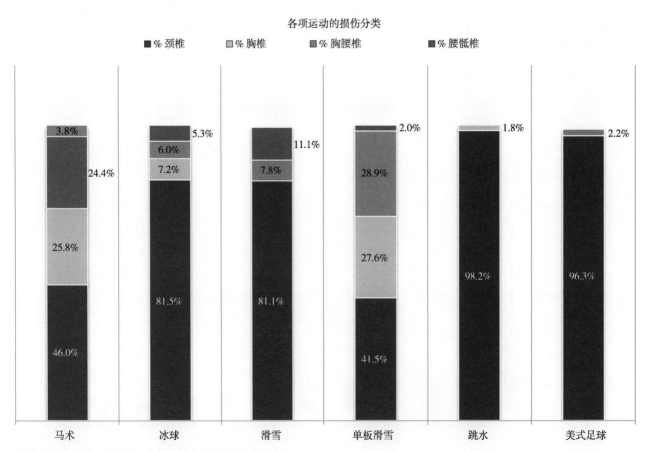

图 77.3 各项常见运动相关脊髓损伤的神经平面

脊髓损伤导致：冰球（81.5% 为颈脊髓损伤）[53,54]、滑雪（81.1%）[44,55]、跳水（98.2%）[30,44,51]和美式足球（96.3%）[44,56]。马术导致颈椎损伤是很常见的（分别为 46% 和 41.5%）。然而，马术的胸部损伤风险（25.8%）和腰骶部损伤风险（24.4%）相当[14,57]，单板滑雪的胸部损伤（27.6%）和胸腰椎损伤风险（28.9%）相近[55,58,59]。一些研究介绍了各种运动相关脊髓损伤最常见的神经平面。C_4 损伤最常见于跳水[29,60]，$C_4 \sim C_5$[61]和 $C_5 \sim C_6$[62-64]损伤最常见于橄榄球。

运动相关脊髓损伤的影响

由于运动和锻炼能够改善个人健康的相关证据增多，参与体育活动的人数正在增加。在运动损伤中，脊髓损伤是最具灾难性的伤病之一。除了瘫痪外，脊髓损伤还伴随一些继发性并发症，严重降低了脊髓损伤患者的生活质量和健康状况。其中包括肠道和泌尿功能障碍、自主神经反射异常、直立性低血压、心血管系统疾病、呼吸系统疾病、性功能障碍等躯体并发症；以及抑郁、经济依赖等一系列社会 / 心理并发症[65-67]。

记忆要点

- 许多国家缺乏关于运动相关脊髓损伤的公开数据。
- 全球运动相关脊髓损伤发生率最高的国家是俄罗斯。
- 脊髓损伤发生率最高的运动项目是跳水。
- 运动相关脊髓损伤中最常见的损伤类型是不完全性四肢瘫（46.9%），其次是完全性四肢瘫（37.4%）、不完全性截瘫（5.9%）和完全性截瘫（5.7%）。
- 颈椎是运动相关损伤最常见的损伤区域。C_4 损伤最常见于跳水，$C_4 \sim C_5$ 和 $C_5 \sim C_6$ 损伤最常见于橄榄球。

预防方案

鉴于脊髓损伤的严重危害，运动相关脊髓损伤预防方案的制订和评估非常重要。

到目前为止，运动相关脊髓损伤的预防主要集中于三个因素，即教育、装备和修订规则[6,68-70]。

- 针对不同运动损伤的机制和危险因素的教育对于预防运动相关脊髓损伤很重要，因为它提供了采用新装备和修订规则的原理，并教授了关于安全行为的知识。有一个例子是在新西兰实施的橄榄球智能计划，它是一个多方面的损伤预防计划，讨论了在相互接触时减少损伤风险的技术、渐进性运动训练的重要性等等。所有教练员和裁判员每年都必须完成该计划。

- 装备方面是指根据某项运动相关脊髓损伤的常见损伤程度和损伤机制来指导新防护装备的设计，从而减少损伤风险。例如在 20 世纪 70 年代，冰球运动中强制穿戴头盔[71]。如果采取并适当加强修订规则，可以通过减少导致某项运动相关脊髓损伤的行为，显著降低损伤的风险。例如，在冰球比赛中禁止背后冲撞和横杆推挡，损伤率明显下降。

目前的预防证据

现有的关于规则修订和教育活动用于减少运动相关脊髓损伤的少量研究显示已经取得了一些效果。成功降低脊髓损伤发生率的干预措施见于足球、冰球[32,72]、体操[73]和橄榄球[31,74]。这表明，基于明确损伤机制的预防措施的制定和实施将会减少跳水、蹦床、摔跤等高危运动的损伤率[75]。我们检索到了关于三项运动（橄榄球[11,12,70,74]、冰球[15,54]和美式足球）相关脊髓损伤预防的 8 篇论文[11,12,15,54,70,74-76]。

橄榄球

在法国，教育和规则修订的联合干预显著地减少了损伤率，运动员受伤率由 1996—1997 赛季的每年 2.1/10 万，降至 2005—2006 赛季每年 1.4/10 万[70]。新西兰的橄榄球智能教育计划使脊髓损伤发生率显著下降[11]。争球队列的规则修订使新西兰和南非的脊髓损伤发生率显著降低——南非的脊髓损伤发生率下降了 48%[12,74]。

冰球

禁止背后冲撞的规则修订显著减少了脊柱损伤的数量，并将脊髓损伤的百分比从 1982—1984 年的

36.5% 降至 1997—1999 年的 4.3%[15,54]。

美式足球

在高中和大学里,禁止故意用头盔撞人和用头盔顶部最先接触的规则能够减少颈椎损伤及四肢瘫的发生[75-77]。

> **记忆要点**
>
> - 目前有少数研究课题对规则修订和教育活动用于减少运动相关脊髓损伤进行了探索。
> - 在法国,教育和规则修订的联合干预显著减少了橄榄球相关脊髓损伤的发生率。
> - 禁止背后冲撞的规则修订显著减少了冰球相关脊髓损伤的数量。
> - 禁止故意用头盔撞人和用头盔顶部最先接触的规定使颈椎损伤减少。

推荐的干预措施

根据预防运动相关脊髓损伤方案的证据,我们提出了一些建议。

一般建议

- 确保运动员在运动技能和体格大小上是匹配的[6];
- 配备适当的防护装备[6];
- 确保运动场的照明和维护良好[6];
- 在参加体操和橄榄球等高风险运动之前应进行病史采集和体格检查[56,68];
- 确保运动员接受适当的训练和颈部肌肉力量练习[56,68];

- 禁止头部最先接触[75-78];
- 官方和团队负责人应备有应急方案;
- 在严重损伤后重返运动之前,应由医生全面检查,确保运动员颈部疼痛消失、颈部活动范围正常且恢复了正常的肌肉力量。

跳水

- 实施禁止饮酒等危险行为的教育计划[6,51,73];
- 户外跳水安全教育[6,51,73];
- 具备界墙可以确保游泳区域的安全[6,51,79,80];
- 明确标识水深;
- 配备救生员[6,73,79,80];
- 不使用的游泳池应封闭以保证安全;
- 向公众宣教把他人推入水中是很危险的[6]。

结语

本章回顾了当前各国和各种运动相关脊髓损伤的流行病学数据,提供了关于干预的现有证据。在一些运动项目已经实施了修订规则、改进装备和教育计划等预防举措,但我们仍然需要努力制订和实施新的预防方案。

本章重点

- 运动是导致脊髓损伤的常见原因之一。
- 努力在世界各地建立和收集流行病学数据将有助于预防工作。
- 运动相关脊髓损伤是能够预防的。
- 各种运动的预防计划已经成功减少了脊髓损伤的发生率。
- 我们需要继续努力制定和实施有效的预防方案。

（祁文静 译　刘 楠 校）

参考文献

1. Krueger H, Noonan VK, Trenamen LM, Joshi P, Rivers CS. The economic burden of traumatic spinal cord injury in Canada. *Chronic Dis Inj Can* 2013;33(3):113-22.
2. Sezer N, Akkuş S, Uğurlu FG. Chronic complications of spinal cord injury. *World J Orthop* 2015;6(1):24-33.
3. Heather G. Physically active Canadians. Health reports. Vol. 18, no. 3. Statistics Canada Catalogue no. 82-003. p. 45. 2007 Aug [cited 2010 May 10]. Available from: http://pub/82-003-x/2006008/article/phys/10307-eng.pdf
4. Statistics Canada. 2003 general social survey on social engagement, cycle 17: an overview of findings. Ottawa: Statistics Canada; 2004.

(Cat. No.89-598-XIE).
5. World Health Organization. Health and development through physical activity and sport at 1, online. Geneva: WHO; 2003. [cited March 10, 2015] Available from: <http://whqlibdoc.who.int/hq/2003/WHO_NMH_NPH_PAH_03.2.pdf>. [WHO, Physical Activity].
6. Bellon K, Kolakowsky-Hayner SA, Chen D, McDowell S, Bitterman B, Klaas SJ. Evidence-based practice in primary prevention of spinal cord injury. *Top Spinal Cord Inj Rehabil* 2013;19(1):25-30.
7. Ackery A, Hagel BE, Provvidenza C, Tator CH. An international review of head and spinal cord injuries in alpine skiing and

snowboarding. *Inj Prev* 2007;13(6):368-75.

8. Taylor TKF, Coolican MRJ. Spinal cord injuries in Australian footballers, 1960–85. *Med J Aust* 1987;147:112-8.

9. Scher AT. Rugby injuries to the cervical spine and spinal cord: a 10-year review. *Clin Sports Med* 1998;17(1):195-206.

10. Quarrie KL, Cantu RC, Chalmers DJ. Rugby Union injuries to the cervical spine and spinal cord. *Sports Med* 2002;32(10):633-53.

11. Quarrie KL, Gianotti SM, Hopkins WG, Hume PA. Effect of nationwide injury prevention programme on serious spinal injuries in New Zealand rugby union: ecological study. *BMJ* 2007;334:1150-3.

12. Gianotti S, Hume PA, Hopkins WG, Harawira J, Truman R. Interim evaluation of the effect of a new scrum law on neck and back injuries in rugby union. *Br J Sports Med* 2008;42:427-30.

13. Hendricks S, Lambert MI, Brown JC, Readhead C, Viljoen W. An evidence-driven approach to scrum law modifications in amateur rugby in South Africa. *Br J Sports Med* 2014;48:1115-9.

14. Lin CY, Wright J, Bushnik T, Shem K. Traumatic spinal cord injuries in horseback riding: a 35-year review. *Am J Sports Med* 2011;39:2441-6.

15. Tator CH, Provvidenza C, Cassidy JD. Spinal injuries in Canadian ice hockey: an update to 2005. *Clin J Sport Med* 2009;19:451-6.

16. Boden BP, Tacchetti RL, Cantu RC, Knowles SB, Mueller FO. Catastrophic cervical spine injuries in high school and college football players. *Am J Sports Med* 2006;34(8):1223-32.

17. Garcia-Reneses J, Herruzo-Cabrera R, Martinez-Moreno M. Epidemiological study of spinal cord injury in Spain 1984-1985. *Paraplegia* 1991;28:180-90.

18. Otom AS, Doughan AM, Kawar JS, Hattar EZ. Traumatic spinal cord injuries in Jordan – an epidemiological study. *Spinal Cord* 1997;35:253-5.

19. Shrestha D, Garg M, Singh GK, Singh MP, Sharma UK. Cervical spine injuries in a teaching hospital of eastern region of Nepal: a clinico-epidemiological study. *J Nepal Med Assoc* 2007;46(167):107-11.

20. Ibrahim A, Lee KY, Kanoo LL, et al. Epidemiology of spinal cord injury in hospital Kuala Lumpur. *Spine* 2013;38:419-24.

21. Li J, Liu G, Zheng Y, et al. The epidemiological survey of acute traumatic spinal cord injury of 2002 in Beijing municipality. *Spinal Cord* 2011;49:777-82.

22. Ning GZ, Yu TQ, Feng SQ, et al. Epidemiology of traumatic spinal cord injury in Tianjin, China. *Spinal Cord* 2011;49:386-90.

23. Wu Q, Li YL, Ning GZ, et al. Epidemiology of traumatic cervical spinal cord injury in Tianjin, China. *Spinal Cord* 2012;50:740-4.

24. Obalum DC, Giwa SO, Adekoya-Cole TO, Enweluzo GO. Profile of spinal injuries in Lagos, Nigeria. *Spinal Cord* 2009;47:134-7.

25. Silberstein B, Rabinovich S. Epidemiology of spinal cord injuries in Novosibirsk, Russia. *Paraplegia* 1995;33:322-5.

26. Maharaj JC. Epidemiology of spinal cord paralysis in Fiji: 1985-1994. *Spinal Cord* 1996;34:549-59.

27. Dixon GS, Danesh JN, Caradoc-Davies TH. Epidemiology of spinal cord injury in New Zealand. *Neuroepidemiology* 1993;12:88-95.

28. Knutsdottir S, Thorisdottir H, Sigvaldason K, Jonsson H, Jr, Bjornsson A, Ingvarsson P. Epidemiology of traumatic spinal cord injuries in Iceland from 1975 to 2009. *Spinal Cord* 2012;50:123-6.

29. Ravaud JF, Delcey M, Desert JF, TETRAFIGAP Group. The TETRAFIGAP survey on the long-term outcome of tetraplegic spinal cord injured persons, part II: demographic characteristics and initial cause of injury. *Spinal Cord* 2000;38:164-72.

30. Tator CH, Edmonds VE, New ML. Diving: a frequent and potentially preventable cause of spinal cord injury. *Can Med Assoc J* 1981;124:1323-4.

31. Tator CH, Edmonds VE. Sports and recreation are a rising cause of spinal cord injury. *Phys Sports Med* 1986;14(5):157-67.

32. Tator CH, Duncan EG, Edmonds VE, Lapczak LI, Andrews DF.

33. Dryden DM, Saunders LL, Rowe RH, et al. The epidemiology of traumatic spinal cord injury in Alberta, Canada. *Can J Neurol Sci* 2003;30:113-21.

34. Pickett GE, Campos-Benitez M, Keller JL, Duggal N. Epidemiology of traumatic spinal cord injury in Canada. *Spine* 2006;31(7):799-805.

35. Lenehan B, Street J, Kwon BK, et al. The epidemiology of traumatic spinal cord injury in British Columbia, Canada. *Spine* 2012;37:321-9.

36. McCammon JR, Ethans K. Spinal cord injury in Manitoba: a provincial epidemiological study. *J Spinal Cord Med* 2011;34(1):6-10.

37. Patel SA, Vaccaro AR, Rihn JA. Epidemiology of spinal injuries in sports. *Oper Tech Sports Med* 2013;21:146-51.

38. Ackery A, Tator C, Krassioukov A. A global perspective on spinal cord injury epidemiology. *J Neurotrauma* 2004;21(10):1355-70.

39. Biering-Sorensen F, Pedersen V, Clausen S. Epidemiology of spinal cord lesions in Denmark. *Paraplegia* 1990;28:105-18.

40. Goebert DA, Ng MY, Varney JM, Sheetz DA. Traumatic spinal cord injury in Hawaii. *Hawaii Med J* 1991;50(2):44-50.

41. Price C, Makintubee S, Herndon W, Istre GR. Epidemiology of traumatic spinal cord injury and acute hospitalization and rehabilitation charges for spinal cord injuries in Oklahoma, 1988-1990. *Am J Epidemiol* 1994;139:37-47.

42. Shingu H, Ikata T, Katoh S, Akatsu T. Spinal cord injuries in Japan: a nationwide epidemiological survey in 1990. *Paraplegia* 1994;32:3-8.

43. Shingu H, Ohama M, Ikata T, Katoh S, Akatsu T. A nationwide epidemiological survey of spinal cord injuries in Japan from January 1990 to December 1992. *Paraplegia* 1995;33:183-8.

44. Katoh S, Shingu H, Ikata T, Iwatsubo E. Sports-related spinal cord injury in Japan (from the nationwide spinal cord injury registry between 1990 and 1992). *Spinal Cord* 1996;34:416-21.

45. Schmitt H, Gerner HJ. Paralysis from sport and diving accidents. *Clin J Sports Med* 2001;11:17-22.

46. Calancie B, Molano MR, Broton JG. Epidemiology and demography of acute spinal cord injury in a large urban setting. *J Spinal Cord Med* 2005;28:92-6.

47. Demas S, Injury Prevention Service. Sports-related spinal cord injuries, Oklahoma, 1998-2003. *Inj Update* 2006. [cited March 10, 2015] Available from: http://www.ok.gov/health2/documents/Sports_SCI_2006.pdf.

48. Ye T, Sun T, Li J, Zhang F. Pattern of sports- and recreation-related spinal cord injuries in Beijing. *Spinal Cord* 2009;47:857-60.

49. Hagen EM, Eide GE, Rekand T, Gilhus NE, Gronning M. A 50-year follow-up of the incidence of traumatic spinal cord injuries in Western Norway. *Spinal Cord* 2010;48:313-8.

50. Boran S, Lenehan B, Street J, McCormack D, Poynton A. A 10-year review of sports-related spinal injuries. *Ir J Med Sci* 2011;180:859-63.

51. DeVivo MJ, Sekar P. Prevention of spinal cord injuries that occur in swimming pools. *Spinal Cord* 1997;35:509-15.

52. NSCISC National Spinal Cord Injury Statistical Centre. Complete public version of the 2013 annual statistical report for the Spinal Cord Injury Model Systems. Alabama: University of Alabama at Birmingham; 2013. [cited March 10, 2015]. Available from: https://www.nscisc.uab.edu/PublicDocuments/reports/pdf/2013%20NSCISC%20Annual%20Statistical%20Report%20Complete%20Public%20Version.pdf.

53. Tator CH, Edmonds VE, Lapczak L, Tator IB. Spinal injuries in ice hockey players, 1966-1987. *Can J Surg* 1991;34(1):63-9.

54. Tator CH, Provvidenza CF, Lapczak L, Carson J, Raymond D. Spinal injuries in Canadian ice hockey: documentation of injuries

sustained from 1943-1999. *Can J Neural Sci* 2004;31:461-6

55. Yamakawa H, Murase S, Sakai H, et al. Spinal injuries in snowboarders: risk of jumping as an integral part of snowboarding. *J Trauma* 2001;50:1101-5.

56. Cantu RC, Mueller FO. Catastrophic spine injuries in American football, 1977-2001. *Neurosurgery* 2003;53:358-63.

57. Roe JP, Taylor TKF, Edmunds IA, et al. Spinal and spinal cord injuries in horse riding: the New South Wales experience 1976-1996. *ANZ J Surg* 2003;73:331-4.

58. Koo DW, Fish WW. Spinal cord injury and snowboarding – the British Columbia experience. *J Spinal Cord Med* 1999;22(4):246-51.

59. Wakahara K, Matsumoto K, Sumi H, Sumi Y, Shimizu K. Traumatic spinal cord injuries from snowboarding. *Am J Sports Med* 2006;34(10):1670-4.

60. Fassett DR, Harrop JS, Maltenfort M, et al. Mortality rates in geriatric patients with spinal cord injuries. *J Neurosurg Spine* 2007;7(3):277-81.

61. Hermanus FJ, Draper CE, Noakes TD. Spinal cord injuries in South African rugby union (1980-2007). *S Afr Med J* 2010;100:230-4.

62. Kew T, Noakes TD, Kettles AN, et al. A retrospective study of spinal cord injuries in Cape Province rugby players, 1963-1989. *S Afr Med J* 1991;80:127-33.

63. Rotem TR, Lawson JS, Wilson SF, Engel S, Rutkowski SB, Aisbett CW. Severe cervical spinal cord injuries related to rugby union and league football in New South Wales, 1984-1996. *Med J Aust* 1998;168(8):379-81.

64. Spinecare Foundation. The Australian Spinal Cord Injury Units. Spinal cord injuries in Australian footballers. *ANZ J Surg* 2003;73:493-9.

65. Charlifue SW, Weitzenkamp DA, Whiteneck GG. Longitudinal outcomes in spinal cord injury: aging, secondary conditions and wellbeing. *Arch Phys Med Rehabil* 1999;80 (11):1429-34.

66. Haisma JA, Van der Woude LH, Stam HJ, et al. Complications following spinal cord injury: occurrence and risk factors in a longitudinal study during and after inpatient rehabilitation. *J Rehab Med* 2007;39(5):393-8.

67. Hitzig SL, Tonack M, Campbell KA, et al. Secondary health complications in an aging Canadian spinal cord injury sample. *Am J Phys Med Rehabil* 2008;87(7):545-55.

68. Kim DH, Vaccaro AR, Berta SC. Acute sports-related spinal cord injury: contemporary management principles. *Clin Sports Med* 2003;22:501-12.

69. Gianotti SM, Quarrie KL, Hume PA. Evaluation of RugbySmart: a rugby union community injury prevention programme. *J Sci Med Sport* 2009;12(3):371-5.

70. Bohu Y, Julia M, Bagate C, et al. Declining incidence of catastrophic cervical spine injuries in French rugby. *Am J Sports Med* 2009;37(2):319-23.

71. Tator CH, Edmonds VE. National survey of spinal injuries in hockey players. *Can Med Assoc J* 1984;130:875-80.

72. Tator CH, Carson JD, Edmonds VE. Spinal injuries in ice hockey. *Clin Sports Med* 1998;17:183-94.

73. Davis PM, McKelvey MK. Medicolegal aspects of athletic cervical spine injury. *Clin Sports Med* 1998;17(1):147-54.

74. Noakes TD, Jakoet I, Baalbergen E. An apparent reduction in the incidence and severity of spinal cord injuries in schoolboy rugby players in the Western Cape since 1990. *S Afr Med J* 1999;89(5):542-5.

75. Torg JS, Vegso JJ, O'Neill MJ, Sennett B. The epidemiologic, pathologic, biomechanical, and cinematographic analysis of football-induced cervical spine trauma. *Am J Sports Med* 1990;18(1):50-7.

76. Torg JS, Vegso JJ, Sennett B, Das M. The national football head and neck injury registry - 14-year report on cervical quadriplegia, 1971 through 1984. *JAMA* 1985;254:3439-43.

77. Chao S, Pacella MJ, Torg JS. The pathomechanics, pathophysiology and prevention of cervical spinal cord and brachial plexus injuries in athletics. *Sports Med* 2010;40(1):59-75.

78. Biasca N, Wirth S, Tegner Y. The avoidability of head and neck injuries in ice hockey: a historical review. *Br J Sports Med* 2002;36:410-27.

79. Jackson AB, Dijkers M, DeVivo MJ, Poczatek RB. A demographic profile of new traumatic spinal cord injuries: change and stability over 30 years. *Arch Phys Med Rehabil* 2004;85(11):1740-8.

80. American Association of Neurological Surgeons. Spinal cord injury prevention tips. 2008. [cited 2012 July 17]. Available from: http://www.aans.org/Patient%20Information/~/media/ Files/Patient %20Information/Patient%20Safety%20 Tips/spinal_cord_injury_ prevention.ashx

第78章 高处坠落物所致脊髓损伤的预防

Kamil Yazicioglu

学习目标

本章学习完成后,你将能够:

- 识别坠落物造成损伤的机制;
- 对高处坠落物所致脊髓损伤事件做出解释;
- 描述高处坠落物所致脊髓损伤的流行病学特征;
- 根据工作和安全条例制定预防措施;
- 对各种危险进行分层级防控;
- 根据职业安全健康协会的经验总结预防措施;
- 总结交通事故的分类。

引言

尽管当前科学和技术迅速发展,完全性脊髓损伤仍然是不可治愈的损伤。没有任何循证医学或外科治疗可以治愈或者将完全性脊髓损伤转变为不完全性损伤。预防不仅可以大大降低受伤概率,还可以减轻受伤的严重程度。造成脊髓损伤的创伤性原因主要是道路交通事故、暴力(枪击)、水中事故(主要是跳水)、运动损伤和跌倒[1]。

大多数文献对于坠落的分类方式为从同一水平或高处跌落。在现实中,因坠落物砸伤或试图接住坠落物而造成相关损伤的事件更为常见。最初的滑倒、绊倒或失足后,身体在恢复平衡的过程中快速移动,产生内部应力,导致肌肉骨骼损伤[2]。但这不在本章主要讨论的范围内。

流行病学

不幸的是,关于高处坠落物导致脊髓损伤的文章很少。Agarwal 等报道,207 例脊髓损伤患者中有 15 人(7.2%)是由于重物坠落所致[3]。Tugcu 等报道,7 年间土耳其武装部队康复中心收治的 905 名脊髓损伤患者中有 27 例(3%)是由此所致。在高处坠落物所致脊髓损伤中,胸髓水平损伤更为常见[4]。在新兴国家,高处坠落物导致脊髓损伤多见于人工卸货时或老旧及在建的建筑、墙体、矿井坍塌等情况。根据 Agarwal 等报道这一比例可占 7.20%[3], Chhabra 等报道为 2.37%[5], Singh 等报道为 3.50%[6], Dave 等报道为 8.20%[7], Chacko 等报道为 18.40%[8]。

土耳其武装部队康复中心的另一项研究也报告了 100 例脊髓损伤中有 3 例为高处坠落物所致脊髓损伤(3%)[9]。1984 年, Bars 提出在巴布亚新几内亚,因创伤就诊的患者中 2.5% 是由于椰子从树上掉落砸伤[10]。不同国家之间,导致脊髓损伤的高处坠物原因可能有很大差异。例如:在孟加拉国,头顶重物坠落是脊髓损伤的一个常见原因。Hoque 等人曾报道了 84 例因头顶重物坠落所致的颈脊髓损伤[11]。很明显,头顶重物坠落造成脊髓损伤的受伤节段最可能为颈椎。如果损伤是由于物体从高处坠落,那么可能是大脑和颈髓或胸髓的联合损伤。遗憾的是,Tugcu 等人没有提到关于大脑和脊髓联合损伤的患病率。要明确导致坠落的原因和识别危险,就必须进行风险评估和研究控制策略,必须了解重力势能的物理学原理。在文献中,将坠落视作创伤风险还是一个新概念。1982 年第一次举行了关于滑倒、绊倒和坠落事故的国际会议。许多主题讨论涉及了地面防滑性、足部穿着和一些非常简单的预防措施,但都没有涉及坠物原因和重力势能的领域[2]。在评估每一次坠落物带来的风险时,我们应该考虑到工作人员与危险区域的距离。这些危险区域可能是在高处摆放货物的工作区域(例如货运装卸码头),或者工作人员头顶堆放了有坠落风险重物的区域。

在全球范围内,高空坠物造成的死亡和损伤仅次于道路交通事故[12]。澳大利亚安全工作署2005—2006年度报告称1年内有超过20例死亡、超过4 000人索赔。坠落物体造成创伤中,75%由下落的材料、物品、手动工具和电器等造成,而环境因素仅占3.6%。

记忆要点

- 不同国家之间,导致脊髓损伤的高处坠物原因可能有很大差异。
- 可能造成大脑和颈髓或胸髓的联合损伤。

预防坠落的安全条例

工作环境和设施的管理是防止物体从高处坠落导致损伤的重要途径之一(知识框78.1)。

知识框78.1　工作环境和设施的管理

- 入口、出口和所有楼梯不论在干燥还是潮湿条件下都应该保持防滑。
- 过道和走廊宽度应该至少600毫米,且不得摆放家具或其他障碍物。
- 单侧开放的楼梯应该配备高度至少为900毫米的护栏
- 工人应该远离叉车(保持适当的禁区)、工具及设备

2011年澳大利亚《工作健康与安全条例》强制规定提供安全的屏障,制定安全升降重物的方法,以及设置适当的隔离区。

对全部危险的分级管控可以概括于知识框78.2。

遗憾的是,在许多国家,安全帽被当作唯一的个人防护装备(personal protective equipment,PPE)。然而,它们只能对坠物危险提供有限的保护。职业防护头盔应当通过减震试验[13]。

知识框78.2　对全部危险的分级管控

- 消除风险
- 用较安全的方式替换风险
- 隔离人和危险因素
- 通过工程设计降低风险
- 制定行政条例,尽量减轻损伤等级
- 使用个人防护装备

2011年美国劳工统计报告显示共有4 188名私营企业工人死亡。其中在建筑行业的738例死亡案例中,有259例(35%)死于高处坠落物。其他的致死原因有触电69例(9%),被物体击中73例(10%),被夹住18例(2%)[14]。

美国劳工部职业安全卫生管理局坠落防护安全条例规定如下:

- 每名员工在行走或工作区域都应受到保护,以免物体从天花板的孔洞中掉落(包括天窗)。
- 对高处坠落物的防护。当雇员暴露于坠落物风险时,雇主应保证每位雇员佩戴坚硬的安全帽,并采取下列措施之一:
  - 竖立周围挡板、屏风或护栏系统以防止物体从高处坠落;
  - 设置一个雨篷状的覆盖物,使潜在坠落物离区域边缘较高较远,以免这些物体不慎移动掉落;
  - 在有高空坠物风险的区域附近设置路障,禁止员工进入封锁区,同时保障潜在坠落物离区域边缘较高较远,以免这些物体不慎移动导致掉落。

美国劳工部职业安全卫生管理局的《建筑业坠落防护、安全与卫生条例》(文号:1926)规定如下:

- 进行墙板、墙柱、横梁、地板以及屋顶结构等相关操作(如预制混凝土构件的灌浆)时,若作业高度大于等于6英尺(1.8米),则设置护栏系统、安全防护网或个人坠落保护系统作为防护[15]。

车辆事故通常被认为是道路和交通意外,但其实它们几乎全部是撞击事件。车辆事故分类见知识框78.3。

提供大多数交通事故报告的保险公司参与处理事故现场,如装卸载、挂摘钩或维修。所以即使在交通事故中,也可能发生高处坠落物导致的创伤[16]。

- 道路职业交通事故
  - 不安全驾驶
  - 超载及其他货物问题
  - 车辆本身问题
  - 失控
- 货物和车辆操作事故（运行中的职业运输事故）
  - 挂摘钩、不安全停车
  - 装卸载车辆
  - 车辆维护
- 职业运输事故与心理因素
  - 压力和工作负荷
  - 疲劳
  - 酒精和药物滥用
  - 患病
  - 暴力

欧洲工作安全与健康管理局 2007 年报告指出，交通事故的主要类型之一是人们被从车辆上掉下来的物体砸到，或者车辆侧翻[17]。

如果不采取预防措施，物体有可能坠落砸伤工作场所或周围区域的人员。周围区域可包括公共人行道、道路、广场及居民院落，或工作场所旁的其他建筑物。

预防方案措施

坠落物的预防不仅是必须考虑的问题，而且只要合理可行，都应在考虑阻止高空坠物的其他选择后再施工。以下预防措施的讨论有助于保护人们避免遭受坠落物损伤。

- 车辆卸货：为了避免与行人、车辆或固定结构发生碰撞，卡车必须有一个方便且畅通无阻的装卸货进出通道。
  - 足够的空间；
  - 卸载货物时没有障碍物；
  - 避免长距离倒车（除非在指挥员或助手的辅助下）；
  - 恰当的引导标志（例如：单行道和"途经叉车"警示牌）；
  - 操作者应当看到并监督整个装卸货过程；
  - 操作者应当根据工地规章制度要求穿戴个人防

护装备[18]。

- 矿难：在采矿过程中发生的事故。每年有数千名矿工死于矿难。为了预防矿工发生事故及损害健康以及减少在露天矿区工作所致的伤病，每个工人在工作期间应履行如下责任：
  - 为自己的健康和安全负责，同时对可能因自己的行为或疏忽而受影响的其他人负责；
  - 遵守保障自己和他人安全健康的规章条例；
  - 按照下达的指令使用安全装置和防护设备；
  - 当机立断，及时向直属领导报告其个人认为可能存在危险然而不能确定的任何情况；
  - 报告在工作中发生或与工作相关的任何意外或创伤；
  - 配合其雇主，以及服从其他根据法定条款对其承担责任或要求的人员，在某种程度上，必须使其责任或要求得以履行和遵守[19]。

- 墙体或屋顶塌陷：包括建筑物在内的结构坍塌，可能导致员工和公众的死亡或严重受伤。建筑结构应该能够抵抗极端天气，包括强风、地表水和径流。它们应该能够承受外力，并有坚实的基础。
  - 应该监控建筑结构以保障充分的稳定性；
  - 如果建筑结构出现不稳定或有不稳定的可能，应该在建筑周围设立一个大小合适的禁区，直到整改工作结束；
  - 如果工作区域结构不完整或者在上面从事工作可能影响其稳定性，则应考虑建立临时支撑系统；
  - 临时支撑系统或其他加固结构应由具有相关工作经验和能力的人员进行设计，如专业工程师；
  - 为确保工作不会危害稳定性，在对结构进行任何增加或调整，以及在结构附近进行挖掘工作之前，应先与专业人员进行协商[20]。

- 固定货物：为了防止存放的物体从高处不慎坠落，应该设置一个可靠的防坠落障碍物。其他的预防措施还有：
  - 当在高处存放物品时，在堆叠物品时应使其不易滑动、跌落或倒塌；
  - 当在高处存放物品时，使用防护网或者防滑条保持物品在原地不能轻易移动坠落；
  - 在存放货物时，遵守货架的安全负载限制；
  - 确保货架系统、障碍物和其他配件的妥善保养和

维护;

– 在每次使用前检查货物托盘,在确保其状态良好的情况下进行装载,以确保其稳定工作——捆扎、紧密堆放和拉伸缠绕有助于解决该问题[21]。

- 移动货物:在搬运重物时,应使用安全的升降装置、材料和附件。其他控制措施包括:

– 适当检查、维护叉车等搬运设备处于正常工作状态,并由合格和 / 或专业人员按规定操作;

– 遵循安全工作负荷的限制,考虑所有相关因素,例如场地情况的稳定性、使用外部支架或稳定装置、转换速度和风力条件(如果适用);

– 在升降货物时,确保负载平衡且有保障;

– 在升降货物时,封闭工作区域;

– 设立带有“隔离”或“禁止进入”标志的路障区域,由训练有素的工人限制他人进入[21]。

- 高空作业:在高处工作时,遵循下列有关规定有助于避免高处坠落物造成伤害:

– 将大型设备放置在地面上;

– 良好的保洁,例如:保持工作区域整洁,并确保各种材料、杂物、工具和暂不使用的设备不挡道路;

– 如果在脚手架或平台上摆放物品,应确保平台边缘有屏障物,如挡板或突起的填充物并构成一个护栏系统;

– 设置栓桩或其他保障装置和材料,以防止高处的物品掉落砸伤下面的人;

– 保持工具或其他材料远离栏杆或基石边缘;

– 将杂物放到工作区域下层空间时,使用斜坡道;

– 拆除工作的主承包商必须提供足够的保护,以确保货物不会掉落砸伤建筑工人或相邻区域如附近的公共人行道、道路、院落住宅或其他建筑内的其他人[21]。

- 可选择的控制措施——坠落制动:在考虑拦截或捕捉坠落物的控制措施时,要识别出可能坠落的物体类型、坠落的倾斜度和距离,确保所有防护设备和结构足够坚固,足以承受坠落物体所带来的冲击力。相应控制措施举例如下:

– 为人行道铺设顶棚;

– 架设一个带垂直挡板或外周有拦网的拦截平台;

– 在移动车间的顶部安装防护设备[21]。

记忆要点

- 工作环境和设施的管理是防止物体从高处坠落导致损伤的重要途径之一。
- 美国劳工部职业安全卫生管理局、欧洲工作安全与健康管理局均出台了充分的防护文件。
- 工作和安全条例提供了非常有效的预防措施。

结语

尽管高空坠物导致的脊髓损伤发生率很低,但在日常生活中必须遵循工作指南和安全条例,以防止此类可导致终生影响的创伤事故。针对儿童和游乐场的社区防范方案也有助于预防脊髓损伤的发生[22]。

在使用与安全问题有关的工具和材料前应按照说明进行培训。如果没有遵循适当的安全指示,梯子和脚手架也可能导致危险。一级预防工作可以带来显著的成本效益,因此应鼓励大众努力改变行为和采取安全措施[23]。

防止高处坠落应采取的控制措施包括平台边缘防护、保险绳索和安全带、安全通道、出入口(如脚手架)和安全系统。还应该考虑备用的存储空间。教育、立法和环境改造是预防工作的核心部分。

本章重点

- 在文献中,将高处坠物视作创伤的危险因素是一个新概念。
- 在全球范围内,高处坠物造成的死亡和损伤仅次于道路交通事故。
- 高处坠物的原因在国家间存在差异。
- 地板在干燥和潮湿状态下应具有防滑性。
- 人行通道宽度应至少 600 毫米。
- 楼梯应该配备高度至少 900 毫米的护栏。
- 应遵守危险情况的分级管控。
- 遗憾的是,在许多国家安全帽被当作唯一的个人防护装备。
- 当有高处坠物时,安全帽只能提供有限的保护。
- 职业防护头盔应该通过减震测试。
- 教育、立法和环境改造是预防工作的核心部分。

（祁文静 译 刘 楠 校）

参考文献

1. Yuying C, Ying T, Lawrence CV. Causes of spinal cord injury. *Top Spinal Cord Injury Rehabil* 2013;19(1):1-8.

2. HaSPA (Health and Safety Professionals Alliance). The core body of knowledge for generalist OHS professionals. Tullamarine, VIC: Safety Institute of Australia, 2012.

3. Agarwal P, Upadhyay P, Raja K. A demographic profile of traumatic and non-traumatic spinal injury cases: a hospital-based study from India. *Spinal Cord* 2007; 45:597–602.

4. Tuğcu I, Tok F, Yılmaz B, et al, Epidemiologic data of the patients with spinal cord injury: seven years' experience of a single center. *Ulus Travma Acil Cerrahi Derg* 2011;17(6):533-8.

5. Chhabra HS, Arora M. Demographic profile of traumatic spinal cord injuries admitted at Indian Spinal Injuries Centre with special emphasis on mode of injury: a retrospective study. *Spinal Cord* 2012;50:745-54.

6. Singh R, Sharma SC, Mittal R, Sharma A. Traumatic spinal cord injuries in Haryana: an epidemiological study. *Indian J Community Med* 2003; XXVIII:84-6.

7. Dave PK, Jayaswal A, Kotwal PP, Biyani A, Bhattacharya T. Spinal cord injuries—a clinico-epidemiological study. *Ind J Orthop* 2002;28:39-45.

8. Chacko V, Joseph B, Mohanty SP, Jacob T. Management of spinal cord injury in a general hospital in rural India. *Paraplegia* 1986;24:330-5.

9. Tugcu I, Fatih Tok, İsmail Safaz, et al. Pressure sores in spinal cord injuries. *J Phys Med Rehabil Sci* 2009; 12:108-12.

10. Barrs P. Injuries due to falling coconuts. *J Trauma* 1984;24(11):990-1.

11. Hoque MF, Hasan Z, Razzak AT, Helal SU. Cervical spinal cord injury due to fall while carrying heavy load on head: a problem in Bangladesh. *Spinal Cord* 2012;50(4):275-7.

12. Peden M, Oyegbide K, Smith O, editors. Falls, Chapter 5. World Report Child Injury Prevention; Geneva: World Health Organization; 2008. p. 1001-115.

13. Australian Work Health and Safety Regulation. 2011. Available from: http://www.legislation.act.gov.au/sl/2011-36/current/pdf/2011-36.pdf. Retrieved September 10, 2014.

14. Bureau of Labor Statistics (2011) US laborstatistics http://www.bls.gov/iif/oshcfoi1.htm.

15. US Department of Labor Fall Protection, Safety and Health Regulations for Construction (PartNumber: 1926) U.S. Government Publishing Office. Retrieved September 10, 2014 Available from:http://www.ecfr.gov/cgi-bin/text-idx?SID=a1d9a983c1083ab45354948c235c2647&mc=true&node=pt29.8.1926&rgn=div5.

16. Sarah C, project editor. A review of accidents and injuries to road transport drivers. EU-OSHA; 2010.

17. European Agency Safety and Health at Work. Annual Report 2007. Available at: https://osha.europa.eu/en/publications/corporate/2007full. Retrieved September 10, 2014.

18. http://www.cefic.org/Documents/IndustrySupport/Transport-and-Logistics/Best%20Practice%20Guidelines%20-%20General%20Guidelines/Best-Practice-Guidelines-for-Safe-Un-Loading-of-Road-Freight-Vehicles.pdf?epslanguage=en

19. International Labour Organization. Safety and Health in opencast mines. An ILO code of practice. Geneva, International Labour Organization. 1991. Retrieved September 10, 2014. Available at: http://www.ilo.org/wcmsp5/groups/public/@ed_protect/@protrav/@safework/documents/normativeinstrument/wcms_107828.pdf

20. WorkSafe Victoria (2013). *Safety Alert*. Retrieved September 10, 2014. Available at: http://www.vwa.vic.gov.au/forms-and-publications/forms-and-publications/preventing-structural-collapse

21. Safe Work Australia (2012) Fact Sheet – Falling Objects. Retrieved September 10, 2014.

22. Spinks A, Turner C, McClure R, Nixon J. Community based prevention programs targeting all injuries for children. *Injury Prevent* 2004;10:180-5.

23. Thompson N, McClintock H. Demonstrating your program's worth: a primer on evaluation for programs to prevent unintentional injury. Atlanta (GA): National Center for Injury Prevention and Control; 2000.

第79章　暴力与脊髓损伤的预防

Eric Weerts

学习目标

本章学习完成后,你将能够:

- 描述导致脊髓损伤的暴力原因及机制;
- 解释不同类型的暴力和脊髓损伤之间的本质联系;
- 阐明已知的可以降低脊髓损伤发生率的预防措施;
- 分析数据库采集的过程。

引言

　　暴力导致脊髓损伤的预防是一个受到高度关注的话题。如何收集导致脊髓损伤的暴力事件的原因和环境数据信息,在各种情形下都是一个具有挑战性的问题。本章的目的是提供可用的工具和资源,以收集罹患脊髓损伤患者曾遭受暴力的证据。本章将导致脊髓损伤的暴力进行描述并简明分类。在这本教材中,还恰当地提出了国际上定义的暴力问题,以便更好地理解暴力对脊髓损伤幸存者的影响程度和范围。最后,将详细说明并提出哪些已知的干预措施和原则能够在将来更好地预防由于暴力所致的脊髓损伤。

暴力与脊髓损伤的历史观点

　　在第一次世界大战和第二次世界大战期间,导致脊髓损伤的原因是战伤。由于大量严重伤员的出现,人们更加注重研究和改善战伤所致脊髓损伤患者的医疗护理。然而,人与人之间故意的暴力行为一直存在,而且是否获得早期护理及创伤的严重程度决定了幸存者的生活质量,其社会和经济环境也受到了不同程度的直接影响。《世界卫生组织脊髓损伤国际观点报告》[1]中提到,(世界范围的)暴力是脊髓损伤的主要可预防原因之一。在过去的几十年里,关于暴力的观点已经演变,分类方法使临床医生、公共卫生人员、研究人员和政策制定者能够更好地确定原因。这就可以

更好地了解如何以最适当的水平和规模设计和实施预防方案,以达到持续效果。

记忆要点

- 暴力是脊髓损伤的主要可预防原因之一。

暴力的定义和分类信息

　　世界卫生组织在《2002 年世界暴力与卫生报告》中将暴力定义为:"针对自己、他人或者某一个群体或社区,威胁或实际使用体力或外力,导致或者非常有可能造成损伤、死亡、心理创伤、发育异常或贫困"[2]。

　　暴力的这些特点显示了对其进行分类并在适当和有效的范围内明确暴力原因及预防措施的复杂性。因此,我们必须给出暴力的定义和概念,明确公共卫生干预的要点,从而预防暴力对社会和健康的影响。

　　通过努力建立能够引导预防、干预和控制的分类系统,产生了四种暴力类型的概念性观点,即情景性暴力、关系性暴力、掠夺性暴力和精神病理性暴力。

　　由此,每一种不同类型的暴力都与不同的因果机制相关联,并需要不同类型的干预措施。关系性暴力更受到同伴的愤怒和矛盾的影响,而掠夺性暴力行为则受到陌生人持械抢劫的影响。仅阐述这两种机制,我们便可以了解,需要根据情况相应地调整暴力预防措施(图 79.1)。

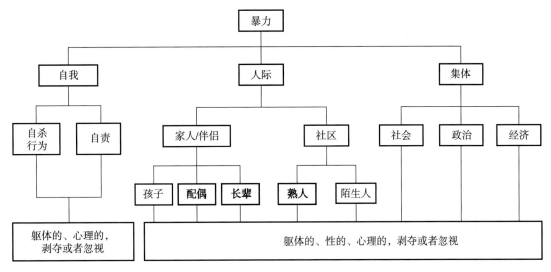

图 79.1　暴力的分类表

由于暴力可以根据损伤的外部原因进行分类，国际损伤外因分类（the International Classification of External Causes of Injury, ICECI）[3]旨在帮助研究者和暴力预防实践者用来描述、测量和监控伤害的发生，并使用内部统一的分类方法进行暴力原因相关情况的调查。分类的标准包括：每个主要概念具有单独的编码轴，损伤预防的有效性，在多种情境类型（世界各地，如急诊中心和其他任何进行数据采集的地方）的可用性，可与国际疾病分类标准（International Classification of Diseases, ICD-10）进行比较和补充[4]。ICECI 具有多轴向多层次的结构，核心模块包括七个类目［受伤机制、造成创伤的物体/物质、事发地、受伤时进行的活动、个人意图所起的作用、摄入酒精、使用（其他）精神活性药物］和五个补充模块，保障各专题（暴力、交通、地点、运动、职业损伤）数据的全面收集。

设计专门的调查问卷及能够捕捉各种可能的环境情况和事件以及暴力相关原因的数据收集工具是非常必要的；ICECI 是在这一领域收集数据的宝贵工具。因此，数据库的收集、评估和检测需要专业技能，并理解其运行机制。

记忆要点

- 暴力被定义为："针对自己、他人或者某一群体或社区，威胁或实际使用体力或外力，导致或者非常有可能导致损伤、死亡、心理创伤、发育异常或贫困。"
- ICECI 是一个用于收集暴力行为和暴力原因相关数据的有力工具。

导致脊髓损伤的暴力原因概述

不幸的是，暴力被认为是我们文化遗产的一部分，是娱乐的一部分，是我们日常生活的一部分。除了公众熟悉的可能导致脊髓损伤的暴力行为（枪伤、爆炸伤、钝器伤、刺伤），人们对暴力的隐匿原因和导致暴力的条件/环境仍存在认知差距。我们可以看到，在不同的经济和社会背景以及环境/国家，这些因素及其影响产生的复杂后果和效应是截然不同的。

人际暴力被视作一个严重的医疗问题。在美国，每年新发的 10 000~12 000 名脊髓损伤患者中，大约有 1 000 人是由于青少年使用手枪造成的枪伤所致，其中 90% 的枪伤受害者是男性[5]。在南非，枪伤所致脊髓损伤的比例高达 36%，巴西为 26.9%，土耳其为 21.3%，约旦为 25.8%[5-7]。暴力相关创伤性脊髓损伤常发生在冲突地区或武器普及率高的地区（枪伤和刺伤）。本书第 3 章的地图（图 3.1）揭示了从南北美洲到非洲南部和中东的暴力密集带。南非的枪击伤发生率为世界最高，美国和巴西的发生率也居高不下。我们将"冒险行为"视为促使某人做出暴力伤害的事前行为，并通过与其对话减少暴力行为所致的损伤和死亡，以此作为社会角度的努力，并将此纳入预防计划中。造成脊髓损伤的最常见的人际暴力行为有：刺伤、棍棒/工具钝器伤、爆炸伤、交通事故损伤、武器/工具威胁造成的跌落、隐性自残、被他人推倒等。

鉴于一些暴力性脊髓损伤可能会与非暴力所致的创伤性脊髓损伤相混淆，所以在许多情况下，暴力性脊髓损伤的主要原因可能仍未被揭示。这使得公共卫生从业者很难发现暴力的真正原因，进而难以提供更好的预防知识和预防项目。

对暴力现象采取更具有针对性的措施需要在世界某些地区进行更深入的数据收集,并揭示暴力和受害者被隐匿或遗忘的方面。《2011 年武装暴力和残疾报告》就如何通过侧重于记录暴力受害者和政策制定者的相关原因,来解释四个低收入国家社区内的暴力机制,提供了一个有趣的思考角度。它揭示了暴力实施有不同的形式(群体暴力、刺伤、使用弯刀/临时枪支、人际暴力、针对男人和女人的暴力、折磨)。上述暴力导致了 10 %~ 30% 的脊髓损伤,并引起经济机会减少和随后的经济和社会排斥(特别是如果幸存者是多人的经济来源时)[8,9]。它降低了幸存者维持生计和接受教育的机会,从而导致其社会生存变得艰难。幸存者能够获得的服务主要是早期的医治,但是无法获得长期的健康服务、康复治疗或者其他医疗支持。全体幸存者可使用或可获得的合法权益、赔偿或法律保护等政府(包括司法系统)援助也是有限的。

国内和/或国际武装冲突暴力行为造成的脊髓损伤往往发生于使用炸药、狙击火力、弹片刺入脊柱、地雷、拆弹排爆和脊柱/身体受到冲击作用等一系列情况下。这些脊髓损伤幸存者的性别和年龄构成比例因受伤的地点和情况不同而存在差异,不符合通常的年龄比例(12 ~ 65 岁)和性别比例(30% 女性)。

记忆要点

- 人际暴力被视作一个严重的医疗问题。
- 在许多情况下,暴力的主要原因仍未揭示。

暴力的预防原则

应采取综合性措施预防暴力问题,所有利害相关方面都应认识到自己的作用和影响。这可能包括广泛的发展问题和地方自主性,关注于某一个领域和/或需要推广到其他情况。在理解这一点上,暴力事件幸存者的参与是至关重要的。数据收集应该灵敏反映脊髓损伤患者的特殊需求,并考虑损伤对其生活的心理社会影响。我们从中了解到,这是一个复杂的公共卫生问题,有许多危险因素,包括个人信仰和行为(例如表现出好斗、具侵略性)、个人冲突管理、教育、接触暴力文化、使用酒精或其他药物、家庭环境等。

具备某些特征(例如配偶虐待和缺乏父母监护)、同伴和学校的影响(例如结交行为不端的朋友)、环境因素(例如容易获得枪支),这些都可能相互关联。

如果武装暴力冲突、内战或公共暴力造成公共安全的破坏,上述因素同时发挥作用就会使情况变得复杂。这给从事暴力预防工作的人们带来了巨大挑战。

预防暴力的社区方法包括对父母和家庭的拜访、家访等社区延伸活动、社会认知活动、向暴力行为暴露/接触风险高的人群提供指导,这些是社区暴力冲突管理和预防的基础。涉及立法和广泛范畴执法的持续项目可以控制和减少社区内发生暴力行为的风险[10]。

由于武器的获得和使用是造成脊髓损伤和暴力的重要因素,因此可以明确的是,使潜在的使用者远离武器/装备能够减少伤害。这些策略包括立法(和强制)通过武器管控、武器收集和/或销毁等途径改变武器的生产、使用、买卖和携带情况。

在解决国内或国际武装冲突相关暴力方面,交战各方有义务尊重战争中使用武器和保护平民的原则。减少和禁止使用地雷、弹药等爆炸物的长期持续运动已经显著减少了导致脊髓损伤的战伤类型[11]。对违反条约行为的监管和重视是其取得成功和长期执行的关键。爆炸危险教育项目旨在为大众识别和标记爆炸物并由专家拆除,其实施已明显降低了爆炸危险。

无论选择何种策略,将各项独立的预防措施整合为综合性方案是很重要的。

记忆要点

- 预防暴力必须采取综合性方案。

本章重点

- 在大多数国家,暴力和脊髓损伤通常是被低估和忽视的问题。
- 暴力预防通常是不足的,而且其实施过程复杂。
- 暴力预防需要采取改变行为学的方法,但现实中是否能取得成功是不确定的。
- 长期持续的方案确实有效,但需要实施一系列长期举措。

(祁文静　译　刘楠　校)

参考文献

1. Biering-Sorensen F, Bickenbach JE, El Masry WS, et al. ISCoS-WHO collaboration. International Perspectives of Spinal Cord Injury (IPSCI) report. *Spinal Cord* 2011;49:679-83.

2. WHO. World report on violence and health; 2002. Available at: http://www.who.int/violence_injury_prevention/violence/world_report/en/

3. WHO. International Classification of External Causes of Injury (ICECI); 2003. Available at: http://www.who.int/classifications/icd/adaptations/iceci/en/

4. World Health Organization. International classification of functioning, disability and health. Geneva: WHO; 2001. Available at: http://www.who.int/classifications/icf/en/

5. Gur A, Kemaloglu MS, Cevik R, et al. Characteristics of traumatic spinal cord injuries in south-eastern Anatolia, Turkey: a comparative approach to 10 years' experience. *Int J Rehabil Res* 2005;28:57-62.

6. Hart C, Williams E. Epidemiology of spinal cord injuries: a reflection of changes in South African society. *Paraplegia* 1994;32:709-14.

7. Otom AS, Doughan AM, Kawar JS, et al. Traumatic spinal cord injuries in Jordan – an epidemiological study. *Spinal Cord* 1997;35:253-5.

8. Armed violence and disability: the untold story, Handicap International; 2011. Available at http://handicap-international.ca/wp-content/uploads/2012/10/web_ArmedViolenceReport2012.pdf

9. Global Burden of Armed Violence, Geneva Declaration; 2011. Available at: http://www.genevadeclaration.org/measurability/global-burden-of-armed-violence/global-burden-of-armed-violence-2011.html

10. National Centre for Injury Prevention and Control; division of violence prevention: CDC. Available at: http://www.cdc.gov/violenceprevention/

11. Rutherford KR. Disarming states: the international movement to ban landmines. Santa Barbara (CA): Praeger Security International; 2010.

第80章　非创伤性脊髓损伤的预防

Peter New, Ronald Reeves, Ruth Marshall

学习目标

本章学习完成后,你将能够:

- 找到非创伤性脊髓损伤与创伤性脊髓损伤相比其预防研究或计划相对缺乏的原因;
- 明确当前关于非创伤性脊髓损伤主要原因预防的循证策略;
- 分析探索非创伤性脊髓损伤预防计划的重点研究领域。

引言

与创伤性脊髓损伤(traumatic spinal cord injury, TSCI)相比,关于非创伤性脊髓损伤(nontraumatic spinal cord injury, NTSCI)预防计划的研究有限。

非创伤性脊髓损伤包括先天性、遗传性及一系列获得性因素[1-4]。根据报道,非创伤性脊髓损伤最常见的病因是脊柱退行性疾病、肿瘤、缺血和感染等情况[3]。与创伤性脊髓损伤相比,非创伤性脊髓损伤的性别分布更为均匀,患者倾向于 50~70 岁的老年人群[3]。这是因为非创伤性脊髓损伤的许多原因与年龄相关,而且人口老龄化已成为一个全球性现象[5]。预计在未来几十年内非创伤性脊髓损伤的发病率和患病率将显著增加[6]。非创伤性脊髓损伤的流行病学包括患病率、发病率和人口学特点详见第 3 章[3]。

非创伤性脊髓损伤的预防以往未得到充分关注有若干原因,最重要的原因可能是病因各异以及各机构进行预防研究时在收集足够的病例方面存在困难。目前已经实施了一些以某种非创伤性脊髓损伤为目标的预防计划,然而还需要更加系统化的举措。

与创伤性脊髓损伤一样,并非全部非创伤性脊髓损伤都是可预防的。但根据报道或从现有研究推断,非创伤性脊髓损伤的预防机会有很多。非创伤性脊髓损伤的先天性因素是不可预防的,脊柱裂(脊髓脊膜膨出)是个例外[7]。遗传性因素目前不可预防,但随着干细胞等领域的进步,这种情况可能会改变。非创伤性脊髓损伤的一些后天性原因是可以预防的,例如

脊柱退行性疾病、营养缺乏性代谢病、缺血性脊髓血管病、中毒等所致非创伤性脊髓损伤,尤其是肿瘤转移和感染所致脊髓损伤。下面将复习关于非创伤性脊髓损伤预防机会的文献,侧重于最常见的原因和有强烈支持证据的预防方案。同时也将讨论如何加强非创伤性脊髓损伤的预防以及未来的研究方向。

记忆要点

- 关于非创伤性脊髓损伤预防的研究有限。
- 由于人口老龄化,在未来几十年内非创伤性脊髓损伤的发病率和患病率将显著增加。
- 从现有研究推断,非创伤性脊髓损伤的预防仍然有很多机会。

特定原因所致非创伤性脊髓损伤的预防

脊柱裂

有明确的证据表明,围孕期每日补充叶酸 400μg,可防止脊柱裂等神经管缺陷[7]。这是一个相对低成本的干预措施[8],但在许多国家的实施并不理想,尤其是发展中国家。必须在受孕前补充叶酸才有效。因此,许多国家已经实施了在面粉中强制补充叶酸,而且已证明可以进一步减少神经管缺陷的发病率[9]。在叶酸摄入水平低的人群中,新生儿神经管缺陷发生率高达 18/1 000。在采用食物添加叶酸和孕前

常规口服补充叶酸的国家,该比例降至 0.6~0.8/1 000。目前全球的叶酸补充措施可以每年预防 200 000 例神经管缺陷,相当于全球现有神经管缺陷的三分之二[10]。不幸的是,资源缺乏的环境通常没有充足的资源以有效实施补充,常常也缺乏资源解决脊柱裂造成的终身影响。鉴于补充叶酸的有效性、低成本、高获益证据,我们强烈建议将其作为非创伤性脊髓损伤的预防重点[11]。

退行性疾病

鉴于退行性疾病是导致非创伤性脊髓损伤的最常见原因之一,而且随着人口老龄化将显著增多,因此有必要投入更多资源来研究这类非创伤性脊髓损伤的预防措施。对脊柱退行性疾病导致脊髓病变患者的医疗措施包括进行适宜的影像学检查以及当出现椎管狭窄导致严重的脊髓压迫症状时采取手术治疗[12,13]。然而,关于何种临床类型应该进行手术干预以取得最佳的结局以及这些干预措施的类型和时间的证据质量较低[14]。这些患者进行手术也可能加重脊髓损伤。因此,我们需要对具有不同程度神经系统症状患者保守治疗与手术治疗进行比较的高质量研究,从而使决策过程最优化,即决定何时进行保守治疗和手术治疗是最佳选择。

肿瘤

对于疑似脊柱肿瘤的患者,理想的医疗需要及时获得磁共振成像及其他检查。继发性恶性肿瘤可能需要尽快手术和/或放射治疗,尤其是在发病最初 48 小时内,以减少发生骨骼病变向症状性非创伤性脊髓损伤进展,避免加重神经功能缺损的严重程度[15]。不幸的是,许多脊柱肿瘤患者的诊断和治疗被延误,并进展至非创伤性脊髓损伤,特别是在资源匮乏的国家。

感染

感染所致非创伤性脊髓损伤有很多预防方法。一般来说,重要的原则包括迅速获得影像学检查、在某些情况下进行神经外科手术、选择适当的抗生素、抗病毒或抗寄生虫治疗[16,17]。这些改进措施将极大减少感染所致非创伤性脊髓损伤的发生以及改善其他方面的预后。目前已有引起非创伤性脊髓损伤的特定感染预防策略证据。这些策略均为针对可导致非创伤性脊髓损伤等并发症的感染的预防或早期治疗。策略包括以下方面:

- 梅毒的预防和早期治疗[18,19]。
- 对西尼罗河病毒性脊髓炎及其他并发症的预防,驱蚊和减少感染西尼罗河病毒蚊子数量是目前最有效的方案[20]。
- 结核杆菌感染的筛查和早期有效治疗,特别是在脊柱疾病压迫脊髓之前,能够有效减少非创伤性脊髓损伤[21-23]。在许多发展中国家(特别是非洲和东南亚)应特别强调,这是导致非创伤性脊髓损伤的常见原因[23]。结核杆菌感染的早期检测和最佳用药可以有效治疗结核杆菌感染并防止发生非创伤性脊髓损伤等严重并发症[21]。
- 大约有一半的脊髓硬膜外脓肿最初被误诊,4%~22% 的病例出现瘫痪[24]。鉴于感染会引起非创伤性脊髓损伤,因此早期识别很重要[25,26],结核杆菌等感染造成的非创伤性脊髓损伤可能通过以医疗卫生从业人员为对象的教育计划得到预防。
- 我们希望全球脊髓灰质炎疫苗接种会消除脊髓灰质炎所致非创伤性脊髓损伤[27]。目前,脊髓灰质炎仍然流行于尼日利亚、阿富汗和巴基斯坦(http://www.polioeradication.org/infectedcountries.aspx)。

血管性疾病

脊髓血管性疾病所致的非创伤性脊髓损伤需要紧急进行放射学成像和神经外科手术或介入放射学专业诊治,以争取最佳结局[16]。对于脊髓梗死所致非创伤性脊髓损伤的病例,我们通常是无能为力的。改进的血管外科技术如腹主动脉瘤腔内支架置入术取代开放修补术,可减少脊髓梗死的发生。然而,目前的证据尚不充分[28]。有证据表明,术中神经电生理监测及术后神经系统检查能够早期发现脊髓缺血并立即给予治疗,防止持续性截瘫[29]。使用上述策略预防非创伤性脊髓损伤的最佳方法仍需进一步研究。

其他原因

应采取教育和管理等方案预防有机磷中毒[30]等一系列中毒所致非创伤性脊髓损伤。因为草香豌豆(山黧豆和其他香豌豆属种)通常是在缺乏替代时被作为食物,因此通过提供教育以及在这种原因盛行的贫困地区进行重点教育可以防止山黧豆中毒[31]。营养不足引起的非创伤性脊髓损伤,特别是铜、维生素 B_{12} 和叶酸缺乏,可以通过在高危人群中改善营养而预防[32]。

加强非创伤性脊髓损伤预防的方案和未来的研究方向

目前已有一些改善非创伤性脊髓损伤预防计划实施和未来研究方向的重要策略。国家和全球性计划需要强调解决有助于降低非创伤性脊髓损伤发病率的教育和资源问题。就许多非创伤性脊髓损伤病因而言，预防计划也需要当地居民参与设计和实施。这里列出的非创伤性脊髓损伤预防计划在许多情况下具有脊髓损伤预防以外的益处。这包括对个人、医疗系统和整个社会的益处。

非创伤性脊髓损伤的预防工作重点在各国不同，创伤性脊髓损伤亦是如此。在任何国家或地区开展预防工作时应首选成本-效益决策方法。至少在短至中期内，最简单和最经济的非创伤性脊髓损伤预防方案应优先考虑。

由于脊柱退行性疾病是非创伤性脊髓损伤的最常见原因之一，研究应该着重回答在预防非创伤性脊髓损伤的目标之下，如何在手术治疗与保守治疗之间做出最佳决策这一问题。回答该问题可能需要进行大型多中心随机对照研究，尽管具有挑战性，但值得考虑。

开发、评估和改进试点教育使医疗卫生专业人员能够识别提示非创伤性脊髓损伤即将发生的脊髓感染

或脊柱转移瘤的临床特征，这也许能够预防非创伤性脊髓损伤。资源也应被投入这项工作。

本章重点

● 补充叶酸能够预防神经管缺陷，包括脊柱裂（脊髓脊膜膨出），但其实施尚不充分。

● 早期识别继发性恶性肿瘤并及时干预，可以减少骨病向症状性非创伤性脊髓损伤的进展。

● 资源应被用于制定旨在早期发现肿瘤或感染等脊柱疾病的教育方案。早期发现可以及时治疗，防止发生非创伤性脊髓损伤。

● 虽然退行性疾病是非创伤性脊髓损伤的最常见原因之一，但现有预防方案是不切实际的，我们需要更高质量的研究。

● 通过筛查、规定执行或扶贫战略，营养不足或中毒所致非创伤性脊髓损伤是可预防的。

● 纳入创伤性脊髓损伤以及非创伤性脊髓损伤的预防工作将减少全球各种原因所致脊髓疾病的负担。

● 证据、认识和知识的传播差距是非创伤性脊髓损伤预防的障碍。预防计划和研究方向应更加注重在全国和全球范围内的系统化，并需要政府和非政府组织的参与。

（祁文静 译 刘楠 校）

参考文献

1. Adams RD, Salam-Adams M. Chronic nontraumatic diseases of the spinal cord. *Neurol Clin* 1991;9:605-23.

2. Dawson DM, Potts F. Acute nontraumatic myelopathies. *Neurol Clin* 1991;9:585-602.

3. New PW, Cripps RA, Lee BB. A global map for nontraumatic spinal cord injury epidemiology: towards a living data repository. *Spinal Cord* 2014;52:97-109.

4. New PW, Marshall R. International spinal cord injury data sets for nontraumatic spinal cord injury. *Spinal Cord* 2014;52:123-32.

5. Department of Economic and Social Affairs, Population Division. World population ageing 2009, ESA/P/WP/212. New York: United Nations; 2009. p. 1-66.

6. New PW, Sundararajan V. Incidence of nontraumatic spinal cord injury in Victoria, Australia: a population-based study and literature review. *Spinal Cord* 2008;46(6):406-11.

7. Lumley J, Watson L, Watson M, Bower C. Periconceptional supplementation with folate and/or multivitamins for preventing neural tube defects. Cochrane Database Syst Rev 2001;Art. No.CD001056, doi:10.1002/14651858.CD001056.

8. Romano PS, Waitzman NJ, Scheffler RM, Pi RD. Folic acid

fortification of grain: an economic analysis. *Am J Public Health* 1995;85:667-76.

9. De Wals P, Tairou F, Van Allen MI, et al. Reduction in neural-tube defects after folic acid fortification in Canada. *N Engl J Med* 2007;357(2):135-42.

10. Centre for Disease Control and Prevention. CDC grand rounds: additional opportunities to prevent neural tube defects with folic acid fortification. *MMWR Morb Mortal Wkly Rep* 2010;59(31):980-4.

11. Meier SC, Chamberlain JD, Mader L, Brinkhof MWG. The impact of folic acid food fortification on global incidence of neural tube defects: a systematic review and meta-analysis. Oral presentation, ISCoS 2014; Maastricht, The Netherlands: International Spinal Cord Society; 2014.

12. Vanichkachorn J, Vaccaro A. Thoracic disk disease: diagnosis and treatment. *J Am Acad Orthop Surg* 2000;8:159-69.

13. Harrop J, Hanna A, Silva M, Sharan A. Neurological manifestations of cervical spondylosis: an overview of signs, symptoms, and pathophysiology. *Neurosurgery* 2007;60:S14-20.

14. Shiban E, Meyer B. Treatment considerations of cervical spondylotic myelopathy. *Neurol Clin Pract* 2014;4:296-303.

15. National Institute for Health and Clinical Excellence. Metastatic spinal cord compression: diagnosis and management of patients at risk of or with metastatic spinal cord compression. (Clinical guideline 75). 2008. Available from: http://www.nice.org.uk/CG75

16. Wang V, Chou D, Chin C. Spine and spinal cord emergencies: vascular and infectious causes. *Neuroimag Clin N Am* 2010;20:639-50.

17. QuioNes-Hinojosa A, Jun P, Jacobs R, Rosenberg W, Weinstein P. General principles in the medical and surgical management of spinal infections: a multidisciplinary approach. *Neurosurg Focus* 2004;17:E1.

18. Kent ME, Romanelli F. Reexamining syphilis: an update on epidemiology, clinical manifestations, and management. *Ann Pharmacother* 2008;42:226-36.

19. Zenilman J, Shahmanesh M. Sexually transmitted infections: diagnosis, management, and treatment. Sudbury (MA): Jones & Bartlett; 2011.

20. Petersen LR, Brault AC, Nasci RS. West Nile virus: review of the literature. *JAMA* 2013;310:308-15.

21. Moon MS. Tuberculosis of the spine: controversies and a new challenge. *Spine* 1997;22:1791-7.

22. Jain AK. Tuberculosis of the spine: a fresh look at an old disease. *J Bone Joint Surg Br* 2010;92:905-13.

23. Garg RK, Somvanshi DS. Spinal tuberculosis: a review. *J Spinal Cord Med* 2011;34:440-54.

24. Darouiche RO. Spinal epidural abscess. *N Engl J Med* 2006;355:2012-20.

25. Khanna RK, Malik GM, Rock JP, Rosenblum ML. Spinal epidural abscess: evaluation of factors influencing outcome. *Neurosurgery* 1966;39:958-64.

26. Maslen DR, Jones SR, Crislip MA, Bracis R, Dworkin RJ, Flemming JE. Spinal epidural abscess: optimizing patient care. *Arch Intern Med* 1993;153:1713-21.

27. Aylward B, Tangermann R. The global polio eradication initiative: lessons learned and prospects for success. *Vaccine* 2011;29(Suppl. 4): D80-5.

28. Lederle F, Freischlag J, Kyriakides J, et al. Outcomes following endovascular vs open repair of abdominal aortic aneurysm a randomized trial. *JAMA* 2009;302:1535-42.

29. Sinha AC, Cheung AT. Spinal cord protection and thoracic aortic surgery. Curr Opin *Anaesthesiol* 2010;23:95-102.

30. Milby TH. Prevention and management of organophosphate poisoning. *JAMA* 1971;216:2131-3.

31. Spencer PS, Schaumburg HH. Lathyrism: a neurotoxic disease. *Neurobehav Toxicol Teratol* 1983;5:625-9.

32. Reynolds E. Vitamin B12, folic acid, and the nervous system. *Lancet Neurol* 2006;5:949-60.

第十篇 国际脊髓学会的创举

第 81 章　国际脊髓损伤数据集和美国国家神经疾病和卒中研究院通用数据要素计划

Fin Biering-Sørensen, Vanessa Noonan, Joanne Odenkirchen

学习目标

本章学习完成后,你将能够:

- 概述国际脊髓损伤数据集的范围;
- 阐明国际脊髓损伤数据集和美国国家神经疾病和卒中研究院通用数据要素计划用于脊髓损伤临床研究的目的;
- 讨论国际脊髓损伤数据集和美国国家神经疾病和卒中研究院通用数据要素用于脊髓损伤情况下的结构和术语;
- 讨论如何确定国际脊髓损伤数据集的标准化变量名称和数据库结构;
- 分析标准化翻译和报告国际脊髓损伤数据集的流程。

引言

在国际脊髓损伤界的共同努力下,已开发出国际脊髓损伤数据集,并获得相关国际组织的批准,用于聚焦和构建脊髓损伤临床实践。使用这些数据集以一致的架构报告各个临床部门的数据,可以更容易在不同中心之间进行比较。同样,在研究中使用通用数据要素(common data elements, CDE)将促进研究合作的开展,并比较不同研究采集的数据。为了实现这些目标,开发出了国际脊髓损伤数据集及用于脊髓损伤临床研究的美国国家神经疾病和卒中研究院(National Institute of Neurological Disorders and Stroke, NINDS)CDE,开发后者主要用于促进脊髓损伤的临床研究。

国际脊髓损伤数据集

历史

2002 年 5 月 2 日,在加拿大不列颠哥伦比亚省温哥华市进行的美国脊柱损伤协会(American Spinal Injury Association, ASIA)和国际脊髓学会(International Spinal Cord Society, ISCoS)会议前进行的为期 1 天的会前会中,启动了开发国际脊髓损伤数据集的构想。与会者来自澳大利亚、加拿大、丹麦、印度、以色列、意大利、日本、荷兰、瑞典、瑞士、英国和美国[1]。大家一致同意在脊髓损伤患者相关的各个领域建议使用最小量的数据要素。这将为"世界各地的脊髓损伤中心创建一种通用的语言"[1]。

大家认为这一计划将帮助世界各地的脊髓损伤中心建立相关的患者记录,并在一些中心建立数据库。这同样将帮助研究人员以更一致的方式采集数据,使其可以与世界各地其他脊髓损伤中心和患者群体进行比较。出于同样的原因,这一计划很重要的一点是从一开始就提供全部国际脊髓损伤数据集在 ISCoS 网站(http://www.iscos.org.uk/international-sci-data-sets)上的免费下载,并且没有任何其他限制。所有相关文章也同样可以从网站和 Nature 通过电子数据库(如PubMed)免费下载。

数据集制定过程

对于国际脊髓损伤数据集拟涉及的每个脊髓损伤相关主题,都会成立一个包括多位特定领域专家组成的专题工作组(working group, WG)。根据涉及的主题,可能会要求其他相关国际学会和组织的成员加入特定数据集的开发。每个工作组均经由 ASIA 董事会和 ISCoS 执委会批准。每个工作组中通常会包括国际标准和数据集委员会执委会(Executive Committee of the International Standards and Data Sets Committees, ECSCI)的成员作为联系人,确保数据集是根据确定的框架进行开发。

当特定主题专门的工作组建立后,可通过 1~2 天的研讨会启动制定过程,或者通过工作组成员间广泛的 e-mail 和 / 或 Skype 联系开展工作。

记忆要点

- 目前已开发国际脊髓损伤数据集,用于聚焦和构建脊髓损伤临床实践。
- 国际脊髓损伤数据集这一举措将帮助全世界的脊髓损伤中心开发相关的患者记录,并在可能的情况下开发数据库,这些也将帮助研究人员更一致地采集数据,可以与世界各地其他脊髓损伤中心和脊髓损伤群体进行比较。国际脊髓学会网站(www.iscos.org.uk/international-scidata-sets)提供可免费下载的各个国际脊髓损伤数据集。

结构和术语

国际功能、残疾和健康分类(The International Classification of Functioning, Disability, and Health, ICF)[2](知识框 81.1)被用作国际脊髓损伤数据集的框架。因此,各个国际脊髓损伤数据集按 ICF 的术语结构分类:身体结构和功能、活动和参与及生活质量。

知识框 81.1　国际脊髓损伤数据集的结构和术语

- 核心数据集
- 基本问题
- 基本数据集
- 扩展数据集

核心数据集

如图 81.1 所示,在脊髓损伤特定人群的所有数据采集计划中,国际脊髓损伤核心数据集处于核心的位置。建议对所有新发创伤性或非创伤性脊髓损伤患者,在最初住院期间采集国际脊髓损伤核心数据集所包括的项目数据[3]。图 81.2 显示了国际脊髓损伤核心数据集的数据采集表[2]。

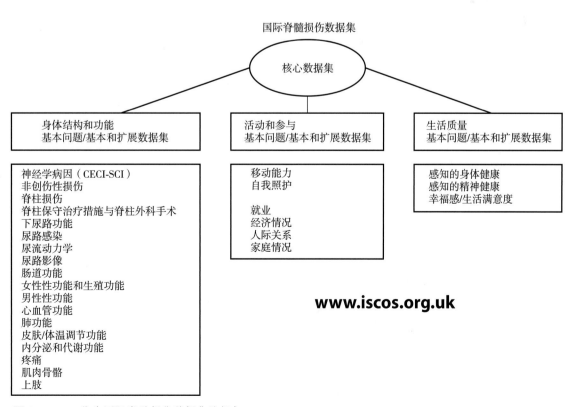

图 81.1　ICF 作为国际脊髓损伤数据集的框架

注意：建议表1和表2有两个额外的关键变量：
- SITE（区分记录数据的位置）
- SUBJECT（区分患者/研究参与者）

国际脊髓损伤核心数据集

表1 数据采集表

日期（年/月/日）

出生日期 BIRTHDT ____/__/__

受伤日期 INJURYDT ____/__/__

急诊入院日期 ADMITDT ____/__/__

最终出院日期 DISCHGDT ____/__/__

总住院天数 ____ HOSPTLDY

性别 GENDER __

损伤原因 SCIETIOL ___ 脊椎损伤 VRTBRINJ __ 合并损伤 ASSOCINJ

脊柱外科手术 ___ SPNLSURG 应用辅助呼吸装置 ___ VENTASSI 出院后去向 PLACEDIS

表2 神经系统数据

急诊入院 TIMEPT*	最终出院 TIMEPT*
检查日期 NEUEXMDT ____/__/__	检查日期 NEUEXMDT ____/__/__
感觉平面 左侧 SENSLVLL ___ 右侧 SENSLVLR ___	感觉平面 左侧 SENSLVLL ___ 右侧 SENSLVLR ___
运动平面 左侧 MTRLVLL 右侧 MTRLVLR	运动平面 左侧 MTRLVLL 右侧 MTRLVLR
ASIA损伤分级 AIS	ASIA损伤分级 AIS

*TIMEPT是用于区分急诊入院和最终出院记录的关键变量

图 81.2 国际脊髓损伤数据集数据采集表，包括由 NINDS CDE 计划团队制定的标准化变量名称（红框中的红色字体）。国际脊髓损伤数据集所包括的全部标准化变量名称和建议采用的数据库结构均可在 www.iscos.org.uk/international-sci-data-sets 和 www.CommonDataElements.ninds.nih.gov 上获得

基本问题

一些国际脊髓损伤数据集包括基本问题或入门问题,可与其他深入的问题或数据集相关联。例如:

- 脊椎损伤:是 / 否 / 不详(来自国际脊髓损伤核心数据集[3])。如果为是,建议使用国际脊髓损伤脊柱损伤基本数据集[4]。
- 损伤原因:交通事故 / 跌落、跌倒 / 被人袭击 / 其他创伤原因 / 非创伤性(来自国际脊髓损伤核心数据集[3])。对于更详细的描述,建议使用损伤外因国际分类(International Classification of External Causes of Injuries,ICECI)[5]和国际脊髓损伤非创伤性脊髓损伤基本或扩展数据集[6]。
- 疼痛:在包括今天在内的过去 7 天中,你是否有疼痛? 如果有,应该填写国际脊髓损伤疼痛基本数据集的其余部分[7,8]。

基本数据集

基本数据集包括在日常临床实践中针对特定主题采集的最小量数据要素。知识框 81.2 中列出了已开发并在 ISCoS 网站(http://www.iscos.org.uk/international-sci-data-sets)上公布的国际脊髓损伤基本数据集名录,这些基本数据集的数据采集表列于附录 81.1。

扩展数据集

扩展数据集包括更详细的数据,可用于临床实践,但更主要推荐用于特定主题相关的具体研究。目前,只开发并在 ISCoS 网站(http://www.iscos.org.uk/international-sci-data-sets)上公布了两个扩展数据集:

- 国际脊髓损伤非创伤性脊髓损伤扩展数据集[6]
- 国际脊髓损伤肠道功能扩展数据集[26]

附录 81.1:国际脊髓损伤数据集中可获得各个数据集的数据采集表。此外,ICECI 为描述创伤性脊髓损伤的原因提供了扩展的可能[5](http://www.iscos.org.uk/international-sci-data-sets)。更多的扩展数据集正在开发中。

模块

设想中的模块应包括基本数据集和扩展数据集,以及其他适当的测量方式或工具。例如,针对特定主题的评分系统,可推荐用于研究工作[1]。随着脊髓损伤临床研究数据库(见下文)的开发,这有可能成为现实。

知识框 81.2　国际脊髓损伤基本数据集

- 国际脊髓损伤脊柱损伤基本数据集(1.1 版)[4]
- 国际脊髓损伤脊柱保守治疗措施与脊柱外科手术基本数据集(1.0 版)[9]
- 国际脊髓损伤非创伤性脊髓损伤基本数据集(1.0 版)[6]
- 国际脊髓损伤下尿路功能基本数据集(1.0 版)[10]
- 国际脊髓损伤尿路感染基本数据集(1.0 版)[11]
- 国际脊髓损伤尿动力学基本数据集(1.0 版)[12]
- 国际脊髓损伤尿路影像基本数据集(1.0 版)[13]
- 国际脊髓损伤肠道功能基本数据集(1.1 版)[14]
- 国际脊髓损伤女性性功能及生殖功能基本数据集(1.0 版)[15]
- 国际脊髓损伤男性性功能基本数据集(1.0 版)[16]
- 国际脊髓损伤肌肉骨骼基本数据集(1.0 版)[17]
- 国际脊髓损伤上肢基本数据集(1.0 版)[18]
- 国际脊髓损伤疼痛基本数据集(2.0 版)[7,8]
- 国际脊髓损伤心血管功能基本数据集(1.0 版)[19]
- 国际脊髓损伤肺功能基本数据集(1.0 版)[20]
- 国际脊髓损伤内分泌和代谢功能基本数据集(1.2.1 版)[21,22]
- 国际脊髓损伤皮肤和体温调节功能基本数据集(1.0 版)[23]
- 国际脊髓损伤活动和参与基本数据集(1.0 版)[24]
- 国际脊髓损伤生活质量基本数据集(1.0 版)[25]

记忆要点

- 各个国际脊髓损伤数据集按国际功能、残疾和健康分类(ICF)的术语结构分类。
- 在脊髓损伤特定人群的所有数据采集计划中,国际脊髓损伤核心数据集处于核心的位置。
- 一些国际脊髓损伤数据集包括基本问题或入门问题,可于其他深入的问题或数据集相关联。
- 基本数据集包括在日常临床实践中针对特定主题采集的最小量数据要素。
- 扩展数据集包括更详细的数据,可用于临床实践,但更主要推荐用于特定主题相关的具体研究。
- 模块应包括基本数据集和扩展数据集,以及其他适当的测量方式或工具。

审批过程

当特定的工作组制定完成特定主题的国际脊髓损伤数据集时,可能需要经历数个月的审批过程。这一过程包括下列步骤:

- ECSCI 委员对数据集进行审阅。
- 在工作组中讨论委员会委员的意见,并对数据集进行适当的修订。
- 要求 ISCoS 执委会和学术委员会委员和 ASIA 董事会成员审阅数据集。
- 在工作组中讨论委员会委员/董事会成员的意见并做出回复,可能需要对数据集进行进一步的修订。
- 也邀请相关和感兴趣的学术和专业(国际)机构和学会(大约 40 个)及个人对数据集进行审阅。此外,数据集将被发布在 ISCoS 和 ASIA 网站上至少 1 个月,以获得进一步的意见和建议。
- 工作组讨论和回复全部的意见,对数据集进行适当的修订。
- ISCoS 执委会和学术委员会委员和 ASIA 董事会成员对数据集进行最终审阅和批准。
- 然后,通过 NINDS CDE 项目和 ECSCI 协作的团队工作,对数据集进行进一步仔细检查(见下文)[27, 28]。
- 使用数据集采集数个病例的信息,以确认其是否适合临床使用。
- 将数据集发布于 ISCoS 网站(http://www.iscos.org.uk/international-sci-data-sets),并发表于《脊髓》杂志。

翻译

我们非常欢迎对国际脊髓损伤数据集进行翻译。最理想的情况下,特定国际脊髓损伤数据集的翻译应该包括公布在 ISCoS 网站(http://www.iscos.org.uk/international-sci-data-sets)上的全部要目。翻译不应该仅为语言上的翻译,还应该包括跨文化的调整。这意味着不仅是逐字的翻译,而是应该包括概念上的对等。其目的是获得简洁明了的翻译,并且没有术语或专门用语被误解[29]。

任何翻译都应该指明"参与翻译过程的每个人的姓名、角色和背景"(知识框 81.3)。此外,必须给出日期并制定版本号进行标识,以确保可以追溯特定的数据集翻译。

任何的翻译都应该由脊髓损伤领域和需要进行翻译的特定国际脊髓损伤数据集具体主题领域的专业人员进行,他们需要在翻译的目标语言和英语方面具备相关的知识。

知识框 81.3   翻译

- 必须给出参与翻译过程的每个人的姓名、角色和背景。
- 必须给出日期并制定版本号。

可以通过将特定的国际脊髓损伤数据集从英文翻译为目标语言,然后再用盲法将翻译版本回译为英文来完成翻译过程。这可证明原始英文版本中的意思均得以保留。如果可能,这一过程应独立进行两次,然后再比较两个版本的不一致之处[29]。

另一个方式是将特定的国际脊髓损伤数据集从英文翻译为目标语言,并由一位或多位专家仔细检查翻译版本,以确定翻译版本准确表达了原始英文版本中的全部概念[29]。

所有符合这些指南并向 ECSCI 咨询后的翻译版本都将上传至 ISCoS 网站(http://www.iscos.org.uk/international-sci-data-sets)。

变量名称和推荐的数据库结构

在获悉多个国际脊髓损伤数据集后,NINDS CDE 团队与 ECSCI 取得了联系。双方决定合作并对每个数据集中的全部变量创建标准变量名称(最多 8 个字母)。这种格式使变量可以适应各种数据库软件/平台选项。2008 年 8 月,NINDS CDE 项目团队开始创建准变量名称和数据库结构。数据库结构与多个相关数据库程序包兼容,包括 Microsoft Access、SAS、Microsoft SQLs、Oracle 等。为每个国际脊髓损伤数据集开发了通过患者标识符链接的关联数据表。这使其可用于横断面研究及纵向研究。当每个国际脊髓损伤数据集的变量名称和建议的数据库结构开发完成后,ECSCI 成员开始进行迭代审阅过程,包括确认各个国际脊髓损伤数据集之间变量名称的一致性和逻辑性结构。随后,特定主题的工作组对变量名称和数据库结构进行审阅,随后根据需要进行一定的修订和调整[27, 28]。

数据库结构便于标准化变量的统一存储,这将允许在不同的研究及不同的中心之间共享数据,从而促进临床医生和研究人员使用这些变量。可通过 ISCoS 网站(http://www.iscos. org.uk/internationalsci-data-sets)和 NINDS CDE 项目网站(http://www.CommonDataElements. ninds. nih.gov)免费获得对国际脊髓损伤数据集所建议的变量名称和数据库结构。这将使研究人员和临床医生更容易省去在问卷或数据库中定义变量的费力过程,并促进不同临床研究之间、不同中心之间和不同国家之间的协作[27,28]。

报告（知识框 81.4）

为了确保脊髓损伤数据报告的一致性，以促进不同研究之间的比较，ECSCI 已制定并批准了相关指南[30]。这对下列变量特别重要：脊髓损伤的年龄、脊髓损伤以来的时间、日历时间和脊髓损伤严重程度。因此，为以后研究的报告提出了以下建议并应予以遵守。出于同样的原因，《脊髓》杂志的"作者说明"中也包含有这些内容。

脊髓损伤时的年龄应该报告为：均值、标准差、中位数和全距。分组时应使用每 15 岁递增如下：0~15 岁、16~30 岁、31~45 岁、46~60 岁、61~75 岁和 76 岁以上。对儿童脊髓损伤，推荐使用 0~5 岁、6~12 岁、13~15 岁和 16~21 岁。

脊髓损伤以来的时间应该报告为：均值、标准差、中位数和全距。分组时应使用下列时间间隔：0~1 年、1~5 年、6~10 年、11~15 年，随后每 5 年递增。

日历时间（进行研究的年份）应按照尾数为 4 或 9 的年份每 5 年或 10 年递增分组。

住院时间应该报告为：均值、标准差及中位数。

脊髓损伤严重程度在一般情况下应按照以下 5 类进行报告：C_1~C_4, ASIA 损伤分级（ASIA Impairment Scale, AIS）A，B，C；C_5~C_8, AIS A，B，C；T_1~S_5, AIS A，B，C；任何损伤平面，AIS D；呼吸机依赖。

知识框 81.4　国际脊髓损伤核心数据集变量的标准化报告

- 脊髓损伤时的年龄：均值、标准差、中位数和全距，分组为：0~15 岁、16~30 岁、31~45 岁、46~60 岁、61~75 岁和 76 岁以上。儿童脊髓损伤分组为 0~5 岁、6~12 岁、13~15 岁和 16~21 岁。
- 脊髓损伤以来的时间：均值、标准差、中位数和全距，分组为 0~1 年、1~5 年、6~10 年、11~15 年，随后每 5 年递增。
- 日历时间：按照尾数为 4 或 9 的年份每 5 年或 10 年递增分组。
- 住院时间：均值、标准差及中位数。
- 脊髓损伤严重程度：C_1~C_4, AIS A，B，C；C_5~C_8, AIS A，B，C；T_1~S_5, AIS A，B，C；任何损伤平面，AIS D；呼吸机依赖。

展望

国际脊髓损伤数据集不是固定不变的。随着新知识和经验的获得，数据集将持续进行改进，因此数据集均被赋予版本号以跟踪更新情况。数据集的使用者应该知道数据集可能会出现改变并对此有所准备。随着越来越多的中心和国家采用国际脊髓损伤数据集，大型多中心／国家的研究将成为可能。

国际脊髓损伤数据集的信度测试非常重要，ECSCI 已对如何进行测试进行了概述[29]。目前已有两项研究发表[31,32]，更多的研究正在进行之中。此外，从荷兰尝试和使用 11 个国际脊髓损伤数据集的经验中可以发现，数据集记录的测试者间信度良好。

通过将上述国际脊髓损伤核心数据集和 19 个国际脊髓损伤基本数据集中的数据变量进行整合，已开发出全面的病历记录。此外，还增加了饮酒相关的几个额外变量，使其完善为以达成全面结构化记录为目的，并足以用于多数脊髓损伤患者的记录。

位于荷兰的荷兰佛兰德斯脊髓损伤学会正在对全部 8 家荷兰脊髓损伤中心进行基于 13 个国际脊髓损伤数据集的国家电子数据登记。通过使用基于网络的数据输入表进行数据采集。自 2013 年 12 月起，所有脊髓损伤病例均被予以记录。

加拿大 Rick Hansen 脊髓损伤登记（Rick Hansen SCI Registry, RHSCIR）数据库目前包括来自 7 个国际脊髓数据集的数据要素，并且其报告使用的是上文中所建议的报告规程。RHSCIR 将会进一步与国际脊髓损伤数据集进行协调一致，并将更多的国际脊髓损伤数据集整合其中。此外，国际脊髓损伤疼痛数据集等数据集已被选择用于 Rick Hansen 研究所新开展的临床研究，以确保 RHSCIR 和其他已发表的国际研究之间数据结果的可比性。

与之相似，澳大利亚维多利亚脊髓损伤医疗服务是包含 6 个国际脊髓损伤数据集的基于网络的登记系统。数据采集被嵌入日常的医疗护理之中。

当 1 个以上的国家想要从国际脊髓损伤数据集采集数据至同一个数据库时，可能会出现更多的挑战。特别是不同国家之间的法律和隐私问题可能各不相同，这将需要仔细审查。在亚洲脊髓损伤协作网中启动了来自孟加拉国、印度、马来西亚、尼泊尔、斯里兰卡、泰国和越南 8 家脊髓损伤中心的试点工程，其目的是对第一次到达脊髓损伤中心的患者采集国际脊髓损伤核心数据集、国际脊髓损伤非创伤性脊髓损伤数据集中的变量和 ICECI 中的特定变量。

与之相似,在丹麦、芬兰、冰岛、挪威等北欧国家,基于国际脊髓损伤数据集为全部相关中心创建脊髓损伤登记系统的工作正在进行,瑞典也有希望加入。

最后,在 2014—2015 年期间,电子病历记录 Epic 会将国际脊髓损伤数据集的英文采集表纳入其初始系统之中。这将使其可用于全世界范围所有使用 Epic 系统的脊髓损伤中心,并且可以促进不同机构之间的数据进行比较。

记忆要点

- 制定完成的特定主题的国际脊髓损伤数据集,需要通过特定步骤的审批过程。
- 翻译国际脊髓损伤数据集的目的是获得简洁明了的翻译,没有术语或专门用语被误解。
- 数据库结构与多个相关数据库程序包兼容,包括 Microsoft Access、SAS、Microsoft SQLs、Oracle 等。
- 为了确保脊髓损伤数据报告的一致性,以促进不同研究之间的比较,现已制定了相关指南。
- 国际脊髓损伤数据集不是固定不变的,在新的证据出现时需要进行更新。
- 随着越来越多的中心和国家采用国际脊髓损伤数据集,大型多中心 / 国家的研究将成为可能。
- 当 1 个以上的国家想要从国际脊髓损伤数据集采集数据至同一个数据库时,不同国家之间的法律和隐私问题可能各不相同,需要仔细审查。
- 在 2014—2015 年期间,电子病历记录 Epic 会将国际脊髓损伤数据集的英文采集表纳入于其初始系统之中。

脊髓损伤临床研究数据集

开展 NINDS CDE 计划是为了推动神经学数据标准的制定,并建立一个包含这些数据标准和配套工具的网站(http://www.CommonDataElements.ninds.nih.gov)。其目的是帮助研究者和研究人员在其临床研究中以"通用的语言"采集数据。

历史

美国国立卫生研究院(National Institutes of Health,NIH)下设的 NINDS 在 2007 年开始了一项 CDE 项目。NINDS CDE 计划的目的是为临床研究制定数据标准。通过 NINDS CDE 计划制定的数据标准使临床研究者能够系统地采集数据,并能够促进研究启动和研究共同体之间的数据汇总[33]。

CDE 计划是帮助临床研究者在设计和开展新的临床研究时采用标准数据采集技术的资源。在神经科学研究中使用 CDE 将帮助:

- 减少开发数据采集工具所需的时间和花费;
- 促进标准化的、一致性的、通用数据采集;
- 提高数据质量;
- 推进数据共享;
- 增进进行 meta 分析和不同研究结果之间进行比较的机会。

(http://www.commondataelements.ninds.nih.gov/ProjReview.aspx#tab=Introduction)

尽管目前并不是所有类型的研究都要求使用 CDE,但是接受 NINDS 资助的研究人员被要求在可能的情况下在其病例报告表(case report forms, CRF)和数据管理系统中使用 CDE。(http://grants.nih.gov/grants/guide/pa-files/PAR-10-199.html),特别是在临床试验中。

NINDS CDE 标准和工具被设计用于帮助研究人员在其临床研究的各个阶段设计、实施和解释数据。NINDS CDE 标准和工具还为研究人员提供标准化的定义、变量名称、范围检查和允许的赋值。标准化的定义遵循国际标准化组织的 ISO 编码,并将 CDE 要素映射到其他不同的 CDE 方案中。

NINDS CDE 团队已与 ISCoS 工作数年,并且开发了国际脊髓损伤数据集的变量名称和数据库结构,即 SCI CDE(http://www.commondataelements.ninds.nih.gov/SCI.aspx)[28]。

2013 年秋天,NINDS 与 ISCoS 合作,在土耳其伊斯坦布尔进行的 ISCoS 会议上召集一部分国际临床研究人员讨论开发 NINDS 脊髓 CDE 计划建议的可行性。这被视为已经与国际脊髓损伤数据集开展的合作工作的自然延伸。

开发

2013 年后期,启动了脊髓损伤领域临床研究数据集的开发工作。为此成立了 8 个来自世界各地专家的工作组(知识框 81.5)。

- 人口统计学数据工作组
- 神经学工作组
- 医疗护理工作组
- 疼痛工作组
- 功能工作组
- 电诊断工作组
- 影像学工作组
- 参与和生活质量工作组

最初没有包括疼痛工作组,后来发现有必要包括该主题的专门知识,随后进行了补充。此外,进一步建立了心理学小组与疼痛工作组的工作关联。

国际脊髓损伤数据集构成了拟开发的医疗护理病史/并发症临床研究数据集的基础,因为其是由国际脊髓损伤领域的专家制定的,代表了被认为与脊髓损伤最相关的临床数据。

图 81.3 概述了基于颅脑损伤所开展工作的 NINDS 脊髓损伤 CDE 结构的概念框架[34]。

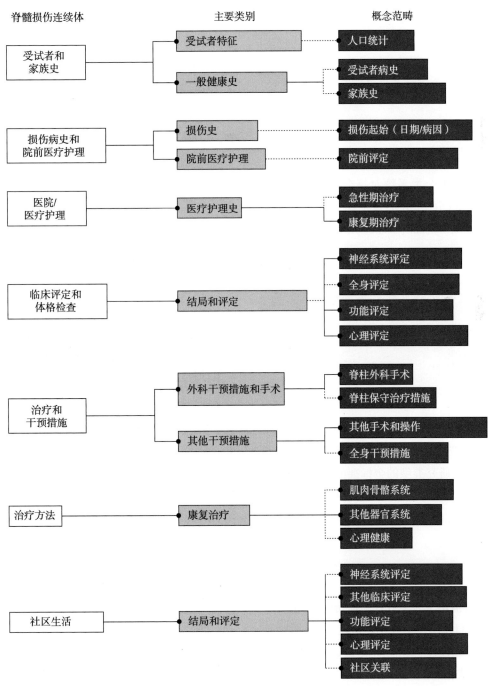

图 81.3　NINDS 脊髓损伤 CDE 数据结构。CDE 包括国际脊髓损伤数据集中的大部分数据要素

- 开展 NINDS CDE 计划是为了推动神经学数据标准的制定,并建立一个包含这些数据标准和配套工具的网站(http://www.CommonDataElements.ninds.nih.gov)。
- NINDS CDE 计划的目标是开发用于临床研究的数据标准。
- CDE 计划是帮助临床研究者在设计和开展新的临床研究时采用标准数据采集技术的资源。
- NINDS CDE 团队已与 ISCoS 工作数年,并且开发了国际脊髓损伤数据集的变量名称和数据库结构。
- 在脊髓损伤领域临床研究数据集中,成立了 8 个来自世界各地专家的工作组。

术语(知识框 81.6)

根据 NINDS CDE 分类系统对每个工作组所选择的 CDE 和工具进行分类,分类系统详见下文(http://www.neuropt.org/professional-resources/neurology-section-outcomemeasures-recommendations/spinal-cord-injury)。

知识框 81.6　NINDS CDE 术语

- 核心 CDE
- 补充 CDE,高度推荐
- 探索性 CDE

核心 CDE

这些 CDE 将被用于所有的脊髓损伤研究。核心 CDE 限于可以超越研究类型的金标准的工具和要素,例如:年龄、性别和诊断。然后,对于每种类型的脊髓损伤研究将需要增加更多的 CDE,这些 CDE 将被认为是补充 CDE。

补充 CDE

补充 CDE 将被用于大多数脊髓损伤研究,但与核心 CDE 相比,它们在研究中并不是决定性的,因为其相关性取决于研究设计(即:临床研究、队列研究等)或所涉及的研究类型。

在补充 CDE 中,工作组将会对特定类型研究(即:特定领域)高度推荐的 CDE 进行分类。

探索性 CDE

使用这些 CDE 是适当的,但仅限于在目标群体中进行研究。这些 CDE 将可能用于脊髓损伤研究,但是数据要素需要得到进一步的确认。

审核过程

NINDS 采用不干涉的方式,在开发 CDE 时要求科学研究共同体提供关于在开展临床研究时可使用的最佳数据要素和可获得的工具的建议。建议的审核过程包括下列步骤:

- 一旦某领域的工作组完成 CDE 建议,其他工作组就对 CDE 进行审阅。
- 在该领域工作组中讨论来自其他工作组的意见,并对建议进行适当的修订。
- 将 CDE 发布于 NINDS 网站,并由 NINDS 发送 e-mail 至个人、企业和多个组织,包括 ISCoS 和 ASIA,以通知并要求他们在 6~8 周内审阅 CDE 建议。
- 工作组讨论来自公众的意见,可能需要进行对 CDE 建议的修正 / 进一步修订。
- 2014 年 8 月,工作组的建议公布于 NINDS 脊髓损伤 CDE 网站。此外,将数据集链接至 ISCoS 网站。总结有使读者能够迅速确定如何使用脊髓损伤 CDE 的建议的综述文章将推动国际脊髓损伤临床研究和试验设计、数据共享和分析[35]。
- NINDS 要求脊髓损伤监督委员会与 NINDS 共同工作,帮助管理脊髓损伤 CDE,以确保 CDE 始终是最新的,并在适当的时间和地点对建议进行调整。

NINDS 不希望 NINDS 脊髓损伤 CDE 被修改,除非在研究已完成并且数据驱动信息可以提供 CDE 或建议工具的更新、替换或修订理由时。因为研究人员在研究中将会使用这些内容,在其使用过程中保持这些内容的稳定性和一致性将会非常重要。

未来用于临床研究的资助

NIH 鼓励在基础研究、临床研究和应用研究、患者登记研究及其他人类研究中使用 CDE,以促进不同研究之间数据更广泛和更有效地使用,并推进进一步的研究[36]。

目前使用 CDE 还不是所有类型研究的必需要求。鼓励接受 NINDS 资助的研究人员在可能的情况下在其 CRF 和数据管理系统中使用 CDE。一些受资助的特殊项目公告、临床研究、StrokeNet、NeuroNEXT 和大型流行病学研究,由于合作协议的要求将需要使用特定疾病的核心 CDE。

随着在研究中系统地收集这些信息,在未来 3 年内将能够共享一致性的数据,将可以用更一致的和更及时的方式进行 meta 分析。这样将能够更快地进行分析,还能够将数据合并;脊髓损伤研究人员还能够更快地确定哪些 CDE 与其研究群体相关,基于临床使用的 CDE 修订将成为可能。然后可以向 NINDS 脊髓损伤监督委员会提出修改建议,并将其公布以接受公众的意见。一旦经过审阅、修订和批准,即可将其在网站上公布。

本章重点

- 为了促进临床和研究目的信息的比较,必需使用国际脊髓损伤数据集和 NINDS CDE 中所概述的标准化数据采集方式。
- 同样应该标准化地报告脊髓损伤患者的数据。
- 使用国际脊髓损伤数据集和 NINDS CDE 将减少开发数据采集工具所需的时间和花费。
- 使用国际脊髓损伤数据集和 NINDS CDE 将提高数据质量和推进数据共享。

（刘楠 译 周谋望 校）

参考文献

1. Biering-Sørensen F, Charlifue S, DeVivo M, et al. International spinal cord injury data sets. *Spinal Cord* 2006;44(9):530-4.
2. World Health Organization. International classification of functioning, disability and health. Geneva: WHO; 2001.
3. DeVivo M, Biering-Sørensen F, Charlifue S, et al. International spinal cord injury core data set. *Spinal Cord* 2006;44(9):535-40.
4. Dvorak MF, Wing PC, Fehlings MG, et al. International spinal cord injury spinal column injury basic data set. *Spinal Cord* 2012;50(11):817-21.
5. Lee BB, Cripps RA, Woodman RJ, et al. Development of an international spinal injury prevention module: application of the international classification of external cause of injury to spinal cord injury. *Spinal Cord* 2010;48(6):498-503.
6. New PW, Marshall R. International spinal cord injury data sets for nontraumatic spinal cord injury. *Spinal Cord* 2014;52(2):123-32.
7. Widerström-Noga E, Biering-Sørensen F, Bryce T, et al. The international spinal cord injury pain basic data set. *Spinal Cord* 2008;46:818-23.
8. Widerström-Noga E, Biering-Sørensen F, Bryce TN, et al. The international spinal cord injury pain basic data set (version 2.0). *Spinal Cord* 2014;52(4):282-6.
9. Dvorak MF, Itshayek E, Fehlings MG, et al. International Spinal Cord Injury: Spinal Interventions and Surgical Procedures Basic Data Set. *Spinal Cord* 2015;53:155-165.
10. Biering-Sørensen F, Craggs M, Kennelly M, Schick E, Wyndaele JJ. International lower urinary tract function basic spinal cord injury data set. *Spinal Cord* 2008a;46(5):325-30.
11. Goetz LL, Cardenas DD, Kennelly M, et al. International spinal cord injury urinary tract infection basic data set. *Spinal Cord* 2013;51(9):700-4.
12. Biering-Sørensen F, Craggs M, Kennelly M, Schick E, Wyndaele JJ. International urodynamic basic spinal cord injury data set. *Spinal Cord* 2008b;46(7):513-6.
13. Biering-Sørensen F, Craggs M, Kennelly M, Schick E, Wyndaele JJ. International urinary tract imaging basic spinal cord injury data set. *Spinal Cord* 2009;47(5):379-83.
14. Krogh K, Perkash I, Stiens SA, Biering-Sørensen F. International bowel function basic spinal cord injury data set. *Spinal Cord* 2009a;47(3):230-4.
15. Alexander MS, Biering-Sørensen F, Elliott S, Kreuter M, Sønksen J. International spinal cord injury female sexual and reproductive function basic data set. *Spinal Cord* 2011a;49(7):787-90.

16. Alexander MS, Biering-Sørensen F, Elliott S, Kreuter M, Sønksen J. International spinal cord injury male sexual function basic data set. *Spinal Cord* 2011b;49(7):795-8.
17. Biering-Sørensen F, Burns AS, Curt A, et al. International spinal cord injury musculoskeletal basic data set. *Spinal Cord* 2012a;50(11):797-802.
18. Biering-Sørensen F, Bryden A, Curt A, et al. International SCI upper extremity basic data set. *Spinal Cord* 2014a;52(9):652-7.
19. Krassioukov A, Alexander MS, Karlsson AK, Donovan W, Mathias CJ, Biering-Sørensen F. International spinal cord injury cardiovascular function basic data set. *Spinal Cord* 2010;48(8):586-90.
20. Biering-Sørensen F, Krassioukov A, Alexander MS, et al. International spinal cord injury pulmonary function basic data set. *Spinal Cord* 2012b;50(6):418-21.
21. Bauman WA, Biering-Sørensen F, Krassioukov A. International spinal cord injury endocrine and metabolic function basic data set. *Spinal Cord* 2011;49(10):1068-72.
22. Bauman WA, Biering-Sørensen F, Krassioukov A. International spinal cord injury endocrine and metabolic basic data set (version 1.2). *Spinal Cord* 2012;50(7):567.
23. Karlsson AK, Krassioukov A, Alexander MS, Donovan W, Biering-Sørensen F. International spinal cord injury skin and thermoregulation function basic data set. *Spinal Cord* 2012;50(7):512-6.
24. Post MW, Charlifue S, Biering-Sørensen F, et al. International spinal cord injury activity and participation basic data set. 2014 (in press).
25. Charlifue S, Post MW, Biering-Sørensen F, et al. International spinal cord injury quality of life basic data set. *Spinal Cord* 2012;50(9):672-5.
26. Krogh K, Perkash I, Stiens SA, Biering-Sørensen F. International bowel function extended spinal cord injury data set. *Spinal Cord* 2009b;47(3):235-41.
27. Biering-Sørensen F, Charlifue S, Devivo MJ, et al. Incorporation of the international spinal cord injury data set elements into the national institute of neurological disorders and stroke common data elements. *Spinal Cord* 2011a;49(1):60-4.
28. Biering-Sørensen F, Charlifue S, DeVivo MJ, et al. Using the spinal cord injury common data elements. *Top Spinal Cord Inj Rehabil* 2012;18(1):23-7.
29. Biering-Sørensen F, Alexander MS, Burns S, et al. Recommendations for translation and reliability testing of international spinal cord injury data sets. *Spinal Cord* 2011b;49(3):357-60.

30. DeVivo MJ, Biering-Sørensen F, New P, Chen Y. Standardization of data analysis and reporting of results from the international spinal cord injury core data set. *Spinal Cord* 2011;49(5):596-9.

31. Jensen MP, Widerström-Noga E, Richards JS, Finnerup NB, Biering-Sørensen F, Cardenas DD. Reliability and validity of the international spinal cord injury basic pain data set items as self-report measures. *Spinal Cord* 2010;48(3):230-8.

32. Juul T, Bazzocchi G, Coggrave M, et al. Reliability of the international spinal cord injury bowel function basic and extended data sets. *Spinal Cord* 2011;49(8):886-91.

33. Grinnon ST, Miller K, Marler JR, et al. National institute of neurological disorders and stroke common data element project -

34. Maas AIR, Harrison-Felix CL, Menon D, et al. Standardizing data collection in traumatic brain injury. *J Neurotrauma* 2011;28(2):177-87.

35. Biering-Sørensen F, Alai S, Anderson K, et al. Common data elements for spinal cord injury clinical research: a National Institute for Neurological Disorders and Stroke project. *Spinal Cord* 2015;53(4):265-77.

36. Sheehan J. Making the most of common data elements: a trans-NIH perspective. CBIIT Seminar Series. Assistant director for policy development. [cited 2013 Nov 13]. NLM. Available from: http://www.youtube.com/watch?v=G629EIJ1HOc

approach and methods. *Clin Trials* 2012;9(3):322-9.

附录 81.1 国际脊髓损伤数据集

本章中已叙述了国际脊髓损伤数据集的制定过程。本附录包括国际脊髓损伤核心数据集和 19 个国际脊髓损伤基本数据集、2 个国际脊髓损伤扩展数据集的数据采集表。所有数据集均可在 http://www.iscos.org.uk/international-sci-data-sets 获得。此外,该网站还包括对损伤外因国际分类进行的详细描述[1],其可用于创伤性脊髓损伤。对出现在附录中的所有数据集,可从 http://www.iscos.org.uk/international-sci-data-sets 下载每个数据集的要目,将其与附录参考文献列表中提供的原始参考文献共同使用,可获得对每个数据变量的详细描述。请注意特定的数据集可能会随时间进展而进行修订和更新,网站将始终包含最新的版本。

国际脊髓损伤核心数据集(1.0版)[2]

出生日期(年/月/日) □□□□□□□□ □不详

受伤日期(年/月/日) □□□□□□□□ □不详

急诊入院日期(年/月/日) □□□□□□□□ □不详

最终出院日期(年/月/日) □□□□□□□□ □不详

住院总天数 ＿＿＿＿＿ □不详

性别 □男 □女 □不详

损伤原因 □运动/休闲活动(第1优先顺序) □被人袭击(第2优先顺序)
□交通事故(第3优先顺序) □跌落/跌倒(第4优先顺序)
□其他创伤原因
□非创伤性脊髓功能障碍
□未详细说明或不详

脊椎损伤 □否 □是 □不详

合并损伤 □否 □是 □不详

脊柱外科手术 □否 □是 □不详

应用辅助呼吸装置
□否 □是,出院时每天应用少于24小时
□是,出院时每天应用24小时
□是,出院时每天应用小时数不详 □不详

出院后去向
□私人住所:包括房屋、个人所有的公寓房、移动房屋、公寓或船屋
□医院:包括脊髓损伤相关医护和/或康复治疗完成后处理后续医疗问题的精神病院或其他急症处理
□养老院:包括技术性护理设施和提供基本的慢性疾病监护的护理机构
□辅助生活住所:包括居住性的非公共机构场所,其中提供一定水平的日常生活活动帮助
□集体生活场所:包括过渡生活设施或任何与非家庭成员共享的居所

□惩教机构：包括拘留所、感化院、监狱、惩教中心等

□旅馆或汽车旅馆　　　□无家：包括洞穴、汽车、帐篷等

□死亡　　□其他，未分类　　□不详

神经系统数据

急诊入院

检查日期（年／月／日）：□□□□□□□□　　□未进行　　□不详

感觉平面：左侧：＿＿＿　　　右侧：＿＿＿

运动平面：左侧：＿＿＿　　　右侧：＿＿＿

ASIA 损伤分级：□ A　□ B　□ C　□ D　□ E

最终出院

检查日期（年／月／日）：□□□□□□□□　　□未进行　　□不详

感觉平面：左侧：＿＿＿　　　右侧：＿＿＿

运动平面：左侧：＿＿＿　　　右侧：＿＿＿

ASIA 损伤分级：□ A　□ B　□ C　□ D　□ E

国际脊髓损伤脊柱损伤基本数据集（1.1版）[3]

穿通伤／钝挫伤　　　　□钝挫伤　　　□穿通伤　　　□不详

脊柱损伤　　　　　　　□否　　　　　□是　　　　　□不详

单处或多处脊柱损伤

　　　　　　　　　　　　□单处　　　　□多处　　　　□不详

脊柱损伤（每一个损伤节段填写一个，从最头侧的损伤开始）：

脊柱损伤节段　＿＿＿＿

　　　　　　　　　　　　vC01~vC07：颈椎（C_1~C_7）

　　　　　　　　　　　　vT01~vT12：胸椎（T_1~T_{12}）

　　　　　　　　　　　　vL01~vL05：腰椎（L_1~L_5）

　　　　　　　　　　　　vS01~vS05：骶椎（S_1~S_5）

　　　　　　　　　　　　vC99：颈椎，具体节段不详（C_0~C_7）

　　　　　　　　　　　　vT99：胸椎，具体节段不详（T_1~T_{12}）

　　　　　　　　　　　　vL99：腰椎，具体节段不详（L_1~L_5）

　　　　　　　　　　　　vS99：骶椎，具体节段不详（S_1~S_5）

　　　　　　　　　　　　vX99：节段不详

椎间盘及后方韧带复合体损伤　　□否　　　□是　　　□不详

创伤性移位　　　　　　　　　　□否　　　□是　　　□不详

国际脊髓损伤脊柱保守治疗措施与脊柱外科手术基本数据集（1.0版）[4]

脊柱保守治疗措施与脊柱外科手术：

对每项保守治疗措施／外科手术，填写下列问题

保守治疗措施／外科手术日期（年／月／日）：□□□□□□□□

非手术卧床休息和外固定：

□无　　□严格卧床休息　　□外固定装置

□严格卧床休息及外固定装置　　□不详

脊柱外科手术—脊柱结构闭合手法操作和 / 或复位：

□无　　□有　　□不详

外科手术——入路：

□无　　□前路切开手术　　□后路切开手术

□前后路切开手术　　□不详

如果进行了切开手术治疗（前路、后路或前后路），需填写以下信息。

外科手术——切开复位：

□无　　□有　　□不详

外科手术——神经结构直接减压：

□无　　□有　　□不详

外科手术——固定与融合：（发生损伤的各个节段分别记录，从最头端的损伤节段开始）：

固定融合节段序号 ＿ ＿

固定融合节段水平 ＿ ＿ ＿ ＿

$$vC00\sim vC07：颈椎（C_0\sim C_7）$$

$$vT01\sim vT12：胸椎（T_1\sim T_{12}）$$

$$vL01\sim vL05：腰椎（L_1\sim L_5）$$

$$vS01\sim vS05：骶椎（S_1\sim S_5）$$

$$vC99：颈椎，具体节段不详（C_0\sim C_7）$$

$$vT99：胸椎，具体节段不详（T_1\sim T_{12}）$$

$$vL99：腰椎，具体节段不详（L_1\sim L_5）$$

$$vS99：骶椎，具体节段不详（S_1\sim S_5）$$

$$vX99：节段不详$$

国际脊髓损伤非创伤脊髓损伤数据集（1.0版）[5]

基本数据集

采集日期（年 / 月 / 日）: □□□□□□□□　　□不详

非创伤性脊髓损伤（NTSCI）病因分类：

分类轴 1

1级　　　　　　2级

＿＿＿＿＿＿　　＿＿＿＿＿＿

扩展数据集

采集日期（年 / 月 / 日）: □□□□□□□□　　□不详

非创伤性脊髓损伤发病时程： □急性（≤ 1 天）　　□亚急性（>1 天，但 ≤ 7 天）

□持续较长时间（>7 天，但 ≤ 1 个月）　　□持续很长时间（>1 个月）

医源性原因： □有　　□无　　□不详

非创伤性脊髓损伤（NTSCI）病因分类：

分类轴 1

1级　　　　2级　　　　3级　　　　4级　　　　5级

＿＿＿＿＿　＿＿＿＿＿　＿＿＿＿＿　＿＿＿＿＿

分类轴 2

ICD 版本：＿ ＿

ICD 编码：

—————————————————————

字母数字编码，字母数字编码，字母数字编码，3

非创伤性脊髓损伤（NTSCI）病因分类：分类轴 1

1 级	2 级	3 级	4 级	5 级
先天性	椎管闭合不全	隐性脊柱裂 脊髓脊膜膨出症 脊髓栓系综合征 其他椎管闭合不全	脂性脊膜膨出 骶前脊膜膨出 脊柱纵裂 终丝过度生长	
	Arnold-Chiari 畸形	1 型：小脑扁桃体异常延伸至枕骨大孔以下 2 型：加上延髓和第 4 脑室向尾侧移位 3 型：小脑和脑干组织移位，延伸为幕下脑膜脑膨出 4 型：小脑和脑干发育不全：Dandy-Walker 畸形的变异		
	骨骼畸形	寰枢关节脱位 寰枢关节不稳定（唐氏综合征） 软骨发育不全 黏多糖贮积症 Klippel-Feil 综合征 成骨不全 腰骶骨发育不全 其他先天性骨骼异常	游离齿状突 齿状突发育不全 寰椎横韧带松弛	
	其他先天性	先天性脊髓空洞症		
遗传性	遗传性痉挛性截瘫	单纯型 复杂型		
	脊髓小脑共济失调	显性遗传 隐性遗传	特定型 非特定型 Friedreich 共济失调 其他隐性遗传确认 / 确定的脊髓小脑共济失调 假定为隐性遗传的脊髓小脑共济失调	
	肾上腺髓质神经病 脑白质营养性萎缩 脊髓性肌萎缩	显性遗传 隐性遗传	特定遗传类型 非特定遗传亚型	
	其他遗传性			

续表

1 级	2 级	3 级	4 级	5 级
获得性	脊柱退行性疾病	椎间盘突出 黄韧带肥厚 后纵韧带骨化 脊柱骨质增生 脊椎前移 脊柱骨性关节炎 椎管狭窄 由上述多种发育性 / 或获得性 因素共同所致的脊髓受压 其他脊柱退行性疾病	特发性 肢端肥大症 氟骨症 脂肪瘤样病	
	代谢性疾病	营养缺乏 骨质疏松 Paget 病 骨软化症 其他代谢性	维生素 B_{12} 缺乏 叶酸缺乏 铜缺乏 佝偻病 其他营养缺乏	
	血管性疾病	出血性 血管畸形 缺血性	硬膜外血肿 其他出血性 硬膜动静脉瘘 伴或不伴出血的动静脉畸形 动脉粥样硬化 主动脉夹层 大动脉炎 粥样硬化性栓子 血栓栓子 纤维栓子 减压病 静脉梗塞 低血压 - 灌注不足 脂肪栓塞 特发性 其他缺血性	出血 体质 药物 其他
	炎症性和自身免疫性疾病	脱髓鞘 胶原血管病 结节病 副肿瘤性 蛛网膜炎 其他炎症性和免疫性	横贯性脊髓炎 - 特发性 多发性硬化 视神经脊髓炎 系统性红斑狼疮 干燥综合征 类风湿关节炎 强直性脊柱炎 血管炎 其他炎症性	寰枢椎不稳定
	辐射相关	放射性脊髓炎		

续表

1 级	2 级	3 级	4 级	5 级
	中毒性	有机磷 木薯食物毒素 山黧豆中毒 药物 慢性肝病 其他中毒性	氧化亚氮 其他磷酸盐类	
	肿瘤性	良性肿瘤 恶性肿瘤	原发性脊椎病灶 硬膜外间隙 硬膜内（髓外） 髓内 其他良性肿瘤 神经源性 原发性脊椎病灶 软脊膜疾病（与其他脊髓损害无关） 继发性脊椎病灶 血液系统 其他恶性肿瘤	骨瘤 骨软骨瘤 骨样骨瘤 血管瘤 动脉瘤性骨囊肿 脂肪瘤 神经纤维瘤 脑膜瘤 许旺细胞瘤 脊索瘤 - 良性 星形细胞 - 良性 少突神经胶质瘤 室管膜瘤 海绵状血管瘤 脊索瘤 - 恶性 星形细胞 - 恶性 骨肉瘤 其他 乳腺 支气管 肺 前列腺 肾 甲状腺 尤文肉瘤 黑色素瘤 其他 骨髓瘤 白血病 非霍奇金淋巴瘤 霍奇金淋巴瘤
	感染性 杂病	病毒 细菌 螺旋体 真菌 寄生虫 运动神经元病 脊髓空洞症 其他未指明的杂病	疱疹病毒 反转录病毒 肠道病毒 多瘤病毒 其他病毒 金黄色葡萄球菌 链球菌 其他化脓性细菌	单纯疱疹 带状疱疹 巨细胞病毒 EB 病毒 人类免疫缺陷病毒 人类 T 淋巴细胞白血病病毒 1 型 脊髓灰质炎病毒

续表

1级	2级	3级	4级	5级
			结核分枝杆菌（TB）	柯萨奇病毒
			布氏杆菌	其他肠道病毒
			类鼻疽	JC病毒
			疏螺旋体	硬膜外脓肿
			苍白密螺旋体	脊椎骨髓炎伴化脓性椎间盘炎
			隐球菌	硬膜外疾病
			放线菌	脊髓蛛网膜炎
			其他真菌	髓内结核球
			囊虫病	布鲁氏杆菌脊椎炎
			棘球囊	脊髓脊膜炎
			弓形虫	血管炎
			血吸虫	梅毒瘤
			其他寄生虫	脊髓痨
			肌萎缩侧索硬化	基底节蛛网膜炎
			原发性侧索硬化	感染后
			进行性肌萎缩	炎症后
			交通性	肿瘤相关
			非交通性	特发性

国际脊髓损伤下尿路功能基本数据集（1.0版）[6]

数据采集日期（年/月/日）: □□□□□□□□　　　□不详

与脊髓损伤无关的泌尿道障碍:

□无　　□有,详细说明＿＿＿＿＿＿＿＿＿　　□不详

需要排空膀胱的意识:

□无　　□有　　　　　□不适用　□不详

膀胱排空:　　　　　　　　　　　主要方式　　补充方式

正常排尿　　　　　　　　　　　　　□　　　　　□

触发膀胱反射

　　随意（叩击、抓挠、肛门扩张等）　□　　　　　□

　　非随意　　　　　　　　　　　　□　　　　　□

膀胱按压

　　使劲（腹部使劲,Valsalva手法）　□　　　　　□

　　外部按压（Credé手法）　　　　　□　　　　　□

间歇导尿

　　自我导尿　　　　　　　　　　　□　　　　　□

　　由看护人员导尿　　　　　　　　□　　　　　□

留置尿管

　　经尿道　　　　　　　　　　　　□　　　　　□

　　耻骨上　　　　　　　　　　　　□　　　　　□

骶神经前根刺激　　　　　　　　　　□　　　　　□

非可控性尿流改道 / 造瘘术　□

其他方式,详细说明＿＿＿＿＿＿＿　□　　　　□

□不详

上周内每日随意膀胱排空平均次数：＿＿＿＿

过去三月内任何不随意漏尿 (尿失禁)：

□无　　□有,平均每天　　□有,平均每周　　□有,平均每月

□不适用　　□不详

尿失禁集尿装置：

□无　　□有,阴茎套导管 / 胶套

　　　　□有,尿布 / 尿垫

　　　　□有,造瘘袋

　　　　□有,其他,详细说明＿＿＿＿＿＿＿＿＿＿

□不详

去年内使用的任何作用于泌尿道的药物：

□无　　□有,膀胱松弛药物 (抗胆碱药,三环类抗抑郁药等)

　　　　□有,括约肌 / 膀胱颈松弛药物 (α 肾上腺素受体阻滞剂等)

　　　　□有,抗生素 / 抗菌药:□治疗泌尿系感染

　　　　　　　　　　　　　　□预防性用药

　　　　□有,其他,详细说明＿＿＿＿＿＿＿＿＿＿

□不详

泌尿道外科手术：

□无

□有,耻骨上尿管置入,最后一次手术日期 (年 / 月 / 日)　　□□□□□□□□

□有,膀胱结石摘除,最后一次手术日期 (年 / 月 / 日)　　□□□□□□□□

□有,上尿路结石摘除,最后一次手术日期 (年 / 月 / 日)　　□□□□□□□□

□有,膀胱扩大术,最后一次手术日期 (年 / 月 / 日)　　□□□□□□□□

□有,括约肌切开 / 尿道支架,最后一次手术日期 (年 / 月 / 日)　　□□□□□□□□

□有,肉毒素注射,最后一次手术日期 (年 / 月 / 日)　　□□□□□□□□

□有,人工括约肌,最后一次手术日期 (年 / 月 / 日)　　□□□□□□□□

□有,回肠代膀胱术,最后一次手术日期 (年 / 月 / 日)　　□□□□□□□□

□有,回肠输尿管吻合术,最后一次手术日期 (年 / 月 / 日)　　□□□□□□□□

□有,控尿瓣膜,最后一次手术日期 (年 / 月 / 日)　　□□□□□□□□

□有,骶神经前根刺激器,手术日期 (年 / 月 / 日)　　□□□□□□□□

□有,其他,详细说明＿＿＿＿＿＿,手术日期 (年 / 月 / 日)　　□□□□□□□□

□不详

去年内任何泌尿系统症状的变化：

□无　　　□有　　□不适用　　□不详

国际脊髓损伤尿路感染基本数据集（1.0 版）[7]

症状 / 体征持续时间 (只选择一项)：

□小于 1 天　　□1 至 3 天　　□4 天至 1 周　　□超过 1 周,至 2 周

□超过 1 周,至 1 个月　　□超过 1 个月,至 3 个月　　□超过 3 个月

症状 / 体征（选择所有适合的选项）：

☐发热

☐尿失禁，新发或发作增加，包括导尿管周围渗漏

☐痉挛加重

☐全身乏力、嗜睡或不适感

☐尿液混浊（有或没有黏液或沉淀物）伴气味增加

☐脓尿

☐肾区或膀胱区不适或疼痛，或排尿过程中不适或疼痛

☐自主神经反射异常

☐其他_____

尿液亚硝酸盐检查（只选择一项）：

☐阴性　　☐阳性　　☐不详

尿液白细胞酯酶检查（只选择一项）：

☐阴性　　☐阳性　　☐不详

尿培养（只选择一项）：

☐阴性　　☐阳性　　☐不详

如果为阳性，填写菌种及菌落形成单位（colony forming units，CFU）计数 /ml（10^1~10^5 CFU/ml）和耐药模式：

1）_____菌种_____CFU/ml

耐药模式（只选择一项）：☐正常　　☐多重耐药（3 个或 3 个以上不同的药物类别）

2）_____菌种_____CFU/ml

耐药模式（只选择一项）：☐正常　　☐多重耐药（3 个或 3 个以上不同的药物类别）

3）_____菌种_____CFU/ml

耐药模式（只选择一项）：☐正常　　☐多重耐药（3 个或 3 个以上不同的药物类别）

4）_____菌种_____CFU/ml

耐药模式（只选择一项）：☐正常　　☐多重耐药（3 个或 3 个以上不同的药物类别）

5）_____菌种_____CFU/ml

耐药模式（只选择一项）：☐正常　　☐多重耐药（3 个或 3 个以上不同的药物类别）

国际脊髓损伤尿流动力学基本数据集（1.0版）[8]

检查日期（年 / 月 / 日）：☐☐☐☐☐☐☐☐　　　☐不详

充盈性膀胱测压时膀胱感觉：

☐正常　　☐敏感　　☐减退　　☐缺失　　☐非特异性　　☐不详

逼尿肌功能：

☐正常　　☐神经源性逼尿肌过度活动　　☐逼尿肌无力

☐逼尿肌无收缩　　☐不详

充盈性膀胱测压时顺应性：

低（<10ml/cmH_2O）　　☐是　　☐否　　☐不详

排尿期尿道功能：

☐正常　　☐逼尿肌括约肌协同失调　　☐尿道括约肌失弛缓

☐不适用　　☐不详

逼尿肌漏尿点压力 _____ cm H_2O　　☐不适用　　☐不详

最大逼尿肌压力 _____ cm H_2O　　☐不适用　　☐不详

膀胱测压时膀胱容量 _____ml　　□不适用　　　□不详

排尿后残余尿量 _____ml　　　□不适用　　　□不详

国际脊髓损伤尿路影像基本数据集（1.0版）[9]

静脉肾盂造影 / 尿路造影或 CT 尿路造影,尿路超声

检查日期（年 / 月 / 日）:□□□□□□□□

使用方法：　　□静脉肾盂造影 / 尿路造影

　　　　　　　□ CT 尿路造影

　　　　　　　□尿路超声

□正常

上尿路淤滞 / 扩张：　　　　　　□右侧　　　　□左侧

肾结石：　　　　　　　　　　　□右侧　　　　□左侧

输尿管结石：　　　　　　　　　□右侧　　　　□左侧

□膀胱结石

□其他发现:_____

尿路 X 线——肾、输尿管、膀胱（KUB）

检查日期（年 / 月 / 日）:□□□□□□□□

□正常

肾结石：　　　　　　　　　　　□右侧　　　　□左侧

输尿管结石：　　　　　　　　　□右侧　　　　□左侧

□膀胱结石

□其他发现:_____

肾图

检查日期（年 / 月 / 日）:□□□□□□□□

使用方法：　　　　　　　□ DMSA（^{99}锝二巯丁二酸）

　　　　　　　　　　　　□ DPTA（^{99}锝二亚乙基三胺五丁酸）

　　　　　　　　　　　　□ Mag 3（^{99}锝巯乙酰三甘氨酸）

排泄功能:右侧___%　左侧___%

□正常

上尿路淤滞 / 扩张：　　　　　　□右侧　　　　□左侧

□其他发现:_____

肌酐清除率

检查日期（年 / 月 / 日）:□□□□□□□□

_____ ml/（min × 1.73 m^2）

膀胱造影

检查日期（年 / 月 / 日）:□□□□□□□□

□正常

□膀胱结石

膀胱输尿管反流：　　　　　　　□右侧　　　　□左侧

□膀胱憩室

静息时膀胱颈：　　　　　　　　□开放　　　　□关闭

□其他发现:_____

排尿膀胱造影 / 排尿膀胱尿路造影（MCU）/ 影像尿流动力学

检查日期（年 / 月 / 日）：□□□□□□□□

□正常

膀胱输尿管反流：	□右侧	□左侧
排尿期膀胱颈：	□正常	□关闭（协同失调）
排尿期尿道括约肌（横纹肌）：	□正常	□关闭（协同失调）

□其他发现：_____

国际脊髓损伤肠道功能基本数据集（1.1版）[10]

采集日期（年 / 月 / 日）：□□□□□□□□　　□不详

与脊髓损伤无关的胃肠道或肛门括约肌功能障碍：

□无　　□有，详细说明_____　　□不详

胃肠道外科手术：

□无

□阑尾切除术，手术日期（年 / 月 / 日）：　　　　　　　　□□□□□□□□

□胆囊切除术，手术日期（年 / 月 / 日）：　　　　　　　　□□□□□□□□

□结肠造瘘术，最后一次手术日期（年 / 月 / 日）：　　　　□□□□□□□□

□回肠造瘘术，最后一次手术日期（年 / 月 / 日）：　　　　□□□□□□□□

□其他，详细说明_____，最后一次手术日期（年 / 月 / 日）：□□□□□□□□

□不详

需要排便的知觉（在过去 4 周之内）：

□正常（直接）

□间接（例如：腹部绞痛或不适 - 腹肌痉挛 - 下肢痉挛 - 出汗 - 竖毛 - 头痛 - 恶寒。）

□无

□不详

排便方式和肠道管理措施（在过去 4 周之内）：

	主要方式	补充方式
正常排便	□	□
使劲 / 屏气用力排空	□	□
手指肛门 - 直肠刺激	□	□
栓剂	□	□
手指排便	□	□
小号灌肠剂（灌肠剂 ≤ 150ml）	□	□
灌肠剂（>150ml）	□	□
结肠造瘘	□	
骶神经前根刺激	□	□
其他方式，详细说明_____	□	□

□不详

排便所需平均时间（在过去 4 周之内）：

□ 0~5 分钟　　　□ 6~10 分钟　　　□ 11~20 分钟　　　□ 21~30 分钟

□ 31~60 分钟　　　□超过 60 分钟　　　□不详

排便频率（在过去 4 周之内）：

☐每天 3 次或以上　　　☐每天 2 次　　　　　☐每天 1 次

☐不是每天，但每周超过 2 次

☐每周 2 次　　　　　　☐每周 1 次

☐少于每周 1 次，但过去 4 周之内至少有 1 次

☐过去 4 周之内没有排便

☐不适用　　　　　　　☐不详

大便失禁频率（在过去 3 月之内）：

☐每天发生 2 次或以上　　☐每天发生 1 次

☐不是每天，但每周至少 1 次

☐不是每周，但每月超过 1 次

☐每月 1 次　　　　　　☐少于每月 1 次　　　☐从不

☐不详

需要使用护垫或肛门塞（在过去 3 月之内）：

☐每天使用　　　　　　☐不是每天，但每周至少 1 次

☐不是每周，但每月至少 1 次

☐少于每月 1 次　　　　☐从不

☐不详

影响肠道功能 / 便秘因素的药物（在过去 4 周之内）：

☐无　　　　　　☐有，抗胆碱药

　　　　　　　　☐有，麻醉药

　　　　　　　　☐有，其他，详细说明：＿＿＿＿＿＿＿＿＿＿＿

☐不详

口服轻泻药（在过去 4 周之内）：

☐无　　　　　　☐有，渗透性轻泻药（滴剂）

　　　　　　　　☐有，渗透性或膨胀性轻泻药（片剂或颗粒剂）

　　　　　　　　☐有，刺激性轻泻药（滴剂）

　　　　　　　　☐有，刺激性轻泻药（片剂）

　　　　　　　　☐有，胃肠动力药物

　　　　　　　　☐有，其他，详细说明：＿＿＿＿＿＿＿＿＿＿＿

☐不详

肛周疾病（在过去 1 年之内）：

☐无　　☐痔　　☐肛周溃疡　　☐肛裂　　☐直肠脱垂

☐其他，详细说明＿＿＿＿＿＿＿＿＿＿　　☐不详

国际脊髓损伤肠道功能扩展数据集（1.0 版）[11]

数据采集日期（年 / 月 / 日）：☐☐☐☐☐☐☐☐　　☐不详

便秘持续时间：

☐少于 1 年　　☐1~5 年　　☐6~10 年　　☐11~20 年

☐超过 20 年　　☐不适用　　☐不详

不成功的排便尝试（在过去 3 个月之内）：

☐从不　　　☐少于每月 1 次

☐少于每周 1 次,但至少每月 1 次

☐每周 1 次或多次,但不是每日

☐每日 1~3 次　　　　☐每日 4~6 次　　　　☐每日 7~9 次　　　　☐每日 10 次或更多

☐不适用　　　　☐不详

排便后直肠排空不全（在过去 3 个月之内）:

☐每日　　　　☐不是每日,但是每周至少 1 次

☐不是每周,但是每月至少 1 次

☐少于每月 1 次　　　　☐从不　　　　☐不适用　　　　☐不详

腹部胀气（在过去 3 个月之内）:

☐每日　　　　☐不是每日,但是每周至少 1 次

☐不是每周,但是每月至少 1 次

☐少于每月 1 次　　　　☐从不　　　　☐不详

腹部疼痛 / 不适（在过去 3 个月之内）:

☐每日　　　　☐不是每日,但是每周至少 1 次

☐不是每周,但是每月至少 1 次

☐少于每月 1 次　　　　☐从不　　　　☐不详

完全或部分由于腹部膨胀所致的任何呼吸不适（气短 / 深呼吸困难）（在过去 3 个月之内）:

☐每日　　　　☐不是每日,但是每周至少 1 次

☐不是每周,但是每月至少 1 次

☐少于每月 1 次　　　　☐从不　　　　☐不适用　　　　☐不详

排便过程中的肛周疼痛（在过去 3 个月之内）:

☐每日　　　　☐不是每日,但是每周至少 1 次

☐不是每周,但是每月至少 1 次

☐少于每月 1 次　　　　☐从不　　　　☐不适用　　　　☐不详

排气失禁频率（在过去 3 个月之内）:

☐每日　　　　☐不是每日,但是每周至少 1 次

☐不是每周,但是每月超过 1 次

☐每月 1 次　　　　☐少于每月 1 次　　　　☐从不

☐不适用　　　　☐不详

液态粪便失禁频率（在过去 3 个月之内）:

☐每日发生 2 次或以上　　　　　　　　☐每日 1 次

☐不是每日,但是每周至少 1 次

☐不是每周,但是每月超过 1 次

☐每月 1 次　　　　☐少于每月 1 次　　　　☐从不

☐不适用　　　　☐不详

固态粪便失禁频率（在过去 3 个月之内）:

☐每日发生 2 次或以上　　☐每日 1 次

☐不是每日,但是每周至少 1 次

☐不是每周,但是每月超过 1 次

☐每月 1 次　　　　☐少于每月 1 次　　　　☐从不

☐不适用　　　　☐不详

憋住排便 15 分钟或更长时间的能力（在过去 3 个月之内）:

☐有　　☐无　　☐不适用　　☐不详

肠道护理场所（在过去 3 个月之内）：

□床上　　□坐厕椅 / 便桶　　□升高的抽水马桶坐垫圈

□常规的抽水马桶　　□其他，详细说明＿＿＿＿＿＿＿＿＿　　□不详

肠道管理过程中的独立程度（在过去 3 个月之内）：

□需要完全辅助　　□需要部分辅助，不能自己清洁

□需要部分辅助，独立自己清洁

□独立使用抽水马桶完成各项工作，但是需要辅助装置或专门的装置（如：杆）

□独立使用抽水马桶，不需要辅助装置或专门的装置

□不详

便于肠道护理的措施（在过去 3 个月之内）：

□手指刺激或手指排便　　□腹部按摩

□胃结肠反射　　□其他，详细说明＿＿＿＿＿＿＿＿＿

□无　　□不详

排便事件和间隔（1）：从开始肠道护理至最初粪便排出的平均时间（在过去 3 个月之内）：

＿＿＿＿＿分钟

□不适用　　□不详

排便事件和间隔（2）：排便过程中，不论有无辅助，间断或持续，粪便（在 1 次排便的情况下）排出的平均时间（在过去 3 个月之内）：

＿＿＿＿＿分钟

□不适用　　□不详

排便事件和间隔（3）：粪便完全排出后，肠道护理前之间的时间（在过去 3 个月之内）：

＿＿＿＿＿分钟

□不适用　　□不详

由于肛门失禁所致的生活方式改变（在过去 3 个月之内）：

□每日改变生活方式　　□每周改变生活方式至少 1 次，但不是每日

□每月改变生活方式超过 1 次，但不是每周

□每月改变生活方式 1 次　　□每月改变生活方式少于 1 次

□没有改变生活方式　　□不适用　　□不详

由于便秘所致的生活方式改变（在过去 3 个月之内）：

□每日改变生活方式　　□每周改变生活方式至少 1 次，但不是每日

□每月改变生活方式超过 1 次，但不是每周

□每月改变生活方式 1 次　　□每月改变生活方式少于 1 次

□没有改变生活方式　　□不适用　　□不详

自我报告的神经源性肠道功能障碍所致的生活质量影响：

□较大影响　　□一些影响　　□很少影响　　□没有影响　　□不详

体格检查之后采集：

肛门张力：

□正常　　□降低　　□增加　　□未检查　　□不适用

肛管随意收缩：

□有　　□无　　□未检查　　□不适用

X 线检查之后采集：

总胃肠或结肠通过时间：

＿＿＿＿＿天＿＿＿＿＿小时　　□未检查

右半结肠通过时间：

_____天_____小时　　□未检查

左半结肠通过时间：

_____天_____小时　　□未检查

国际脊髓损伤女性性功能及生殖功能基本数据集（1.0版）[12]

数据采集日期（年／月／日）：□□□□□□□□　　　　□不详

讨论性问题的意愿：

□是

□否，但是愿意为病历提供资料

□否，不愿意继续讨论

与脊髓损伤无关的性功能问题：

□无　　　　　　　□有，详细说明_____　　□不详

与脊髓损伤相关的性功能障碍：

□有　　　　　　　□无　　　　　　　□不详

心理性生殖器官唤起

□正常　　　　　　□减退／改变　　　□消失　　　　　　□不详

反射性生殖器官唤起

□正常　　　　　　□减退／改变　　　□消失　　　　　　□不详

性欲高潮

□正常　　　　　　□减退／改变　　　□消失　　　　　　□不详

月经

□正常　　　　　　□减退／改变　　　□消失　　　　　　□不详　　　　　□不适用

国际脊髓损伤男性性功能基本数据集（1.0版）[13]

数据采集日期（年／月／日）：□□□□□□□□　　　　□不详

讨论性问题的意愿：

□是

□否，但是愿意为病历提供资料

□否，不愿意继续讨论

与脊髓损伤无关的性功能问题：

□无　　　　　　　□有，详细说明_____　　□不详

与脊髓损伤相关的性功能障碍：

□有　　　　　　　□无　　　　　　　□不详

心理性勃起

□正常　　　　　　□减退／改变　　　□消失　　　　　　□不详

反射性勃起

□正常　　　　　　□减退／改变　　　□消失　　　　　　□不详

射精

□正常　　　　　　□减退／改变　　　□消失　　　　　　□不详

性欲高潮

□正常　　　　　□减退 / 改变　　　　□消失　　　　□不详

国际脊髓损伤肌肉骨骼基本数据集（1.0版）[14]

数据采集日期（年 / 月 / 日）:□□□□□□□□　　　□不详

脊髓损伤以前的神经肌肉骨骼病史（只采集一次）:

□已存在脊柱和脊髓先天性畸形

如果存在,详细说明诊断及部位_____

如果既往由于此诊断进行过手术,详细描述_____

手术日期(年 / 月 / 日):□□□□□□□□　　　□不详

□已存在退行性脊柱疾病

如果存在,详细说明诊断及部位_____

如果既往由于此诊断进行过手术,详细描述_____

手术日期(年 / 月 / 日):□□□□□□□□　　　□不详

□已存在全身性神经退行性疾病

如果存在,详细说明诊断及部位_____

如果既往由于此诊断进行过手术,详细描述_____

手术日期(年 / 月 / 日):□□□□□□□□　　　□不详

存在痉挛状态 / 痉挛

□否　　　　　□是

过去 4 周内是否对痉挛状态 / 痉挛进行过治疗?

□否　　　　　□是

骨折、异位骨化、挛缩或退行性改变 / 过度使用:

	脊髓损伤以后发生的骨折（仅记录之前未记录的）				异位骨化		挛缩		退行性改变 / 过度使用	
	右侧	左侧	骨折日期 年 / 月 / 日	脆性骨折	右侧	左侧	右侧	左侧	右侧	左侧
颈部 / 颈椎										
肩关节 / 肱骨										
肘关节										
前臂										
腕关节										
手部										
肩背部 / 胸椎										
腰背部 / 腰椎										
骨盆										
髋关节 / 股骨										
膝关节										
胫骨 / 腓骨										
踝关节										
足部										

如果存在异位骨化,用于确定异位骨化的方法:

□ X 线 　　　□ CT 扫描 　　　□三相骨扫描 　　　□其他方法,详细说明_____

脊柱侧凸

□否 　　　□是

如果存在脊柱侧凸,用于评定的方法(选择所有适合的选项)

□坐位观察 　　　□立位观察

□坐位 X 线平片 　　　□立位 X 线平片

如果存在脊柱侧凸,是否进行了手术治疗?

□如果存在:手术日期(年 / 月 / 日):□□□□□□□□ 　　　□不详

□其他肌肉骨骼问题,详细说明_____

上述肌肉骨骼问题是否影响你的日常生活活动(转移、步行、穿衣、沐浴等)?

□否,一点也不 　　　□是,有一些 　　　□是,很多

国际脊髓损伤上肢基本数据集(1.0版)[15]

数据采集日期(年 / 月 / 日):□□□□□□□□ 　　　□不详

双侧上肢分别进行评估:

够取及抓握能力(GRASSP 测试的一部分)	肩关节功能分级
1. 肘关节或肘关节以下上肢没有功能 肘关节、腕关节或手部肌肉没有随意控制,没有抓握功能,手臂主动放置或够取严重受限	A. 手臂不能主动放置或够取
2. 手部被动肌腱固定 被动手部功能,手部外在肌和内在肌没有随意控制,也没有主动伸展腕关节的能力。仅在前臂旋后或旋前时才能进行手部的张开或闭合(被动肌腱固定效应),没有手部的主动抓握动作。仅在有限的活动空间可通过在双手之间固定物体有效进行双手抓握或被动肌腱固定抓握	B. 严重受限,但能够在没有辅助下将手放于桌子上,但不能够及嘴 / 头部(重力影响动作)
3. 手部主动肌腱固定 手部外在肌和内在肌没有随意控制,但可主动伸展腕关节,使手指可以依赖肌腱固定效应被动运动。在限定的活动空间有限进行单手抓握	C. 受限,但在费力或改变动作下能够及嘴 / 头部,如:微弱或不存在旋前 - 旋后或者腕关节屈曲 - 伸展
4. 手部主动外在肌功能 随意控制腕关节和部分手部外在肌功能,使得在有或没有肌腱固定的情况下进行抓握,获得一定程度的主动手部张开或闭合,但灵活性降低,活动空间减小	D. 肩关节全范围活动,独立向前、向上够取
5. 手部主动外在肌 - 内在肌功能 在完全范围内随意控制手部外在肌和内在肌功能,并能够进行不同形式的抓握(如:用力抓握、精确抓握、用力侧捏、精确捏取),但肌力和灵活性可能受限	

右手 - 上肢基本功能:___ ___(从上述最符合手和上肢功能的描述中各选择一个数字 1~5 和一个字母 A~D)

左手 - 上肢基本功能:___ ___(从上述最符合手和上肢功能的描述中各选择一个数字 1~5 和一个字母 A~D)

使用辅助装置(所有设备,如:夹板、适应性装置、表面功能性电刺激等),用于增强上肢功能:

□从不或少于每月 1 次

□不是每周,但每月 1 次或 1 次以上

□不是每日,但每周1次或1次以上

□每日使用

对上肢功能有影响的并发症,如:疼痛、痉挛、挛缩、肿胀等:

□轻度:没有并发症,或并发症对功能有轻度影响

□中度:并发症对功能有中度影响

□重度:并发症对功能有广泛影响

上肢/手部重建手术

□是　　　　　□否　　　　　□不详

如果是,填写下表

进行过的上肢/手部重建手术

选择所有适合的选项

	手术类型	是/否/不详			手术日期(年/月/日)
软组织重建	肌腱移位重建肘关节伸展(右侧)	□是	□否	□不详	
	肌腱移位重建肘关节伸展(左侧)	□是	□否	□不详	
	肌腱移位重建腕关节伸展(右侧)	□是	□否	□不详	
	肌腱移位重建腕关节伸展(左侧)	□是	□否	□不详	
	重建捏取和/或抓握(右侧)	□是	□否	□不详	
	重建捏取和/或抓握(左侧)	□是	□否	□不详	
	肌腱/肌肉松解或延长(右侧)	□是	□否	□不详	
	肌腱/肌肉松解或延长(左侧)	□是	□否	□不详	
	其他,详细说明＿＿＿＿＿＿＿	□是	□否	□不详	
截骨术,伴或不伴旋转和/或关节融合术	肱骨(右侧)	□是	□否	□不详	
	肱骨(左侧)	□是	□否	□不详	
	桡骨(右侧)	□是	□否	□不详	
	桡骨(左侧)	□是	□否	□不详	
	尺骨(右侧)	□是	□否	□不详	
	尺骨(左侧)	□是	□否	□不详	
	腕关节(右侧)	□是	□否	□不详	
	腕关节(左侧)	□是	□否	□不详	
	手指/拇指(右侧)	□是	□否	□不详	
	手指/拇指(左侧)	□是	□否	□不详	
置入式功能性电刺激	详细说明＿＿＿＿＿＿＿	□是	□否	□不详	
其他	详细说明＿＿＿＿＿＿＿	□是	□否	□不详	

国际脊髓损伤疼痛基本数据集(2.0版)[16]

数据采集日期(年/月/日):□□□□□□□□　　　　□不详

包括今天在内的过去7天中,你是否有疼痛:

□无　　　　　□有

如果有:

请注意,过去1周的时间范围适用于全部疼痛干扰问题。

总体上,在过去1周疼痛对于你每日活动的干扰程度?

没有干扰□ 0 – □ 1 – □ 2 – □ 3 – □ 4 – □ 5 – □ 6 – □ 7 – □ 8 – □ 9 – □ 10 极度干扰

总体上,在过去 1 周疼痛对于你总体情绪的干扰程度?

没有干扰□ 0 – □ 1 – □ 2 – □ 3 – □ 4 – □ 5 – □ 6 – □ 7 – □ 8 – □ 9 – □ 10 极度干扰

总体上,疼痛对于你获得夜间良好睡眠能力的干扰程度?

没有干扰□ 0 – □ 1 – □ 2 – □ 3 – □ 4 – □ 5 – □ 6 – □ 7 – □ 8 – □ 9 – □ 10 极度干扰

你有几种不同的疼痛问题?

□ 1;□ 2;□ 3;□ 4;□ >5

请描述 3 种最严重的疼痛问题:

最严重的疼痛问题:

疼痛位置/部位(可以超过1个,标记所有的位置):右侧(R),中间(M),左侧(L)	R	M	L	疼痛类型 疼痛强度和持续时间 疼痛治疗
头部				**疼痛类型(选择一项):**
颈/肩				**伤害感受性疼痛**
咽喉				□肌肉骨骼
颈				□内脏
肩				□其他
上肢/手				**神经病理性疼痛**
上臂				□在损伤平面
肘				□在损伤平面以下
前臂				□其他
腕				□其他疼痛
手/手指				□不详
躯干前侧/生殖器				
胸				**疼痛强度和持续时间**
腹				**过去 1 周内平均疼痛强度:**
骨盆/生殖器				0= 没有疼痛;10= 你能想象到的最严重的疼痛
后背				□ 0;□ 1;□ 2;□ 3;□ 4;□ 5;
胸背				□ 6;□ 7;□ 8;□ 9;□ 10
腰背				
臀/髋				
臀				**起始日期(年/月/日):□□□□□□□□**
髋				
肛门				
大腿				**对于疼痛问题,你是否正在使用或接受任何治疗:**
小腿/足				□无　　□有
膝				
胫部				
小腿后部				
踝				
足/足趾				

第 2 严重的疼痛问题：

疼痛位置 / 部位 (可以超过 1 个, 标记所有的位置): 右侧 (R), 中间 (M), 左侧 (L)	R	M	L	疼痛类型 疼痛强度和持续时间 疼痛治疗
头部				疼痛类型 (选择一项)：
颈 / 肩				**伤害感受性疼痛**
咽喉				□ 肌肉骨骼
颈				□ 内脏
肩				□ 其他
上肢 / 手				**神经病理性疼痛**
上臂				□ 在损伤平面
肘				□ 在损伤平面以下
前臂				□ 其他
腕				□ 其他疼痛
手 / 手指				□ 不详
躯干前侧 / 生殖器				**疼痛强度和持续时间**
胸				
腹				**过去 1 周内平均疼痛强度：**
骨盆 / 生殖器				0= 没有疼痛；10= 你能想象到的最严重的疼痛
后背				□ 0；□ 1；□ 2；□ 3；□ 4；□ 5；
胸背				□ 6；□ 7；□ 8；□ 9；□ 10
腰背				
臀 / 髋				
臀				起始日期 (年 / 月 / 日): □□□□□□□□
髋				
肛门				
大腿				对于疼痛问题, 你是否正在使用或接受任何治疗：
小腿 / 足				□ 无　　□ 有
膝				
胫部				
小腿后部				
踝				
足 / 足趾				

第 3 严重的疼痛问题：

疼痛位置 / 部位（可以超过 1 个，标记所有的位置）：右侧（R），中间（M），左侧（L）	R	M	L	疼痛类型 疼痛强度和持续时间 疼痛治疗
头部				**疼痛类型（选择一项）：**
颈 / 肩				**伤害感受性疼痛**
咽喉				☐ 肌肉骨骼
颈				☐ 内脏
肩				☐ 其他
上肢 / 手				**神经病理性疼痛**
上臂				☐ 在损伤平面
肘				☐ 在损伤平面以下
前臂				☐ 其他
腕				☐ 其他疼痛
手 / 手指				☐ 不详
躯干前侧 / 生殖器				
胸				**疼痛强度和持续时间**
腹				
骨盆 / 生殖器				**过去 1 周内平均疼痛强度：**
后背				0= 没有疼痛；10= 你能想象到的最严重的疼痛
胸背				☐ 0；☐ 1；☐ 2；☐ 3；☐ 4；☐ 5；
腰背				☐ 6；☐ 7；☐ 8；☐ 9；☐ 10
臀 / 髋				
臀				
髋				**起始日期（年 / 月 / 日）：** ☐☐☐☐☐☐☐☐
肛门				
大腿				**对于疼痛问题，你是否正在使用或接受任何治疗：**
小腿 / 足				☐ 无　　☐ 有
膝				
胫部				
小腿后部				
踝				
足 / 足趾				

国际脊髓损伤心血管功能基本数据集（1.0版）^[17]

采集日期（年 / 月 / 日）: ☐☐☐☐☐☐☐　　　　　☐不详

脊髓损伤之前的心血管病史：

☐心脏起搏器, 最后一次置入日期（年 / 月 / 日）: ☐☐☐☐☐☐☐

☐心脏手术, 详细说明＿＿＿＿＿＿＿＿＿＿, 最后一次进行日期（年 / 月 / 日）: ☐☐☐☐☐☐☐

☐其他心脏疾病, 详细说明＿＿＿＿＿＿＿＿＿

☐高血压

☐低血压

☐体位性低血压

☐深静脉血栓

☐神经病变（酒精性、糖尿病、其他）

☐其他, 详细说明＿＿＿＿＿＿＿＿＿　　　　　☐不详

脊髓损伤后心血管功能相关事件：

☐心脏起搏器, 日期（年 / 月 / 日）: 　　　☐☐☐☐☐☐☐

☐心肌梗死, 日期（年 / 月 / 日）: 　　　　☐☐☐☐☐☐☐

☐卒中, 日期（年 / 月 / 日）: 　　　　　　☐☐☐☐☐☐☐

☐深静脉血栓, 日期（年 / 月 / 日）: 　　　☐☐☐☐☐☐☐

☐其他, 详细说明＿＿＿＿＿＿＿＿, 日期（年 / 月 / 日）: ☐☐☐☐☐☐☐　　　☐不详

脊髓损伤后的心血管功能（在过去 3 个月内）：

☐心脏疾病, 详细说明＿＿＿＿＿＿＿＿＿

☐体位性低血压

☐坠积性水肿

☐高血压

☐自主神经反射异常

☐深静脉血栓, 日期（年 / 月 / 日）: ☐☐☐☐☐☐☐

☐其他, 详细说明＿＿＿＿＿＿＿＿＿　　　　☐不详

在检查当天使用的影响心血管功能的药物：

☐无　　　　　　☐有, 抗胆碱药

　　　　　　　　☐有, 降压药（β- 受体阻滞剂、抗心律失常药物、ACEI 等）

　　　　　　　　☐有, 升压药

　　　　　　　　☐有, 强心剂（地高辛等）

　　　　　　　　☐有, 其他, 详细说明＿＿＿＿＿＿＿＿＿

☐不详

客观测量指标

检查时间（时 / 分）: ☐☐☐☐　　　☐不详

检查时体位：　　　　　　　☐坐位　　　　☐仰卧位　　　　☐不详

检查时佩戴的设备：　　　　☐腹带　　　　☐弹力袜

　　　　　　　　　　　　　☐无　　　　　☐不详

心率：＿＿＿＿次 /min　　　☐心律齐　　　☐心律不齐

血压：＿＿＿/＿＿＿mmHg

国际脊髓损伤肺功能基本数据集（1.0版）[18]

采集日期（年 / 月 / 日）：□□□□□□□□　　　　□不详

脊髓损伤之前存在的肺部疾病：

□无

□哮喘

□慢性阻塞性肺病,包括慢性支气管炎和肺气肿

□睡眠呼吸暂停

□其他,详细说明＿＿＿＿＿＿＿＿＿＿　　　　□不详

吸烟史：

□从不吸烟　　　　□曾吸烟者　　　　□现时吸烟者　　　　□不详

如果患者是曾吸烟者,戒烟在哪一年：＿＿＿＿＿＿＿

如果患者是曾吸烟者或现时吸烟者,吸烟多少年？＿＿＿＿年

如果患者是曾吸烟者或现时吸烟者,每天平均吸烟（香烟 / 雪茄 / 烟斗）多少？（回答所有适合的选项）：

　　　　　　　　＿＿＿＿香烟

　　　　　　　　＿＿＿＿雪茄

　　　　　　　　＿＿＿＿烟斗　　　　　　□不详

对于曾吸烟者或现时吸烟者,计算年吸烟包数

（平均每日吸烟数 /20）× 吸烟年数：＿＿＿＿年包数

脊髓损伤后肺部并发症及肺部疾病（在过去 1 年内）：

□无

□肺炎：使用抗生素治疗的肺炎的发生次数＿＿＿＿

　　　　　需要住院治疗的肺炎的发生次数＿＿＿＿＿

□哮喘

□慢性阻塞性肺病,包括慢性支气管炎和肺气肿

□睡眠呼吸暂停

□其他呼吸系统疾病,详细说明＿＿＿＿＿＿＿＿＿

□不详

目前使用的通气辅助情况：

□无

□机械通气：　　　　　　　　　□有,每日使用少于 24 小时

　　　　　　　　　　　　　　　□有,每日使用 24 小时

　　　　　　　　　　　　　　　□有,每日使用小时数不详

□膈肌起搏装置：置入日期（年 / 月 / 日）：□□□□□□□□

□膈神经刺激：置入日期（年 / 月 / 日）：□□□□□□□□

□双相气道正压通气（BiPAP）：开始使用日期（年 / 月 / 日）：□□□□□□□□

□其他,详细说明＿＿＿＿＿＿＿＿＿　　　　□不详

肺功能检查：

检查日期（年 / 月 / 日）：□□□□□□□□

用力肺活量（FVC）： ＿＿＿＿＿＿L

第 1 秒用力呼气容积（FEV$_1$）： ＿＿＿＿＿＿L

最大呼气流量（PEF）： ＿＿＿＿＿＿L/min

国际脊髓损伤内分泌和代谢功能基本数据集（1.2.1版）[19,20]

采集日期（年 / 月 / 日）：□□□□□□□□

脊髓损伤之前确诊的内分泌和代谢疾病（只采集一次）：

□无

糖尿病　　　　□ 1 型　　　　□ 2 型

血脂检查结果，如果可获得，提供损伤之前最近的检查结果：

日期（年 / 月 / 日）：□□□□□□□□

总胆固醇（TC）＿＿＿＿mg/dL　　　　甘油三酯（TG）＿＿＿＿mg/dL

HDL 胆固醇　＿＿＿＿mg/dL　　　　LDL 胆固醇　＿＿＿＿mg/dL

（TC、HDL 或 LDL 胆固醇：mmol/L × 39 = mg/dL；TG：mmol/L × 89 = mg/dL）

□脂代谢紊乱　　详细诊断：＿＿＿＿＿＿＿＿＿＿＿＿＿＿＿＿＿

□骨质疏松症　　方式：□ DXA　　　□其他（如：CT、X 线）

□甲状腺疾病　　详细诊断：＿＿＿＿＿＿＿＿＿＿＿＿＿＿＿＿＿

□其他，详细说明＿＿＿＿＿＿＿＿＿＿＿＿＿＿＿＿＿

□不详（任何内分泌疾病）

如果信息不是由病历中获取，请详细说明来源：

＿＿＿＿＿＿＿＿＿＿＿＿＿＿＿＿＿＿＿＿＿＿＿＿＿＿＿＿＿＿＿＿＿＿＿＿＿

脊髓损伤后诊断的代谢和内分泌疾病（在过去 1 年内）：

□无

糖尿病　　　　□ 1 型　　　　　　□ 2 型

□脂代谢紊乱　　详细诊断：＿＿＿＿＿＿＿＿＿＿＿＿＿＿＿＿＿

□骨质疏松症　　方式：□ DXA　　　□其他（如：CT、X 线）

□甲状腺疾病　　详细诊断：＿＿＿＿＿＿＿＿＿＿＿＿＿＿＿＿＿

□肾上腺疾病　　详细诊断：＿＿＿＿＿＿＿＿＿＿＿＿＿＿＿＿＿

□性腺疾病　　　详细诊断：＿＿＿＿＿＿＿＿＿＿＿＿＿＿＿＿＿

□垂体疾病　　　详细诊断：＿＿＿＿＿＿＿＿＿＿＿＿＿＿＿＿＿

□其他，详细说明＿＿＿＿＿＿＿＿＿＿＿＿＿＿＿＿＿

□不详（任何内分泌疾病）

如果信息不是由病历中获取，请详细说明来源：

＿＿＿＿＿＿＿＿＿＿＿＿＿＿＿＿＿＿＿＿＿＿＿＿＿＿＿＿＿＿＿＿＿＿＿＿＿

性腺功能（选择适当的阶段）：

男性：　　　　□青春期前　　　　□青春期　　　　□成人

女性：　　　　□青春期前　　　　□青春期　　　　□成人　　　□绝经　　　　□绝经后

身高（或身长）＿＿＿＿m　　**体重**＿＿＿＿kg

空腹血脂（在过去 1 年内）：

降脂治疗过程中：　　□是　　　　□否

总胆固醇（TC）＿＿＿＿mg/dL　　　　甘油三酯（TG）＿＿＿＿mg/dL

HDL 胆固醇　＿＿＿＿mg/dL　　　　LDL 胆固醇　＿＿＿＿mg/dL

（TC、HDL 或 LDL 胆固醇：mmol/L × 39 = mg/dL；TG：mmol/L × 89＝mg/dL）

国际脊髓损伤皮肤和体温调节功能基本数据集（1.0版）[21]

数据采集日期（年/月/日）: □□□□□□□□

脊髓损伤后的体温调节病史（在过去3个月内）:

□体温过高　　□非感染性

　　　　　　　□感染性

　　　　　　　□不详

□体温过低　　□非感染性

　　　　　　　□感染性

　　　　　　　□不详

□多汗　　　　□损伤平面以上

　　　　　　　□损伤平面以下

□少汗　　　　□损伤平面以上

　　　　　　　□损伤平面以下

□其他,详细说明＿＿＿＿＿＿＿＿＿＿＿＿

□以上均没有　□不详

客观测量指标:

检查时间（时/分）: □□□□　　　□不详

体温:

使用的方法:　□肛门　　　　□耳　　　　□口腔　　　　□腋窝　　　　□不详

测量的温度:＿＿＿＿℃

目前存在压疮: □是　　　　□否　　　　□不详

如果是,

对每一处压疮填写一个图表,在适当的部位指明压疮的分期（Ⅰ、Ⅱ、Ⅲ、Ⅳ、无法分期）

	右侧	中间	左侧	最大开口直径（mm）	最小开口直径（mm）	最大直径,包括皮下剥离（mm）	最大深度（mm）
枕部	■		■				
耳部		■					
肩胛骨		■					
肘关节		■					
肋骨		■					
棘突	■		■				
髂嵴		■					
骶骨	■	■	■				
坐骨结节		■					
股骨粗隆	■						
生殖器	■		■				

续表

	右侧	中间	左侧	最大开口直径（mm）	最小开口直径（mm）	最大直径,包括皮下剥离（mm）	最大深度（mm）
膝关节		▓					
踝关节		▓					
足跟		▓					
足部		▓					
其他部位							

压疮出现的日期（年 / 月 / 日）：□□□□□□□□　　□不详

压疮是否进行过手术治疗：□是　　□否　　□不详

如果是,最后一次外科手术日期（年 / 月 / 日）：□□□□□□□□

在过去 12 个月内的其他压疮：□是　　□否　　□不详

如果是,

对每一处压疮填写一个图表,在适当的部位打勾:

	右侧	中间	左侧
枕部	▓		▓
耳部		▓	
肩胛骨		▓	
肘关节		▓	
肋骨		▓	
棘突	▓		▓
髂嵴		▓	
骶骨	▓		▓
坐骨结节		▓	
股骨粗隆		▓	
生殖器	▓		▓
膝关节		▓	
踝关节		▓	
足跟		▓	
足部		▓	
其他部位		▓	

压疮是否进行过手术治疗：□是　　□否　　□不详

如果是,**最后一次外科手术日期（年 / 月 / 日）**：□□□□□□□□

国际脊髓损伤活动和参与基本数据集（1.0版）[22]

功能表现评级	满意度评级 0　不满意 1　有点满意 2　很满意 8　不适用 99　不详
中等距离移动（10~100m） 0 需要完全辅助 1 需要电动轮椅，或部分辅助以操控手动轮椅 2 在手动轮椅上独立移动 3（使用或不使用装置）步行时需要监护 4 使用助行架或双拐步行（摆动） 5 使用双拐或双手杖步行（交替步行） 6 使用单手杖步行 7 仅需要下肢矫形器 8 不需要助行装置步行 99 不详	
穿脱下半身衣服 0 需要完全辅助 1 需要部分辅助穿、脱没有纽扣、拉链的衣服或无鞋带的鞋 2 独立穿、脱没有纽扣、拉链的衣服或无鞋带的鞋，但需要适应性装置或特殊设置 3 独立穿、脱没有纽扣、拉链的衣服或无鞋带的鞋，不需要适应性装置或特殊设置；仅在穿、脱有纽 　扣、拉链的衣服或有鞋带的鞋时需要辅助、适应性装置或特殊设置 4 独立穿、脱任何衣服，不需要适应性装置或特殊设置 99 不详	
进食 0 需要胃肠外营养、胃造口术患者或完全辅助下经口进食 1 需要部分辅助进食和 / 或饮水，或佩戴 / 摘下进食和 / 或饮水所需的适应性装置 2 独立进食；仅在切取食物和 / 或倒出食物和 / 或开启罐装食物时需要辅助或适应性装置 3 独立进食和饮水；不需要辅助或适应性装置 99 不详	
使用厕所 0 需要完全辅助 1 需要部分辅助；不能自我清洁 2 需要部分辅助；能独立自我清洁 3 独立使用厕所完成上述各项任务，但需要适应性装置或特殊设置（支撑杆） 4 独立使用厕所完成上述各项任务；不需要适应性装置或特殊设置 99 不详	
受雇工作 每周_____小时　　99 不详	

续表

功能表现评级	满意度评级 0　不满意 1　有点满意 2　很满意 8　不适用 99　不详
志愿工作 每周＿＿＿小时　　　　　　　　99 不详	
教育 每周＿＿＿小时　　　　　　　　99 不详	
家务活动 每周＿＿＿小时　　　　　　　　99 不详	
空闲时间活动 每周＿＿＿小时　　　　　　　　99 不详	
伴侣关系 0 无 1 已婚/同居 2 恋爱,未同居　　　　　　　　99 不详	
家庭关系(有来往) ＿＿＿不同的家庭成员　　　　　99 不详	
朋友关系(有来往) ＿＿＿不同的朋友　　　　　　　99 不详	

国际脊髓损伤生活质量基本数据集（1.0版）[23]

回想您在最近 4 周内的个人生活和境况,您对您生活整体上的满意程度如何? 请您用一个数字来表示您的满意程度,0 表示完全不满意,10 表示完全满意。您可以选择从 0 到 10 之间的任意一个整数,包括 0 和 10。

完全不满意　　　　　　　　　　　　　　　　　　　　　　　完全满意

□0　□1　□2　□3　□4　□5　□6　□7　□8　□9　□10

您对您在最近 4 周内身体健康情况的满意程度如何? 请您用一个数字来表示您的满意程度,0 表示完全不满意,10 表示完全满意。您可以选择从 0 到 10 之间的任意一个整数,包括 0 和 10。

完全不满意　　　　　　　　　　　　　　　　　　　　　　　完全满意

□0　□1　□2　□3　□4　□5　□6　□7　□8　□9　□10

您对您在最近 4 周内心理健康状况、情绪和心境的满意程度如何? 请您用一个数字来表示您的满意程度,0 表示完全不满意,10 表示完全满意。您可以选择从 0~10 之间的任意一个整数,包括 0 和 10。

完全不满意　　　　　　　　　　　　　　　　　　　　　　　完全满意

□0　□1　□2　□3　□4　□5　□6　□7　□8　□9　□10

（刘楠　译　周谋望　校）

参考文献

1. Lee BB, Cripps RA, Woodman RJ, et al. Development of an International Spinal Injury Prevention Module: application of the International Classification of External Cause of Injury to Spinal Cord Injury. *Spinal Cord* 2010;48(6):498-503.

2. DeVivo M, Biering-Sørensen F, Charlifue S, et al. International Spinal Cord Injury Core Data Set. *Spinal Cord* 2006;44(9):535-40.

3. Dvorak MF, Wing PC, Fehlings MG, et al. International Spinal Cord Injury Spinal Column Injury Basic Data Set. *Spinal Cord* 2012;50(11):817-21.

4. Dvorak MF, Itshayek E, Fehlings MG, et al. International Spinal Cord Injury Spinal Interventions and Surgical Procedures Basic Data Set. 2014 (in review).

5. New PW, Marshall R. International Spinal Cord Injury Data Sets for non-traumatic spinal cord injury. *Spinal Cord* 2014;52(2):123-32.

6. Biering-Sørensen F, Craggs M, Kennelly M, Schick E, Wyndaele JJ. International Lower Urinary Tract Function Basic Spinal Cord Injury Data Set. *Spinal Cord* 2008;46(5):325-30.

7. Goetz LL, Cardenas DD, Kennelly M, et al. International Spinal Cord Injury Urinary Tract Infection Basic Data Set. *Spinal Cord* 2013;51(9):700-4.

8. Biering-Sørensen F, Craggs M, Kennelly M, Schick E, Wyndaele JJ. International Urodynamic Basic Spinal Cord Injury Data Set. *Spinal Cord* 2008;46(7):513-6.

9. Biering-Sørensen F, Craggs M, Kennelly M, Schick E, Wyndaele JJ. International Urinary Tract Imaging Basic Spinal Cord Injury Data Set. *Spinal Cord* 2009;47(5):379-83.

10. Krogh K, Perkash I, Stiens SA, Biering-Sørensen F. International Bowel Function Basic Spinal Cord Injury Data Set. *Spinal Cord* 2009;47(3):230-4.

11. Krogh K, Perkash I, Stiens SA, Biering-Sørensen F. International Bowel Function Extended Spinal Cord Injury Data Set. *Spinal Cord* 2009;47(3):235-41.

12. Alexander MS, Biering-Sørensen F, Elliott S, Kreuter M, Sønksen J. International Spinal Cord Injury Female Sexual and Reproductive Function Basic Data Set. *Spinal Cord* 2011;49(7):787-90.

13. Alexander MS, Biering-Sørensen F, Elliott S, Kreuter M, Sønksen J. International Spinal Cord Injury Male Sexual Function Basic Data Set. *Spinal Cord* 2011;49(7):795-8.

14. Biering-Sørensen F, Burns AS, Curt A, et al. International Spinal Cord Injury Musculoskeletal Basic Data Set. *Spinal Cord* 2012;50(11):797-802.

15. Biering-Sørensen F, Bryden A, Curt A, et al. International Spinal Cord Injury Upper Extremity Basic Data Set. *Spinal Cord* 2014;52(9):652-7.

16. Widerström-Noga E, Biering-Sørensen F, Bryce TN, et al. The International Spinal Cord Injury Pain Basic Data Set (version 2.0). *Spinal Cord* 2014;52(4):282-6.

17. Krassioukov A, Alexander MS, Karlsson AK, Donovan W, Mathias CJ, Biering-Sørensen F. International Spinal Cord Injury Cardiovascular Function Basic Data Set. *Spinal Cord* 2010;48(8):586-90.

18. Biering-Sørensen F, Krassioukov A, Alexander MS, et al. International Spinal Cord Injury Pulmonary Function Basic Data Set. *Spinal Cord* 2012;50(6):418-21.

19. Bauman WA, Biering-Sørensen F, Krassioukov A. International Spinal Cord Injury Endocrine and Metabolic Function Basic Data Set. *Spinal Cord* 2011;49(10):1068-72.

20. Bauman WA, Biering-Sørensen F, Krassioukov A. International Spinal Cord Injury Endocrine and Metabolic Basic Data Set (version 1.2). *Spinal Cord* 2012;50(7):567.

21. Karlsson AK, Krassioukov A, Alexander MS, Donovan W, Biering-Sørensen F. International Spinal Cord Injury Skin and Thermoregulation Function Basic Data Set. *Spinal Cord* 2012;50(7):512-6.

22. Post MW, Charlifue S, Biering-Sørensen F, et al. International Spinal Cord Injury Activity and Participation Basic Data Set. 2014 (submitted).

23. Charlifue S, Post MW, Biering-Sørensen F, et al. International Spinal Cord Injury Quality of Life Basic Data Set. *Spinal Cord* 2012;50(9):672-5.

第82章　国际脊髓学会全球教育举措

**Harvinder Singh Chhabra, Lisa A Harvey,
Stephen Muldoon, Gaurav Sachdev**

学习目标

本章学习完成后,你将能够:

- 列出创建基于网络教育资源的 5 项原因;
- 概述内容的开发方式;
- 列出资源的 7 个模块;
- 概述每个子模块的结构;
- 概述资源的主要特征;
- 概述至少 5 项基于学习资源的成人学习原则;
- 概述正在添加到学习资源中的其他功能。

引言和背景

对于任何专业人士而言,脊髓损伤的治疗仍然是最复杂的挑战之一。这需要一个由医疗护理专业人员组成的多学科团队的熟练和协调的投入[1]并进行终身的随访观察[2]。脊髓损伤治疗的目标是增加独立性、恢复尊严和希望,以及最大限度地提高生活质量。

为参与脊髓损伤治疗的医疗护理专业人员提供的最新的脊髓损伤培训和学习资源有限。在低、中等收入国家和所有国家的农村和偏远地区尤其如此。因为认识到有必要传播有关脊髓损伤综合治疗的信息,国际脊髓学会(International Spinal Cord Society, ISCoS)教育委员会发起并开发了基于网络的教育资源:www.elearnSCI.org。

亚洲脊髓损伤协作网(Asian Spinal Cord Network, ASCoN)、印度脊柱损伤中心(Indian Spinal Injuries Centre, ISIC)、Livability(总部设在英国的非营利性组织)和终生护理和援助管理局(澳大利亚政府资助的组织),与 ISCoS 共同开发了这一资源,额外的财政支持来自医疗保健之路(Access to Health Care)。

该资源的目标是增加关于脊髓损伤综合治疗的知识和技能。这一资源适合全球范围参与脊髓损伤治疗的各个学科领域的学生和临床医生。

内容开发

网站 www.elearnSCI.org 是 ISCoS 教育委员会的创举。该项目在 2010 年 10 月在新德里举行的第 49 届 ISCoS 年度学术会议上得到批准。随后立即启动了内容的开发,来自 36 个国家的 332 名 ISCoS 及其附属学会的专家参与其中。表 82.1 提供了帮助开发 www.elearnSCI.org 的关键人物名单。

该资源由 28 个附属委员会进行编辑,每个附属委员会负责特定的子模块。这一广泛参与使其获得了全球性的视角。www.elearnSCI.org 编辑委员会和 ISCoS 教育委员会、学术委员会对每个子模块达成一致的文件进行了审核。在 2010 年 ISCoS 年度学术会议后进行的名为“脊髓损伤综合治疗”的 3 天的研讨会上,制定了每个子模块的基本内容。2012 年 4 月 27 日至 29 日,在新德里进行的“脊髓损伤综合治疗”研讨会上对这一资源进行了试验性运行,并在 200 名代表各个学科领域的医疗护理专业人员收集了反馈意见。由 23 名专家组成的 www.elearnSCI.org 编辑委员会也在研讨会上进行了商议,以对这一资源进行最终的审核和编辑。

表 82.1　www.elearnSCI.org 的关键资源

项目负责人	
信息交流、报告、经费管理和协调	Mr. Stephen Muldoon Assistant Director, International and Complex Care Development, Livability
互联网界面开发	Dr. Lisa Harvey Associate Professor University of Sydney, Australia
教育资源开发	Dr. H S Chhabra Chairman Education Committee, ISCoS Chief of Spine Service and Medical Director Indian Spinal Injuries Centre, India
首席协调员和主编	
Dr. HS Chhabra Chairman Education Committee, ISCoS Chief of Spine Service and Medical Director, Indian Spinal Injuries Centre, India	
模块协调员	
全体团队概述	Dr. HS Chhabra
医生模块	Dr. HS Chhabra
护士模块	Ms. Debbie Green
物理治疗师模块	Associate Professor Lisa Harvey Dr. Joanne Glinsky
作业治疗师和辅助技术人员模块	Mr. David Simpson Mr. Nekram Upadhayay
心理学家、社会工作者和朋辈咨询者模块	Dr. Stanley Ducharme
预防模块	Associate Professor Douglas Brown Mr. Eric Weerts

　　承载这一教育资源的网络平台使用 JavaScript 和带有 SQL 数据库的 HTML 编写。一部分交互性页面由 HTML5 代码编写。位于网站上的内容由一个复杂的内容管理系统支撑,这允许管理员上传、移动、复制和更改任何页面的内容,包括交互性页面在内。这一特性被认为对项目的长期可行性非常重要。

　　2012 年 9 月 4 日,在伦敦举行的第 51 届 ISCoS 年度学术会议上推出了 www.elearnSCI.org。未来几年,其将得到继续发展。开发和广泛传播这一网络学习资源是 ISCoS 所表达的目标之一。

愿景与使命

愿景

　　ISCoS 作为脊髓损伤治疗的权威,将通过 www.elearnSCI.org 促进参与脊髓损伤治疗的医疗护理专业人员免费和易于获得 "脊髓损伤综合治疗" 相关的教育资源。同时,也促进脊髓损伤患者及其家属、医疗提供者、政策制定者和社会整体免费和易于获得相关资源。

使命

　　www.elearnSCI.org 的使命是通过在全球范围传播对脊髓损伤预防和综合治疗的认识,以提高脊髓损伤患者的生活质量。

内容

　　该教育资源包含 7 个模块,每个模块包括涵盖特定主题的多个子模块(表 82.2),亦即所有的子模块都有类似的格式(图 82.1):

● 概述:为教导式的介绍,概述子模块的关键概念。

● 课堂活动:以多种形式呈现。在一些子模块中,课堂活动主要为多项选择题,用户可以对其选择的答案获得反馈。在其他模块,课堂活动更为复杂。最多可有 50 个页面,包含案例研究、全面深入的信息、与其他资源的链接、视频、与专家和患者的访谈,以及多种不同类型的交互式页面。

● 自测题:由多项选择题构成。用户登录个人资料页面能看到得分。用户可选择将其测验结果发送电子邮件至任何人,例如:教师、讲师或导师。

表 82.2　7 个模块中的子模块

全体团队概述

脊髓损伤概述	护理管理
团队医疗护理：角色与职责	物理治疗
院前医疗护理	作业治疗
脊髓损伤患者的临床评估	辅助技术展望，移动和坐位
脊髓损伤急救和急性期医疗护理	心理社会康复和团队
脊椎损伤的治疗	医疗护理专业人员的沟通技能
呼吸管理	社区包容性
营养管理	脊髓损伤预后
膀胱管理	职业康复
肠道护理和管理	女性脊髓损伤的特殊问题
脊髓损伤与性功能、生育	脊髓损伤的预防
脊髓损伤的早期和晚期并发症	细胞移植治疗
自主神经反射异常	灾害和紧急事件后脊髓损伤的处理

医生模块

院前医疗护理	脊髓损伤的早期和晚期并发症：呼吸系统
脊髓损伤患者的临床评估	脊髓损伤的早期和晚期并发症：心血管系统
脊髓损伤急救和急性期医疗护理	脊髓损伤的早期和晚期并发症：泌尿生殖道和神经源性膀胱
脊椎损伤的治疗	
呼吸管理	脊髓损伤的早期和晚期并发症：痉挛
营养管理	脊髓损伤的早期和晚期并发症：压疮感染和败血症
膀胱管理	抑郁症的精神治疗
肠道护理和管理	儿童脊髓损伤的治疗
脊髓损伤与性功能、生育	脊髓损伤与衰老
脊髓损伤的早期和晚期并发症：肌肉骨骼系统	细胞移植治疗
脊髓损伤的早期和晚期并发症：临床疼痛	脊髓损伤后医生的心理社会问题

物理治疗师模块

健康要点	上肢功能：对运动的理解
治疗原则	肌力：评估和治疗
评定	挛缩：评估和治疗
设置目标	运动技能：评估和治疗
床上活动和转移：对运动的理解	适应度：评估和治疗
轮椅移动：对运动的理解	呼吸：评估和治疗
步态：对运动的理解	疼痛：评估和治疗

护士模块

护士概念和角色概述	脊髓损伤后的血流动力学和心血管系统问题
脊柱预防措施	泌尿生殖系统和膀胱管理
保持脊髓损伤后皮肤完整性	脊髓损伤患者神经源性肠道功能障碍的管理
呼吸功能	护士在促进脊髓损伤患者性功能健康中的作用

续表

作业治疗师和辅助技术人员模块	心理学家、社会工作者和朋辈咨询者模块
个人日常生活活动	对脊髓损伤的心理社会适应
工具性日常生活活动	关于家庭成员的社会心理问题
功能性移动	对康复活动的心理社会反应
手功能	脊髓损伤和家庭护理
轮椅移动和坐位	对脊髓损伤并发症的心理社会反应
家庭改造	心理咨询的核心要素
预防模块	朋辈咨询：整体心理社会康复方式
数据收集	
全球绘图工具	
通过预防道路交通事故预防脊髓损伤	
预防潜入浅水所致的四肢瘫	
脊髓损伤与跌落／跌倒	

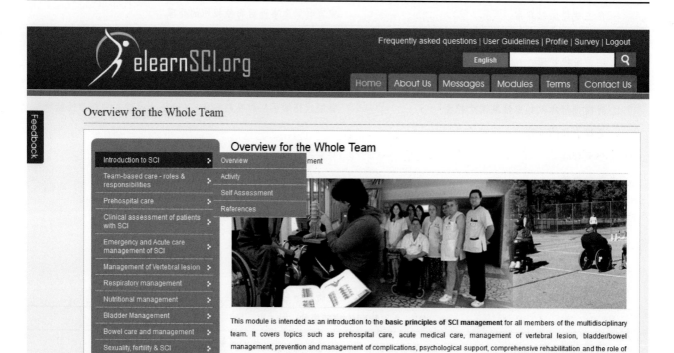

图 82.1 www.elearnSCI.org 页面，显示题为"全体团队概述"模块的初始页面。旁边的菜单列用于访问子模块。每个子模块包括概述、课堂活动、自测题和参考文献

● 参考文献：这些为子模块的重要参考文献。

模块 1：全体团队概述：模块 1 标题为"全体团队概述"，拟作为脊髓损伤治疗基本原则的概述，适用于多学科团队中的各个学科。希望所有访问学习资源的医疗护理专业人员在访问其学科特定模块前能够浏览此模块。

模块 2：医生：此模块包括 21 个子模块，拟用于有良好医学知识但之前几乎对脊髓损伤没有经验的医生。其涵盖的主题包括：不稳定脊椎骨折的治疗、自主神经反射异常、痉挛和呼吸衰竭。此模块建立在"全体团队概述"模块中所涉及的关键概念之上。

模块 3：护士：此模块拟用于有一些护理实践经

验,但对脊髓损伤没有经验的学生和毕业护士。此模块突出了护士在康复过程中的特殊作用以及护理脊髓损伤患者的主要特征。涵盖的主体包括:护士概念和角色概述、脊柱预防措施和皮肤完整性的管理。

模块4:作业治疗师和辅助技术人员:此模块涵盖5个主题,包括:评定、设置目标、制订治疗方案和干预措施的实施。每个子模块包括强调脊髓损伤特定作业治疗技术的视频、案例研究和交互式课堂活动。其鼓励用户解决问题,并因地制宜地利用材料和资源作为辅助来协助独立性。

模块5:物理治疗师:此模块涵盖5个主题,包括:评定、设置目标、制订治疗方案和干预措施的实施。其中包括来自世界各地物理治疗师的视频、案例研究和交互式课堂活动和访谈。此模块着重于开发解决问题的技能。学习者需要为不同临床问题的患者设计治疗方法。

模块6:心理学家、社会工作者和朋辈咨询员:此模块拟用于在脊髓损伤领域没有经验的心理学家、社会工作者和朋辈咨询者。但是,所有团队成员都将从更好地理解脊髓损伤的心理和社会影响中获益。此模块涵盖不同的主题,如:对残疾的适应、抑郁、焦虑、性功能、财务、家庭和社区支持。其中包括来自世界各国的多个案例研究。

模块7:预防:此模块探究全球脊髓损伤的病因。其着眼于不同国家交通运输、工作和体育运动对脊髓损伤发病率的影响,还概述了预防脊髓损伤的适当策略。任何从事脊髓损伤领域工作的人都会对此模块感兴趣,但是其主要拟用于政策制定者和政府官员。

记忆要点

- 教育资源包括7个模块,每个模块包括多个子模块:
  - 模块1:全体团队概述
  - 模块2:医生
  - 模块3:护士
  - 模块4:作业治疗师和辅助技术人员
  - 模块5:物理治疗师
  - 模块6:心理学家、社会工作者和朋辈咨询员
  - 模块7:预防

- 每个子模块通过下述内容进行详细描述:
  - 概述:概述子模块的关键概念
  - 课堂活动:使用多种选项的交互式部分
  - 自测题:多选题评估用户的知识
  - 参考文献:子模块的重要参考文献

学习资源的主要特征

www.elearnSCI.org资源的主要特征如下:

- 基于循证医学证据和最新的研究结果,因此提供最与时俱进的知识。
- 与学生相关,也与初级和有经验的医疗护理专业人员相关。
- 免费供所有人访问。
- 可适用于资源发达和资源贫乏国家,可适用于不同社会、文化和经济背景的人,内容同时反映在高收入和低收入地区提供医疗护理服务的现实情况(图82.2)。
- 对于英语不是母语的用户,本学习资源用简单易懂的英语写成,并且非常侧重插图和视频。
- 患者对学习资源的贡献:脊髓损伤患者参与了心理学家、社会工作者和朋辈咨询员模块的编纂,也参与了其他相关子模块的编纂,如职业康复和社区包容性部分。此外,编委会中有患者代表,可确保其观点在所有内容中都得到适当的反映。
- 以复杂的内容管理系统做支撑,使ISCoS管理人员可以在没有持续的昂贵的IT支持的情况下对内容进行更改和更新。
- 符合有效网络学习原则(图82.3)。

记忆要点

- 学习资源提供与时俱进的知识。
- 学习资源适用于来自资源发达和资源贫乏国家的所有参与脊髓损伤治疗的医疗护理专业人员。
- 对所有用户免费。
- 用简单易懂的英语写成,配有插图和视频。
- 有来自脊髓损伤患者的贡献。
- 符合网络学习原则。

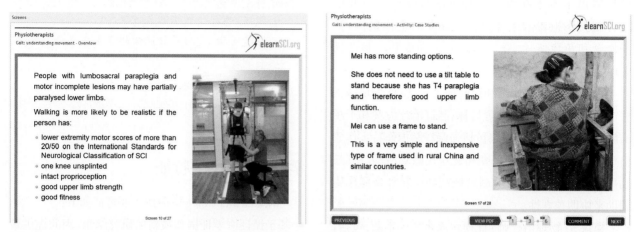

图 82.2　www.elearnSCI.org 页面,显示对昂贵和廉价康复方案的包容性。采用这一方式以确保网站内容可适用于资源发达和资源贫乏国家

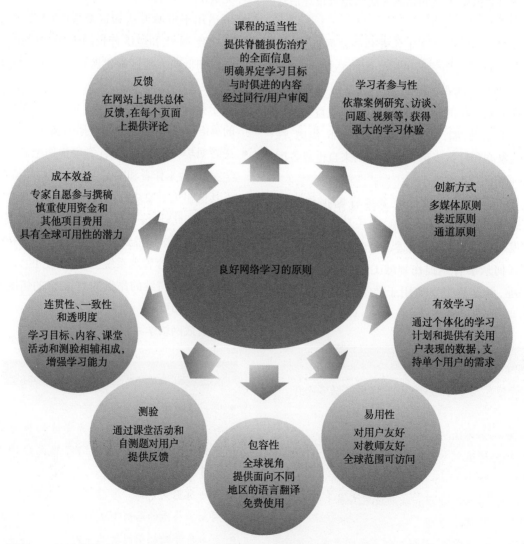

图 82.3　用于编制 www.elearnSCI.org 的 10 项有效学习原则

对网络学习原则的遵守

资源符合成人有效网络学习原则（图 82.3），如下所述：

- 课程的适当性
  - 内容：内容是由来自全球各地的顶尖专家制定的。每个子模块均由专家编写。此外，内容都是基于最近的脊髓损伤研究。随着新的循证医学证据的出现，也将定期对这些内容进行修订。

    内容设计为适合于所有团队成员，提供脊髓损伤患者治疗的全面信息。第一个模块名为"全体团队概述"，提供对所有团队成员均至关重要的信息。特定学科的模块提供每个学科团队所需的额外的信息。这一结构可确保内容符合每个学科的适当性水平。

    学习资源也促进了专业人员之间的交叉培训，因为每个人都可以访问所有的特定学科模块。交叉培训在低收入国家特别重要，因为一个或两个专业人员可能提供各种类型的多学科医疗护理。
  - 学习目标：使用布鲁姆教育目标分类对每个子模块的学习目标进行了明确的定义。学习目标对于标记概述和课堂活动中涵盖的关键问题非常重要。多数学习目标涉及认知领域（知识），但是一部分也涉及情感领域（情绪）和心理运动领域（技能）。三种目标一起反映了学习经验的基本目的，即：改变知识、情绪和技能。
  - 同行 / 用户审阅：已有同行和用户对内容的适当性进行审阅[3]。
- 学习者参与性

  用户积极参与学习过程（图 82.4）[3]。他们不是被动的信息接受者。相反，他们通过回顾真实的案例研究、听取专家访谈、回答问题、观看照片和视频进行学习[4]（图 82.5），以及通过来自不同脊髓损伤中心的材料进行学习。正是这些特征，使此网站不同于其他脊髓损伤相关的信息来源和教科书。这些特征将提供非常有效的学习体验。

  参考文献均链接详细内容的原始来源。同时，还提供与其他教育资源材料的直接途径 / 链接。交互式页面是课堂活动的不可分割的部分。通过提供即时的

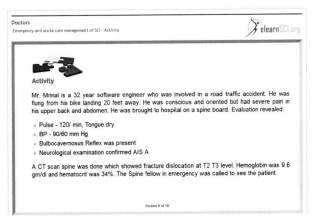
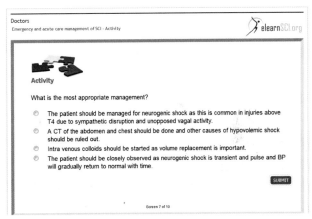

图 82.4　www.elearnSCI.org 页面，显示各种类型的交互式页面。通过多种页面类型，使学习者可以积极参与学习

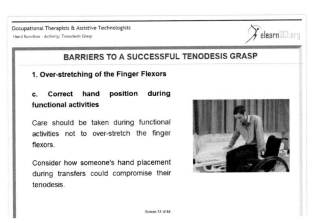
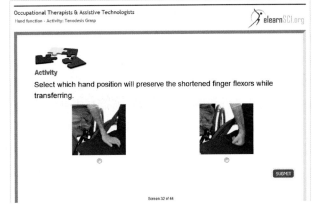

图 82.5　www.elearnSCI.org 页面，显示创新方式的使用（多媒体原则和接近原则）和使学习者参与的策略，这些均是网络学习的关键原则

反馈来判断答案是对还是错以及解释,使学习者参与其中。

用户可以在其个人资料页面查看所有尝试进行的自我评估的分数。这可激励用户继续完成仍未进行评估的模块或重新进行评估以提高分数。他们还可以与同行或教师互动或讨论取得的进步,并且可将其提高后的分数发送电子邮件至老师。

● 创新方式

内容以创新的方式呈现[3]。例如:大量使用不同类型的插图,包括静止图形,如线条绘图、图表和照片。动态图形如视频也已加入到此学习资源之中。研究表明在文字中添加图形可以提高学习结果[4,5]。这就是俗称的多媒体原则(图82.5)[6]。所使用的插图与教学信息一致。

学习是将新信息编码至长期记忆的过程[7]。根据一种叫做双重编码的理论,通过文本和图形传递的内容分为两种编码:文字编码和视觉编码。通过这两种编码至长期记忆的方式,学习效果得到增加[7]。此外,使用图形和插图可帮助非英语母语的学习者,并有助于减少对详细的文本的需求。

接近原则[6]指的是页面上图形和文本的对齐方式。为了符合接近原则,在 www.elearnSCI.org 的页面上,图形和与图形相关的文本被放置在彼此接近的位置(图82.5)。

研究还表明使用音频解释图形可增加学习效果(通道原则[6])。但是,由于同时使用文本和朗读文本的旁白对图形进行解释时,会带来不舒服的学习效果,此种联合使用已被避免。将来可以选择在一些页面增加语音。其随后的使用将由研究的结果决定,已计划进一步研究语音叠加对学习的影响。

● 有效学习

用户有各种各样的学习风格和需求[3]。www.elearnSCI.org 支持每个用户的需求,因为通过为他们提供足够的时间和机会可使其充分了解学习内容,他们可以按自己的步调学习。此外,用户个人资料页面中的自测题结果可帮助他们思考学习表现,并指导他们关注可能成绩不佳的课程主题。自测题还可用于提示用户寻求同事或老师对特定主题的帮助。

● 易用性

– 对用户友好:学习资源对用户友好,并且易于导航。有选项供用户访问用户指南或与管理员联系。

– 对教师友好:尽管为网络学习资源,教师们也将发现学习内容对教学目的非常有用。在互联网接入较差的低收入国家,教师可以选择使用学习资源的内容作为面对面教学的基础。

– 可访问:全球范围均可访问学习资源[3,8]。

● 包容性

来自世界各地专家的贡献,可以确保所提供的信息在全球范围内适用,不论区域的文化和社会经济背景(图82.2)如何。此外,由于其是免费提供的,所有经济背景的用户都可以访问该资源。

未来几年,学习资源将继续发展。从已规划的评估中获得的结果将有助于指导其发展。此外,已有计划将内容翻译成不同区域的语言。这将确保学习资源在非英语用户中的可用性逐渐增加。

● 测验

用户可通过基于课堂活动的学习练习和自测题获得反馈[3]。在尝试进行基于课堂活动的学习练习时,页面上会显示正确的选项,并提供即时反馈。相反,在尝试答自测题时,只有完成全部题目后才会提供反馈。将为用户提供总分,并显示回答错误的题目。测验经验增加学习效果[9],如果用户得分较差,将鼓励其复习课程内容。

● 连贯性、一致性和透明度

注意确保学习目标、内容、课堂活动和测验之间的连贯性、一致性和透明度[3]。这对扩充学习体验很重要。例如:概述、课堂活动和自测题均与学习目标保持一致。

● 成本效益

网络学习通常均是具有成本效益的教育提供方式,因此其在大学和教育机构中日益普及[3,10,11]。网络学习具有成本效益是因为其可以减少对昂贵的面对面教学的需要,并且可以避免将大量学习者聚集在一起进行正式课程的相关花费。

开发 www.elearnSCI.org 相关的花费主要在两个方面:开发界面相关的花费和开发内容相关的花费。通过印度 IT 公司的参与,将开发界面相关的花费减至最小。开发内容相关的花费同样很少,因为其大部分是在志愿的时间完成的。但是,将编辑委员会团队聚集在一起进行面对面会议,产生了一定的花费。

所有的花费均由赠款支付。没有通过向用户收费来收回成本的计划,因为 ISCoS 致力于为所有人提供免费教育。随后可以对成本效益进行研究(在发布周年时可知道一年的用户数量),但是很难再设想出一个比其更具成本效益的方式来教育全球的医疗护理专业人员。

● 反馈

　　邀请用户通过3种方式之一提供反馈[3]。首先,可以选择提供一般反馈。其次,已经添加了功能使用户能够为特定的页面提供反馈。最后,有一项调查要求用户回答学习资源有用性的具体问题。

> **记忆要点**
>
> ● 内容的适当性已由同行和患者进行审阅。
> ● 学习者通过交互式页面参与学习。
> ● 使用适当的方法,如使用多媒体原则。
> ● 包括自测题在内的有效学习方法。
> ● 学习资源对用户友好,并且易于访问。
> ● 全球适用的学习资源。
> ● 每个子模块结束时进行自测。
> ● 符合学习目标。
> ● 对用户具有成本效益。
> ● 学习资源包括用户提供反馈的选项。

当前状态

　　截止至2015年4月,www.elearnSCI.org已有14 689名注册用户。这一数字在持续增加,过去3个月内新增了1 077名用户。用户最多的国家包括澳大利亚、美国、英国、印度和加拿大。"全体团队概述"和"物理治疗师"模块是访问最频繁的两个模块。最近已经添加了一个搜索引擎来帮助用户查找内容。此外,物理治疗师模块正在越来越多地被纳入到不同学院的本科物理治疗课程中。例如:世界物理治疗联合会已批准可将物理治疗师模块列入西南亚区域所有成员国的课程之中。搜索引擎为用户提供了自定义搜索的能力。这使用户更容易找到与他们相关的内容。

翻译为其他语言

　　世界不同地区将本学习资源翻译为不同语言的需求正在不断增长。这将有助于扩大学习资源在非英语用户中的使用。目前已经将学习资源翻译为7种语言(俄语、法语、西班牙语、汉语、德语、葡萄牙语和越南语)并已上线使用。

> **记忆要点**
>
> ● 学习资源已被翻译成俄语、法语、西班牙语、汉语、德语、葡萄牙语和越南语,并已上线使用。
> ● 学习资源提供多种语言,可极大提高其可用性。

结语

　　尽管取得了进展,但脊髓损伤的治疗仍是医疗护理专业人员所面临的最复杂的挑战之一。此外,参与脊髓损伤治疗的医疗护理专业人员缺乏专业发展机会,并且获得最新脊髓损伤培训和学习材料/资源的途径有限。为了弥补这一缺口,ISCoS发起了开发www.elearnSCI.org的举措,其是解决参与脊髓损伤治疗各个学科教学需求的网络教育资源。该资源适合于学生,也适合于对脊髓损伤有或没有经验的执业人员[12]。学习资源包含7个模块,每个模块包括不同的子模块。每个子模块涵盖特定的主题,包括演示文稿、基于课堂活动的学习练习、参考文献和自测题。ISCoS及其附属学会的专家通过各个亚专业委员会参与了学习资源的编纂。此外,所有的课程内容均经过elearn编辑委员会和ISCoS教育和学术委员会的审阅。此教育资源在全球范围适用,在开发过程中已有患者的参与,并可免费使用。此外,其遵循了有效网络学习原则。

本章重点

● 本学习资源的目标是通过在线平台在全球范围内传播对脊髓损伤预防和综合治疗的认识,从而提高脊髓损伤患者的生活质量。

● 学习资源适合于全球参与脊髓损伤治疗各个学科的学生和临床医生。

● 内容由来自36个国家的332名ISCoS及其附属学会的专家制定。

● 2012年9月4日,www.elearnSCI.org在伦敦举行的第51届ISCoS年度学术会议上推出。

● 教育资源包括7个模块,每个模块包括多个子模块。

● 可供所有用户免费使用。

● 用简单易懂的英语写成,配有插图和视频。

● 学习资源目前正在被翻译成多种不同的语言。

　　　　　　　　　　　(刘楠　译　周谋望　校)

参考文献

1. Consortium for Spinal Cord Medicine. Early acute management in adults with spinal cord injury: a clinical practice guideline for health-care professionals. *J Spinal Cord Med* 2008;31:403-79.

2. Bloemen-Vrencken JH, de Witte LP, Post MW. Follow-up care for persons with spinal cord injury living in the community: a systematic review of interventions and their evaluation. *Spinal Cord* 2005;43:462-75.

3. Anderson J, McCormick R. Ten pedagogic principals of E-learning, observatory for new technologies and education. 2005. http://www.online-educa.com/OEB_Newsportal/wp-content/uploads/2011/09/10-Principles-for-Successful-E-learning.pdf.

4. Romanov K, Nevgi A. Do medical students watch video clips in eLearning and do these facilitate learning? *Med Teach* 2007;29(5):484-8.

5. Choules AP. The use of e-learning in medical education: a review of the current situation. *Postgrad Med J* 2007;83:12-6.

6. Clark R. Six principles of effective e-learning: What works and why. The e-Learning Developer's Journal 2002;1-10.

7. Mayer RE. Memory and information process. In: Reynolds WM, Miller GJ, editors. Handbook of psychology, educational psychology. New Jersey: Wiley; 2003. p. 51.

8. Levesque DR, Kelly G. Meeting the challenge of continuing education with eLearning. *Radiol Manage* 2002;24(2):40-3.

9. Docherty C, Hoy D, Topp H, Trinder K. Using E-learning techniques to support problem based learning within a clinical simulation laboratory. *Stud Health Technol Inform* 2004;107:865-8

10. Mazzoleni MC, Maugeri C, Rognoni C, Cantoni A, Imbriani M. Is it worth investing in online continuous education for healthcare staff? *Stud Health Technol Inform* 2012;180:939-43.

11. Mazzoleni MC, Rognoni C, Pagani M, Imbriani M. Online education in a large scale rehabilitation institution. *Stud Health Technol Inform* 2012;174:67-71.

12. Docherty C, Hoy D, Topp H, Trinder K. eLearning techniques supporting problem based learning in clinical simulation. *Int J Med Inform* 2005;74:527-33.